Adler · Knochenkrankheiten

Claus-Peter Adler

Knochenkrankheiten

Diagnostik makroskopischer, histologischer und
radiologischer Strukturveränderungen des Skeletts

3. Auflage

Mit 1087 zum Teil farbigen Abbildungen
und 6 Tabellen

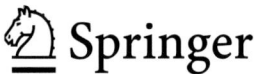

Univ.-Prof. Dr. med. CLAUS-PETER ADLER

Universität Freiburg
Pathologisches Institut, Ludwig-Aschoff-Haus
Referenzzentrum für Knochenkrankheiten
Albertstraße 19, D-79104 Freiburg

Referenzzentrum für Knochenkrankheiten am Institut für Pathologie
Gemeinschaftspraxis Prof. Dr. W. Oehlert, Prof. Dr. L. Bianchi, Dr. M. Oehlert
Universitätsprofessor Dr. C.-P. Adler
Rosastraße 9, D-79098 Freiburg

1. Auflage, Georg Thieme Verlag, 1983

ISBN 3-540-21962-5 3. Aufl. Springer Berlin Heidelberg New York

ISBN 3-540-62836-3 2. Aufl. Springer-Verlag Berlin Heidelberg New York

Bibliografische Information Der Deutschen Bibliothek
Die Deutsche Bibliothek verzeichnet diese Publikation in der Deutschen Nationalbibliografie; detaillierte bibliografische Daten sind im Internet über <http://dnb.ddb.de> abrufbar.

Dieses Werk ist urheberrechtlich geschützt. Die dadurch begründeten Rechte, insbesondere die der Übersetzung, des Nachdrucks, des Vortrags, der Entnahme von Abbildungen und Tabellen, der Funksendung, der Mikroverfilmung oder der Vervielfältigung auf anderen Wegen und der Speicherung in Datenverarbeitungsanlagen, bleiben, auch bei nur auszugsweiser Verwertung, vorbehalten. Eine Vervielfältigung dieses Werkes oder von Teilen dieses Werkes ist auch im Einzelfall nur in den Grenzen der gesetzlichen Bestimmungen des Urheberrechtsgesetzes der Bundesrepublik Deutschland vom 9. September 1965 in der jeweils geltenden Fassung zulässig. Sie ist grundsätzlich vergütungspflichtig. Zuwiderhandlungen unterliegen den Strafbestimmungen des Urheberrechtsgesetzes.

Springer ist ein Unternehmen von Springer Science+Business Media
springer.de
© Springer-Verlag Berlin Heidelberg 1998, 2005
    Printed in Germany

Die Wiedergabe von Gebrauchsnamen, Handelsnamen, Warenbezeichnungen usw. in diesem Werk berechtigt auch ohne besondere Kennzeichnung nicht zu der Annahme, dass solche Namen im Sinne der Warenzeichen- und Markenschutz-Gesetzgebung als frei zu betrachten wären und daher von jedermann benutzt werden dürften.

Produkthaftung: Für Angaben über Dosierungsanweisungen und Applikationsformen kann vom Verlag keine Gewähr übernommen werden. Derartige Angaben müssen vom jeweiligen Anwender im Einzelfall anhand anderer Literaturstellen auf ihre Richtigkeit überprüft werden.

Planung: Gabriele Schröder, Heidelberg
Redaktion: Stephanie Benko, Heidelberg
Herstellung: Ingrid Haas, Heidelberg

Umschlaggestaltung: deblik, Berlin
Satz: K+V Fotosatz, Beerfelden
Druck- und Bindearbeiten: Stürtz AG, Würzburg

Gedruckt auf säurefreiem Papier   24/3150/ih-5 4 3 2 1 0

Meinem Enkelsohn
Otto Nikolaus Sokrates von Rosenberger
geboren am 2. Februar 2004
und seinen Eltern Elisabeth und Bernd

Vorwort zur 3. Auflage

Nach knapp 6 Jahren ist die 2. Auflage dieses Buches in deutschsprachiger Fassung vergriffen. Daraus kann geschlossen werden, dass dieses umfangreiche Buch über fast alle relevanten Knochenkrankheiten für osteologisch tätige Ärzte wertvoll ist. Das Buch findet bei Ärzten der verschiedenen Disziplinen (Radiologen, Pathologen, Orthopäden, Unfallchirurgen, Kieferchirurgen, Pädiatern, Internisten) offenbar großes Interesse. Dies hat auch dazu geführt, dass das Buch in englische Sprache übersetzt wurde und im Jahr 2000 auf dem internationalen Markt erschienen ist. Die große Nachfrage nach dem Buch weist auch hier auf den Wunsch vieler Ärzte hin, sich in einem umfassenden Nachschlagewerk rasch informieren zu können.

Jetzt hat mich der Springer-Verlag aufgefordert, eine 3. Auflage des Buches auszuarbeiten. Obwohl nur wenige Jahre nach Erscheinen der 2. Auflage vergangen sind, galt es, diese vollkommen zu überarbeiten und zu aktualisieren. Dabei wurden einige zusätzliche Knochenkrankheiten aufgenommen, die zwar selten sind, aber in einem solch umfassenden Nachschlagewerk Platz finden sollten. Bereits vorhandene Knochenkrankheiten wurden mit Bildern und Text erweitert. Die tabellarisch aufgelisteten Knochenläsionen der verschiedenen Entitäten (z. B. Skelettdysplasien) wurden auf den aktuellen Stand gebracht. Viele Schwarz-Weiß-Bilder wurden durch farbige Bilder ersetzt. Hierbei wurde allerdings darauf geachtet, ob sich damit deren Informationswert verbessert; wenn nicht – wurden die nicht-farblichen Bilder belassen. Im Kapitel „Untersuchungstechniken" wurde die Methodik der modernen „Molekularen Pathologie" zufügt. Obwohl sich in den letzten Jahren keine wesentlichen Veränderungen der Knochenkrankheiten hinsichtlich Klassifikation, Morphologie, Radiologie und Untersuchungstechniken ergeben haben, waren dennoch einige Verbesserungen und Aktualisierungen erforderlich.

Dabei habe ich das Grundprinzip der Präsentation aller Knochenkrankheiten wie in den früheren Auflagen beibehalten. Es wurden die jeweiligen Bilder (Radiologie, Makroskopie, Histologie) dem zugehörigen Text gegenübergestellt, womit dem Leser in der täglichen Praxis eine rasche Information ermöglicht werden soll. Hinweislinien in den Abbildungen kennzeichnen die im Text beschriebenen Strukturen. Um die schnelle Information nicht zu behindern, wurde auf Literaturangaben innerhalb des Textes bewusst verzichtet; Hinweise auf die aktuelle Literatur finden sich im Literaturverzeichnis am Ende des Buches. Auch wenn sich das Buch vor allem mit der Diagnostik von Knochenkrankheiten beschäftigt, sind vielfach Angaben zur Pathogenese und zur Therapie angefügt. Mit diesem Konzept wurde ein Nachschlagwerk geschaffen, das praktizierende Osteologen bei ihrer täglichen Arbeit benutzen sollen; es sollte neben dem Mikroskop des Pathologen liegen und für den Radiologen und Orthopäden stets griffbereit sein. Die Resonanz auf dieses derart konzipierte Nachschlagewerk, das in dieser Form vorher nicht existierte, ist bei vorherigen Auflagen und auch bei der englischsprachigen Version äußerst positiv. Es wurde das Ziel erreicht, eine rasche Information zu liefern.

Bei der großen Anzahl der Knochenkrankheiten können natürlich nicht alle mit zugehörigen Bildern in einem einzigen Buch aufgenommen werden. Sehr seltene Läsionen werden nur kurz erwähnt. Die kompakte Beschreibung der einzelnen Erkrankungen konzentriert sich auf die wesentlichen Fakten; auf wissenschaftliche Diskussionen wird verzichtet. Nomenklatur und Definitionen richten sich nach offiziellen Angaben der WHO und internationaler Fachgesellschaften.

Wie schon die früheren Auflagen des Buches wurde auch die 3. Auflage von einem einzigen Autor geschrieben. Dieser ist Pathologe, der nach einer gründlichen Ausbildung in der osteologischen Pathologie und Radiologie vor allem innerhalb von fast 40 Jahren Praxis viele wertvolle Erfahrungen mit Knochenkrankheiten gesammelt hat. Dabei hat er auch Erfahrungen mit der diagnostischen Analyse von radiologischen Bildern erlangt, die in diesem Buch eingesetzt wurden. Der Autor hat während der 40 Jahre seiner diagnostischen Tätigkeit fleißig osteologische Bilder (Röntgen, Makroskopie, Histologie) gesammelt und ein umfangreiches Archiv aufgebaut, aus dem die Bilder des Buches stammen.

Zur radiologischen Diagnostik von Knochenkrankheiten, insbesondere Knochentumoren, ist zu vermerken, dass Nativröntgenaufnahmen die Basis der Untersuchungen darstellen. Sie sind deshalb hier auch mehrheitlich aufgestellt. Bei den anderen darstellenden Techniken der Radiologie (CT, MRT, Sonographie, Angiographie, Szintigraphie u.a.) handelt es sich um weiterführende Spezialuntersuchungen, die gegebenenfalls in dem Buch auch zur Darstellung kommen. Diese speziellen Untersuchungsmethoden sollten keineswegs primär, sondern indiziert und sinnvoll eingesetzt werden. Das gleiche gilt für die pathologische Diagnostik mit primären Untersuchungen an histologischen hämatoxilin-eosin-gefärbten Routineschnitten. Histochemische und immunhistochemisch Spezialfärbungen werden zu besonderen diagnostischen Fragestellungen erst sekundär eingesetzt.

Auch bei der Ausarbeitung der 3. Auflage dieses Buches haben mir wieder viele Kollegen geholfen. So bin ich insbesondere Herrn *Prof. Dr. Markus Uhl*, Oberarzt der Radiologischen Universitätsklinik Freiburg und Leiter der Sektion Kinderradiologie an der Freiburger Universitätskinderklinik, für die fachliche Beratung bei der Interpretation der Röntgenaufnahmen dankbar. Mit ihm besteht seit vielen Jahren eine enge Zusammenarbeit auf dem Gebiet der Osteologie in der täglichen Praxis der Diagnostik, der Fortbildung von Studenten und Ärzten und der wissenschaftlichen Forschung. Herr *Dr. Georg W. Herget*, Oberarzt an der Orthopädischen Universitätsklinik Freiburg, hat mir bei den orthopädischen Aspekten zu verschiedenen Knochenkrankheiten geholfen. Herr *Prof. Dr. Paul Fisch*, Leiter der Sektion „Molekulare Pathologie" am Pathologischen Institut der Universität Freiburg, hat das Kapitel „Molekulare Pathologie" weitgehend ausgearbeitet. Allen diesen Kollegen möchte ich für ihre bereitwillige Hilfe danken.

Natürlich wurden seit Bearbeitung der letzten Auflage vor über 6 Jahren zahlreiche neue Fälle von Knochenkrankheiten von mir untersucht. Dadurch verschieben sich die statistischen Berechnungen hinsichtlich der skeletalen Lokalisation und Altersverteilung. Frau *Dr. K. Kersten*, Oberärztin am Pathologischen Institut der Universität Freiburg, hat die ungemein zeitaufwendige Arbeit übernommen, die hinzugekommenen Fälle zu dokumentieren, aufzulisten und für die statistischen Berechnungen vorzubereiten. Hierfür möchte ich ihr meinen besonderen Dank aussprechen.

Danken möchte ich auch Herrn *Prof. Dr. D. Götze* und seinen vielen Mitarbeitern im Springer-Verlag Heidelberg, die mich zur Ausarbeitung der 3. Auflage dieses Buches aufgefordert und damit deren Erscheinen ermöglicht haben. Dabei möchte ich ausdrücklich die stets gute Zusammenarbeit mit dem Springer-Verlag würdigen.

Das Buch richtet sich an Ärzte verschiedener Disziplinen, die mit Knochenkrankheiten befasst sind (Radiologen, Pathologen, Orthopäden, Unfallchirurgen, Rheumatologen, Internisten, Pädiater), denen es in kurzer Zeit notwendige Informationen zur jeweiligen Krankheit beschaffen soll. Hierzu gehören auch die Allgemeinärzte (Hausärzte), die meistens die erste Verdachtsdiagnose stellen. Das Buch kann aber auch für Medizinstudenten eine Informationsquelle über eine große und häufige Krankheitsgruppe sein. Es werden somit mit diesem Buch, einem besonderen Nachschlags- und Informationswerk, viele Mediziner angesprochen, die Knochenkrankheiten diagnostizieren und behandeln. Möge die 3. Auflage des Buches diesem Leserkreis eine praktische Hilfe sein.

Freiburg i.Br., im Mai 2004 *Claus-Peter Adler*

Geleitwort zur 2. Auflage

It is with great pleasure that I accepted the offer to write this foreword to the second edition of Bone Diseases by Professor Dr. Claus-Peter Adler. This author published the first edition of the book in 1983. Its 387 pages include many excellent photographs, and it documents a great number of different bone diseases. When looking through the pages, I had the feeling that this obviously is an excellent and unique book that includes numerous kinds of bone diseases. The intention of the author was to write a book on these diseases that gives the reader all necessary information in comprehensive form. Radiologic images as well as histologic and macroscopic illustrations are included, enhancing the value of the text. In addition, more complicated processes of metabolism or bone remodelling are explained by informative diagrams and drawings. It is an excellent idea to face text and illustrations as in this book. This allows easy access to quick information.

The second edition of this book, written in the same manner, is largely expanded and includes many additional bone diseases in the different chapters. Some of them were missing in the first edition, others are new entities. New techniques in radiology (MRT, DSA) and in histopathology (immunohistochemistry) are considered, and a separate chapter deals with numerous kinds of medical exploration techniques.

The author of the book is a pathologist who has specialized in skeletal diseases, and he is an active member of the International Skeletal Society. He was instructed by Prof. Dr. Erwin Uehlinger in Zürich/Switzerland and has trained several times at the Mayo Clinic in Rochester/USA in order to gain profound knowledge and experience on bone diseases. Repeatedly, he came to Rochester and has worked together with myself and my staff in our department of surgical pathology.

I am much pleased that Prof. Dr. Adler has written this excellent book that deals with practically all relevant bone diseases. It belongs in the library of every pathologist, radiologist and orthopedic surgeon. I really hope that this book will soon be translated into English. I wish the book a great success and acceptance.

Rochester/Minn., USA
October 1997

D. C. Dahlin
Emeritus Professor of Surgical Pathology
Mayo Medical School

Vorwort zur 2. Auflage

Die 1. Auflage dieses Buches ist vor nunmehr 14 Jahren erschienen. Das umfangreiche Buch hat alle relevanten Knochenkrankheiten anhand von radiologischen, makroskopischen und histologischen Bildern ausführlich beschrieben; die ossären Krankheiten wurden detailliert dargelegt. Damit sollte Ärzten der verschiedenen Disziplinen (Radiologen, Orthopäden, Unfallchirurgen, Kieferchirurgen, Internisten, Pädiatern, Pathologen und auch Allgemeinärzten) ein Nachschlagewerk zur Hand gegeben werden, in dem sie sich in der Praxis rasch über die verschiedenen Knochenkrankheit informieren können. Hierzu wurden die jeweiligen Bilder (Röntgen, Makroskopie, Histologie) dem zugehörigen Text gegenübergestellt. Zusätzlich wurden zum Verständnis der strukturellen Knochenveränderungen bei den unterschiedlichen Einflußfaktoren und Krankheiten informative Fakten aus der allgemeinen Osteologie dargelegt und mit zahlreichen Schemazeichnungen illustriert. Damit wurde ein Buch geschaffen, daß sämtliche Knochenkrankheiten beinhaltete und in dieser Art bisher nicht angeboten wurde. Das Buch hat großes Interesse bei Ärzten und auch Studenten gefunden und war nach kurzer Zeit vergriffen.

Allerdings konnte das lediglich in Deutsch geschriebene Buch international keine entsprechende Beachtung finden, da es für die ausländischen Ärzte nicht lesbar war. Meine Fachkollegen und Freunde der „International Skeletal Society" hatten mich mehrfach aufgefordert, das Buch in englischer Sprache herauszugeben. Dies wurde zwar angestrebt, konnte jedoch letztlich bisher aus Kostengründen nicht verwirklicht werden.

Kenntnisse auf dem Gebiet der Osteologie können Medizinstudenten und Ärzte aus Büchern sowie aus Vorlesungen und bei Kongressen erlangen. Darüber hinaus bieten regelmäßige Treffen von Spezialisten – z. B. der International Skeletal Society, der Deutschen Gesellschaft für Osteologie oder der Arbeitsgemeinschaft Knochentumoren u. a. – Gelegenheit zum Erfahrungsaustausch. In der Praxis sollten regelmäßige interdisziplinäre Diskussionen zwischen Orthopäden, Radiologen und Pathologen stattfinden, wobei für aktuellen Fälle die Diagnose und die therapeutische Strategie gemeinschaftlich erarbeitet werden kann. Ein solches Treffen aller osteologisch tätigen Ärzte findet in der Universitätsklinik Freiburg seit nunmehr über 20 Jahren wöchentlich statt, wobei aktuelle Fälle besprochen werden. Hierbei lernen wir die verschiedenen Knochenkrankheiten mit allen diagnostischen und therapeutischen Problemen kennen und erlangen zunehmend Erfahrungen. Diese können wir wiederum zum Nutzen unserer Patienten einsetzen.

Seit dem Erscheinen dieses Buches in der 1. Auflage 1983 sind ganz wesentliche und vielfach auch revolutionäre Entwicklungen der Diagnostik von Knochenkrankheiten erfolgt. Vor allem in der *radiologischen Diagnostik* wurden durch Konstruktionen neuer Untersuchungsgeräte völlig neue Einblicke in die Knochenstrukturen ermöglicht. So haben sich mitlerweilen Untersuchungen mit der Computertomographie (CT), der „magnetic resonance tomography" (MRT, „Kernspintomographie") und der digitalen Substraktionsangiography (DSA) etabliert, die es vor 14 Jahren noch nicht gegeben hat. Auch auf dem Gebiet der Pathologie sind neuartige Untersuchungsmethoden entstanden. Hierzu hat insbesondere die *Immunhistochemie* einen geradezu revolutionierenden Beitrag zur Diagnostik vor allem von Knochentumoren geliefert.

Hinzu kommen neue Erkenntnisse über verschiedene Knochenkrankheiten und die Definition neuer Entitäten während der zurückliegenden 14 Jahre. So wurden beispielsweise für die aktuelle Klassifikation der Knochentumoren der WHO (unter der Leitung von F. SCHAJOWICS, 1993), an der ich mitwirken durfte, mehrere neue Tumorentitäten definiert und hinzugefügt. Auch bei vielen anderen Knochenkrankheiten haben sich neue Aspekte hinsichtlich Diagnostik und Therapie ergeben, die zu berücksichtigen sind. Beispielshaft sei hier nur die Osteodensitometrie bei der Analyse der Osteoporosen genannt. Hinzu kommen die Ultraschalluntersuchungen und andere Verfahren, die es 1983 noch nicht gegeben hat.

Trotz aller moderner technischer Entwicklungen der Diagnostik und aller Erkenntnisse in der Osteologie bleibt nach wie vor die Einsicht bestehen, daß Knochenerkrankungen besondere diagnostische und therapeutische Probleme darstellen und umfangreiche Kenntnisse und Erfahrungen auf diesem Gebiet erfordern. Die leider nur mäßige Ausbildung der Medizinstudenten und Ärzte auf diesem Gebiet reicht hierfür keineswegs aus. Auch der Allgemeinarzt muß auf die aktuellen und relevanten Knochenkrankheiten und die mordernen Untersuchungsmethoden hingewiesen und darüber informiert werden, um seine Patienten richtig versorgen zu können. Dies gilt verstärkt für Fachärzte auf osteologischem Gebiet (Radiologen, Orthopäden, Unfallchirurgen, Pathologen u. a.), die auch Kenntnisse über die neuen Entwicklungen in der diagnostischen und therapeutischen Osteologie haben oder erwerben sollten.

Somit ist es an der Zeit, eine neue und moderne Auflage dieses Buches über „Knochenkrankheiten – Diagnostik makroskopischer, histologischer und radiologischer Strukturenveränderungen des Skeletts" zu verfassen, zumal die Nachfrage offensichtlich groß ist. Dabei hat der Autor versucht, alle neuen Untersuchungsmethoden zur Diagnostik von Knochenkrankheiten zu berücksichtigen. Allerdings könnten manche radiologischen Untersuchungsmethoden (z. B. Skelettszintigraphie, DSA, Sonographie u. a.) etwas (zu) knapp dargelegt sein, was mit dem sehr großen Umfang der *bildlichen* Darstellung aller Knochenkrankheiten zu begründen ist.

Wie schon in der 1. Auflage wurde angestrebt, den Text den zugehörigen Abbildungen gegenüber zu stellen, um dem Leser eine rasche Information zu ermöglichen. Aus dem gleichen Grund wurde bewußt auf Literaturangaben innerhalb des Textes verzichtet; Hinweise auf die aktuelle Literatur finden sich im Literaturverzeichnis am Ende des Buches. Zusätzlich wurden vielfach Angaben zur Therapie der verschiedenen Knochenkrankheiten angefügt.

Trotz aller technischen Fortschritte in den letzten Jahren auf dem Gebiet der Radiologie stellen Nativröntgenaufnahmen nach wie vor Ausgangspunkt und Basis der radiologischen Diagnostik dar. In fast allen Fällen ist es nicht sinnvoll und ökonomisch, sogleich moderne und oft sehr teure Untersuchungen (z. B. MRT) durchzuführen, ohne vorher Nativröntgenaufnahmen (meist in zwei Ebenen) angefertigt zu haben. Deshalb wurden in diesem Buch die verschiedenen Knochenkrankheiten absichtlich radiologisch mit Nativröntgenaufnahmen illustriert. Auf radiologische Spezialuntersuchungen wird nur vereinzelt hingewiesen.

Was bei der Diagnostik von Knochenkrankheiten für den Radiologen auch unserer Zeit Nativröntgenaufnahmen sind, sind für den Pathologen hämatoxylin-eosin-gefärbte (HE) histologische Schnitte. Sie werden stets angefertigt und bilden ebenfalls die Basis aller histologischen Untersuchungen. Histochemische Spezialfärbungen und Spezialmethoden werden nach entsprechender Indikation eingesetzt. Somit sind in diesem Buch bewußt überwiegend Abbildungen von Nativröntgenbildern und HE-Präparaten (einschließlich „Routinefärbungen") wiedergegeben.

Wiederum war ich bei der Abfassung der 2. Auflage dieses Buches auf die Hilfe von einigen Fachkollegen angewiesen, die mir einzelne Abbildungen zu bestimmten Knochenkrankheiten zur Verfügung gestellt haben. Hierbei konnte ich auch die Sammlung meines verehrten Lehres, Herrn Prof. Dr. Dr. h.c. ERWIN UEHLINGER benutzen; darunter auch Bilder, die von ihm offenbar schon ein- oder mehrmals publiziert worden sind, was ich nicht kontrollieren kann. Zusätzlich fand ich für die Ausarbeitung der 2. Auflage dieses Buches die tatkräftige Unterstützung mehrere Mitarbeiter, denen ich meinen Dank aussprechen möchte: Herr Prof. Dr. H. E. SCHAEFER, Geschäftsführender Direktor des Pathologischen Institutes der Universität Freiburg i.Br., hat meine Arbeiten an diesem Buch unterstützt. Herr Dr. M. UHL, Oberarzt der Radiologischen Universitätsklinik Freiburg, hat mich bei der Auswahl und Interpretation der Röntgenbilder fachkompetent beraten. Frau Dr. G. KÖHLER, Assistentin am Pathologischen Institut der Universität Freiburg i.Br., hat wesentlich an der Darlegung der Immunhistochemie mitgewirkt. Mein Doktorand, Herr stud. med. dent. CHRISTIAN WEHR, hat die statistischen Daten der Knochenkrankheiten ausgearbeitet und die Diagramme und Skelettschemata erstellt. Herr Dr. G.W. HERGET, Assistent am Pathologischen Institut der Universität Freiburg i.Br., hat die Koordination der verschiedenen Aktivitäten durchgeführt. Mein besonderer Dank gilt Frau X. LUDWIGS-KRAYER, die als Fotografin an unserem Institut die vielen ergänzenden Fotos hergestellt hat.

Herr Prof. Dr. F.W. HEUCK, vormals ärztlicher Direktor des Radiologischen Institutes am Katharinenhospital Stuttgart, hat mich immer wieder zur Ausarbeitung der 2. Auflage dieses Buches stimuliert und schließlich für deren Publikation die Verbindung mit dem Springer-Verlag hergestellt. In Herrn Prof. Dr. D. GÖTZE, Springer-Verlag Heidelberg, fand ich dann einen Verleger, der mich bei der Publikation dieses Buches tatkräftig unterstützt hat. Hierfür möchte ich ihm und seinen Mitarbeitern meinen besonderen Dank aussprechen.

Freiburg i.Br., im November 1997   *Claus-Peter Adler*

Geleitwort zur 1. Auflage

„Je mehr wir können,
um so weniger kann der Einzelne alles."
(K. H. BAUER, 1953)

Krankhafte Veränderungen des Skelettsystems sind von jeher Domäne des Chirurgen, heute vornehmlich des Traumatologen und Orthopäden; sie reichen bei den Systemerkrankungen weit in alle Gebiete der Inneren Medizin und der Pädiatrie sowie zahlreicher anderer Disziplinen.

Als wichtigste und den Patienten nicht belästigende Untersuchungsmethode behauptet in der Klinik das Röntgenbild mit seinen modernen Spezialuntersuchungen bis hin zur Computertomographie seinen Platz in der klinischen Diagnostik. So leicht aber die technische Anfertigung, so schwierig ist oft die Deutung und der Einbau des Befundes in das klinische Mosaik. Nicht selten fehlt der Schlußstein, den der Pathologe mit seinem Blick durch das Mikroskop zu setzen vermag.

Viele sind demnach beteiligt, die pathologischen Knochenveränderungen sichtbar zu machen, sie einzuordnen und entsprechend zu behandeln.

„Eine einleuchtende Synthese zu einem Ganzen gelingt aber nicht dadurch, daß sich die Spezialisten am grünen Tisch zu einer Konferenz zusammensetzen. Hier bedarf es vielmehr der Arbeit eines einzelnen Mannes." Der Autor hat sich mit dem vorliegenden Werk diese Meinung des Nobel-Preisträgers ALEXIS CARREL zu eigen gemacht und der Verzettelung und Teilbearbeitung der zahlreichen Knochenerkrankungen den Versuch entgegengesetzt, die Morphologie nach strengen Gesichtspunkten zu ordnen und vom klinischen Geschehen aus über das Röntgenbild am histologischen Substrat sichtbar zu machen. Dieser Versuch ist, wie ich meine, auf das Vortrefflichste gelungen; das Buch spiegelt facettenartig unzählige Diskussionen zwischen Klinikern, Radiologen und dem Pathologen wider, die im Klinikum unserer Freiburger Universitätsklinik stattfanden.

So wie der Schlußmann einer Mannschaft durch seine Sicherheit Ruhe und Selbstvertrauen ausstrahlt, wurde in unserem Kreis die klinische und radiologische Diagnostik des Skelettsystems durch die immense Erfahrung des Autors sicherer und exakter; der wesentliche Befund wurde schneller erkannt; die Therapie rascher eingeleitet.

Das vorliegende Buch ist mehr als nur für den praktizierenden Pathologen geschrieben, wie der Autor bescheiden ankündigt. Mit seinen zahlreichen Tabellen zur Altersverteilung, Prädilektion und speziellen Krankheitsbeschreibungen wird der Kliniker – gleich welcher Provenienz –, wird aber auch in besonderem Maße der Radiologe die Synopsis zwischen Klinik, Röntgenbild und zugrundeliegender morphologischer Veränderung für den alltäglichen Fall ebenso wie für die Rarität mit großem Gewinn zur Hand nehmen. Der Vorteil des Einmannwerkes, nämlich seine redaktionelle Geschlossenheit und die Vielfalt des ausgesuchten Bildmaterials, das den erfahrenen, langjährigen Experten ausweist, kommen dem Werk in besonderem Maße zugute.

Der Autor gibt darüber hinaus entscheidende Denkanstöße für die Indikation zur Entnahme von Biopsiematerial – also zum chirurgischen Eingriff. Er nennt aber in gleicher Weise auch zahlreiche Läsionen, wie das nicht-ossifizierende Knochenfibrom, die man in Ruhe lassen müsse. Gerade diese Läsionen sind so hervorragend dargestellt, daß dem diagnostisch Zaudernden ein wesentliches Hilfsmittel an die Hand gegeben wird. In Abwandlung eines Wortes meines alten chirurgischen Lehrers K. H. BAUER zeigt hier der Morphologe mehr Wissen und größere Verantwortung, wenn er bei bestimmten Knochenläsionen aufgrund der klinischen und radiologischen Befunde dazu rät, auf eine Probeexzision zu verzichten, als die Diagnose unbedingt durch eine operative Gewebsentnahme abzusichern.

Im vorliegenden Buch werden praktisch sämtliche vorkommenden Knochenerkrankungen in ihren pathologisch-anatomischen wie auch röntgenologischen Strukturen beschrieben und klinisch eingeordnet; nur sehr seltene Skeletterkrankungen wurden weggelassen. Damit unterscheidet sich dieses Buch von den bisher veröffentlichten Monographien aus der Osteologie, die lediglich Teilaspekte dieser Krankheiten (z. B. Knochentumoren) abhandeln.

Meines Wissens existiert bisher kein Buch, in dem sämtliche Knochenerkrankungen in klar gegliederter Form und überschaubarer Weise aufgeführt sind und eine schnelle Information über aktuelle klinische und morphologische Fragen ermöglicht. Es handelt sich um ein Werk, das keineswegs nur für Osteologen geschrieben wurde, das vielmehr allen Ärzten, die in der Praxis Patienten mit einer Skeletterkrankung betreuen, eine Hilfe für die Diagnostik und das weitere Vorgehen sein soll. Die Monographie ist eine wertvolle Informationsquelle sowohl für Pathologen und Radiologen als auch für Chirurgen, Orthopäden, Unfallchirurgen, Rheumatologen, Onkologen und praktischen Ärzten. Ich wünsche ihr eine weitverbreitete Aufnahme.

Freiburg i.Br., im April 1983   W. Wenz

Vorwort zur 1. Auflage

Knochenerkrankungen stellen besondere diagnostische und therapeutische Probleme dar und erfordern umfangreiche Kenntnisse und Erfahrungen auf diesem Gebiet. Ungemein viele medizinische Fachrichtungen sind mit den Erkrankungen des Skeletts beschäftigt (Pädiater, Internisten, Chirurgen, Orthopäden, Unfallchirurgen, Radiologen, Kieferchirurgen, Pathologen u. a.), und eine sehr große Anzahl von Patienten leidet unter solchen Krankheiten.

Demgegenüber hat die Lehre der Skeletterkrankungen in der Ausbildung der Studenten und in der medizinischen Fortbildung einen zweitrangigen Platz. Besondere Kenntnisse auf diesem Gebiet werden von „Spezialisten" erwartet, denen schwierige Fälle überwiesen werden. Dem „Allgemeinarzt" sind die Knochenerkrankungen oft fremd; mangels intensiver Ausbildung fehlen ihm die notwendigen Kenntnisse und Erfahrungen. Dabei wird in den meisten Fällen gerade der praktische Arzt mit einer Knochenerkrankung konfrontiert, die er als erster als solche erkennen muß.

Nach den primären klinischen Untersuchungen folgen in den meisten Fällen radiologische Untersuchungen, die bereits entscheidende diagnostische Befunde erheben. Basierend auf den klinischen und radiologischen Befunden, wird die Entscheidung zu einer Knochenbiopsie getroffen.

Das aus einer Knochenläsion exstirpierte Gewebematerial wird dem Pathologen eingesandt in der Erwartung, daß dieser die endgültige Diagnose stellt, auf der sich dann die entsprechende Therapie aufbaut. Für die Diagnostik ist vielfach der Röntgenbefund unentbehrlich, der quasi die Makromorphologie der jeweiligen Knochenläsion darstellt. Der Kliniker ist deshalb grundsätzlich aufgefordert, zusammen mit dem Biopsiematerial die zugehörigen repräsentativen Röntgenbilder einzusenden. Erst aus der Synopse von radiologischem und histologischem Befund läßt sich eine gesicherte Diagnose erarbeiten.

Dieses Buch ist vor allem für praktizierende Pathologen geschrieben, die Knochenerkrankungen im Rahmen ihrer alltäglichen Routinediagnostik differenzieren müssen. Es soll seinen Platz neben dem Mikroskop haben und dem Pathologen, der einen Knochenschnitt zu befunden hat und der vielleicht zusätzlich die zugehörigen Röntgenbilder einsehen kann, eine rasche Orientierungshilfe bieten. Deshalb wurde versucht, die wesentlichen Knochenkrankheiten in ihren charakteristischen Strukturbildern zu präsentieren und den Text auf die entsprechende Beschreibung zu konzentrieren. Bewußt wurde der Text den zugehörigen Abbildungen gegenüber gestellt. Die Beschreibung des röntgenologischen, makroskopischen und histologischen Bildes steht im Mittelpunkt des Textes. In den Abbildungen werden die beschriebenen Details durch Hinweise markiert.

Im 1. Kapitel und bei den allgemeinen Angaben der einzelnen Kapitel sind einige wichtige Fakten aus der Osteologie aufgeführt, die für das Verständnis der Knochenläsionen hilfreich sind. Sie stellen keineswegs umfassende Abhandlungen osteologischer Probleme und Fragestellungen dar und ersetzen nicht die aktuellen Informationen wissenschaftlicher Arbeiten und Werke. Auf solche Nachschlagwerke wird in den Literaturverzeichnissen hingewiesen.

Die Gegenüberstellung von Röntgenbild, Makroskopie und Histologie ist vielleicht auch für Ärzte außerhalb des Pathologenkreises von Interesse. Vor allem Röntgenologen und Orthopäden können sich orientieren, wie das mikroskopische Strukturbild so mancher radiologisch diagnostizierten Knochenläsionen aussieht. Die Röntgenbilder und ihre Beschreibungen stellen in diesem Buch nur eine Ergänzung zur pathologisch-anatomischer Befundung dar und sollen das gesamte morphologische Spektrum der jeweiligen Knochenerkrankung abrunden. Es wird dabei keineswegs der Anspruch einer fachradiologischen Interpretation erhoben. Natürlich gewinnt der Pathologe, der sich besonders intensiv mit Skeletterkrankungen beschäftigt und im Verlauf vieler Jahre sehr viele Fälle begutachtet und die zugehörigen Röntgenbilder sieht, eine gewisse Erfahrung auch auf dem Gebiet der Röntgenmorphologie der Knochenerkrankungen. Auch die regelmäßige Zusammenarbeit mit Fachradiologen trägt hierzu bei. Die entscheidende Begutachtung der radiologischen Strukturen muß jedoch dem Fachradiologen vorbehalten sein. In der Praxis wird der Pathologe die Röntgenstrukturen zwar beschreiben, seine Diagnose muß jedoch auf den histologischen Strukturen aufbauen.

Das vorliegende Buch ist auf Anregung meines verehrten Lehrers, Herrn Prof. Dr. Dr. ERWIN UEHLINGER, vormals Direktor des Pathologischen Institutes der Universität Zürich/Schweiz, entstanden. Für die zahlreichen Abbildungen der verschiedenen Knochenkrankheiten war ein über viele Jahre dauerndes Sammeln der Knochenfälle notwendig. Trotz lange andauernder intensiver Beschäftigung mit Skeletterkrankungen gibt es einige Läsionen, die nur äußerst selten vorkommen und bei denen entsprechendes Bildmaterial fehlte. Wieder war es Herr Prof. UEHLINGER, der mir bereitwillig mit seiner umfangreichen Sammlung weiterhalf. Sein unerwartet plötzlicher Tod im Frühjahr 1980 hat hierbei Schwierigkeiten gebracht und die Fertigstellung des Buches wesentlich verzögert. Es haben mir dann jedoch viele Kollegen und Freunde geholfen und mir fehlende repräsentative Bilder zur Verfügung gestellt. In erster Linie möchte ich an dieser Stelle den Professoren WENZ (Radiologie), KLÜMPER (Radiologie), MATTHIAS (Radiologie) und KUNER (Unfallchirurgie) der Universität Freiburg i.Br. danken. Mein Dank richtet sich auch an meine amerikanischen Freunde Prof. Dr. D.C. DAHLIN (Mayo Clinic, Rochester), Prof. Dr. H.D. DORFMAN (Baltimore) und Prof. Dr. H.A. SISSONS (New York), die mir mit Bildmaterial ausgeholfen und mich beraten haben.

Bei der Ausarbeitung dieses Buches war ich auf die tatkräftige Unterstützung vieler Mitarbeiter angewiesen. Herr Prof. Dr. W. SANDRITTER, vormals Direktor des Pathologischen Institutes der Universität Freiburg i.Br., hat meine Pläne ganz wesentlich gefördert, wofür ich ihm außerordentlich dankbar bin. Mein besonderer Dank gilt Frau U. WIEHLE, Fotografin am Pathologischen Institut Freiburg, die mit unermüdlichem Fleiß und großem Können die Fotos hergestellt hat, sowie meiner medizinisch-technischen Assistentin, Frau M. MEINHARDT, die vor allem die technischen Arbeiten durchgeführt hat. Herr Dr. T. GENZ, Assistent am

Pathologischen Institut Freiburg, hat die statistischen Daten der Knochenkrankheiten ausgearbeitet und zytofotometrischen DNS-Messungen an Knochentumoren durchgeführt. Schließlich danke ich Frau H. EHRET und Frau A. MÖLLER für ihre exakten Schreibarbeiten und Überarbeitung der Literaturverzeichnisse.

In Herrn Dr. h.c. G. HAUFF, Georg Thieme Verlag Stuttgart, fand ich einen Verleger, der mir nicht nur großzügige Unterstützung und Anregung bei der Verfassung dieses Buches zukommen ließ, sondern der auch großes Verständnis für unerwartete Verzögerungen seiner Fertigstellung zeigte. Mein abschließender Dank gebührt Herrn Dr. HAUFF und dem Georg Thieme Verlag.

Freiburg i. Br., im Mai 1983 *Claus-Peter Adler*

Inhaltsverzeichnis

1	**Knochen und Knochengewebe**	1
	Funktion der Knochen und des Skeletts	2
	Knochen als Stützorgan	4
	Knochen als Speicherorgan	6
	Regulation von Knochenstruktur und Kalziumstoffwechsel	6
	Funktionsbedingter Knochenumbau	8
2	**Normale Anatomie und Histologie**	13
	Makrostruktur	13
	Blutversorgung des Knochens	16
	Histostrukturen des Knochengewebes	18
	Knochenzellen	24
	Enchondrale Ossifikation	26
	Knorpel- und Gelenkstrukturen	28
3	**Entwicklungsstörungen des Skeletts**	31
	Allgemeines	31
	Klassifikation der Skelettdysplasien	34
	Arthrogryposis multiplex congenita	39
	Multiple epiphysäre Dysplasie (M. Ribbing-Müller)	40
	Spondyloepiphysäre Dysplasia congenita (Typ Spranger-Wiedemann)	40
	Thanatophorer Zwergwuchs	42
	Asphyxierende Thoraxdysplasie (Morbus Jeune)	44
	Chondroektodermale Dysplasie (Ellis-van-Creveld-Syndrom)	46
	Mukopolysaccharidose Type IV (Morbus Morquio)	48
	Mesomeler Zwergwuchs (fetal face syndrome Robinow)	48
	Tricho-rhino-phalangeale Dysplasie	48
	Kleidokraniale Dysplasie	48
	Achondroplasie (Chondrodystrophia fetalis)	50
	Chondrodystrophie	50
	Rachitis	52
	Hypophosphatasie	54
	Osteopetrose (M. Albers-Schönberg, Marmorknochenkrankheit)	56

Osteogenesis imperfecta 56
Fibröse Knochendysplasie (Jaffe-Lichtenstein) 58
Arachnodaktylie 60
Dysostosis Pfaundler-Hurler 60
Enchondromatose (Morbus Ollier) 62
Osteochondromatose 64
Morbus Blount 66
Weitere Skelettdysplasien 66

4 Osteoporosen und Osteopathien 67

Allgemeines 67
Involutionsosteoporose 74
Immobilisationsosteoporose 76
Cushing-Osteoporose 78
Osteodystrophie 82
Osteomalazie 88
Renale Osteopathie 90
Aluminiuminduzierte Osteopathie 96
Sudecksche Knochenatrophie
(Sympathische Reflexdystrophie, SRD) 98
Unspezifische Osteoporosen 100

5 Osteosklerosen 101

Allgemeines 101
Fluorose 102
Hypoparathyreoidismus 102
Ostitis deformans Paget 104
Osteomyelosklerose 108
Melorheostose 110
Osteopoikilie 110
Hyperostosis frontalis interna (Morgagni-Syndrom) 114

6 Knochenfraktur 115

Allgemeines 115
Formen der Knochenfraktur 116
Normale komplikationsfreie Frakturheilung 118
Komplikationen bei Knochenfraktur 124
Pathologische Knochenfraktur 128

7 Knochenentzündung 131

Allgemeines 131
Panaritium ossale 134
Dentogene Kieferosteomyelitis 134
Osteomyelitis bei Säuglingen 134

Osteomyelitis bei Kindern 134
Akute eitrige Osteomyelitis bei Erwachsenen 136
Chronische Osteomyelitis 140
Chronische rekurrierende multifokale Osteomyelitis (CRMO) .. 144
Brodie-Abszeß 148
Plasmazelluläre Osteomyelitis 148
Nichteitrige sklerosierende Osteomyelitis (Garré) 150
Osteomyelitis tuberculosa 150
BCG-Osteomyelitis 154
Knochen-Boeck (Ostitis cystoides multiplex Jüngling) 156
Osteomyelitis luetica (Knochensyphilis) 158
Typhusosteomyelitis 160
Bang-Osteomyelitis (Osteomyelitis brucellosa) 160
Pilzosteomyelitis 162
Ossäre Echinokokkose 164
Entzündliche Periostitis ossificans 166
Traumatische Periostitis ossificans 166
Verknöchernde Periostose bei Durchblutungsstörungen 168
Tumoröse knöcherne Periostose 168
Osteoarthropathie hypertrophiante pneumique
(Pierre Marie-Bamberger) 168

8 Knochennekrosen 170

Allgemeines 170
Normale Blutversorgung des Knochens 172
Idiopathische Knochennekrosen 176
Femurkopfnekrose 178
Anämischer Knocheninfarkt 180
Caissonkrankheit 180
Spontane Knochennekrosen 182
    Morbus Perthes 182
    Kienböcksche Krankheit (Lunatummalazie) 182
Kausale Knochennekrosen 184
    Radioosteonekrose 184
    Postfrakturelle Knochennekrose 184
    Entzündliche Knochennekrose 186
Weitere Knochennekrosen 187
    Scheuermannsche Krankheit 187
    Osgood-Schlattersche Krankheit 188

9 Stoffwechsel- und Speicherkrankheiten 189

Allgemeines 189
Gicht 190
Lipoid-Kalkgicht (Teutschländer-Syndrom) 192

Knochenamyloidose 194
Diabetische Osteopathie 196
Morbus Gaucher 200
Ochronose 200

10 Knochengranulome 203

Allgemeines 203
Eosinophiles Knochengranulom
(Langerhans-Zellhistiozytose, Histiozytose X) 204
Lipoidgranulomatose (Morbus Erdheim-Chester) 208
Membranöse Lipodystrophie (Morbus Nasu) 208
Maligne Histiozytose 210
Reparatives Riesenzellgranulom des Kiefers 212
Riesenzellreaktion der kurzen Röhrenknochen 212
Detritisches Knochengranulom 214

11 Knochentumoren 215

Allgemeines 215
Klassifikation der Knochentumoren 216
Knorpeltumoren 222
    Osteochondrom 222
    Subunguale osteokartilaginäre Exostose 226
        Bizarre parosteale osteochondromatöse Proliferation
        ("Nora-Läsion") 226
    Enchondrom 228
    Periostales (juxtakortikales) Chondrom 234
    Epi-exostotisches Chondrom 234
    Proliferierendes Chondrom 236
    Chondroblastom ("Codman-Tumor") 238
    Chondromyxoidfibrom 242
    Chondrosarkom 248
        Entdifferenziertes Chondrosarkom 258
        Hellzelliges Chondrosarkom 260
        Mesenchymales Chondrosarkom 262
        Myxoides Chondrosarkom (chordoides Sarkom) 264
        Periostales und extraskeletales Chondrosarkom 266

Ossäre Knochentumoren 269
    Vorbemerkungen 269
    Osteom 270
    Osteoid-Osteom 274
    Osteoblastom 278
        Aggressives Osteoblastom 284
    Knocheninsel (Kompaktainsel, "bone island") 288

Osteosarkom 288
    Teleangiektatisches Osteosarkom 294
    Kleinzelliges Osteosarkom 298
    Epitheloides Osteosarkom 298
    Hochdifferenziertes zentrales Osteosarkom 300
    Parosteales Osteosarkom 302
    Periostales Osteosarkom 306
    Hochmalignes Oberflächenosteosarkom 310
    Paget-Osteosarkom 312
    Strahlenosteosarkom 314
  Knochensarkome im Knocheninfarkt 316

Bindegewebige Knochentumoren 321
  Vorbemerkungen 321
  Nicht-ossifizierendes Knochenfibrom 322
  Xanthofibrom des Knochens 326
  Fibromyxom des Knochens 326
  Fibröser Kortikalisdefekt 328
  Fibroblastische Periostreaktion 328
  Ossifizierendes Knochenfibrom 330
  Osteofibröse Knochendysplasie (Campanacci) 330
  Fibröse Knochendysplasie (Jaffe-Lichtenstein) 332
  Desmoplastisches Knochenfibrom 336
  Benignes fibröses Histiozytom 336
  Malignes fibröses Histiozytom 338
  Fibrosarkom des Knochens 344

Riesenzelltumor des Knochens (Osteoklastom) 351
Osteomyelogene Knochentumoren 359
  Vorbemerkungen 359
  Ossäres Lipom 360
  Ossäres Liposarkom 360
  Medulläres Plasmozytom 362
  Ewing-Sarkom 366
  Malignes Knochenlymphom
  (Non-Hodgkin-Lymphom, Retikulumzellsarkom) 372
  Ossäres Hodgkin-Lymphom
  (Morbus Hodgkin, maligne Lymphogranulomatose) 376
  Leukämie 378
  Maligne Mastozytose
  (Mastzellretikulose, systemische Mastozytose) 380
  Chlorom 383

Vaskuläre Knochentumoren (und andere Knochentumoren) ... 385
  Vorbemerkungen 385
  Knochenhämangiom 386
  Ossärer Glomustumor 390

Ossäres Lymphangiom 390
Ossäres Hämangioperizytom 392
Ossäre Angiomatose 394
Bazilläre Angiomatose 394
Ossäres Hämangiosarkom 396

Adamantinom der langen Röhrenknochen 398
Chordom 402

Neurogene Knochentumoren 406
Ossäres Neurinom (Neurolemom, Schwannom) 406
Ossäres Neurofibrom 406
Neuroblastom (Sympathikoblastom) 408

Muskuläre Knochentumoren 410
Ossäres Leiomyom 410
Ossäres Leiomyosarkom 410
Brustwandhamartom bei Kindern 412
Malignes ossäres Mesenchymom 414

Knochenmetastasen 418

Tumorähnliche Knochenläsionen 429
Vorbemerkungen 429
Juvenile Knochenzyste 430
„Zementom" der langen Röhrenknochen 432
Aneurysmale Knochenzyste 434
Solide aneurysmale Knochenzyste 440
Intraossäres Ganglion 442
Subchondrale Knochenzyste 442
Calcaneuszyste 444
Intraossäre Epidermiszyste 444
Radikuläre Kieferzyste 446

12 Degenerative Gelenkerkrankungen 447

Allgemeines 447
Arthrosis deformans 448
Hämophilie-Arthropathie 454
Osteochondrosis dissecans 456
Degenerative Meniskusläsion 458
Traumatische Meniskusläsion 460
Degenerative Wirbelsäulenveränderungen 462
Gonarthrosis deformans 466

13 Entzündliche Gelenkerkrankungen 467

Allgemeines 467
Rheumatoide Arthritis 468
Unspezifische Spondylitis 474

Spondylarthritis ankylopoetica (Morbus Bechterew) 476
Unspezifische und spezifische Arthritis 478
Chronische Arthritis 482
SAPHO-Syndrom 483

14 Tumoröse Gelenkerkrankungen 485

Allgemeines 485
Gelenkchondromatose 486
Lipoma arborescens (Diffuse artikuläre Lipomatose) 488
Lokalisierte noduläre Synovitis 490
Pigmentierte villonoduläre Synovitis 492
Synoviales Sarkom 494

15 Parosteale und extraskelettale Läsionen 499

Allgemeines 499
Ganglion 500
Chronische Bursitis 500
Baker-Zyste 502
Tendovaginitis stenosans de Quervain 502
Gutartiger Riesenzelltumor der Sehnenscheide 504
Myositis ossificans 506
Extraossäres Osteosarkom 510
Extraossäres Chondrosarkom 512
Tumoröse Kalzinose 512
Thibièrge-Weißenbach-Syndrom 514
Extraossäres Ewing-Sarkom 516

16 Untersuchungstechniken 517

Allgemeines 517
  1. Radiologische Möglichkeiten der Skelettuntersuchung 518
  2. Makroskopische Präparation 522
  3. Techniken der Knochenbiopsie 524
  4. Histologische Präparation 526
     Gefrierschnitt (Schnellschnittuntersuchung) 526
     Semidünnschnitt 526
     Fixierungen 526
  5. Kunststoffeinbettung 528
  6. Knochenentkalkung und Paraffineinbettung 528
  7. Färbemöglichkeiten 530
  8. Diagnostische Immunhistochemie 534
  9. Histomorphometrie 538
10. Mikroradiographie 540
11. Zytophotometrie von Knochentumoren 543
12. Molekulare Pathologie 557

Literatur 563

Sachverzeichnis 605

Quellenverzeichnis 625

1 Knochen und Knochengewebe

Das Skelett nimmt im Leben eines Individuums in vieler Hinsicht eine zentrale Stellung ein. Es verleiht jedem Lebewesen seine spezifische Körperform und ist bestimmend für die *Architektonik des Körpers*. Gleichzeitig wird die *Größe* des Individuums entscheidend durch das Skelett geprägt. Diese Formgebung durch das Skelett ist proportional und symmetrisch angelegt, wobei die Größe der einzelnen Skeletteile dem Gesamtskelett angeglichen ist. Es besteht eine bilaterale Symmetrie, wodurch sich der Körper durch einen in der Mitte geführten Schnitt in zwei spiegelbildlich gleiche Hälften zerlegen läßt. Voraussetzung für ein proportionales Gesamtskelett sind die regelrechte Anlage und Entwicklung der einzelnen Knochen während der Embryonalperiode und ihr kontinuierliches, physiologisches Wachstum während der Kindheit und Adoleszentenperiode. Hier können verschiedene Störungen auftreten, die geringe oder erhebliche Veränderungen der Skelettentwicklung und des Skelettwachstums bewirken. Die Störungen können endogener Natur sein (kongenital, erblich) oder durch äußere Einflüsse hervorgerufen werden (z. B. durch Substanzmängel, Strahlen oder Medikamente). Sie führen zu Mißbildungen (*Skelettdysplasien*) die entweder das gesamte Skelett oder einzelne Skelettabschnitte (Arme, Beine, Schädel, Wirbelsäule) oder Knochen betreffen. Dabei kann es auch zu einer überschießenden Knochenentwicklung (z. B. Hexadaktylie) kommen. In jedem Fall kommt es zu einer Veränderung der Architektonik des Körpers und in einigen Fällen zu einer Veränderung der Körpergröße.

Das Skelett steht im Mittelpunkt des *Bewegungssystems* des Körpers. Die Bewegung stellt eine lebenswichtige Funktion dar, die aktiv durch den Weichteilapparat (Muskel, Sehnen, Bänder, Fascien, Nervensystem) herbeigeführt wird. Aber erst die durch die Knochen vorhandene Stabilität der einzelnen Körperabschnitte und durch die Gelenke ermöglichten Abwinkelungen und Drehungen verleihen dem Skelett die Beweglichkeit. Es können eine Reihe von Störungen dieser Gelenkfunktionen auftreten, die wiederum endogener Natur (z. B. *Gelenkdysplasien*) sein können. Enge Wechselwirkungen bestehen zwischen der tatsächlichen Beweglichkeit des Skeletts und dem morphologischen Strukturbild von Knochen und Gelenken.

Das gesamte Skelett ist einem ständigen Strukturwandel unterworfen, der ganz entscheidend von seiner Inanspruchnahme und funktionellen Belastung abhängt. Hierbei ist es von großer Bedeutung, ob die jeweiligen Funktions- und Belastungseinflüsse auf ein jugendliches, wachsendes Skelett oder auf ein ausgewachsenes Skelett einwirken.

Die wesentliche *Stützfunktion* des Skeletts wird durch verschiedene extraskelettale Einwirkungen beeinflußt. Eingebettet in die Weichteile, ist das Knochengewebe abhängig von der Blutversorgung und dem Nervensystem. Die Skelettmuskulatur inseriert an den Knochen und dirigiert damit die Beweglichkeit. Verschiedene Störungen in diesen extraskelettalen Geweben wirken sich gleichzeitig störend auf das Skelettsystem aus.

Eine zentrale Stellung der Knochen ist auch durch die Beteiligung an lebenswichtigen Stoffwechselvorgängen gegeben. Das Skelett stellt nämlich auch ein wichtiges *Speicherorgan* vor allem für Kalzium und Phosphat dar. Die Konstanzerhaltung des Serumkalziumspiegels ist eine lebensnotwendige Aufgabe, an der das Knochengewebe entscheidend beteiligt ist. Unter dem Einfluß hormonaler Substanzen (z. B. Parathormon → Knochenabbau; Kalzitonin, Östrogene, Androgene → Hemmung der Knochenresorption; D-Hormon, Somatotropin → Förderung der Knochenresorption; Insulin → Knochenresorption; Glukokortikoide → Hemmung der Knochenneubildung + Förderung des Knochenabbaues; Thyroxin → Anregung des Knochenumbaues; Östrogene → Erhaltung des Knochengewebes; Androgene, Prostaglandin E_2 → Knochenumbau; β-TGF → Förderung der Knochenneubildung + Hemmung der Knochenresorption, Interleukin 1 → Steigerung der Knochenbildung + Hemmung der Knochenneubildung; α-Interferon → Hemmung des Knochenumbaues) wird entsprechend dem aktuellen Bedarf Kalzium in die Knochen eingelagert oder herausgelöst. Somit steuern extraossäre Regulationsmechanismen diese Stoffwechselvorgänge. Auch die Verfügbarkeit von Kalzium und Phosphat wird extraskeletal (z. B. im Darm) bestimmt. Störungen dieser Stoffwechselvorgänge führen zu charakteristischen Strukturveränderungen im Knochen, die der diagnostischen Analyse durch den Radiologen und Pathologen zugänglich sind.

Aus dem jeweiligen morphologischen Strukturbild einer Knochenläsion lassen sich somit Rückschlüsse auf die unterschiedlichsten lokalen oder systemischen Erkrankungen ziehen.

Funktion der Knochen und des Skeletts

Der Knochen ist das am höchsten differenzierte mesenchymales Gewebe und hat im wesentlichen zwei verschiedene Aufgaben zu erfüllen: 1. die Stützfunktion und 2. die Speicherfunktion. Beide Funktionen haben wiederum einen ganz entscheidenden Einfluß auf den Knochen: Nur unter dem Einfluß dieser physiologischen Funktionen erlangen das Skelett und seine einzelnen Knochen die als normal zu bezeichnenden Strukturen. Somit besteht eine enge Wechselbeziehung zwischen der Knochenstruktur und seiner funktionellen Beanspruchung.

Die *Stützfunktion* des Skeletts wird durch die Struktur der Knochen ermöglicht, die einem Verbundbau entspricht. Die Knochenstruktur kann durch den Stoffwechsel des Knochengewebes der jeweiligen statisch-dynamischen Aufgabe sinnvoll angepaßt werden. Hierbei finden Umbau- und Erneuerungsvorgänge vor allem in der Kortikalis statt. Unter physiologischen Bedingungen ist in stark belasteten Skelettabschnitten (wie Wirbelsäule, Beckenknochen, langen Röhrenknochen) der Umbau intensiver als in weniger belasteten Knochen (wie die Schädelkalotte). Die **Kortikalis** stellt den am stärksten belastbaren Anteil eines Knochens dar. Sie ist widerstandsfähig gegenüber Druck- und Zugkräften und kann sich bei Einwirkung dieser Kräfte in physiologischem Umfang verformen. Trotz ihrer großen Dichte an verkalktem Knochengewebe ist die Kortikalis (= **Compacta**) geschmeidig, was durch die hindurchziehenden Haversschen Kanälchen ermöglicht wird. Die unterschiedliche Einwirkung mechanischer Kräfte auf die einzelnen Knochen spiegelt sich in der unterschiedlichen Kortikalisdicke wider: In den langen Röhrenknochen ist die Kortikalis in der Schaftmitte am dicksten und verjüngt sich gegen die Knochenenden hin. Die Haversschen Kanälchen sind in Schaftmitte enger als an den Enden. Bei unphysiologischer Einwirkung der Druck-, Zug- und Scherkräfte kann sich diese Architektur jedoch in kurzer Zeit durch einen Knochenumbau verändern. Derartige funktionsabhängige Knochenumbauvorgänge lassen sich meist im Röntgenbild nachweisen.

Außer der Stützfunktion kommt der Kortikalis die Aufgabe zu, die Außenkontur eines Knochens zu bilden und den Markraum mit der darin befindlichen Spongiosa und dem Markgewebe (blutbildendes Knochenmark, Fettgewebe, Gefäße) zu umschließen und zu schützen. Bei der diagnostischen Beurteilung der Kortikalis sind ihre Breite, ihre Knochendichte, die Homogenität ihrer Struktur sowie ihre periostale Außenschicht und endostale Innenschicht zu beachten. Störungen, die einen reaktiven Knochenumbau hervorrufen, führen auch zu Veränderungen der Außenkonturen der Kortikalis, die ein sehr wichtiges diagnostisches Kriterium darstellen können. So kann eine Osteomyelitis zu einer reaktiven Knochenneubildung im Endost und vor allem im Periost führen, was sich röntgenologisch erkennen läßt. Ein Knochentumor kann zu einer Arrosion der Kortikalis von innen und sogar zu einem Kortikalisdurchbruch führen und ebenfalls eine verknöchernde Periostose hervorrufen.

Das **Periost** stellt eine bindegewebige Hülle dar, die jeden einzelnen Knochen allseitig umgibt, wobei nur die Gelenkknorpel und viele Muskelansätze ausgenommen sind. Für die Funktion der Knochen und des Skeletts ist diese Bindegewebsschicht von großer Bedeutung, da sie ein dichtes Netz von Blut- und Lymphgefäßen und vorwiegend sensiblen Nerven enthält, die für die Aufrechterhaltung der Knochenstrukturen notwendig sind. Das Periost ist durch Sharpeysche Faserbündel, die in den Knochen eintreten, mehr oder weniger stark mit der Kortikalis verankert. Hinsichtlich der klinischen Symptomatik ist von Bedeutung, daß im Knochenbereich nur das Periost sensible Nervenfaser hat, die bei pathologischen Prozessen Schmerzen auslösen können, während die Knochen selbst keine solchen sensiblen Nerven enthalten. Somit sind „Knochenschmerzen" immer eigentlich „Periostschmerzen". Die wesentliche Bedeutung des Periostes für die Biologie des Knochens besteht in der Pluripotenz seiner mesenchymalen Gewebestrukturen. Vor allem ist das periostale Bindegewebe befähigt, in kurzer Zeit Knochengewebe auszudifferenzieren, welches dann auch im Röntgenbild in Erscheinung tritt. Es gibt viele reaktive Periostveränderungen und auch primäre Periosterkrankungen, die mit einer Knochenneubildung einhergehen und mit Funktionsstörungen des Skeletts korreliert sind und morphologisch analysiert werden müssen.

Für die Skelettfunktion ist die Ermöglichung der Bewegung eine kardinale Aufgabe. Sie wird in den verschiedenen **Gelenken** durchgeführt, in denen benachbarte Knochen gegeneinander in verschiedene Positionen gebracht werden können. In Gelenken mit geringem Bewegungsumfang (z. B. Fußgelenk) wird eine stärkere Elastizität des Skeletts ermöglicht. Für die jeweilige Beweglichkeit der einzelnen Gelenke sind der individuelle anatomische Aufbau von artikulierenden Gelenkflächen, Anlage und Struktur der Gelenkkapsel und des Bandapparates und Ansatzpunkte der die jeweilige Bewegung auslösenden und steuernden Kräfte (Muskulatur) maßgebend. Jede Störung in diesem System von miteinander wirkenden und aufeinander abgestimmten Gewebesystemen führt auch zu einer Störung der Funktion und muß diagnostisch abgeklärt werden.

Die *Speicherfunktion* ist die zweite Hauptaufgabe der Knochen und des Skeletts. Wie in **Abb. 1** übersichtlich dargelegt, ist das Skelett sowohl ein **Stützorgan** als auch ein **Stoffwechselorgan**. Das Skelett dient vor allem als **Speicher für Kalzium und Phosphat**, wobei ein Gleichgewicht mit den Kalzium- und Phosphationen des Blutserums besteht. Die Konstanterhaltung des Serumkalziumspiegels ist eine lebensnotwendige Aufgabe, an der das Knochengewebe entscheidend beteiligt ist. Extraossäre Regulationsmechanismen steuern diese Stoffwechselvorgänge im Knochen. Hierbei besteht insbesondere eine fein einregulierte Wechselwirkung zwischen den Epithelkörperchen, den Nieren, dem Magen-Darm-Trakt und dem Skelett. Die Aufnahme von Kalzium durch die Nahrung wird von dem Hormon „Vitamin D_3" (1,25-Dihydroxycholecalciferol) gesteuert; das Parathormon (= Parathyrin) der Epithelkörperchen reguliert in Abhängigkeit von der Höhe des Serumkalziumspiegels die Freisetzung von Kalzium aus dem Knochenspeicher; die Ausscheidung von Kalzium ist im wesentlichen eine Funktion der Nieren. Jede Störung in diesem komplizierten und aufeinander abgestimmten Regulationssystem, die mit einer Veränderung des Serumkalziumspiegels einhergeht, wirkt sich morphologisch auf die Knochenstrukturen aus. Wie in **Abb. 1** dargestellt, kommt es zu einem Knochenumbau, der sich entweder durch einen verstärkten Knochenanbau oder -abbau auszeichnet. Solche Knochenumbauvorgänge lassen sich histologisch (und oft auch radiologisch) erkennen und analysieren, und es können aus solchen Strukturveränderungen wiederum Rückschlüsse auf die zugrundeliegenden Stoffwechselstörungen angestellt werden. Darüber hinaus kommt es zu **Veränderungen der Mineralisation** des Knochengewebes, die mit Hilfe der Mikroradiographie recht genau erfaßt werden können. Schwere Mineralisationsstörungen lassen sich aber auch am gewöhnlichen HE-Präparat an der relativen Zunahme der Osteoidmasse erkennen. Hierbei wird meist die Untersuchung an unenkalkten Knochenschnitten empfohlen, die jedoch nicht in jedem Institut angefertigt werden können. Der geübte Pathologe kann meist solche Strukturveränderungen mit genügender Sicherheit auch am EDTA-entkalkten Schnitt erkennen. Knochenumbauvorgänge und Mineralisationsdefekte verschiedener Art sind kennzeichnend für die metabolischen Osteopathien.

Störungen der Funktion des Knochens resultieren einerseits in einer veränderten physikalischen Belastbarkeit des Skeletts und andererseits in einer Beeinflussung des Kalziumstoffwechsels.

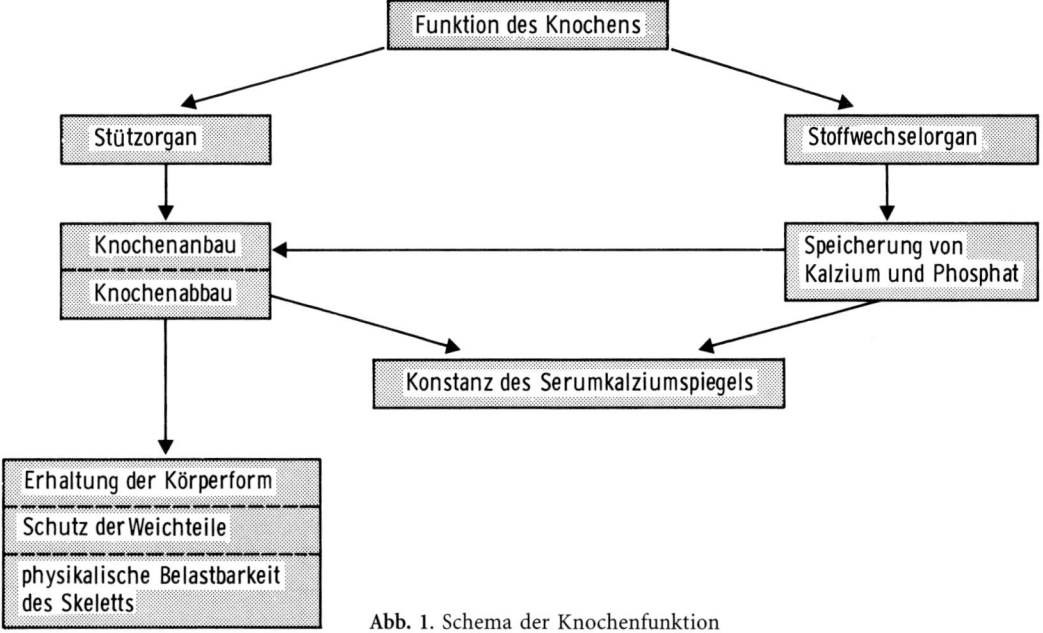

Abb. 1. Schema der Knochenfunktion

Knochen als Stützorgan

Voraussetzung für die Strukturanalyse des Skeletts und der Knochen und für die Diagnostik von Strukturveränderungen ist die genaue Kenntnis des normalen Knochenaufbaues. Bekanntlich haben die einzelnen Knochen des Skeletts eine sehr unterschiedliche Größe und Form. Es gibt kurze und lange Röhrenknochen, würfelähnliche Knochen (Wirbel, Hand- und Fußwurzelknochen), flache Knochen (Becken, Schädelkalotte) und höchst eigenartig geformte Knochen (Schädelbasis, Kieferknochen), in denen sich pathologische Prozesse strukturell ganz verschieden auswirken. Dies spiegelt sich auch in der Stützfunktion des jeweiligen Knochens wider. Das **Grundprinzip des Knochenaufbaues** ist jedoch in den Röhrenknochen aufgezeichnet. Dieses ist in **Abb. 2** ersichtlich: In der schematischen Ansicht des Kniegelenkes sieht man den distalen Femur *(1)* und die proximale Tibia *(2)*. Topographisch unterscheidet man die *Epiphyse (3)*, die vom Gelenkknorpel *(4)* überzogen wird. Im wachsenden Skelett ist angrenzend die knorpelige *Epiphysenfuge* (= Wachstumsfuge; *5*) zu erkennen, die im ausgewachsenen Skelett verschwindet. Daran schließt sich die *Metaphyse (6)* an. Die Schaftmitte, die den längsten Abschnitt des Röhrenknochens ausmacht, wird als *Diaphyse (7)* bezeichnet. Die Kenntnis dieser verschiedenen Knochenabschnitte („Struktur 1. Ordnung") ist wichtig, da sich entsprechend der unterschiedlichen topographisch-funktionellen Gewebedifferenzierungen bestimmte Knochenkrankheiten bevorzugt an bestimmten Orten innerhalb der Knochen manifestieren. Das physiologische Längenwachstum der Knochen erfolgt in den Epiphysen; Wachstumsstörungen werden folglich morphologisch Strukturveränderungen dieser Wachstumszonen zeigen. Vor allem die Lokalisation und die Form bestimmter Knochengeschwulste sind abhängig von den vorherrschenden Umbauvorgängen, die sich in der normalen Ontogenese am Ort der Geschwulste abspielen. In **Abb. 2** sieht man weiterhin die dicht strukturierte *Kortikalis (8)*, die außen von einem faserreichen *periostalen Bindegewebe (9)* überzogen wird. Dieses geht in die *Gelenkkapsel (10)* über. Der *Markraum der Röhrenknochen (11)* wird von einem feinen Spongiosanetz eingenommen, das sich strukturell den dominierenden Biegungsbeanspruchungen der langen Röhrenknochen anpaßt.

Das eigentliche mechanische Konstruktionsprinzip des Knochens ist im **Schema** der **Abb. 3** an der Kompakta von langen Röhrenknochen aufgezeichnet („Struktur 2. Ordnung"): Im wachsenden Skelett werden die Schäfte der Röhrenknochen von periostalen Osteoblasten angelegt, indem baumrindenartig mehrere Ringschichten von Knochengewebe von außen angelagert werden *(1)*. Im 2. Lebensjahr kommt es zusätzlich zur Ausbildung von *Haversschen Osteonen (2)*. Die axial in der Kompakta verlaufenden Gefäßkanälchen weiten sich aus und werden von einem geordneten Ringlamellensystem wieder aufgefüllt. Der Einbau von Haversschen Osteonen wird auch nach Abschluß des Skelettwachstums in verlangsamter Form fortgesetzt. Durch Abbau alter Osteone *(3)* und Osteonenneubildung *(4)* entsteht schließlich ein Mosaikmuster aus kompletten und angeschnittenen oder Bruchstücken von Osteonen mit dazwischen liegenden Resten der periostalen Ringlamellensysteme (sog. Schaltlamellen; *5*). Je vollständiger ein Osteon im histologischen Schnitt ist, desto jünger ist es; je vielgestaltiger Osteone angeschnitten sind, desto älter sind sie. Diese Umbauvorgänge führen zu einer strukturellen Dreischichtung der Kompakta: endostale Ringschicht (= innere Generallamelle; *6*), Mittelschicht aus Haversschen Osteonen *(7)* und subperiostale Ringschicht (= äußere Generallamelle; *8*). Die nötige Blutzufuhr erfolgt von den Blutgefäßen des Periosts aus, die durch die Volkmannschen perforierenden Kanälchen *(9)* in den Knochen gelangen.

Das gesamte Haverssche System des Lamellenknochens wird durch feine Kollagenfibrillen elastisch zusammengehalten. Wie im **Schema** des *Haversschen Systems* in **Abb. 4** ersichtlich, verlaufen die Fibrillen benachbarter Lamellen (*1* und *2*) in gegensätzlicher Richtung.

In **Abb. 5** ist die *Grenze zwischen Kortikalis (1) und Spongiosa (2)* schematisch dargestellt. Während der stark belastbaren Kortikalis vorwiegend die Stützfunktion zukommt, ist die Spongiosa der häufigste Ort pathologischer Reaktionen; sie bildet eine große Fläche für den Kalziumaustausch und unterstützt die Kortikalis gegenüber mechanischen Belastungen.

Als „**Struktur 3. Ordnung**" wird der mikroskopische Knochenaufbau bezeichnet, wobei die Knochenbälkchen mit Knochenanbau- (Osteoblasten, Osteoidsäume) und Knochenabbaufronten (Osteoklasten, Howshipsche Lakunen) analysiert werden.

Die „**Struktur 4. Ordnung**" wird von den Baustoffen des Knochengewebes gebildet, die aus organischem Material (Knochenmatrix) und anorganischem Material (Hydroxylapatit) bestehen.

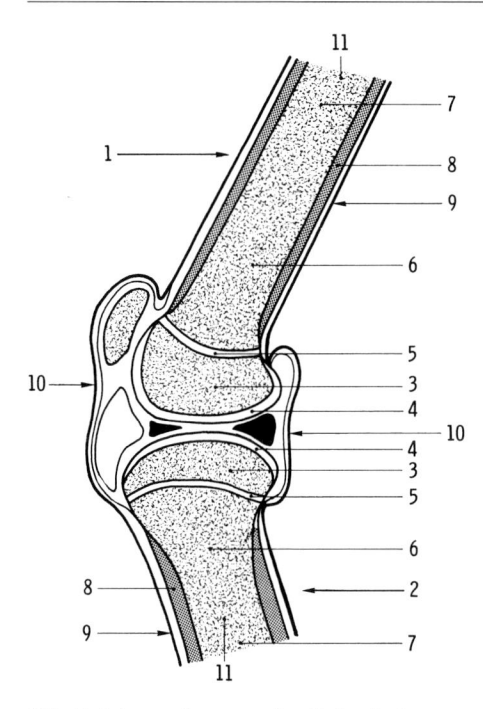

Abb. 2. Schema des normalen Kniegelenkes (seitliche Ansicht)

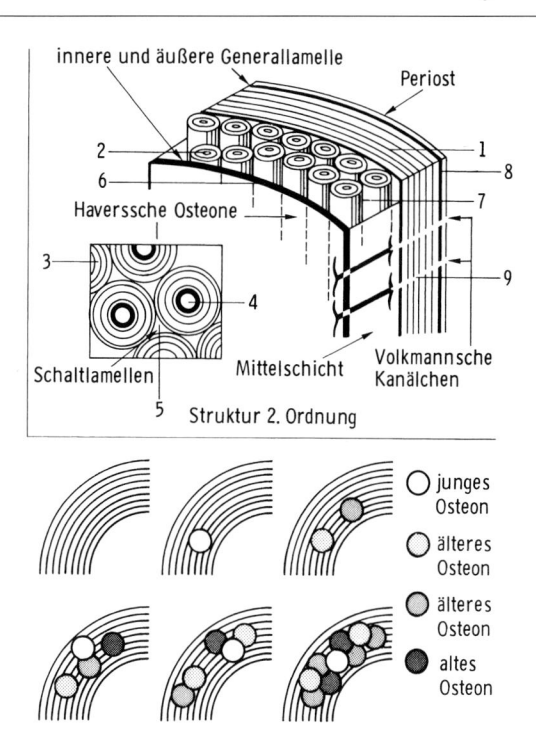

Abb. 3. Konstruktionsprinzip des Knochens

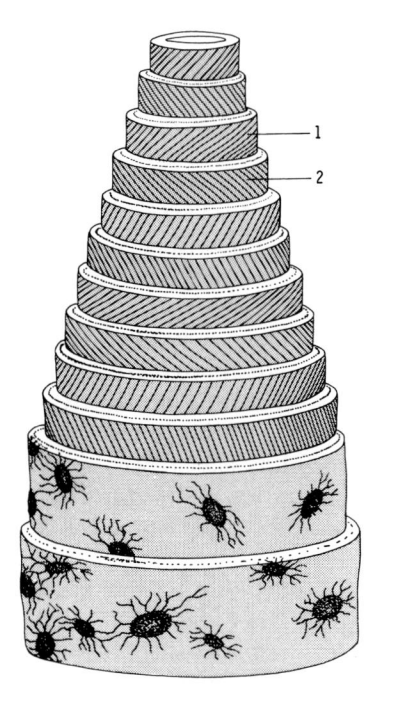

Abb. 4. Schema des Haversschen Systems. (Nach GEBHARDT)

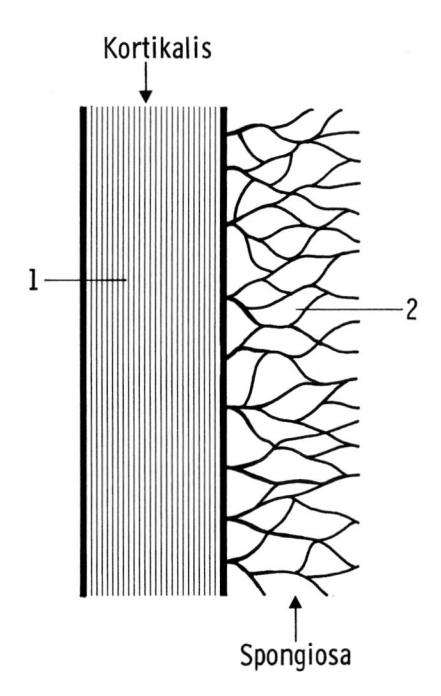

Abb. 5. Schema von Kortikalis und Spongiosa

Knochen als Speicherorgan

Die Knochenmatrix enthält bis zu 77% anorganisches und 23% organisches Material und unterliegt während des ganzen Lebens einer steten Erneuerung. Die organische Knochenmatrix – das *Osteoid* – besteht zu 89% aus Kollagen und 5% aus Protein und bildet die Ablagerungsstätten für die Knochenmineralien. Wie in **Abb. 6a** aufgezeichnet, wird Osteoid von großen polyedrischen *Osteoblasten (1)* produziert, wobei täglich eine 1 µm breite Schicht entsteht *(2)*. Diese rückt pro Tag um 1 µm vom Zelleib ab. Die Gesamtbreite des normalen Osteoidsaumes beträgt 6 µm *(3)*. Für die Mineralisation der organischen Grundsubstanz ist eine Matrixreifung von etwa 10 Tagen Dauer notwendig. Die organische Matrix ist erst ab 10 µm vom Osteoblasten entfernt vollständig mineralisiert *(4)*. Unter dem Einfluß des bereits mineralisierten Knochengewebes erfolgt innerhalb von 3–4 Tagen eine bis zu 70%ige Verkalkung des Osteoids; die restliche Mineralisation findet dann viel langsamer innerhalb von 6 Wochen statt. Die schubweise Mineralisation des Osteoids ist im histologischen Schnittbild durch dunkle *Kittlinien* markiert. Das Auftreten von verbreiterten Osteoidsäumen zeigt eine Funktionsstörung des Knochens an und wird entweder durch eine überschießende Osteoidbildung (z.B. beim Osteosarkom, s. S. 288) oder durch eine gestörte Mineralisation (z.B. Rachitis, s. S. 52; Osteomalazie, s. S. 88) hervorgerufen.

Der *anorganische Anteil* des Knochengewebes besteht aus 90% Kalziumphosphat und 10% Kalziumkarbonat. Das wichtigste Mineral ist das Kalzium, welches als Hydroxylapatitkristalle in die organische Matrix eingelagert wird. Wie in **Abb. 6b** erkennbar, sind die Kristalle hexagonal gestaltet *(5)* und werden entlang den kollagenen Fibrillen *(6)* mit einer Periodik von 68 nm eingebaut. Durch sie wird das Skelett gegenüber Druck- und Scherkräften stabilisiert. Im gesamten Skelett sind etwa 100 g Kalzium als Ionen mit dem Karbonat oder Phosphat absorbiert. Für die Aufrechterhaltung des lebenswichtigen Serumkalziumspiegels findet ein rascher Austausch der Kalziumionen mit den an der Kristalloberfläche absorbierten Ionen statt; für den geringeren und langsameren Austausch dienen die oberflächlich im Kristallgitter eingebauten Kalziumionen. Der größte Teil der Skelettkristalle steht für den Ionenaustausch nicht zur Verfügung und ist fest im Knochengewebe verankert. Der ständige physiologische Knochenumbau dient der Regulierung des Mineralhaushaltes, wobei der Umbau in der Spongiosa 7mal schneller vor sich geht als in der Kompakta. Es stehen immer etwa 5 g Skelettkalzium für den Ionenaustausch zur Verfügung.

Regulation von Knochenstruktur und Kalziumstoffwechsel

Die Knochenstruktur unterliegt einer Fülle von Regulationsmechanismen. Gerade im Zusammenhang mit der Speicherfunktion für Kalzium und Phosphat sind hormonelle Einflüsse von besonderer Bedeutung, deren Auswirkungen wiederum die Knochenstruktur verändern können. Sie dienen vielfach der Aufrechterhaltung des Serumkalziumspiegels. In **Abb. 7** sind die regulativen Einwirkungen verschiedener Organe und Organsysteme auf den Knochen schematisch aufgeführt: An erster Stelle sind hierbei die *Epithelkörperchen (1)* zu nennen, die das *Parathormon* (Parathyrin) bilden. Dieses bewirkt im *Magen-Darm-Trakt* eine verstärkte Kalziumresorption und in der *Niere (2)* eine gesteigerte Kalzium- und Phosphataussscheidung. Im *Knochen (3)* werden die *Osteoklasten*, die den Knochen abbauen und Kalzium herauslösen, und die *Osteoblasten*, die Osteoid bilden und zum Knochenanbau führen, sowie die *Fibroblasten*, die Kollagenfasern bilden, aktiviert. Damit stimuliert Parathyrin den Knochenumbau und führt schließlich zum histologischen Strukturbild der *dissezierenden Fibroosteoklasie* (s. Abb. 152). *Kalzitonin*, das in den parafollikulären Zellen der Schilddrüse (sog. C-Zellen; 4) gebildet wird, ist ein Antagonist zum Parathyrin und hemmt die Aktivität der Osteoklasten, wobei gleichzeitig die Zahl der Osteoblasten zunimmt. Störungen in diesem Funktionssytem führen zum Bild des *Hyperparathyreoidismus* (s. S. 82). Wir kennen jedoch noch andere Systeme, die Auswirkungen auf den Knochenaufbau und den Kalziumstoffwechsel haben: Das *somatotrophe Hormon* (STH) des Hypophysenvorderlappens *(5)* kontrolliert das Skelettwachstum; das *follikelstimulierende Hormon* (TSH) stimuliert die Schilddrüse; das *ACTH* aktiviert die Nebennierenrinde *(6)*. Bei Überproduktion kommt es zu Entwicklungsstörungen des Skeletts oder zur Knochenatrophie. Ähnliche Auswirkungen haben die *gonadalen Hormone (7)*. Schließlich spielen ossäre Durchblutungsstörungen für die Knochenstruktur eine wesentliche Rolle *(8)*. Eine arterielle Hyperämie führt zur Knochenresorption (Osteoporose); eine venöse Stase bewirkt eine verstärkte Knochenneubildung (Osteosklerose).

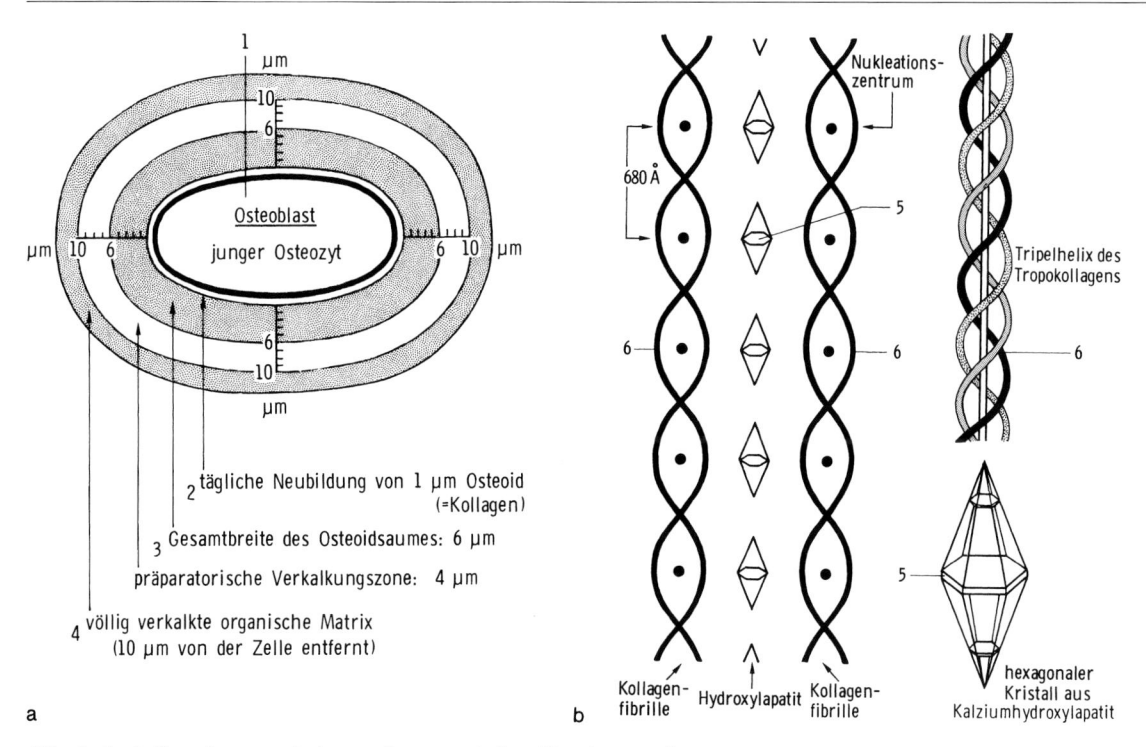

Abb. 6 a, b. Aufbau der organischen und anorganischen Knochenmatrix

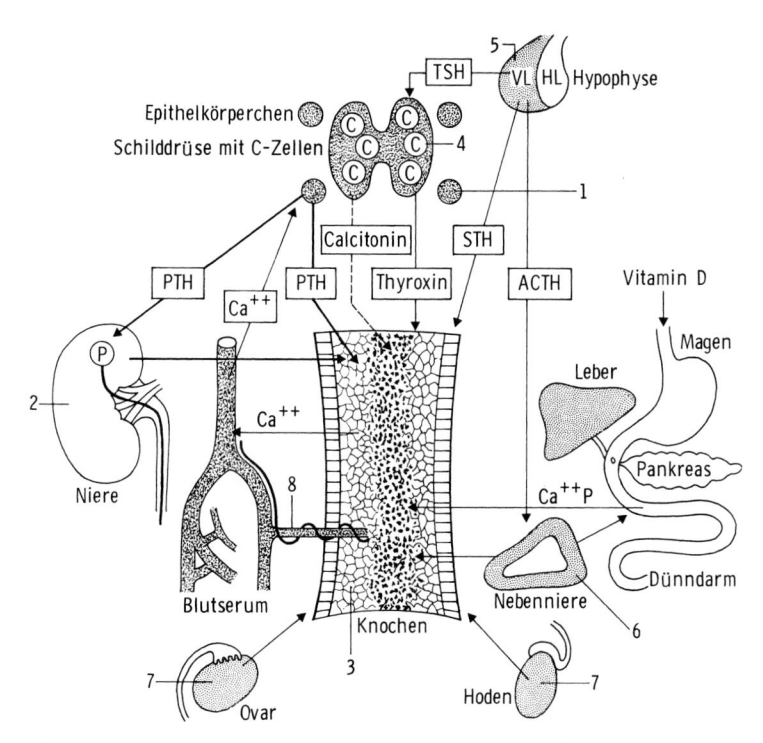

Abb. 7. Regulation von Knochenstruktur und Kalziumstoffwechsel

Funktionsbedingter Knochenumbau

Die stärksten physiologischen Umbauvorgänge des Knochens laufen während bestimmter Lebensabschnitte ab. An erster Stelle ist hier der Knochenumbau während der Skelettentwicklung zu nennen, wenn die enchondrale bzw. intramembranöse Ossifikation erfolgt und das Längen-, Dikken- und Flächenwachstum der Knochen stattfindet. Vom 1.–3. Lebensjahrzehnt nimmt die Volumendichte der Spongiosa von 35% auf 23% ab; ein zweiter Abfall erfolgt im 8. Lebensjahrzehnt auf 10%. Insgesamt beträgt die jährliche Umsatzquote etwa 1–2%. Innerhalb von 40–50 Jahren wird das Skelett vollständig erneuert. Der Verlust an Knochenmasse geht mit der Abnahme der Osteozyten und einer verzögerten Mineralisation einher, während die osteoklastäre Resorption während des ganzen Lebens unverändert bleibt. Schon während der normalen Skelettreifung führen graduelle Umbauprozesse trotz Größenzunahme zu einem harmonischen Knochenwachstum mit Aufrechterhaltung der Form des Knochens.

In **Abb. 9** sind die Strukturen während des Knochenumbaues des Schaftdurchmessers eines Röhrenknochens schematisch aufgezeichnet: An der Periostoberfläche *(1)* findet der Knochenanbau durch Osteoblasten *(2)* statt; in den Haversschen Kanälchen *(3)* der Kortikalis rufen Osteoblasten eine osteosklerotische Einengung hervor. An der endostalen Oberfläche *(4)* erfolgt eine Knochenresorption durch mehrkernige und einkernige Osteoklasten *(5)*. Auch die Haversschen Kanälchen können durch osteoklastische Knochenresorption ausgeweitet werden. Bei der *Osteopetrose* (s. S. 56) ist die Osteoklastenaktivität vermindert und somit der physiologische Umbauprozeß gehemmt; bei der *Osteogenesis imperfecta* (s. S. 56) wird der Umbauprozeß der Osteonen durch zu geringe Osteoblastenaktivität stark verzögert; bei der *Ostitis deformans Paget* (s. S. 104) hingegen ist der gesamte Knochenumbau (Aktivität von Osteoblasten und Osteoklasten) hochgradig beschleunigt.

Wie die **histologische Aufnahme** in **Abb. 10** zeigt, lassen sich solche Umbauvorgänge auch im Schnitt leicht erkennen. Wir sehen ein lamellär geschichtetes Spongiosabälkchen *(1)* mit kräftigen Osteozyten, das jedoch außen unregelmäßig begrenzt ist *(2)*. Hier finden sich Anbaufronten mit angelagerten Reihen aktivierter Osteoblasten *(3)* und neugebildetem, unvollständig verkalktem, osteoidem Knochengewebe *(4)*. Andererseits erkennen wir gleichzeitig Abbaufronten *(5)* mit flachen Resorptionslakunen, in denen mehrkernige Osteoklasten *(6)* gelegen sind. Im Markraum findet sich ein lockeres Bindegewebe *(7)*, in dem einige Faserknochenbälkchen *(8)* ausdifferenziert sind, denen ebenfalls aktivierte Osteoblasten anliegen.

Die funktionelle Beanspruchung eines Knochens wirkt sich stark auf die äußere Form und Innenstruktur eines Knochens aus. Durch Knochenumbau paßt sich der Knochen ziemlich rasch seinen Belastungen an. So können wir bei andauernder ungewöhnlicher mechanischer Belastung und unphysiologischer Gelenkfunktion immer wieder Deformierungen an den betroffenen Knochen feststellen. An der Wirbelsäule finden wir nicht selten eine *Kyphoskoliose* (s. Abb. 927), wobei es an der gewichtstragenden konkaven Seite zu einer starken Osteosklerose und an der wenig belasteten konvexen Seite zu einer Osteoporose kommt. Die Adaptation der Knochenstruktur ist in **Abb. 8** am Beispiel einer *Tibia recurvata* schematisch dargelegt: Infolge Achsenabweichung und andauernder asymmetrischer Belastung ist die Kortikalis an der konkaven Seite *(1)* stark verdickt und an der konvexen Seite *(2)* dagegen erheblich verschmälert. Auch die Spongiosa wird entsprechend der veränderten Druck-, Zug- und Biegungsbeanspruchung reaktiv umgebaut: Es haben sich kräftige transversale Trabekeln *(3)* ausgebildet, die radiär zur Biegung ausgerichtet sind.

Ein solcher funktionsbedingter Knochenumbau läßt sich auch im Röntgenbild und am makroskopischen Präparat erkennen: In **Abb. 11** ist eine **Tibia recurvata** aufgesägt im Mazerationspräparat zu sehen. Infolge des formativen Druckreizes ist die Kompakta am Scheitel der konkaven Seite *(1)* stark verbreitert, während sie an der konvexen

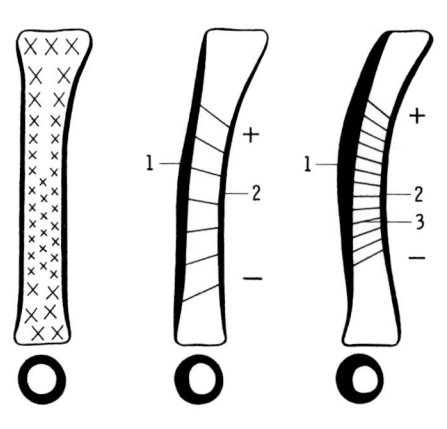

Abb. 8. Schema des adaptativen Knochenumbaus (Tibia recurvata). (Nach UEHLINGER)

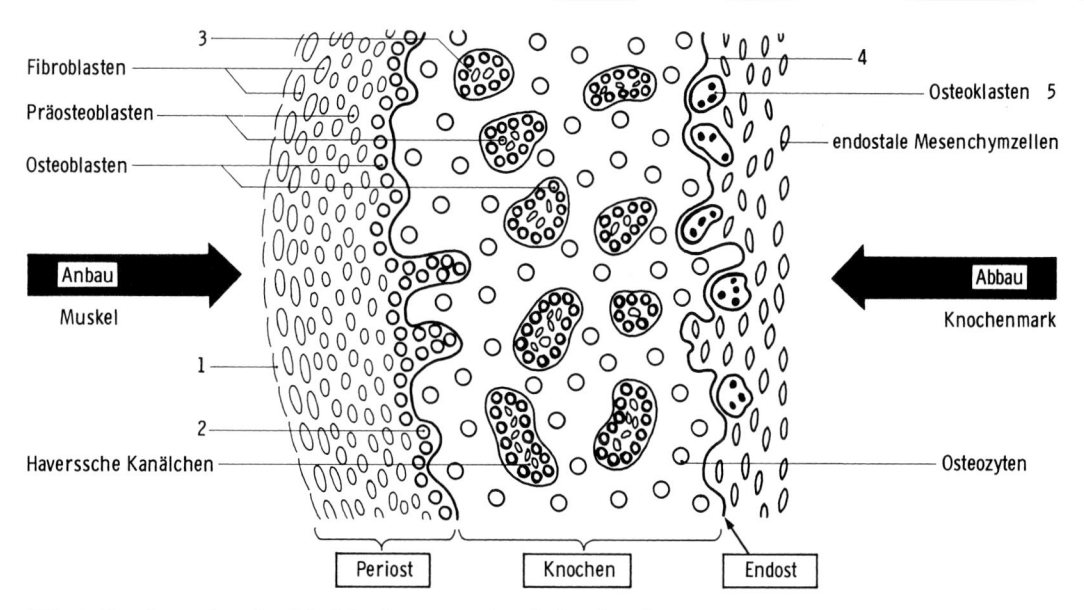

Abb. 9. Knochenumbau des Schaftdurchmessers eines Röhrenknochens

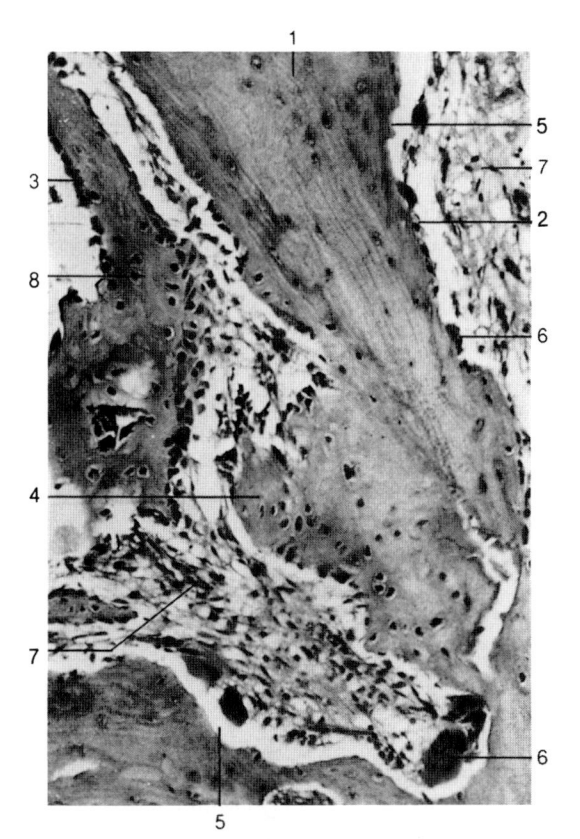

Abb. 10. Knochenumbau; HE, 40×

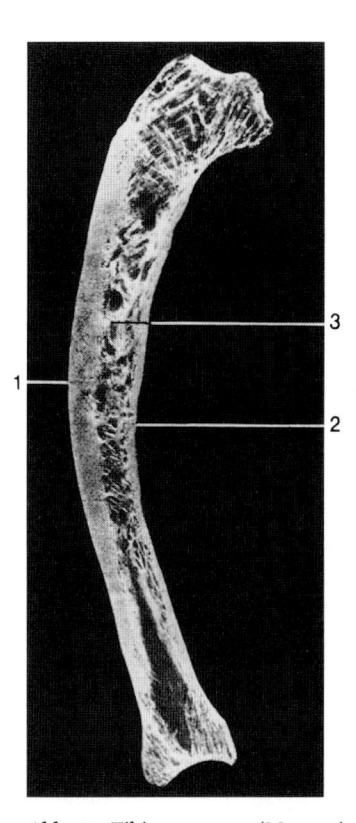

Abb. 11. Tibia recurvata (Mazerationspräparat)

Seite *(2)* schmal ist. Die Spongiosa zeigt einen Umbau im Sinne einer *hypertrophischen Atrophie*, wobei verdickte Knochenbalken *(3)* transversal durch die Markhöhle ziehen.

Physiologisch findet auch ein Knochenumbau im durch Osteoporose geschwächten Knochen statt. Durch den Verlust von Spongiosastrukturen, die vorher an der Stabilität des Knochens mitgewirkt hatten, werden die verbliebenen Knochenbälkchen stärker belastet. Dies ist ein Reiz zum osteoblastischen Knochenumbau, wodurch diese Knochenbälkchen an Dicke zunehmen. Es resultiert eine Spongiosa mit quantitativ weniger Knochenbälkchen und gleichzeitig mit sklerotischen Knochenbälkchen. Dieser Knochenumbau ist schon im **Röntgenbild** zu sehen: In **Abb. 12** ist das Spongiosagerüst insgesamt aufgelockert. Die Trägerknochenbälkchen *(1)* treten prononziert hervor, während dazwischen deutliche Lücken *(2)* bestehen. Röntgenologisch handelt es sich um eine sog. *hypertrophische Knochenatrophie.*

Histologisch weist sich dieser Knochenumbau durch unterschiedlich breite Knochenbälkchen aus. In **Abb. 13** sieht man osteosklerotisch verbreiterte *(1)* neben schmalen Knochentrabekeln *(2)*. Alle Knochenbälkchen sind glatt begrenzt und weisen keine aktuellen Anbaufronten oder angelagerte Osteoblasten auf, was auf einen sehr langsamen Knochenumbau hinweist.

Nach FROST (1966) muß für den Knochenanbau ein dreifaches System der Oberflächen postuliert werden, in dem anatomisch und funktionell verschiedene Knochenzellen zur Wirkung kommen: 1. periostale Knochenbildung, 2. endostale Knochenbildung und 3. Knochenbildung in den Haversschen Osteonen. Die *periostale Knochenbildung* führt zum Längen- und Dickenwachstum und Knochenumbau während der Skelettentwicklung. Bei Erwachsenen ist dieser Umbauprozeß stark reduziert. Die *endostale Knochenbildung* findet hingegen bei Knochenumbauvorgängen während des ganzen Lebens statt. Sie betrifft sowohl die Spongiosatrabekeln als auch die endostale Kortikalis und führt gegebenenfalls zu einer hypertrophischen Knochenatrophie. Die *Knochenbildung in den Haversschen Osteonen* ist praktisch eine Fortsetzung der endostalen Knochenbildung. FROST hat die Folgen der ossären Modulation und Differenzierung bestimmter Knochenzellen als „basic metabolic unit of skeletal remodelling" bzw. als „bone remodelling unit" bezeichnet. Diese „unit" ist in Knochenarealen aktiv, in denen an der Oberfläche entweder eine Knochenresorption oder eine Knochenneubildung stattfindet. Die „bone remodelling unit" umfaßt die lebenszeitlichen Umbauvorgänge hinsichtlich des Knochenvolumens, während die „bone metabolic unit" als funktionelle Größe des Knochenumbaues gilt. Diese Unterscheidung ist bedeutsam, da die „bone remodelling units" die skeletale Homöostase und die „bone metabolic units" die minerale Homöostase kennzeichnen. Im allgemeinen vollzieht sich die „bone remodelling unit" beim Menschen innerhalb von Monaten, während die „bone metabolic unit" bei stärkeren Schwankungen sich gewöhnlich zwischen einigen Monaten bis über 10 Jahren entwickelt. Jede „bone remodelling unit" hat einen charakteristischen Lebenszyklus. Sie beginnt unter einem Stimulus, teilweise unter dem Einfluß von Parathormon, der zur mitotischen Teilung der „precursor cells" und zur Bildung von Präosteoblasten führt. Nach wenigen Stunden und Tagen entstehen Osteoklasten, die die resorptive Phase von durchschnittlich einem Monat Dauer einleiten. Innerhalb der nächsten 3 Monate ersetzen dann neugebildete Osteoblasten den zuvor resorbierten Knochen. Die Folge von Aktivierung der Knochenzellen, Knochenresorption und Knochenneubildung findet im endostalen Bereich des Knochens statt und weniger im periostalen Bereich. Während des Lebens nimmt der äußere Durchmesser der langen Röhrenknochen leicht zu, wobei Dicke und Dichte der Kortikalis abnehmen.

Der physiologische Knochenumbau ist ungemein abhängig von der funktionellen Beanspruchung des Gesamtskeletts und auch bestimmter Knochenabschnitte. Er hat gravierende Auswirkungen auf den Serumkalziumspiegel und wird von hormonalen Faktoren äußerst differenziert gesteuert. Neben Kalzitonin und Vitamin-D (D-Hormon) bewirkt Parathormon durch Stimulation der osteoklastären Resorption einen Knochenabbau und eine Hyperkalzämie. In **Abb. 14** sind die vielfältigen Interaktionen der D-Hormone auf die **Stoffwechseldynamik des Skeletts schematisch** aufgezeichnet, die zur Regulation der Kalziumhomöostase führen.

Demnach wird das durch die Haut (Cholekalziferol = Vitamin D_1) und den Darm (7-Dehydrocholesterin – Vitamin D_3) aufgenommene Vitamin D in der Leber und Niere umgewandelt und bewirkt schließlich im Darm eine Steigerung der Kalziumabsorption, in der Glandula parathyreoidea eine Hemmung der Parathormonsekretion und im Skelett eine verstärkte Verkalkung. Dieser dynamische Knochenumbau kommt auch histomorphologisch zur Darstellung.

Funktionsbedingter Knochenumbau 11

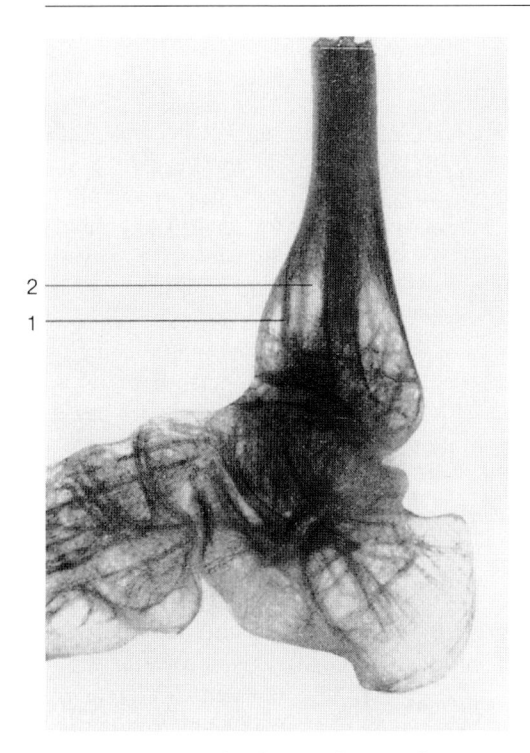

Abb. 12. Hypertrophische Knochenatrophie

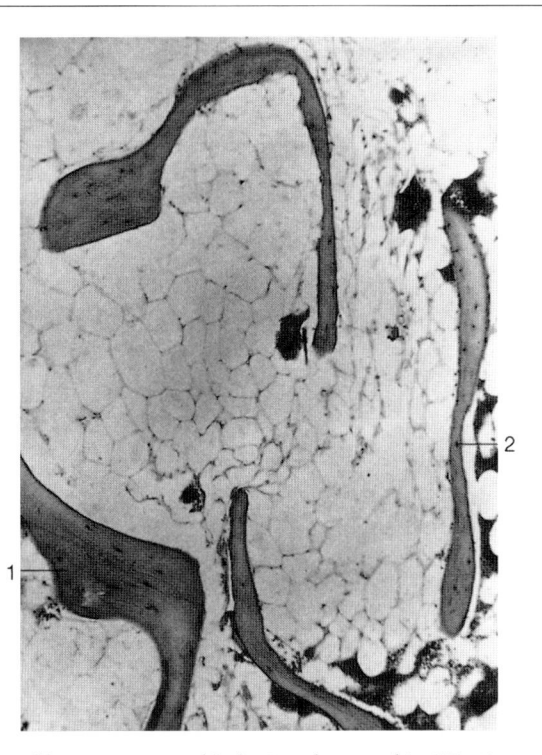

Abb. 13. Hypertrophische Knochenatrophie; HE, 40×

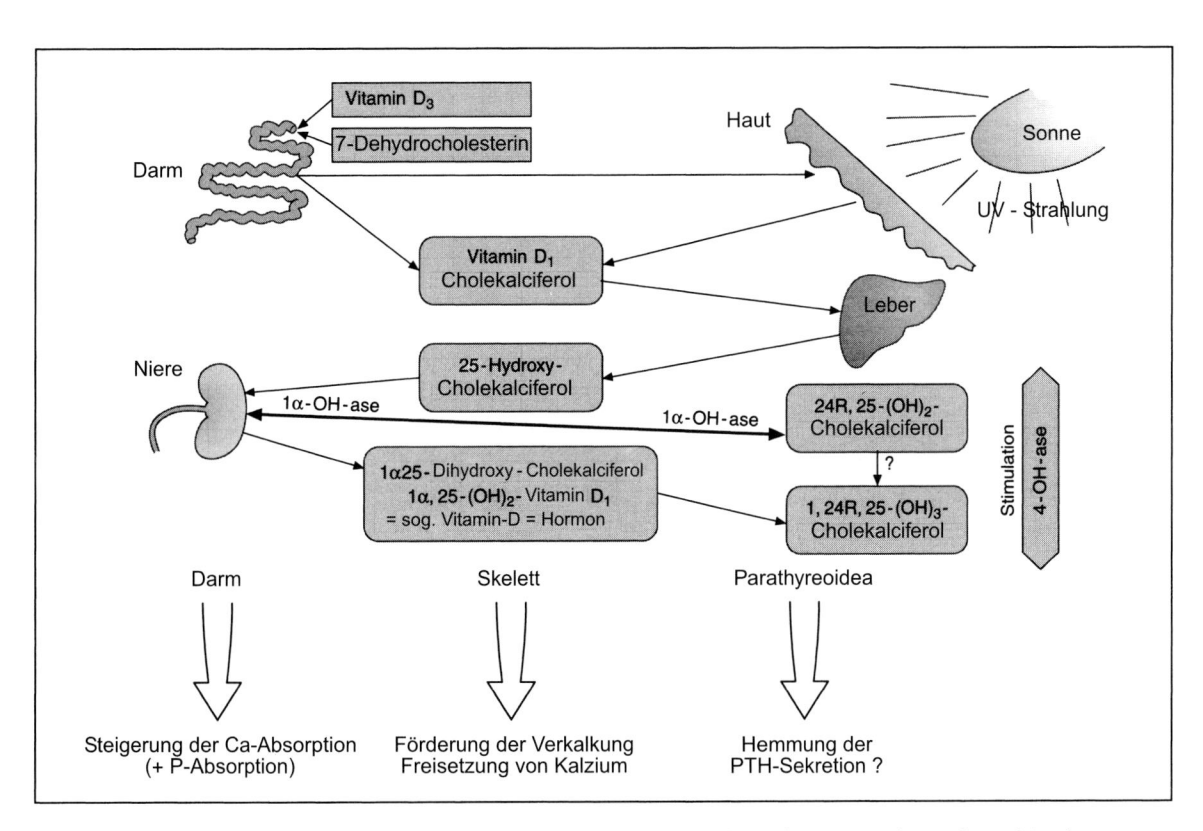

Abb. 14. Interaktion der D-Hormone auf die Stoffwechseldynamik des Skeletts, die zur Regulation der Kalziumhomöostase führen

2 Normale Anatomie und Histologie

Makrostruktur

Knochenläsionen der verschiedensten Arten können sich grundsätzlich in allen Knochen manifestieren und auch unterschiedliche Areale der einzelnen Knochen betreffen. Sie führen zu einer Zerstörung oder zumindest Veränderung der normalen Knochenstrukturen, die bei entsprechender Ausprägung auch im Röntgenbild ersichtlich sind. Voraussetzung für die Beurteilung von krankhaften Knochenläsionen ist die genaue Kenntnis der normalen Knochenstrukturen. Auf makroskopischer Ebene ist vor allem der Röntgenologe mit den verschiedenen ossären Strukturveränderungen befaßt, da durch ihn die ersten Knochenuntersuchungen erfolgen. Das konventionelle Röntgenbild (meist Röntgenaufnahmen in zwei Ebenen) gibt die ersten, meist entscheidenden Informationen. Die diagnostische Aussagekraft einer solchen Röntgenuntersuchung ist mit der Qualität der Aufnahmen korreliert. Hierbei muß stets die Möglichkeit erwogen werden, daß sich die Symptomatik in einen anderen Skeletteil projiziert, hingegen der eigentliche Knochenprozeß (z. B. ein Knochentumor) an ganz anderer Stelle gelegen ist. Außerdem stehen dem Radiologen zusätzliche spezifische Untersuchungsmethoden (z. B. Tomographie, Szintigraphie, Xerographie, DSA, Computertomographie, MR-Tomographie u.a.) zur Verfügung, die weitere zusätzliche Informationen erteilen und die die Diagnostik ganz wesentlich beeinflussen. Meistens wird erst nach einer solchen intensiven radiologischen Diagnostik eine Knochenbiopsie zur endgültigen Abklärung durchgeführt. Es sollten dem untersuchenden Pathologen stets die radiologischen Untersuchungsergebnisse vollständig mitgeteilt werden; möglichst sollte der Pathologe sämtliche radiologischen Dokumente (Röntgenbilder, Tomogramme, Szintigramme, Computer- und MR-Tomogramme) zugesandt erhalten, damit dieser sich ein eigenes Bild von der jeweiligen Knochenläsion machen kann. Für den Pathologen stellen die radiologischen Bilder den makroskopischen Befund der histologisch zu begutachtenden Knochenläsion dar. Er arbeitet diese Befunde in seine histologische Beurteilung mit ein. Erst durch die Synopse von Röntgenbefund, Makroskopie und Histologie ist zusammen mit den klinischen Befunden eine gesicherte Diagnosestellung möglich.

Die wesentlichen makroskopischen Befunde entnimmt der Pathologe den mitgesandten Röntgenbildern. Die makroskopische Analyse an Operationspräparaten oder am Sektionsmaterial ist hierbei von eher sekundärer Bedeutung, da meistens die primäre Diagnose an einer Knochenbiopsie erfolgt. Dennoch ist der Vergleich von makroskopischem Präparat und dem zugehörigen Röntgenbefund lehrreich. Die makroskopischen Strukturveränderungen führen zum besseren Verständnis der entsprechenden Röntgenstrukturen.

In jedem Fall – ob bei der Beurteilung eines Röntgenbildes oder der Analyse eines operativ oder bei der Sektion entfernten Knochens – muß die Kenntnis des normalen Knochenaufbaues vorausgesetzt werden. So müssen wir die Dichte und Struktur der Spongiosa in einem Knochen genau kennen, um krankhafte Veränderungen zu erkennen. Während beispielsweise in einem Wirbelkörper das Spongiosagerüst ganz regelmäßig aufgebaut ist, ist dieses bei einer Osteoporose (s. Kapitel 4) in bestimmter Weise aufgelockert. Im Verlauf der sog. „exzentrischen Atrophie" werden wir die ersten und schwersten Rarefikationen im Zentrum der Wirbelspongiosa antreffen, was sich nur makroskopisch (und röntgenologisch) feststellen läßt. Dasselbe gilt für die Osteoporose des Schenkelhalses mit Entwicklung des sog. *Wardschen Dreieckes* (s. Abb. 121). Es lassen sich makroskopisch wie auch röntgenologisch osteolytische und osteosklerotische Prozesse sowohl in der Spongiosa wie auch in der Kortikalis analysieren und bestimmten möglichen Krankheiten zuordnen.

Bei der Beurteilung von Knochenläsionen müssen wir von der normalen Knochenarchitektur ausgehen: Sind die äußeren Konturen des Knochens regelrecht? Ist die äußere Begrenzung der Kortikalis glatt? Ist das Periost unsichtbar? Ist die Form des Knochens erhalten? Zeigt die Kortikalis eine normale Dichte und Breite? Ist sie zerstört oder durchbrochen? Ist die endostale Seite der Kortikalis glatt? Ist die Spongiosa gleichmäßig verschattet? Bei Läsionen kommt es darauf an, ob sie sich im kompakten Knochen (Wirbel, Röhrenknochen) oder flachen Knochen (Becken, Scapula, Schädelkalotte) entwickeln.

Die Knochenstrukturen 1. Ordnung beschreiben die verschiedenen topographischen und strukturellen Untereinheiten eines Knochens, die besonders an den Röhrenknochen zu unterscheiden sind. In **Abb. 16** ist ein **mazerierter Femur** abgebildet, an dem genau äußere Form und Oberfläche zu erkennen sind. Proximal findet sich der *Hüftkopf* (Caput femoris; *1*), der kugelig gestaltet ist und etwa zwei Drittel eines Sphäroides entspricht, das oben etwas abgeplattet ist. Er wird von einer glatten, spiegelnden knorpeligen Gelenkfläche überzogen. Im Zentrum besteht eine muldenförmige Einsenkung, die *Fovea capitis femoris (2)*, in der das Lig. capitis femoris ansetzt. Die gleichmäßig kugelige Form mit ganz glatter Oberfläche des Hüftkopfes stellt den Normalzustand dar; bei Hüftgelenkserkrankungen (z. B. Coxarthrosis deformans, s. Abb. 891) sind erhebliche Deformierungen zu verzeichnen. Anschließend findet sich der **Schenkelhals *(3)***, der gegenüber dem Femurschaft *(4)* um 127° abgewickelt ist (sog. Pauwelsscher Winkel). Der Schenkelhals hat einen geringeren sagittalen als vertikalen Durchmesser und zeichnet sich durch seine Höhe aus. Die sehr komplizierte mechanische Beanspruchung dieses Knochenabschnittes spiegelt sich in der trajektorellen Struktur seiner Spongiosa wider, wie sie in **Abb. 15** schematisch aufgezeichnet ist. Entsprechend der maximalen Belastung sind die Trabekeln der Trägerspongiosa am kräftigsten entwickelt *(1)*, während die weniger belasteten Abschnitte des Schenkelhalses lediglich eine sehr lockere „Füllspongiosa" aufweisen *(2)*. Bei einer Osteoporose wird zunächst die „Füllspongiosa" abgebaut, während die Trägerspongiosa erhalten und sogar noch verstärkt wird (sog. *hypertrophische Knochenatrophie*). Solche Veränderungen lassen sich auch im Röntgenbild nachweisen. Am Femur lassen sich – in **Abb. 16** – weiterhin der *Trochanter major (5)* und *Trochanter minor (6)* unterscheiden, die an der hinteren Fläche durch die *Crista intertrochanterica (7)* verbunden sind. Beide Trochanteren zeigen häufig frühe und besonders ausgeprägte Zeichen der Knochenatrophie. Es können sich hier auch isolierte entzündliche und tumoröse Knochenprozesse entwickeln. Den weitaus größten Anteil des Femurs nimmt der *Femurschaft (**Diaphyse**; 8)* ein. An der dorsalen Seite erkennt man hier die *Tuberositas glutea (9)*. Im distalen Abschnitt ist dieser Röhrenknochen wieder verbreitert; hier liegen der *Condylus tibialis (10)* und *Condylus fibularis (11)* mit der dazwischen gelegenen *Fossa intercondylica (12)*. Damit ist die distale Artikulationsfläche des Femurs erreicht, die normalerweise ganz glatte knorpelige Gelenkflächen aufweist. Wie in der **Röntgenaufnahme** der **Abb. 17** zu sehen ist, sind röntgenologisch alle makroskopische Strukturen des Femurs gut erkennbar: Man kann topographisch zwischen *Epiphyse (1)*, *Metaphyse (2)* und *Diaphyse (3)* unterscheiden. Man kann die äußere Form und innere Struktur des *Hüftkopfes (4)*, den Aufbau des *Schenkelhalses (5)*, die beiden *Trochanteren (6)*, den *Femurschaft (7)* und das distale Femurende mit den beiden *Kondylen (8)* erkennen. Spezielle Röntgenaufnahmen können Aufschluß über die innere Feinstruktur (Kortikalis, Spongiosa) vermitteln. Insofern stellen Röntgenaufnahmen auch für den Pathologen sehr wertvolle Dokumente der Makrostrukturen des Knochens dar und müssen in die Diagnostik mit einbezogen werden.

In **Abb. 18** ist das proximale Ende des Femurs am **Mazerationspräparat** abgebildet. Man erkennt hier völlig regelrechte Strukturen: Der *Hüftkopf (1)* ist ganz gleichmäßig rund und oben etwas abgeplattet. Der *Schenkelhals (2)* zeigt eine glatte Außenkontur und eine regelrechte Form. *Trochanter major (3)* und *Trochanter minor (4)* sind regelrecht gestaltet; und anschließend findet sich der außen glatt begrenzte Femurschaft *(5)*. An diesen Knochensegmenten ist ein mehr oder weniger breites, faserreiches Periost angelagert, das im Mazerationspräparat fehlt und deshalb die knöcherne Außenfläche etwas aufgerauht erscheinen läßt. Außerdem setzen hier eine Anzahl von Muskeln und Bändern an.

Wie die **Abb. 19** jedoch zeigt, erscheinen die Außenkonturen des proximalen Femurs im **Röntgenbild** normalerweise glatt und scharf begrenzt *(1)* Man erkennt eine rundliche Form des *Hüft-*

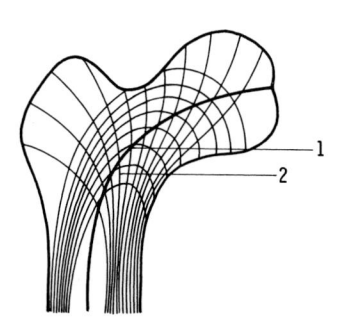

Abb. 15. Trägerspongiosa des Schenkelhalses (Schema)

Makrostruktur 15

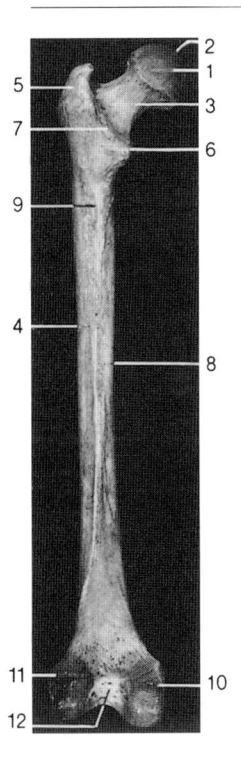

Abb. 16. Normaler Femur (Mazerationspräparat)

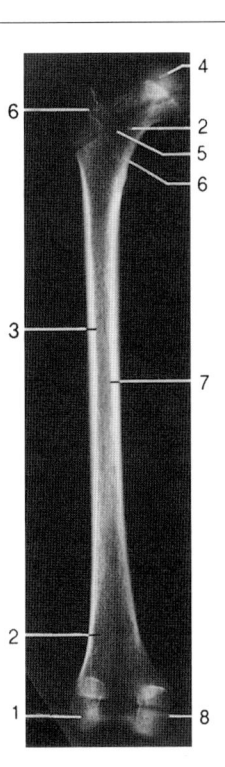

Abb. 17. Normaler Femur (Röntgenbild)

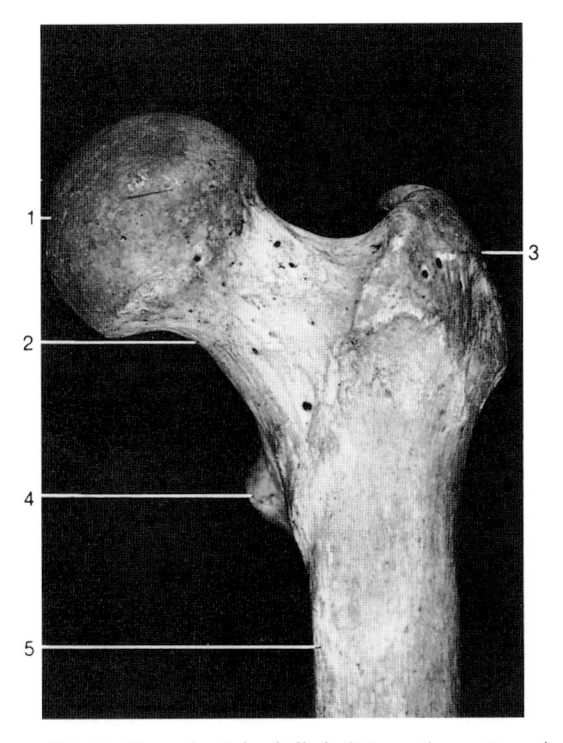

Abb. 18. Normaler Schenkelhals (Mazerationspräparat)

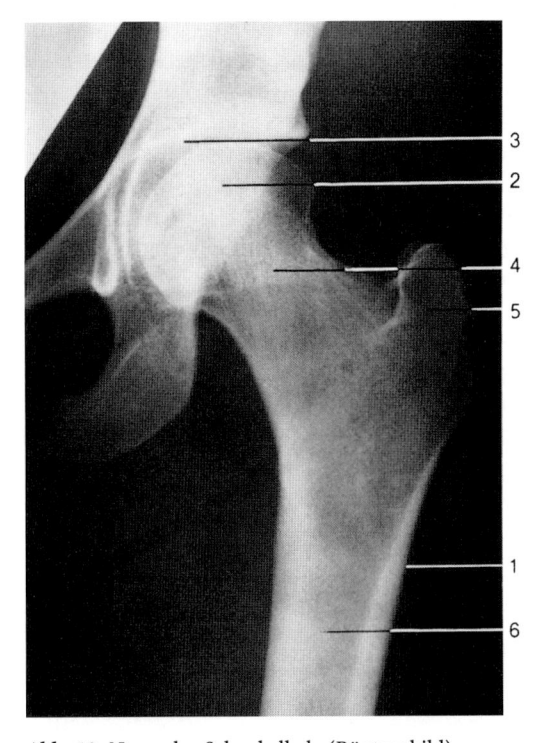

Abb. 19. Normaler Schenkelhals (Röntgenbild)

kopfes (2), einen gleichmäßigen *Gelenkspalt (3)*, einen schlanken *Schenkelhals (4)*, den *Trochanter major (5)* und den angrenzenden *Femurschaft (6)*. Das Spongiosagerüst ist weitgehend gleichmäßig dicht gestaltet.

Sämtliche Knochen weisen außen eine „Rahmenstruktur" auf, die durch die Kortikalis (= Kompakta) gebildet wird. Das Innere wird durch ein Spongiosagerüst aufgefüllt, in dem schmale Knochenbälkchen miteinander verflochten sind. In den unter einer bestimmten Belastung stehenden Knochen ist die sog. Trägerspongiosa kräftiger ausgebildet als die übrige „Füllspongiosa". In den Knochen, die allseits gleichmäßig belastet sind, ist das Spongiosanetz ganz gleichmäßig entwickelt. Dies ist beispielsweise in den Wirbelkörpern der Fall. In **Abb. 20** sehen wir das Spongiosagerüst eines Wirbelkörpers im **Mazerationspräparat**. Die Knochenbälkchen *(1)* sind ziemlich gleichmäßig breit und bilden ein Wabengitter, das eine breite Austauschfläche für intensive Stoffwechselvorgänge bietet. Hier spielen sich unter physiologischen und auch pathologischen Bedingungen Austauschprozesse des Kalziumstoffwechsels ab. Zwischen den Knochenstrukturen finden sich fast gleich große Lücken *(2)*, in denen das Knochenmark gelegen ist. Die Knochenbälkchen sind ganz glatt abgegrenzt. Dadurch entsteht im Röntgenbild eine ziemlich homogene Struktur, die einen normalen Knochen kennzeichnet.

Auch im **histologischen Schnittpräparat** ist die Knochenspongiosa durch eine gleichmäßige Anordnung der Knochenbälkchen gekennzeichnet. Wie in **Abb. 21** ersichtlich, sind die Knochenbälkchen gleichmäßig breit *(1)*, außen glatt begrenzt und innen lamellär geschichtet. Sie enthalten kleine Osteozyten *(2)*. Die Knochenbälkchen haben etwa gleiche Abstände zueinander und bilden ein regelmäßiges Netzwerk. Zwischen ihnen liegt der Markraum *(3)*, der von Fettgewebe ausgefüllt ist. Dieses wird häufig von ganz lockeren kollagenen Fasern durchzogen. Im Fettmark finden sich die Zellen der Blutbildung *(4)* mit den Vorstufen der Erythropoese und Granulopoese sowie eingestreuten Megakaryozyten. Die Zelldichte dieses blutbildenden Knochenmarkes ist unterschiedlich und auch altersabhängig. In den Röhrenknochen alter Menschen ist fast nur Fettmark vorhanden und kaum blutbildendes Knochenmark.

Blutversorgung des Knochens

Es muß immer bedacht werden, daß der Knochen aus einem lebenden Gewebe besteht, das von einer genügenden Blutzufuhr vital abhängig ist. Wie in anderen Geweben führt auch im Knochen eine Unterbrechung der Durchblutung zu einer Nekrose. Wie in **Abb. 22** aufgezeichnet, erfolgt die wichtigste arterielle Blutversorgung eines Röhrenknochens durch die A. nutritia *(1)*, die die Kortikalis zunächst unverzweigt durchsetzt, um sich dann an der inneren Zirkumferenz der Kortikalis in auf- und absteigende Arterienäste zu verzweigen. An den Enden der Knochen versorgen die Aa. accessoriae *(2)* die Epi- und Metaphysen mit Blut; sie anastomosieren mit den diaphysären Kapillaren und zweigen terminale Äste zum Knochenmark, zur Kortikalis und Spongiosa sowie zum Gelenkknorpel *(3)* ab. Das Knochenmark wird von einem unterschiedlich feinen Netz von Arterien durchzogen. Während der Wachstumsperiode wird die Epiphyse separat blutversorgt. Offenbar erfolgt die Blutversorgung der äußeren Kortikalisschicht auch durch die reichlich vorhandenen periostalen Blutgefäße *(4)*, die mit den kortikalen Kapillaren in Verbindung stehen. Das arterielle Blut mündet dann in die Marksinusoide *(5)* und weiter über sehr dünnwandige Venen entweder diaphysär in die Zentralvene *(6)* oder metaphysär in Sammelvenen *(7)*. Der Abstrom des Blutes aus dem Knochen erfolgt dann über die V. nutritia *(8)* bzw. eine große abführende Vene *(9)* sowie über metaphysäre Venen und kleine perforierende Kortikalisvenen *(10)*.

Dieses weitverzweigte und komplizierte Gefäßsystem des Knochens läßt sich mit Hilfe der **intraossären Angiographie** gut zur Darstellung bringen. In **Abb. 23** sieht man, daß sich das in die Vasa nutritia applizierte Kontrastmittel *(1)* in den intraossären Gefäßen der Tibia ausbreitet. Es füllen sich ein kurzer, nach proximal verlaufender Venenstamm *(2)* und eine reiche Gefäßverzweigung bis in die Metaphyse *(3)*, die über schräge venöse Anastomosen Anschluß an die V. nutritia hat. Deutlich sieht man die kräftige Zentralvene *(4)*. Der venöse Abfluß erfolgt vorwiegend über die Metaphyse, wo großkalibrige Venen *(5)* entspringen. Somit läßt sich nachweisen, daß die Knochen von einem komplizierten Gefäßsystem durchsetzt werden und von einer ausreichenden Blutversorgung vital abhängig sind.

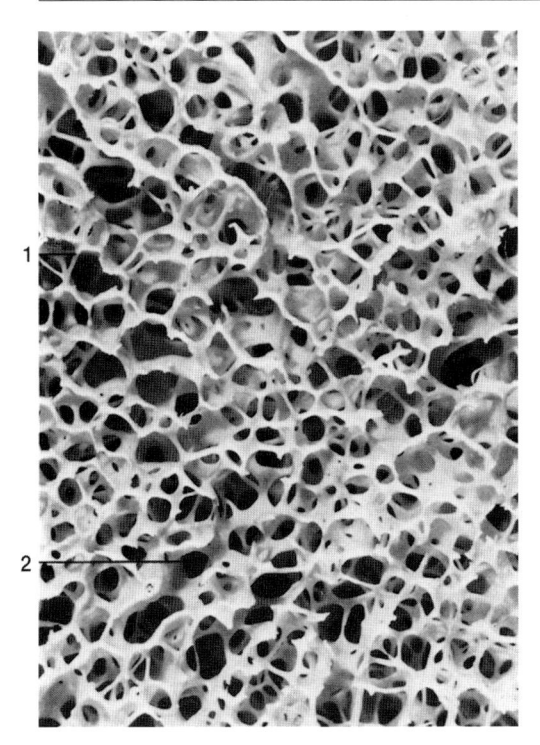

Abb. 20. Normale Wirbelspongiosa (Mazerationspräparat)

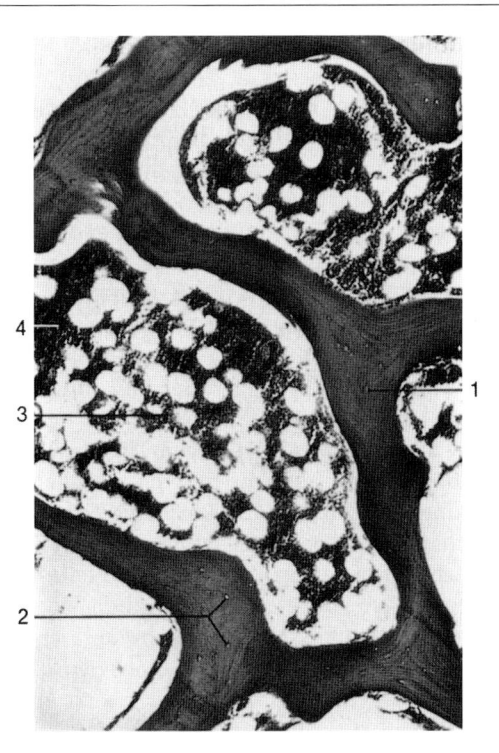

Abb. 21. Normale Wirbelspongiosa; HE, 20×

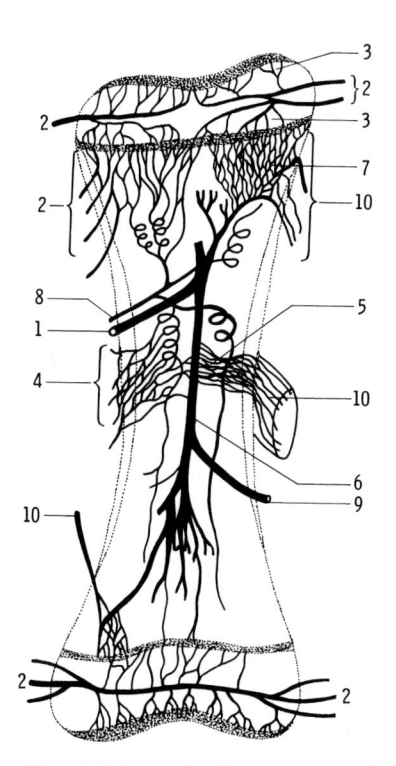

Abb. 22. Schema der Blutversorgung des Knochens. (Nach BROOKES 1971)

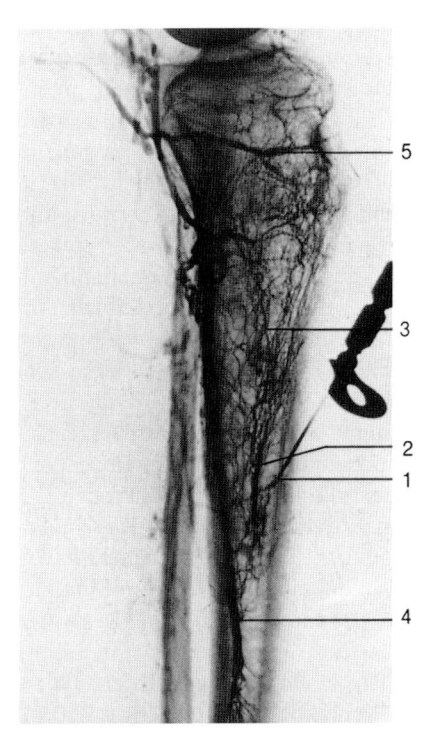

Abb. 23. Normales intraossäres Angiogramm (proximale Tibia)

Histostrukturen des Knochengewebes

Beim Knochengewebe handelt es sich um ein mesenchymales Gewebe, in dem die Knochenzellen die Fähigkeit zur Proliferation und zur Differenzierung haben und beibehalten. Das **Schema** in **Abb. 24** gibt die mögliche Entwicklungsreihe der Zellen des Knochens an. Aus undifferenzierten Mesenchymzellen, die stets im Knochen vorhanden sind, entstehen die *Präosteoblasten*, die die Stammzellen der Knochenzellen sind. Es sind kleine runde oder sternförmige Zellen mit einem dunkel gefärbten Kern. Die Präosteoblasten vermehren sich durch mitotische Aktivität. Sie reifen dann zu *Osteoblasten* aus, die die eigentlichen Knochenbildner sind. Sie bilden kollagene Fibrillen und vor allem Osteoid, die zunächst unverkalkte Knochengrundsubstanz. Jeder Osteoblast bildet etwa das Dreifache seines eigenen Volumens an Knochenmatrix. Die Kollagenbildung erfolgt nur basal, wodurch der Aufbau einer geordneten Struktur möglich wird. Ein hoher Gehalt an alkalischer Phosphatase in den Osteoblasten ist für den Verkalkungsprozeß im Knochengewebe erforderlich und läßt sich bei osteoblastischer Aktivität auch im Serum nachweisen. Ruhende Osteoblasten sind spindelig gestaltet, aktive Osteoblasten epithelartig konfiguriert. Sie können sich nicht mehr durch eine mitotische Zellteilung vermehren. Durch Produktion von Osteoid in ihrer Umgebung, das schließlich verkalkt, werden die Osteoblasten in die Knochenmatrix eingemauert und werden *Osteozyten*. Diese Zellen, die für die weitere Lebensfähigkeit des Knochens verantwortlich sind, liegen im Knochengewebe in kleinen Lakunen; sie sind durch viele Canaliculi mit Zytoplasmafortsätze miteinander verbunden. Innerhalb des verkalkten Knochengewebes liegt somit ein synzytiales Zellsystem vor, in dem lebhafte Stoffwechselaustauschvorgänge passieren und das die Vitalität des Knochengewebes kennzeichnet. Die Canaliculi durchdringen jedoch nicht die Kittlinien, die die äußeren Begrenzungslinien der Osteonen darstellen. Dieses Kanälchensystem beginnt immer in der Nachbarschaft von Blutgefäßen und bildet ein Netz von kommunizierenden Röhren. Dadurch steht im gesamten Knochengewebe eines erwachsenen Menschen zwischen den Osteozyten und der Interzellularflüssigkeit eine Kontaktfläche von etwa 250 m^2 zur Verfügung, die der schnellen Regulation des Kalziumstoffwechsels dient. Jugendliche Osteozyten setzen den Knochenanbau fort; alte Osteozyten haben vorwiegend eine osteolytische Aktivität. Die Dichte der Osteozyten im Knochengewebe ist altersabhängig: Die meisten Osteozyten werden in kindlichen und neugebildeten Knochen angetroffen; alte Knochenstrukturen enthalten oft nur wenige Knochenzellen. – Wie in **Abb. 24** vermerkt, ist die Herkunft der *Osteoklasten* nicht ganz geklärt. Wahrscheinlich leiten sie sich von den Blutmonozyten, dem monozytären Makrophagensystem, ab. Einkernige Osteoklasten sind spindelförmig gestaltet und liegen in flachen Erosionen der Knochendeckfläche. Auffälliger sind die mehrkernigen Osteoklasten, die meist in tiefen *Howshipschen Lakunen* angetroffen werden. Sie können sich amöboid fortbewegen und enthalten das Enzym saure Phosphatase. Trotz rascher zahlenmäßiger Zunahme bei osteolytischen Prozessen (z. B. unter dem Einfluß von Parathormon) kann keine mitotische Zellteilung nachgewiesen werden. Osteoklasten spielen bei der Knochenresorption eine wichtige Rolle, wobei der genaue Mechanismus noch unbekannt ist. Wichtig ist die Tatsache, daß Osteoklasten in der Zeiteinheit bis zu 3mal mehr Knochenmasse abbauen können als von den Osteoblasten aufgebaut wird. Bei Aktivierung wird somit immer der osteoklastäre Knochenabbau gegenüber dem osteoblastären Knochenanbau überwiegen. Andererseits haben Osteoklasten eine viel kürzere Lebensdauer als Osteoblasten. Osteoklasten können nur mineralisiertes Knochengewebe resorbieren, während Osteoid für sie unangreifbar ist.

Die Knochenbildung macht einen kontinuierlichen Reifeprozeß durch. In **Abb. 25** sieht man **histologisch** ein neu entstehendes Faserknochenbälkchen *(1)*, das noch ganz aufgelockert ist und viele Knochenzellen *(2)* sowie schmale Osteoidbänder *(3)* enthält. Es ist (bei fibröser Knochendysplasie, s. S. 58 u. 332) direkt aus dem fibröse Markgewebe *(4)* entstanden.

In **Abb. 26** ist ein solches Knochenbälkchen *(1)* dichter formiert und mineralisiert; es hat jedoch weiterhin eine geflechtartige Struktur. Dieses *Faserknochenbälkchen* ist in einem lockeren und zellreichen bindegewebigen Stroma *(2)* eingebettet. Ein vollkommen ausgereiftes und voll mineralisiertes Knochengewebe ist gleichmäßig strukturdicht und zeigt eine lamelläre Schichtung. Diese läßt sich besonders gut im abgeblendeten oder polarisierten Licht darstellen, wobei die Grundstrukturen besonders deutlich herauskommen.

Histostrukturen des Knochengewebes 19

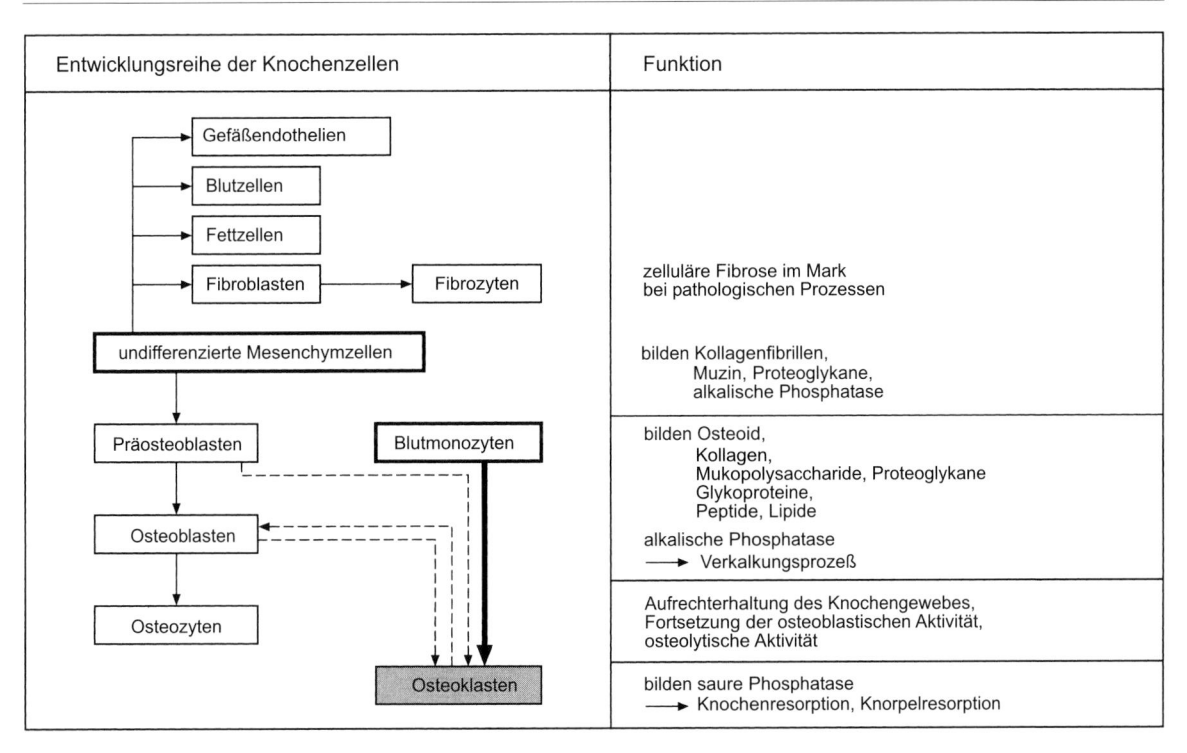

Entwicklungsreihe der Knochenzellen	Funktion
Gefäßendothelien	
Blutzellen	
Fettzellen	
Fibroblasten → Fibrozyten	zelluläre Fibrose im Mark bei pathologischen Prozessen
undifferenzierte Mesenchymzellen	bilden Kollagenfibrillen, Muzin, Proteoglykane, alkalische Phosphatase
Präosteoblasten — Blutmonozyten	bilden Osteoid, Kollagen, Mukopolysaccharide, Proteoglykane, Glykoproteine, Peptide, Lipide alkalische Phosphatase → Verkalkungsprozeß
Osteoblasten	Aufrechterhaltung des Knochengewebes, Fortsetzung der osteoblastischen Aktivität, osteolytische Aktivität
Osteozyten	
Osteoklasten	bilden saure Phosphatase → Knochenresorption, Knorpelresorption

Abb. 24. Herkunft und Funktion der Knochenzellen

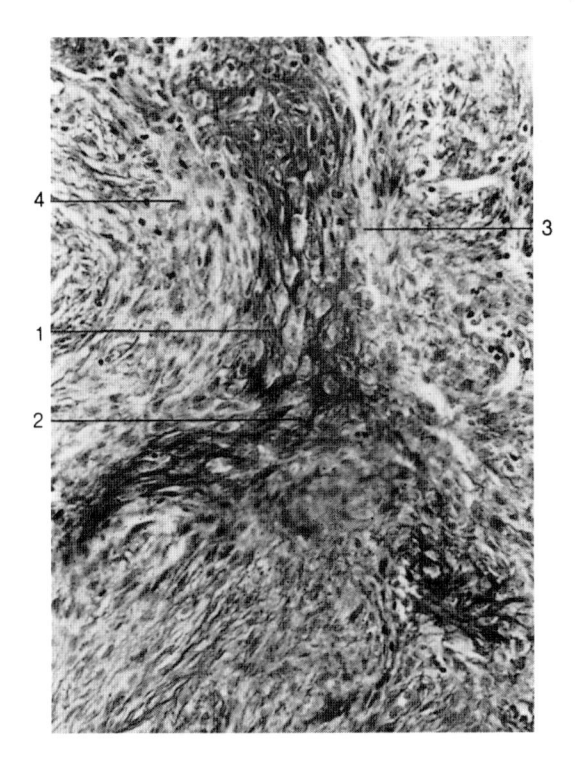

Abb. 25. Junges Faserknochenbälkchen; van Gieson, 50×

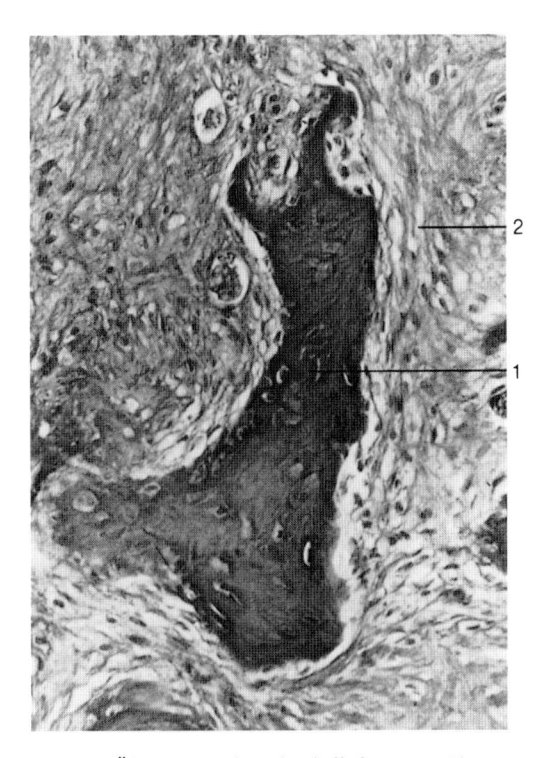

Abb. 26. Älteres Faserknochenbälkchen; van Gieson, 82×

In der histologischen **Abb. 27** erkennt man spongiöse Knochenbälkchen mit sehr deutlicher lamellärer Schichtung *(1)*, die im polarisierten Licht eine Doppelbrechung aufweist. Zwischen den lamellären Streifen sind die Osteozyten *(2)* eingelagert, die kleine, dunkle Kerne enthalten. Sie zeigen die Vitalität des Knochengewebes an. Im Randbereich der Knochentrabekeln *(3)*, wo das Knochengewebe jünger ist, sind die Lamellenschichten dichter gelagert als im Zentrum. Solche normalen Spongiosabälkchen sind außen *(4)* ganz glatt begrenzt und zeigen keine angelagerten Osteoblasten oder Osteoklasten; es finden sich hier auch normalerweise keine breiten Osteoidsäume. Einige Osteoidablagerungen *(5)* sind als physiologisch anzusehen. Im Markraum findet sich hier ein lockeres Bindegewebe *(6)* mit kleinen, isomorphen Fibrozytenkernen; gewöhnlich wird im ausgereiften Knochengewebe der Markraum von Fettgewebe (evtl. mit Blutbildungsherden) ausgefüllt.

Entsprechend der jeweiligen physiologischen oder auch unphysiologischen Belastung eines Knochens oder im Verlauf einer pathologischen Knochenläsion findet oft ein lebhafter reaktiver Knochenumbau statt. Es kann dabei an die bestehenden Knochenstrukturen zusätzliches Knochengewebe angelagert werden. Dies führt zum Bild der *Osteosklerose*, wobei die Knochenstrukturen verstärkt werden. In **Abb. 28** finden wir das klassische **histologische Bild** eines solchen osteosklerotischen Knochenumbaues: Man erkennt noch deutlich die ursprünglichen (autochthonen) Knochenbälkchen *(1)*, die eine regelmäßige lamelläre Schichtung aufweisen. Darin liegen die kernhaltigen Osteozyten *(2)*; etliche Osteozytenlakunen sind infolge der Entkalkung (Artefakte!) jedoch leer. Diese Knochenbälkchen sind außen von breiten *Tafelosteonen (3)* angelagert, die zu einer mächtigen Verbreiterung der Trabekeln geführt haben. Sie sind gegenüber dem autochthonen Knochengewebe durch ausgezogene und sehr kräftige Kittlinien *(4)* abgegrenzt. Diese sind bereits voll mineralisiert; es lassen sich keine knochenbildenden Osteoblasten mehr nachweisen. Die konsekutiven Anbaufronten lassen sich an den parallel verlaufenden *Kittlinien (5)* erkennen. Der Markraum zwischen den Knochenstrukturen *(6)* ist durch ein fibrosiertes Fettgewebe ausgefüllt.

Der lamelläre Aufbau des Knochengewebes läßt sich besonders gut im polarisierten Licht erkennen. In **Abb. 29** ist im **histologischen Schnitt** das kortikale Knochengewebe zu erkennen. In der Phasenkontrastaufnahme sieht man die quer angeschnittenen Osteone *(1)* mit unterschiedlich weiten *Haversschen Kanälchen (2)*, die glatt begrenzt sind. Die organische Knochenmatrix hat parallel verlaufende Kollagenspiralen in den Haversschen Osteonen entwickelt, die aufleuchten und die lamelläre Schichtung des Knochengewebes der Kompakta hervorrufen. Einen solchen geordneten Aufbau hat gewöhnlich voll ausgereiftes und verkalktes Knochengewebe. Darin sind zusätzlich mehr oder weniger zahlreiche Osteozyten eingelagert, die einen kleinen dunklen Kern haben und in kleinen Lakunen gelegen sind. Diese Osteozytenlakunen *(3)* sind auch in der Phasenkontrastaufnahme sichtbar.

In **Abb. 30** sieht man das **histologische Bild** eines *Geflechtknochengewebes* im polarisierten Licht. Die Knochenstrukturen *(1)* sind ganz unregelmäßig angeordnet; die Bälkchen haben unterschiedliche Breiten. Innerhalb der Knochenmatrix verlaufen die Kollagenfasern ungleichmäßig *(2)* und sind oft geflechtartig angeordnet. Die unterschiedlichen Helligkeiten im Faserknochen *(3)* zeigen eine unvollständige und ungleichmäßige Mineralisation an. Wahllos ausgerichtet finden sich einige Kittlinien als Hinweis auf Mineralisationsfronten. Den Knochenstrukturen sind außen einige Osteoblasten *(4)* angelagert; in der Knochenmatrix sieht man einige Osteozyten *(5)*. Der Markraum ist von einem lockeren Bindegewebe ausgefüllt, das mäßig stark vaskularisiert ist. Es handelt sich um ein neugebildetes und noch unreifes Knochengewebe, das bei reparativen Vorgängen im Knochen (z. B. Knochenfraktur, s. S. 115) entsteht oder auch bei Fehlbildungen (z. B. fibröse Knochendysplasie, s. S. 58) vorkommen kann.

Makroskopisch wie histologisch können wir am Knochen – insbesondere an den Röhrenknochen – zwischen der dicht strukturierten Kortikalis und der lockeren Spongiosa unterscheiden. Die weitaus meisten pathologischen Knochenprozesse spielen sich im Bereich der Spongiosa ab (z. B. Osteomyelitis, s. S. 131; Osteoporose und Osteopathien, s. S. 67; Osteomyelosklerose, s. S. 108; Knochenmetastasen, s. S. 418) und führen hier zu lokalen oder diffusen Defekten (röntgenologisch: Aufhellungen = Osteolyseherde) oder irregulären Verdichtungen (Osteoskleroseherde). Im Röntgenbild muß die jeweilige Knochenstrukturveränderung genau lokalisiert werden, um eine histologische Diagnose zu ermöglichen. Eine Beckenkammbiopsie, die kortikales Knochengewebe oder kein oder nur wenig Spongiosagewebe enthält, ist für die Beurteilung einer fraglichen Osteopathie oder Knochenmarkserkrankung ungeeignet.

Histostrukturen des Knochengewebes 21

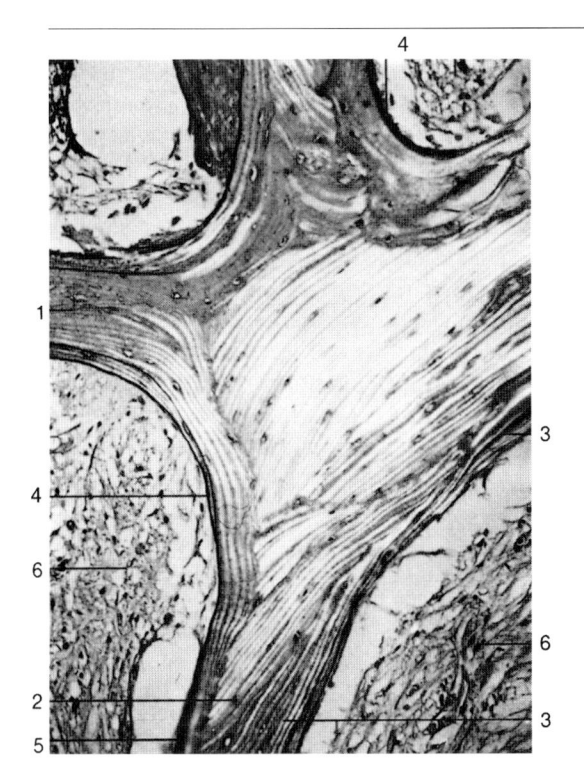

Abb. 27. Ausgereiftes, voll mineralisiertes Lamellenknochengewebe; HE, 40× (Polarisationslicht)

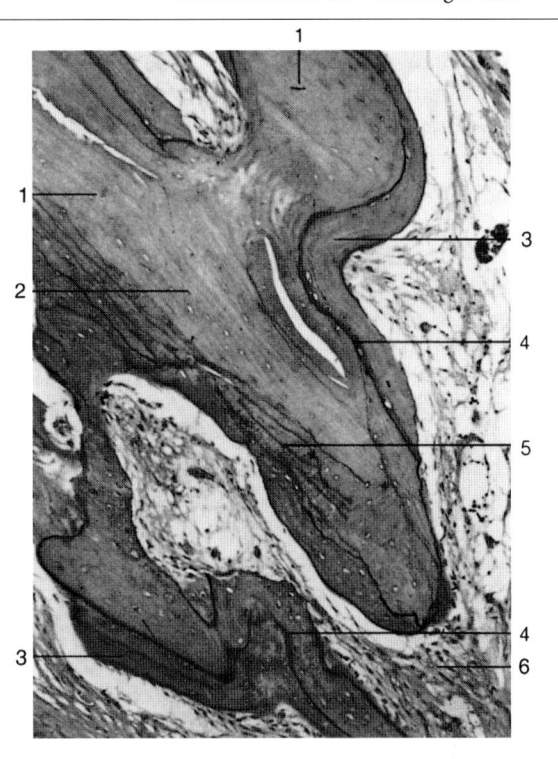

Abb. 28. Osteosklerotisches Knochengewebe mit Tafelosteonen, HE, 40×

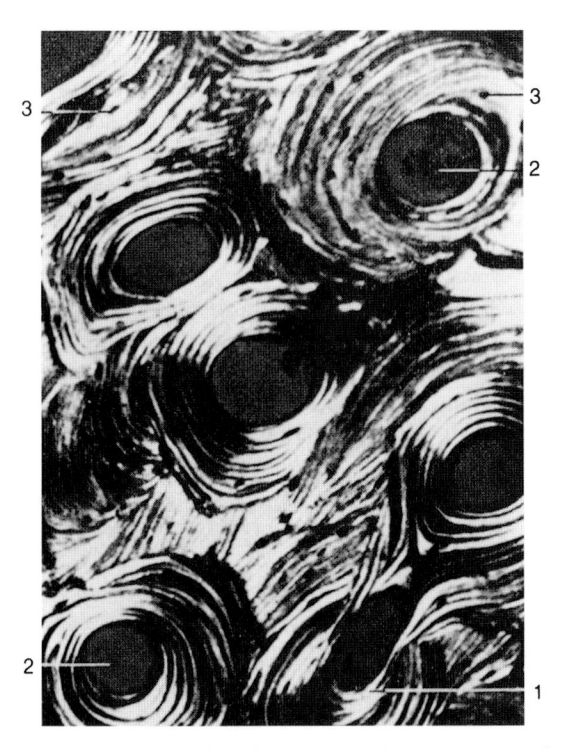

Abb. 29. Lamellenknochen (Haverssche Osteone im Polarisationslicht); Phasenkontrastaufnahme, 40×

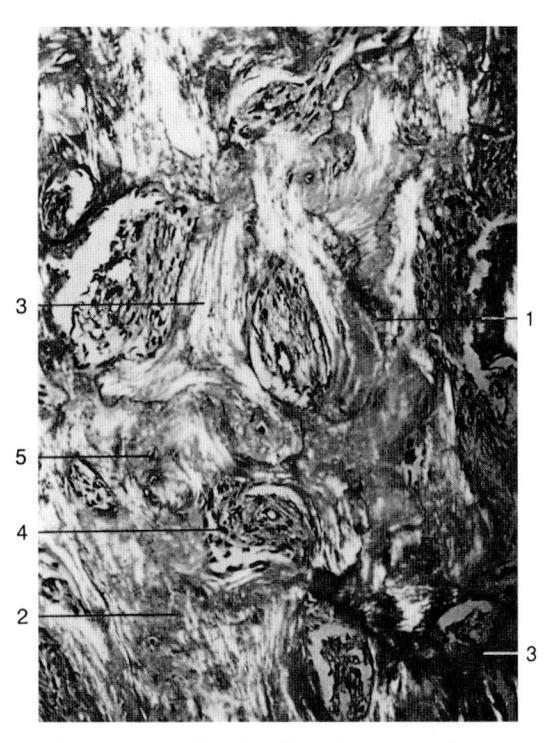

Abb. 30. Geflechtknochen im Polarisationslicht; HE, 30×

Auch pathologische Prozesse in der Kortikalis führen im Röntgenbild zu einem Defekt der normalen Knochenstruktur. Bei sich primär im Markraum abspielenden Läsionen (z. B. Osteomyelitis, Knochentumor) ist röntgenologisch vor allem die endosteale Knochenschicht zu beachten, die normalerweise scharf konturiert sein muß. Eine wellige oder gar zackige Begrenzung weist auf einen intramedullären Destruktionsprozeß hin. Darüber hinaus kann die Kortikalis verschmälert (z. B. bei Osteoporose) oder gar durchbrochen (z. B. bei einem malignen Knochentumor) sein. Hierbei ist auch die periostale Seite der Kortikalis zu analysieren; denn eine Irritation des Periostes führt meistens zu einer Periostverbreiterung und reaktiven periostalen Knochenneubildung (sog. Periostitis ossificans, s. S. 166), was sich im Röntgenbild als eine Verschattung mit oder ohne Knochenstrukturen (z. B. sog. Spikula) dokumentiert. Eine bioptische Gewebeentnahme aus einer solchen Periostveränderung ist nicht sinnvoll, da damit nur reaktiv verändertes Gewebe gewonnen wird und keine für den eigentlichen Knochenprozeß pathognomonischen Strukturen zur histologischen Begutachtung vorliegen (z. B. Knochenbiopsie aus einem sog. Codmanschen Dreieck bei Osteosarkom, s. S. 290).

Es gibt einige pathologische Knochenläsionen, die vorwiegend die Kortikalis befallen (z. B. kortikales Osteoid-Osteom, s. S. 274; Knochenmetastasen eines hypernephroiden Nierenkarzinoms). Hierbei kann der Markraum und das Spongiosagerüst des befallenen Knochens unverändert sein, oder es können ähnliche Herde auch innerhalb des Knochens beobachtet werden. Bei osteolytischen Destruktionsherden (z. B. osteolytische Knochenmetastase) finden wir röntgenologisch in der Kortikalis Aufhellungsherde, die von einer lokalen reaktiven tumorösen Periostitis ossificans begleitet sein können. Bei osteosklerotischen Prozessen (z. B. kortikales Osteoid-Osteom) ist die Kortikalis oft auf einer längeren Strecke stark verdichtet und meist auch erheblich verbreitert, was zur lokalen Einengung der Markhöhle oder zur Vorbuchtung in die benachbarten Weichteile und damit zu einer Knochenauftreibung führt. Diese Veränderungen lassen sich in Röntgenbildern leicht erkennen und diagnostisch auswerten.

Wie die **histologische Aufnahme** in Abb. 31 zeigt, ist das kortikale Knochengewebe ganz homogen und sehr dicht strukturiert. Wir sehen die typische lamelläre Schichtung des Knochengewebes in der zwiebelschalenartigen Anordnung der Osteone *(1)*. Diese Schichtung wird durch die dunklen Linien der sog. *Kittlinien (2)* hervorgerufen. Zwischen den Kittlinien finden sich die kleinen, kernhaltigen Osteozyten in ihren Lakunen *(3)*. Sie zeigen die Vitalität des Knochengewebes an. Einige leere Osteozytenlakunen *(4)* sind durch eine etwas zu starke Entkalkung entstanden. Dies kann mit der viel schonenderen EDTA-Entkalkung weitgehend vermieden werden, wobei die Entkalkungszeit allerdings deutlich verlängert wird. Wenn dennoch große Areale des Knochengewebes keine Osteozyten aufweisen, dann handelt es sich um nekrotisches Knochengewebe. Die Haversschen Kanälchen *(5)* können sehr eng sein; sie sind glatt begrenzt und enthalten lockeres stromales Bindegewebe mit einem blutgefüllten Gefäß.

In belasteten Skelettabschnitten (Becken, lange Röhrenknochen) findet ein ständiger Knochenumbau statt, wobei die jährliche Umsatzquote 1–2% des Gesamtskelettes beträgt. Diese physiologischen (und auch verstärkten pathologischen) Umbauvorgänge können mit der **intermittierenden Tetrazyklinmarkierung** präzise zur Darstellung gebracht werden. In **Abb. 32** handelt es sich um einen unentkalkten Knochenschnitt im Fluoreszenzlicht, in dem die durch Tetrazyklin markierten Anbaufronten deutlich zu sehen sind. Dieser Stoff lagert sich in das unverkalkte Osteoid ein und ruft leuchtend gelbe Bande *(1)* hervor. Man erkennt deutlich die Haversschen Kanälchen *(2)*, um die sich baumrindenartig die Knochenanbauschichten *(3)* gelegt haben. Die Innenschicht eines Osteons besteht aus einem breiten, hellen Osteoidsaum *(4)* ohne Osteozyten. Hierbei handelt es sich um eine Knochenneubildung im Bereich eines Haversschen Kanales.

Die **histologische** Beurteilung des Spongiosagerüstes geht von der normalerweise gleichmäßigen Netzstruktur der Knochenbälkchen und etwa gleich großen, dazwischen gelegenen Markräumen aus. Wir in der Übersicht der **Abb. 33** ersichtlich, haben die Spongiosabälkchen fast gleiche Breiten *(1)*; der Markraum *(2)* ist so weit, daß sich Knochengewebe und Markraumanteile zu gleichen Teilen ausbreiten.

In der **stärkeren Vergrößerung** ist in **Abb. 34** zu erkennen, daß die Spongiosabälkchen meist glatt begrenzt sind *(1)* und keine angelagerten Osteoblasten oder Osteoklasten aufweisen. Der Markraum wird von Fettgewebe *(2)* und einigen blutbildenden Zellen ausgefüllt.

Histostrukturen des Knochengewebes 23

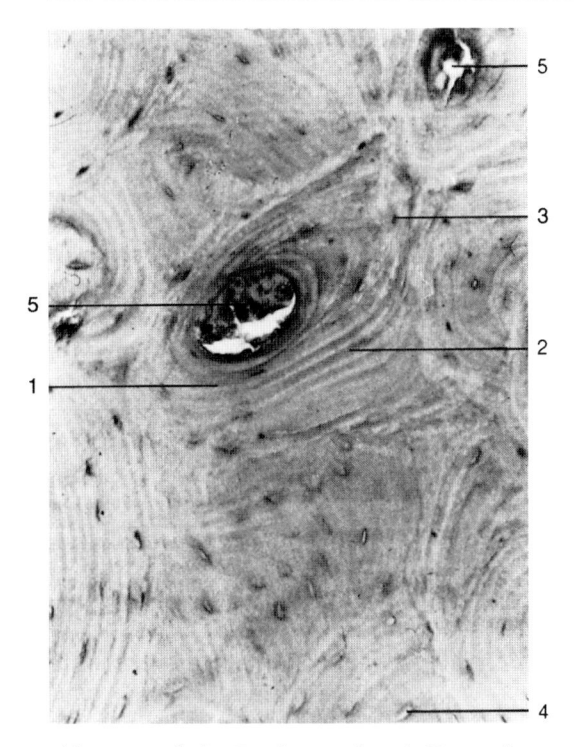

Abb. 31. Kortikales Knochengewebe mit Haversschen Osteonen; HE, 40×

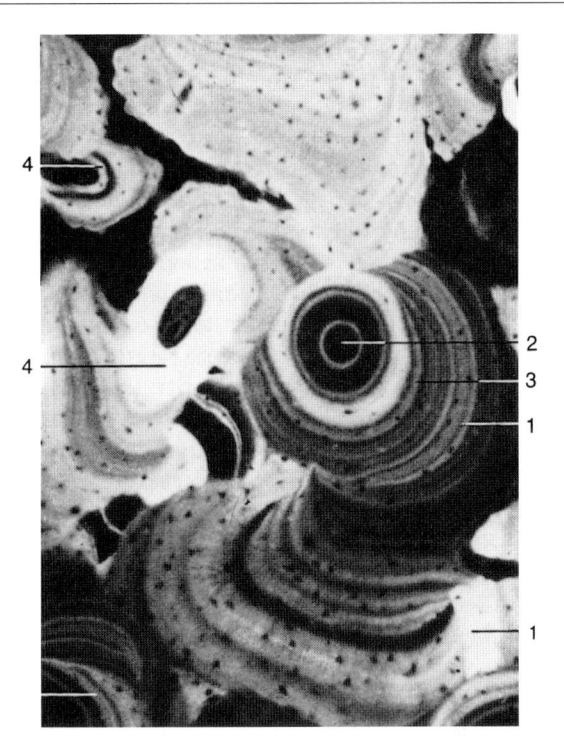

Abb. 32. Alte und neue Osteone (Tetrazyklinmarkierung); Fluoreszenzlicht, 180×

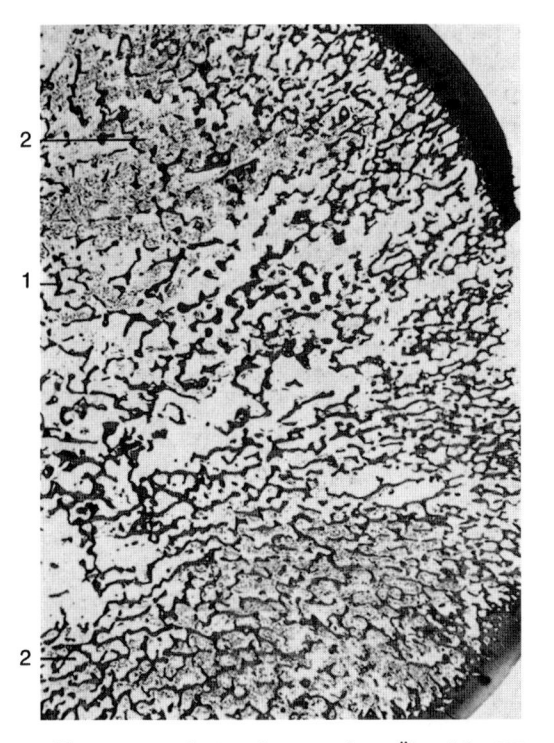

Abb. 33. Normale Knochenspongiosa, Übersicht; HE 4×

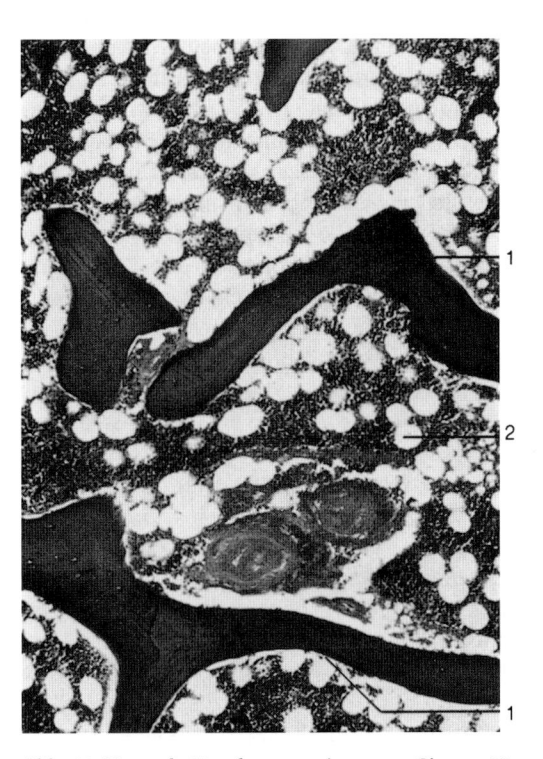

Abb. 34. Normale Knochenspongiosa; van Gieson, 20×

Knochenzellen

Der physiologische und pathologische Knochenanbau gleichermaßen wie der Knochenabbau werden durch bestimmte Zellen bewirkt, die dann auch im histologischen Schnitt zu identifizieren sind. Darüber hinaus können wir aber auch strukturell die Wirkungsweise dieser Zellen erkennen: Wir sehen im histologischen Schnitt das Produkt ihrer Aktivität (z. B. bei Osteoblasten das Osteoid und bei Fibroblasten die kollagenen Fasern) oder die Wirkung ihrer Aktivität (z. B. bei Osteoklasten die Resorptionslakunen im Knochen). Aus der zu beobachtenden Zellpopulation einerseits und der Veränderung der Knochenstrukturen andererseits kann histologisch das Ausmaß des jeweiligen Knochenumbaues ermessen werden.

Wie in **Abb. 36** ersichtlich, ist ein fortschreitender **Knochenanbau** durch das Vorhandensein von Reihen von *Osteoblasten* gekennzeichnet. **Histologisch** sehen wir an der Oberfläche der ursprünglich schon vorhandenen Knochenstrukturen *(1)* dicht angelagert eine Reihe von Osteoblasten *(2)*, die stellenweise sogar mehrschichtig sein kann. Diese Zellen sind sehr groß, teils epithelartig gestaltet und haben einen großen, homogenen dunklen, ovalen Kern und ein basophiles Zytoplasma. Ultrastrukturell besitzen sie ein ausgedehntes rauhes endoplasmatisches Retikulum als Ort der Eiweißsynthese, ein Golgi-Feld und zahlreiche intrazytoplasmatische Vesikel. Die Mitochondrien enthalten kalziumreiche Partikel, die intrazelluläre Kalziumreservoirs darstellen. Osteoblasten bilden an ihrer basalen Seite das Osteoid, welches an der Knochenoberfläche abgelagert wird *(3)* und nach der konsekutiven Verkalkung zur Verbreitung der jeweiligen Knochenstruktur führt. Außerdem steuern diese Zellen die primäre Mineralisation des neugebildeten Osteoids, wobei die von ihnen gebildete alkalische Phosphatase eine Rolle spielt. Sie stehen mit den Osteozyten *(4)* durch Zellausläufer in Verbindung, wodurch ein Transportweg für das Kalzium in und aus dem Knochen gegeben ist. Nach Abschluß der Aktivitätsphase bleiben kleine, inaktive Osteoblasten, die einen lang ausgezogenen, spindeligen Kern haben, an der Knochenoberfläche zurück. Die meisten Osteoblasten werden jedoch in den Knochen eingemauert und werden zu Osteozyten *(4)*.

Der **Knochenabbau** erfolgt durch mehrkernige *Osteoklasten*, die einen Bürstensaum haben, in dem reichlich saure Phosphatase gelegen ist. Diese Zellen bilden proteolytische Fermente, wodurch die Knochenresorption ermöglicht wird. In der **histologischen Abb. 37** sieht man mehrere große Osteoklasten *(1)*, die mehrere bläschenförmige Kerne besitzen. Ein Osteoklast liegt in einer tiefen Howshipschen Lakune *(2)*, wo verkalkte Knochensubstanz herausgelöst wurde. Dadurch werden die Knochentrabekeln wellig begrenzt. Der schnellen Vermehrung und hohen Aktivität dieser Zellen auf bestimmte Reize hin steht ihre begrenzte Lebenszeit gegenüber. Nach beendeter Resorption bleibt eine leere Lakune zurück, die histologisch eine abgelaufene Knochenresorption anzeigt. Bei fortschreitender Knochenresorption lassen sich aktive mehrkernige Osteoklasten in großer Zahl nachweisen. Dieser lakunären Resorption steht die glatte Resorption gegenüber, wobei ein schleichender Knochenabbau durch einkernige Zellen erfolgt, die sich enzymhistochemisch durch den intrazytoplasmatischen Nachweis von saurer Phosphatase als Osteoklasten identifizieren lassen. Hierbei werden die Knochenbälkchen gleichmäßig verschmälert, ohne daß sich Howshipsche Lakunen ausbilden.

Der Nachweis von intakten *Osteozyten* im Knochengewebe zeigt vitales Gewebe an. Wie in **Abb. 38** sichtbar, sind in alten Knochenabschnitten oft nur wenige Osteozyten in ungleicher Verteilung nachweisbar *(1)*. Obwohl diese Zellen in kleinen Lakunen inmitten des voll mineralisierten Knochengewebes gelegen sind, sorgen sie durch Anastomosen und Canaliculi untereinander für den notwendigen Stoffwechselaustausch. Sie haben sowohl eine osteoblastische als auch eine osteoklastische Funktion.

Wenn wir im **histologischen Schnitt** nach EDTA-Entkalkung leere Osteozytenlakunen *(1)* vorfinden – wie in **Abb. 39** zu sehen –, dann handelt es sich um nekrotisches Knochengewebe. Bei allgemeiner Aktivierung der Knochenzellen (z. B. beim Hyperparathyreoidismus, s. S. 82) werden auch die medullären Mesenchymzellen aktiviert. Wie in **Abb. 35** zu sehen, bilden sich aktivierte Fibroblasten *(1)*, die allseits Kollagenfasern synthetisieren und zu einer **Randfibrose** *(2)* führen.

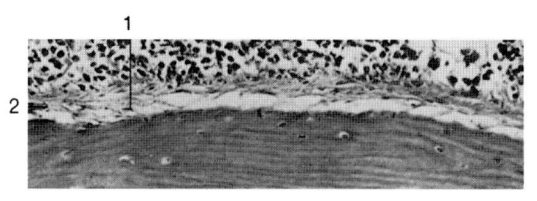

Abb. 35. Randfibrose mit Fibroblasten; HE, 64×

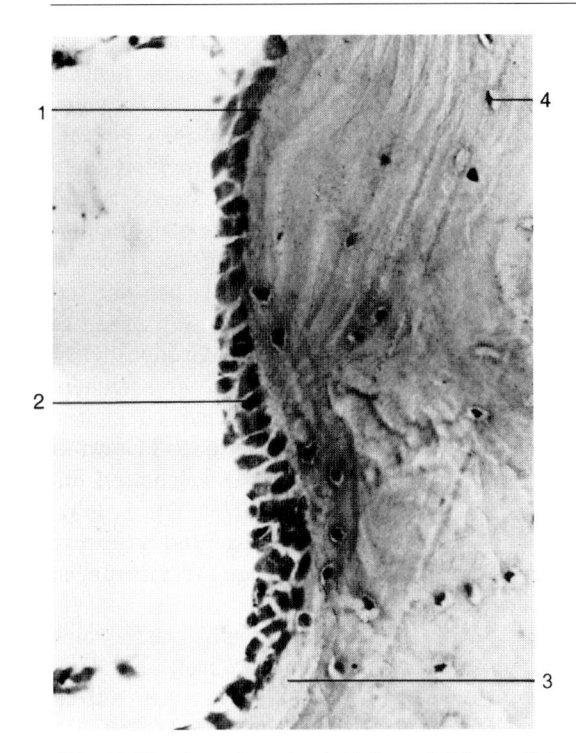

Abb. 36. Knochenanbau durch Reihen aktivierter Osteoblasten; HE, 100×

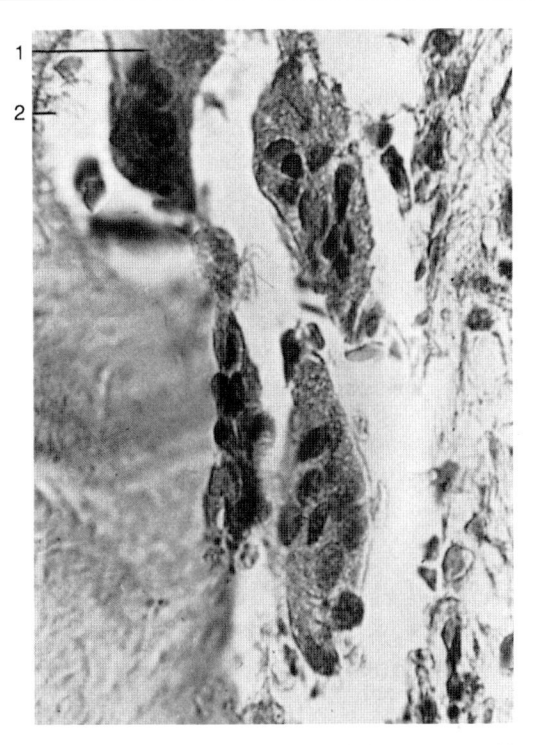

Abb. 37. Knochenabbau durch mehrkernige Osteoklasten; HE, 256×

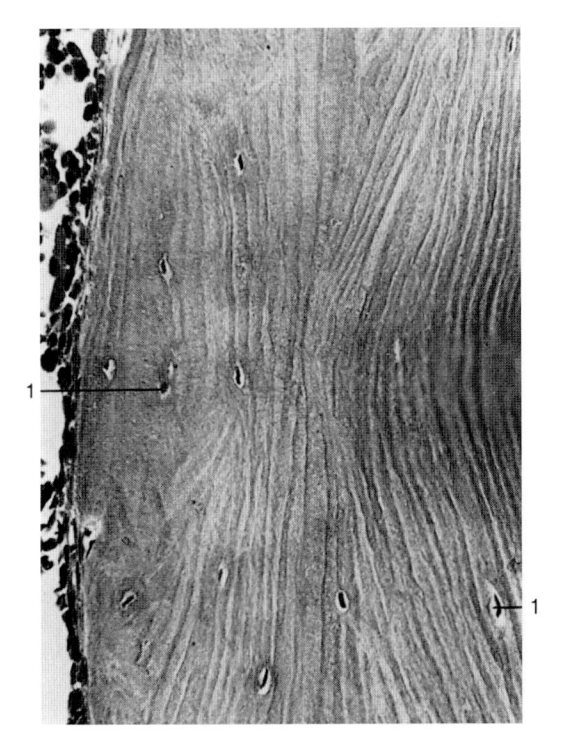

Abb. 38. Reifes Knochengewebe mit Osteozyten; HE, 100×

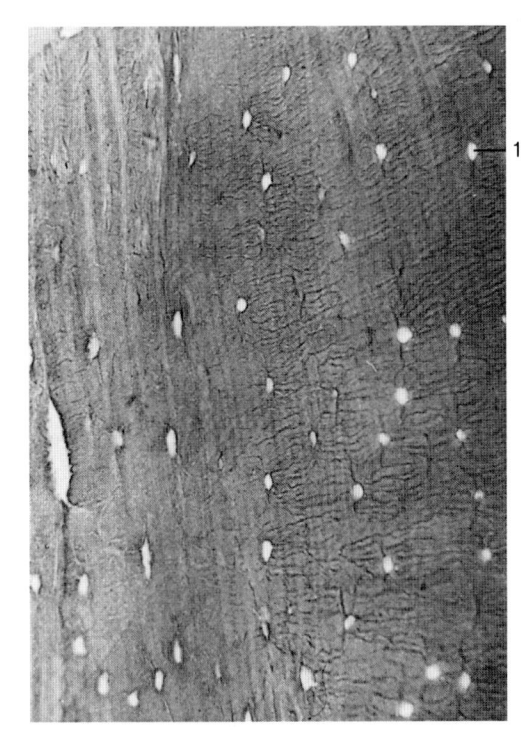

Abb. 39. Leere Osteozytenlakunen; HE, 100×

Enchondrale Ossifikation

Das wesentliche physiologische Knochenwachstum erfolgt durch enchondrale Ossifikation, welches in den knorpeligen Wachstumsfugen der Epiphysen zum Längenwachstum führt. Zusätzlich finden das periostale Dickenwachstum der Knochen und die Skelettreifung statt. Bei unphysiologischem Verlauf dieser komplizierten Wachstumsprozesse entstehen Entwicklungsstörungen des Skeletts (s. S. 31 ff.). In den Epiphysen treten in der frühen Wachstumsperiode enchondrale Ossifikationskerne *(1)* auf, wie sie in **Abb. 40** eingezeichnet sind; sie werden später durch knöcherne Epiphysenkerne abgelöst. Von diesen Epiphysenkernen erfolgt ein relativ geringes Knochenwachstum. Das Längenwachstum des Knochens erfolgt hauptsächlich an der Diaphysenseite des Wachstumsknorpels der Epiphysenfuge *(2)*. Die Verknöcherung beginnt immer zentral und schreitet peripherwärts fort.

In **Abb. 41** ist ein **Schema** der enchondralen Ossifikation wiedergegeben: Der *ruhende Knorpel (1)* besteht aus den sog. Stammzellen, die kleine, einkernige Chondrozyten darstellen. In der Zone des *proliferierenden Knorpels (2)* sind die Knorpelzellen größer; sie haben einen kleinen, dunklen Kern und lassen eine mitotische Zellteilung erkennen. Diese Zellschicht trägt zum Längenwachstum des Knochens bei. Entscheidend hierfür ist jedoch die breite Schicht des *Säulenknorpels (3)*, in dem die blasigen Chondrozyten die Knorpelmatrix bilden. In der anschließenden *präparatorischen Verkalkungszone (4)* wird Kalk in die Knorpelgrundsubstanz eingelagert, wodurch Kalkspieße entstehen. In der daran anschließenden Zone wird von eingewanderten Osteoblasten Osteoid um die Kalkspieße herum abgelagert, wodurch sich die *primäre Spongiosa (5)* entwickelt. Das Osteoid verkalkt später, und durch osteoklastären Knochenumbau entsteht danach die *sekundäre Spongiosa*, die lamelläre Knochenbälkchen aufweist.

In **Abb. 42** sind **histologisch** die Strukturen der knorpeligen Epiphysenplatte, die für das Längenwachstum des Knochens verantwortlich ist, zu sehen. Man erkennt die verschiedenen Schichten, von denen aus die normale enchondrale Ossifikation ihren Ausgang nimmt (1 = ruhender Knorpel, 2 = proliferierender Knorpel, 3 = Blasenknorpel, 4 = präparatorische Verkalkungszone, 5 = primäre Spongiosa, nicht mehr im Bild: sekundäre Spongiosa). Störungen an den verschiedenen Stellen dieser Wachstumszone führen zu Wachstumsstörungen und Skelettmißbildungen.

Die knorpeligen Epiphysenfugen sind im wachsenden Skelett deutlich röntgenologisch sichtbar und lassen auf das jugendliche Alter des Patienten schließen. Auch **makroskopisch** können wir am aufgesägten Knochen diese Wachstumszone nachweisen. In **Abb. 43** erkennt auf der Sägefläche des distalen Femurs eines 17jährigen die gleichmäßige Spongiosa der Metaphyse *(1)* und die dichtere Spongiosa des Epiphyse *(2)*. Dazwischen verläuft die scharf abgegrenzte Linie der Epiphysenfuge *(3)*, die aus Knorpelgewebe besteht. In unmittelbarer Nachbarschaft dieser Zone sind die Knochenstrukturen etwas unregelmäßig dicht.

Dieses läßt sich auch im **Röntgenbild** vorfinden. In **Abb. 44a** ist der distale Oberschenkel mit Femur *(1)* und Tibia *(2)* abgebildet. Die Epiphysenfugen *(3)* sind deutlich sichtbar und weisen in ihrer Umgebung ungleichmäßige Verdichtungen der Knochenstrukturen *(4)* auf.

Mit Hilfe der **Skelettszintigraphie** lassen sich Knochenumbauvorgänge eindrucksvoll zur Darstellung bringen, indem es hier zu einer Aktivitätsanreicherung (^{87m}Sr) kommt. Wie in **Abb. 44b** ersichtlich, besteht eine erhebliche Aktivitätsanreicherung in den Wachstumszonen der distalen Femora *(5)* und proximalen Tibiae *(6)* bei einem 14 Jahre alten Jungen.

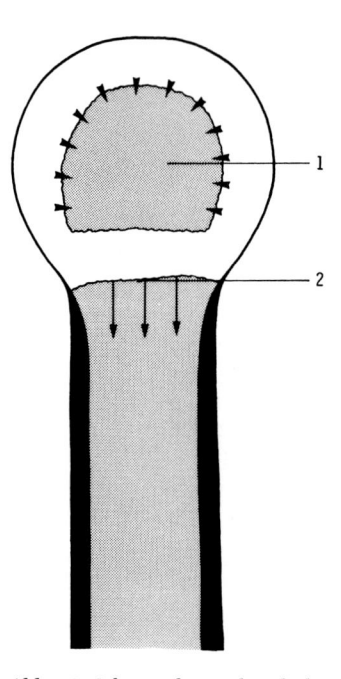

Abb. 40. Schema des enchondralen Längenwachstums

Enchondrale Ossifikation   27

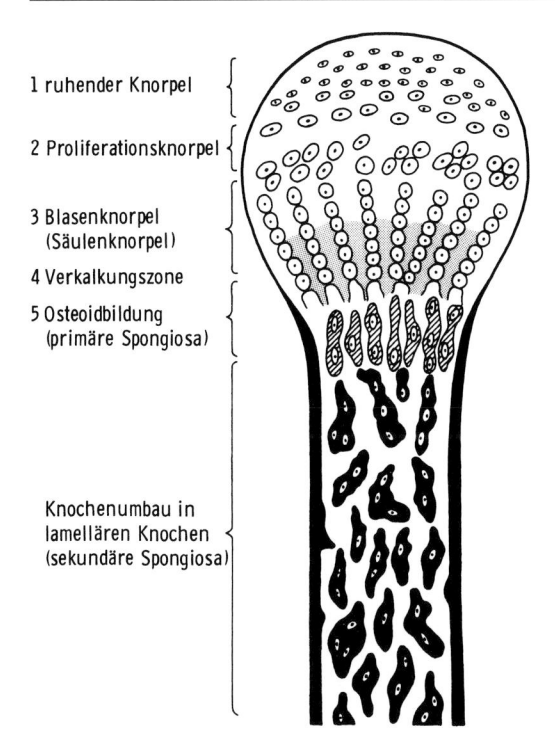

1 ruhender Knorpel
2 Proliferationsknorpel
3 Blasenknorpel (Säulenknorpel)
4 Verkalkungszone
5 Osteoidbildung (primäre Spongiosa)
Knochenumbau in lamellären Knochen (sekundäre Spongiosa)

Abb. 41. Schema der enchondralen Ossifikation

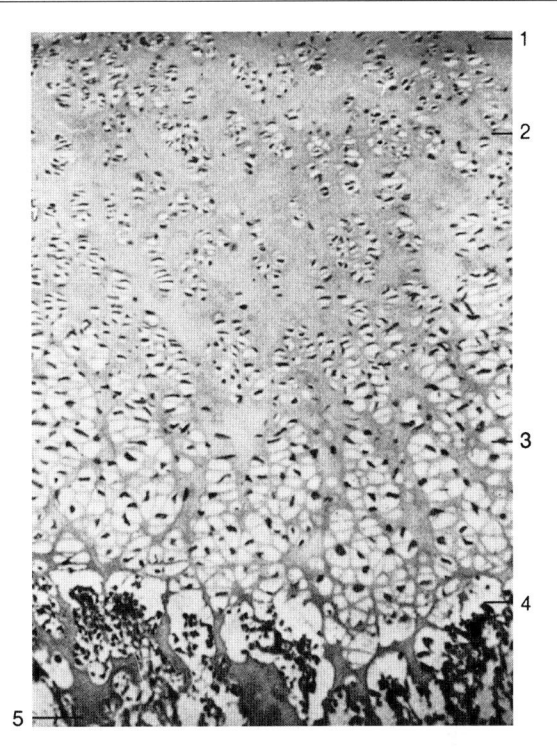

Abb. 42. Normales Längenwachstum des Knochens in der knorpeligen Epiphysenfuge (enchondrale Ossifikation); HE, 63×

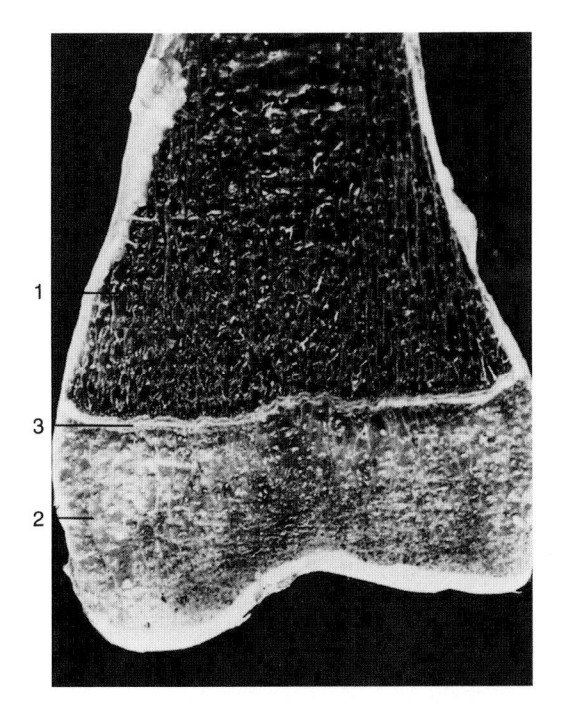

Abb. 43. Normale Epiphysenfuge (distaler Femur)

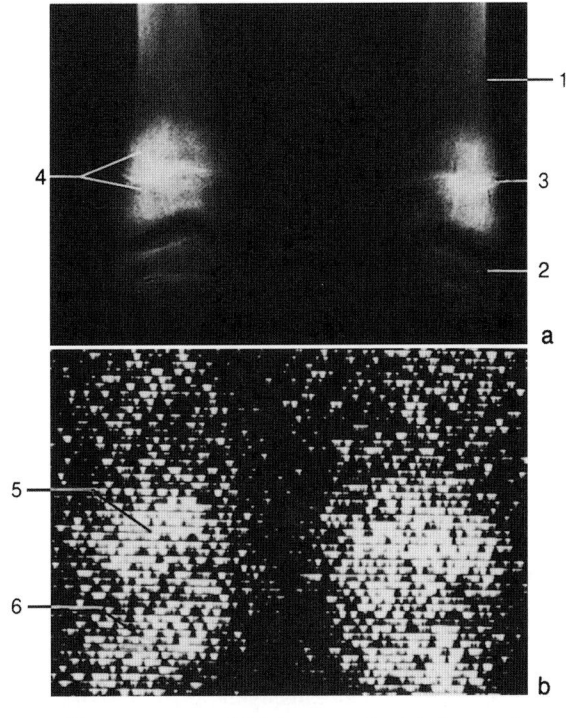

Abb. 44. a Röntgenbild der normalen Wachstumsfuge. **b** Szintigramm der normalen Wachstumsfuge

Knorpel- und Gelenkstrukturen

Die Beurteilung der Gelenkstrukturen ist röntgenologisch und makroskopisch für den Pathologen von großer Bedeutung, da sich hier zahlreiche Erkrankungen abspielen. Histologisch kann oft nur ein kleiner Ausschnitt der Gelenkanteile beurteilt werden, der jedoch im makroskopischen Zusammenhang mit der jeweiligen Gelenksituation gesehen werden muß. In **Abb. 45** sehen wir in der seitlichen **Röntgenaufnahme** ein normales Kniegelenk, wobei auf dieser speziell weichen Aufnahme auch das umgebende Weichgewebe angedeutet zur Darstellung kommt. Wir erkennen die artikulierenden Knochen (*1 = distaler Femur, 2 = proximale Tibia, 3 = Teil der proximalen Fibula*) sowie die Patella *(4)*. Alle Knochen zeigen eine normale Konfiguration. Im Gelenkbereich hebt sich der strahlendurchlässige Gelenkknorpel *(5)* deutlich vom dichteren Knochengewebe ab; er ist in seiner Schicht ganz gleichmäßig begrenzt. Der Gelenkraum *(6)* ist völlig vorhanden; in ihm finden sich die Menisken, Synovia- und Fettgewebe (*7 = Plica alaris*). Im schwachen Weichteilschatten kommen das Lig. patellae *(8)*, die Sehne des M. quadriceps femoris *(9)* und die Muskulatur *(10)* zur Darstellung.

Wie in den **makroskopischen** und **histologischen Aufnahmen** der **Abb. 46 Oben und Unten** zu erkennen ist, ist die knorpelige Gelenkfläche *(1)* völlig glatt und glänzend; es werden praktisch keine Unebenheiten oder Aufrauhungen angetroffen. Der Gelenkknorpel ist gleichmäßig gelblichweißlich gefärbt; er überzieht homogen das knöcherne Gelenkende *(2)* der artikulierenden Knochen. Insbesondere Unregelmäßigkeiten dieses Gelenkaufbaues mit evtl. Verfärbungen des Gelenkknorpels weisen auf degenerative Schädigungen hin wie sie bei der Arthrose (s. S. 448) vorgefunden werden.

Histologisch besteht die Knorpelschicht *(1)* der Gelenkflächen meist aus einer unterschiedlich breiten Schicht aus hyalinem Knorpel (**Abb. 46 Unten**), wobei sich eine oberflächliche Tangentialschicht, darunter eine Übergangszone und Radiärzone und basal eine Verkalkungszone unterscheiden lassen. In **Abb. 47** sehen wir ein ganz homogen gestaltetes Knorpelgewebe, in dem in einem schwach basophilen Grundgewebe ohne fibrilläre Strukturen *(1)* die Knorpelzellen *(2)* eingelagert sind. Sie besitzen einen kugeligen Kern und haben ein feinkörniges Zytoplasma, das Fetttröpfchen und Glykogen enthalten kann. Durch Schrumpfung bei der Fixierung können die Chondrozyten sich zusammenziehen, so daß die Zellen in einer sog. Brutkapsel zu liegen scheinen. Vereinzelt werden auch mehrkernige Knorpelzellen angetroffen. Im alternden Knorpelgewebe treten häufiger mehrkernige Chondrozyten auf; bei degenerativen Prozessen werden die feinen Fibrillen des Grundgewebes demaskiert und damit sichtbar; es kann zur sog. „asbestartigen Degeneration" kommen; die Grundsubstanz wird dann eosinophil.

Einen ganz wesentlichen Bestandteil der Gelenke stellt die *Gelenkkapsel* dar, die die Gelenkfunktion mechanisch schient. Wie in der **histologischen Aufnahme** der **Abb. 48** erkennbar, besteht sie aus einem derben faserreichen Bindegewebe *(3)* mit wenigen Fibrozytenkernen. Die Kollagenfaserbündel, die parallel verlaufen, sind ungleich stark und lassen Schwachstellen bzw. Lücken zwischen sich, an denen sich sog. Hygrome oder Ganglien (s. S. 500) entwickeln können. Zu beiden Seiten eines Gelenkes besteht eine enge Verbindung mit dem Periost der artikulierenden Knochen, wobei die Insertion der Gelenkkapsel bei den verschiedenen Gelenken unterschiedlich hoch ist. Dies hat Bedeutung bei einigen Gelenkerkrankungen (z. B. bei der Ausbreitung einer Osteomyelitis in ein benachbartes Gelenk; s. Kapitel 7).

Nach innen zu ist das kapsuläre Bindegewebe aufgelockert; es geht schließlich in die *Synovia* über. In **Abb. 48** sehen wir einen Querschnitt durch die Synovia. Das Stratum synoviale *(1)* besteht aus einem lockeren Bindegewebe mit elastischen Fasern und wird durchzogen von Blutkapillaren und Nerven. Die Synovialmembran ist teils glatt, teils zottig gestaltet und wird von einer einreihigen Schicht von Synovialepithelien *(2)* überzogen. Eine Verbreiterung dieser Synovialschicht und ein stärkerer Gefäßreichtum weisen auf einen Reizzustand des Gelenkes hin. Nach außen hin wird die Synovia durch das Stratum fibrosum *(3)* begrenzt.

Degenerative Gelenkerkrankungen (z. B. Arthrosen) entwickeln sich primär im gefäßlosen Gelenkknorpel und haben sekundäre reaktive Strukturveränderungen des subchondralen Knochens zur Folge. Entzündliche Gelenkerkrankungen hingegen entwickeln sich primär in der gefäßführenden Gelenkkapsel und Synovia und greifen erst sekundär schädigend auf den Gelenkknorpel über. Es können auch degenerative Schädigungen innerhalb der Gelenkkapsel vorkommen. Zur Diagnostik solcher Gelenkerkrankungen sind genaue anatomische und histologische Kenntnisse über die einzelnen Gelenke erforderlich.

Knorpel- und Gelenkstrukturen 29

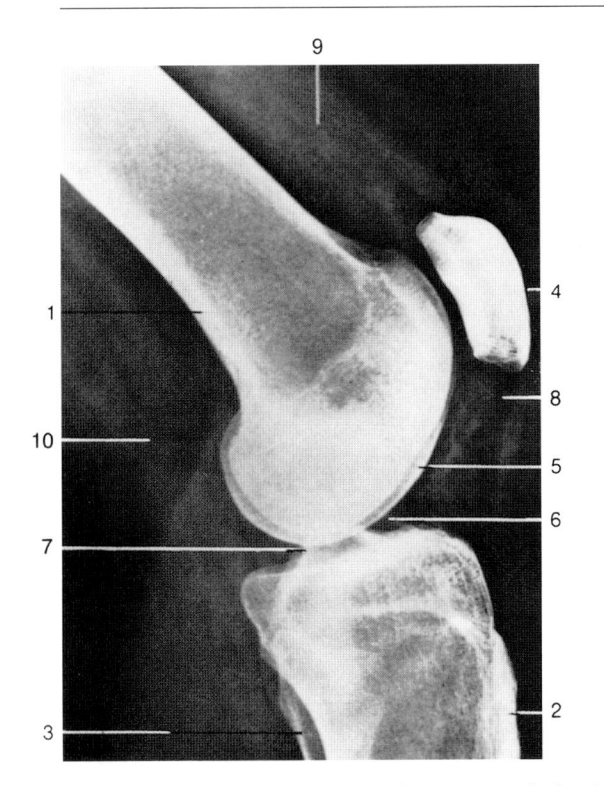

Abb. 45. Normales Kniegelenk (weiche Röntgenaufnahme)

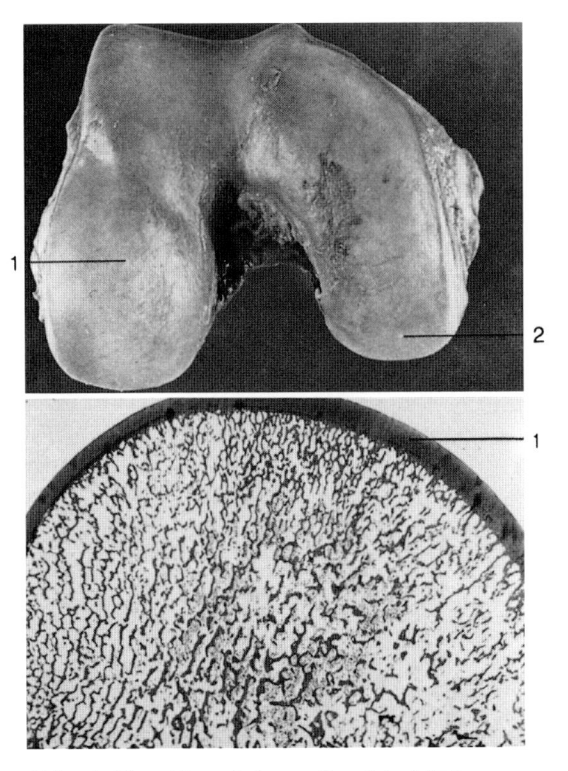

Abb. 46. *Oben:* Normale knorpelige Gelenkfläche.
Unten: Normale Gelenkfläche, Übersicht; HE, 8×

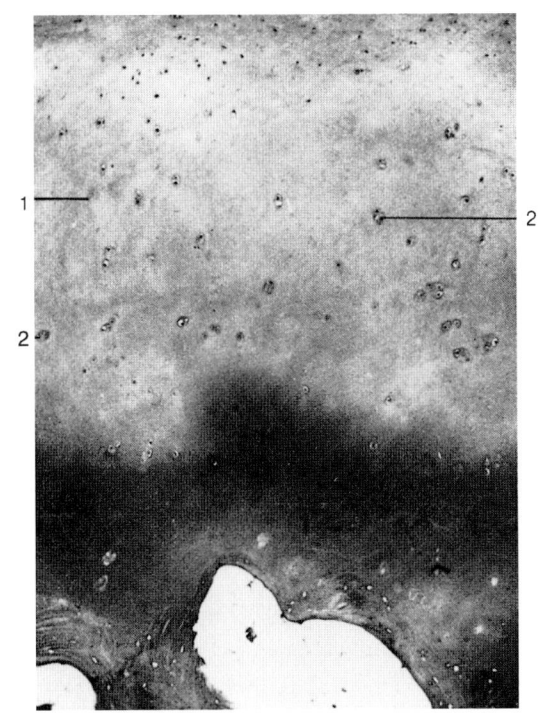

Abb. 47. Normaler Gelenkknorpel; HE, 20×

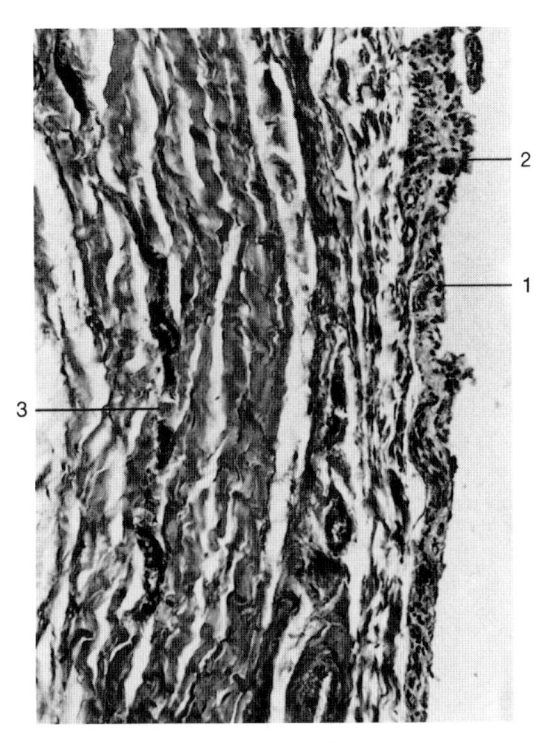

Abb. 48. Normale Gelenkkapsel und Synovia; PAS, 40×

3 Entwicklungsstörungen des Skeletts

Allgemeines

Entwicklungsstörungen des Skeletts treten während der Skelettentwicklung in der Kindheit und im jugendlichen Alter auf. Es handelt sich z. T. um hereditäre Erkrankungen, die häufig generalisiert auftreten und auf einen Enzymdefekt bzw. Enzymmangel zurückzuführen sind. Derartige Störungen können auch erworben sein, wenn während des Skelettwachstums wichtige Baustoffe (Proteine, Kalzium, Vitamin D) in ungenügendem Ausmaß zur Verfügung stehen oder fehlen. Das Knochengewebe ist quantitativ (zuviel oder zuwenig Knochengewebe) oder qualitativ (z. B. Faserknochen statt Lamellenknochen) falsch angelegt. Stets kommt es zu Skelettmißbildungen durch Wachstumsstörungen. Diese Erkrankungen werden als *Osteochondrodysplasien* bezeichnet. Hierbei kann die Störung in den Epiphysen, Metaphysen, periostal oder endostal lokalisiert sein. Viele Formen dieser Erkrankung treten nur selten auf; andere werden häufiger diagnostiziert und sollten deshalb dem Arzt bekannt sein.

Die meisten Entwicklungsstörungen des Skeletts werden durch eine bloße radiologische Analyse diagnostiziert; eine histologische Diagnostik anhand einer gezielten Knochenbiopsie ist hierbei nicht hilfreich und deshalb kontraindiziert. Allerdings können uns derartige mißgebildete Skelette und Knochen im Autopsiegut begegnen und sollten dann auch histomorphologisch analysiert werden. Es gibt jedoch auch lokalisierte Skelettdysplasien, die röntgenologisch erhebliche differentialdiagnostische Probleme aufwerfen und sich erst durch eine histologische Abklärung erkennen lassen. Hierzu gehören vor allem die *fibröse Knochendysplasie Jaffe-Lichtenstein* (s. S. 58) und *Osteopetrose* (s. S. 56). Andere Knochendysplasien stellen primäre Knochentumoren dar, die multipel auftreten. Hierzu gehören die *Enchondromatose* (s. S. 62) und die sog. *Exostosenkrankheit* (Osteochondromatose, s. S. 64). Auch diese Skeletterkrankungen lassen sich mit großer Sicherheit aus den Röntgenbildern erkennen; eine histologische Begutachtung dient jedoch der Absicherung der Diagnose und – bei fortschreitender Proliferation – der weiteren Beurteilung ihres Verlaufes. In einigen Fällen können nämlich derartige tumoröse Skelettdysplasien zur Entstehung eines Knochensarkoms führen und einen letalen Verlauf nehmen. Dem Pathologen werden auch bei Skelettdysplasien manchmal neben dem Biopsiematerial die zugehörigen Röntgenbilder zur Beurteilung zugesandt. Hierbei kann nicht erwartet werden, daß er die jeweilige Entwicklungsstörung des Skeletts exat angeben kann. Er sollte jedoch möglichst darauf hinweisen können, daß es sich um einen Fall aus dieser Krankheitsgruppe handelt, der einer weiteren radiologischen Analyse zugeführt werden sollte.

Unter den Skelettdysplasien sind bisher mindestens 82 Formen bekannt und beschrieben, von denen viele nur selten auftreten. Bisher existiert keine einheitliche Klassifikation. SPRANGER u. Mitarb. teilen die Skelettdysplasien nach ihren lokalen und qualitativen ursächlichen Schädigungen ein: *Dysplasien, die vorwiegend die Epiphyse betreffen* sind Chondrodysplasien (Chondrodysplasia punctata, multiple epiphysäre Dysplasie, hereditäre Arthroophthalmopathie, Hypothyreoidismus). *Dysplasien, die vorwiegend die Metaphysen betreffen*, sind *metaphysäre Chondrodysplasien* (z. B. Achondrogenesis, Hypophosphatasie, chondroektodermale Dysplasie. Achondroplasie, hypophosphatämische familiäre Rachitis). – Im Bereich der Wirbelsäule sind die kongenitale spondyloepiphysale Dysplasie, die spondylometaphysale Dysplasie, der diastrophische oder metatrophische Zwergwuchs oder der Morbus Dyggve-Melchior-Clausen lokalisiert. – Einige Skelettdysplasien beruhen auf einer *Mukopolysaccharidose* oder *Mukolipidose*. Zu den eigentlichen Entwicklungsstörungen der Knochen werden die *fibröse Knochendysplasie*, die *Enchondromatose* (Ollier) und multiple *osteokartilaginäre Exostosen* gerechnet. Schließlich kommen *idiopathische Osteolysen* und *lokalisierte Dysostosen* (Dyschondroostose, ulnofibuläre Dysplasie, kleidokraniale Dysplasie, Osteoonychodysostose) vor. Von besonderer Bedeutung für den Pathologen sind Knochenentwicklungsstörungen, die mit einer *verminderten Knochenbildung* einhergehen (Osteogenesis imperfecta, juvenile idiopathische Osteoporose) oder eine *Vermehrung von Knochengewebe* beinhalten (Osteopetrose, Melorheostose).

Wie die Klassifikation der mannigfaltigen Entwicklungsstörungen des Skeletts zeigt, gibt es eine Fülle von Veränderungen, die klinisch und radiologisch auftreten können, die jedoch meistens nicht dem Pathologen zur morphologischen Analyse vorgelegt werden. Bei einigen dieser Skeletterkrankungen ist jedoch auch der Pathologe an der Diagnostik beteiligt. Zum Verständnis solcher Skelettveränderungen sind die Grundlagen der Skelettentwicklung und des Skelettwachstums erforderlich.

In **Abb. 49** ist ein **Schema der enchondralen Ossifikation und ihrer Störungen** wiedergegeben. Links sind die einzelnen Zonen dargestellt, die normalerweise die Zone der enchondralen Ossifikation bilden. Der *ruhende Knorpel* besteht aus sog. Stammzellen, die kleine, einkernige Chondrozyten darstellen. In der Zone des *proliferierenden Knorpels* sind die Knorpelzellen größer und zur Zellteilung befähigt. Es folgt eine breite Zone des *Blasenknorpels*, in der die Knorpelzellen balloniert sind. Da sie in Reihen angeordnet sind, spricht man auch vom sog. *Säulenknorpel*. Gerade diese Zone ist besonders am Längenwachstum des Knochens beteiligt. Außerdem bilden die blasigen Knorpelzellen in dieser Zone die Grundsubstanz (Matrix) des Knorpelgewebes, das sog. Chondroid. Daran schließt die *präparatorische Verkalkungszone* an, wo in die Knorpelgrundsubstanz Kalksalze eingelagert werden. Aus dem Knochenmark sprießen viele Kapillaren in die enchondrale Ossifikationszone vor und lösen die Knorpelzellen auf. Die Kalkspieße der verkalkten Knorpelgrundsubstanz bleiben in der *Eröffnungszone* liegen. Im Bereich der *primären Spongiosa* wandern Osteoblasten ein und bilden um die Kalkspieße herum Osteoid, das dann später verkalkt. Hier findet sich dann ein Kalkkern mit einem Mantel aus Knochengewebe. Es erfolgen ein Abbau des neugebildeten und verkalkten Knochengewebes durch Osteoklasten und die Bildung der definitiven *sekundären Spongiosa*, indem die primäre Spongiosa abgebaut und durch Knochenbälkchen ersetzt wird, die in Zug- und Druckrichtung ausgerichtet sind.

Auf jeder Stufe dieses komplizierten Prozesses der enchondralen Ossifikation kann eine Störung auftreten, was zu einer Entwicklungsstörung des Skeletts führt. Einige dieser in Frage kommenden Skelettdysplasien sind in der rechten Hälfte der **Abb. 49** aufgeführt. Bei der *Achondrogenesie*, einem seltenen autosomal-rezessiven Erbleiden, ist der ruhende Knorpel betroffen: Es werden keine Stammzellen ausdifferenziert. Die Kinder sterben meist in utero oder kurz nach der Geburt. – Die *Achondroplasie* (Chondrodystrophia fetalis, s. S. 50), ein autosomal-dominantes Erbleiden, das mit einem Zwergwuchs einhergeht, weist eine Unterentwicklung des proliferierenden Knorpels auf. Auch die Einwirkung ionisierter Strahlen (Röntgenstrahlen) kann die Zellteilung im proliferierenden Knorpel behindern. – Ist die Bildung des Säulenknorpels mangelhaft oder fehlt sie vollständig, so entwickelt sich eine *Chondrodystrophie* (s. S. 50). Bei der *Rachitis* (s. S. 52) wie auch bei der *Osteochondritis luetica* (Syphilis, s. S. 158) kommt es zu einer verminderten oder ausbleibenden Verkalkung und zu einer abnormen Ansammlung von Knorpelgrundsubstanz in der Eröffnungszone. – Wird in der Zone der primären Spongiosa von den Osteoblasten zu wenig Osteoid und Knochen gebildet, so resultiert die *Osteogenesis imperfecta* (s. S. 56). Schließlich kann auch eine Störung des Knochenumbaues in lamellären Knochen vorliegen, wobei der osteoklastäre Knochenabbau ungenügend ist; hierbei überwiegt der Knochenanbau und führt zum Bild der *Osteopetrose* (s. S. 56).

Somit zeigt sich, daß etliche Entwicklungsstörungen des Skeletts durch Störungen der enchondralen Ossifikation hervorgerufen werden. Wahrscheinlich gehören auch die tumorähnlichen Skelettdysplasien – wie die *Enchondromatose* (s. S. 62) und *Osteochondromatose* (s. S. 64) – in diese Gruppe. Andere Skelettdysplasien entstehen oft weit entfernt von der Knochenwachstumszone (z. B. fibröse Knochendysplasie, s. S. 58; Arachnodaktylie, s. S. 60) und sind in ihrer Entstehung ungeklärt.

In **Abb. 50** sind schematisch die zugrundeliegenden Ossifikationsstörungen für die wichtigsten Skelettdysplasien dargelegt: Bei allen 5 aufgeführten Krankheiten handelt es sich um eine Störung der Ersatzknochenbildung und somit um eine enchondrale Ossifikationsstörung, die sowohl epiphysär als auch metaphysär gelegen ist. Bei der Rachitis, Osteogenesis imperfecta und Osteopetrose liegt zusätzlich eine Störung der perichondralen Ossifikation vor. Die Bildung der Belegknochen ist zusätzlich bei der Rachitis, Osteogenesis imperfecta und Osteopetrose gestört. Dies läßt sich sowohl im Röntgenbild als auch an Autopsiepräparaten erkennen.

Allgemeines 33

ruhender Knorpel Stammzellen — Achondrogenesie

Proliferationsknorpel Zellteilung — Achondroplasie Strahlenschädigung

Blasenknorpel Matrixbildung — Chondrodystrophie

Verkalkungszone — Rachitis Lues

Eröffnungszone — Rachitis Lues

primäre Spongiosa Osteoidbildung — Osteogenesis imperfekta

osteoklastärer Knochenumbau — Osteopetrosis

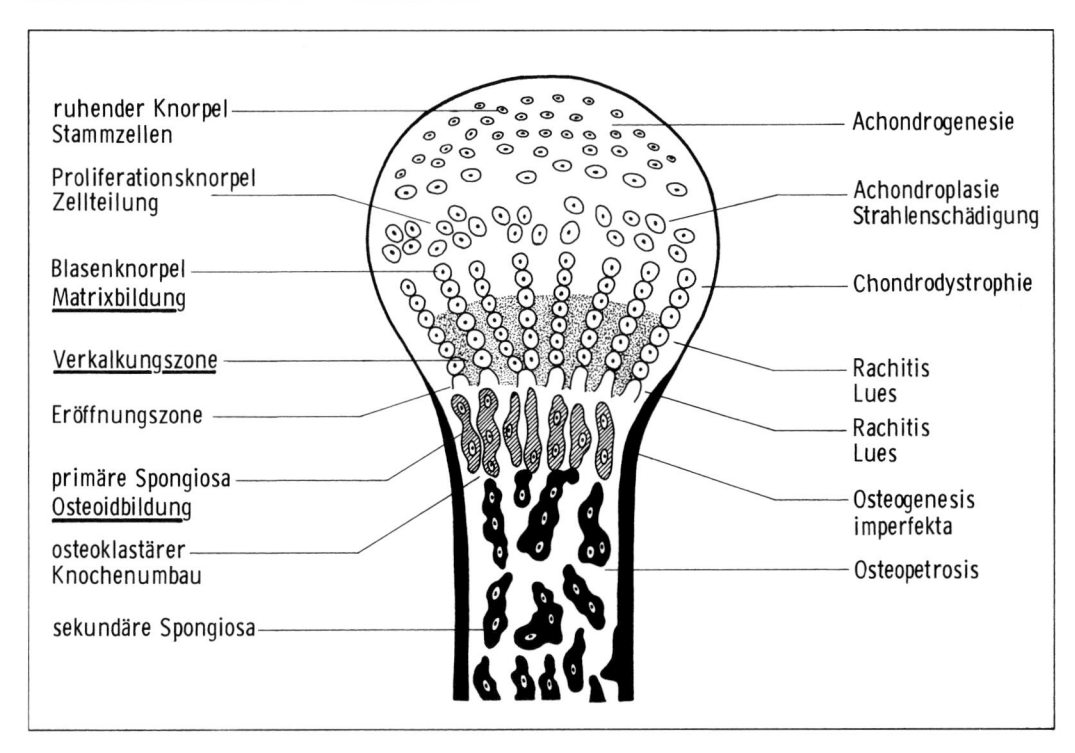

sekundäre Spongiosa

Abb. 49. Schema der enchondralen Ossifikationsstörungen

	Chondro-dystrophie	Rachitis	Osteochon-dritis luetica	Osteogenesis imperfecta	Osteopetrosis
I. Ersatzknochenbildung: 1. enchondrale Ossifikationsstörungen a) epiphysär					▓
b) metaphysär	▓	▓	▓	▓	▓
2. perichondrale Ossifikationsstörungen		▓		▓	▓
II. Belegknochenbildung		▓		▓	▓

Abb. 50. Schema der verschiedenen Ossifikationsstörungen

Klassifikation der Skelettdysplasien

In **Tabelle 1** sind die wichtigsten Skelettdysplasien entsprechend ihrer intraossären Lokalisation (Epiphyse, Metaphyse, Wirbelsäule), ihres Verteilungsmusters im Gesamtskelett, ihres Erscheinungsbildes (Osteolyse, Osteosklerose) und ihrer zugrunde liegenden Störung aufgeführt. Es handelt sich um eine heterogene Krankheitsgruppe, die genetisch bedingt oder intrauterin erworben sein kann und insgesamt zu Fehlentwicklungen des Skeletts führt. Hierunter lassen sich Dysplasien und Dysostosen unterscheiden: Unter *Skelettdysplasien* versteht man *generalisierte* Defekte der Knochen- und Knorpelbildung, die sich vorwiegend in den Epi- und Metaphysen der langen Röhrenknochen und Wirbel manifestieren. *Skelettdysostosen* sind *lokalisierte* Mißbildungen einzelner Skelettabschnitte (z. B. ulno-fibuläre Dysplasie, kleidokraniale Dysplasie). Für die Diagnostik sind die klassischen Röntgenbefunde von entscheidender Bedeutung; hierzu sind Kinderradiologen mit speziellen Erfahrungen angesprochen. Hinzu kommen die Berücksichtigung des jeweiligen klinischen Erscheinungsbildes, biochemische Untersuchungsbefunde, zytologische und genetische Kriterien. Diese umfassende Analyse von Kindern mit einer Skelettdysplasie ist notwendig, um voraussichtliche Komplikationen zu vermeiden, gezielte therapeutische Maßnahmen zu treffen und schließlich eine genetische Beratung zu geben. Bei Obduktionen solcher Fälle hat der Pathologe durch makroskopische und histologische Untersuchungen des Skeletts seinen morphologisch-diagnostischen Beitrag zu liefern. Da bei manchen Skelettdysplasien auch andere Organe (Herz, Niere, Darm, Haut, Auge u. a.) mißgebildet und pathologisch verändert sind (z. B. Chondrodysplasia calcificans punctata, metaphysäre Chondrodysplasie, Ellis-van-Creveld-Syndrom, M. Jeune u. a.) ist einerseits klinisch von diesen Organen mit Komplikationen zu rechnen. Andererseits werden die jeweiligen Organveränderungen durch pathologisch-anatomische Untersuchungen autoptisch analysiert.

Auf internationalen Nomenklaturkonferenzen wurden die Skelettdysplasien unter verschiedenen Aspekten klassifiziert. Kriterien sind hierbei: 1. Lokalisation der Entwicklungsstörung (Osteochondrodysplasien), 2. Ursache der Entwicklungsstörung (Chromosomenaberration, Stoffwechselstörung, idiopathisch), 3. Auftreten in bestimmten Lebensabschnitten (bei Geburt manifest, im späteren Leben manifest), 4. Art der ossären Modellierungsstörung (Osteolyse, Osteosklerose). Hierbei sind auch die klinischen Symptome einbezogen (z. B. Hyperkalzämie). Mitlerweilen ist eine sehr große Anzahl von Skelettdysplasien beschrieben und exakt definiert; viele tragen Eigennamen der Erstbeschreiber. Die überaus zahlreichen, heterogenen Einzelsymptome dieser Krankheiten mit oft auch unbekannter Ätiologie führen zur Konfusion und lassen die Skelettdysplasien ziemlich unübersichtlich erscheinen. Die verschiedenen, von Pädiatern verfaßten Monographien über Skelettdysplasien (SPRANGER et al., 1974; WYNNE-DAVIES et al., 1985) bringen unterschiedliche Klassifikationstabellen; sie analysieren die einzelnen Läsionen allein aufgrund der Röntgenstrukturen. Monographien und Lehrbücher über das Thema mit pathologisch-anatomischen Beschreibungen (Makroskopie, Histologie, AEGERTER und KIRKPATRICK, 1968; JAFFE, 1972; BÖHM, 1984) sind unvollständig; es werden hier nur ausgewählte Krankheitsbilder beschrieben.

Auch in der vorliegenden Monographie über Knochenkrankheiten können nur wenige Skelettdysplasien beschrieben und mit Bildern dokumentiert werden. In **Tabelle 1** sind diese Läsionen entsprechend der *Klassifikation* nach SPRANGER, LANGER und WIEDEMANN (1974) aufgeführt. Hierbei werden 8 Gruppen unterschieden: Dysplasien, die sich vorwiegend in den **Epiphysen** entwickeln; andere mit Störungen vorwiegend in den **Metaphysen**. Entwicklungsstörungen vorwiegend der **Wirbelsäule** bilden eine besondere Gruppe. Es folgen **Stoffwechselstörungen** mit Auswirkungen auf die Skelettentwicklung und konstitutionelle Knochenerkrankungen mit unkontrollierter **atypischer Gewebsbildung** sowie idiopathischen **Osteolysen**. Skelettdysplasien, die vorwiegend **ein einzelnes Skelettsegment** oder eine Skelettseite betreffen, bilden eine weitere Gruppe. Eine größere Gruppe berücksichtigt Abweichungen der **Knochendichte** beziehungsweise des **Knochenumbaues**. In dieser Tabelle sind die wichtigsten Skelettdysplasien unter Berücksichtigung der international anerkannten Nomenklatur aufgeführt, wobei manche Eigennamen von Krankheiten fehlen; für diese Krankheiten muß auf die speziellen Monographien und Beschreibungen in der Literatur hingewiesen werden. Bei der Diagnostik durch den Radiologen und Pathologen spielen sie eine untergeordnete Rolle.

Tabelle 1. Klassifikationder Skelettdysplasien („International Nomenclature of Constitutional Disorders of Bone – Osteochondrodysplasias" 1998)

Krankheit:	Chromosomaler Lokus	Gen
1. **Achondroplasie**		
Thanatophorer Zwergwuchs (Typ I, II)*	4p16.3	FGFR3
Achondroplasie*	4p16.3	FGFR3
Hypochondroplasie	4p16.3	FGFR3
2. **Spondyloplastische und andere perinatale letale Dysplasien**		
Letale platyspondylitische Skelettdysplasie		
Achondrogenesis (Typ 1A)*		
3. **Metatrophe Dysplasie**		
Fibrochondrogenesis		
Schneckenbecken Dysplasie		
Metatrophe Dysplasie (verschiedene Formen)		
4. **Short-rib-Dysplasie (SRP) (mit oder ohne Polydaktylie)**		
SRP Typ I, Saldino-Noonan	SRP, Typ II, Majewski	
SPR, Typ III, Verma-Naumhoff	SRP, Typ IV, Beemer-Langer*	
Asphyxatische thorakale Dysplasie (Jeune)*	Chondroektodermale Dysplasie (Ellis-van-Creveld-Dysplasie)* [4p16]	
5. **Atelosteogenesis-Omodysplasie**		
Atelosteogenesis Typ I (einschließlich „Boomerang-Dysplasie")		
Omodysplasie I (Maroteaux)	Omodysplasie II (Borochowitz)	
Otopalatodigitales Syndrom Typ II	Atelosteogenesis Typ III	
de la Chapelle-Dysplasie		
6. **Diastrophe Dysplasie**		
Diastrophe Dysplasie	5q32–q33	DTDST
Achrondrogenesis 1B*	5q32–q33	DTDST
Atelosteogenesis Typ II	5q32–q33	DTDST
7. **Dyssegmentale Dysplasie**		
Dyssegmentale Dysplasie, Typ Silverman-Handmaker		
Dyssegmentale Dysplasie, Typ Rolland-Desbuquois		
8. **Kollagenopathien Typ II**		
Achondrogenesis II (Langer-Saldino)*	12q13.1–q13.3	COL2A1
Hypochondrogenesis	12q13,1–q13.3	COL2A1
Kniest-Dysplasie	12q13.1–q13.3	COL2A1
Spondyloepiphysäre Dysplasie (SED) congenita*	12q13.1–q13.3	COL2A1
Spondyloepimetaphysäre Dysplasie (SEMD) Typ Strudwick	12q13.1–q13.3	COL2A1
SED mit Brachydaktylie	12q13.1–q13.3	COL2A1
Milde SED mit prämaturem Beginn von Arthrose	12q13.1–q13.3	COL2A1
Stickler-Dysplasie (heterogen, einige ohne Verbindung mit COL2A1)	12q13.1–q13.3	COL2A1
9. **Kollagenopathien Typ XI**		
Stickler-Dysplasie (heterogen)	6q21	COL11A1
Otospondylomegaepiphysäre Dysplasie (OSMED)	6q21.3	COL11A2
10. **Andere spondyloepi-(meta)-physäre Dysplasien [SE(M)D]**		
X-verbundene Spondyloepiphysäre Dysplasie tarda*	[Xp22.2–p22.1]	
Spondyloepi(meta)physäre Dysplasie (Irapa-Namaqualand)		
Progressive pseudorheumatoide Dysplasie		
Dyggve-Melchior-Clausen-Dysplasie	Wolcott-Rallison-Dysplasie	
Immuno-ossäre Dysplasie Schimke	Opsismodysplasie	
Chondrodystrophische Myotonie (Schartz Jamperl)	1q36–34	
Spondyloepiphysale Dysplasie mit Gelenklockerung		
Sponatrime Dysplasie	SEMD der kurzen Glieder- abnormale Kalzifikation	
11. **Multiple epiphysäre Dysplasien und Pseudoachondroplasie**		
Pseudoachondroplasie	19p12–13.1	COMP
Multiple epiphysäre Dysplasie (MED)* (Typ Fairbanks u. Ribbing)	19p12–13.1	COMP

Tabelle 1 (Fortsetzung)

Krankheit:	Chromosomaler Lokus	Gen
12. **Chondrodysplasia punctata (stippled epiphyses)**		
Rhizomelischer Typ	4p16–p14	PEX7
Zellweger-Syndrom	7q11.23	PEX1
Conradi-Hünermann Typ	Xq28	CPXD
X-verbundener rezessiver Typ	Xp22.3	CPXR
Brachytelephalangealer Typ	Xp22.32	ARSE
Tibial-metacarpaler Typ	Vitamin K-abhängiger Koagulationsdefekt	
13. **Metaphysäre Dysplasie**		
Jansen Typ (3p22–p21.1 – PTHR)	Schmid Typ* [6q21–q22.3-COL10A1]	
McKusick Typ (cartilage-hair hypoplasia) [9p13]*	Metaphysale Anadysplasie	
Metaphysäre Dysplasie mit Pankreasinsuffizienz und zystischer Neutropenie (Shwachman Diamond)		
Adenosin-Desaminase-Insuffizienz	20q–13.11	ADA
Metaphysäre Chondrodysplasie, Typ Spahr	Akroscyphodysplasie	
14. **Spondylometaphysäre Dysplasien (SMD)**		
Spondylometaphysäre Dysplasie, Typ Kozlowski		SMD, Typ Sedahatian
Spondylometaphysäre Dysplasie, Typ Sutcliffe		
SMD mit schwerem Genu valgum, Typ Schmidt und Algerian		
15. **Brachyolmänische Spondylodysplasien**		
Typ Hobaek (einschließlich Typ Toledo)	Typ Maroteaux	
16. **Mesomelische Dysplasien**		
Dychondrosteosis (Leri-Weill)	Homozygote Dyschondrosteosis, Typ Langer*	
Typ Nievergelt	Typ Kozlowski-Reardon	Typ Reinhardt-Pfeiffer
Typ Werner	Typ Robinow*	Mesomelische Dysplasie mit Synostosen
17. **Akromelische und akromesomelische Dysplasien**		
Akromikrische Dysplasie	Geleophysische Dysplasie	Weill-Marchesani-Dysplasie
Kranioektodermale Dysplasie	Trichorhinophalangeale Dysplasie (Typ I)	Trichorhinophalangeale Dysplasie Typ II (Langer-Giedeon)* [8q24.11–q24.13 TRPS1+]
Grebe-Dysplasie [20q11.2 – CDMP1]		
Hunter-Thompson-Dysplasie [20q11.2 – CDMP1]		
Brachydaktylie (Typ A1–A4, B, C [21q11 – CDMP1], D [12q24], E)		
Pseudohypoparathyreoidismus (Albright Osteosystrophie) 20q13 GNAS1		
Akrodysostose	Saldino-Mainzer-Dysplasie	
Brachydaktylisch-hypertensive Dysplasie (Bilginturan) [12p]		Engelförmige phalango-epiphysäre Dysplasie
Kraniofaziale Konodysplasie		
Akromesomelische Dysplasie		
18. **Dysplasien mit prominenter Geflechtknochenbildung**		
Kleidokraniale Dysplasie*	6p21	CBFA1
Osteodysplasie Melnick-Needles	Frühreife Osteodysplasie (terHaar-Dysplasie)	
Yunis-Varon-Dysplasie		
19. **Dysplasie mit Knochenverbiegungen**		
Kampomelische Dysplasie	17q24.3–q25.1	SOX9
Kyphomelische Dysplasie	Stüve-Wiedemann-Dysplasie	
20. **Multiple Dislokationen mit Dysplasien**		
Larsen-Syndrom [3p21.–p14.1 – LAR1]	Larsen-artige Syndrome (La Reunion Island)	
Desbuquois-Dysplasie	Pseudodiastrophische Dysplasie	
21. **Dysostosis multiplex**		
Mukopolysaccharidosen* (IH u.IS [4p16.3 – IDA], II [Xq27.3-q28 – IDS], IIIA [17q25.3 – HSS], IIIB [17q21], IIIC, IIID [12q14 – GNS], IVA [16q24.3 – GALNS], IVB [3p21.33 – GLBI], VI [5q13.3 – ARSB], VII [7q21.11 – GUSB]		
Fukosidose [Ip34 – FUCA] – Mannosidose [19p13.2–q12 – MAN]		
Aspartylglucosaminurie [4q23–q27 – AgA]		
GM1-Gangiosidose [3p21–p14,2 – GLB1]		
Sialidose [6p21.3 – NEU]		
Galaktosialidose [20q13.1 – PPGB]		
Mukolipidose I. II , III [4q21–23 – GNPTA]		

Tabelle 1 (Fortsetzung)

Krankheit:	Chromosomaler Lokus	Gen
22. **Verminderte osteoblastische Knochenbildung**		
Osteodysplastische Dysplasie, Typ I,II	Mikrocephale osteodysplastische Dysplasie	
23. **Dysplasien mit verminderter Knochendichte**		
Osteogenesis imperfecta I*	17q21	COL1A1
Osteogenesis imperfecta II*, III–IV	7q22.1, 17q21	COL1A2
Cole-Carpenter-Dysplasie	Bruck-Dysplasie	Singleton-Merton-Dysplasie
Osteoporose-pseudoglioma-Dysplasie	Geroderma osteodysplasticum	
Hyper-IGE-Syndrom mit Osteopenie	Idiopatische juvenile Osteoporose	
24. **Dysplasien mit Mineralisationsstörung**		
Hypophosphatasie – perinatale letale und infantile Form*	1p36.1–p34	ALPL
Hypophosphatasie – adulte Form		
Hypophosphatämische Rachtis*	Xp22.2–p22.1	PHEX
Neonataler Hyperparathyreoidismus	3q21–q24, 19p13.3	CASR
Transitorischer neonataler Hyperparathyreoidismus mit hypercalcurischer Hyperkalzaemie		
25. **Erhöhte Knochendichte ohne Veränderung der Knochenform**		
Osteopetrose (M. Albers-Schönberg)*	Verzögerter Typ [1p21]	Intermediärer Typ
frühreifer Typ [11q12–13]		
mit renale tubulärer Acidose [8q22 CA2]		
Axiale Osteosklerose	Pyknodysostose [1q21	Osteosklerose, Typ Stanescu
Osteomesopyknose	CTSK]	
Osteopathia striata		
isoliert	Mit kranialer Sklerose	Sponastrime Dysplasie
Melorheostose*	Osteopoikilie*	
26. **Erhöhte Knochendichte mit diaphysärem Befall**		
Diaphysäre Dysplasie Camurati-Engelmann	Kraniodiaphysäre Dysplasie	
Lenz-Majewski-Dysplasie	Endosteale Hyperostose	
Typ van Buchem	Typ Worth	Sklerosteose mit cerebellarer Hypoplasie
Kenny-Caffey-Dysplasie	Osteoektasie mit Hyperphosphatasie (juveniler Paget)	
Diaphysäre Dysplasie mit Anämie		
Diaphysäre medulläre Stenose mit Knochenmalignität (Hardcastle)		
27. **Erhöhte Knochendichte mit metaphysärem Befall**		
Pyle-Dysplasie	Kraniometaphysäre Dysplasie [5p15.2–p14.2]	
Frontometaphysäre Dysplasie	Dysosteosklerose	
Okulodontoossäre Dysplasie	Trichodentoossäre Dysplasie [17q21]	
28. **Neonatale schwere osteosklerotische Dysplasien**		
Blomstrand-Dysplasie	Raine-Dysplasie	Pränataler Beginn von M.Caffey
29. Letale Chondrodysplasien mit Knochenbrüchen		
Greenberg-Dysplasie	Gefleckte diaphysäre Dysplasie	Astley-Kendall-Dysplasie
30. **Desorganisierte Entwicklung der knorpeligen und fibrösen Anteile des Skeletts**		
Dysplasia epiphysealis hemimelica		
Multiple kartilaginäre Exostosen* (Osteochondromatose)	[8q23–q24.1 EXT1]	
Enchondromatose (M. Ollier)*	Enchondromatose mit Hämangiomen (M.Maffucci)	
Spondyloenchondromatose	Dysspondyloenchondromatose	
Metachondromatose	Osteoglophonische Dysplasie	Genochondromatose
Karpotarsale Osteochondromatose		
Fibröse Dysplasie Jaffe-Lichtenstein* (M. McCune-Albright)	[20q13 GNAS1]	
Osteofibröse Dysplasie Campanacci*		
Fibrodysplasia ossificans progressiva [14q22–q23 BMO4]		Cherubismus
31. **Osteolysen**		
Multizentrisch, vorwiegend carpal u. tarsal in der Hand		
Multizentrische carpal-tarsale Osteolyse (mit und ohne Nephropathie)		
Shinohara-carpal-tarsal-Osteolyse		

Tabelle 1 (Fortsetzung)

Krankheit:	Chromosomaler Lokus	Gen
Multizentrisch, vorwiegend carpal, tarsal und interphalangeal		
Francois-Syndrom	Winchester-Syndrom	Torg-Syndrom
Whyte-Hemingway-carpal-tarsal-phalangeale Osteolysen		
Vorwiegend distale Phalangen		
Hadju-Cheney-Syndrom	Familiäre neurogene Akroosteolyse Giacci	
Akrale Syndrome Mandibulo		
Vorwiegend die Diaphysen und Metaphysen		
Familiäre expansile Osteolyse [8q21.1–q22]	Juvenile hyaline Fibromatose	
32. **Patella-Dysplasien**		
Nagel-Patella-Dysplasie [9q34.1 NPS1]		Scypho-patellare Dysplasie

Die mit * bezeichneten Dysplasien sind beispielhaft im Buch dokumentiert.

Die ausführlicher beschriebenen Krankheitsbilder sind in **Tabelle 1** markiert (*). Einige Krankheiten, die den Skelettdysplasien zugeordnet werden, werden an anderen Stellen dieses Buches dargelegt (z. B. Osteopoikilie, s. S. 110; Melorheostose, s. S. 110; fibröse Knochendysplasie, s. S. 58).

Dysostosen werden nach ihrer Lokalisation eingeteilt. Isolierte Fehlbildungen des Schädels werden als *Dyszephalie* bezeichnet. Sie werden durch eine primäre Wachstumshemmung einzelner oder mehrerer Schädelnähte (vorzeitige Verknöcherung, aktive Synostose) oder durch Entwicklungsstörungen des Gehirns mit Auswirkung auf die Schädelform (passive Synostose) hervorgerufen. Hierbei kommen folgende Schädelmißbildungen vor: 1. **Mikrozephalie**: abnorme Kleinheit des Schädels, harmonisch oder dysharmonisch. 2. **Makrozephalie**: abnorme Vergrößerung von Schädelumfang oder Schädelvolumen (Megazephalus bei Frühgeborenen, Hydrozephalus, interstitielle Megalenzephalie durch Gliaproliferation in den Hemisphären). 3. **Turrizephalie**: abnormer Hochwuchs des Schädels („Turmschädel", manchmal bei gleichzeitiger hämolytischer Anämie). 4. **Skaphozephalie**: abnorme Abflachung der Scheitelbeine bei vorzeitiger Synostose der Pfeilnaht („Kahnschädel"). 5. **Skoliozephalie**: asymmetrischer Schädel durch vorzeitige Synostose von Teilen der Schädelnähte („Schiefschädel"). 6. **Trigonozephalie**: keilförmiger Schädel durch vorzeitige Synostose der Stirnbeinhälften („Dreieckschädel"). 7. **Hypertelorismus** (Greig-Syndrom): Hemmungsmißbildung von Schädelbasis und frontalem Hirnschädel. 8. **Lückenschädel**: knöcherne Defekte des Schädels durch unvollständige Ossifikation (oft kombiniert mit Hirnmißbildungen). Dyszephalien des Gesichts- und Hirnschädels bilden die *kraniomandibulofazialen Dysmorphie-Syndrome*, die autosomal-dominante Erbkrankheiten sind. Hierbei werden entsprechend der jeweiligen Hypoplasie bestimmter Gesichts- und Schädelknochen mehrere Syndrome unterschieden.

Dysostosen der Extremitäten bezeichnet man als *Dysmelien*: **Diplomelie** (Verdoppelung einer Extremität) und **Diplopodie** (Verdoppelung einer Hand oder eines Fußes) sind sehr selten. Hingegen tritt eine **Polydaktylie** (überzählige Finger oder Zehen) häufiger auf (meist Daumen oder Großzehe, Kleinfinger oder Kleinzehe). Mit **Amelie** wird das völlige Fehlen einer Extremität bezeichnet. Bei der **Hemimelie** sind distale oder proximale Extremitätenabschnitte (Unterarm, Unterschenkel bzw. Oberarm, Oberschenkel) unterentwickelt oder fehlen. Bei der **Phokomelie** („Robbengliedrigkeit") fehlen sog. Schaltstückknochen (Femur, Tibia, Fibula oder Humerus, Radius, Ulna) und Hände oder Füße setzen direkt am Schulter- bzw. Beckengürtel an. Diese Mißbildungen sehen wir bei der *Thalidomid-Embryopathie*, die durch Einnahme von Thalidomid („Contergan") hervorgerufen wurde. Die **Peromelie** zeigt stummelförmige Extremitäten infolge von Wachstumsstörungen und die **Mikromelie** kurze Extremitäten durch Verkürzung der Schaltstückknochen. Das Fehlen von Händen oder Füßen wird als **Apodie** und eine fehlende Untergliederung der Weichteile oder Knochen von Händen oder Füßen als **Syndaktylie** bezeichnet.

Dysostosen des Becken- und Schultergürtels sind sehr selten; sie finden sich meist bei generalisierten Skelettdysplasien. Auch Dysostosen der Rippen und des Sternums werden selten beobachtet. Hingegen stellen Dysostosen der Wirbelsäule (Wirbelhypoplasie, Blockwirbel, überzählige Wirbel, Rhachischisis, Spina bifida, Spondylolisthesis) wichtige Läsionen der orthopädischen Praxis dar. Alle diese Mißbildungen können sowohl genetisch bedingt sein oder auch eine exogene Ursache haben.

Arthrogryposis multiplex congenita

Diese Mißbildung ist durch multiple symmetrische, intrauterin entstandene Kontrakturen gekennzeichnet. Die pathologischen Veränderungen liegen primär extraossär in den Weichteilen und wirken sich sekundär auf die Knochen aus. Es finden sich fibrotische Kontrakturen der Gelenkkapseln mit Verkürzungen der Beugemuskeln. Es besteht eine Myopathie mit verkürzten Muskeln. Wie in **Abb. 51** erkennbar, ist das Kind nach dorsal gebeugt. Der Kopf ist nach einer Seite gezogen; die Schultern sind nach innen rotiert. Demgegenüber sind die Hüften nach außen rotiert, und Arme und Beine weisen eine Flexion auf. Die Muskulatur ist unterentwickelt; die Haut ist faltig. Infolge der Weichteilkontrakturen kommt es zu Deformierungen der Knochen. In **Abb. 52** sieht man den Femur, der im proximalen Teil scharf abgeknickt ist *(1)*. Dadurch kommt es zu einer Verkürzung der Gliedmaße. Die Schaftdicke *(2)* und die Gelenkkonturen *(3)* sind regelrecht entwickelt. Infolge der Weichteilkontrakturen kommt es somit intrauterin oder während der Geburt oft zu multiplen Knochenfrakturen.

Die Weichteilkontrakturen wirken sich auch auf die Skelettentwicklung aus. Sie hemmen intrauterin die vollständige Entwicklung der enchondra-

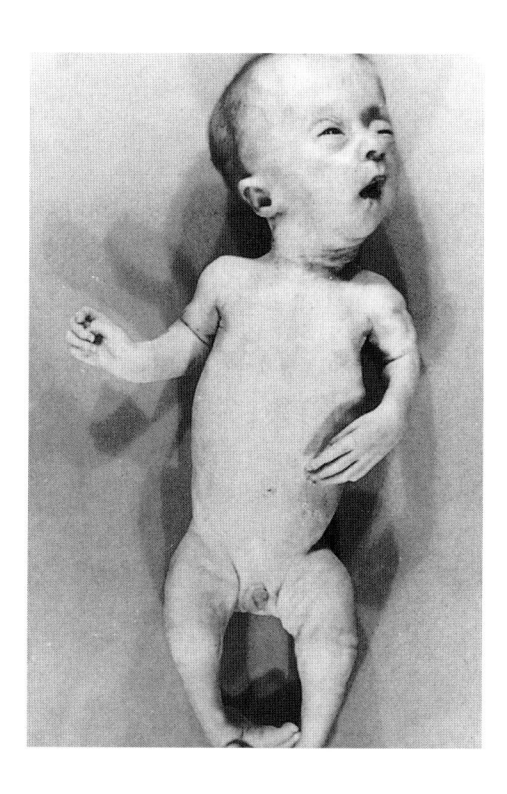

Abb. 51. Arthrogryposis multiplex congenita

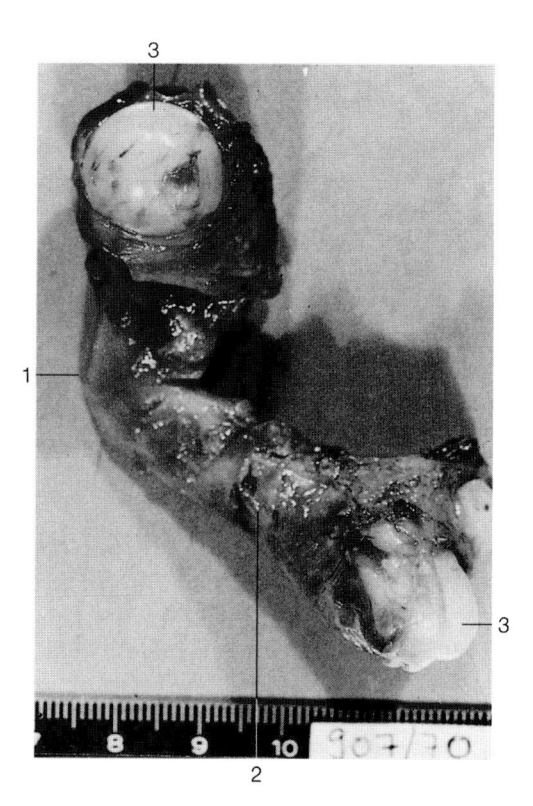

Abb. 52. Arthrogryposis multiplex congenita (Femur)

len Ossifikation. In **Abb. 53** ist die Wachstumszone des Femurs im **histologischen Bild** dargestellt. Man sieht hier den Säulenknorpel *(1)*, der in seiner Höhe deutlich reduziert ist. Der Proliferationsknorpel (= Blasenknorpel) *(2)* ist hingegen regelrecht angelegt und hyperplastisch. In der präparatorischen Verkalkungszone *(3)*, die stark verbreitert erscheint, sind zahlreiche, überaus weite Blutgefäße *(4)* auffällig, die weit in den Knorpel eingesprossen sind. Das dazwischen liegende Chondroid *(5)* ist quantitativ vermindert und nur minimal verkalkt. Diese Strukturveränderungen der Wachstumszonen weisen auf eine Wachstumsstörung des Knochens hin, die vor allem das Längenwachstum der langen Röhrenknochen betrifft.

Bei **stärkerer Vergrößerung** sind in **Abb. 54** die stark dilatierten Kapillaren *(1)* in der präparatorischen Verkalkungszone und der Eröffnungszone auffällig. Die Gefäße dringen in die Zone des Säulenknorpels ein *(2)* und führen zu dessen Reduktion. Das Chondroid *(3)* ist mäßig entwickelt und kaum verkalkt. Die Pathogenese dieser Wachstumsstörung ist bislang ungeklärt. Es werden neuropathische und myopathische Ursachen diskutiert. Die Wachstumsstörungen des Skeletts sind sekundärer Natur und müssen als Folge der Weichteilveränderungen gesehen werden.

Multiple epiphysäre Dysplasie (M. Ribbing-Müller)

Hierbei handelt es sich um ein autosomal-dominantes Erbleiden, das zu den häufigsten Skelettdysplasien gehört. Es zeigt sich in einem Minderwuchs mit normalen Körperproportionen. Die Gelenke weisen eine schmerzhafte Steifheit mit Kontrakturen auf. Häufig besteht eine thorakale Kyphose mit Rückenschmerzen. Die Symptome treten gewöhnlich nach dem 2. Lebensjahr in Erscheinung, manchmal auch erst im frühen Erwachsenenalter. Die Krankheit tritt in milder Form ohne Affektion der Hände und Handgelenke (**M. Ribbing**) und in schwerer Form mit starken Verstümmelungen (**M. Fairbank**) auf.

In **Röntgenaufnahmen** finden sich vorwiegend in der Brustwirbelsäule Abflachungen der Wirbelkörper mit unregelmäßigen Deckplatten. Die **Abb. 55** zeigt im rechten Bein eines 4jährigen Kindes, daß die Epiphysen von distalem Femur *(1)* und der Tibia *(2)* zu klein und irregulär gestaltet sind. Auch die Metaphysen *(3)* sind irregulär geformt und aufgetrieben. Die langen Röhrenknochen *(4)* sind infolge dieser Störungen der Wachstumszonen zu kurz, jedoch regelrecht geformt. Gewöhnlich erscheinen die Ossifikationszentren verspätet, sind fragmentiert und irregulär. Auch die Hüftgelenke sind betroffen: Die Hüftköpfe sind abgeflacht; es können Subluxationen mit Protrusio acetabuli auftreten. Ähnliche Veränderungen finden sich an den kurzen Röhrenknochen der Hände. Die Gelenkveränderungen führen später zu einer vorzeitigen und progressiven Arthrose mit erheblichen Bewegungseinschränkungen im höheren Erwachsenenalter. Diese Skelettanomalie ist mit keinen weiteren Mißbildungen verbunden. Die Lebenserwartung dieser Patienten ist normal.

Spondyloepiphysäre Dysplasia congenita (Typ Spranger-Wiedemann)

Diese Skelettmißbildung wird autosomal-dominant vererbt und kommt zusammen mit einer schweren oder leichten Coxa vara, X-Beinen und/ oder progressiven Arthropathie vor. Es findet sich ein dysproportionierter Zwergwuchs mit verkürzter Wirbelsäule, ein faßförmiger Thorax, ein genu valgum und pectu carinatum. Das Gesicht ist oft abgeflacht, und es besteht eine Kyphoskoliose. In 50% der Fälle findet man zusätzlich eine Myopathie und Retinaablösung. In der **Röntgenaufnahme** der **Abb. 56** sieht man bei einem 5jährigen Kind das Becken und die Lendenwirbelsäule dieser Skelettdysplasie. Die Wirbelkörper *(1)* sind abgeflacht und zeigen eine reduzierte Ossifikation. Es besteht eine deutliche Skoliose. Auch das Becken *(2)* ist unterentwickelt und vermindert ossifiziert. Die Acetabula *(3)* sind ungleichmäßig und horizontal ausgerichtet. In den langen Röhrenknochen finden sich vorwiegend im Bereich der Hüftgelenke *(4)* Unregelmäßigkeiten der Epiphysen und Metaphysen; die Knochenstrukturen treten erst verspätet (4.–5. Lebensjahr) in Erscheinung. Sie bleiben mit fortschreitendem Lebensalter unterentwickelt und deformiert, und es entwickelt sich eine Coxa vara. Insgesamt ist die Knochenentwicklung besonders der Becken- und Hüftknochen reduziert. Häufig kommt es zur Osteoarthritis vorwiegend in Schulter- und Hüftgelenken. Die Motorik dieser Patienten ist reduziert; ihre Intelligenz ist normal. Die Hypoplasie der Dornfortsätze von C2, Lockerung der Ligamente und muskuläre Hypotonie können zu einer atlanto-axialen Dislokation mit Rückenmarkkompression in Höhe von C1–C2 führen. Die erhöhte Knochenbrüchigkeit kann erstes klinisches Symptom durch Rückenmarkkompression sein.

Spondyloepiphysäre Dysplasia congenita (Typ Spranger-Wiedemann) 41

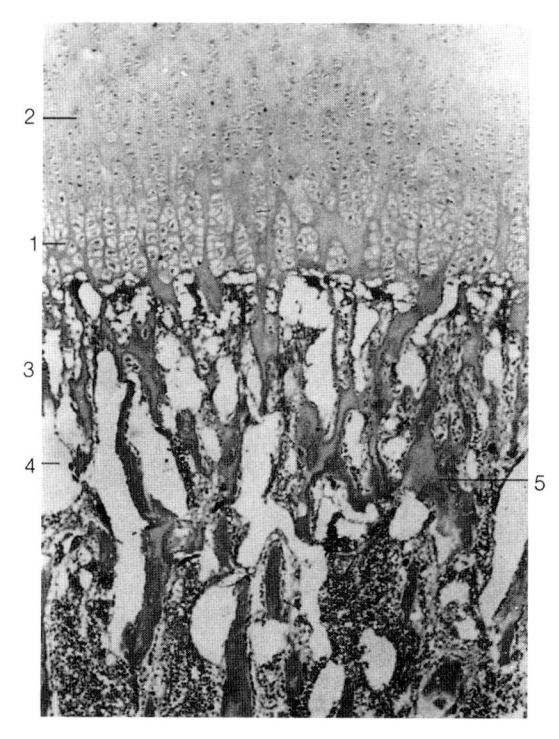

Abb. 53. Arthrogryposis multiplex congenita; HE, 25×

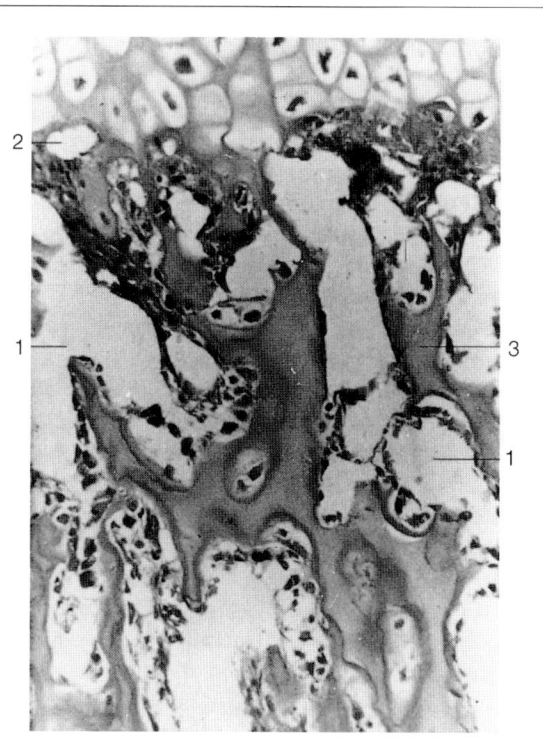

Abb. 54. Arthrogryposis multiplex congenita; HE, 64×

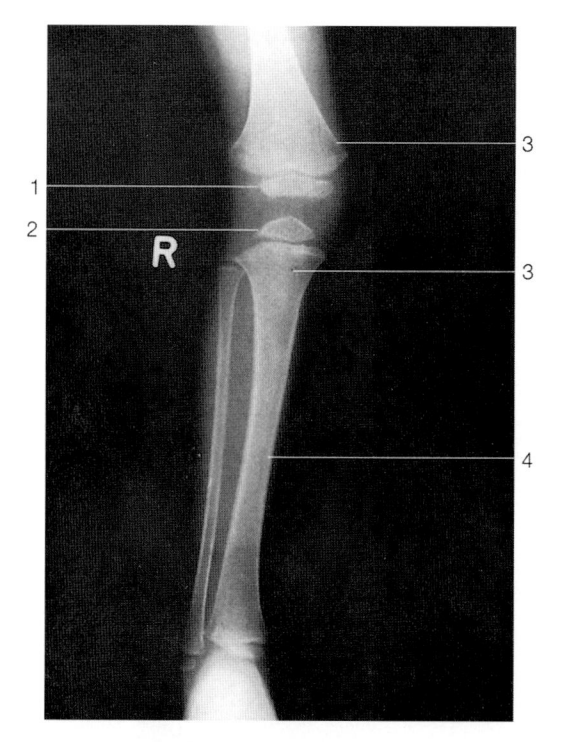

Abb. 55. Multiple epiphysäre Dysplasie (Tibia, Fibula)

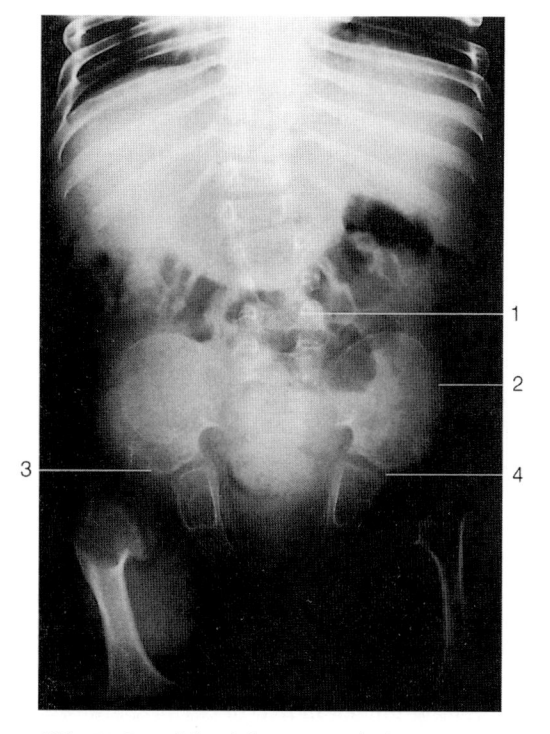

Abb. 56. Spondyloepiphysäre Dysplasia congenita (Becken, Lendenwirbelsäule)

Thanatophorer Zwergwuchs

Es gibt eine Reihe von Zwergwuchsmißbildungen, die bei der Geburt bestehen und kurz danach an respiratorischer Insuffizienz zum Tode führen (short rib/polydactyly syndromes: type I **Saldino-Noonan**, type II **Majewski**, type III **Neumoff**; Achondrogenesis). Darunter befindet sich auch der thanatophore Zwergwuchs, der meist sporadisch auftritt. Neben typischen Skelettveränderungen bestehen Fehlbildungen des Herzens und Gehirns.

Wie die **makroskopische Aufnahme** in **Abb. 58** zeigt, besteht infolge einer verzögerten Knochenreife ein dysproportionierter Zwergwuchs mit leicht verkürztem Rumpf *(1)* und stark verkürzten Extremitäten *(2)*, wobei vor allem die proximalen Anteile betroffen sind (*rhizomeler Minderwuchs*). Der Thorax *(3)* ist hochgradig eingeengt; das Abdomen ist vorgewölbt. Der Kopf *(4)* ist dysproportioniert vergrößert; die Nasenwurzel *(5)* ist eingesunken mit Protrusio bulbi, und es besteht ein sog. Kleeblattschädel mit einer tiefen, sagittalen Furche *(6)* in Stirnmitte. Dieser Minderwuchs hat zu zirkulären Hautfalten der vorquellenden Weichteile geführt.

Röntgenologisch sind zahlreiche Anomalien ersichtlich: In **Abb. 57** sind die Wirbelkörper *(1)* abgeflacht und H-förmig eingebuchtet; sie weisen Ossifikationsdefekte auf. Die Rippen *(2)* sind verkürzt und horizontal gestellt. Die Beckenknochen *(3)* sind hochgradig unterentwickelt; der Durchmesser ist reduziert. Die langen Röhrenknochen *(4)* sind verkürzt, gebogen und relativ breit; sie haben eine telefonhörerartige Formation und aufgetriebene Metaphysen. Es besteht ein relativ großer Schädel *(5)* mit kleinen Gesichtsknochen.

In **Abb. 59** sieht man das **makroskopische Präparat** eines Femurs bei *thanatophorem Zwergwuchs*. Der Röhrenknochen ist stark verkrümmt und unterschiedlich dicht *(1)*. Der proximale Anteil *(2)* hat die Form eines Telefonhörers. Der Femurkopf *(3)* ist regelrecht entwickelt und wird von einem glatten Gelenkknorpel bedeckt.

Das **histologische Bild** der Wachstumsfuge zeigt einen normal strukturierten ruhenden Knorpel. In **Abb. 60** sieht man jedoch, daß im Bereich des Säulenknorpels die Knorpelzellen nicht in Reihen angeordnet sind *(1)*. Zumindest ist der Säulenknorpel vermindert. Die Knorpelzellen sind diffus verstreut und blasig umgewandelt. In der präparatorischen Verkalkungszone *(2)* sind nur wenige unregelmäßige Blutgefäße zu finden. Hier finden sich breite und kurze Primärtrabekel *(3)*, die vermindert Osteozyten enthalten. Die primäre Spongiosa schließt sich stellenweise unmittelbar an den Wachstumsknorpel an. Die ungeschichteten Knochenbälkchen werden von einigen Osteoblasten *(4)* gesäumt. Im Markraum findet sich ein lockeres Bindegewebe *(5)* mit Infiltraten vom lymphoiden Rundzellen.

In **Abb. 61** ist die Wachstumszone hochgradig unterentwickelt. Man sieht den Wachstumsknorpel *(1)* mit kleinen Knorpelzellen, die ungeordnet im Verband liegen. Die Knorpelschicht wird teilweise von weiten Blutkapillaren *(2)* infiltriert. Subchondral liegen unregelmäßige plumpe Knochenbälkchen *(3)*, die zentrale Knorpelinseln *(4)* enthalten. Der Markraum ist ausgefüllt von dichten lymphoiden Zellen *(5)*.

Es werden zwei Formen dieser angeborenen Mißbildung unterschieden: Der **Typ I** ist die klassische Form mit großer Schädelkalotte und kleinem Gesichtsschädel sowie eingesunkener Nasenwurzel. Hierbei sind die Extremitätenknochen stark verkrümmt und verkürzt. Beim **Typ II** besteht ein sog. Kleeblattschädel. Die dreilappige Schädelkonfiguration wird durch eine vorzeitige Verschmelzung der Sutura coronalis und lamboidea hervorgerufen. Die Schädelgruben sind stark erweitert; häufig besteht ein Hydrozephalus. Die Extremitätenknochen sind verkürzt, jedoch nicht verkrümmt. In beiden Fällen handelt es sich um eine letale Mißbildung.

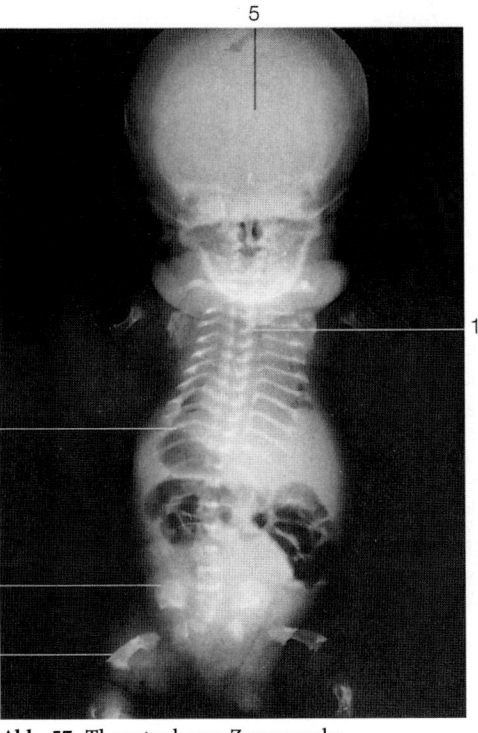

Abb. 57. Thanatophorer Zwergwuchs

Thanatophorer Zwergwuchs 43

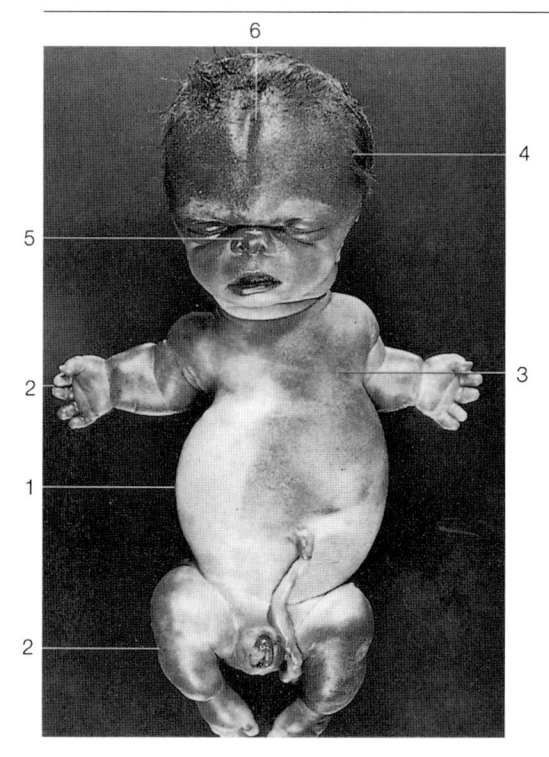

Abb. 58. Thanatophorer Zwergwuchs (rhizomeler Minderwuchs)

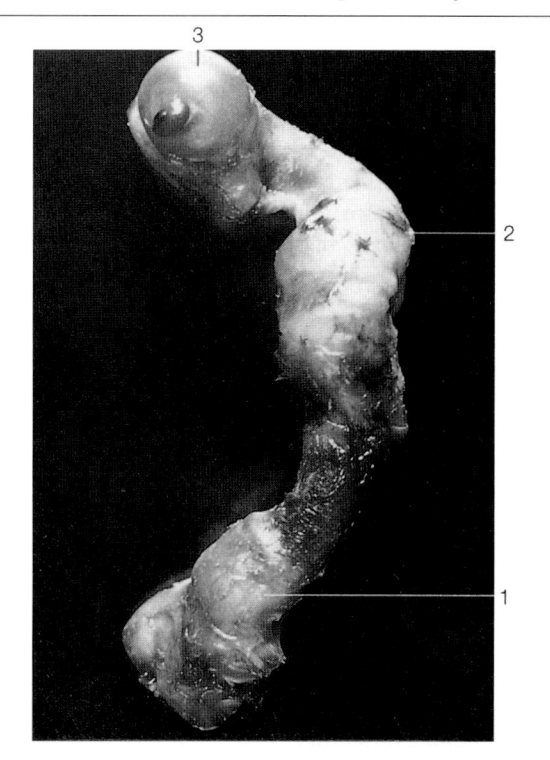

Abb. 59. Thanatophorer Zwergwuchs (Femur)

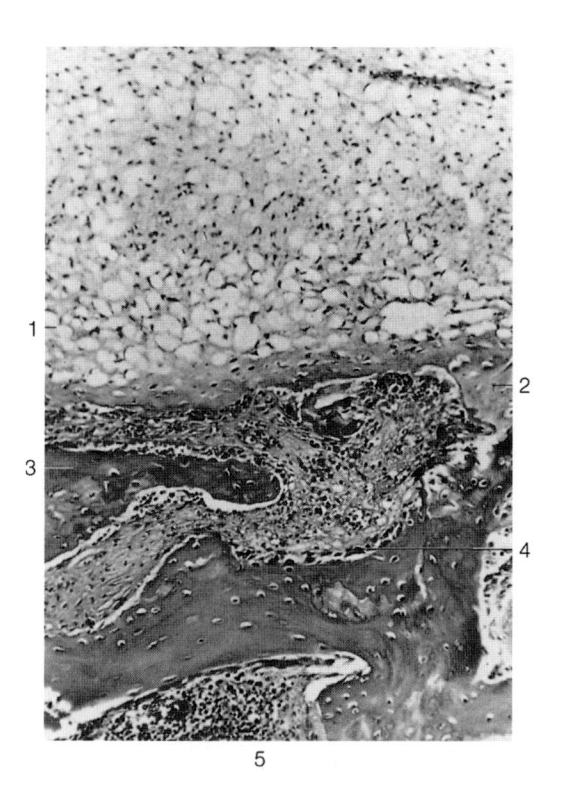

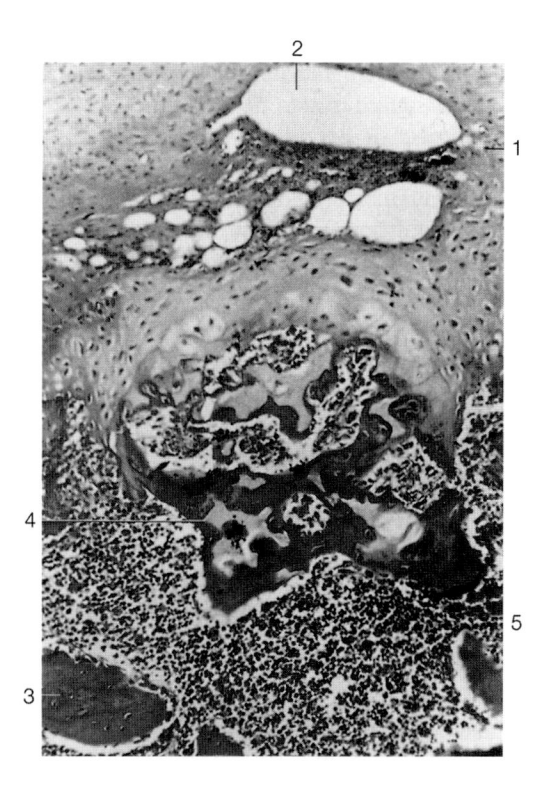

Abb. 60. Thanatophorer Zwergwuchs; HE, 40×

Abb. 61. Thanatophorer Zwergwuchs; HE, 64×

Asphyxierende Thoraxdysplasie (Morbus Jeune)

Bei dieser autosomal-rezessiven Skelettmißbildung führt vor allem eine angeborene Einengung des Thorax zur respiratorischen Insuffizienz. Die Patienten haben einen deformierten Thorax und sterben in früher Kindheit. Bei milder Form kann jedoch auch das Erwachsenenalter erreicht werden. Dann zeigt sich ein Minderwuchs mit disproportional verkürzten Extremitäten. Oft besteht zusätzlich eine postaxiale Polydaktylie. In später Kindheit entwickelt sich eine chronische Nephritis. Es kommen bei dieser Krankheit dysplastische Nieren- und Leberveränderungen vor.

In **Abb. 63** ist ein Kind mit einer asphyxierenden Thoraxdysplasie abgebildet. Der Schädel *(1)* ist normal proportioniert; das Gesicht *(2)* ist unauffällig gestaltet. Auffällig ist jedoch ein sehr schmaler Thorax *(3)* mit sehr kurzen Rippen. Die inneren Organe sind regelrecht angelegt und entwickelt.

Die **Röntgenaufnahme** des Thorax zeigt in **Abb. 62**, daß der Thorax überaus schmal entwickelt ist. Die Rippen *(1)* sind erheblich verkürzt und horizontal ausgerichtet. Die Knorpel-Knochengrenzen sind ungleichmäßig. In späterer Kindheit bilden sich diese Veränderungen etwas zurück. Die Wirbelsäule ist normal entwickelt und weist regelrecht geformte Wirbelkörper auf *(2)*. Röntgenologisch lassen sich darüber hinaus unterentwickelte Beckenknochen (Os ilium, Os ischii, Os pubis), disproportionierte Verkürzungen der langen Röhrenknochen mit irregulären Metaphysen, verkürzte Mittel- und Endphalangen und oft überzählige Finger oder Zehen beobachten.

Makroskopisch läßt sich eine Wachstumsstörung an den Knorpel-Knochengrenzen feststellen. In **Abb. 64** sieht man diese Zone in einer Rippe: Die Knorpelmasse *(1)* ist vermehrt, wodurch die Rippen in diesem Bereich knollige Auftreibungen aufweisen, die einem rachitischen Rosenkranz ähneln. Die Eröffnungszone *(2)* mit primärer Spongiosa ist breit angelegt und erscheint dunkelrot. Am ausgereiften Knochen *(3)* lassen sich keine Veränderungen erkennen.

Histologisch ist eine schwere Störung der enchondralen Ossifikation nachweisbar. Wie in **Abb. 65** erkennbar, besteht eine Anarchie der Knorpelproliferation. Säulen- und Blasenknorpel sind ungenügend entwickelt. Die Knorpelsäulen *(1)* sind verschmälert und rarefiziert. Im Blasenknorpel finden sich unregelmäßige Proliferationsherde *(2)* als Zeichen einer ungleichmäßigen Hyperplasie. Der Blasenknorpel wird tief von Blutkapillaren *(3)* invadiert. Der hyperplastische Knorpel enthält neben ballonierten auch sehr kleine Knorpelzellen *(4)*. Das Knorpelgewebe weist degenerative Veränderungen auf und wird nicht vollständig verkalkt. Somit besteht eine verminderte Verknöcherung des Osteoids. Die Osteoblasten sind etwas vermehrt. Es zeigt sich auch ein verzögerter Knorpelabbau, wobei Chondroklasten und Osteoklasten stark vermindert sind. In der kostalen Knorpel-Knochengrenze besteht ein sehr breites Band von gefäßreichem Bindegewebe zwischen dem hyalinen Knorpel und der Zone des Wachstumsknorpels.

Abb. 66 zeigt **histologisch** die völlig unterentwickelte Zone des Wachstumsknorpels *(1)* mit kleinen Chondrozyten in ungleichmäßiger Verteilung. Präparatorische Verkalkungszone und Eröffnungszone sind stark vermindert, und es schließt sich gleich eine ebenfalls rarefizierte primär Spongiosa *(2)* an. In den langen Röhrenknochen finden sich nur geringe Veränderungen des Epiphysenknorpels. Die periostale Ossifikation ist hingegen ungestört; hier kann es zu einer relativ überschießenden Knochenbildung kommen. Dies führt zu einer Inkongruenz der periostalen und enchondralen Ossifikation und zu einer spornartigen Ausziehung im Röntgenbild.

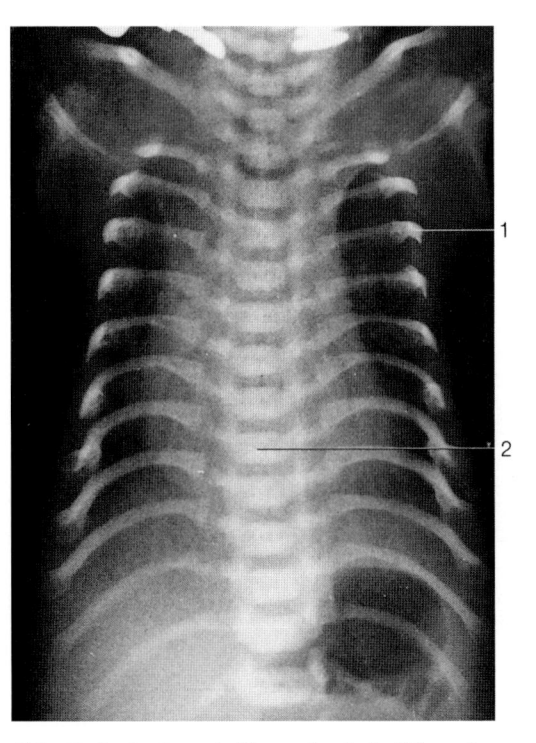

Abb. 62. Asphyxierende Thoraxdysplasie (Thorax)

Asphyxierende Thoraxdysplasie (Morbus Jeune) 45

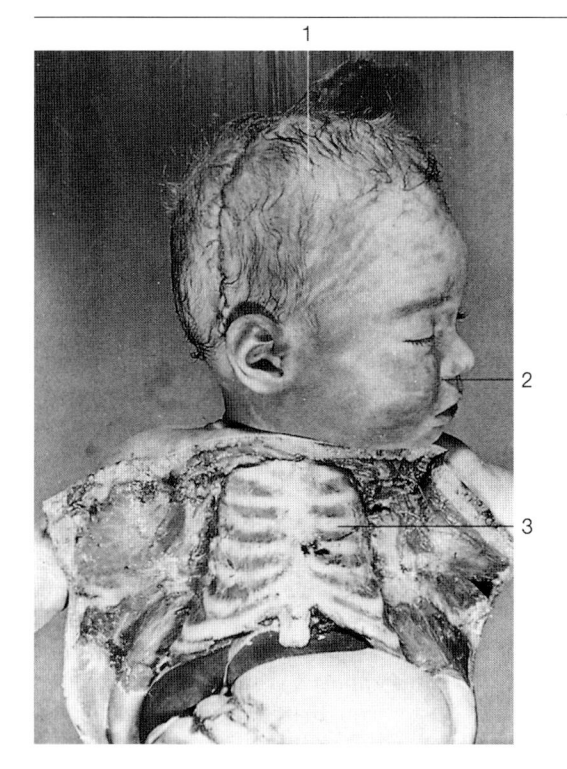

Abb. 63. Asphyxierende Thoraxdysplasie

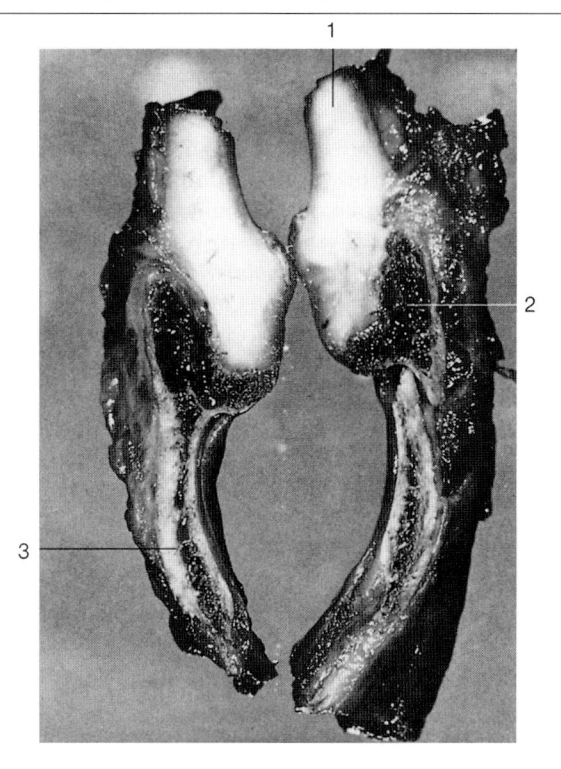

Abb. 64. Asphyxierende Thoraxdysplasie (Rippe)

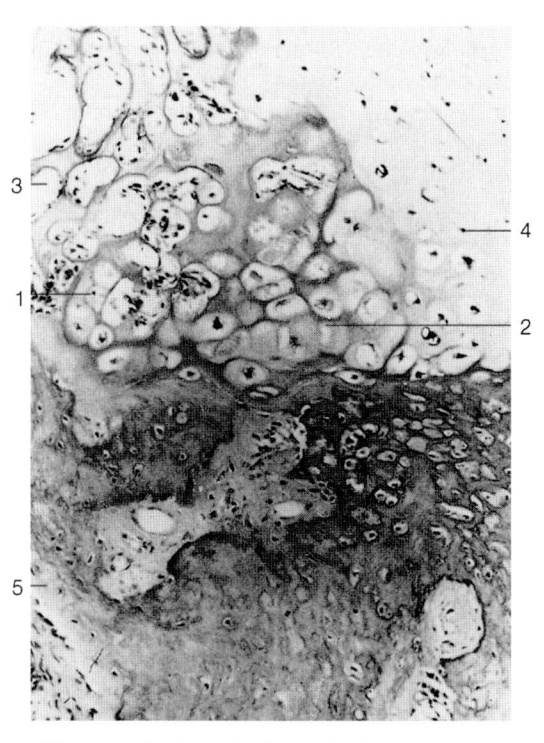

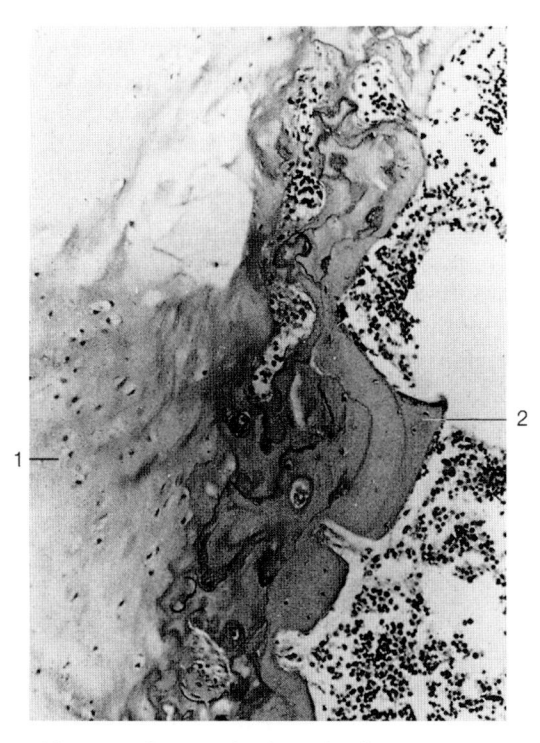

Abb. 65. Asphyxierende Thoraxdysplasie; HE, 64×

Abb. 66. Asphyxierende Thoraxdysplasie; HE, 82×

Chondroektodermale Dysplasie (Ellis-van-Creveld-Syndrom)

Diese sehr seltene Entwicklungsstörung, die autosomal-rezessiv vererbt wird, ist durch eine Skelettdysplasie in Kombination mit einer ektodermalen Dysplasie und angeborenem Herzfehler gekennzeichnet. Die *ektodermale Dysplasie* zeigt sich durch das fast völlige Fehlen der Kopfhaare, durch Zahnanomalien (Dentitio tarda, Fehlen der Eckzähne und lateralen Schneidezähnen, kurze Zähne mit minderwertigem Dentin) und durch eine Hypoplasie der Finger- und Zehennägel. In **Abb. 67** sieht man die Hand eines solchen Kindes: Die Finger, insbesondere die Endglieder *(1)*, sind verkürzt, und die Fingernägel *(2)* sind unterentwickelt. Häufig besteht zusätzlich eine postaxiale Polydaktylie.

Röntgenologisch finden sich im langen, eingeengten Thorax kurze Rippen. Der Herzschatten ist pathologisch deformiert. Die Wirbelsäule ist unverändert. Die langen Röhrenknochen (**Abb. 69**) sind erheblich verkürzt und erscheinen verdickt *(1)*. Die Metaphysen von Femur *(2)* und Tibia *(3)* sind stark verbreitert: Die proximale Epiphysenfuge der Tibia *(4)* hat einen schrägen Verlauf, wodurch sich manchmal ein schweres Genu valgum entwickelt. Der Schenkelhals *(5)* ist stark verkürzt. Darüberhinaus sind die Beckenknochen unterentwickelt mit kleinen Beckenschaufeln und hakenförmig abwärts gerichteter Protrusion des Acetabulums. Der Schädel zeigt keine Veränderungen.

Makroskopisch finden sich die deutlichsten Skelettveränderungen im Bereich der Meta-Epiphysen. In **Abb. 70** sieht man am aufgesägten Präparat von Femur *(1)* und Tibia *(2)* eine gewaltige knorpelige Entwicklung der Epiphysen *(3)*, die kappenförmig die Metaphysen begrenzen. Die Metaphysen *(4)* sind keulenförmig verbreitert. Die Epiphysenfugen *(5)* sind verbreitert und unscharf begrenzt; sie sind fleckig aufgelockert mit schrägem Verlauf in der Tibia *(6)*.

Bei **stärkerer Vergrößerung** erkennt man in **Abb. 68** die breite, unscharf begrenzte und aufgelockerte Epiphysenfuge *(1)* und die hyperplastische knorpelige Epiphyse *(2)*. Der knöcherne Epiphysenkern *(3)* ist unterentwickelt und asymmetrisch deformiert. Während die beiden Seitenteile in der Ossifikation zurückgeblieben sind, hat sich der mittlere tief in die Epiphysenfuge vorgeschoben *(4)*, so daß diese eine dreizackige Gliederung erfährt.

Histologisch läßt sich eine ausgeprägte Proliferations- und Reifestörung des Epiphysenknorpels nachweisen. Während in **Abb. 71** der ruhende Knorpel *(1)* noch regelrecht entwickelt erscheint, sind Blasen- und Säulenknorpel unterentwickelt und oft nur noch abortiv vorhanden. Es finden sich einige Nester von Blasenknorpel *(2)*, und an wenigen Stellen sind einige kurze Knorpelsäulen *(3)* nachweisbar. Die Knorpelgrundsubstanz ist umfangreich vorhanden und wird normal verkalkt. Die Eröffnungszone ist reduziert und enthält vermindert Kapillaren *(4)*. Dies führt zu einem verminderten Knorpelabbau, wobei Zungen von Knorpelgewebe *(5)* persistieren und weit in die Metaphyse hineinragen. Seitlich werden sie von Knochengewebe *(6)* abgedeckt, das aus der rascher ablaufenden periostalen Ossifikation hervorgeht. Wie **Abb. 72** zeigt, hat sich eine breite Platte von Lamellenknochen *(1)* unter die knorpelige Wachstumszone *(2)* vom Periost aus geschoben, so daß kein Längenwachstum des Knochens mehr stattfinden kann. In den lateralen Anteilen der Epiphysenfugen kommt es zusätzlich zu Ernährungsstörungen des Knorpels mit Knorpelnekrosen.

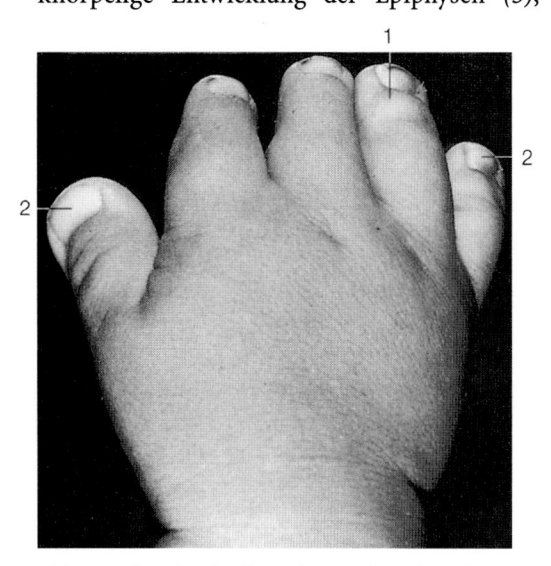

Abb. 67. Chondroektodermale Dysplasie (Hand)

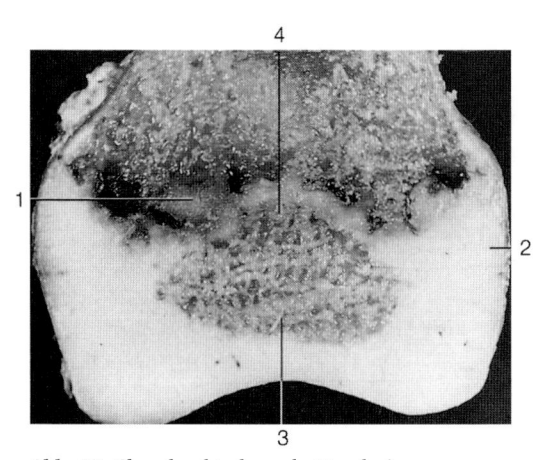

Abb. 68. Chondroektodermale Dysplasie (distale Femurepiphyse und Epiphysenfuge)

Chondroektodermale Dysplasie (Ellis-van-Creveld-Syndrom) 47

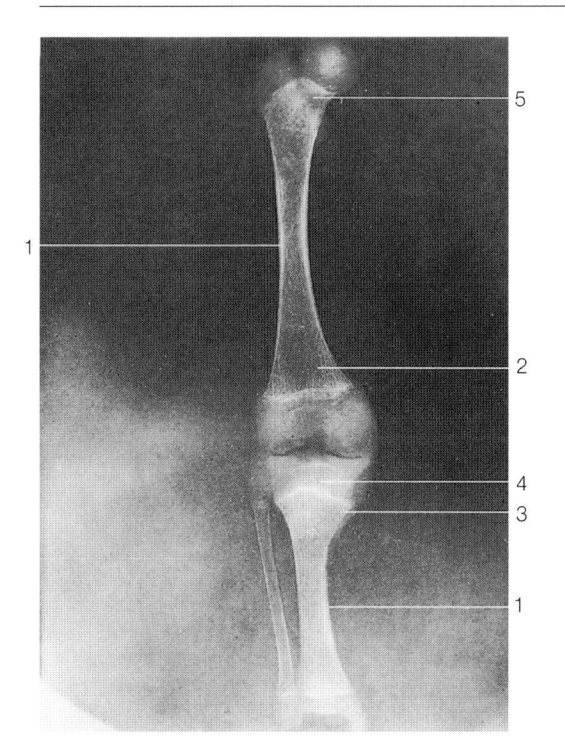

Abb. 69. Chondroektodermale Dysplasie (Femur, Tibia)

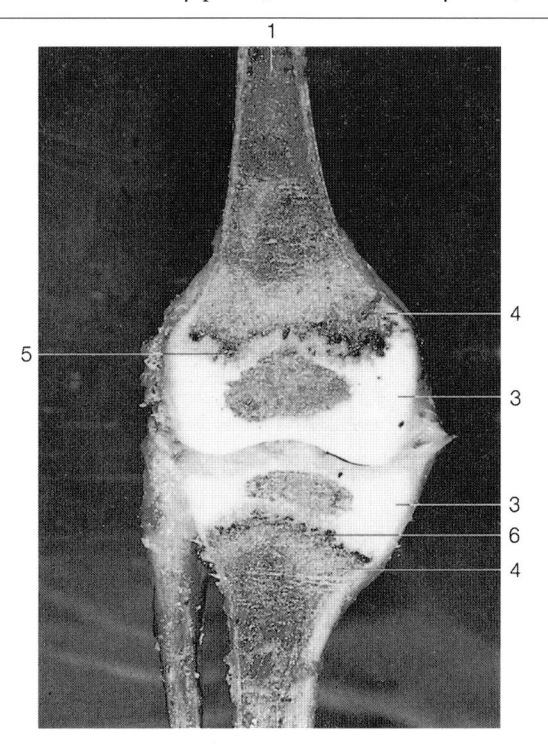

Abb. 70. Chondroektodermale Dysplasie (distaler Femur, proximale Tibia)

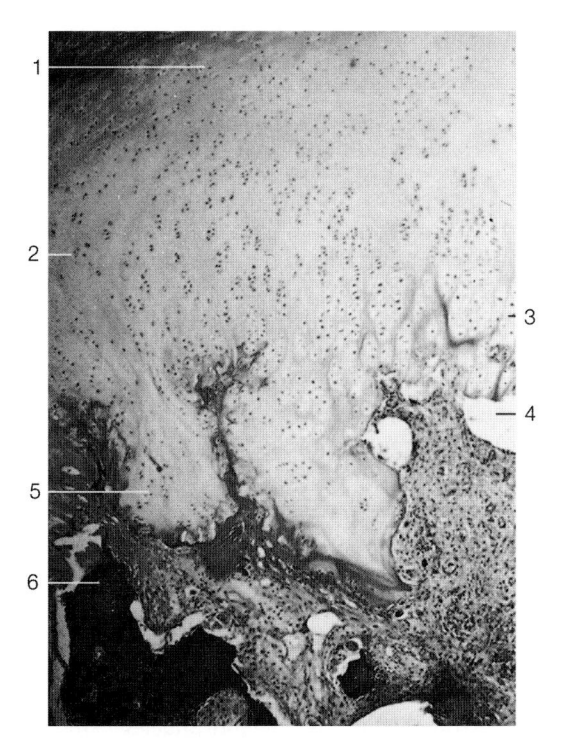

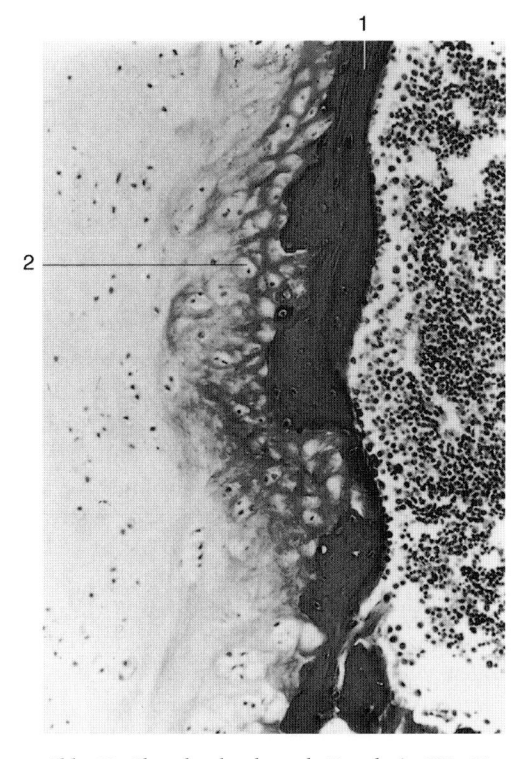

Abb. 71. Chondroektodermale Dysplasie; HE, 30×

Abb. 72. Chondroektodermale Dysplasie; HE, 64×

Mukopolysaccharidose Typ IV (Morbus Morquio)

Skelettdysplasien können auch durch angeborene Stoffwechselstörungen hervorgerufen werden. Bei den verschiedenen Mukopolysaccharidosen handelt es sich um lysosomale Speicherkrankheiten, die durch Enzymdefekte im Abbaustoffwechsel der sauren Mukopolysaccharide (Glukosaminglukane, Dermatansulfat, Heparansulfat) verursacht sind. Die nicht abgebauten Stoffwechselprodukte werden in mesenchymalen Geweben, Nervengeweben und inneren Organen abgelagert. Beim Morbus Morquio wird Keratansulfat im Knochengewebe gespeichert, was zu typischen skeletalen Entwicklungsstörungen führt. Die Krankheit hat einen autosomal-rezessiven Erbgang. Sie manifestiert sich in den ersten vier Lebensjahren durch Zwergwuchs, Verkürzung und Verkrümmung der Wirbelsäule, Hühnerbrust, Schlottergelenken, Zahnanomalien und manchmal Hepatomegalie.

In **Abb. 73** ist im **Röntgenbild** die verkürzte Wirbelsäule mit deutlicher Platyspondylie der Wirbelkörper *(1)* erkennbar; durch ventrale knöcherne Protrusion sind sie hakenförmig gestaltet. Die Zwischenwirbelräume *(2)* sind erweitert. Häufig besteht ein hypoplastischer Dens epistrophei. Der Thorax ist breit angelegt *(3)* mit paddelförmigen Rippen. Die Beckenschaufeln *(4)* sind abgeflacht. In den Hüftgelenken bestehen dysplastische Veränderungen der Epiphysen der Hüftköpfe *(5)* und eine Hypoplasie der Hüftpfannen *(6)*. Im Erwachsenenalter entwickeln sich schwere Arthrosen. (*Mukopolysaccharidose I-H, Typ Pfaundler-Hurler* s. S. 60).

Mesomeler Zwergwuchs (fetal face syndrome Robinow)

Unter den sehr seltenen mesomelen Dysplasien, die autosomal-dominant vererbt werden, zeichnet sich der **Typ Robinow** durch eine eigenartige Gesichtsverformung mit vorstehender Stirn und Hypertelorismus infolge eines unproportioniert vergrößerten Neurokraniums (sog. „fetal face") aus. Es besteht eine kurze Sattelnase. Die Extremitäten sind verkürzt, die äußeren Genitalien sind hypoplastisch. **Röntgenologisch** finden sich am Thorax unvollständig ausgebildete Wirbelkörper und Verschmelzungen von Wirbeln und Rippen mit vorzeitiger Verkalkung des Rippenknorpels. In **Abb. 74** sieht man eine erhebliche Verkürzung von Radius *(1)* und Ulna *(2)*. Die Knochen erscheinen an einem Ende aufgetrieben, am anderen Ende verschmälert. Das Radiusköpfchen *(3)* ist disloziert. Ähnliche Veränderungen finden sich in geringerer Ausprägung am Unterschenkel. Das Hand- und Fußskelett weist keine dysplastischen Veränderungen auf. Die Lebenserwartung dieser Patienten ist normal.

Tricho-rhino-phalangeale Dysplasie

Dieses autosomal-dominante Erbleiden macht sich im ersten Lebensjahr durch ein eigenartiges Gesicht mit breitem Mund, birnenförmiger Nase, einem prominenten Philtrum und spärlicher Behaarung bemerkbar. Es besteht eine Brachydaktylie eines oder mehrerer Finger. Die Interphalangealgelenke sind geschwollen und können distal eine axiale Deviation der Finger aufweisen. Meist besteht eine kleine Statur. Beim *Typ II* dieser Dysplasie *(Langer-Giedion-Syndrom)* finden sich zusätzlich multiple osteokartilaginäre Exostosen. **Röntgenologisch** sind die Epiphysen der Röhrenknochen unterentwickelt und deformiert; es kommt zu einem vorzeitigen Schluß der Epiphysenfugen. In den Hüftköpfen entwickelt sich häufig eine aseptische Knochennekrose (M. Perthes, s. S. 176). In **Abb. 75** sind die Epi-Metaphysen der kurzen Röhrenknochen der Hand *(1)* kegelförmig aufgetrieben. Bei diesem 8jährigen Kind sieht man einige regelrechte Epiphysenfugen *(2)*; andere sind geschlossen *(3)* und nicht mehr sichtbar; einige lassen ungewöhnliche streifige Verdichtungen *(4)* erkennen. Die Lebenserwartung ist normal.

Kleidokraniale Dysplasie

Bei diesem autosomal-dominanten Erbleiden besteht eine Störung der desmalen Ossifikation, wobei es zu einer ungenügenden Bildung von Ersatzknochen kommt. Folglich treten Skelettveränderungen in den Klavikeln und Schädelknochen (Kalotte, Gesichtsschädel) auf. **Röntgenologisch** sieht man in **Abb. 76** bei einem 2jährigen Kind am Schädel weit offene Fontanellen *(1, große Fontanelle)* und Suturen *(2)* infolge einer verzögerten Ossifikation. Auch an der Schädelbasis *(3)* bestehen Ossifikationsstörungen. Dies ergibt einen großen Kopf mit prominenten Frontal- und Parietalknochen. Beide Klavikulae *(4)* sind nur rudimentär angelegt. Diese Aplasie kann auch nur unilateral oder parietal sein, und es können Pseudarthrosen dieser Knochen vorkommen. Von dieser Mißbildung sind auch die anhaftenden Muskeln betroffen, die ungenügend angelegt sind. Dadurch kommt es zu einem Schultervorfall. Die Skapulae *(5)* sind klein und verformt und lose verankert. Die Lebenserwartung ist normal.

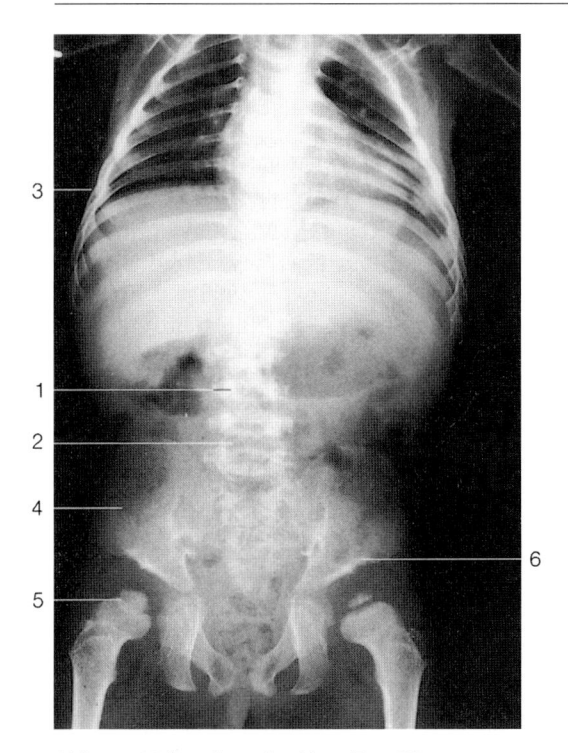

Abb. 73. Mukopolysaccharidose Typ IV
(Thorax, Lendenwirbelsäule)

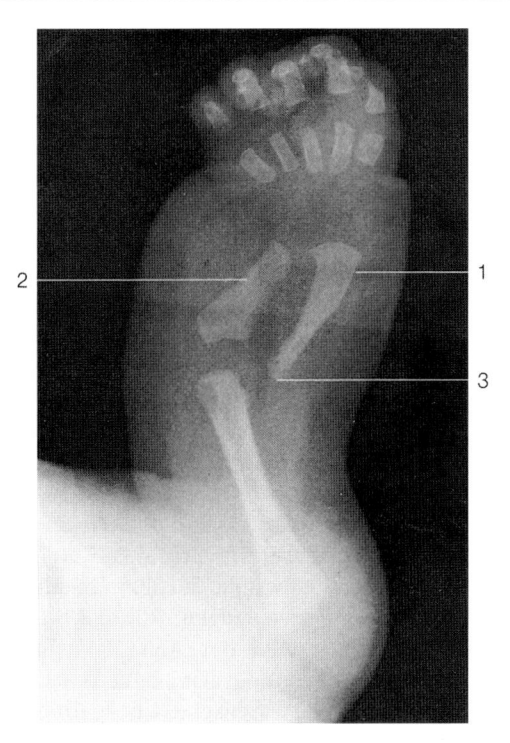

Abb. 74. Mesomeler Zwergwuchs (Radius, Ulna)

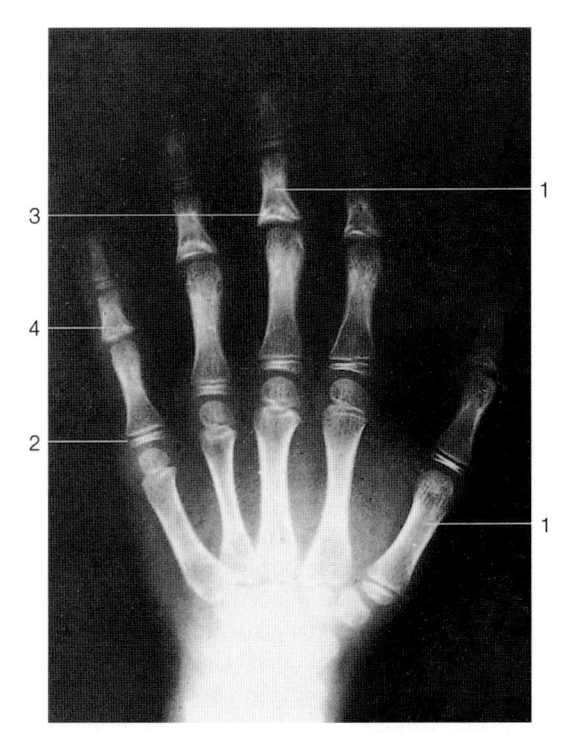

Abb. 75. Tricho-rhino-phalangeale Dysplasie (Hand)

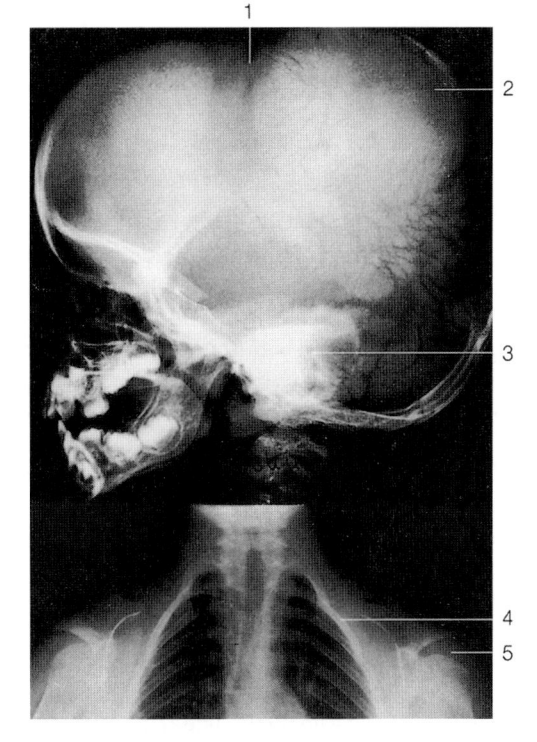

Abb. 76. Kleidokraniale Dysplasie (Schädel)

Achondroplasie (Chondrodystrophia fetalis)

Es handelt sich um einen disproportionierten Zwergwuchs mit kurzen Gliedmaßen (Mikromelie), dessen Ursache in einer genetisch bedingten Unterentwicklung des Proliferationsknorpels bei der enchondralen Ossifikation zu sehen ist. Diagnostisch wird dieser Zwergwuchs anhand der klinischen und röntgenologischen Befunde klassifiziert; eine histomorphologische Untersuchung ist dem Sektionsmaterial vorbehalten.

In **Abb. 77** ist die **Röntgenaufnahme** eines solchen neugeborenen Zwerges in beiden Ebenen dargestellt. Die Wirbelkörper *(1)* sind stark abgeflacht, und die Zwischenwirbelräume *(2)* erscheinen viel breiter als normal. Es findet sich eine Ausbogung der Wirbelkörper im dorsalen Anteil *(3)*. Bei solchen Patienten besteht darüber hinaus eine starke Verkürzung der langen Röhrenknochen. Im **histologischen Bild** der **Abb. 78** sieht man in der Zone der enchondralen Ossifikation dicht gelagerte und hypertrophische Knorpelzellen *(1)*, die jedoch nicht in Säulen angeordnet sind; sie liegen in Gruppen zusammen. Die regelrechten langen Kalkspieße der Knorpelmatrix, die sich in den Schaftknochen hin erstrecken sollten, fehlen *(2)*. Das proliferierende Knorpelgewebe grenzt unmittelbar an voll mineralisiertes und reifes trabekuläres Knochengewebe *(3)*, was zur Behinderung des Längenwachstums führt.

Chondrodystrophie

Diese Skelettmißbildung stellt ein verhältnismäßig häufiges autosomal-dominantes Erbleiden dar; es kommen aber auch sporadische Erkrankungen vor. *Da hierbei die Chondroblasten keinen Säulenknorpel mehr bilden (s. Abb. 49), kommt es zu einem frühzeitigen Sistieren der enchondralen Ossifikation, und es resultiert ein vermindertes Längenwachstum des Knochens.* Die periostale Knochenbildung und die Bildung von Belegknochen (Bindegewebeknochen) sind hingegen nicht gestört (s. Abb. 50). Es entsteht der *chondrodystrophische Zwerg* mit völlig unproportioniertem Körperbau (kurze, dicke Extremitäten bei normal entwickeltem Stammskelett). Der große Kopf ist durch die Wachstumsstörung der Schädelbasis (Ersatzknochen) bei normalem Wachstum der Schädelkalotte (Belegknochen) wie eine „umgekehrte Birne" verformt.

Wie die **Röntgenaufnahme** eines Chondrodystrophen in **Abb. 79** zeigt, besteht eine breite, schwache Konfiguration des Beckens *(1)*, mit quadratischen Beckenschaufeln; ihre untere Begrenzungslinie verläuft horizontal. Die langen Röhrenknochen der Extremitäten *(2)* sind stark verkürzt. Da bei normal funktionierender periostaler Ossifikation ein normales Dickenwachstum der Knochen stattfindet, wirken sie auffallend plump. Oft beobachtet man an den proximalen und distalen Enden der Röhrenknochen *(3)* (meist der Femora) ovale Aufhellungsherde im Knochen.

Die **histologisch** nachweisbare Störung liegt in der Zone des Säulenknorpels, also in den Epi-Metaphysen der langen Röhrenknochen und in der Knorpel-Knochen-Grenze der Rippen. Wie in **Abb. 80** zu erkennen ist, ist die Proliferation der Knorpelzellen nur schwach ausgeprägt: Die proliferierenden Knorpelzellen *(1)* sind klein und haben kleine runde Kerne; die Schicht des Blasenknorpels ist verschmälert; die Säulenknorpelschicht *(2)* hat nur 6–8 aneinandergereihte Knorpelzellen (statt normal etwa 20 Knorpelzellen). Die Säulen sind somit in ihrer Höhe verkürzt; die können in schweren Fällen ganz fehlen. Auch die Verkalkung der Knorpelmatrix und die Osteoidbildung sind vermindert oder fehlen. An der Knorpel-Knochen-Grenze erkennt man einige blasige Knorpelzellen *(3)*, an die sich eine kaum entwickelte Osteoidschicht *(4)* anschließt. Präparatorische Verkalkungszone und primäre Spongiosa sind somit ebenfalls von der Ossifikationsstörung betroffen. Im unteren Bildteil finden sich die Strukturen der sekundären Spongiosa mit unvollständig verkalkten Knochenbälkchen *(5)*; dazwischen liegt ein sehr zellreiches blutbildendes Knochenmark *(6)*.

Eine histologische Untersuchung chondrotrophischer Knochen wird praktisch nur am Sektionsmaterial durchgeführt. Die Skelettverformungen beeinträchtigen die Mobilität. Die Intelligenz ist normal; die Lebenserwartung ist nicht verkürzt.

Bei der *Chondrodysplasia punctata* (**rhizomeler Typ**) handelt es sich um eine autosomal-rezessive Genopathie mit letalem Verlauf. Bei dieser seltenen Krankheit, deren definitive Diagnose radiologisch gestellt wird, beobachten wir im Röntgenbild symmetrische punktförmige Verkalkungen in den knorpeligen Skelettabschnitten und eine Zweiteilung der Wirbelkörper durch eine Knorpelscheibe. Es findet sich eine Verkürzung und Verplumpung der langen Röhrenknochen, vor allem der Humeri, mit metaphysärer Auftreibung. Die pathologisch-anatomische Diagnostik ist dem Sektionsgut vorbehalten.

Chondrodystrophie 51

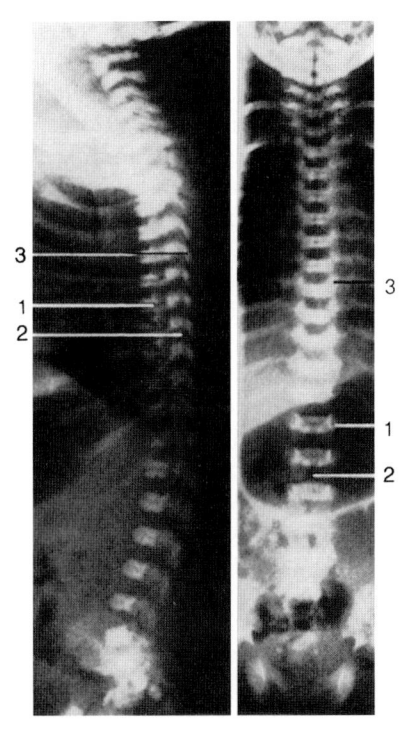

Abb. 77. Achondroplasie (Wirbelsäule).
(Aus SPRANGER et al. 1974)

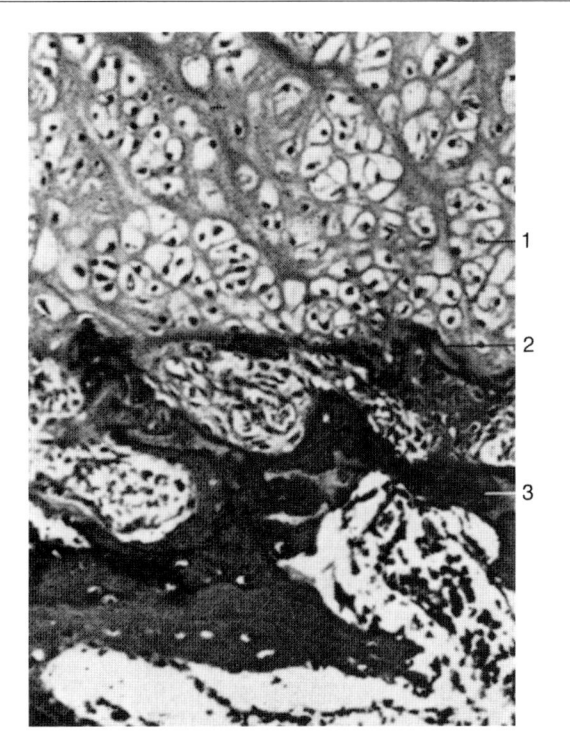

Abb. 78. Achondroplasie; HE, 64×

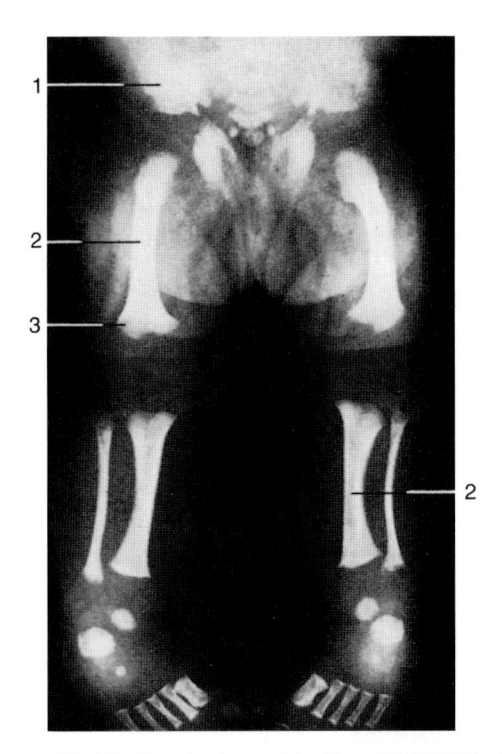

Abb. 79. Chondrodystrophie. (Aus SPRANGER et al. 1974)

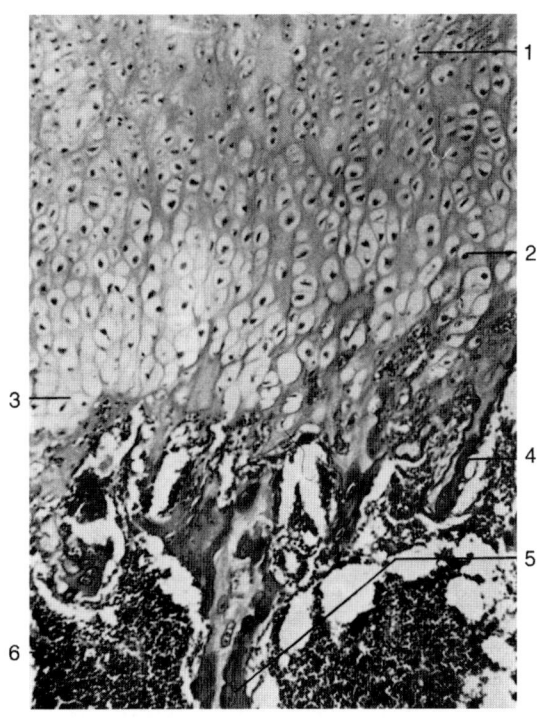

Abb. 80. Chondrodystrophie; HE, 25×

Rachitis

Die Rachitis stellt eine mangelnde Verkalkung des Knochengewebes im wachsenden Skelett dar, bei der es zu einer Störung der enchondralen Ossifikation kommt. Dabei werden in der präparatorischen Verkalkungszone (s. Abb. 49) große Mengen von unverkalktem Osteoid und Knorpelgewebe gebildet. Es erfolgt eine Desorganisation der gesamten enchondralen Ossifikationsprozesse. Ursachen hierfür sind am häufigsten ein *Vitamin-D-Mangel* (Hypovitaminose) oder eine Fehlfunktion der Nierentubuli (***Vitamin-D-resistente Rachitis***: *Phosphatdiabetes, Debré-de-Toni-Fanconi-Syndrom*), intestinale Resorptionsstörungen oder eine *Hypophosphatasie*. Heute wird die Vitamin-D-Mangelrachitis bei uns nur sehr selten beobachtet. Demgegenüber treten häufiger Fälle von renal bedingter Rachitis auf.

In **Abb. 81** sieht man die **Röntgenaufnahme** des rechten Unterarmes eines 10 Monate alten Kindes mit florider Rachitis. Die Enden der Ulna und des Radius sind becherförmig aufgetrieben *(1)*, besonders distal; die präparatorische Verkalkungszonen sind unscharf; die Spongiosazeichnung ist unscharf und weist eine verminderte Kalkdichte auf *(2)*. Dieser sog. Zweiwuchs im Handgelenk wird als *„Marfansches Zeichen"* der Rachitis bezeichnet.

Wie die **Röntgenaufnahme** in **Abb. 82** zeigt, entwickelt sich bei der Rachitis ein sog. *Glockenthorax* mit Harrisonscher Furche und rachitischem Rosenkranz: Die Rippenknochen *(1)* sind infolge einer geringeren Verkalkung aufgehellt; ihre Ossifikationszentren *(2)* sind aufgetrieben. Die **Röntgenaufnahme** in **Abb. 83** zeigt die Wirbelsäule eines einjährigen Kindes mit florider Rachitis in seitlicher Sicht: Die Strukturen der Wirbelkörper sind verwaschen, ihre Außenkonturen unscharf *(1)*. Die Wirbelkörper sind etwas abgeflacht und die Wirbelzwischenräume verbreitert. Es besteht eine verwaschene osteoporotische Auflockerung der Wirbelspongiosa mit einer angedeuteten horizontalen Dreischichtung (sog. *„Rugger-Jersey-Spine"*) *(2)*. Die gesamte Wirbelsäule ist gleichermaßen betroffen und auffallend gestreckt. Da die Knochen weich und biegsam sind, entwickeln sich Wirbelsäulenverkrümmungen wie Skoliose und lumbale Lordose.

In **Abb. 84** ist die Knorpel-Knochen-Grenze einer Rippe im **histologischen Großschnitt** zu sehen: Sie ist verbreitert und aufgetrieben (rachitischer Rosenkranz, *1*). Oberhalb dieser Zone *(2)* findet sich normales Knorpelgewebe; unterhalb davon normaler spongiöser Knochen *(3)*. Innerhalb der verbreiterten Ossifikationszone ist die Säulenknorpelschicht verlängert *(4)* und gefäßarm. Die Reifung des proliferierenden Knorpels (Blasenknorpel) ist verzögert; er wird nur ungenügend von den Markkapillaren abgebaut. Eine typische präparatorische Verkalkungszone fehlt. Statt dessen schließt sich eine Zone mit Chondroosteoid *(5)* an, die der primären Spongiosa entspricht. Hier breiten sich die penetrierenden Markgefäße in verschiedenen Richtungen und Ebenen aus, anstatt in Kanälchen parallel zur Schaftlängsachse zu verlaufen. Die Knorpelzellen werden dadurch abgebaut, und durch die Tätigkeit der Osteoblasten wird überreichlich Osteoid regellos abgelagert. Eine Verkalkung von Osteoid oder Knorpelmatrix erfolgt nicht.

Bei **stärkerer Vergrößerung** erkennt man in **Abb. 85** in der primären Spongiosa zwischen den penetrierenden Markgefäßen *(1)* unregelmäßige Zungen von Knorpelgewebe *(2)* und breiten Osteoidtrabekeln *(3)*, die nicht mineralisiert sind und von Osteoblasten gesäumt werden. Darüber findet sich die Zone des Säulenknorpels *(4)*, dessen Knorpelgrundsubstanz ebenfalls nicht mineralisiert wird. In dieser „rachitischen Intermediärzone" hat sich somit ein unorganisiertes Knorpel-Knochen-Gewebe (Chondroosteoid) gebildet, das instabil und biegsam ist und Verformungen des Knochens ermöglicht. Außer der enchondralen Ossifikation sind auch die perichondrale Ossifikation und die Bindegewebsknochenbildung gestört.

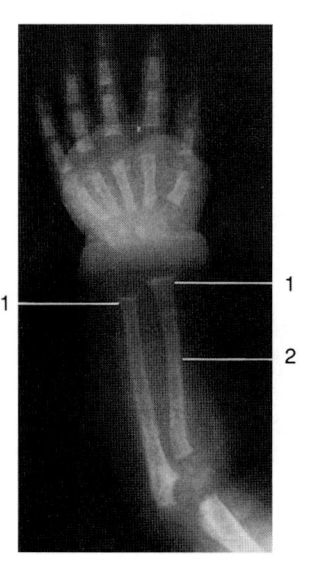

Abb. 81. Floride Rachitis (Unterarm: Marfansches Zeichen)

Rachitis 53

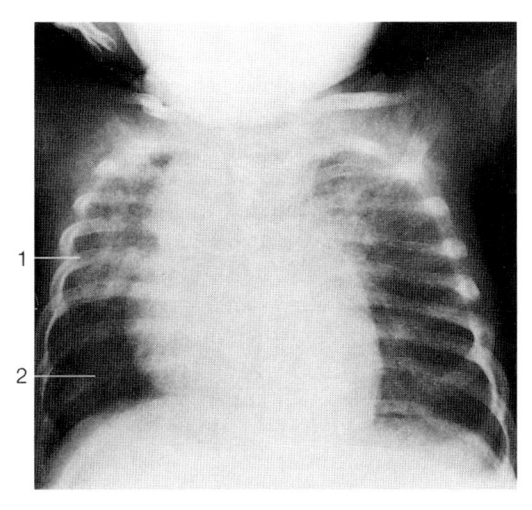

Abb. 82. Floride Rachitis (Thorax: rachitischer Rosenkranz)

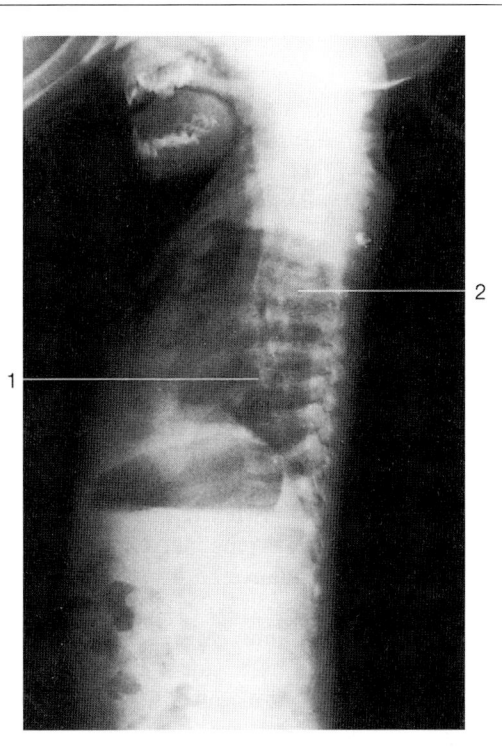

Abb. 83. Floride Rachitis (Wirbelsäule: Rugger-Jersey-Spine)

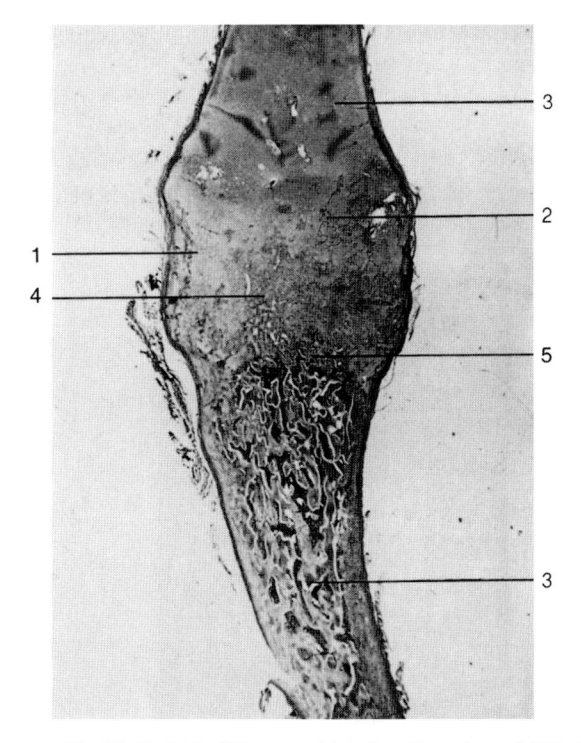

Abb. 84. Rachitis (Rippe: rachitischer Rosenkranz) HE; 5×

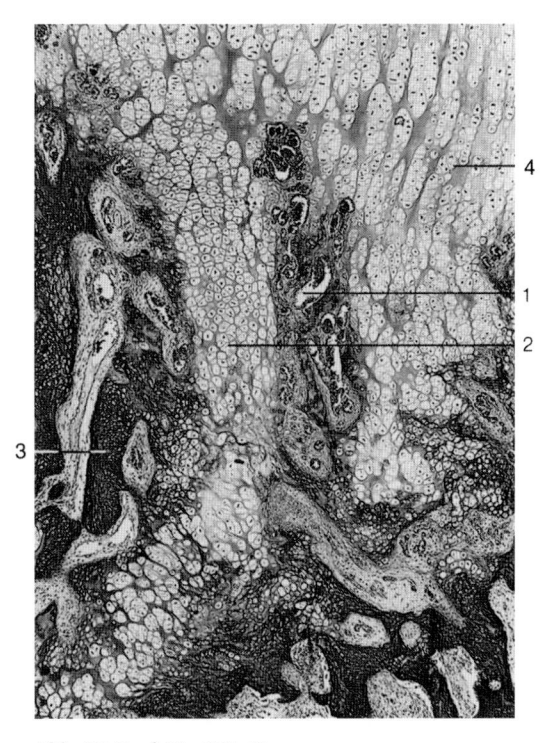

Abb. 85. Rachitis; HE, 50×

Hypophosphatasie

Es handelt sich um eine angeborene Knochenbildungs- und Mineralisationsstörung durch eine verminderte Bildung und Aktivierung der alkalischen Phosphatase. Die Krankheit wird durch ein autosomal-rezessives Gen vererbt; in sehr seltenen Fällen erfolgt eine dominante Vererbung und eine Hypophosphatasie bei Erwachsenen. Der Defekt liegt offenbar in den Osteoblasten, die die alkalische Phosphatase produzieren, wobei diese oft quantitativ reduziert sind oder ein nicht funktionstüchtiges Enzym bilden. Die meist neonatale Hypophosphatasie wird bereits vor dem 6. Lebensmonat manifest und kann manchmal bereits intrauterin diagnostiziert werden. Klinisch lassen sich eine verminderte alkalische Serumphosphatase und rachitische Skelettveränderungen feststellen.

Wie die **Röntgenaufnahme** eines Kindes, das 22 Stunden nach der Geburt starb, in **Abb. 86** zeigt, ist das gesamte Skelett unvollständig entwickelt. Die langen Röhrenknochen wie Femur *(1)* oder Humerus *(2)* sind verkürzt und nur im Schaft mineralisiert. Die Mineralisierung ist jedoch ungleichmäßig; man sieht fleckige Aufhellungen *(3)* in den Knochen. Die Femora sind gebogen *(4)*. Die Epiphysen *(5)* sind verlängert und verbreitert; sie bestehen aus vermehrt vorhandenem und nicht mineralisiertem Osteoid. Eindrucksvoll sind die becherförmig ausgeweiteten und ausgefransten Metaphysenabschlußplatten *(6)*. Die Wirbelkörper *(7)* sind nur schwach entwickelt. Demgegenüber zeigen die Claviculae *(8)* nur eine verringerte Mineralisation; sie sind voll entwickelt (desmale Ossifikation). **Abb. 87** zeigt die **Röntgenaufnahme** des Unterarmes bei neonataler Hypophosphatasie. Wir sehen die breiten Wachstumszonen *(1)* mit wolkiger Verschattung des vermehrten und unverkalkten Osteoids. Die Metaphysenplatten von Radius *(2)* und Ulna *(3)* sind becherförmig ausgeweitet und erscheinen wie ausgefranst. Die ausgebliebene vollständige Verknöcherung der Epiphysenfuge spiegelt sich in zungenförmigen Ausläufern der Knochenenden wider. Die Ulna *(3)* ist nur in einem kurzen proximalen Teil schwach mineralisiert. Auch die kurzen Röhrenknochen der Hand *(4)* sind hochgradig unterentwickelt; einige Phalangen zeigen überhaupt keine Mineralisation.

In **Abb. 88** ist die Schnittfläche durch die Wachstumszone des Femurs bei Hypophosphatasie **makroskopisch** zu sehen. Man kann in der Epiphyse *(1)* deutlich einen Knochenkern *(2)* erkennen. Die Spongiosa in der Metaphyse *(3)* ist nur gering mineralisiert; die meisten Bälkchen bestehen aus kalkfreiem Osteoid. Die knorpelige Epiphysenfuge *(4)* ist wellig, teils zungenartig begrenzt.

Wie in **Abb. 89** zu erkennen ist, liegt auch **histologisch** in der Zone der enchondralen Ossifikation ein ähnlicher Befund wie bei der Rachitis vor: Die Säulenknorpelschicht *(1)* ist verlängert und hat wenige Gefäße *(2)*; die Knorpelzellen sind ballonisiert. An den Blasenknorpel schließt sich eine Zone mit Chondroosteoid *(3)* an.

In der **histologischen Übersichtsaufnahme** der **Abb. 90** sieht man die kräftig entwickelte und regelmäßig aufgebaute Schicht des Wachstumsknorpels *(1)*, worin die Säulenknorpelschicht *(2)* verbreitert ist. Daran schließt sich eine sehr breite Schicht von ungeordnetem und unverkalktem Osteoid *(3)* an, in die der Wachtumsknorpel zungenförmig hineinragt *(4)*. Es sind fast keine Osteoblasten vorhanden. Bei schweren Fällen sterben die Kinder bald nach der Geburt; bei leichteren Fällen kann das Kindes- und Erwachsenenalter erreicht werden. Hierbei sind ein verzögertes Skelettwachstum und Kraniosynostosen zu erwarten. Im Urin dieser Patienten findet sich Phosphoäthanolamin, und es besteht eine Hyperkalzämie, die zu Nierenschädigungen führen kann. Therapeutisch kann manchmal Kortison zu einer Besserung des Leidens führen.

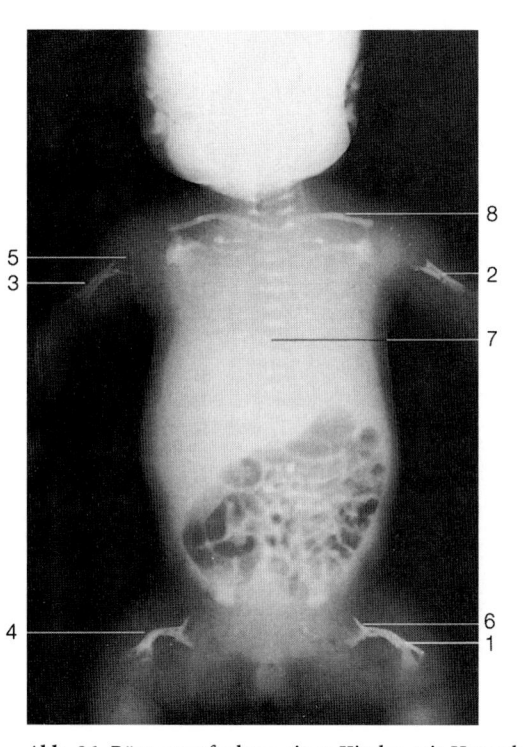

Abb. 86. Röntgenaufnahme eines Kindes mit Hypophosphatasie

Hypophosphatasie 55

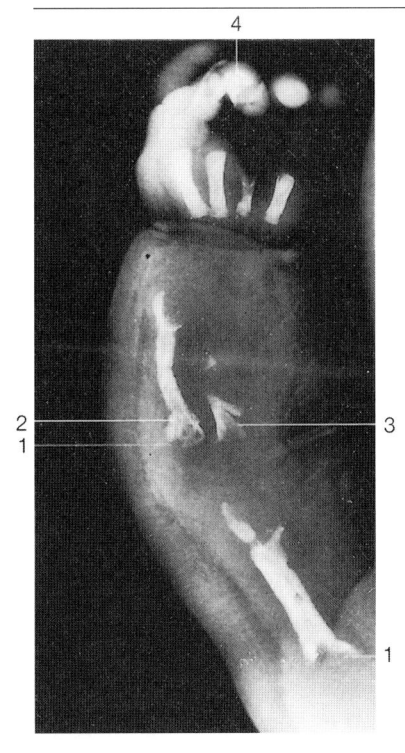

Abb. 87. Unterarm bei Hypophosphatasie

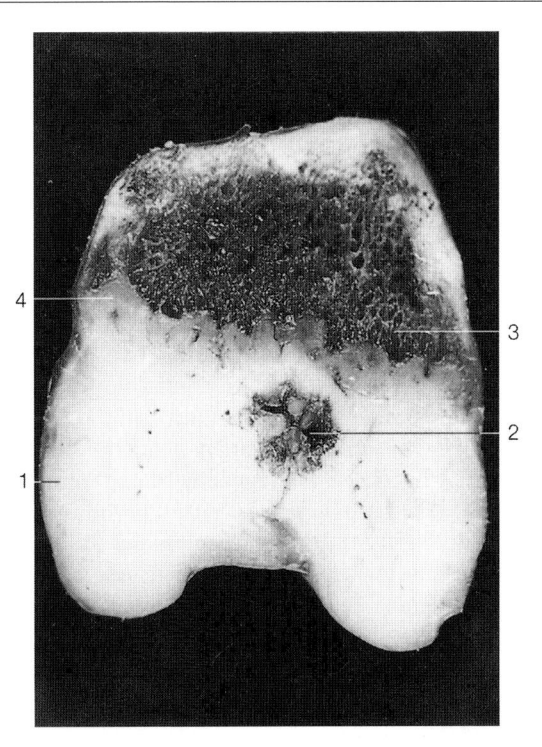

Abb. 88. Hypophosphatasie (Wachstumszone des Femurs)

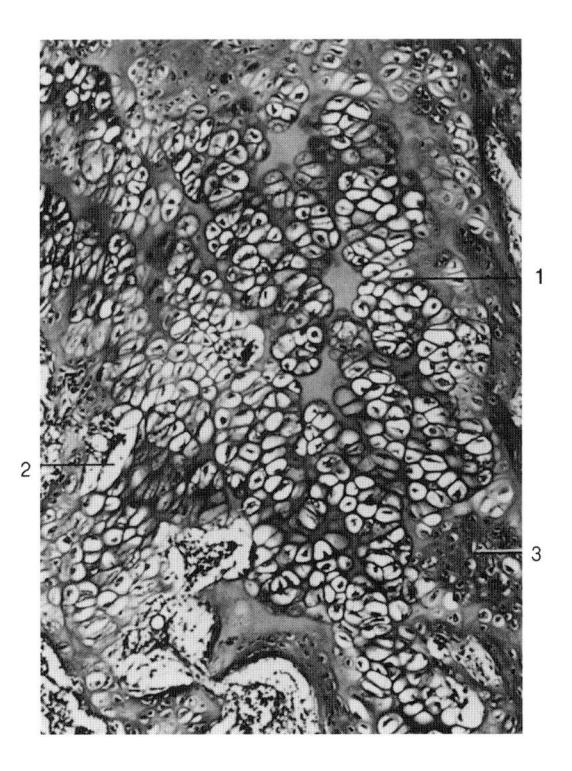

Abb. 89. Hypophosphatasie; HE, 25×

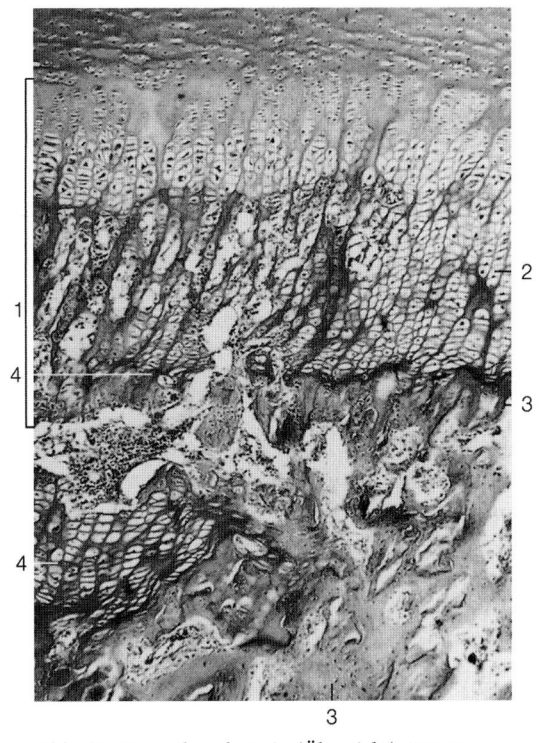

Abb. 90. Hypophosphatasie (Übersicht); HE, 5×

Osteopetrose (M. Albers-Schönberg, Marmorknochenkrankheit)

Die Osteopetrose ist eine erbliche Skeletterkrankung, die mit einer Vermehrung von verkalktem Knochengewebe – einer Osteosklerose – einhergeht. Makroskopisch sind die Knochen schwer und unelastisch, so daß leicht pathologische Frakturen entstehen. Der Markraum ist fast völlig von kompaktem Knochengewebe ausgefüllt; die Kortikalis ist durch periostale Knochenbildung verdickt. Dementsprechend weisen die Knochen im Röntgenbild eine komplette Verschattung auf. Diese Veränderungen haben zum Namen „*Marmorknochenkrankheit*" geführt. Pathogenetisch liegt eine *Insuffizienz der Osteoklasten* zugrunde, wodurch die Knochenresorption, die bei der enchondralen Ossifikation eine wichtige Rolle spielt, ungenügend ist. Durch das Fehlen von Osteoklasten kann die primäre Spongiosa nicht aufgelöst werden und sich kein ausreichender Markraum bilden. Die primäre Spongiosa wird nicht in die sekundäre Spongiosa transformiert. Bei Neugeborenen und jungen Kindern ist im Gebiet der enchondralen Ossifikation die Zone des proliferierenden Knorpels abnorm breit. Die Spangen verkalkter Knochenmatrix können nicht aufgelöst werden und persistieren. Deshalb werden Kerne verkalkter Knorpelmatrix im intramedullären Knochengewebe und manchmal sogar im Schaft von Röhrenknochen angetroffen. Im gesamten Knochen bleibt ein Gitter von verkalkter Knorpelmatrix zurück, in der sich metaplastisch primitives Knochengewebe entwickelt. Osteoklasten werden histologisch nur wenig angetroffen, und auch die Osteoblasten sind stark vermindert. Das abnorme Knochengewebe entsteht somit nicht durch eine verstärkte Aktivität von Osteoblasten, sondern durch Knochenmetaplasie in der Knorpelmatrix.

In **Abb. 91** sieht man das **Röntgenbild** der Lendenwirbelsäule bei Osteopetrose: Typisch sind die dichten sklerotischen Begrenzungen der Deck- und Grundplatten der Wirbelkörper *(1)*, die oft eine lineare Doppelkontur ergeben *(2)*. Bei solchen Wirbelkörpern spricht man von sog. „*sandwich-vertebra*".

Im **histologischen Bild** der **Abb. 92** erkennt man im eingeengten Markraum ein engmaschiges Gitterwerk von verkalkten Chondroidspangen *(1)*, in das unregelmäßig Osteoid *(2)* eingelagert ist. Mitten in den Knochenbälkchen finden sich Knorpeleinschlüsse. Auffällig ist das Fehlen von Osteoklasten und Osteoblasten. Dadurch sind die Werte von alkalischer Phosphatase, Kalzium und Phosphor im Blutserum im Bereich der Norm.

Osteogenesis imperfecta

Es handelt sich um einen allgemeinen Defekt des Mesenchyms, der zu einer fehlerhaften Kollagensynthese und einer unzulänglichen Knochenbildung führt. *Die Osteogenesis imperfecta ist eine erbliche Skeletterkrankung, die durch eine starke Knochenbrüchigkeit gekennzeichnet ist,* so außer der Knochenbrüchigkeit eine Hypermobilität der Gelenke, hellblaue Skleren, eine Otosklerose, Zahnanomalien und eine pergamentartige Verdünnung der Haut vorkommen. Aufgrund der genetischen Heterogenität, der variablen klinischen Symptomatik und der unterschiedlichen Prognose werden folgende Formen unterschieden:

Typ I: Blaue Skleren, Dentinogenesis imperfecta, normaler Knochen. Beginn 1.–10. Lebensjahr. Autosomal-dominanter Erbgang. Leichter Verlauf.
Typ II: Multiple (intrauterine) Frakturen, deformierte Röhrenknochen, blaue Skleren. Beginn: Geburt. Autosomal-rezessiver Erbgang. Letaler Verlauf.
Typ III: Minderwuchs, dünne Knochen, multiple (intrauterine) Frakturen. Beginn: Geburt. Autosomal-rezessiver Erbgang. Schwerer Verlauf.
Typ IV: Dünne Knochen, mäßig viele Frakturen, blaue Skleren. Beginn und Verlauf: unterschiedlich.

Im **Röntgenbild** des Unterschenkels in **Abb. 93** sieht man überaus schlanke Röhrenknochen von Tibia *(1)* und Fibula *(2)*, in denen die Spongiosa *(3)* hochgradig osteoporotisch aufgehellt und die Kortikalis *(4)* fadenartig verdünnt sind. Demgegenüber erscheinen die Epiphysen *(5)* keulenartig aufgetrieben; sie sind jedoch normal breit.

In **Abb. 94** sieht man **histologisch**, daß in der Zone der enchondralen Ossifikation die Schichten der chondroblastischen Proliferation bis hin zum Säulenknorpel *(1)* normal sind. In der präparatorischen Verkalkungszone beobachtet man jedoch weniger Osteoblasten und Osteoklasten als normal. Die Osteoidbildung an den Kalkspießen des Knorpels ist stark vermindert. In der primären Spongiosa finden wir lediglich ein dichtes Netz von Knorpelgrundsubstanzspangen *(2)*. Dadurch können die primäre und die sekundäre Spongiosa nicht voll ausgebildet werden; es resultiert das Bild einer hochgradigen Osteoporose mit starker Neigung zu Knochenbrüchen.

Osteogenesis imperfecta 57

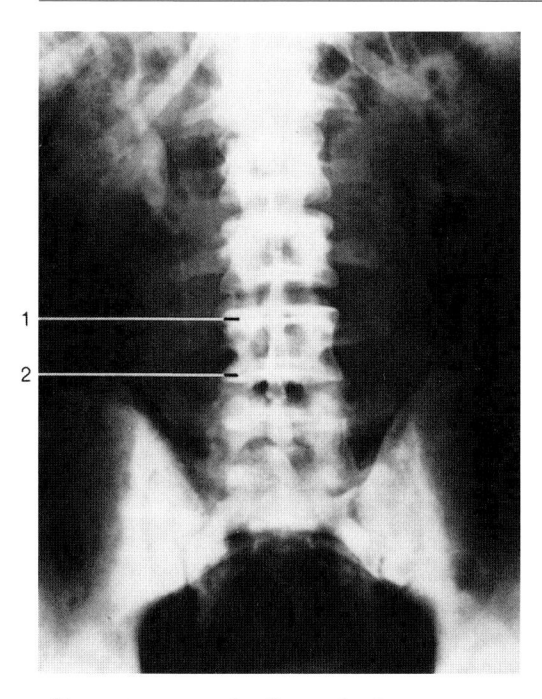

Abb. 91. Osteopetrosis Albers-Schönberg (Lendenwirbelsäule)

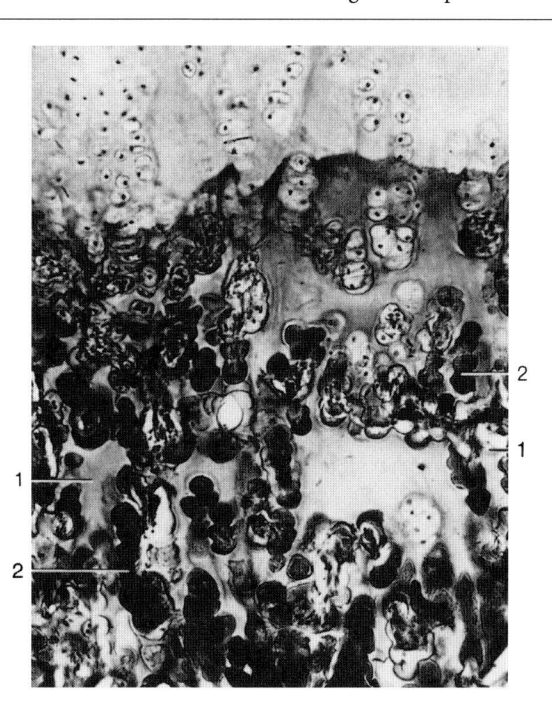

Abb. 92. Osteopetrosis Albers-Schönberg; HE, 113×

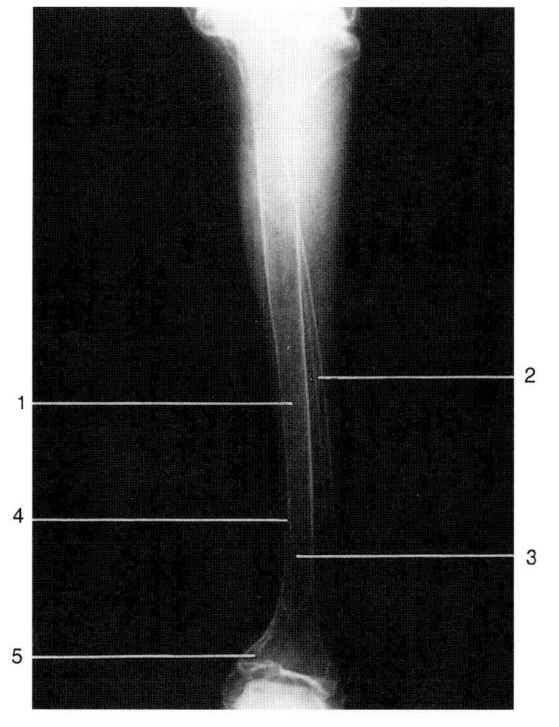

Abb. 93. Osteogenesis imperfecta (Unterschenkel)

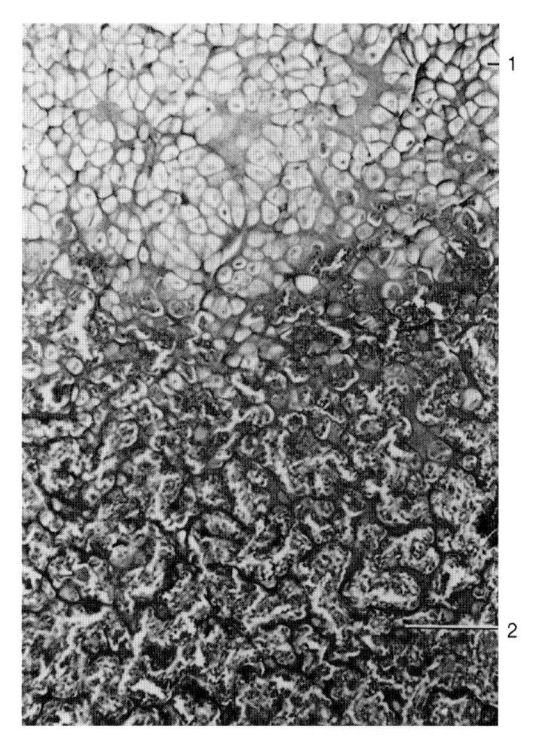

Abb. 94. Osteogenesis imperfecta; HE, 25×

Fibröse Knochendysplasie (Jaffe-Lichtenstein)

Das Ergebnis einer lokalen Entwicklungsstörung im Skelett kann die bloße Ausdifferenzierung von Bindegewebe anstelle von Knochengewebe sein. *Bei der fibrösen Knochendysplasie wird das Knochenmark durch fibröses Mark mit Faserknochenbälkchen ersetzt, ohne daß sich lokal Lamellenknochen bilden.* Diese häufige Knochenläsion wird den „tumorähnlichen Knochenerkrankungen" zugeordnet und ist auf S. 332 ausführlich beschrieben.

In **Abb. 95** ist das **Röntgenbild** einer monostotischen fibrösen Dysplasie mit einem Herd in der 9. rechten Rippe zu sehen. Diese Veränderung stellt die häufigste tumoröse Läsion der Rippen dar. Man erkennt eine lokale Auftreibung eines begrenzten Rippenabschnittes *(1)*, die ausgesprochen zystisch gestaltet ist. Die Kortikalis ist vorgebuchtet und von innen her verschmälert, jedoch intakt.

In **Abb. 96** ist das aufgesägte Rippenresektat zu sehen: Auch **makroskopisch** liegt eine zentrale Knochenzyste mit glatten Wänden vor. Die Zyste ist mehrkammerig und mit seröser Flüssigkeit gefüllt. Der Knochenabschnitt ist stark aufgetrieben und wird außen von Periost überzogen. Eine solche Läsion weist meist nach der Pubertät keine Größenzunahme mehr auf.

In **Abb. 97** sieht man das **Röntgenbild** einer polyostotischen fibrösen Dysplasie, wobei fast die gesamte Tibia befallen ist. Die Tibia ist insgesamt verbreitert und aufgetrieben *(1)*. Im Innern findet sich eine „mattglasartige" oder „uhrglasartige" wolkige Verschattung *(2)*. Die Kortikalis ist von innen her verschmälert *(3)*, jedoch erhalten. Die Läsion ist nicht zystisch und zeigt keine scharfe Begrenzung. Sie ist häufig auch nach der Pubertät progredient.

Das **histologische Bild** ist gekennzeichnet durch ein faserreiches, relativ zellarmes Bindegewebe, in dem viele schlanke Faserknochenbälkchen ausdifferenziert sind. In **Abb. 98** sieht man, daß die Faserknochenbälkchen *(1)* hufeisenförmig gebogen und miteinander netzartig verbunden sind. Das kollagenfaserreiche Bindegewebe *(2)* geht direkt in die Knochenstrukturen über, ohne daß Osteoblasten vorhanden sind.

Dies zeigt auch die **stärkere Vergrößerung** in **Abb. 99**. Man sieht, daß der Faserknochen direkt aus dem fibrösen Stroma entstanden ist. Im polarisierten Licht der **Abb. 100** zeigen sich unregelmäßige, wahllos verlaufende doppelbrechende Fasern innerhalb der unreifen Knochenbälkchen *(1)*; lamelläre Strukturen fehlen. Diese unreifen Knochenstrukturen ohne angelagerte Osteoblasten sind zusammen mit dem wirbeligen Bindegewebestroma charakteristisch für die fibröse Knochendysplasie.

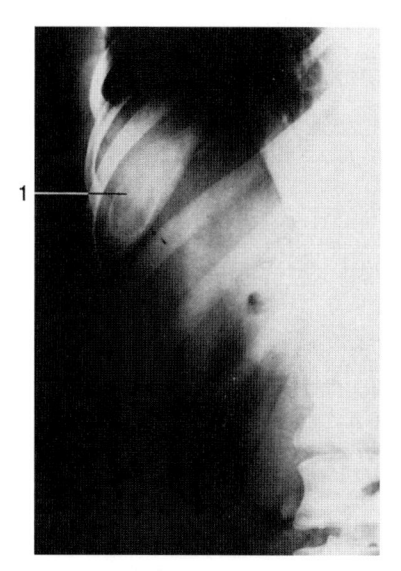

Abb. 95. Monostotische fibröse Knochendysplasie Jaffe-Lichtenstein (9. rechte Rippe)

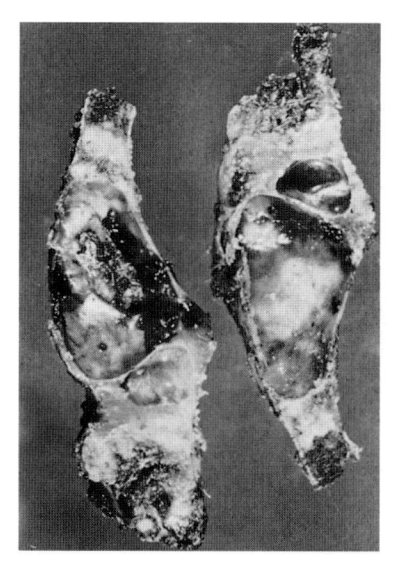

Abb. 96. Monostotische fibröse Knochendysplasie Jaffe-Lichtenstein (Rippe, aufgesägt)

Fibröse Knochendysplasie (Jaffe-Lichtenstein) 59

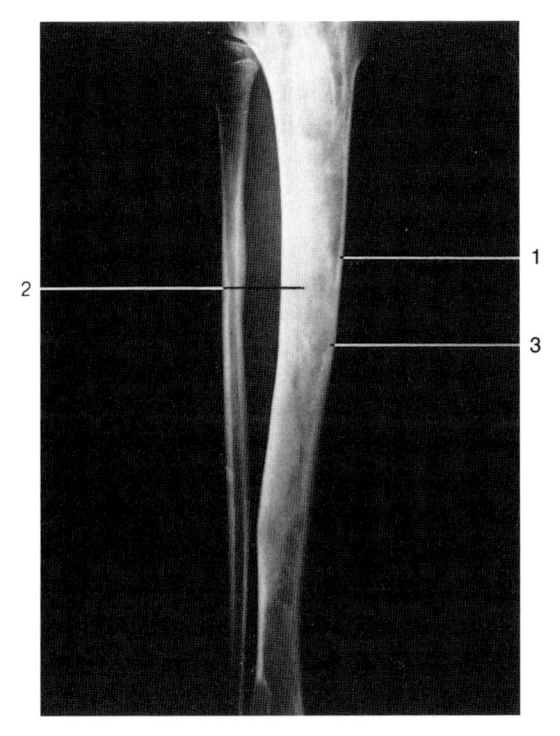

Abb. 97. Polyostotische fibröse Knochendysplasie Jaffe-Lichtenstein (Tibia)

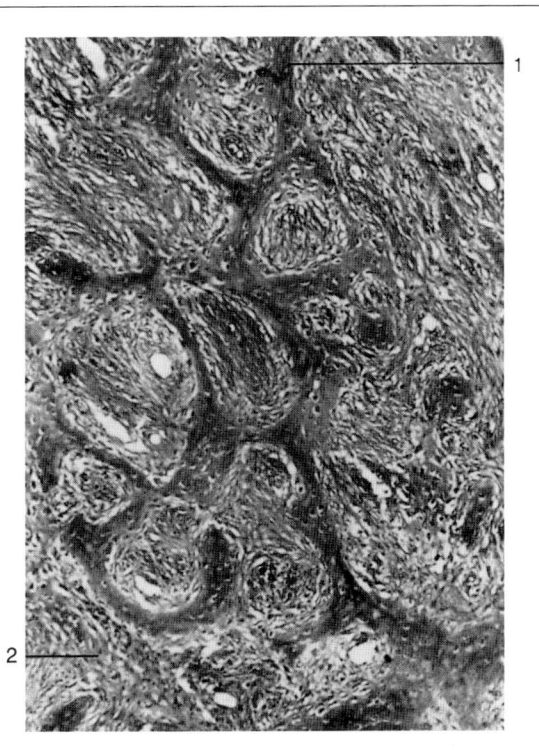

Abb. 98. Fibröse Knochendysplasie Jaffe-Lichtenstein; HE, 25×

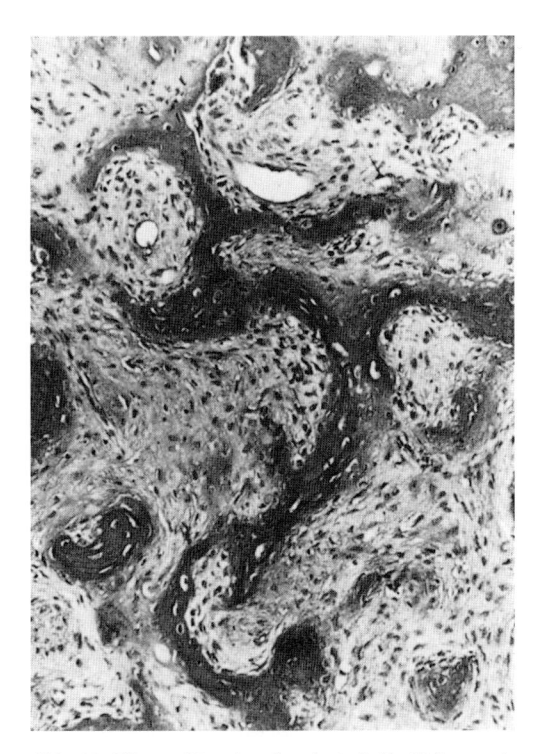

Abb. 99. Fibröse Knochendysplasie Jaffe-Lichtenstein; HE, 40×

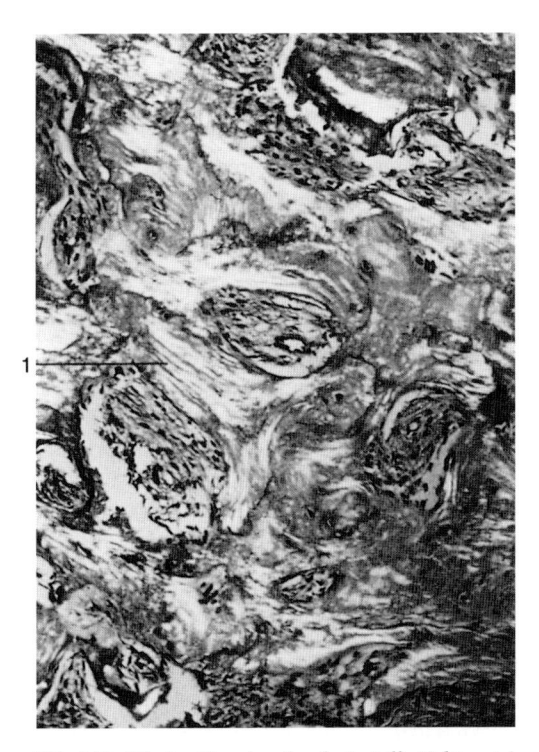

Abb. 100. Fibröse Knochendysplasie Jaffe-Lichtenstein, Polarisationslicht, 30×

Arachnodaktylie

Diese nicht besonders seltene Skelettveränderung wird häufig beim *Marfan-Syndrom* beobachtet, bei dem sie jedoch auch fehlen kann. *Es handelt sich um ein autosomal-dominantes Erbleiden, bei dem es zu einem überschießenden Längenwachstum der langen und kurzen Röhrenknochen kommt.* Dadurch resultieren die sog. *„Spinnenfingrigkeit"* und ein asthenischer Habitus mit ausgesprochen langen Gliedern. Zum Marfan-Syndrom gehören weiter eine Trichterbrust, ein *„gotischer Gaumen"* und Deformierungen der Wirbelsäule mit Skoliose. Durch kongenitale Subluxation der Augenlinsen kommt es zum sog. *„Linsenschlottern".* Es bestehen blaue Skleren und evtl. Herzmißbildungen. Hauptbefund ist die *idiopathische Medianekrose Erdheim-Gsell*, wodurch Gefäßaneurysmen vor allem in der Aorta auftreten.

Experimentelle Untersuchungen haben gezeigt, daß *β-Aminoproprionitril* zu gleichartigen Skelettveränderungen führen kann, was als **Osteolathyrismus** bezeichnet wird. Hierbei kommt es zu einer Synthesestörung der kollagenen Matrix und damit zu einem gehemmten Aufbau des Knochengewebes. In der kollagenen Matrix werden saure Mukopolysaccharide eingelagert, die histochemisch mit der Alcian-Blau-Färbung zur Darstellung gebracht werden können.

Die Diagnose einer Arachnodaktylie wird anhand der klinischen und röntgenologischen Befunde gestellt; eine histomorphologische Untersuchung von Knochengewebe ist zu Lebzeiten nicht indiziert und wird ausschließlich am Sektionsgut durchgeführt.

Wie in der **Röntgenaufnahme** eines Fußes in **Abb. 101** ersichtlich ist, fallen sogleich eine außerordentliche Länge und Schlankheit der kurzen Röhrenknochen der Zehen *(1)* und Mittelfußknochen *(2)* auf. An den Knochenenden ist die Spongiosa etwas aufgelockert und strähnig *(3)*. Ansonsten werden keine Skelettveränderungen nachgewiesen. Auch **histologisch** liegt ein regelrecht entwickeltes Knochengewebe vor *(1,* **Abb. 102***)*. Es kann lediglich eine geringe Osteoporose festgestellt werden. In der Zone der enchondralen Ossifikation sind die einzelnen Knorpelschichten regelrecht angelegt *(2)*; mit der Alcian-Blau-Färbung lassen sich jedoch Ablagerungen von sauren Mukopolysacchariden *(3)* nahe der Gelenkoberfläche nachweisen. Die Knorpelzellen haben regelrechte Größe und einen kleinen rundlichen Kern; sie sind oft geschrumpft.

Dysostosis Pfaundler-Hurler

Diese Entwicklungsstörung des Skeletts, die auch als *Gargoylismus* bezeichnet wird, wird auf eine Stoffwechselstörung zurückgeführt. *Es handelt sich um eine umfassende Störung der enchondralen Ossifikation infolge einer genetisch determinierten Mukopolysaccharidose, wobei der enzymatische Abbau der sauren Mukopolysaccharide gestört ist.* Die Störung der enchondralen und periostalen Ossifikation führt zu einer verkürzten Schädelbasis, einer Sattelnase, einem breiten Gesicht mit stumpfem Ausdruck, einem unförmigen Körper und einer Lendenkyphose. Darüber hinaus bestehen eine Hepatosplenomegalie, eine Hornhauttrübung und eine Idiotie.

Das angeborene Krankheitsbild wird diagnostisch anhand des äußeren Erscheinungsbildes, der klinischen Symptomatik und der röntgenologischen Befunde analysiert. Im Biopsiematerial von Leber, Milz und Knochenmark lassen sich große Zellen mit Mukopolysaccharideinschlüssen gewinnen; eine histomorphologische Untersuchung des Skeletts ist jedoch meist der Autopsie vorbehalten.

In **Abb. 103** ist die **Röntgenaufnahme** einer Hand eines Kindes mit Morbus Pfaundler-Hurler wiedergegeben. Typisch sind die plumpen Konfiguration der Röhrenknochen *(1)* und das spitze Auslaufen der proximalen Enden der Ossa metacarpalia *(2)*. Die Spongiosa ist teilweise verdichtet *(3)* oder weist unregelmäßige Aufhellungen auf *(4)*.

Histologisch findet sich eine Verringerung der Knochentrabekeln in den Ossifikationszentren der Epiphysen und Metaphysen der langen Röhrenknochen. Dies ist Folge einer verminderten Knochenbildung. Wie in **Abb. 104** ersichtlich, werden in der Knorpelschicht *(1)* mit unauffälligen Knorpelzellen Herde von geschwollenen Knorpelzellen mit hellem Zytoplasma *(2)* und kleinen Kernen angetroffen. Diese Zellen enthalten große Mengen an Mukopolysacchariden.

Die Symptome dieser sog. *„Dysostosis multiplex"* weisen mit zunehmendem Lebensalter eine starke Progredienz auf und manifestieren sich röntgenologisch in verschiedenen Knochen. Der Schädel wird abnorm groß, das Os frontale prominent und der Hinterkopf abgeflacht; Schädelbasis und Orbitaldächer erscheinen sklerotisch verdichtet. Die Wirbelkörper erfahren eine keilförmige Deformierung („Angelhakenwirbel"). Im Thorax finden sich verkürzte, plumpe Klavikulae und Skapulae sowie sog. „Ruderblattrippen".

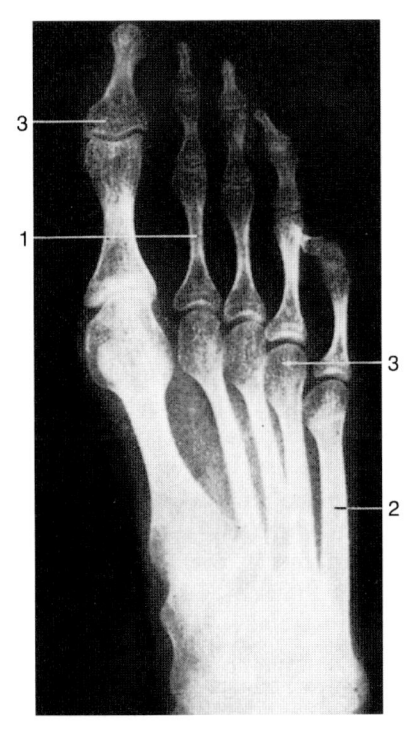

Abb. 101. Arachnodaktylie (Fuß)

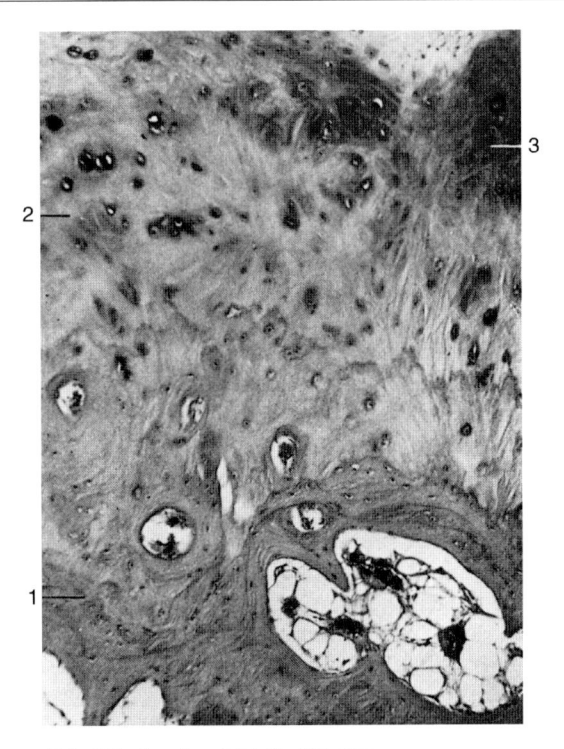

Abb. 102. Arachnodaktylie; HE, 25×

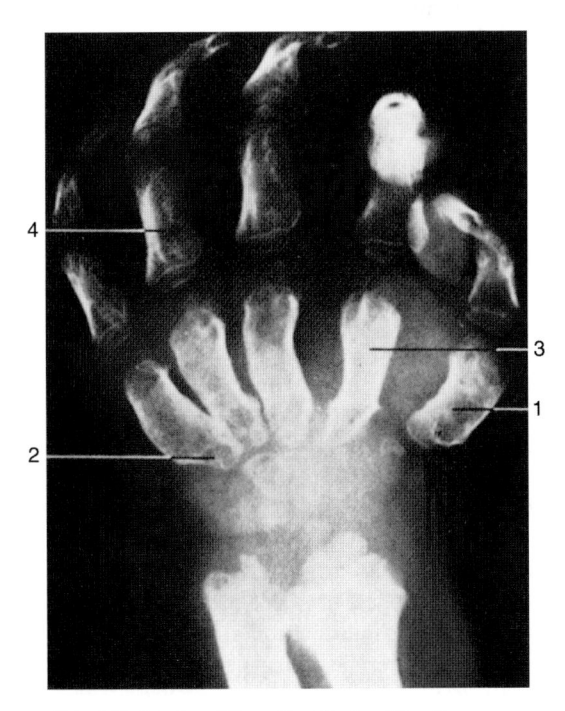

Abb. 103. Morbus Pfaundler-Hurler (Hand)

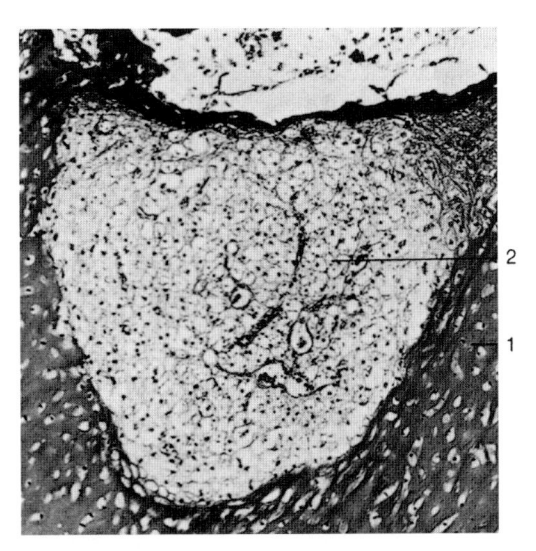

Abb. 104. Morbus Pfaundler-Hurler; HE, 64×

Enchondromatose (Morbus Ollier)

Entwicklungsstörungen des Skeletts können auch tumorartige oder gar tumoröse Veränderungen zur Folge haben, die infolge einer Störung der normalen enchondralen Ossifikation entstehen. *Bei der Enchondromatose handelt es sich um eine nicht erbliche Entwicklungsstörung des Skeletts, bei der in den Metaphysen und Diaphysen verschiedener Knochen multiple Enchondrome entstehen, die gleichzeitig vorhanden sein können.* Diese sog. „Olliersche Erkrankung" ist meist auf einer Skelettseite manifestiert. Als Ausdruck der gestörten Ossifikation findet sich die Enchondromatose oft kombiniert mit einer fibrösen Knochendysplasie (s. S. 58). Beim sog. *Maffucci-Syndrom* tritt diese Dyschondroplasie mit Hämangiomen der Weichteile zusammen auf. Auch hierbei konnte keine Erblichkeit nachgewiesen werden. Manchmal treten multiple Enchondrome mit generalisierten, irregulären Wirbelläsionen auf, ohne daß die kurzen Röhrenknochen betroffen sind. In etwa 50% der Fälle von Enchondromatose ist mit der Entwicklung eines Chondrosarkoms zu rechnen.

Die Enchondromatose führt zu erheblichen Knochen- und Skelettdeformierungen (asymmetrische Beinverkürzungen, Auftreibungen von Händen und Füßen, pathologische Knochenfrakturen), die operative Korrekturmaßnahmen erforderlich machen. Die Geschwülste entstehen in Knochen, die sich durch enchondrale Ossifikation entwickeln; deshalb sind Gesichts- und Schädelknochen nicht betroffen. Die Tumoren treten gewöhnlich zwischen dem 2. und 10. Lebensjahr auf und nehmen sporadisch bis zur Pubertät an Größe zu. Nach der Pubertät ist nicht mehr mit neuen Enchondromen zu rechnen.

Sowohl röntgenologisch als auch histologisch liegen bei der Enchondromatose multiple Enchondrome vor, die sich morphologisch nicht von den solitären Enchondromen (s. S. 228) unterscheiden. Wie die **Röntgenaufnahme** in **Abb. 105** zeigt, finden sich in den Grundphalangen der ersten drei Finger einer Hand [Daumen *(1)*, Zeigefinger und Mittelfinger *(2)*] zentrale intraossäre Osteolysen und tumoröse Auftreibungen der betroffenen Knochen, wobei die Kortikalis zwar hochgradig verschmälert und manchmal nach außen vorgewölbt *(3)*, jedoch erhalten ist. Eine Periostreaktion ist nicht ersichtlich. Auch am 2. Os metacarpale findet sich eine mächtige Vorwölbung *(4)*. Im Innern eines solchen Knochenabschnittes finden sich unregelmäßige fleckige und strähnige Verdichtungen *(5)* und dazwischen feinherdige, oft zystische Aufhellungen *(6)*. Die angrenzenden Gelenkkonturen *(7)* sind verwaschen oder völlig aufgehoben. Erst wenn radiologisch mehrere derartige Knochenläsionen nachgewiesen werden, kann die Diagnose einer Ollierschen Erkrankung gestellt werden.

Die **Röntgenaufnahme** in **Abb. 106** zeigt in frontaler Ansicht zwei ausgebreitete Enchondrome im distalen Femur *(1)* und in der proximalen Tibia *(2)*. Die Herde sind zentral in den langen Röhrenknochen gelegen. Sie sind relativ scharf abgegrenzt, ohne daß eine Randsklerose zu erkennen ist. Im Innern der Herde finden sich zahlreiche fleckförmige Verdichtungen und daneben auch fleckige Aufhellungen *(3)*. Die Kortikalis ist vollständig erhalten; es findet sich keine Periostreaktion. In **Abb. 107** ist eine Enchondromatose bei einem 2jährigen Kind abgebildet. Im **Röntgenbild** des rechten Beines sieht man eine erhebliche Verkrümmung des Femurs *(1)*, dessen Knochenstrukturen im proximalen Teil verdichtet sind *(2)*. Der distale Anteil des Femurs *(3)* ist becherförmig aufgetrieben und weist eine strähnige Zeichnung mit länglichen Aufhellungsherden auf *(4)*. Obwohl sich in diesem Fall keine umschriebenen intraossären Verdichtungsherde zeigen, die einen intraossären Tumor vermuten ließen, ist eine solche Knochendeformation für eine Enchondromatose recht charakteristisch.

Auch **histologisch** findet sich das typische Bild eines Enchondroms: In **Abb. 108** erkennt man ein intraossär gelegenes tumoröses Knorpelgewebe, das lappig aufgebaut ist *(1)* und worin die Läppchen (Knoten) von schmalen Bindegewebesepten begrenzt werden. Innerhalb dieser Areale finden sich unterschiedlich große Knorpelzellen *(2)*, die meist kleine isomorphe Kerne enthalten. Vielfach finden sich herdförmige Kalkablagerungen. Es ist histologisch genau auf die Isomorphie der Knorpelzellen und ihrer Kerne zu achten, um ein Chondrosarkom auszuschließen. Sobald ein solcher Herd an Größe zunimmt, sollte anhand einer Knochenbiopsie abgeklärt werden, ob eine maligne Transformation stattgefunden hat. Therapeutisch sollte auf jeden Fall das gesamte tumoröse Knorpelgewebe operativ durch sorgfältige Kurettage entfernt werden, da ein progredientes Wachstum besteht.

Enchondromatose (Morbus Ollier) 63

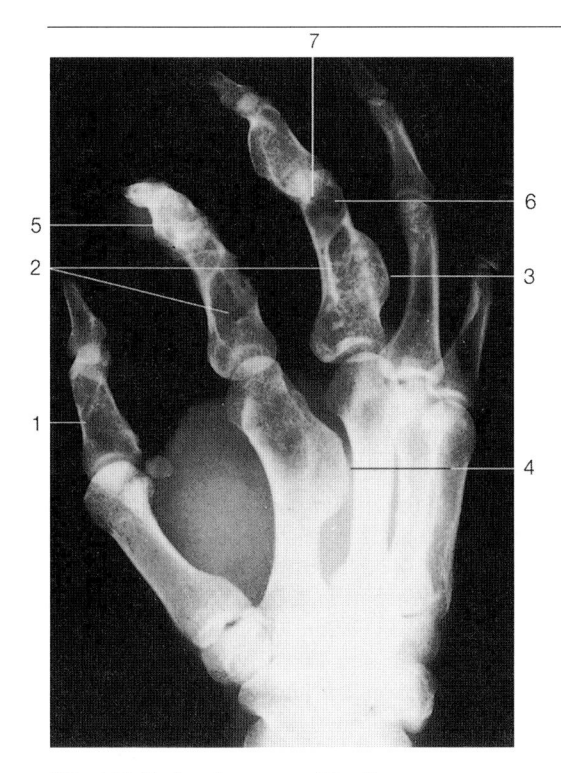

Abb. 105. Enchondromatose (Hand)

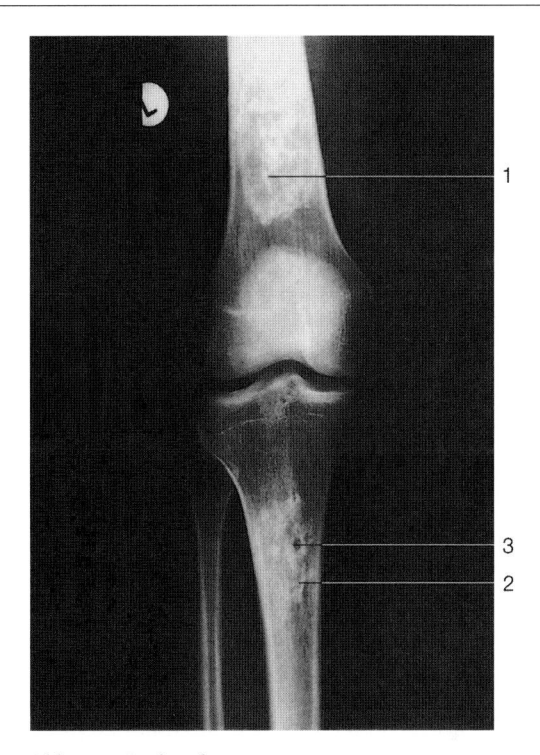

Abb. 106. Enchondromatose (distaler Femur, proximale Tibia)

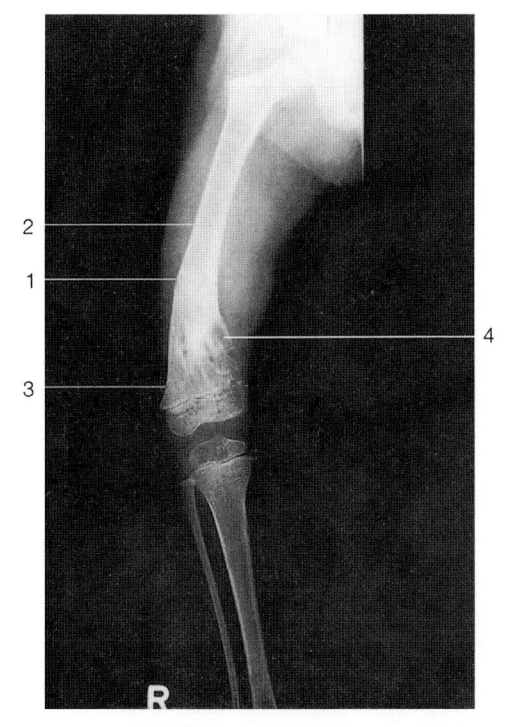

Abb. 107. Enchondromatose (rechter Femur)

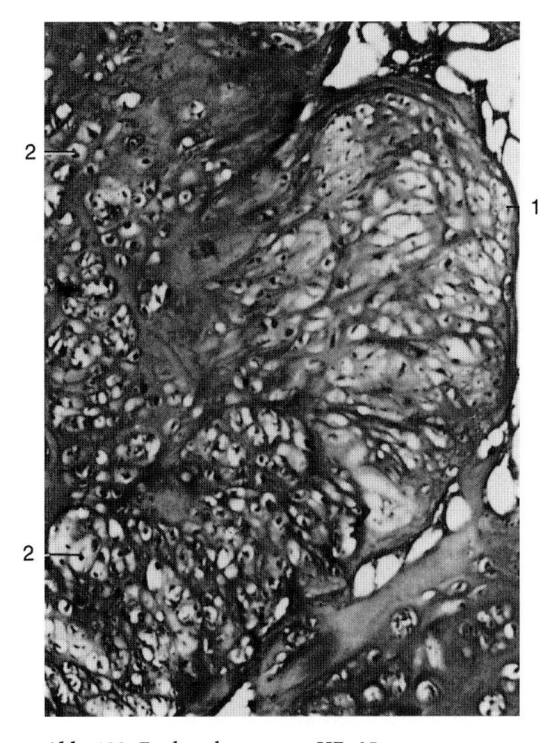

Abb. 108. Enchondromatose; HE, 25×

Osteochondromatose

Eine gestörte Skelettentwicklung kann auch *multiple osteokartilaginäre Exostosen* zur Folge haben. *Bei dieser Exostosenkrankheit handelt es sich um ein hereditäres, familiär auftretendes Leiden, bei dem multiple Osteochondrome vor allem im Bereich von Schulter, Knie und Knöchel entstehen.* In etwa 10% der Fälle entwickelt sich aus einer dieser tumorösen Knochenläsionen in der Folge ein Chondrosarkom. Somit unterscheidet sich diese Erkrankung klinisch wesentlich von dem harmlosen solitären Osteochondrom (s. S. 222).

Röntgenologisch unterscheiden sich die einzelnen Exostosen bei der Exostosenkrankheit nicht von den soltären Osteochondromen (s. Abb. 313). In **Abb. 109** sieht man mehrere solcher Exostosen im distalen Femur *(1)*. Sie sitzen breitbasig dem Knochen auf, wobei das Spongiosagewebe des Femurknochens kontinuierlich in das der Exostose übergeht *(2)*; manchmal zieht sich ein schmales Skleroseband *(3)* dazwischen. Am Ende kann die Exostose pilzförmig aufgetrieben sein *(4)*; das Innere ist hier durch Aufhellungen und strähnige Verdichtungen schwammartig. Man sieht deutlich, daß eine Fraktur *(5)* dieses Osteochondroms stattgefunden hat; Frakturkallus ist jedoch nicht ersichtlich.

In **Abb. 110** finden sich die **Röntgenbilder** beider Unterschenkel bei einem 18jährigen mit Osteochondromatose. Die langen Röhrenknochen von Tibia und Fibula erscheinen verkürzt; insbesondere beide Fibulae sind deutlich verdickt, ansonsten im Schaftbereich unauffällig *(1)*. Im Metaphysenbereich sieht man mehrere Osteochondrome: Die größte Exostose sitzt der rechten proximalen Tibiametaphyse breitbasig auf *(2)*. Sie zeigt deutliche Knotenbildungen und ist außen lappig begrenzt; im Innern bestehen breitflächige Verdichtungen und dazwischen fleckige Aufhellungen. Dieses mächtige Osteochondrom ragt weit in die Weichteile hinein und wies eine Proliferationstendenz auf, so daß es abgemeißelt wurde. Eine gründliche histologische Untersuchung ist hierbei erforderlich, um Malignität auszuschließen oder zu erfassen. Ein weitaus kleineres Osteochondrom hat sich an der linken proximalen Fibulametaphyse entwickelt *(3)*. Dies sitzt mit einem breiten Stiel dem Knochen auf und ist blasig aufgetrieben. Man sieht fleckige Verkalkungen der äußeren Knorpelkappe. Auch im Bereich beider distaler Tibiametaphysen sieht man große Exostosen (*5* rechts; *4* links), die orthograd getroffen und durch ihre bandförmige Sklerose am Stiel gekennzeichnet sind.

Histologisch muß vor allem die Knorpelkappe sehr gründlich untersucht werden, damit man hier ein Chondrosarkom ausschließen kann. Wie **Abb. 111** zeigt, kann ein sehr zellreiches Knorpelgewebe vorliegen, wobei die Knorpelzellen in Reihen *(1)* oder Gruppen *(2)* angeordnet sind. Sie sind ballonert und haben meist einen kleinen, pyknotischen Kern *(3)*; es kommen auch zweikernige Knorpelzellen vor *(4)*. Keine Mitosen, keine Zellpolymorphie. Außen wird die Knorpelkappe von periostalem Bindegewebe *(5)* überzogen; unten strahlt das Knorpelgewebe fingerförmig ins Knochengewebe ein *(6)*, das hier stärker vaskularisiert ist. Bei der Exostosenkrankheit treten Osteochondrome häufig auch an der Darmbeinschaufel auf. Es besteht eine Tendenz zum symmetrischen Befall. Wegen der möglichen Gefahr einer malignen Entartung einer der zahlreichen Exostosen sollten die Patienten aufgeklärt und überwacht werden. Ein plötzliches Wachstum, Schmerzen nach einem Trauma oder eine langsame Größenzunahme nach der Pubertät sollten den Verdacht auf eine maligne Transformation erwecken und stellen die Indikation zu einer histologischen Abklärung.

Bei solitären oder multiplen Osteochondromen wird zur Erlangung einer histologischen Diagnose natürlich keine Biopsie durchgeführt; vielmehr wird eine röntgenologisch festgestellte und möglicherweise suspekte Exostose sogleich vollständig operativ entfernt, wenn lokale Beschwerden oder eine Wachstumstendenz festgestellt werden. Hierbei muß unbedingt das gesamte Knorpelgewebe (Knorpelkappe) entfernt werden, um ein Rezidiv

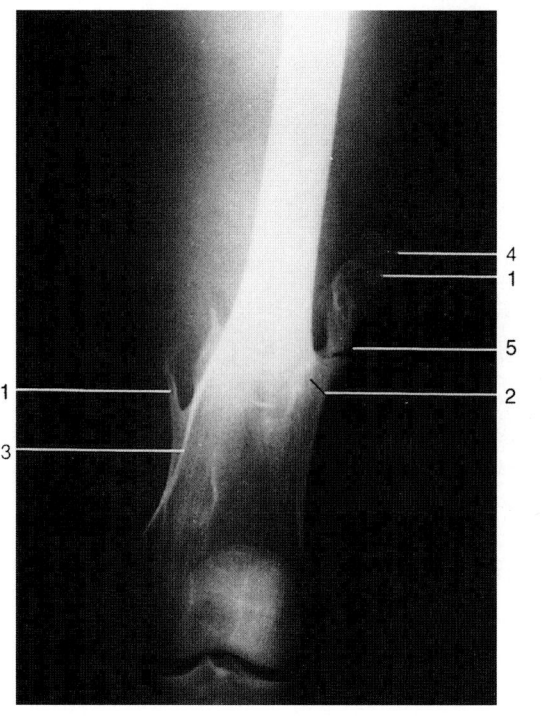

Abb. 109. Osteochondromatose (linker distaler Femur)

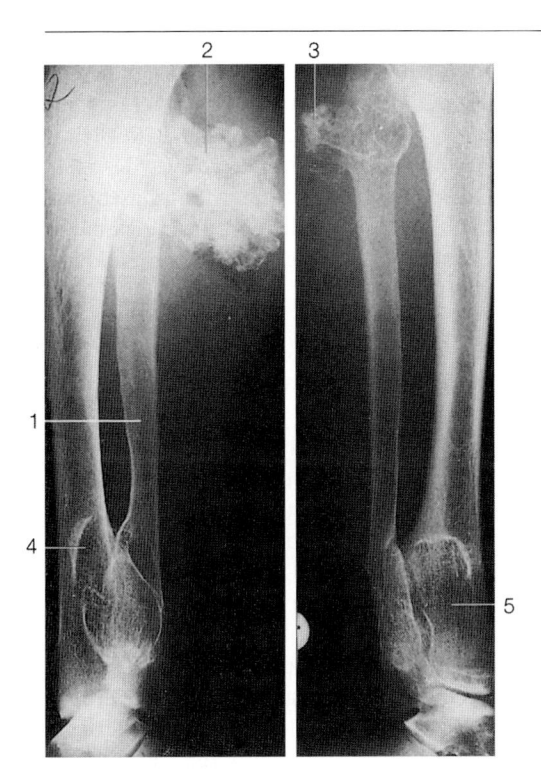

Abb. 110. Osteochondromatose (beide Tibiae und Fibulae)

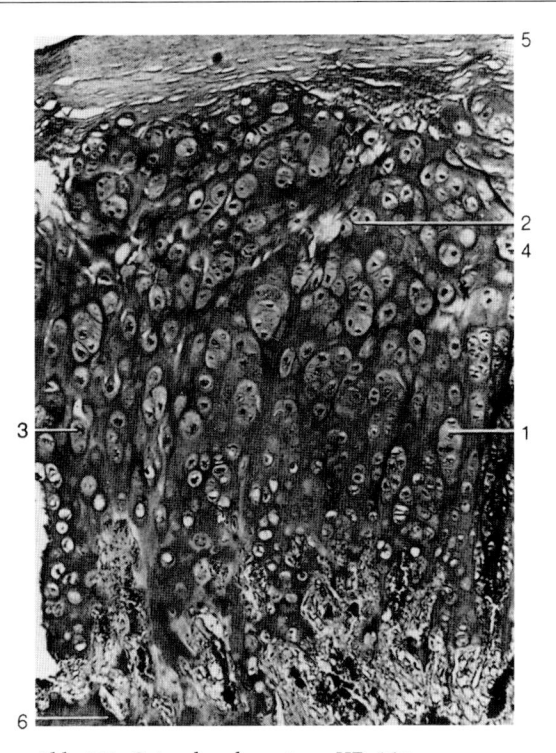

Abb. 111. Osteochondromatose; HE, 16×

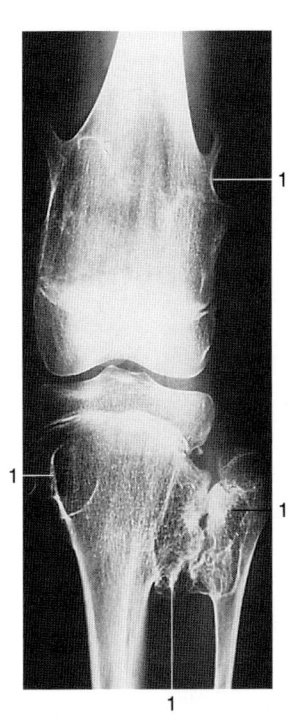

Abb. 112. Osteochondromatose (linkes Knie)

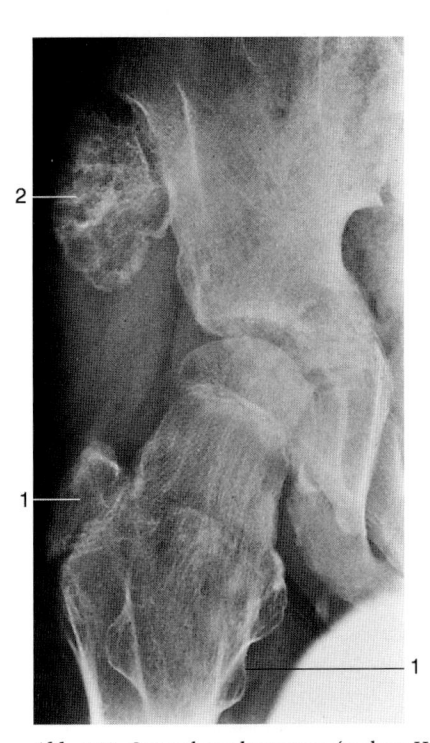

Abb. 113. Osteochonrdromatose (rechtes Hüftgelenk)

zu vermeiden. Am Operationsmaterial muß dann histologisch entschieden werden, ob eine maligne Entartung erfolgt ist. Hierbei können erhebliche diagnostische Schwierigkeiten auftreten, da die tumorösen Knorpelzellen oft nur wenige Malignitätskriterien aufweisen.

In **Abb. 112** sieht man multiple osteokartilaginäre Exostosen im Bereich des linken Kniegelenkes (1) und desgleichen in **Abb. 113** im Bereich des rechten Hüftgelenkes (1), wobei hier zusätzlich eine Exostose am rechten Os ilium ersichtlich ist (2).

Morbus Blount

Bei dieser Skelettdysplasie handelt es sich um eine degenerative ossäre Mißbildung unbekannter Genese, bei der aseptische Knochennekrosen in den Epiphysen der langen Röhrenknochen vorkommen. Es sind vorwiegend die Epiphysen von Femur und Tibia betroffen, wobei die Dysplasie meist bilateral auftritt. In **Abb. 114** sieht man diese Skelettdysplasie im **Röntgenbild**: In den Epiphysen beider distalen Femora (1) und proximaler Tibiae (2) zeigen sich erhebliche Deformierungen der Epiphysen und Wachstumszonen mit sklerotischen Verdichtungen der Knochenstrukturen, wobei es sich um eine ossäre Reaktion handelt, die medial stärker ausgeprägt ist als lateral. Als Folge dieser Osteonekrose entwickelt sich ein schweres Crus varum mit starker Verbreiterung des Kniegelenkraumes (3), was röntgenologisch deutlich zur Darstellung kommt. Bei dieser aseptischen Epiphyseonekrose entwickelt sich später in den proximalen Femora infolge der Belastung eine unregelmäßige Osteosklerose (4).

Weitere Skelettdysplasien

Unter den diversen Skelettdysplasie gibt es viele, die lokalisiert und harmlos sind. Neben atypischen Spaltungen von Knochenstrukturen (wie beispielsweise die häufige Patella bipartita) gehört hierzu die Entwicklung von appositionellen Knochenstrukturen. Eine solche ist in der **makroskopischen Aufnahme** der **Abb. 115** zu sehen: Das pathologisch-anatomische Präparat der Halswirbelsäule zeigt den unvollständigen Ansatz einer **Halsrippe** (1), die in die lateralen Weichteile hineinragt. Diese zusätzliche und atypische „Rippe" ist unvollständig entwickelt; sie kann jedoch durch Irritation der angrenzenden Weichteile Symptome (Nackenschmerzen) hervorrufen. Gewöhnlich sind derartige lokalisierte und minimale Skelettdysplasien jedoch symptomlos und stellen diagnostisch Zufallsbefunde dar.

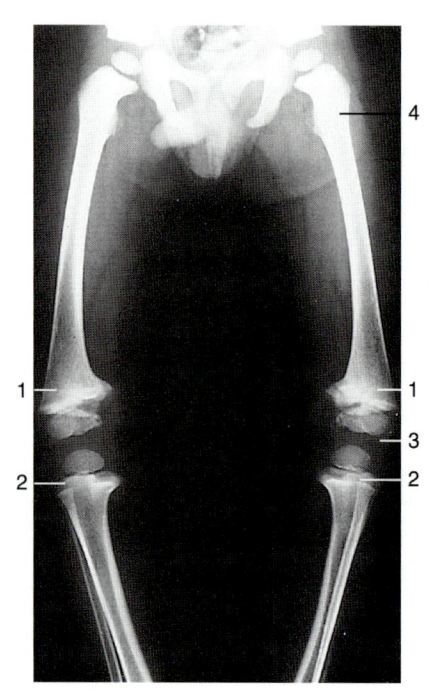

Abb. 114. Morbus Blount (distale Femora-, prox. Tibiaepiphysen)

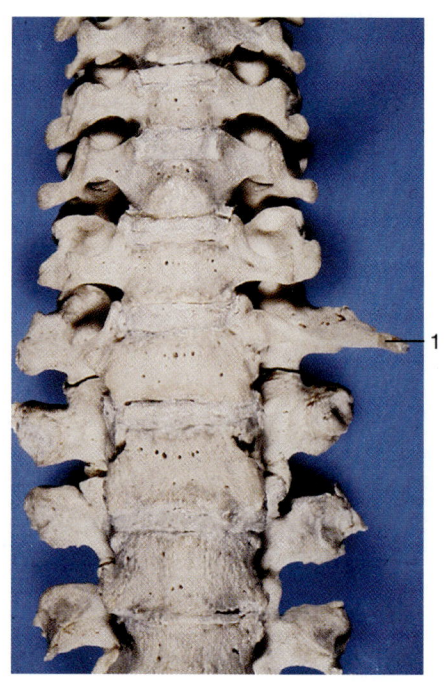

Abb. 115. Halsrippe

4 Osteoporosen und Osteopathien

Allgemeines

Die Osteoporose ist eine Atrophie des Knochengewebes, wobei die Kortikalis verschmälert ist und Zahl und Dicke der Spongiosabälkchen vermindert sind. Das Verhältnis von Knochensubstanz zu Markraum ist zugunsten des Markraumes verschoben. Durch die Verminderung von verkalkter Knochensubstanz kommt es zu einer Aufhellung und Auflockerung der Knochenstrukturen im Röntgenbild. Bei der Osteodensitometrie, mit der der Mineralsalzgehalt eines Knochens quantitativ bestimmt wird, findet sich eine mehr oder weniger starke Abnahme dieses Parameters. Basierend auf solchen Befunden wird in der Röntgenpraxis überaus häufig die Diagnose einer „Osteoporose" gestellt, was bedeutet, daß das Skelett gegen mechanische Einwirkungen weniger widerstandsfähig und die Gefahr von Knochenbrüchen gegeben ist. Dabei sollte man sich darüber klar sein, daß sich hinter dem allgemeinen Begriff „Osteoporose" ganz unterschiedliche skeletale Krankheitsbilder unterschiedlicher Ätiologie verbergen können, die auch einer unterschiedlichen Therapie bedürfen. „Osteoporose" ist somit ein Oberbegriff verschiedener atrophischer Knochenkrankheiten. Es ist Aufgabe der diagnostizierenden Ärzte – vorwiegend Röntgenologen und Pathologen – aufgrund spezieller morphologischer Strukturen und andere Untersuchungsergebnisse zwischen den einzelnen speziellen Formen der Knochenatrophie zu differenzieren.

Der bloße Verlust von mineralisiertem Knochengewebe, wobei keine wesentliche resorptive Zellaktivität zu beobachten ist, stellt die eigentliche **Osteoporose** im Sinne einer Knochenatrophie dar. Hierbei unterscheiden wir **generalisierte Osteoporosen**, die das gesamte oder zumindest große Anteile des Skeletts betreffen (Involutionsosteoporose, s. S. 74) von **lokalisierten Osteoporosen**, die sich auf einen bestimmten Skelettanteil beschränken (Immobilisationsosteoporose, s. S. 76; Sudecksche Atrophie, s. S. 98). Eine Osteoporose kann verschiedene Ursachen haben. In den meisten Fällen ist sie konstitutionsbedingt und tritt gehäuft im höheren Alter auf („Altersosteoporose", senile Osteoporose). Verantwortlich für eine solche Knochenatrophie können aber auch Substratmangel (Hungerosteoporose, Vitamin-C-Mangelosteoporose), Hormonmangel („postmenopausische" Osteoporose, präsenile Osteoporose), Inaktivität (Immobilisationsosteoporose), Knochenmarkserkrankungen (bei medullärem Plasmozytom, Knochenlymphom) oder eine verminderte Osteogenese (juvenile Osteoporose, „Fischwirbelkrankheit", Osteogenesis imperfecta, s. S. 56) sein. Bei allen diesen Osteoporoseformen lassen bloße histologische Untersuchungen des Knochengewebes oft keine Rückschlüsse auf die Ursache zu, da gleichartige Mikrostrukturen bei verschiedenen Osteoporoseformen vorliegen und häufig eine exakte Zuordnung erst durch Mitbeurteilung der klinischen Daten und Röntgenbefunde möglich ist.

Die exakte Einordnung einer Osteoporose in die Reihe der kausalen und formalen Pathogenese ist schwierig. Einerseits führt ein verminderter funktioneller Reiz (eine Minderbeanspruchung des Skeletts oder Knochens) zu einem zeitlich korrelierten Abbau von Knochensubstanz. Andererseits bewirken auch veränderte Stoffwechselprozesse einen generalisierten oder lokalen Knochenabbau. Schließlich können neurale Störungen oder Veränderungen der ossären Durchblutung einen solchen Knochenabbau bewirken und Ursache für eine Osteoporose sein. Bei der Entstehung dieser Osteopathie können mehrere Faktoren gleichzeitig mitwirken. Im Hinblick auf einen veränderten Knochenstoffwechsel kann man die Osteoporose unter die *metabolischen Osteopathien* einordnen.

Mit der Bezeichnung *Osteopathie* sind generell alle systemischen Knochenerkrankungen erfaßt, ungeachtet ihrer Ätiologie und Pathogenese. Wir unterscheiden *toxische Osteopathien* (z. B. Fluorose s. S. 102), *zirkulatorische Osteopathien* (z. B. Knochennekrosen s. S. 170; Knocheninfarkt s. S. 180), *infektiöse Osteopathien* (z. B. Osteomyelitis s. S. 131), *neoplastische Osteopathien* (z. B. medulläres Plasmozytom s. S. 362; Knochenmetastasen s. S. 418) und metabolische Osteopathien.

Alle diese Knochenerkrankungen sind durch einen generalisierten oder lokalen Knochenumbau gekennzeichnet, der sich im Röntgenbild durch eine Verminderung („Osteoporose") oder Vermehrung („Osteosklerose") an Knochensubstanz widerspiegelt. Es können auch beide Knochenumbauprozesse gleichzeitig und nebeneinander bestehen und damit zu einem scheckigen Röntgenbild führen.

Zur *metabolischen Osteopathie* sind vor allem generalisierte Skelettveränderungen zu rechnen, die unter dem Einfluß einer hormonellen Störung entstanden sind. Bekanntlich ist das Skelett ein zentrales Organ für den Kalziumstoffwechsel, da es Reservoir für das lebenswichtige Serumkalzium ist. Der Serumkalziumspiegel ist einer der am strengsten kontrollierten und stabilisierten biologischen Konstanten. Bei Absinken des Serumkalziumspiegels unter **9 mg% (normal 10 mg%)** wird über ein kompliziertes Regulationssystem Kalzium aus dem Skelett mobilisiert und dem Blutserum zugeführt. Daraus ergibt sich natürlich eine Veränderung des Knochengewebes, was röntgenologisch als „Osteoporose" durch Verminderung der Verschattung zur Darstellung kommt. Ursache dieser röntgenologischen „Aufhellung" der Knochenstrukturen ist ein charakteristischer Knochenumbau. Kalziumstoffwechsel und Knochenumbau sind funktionell eng miteinander korreliert. Dieser Umbauprozeß wird hormonell durch das Parathormon der Nebenschilddrüsen gesteuert. Dies Hormon aktiviert einerseits die Osteoklasten im Knochen und fördert andererseits die Kalzium- und Phosphatausscheidung in den Nieren. Durch die Wirkung des Parathormons wird das Leben der Osteoklasten verlängert und damit ihre Zahl erhöht; außerdem kommt es zu einer Proliferation von Fibroblasten. Eine gesteigerte Sekretion von Parathormon in den Epithelkörperchen bewirkt einen entsprechend gesteigerten Umbauprozeß im Skelett mit Verminderung der Knochensubstanz. Es entwickelt sich das Bild der *„Osteodystrophia fibrosa generalisata cystica v. Recklinghausen"* mit charakteristischen histologischen Strukturen, die auf einen *primären Hyperparathyreoidismus* hinweisen. Durch den fortschreitenden Knochenabbau können sich lokal unterschwellige Frakturen entwickeln, in deren Bereich sich resorptive Riesenzellgranulome, die sog. „braunen Tumoren", ausbilden. Bei chronischer Niereninsuffizienz kommt es häufig zu einer *renalen Osteopathie*. Hierbei handelt es sich um Knochenveränderungen infolge eines *sekundären Hyperparathyreoidismus* und einer Vitamin-D-Synthesestörung, die strukturell durch eine Osteodystrophia fibrosa, Osteomalazie (s. S. 88) und Osteoporose gekennzeichnet sind.

Außer dem Parathormon können jedoch auch andere Hormone eine Auswirkung auf das Skelett haben, die sich meistens in einer „Osteoporose" äußern. Von besonderer Bedeutung ist hierbei der Einfluß von Steroiden: Bei vermehrter Freisetzung bzw. langdauernder Gabe von Kortikoiden besteht die Gefahr der sich entwickelnden sog. *„Cushing-Osteoporose"* (s. S. 78). Auch beim Diabetes mellitus können sich erhebliche Skelettveränderungen mit Knochenfrakturen einstellen. Schilddrüsenhormone bewirken eine direkte Stimulation der Knochenresorption, was zu einer „Osteoporose" führt. Sowohl bei *Hyperthyreose* als auch bei *Hypothyreose* wurden Osteoporosen beschrieben. Eine vermehrte Einwirkung von Wachstumshormon führt einerseits zur Akromegalie, andererseits aber auch zu einer hochgradigen Reduktion der Knochenmasse und somit zur „Osteoporose". Alle Osteoporosen, die unter dem Einfluß einer veränderten hormonellen Stimulation entstehen, kann man als **endokrine Osteopathien** zusammenfassen. Hierzu gehören auch die Auswirkungen von Mangelzuständen der *Sexualhormone* (postmenopausische Osteoporose). Während die endokrinen Osteopathien ihre strukturelle Ursache in einer Störung der knochenmodellierenden Zellen (Osteoblasten, Osteoklasten) haben, können auch Störungen im Aufbau der Knochenmatrix zu einer „Osteoporose" führen. Insbesondere ein genereller Kalziummangel – durch verminderte Zufuhr (Nahrung) oder Resorption – verhindert die volle Mineralisation der organischen Knochenmatrix, wodurch sich beim wachsenden Skelett eine **Rachitis** (s. S. 52) und beim Erwachsenen eine *Osteomalazie* (s. S. 88) entwickeln.

Die morphologische Diagnostik der verschiedenen Osteoporoseformen, die Rückschlüsse auf die Grunderkrankung erlaubt, wird durch eine *Beckenkammbiopsie* ermöglicht. Zusätzlich sind klinisch-chemische Veränderungen im Blutserum und Urin hinzuzuziehen. Im **Schema** der **Abb. 116** sind diese Veränderungen übersichtlich zusammengestellt. Röntgenologische Befunde können zusätzliche Informationen liefern.

Eine Osteoporose ist im Röntgenbild erst erkennbar, wenn mindestens 30% der Knochenmasse abgebaut sind; mit der Osteodensitometrie kann sie wesentlich früher erfaßt und auch quantifiziert werden. Sie ist die häufigste Knochenveränderung am Skelett des Erwachsenen. Ihr liegt eine negative Umbaubilanz als Ergebnis eines fortschreitenden Knochenabbaues bei reduziertem Knochenanbau zugrunde. Die Osteoblastenfunktion ist herabgesetzt. Die Reduktion des Knochengewebes ist hierbei nicht mit einer Änderung der Knochenqualität verbunden. Die Umbaubilanz des Knochengewebes ist bis zum 20. Lebensjahr positiv, bis zum 50. Lebensjahr ausgeglichen und nach

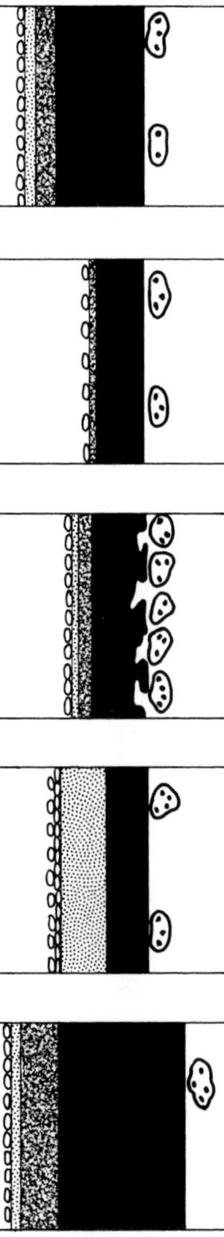

Allgemeines 69

		Blutserum			Urin		Erkrankung
		Ca^{++}	HPO$_4^{--}$	alkalische Phosphatase	Ca^{++}	HPO$_4^{--}$	
normal		N	N	N	N	N	
Osteo-porose		N	N	N	N	N	senile Osteoporose (Involutionsosteoporose)
Osteo-dystrophie		↑	↓	↑	↑	↑	primärer Hyperparathyreoidismus a) mit Skelettbeteiligung
		↑	↓	N	↑	↑	b) ohne Skelettbeteiligung
		↑	↑	↑	↑↓	↑↓	c) mit Niereninsuffizienz
Osteo-malazie		↓N	↑N↓	↑	↓N↑	↑	Osteomalazie
		↓(N)	↑	↑(N)	↓↑	↓↑	renale Osteopathie (sekundärer Hyperparathyreoidismus)
Osteo-sklerose		↓	↑	N	↓	↓	Hypoparathyreoidismus
		N	N	↑	N	N	Ostitis deformans Paget

■ = mineralhaltiges älteres Knochengewebe
▦ = neugebildetes Knochengewebe
▨ = unverkalktes Osteoid
◉ = Osteoklasten
OO = Osteoblasten
N = normal
↑ = vermehrt
↓ = vermindert

Abb. 116. Zusammenstellung der morphologischen und klinisch-chemischen Veränderungen bei verschiedenen Osteopathien

dem 50. Lebensjahr negativ. Im höheren Alter ist mit dem Auftreten einer sog. *Involutionsosteoporose* (s. S. 72) zu rechnen, die als physiologisch angesehen werden kann. Wegen der großen Häufigkeit dieser Knochenfunktionsstörungen und der Möglichkeit einer gezielten Therapie ist die Kenntnis der Osteoporose für den Arzt von großer Bedeutung. Unbehandelt führt die Osteoporose häufig zu starken Skelettdeformierungen, Knochenfrakturen und heftigen Schmerzen mit Bewegungseinschränkungen.

Die Verminderung des Knochengewebes bei der Osteoporose beginnt auf der Seite des Markraumes und schreitet gegen die Kortikalis hin fort, weshalb wir von einer *exzentrischen Knochenatrophie* sprechen. Die Reduktion der Knochenstrukturen erfolgt zuerst in denjenigen Knochen, die normalerweise die größte Umbauquote aufweisen, nämlich in den Wirbeln und Rippen sowie im Becken. In der Schädelkalotte mit sehr geringen Umbauvorgängen tritt eine Osteoporose nicht auf. Die Osteoporose läuft zunächst so ab, daß die mechanische Belastbarkeit des Skeletts noch erhalten bleibt. Es werden immer zuerst die sog. Sicherheitsstrukturen geopfert, während die Trabekeln in den Zug- und Drucklinien zunächst noch erhalten bleiben. Dadurch werden die Trägerstrukturen des Skeletts als Gerüst im Röntgenbild ungemein prononciert hervorgehoben. Der fortschreitende Verlauf einer Osteoporose läßt sich recht gut am Wirbelkörper verfolgen:

In **Abb. 117 a–d** sind die **strukturellen Spongiosaveränderungen** am Beispiel der Wirbelspongiosa schematisch skizziert; die entsprechenden **röntgenologischen** Veränderungen sind diesen in **Abb. 118 a–d** gegenübergestellt. Während in einem normalen Wirbelkörper das Spongiosagerüst gleichmäßig strukturiert ist (**Abb. 117a**) und auch röntgenologisch ein engmaschiges Spongiosanetz angetroffen wird (**Abb. 118a**), treten bei der *Osteoporose 1. Grades* im Röntgenbild erste Aufhellungen der Knochenstrukturen im Zentrum des Wirbelkörpers auf (**Abb. 118b**). Es wird zuerst die Querspongiosa (Sicherungssystem) geopfert; die Atrophie beginnt im Zentrum des Knochens und breitet sich gegen die Peripherie aus (**Abb. 117a–d**). Bei der *Osteoporose 2. Grades* sind mehr Querbälkchen verschwunden; außerdem gehen zentral auch die vertikalen Trägerbalken verloren (**Abb. 117c**), was im Röntgenbild als weitere zentrale Aufhellung ersichtlich wird (**Abb. 118c**). Die *Osteoporose 3. Grades* zeichnet sich durch einen weitgehenden Schwund auch der Zug- und Druckstrukturen aus (**Abb. 117d**). Da der Verlust an Querspongiosa sehr viel stärker ausgeprägt ist als der der Trägerspongiosa, die im Rahmen einer sog. *hypertrophischen Knochenatrophie* sogar kompensatorisch verdickt sein kann, markieren sich im **Röntgenbild** die vertikalen Spongiosastrukturen besonders deutlich (**Abb. 118d**). Bei hochgradiger Osteoporose wird auch die Kortikalis in den Atrophieprozeß einbezogen und wird verschmälert. Intrakortikal sind dann die Haversschen Kanälchen ausgeweitet, jedoch weiterhin glatt begrenzt.

In **Abb. 119** ist der Querschnitt durch einen **normalen Wirbelkörper** im Mazerationspräparat zu sehen. Man sieht ein engmaschiges Spongiosanetz, das gleichmäßig den gesamten Wirbelkörper ausfüllt. Schon in einem solchen normalen Wirbelkörper sind die Trägerstrukturen (vertikale Spongiosabälkchen) gegenüber den Sicherungsstrukturen (horizontale Spongiosabälkchen) stärker prononciert. Wie in **Abb. 120** am Mazerationspräparat eines Wirbelkörpers ersichtlich, ist die Spongiosa bei **fortgeschrittener Osteoporose** hochgradig verändert und ganz unregelmäßig umgebaut. Man erkennt ganz ungleichmäßige Spongiosalücken *(1)*, in denen die Spongiosabälkchen fehlen. Die Trägerspongiosa *(2)* ist beträchtlich verdickt, was als **hypertrophische Knochenatrophie** bezeichnet wird. Die Querspongiosa *(3)* ist nur noch in Resten vorhanden. Damit ist die Widerstandsfähigkeit eines solchen Wirbels gegenüber Druckbelastung beträchtlich herabgesetzt.

Bei einer fortschreitenden Osteoporose der Wirbelsäule wird die Stabilität der gesamten Wirbelsäule reduziert, und es kommt allmählich zu einem Zusammensintern der Wirbelkörper oder gar zu Kompressionsfrakturen einzelner Wirbel. Das Skelett wird insuffizient und bricht zusammen. Es kommt hierbei auf die Art der einwirkenden Kräfte an, die die Form der jeweiligen Wirbelkompression, die auch im Röntgenbild erkennbar ist, bestimmen. In der *Brustwirbelsäule*, die physiologisch eine leichte Kyphose aufweist, wirken die Druckkräfte der oberen Körperanteile (Kopf, Schultergürtel) konzentriert auf die ventralen Anteile der Wirbelkörper. Bei fortgeschrittener Osteoporose der Brustwirbelkörper kommt es zu einer Kompression dieses Wirbelteils und damit zur Entstehung von sog. **Keilwirbeln**. Es sind meistens der 8., 9. und 10. Brustwirbelkörper betroffen. In den meisten Fällen handelt es sich um ein sehr langsames Zusammensintern der ventralen Wirbelkörperareale, so daß die keilartige Verformung sich allmählich entwickelt. Es sind hiervon meist mehrere benachbarte Wirbelkörper betroffen. In seltenen Fällen setzt infolge einer starken

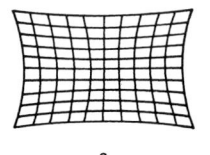

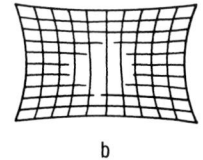

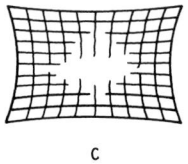

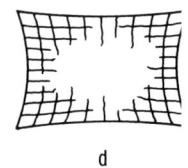

Abb. 117 a–d.
a Schema der normalen Wirbelspongiosa;
b Schema der Osteoporose Grad I;
c Schema der Osteoporose Grad II;
d Schema der Osteoporose III

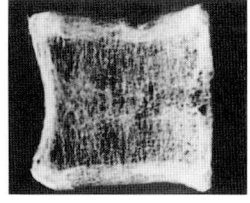

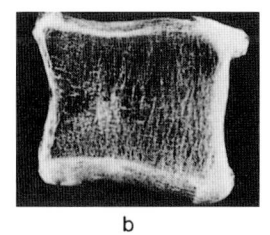

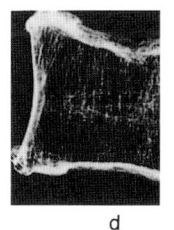

Abb. 118 a–d.
a Normaler Wirbelkörper;
b Osteoporose Grad I;
c Osteoporose Grad II;
d Osteoporose Grad III

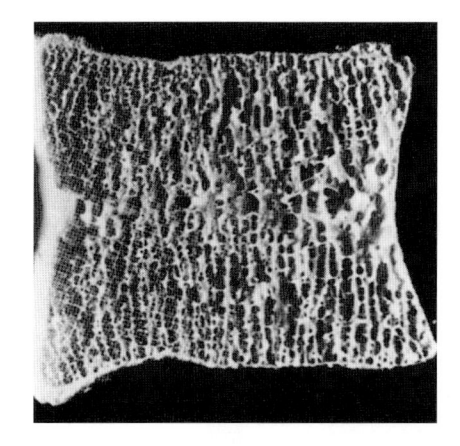

Abb. 119. Normale Wirbelspongiosa
(Mazerationspräparat)

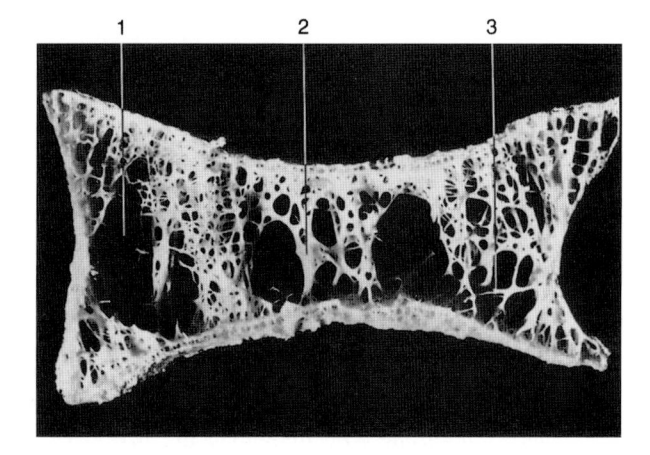

Abb. 120. Osteoporotische Wirbelspongiosa
(Mazerationspräparat)

Druckbelastung eine plötzliche ventrale Kompressionsfraktur ein.

In **Abb. 122** sieht man im **Röntgenbild** (seitliche Aufnahme) einer osteoporotischen Wirbelsäule, daß die Spongiosastrukturen der Wirbelkörper hochgradig aufgelockert sind (1), wobei die Rahmenstrukturen (Kortikalis) betont werden (wie mit einem Bleistift gezeichnet; 2). In der Brustwirbelsäule finden sich drei **Keilwirbel** *(3)*, die vor allem in ihrem ventralen Anteil stark komprimiert sind. Dadurch kommt es zur Ausbildung eines mehr oder weniger starken Buckels (sog. Kyphose).

In der Lendenwirbelsäule wirken die Druckkräfte durch die Last der oberen Körperhälfte ziemlich gleichmäßig auf den gesamten Wirbelkörper, der bei einer fortgeschrittenen Osteoporose insgesamt zusammengedrückt wird. Dabei kommt es zu einer Verbreiterung der Bandscheiben (durch Wasseraufnahme), und es entsteht eine Einsenkung der Deckplatten dieser Wirbelkörper. In der **Abb. 123** kann man diese Vorgänge im **Röntgenbild** sehr deutlich erkennen: In der seitlichen Aufnahme weist ein Lendenwirbel *(1)* eine Verformung auf, die als **Fischwirbel** bezeichnet wird. Die Deckplatten *(2)* sind konkav eingesunken, was zu einer hochgradigen Verschmälerung der zentralen Wirbelkörper geführt hat. Hier ist die Spongiosa durch Knochenatrophie hochgradig aufgehellt *(3)*. Die Rahmenstrukturen *(4)* sind erhalten und scharf gezeichnet. Die Zwischenwirbelscheiben *(5)* sind hochgradig aufgequollen und scheinen sich in den Wirbelkörper einzudrücken. Durch den inneren Turgor des Nucleus pulposus verbreitern sich die Zwischenwirbelscheiben und können durch Deckplatteneinbrüche der Wirbel hernienartig in den Knochen eindringen. Diese Veränderungen werden als *Schmorlsche Knötchen* bezeichnet (s. S. 464).

Der systemische Knochenabbau bei der Osteoporose tritt auch sehr deutlich am *Schenkelhals* in Erscheinung. In **Abb. 124** sieht man im **Mazerationspräparat** die Schnittfläche eines normalen Schenkelhalses, in dem ein dichtes Spongiosanetz vorliegt, in dem sowohl die Trägerspongiosa als auch die Sicherungsspongiosa ausgebildet sind. Röntgenologisch besteht ein gleichmäßiges Spongiosagerüst.

Bei der Osteoporose ist das Spongiosagerüst hingegen ungleichmäßig aufgelockert, was **röntgenologisch** deutlich zur Darstellung kommt. In **Abb. 121** sieht man große Spongiosalücken sowohl im Schenkelhals *(1)* als auch im Trochanter major *(2)*; die Trägerbälkchen *(3)* sind stark pro-

nonciert. Das makromorphologische Korrelat ist auch am **Mazerationspräparat** eines osteoporotischen Schenkelhalses in **Abb. 125a,b** ersichtlich: Hier bilden sich durch Abbau der Sicherheitsstrukturen große Spongiosalücken im Trochanter major *(1)* und im seitlichen Schenkelhalsdreieck, dem sog. *Wardschen Dreieck (2)*. Die Trägerspongiosa bleibt lange verschont und kommt markant zur Darstellung *(3)*. Wenn ihre Belastungsfähigkeit nicht mehr ausreicht, erfolgt schließlich eine Schenkelhalsfraktur.

Die Knochenfraktur ist die hauptsächliche Gefahr bei einer Osteoporose. Sie kann sich schleichend entwickeln (wie bei der langsamen Zusammensinterung der osteoporotischen Wirbelkörper) oder sein sehr plötzliches Ereignis darstellen (wie bei einer medialen Schenkelhalsfraktur). Vor allem die schon physiologisch stärker belasteten Knochen (Wirbelsäule, Schenkelhals) sind frakturgefährdet. In diesen Knochen entwickelt sich besonders häufig eine Osteoporose. Eine solche Knochenatrophie kann jedoch auch in anderen belasteten Knochen entstehen, deren Stabilität gegenüber Krafteinwirkungen ebenfalls mehr oder weniger reduziert wird. Wenn sich somit eine ausgeprägte Osteoporose im Humerus oder in der Tibia entwickelt, besteht die Gefahr, daß eine sog. *pathologische Knochenfraktur* entsteht, die ohne ein adäquates Trauma zustande gekommen ist. Bei der erheblichen Verminderung des widerstandsfähigen Knochengewebes entwickeln sich manchmal sog. *schleichende Frakturen*, die – besonders in der Wirbelsäule – eine Schmerzsymptomatik hervorrufen.

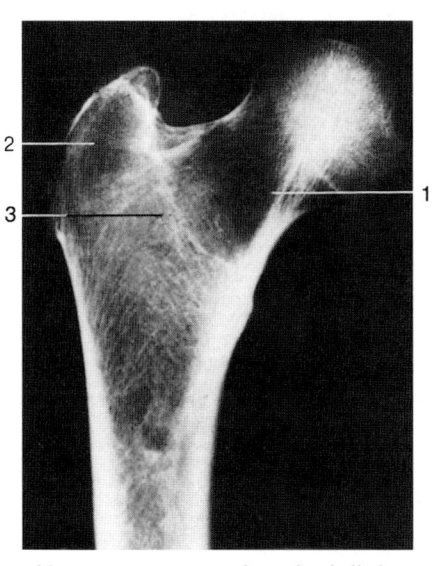

Abb. 121. Osteoporose des Schenkelhalses

Allgemeines 73

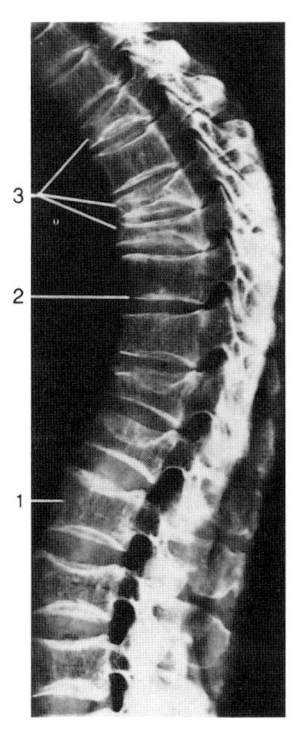

Abb. 122. Osteoporose der Brustwirbelsäule (seitliche Aufnahme)

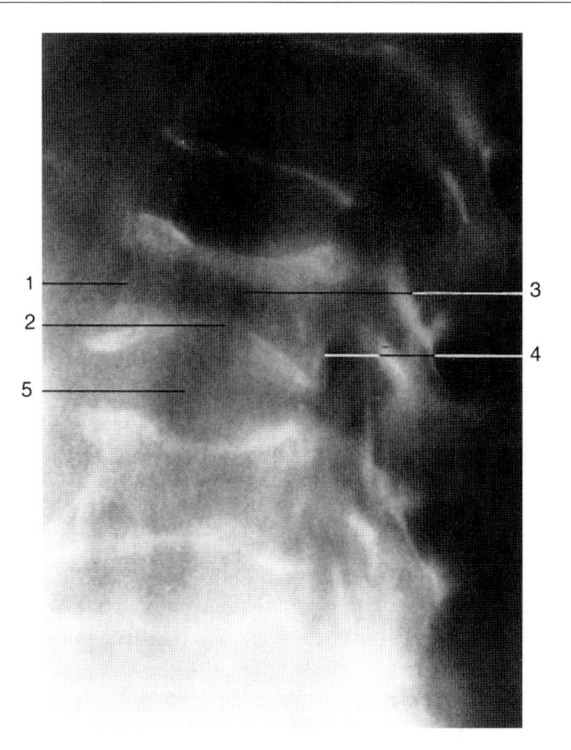

Abb. 123. Osteoporose der Lendenwirbelsäule mit Fischwirbel

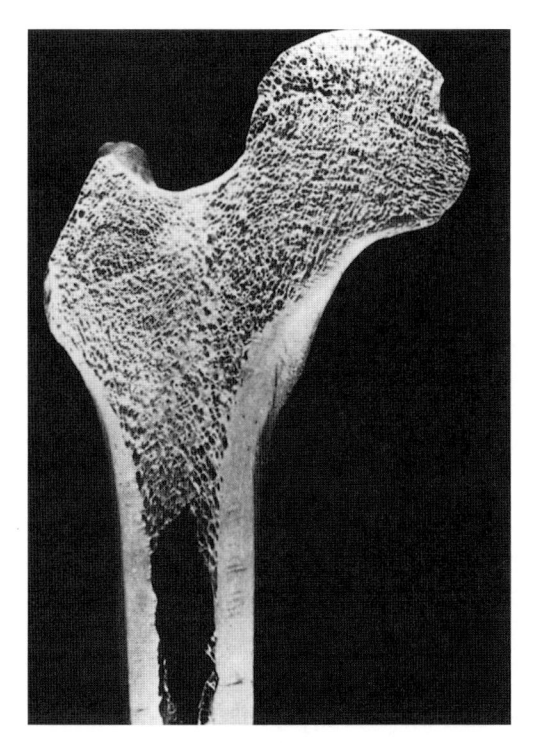

Abb. 124. Normaler Schenkelhals (Mazerationspräparat)

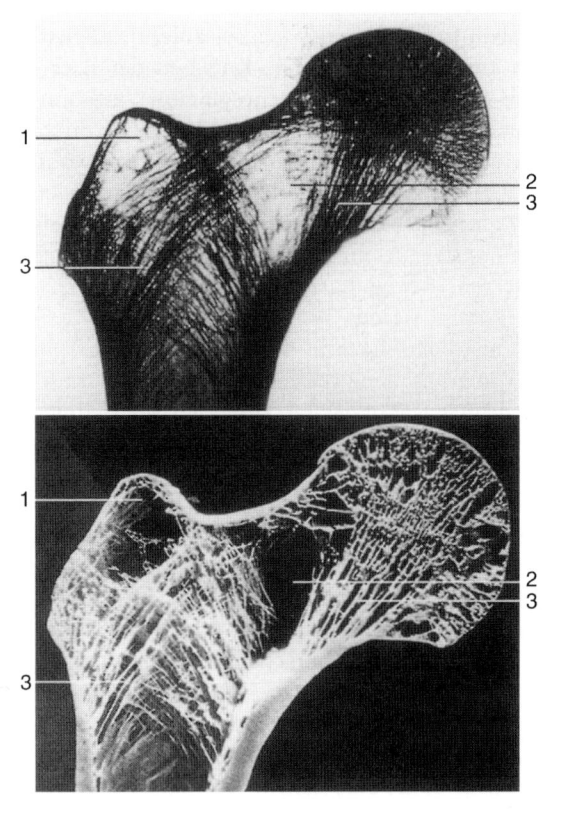

Abb. 125. Osteoporotischer Schenkelhals. *Oben:* Radiogramm; *unten:* Mazerationspräparat

Involutionsosteoporose

In der klinischen Praxis spielt die Osteoporose eine wichtige Rolle, da sie überaus häufig ist, zu Schmerzen und Bewegungseinschränkungen führt und die Arbeitsfähigkeit erheblich einschränken kann. *Bei der Involutionsosteoporose handelt es sich um eine sehr häufige allgemeine Skelettveränderung, die durch Atrophie des Knochengewebes zu einer Minderung der Belastbarkeit des Skeletts mit der Gefahr von Knochenfrakturen führt.* Wir unterscheiden eine **senile Osteoporose**, die sich im höheren Alter im gesamten Skelett langsam fortschreitend entwickelt und in der Regel symptomlos ist, von einer postmenopausischen oder **präsenilen Osteoporose**, die vor allem bei Frauen etwa 10 Jahre nach der Menopause in Erscheinung tritt und vorwiegend auf das Stammskelett konzentriert ist. Es entwickeln sich Rückenschmerzen, Verformungen der Wirbelsäule und Rippenbrüche. Die Ursache der senilen Osteoporose wird in einer herabgesetzten Osteoblastenfunktion gesehen, wobei in fortgeschrittenen Stadien am stärksten Rippen, Schenkelhals, Fuß- und Handwurzelknochen betroffen sind. Bei der präsenilen Osteoporose kommt es infolge eines Östrogenmangels zu einem rasch fortschreitenden Knochenabbau im Bereich der Wirbelsäule, des Brustkorbes und des Beckens. Die Knochen der Extremitäten und des Schädeldaches bleiben gewöhnlich verschont. Es muß betont werden, daß nicht jeder alternde Mensch unbedingt eine Involutionsosteoporose bekommen muß; hierbei spielen konstitutionelle Faktoren eine entscheidende Rolle. Erst wenn diese Osteoporose Symptome (Schmerzen, Bewegungseinschränkung usw.) auslöst, bekommt sie den Wert einer Krankheit.

Das **histologische Bild** der Involutionsosteoporose ist überaus „langweilig", da sich die Strukturveränderungen lediglich im quantitativen Bereich abspielen, die allerdings zu qualitativen Gewebeveränderungen führen. In **Abb. 126** ist ein **histologischer Großschnitt** durch einen osteoporotischen Wirbelkörper zu sehen. Man erkennt kranial und kaudal die angrenzenden Bandscheiben *(1)*. Die Spongiosabälkchen *(2)* sind an Zahl hochgradig reduziert, die verbliebenen Knochenbälkchen stark verschmälert. Desgleichen ist die Kortikalis sowohl im Bereich der Deckplatten *(3)* als auch im Seitenbereich *(4)* verschmälert, jedoch vollständig erhalten. Das Verhältnis von verkalkter Knochensubstanz zum Anteil des knochenfreien Markraumes ist zugunsten des Markraumes verschoben. Bezogen auf das gesamte Knochenvolumen ist hierbei der Knochenmineralgehalt vermindert, was mit der Osteodensitometrie quantitativ erfaßt werden kann. Die Verminderung des Knochengewebes beginnt im Zentrum des Wirbelkörpers und schreitet gegen die Peripherie fort (sog. *exzentrische Knochenatrophie*). Es werden immer zuerst die sog. Sicherheitsstrukturen (Querspongiosa) geopfert, während die Trabekeln in den Zug- und Drucklinien (Längsspongiosa) zunächst noch erhalten bleiben. Die Reduktion des Knochengewebes ist bei der Involutionsosteoporose nicht mit einer Änderung der Knochenqualität verbunden, d. h. das noch erhaltene Knochengewebe ist voll mineralisiert und funktionstüchtig. Die Gefahr der Knochenbrüchigkeit beruht ausschließlich in der reduzierten Menge an stabiler Knochensubstanz.

Die histologische Diagnose einer Involutionsosteoporose am Biopsiematerial stützt sich ausschließlich auf die quantitative Abschätzung des Verhältnisses von erweitertem Markraum zu reduzierter Knochensubstanz der Spongiosa sowie auf die Verschmälerung der Knochenbälkchen. In der Kortikalis sind die Haversschen Kanälchen ausgeweitet.

Bei **starker Vergrößerung** sieht man in **Abb. 127** rarefizierte und hochgradig verschmälerte Knochenbälkchen *(1)*, die jedoch gut mineralisiert sind. Sie sind lamellär geschichtet und weisen intakte Osteozyten *(2)* auf. Ihre Außenkonturen sind glatt und lassen keine Resorptionslakunen erkennen. Osteoklasten werden nicht beobachtet; Osteoblasten sind nur spärlich vorhanden *(3)* und kümmerlich entwickelt. Dieser Knochenschwund wird auf eine sog. *glatte Knochenresorption* (im Gegensatz zur lakunären Resorption durch mehrkernige Osteoklasten bei der Osteodystrophie. s. Abb. 152) zurückgeführt. Infolge der herabgesetzten Osteoblastenaktivität bei normalem Knochenabbau kommt es zu einer Verminderung des Knochengewebes. Dieser negative Knochenumbau spiegelt sich auch in dem relativ vergrößerten Markraum (mit Fettmark, 4) wider. Wie in **Abb. 128** ersichtlich, kommt es bei der Osteoporose auch zu reparativen und kompensatorischen Umbauvorgängen, indem die verbliebenen Knochenbälkchen der Trägerspongiosa durch Knochenanbau verdickt werden. Neben sehr schmalen osteoporotischen Knochenbälkchen *(1)* finden wir sklerotisch verdickte Knochenbälkchen der Trägerspongiosa *(2)*. Es handelt sich hierbei um das Bild der sog. **hypertrophischen Knochenatrophie**, die auch im Röntgenbild zur Darstellung kommt.

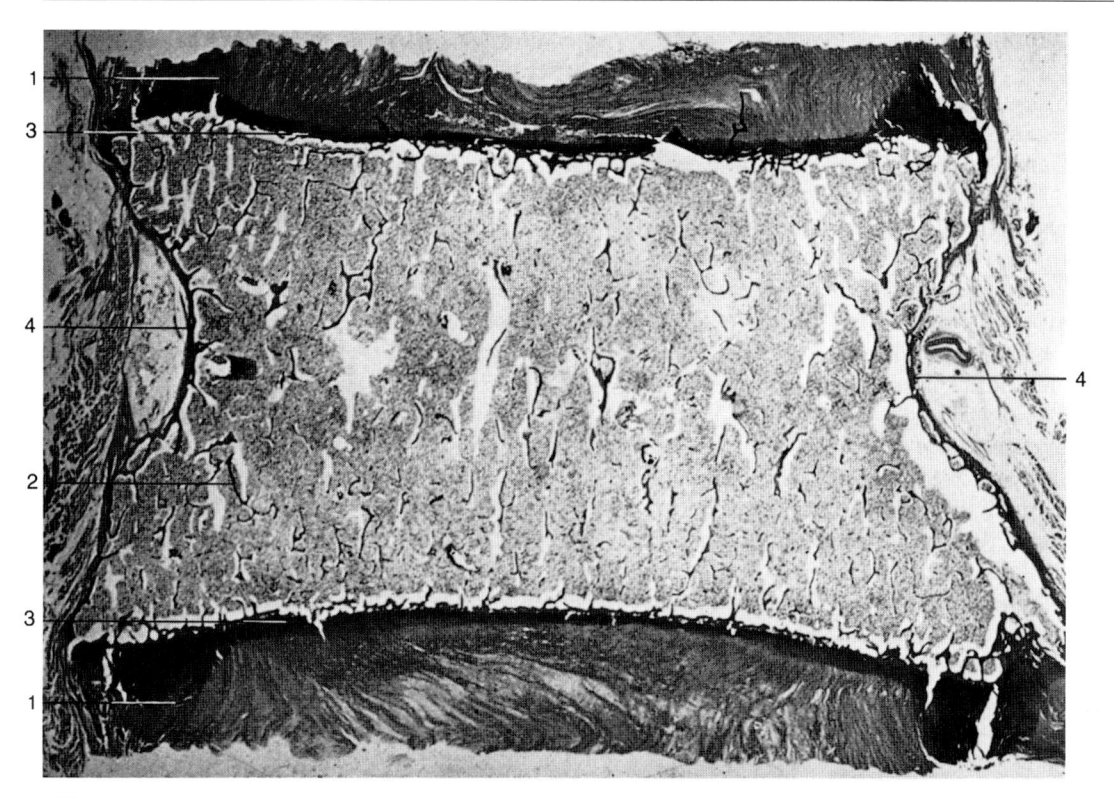

Abb. 126. Osteoporotischer Wirbelkörper; HE, 10×

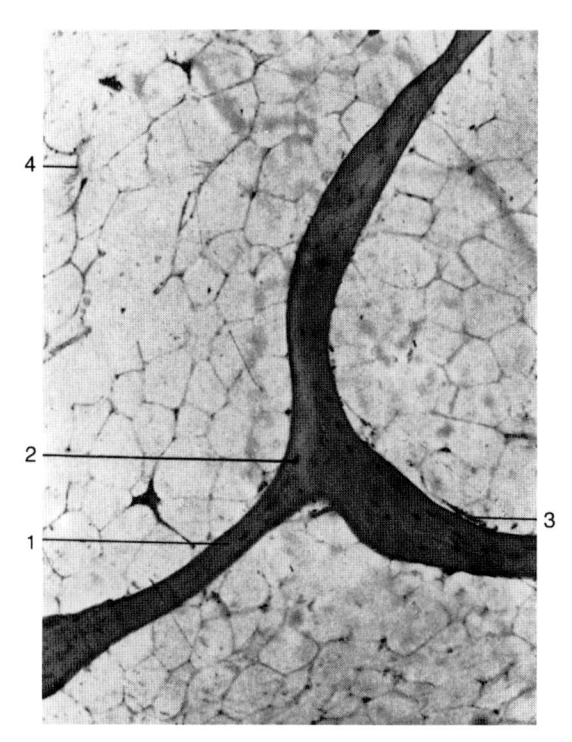

Abb. 127. Osteoporose; HE, 25×

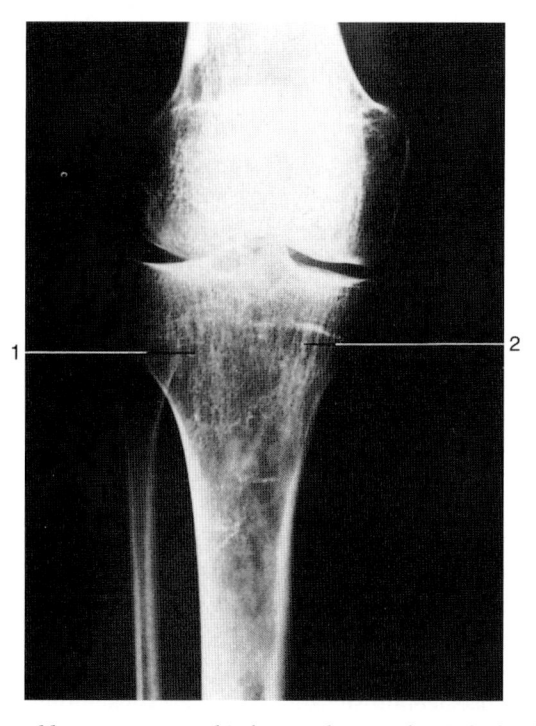

Abb. 128. Hypertrophische Knochenatrophie (Tibiakopf)

Immobilisationsosteoporose

Dieser Typ der Osteoporose entsteht durch eine länger dauernde Minderbelastung eines Skelettabschnittes. *Es handelt sich um eine lokalisierte Osteoporose, die sich nach jeder Ruhigstellung einer Gliedmaße infolge einer Fraktur, Entzündung oder Muskellähmung entwickelt.* Im Frühstadium kommt es zu einer Hyperämie der ossären Kapillaren und Sinusoide. Die Tätigkeit der Osteoblasten wird auf das Doppelte, die der Osteoklasten auf das Dreifache erhöht. Dadurch resultiert ein fortschreitender verstärkter Knochenabbau (Osteoklastenosteoporose), der mit einer Hyperkalzurie bis zu 335 mg in 24 Std. einhergehen kann. Im chronischen Stadium stabilisieren sich die Knochenanbau- und Knochenabbauvorgänge, und die negative Kalziumbilanz ist wieder ausgeglichen.

Die *Entwicklung einer Immobilisationsosteoporose* ist in **Abb. 129** schematisch wiedergegeben: Morphologisch findet bei Ruhigstellung eine Reduktion der Knochenspongiosa der betroffenen Knochen statt, die im Sinne einer Atrophie im Zentrum des Knochens beginnt und kontinuierlich gegen die Peripherie fortschreitet. Es gehen immer zuerst die Sicherungsstrukturen (Querspongiosa) verloren, während die Trägerstrukturen (Längsspongiosa) noch lange Zeit erhalten bleiben. Bei frühzeitiger Mobilisation des betroffenen Gliedes ist eine vollständige Wiederherstellung der ursprünglichen Knochenstrukturen möglich, solange die Knochentrabekeln zwar verdünnt, jedoch die wesentlichen Trabekeln als Leitstrukturen noch verschont geblieben sind. Wenn die Immobilisation länger anhält und die Osteoporose fortschreitet, kommt es zu einem mehr oder weniger starken Verlust der Quer- wie auch der Längsspongiosa, wodurch bei Remobilisation die Rückbildung des ursprünglichen Knochengerüstes nur unvollkommen erfolgen kann. Da die Leitstrukturen fehlen, kann neugebildetes Knochengewebe nur noch an die verbliebenen Spongiosatrabekeln angelagert werden, die in den Zug- und Drucklinien liegen. Es entsteht ein Knochengerüst mit weniger, aber verdickten Trabekeln. Dieser Umbau wird als **hypertrophische Knochenatrophie** bezeichnet. Es handelt sich hierbei um eine Defektheilung; denn ein solch umgebauter Knochen ist viel weniger gegenüber auf ihn einwirkende Kräfte widerstandsfähig. Bei der Immobilisationsosteoporose kommt eine vollständige Osteolyse nicht vor. Der Knochenabbau kann jedoch so weit fortschreiten, daß nur noch die Rahmenstrukturen stehenbleiben, was *Knochenkachexie* genannt wird. Schon geringe Belastungen führen zu Frakturen solcher Knochen. Bei einer mechanischen Überlastung im Anschluß an eine Immobilisationsosteoporose kann ein völlig ungeordneter Knochenumbau stattfinden, wobei die Spongiosa durch den Knochenabbau in einzelne Fragmente zerlegt wird. Es entsteht eine Knochenstruktur, die röntgenologisch und auch histologisch der Ostitis deformans Paget (s. S. 104) ähnlich ist und als *„Remaniement pagétoide posttraumatique Lièvre"* bezeichnet wird.

Eine Immobilisationsosteoporose wird gewöhnlich anhand von Röntgenbildern festgestellt und ihr Ausmaß analysiert. Zu ihrer Diagnose bedarf es keiner Knochenbiopsie. Das histologische Bild einer solchen Osteoporose kann jedoch bei der pathologisch-histologischen Untersuchung am Amputationsmaterial vorliegen. Ein lokalisierter Remaniement pagétoide kann als Knochentumor imponieren, was zu einer histologischen Abklärung veranlaßt.

In **Abb. 130** liegt das **histologische Bild** einer *Immobilisationsosteoporose* vor, die sich von der Involutionsosteoporose (s. S. 74) nicht unterscheidet. Man erkennt hochgradig verschmälerte Knochenbälkchen *(1)*, die lamellär geschichtet sind und kleine Osteozyten enthalten. Die Trabekel sind glatt begrenzt; es ist keine osteoblastische oder osteoklastische Aktivität ersichtlich. Der erweiterte Markraum *(2)* ist von Fettgewebe ausgefüllt.

In **Abb. 131** sieht man das **histologische Bild** des *Remaniement pagétoide*: Die Knochenbälkchen *(1)* sind ganz ungleichmäßig verbreitert und weisen zahlreiche ausgezogene und wellige Kittlinien *(2)* auf. Angelagert finden sich Osteoblasten *(3)* und Osteoklasten *(4)*. Das bizarre Knochengewebe ist ungleichmäßig mineralisiert *(5)*. Der Markraum ist von einem lockeren zellreichen Granulationsgewebe *(6)* ausgefüllt, in dem weite Blutkapillaren *(7)* liegen. Damit besteht eine große morphologische Ähnlichkeit mit der Ostitis deformans Paget (s. Abb. 196). Eine exakte Unterscheidung dieser beiden, strukturell ähnlichen Knochenerkrankungen kann manchmal bei gutachterlichen Fragestellungen von Bedeutung sein. Zur Unterscheidung müssen dann neben den anamnestischen Angaben, dem Alter des Patienten und den histologischen Strukturen die lokalen Röntgenbefunde hinzugezogen werden.

Immobilisationsosteoporose 77

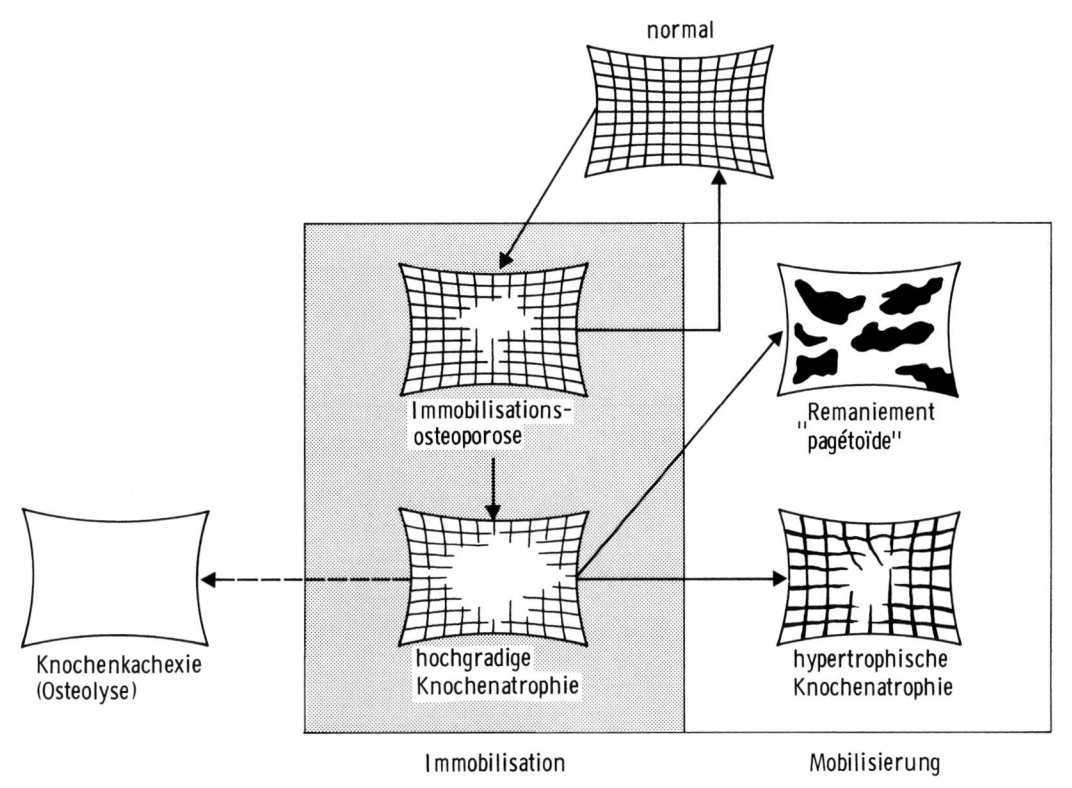

Abb. 129. Schema der Entwicklung der Immobilisationsosteoporose. (Nach WILLERT)

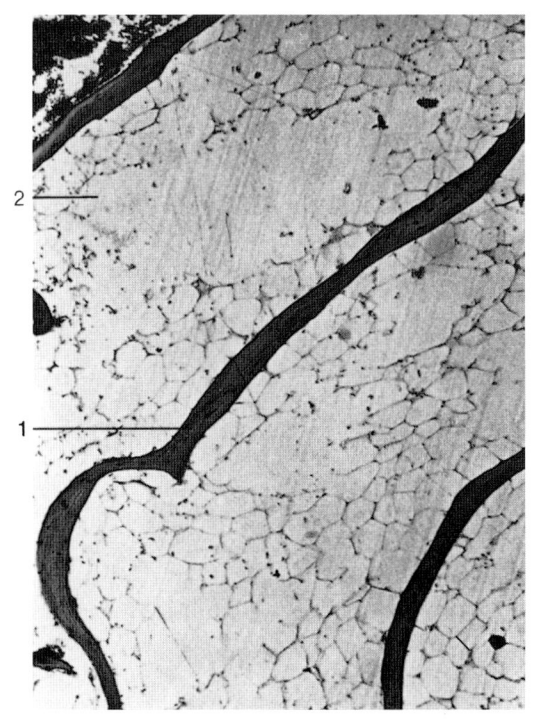

Abb. 130. Immobilisationsosteoporose; HE, 16×

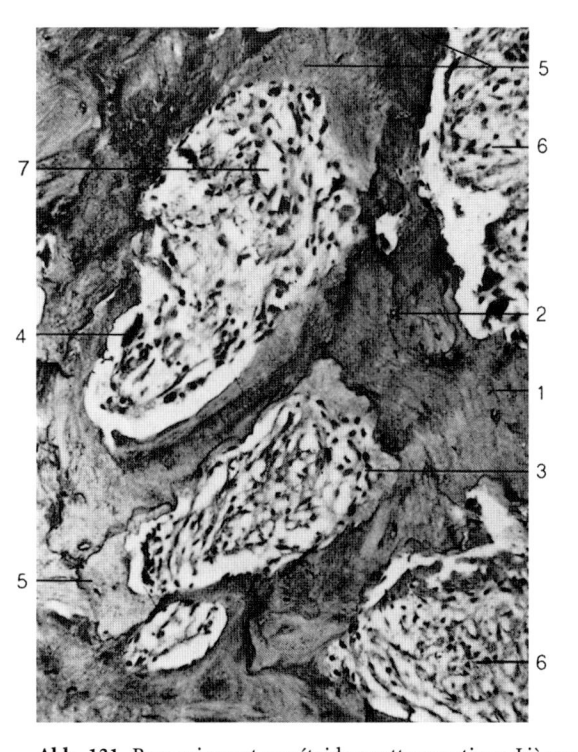

Abb. 131. Remaniement pagétoide posttraumatique Lièvre; HE, 40×

Cushing-Osteoporose

Die Cushing-Osteoporose gehört in die Gruppe der **endokrinen Osteopathien** *und tritt endogen bei vermehrter Bildung von Kortikosteroiden in der Nebennierenrinde (Cushing-Syndrom bei bilateraler Nebennierenrindenhyperplasie oder Nebennierenrindentumor) oder exogen bei lang dauernder Steroidtherapie auf.* Unter dem Einfluß von Glukokortikoiden kommt es zu einer gesteigerten Transformation von Eiweiß in Kohlehydrate und zu einem verminderten Eiweißaufbau. Damit steht nicht genügend Eiweiß für die Osteoidbildung zur Verfügung, und der Knochenabbau überwiegt gegenüber dem Knochenanbau. Initial erfolgt ein Osteoklastenschub mit massiver Knochendestruktion, auf die eine Phase des verminderten Knochenanbaues folgt. Wie in **Abb. 132** erkennbar, ist die Cushing-Osteoporose *(Steroidosteoporose, adrenokortikale Osteoporose)* vorwiegend auf das Stammskelett konzentriert und führt zu Spontanfrakturen von Wirbeln und Rippen, die mit einer hypertrophischen Kallusbildung heilen. Nach Behandlung der endokrinen Störung (z. B. Cushing-Syndrom) ist beim Jugendlichen eine vollständige Restitution der Knochenstrukturen möglich; beim Erwachsenen bleibt eine hypertrophische Atrophie des Spongiosagerüstes zurück.

In **Abb. 133** ist eine Wirbelsäule mit *Cushing-Osteoporose* im **Röntgenbild** dargestellt. Man sieht eine osteoporotische Auflockerung der Wirbelspongiosa *(1)*, wobei die zentrale Schicht *(2)* als bandförmige Aufhellung zutage tritt. Die deckplattennahe Spongiosa *(3)* wie auch die Deckplatten selbst *(4)* erscheinen dagegen schattendichter. Ein solches röntgenologisches Strukturbild wird als „marginale Kondensation" bezeichnet und ist charakteristisch für die Cushing-Osteoporose. Bei Wirbelkompressionen kommt es zu einer Strukturverdichtung infolge hyperplastischer Kallusbildung.

Das **makroskopische Bild** einer Cushing-Osteoporose der Wirbelsäule ist in **Abb. 134** wiedergegeben. Am aufgesägten Präparat sieht man, daß die Wirbelkörper durch Kompression hochgradig verschmälert sind *(1)*. Die Rahmenstrukturen, insbesondere die Deckplatten *(2)*, sind erhalten, jedoch gegen die Wirbelkörper vorgewölbt, wodurch sich sog. *Fischwirbel (3)* entwickelt haben. Die Spongiosa läßt sich makroskopisch nicht beurteilen. Die Bandscheiben *(4)* sind aufgequollen und verbreitert.

Wie in **Abb. 135** dargestellt, findet sich **histologisch** das Bild einer Osteoporose, wobei die Spongiosa weitmaschig ist. Die Knochentrabekeln sind reduziert *(1)*, die verbliebenen Knochenbälkchen extrem verschmälert *(2)* und filigranartig angeordnet. Es finden sich tiefe Resorptionslakunen *(3)*, die die Spongiosatrabekel mottenfraßähnlich zerklüften. Auffällig ist jedoch, daß die Howshipschen Lakunen keine mehrkernigen Osteoklasten mehr enthalten; der Osteoklastenschub ist also bereits vorbei, und was wir noch sehen sind die Folgen der osteoklastären Knochenresorption. Auch der Knochenanbau ist vermindert: Aktive Osteoblasten und Osteoidsäume sind nicht vorhanden. Bei einer floriden Cushing-Osteoporose soll das Verhältnis von Osteoblasten und Osteoklasten ausgewogen sein. Im Zentrum des Bildes erkennt man einen *anämischen Knocheninfarkt (4)*, in dem das Markfettgewebe nekrotisch ist und der von einem Bindegewebssaum *(5)* abgegrenzt wird.

Bei **stärkerer Vergrößerung** sind in **Abb. 136** wieder die reduzierten und verschmälerten Knochenbälkchen *(1)* zu sehen. Der Markraum wird von einem zellreichen blutbildenden Mark *(2)* ausgefüllt, in dem fibrinoide Nekrosen *(3)* vorkommen. Sie stellen wahrscheinlich Vorstufen des sich entwickelnden Knocheninfarktes dar.

Bei einem länger andauernden Cushing-Syndrom können sich außer der typischen *Osteoporose* zusätzlich im Skelett *Knochenfrakturen* oder

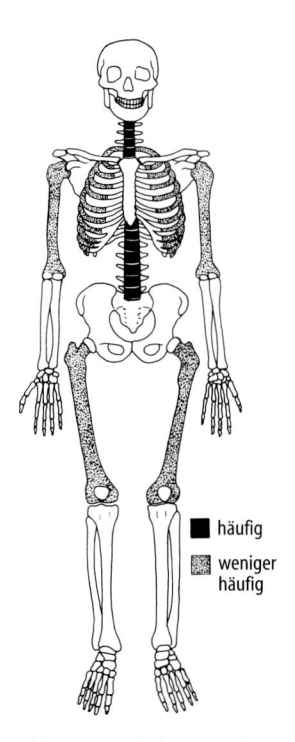

Abb. 132. Lokalisation der Cushing-Osteoporose

Cushing-Osteoporose 79

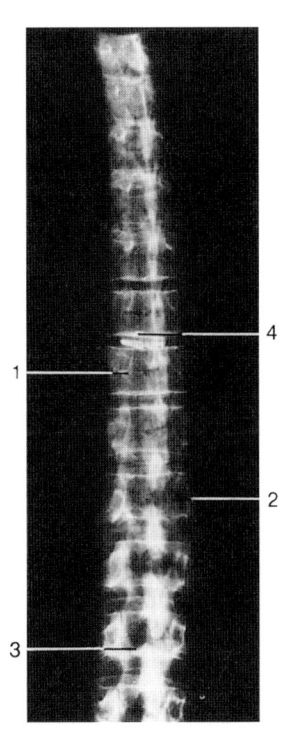

Abb. 133. Cushing-Osteoporose der Wirbelsäule (Röntgen)

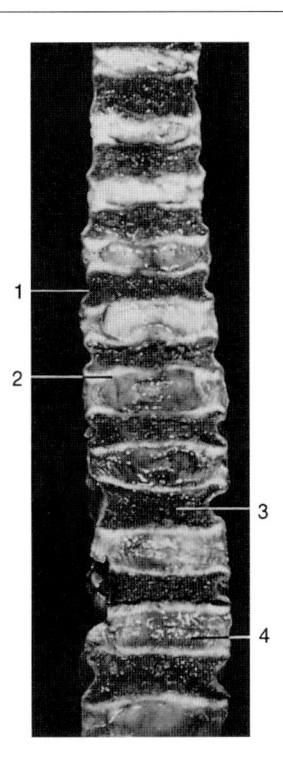

Abb. 134. Cushing-Osteoporose der Wirbelsäule (Makroskopie)

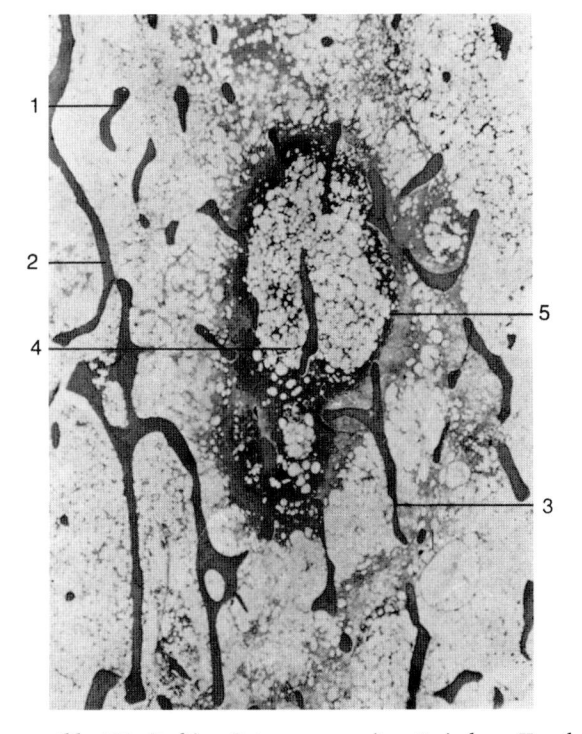

Abb. 135. Cushing-Osteoporose, mit anämischem Knocheninfarkt, HE, 20×

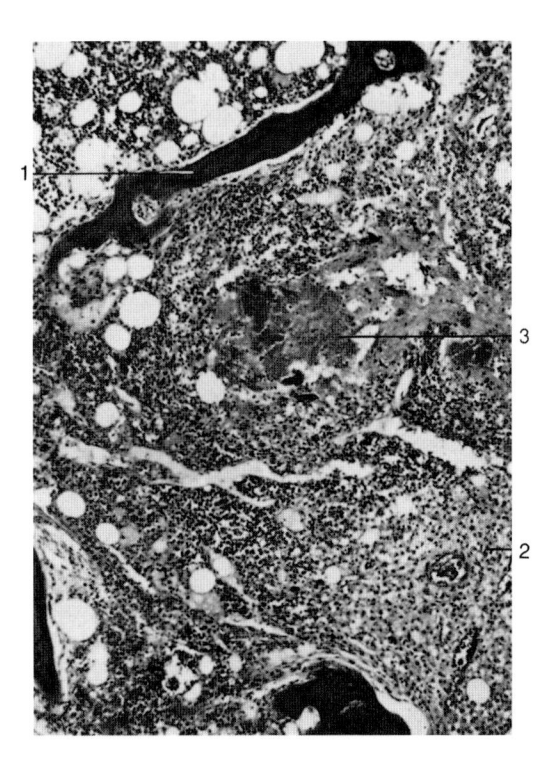

Abb. 136. Cushing-Osteoporose, HE, 45×

auch *Knocheninfarkte* entwickeln. Sie stellen besondere Komplikationen des Morbus Cushing dar. Die ***Knochenfraktur beim Cushing-Syndrom*** beruht auf der allgemeinen Instabilität des Skeletts bei Osteoporose, d. h. bei Verlust des stabilisierenden Knochengewebes. Da vorwiegend das Stammskelett betroffen ist, sind vor allem Wirbelfrakturen häufig. Der Frakturspalt verläuft hier meist horizontal und parallel zu der Deckplatte. Charakteristischerweise entwickelt sich eine besonders starke Kallusbildung. Dieser dichte Frakturkallus ist im Röntgenbild als schattendichter, unscharf begrenzter horizontaler Streifen sichtbar und kennzeichnet als sog. „marginale Kondensation" die Cushing-Veränderung im Wirbelkörper. Knochenfrakturen auf dem Boden einer Cushing-Osteoporose können jedoch auch in den stammnahen Knochen auftreten.

In **Abb. 138** ist im **Röntgenbild** eine Schenkelhalsfraktur bei Cushing-Osteoporose sichtbar. Deutlich ist der Frakturspalt *(1)* erkennbar, wobei der Hüftkopf *(2)* gegenüber dem übrigen Femur *(3)* verschoben ist. Eine Konsolidierung der Fraktur ist noch nicht erfolgt. Es zeigt sich jedoch bereits eine *hyperplastische Kallusbildung*, die zu einer intertrochantären fleckigen und streifigen Verdichtung *(4)* und zur Verschattung in den angrenzenden Weichteilen *(5)* geführt hat. Daneben ist die Osteoporose deutlich erkennbar *(6)*.

Histologisch hat der hyperplastische Frakturkallus bei Cushing-Osteoporose ein recht charakteristisches Aussehen: In **Abb. 139** sieht man einen engmaschigen, struppig-knorrigen Faserknochen, bestehend aus teils schmalen *(1)*, teils breiten Faserknochenbälkchen *(2)* mit kleinen Osteozyten und ausgezogenen Kittlinien *(3)*. Es können lamelläre Spongiosafragmente in den Kallus eingebaut sein. Vielfach werden knöcherne Anbaufronten *(4)* angetroffen. Zwischen diesem neugebildeten bizarren Knochen findet sich ein lockeres faseriges Markgewebe *(5)*, in dem nur wenige Entzündungszellen vorliegen.

Die ***Knocheninfarkte beim Cushing-Syndrom*** unterscheiden sich röntgenmorphologisch wie histologisch nicht von anämischen Knocheninfarkten anderer Ätiologie (s. S. 180). In den Wirbelkörpern sind sie keilförmig, wobei die Breitseite gegen die Bandscheibe gerichtet ist. Sie werden infolge von Kalkseifenbildung von einem zackigen Linienmuster begrenzt. Es können sich jedoch auch symmetrische Knocheninfarkte an den Enden der langen Röhrenknochen ausbilden, die meist in den kontralateralen Knochen kongruent ausgebildet sind.

In **Abb. 137** sind solche Infarkte im **Röntgenbild** im distalen Femur *(1)* und in der proximalen Tibia *(2)* ersichtlich.

Makroskopisch sind solche Knocheninfarkte – wie auf der Sägefläche durch Femur und Tibia in **Abb. 140** ersichtlich – durch eine landkartenförmige graugelbliche Nekrosezone *(1)* gekennzeichnet, die von einer hämorrhagischen Randzone *(2)* umgeben ist. Die Außenkontur des Knochens bleibt unverändert.

Histologisch erkennt man in **Abb. 141**, daß die Spongiosabälkchen *(1)* noch weitgehend erhalten sind, auch wenn viele Osteozytenlakunen leer sind. Es finden sich keine morphologischen Hinweise auf eine osteoklastäre Knochenresorption. Im Markraum ist das Fettgewebe jedoch nekrotisch *(2)*, erkennbar an der Eosinophilie der Fettzellen und dem Fehlen ihrer Zellkerne. In älteren Infarkten kann es hier zu einer Vernarbung kommen, und es können dystrophische Kalkeinlagerungen nachgewiesen werden. Außer einer pathologischen Knochenfraktur kann sich in einem Knocheninfarkt manchmal auch ein maligner Knochentumor (meistens ein malignes fibröses Histiozytom; s. S. 338) entwickeln. Nach Therapie des Cushing-Syndroms ist eine Ausheilung unter Verbleib einer lokalen Spongiosklerose möglich.

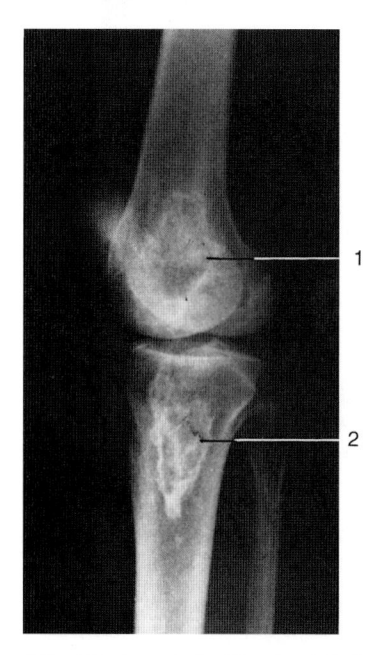

Abb. 137. Anämische Knocheninfarkte (distaler Femur, proximale Tibia)

Cushing-Osteoporose 81

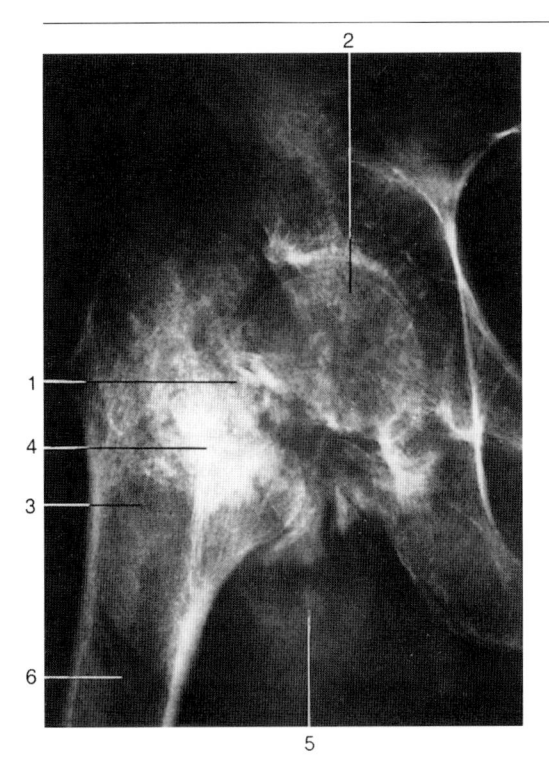

Abb. 138. Schenkelhalsfraktur mit hyperplastischer Kallusbildung bei Cushing-Osteoporose

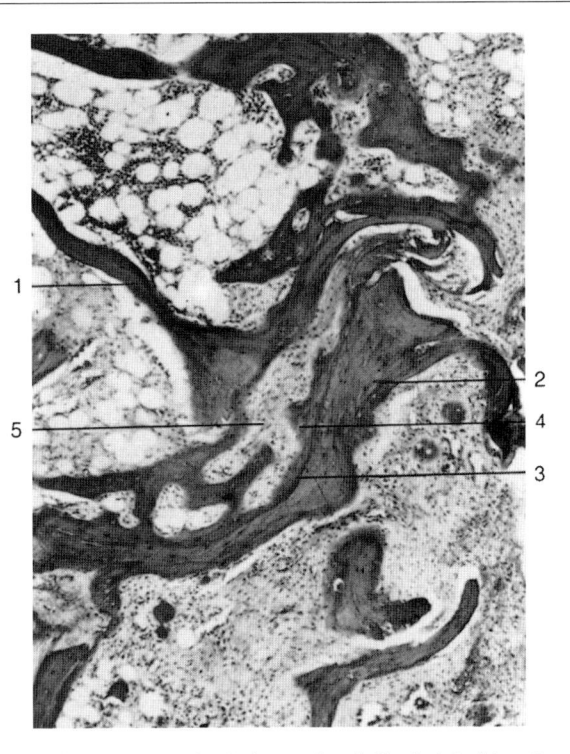

Abb. 139. Hyperplastischer Frakturkallus bei Cushing-Osteoporose; HE, 30×

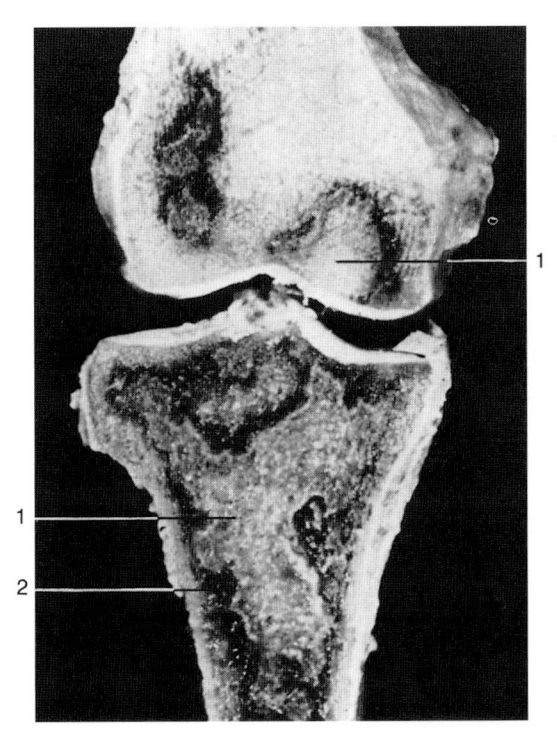

Abb. 140. Anämische Knocheninfarkte (Femur, Tibia)

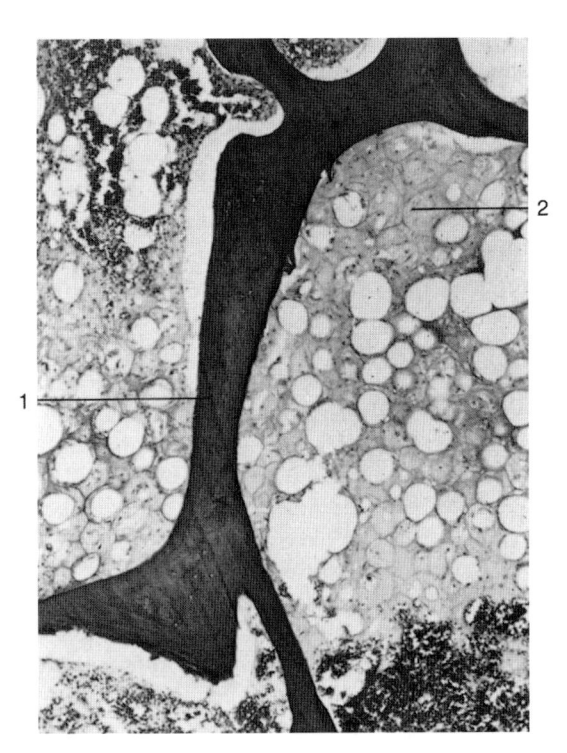

Abb. 141. Anämischer Knocheninfarkt; HE, 42×

Osteodystrophie

Unter den verschiedenen regulativen Einwirkungen mehrerer Organe und Organsysteme auf den Knochen kommt den Epithelkörperchen eine besondere Bedeutung zu. Eine Störung in ihrem Regulationssystem (s. S. 6) kann charakteristische Auswirkungen auf das Skelett haben. *Bei der Osteodystrophie fibrosa generalisata cystica v. Recklinghausen handelt es sich um eine herdförmig lokalisierte, meist aber generalisierte osteoporotische Skelettveränderung, der eine erhöhte Parathyrinsekretion zugrunde liegt.* Das Grundleiden besteht in einem *primären Hyperparathyreoidismus*, hervorgerufen durch ein Epithelkörperchenadenom (80%), eine wasserhelle Epithelkörperchenhyperplasie (10%), eine Hauptzellenhyperplasie der Epithelkörperchen (8%) oder ein Epithelkörperchenkarzinom (2%). In etwa 25% der Fälle von primären Hyperparathyreoidismus (HPT) entwickelt sich eine Osteodystrophie. Wie aus **Abb. 142** hervorgeht, manifestiert sich die Krankheit vor allem in der Wirbelsäule und den langen Röhrenknochen; auch die Schädelkalotte und Kieferknochen sind häufig betroffen. Frühsymptome sind Usuren an den Schäften der Mittelphalangen der Finger und ein Schwund der Lamina dura der Zähne (Pfeile). Für die Diagnose des primären HPT ist außer den klinischen Untersuchungsergebnissen (s. Abb. 116) die morphologische Untersuchung einer Beckenkammbiopsie erforderlich.

Die verstärkte Einwirkung von Parathyrin (= Parathormon) bewirkt eine allgemeine Knochenresorption und damit eine „Osteoporose". Charakteristisch kommt es zu einer „Aufblätterung" der Kortikalis und zu Kortikaliszysten, die für diese Krankheit pathognomonisch sind. Neben dem verstärkten Knochenabbau findet auch ein verstärkter Neubau von Faser- und Lamellenknochen statt. Dieser Umbau führt in den Wirbelkörpern zu einer sog. *horizontalen Dreischichtung* („Rugger-Jersey-pattern"), die in der **Röntgenaufnahme** der **Abb. 143** deutlich erkennbar ist: Man sieht hier eine engmaschige, stärker verschattete Spongiosa zu beiden Seiten der Zwischenwirbelscheibe *(1)* und eine Porose (= Aufhellung) in der Mittelschicht *(2)*. Im übrigen weist die Wirbelsäule noch spondylarthrotische Veränderungen *(3)* auf.

In **Abb. 144** sehen wir die seitliche **Röntgenaufnahme** einer Wirbelsäule bei generalisierter ossärer Manifestation eines primären HPT. Es handelt sich um eine klassische *„Rugger-Jersey-Spine".* Man sieht sehr deutlich die horizontale Dreischichtung mit einer breiten, ungleichmäßig aufgelockerten Spongiosaschicht *(1)* im Zentrum der Wirbelkörper. Die Deckplatten *(2)* und Grundplatten *(3)* zeigen eine bandförmige Skleroseschicht, die die Zwischenwirbelräume *(4)* begrenzen. Die lateralen Begrenzungslinien der Wirbelkörper *(5)* sind osteoporotisch verschmälert und verwaschen.

Bei der röntgenologischen Untersuchung von **Mazerationspräparaten** kommt der strukturelle Knochenumbau bei Osteodystrophie besonders deutlich zur Darstellung. In **Abb. 145** ist die Brustwirbelsäule mit anhängenden Rippen in seitlicher Ansicht wiedergegeben. Sämtliche Wirbelkörper zeigen eine ausgeprägte zentrale Osteoporose *(1)* und eine bandförmige Osteosklerose der Deckplatten *(2)* und Grundplatten *(3)*. Die Außenkonturen der Wirbelkörper sind unscharf; die Kortikalis ist sehr dünn und aufgeblättert *(4)*. Auch die Rippen *(5)* weisen eine fortgeschrittene diffuse Osteoporose auf. Es zeigen sich vereinzelt sog. schleichende Rippenfrakturen *(6)*, die im Frakturspalt Faserknorpel eingelagert haben, der strahlendurchlässig ist und einen klaffenden Frakturspalt im Röntgenbild erscheinen läßt. Solche schleichenden Frakturen treten in sog. *Looserschen Umbauzonen* auf.

Abb. 146 zeigt das **Röntgenbild** vom **Mazerationspräparat** eines proximalen Femurs mit Osteodystrophie. Wir sehen eine vergrößerte

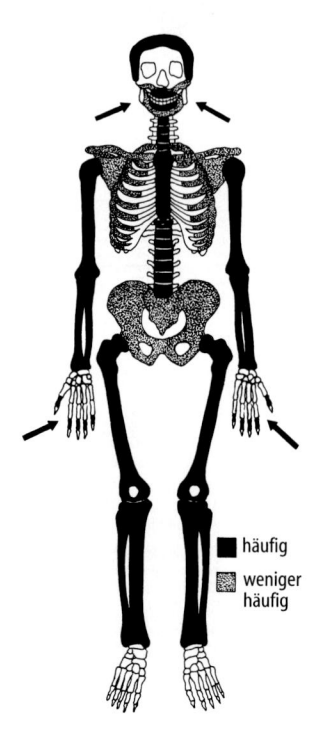

Abb. 142. Lokalisation der Osteodystrophie, → = Frühmanifestation

Osteodystrophie 83

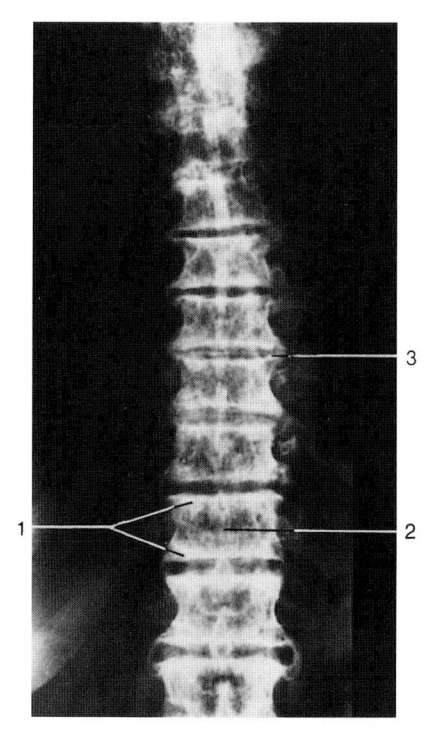

Abb. 143. Osteodystrophie (Wirbelsäule)

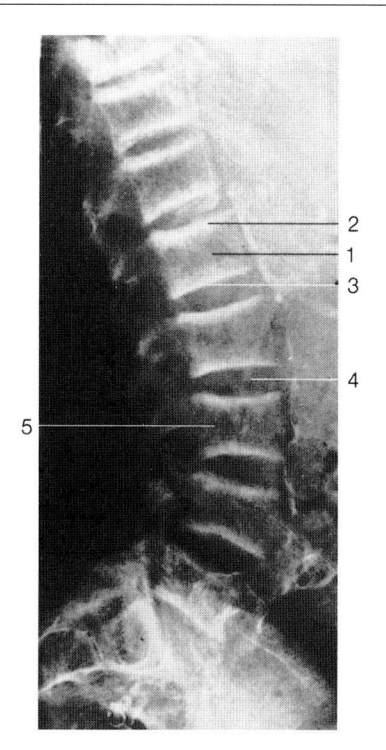

Abb. 144. Osteodystrophie: „Rugger-Jersey-Spine" (seitliche Lendenwirbelsäule)

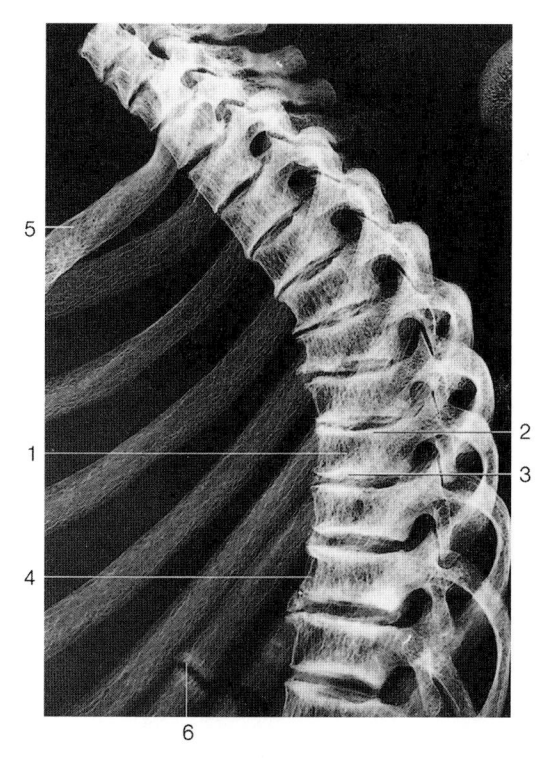

Abb. 145. Osteodystrophie (seitliche Brustwirbelsäule, Mazerationspräparat)

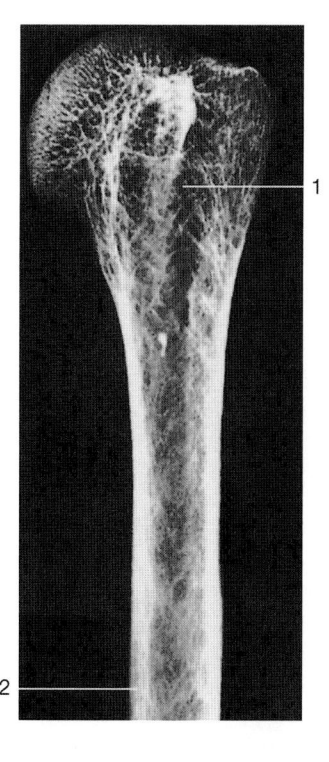

Abb. 146. Osteodystrophie (proximaler Femur, Mazerationspräparat)

Strukturzeichnung der Spongiosa *(1)* und eine feinfleckige Auflockerung der Kortikalis im Schaftbereich *(2)*. Sämtliche Röntgenstrukturen sind rarefiziert, jedoch scharf gekennzeichnet.

Beim primären Hyperparathyreoidismus werden sämtliche Knochenzellen aktiviert; es überwiegt der Knochenabbau durch die aktivierten Osteoklasten und nur partiell der verstärkte Knochenanbau durch aktivierte Osteoblasten. Im **Tomogramm** einer osteodystrophischen Wirbelsäule (**Abb. 147**) kommt dieses Nebeneinander von Knochenanbau und -abbau nur sehr verwaschen zur Darstellung: Die Außenkonturen der Lendenwirbelkörper sind erhalten. Die Wirbelkörper zeigen eine osteoporotische Mittelzone *(1)* und verdichtete Zonen darüber und darunter *(2)*. Die Grenze zwischen Kortikalis und Markspongiosa erscheint ausgefranst. Der unphysiologische und ungleichmäßige Knochenumbau kommt recht gut im **Mazerationspräparat** der betroffenen Wirbelspongiosa zur Darstellung: In **Abb. 149** sieht man ein engmaschiges Spongiosagerüst mit unterschiedlich breiten Knochentrabekeln *(1)*, die nicht glatt begrenzt sind *(2)*, und unterschiedlich weiten „Poren" *(3)*.

Im **histologischen Bild** der **Abb. 148** sieht man eine ungleichmäßige Spongiosa mit verbreiterten *(1)* und verschmälerten Knochenbälkchen *(2)*. Die Trabekel sind wellig begrenzt und zeigen Einbuchtungen *(3)* mit zahlreichen angelagerten Osteoblasten *(4)* und Osteoklasten *(5)*. Das Markfettgewebe *(6)* ist locker fibrosiert.

Im Frühstadium der Osteodystrophie sieht man **histologisch** in der Beckenkammbiopsie lediglich eine Randfibrose. In Abb. 150 findet sich ein lamellär geschichtetes Knochenbälkchen *(1)*, dem ein schmaler Fibrosesaum *(2)* angelagert ist. Die **Abb. 151** zeigt ein weitmaschiges Spongiosanetz mit Knochenbälkchen, die unregelmäßig begrenzt sind *(1)* und tiefe Resorptionslakunen *(2)* aufweisen. Das Knochengewebe *(3)* ist lamellär geschichtet und regulär mineralisiert; nur mit Hilfe der Tetrazyklinmarkierung lassen sich geringe Mineralisationsstörungen nachweisen. Auffällig ist eine Tunnelierung der Knochenbälkchen *(4)* durch ein zell- und faserreiches Granulationsgewebe.

Wie die **stärkere Vergrößerung** in **Abb. 152** zeigt, werden die intratrabekulären Resorptionshöhlen von lockerem, gefäßhaltigen Bindegewebe mit kräftig entwickelten Fibroblasten *(1)* ausgefüllt. Den welligen Fronten des Knochengewebes liegen ein- und mehrkernige Osteoklasten *(2)* sowie auch Reihen aktivierter Osteoblasten *(3)* an. Vielfach wird auch am Übergang von Knochen-

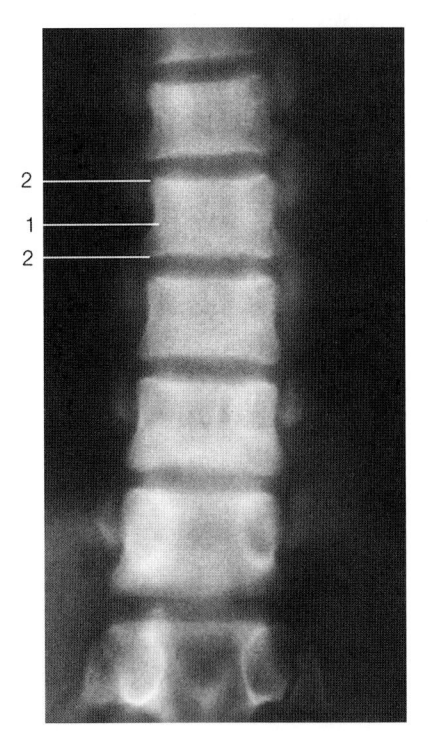

Abb. 147. Osteodystrophie (Wirbelsäule, Tomogramm)

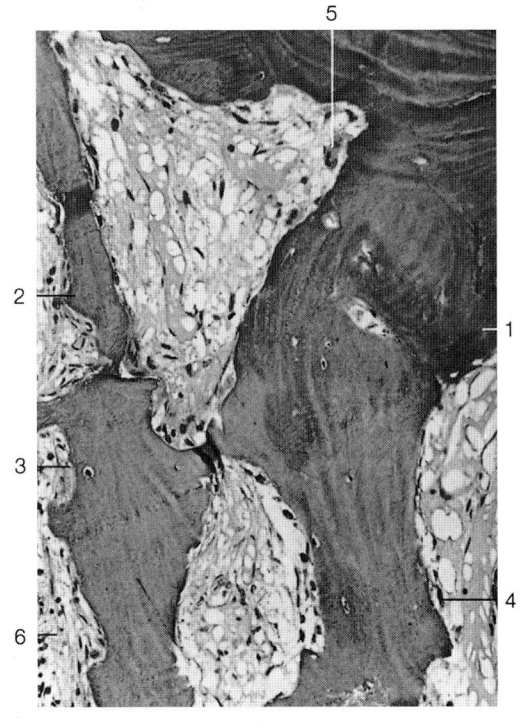

Abb. 148. Osteodystrophie; HE, 100×

Osteodystrophie 85

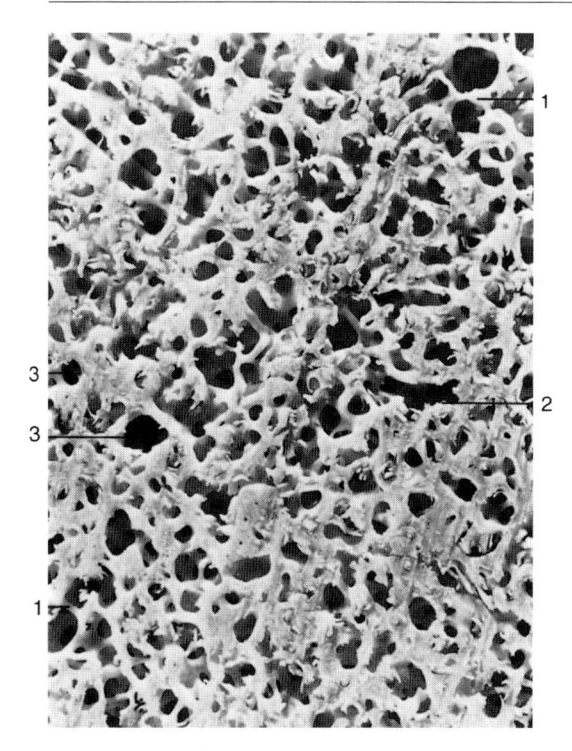

Abb. 149. Osteodystrophie
(Wirbelspongiosa, Mazerationspräparat)

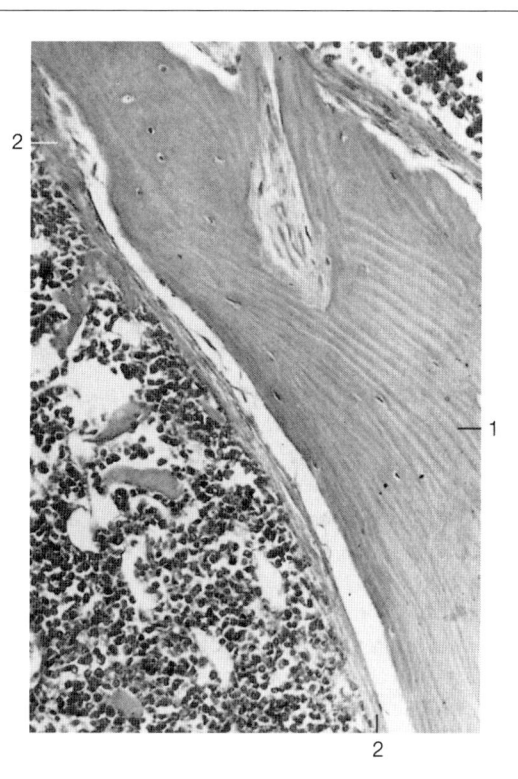

Abb. 150. Osteodystrophie; HE, 100×

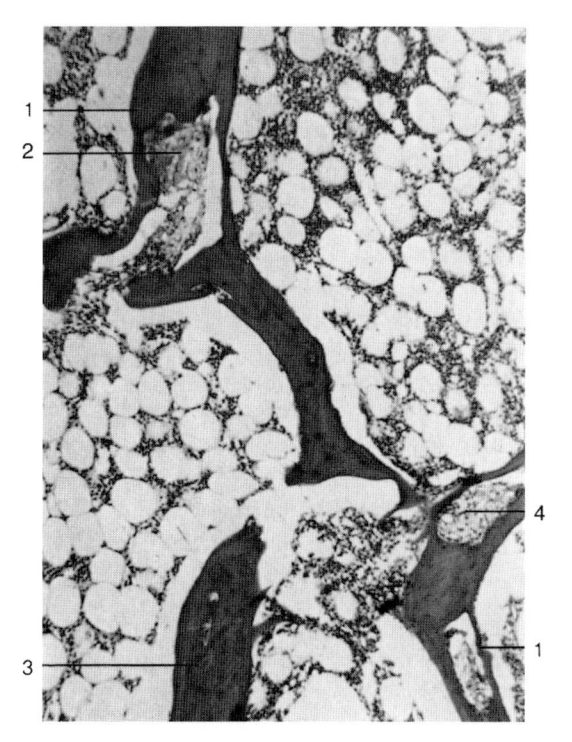

Abb. 151. Osteodystrophie; HE, 25×

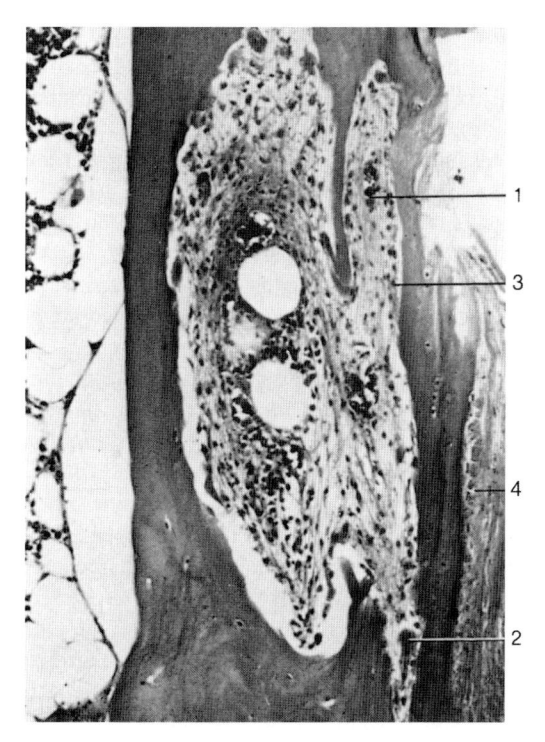

Abb. 152. Osteodystrophie; HE, 82×

trabekeln zum Markraum eine Endostfibrose (= Randfibrose; 4) beobachtet.

Osteoid ist nur spärlich vorhanden. Das histologische Bild der unter dem Einfluß von Parathormon vermehrten und aktivierten Osteoklasten mit sehr tiefen Resorptionslakunen wird als **dissezierende Fibroosteoklasie** bezeichnet, weil die Knochentrabekeln regelrecht aufgeschnitten werden. Sie ist zusammen mit der Markfibrose pathognomonisch für einen primären Hyperparathyreoidismus.

Bei Verdacht auf einen *primären Hyperparathyreoidismus* sollten zuerst Röntgenaufnahmen der Hände und Kiefer angefertigt werden, da hier pathognomonische Frühsymptome in Erscheinung treten. In der **Röntgenaufnahme** der **Abb. 153** ist eine Hand abgebildet, in der die kurzen Röhrenknochen hochgradig verändert sind: An den Mittelphalangen der Finger finden sich durch subperiostale Knochenresorption entstandene *Usuren (1)*, die für einen Hyperparathyreoidismus sehr charakteristisch sind. Das Fehlen solcher radiologischer Veränderungen an den Händen schließt gewöhnlich das Vorhandensein anderer skelettaler Manifestationen des primären Hyperparathyreoidismus aus. Am Kiefer kann die Lamina dura der Zähne reduziert sein; und an der Schädelkalotte kann durch Verlust der Lamina externa eine sog. *granuläre Atrophie* („Bimssteinschädel") entstehen. – Die Hand in **Abb. 153** zeigt außer den Usuren der Mittelphalangen eine irreguläre Osteoporose der Grundphalanx des Zeigefingers *(2)*, wobei zwischen den fleckigen Aufhellungsherden strähnige Verdichtungen vorhanden sind. Am auffälligsten ist jedoch eine kolbige, tumoröse Auftreibung des 2. Os metacarpale *(3)*, in der wieder grobe, fleckige Aufhellungen (= Osteolysen) gelegen sind, die von trabekulären Verdichtungen abgegrenzt werden. Die Kortikalis dieses Knochens ist verschmälert, jedoch erhalten. Dieser Röntgenbefund spricht im Zusammenhang mit den Zeichen einer Osteodystrophie bei Hyperparathyreoidismus für das Vorliegen eines sog. *„braunen Tumors".*

In **Abb. 154** sieht man im **Röntgenbild** einen sog. *„braunen Tumor"* bei primären Hyperparathyreoidismus in der linken Beckenschaufel *(1)* und im linken Schenkelhals *(2)*. Diese Defekte erscheinen als umschriebene Osteolysezonen, die von einer schmalen Randsklerose *(3)* begrenzt und nahe der Kortikalis gelegen sind. Die Kortikalis ist nicht durchbrochen; es besteht keine Periostreaktion. Im Innern der Osteolyse findet sich eine diskrete wolkige Strukturverdichtung; eine regelrechte Innenstruktur fehlt. Hinweisend auf einen Hyperparathyreoidismus und das Vorliegen von sog. „braunen Tumoren" sind einzelne Kortikaliszysten, die bei keiner anderen Krankheit in dieser Form beobachtet werden.

Beim sog. „braunen Tumor" handelt es sich um keine echte Knochengeschwulst, sondern vielmehr um ein **resorptives Riesenzellgranulom,** *das sich bei einem fortgeschrittenen primären Hyperparathyreoidismus entwickeln kann.* Die hormonell bedingte Osteolyse vermindert bei der Osteodystrophia fibrosa generalisata cystica v. Recklinghausen die Tragfähigkeit des Skeletts und führt zu wahllos verteilten Spontanfrakturen mit intraossären Blutungen. Unter der verstärkten Einwirkung von Parathormon werden im Frakturbereich vor allem die Osteoklasten aktiviert und treten hier besonders zahlreich auf. Es resultiert eine lokal besonders ausgeprägte Osteolyse, die röntgenologisch als Knochentumor oder Knochenzyste imponiert. Makroskopisch hat der Knochenherd infolge Eisenablagerungen nach alten Blutungen ein braunes Aussehen und wird deshalb als „brauner Tumor" bezeichnet. Wie **Abb. 155** zeigt, besteht die Läsion **histologisch** aus einem lockeren, gefäßreichen Granulationsgewebe mit Blutungen und Hämosiderinablagerungen. Das bindegewebige Stroma weist viele gleichförmige schlanke Fibrozyten und Fibroblasten *(1)* auf, die gelegentlich Mitosen enthalten. Im lokkeren Netzwerk von kollagenen Fasern fallen insbesondere viele mehrkernige Riesenzellen vom Typ der Osteoklasten auf *(2)*. Sie liegen in unregelmäßig großen Gruppen zusammen und sind nicht gleichmäßig im Gewebe verteilt (zum Unterschied vom Osteoklastom, s. Abb. 695). Das spongiöse Knochengewebe ist hier weitgehend verschwunden; nur im Zentrum erkennt man noch ein Knochenbälkchen *(3)*, das unscharf begrenzt ist.

Bei **starker Vergrößerung** sieht man in **Abb. 156** das lockere Stroma eines sog. „braunen Tumors" mit zahlreichen Spindelzellen, die längliche, isomorphe Kerne haben *(1)* und wahllos eingestreute mehrkernige osteoklastäre Riesenzellen *(2)* sowie Hämosiderinablagerungen. „Braune Tumoren" entwickeln sich in 12% der Fälle von primären HPT und sind in den langen Röhrenknochen meist im Schaft gelegen. Die Therapie richtet sich auf den zugrunde liegenden Hyperparathyreoidismus. Es müssen also die hyperfunktionellen Epithelkörperchen operativ entfernt werden, wonach die Knochenläsionen ausheilen. Eine bloße Resektion des sog. „braunen Tumors" ist sinnlos und nicht indiziert. Allerdings sollte heute die Grundkrankheit so frühzeitig diagnostiziert werden, bevor sich überhaupt „braune Tumoren" entwickeln.

Osteodystrophie 87

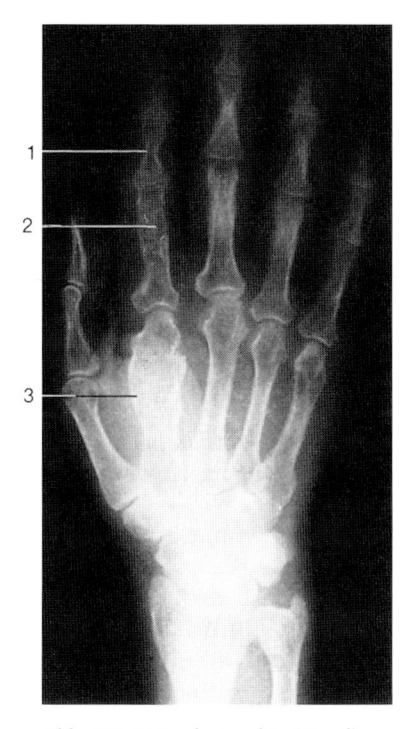

Abb. 153. Osteodystrophie (Hand)

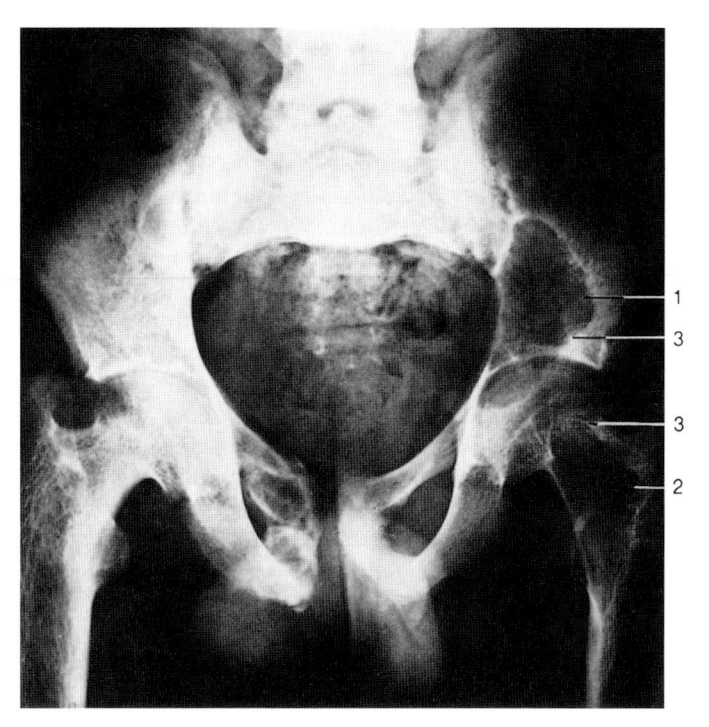

Abb. 154. Osteodystrophie, sog. „braune Tumoren" bei primärem Hyperparathyreoidismus (linke Beckenschaufel, linker Schenkelhals)

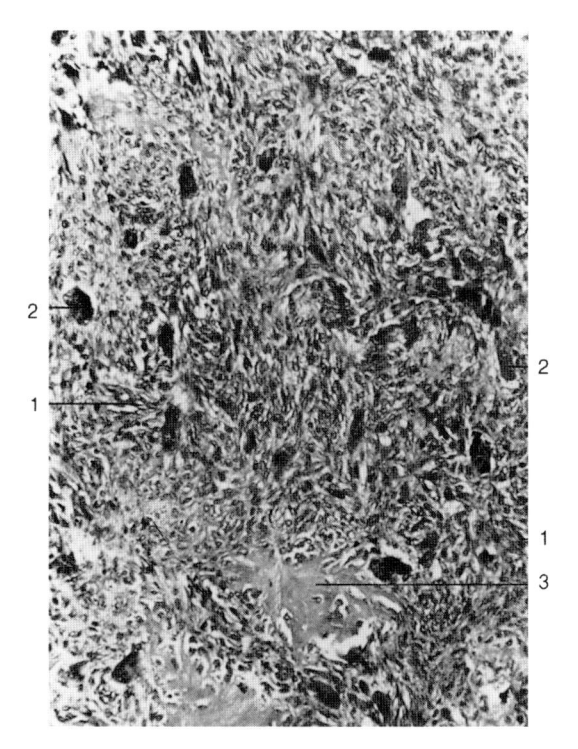

Abb. 155. Sog. „brauner Tumor" bei primärem Hyperparathyreoidismus; HE, 40×

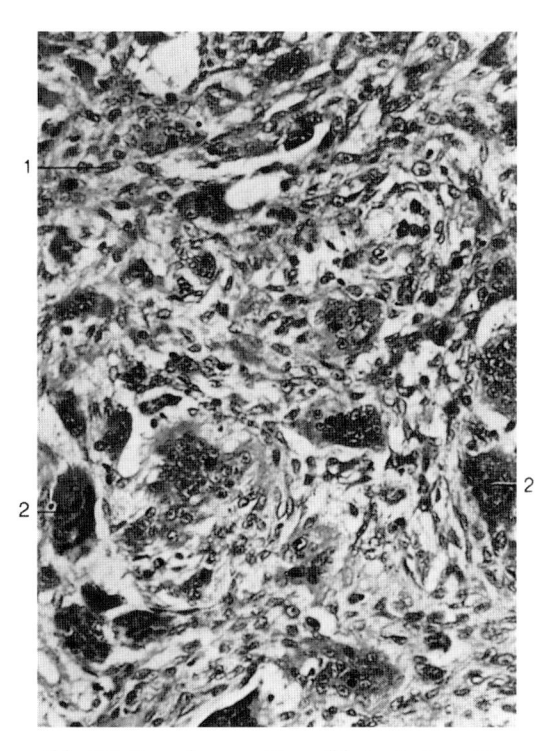

Abb. 156. Sog. „brauner Tumor" bei primärem Hyperparathyreoidismus; HE, 80×

Osteomalazie

Jede Verminderung des ossären Kalkgehaltes führt zu einer Aufhellung der Röntgenstrukturen. *Die Osteomalazie stellt eine Verkalkungsstörung des Knochengewebes beim Erwachsenen dar und ist deshalb mit der Rachitis (s. S. 52) des Kindesalters vergleichbar.* Als Ursache kommen ein Vitamin-D-Mangel, ein *Kalziummangel* oder eine *Nierenerkrankung* in Frage. Am Skelett kommt es zu einer ungenügenden Verkalkung des Knochengewebes und zu einer exzessiven Zunahme von Osteoid. Wie in **Abb. 157** ersichtlich, kann die Osteomalazie in allen Knochen nachgewiesen werden; am ausgeprägtesten ist sie jedoch im Stammskelett (Wirbelsäule, Thorax, Becken, Femora). Am Schädeldach ist die überschießende Osteoidbildung besonders markant und führt hier zur sog. *granulären Atrophie* („Bimssteinschädel").

Die verminderte Mineralisation der Knochen führt schon unter physiologischer Belastung zu deren Verformung. Wie in der **Röntgenaufnahme** der Brustwirbelsäule in **Abb. 158** ersichtlich, kommt es zur Verkrümmung *(1)* mit Kyphose und Buckelbildung. Die Wirbelkörper zeigen eine verwaschene Spongiosastruktur *(2)* mit osteoporotischen Aufhellungen; ihre Rahmenstruktur ist erhalten. Auch die Rippen *(3)* haben eine verminderte und verwaschene Struktur; durch das Eigengewicht der oberen Körperpartien entsteht eine glockenförmige Verformung des Thorax. Häufig entwickelt sich im Verlaufe einer hypophosphatämischen Osteomalazie das sog. *Milkman-Syndrom.* Es handelt sich hierbei um symmetrische radiologische Aufhellungen an bestimmten Skelettabschnitten (**Abb. 157**), die röntgenologisch einer Fraktur ähnlich sind. Sie sind in **Abb. 158** in mehreren Rippen ersichtlich *(4)*. Diese sog. *Looserschen Umbauzonen*, die in Spannungsspitzen des Skeletts lokalisiert sind, werden als Dauerfrakturen gedeutet, die mit einer Kortikalisfissur eingeleitet und durch Osteoidkallus zusammengehalten werden. Das Endergebnis gleicht einer postfrakturellen Pseudarthrose.

In **Abb. 159** sieht man das **Röntgenbild** einer fortgeschrittenen Osteomalazie im proximalen Femur: Das gesamte Spongiosanetz ist aufgehellt und stark verwaschen *(1)*. Die typischen Trabekeln im Schenkelhals sind nicht mehr zu erkennen. Die Kortikalis *(2)* ist zwar erhalten; ihre Außenkontur ist jedoch unscharf, da auch im Periost Osteoid gebildet wird. Subtrochantär erkennt man eine Milkman-Fraktur in einer Looserschen Umbauzone *(3)*.

Im **histologischen Bild** findet man rarefizierte Knochenbälkchen (**Abb. 160**), die im Zentrum mineralisiert sind *(1)* und von außerordentlich breiten Osteoidsäumen *(2; mehr als 10 µm breit)* eingefaßt werden. Die Osteoidsäume sind unterschiedlich breit. Vereinzelt sind Osteoblasten *(3)* angelagert. Die Zahl der Osteoblasten kann sehr schwanken. Die für die Osteomalazie entscheidende morphologische Veränderung sind die breiten Osteoidsäume, die auch am entkalkten Knochenschnitt in der HE-Färbung durch ein breites, homogenes, blaßrotes Band *(2)* erkennbar sind, das sich deutlich vom lamellär geschichteten, verkalkten Knochengewebe *(1)* absetzt. Der Markraum *(4)* wird von Fettgewebe und blutbildendem Knochenmark ausgefüllt; keine Markfibrose.

Bei **starker Vergrößerung** kommt der morphologische Unterschied zwischen dem mineralisierten Lamellenknochen *(1)* und dem roten, luziden breiten Osteoidband *(2)* in **Abb. 161** deutlich zur Darstellung. Dem Osteoidsaum sitzen außen einzelne Osteoblasten *(3)* auf. Das vermehrte Osteoid verleiht dem Knochen im Röntgenbild eine verwaschene Strukturzeichnung.

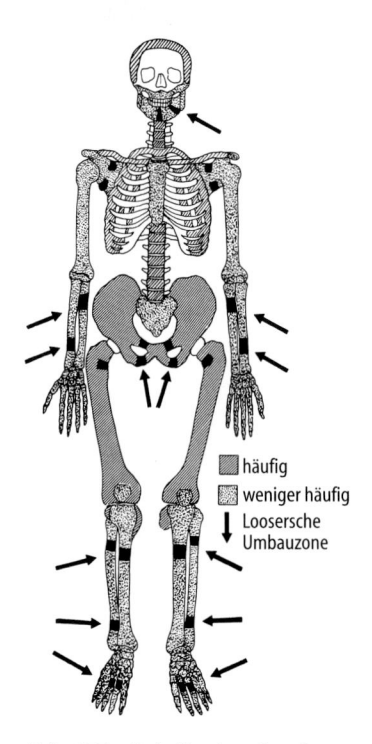

Abb. 157. Lokalisation der Osteomalazie, → = Looserschen Umbauzonen

Osteomalazie 89

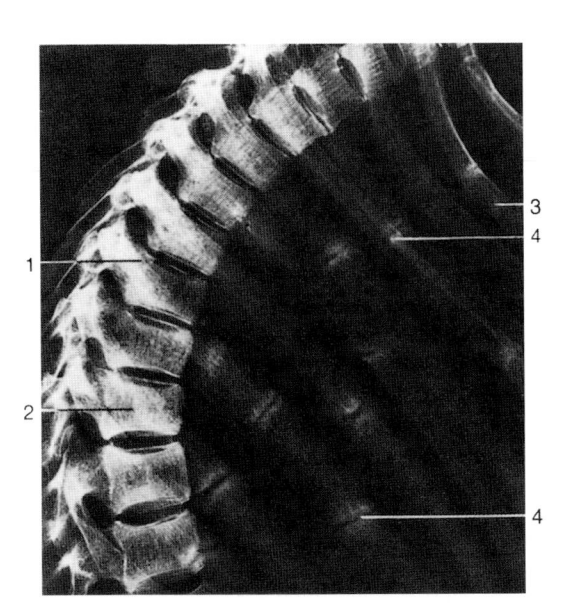

Abb. 158. Osteomalazie (Brustwirbelsäule)

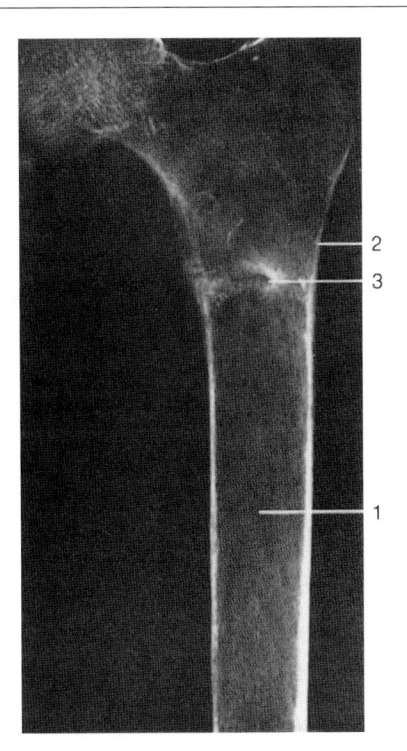

Abb. 159. Osteomalazie (Femur)

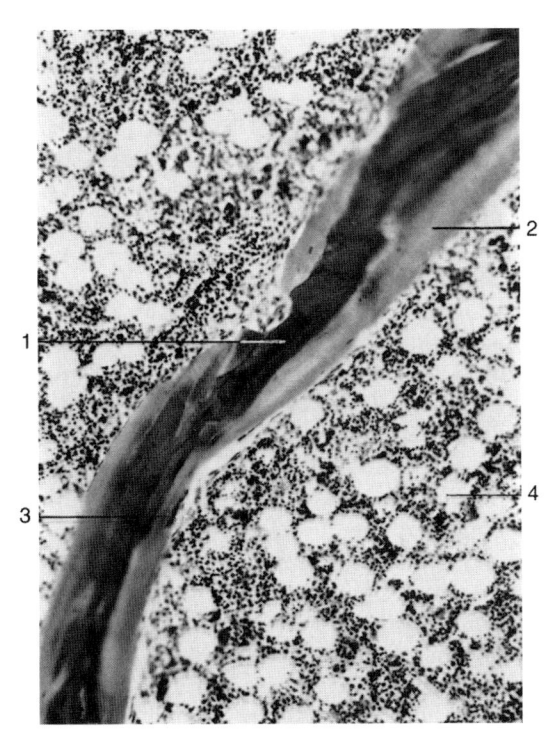

Abb. 160. Osteomalazie; HE, 80×

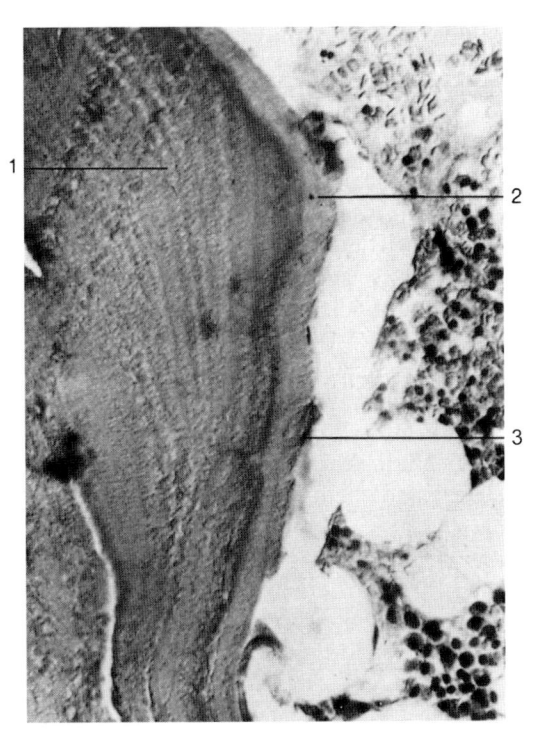

Abb. 161. Osteomalazie; HE, 100×

Renale Osteopathie

Bei chronischer Niereninsuffizienz entwickelt sich im Skelett ein polyätiologisches Krankheitsbild, das als renale Osteopathie bezeichnet wird. *Es handelt sich um Knochenveränderungen infolge endogener Faktoren* (sekundärer Hyperparathyreoidismus, Vitamin-D-Stoffwechselstörung, Parathormonresistenz) *und exogener Faktoren* (Phosphatrestriktion, unphysiologische Zufuhr von Kationen und Vitamin D bzw. Vitamin-D-Metaboliten), *wobei das Knochengewebe mit Strukturen einer Osteodystrophia fibrosa, einer Osteomalazie und einer Osteoporose reagiert*. Die Diagnose wird an einer Beckenkammbiopsie gestellt. Durch quantitative histomorphometrische Analysen hat DELLING (1979) eine morphologische Klassifikation der renalen Osteopathie aufgestellt, in der entsprechend dem Ausmaß der Fibroosteoklasie und der Osteoidose drei Formen (Typ I–III) unterschieden werden. Es konnte eine Korrelation dieser Osteopathien mit verschiedenen Nierenerkrankungen ermittelt werden. Solche spezifischen Analysen lassen sich nur am unentkalkten Knochenmaterial durchführen. In der Routinediagnostik können viele Pathologen jedoch nur entkalktes Biopsiematerial histologisch untersuchen und sollten auch damit in der Lage sein, eine renale Osteopathie zu diagnostizieren.

Schon die **Röntgenaufnahme** eines chronisch Nierenkranken gibt Hinweise auf eine renale Osteopathie. In **Abb. 162** sieht man im proximalen Femur ein hochgradig osteoporotisch aufgelockertes Spongiosagerüst *(1)*, in dem die Konturen – ähnlich wie bei der Osteomalazie (s. Abb. 155) – ganz verwaschen sind *(2)*. Angedeutet sieht man in der Kortikalis kleine zystische Aufhellungen *(3)*. Deutlich ist eine sog. *Milkman-Fraktur* im proximalen Femurschaft zu erkennen *(4)*.

Im **histologischen Schnitt** einer Beckenkammbiopsie sind in **Abb. 163** die Strukturen einer dissezierenden Fibroosteoklasie und einer Osteomalazie nebeneinander zu erkennen: Die Knochenbälkchen sind ungleichmäßig verschmälert und wellig konturiert *(1)*. Ihr zentraler Anteil *(2)* ist mineralisiert. Außen erkennt man eine breite Osteoidschicht *(3)*, die homogen ist und leuchtend rot glänzt; sie ist unterschiedlich breit. Deutlich erkennt man, daß diesen verbreiterten Osteoidsäumen Reihen aktivierter Osteoblasten *(4)* angelagert sind, die das Osteoid bilden und zur Erhöhung der alkalischen Serumphosphatase führen. Diese beschriebenen Strukturen entsprechen dem Bild der *Osteomalazie* (s. S. 88). Sehr deutlich ist in diesem Bild aber auch eine herdförmige Markfibrose *(5)* zu sehen, die reichlich Fibroblasten enthält. An einigen Stellen der Knochenbälkchen fehlt der Osteoidbelag *(6)*; an anderer Stelle finden sich tiefe Resorptionslakunen, die von zellreichem Bindegewebe und Osteoklasten ausgefüllt sind. Es liegt somit das Bild der *Osteodystrophie mit dissezierender Fibroosteoklasie* (s. S. 86) vor. Darüber hinaus fallen deutlich verschmälerte Knochentrabekeln auf, die einer *Osteoporose* entsprechen. Insgesamt ist die Spongiosa weitmaschig, der Markraum erweitert und mit Fett- und Bindegewebe ausgefüllt, was zur osteoporotischen Aufhellung im Röntgenbild führt. Beim Mischtyp der renalen Osteopathie kann die osteodystrophische, die osteomalazische oder die osteoporotische Komponente überwiegen. Es kann auch gelegentlich eine herdförmige Osteosklerose hinzutreten.

Bei **starker Vergrößerung** sieht man in **Abb. 164** ein Knochenbälkchen, das im Zentrum *(1)* eine lamelläre Schichtung und kleine Osteozyten *(2)* aufweist. Durch eine ausgezogene Kittlinie *(3)* abgegrenzt findet sich außen ein stark verbreiterter Osteoidsaum *(4)* entsprechend einer Osteomalazie. Osteoblasten sind kaum vorhanden. Zusätzlich sieht man tiefe Resorptionslakunen *(5)*, die das Knochenbälkchen tunnelartig zerschneiden. Sie sind von zellreichem Bindegewebe mit Osteoklasten ausgefüllt.

Diese **histologischen Strukturen** der *dissezierenden Fibroosteoklasie* sind auch in **Abb. 165** vorhanden. In den tiefen Resorptionslakunen *(1)* erkennt man auch aktivierte Osteoblasten *(2)*. Die Knochenbälkchen enthalten ausgezogene Kittlinien *(3)* und außen breite Osteoidsäume *(4)*.

Die histologischen Strukturveränderungen zeigen, daß die renale Osteopathie im wesentlichen durch einen *sekundären Hyperparathyreoidismus* und eine Vitamin-D-Stoffwechselstörung geprägt ist. Die Erkrankung beginnt mit einer Einschränkung des Glomerulumfiltrates, die zu einer verminderten Phosphatausscheidung und nachfolgender Hypokalzämie führt. Der Abfall des Serumkalziums stimuliert die Parathormonsekretion und ruft damit den sekundären Hyperparathyreoidismus hervor. Während die verstärkte Einwirkung von Parathormon zu einer dissezierenden Fibroosteoklasie im Knochen führt, ist die reduzierte Bildung von Vitamin D für die Verkalkungsstörung verantwortlich.

Bei Patienten mit eingeschränkter Nierenfunktion entwickelt sich eine renale Osteopathie in unterschiedlichem Ausmaß. Die reduzierte glome-

Renale Osteopathie 91

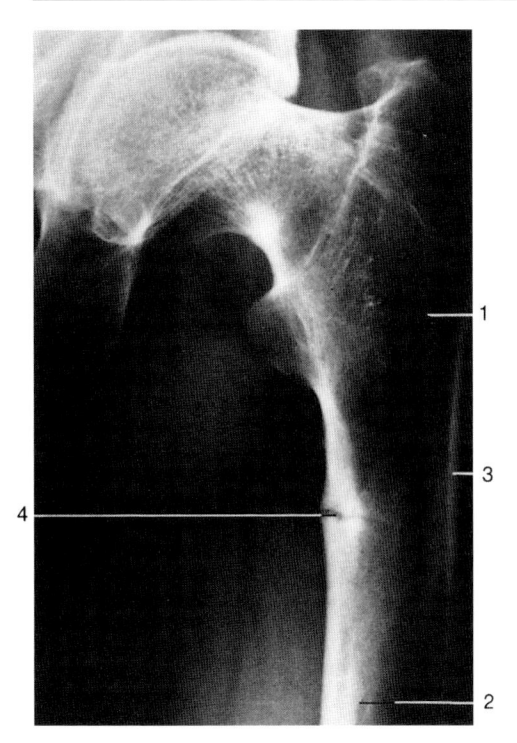

Abb. 162. Renale Osteopathie
(proximaler Femur mit Milkman-Syndrom)

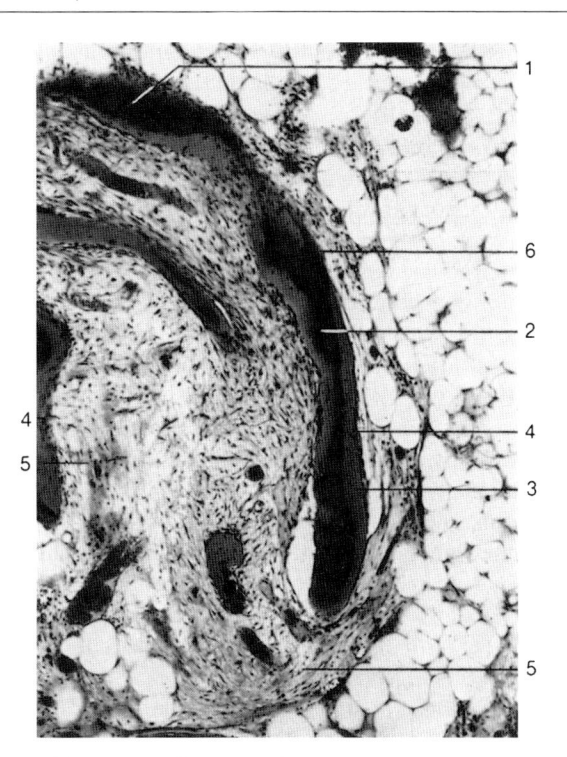

Abb. 163. Renale Osteopathie; HE, 45×

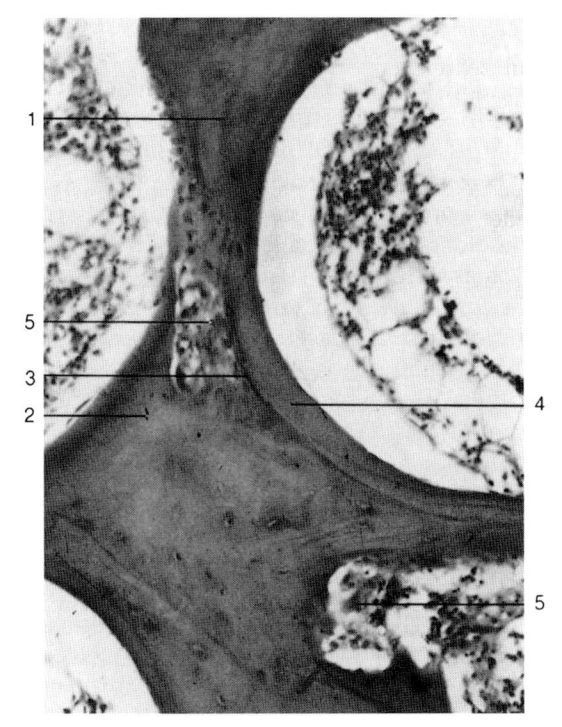

Abb. 164. Renale Osteopathie; HE, 80×

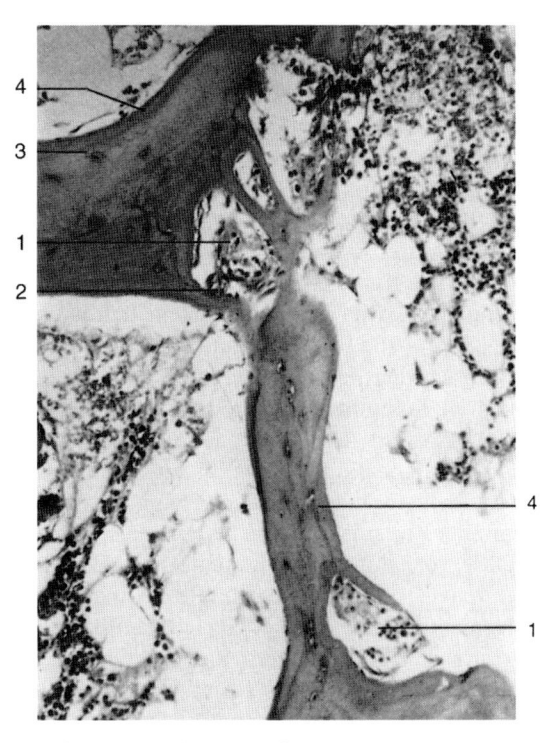

Abb. 165. Renale Osteopathie; HE, 60×

ruläre Filtrationsrate bei fortgeschrittener Nierenfunktionsstörung führt zu einer Hyperphosphatämie und Hypokalzämie. Dies erzeugt einen sekundären Hyperparathyreoidismus mit erhöhter Parathormonsekretion und schließlich zu einer Parathormonresistenz des Skeletts. In den geschädigten Nieren wird die Synthese von 1,25-Dihydrocholekalziferol reduziert, was die Parathormonsekretion wiederum verstärkt. Alle verschiedenen Einflußfaktoren des Mineralstoffwechsels bei chronischer Niereninsuffizienz haben unterschiedliche Auswirkungen auf die Knochenstrukturen, was sowohl im Röntgenbild als auch in der Histologie der Knochenbiopsie (Beckenkamm) zum Ausdruck kommt.

In **Abb. 166** ist im **Röntgenbild** eine fortgeschrittene renale Osteopathie zu sehen: Sämtliche Knochen von Becken *(1)* und Hüftkopf *(2)* zeigen eine irreguläre Osteoporose mit strähnigen Verdichtungen und dazwischen fleckigen Aufhellungen. Die Strukturen sind verwaschen. Stärkere resorptive Umbauvorgänge haben stellenweise zu größeren „Osteolysen" *(3)* geführt.

In **Tabelle 2** sind die verschiedenen **Formen der renalen Osteopathie** nach histologischen Kriterien aufgeführt, die nach DELLING (1975, 1984) das Ausmaß der Knochenveränderungen kennzeichnen. Hierbei werden 3 Typen unterschieden; sie werden histomorphologisch beschrieben und der jeweiligen Nierenkrankheit zugeordnet. Diese *Klassifikation der renalen Osteopathie* beruht einerseits auf quantitativen histomorphometrischen Analysen von Beckenkammbiopsien und andererseits auf klinisch-pathologischen Erfahrungen. Das Ausmaß der Mineralisationsstörung läßt sich exakt nur an unentkalkten Knochenpräparaten erfassen. Für die Routinediagnostik genügen meist jedoch auch Knochenschnitte, die vorsichtig und schonend EDTA-entkalkt worden sind. Hierbei kommen sowohl die zellulären Komponenten der renalen Osteopathie (Osteoklasten, Osteoblasten, Fibroblasten), das intramedulläre Bindegewebe als auch die verbreiterten Osteoidsäume genügend zur Darstellung, um eine Klassifikation der jeweiligen renalen Osteopathie vornehmen zu können. Diese Einteilung der renalen Osteopathie, die die Auswirkung der Niereninsuffizienz auf das Skelett kennzeichnet, hat sich seit vielen Jahren in der klinischen Praxis bewährt und gibt dem Kliniker zusätzliche Hinweise für die Therapie. Deshalb sollte der Pathologe die Diagnose einer renalen Osteopathie entsprechend spezifizieren.

Die histologischen Kriterien beinhalten: 1. Fibroosteoklasie (gesteigerte osteoklastäre Resorption), 2. Mineralisationsstörungen, 3. Oberflächen- und Volumenosteoidose (Ausmaß der Osteoidsäume), 4. Reduktion der verkalkten Knochenmasse, 5. Ausmaß der Endost- und Markfibrose, 6. Spongiosaumbau und 7. Knochenneubildung (Faserknochenbälkchen). Um exakte und objektive Daten über diese Indices zu gewinnen, muß die Methode der Histomorphometrie angewandt werden, die jedoch meist nur Speziallaboratorien vorbehalten ist. Für die klinische Praxis genügt es in den meisten Fällen, die aufgeführten histologischen Kriterien subjektiv zu quantifizieren und damit die jeweilige renale Osteopathie zu klassifizieren. Hierbei ist zu vermerken, daß das genaue Ausmaß der renalen Osteopathie durch histologische Untersuchungen möglich ist.

In **Abb. 167** ist der *Typ I* der renalen Osteopathie im **histologischen Bild** zu sehen. Sie ist durch eine gesteigerte osteoklastäre Resorption als Folge eines sekundären Hyperparathyreoidismus bei niedrigem Knochenanbau und fehlender Mineralisationsstörung gekennzeichnet. Die Spongiosastruktur ist erhalten, wobei die Knochenbälkchen *(1)* jedoch unterschiedlich breit sind. Sie sind oft wellig begrenzt und weisen flache Resorptionslakunen *(2)* auf. Hier sieht man einzelne, kleine Osteoklasten *(3)*; Osteoblasten fehlen. In Nachbarschaft zu den Knochenbälkchen findet sich eine bandförmige Endostfibrose *(4)* und herdförmig eine Markfibrose *(5)* mit dissezierender Fibroosteoklasie, was auf eine gesteigerte Parathormonsekretion hinweist. Allerdings kann nach längerer Hämodialyse eine Mineralisationsstörung infolge eines gestörten Vitamin-D-Stoffwechsels auftreten. Der Typ I der renalen Osteopathie wird in etwa 5% aller Fälle von Niereninsuffizienz beobachtet und ist besonders häufig bei rasch progredienten Glomerulonephritiden und beim akuten Nierenversagen. Hinsichtlich der Knochenveränderungen sind in diesem Stadium keine besonderen therapeutischen Maßnahmen erforderlich.

Der *Typ II* der renalen Osteopathie ist gekennzeichnet durch eine ausschließliche Oberflächenosteoidose ohne zusätzliche Fibroosteoklasie. Hierbei lassen sich zwei unterschiedliche Reaktionsmuster der Mineralisationsstörung unterscheiden: Beim *Typ IIa* wird die durch Osteoklasten gebildete Resorptionslakune von Osteoid ausgefüllt, das nicht mineralisiert ist. Es besteht ein kompletter Mineralisationsstop. Dieses **histologi-**

Tabelle 2. Klassifikation der renalen Osteopathie. (Nach DELLING 1984)

Form der renalen Osteopathie	Histologisches Kriterium	Häufigkeit	Ursache
Typ I	Fibroosteoklasie, gesteigerte osteoklastäre Resorption, fehlende Mineralisationsstörung	5%	Glomerulonephritis akutes Nierenversagen (sekundärer HPT)
Typ II	alleinige Oberflächenosteoidose (ohne zusätzliche Fibroosteoklasie)	20%	chronische Niereninsuffizienz (ohne Hämodialyse)
	Volumen- u. Oberflächenosteoidose	30%	chronische Hämodialyse
Typ IIa	Spongiosaumbau erniedrigt, kompletter Mineralisationsstop		
Typ IIb	schmale Osteoidsäume, in ihrer Oberflächenausdehnung vermehrt, Reduktion der Knochenmasse		
Typ III	Fibroosteoklasie und Osteoidose, Endostfibrose	70%	chronische Niereninsuffizienz
Typ IIIa	Spongiosaumbau erniedrigt		
Typ IIIb	Spongiosaumbau normal	60%	chronische Hämodialyse
Typ IIIc	völliger Spongiosaumbau, starke Faserknochenbildung, kubische Osteoblasten		

Abb. 166. Renale Osteopathie (linkes Becken, Hüftkopf)

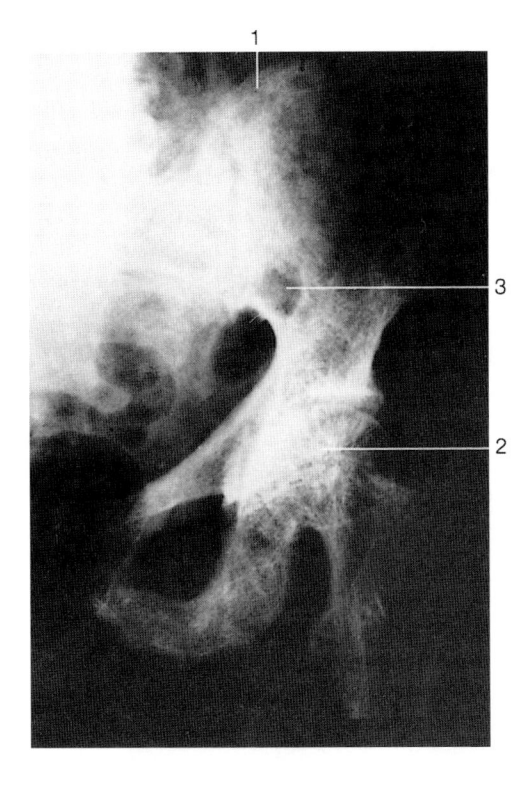

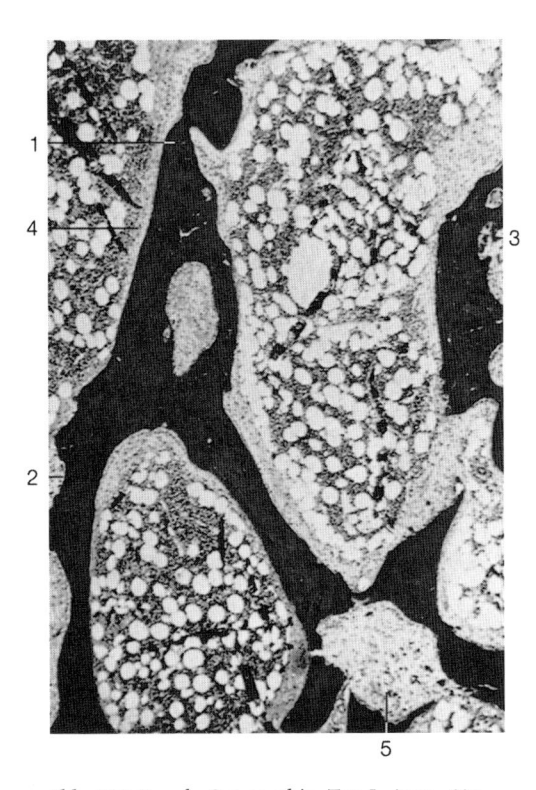

Abb. 167. Renale Osteopathie, Typ I, Azan, 64×

sche Bild ist in **Abb. 169** wiedergegeben. Man erkennt weitmaschige, mineralisierte Knochenbälkchen *(1)*, denen unterschiedlich breite Osteoidsäume *(2)* angelagert sind. Vielfach sind die Resorptionslakunen vollständig von unverkalktem Osteoid ausgefüllt *(3)*. Angelagerte Osteoblasten fehlen. Der erweiterte Markraum ist von Fettgewebe mit blutbildendem Knochenmark ausgefüllt *(4)*. Es sind keine Endostfibrose und keine Vermehrung von Osteoklasten ersichtlich. Das Bild ist durch eine breitflächige Osteoidose mit reduziertem Knochenumbau charakterisiert. Röntgenologisch imponiert eine „Osteoporose" durch Reduktion von mineralisiertem Knochengewebe, wobei Spontanfrakturen auftreten können. Die Serumkonzentration an Parathormon ist nur gering erhöht. Diese Form der renalen Osteopathie mit alleiniger Mineralisationsstörung (ohne sekundärem Hyperparathyreoidismus) wird bei 20% der Patienten mit chronischer Niereninsuffizienz ohne Hämodialyse angetroffen. Trotzdem kann es hierbei durch Suppression der Epithelkörperchen zu einer Hyperkalzämie kommen.

Auch beim *Typ IIb* der renalen Osteopathie ist die mineralisierte spongiöse Knochenmasse reduziert, was röntgenologisch zum Bild einer „Osteoporose" führt. Wie in **Abb. 170** ersichtlich, sind den voll mineralisierten Knochenbälkchen *(1)* jedoch nur recht schmale Osteoidsäume *(2)* angelagert, die eine verstärkte Oberflächenausdehnung aufweisen. Angelagerte Osteoblasten fehlen. Größtenteils sind keine Resorptionslakunen vorhanden. Die mineralisierte Knochenmasse ist reduziert. In diesen Fällen ist die letzte Phase der Mineralisation stark verzögert. Derartige Knochenveränderungen treten bei 30% der Nierenpatienten nach chronischer Hämodialyse auf, bei denen die Lebenserwartung reduziert ist. Vielfach treten Spontanfrakturen (Wirbel, Rippen, Extremitäten) auf, und es entwickeln sich Infekte mit tödlichen Folgen. Durch Gabe von Vitamin-D-Metaboliten kann eine gewisse Mineralisierung des Osteoids erreicht werden.

Im **Röntgenbild** zeigt sich in solchen Fällen eine Osteoporose mit verwaschener Spongiosastruktur. In **Abb. 168** ist die Spongiosa des proximalen Femurs osteoporotisch aufgelockert *(1)*. Im Schenkelhals ist sie teilweise verdichtet *(2)*, jedoch verwaschen. Hier ist eine sog. *Milkman-Fraktur (3)* ersichtlich. Die renale Osteopathie ist röntgenologisch durch eine unscharfe „Osteoporose" gekennzeichnet.

Beim *Typ III* der renalen Osteopathie findet sich sowohl eine dissezierende Fibroosteoklasie mit Endost- und Markfibrose als Ausdruck einer gesteigerten Parathormoneinwirkung wie auch eine kräftige Osteoidose als Zeichen einer Mineralisationsstörung. Es liegt somit das Bild eines *sekundären Hyperparathyreoidismus* und einer Vitamin-D-Stoffwechselstörung vor. **Histologisch** sieht man in **Abb. 171**, daß die mineralisierten Knochenbälkchen *(1)* stark reduziert und wellig begrenzt sind. Angelagert finden sich breite Osteoidsäume *(2)* und außerdem tiefe Resorptionslakunen *(3)* in den ursprünglichen Spongiosabälkchen. Der *Typ IIIa* der renalen Osteopathie ist **histologisch** auch in **Abb. 172** zu sehen. Die mineralisierten Knochenbälkchen *(1)* sind reduziert, und es finden sich angelagert breite Osteoidsäume *(2)* mit diskreter Endostfibrose *(3)*. Im Knochen sind einige tiefe, tunnelierende Resorptionslakunen *(4)* vorhanden, die den verstärkten Einfluß von Parathormon (sekundärer Hyperparathyreoidismus) markieren. Das Fehlen von Osteoblasten und Osteoklasten weist jedoch auf einen erniedrigten Spongiosaumbau hin. Derartige Veränderungen werden bei 70% der Patienten mit chronischer Niereninsuffizienz vor einer Hämodialyse beobachtet.

Beim *Typ IIIb* der renalen Osteopathie steht der *sekundäre Hyperparathyreoidismus* mit dissezierender Fibroosteoklasie und Markfibrose im Vor-

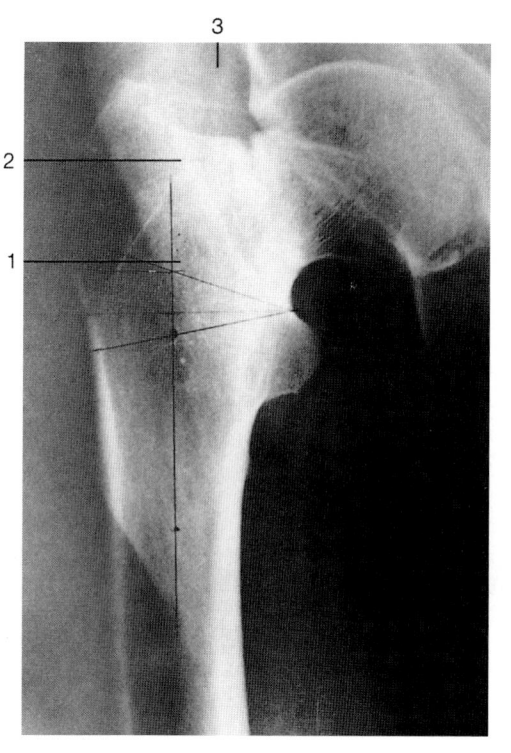

Abb. 168. Renale Osteopathie, Typ IIb (rechter proximaler Femur)

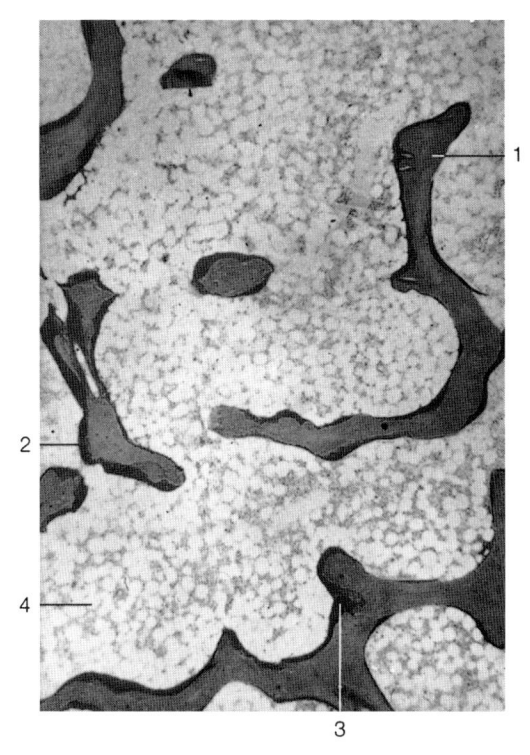

Abb. 169. Renale Osteopathie, Typ IIa; Azan, 40×

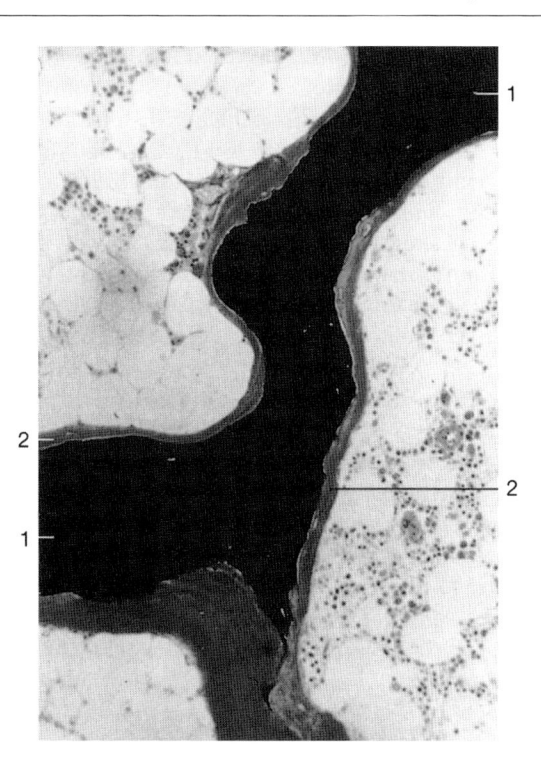

Abb. 170. Renale Osteopathie, Typ IIb; Kossa, 80×

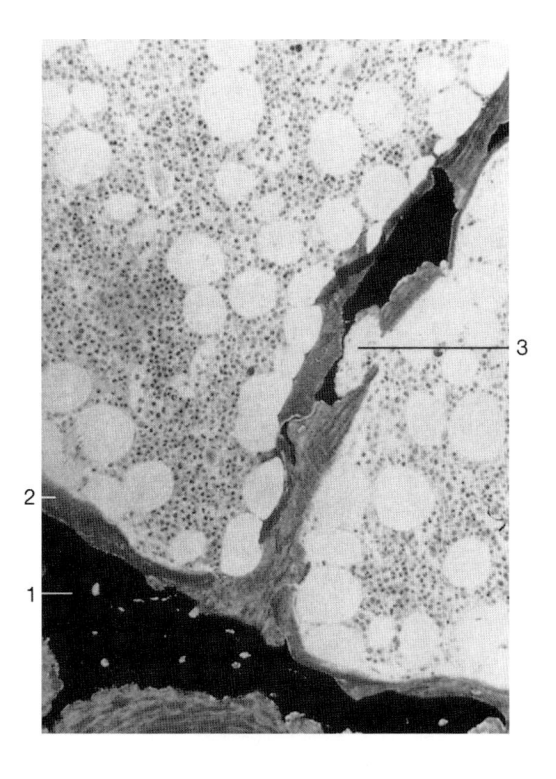

Abb. 171. Renale Osteopathie, Typ III; Kossa, 60×

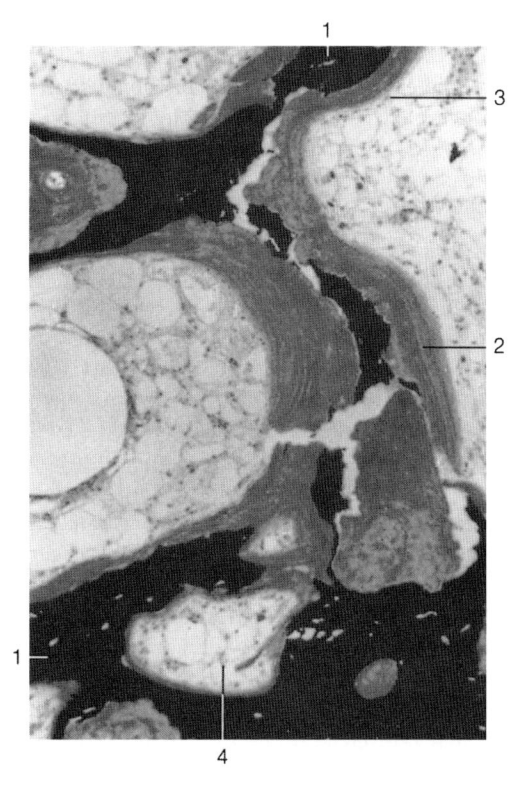

Abb. 172. Renale Osteopathie, Typ IIIa; Kossa, 80×

dergrund der ossären Strukturveränderungen. In **Abb. 174** sehen wir **histologisch** ein autochtones, voll mineralisiertes Spongiosabälkchen *(1)*, in das sich eine außerordentlich tiefe Resorptionslakune *(2)* eingesenkt hat. Sie ist ausgefüllt von fibrösem Gewebe mit kräftigen Fibroblasten und Fibrozyten. Diese Lakune ist von Knochengewebe wellig begrenzt, und man sieht flache Resorptionsbuchten mit eingelagerten Osteoklasten *(3)*. Außerdem werden hier auch Reihen aktivierter Osteoblasten *(4)* sichtbar. Das Knochenbälkchen wird von teils schmalen, teils breiten Osteoidsäumen *(5)* begrenzt. Es findet sich eine deutliche Endostfibrose *(6)*. Somit besteht eine Koinzidenz von dissezierender Osteoklasie („Osteodystrophie") und Osteomalazie. Dies ist typisch für die renale Osteopathie und insbesondere für den Typ IIIb.

In **Abb. 175** liegt ebenfalls *Typ IIIb* der renalen Osteopathie vor. Hier ist der Spongiosaumbau nur gering erhöht. In unmittelbarer Nachbarschaft zum mineralisierten Knochenbälkchen *(1)* finden sich verbreiterte Osteoidsäume *(2)* und ein breiter Saum aus kollagenem Bindegewebe mit reichlich Fibrozyten *(3)* entsprechend einer markanten Endostfibrose. Die mineralisierte Knochenmasse ist hochgradig reduziert, was sich röntgenologisch als „Osteoporose" manifestiert. Derartige Strukturveränderungen kommen in unentkalkten Beckenkammbiopsien sehr deutlich zur Darstellung.

Wie **Abb. 173** zeigt, lassen sich bei sorgfältiger Präparation derartige Strukturen auch am *entkalkten Biopsiematerial* darstellen: Man erkennt ein mineralisiertes Knochenbälkchen *(1)*, das zentral durch einen Bindegewebssaum *(2)* zerlegt ist (dissezierende Fibroosteoklasie). Vereinzelt finden sich in den Resorptionslakunen große Osteoklasten *(3)*. Randständig ist das Knochenbälkchen von einem verbreiterten Osteoidsaum *(4)* begrenzt (Osteoidose). Es sind einige Osteoblasten *(5)* angelagert. Außerdem besteht eine Randfibrose *(6)*. Damit liegen auch am entkalkten Schnitt alle strukturellen Kriterien einer renalen Osteopathie vom Typ IIIb vor.

Der *Typ IIIc* der renalen Osteopathie ist gekennzeichnet durch einen völligen Spongiosaumbau mit ausgeprägter Fibroosteoklasie sowie mäßiggradiger Volumen- und Oberflächenosteoidose. In **Abb. 176** sieht man ein unregelmäßiges und unvollständiges Spongiosagerüst mit unterschiedlich breiten Knochenbälkchen *(1)*, die von schmalen und breiten Osteoidsäumen *(2)* begrenzt und durchsetzt sind. Es finden sich zahlreiche breite und tiefe Resorptionslakunen *(3)*, die von Bindegewebe ausgefüllt sind. Darin liegen einige mehrkernige Osteoklasten *(4)*. Der Markraum wird von einem lockeren Bindegewebe mit zahlreichen Fibrozyten und Fibroblasten ausgefüllt *(5)*. Hierin kann meist eine starke Faserknochenbildung beobachtet werden. Vielfach sind den Knochenbälkchen Reihen kubischer Osteoblasten angelagert. Somit besteht eine ausgeprägte dissezierende Fibroosteoklasie mit Markfibrose als Zeichen eines starken sekundären Hyperparathyreoidismus. Ein solcher Knochenbefund stellt therapeutisch eindeutig die Indikation zur Revision der Epithelkörperchen.

Aluminiuminduzierte Osteopathie

Bei Nierenpatienten, die langzeitig mit Hämodialyse behandelt werden, entwickelt sich vielfach eine eigenartige Osteopathie, die durch ossäre Aluminiumeinlagerungen hervorgerufen wird. Aluminiumhydroxyd wird als Phosphatbinder verabreicht oder gelangt durch aluminiumhaltige Teile der Dialysegeräte in den Organismus. Aluminium wird in die Mineralisationsfronten des Knochens eingelagert und führt zu einer Behinderung der Mineralisation und schweren Osteoidose. Es können sich multiple Knochenfrakturen entwickeln. In **Abb. 177** sieht man **histologisch** rarefizierte Spon-

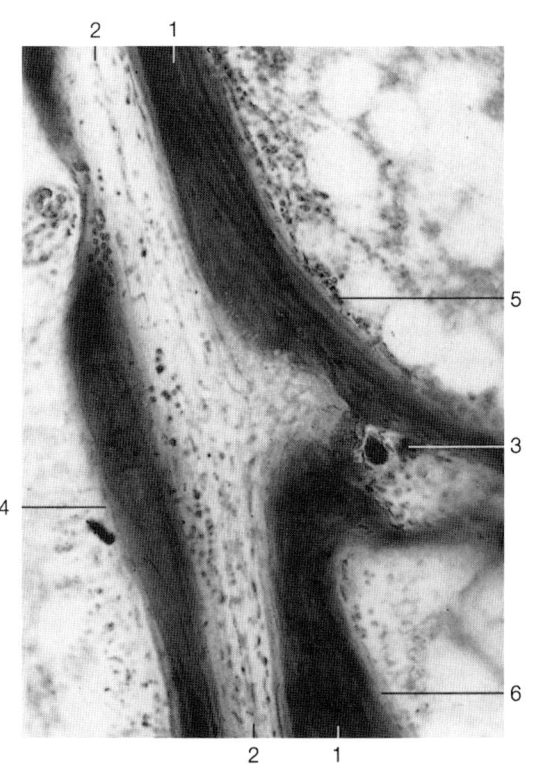

Abb. 173. Renale Osteopathie, Typ IIIb (entkalktes Biopsiematerial); HE, 80×

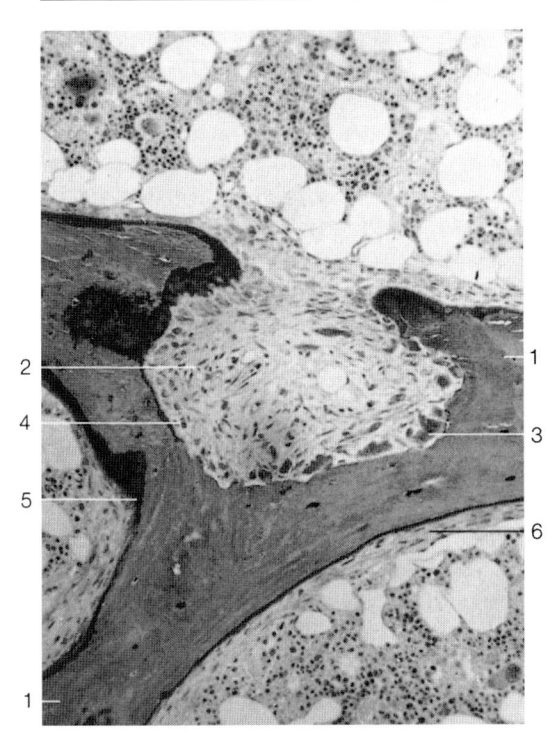

Abb. 174. Renale Osteopathie, Typ IIIb; Azan, 80×

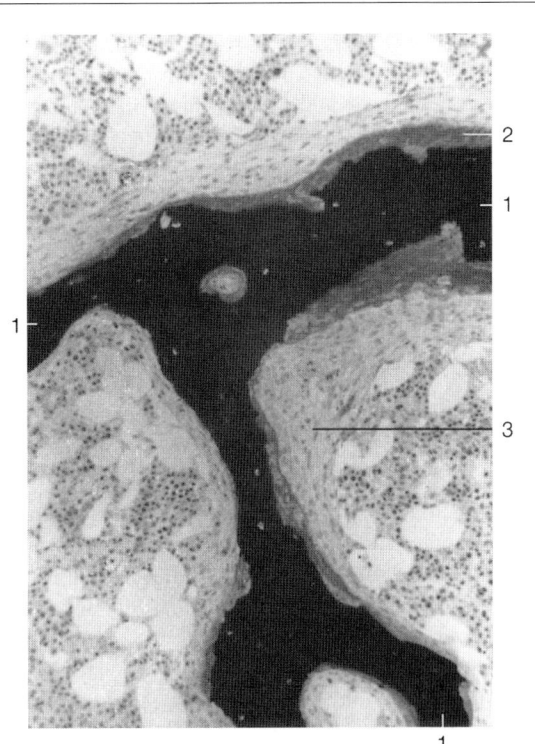

Abb. 175. Renale Osteopathie, Typ IIIb (unentkalktes Biopsiematerial); Kossa, 80×

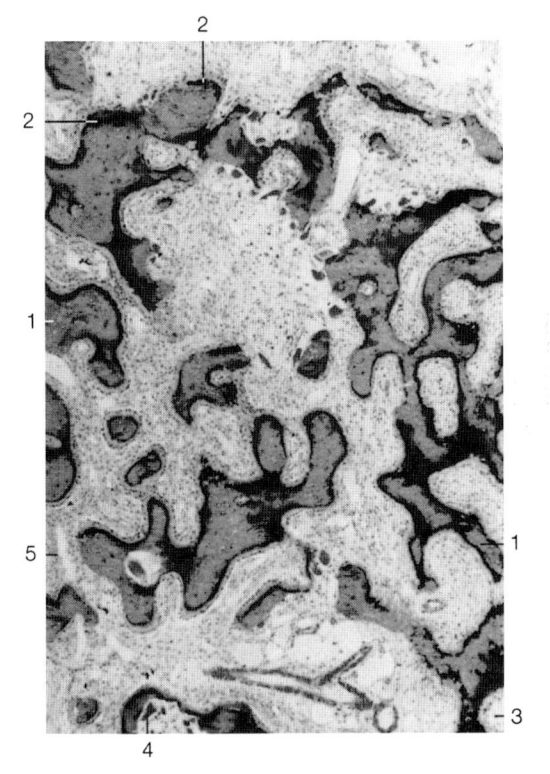

Abb. 176. Renale Osteopathie, Typ IIIc; Azan, 40×

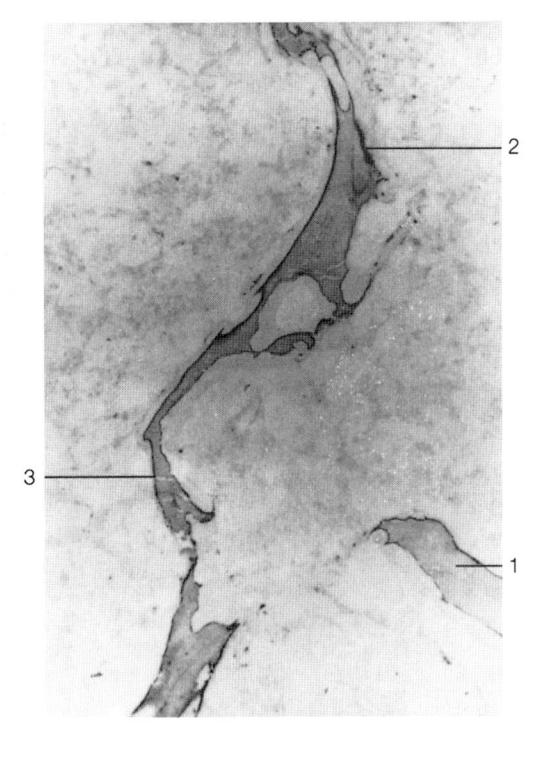

Abb. 177. Alminiuminduzierte Osteopathie; HE, 60×

giosabälkchen *(1)*, die nur partiell verkalkt sind. Angelagert sind sehr breite Osteoidsäume *(2)* entsprechend einer ausgedehnten Volumen- und Oberflächenosteoidose. An der Mineralisationsfront findet sich ein schmaler schwarzer Streifen von Aluminiumablagerungen *(3)*. Durch Gabe von Komplexbildnern (Desferral) kann das Aluminium gebunden und zur Ausscheidung gebracht werden.

Sudecksche Knochenatrophie (Sympathische Reflexdystrophie, SRD)

Nach Verletzung und Ruhigstellung einer Extremität entwickelt sich eine venöse Stase durch Versacken des Blutes in den sinusoidalen Räumen des Knochens, und es kann eine schmerzhafte Osteoporose die betroffenen Knochen befallen. *Bei der Sudeckschen Knochenatrophie handelt es sich um eine auf einen Skelettabschnitt begrenzte Osteoporose, die im Anschluß an einen Knochenbruch, eine Distorsion oder ein stumpfes Trauma, aber auch nach entzündlichen Prozessen auftritt und heftige Schmerzen auslöst.* Die Ätiologie ist nicht geklärt; wahrscheinlich liegen Störungen der Innervation der Blutgefäße im Knochen zugrunde. Die betroffene Extremität kann geschwollen und warm *(venöse SRD-Form)* oder nicht geschwollen und kalt *(arterielle SRD-Form)* sein.

Die Osteoporose entwickelt sich nach einer Knochenfraktur in den peripher von der Fraktur gelegenen Knochen. Es ist vor allem die Spongiosa betroffen; die Kompakta bleibt erhalten, da sie viel langsamer abgebaut wird. Die Diagnose wird aufgrund der klinischen Symptome und der röntgenologischen Veränderungen gestellt, die etwa 4 Wochen nach der Fraktur eine Spongiosaaufhellung erkennen lassen.

In **Abb. 180** sieht man die **Röntgenaufnahme** einer Hand mit klassischer Sudeckscher Knochenatrophie: Sämtliche kurzen Röhrenknochen zeigen eine irreguläre Osteoporose, wobei die Schaftmitte *(1)* verdichtet erscheint, jedoch rundliche Aufhellungsherde *(2)* enthält. Es handelt sich um das Bild der sog. *fleckigen Atrophie*. Charakteristisch ist die besonders starke Osteoporose im Bereich der Gelenke *(3)*, wobei die Gelenklinien *(4)* besonders deutlich hervortreten. Im subchondralen Bereich tritt der Knochenschwund auch zuerst in Erscheinung. Im chronischen Stadium (2–4 Monate nach Krankheitsbeginn) ist auch die Kompakta mit einbezogen: Wir sehen eine Aufblätterung und Spongiosierung der Kompakta an mehreren Stellen *(5)*. Auch in den Handwurzel-

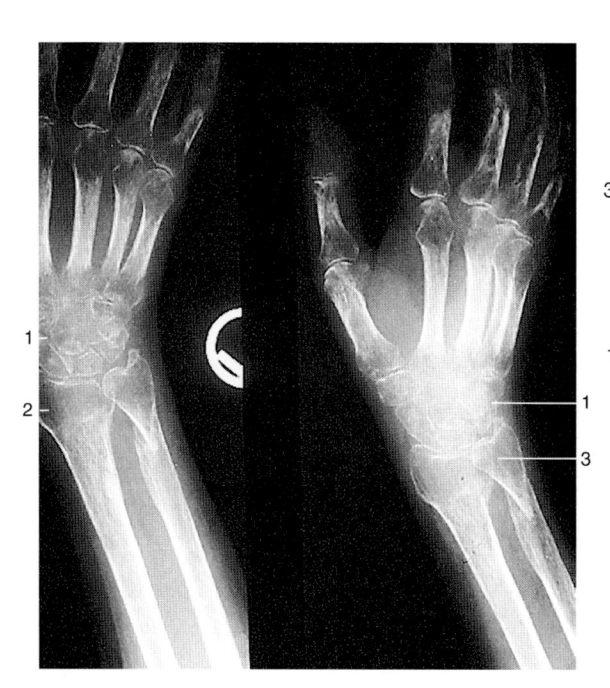

Abb. 178. Sudecksche Knochenatrophie (linkes Handgelenk)

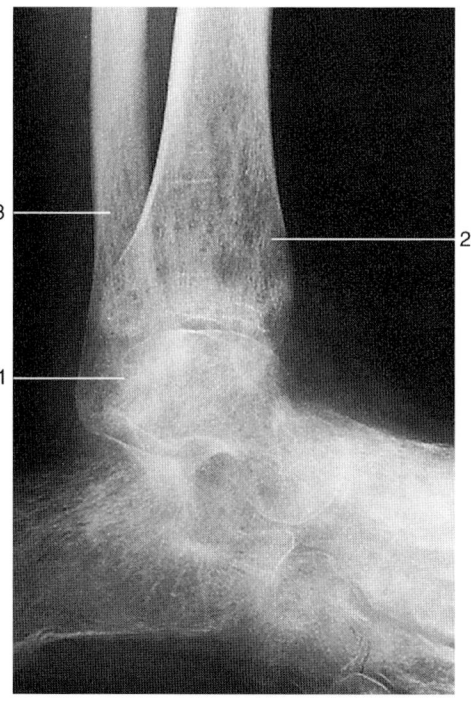

Abb. 179. Sudecksche Knochenatrophie (linkes oberes Sprunggelenk)

Sudecksche Knochenatrophie (Sympathische Reflexdystrophie, SRD)   99

Abb. 180. Sudecksche Knochenatrophie (Hand)

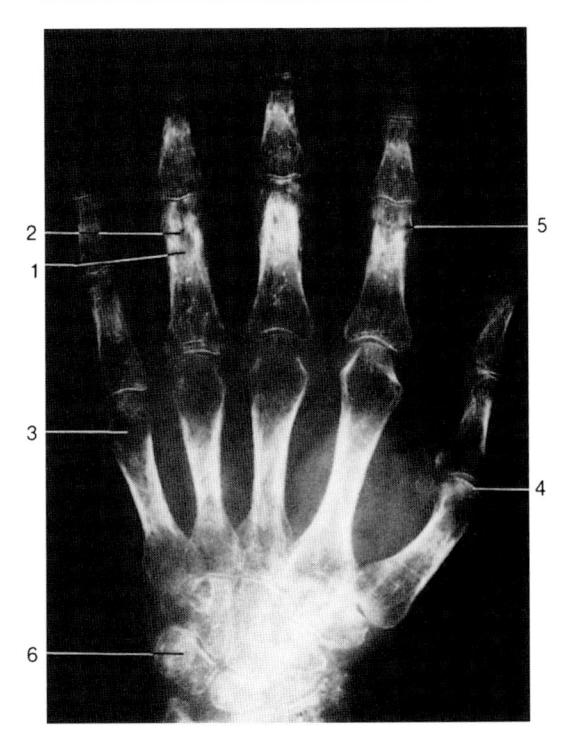

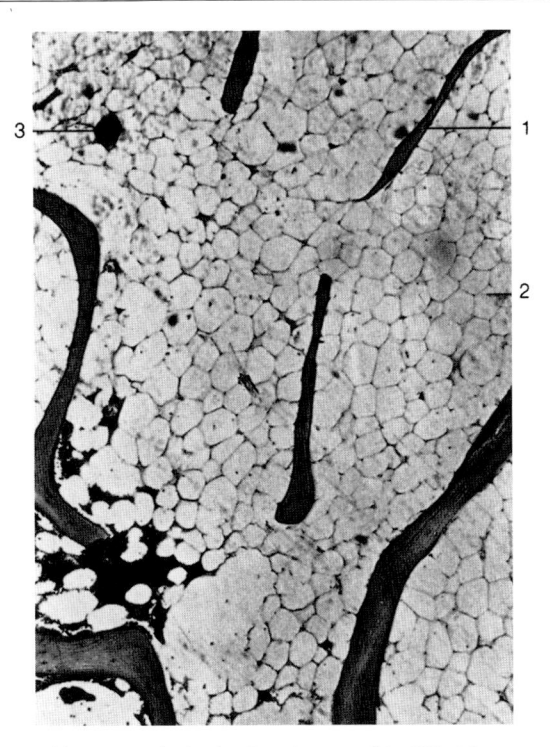

Abb. 181. Sudecksche Knochenatrophie; HE, 16×

knochen *(6)* besteht das Bild einer fleckigen Knochenatrophie.

Nur selten wird ein solcher Knochenbefund **histologisch** durch Biopsie abgeklärt. Wie in **Abb. 181** ersichtlich, liegt das Bild einer Osteoporose vor. Die Knochenbälkchen sind rarefiziert und ungleichmäßig verschmälert *(1)*. Sie sind glatt begrenzt und weisen keine Resorptionslakunen auf; Osteoklasten fehlen. Das ausgebreitete Fettmark *(2)* ist ödematös durchtränkt. In den Markgefäßen *(3)* läßt sich eine Stase im kapillarvenösen Gefäßbereich beobachten. Im akuten Stadium kann der atrophische Knochen vollständig wieder ausheilen; beim chronischen Sudeck-Syndrom kommt es zu einer Defektheilung mit Ausbildung einer sog. hypertrophischen Knochenatrophie. Neben *autonomen Störungen* (Durchblutungsstörungen, Weichteilödem, Hyper- oder Hypohidrose), *motorischen Störungen* (eingeschränkte Gelenkmotilität, Parese) und *sensorischen Störungen* (Knochenschmerz) ist auch die psychische Situation (Depressionen) für den Morbus Sudeck von Bedeutung.

Die Diagnose einer Sudeckschen Knochenatrophie wird anhand von Nativ-Röntgenbildern gestellt. Wie die **Röntgenaufnahme** der **Abb. 178** zeigt, sind die Strukturen der Handwurzelknochen (1) völlig verwaschen, so daß sich die verschiedenen Knochen nicht mehr voneinander abgrenzen lassen. Die fleckige Osteoporose hat auf den benachbarten Radius (2) und die Ulna (3) übergegriffen. Auch die proximalen Enden der Ossea metacarpalia sind von der Atrophie befallen. Klinisch besteht dabei eine ödematöse Schwellung der Weichteile und eine Hautatrophie im Bereich des Handgelenkes mit heftigen Schmerzen. Als Ursache der Sudeckschen Knochenatrophie ist eine distale Ulnafraktur zu erkennen (3).

Abb. 179 zeigt im **Röntgenbild** den gleichen Befund im Bereich des oberen Sprunggelenkes (1). Auch hier sind die Fußwurzelknochen im einzelnen nicht mehr abgrenzbar. Es besteht zusätzlich eine ausgeprägte fleckige Osteoporose in der distalen Tibia (2) und Fibula (3). Ein solcher Röntgenbefund ist zusammen mit der Anamnese und dem klinischen Befund diagnoseweisend.

Unspezifische Osteoporosen

Es gibt eine Fülle von Osteoporosen verschiedener Ursachen (z. B. hepatogene Osteoporose) und auch Osteoporosen unbekannter Genese. Sie werden radiologisch (evtl. auch mittels Osteodensitometrie) als „unspezifische Osteoporose" diagnostiziert, und es muß die jeweilige Ursache eruiert werden.

So sehen wir auf der **Röntgenaufnahme** der **Abb. 182** in der distalen Tibia eine hochgradige Knochenatrophie mit großen osteoporotischen Spongiosalücken (1). Im Tibiaschaft besteht hingegen eine irreguläre Osteosklerose (2) mit sklerotischer Verdickung auch der Kortikalis. Die Tibia ist stark nach ventral vorgebogen, was auf eine osteomalazische Komponente mit pagetoidem Knochenumbau hinweist. Ein ähnlicher Knochenumbau findet sich im Talus (3) und Calcaneus. Die ehemalige Wachstumsfuge ist noch deutlich sichtbar (4). Es handelt sich um einen 30 Jahre alten Mann, der seit der Kindheit Medikamente (Antiepileptika, Phenytoin) bekommen hat, was wohl die Ursache dieser Osteopathie sein dürfte.

Das **histologische Bild** weist in **Abb. 183** eine hochgradige Osteoporose mit rarefizierten Knochenbälkchen auf. Die verbliebenen Trabekel sind ungleichmäßig stark verschmälert (1) und nicht glatt begrenzt. Es sind keine Osteoblasten oder Osteoklasten angelagert. Im Markraum findet sich ein ödematöses Fettgewebe (2) mit stark dilatierten Gefäßen (3). Somit besteht eine große Ähnlichkeit mit der Sudeckschen Knochenatrophie. Sowohl radiologisch wie auch histologisch handelt es sich um eine unspezifische Osteoporose, deren Ursache morphologisch nicht ersichtlich ist.

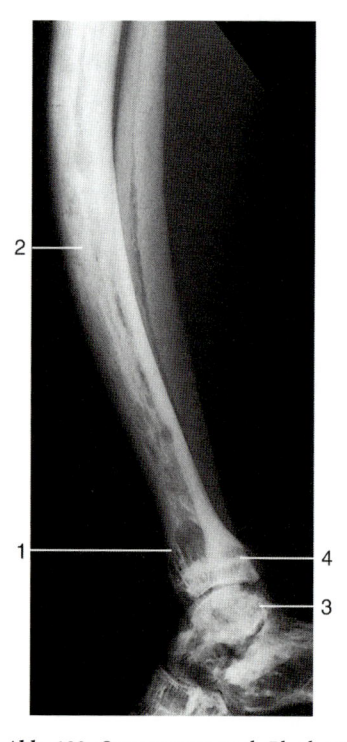

Abb. 182. Osteoporose nach Phedantoineinnahme (Tibia)

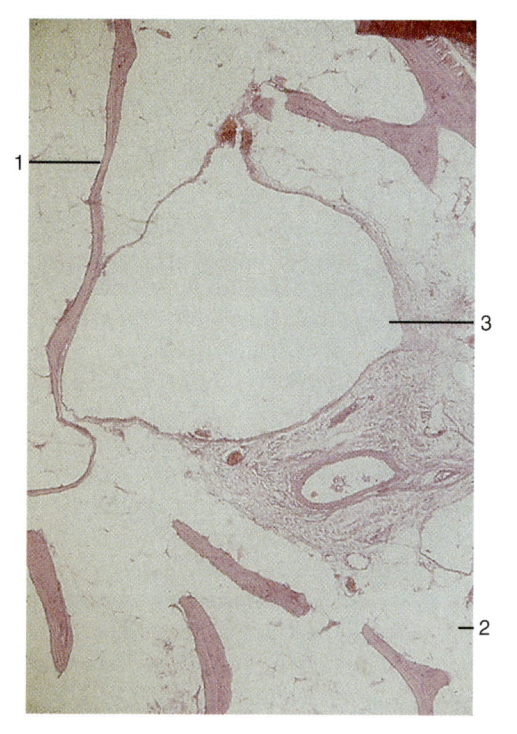

Abb. 183. Unspezifische Osteoporose mit Gefäßdilatation; HE, 40×

5 Osteosklerosen

Allgemeines

Während die Osteoporose (s. S. 67) mit einem Verlust an Knochengewebe einhergeht und röntgenologisch zu einer Aufhellung der Knochenstrukturen führt, ist bei der Osteosklerose das Gegenteil der Fall. *Unter einer Osteosklerose verstehen wir jede Verdichtung der Knochenstrukturen innerhalb eines Knochens durch Vermehrung von mineralisiertem Knochengewebe, wobei es zu einer stärkeren Verschattung im Röntgenbild kommt.* Es gibt eine Fülle von Osteosklerosen unterschiedlicher Genese. In den meisten Fällen handelt es sich um eine reaktive Vermehrung von Knochengewebe im Bereich einer Knochenläsion. So beobachten wir in der Umgebung von gutartigen Knochentumoren häufig eine *Randsklerose* (z. B. beim *nicht-ossifizierenden Knochenfibrom*, s. Abb. 634). Auch innerhalb einer Knochengeschwulst können fleckige Osteosklerosenherde auftreten (z. B. im *Osteosarkom*, s. Abb. 563). Osteosklerotische Veränderungen werden sehr häufig im Bereich einer alten *Knochenfraktur* (s. Abb. 221) oder einer *chronischen Osteomyelitis* (s. Abb. 283) angetroffen. Osteosklerosenherde können innerhalb des Skeletts oder auch eines Knochens solitär und multipel auftreten. Die genaue röntgenmorphologische Analyse solcher Herde ermöglicht weitgehende diagnostische und differentialdiagnostische Rückschlüsse auf die zugrunde liegende Erkrankung. Hierbei ist der Einsatz von verschiedenen modernen röntgenologischen Methoden (u. a. Tomographie, Szintigraphie, digitale Substraktions-Angiographie = DSA, Computertomographie = CT, MR-Tomographie = MRT usw.) hilfreich. In manchen Fällen wird jedoch erst die histologische Untersuchung einer Knochenbiopsie die Diagnose abklären. Bei der histologischen Diagnostik muß der Pathologe stets die radiologischen Befunde mit einbeziehen, wozu er die repräsentativen Röntgenbilder benötigt. Eine lokale Osteosklerose kann manchmal so stark entwickelt sein, daß die eigentliche zugrunde liegende Knochenläsion kaum erkennbar ist und bei der Knochenbiopsie nicht erfaßt wird (z. B. beim *Osteoid-Osteom*, s. Abb. 534). Die Diagnosefindung ist dann erheblich erschwert und nur unter Einbeziehung aller klinischen Aspekte möglich.

Hinter einer solitären oder multizentrischen Osteosklerose kann manchmal auch eine Systemerkrankung stecken; als markantes Beispiel dafür gilt die *Ostitis deformans Paget*. Auch Knochenmarkerkrankungen wie die *Osteomyelosklerose* oder *Skelettkarzinose* (multiple Knochenmetastasen) können ausgedehnte osteosklerotische Skelettveränderungen hervorrufen. Es gibt tumorähnliche Knochenmißbildungen, die charakteristischerweise mit einer Osteosklerose einhergehen (z. B. *Melorrheostose, Osteopoikilie*). Hierbei ist der Röntgenbefund oft pathognomonisch; in der Knochenbiopsie hingegen, die keineswegs immer indiziert ist, läßt sich lediglich osteosklerotisches Knochengewebe beobachten, was keine exakte Diagnose ermöglicht. In vielen Fällen kommen in einer Knochenläsion Osteosklerose- und Osteolyseherde gleichermaßen und nebeneinander vor (z. B. Osteomyelitis, Osteosarkom).

Osteosklerotische Skelettveränderungen werden darüber hinaus auch durch chronische Intoxika-

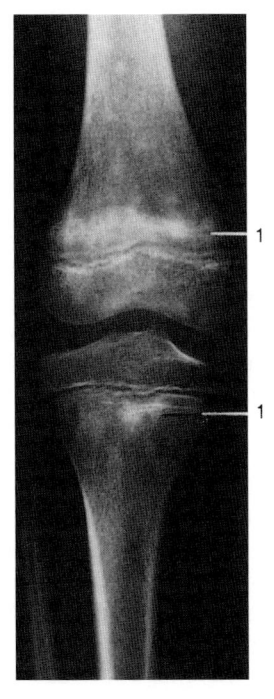

Abb. 184. Fleckige Osteosklerose bei Bleivergiftung (Femur, Tibia)

tionen von verschiedenen Stoffen verursacht. So kommt es unter der Einwirkung von Blei, Fluor oder Phosphor einerseits zur Stimulierung der Osteoblasten und andererseits zur Knochennekrose und Stimulierung der Osteoklasten. In **Abb. 1846** sieht man die **Röntgenaufnahme** des Kniegelenkes eines Kindes mit *chronischer Bleivergiftung*. Charakteristisch ist eine fleckige Osteosklerose in den Metaphysen *(1)*, die auch breitbandig verdichtet sind (sog. „Bleilinien" oder „Bleibänder"). Es handelt sich um Bleiablagerungen in der Wachstumszone, was später zu einer flaschenförmigen Verformung dieses Knochenabschnittes führen kann. Nach Beendigung der Bleiintoxikation kann aber auch ein vollständiges Verschwinden dieser Strukturveränderungen erfolgen.

Fluorose

Fluor ist ein Bestandteil des knöchernen Hydroxylapatitkristalles; 94% des über den Gastrointestinaltrakt aufgenommenen Fluors wird im Knochen abgelagert. Hier führt es einerseits zu einer Blockade der alkalischen Phosphatase mit nachfolgender Veränderung der Osteoidstrukturen (Protein, Kollagen, Mukopolysacchariden), und andererseits bildet es größere Hydroxylapatitkristalle als bei Kalzium, was zu einer größeren Stabilität des Knochengewebes und seiner Verdichtung führt. *Die Fluorose stellt eine der wichtigsten exogenen toxischen Osteopathien infolge übermäßiger Fluoraufnahme dar, bei der es zu einer Endostose mit Spongiosklerose (= Osteosklerose) ubiquitär im Skelett kommt.*

Die Aufnahme erfolgt hauptsächlich durch das Trinkwasser. Bei Kindern entwickeln sich Zahnanomalien („gesprenkelte Zähne"), bei Erwachsenen rheumatische Beschwerden, ähnlich der ankylosierenden Spondylitis. Die ersten röntgenologischen Veränderungen treten in der Wirbelsäule auf. In **Abb. 185** sieht man eine seitliche **Röntgenaufnahme** der Wirbelsäule, in der eine unregelmäßige Verdichtung der Spongiosa *(1)* auffällig ist. In einigen Wirbelkörpern *(2)* ist das Spongiosagerüst fast vollkommen sklerosiert; in anderen finden sich daneben noch hellere Bezirke. Die Außenkonturen der Wirbelkörper sind wellig und unscharf begrenzt *(3)*, und stellenweise zeichnet sich eine Randzackenbildung *(4)* ab. Auch die Bänder können eine verstärkte Schattenbildung aufweisen, und vielfach entwickelt sich eine knöcherne Periostose.

Histologisch beobachten wir eine stark ausgeprägte und unregelmäßige Osteosklerose. In **Abb. 186** sieht man sehr plumpe und verbreiterte Knochenbälkchen *(1)*, die eine lamelläre Schichtung und kleine Osteozyten *(2)* aufweisen. Viele Osteozytenlakunen sind jedoch leer. An einigen Stellen sind den Knochenstrukturen Osteoblasten angelagert *(3)*. In einigen Gegenden der Erde wurde ein endemisches Auftreten der Fluorose beschrieben. Diese kann als Berufserkrankung im Bereich von Aluminium- oder Keramikfabriken auftreten. Die endemische Fluorose wird in Gebieten beobachtet, in denen der Fluorgehalt des Trinkwassers über 4 Promille erhöht ist (normal: unter 1 mg Fluor pro Liter). Neben der Hyperostose finden bei der Fluorose auch Knochenabbauvorgänge statt, die gleichzeitig neben der Osteosklerose zu einer Strukturauflockerung führen. Im Röntgenbild werden diese osteopenischen Knochenstrukturen jedoch durch die Hyperostose verdeckt.

Hypoparathyreoidismus

Im Gegensatz zum Hyperparathyreoidismus (s. S. 82) kommt es bei Unterfunktion der Epithelkörperchen neben Weichteilverkalkungen evtl. zu osteosklerotischen Veränderungen im Skelett. *Es handelt sich um eine diffuse Osteosklerose bei idiopathischem oder postoperativem Hypoparathyreoidismus, der bei Kindern (idiopathische Form) zu einem Minderwuchs, verzögerter Zahnentwicklung und periartikulären Osteophytenbildungen führen kann und postoperativ, nach vollständiger Entfernung aller Epithelkörperchen, im Erwachsenenalter eine Osteosklerose erzeugt.* Die Ursache kann in einer primären Anaplasie oder Entzündung der Epithelkörperchen oder postoperativ nach Entfernung eines Epithelkörperchenadenoms mit nachfolgender Insuffizienz der verbliebenen Nebenschilddrüsen liegen. Klinisch bestehen eine Hypokalzämie, Hyperphosphatämie und Hypokalzurie.

Im **Röntgenbild** des Schädels in **Abb. 187** sieht man eine ungleichmäßige, teils wolkige Verschattung der Knochenstrukturen, die sowohl in der Schädelkalotte *(1)* als auch in den Kieferknochen *(2)* besonders deutlich ist. Die Außenkonturen dieser Knochen sind unscharf und unregelmäßig. Es können auch die angrenzenden Weichteile Verkalkungen aufweisen. Typisch für die Erkrankung sind auf Schädelaufnahmen erkennbare Kalkablagerungen in den Stammganglien. Der bei fehlender Parathormonsekretion verminderte Knochenumsatz (gleichzeitig verminderter Knochenanbau und Knochenabbau) kann in selteneren Fällen auch zu einer Osteoporose führen. Somit sind die radiologischen Befunde am Skelett beim Hypoparathyreoidismus wechselhaft, unspezifisch und für die Diagnostik nicht pathognomonisch. Eine Kno-

Hypoparathyreoidismus 103

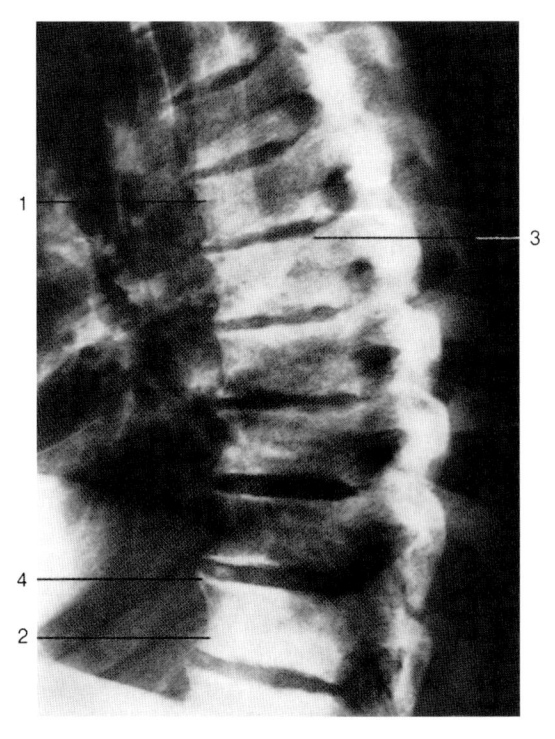

Abb. 185. Fluorose (Brustwirbelsäule)

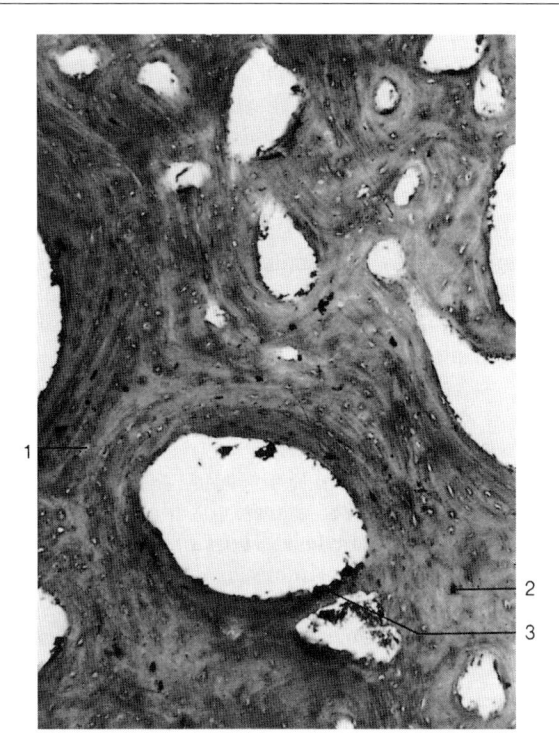

Abb. 186. Fluorose; HE, 25×

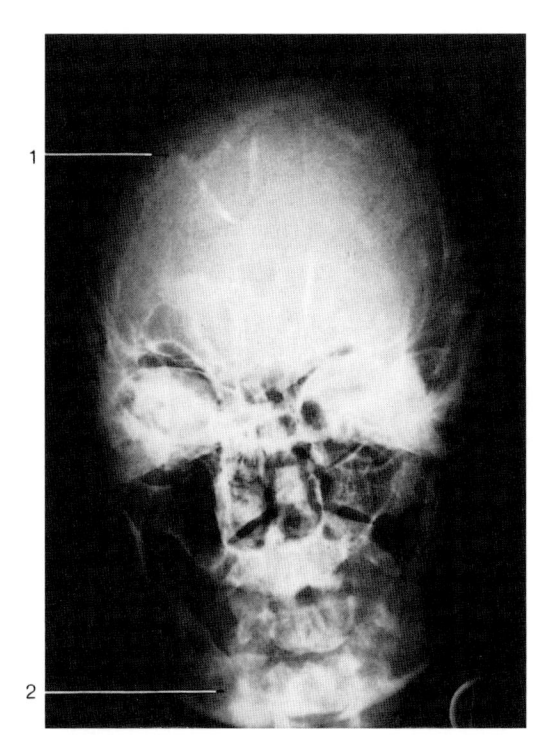

Abb. 187. Spongiosklerose bei Hypoparathyreoidismus (Schädel)

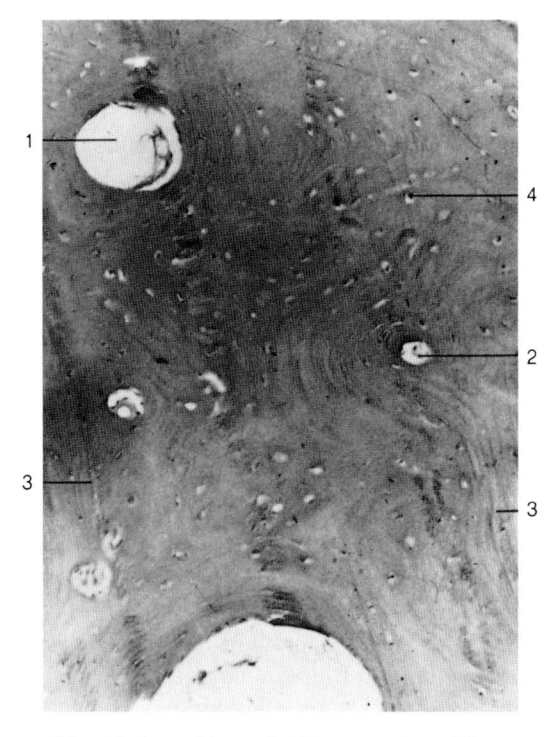

Abb. 188. Osteosklerose bei Hypoparathyreoidismus; HE, 40×

chenbiopsie aus einem Osteosklerosenherd bei Hypoparathyreoidismus zeigt in **Abb. 188 histologisch** ein sklerotisch stark verdichtetes Knochengewebe mit teils weiten *(1)*, teils stark eingeengten Haversschen Kanälchen *(2)*, die glatt begrenzt sind und keine angelagerten Osteoblasten oder Osteoklasten erkennen lassen. Das Knochengewebe ist stark mineralisiert und ungleichmäßig lamellär geschichtet *(3)*; es enthält relativ wenige und kleine Osteozyten *(4)*. Die Osteosklerose betrifft sowohl die Kortikalis als auch das Spongiosagerüst.

Ostitis deformans Paget

Die Ostitis deformans Paget („Knochen-Paget") stellt eine Knochendysplasie unbekannter Ätiologie dar, die nur bei älteren Menschen jenseits des 40. Lebensjahres auftritt und sich monostotisch, oligoostotisch oder polyostotisch, jedoch nie generalisiert manifestiert. In dieser Altersgruppe konnte bei 3–4% aller Klinikpatienten ein „Knochen-Paget" nachgewiesen werden, der in mehr als der Hälfte der Fälle klinisch stumm verläuft. Die monostotische Form betrifft am häufigsten die Tibia und Wirbelsäule; in 81% der Fälle sind die Knochen des axialen Skeletts betroffen (Schädel, Wirbelsäule, Becken, Femur, Tibia). Bei der *polyostotischen Form* (3% der Fälle) (**Abb. 189**) verteilen sich die Knochenveränderungen schachbrettartig im Skelett. Morphologisch ist die Krankheit durch einen überstürzten Knochenumbau gekennzeichnet.

Einer der Hauptmanifestationen des Morbus Paget ist die Wirbelsäule. Im **Röntgenbild** finden sich drei verschiedene Veränderungen: 1. Rahmenwirbel, 2. Dreischichtwirbel und 3. Elfenbeinwirbel. In **Abb. 190** ist die weitaus häufigste Rahmenwirbelbildung zu sehen. Die äußere Kontur der Lendenwirbelkörper *(1)* ist erhalten. Die Spongiosa ist jedoch ganz unregelmäßig im Sinne einer hypertrophischen Atrophie umgebaut: Wir erkennen den Verlust des spongiösen Knochengewebes an großen Aufhellungsherden *(2)* und dagegen den Ersatz durch wenige, sehr kräftige und axial verlaufende Knochenbälkchen *(3)*. Außerdem findet sich eine unregelmäßige sklerotische Verbreiterung der Deckplatten *(4)*.

Dieser Knochenumbau wird besonders am **Mazerationspräparat** eines Rahmenwirbels in **Abb. 191** deutlich: Durch eine starke Verdickung der subkortikalen Spongiosa *(1)* wird der zentrale Markraum rahmenartig umgrenzt. Der Ausbau der Spongiosa in der Mittelschicht zeichnet sich einerseits durch grobe Lücken *(2)*, andererseits durch einzelne sehr kräftige vertikale Knochenbälkchen *(3)* aus. – In **Abb. 192** sieht man die Nahaufnahme einer **Paget-Spongiosa** eines Wirbelkörpers, in der die Trabekeln ungleichmäßig verdickt sind *(1)* und in großen Anteilen zu plattenförmigen Knochenarealen miteinander verschmelzen *(2)*. Auffällig ist dabei, daß die äußeren Knochenstrukturen *(3)* wellig und zackig begrenzt sind, was auf den stattgefundenen osteoblastisch-osteoklastären Knochenumbau hinweist. Der Markraum ist durch die überwiegende Knochenbildung weitgehend eingeengt *(4)*.

Eine diffuse kraniale Hyperostose ist für die Ostitis deformans Paget recht charakteristisch und findet sich vorwiegend bei der polyostotischen Form. In der **Röntgenaufnahme** der **Abb. 193** ist zu erkennen, daß das Kalottengewölbe erheblich vergrößert ist, wobei die Dicke der Kalotte beträchtlich zugenommen hat (bis 5 cm; 1). Vor allem die Tabula interna *(2)* ist verbreitert und sklerotisch verdichtet; hierbei handelt es sich um eine fleckige Osteosklerose, in der unterschiedlich große, schattendichte Flecken mit transparenter Randzone vorliegen können. Die Tabula externa ist osteolytisch aufgelockert, verdünnt und exzentrisch verlagert *(3)*. Ein solches Röntgenbild ist pathognomonisch für die Ostitis deformans Paget.

Im **Mazerationspräparat** der **Abb. 194** sieht man deutlich die Massenzunahme der gesamten

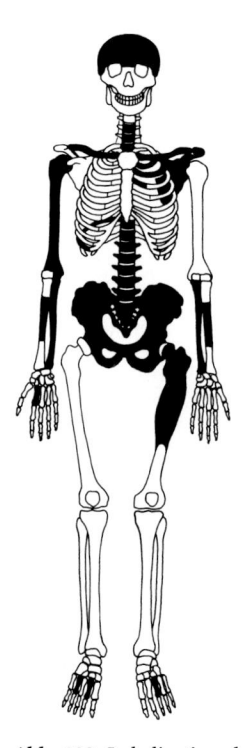

Abb. 189. Lokalisation der Ostitis deformans Paget. (Nach UEHLINGER)

Ostitis deformans Paget 105

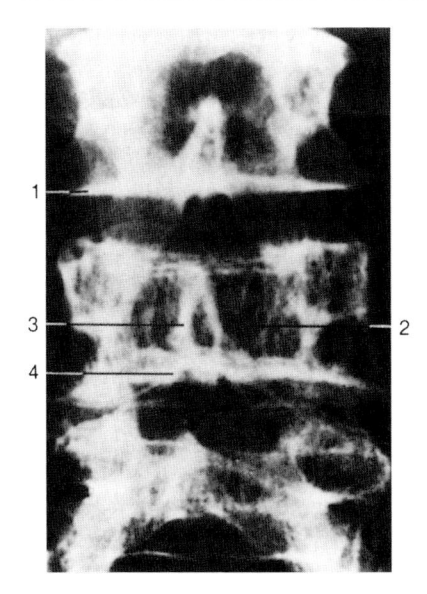

Abb. 190. Ostitis deformans Paget (Rahmenwirbel)

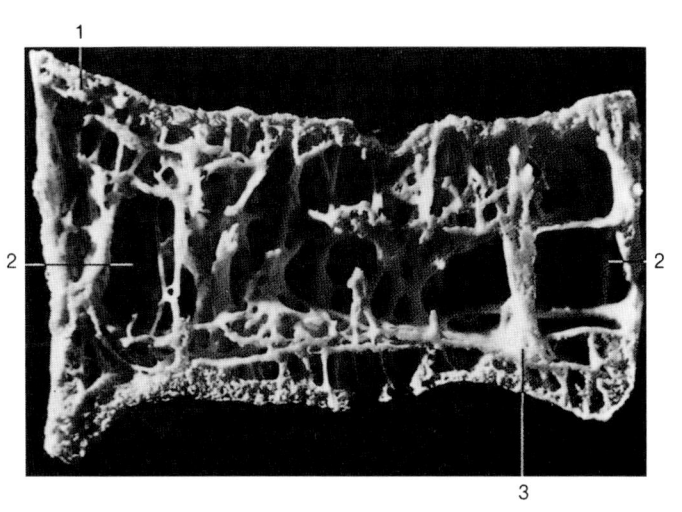

Abb. 191. Ostitis deformans Paget (Wirbel, Mazerationspräparat)

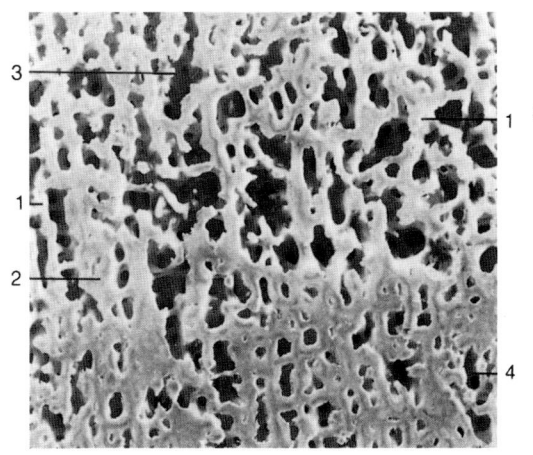

Abb. 192. Ostitis deformans Paget (Wirbelspongiosa, Mazerationspräparat)

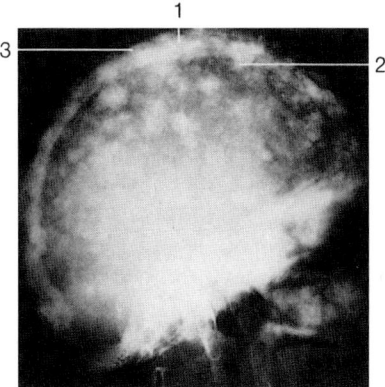

Abb. 193. Ostitis deformans Paget (Schädel)

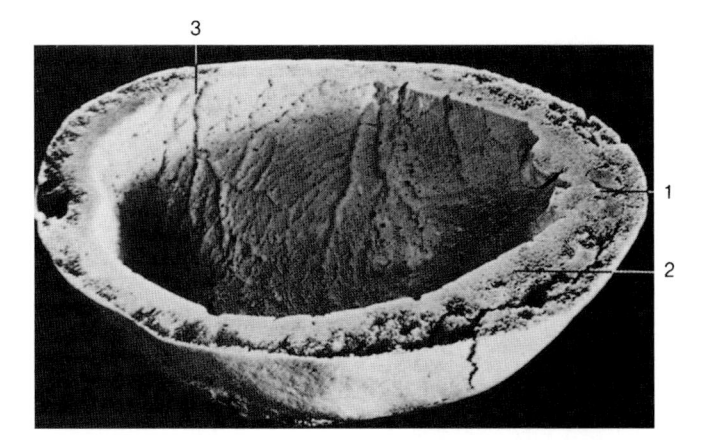

Abb. 194. Ostitis deformans Paget (Schädelkalotte, Mazerationspräparat)

Schädelkalotte, die in ihrer Gesamtheit mächtig vergrößert und verdickt ist *(1)*. Anstelle der normalen Spongiosa ist ein leichter, feinporiger, bimssteinartiger Knochen getreten *(2)*. Man spricht deshalb von einem „Bimssteinschädel". Im Innern erkennt man die tief eingegrabenen Kanäle der A. meningea media *(3)*.

Der Knochenumbau führt in der Spongiosa zu einer *hypertrophischen Knochenatrophie*. In der **Röntgenaufnahme** in **Abb. 195** sieht man einen Knochenumbau des rechten Hüftkopfes *(1)* und Schenkelhalses *(2)*, der sich auf den Femur nach distal erstreckt. Der Schenkelhalswinkel ist verringert; er kann geradezu abgewinkelt sein, wobei ein sog. *„Bischofsstab"* des proximalen Femurs mit Coxa vara entsteht.

Das **histologische Bild** ist durch einen überstürzten Knochenumbau gekennzeichnet. Dieser Knochenumbau geht mit einer Vermehrung der Blutgefäße des Markraumes unter Entwicklung arteriovenöser Shunts einher, wodurch die Durchblutung des Knochens auf das 20-fache ansteigt. Dadurch wird das Herzfördervolumen dieser Patienten vergrößert. Histologisch können wir 1. eine osteolytische Initialphase mit Vorliegen zahlreicher Osteoklasten, 2. eine Mittelphase mit reaktiver Knochenneubildung durch einkernige polare Osteoblasten und 3. eine rekonstruktive Endphase mit Verkittung der Osteonenfragmente zu Mosaikstrukturen unterscheiden.

In **Abb. 196** sieht man die mittlere Phase des Morbus Paget im **histologischen Bild**, die durch eine verstärkte reaktive Knochenbildung gekennzeichnet ist: Es finden sich ungleichmäßig verbreiterte Knochenbälkchen *(1)*, in denen die lamelläre Schichtung nur teilweise erhalten ist *(2)*; auffällig sind zahlreiche eingestreute Kittlinien *(3)*. Den Knochenstrukturen sind Reihen von Osteoblasten *(4)* angelagert; daneben sieht man Resorptionslakunen *(5)*, die von Osteoklasten gebildet sind. Der Markraum ist ausgefüllt von einem lockeren fibrösen Gewebe, das von zahlreichen ausgeweiteten Blutgefäßen *(6)* durchzogen wird. Einen floriden Knochen-Paget zeigt auch die **histologische Aufnahme** der **Abb. 197**: Die Knochenbälkchen weisen nur noch z. T. eine regelmäßige lamelläre Struktur auf *(1)*. Angelagert sind Knochenstrukturen, die keinen lamellären Aufbau mehr haben *(2)*. Ihnen sind Reihen von aktivierten Osteoblasten *(3)* angeordnet. In den tiefen Buchten finden sich immer wieder mehrkernige Osteoklasten *(4)*. Der Markraum ist von einem lockeren Bindegewebe ausgefüllt *(5)*, in dem sich zahlreiche isomorphe Fibrozyten finden. Hier können sich Faserknochenbälkchen *(6)* ausdifferenzieren.

In **Abb. 198** sieht man ein grob verformtes Knochenbälkchen *(1)*, das von unregelmäßigen Kittlinien *(2)* durchzogen wird (sog. *Mosaikstrukturen*) und wellig begrenzt ist. Auf einer Seite wird das Knochenbälkchen von mehrkernigen Osteoklasten *(3)* arrodiert (Knochenabbau); auf der anderen Seite wird neues Knochengewebe von Osteoblasten *(4)* angelegt. Der Markraum wird von einem lockeren Bindegewebe mit reichlich Blutgefäßen eingenommen.

Beim Übergang in die dritte, stabilisierende Phase finden wir eine osteosklerotische Vermehrung von Knochengewebe. In **Abb. 199** sind die Knochenbälkchen plump verbreitert und weisen ein *Mosaikmuster der Kittlinien (1)* auf, die durch einen ständigen Knochenanbau, der gleichzeitig mit einem ungeordneten Knochenabbau einhergeht, entstanden sind. Dieses Wirrwarr an kurzen, abgehakten Kittlinien ist für den Paget-Knochen pathognomonisch; das Knochengewebe erhält dadurch sein charakteristisches *„Breccie-Muster"*. Den Knochenstrukturen sind noch weiterhin Osteoblasten *(2)* angeordnet. Im Markbindegewebe *(3)* findet sich eine seröse Entzündung. Das Knochengewebe ist nur unvollständig verkalkt, was vielfach zu einer splitterfreien pathologischen Fraktur führt, die mit einer gewaltigen Kallusbildung ausheilt. In 2–5% der Fälle entwickelt sich auf dem Boden einer Ostitis deformans Paget ein Osteosarkom (sog. Paget-Sarkom), das meist innerhalb eines Jahres zum Tod führt.

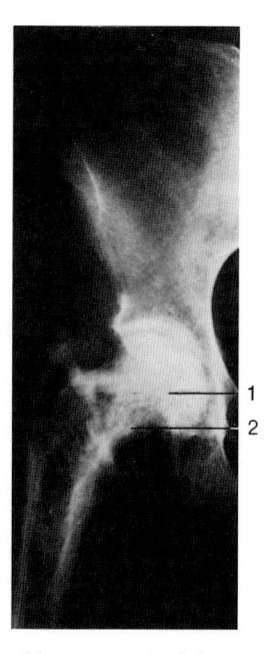

Abb. 195. Ostitis deformans Paget (rechter proximaler Femur, „Bischofsstab")

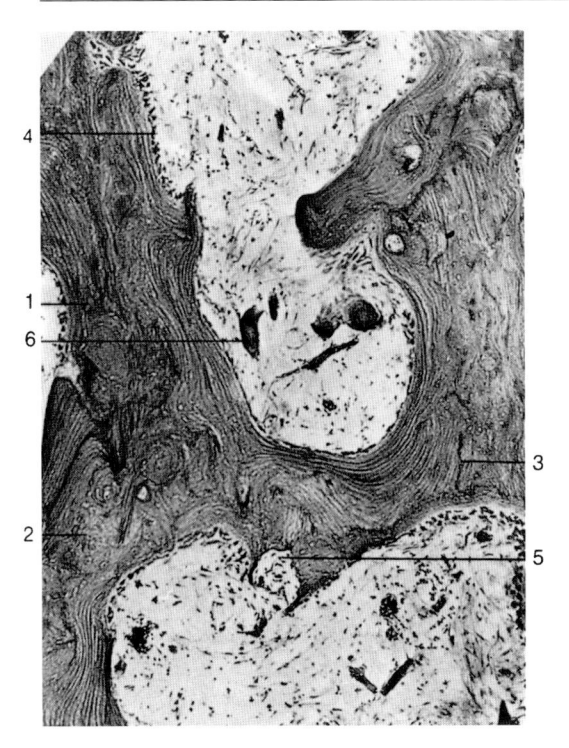

Abb. 196. Ostitis deformans Paget; HE, 40×

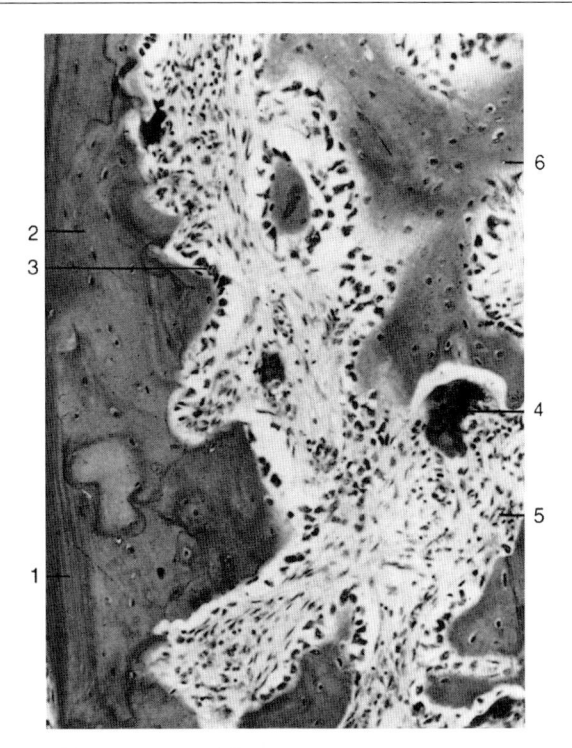

Abb. 197. Ostitis deformans Paget; HE, 64×

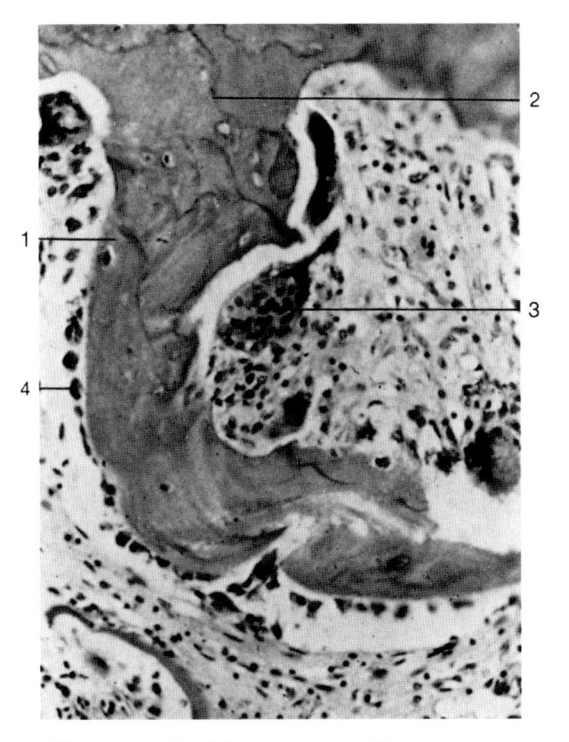

Abb. 198. Ostitis deformans Paget; HE, 82×

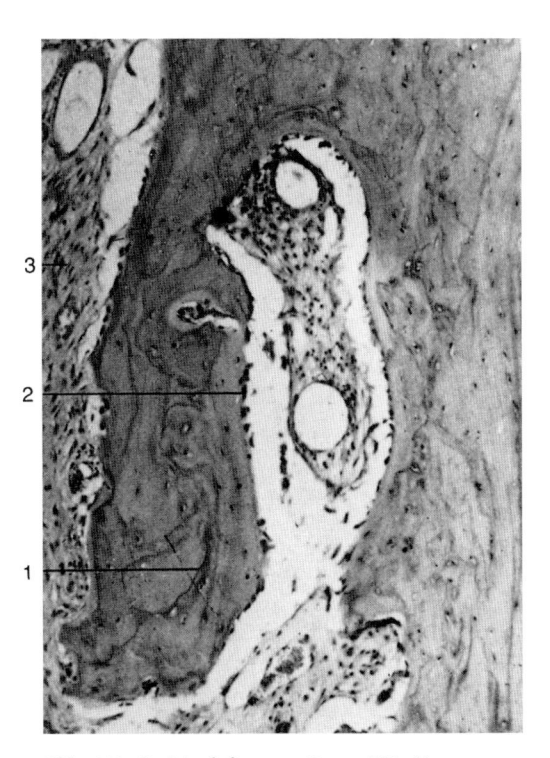

Abb. 199. Ostitis deformans Paget; HE, 64×

Osteomyelosklerose

Eine osteosklerotische Verdichtung der Knochenstrukturen kann bei proliferativen Markprozessen, die mit einer Knochenneubildung oder einem Knochenanbau einhergehen, erfolgen. *Bei der Osteomyelosklerose wird generalisiert das Knochenmark durch Bindegewebe und Faserknochengewebe ersetzt, wodurch eine fortschreitende Markverdrängung mit Markinsuffizienz erfolgt.* Es entwickeln sich extramedulläre Blutbildungsherde in Milz, Leber, Lymphknoten und anderen Organen, von denen aus unreife Blutzellen (Normoblasten, Myeloblasten, Myelozyten) in die Blutbahn ausgeschwemmt werden. Leber und Milz sind stark vergrößert (Hepatosplenomegalie). Die extramedullären Blutbildungsherde ersetzen nicht den Knochenmarksausfall, so daß 10–20 Jahre nach Beginn der Erkrankung der Tod infolge einer aplastischen Anämie eintritt. Ein Drittel der Fälle geht terminal in eine Polyzytämie oder Leukämie über. Bei der Sternalpunktion wird kein Gewebematerial aspiriert. Die Diagnose wird durch eine Beckenkammbiopsie gestellt.

Im **Röntgenbild** verursacht der Knochenumbau bei Osteomyelosklerose eine fleckige Verdichtung der Spongiosa mit unregelmäßig eingestreuten zystenartigen Aufhellungsherden. In **Abb. 200** sieht man eine diffuse Verschattung der Spongiosa der gesamten proximalen Tibia *(1)*, die weitgehend auf die Kortikalis übergreift *(2)*. Die Epiphyse *(3)* ist deutlich geringer in den Skleroseprozeß einbezogen. Daneben finden sich im osteosklerotischen Knochen feinfleckige Aufhellungen *(4)*.

Histologisch sieht man in der *fibroosteoklastischen Initialphase* zunächst eine herdförmige Umwandlung des Knochenmarks in retikuläres Bindegewebe (*Osteomyeloretikulose*). Später entwickelt sich ein unregelmäßiges Netzwerk aus kollagenen Fasern, das von zahlreichen Kapillaren durchzogen wird. Dieses Stadium der *Osteomyelofibrose* ist **histologisch** in **Abb. 201** zu sehen: Zwischen lamellär geschichteten Spongiosabälkchen *(1)* ist der Markraum von einem lockeren Bindegewebe ausgefüllt, das aus verschieden dicken und langen, wirr durcheinander liegenden Kollagenfasern besteht *(2)*. Im polarisierten Licht zeigt das retikuläre Bindegewebe eine unterschiedlich starke Doppelbrechung. Im Markraum erkennt man ein zellreiches Knochenmark aus lymphoiden und retikulären Zellen *(3)*, in dem eine deutliche Vermehrung von Megakaryozyten *(4)* auffällig ist. Während des medullären Fibrosierungsprozesses werden die Knochentrabekeln durch Osteoklasten abgebaut und sind deshalb wellig begrenzt *(5)*. In einer *Zwischenphase* bildet sich im Markbindegewebe ein Netz aus Osteoid, welches in der *Stabilisierungsphase* in Faserknochen umgewandelt wird. Den autochthonen sklerotischen Knochenbälkchen sind Reihen von Osteoblasten angelagert *(6)*. In **Abb. 202** liegt das Vollbild einer **Osteomyelosklerose** vor: Der Markraum ist von einem teils dichten, teils lockeren Bindegewebe ausgefüllt *(1)*, in dem immer wieder Herde von erythro- und granulozytopoetischen Vorstufen *(2)* anzutreffen sind. Auffällig sind die sehr zahlreichen Riesenzellen mit dunklen, bizarren Kernen *(3)*, bei denen es sich um atypische Megakaryozyten handelt. Während im Stadium der Osteomyelofibrose die Osteoklasten einen Knochenabbau herbeiführen, finden sich bei der Osteomyelosklerose dichte Reihen von aktivierten Osteoblasten *(4)* an den Knochentrabekeln, die einen Knochenanbau bewirken. Man erkennt Knochenstrukturen, die keine lamelläre Schichtung aufweisen und kräftige Osteozyten enthalten *(5)*.

In **Abb. 203** sieht man bei einer **Osteomyelosklerose** einerseits autochthone, lamellär geschichtete Knochenbälkchen *(1)*, denen jedoch in den Markraum hineinragende Faserknochenbälkchen *(2)* angelagert sind. Diese intramedulläre Knochenneubildung führt im Röntgenbild zu einer diffusen Verschattung des Markraumes. Der Markraum ist ausgefüllt von erythro- und granulopoetischen Zellen *(3)*, unter denen sich zahlreiche Megakaryozyten *(4)* finden; daneben erkennt man eine Markfibrose *(5)*. Die Ätiologie der Osteomyelosklerose ist unbekannt; möglicherweise liegt eine toxische Knochenmarksschädigung zugrunde. Häufig ist sie Folge einer mit Zytostatika behandelten Leukose. Andererseits beginnt eine akute Leukose häufig mit einer Osteomyelofibrose, womit sie die Vorform einer myeloproliferativen Knochenmarkserkrankung darstellt. Nachdem das normale blutbildende Knochenmark durch den fibrös-knöchernen Proliferationsprozeß verdrängt wird, entwickelt sich eine Panmyelopathie mit Reduktion der Erythro- und Granulopoese (Panzytopenie). Eine zunehmende Anämie und Leukopenie mit zunehmender Linksverschiebung im peripheren Blut bestimmen den klinischen Verlauf. Eine Sternalpunktion liefert dabei ein „leeres Knochenmark" (= „punctio sicca").

Osteomyelosklerose 109

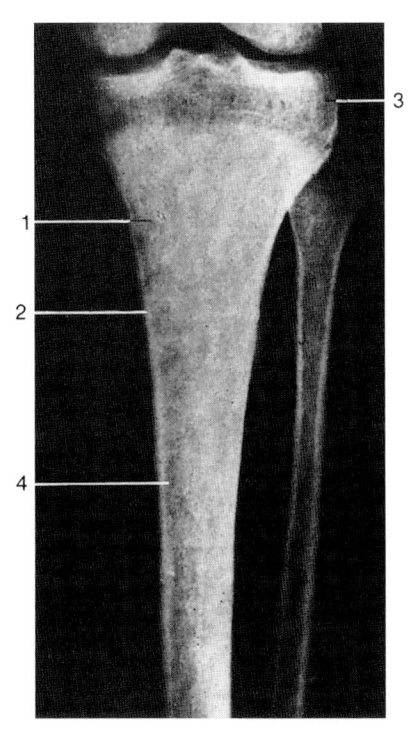

Abb. 200. Osteomyelosklerose (proximale Tibia)

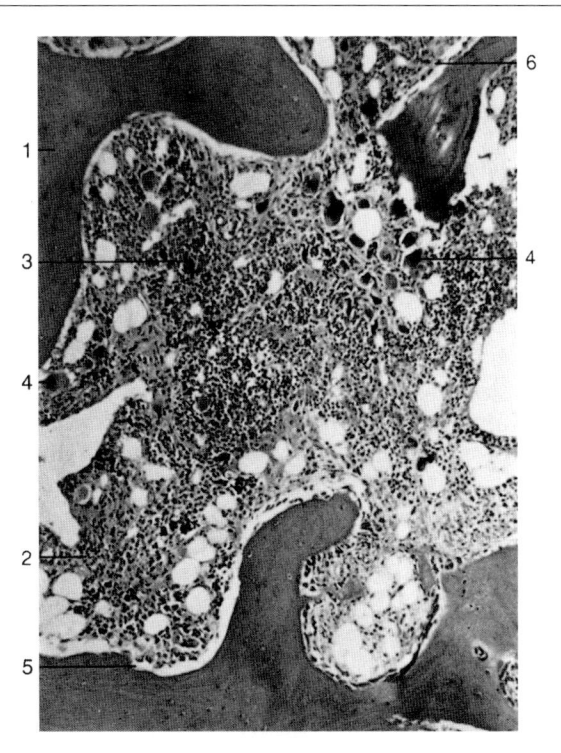

Abb. 201. Osteomyelofibrose; van Gieson, 25×

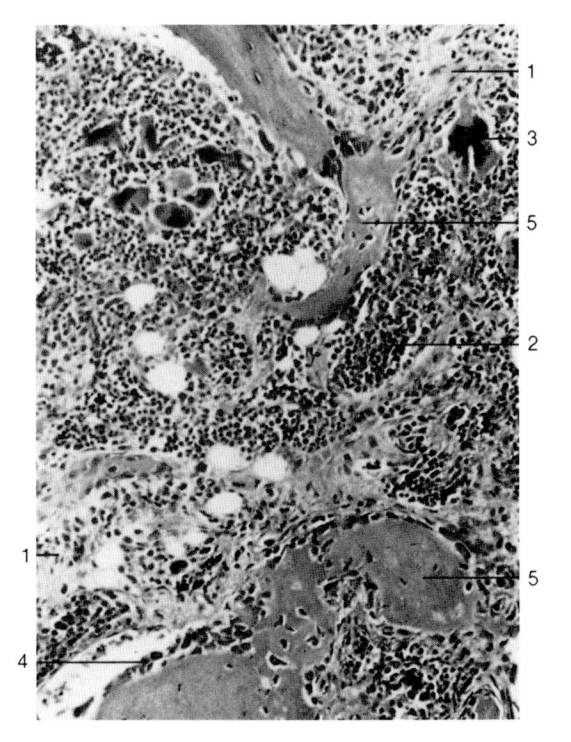

Abb. 202. Osteomyelosklerose; HE, 40×

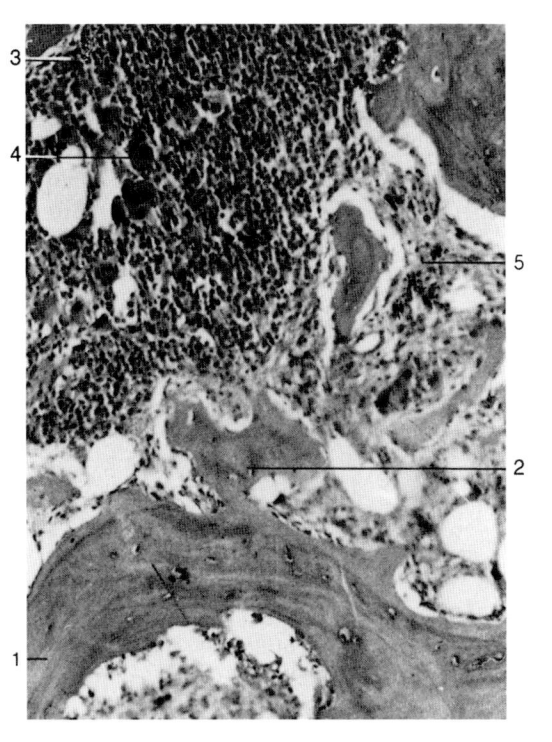

Abb. 203. Osteomyelosklerose; HE, 64×

Melorheostose

Eine seltene osteosklerotische Knochendysplasie wurde 1928 von Léri beschrieben: An den Knochen einer Extremität „fließt" dabei röntgenologisch wie erstarrendes Wachs an einer Kerze zuckergußartig eine unregelmäßig sklerosierte Knochenmasse herab. *Die Melorheostose ist eine nichterbliche, schmerzvolle, progressive Hyperostose unbekannter Ätiologie, die meist in der Kindheit entsteht und in monostotischer oder polyostotischer Form auftritt, wobei meist eine Gliedmaße befallen ist* (**Abb. 204**). In einigen Fällen verläuft die Krankheit symptomlos. Die Progression kann in der Kindheit rasch verlaufen und nimmt im Erwachsenenalter ab, wobei schmerzhafte Gelenkkontrakturen bestehen. Ungleichmäßige Streifen von sklerotischem Knochengewebe liegen sowohl dem Endost an und ragen in den Knochenmarksraum hinein, oder sie entwickeln sich im Periost. Röntgenologisch finden sich kalkdichte lange, breite Streifen, die in Längsrichtung der Extremitätenknochen verlaufen. Solche Veränderungen werden am häufigsten an den unteren Extremitäten angetroffen (**Abb. 204**).

In **Abb. 205** sieht man das **makroskopische Bild** einer klassischen Melorheostose des distalen Femurs. Dem Röhrenknochen sind wulstige Knochenmassen *(1)* außen aufgelagert, die – wie Wachs an einer Kerze – am Knochen herabzufließen scheinen. Die Auflagerungen sind unterschiedlich breit und haben quer verlaufende Einkerbungen *(2)*. Scheinbar ist ihre Kontinuität unterbrochen *(3)*; distal findet sich eine mehr pilzförmige, zerklüftete periostale Hyperostose *(4)*, die den Eindruck einer periostalen Geschwulst erweckt. Auch das Periost der Gegenseite ist verbreitert und verknöchert *(5)*.

Histologisch finden wir bei einer solchen Läsion lediglich ein osteosklerotisches Knochengewebe ohne irgendwelche spezifischen Strukturen. In **Abb. 206** liegt ein solches reifes Knochengewebe mit lamellärer Schichtung *(1)* vor. Die Haversschen Kanälchen *(2)* sind eingeengt und glatt begrenzt. Osteoblasten fehlen. Im angrenzenden Markraum findet sich ein leicht fibrosiertes Fettgewebe *(3)*. Manchmal werden auch metaplastische Knorpelherde angetroffen. Es handelt sich um eine angeborene Entwicklungsstörung des Mesoderms mit guter Prognose, wobei die Fortentwicklung meist von selbst zum Stillstand kommt. Nur wenn die dem Knochen aufgelagerten Knochenmassen Symptome machen, ist eine Operation nötig.

Osteopoikilie

Eine eigenartige Osteosklerose der Spongiosa in mehreren Knochen hat 1915 Albers-Schönberg beschrieben: *Bei der Osteopoikilie handelt es sich um eine harmlose, familiär auftretende fleckige Spongiosklerose, die asymptomatisch ist und meist zufällig röntgenologisch entdeckt wird.* Es liegt dabei keine eigentliche Knochenerkrankung vor, sondern vielmehr eine osteosklerotische Knochendysplasie, die auch als „Osteopathia condensans disseminata" oder „spotted bones" bezeichnet wird. Es können alle Knochen beteiligt sein; am häufigsten sind die gelenknahen Knochenabschnitte befallen (**Abb. 207**). Der Schädel ist nur ausnahmsweise befallen.

In **Abb. 208** ist das klassische **Röntgenbild** einer Osteopoikilie zu sehen. Auf der Aufnahme des Kniegelenkes sieht man in der Epi-Metaphysenregion der proximalen Tibia im Spongiosaraum mehrere rundliche bis ovale Skleroseherde *(1)*; gleichartige Herde werden auch in der distalen Femur-Epi-Metaphyse angetroffen *(2)*. Die äußere Form und die übrigen Strukturen der Knochen sind unverändert.

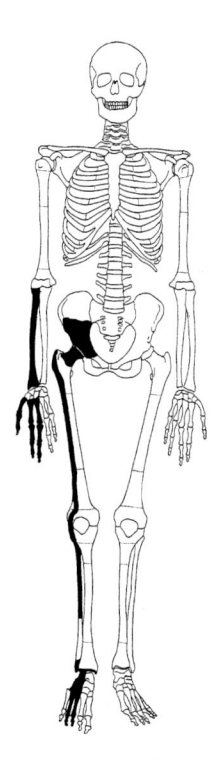

Abb. 204. Lokalisation der Melorheostose

Osteopoikilie 111

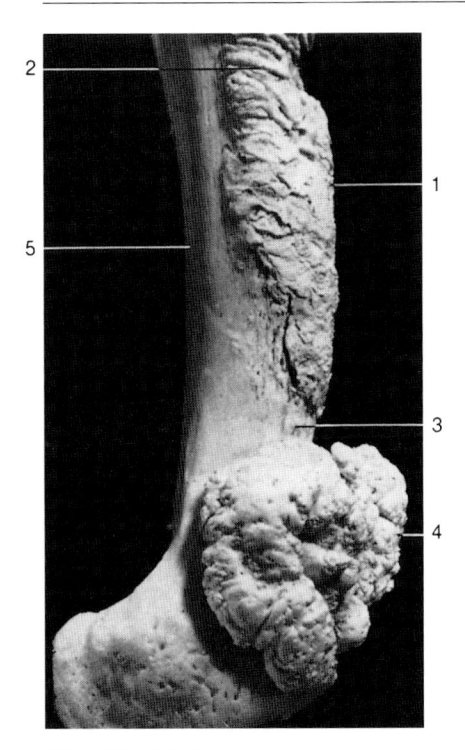

Abb. 205. Melorheostose
(distaler Femur, Mazerationspräparat)

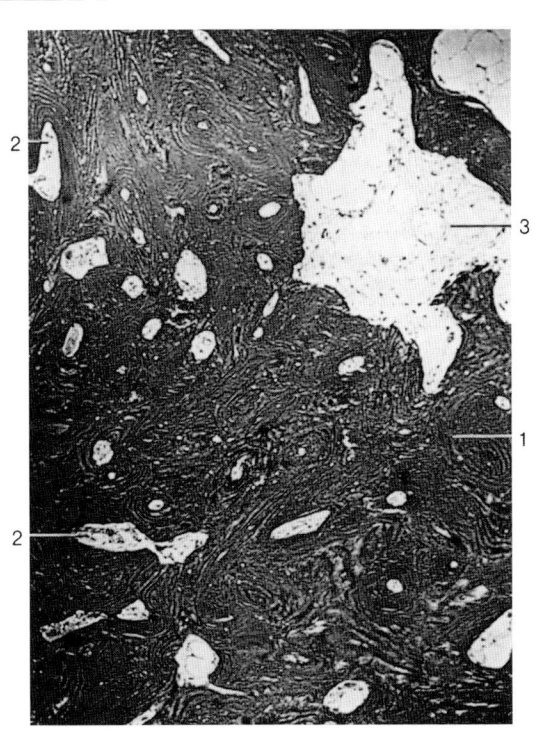

Abb. 206. Melorheostose; HE, 25×

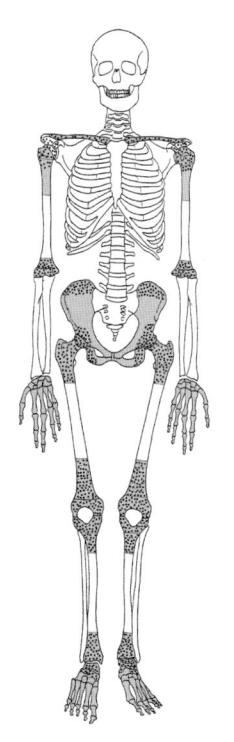

Abb. 207. Häufigste Lokalisation der Osteopoikilieherde

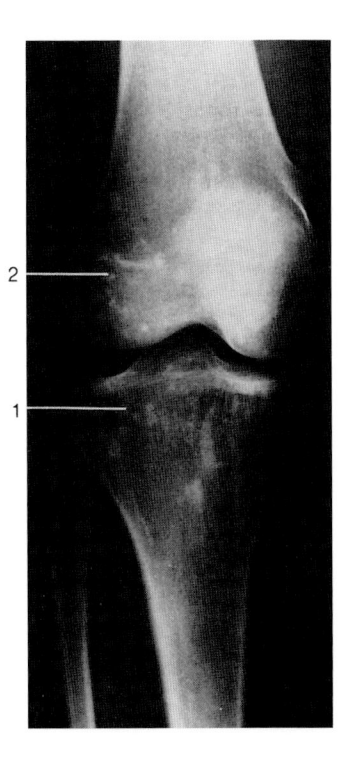

Abb. 208. Osteopoikilie (distaler Femur, proximale Tibia)

Solche zahlreichen rundlichen, linsengroße Spongiosaverdichtungen können in jedem Alter und jedem Knochen angetroffen werden; sie finden sich jedoch am häufigsten in den Metaphysen der kurzen und langen Röhrenknochen und im Becken (in der Umgebung des Acetabulums, **Abb. 1207**); in den Rippen und der Wirbelsäule werden solche Veränderungen jedoch nur selten beobachtet. Die Kenntnis dieser fleckigen Spongiosaverdichtungen ist bedeutsam, um einerseits eine unnötige bioptische Untersuchung dieser Herde zu vermeiden und andererseits solche Herde von Osteoskleroseherden eines metastasierenden Prostatakarzinoms, einer tuberösen Sklerose oder Sarkoidose abzugrenzen.

Abb. 209 zeigt das **Röntgenbild** einer Osteopoikilie mit multiplen fleckigen Skleroseherden in den Lendenwirbelkörpern *(1)* und im parasakralen Becken *(2)*. Die gesamte Spongiosa der abgebildeten Knochen ist scheckig, da die spongiösen Skleroseherde vielfach konfluieren. Sie erstrecken sich auch in die Kortikalis, so daß diese nur verwaschen zur Darstellung kommt. Eine besonders starke Strukturverdichtung ist im parasakralen Bereich bemerkenswert *(3)*. Die unteren Rippen *(4)* hingegen zeigen keine Osteoskleroseherde.

Besonders markant kommt die Osteopoikilie im **Röntgenbild** der **Abb. 210** heraus. Wir sehen zahlreiche grobfleckige Verdichtungen im Hüftkopf *(1)*, im Schenkelhals *(2)* und im angrenzenden Becken *(3)*. Der Gelenkspalt des rechten Hüftgelenkes *(4)* ist dadurch nur unvollständig erkennbar; der Hüftkopf ist bei diesem 20 Jahre alten Patienten offensichtlich entrundet und deformiert. Die intraossären Skleroseherde liegen sehr dicht zusammen und konfluieren teilweise zu größeren sklerotischen Arealen. Es handelt sich um einen ungewöhnlich ausgeprägten Fall von Osteopoikilie. Da dennoch alle strukturellen Merkmale der Osteopoikilie vorhanden sind, sollte man zur weiteren Abklärung eines solchen Befundes zuerst eine szintigraphische Untersuchung durchführen, bevor eine bioptische Abklärung erfolgt. Bei der Osteopoikilie ist keine Aktivitätsanreicherung zu erwarten. Erst wenn sich im Szintigramm in den Skleroseherden eine Aktivitätsanreicherung zeigen sollte, ist eine Knochenbiopsie aus einem solchen Herd für die Diagnostik indiziert, um vor allem einen metastatischen Knochenprozeß abzuklären.

Die **Röntgenaufnahme** in **Abb. 211** zeigt den klassischen Befund einer Osteopoikilie: Es sind hier sämtliche Handwurzelknochen betroffen *(1)*. Sie zeigen eine grobfleckige Sklerose der Spongiosa, die oft flächig konfluiert ist. Die Außenkonturen dieser Knochen sind erhalten. Grobe Skleroseflecken sieht man auch in den gelenknahen Abschnitten der benachbarten Knochen von Radius *(2)*, Ulna *(3)* und Ossa metacarpalia *(4)*. An einigen Stellen *(5)* wird der Gelenkspalt durch die Osteosklerose überdeckt.

Bei der **histologischen Untersuchung** solcher Knochenveränderungen (**Abb. 212**), die intravital nicht indiziert ist, finden sich in dem Spongiosagerüst ungleichmäßig begrenzte Herde aus sklerotisch verdichteten Knochenbälkchen, die lamellär geschichtet sind. In der Peripherie ist das Knochengewebe dichter, im Innern des Herdes stärker aufgelockert. Zwischen solchen Knochenstrukturen findet sich Fettmark.

Falls in Einzelfällen differentialdiagnostisch osteoblastische Knochenmetastasen ausgeschlossen werden sollen, kann ein Szintigramm hilfreich sein. Im Gegensatz zu Metastasenherden findet sich bei der Osteopoikilie im Szintigramm keine vermehrte Aktivitätsanreicherung. Eine Biopsie ist nicht erforderlich.

Osteopoikilie 113

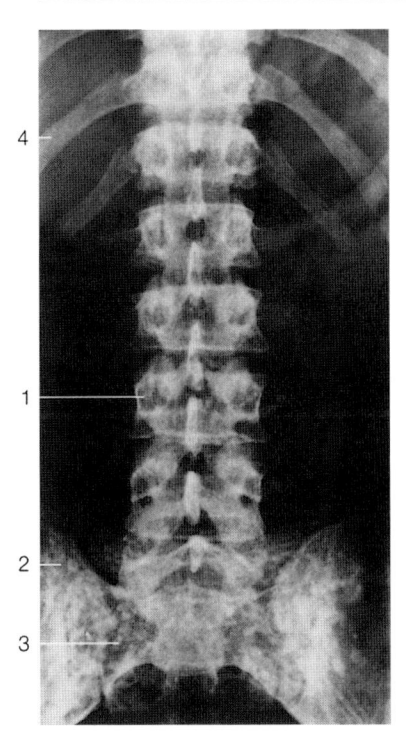

Abb. 209. Osteopoikilie (Lendenwirbelsäule, Massa lateralis)

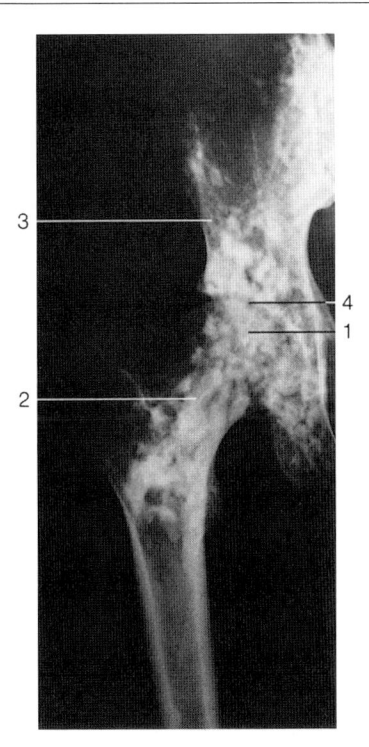

Abb. 210. Osteopoikilie (rechtes Hüftgelenk)

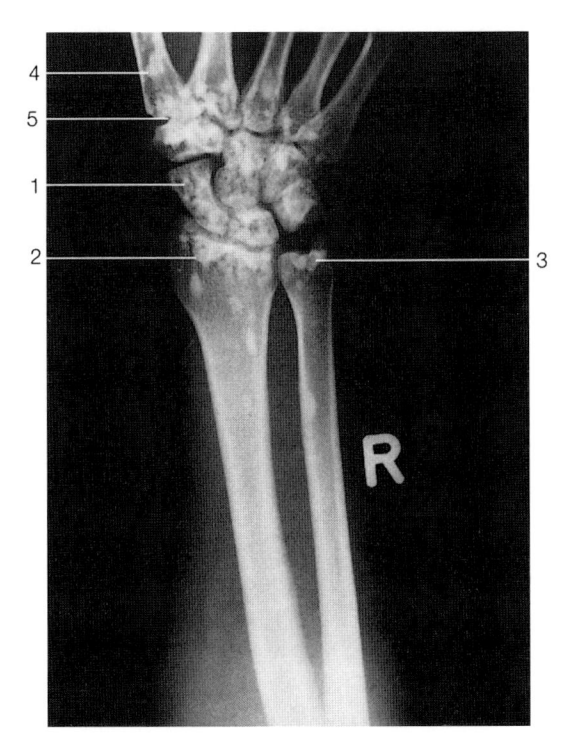

Abb. 211. Osteopoikilie (rechtes Handgelenk)

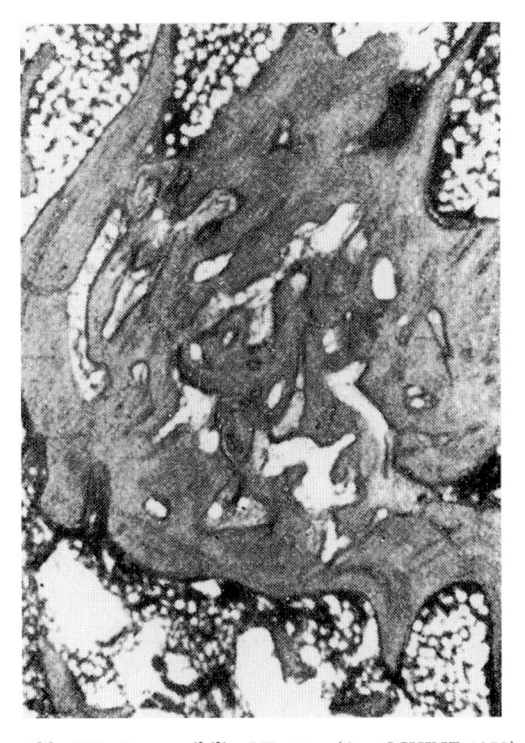

Abb. 212. Osteopoikilie; HE, 64×. (Aus SCHINZ 1952)

Hyperostosis frontalis interna (Morgagni-Syndrom)

Aus ungeklärter Ätiologie kann sich an der Innenseite des Os frontalis eine breitflächige Knochenanlagerung entwickeln, die radiologisch oder auch erst bei der Sektion entdeckt wird. Es handelt sich meist um ältere Frauen mit Adipositas und Hirsutismus. In **Abb. 214** sieht man im **makroskopischen Präparat** der vorderen Schädelkallotte die ausgedehnte wulstige Knochenschicht (1), die dem Os frontalis innen angelagert ist und sich von der originären Kalotte (2) abgrenzt. Letztere erscheint jedoch auch etwas sklerotisch verbreitert. Die Knochenmasse zeichnet sich durch tiefe Furchen aus, die den Gyri des Gehirns ähneln.

Histologisch besteht in der Läsion eine irreguläre Osteosklerose mit unterschiedlicher Dichte der verbreiterten Knochenbälkchen. Wie **Abb. 213** zeigt, haben die plumpen Trabekel eine verschiedene Breite (1); sie sind vielfach flächig ausgedehnt (2) und enthalten kleine Osteozyten. Sie sind wellig begrenzt (3), und es können einige kleine Osteoblasten angelagert sein (4). Der Markraum wird von einem lockeren Bindegewebe mit einigen zarten Blutkapillaren (5) eingenommen. Es handelt sich somit um eine ungeordnete Osteosklerose mit allenfalls minimaler Proliferation.

Beim Morgagni-Syndrom wird ursächlich eine endokrine Störung (vermehrte 17-keto- und 17-OH-Steroidbildung) vermutet. Die Hyperostosis frontalis interna grenzt sich morphologisch von einem Schädelosteom ab. Differentialdiagnostisch muß bei den Patientinnen jedoch eine osteoblastische Knochenmetastase (z. B. eines Mammakarzinoms) ausgeschlossen werden, was mittels der Szintigraphie möglich sein sollte.

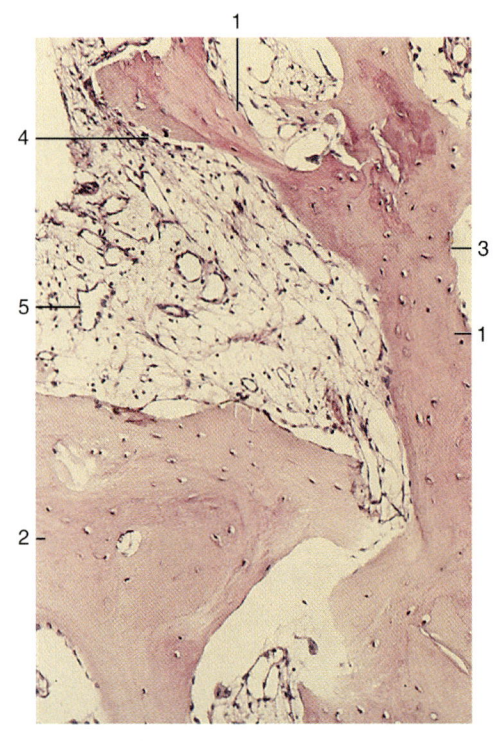

Abb. 213. Osteosklerose; PAS, 40×

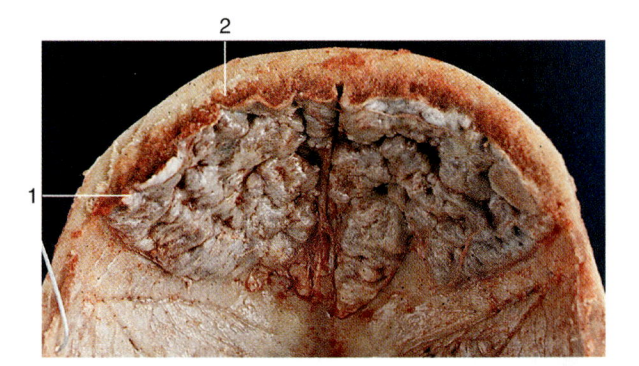

Abb. 214. Hyperostosis frontalis interna (frontale Schädelkalotte)

6 Knochenfraktur

Allgemeines

Die Knochenfraktur in jeglicher Form ist ein sehr häufiges Ereignis; die Diagnose wird meistens klinisch-röntgenologisch gestellt. In vielen Fällen wird anläßlich der Behandlung oder aus einer bestimmten Indikation heraus (z. B. bei einer sog. *pathologischen Fraktur*) Knochengewebe aus dem Frakturbereich zur histologischen Untersuchung entnommen, um eine evtl. zugrunde liegende Knochenerkrankung zu erfassen. *Die Knochenfraktur ist eine vollständige oder unvollständige Kontinuitätstrennung eines Knochens, die durch eine direkte oder indirekte Gewalteinwirkung zustande kommt.* Bekanntlich treten unmittelbar nach der Fraktur heftige Schmerzen (Periostschmerz) auf, und es besteht im betroffenen Skelettbereich eine aktive Unbeweglichkeit.

Wir unterscheiden eine *traumatische Fraktur* (Momentanbruch) von einer *Dauerfraktur* (Ermüdungsfraktur, Stressfraktur, Spontanfraktur I; s. **Abb. 221**) und einer *pathologischen Fraktur* (Spontanfraktur II; s. **Abb. 222**). Bei der traumatischen Knochenfraktur bewirkt ein einmaliges überschwelliges Trauma den Knochenbruch, wobei die örtliche Gewalteinwirkung den Grad der natürlichen Elastizität des Knochens überschreitet. Meistens kommt es dabei an gleicher Stelle auch zu Verletzungen der Weichteile und manchmal auch der Haut. Bei *geschlossenen Frakturen* können die der Fraktur benachbarten Weichteile (Periost, Faszien, Muskulatur, Gefäße, Nerven) zwar mitverletzt sein, die bedeckenden Weichteile sind jedoch weitgehend erhalten. Damit ist ein gewisser Schutz des verletzten Knochens gegenüber von außen in die Wunde eindringende Bakterien gegeben; die Gefahr einer Superinfektion ist geringer. Bei einer *offenen Fraktur* (früher: „komplizierter Bruch") sind die Frakturenden durch eine starke Weichteilverletzung freigelegt, so daß pathogene Bakterien von außen direkt in die Wunde eindringen können. Grundsätzlich gilt jede offene Knochenfraktur als infiziert und birgt die Gefahr einer sekundären eitrigen Osteomyelitis in sich. Aus dieser Tatsache wird eine sofortige antibiotische Therapie eingeleitet.

Von chirurgischer Seite werden die Knochenfrakturen nach ihrem Bruchmechanismus aufgeschlüsselt. Daraus leiten sich unterschiedliche röntgenmorphologische Strukturbilder ab (s. S. 117), deren diagnostische Auswertung besonders für gutachterliche Fragen wichtig ist und auch praktische therapeutische Konsequenzen nach sich zieht. Hierbei wird auch die Dislokation (Verschiebung) der Frakturenden berücksichtigt. Bei *unvollständigen Frakturen* sieht man im Röntgenbild nur Fissuren oder Infraktionen ohne Verschiebung. Hierzu gehört die sog. *„Grünholzfraktur"* von Kindern, bei der der besonders elastische Periostschlauch die Frakturenden zusammenhält und höchstens eine Verbiegung (Achsendeviation) ermöglicht. Derartige Knochenverletzungen werden röntgenologisch abgeklärt; eine Gewebeentnahme unterbleibt.

Eine Knochenfraktur löst gesetzmäßig Reaktionen des ortsständigen Gewebes aus, die zu einer Wiederherstellung der Knochenkontinuität führen sollen. Voraussetzung für die Knochenfrakturheilung sind: 1. ein inniger Kontakt der Knochenfragmente, 2. eine ununterbrochene Ruhigstellung und 3. eine ausreichende lokale Durchblutung. Werden diese drei Bedingungen in idealer Weise erfüllt, verläuft die Knochenheilung in Form der *primären Heilung*: Der Bruchspalt wird ohne bindegewebig-knorpelige Vorstufe direkt von longitudinal ausgerichteten Osteonen durchzogen, ohne daß formverändernde Resorptionsvorgänge in Erscheinung treten (Kontaktheilung). Der minimale Spalt wird primär durch Knochengewebe aufgefüllt, ohne daß zunächst ein intermediäres Stützgewebe ausdifferenziert, das später zu lamellärem Knochen umgebaut wird. Bei allen konservativen Bruchbehandlungen sind die ständige Ruhigstellung und der innige Kontakt der Fragmente nicht gegeben. Somit erfolgt die Verknöcherung über den Umweg eines vorläufigen bindegewebig-knorpeligen Stützgewebes (*Kallus*), das sekundär zu Knochen umdifferenziert wird. Bei der *sekundären Knochenheilung* entwickelt sich ein charakteristischer Knorpelkallus. Das Vorhandensein von metaplastischem Knorpelgewebe in einem Kallus weist immer darauf hin, daß eine mangelnde Ruhigstellung der Frakturenden bestanden hat.

Formen der Knochenfraktur

Aufgrund der Strukturen von Knochenfrakturen im **Röntgenbild** lassen sich verschiedene Frakturarten und -formen voneinander unterscheiden, die durch den Verlauf des Frakturspaltes einerseits und der Lokalisation der Frakturenden bzw. Frakturstücke andererseits gekennzeichnet sind. Diese radiologische Differenzierung hat technisch-operative Konsequenzen. Die verschiedenen Formen der Knochenfraktur kommen durch die jeweilige Gewalteinwirkung selbst und durch den lokalen Muskelzug zustande.

In **Abb. 215** ist **röntgenologisch** eine *Schrägtorsionsfraktur* der distalen Tibia zu sehen. Der Frakturspalt *(1)* ist deutlich zu sehen und leicht klaffend; er ist ziemlich glatt. Die beiden Frakturenden *(2)* sind seitlich gegeneinander verschoben und auch in der Längsachse gegeneinander gestaucht. Zusätzlich zu dieser Schrägfraktur sind die Frakturenden noch spiralartig gegeneinander verwunden, so daß nach hinten die eine Spitze des unteren Fragmentes *(3)* und seitlich die Spitze des oberen Fragmentes *(4)* gelegen ist. Zusätzlich sieht man noch eine Fraktur der proximalen Fibula *(5)*. Es handelt sich um eine frische Knochenfraktur, bei der röntgenologisch noch kein Kallusschatten zur Darstellung kommt.

In **Abb. 216** sieht man eine einfache *Querfaktur* der Tibia *(1)* bei einem Kind. Die Epiphysenfugen *(2)* sind noch vorhanden. Die Fraktur verläuft im Tibiaschaft; der Frakturspalt ist leicht klaffend. Beide Frakturenden stehen achsengerecht und sind nicht gegeneinander verschoben; sie werden im elastischen Periostschlauch zusammengehalten. Im Bereich der Fraktur ist das Knochengewebe etwas sklerotisch verdichtet. Bei Kindern kommt es bei einer solchen *geschlossenen Knochenfraktur* mit konservativer Behandlung zu einer Heilung unter Kallusbildung.

Abb. 217 zeigt eine *Trümmerfraktur* (Stückfraktur) von distalem Radius und Ulna. Kurz unterhalb des Handgelenkes *(1)* sieht man in den beiden Röhrenknochen nur noch grobe Knochenstücke *(2)* beider Röhrenknochen, die aus dem Knochenverband herausgelöst sind. Ein größeres Knochenfragment *(3)* erscheint sklerotisch verdichtet. Eine solche destruktive Knochenverletzung weist auf eine schwere traumatische Einwirkung hin, wobei meist auch große Teile des benachbarten Weichteilgewebes mitverletzt sind („*offene Fraktur*"). Die einzelnen Knochenstücke können nekrotisch werden und müssen dann später als sog. Knochensequester operativ entfernt werden (s. S. 170).

In **Abb. 218** kommt eine typische *Schenkelhalsfraktur* **röntgenologisch** zur Darstellung, die recht häufig bei alten Menschen auftritt. Man erkennt einen breit klaffenden Frakturspalt *(1)*. Die Frakturenden – der Hüftkopf *(2)* und die Intertrochanterregion *(3)* – sind gegeneinander nach distal verschoben und an einer Seite eingestaucht *(4)*. Der Hüftkopf weist eine koxarthrotische Deformierung und unregelmäßige sklerotische Verdichtung auf. Im Frakturbereich ist eine Periostverbreiterung *(5)* zu sehen; Zeichen einer Kallusbildung fehlen jedoch. In den Knochen außerhalb des Frakturbereiches *(6)* ist eine Osteoporose (s. S. 74) erkennbar, die häufig die Ursache einer spontanen Schenkelhalsfraktur darstellt.

Wie **Abb. 219** zeigt, ist eine *Kompressionsfraktur* am deutlichsten an der Wirbelsäule ausgeprägt. Die erhaltenen Wirbelkörper der Lendenwirbelsäule *(1)* zeigen eine fortgeschrittene osteoporotische Auflockerung der Spongiosa, wobei die Trägerspongiosa kräftiger erscheint, während die Querspongiosa rarefiziert ist (s. S. 70). Infolge dieser Osteoporose ist ein Lendenwirbel unter der Körperlast zusammengebrochen. Der Wirbelkörper *(2)* ist hochgradig verschmälert, die Spongiosa durch Kompression verdichtet. An einigen Stellen *(3)* finden sich noch weite Spongiosalücken. Der Zwischenwirbelraum *(4)* ist im Bereich des Kompressionswirbels deutlich verbreitert. *Rippenserienfrakturen* nach Unfällen werden meist bei Schockpatienten nachgewiesen, wobei die Röntgenaufnahmen in Bettlage angefertigt werden müssen und eine schlechtere Qualität haben. In **Abb. 220** erkennt man Frakturen mehrerer Rippen *(1)* mit klaffendem Frakturspalt und Dislokation der Frakturenden *(2)*.

Um eine möglichst rasche und komplikationsfreie Heilung dieser Knochenbrüche zu erzielen, ist eine ununterbrochene Ruhigstellung der beteiligten Knochen unbedingt erforderlich. Bei fortbestehender Mobilität kann sich im Frakturspalt eine sog. *Pseudarthrose* entwickeln, wobei die Frakturheilung ausbleibt und die Funktion des betroffenen Gliedes erheblich eingeschränkt oder gar aufgehoben wird. Die Ruhigstellung wird durch Gipsverbände oder osteosynthetische Maßnahmen erzielt. Es erfolgt eine knöcherne Durchbauung des Frakturspaltes und damit die Stabilisierung. Bei Rippenserienfrakturen ist wegen der Atmung eine komplette Ruhigstellung nicht möglich; es entwickelt sich hier ein charakteristischer Knorpelkallus.

Formen der Knochenfraktur 117

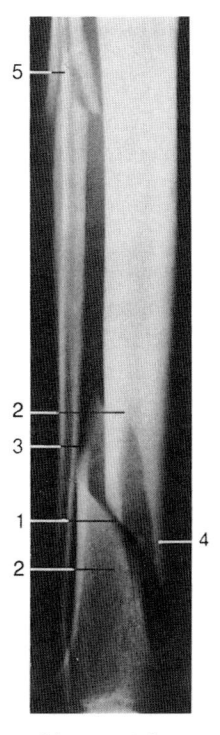

Abb. 215. Schrägtorsionsfraktur
(distale Tibia)

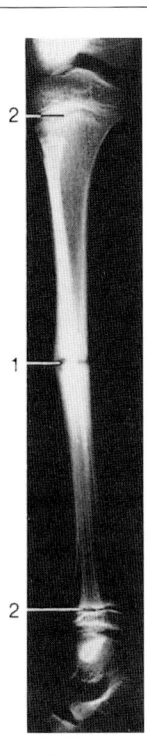

Abb. 216. Querfraktur (Tibia)

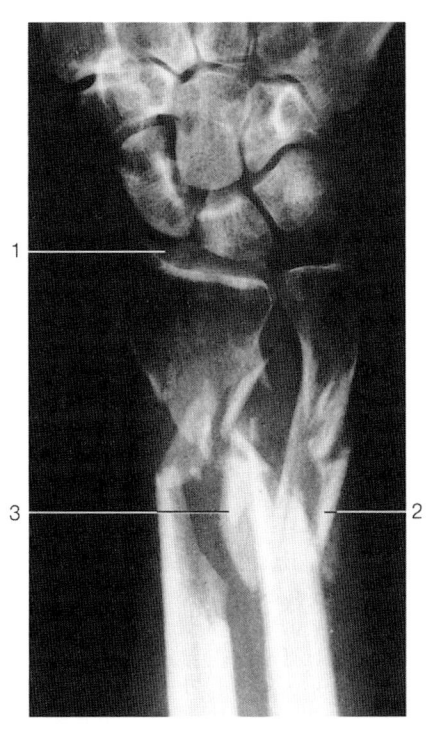

Abb. 217. Trümmerfraktur
(distaler Radius, distale Ulna)

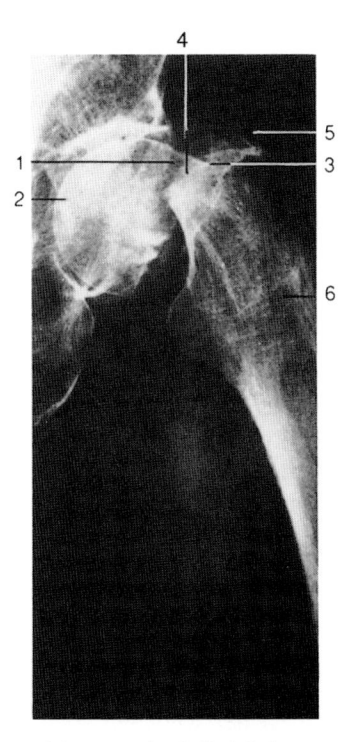

Abb. 218. Schenkelhalsfraktur

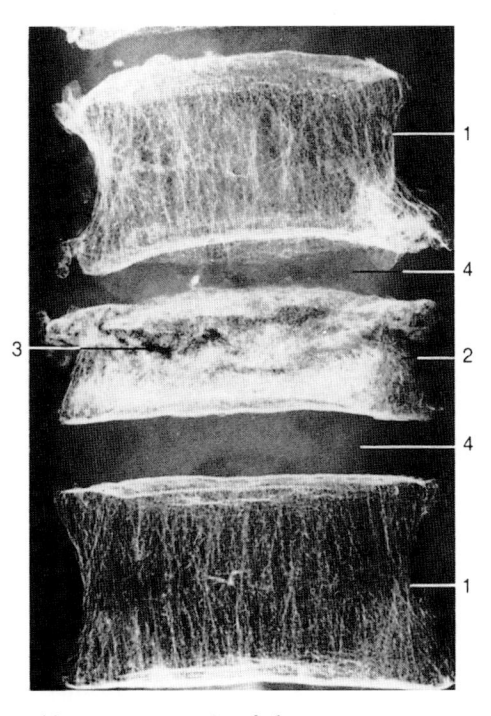

Abb. 219. Kompressionsfraktur
(Lendenwirbelkörper)

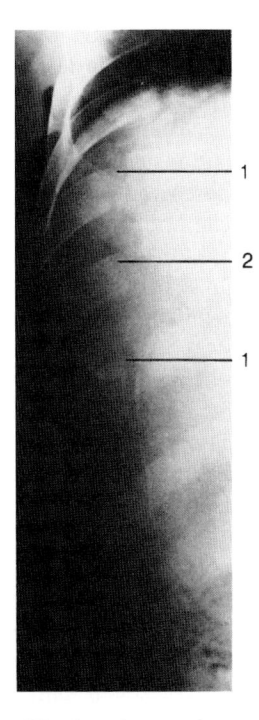

Abb. 220. Rippenserienfrakturen

In der **Abb. 221** ist bei einem Kind eine *schleichende Knochenfraktur* (Ermüdungsfraktur) in der proximalen Tibia zu sehen *(1)*. Der betroffene Knochenabschnitt ist stark sklerotisch verdichtet, wobei zentral eine besonders schattendichte streifige Osteosklerosezone *(1)* quer durch den Röhrenknochen zieht. Es handelt sich hierbei um die eigentliche Fraktur, wobei der Frakturspalt meist fehlt oder nur durch eine Fissur angedeutet ist. Die reaktive osteosklerotische Knochenapposition beherrscht das Röntgenbild. Reaktiv entwickelt sich im Frakturbereich eine Periostverbreiterung, oft mit Periostitis ossificans. Die Ermüdungsfraktur entwickelt sich sehr langsam im Bereich eines Knochenabschnittes, der einer lange fortwährenden Überlastung unterworfen ist („*Streßfraktur*"). Eine derartige Läsion in den Metatarsalknochen wird als „*Marschfraktur*" bezeichnet. Auch Frakturen, die sich im Rahmen des sog. *Milkman-Syndroms* in den „Looserschen Umbauzonen" entwickeln (s. Osteodystrophie, S. 82) stellen Ermüdungsfrakturen in Zerrüttungszonen des Skeletts dar. Nach Entlastung und zeitweise Ruhigstellung des befallenen Gliedes kommt es spontan zu einer völligen Ausheilung der Fraktur.

Eine **pathologische Knochenfraktur** entsteht spontan, ohne daß eine adäquate Gewalteinwirkung erfolgt ist. Daraus kann geschlossen werden, daß der Knochen zuvor geschädigt war entweder durch eine Systemerkrankung (z. B. Osteoporose, Osteodystrophie, Ostitis deformans Paget) oder durch eine lokale Knochenläsion (z. B. Metastase, Radioosteonekrose, Knochentumor). Häufig sind Knochenmetastasen Ursache für eine pathologische Spontanfraktur. In **Abb. 222** liegt eine solche Fraktur im proximalen Femur vor *(1)*. Es ist hierfür sehr charakteristisch, daß die Frakturenden ziemlich glatt abgegrenzt sind. Der Frakturspalt ist klaffend; die Frakturenden sind nur gering gegeneinander disloziert. Eine Kallusbildung ist nicht ersichtlich. Der übrige Femurknochen zeigt die typischen Strukturauflockerungen einer Involutionsosteoporose (s. S. 74), ohne daß irgendwelche intraossären Herdbildungen ersichtlich sind. Außerdem bestehen schwere koxarthritische Gelenkveränderungen. Bei einer pathologischen Knochenfraktur sollte unbedingt während der Operation Gewebematerial aus dem Frakturbereich (und zusätzlich evtl. aus dem Beckenkamm) zur histologischen Untersuchung entnommen werden, um die Grunderkrankung diagnostisch abzuklären.

Normale komplikationsfreie Frakturheilung

Bei der Knochenbruchheilung kommt es zu einer Proliferation des ortsständigen Mesenchyms und Entwicklung eines *Frakturkallus*. Die gesetzmäßige Reaktionsfolge des Gewebes ist in **Abb. 223** schematisch dargestellt: Bei der Fraktur kommt es zu Einrissen von ossären Blutgefäßen und zu einer Blutung im Frakturspalt; es entwickelt sich zwischen den Frakturenden ein *Frakturhämatom* (**Abb. 223a**). Am 2. Tag wandern Fibroblasten, Osteoklasten und Kapillaren in das Blutgerinnsel ein und bilden ein Organisationsgewebe, in dem sich junges Bindegewebe entwickelt. Innerhalb von einer Woche (2.–8. Tag) wird somit zwischen den Frakturenden ein *provisorischer bindegewebiger Kallus* (**Abb. 223b**) gebildet, der noch keine Tragfähigkeit besitzt. Zwischen dem 7. und 9. Tag wird gleichzeitig mit der Bildung von fibrillärem Bindegewebe Hydroxylapatit an die kollagenen Fasern angelagert. Die undifferenzierten Mesenchymzellen wandeln sich zu Osteoblasten um und produzieren jetzt Osteoid, das dann mineralisiert wird. Es bilden sich Faserknochenbälkchen ohne angelagerte Osteoblasten aus, die eine mechanische Verbindung zwischen den Frakturenden ermöglichen. Dieser *provisorische knöcherne Kallus* ist auch noch nicht belastungsfähig und bleibt bis zur 4. Woche bestehen (**Abb. 223c**). Wenn in diesem Stadium der Frakturheilung Schub- und Scherkräfte auf den Knochen einwirken, kann im Kallus durch enchondrale Ossifikation Knorpelgewebe ausgebildet werden („*Knorpelkallus*"). Während dieser Heilungsphasen wird das Trümmerfeld im Frakturbereich durch Osteoklasten abgebaut. Nach 4–5 Wochen entwickelt sich der *definitive Kallus*, in dem durch schleichende Substition („*creeping substitution*") der Faserknochen allmählich abgebaut und durch lamellären Knochen ersetzt wird (**Abb. 223d**). Bei der Knochenbruchheilung, die mit Entwicklung eines Frakturkallus einhergeht (sekundäre Knochenheilung), wird zunächst das Frakturhämatom durch Granulationsgewebe ersetzt. Es differenziert über faseriges Bindegewebe zu Faserknorpel und schließlich zu Faserknochen, der einen fixierenden Kontakt zwischen den Frakturenden herstellt. Damit sind die beiden Frakturenden provisorisch vereinigt, was gute Voraussetzung für die sekundäre Knochenbruchheilung schafft. In diesem Stadium ist der Knochen aber immer noch nicht stabil.

Normale komplikationsfreie Frakturheilung 119

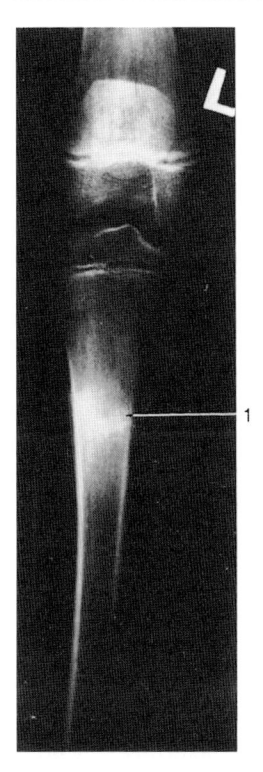

Abb. 221. Schleichende Knochenfraktur (proximale Tibia)

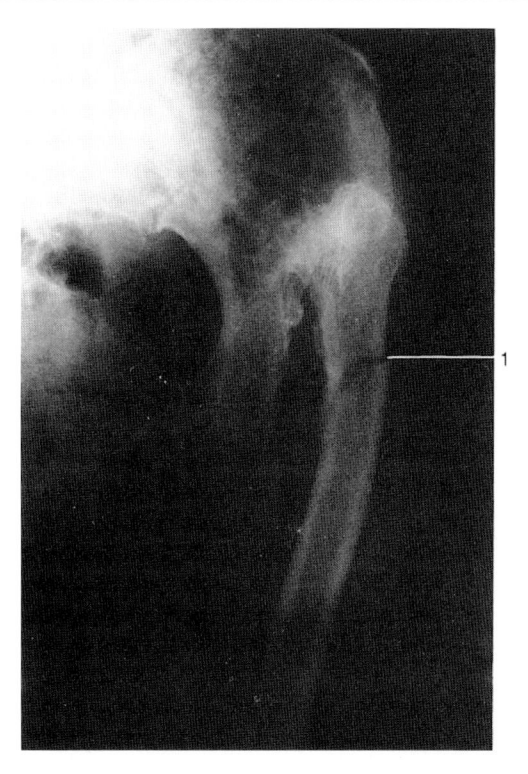

Abb. 222. Pathologische Knochenfraktur (proximaler Femur)

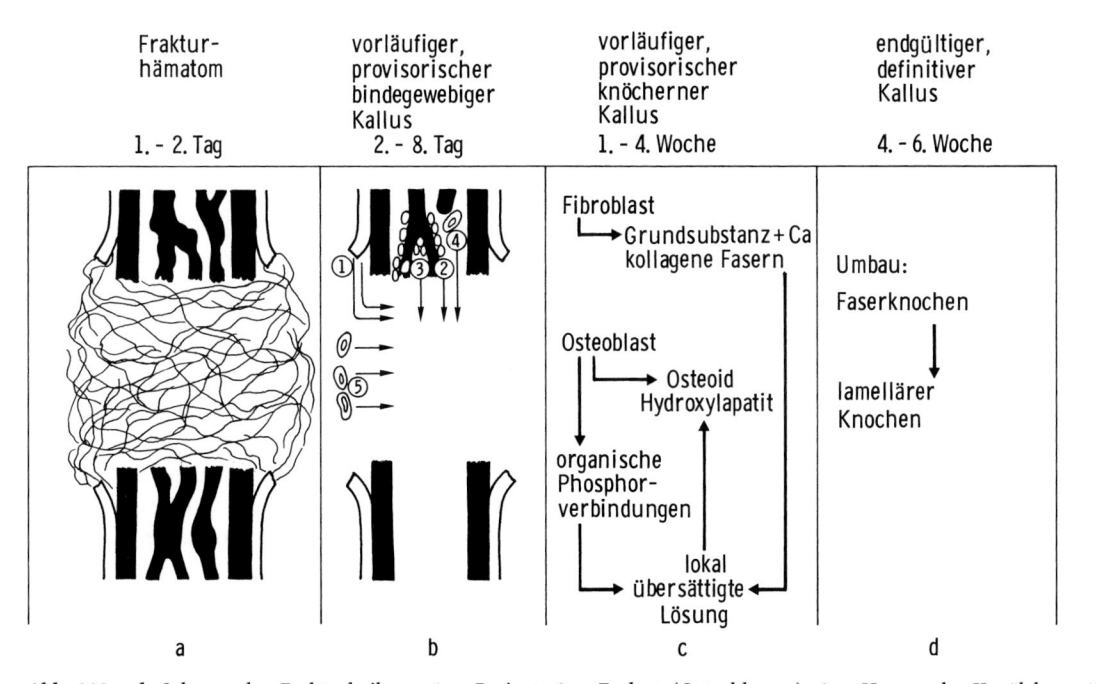

Frakturhämatom	vorläufiger, provisorischer bindegewebiger Kallus	vorläufiger, provisorischer knöcherner Kallus	endgültiger, definitiver Kallus
1.–2. Tag	2.–8. Tag	1.–4. Woche	4.–6. Woche
a	b	c: Fibroblast → Grundsubstanz+Ca kollagene Fasern; Osteoblast → Osteoid Hydroxylapatit; organische Phosphorverbindungen; lokal übersättigte Lösung	d: Umbau: Faserknochen ↓ lamellärer Knochen

Abb. 223 a–d. Schema der Frakturheilung: *1* = Periost, *2* = Endost (Osteoblasten), *3* = Haverssche Kanälchen, *4* = Blutgefäße des Markraumes, *5* = Blutgefäße der Weichteile

In **Abb. 224** ist ein Großschnitt durch eine Fibulafraktur zu sehen, in der sich ein *provisorischer bindegewebiger Kallus* entwickelt hat. Man erkennt die beiden seitlich gegeneinander versetzten Frakturenden *(1)* mit der Kortikalis *(2)* und dem Markraum *(3)*, der von Fettgewebe ausgefüllt ist und nur wenige Spongiosabälkchen enthält; es liegt somit eine Osteoporose vor. Der Frakturspalt wird durch ein lockeres Bindegewebe *(4)* überbrückt. Zum Teil handelt es sich um Granulationsgewebe mit Kapillaren und Kapillarsprossen sowie einigen Infiltraten von Lymphozyten, Plasmazellen und Histiozyten. Innerhalb dieses Bindegewebes – vorwiegend im Randbereich – haben sich schlanke Faserknochenbälkchen *(5)* ausgebildet, die ungleichmäßig miteinander verflochten sind. Sie bilden eine „Knochenschale" um den bindegewebigen Kallus herum und finden sich auch außerhalb des eigentlichen Frakturspaltes im Periostbereich *(6)*, wo sie den auch röntgenologisch nachweisbaren Befund einer reaktiven *Periostitis ossificans* erbringen.

In der **Schemazeichnung** der **Abb. 225** sind die knöchernen Strukturen der Fibulafraktur durch schwarze Tusche deutlich hervorgehoben. Man erkennt die beiden Frakturenden *(1)*, die seitlich gegeneinander versetzt sind. Die Spongiosa *(2)* enthält nur wenige Knochenbälkchen; die Kortikalis *(3)* ist durch Haverssche Kanälchen relativ aufgelockert. Somit liegt eine Osteoporose vor. Schraffiert ist der rein bindegewebige Frakturkallus *(4)*, der den Frakturspalt überbrückt und beide Frakturenden miteinander verbindet. Nur im Randbereich dieses bindegewebigen Kallus *(5)* sieht man unvollständig mineralisierte Knochenstrukturen (Faserknochen), die jedoch die Fraktur noch nicht überbrücken. Es ist offensichtlich, daß ein solches „Füllgewebe" keine Konsolidierung der Fraktur gegenüber Druck- und Biegungskräften darstellt. Auch die mächtige periostale Knochenneubildung *(6)* hat eine nur beschränkt stabilisierende Wirkung.

Eine Biopsie aus einem floriden Frakturkallus kann histologisch manchmal enorme diagnostische Schwierigkeiten bereiten, wenn das Röntgenbild nicht zur Verfügung steht und man nur einen Ausschnitt aus dem Proliferationsprozeß sieht. In **Abb. 226** liegt ein solches **histologisches Bild** eines provisorischen bindegewebigen Frakturkallus vor. Man erkennt ein lockeres Binde- und Granulationsgewebe, das von zahlreichen Blutkapillaren *(1)* durchzogen wird, die oft stark ausgeweitet und blutgefüllt sind *(2)*. Vorwiegend perivaskulär beobachtet man Ansammlungen von Lymphozyten, Plasmazellen, Histiozyten und einigen Granulozyten *(3)*. Innerhalb dieses stromalen Gewebes haben sich Faserknochenbälkchen *(4)* ausdifferenziert, die geflechtartig aufgebaut sind und kräftige Osteozyten enthalten. Diesen Knochenbälkchen sind Reihen aktivierter Osteoblasten *(5)* und stellenweise auch einige Osteoklasten angelagert, die meist in flachen Resorptionslakunen liegen. Es findet somit ein lebhafter Knochenumbau (gleichzeitige Knochenneubildung und Knochenabbau) statt. Bei instabilen Frakturen (z. B. Rippenfrakturen) können zusätzlich neugebildete Knorpelareale im Frakturkallus beobachtet werden.

Die Ausreifung der Faserknochenbälkchen und ihre Mineralisation sind im bindegewebigen Kallus in der Peripherie am weitesten fortgeschritten. In der **histologischen Aufnahme** der **Abb. 227** sieht man an einer Seite Lamellenknochen *(1)*, wobei es sich um autochthones Knochengewebe handeln dürfte. Dieser Knochen eines Frakturendes wird durch Osteoklasten *(2)* zunehmend resorbiert. Angrenzend haben sich Faserknochenbälkchen *(3)* entwickelt, denen Reihen von Osteoblasten *(4)* angelagert sind. Zwischen diesen Knochenstrukturen findet sich ein lockeres und mäßig zellreiches Binde- und Granulationsgewebe *(5)* mit Kapillaren und einigen Entzündungszellen. Dieses entzündliche Granulationsgewebe, das man im Biopsiematerial aus einer heilenden Knochenfraktur histologisch beobachten kann, ist reaktiver Natur und gehört zu einer sekundären Knochenheilung. Es hat nichts mit einer echten Osteomyelitis zu tun, die durchaus – besonders nach einer offenen Knochenfraktur oder Operation – als Komplikation einer Knochenbruchheilung auftreten kann, wenn es exogen zu einer lokalen Wundinfektion mit Bakterienabsiedelung kommt. Bei einer verstärkten, lokal ablaufenden Entzündung wird häufig der Ausdruck „Osteitis" gebraucht.

Während bei der *primären Knochenbruchheilung* eine direkte Vereinigung der beiden Bruchenden erfolgt, indem der schmale Bruchspalt von Osteonen aus beiden Fragmenten überbrückt wird und eine Entzündungsreaktion fehlt, verläuft die *sekundäre Knochenbruchheilung* über eine lokale Entzündung mit Kallusbildung. An den Gefäßsprossen des Granulationsgewebes bilden sich die Osteoidsäume, und aus dem pluripotenten Mesenchym müssen sich erst knochenbildende Zellen (Osteoblasten) ausdifferenzieren, bis schließlich der Kallus durch ausgereiftes Knochengewebe ersetzt wird.

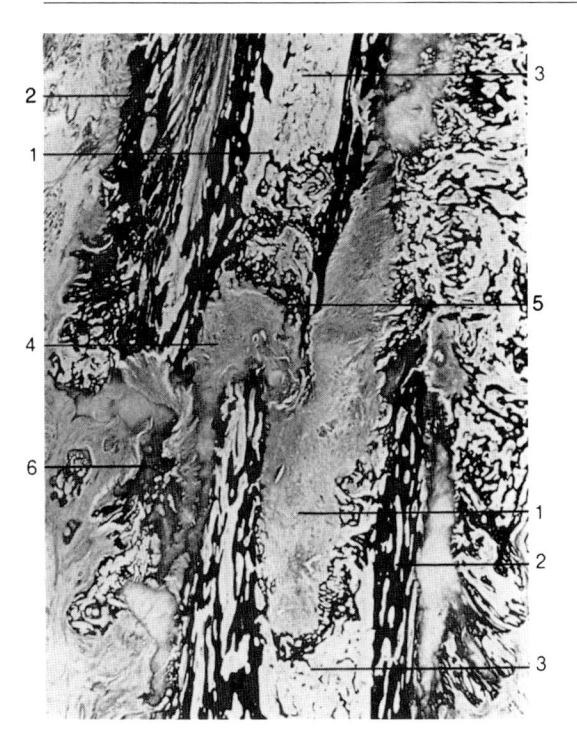

Normale komplikationsfreie Frakturheilung 121

Abb. 224. Provisorischer bindegewebiger Frakturkallus; HE, 20×

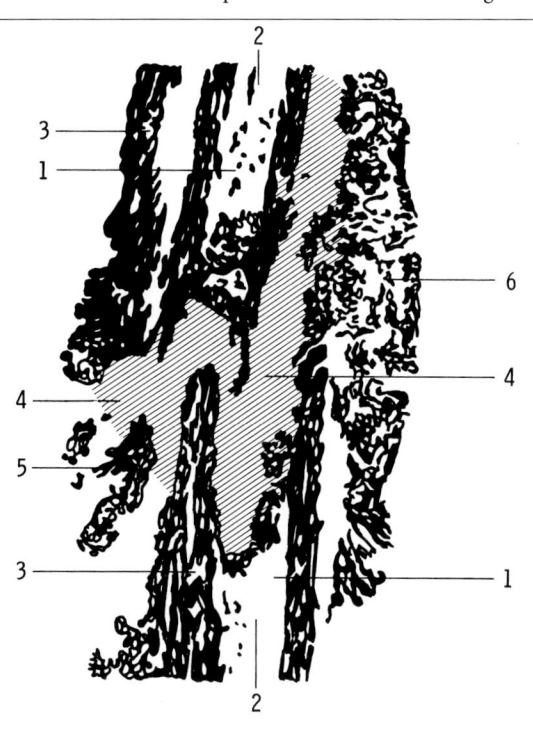

Abb. 225. Provisorischer bindegewebiger Frakturkallus (Schemazeichnung)

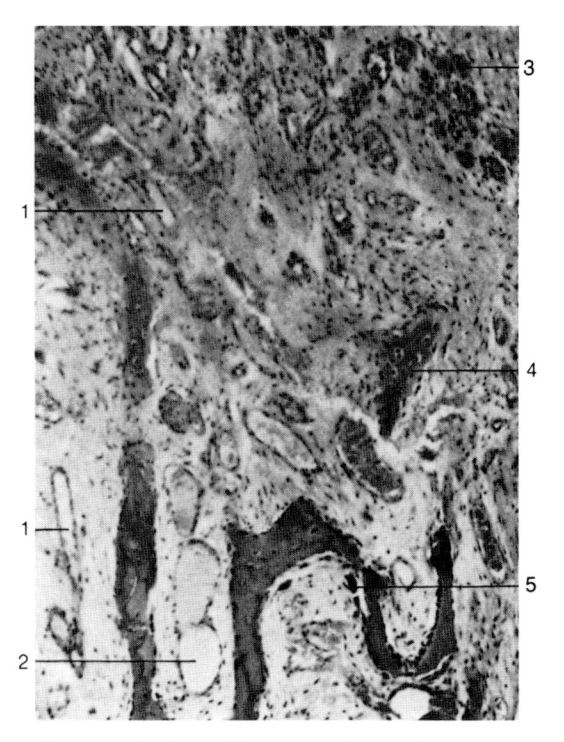

Abb. 226. Bindegewebiger Frakturkallus; HE, 25×

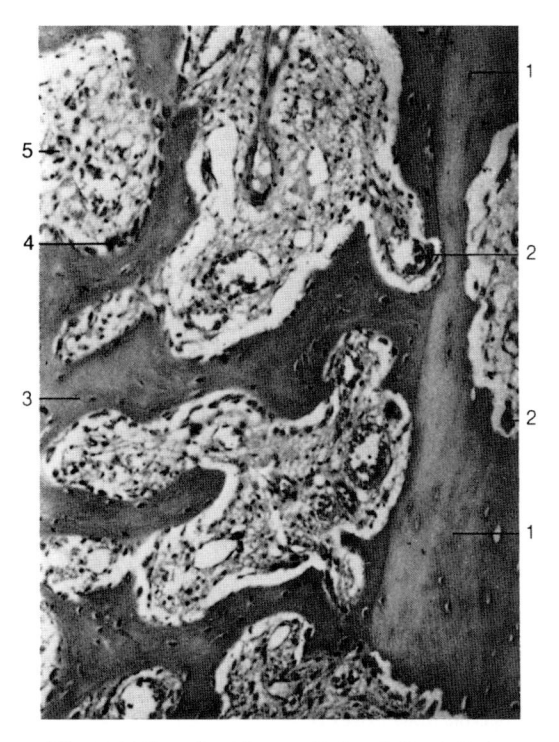

Abb. 227. Fibrös-knöcherner Frakturkallus; HE, 25×

Abb. 228 zeigt das **histologische Bild** eines *provisorischen knöchernen Frakturkallus*: Im oberen Teil des Bildes sieht man neu ausdifferenzierte Faserknochenbälkchen *(1)* mit zahlreichen Osteozyten und angelagerten Reihen aktivierter Osteoblasten. Dazwischen findet sich ein lockeres Binde- und Granulationsgewebe *(2)*, welches von engen Blutkapillaren durchzogen wird. Es handelt sich bei diesen Strukturen um noch junges Knochengewebe im Übergangsbereich vom provisorischen bindegewebigen Kallus zu knöchernem Kallus. Anschließend ist die Knochenneubildung weiter fortgeschritten: Man sieht hier sehr breite, plumpe Knochenstrukturen *(3)*, die weitgehend mineralisiert sind. Die Osteozyten sind kräftig und unregelmäßig dicht gelagert. Es läßt sich noch keine lamelläre Schichtung des Knochengewebes erkennen. Angelagert finden sich Reihen von Osteoblasten *(4)*, und stellenweise werden auch verbreiterte Osteoidsäume *(5)* beobachtet. Dieser Knochenanbau mit Knochenneubildung geht gleichzeitig mit einem osteoklastären Knochenabbau im Rahmen der schleichenden Substitution einher. Dabei werden vor allem die autochthonen Bruchstücke der Fraktur resorbiert.

Ein proliferierender hyperplastischer Frakturkallus kann manchmal ein derartig polymorphes Aussehen haben, daß der Eindruck eines malignen Tumorgewebes entstehen kann. Aus einer solchen Kallusbiopsie wird dann leicht die falsche Diagnose eines Osteosarkoms gestellt. In **Abb. 229** sieht man das **histologische Bild** eines proliferierenden hyperplastischen Kallus. Es findet sich ein wirres Netz von Faserknochenbälkchen *(1)*, denen Osteoblasten angelagert sind. Stellenweise ist dieses neu entstandene Knochengewebe stärker mineralisiert und angedeutet lamellär ausgerichtet *(2)*. Zwischen den Knochenstrukturen liegt ein zellreiches stromales Bindegewebe *(3)*, in dem dunkle Fibroblastenkerne und Mitosen vorkommen. Auffällig ist ein atypisches, zellreiches Knorpelgewebe *(4)*, das inmitten der Knochenstrukturen ausdifferenziert ist. Darin kommen polymorphe und mehrkernige Knorpelzellen vor (sog. *Knorpelkallus*). Das ganze Bild erinnert an die schachbrettartige Verteilung verschiedener ossärer Gewebedifferenzierungen bei Osteosarkom (s. S. 288). Erst die Synopse von klinischen Befunden, Röntgenbild und Histologie kann zu einer gesicherten Diagnose führen.

In **Abb. 230** findet sich das **Mazerationspräparat** eines mächtigen hyperplastischen Frakturkallus (Callus luxurians). Es handelt sich um eine alte Schenkelhalsfraktur, die unter Dislokation der Frakturenden knöchern ausgeheilt ist. Der Femurkopf *(1)* ist in die mächtigen Kallusmassen *(2)* einbezogen; seine Spongiosa weist eine hypertrophische Atrophie (s. S. 74) auf. Die Kallusmassen erstrecken sich weit in die benachbarten Weichteile; sie zeigen einen völlig ungeordneten Aufbau, wobei außen eine dichtere kortikalisähnliche Knochenschale *(3)* besteht und das Innere durch plumpe Knochentrabekeln *(4)* sowie große zystenartige Hohlräume *(5)* gekennzeichnet ist. Auch die Kortikalis des distal anschließenden Röhrenknochens *(6)* ist in diesen völlig ungeordneten Knochenumbau einbezogen. Röntgenologisch und makroskopisch kann ein solcher hyperplastischer Frakturkallus durchaus wie ein Knochentumor imponieren.

Abb. 231 zeigt das **histologische Bild** eines alten knöchernen Frakturkallus in einer bereits konsolidierten Knochenfraktur. Die Knochenstrukturen sind breit angelegt und enthalten sehr zahlreiche Osteozyten *(1)*. Das Knochengewebe ist voll mineralisiert und lamellär ausgerichtet. Der ursprünglich entstandene Faserknochen ist jetzt durch Lamellenknochen ersetzt. Angelagerte Reihen von Osteoblasten *(2)* und einige Osteoklasten in flachen Resorptionslakunen *(3)* weisen jedoch auf einen noch stattfindenden Knochenumbau hin. Der Markraum ist ausgefüllt von einem lockeren Bindegewebe *(4)*, das von weiten Blutkapillaren *(5)* durchzogen wird. Im weiteren Verlauf der Knochenbruchheilung wird dieser Restkallus in das Haverssche Osteonensystem eingebaut, wobei auch die ursprüngliche Spongiosastruktur mit Fettmark wiederhergestellt wird. Unter günstigen Bedingungen (komplikationsfreie Fraktur nach vollständiger Ruhigstellung) ist eine Knochenfraktur über die beschriebene Kallusbildung nach 6 Wochen ausgeheilt. Es liegt an der großen inneren Oberfläche der Spongiosa, die die regelrechte Kallusbildung begünstigt. Dabei spielt auch der Grad der Dislokation eine wesentliche Rolle. Bei einer pertrochanteren Femurfraktur mit stärkerer Dislokation ist die Belastbarkeit erst nach 10–14 Wochen gegeben. Lange Schrägbrüche der langen Extremitätenknochen sind früher belastbar als kurze Schrägbrüche oder Querfrakturen. Eine Kompressionsfraktur eines Wirbelkörpers, bei der die gesamte Spongiosa zusammengedrückt ist, braucht viele Wochen der Entlastung.

Normale komplikationsfreie Frakturheilung 123

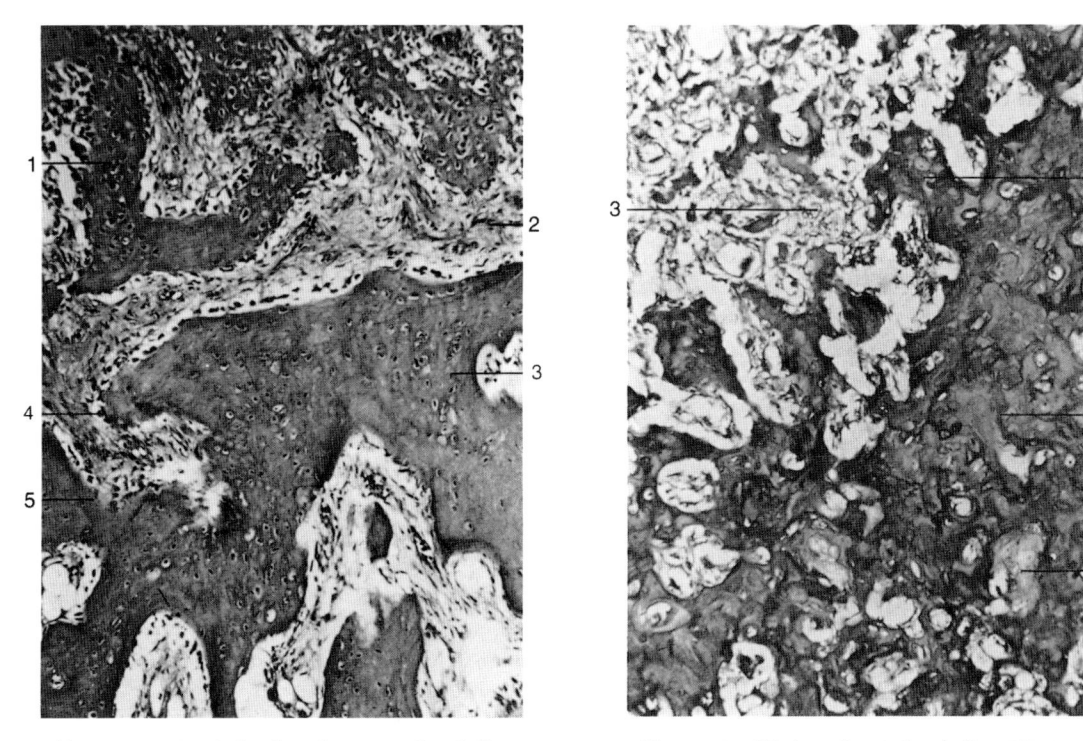

Abb. 228. Provisorischer knöcherner Frakturkallus; HE, 25×

Abb. 229. Proliferierender Frakturkallus; HE, 25×

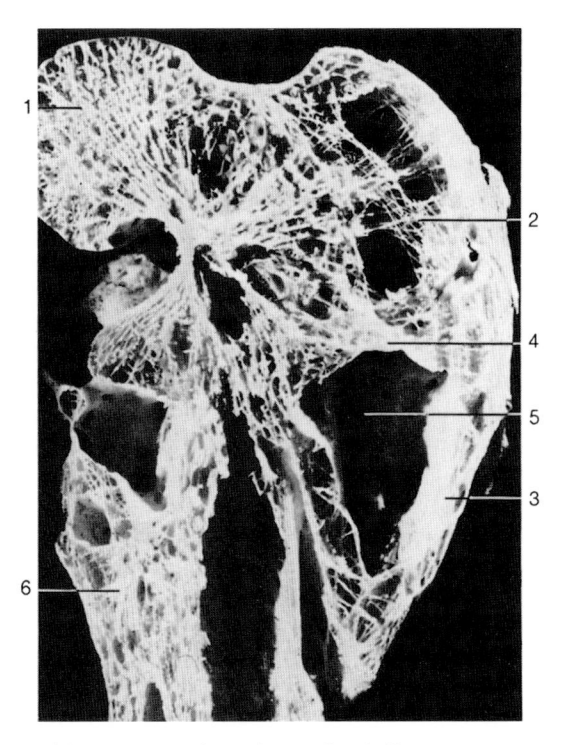

Abb. 230. Hyperplastischer Frakturkallus (proximaler Femur, Mazerationspräparat)

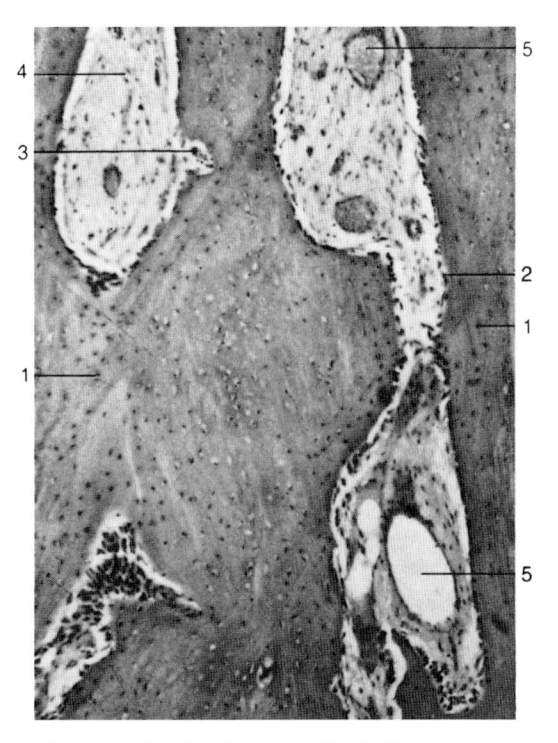

Abb. 231. Alter knöcherner Frakturkallus; HE, 25×

Komplikationen bei Knochenfraktur

Spongiosaplastik. In der modernen Unfallchirurgie werden Verfahren eingesetzt, die die Heilung einer Knochenfraktur beschleunigen sollen und eine rasche Remobilisation ermöglichen. Es werden damit gleichzeitig viele gefürchtete Komplikationen eines Knochenbruches vermieden. In erster Linie gehören hierzu die verschiedenen Osteosyntheseverfahren, wobei die Knochenfragmente durch Nägel, Platten und Schrauben wieder in ihre ursprüngliche Position gebracht und dort fest verankert werden. Bei einer verzögerten Knochenbruchheilung und Pseudarthrose werden oft zusätzlich um die Frakturstelle *Spongiosatransplantate* herumgelegt. Dadurch soll eine knöcherne Durchbauung des Frakturspaltes beschleunigt werden. Auch nach Auskratzung eines krankhaften Knochenherdes (z. B. Tumor, Osteomyelitis) wird die hinterbliebene Knochenhöhle durch Eigenspongiosa wieder aufgefüllt. Dadurch wird die Ausbildung von Organisationsgewebe und von provisorischem bindegewebigen Kallus gefördert. Die Spongiosaplastik wird schließlich durch schleichende Substitution wieder resorbiert und durch stabiles Knochengewebe ersetzt.

In **Abb. 232** sieht man die **Röntgenaufnahme** einer Knochenfraktur des distalen Femurs, die durch Anlegung einer Platte *(1)*, die mit mehreren Schrauben *(2)* im Knochen fixiert ist, stabilisiert wurde. Zusätzlich wurde eine Spongiosaplastik in die Fraktur implantiert *(3)*, die röntgenologisch durch verwaschene Verdichtungen erkennbar ist.

In **Abb. 232** erkennt man **histologisch** inmitten eines spongiösen Knochengerüstes *(1)* die Reste einer vorher implantierten Fremdspongiosa *(2)*. Diese ist durch Aufnahme von Kalksalzen dunkelblau, zeigt keine lamelläre Schichtung mehr und hat keine Osteozyten. Dieses devitalisierte Knochengewebe wird im Verlauf des Heilungsprozesses von neugebildetem jungen Knochengewebe *(3)* umgeben. Darin erkennt man ausgezogene Kittlinien *(4)*, die die verschiedenen Knochenanbauschübe kennzeichnen. Es erfolgt somit ein Einbau der Fremdspongiosa in die appositionelle Knochenproduktion mit nachfolgender allmählicher Integration des fremden Knochengewebes in den Knochenneuaufbau; eine osteoklastäre Resorption der Fremdspongiosa wird nicht beobachtet.

Metallose. *Unter einer Metallose versteht man lokale Weichteil- und Knochenschädigungen in der Umgebung von metallischen Knochenimplantaten, wobei das Metall als Fremdkörper wirkt und eine unspezifische Entzündung auslöst.* Sie stellt eine häufige Komplikation der Osteosynthesebehandlung dar und hat einen negativen Einfluß auf den Heilerfolg. Nahezu 5% der Osteosynthesen haben heute eine Metallose zur Folge. Durch diese reaktiven entzündlichen Vorgänge im Bereich einer implantierten Metallprothese kommt es zu einer Lockerung der Prothese. In der **Röntgenaufnahme der Abb. 234** ist der Zustand nach Implantation einer Totalendoprothese (TEP) des rechten Hüftgelenkes zu sehen. Die implantierte Metallprothese ist im Röntgenbild deutlich zu erkennen *(1)*. Das umgebende Knochengewebe des proximalen Femurs zeigt in der Umgebung der Prothese sklerotische Verdichtungen *(2)*, die bis nahe an die Prothese heranreichen. Daneben erkennt man jedoch einen schmalen Aufhellungssaum *(3)* zwischen der Prothese und dem Knochen. Darüber hinaus sind mehrere große Osteolyseherde *(4)* im Femur im Prothesenbereich auffällig. Diese röntgenologischen Veränderungen weisen auf einen verstärkten reaktiven Knochenumbau in Nachbarschaft der Prothese hin und auf eine Prothesenlockerung.

In **Abb. 235** sieht man das **histologische Substrat** dieses Gewebes in Nachbarschaft der implantierten Prothese. Es besteht aus einem faserreichen Narbengewebe *(1)*, in das große und feine Eisenpartikel *(2)* eingelagert sind. In ihrem Bereich ist das Narbengewebe durch zellreiches Organisationsgewebe *(3)* ersetzt. Die groben Eisenfragmente stellen sich als bräunliche Fremdkörper dar *(2)*; die feinen Eisenablagerungen erscheinen in der Berliner-Blau-Färbung blau. Diese Eisenpartikel führen zu einer lokalen Gewebeschädigung (Gewebenekrosen) mit nachfolgender Lockerung des implantierten Marknagels oder einer Endoprothese. Der metallische Fremdkörper hat eine mechanische Wirkung (Beeinträchtigung der Vitalität des Gewebes) und eine chemisch-physikalische Wirkung, wobei die Körperflüssigkeit elektrophoretische Vorgänge induziert, die das Metall zersetzen. In etwa 80% der Fälle lassen sich nach Metallentfernung Zeichen einer Metallose im umgebenden Gewebe nachweisen.

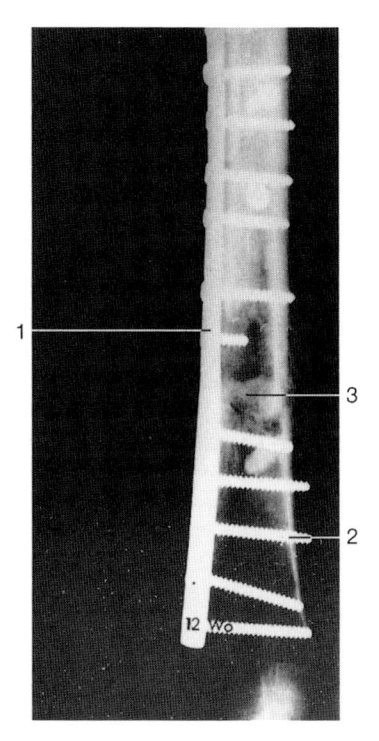

Abb. 232. Osteosynthetisch versorgte Knochenfraktur mit Spongiosaplastik (distaler Femur)

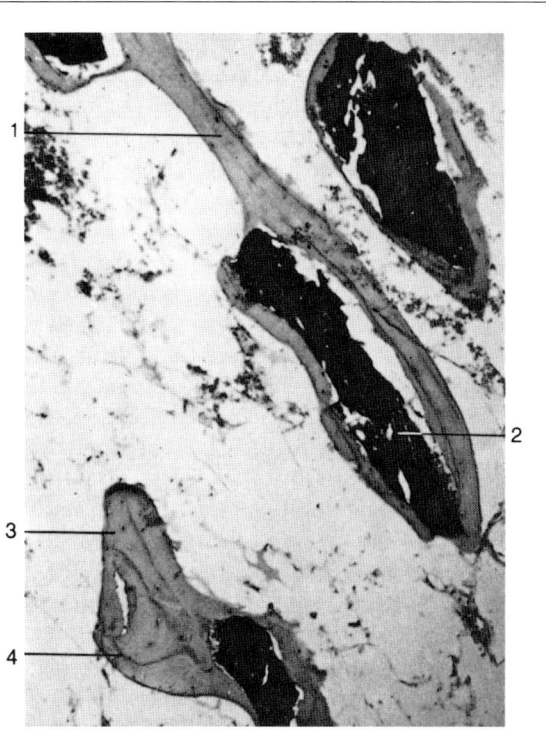

Abb. 233. Eingebaute Spongiosaplastik; HE, 25×

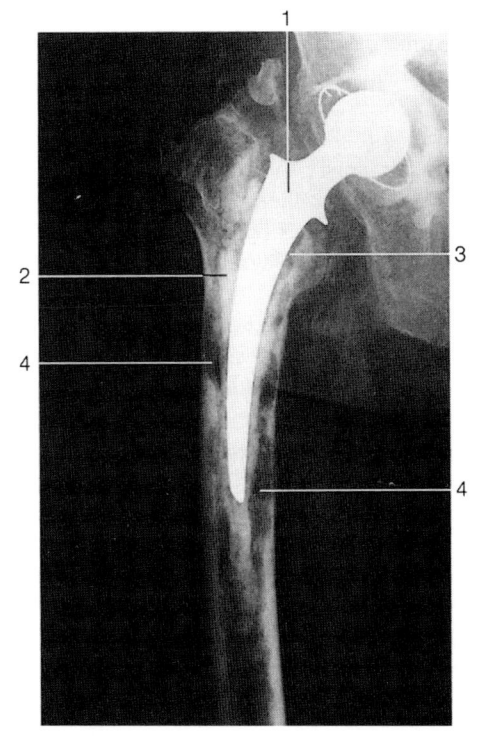

Abb. 234. Gelockerte Hüftprothese infolge Metallose (rechtes Hüftgelenk)

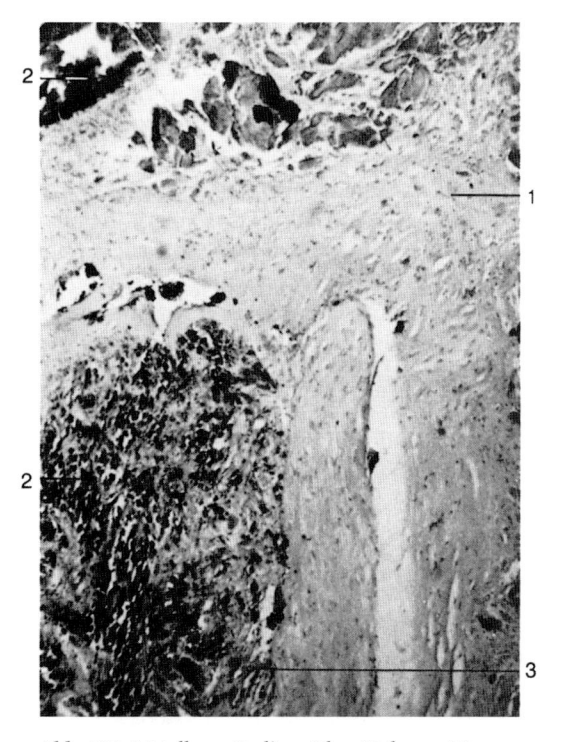

Abb. 235. Metallose; Berliner-Blau-Färbung, 25×

Pseudarthrose. Wenn es nach einer Knochenfraktur nicht zu einer genügenden Kallusbildung kommt und auch nach längerer Zeit keine knöcherne Konsolidierung erfolgt, bleiben die Frakturenden zueinander gelenkartig beweglich. *Als Pseudarthrose bezeichnet man die nach einem längeren Zeitraum nach einer Knochenfraktur fehlende knöcherne Vereinigung der beiden Frakturenden, wobei eine gelenkartige Beweglichkeit im ehemaligen Frakturbereich entsteht.* Diese „Falschgelenkbildung" stellt noch immer eine gefürchtete Komplikation einer Knochenfraktur dar. Sie ist eine Defektheilung mit erheblichen funktionellen Konsequenzen; denn ein solcher Knochen ist natürlich nicht belastbar.

Das klassische **Röntgenbild** einer Pseudarthrose ist in **Abb. 236** zu sehen: Es handelt sich um den Zustand nach einer distalen Unterschenkelfraktur. Man erkennt noch deutlich einen breiten und klaffenden Frakturspalt *(1)* in der Tibia und in der benachbarten Fibula *(2)*. Die Frakturenden sind leicht gegeneinander abgewinkelt. Zu beiden Seiten der Fraktur ist das Knochengewebe sklerotisch verdichtet *(3)*, und der Frakturspalt ist wellig und unscharf gezeichnet. Man erkennt deutlich eine überschießende Kallusbildung *(4)*, die sich seitlich vom Frakturspalt gebildet hat. Offensichtlich war die Fraktur durch eine Osteosyntheseplatte ungenügend stabilisiert worden; denn man sieht noch die Schraubenlöcher *(5)* der jetzt entfernten Platte. Distal der Pseudarthrose zeigt sich eine Inaktivitätsosteoporose *(6)* der Knochen.

In **Abb. 237** sieht man im **Röntgenbild** eine alte Trümmerfraktur der distalen Tibia *(1)*, die osteosynthetisch versorgt wurde. Trotz dieser Behandlung hat sich kein ausreichendes Kallusgewebe entwickelt. Ein breiter, klaffender Frakturspalt *(2)* zieht durch den Knochen, dessen einzelne Bruchstücke *(3)* noch deutlich erkennbar sind. In beiden Frakturenden zeichnet sich eine Inaktivitätsosteoporose (s. S. 76) ab. Da kleinere Knochenfragmente der Trümmerfraktur ungleichmäßige, verwaschene Verdichtungen aufweisen, muß aufgrund der Röntgenaufnahme damit gerechnet werden, daß es sich hierbei um nekrotisches Knochengewebe handelt, das wahrscheinlich zur Entwicklung der Pseudarthrose beigetragen hat.

In **Abb. 238** ist eine solche Pseudarthrose im **histologischen Großschnitt** übersichtlich erkennbar. Die Spongiosabälkchen der Frakturenden *(1)* sind ungleichmäßig verteilt und durch reaktiven Knochenumbau ungleich breit. Eine knöcherne Kallusbildung ist nicht vorhanden. Der Frakturspalt wird lediglich durch faserreiches Bindegewebe *(2)* überbrückt, in dem degenerative Gewebelücken *(3)* entstanden sind. Durch operative Entfernung dieses bindegewebigen Kallus muß versucht werden, eine Knochenbildung im Frakturspalt herbeizuführen. Hierbei versucht man, durch Spongiosaimplantate (Eigenspongiosa oder Fremdspongiosa) eine verstärkte eigene Knochenneubildung zu induzieren. Während sich dann ein fibrös-knöcherner Kallus entwickelt, kommt es zum Einbau neuen Knochengewebes und gleichzeitig zur Resorption der Spongiosaplastik. Der ehemalige Fraktur- bzw. Pseudarthrosespalt ist dann knöchern überbrückt, und es erfolgt die stabile Ausheilung der Fraktur (sekundäre Knochenheilung).

Postfrakturelle Osteomyelitis. Eine besonders gefürchtete Komplikation einer Knochenfraktur ist die Infektion der Knochenwunde mit Entwicklung einer Osteomyelitis. Dies gilt insbesondere für alle *offenen Knochenfrakturen*, die grundsätzlich als infiziert gelten und deshalb von vornherein antibiotisch behandelt werden müssen. In **Abb. 239** sieht man das **histologische Bild** einer postfrakturellen Osteomyelitis. Die autochtonen Knochenbälkchen *(1)* sind im Frakturbereich fragmentiert und oft nur noch in kleinen Fragmenten *(2)* vorhanden. Dazwischen sieht man ein zellreiches entzündliches Granulationsgewebe *(3)* mit Infiltraten von Plasmazellen, Lymphozyten und Granulozyten sowie vielen blutgefüllten Kapillaren *(4)*. In einer frischen Fraktur ist das Gewebe zusätzlich von Blut und Fibrin durchsetzt. Manchmal können sogar Bakterienrasen histologisch nachgewiesen werden.

Es gibt noch eine Reihe anderer Komplikationen, die nach einer Knochenfraktur eintreten können: So kann ein *verstärkter Knochenumbau* eine grobsträhnige Spongiosa hervorrufen oder eine *Sudecksche Knochenatrophie* (s. S. 98) auftreten. Im Frakturbereich kann es zu einer partiellen *Knochennekrose* mit Entwicklung von Knochensequestern kommen. Diese behindern die Knochenheilung und führen zu einer Pseudarthrose. In manchen Fällen entwickelt sich eine *überschießende Kallusbildung* (**Callus luxurians**), und Gelenkfrakturen haben eine *posttraumatische Arthrose* zur Folge.

Komplikationen bei Knochenfraktur   127

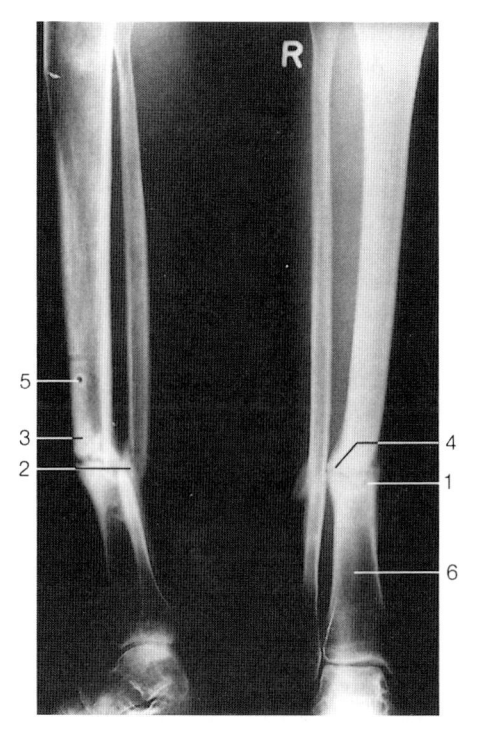

Abb. 236. Pseudarthrose (distale Tibia und Fibula)

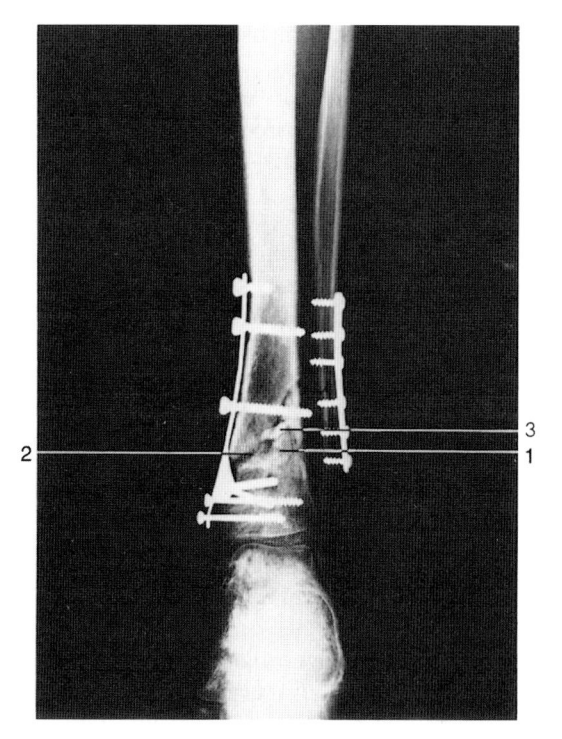

Abb. 237. Pseudarthrose nach Trümmerfraktur und Osteosynthese (distale Tibia)

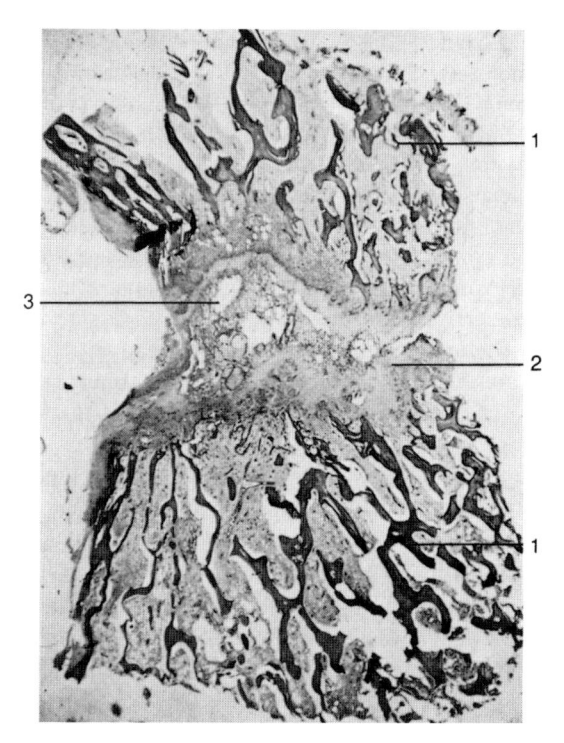

Abb. 238. Pseudarthrose (Übersicht); HE, 2×

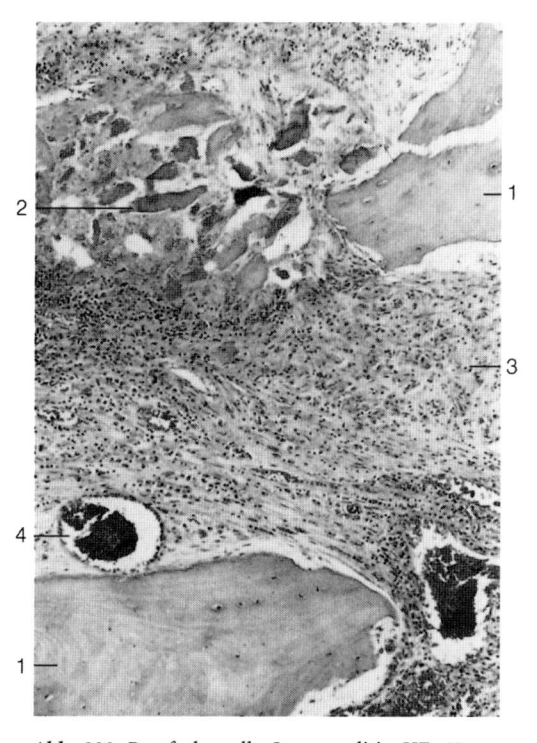

Abb. 239. Postfrakturelle Osteomyelitis; HE, 40×

Pathologische Knochenfraktur

Ein normal entwickelter und regelrecht aufgebauter Knochen ist gegenüber den auf ihn einwirkenden physiologischen Druck-, Scher- und Biegungskräften resistent und kann auch kurzfristig ein Übermaß dieser Kräfte aushalten, ohne daß es zu einer Knochenverletzung kommt. Erst wenn bei einem entsprechenden Trauma die Widerstandskraft des Knochengewebes überschritten wird, kommt es zu einer Knochenfraktur. *Bei der pathologischen Knochenfraktur handelt es sich um einen Knochenbruch, der durch ein inadäquates Trauma verursacht worden ist und dem eine pathologische Veränderung des Knochengewebes zugrunde liegt.* Wenn überhaupt keine traumatische Gewalteinwirkung zu einem Knochenbruch geführt hat, sprechen wir von einer **Spontanfraktur**. Durch röntgenologische und histologische Untersuchungen gilt es, die zugrunde liegende Knochenerkrankung zu diagnostizieren. Hierbei können sehr viele lokale und generalisierte Skeletterkrankungen, die mit einem Abbau der Tela ossea oder mit einer Veränderung der Knochenqualität einhergehen, Ursache der Fraktur sein. Eine Verminderung des Knochengewebes liegt generell bei allen Formen der Osteoporose und lokal bei einer Knochenzerstörung durch eine Osteomyelitis oder einen Knochentumor bzw. durch Knochenmetastasen vor. Die Qualität des Knochengewebes kann durch mangelhafte Mineralisation bei der Osteomalazie oder einer Ostitis deformans Paget beeinträchtigt sein.

In **Abb. 240** ist das **Röntgenbild** einer pathologischen Knochenfraktur im distalen Unterschenkel wiedergegeben. Man erkennt im distalen Drittel der Tibia einen großen Knochendefekt *(1)*, der sich durch den Knochen hindurchzieht. Die Fraktur ist durch eine Osteosynthese mit einer Platte und Schrauben *(2)* versorgt; es hat sich jedoch eine Pseudarthrose entwickelt. Vor allem im distalen Frakturbereich *(3)* ist die spongiöse Knochenstruktur stark verwaschen; es finden sich hier osteolytische Defekte, die auch auf die Kortikalis übergreifen. Diese Knochenveränderungen und die nachfolgende Fraktur sind auf eine *eitrige Osteomyelitis* zurückzuführen, die weiterhin andauert. Außerdem sehen wir noch eine Fraktur der distalen Fibula *(4)*, die ebenfalls osteosynthetisch versorgt ist.

Hinter einer pathologischen Knochenfraktur kann auch ein primärer Knochentumor stecken, was röntgenologisch nicht immer ersichtlich ist. Auch in einer Knochenbiopsie kann manchmal das Tumorgewebe inmitten des frakturierten Knochengewebes und des Frakturkallus schwer erkennbar sein. In **Abb. 241** sieht man **histologisch** Gewebe aus einer pathologischen Knochenfraktur mit einem lockeren Binde- und Granulationsgewebe *(1)*, das von Blutkapillaren *(2)* durchzogen wird. Es haben sich darin Faserknochenbälkchen *(3)* ausdifferenziert, denen Reihen von Osteoblasten *(4)* und einige Osteoklasten *(5)* angelagert sind. Neben diesem fibrös-knöchernen Frakturspalt beobachten wir ein tumoröses Knorpelgewebe *(6)* mit teils lappigem Aufbau und isomorphen Chondrozyten. Es handelt sich um ein Enchondrom, das die pathologische Fraktur herbeigeführt hat.

In **Abb. 242** sehen wir die **Röntgenaufnahme** einer pathologischen Humerusfraktur. Der lange Röhrenknochen ist in Schaftmitte frakturiert *(1)*, wobei die Frakturenden gegeneinander abgewinkelt und leicht disloziert sind. Auffällig sind die ziemlich glatten und splitterfreien Frakturränder, was ein Hinweis auf eine pathologische Knochenfraktur ist. Außerdem sind im gesamten Spongiosabereich des Humerus *(2)*, am stärksten ausgeprägt jedoch im Frakturbereich *(3)*, unregelmäßige fleckige Aufhellungen zu erkennen, die auf einen Destruktionsprozeß hinweisen.

Im **histologischen Bild** der **Abb. 243** sieht man im Frakturbereich einen fibrös-knöchernen Frakturkallus mit einem lockeren bindegewebigen Stroma *(1)* und neu ausdifferenzierten Faserknochenbälkchen *(2)*, denen Reihen von Osteoblasten angelagert sind. Außerdem liegen im Stroma Komplexe epithelialer Tumorzellen *(3)* mit polymorphen Kernen; sie sind manchmal angedeutet adenoid angeordnet. Mit Hilfe der *Immunhistochemie* können diese Zellen als epitheliale Zellen identifiziert werden; sie exprimieren Zytokeratin (= Epithelmarker, s. Abb. 1062). Es handelt sich um eine **Knochenmetastase** eines Mammakarzinoms, die zur pathologischen Humerusfraktur (**Abb. 242**) geführt hat.

Die sog. pathologische Knochenfraktur stellt eine Fraktur in einem kranken Knochen dar. Vielfach macht ein solches plötzliches Ereignis überhaupt erst auf die primäre Knochenläsion oder die Grundkrankheit (z. B. Knochenmetastase bei einem Mammakarzinom) aufmerksam. Die histologische Untersuchung von Gewebematerial aus dem Frakturbereich führt häufig zur Diagnose des Grundleidens. In manchen Fällen (z. B. bei juveniler Knochenzyste, s. S. 430) hat die Spontanfraktur die positive Auswirkung, daß es mit der Knochenheilung nach entsprechender Ruhigstellung auch zur Ausheilung der Knochenläsion kommt.

Pathologische Knochenfraktur 129

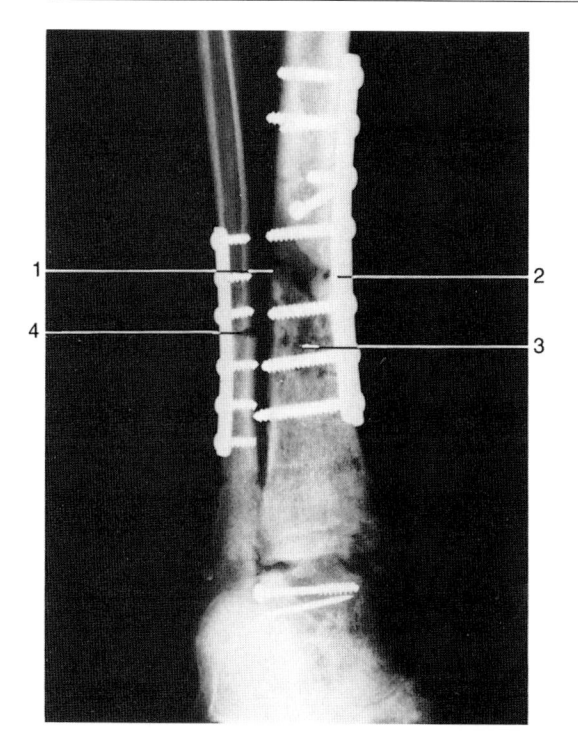

Abb. 240. Pathologische Knochenfraktur bei Osteomyelitis (distale Tibia)

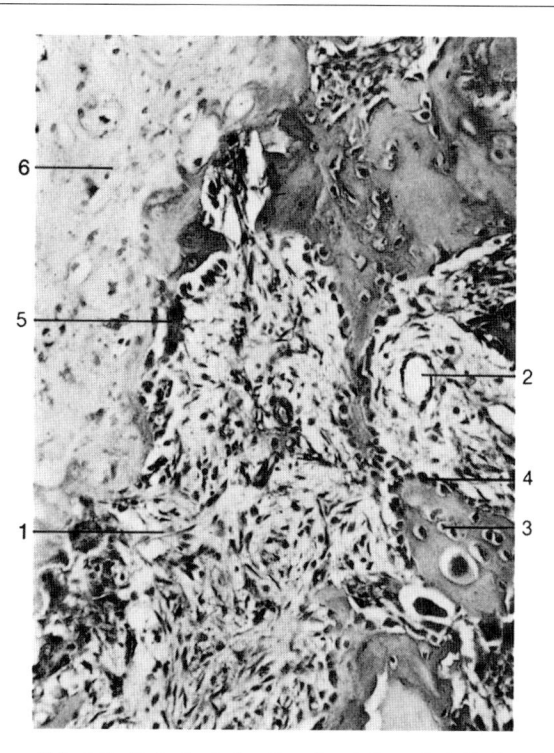

Abb. 241. Pathologische Knochenfraktur bei Enchondrom; HE, 40×

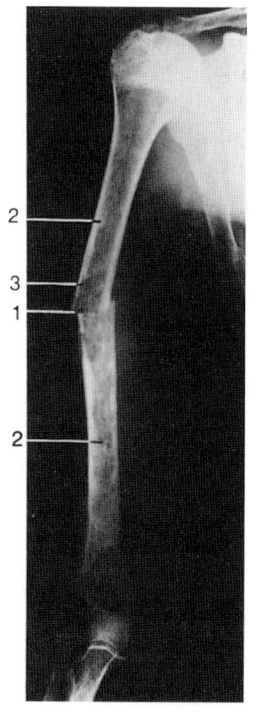

Abb. 242. Pathologische Knochenfraktur bei Knochenmetastasen (Humerusschaft)

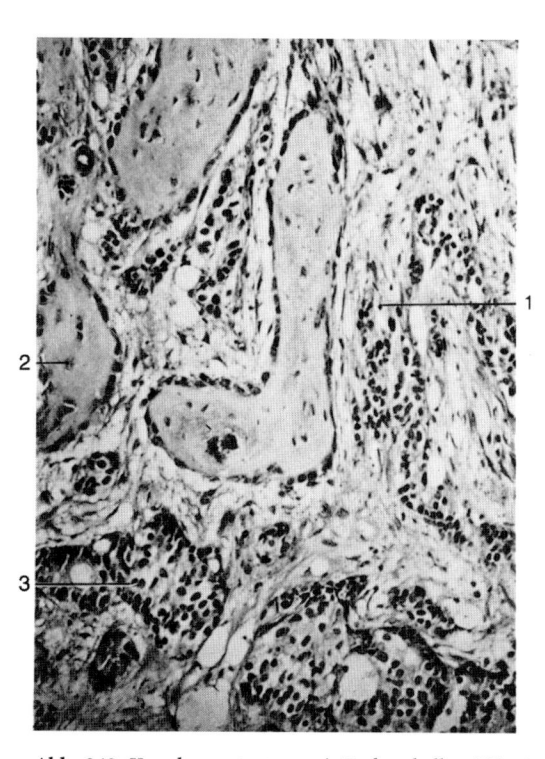

Abb. 243. Knochenmetastase mit Frakturkallus; HE, 64×

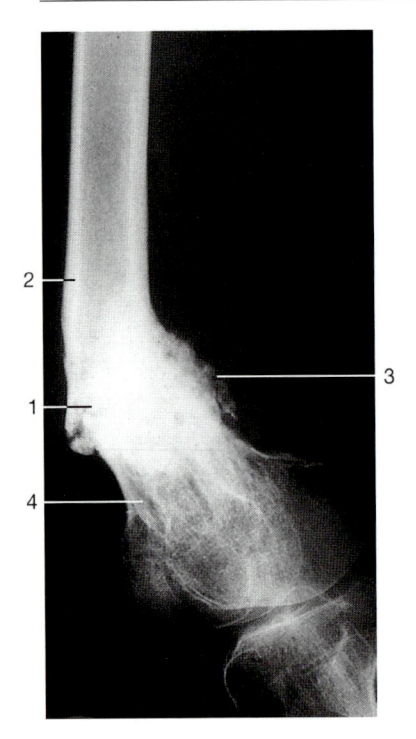

Abb. 244. Pathologische Knochenfraktur bei Osteosarkom (distaler Femur)

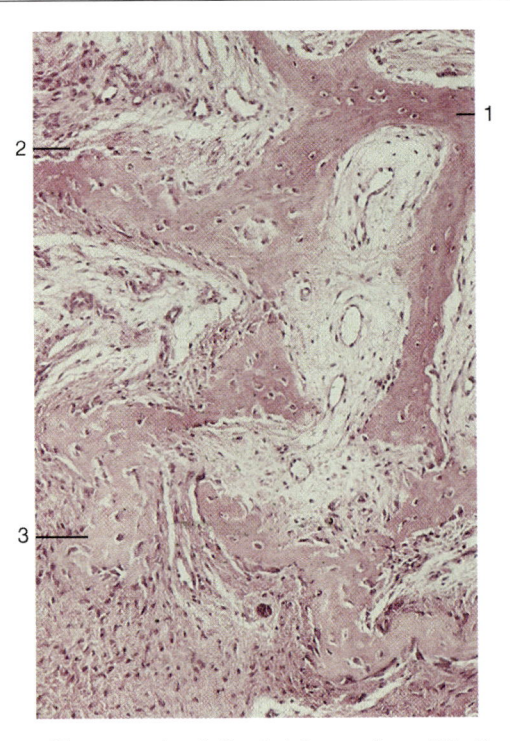

Abb. 245. Frakturkallus bei Osteosarkom; HE, 40×

Auch bei einem primären malignen Knochentumor kann sich eine pathologische Knochenfraktur entwickeln, wobei der Tumor natürlich schon radiologisch erkannt werden muß. So sehen wir in **Abb. 244** im **Röntgenbild** eine pathologische Fraktur in der distalen Femurmetaphyse mit Abknickung des distalen Frakturendes. Der Frakturspalt (1) ist nur noch spärlich ersichtlich. Ansonsten wird die Fraktur von dichtem Knochengewebe eines *osteoblastischen Osteosarkoms* überlagert. Auch die Kortikalis ist in den tumorösen Prozeß einbezogen (2) und offensichtlich destruiert; der Tumor ist in die parostealen Weichteile infiltriert (3), was radiologische Maligni-tätskriterien darstellen. Der Tumor erstreckt sich in mehr osteolytischer Form bis in die Epiphyse (4).

Die genaue Diagnose eines solchen malignen Knochentumors kann nur mit einer Biopsie erlangt werden. Hierbei kann die diagnostische Interpretation der **histologischen Strukturen** schwierig sein; denn ein proliferierender Frakturkallus hat große Ähnlichkeit mit einem osteoblastischen Osteosarkom. In **Abb. 245** sieht man unterschiedlich breite neugebildete Faserknochenbälkchen (1) inmitten eines lockeren, kapillarreichen Stromas. Diesen sind Reihen aktivierter Osteoblasten (2) angelagert, was auf knöcherne Proliferation hinweist. Es handelt sich hierbei um das Kallusgewebe der pathologischen Knochenfraktur. Daneben finden sich Ablagerungen von Tumorosteoid (3) mit eingeschlossenen polymorphkernigen Osteoblasten, bei denen es sich um Anteile des osteoblastischen Osteosarkoms handelt. In der Synopse von radiologischem Befund und histologischem Strukturbild kann die Diagnose einer pathologischen Knochenfraktur in dem malignen Knochentumor gestellt werden.

7 Knochenentzündung

Allgemeines

Entzündliche Prozesse im Knochen entwickeln sich primär im Markraum und können sekundär auf die Tela ossea übergreifen. Wenn Entzündungserreger in den Knochenmarkraum eindringen und das ortsständige Gewebe schädigen, entsteht eine **Osteomyelitis**. Die verschiedensten pathogenen Keime können eine *Osteomyelitis* auslösen; es handelt sich meistens um Bakterien. Einige Entzündungserreger lassen – wie auch in Entzündungsprozessen außerhalb des Skeletts – charakteristische histologische Strukturen entstehen. Es handelt sich dabei um eine *spezifische Osteomyelitis* (z. B. Tuberkulose, Typhus, Lues, Pilze).

Am häufigsten tritt eine histologisch **unspezifische Osteomyelitis** auf, die in 90% der Fälle durch Staphylococcus aureus hervorgerufen wird. Hämolysierende Streptokokken sind nur in 3% der Fälle Ursache einer Osteomyelitis; sie werden vorwiegend bei Neugeborenen und Kindern angetroffen. Hierbei kann aus der Entzündungsreaktion im Knochenmarkraum histologisch nicht auf den ursächlichen Erreger rückgeschlossen werden. Die pathogenen Keime können direkt (per continuitatem) in den Knochen gelangen, z. B. im Bereich einer offenen Knochenfraktur *(posttraumatische Osteomyelitis)*. In den meisten Fällen handelt es sich jedoch um eine hämatogene Infektion *(hämatogene pyogene Osteomyelitis)*, wobei die Eintrittspforte oft nicht nachweisbar ist. Eine akute hämatogene Osteomyelitis tritt in 7% der Fälle bei Kleinkindern unter 1 Jahr auf. Das Hauptmanifestationsalter liegt zwischen 2 und 16 Jahren mit 80% der Fälle, also während des intensivsten Skelettwachstums. Es sind vorwiegend die am raschesten wachsenden Skeletteile, nämlich die Metaphysen von Femur, Tibia und Humerus, betroffen (**Abb. 246**). 13% der hämatogenen Osteomyelitiden finden sich bei Erwachsenen, bei denen überwiegend die kurzen Knochen, vor allem die Wirbel befallen werden. 75% aller Fälle sind in den oberen und unteren Enden von Femur und Tibia gelegen. In den Kieferknochen, vor allem in der Mandibula, kommt es häufig sekundär zu einer lokalisierten Osteomyelitis *(Osteomyelitis circumscripta)*, die von einer entzündlichen Zahnerkrankung ihren Ausgang nimmt.

Die auf dem Blutweg in den Knochenmarkraum gelangten Bakterien (meist Staphylokokken) rufen eine leukozytäre Entzündung mit Bildung kleiner Abszesse hervor (**Abb. 247a**). Durch Gefäßschädigung bilden sich ein hämorrhagischer Randsaum und ein perifokales Ödem, das durch die Haversschen und Volkmannschen Kanälchen unter das Periost gedrückt wird. Die Abhebung des Periosts ruft einen lokalen Schmerz hervor. Die osteomyelitischen Markabszesse haben einen *zonalen Aufbau* (**Abb. 247b**). Im Abszeßherd *(1)* findet sich Zell-

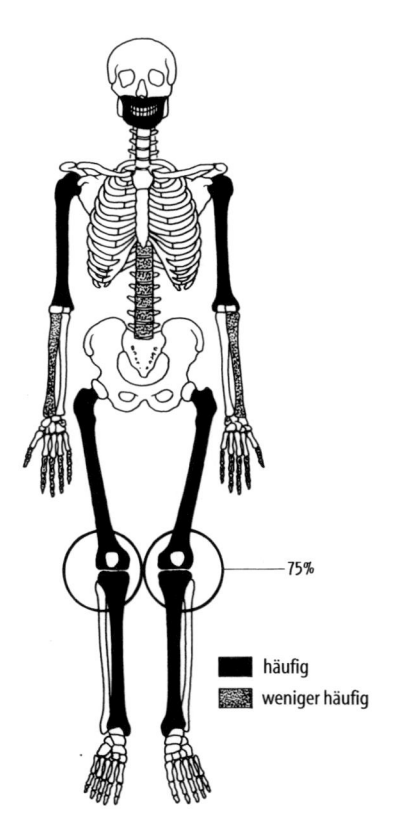

Abb. 246. Häufigste Lokalisation der hämatogenen Osteomyelitis

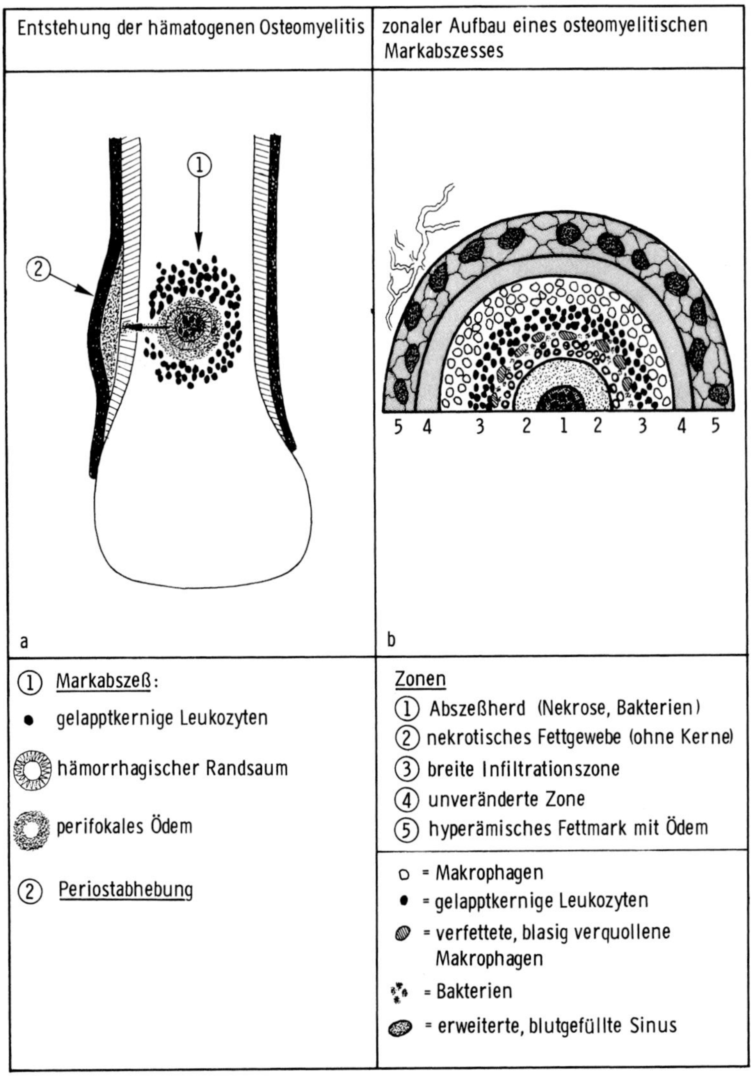

Entstehung der hämatogenen Osteomyelitis	zonaler Aufbau eines osteomyelitischen Markabszesses
a	b
① Markabszeß: • gelapptkernige Leukozyten ◎ hämorrhagischer Randsaum ◉ perifokales Ödem ② Periostabhebung	Zonen ① Abszeßherd (Nekrose, Bakterien) ② nekrotisches Fettgewebe (ohne Kerne) ③ breite Infiltrationszone ④ unveränderte Zone ⑤ hyperämisches Fettmark mit Ödem
	○ = Makrophagen • = gelapptkernige Leukozyten ◉ = verfettete, blasig verquollene Makrophagen ⋰ = Bakterien ◎ = erweiterte, blutgefüllte Sinus

Abb. 247 a, b. Schema der Entwicklung der hämatogenen Osteomyelitis

detritus mit Ödem und Bakterienhaufen. Daran grenzt eine Zone nekrotischen Fettgewebes ohne Kerne oder entzündliche Infiltrate *(2)*. Es folgt eine breite Infiltrationszone *(3)*, die innen aus Resten abgestorbener, kernloser Zellen, Bakterien und Granulozyten und außen aus einer dichten Ansammlung von Makrophagen besteht. Weiter außen liegt eine Zone unveränderten Fettgewebes ohne Hyperämie oder Exsudat *(4)*, die von einem hyperämischen Fettmark mit ausgeweiteten Sinus umgeben wird *(5)*. Dieser zonale Aufbau der osteomyelitischen Abszesse spiegelt die Virulenz der Bakterien gegenüber der Resistenz des Organismus wider.

Die Ausbreitung der Entzündung in den Röhrenknochen ist vom **Lebensalter** abhängig (**Abb. 247c**): Bei Säuglingen, bei denen Blutgefäße durch die knorpelige Epiphysenfuge laufen, können die Bakterien in die Epiphyse und schließlich in die Gelenkhöhle eindringen. Es entwickelt sich ein *Pyarthros*. Auch eine stark ossifizierende Periostitis ist bei Säuglingen häufig. Im *Kindesalter* verhindert der gefäßlose Epiphysenknorpel das Übergreifen der Entzündung auf das Gelenk. Nur bei Gelenken, bei denen die Gelenkkapsel oberhalb der Epiphysenfuge ansetzt (Hüftgelenk, Kniegelenk), kann ein direkter Gelenkeinbruch erfolgen. Außerdem entstehen häufig periostale Abszesse, die für das Kindesalter charakteristische Kortikalissequester hervorrufen.

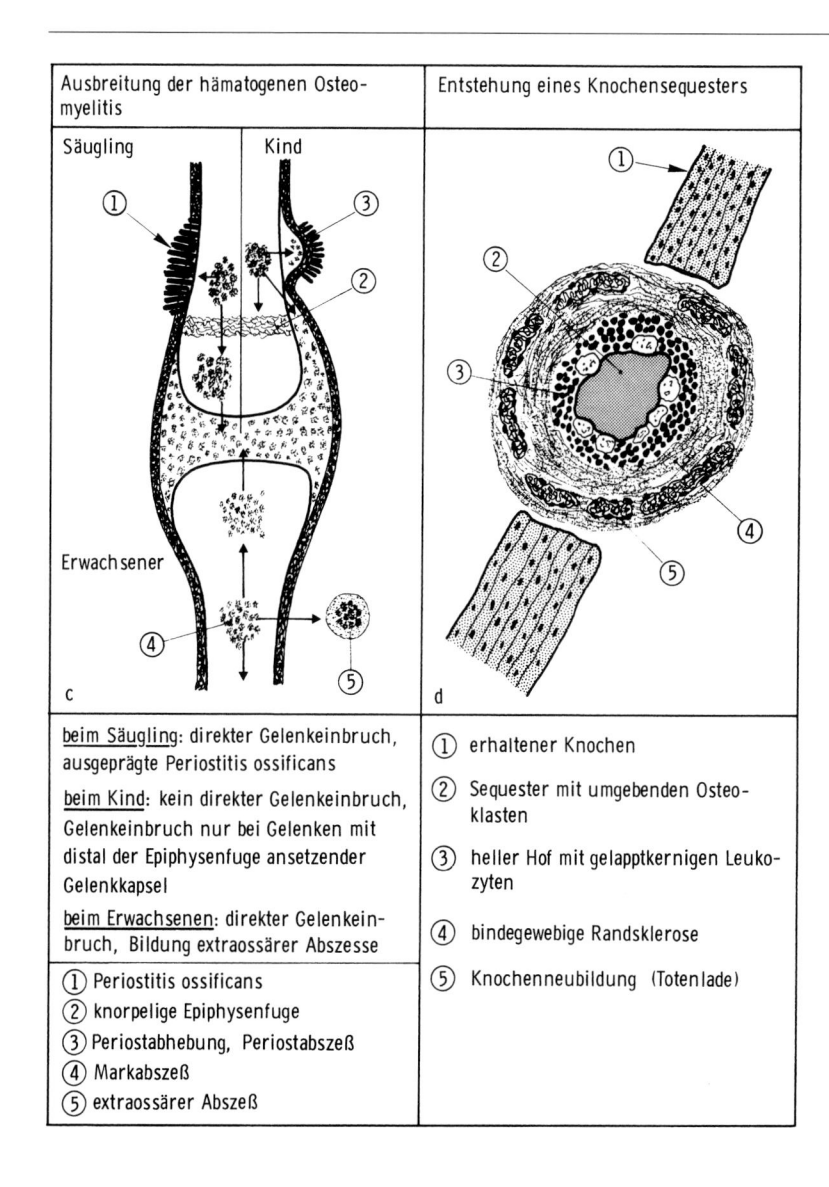

Ausbreitung der hämatogenen Osteomyelitis	Entstehung eines Knochensequesters
Säugling / Kind / Erwachsener – schematische Darstellung	*Querschnitt mit Sequester*
beim Säugling: direkter Gelenkeinbruch, ausgeprägte Periostitis ossificans	① erhaltener Knochen
beim Kind: kein direkter Gelenkeinbruch, Gelenkeinbruch nur bei Gelenken mit distal der Epiphysenfuge ansetzender Gelenkkapsel	② Sequester mit umgebenden Osteoklasten
beim Erwachsenen: direkter Gelenkeinbruch, Bildung extraossärer Abszesse	③ heller Hof mit gelapptkernigen Leukozyten
① Periostitis ossificans	④ bindegewebige Randsklerose
② knorpelige Epiphysenfuge	⑤ Knochenneubildung (Totenlade)
③ Periostabhebung, Periostabszeß	
④ Markabszeß	
⑤ extraossärer Abszeß	

Abb. 247 c, d. Schema der Entwicklung der hämatogenen Osteomyelitis

Bei *Erwachsenen* wiederum breitet sich die Entzündung im Markraum der Diaphysen aus und kann wegen des Fehlens einer Epiphysenfuge leicht direkt in ein Gelenk einbrechen. Das fest anhaftende Periost wird meist nicht abgehoben; es wird von den Eitermassen durchdrungen, was zu extraossären Abszessen und Fisteln führt.

Im Bereich eines osteomyelitischen Markabszesses wird die Blutzufuhr für das Knochengewebe durch Abklemmung der Gefäße gedrosselt. Die Staphylokokken zerstören die Osteozyten, so daß das Knochengewebe abstirbt (**Abb. 247d**). Die Osteoklasten werden aktiviert und trennen den lebenden vom toten Knochen. Im Zentrum des Entzündungsherdes mit dichten Ansammlungen gelapptkerniger Leukozyten bleibt das tote Knochengewebe als *Sequester* zurück. Der aus dem Spongiosaverband herausgelöste Sequester wird von Ödemflüssigkeit und massenhaft gelapptkernigen Leukozyten und später außen von einer bindegewebigen Kapsel umschlossen, in der eine Knochenneubildung stattfindet. Nach einigen Tagen bis Wochen erkennt man röntgenologisch den strahlendichten Sequester, umgeben von einem hellen Hof und außen von einer dunklen Randsklerose, der sog. *Totenlade*.

Panaritium ossale

Bei einer eitrigen Entzündung der Weichteile von Fingern und Zehen besteht die Gefahr, daß sich der Eiterprozeß auf das Periost der Phalangen, Metakarpalia oder Metatarsalia ausdehnt und auf den Knochen übergreift. Es handelt sich meistens um eine Staphylokokkeninfektion. Das Periost wird durch die Entzündung zerstört; danach erfolgen eine sehr rasche Destruktion der Kortikalis und eine eitrige Einschmelzung des spongiösen Knochenmarkes. Im Vordergrund dieser eitrigen Osteomyelitis steht eine ausgeprägte Osteolyse. In **Abb. 248** ist ein fortgeschrittenes Panaritium ossale der Endphalanx eines Fingers zu sehen, das sich nach einer Stichverletzung entwickelt hat. Die Weichteile *(1)* weisen eine entzündliche Schwellung auf; der Knochen ist von außen her weitgehend zerstört *(2)*. Wir finden eine große Osteolysezone, in der die Knochenstrukturen nekrotisch und von Eitermassen durchtränkt sind. Irgendwelche reparatorische Prozesse sind nicht erkennbar. Sie können jedoch vorhanden sein und sogar zur Wiederherstellung der Knochenform führen. Meist wird der Knochen völlig nekrotisch eingeschmolzen.

Bei Übergreifen auf die knorpelige Gelenkfläche sprechen wir von einem *Panaritium ossale et articulare*.

Dentogene Kieferosteomyelitis

Entzündungen im Bereich der Mundhöhle und Zähne sind sehr häufig und gehen oft mit einer Beteiligung der Kieferknochen einher. Am häufigsten sind hier *primär-chronische Kieferosteomyelitiden* mit starker Neigung zu Rezidiven. Diese Form zeichnet sich durch Knochenabszesse mit gleichzeitigen reparatorischen Osteosklerosen aus. Die *akute eitrige Kieferosteomyelitis*, die meist durch Staphylokokken ausgelöst wird, hat im Unterkiefer die Neigung zur diffusen Ausbreitung, während sie im Oberkiefer eher lokalisiert bleibt. Ausgangspunkt ist ein Zahnwurzelgranulom infolge einer eitrigen Pulpitis. In **Abb. 249** ist eine dentogene Kieferosteomyelitis erkennbar, die den gesamten Unterkiefer befallen hat. Die lebhaften Umbauvorgänge zeigen sich an dem Nebeneinander von unregelmäßigen Sklerosezonen *(1)* und fleckigen Osteolyseherden *(2)*, die Abszesse darstellen. An einer Stelle ist ein florides Zahngranulom erkennbar *(3)*. Charakteristischerweise finden sich auch Abszesse in beiden Alveolarfortsätzen.

Osteomyelitis bei Säuglingen

Eine hämatogene Osteomyelitis befällt bevorzugt den wachsenden Knochen und dort den am stärksten wachsenden Knochenabschnitt. Bei Übergreifen der Entzündung von der Metaphyse auf die knorpelige Epiphysenfuge und die Epiphyse besteht die Gefahr einer Wachstumshemmung. Ein Gelenkeinbruch mit Entwicklung eines Pyarthros ist möglich. In **Abb. 250** hat sich eine Osteomyelitis in einer distalen Femurmetaphyse bei einem Säugling entwickelt. Man erkennt eine wolkige Verdichtung des Röhrenknochens mit einem winzigen, schattendichten Sequester *(1)*. Die Metaphyse ist kolbig aufgetrieben. Auch die Epiphyse ist in den destruktiven Knochenumbau einbezogen *(2)*. Die äußeren Konturen der knorpeligen Gelenkfläche sind unscharf und zackig. Charakteristischerweise hat sich eine außerordentlich starke *Periostitis ossificans* *(3)* entwickelt, die dem Knochen eine Doppelkontur verleiht. Die ossifizierenden Periostveränderungen bilden sich später wieder zurück; die kleinen Knochensequester werden völlig resorbiert.

Osteomyelitis bei Kindern

Im späteren Kindesalter bildet die gefäßlose Epiphysenfuge eine Barriere gegenüber der Ausbreitung der Entzündung in die Epiphyse. Infolge der verstärkten Durchblutung der Metaphyse wird der Fugenknorpel zu einem verstärkten Wachstum angeregt und ist deshalb breiter als normal. **Abb. 251** zeigt eine ausgeprägte eitrige Osteomyelitis der Tibia bei einem Kind. Der gesamte Röhrenknochen ist befallen und umgebaut, wobei die Destruktion genau bis an die beiden Epiphysenfugen heranreicht *(1)*: Diese sind etwas verbreitert. Die Epiphysen *(2)* sind unverändert. Durch entzündungsbedingte Osteolyse und reaktive Osteosklerose ist ein scheckiges Bild entstanden. In der verbreiterten proximalen Metaphyse, die die stärksten Veränderungen aufweist, erkennt man einen großen *osteomyelitischen Einschmelzungsherd (3)*, der durch eine Randsklerose unvollständig demarkiert ist. Charakteristisch ist eine ausgedehnte *Periostitis ossificans (4)*, unter der sich *Kortikalissequester* bilden können. Es ist zu einer *Spontanfraktur (5)* des osteomyelitischen Knochens und der Totenlade gekommen. Am häufigsten tritt diese Osteomyelitis im 8. Lebensjahr auf und ist in den meisten Fällen in der Tibia und im Femur gelegen.

Osteomyelitis bei Kindern   135

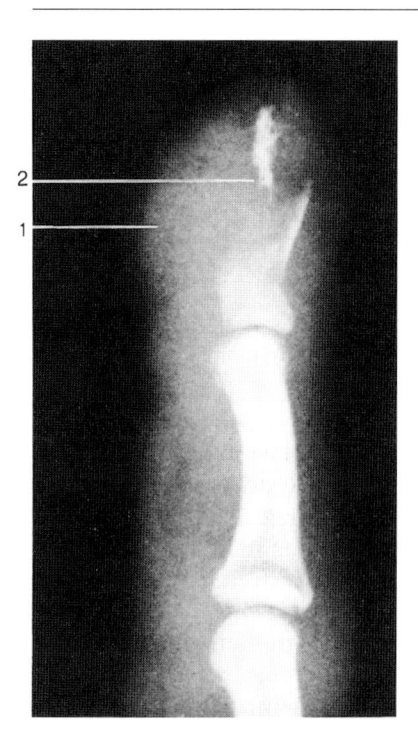

Abb. 248. Panaritium ossale (Fingerendphalanx)

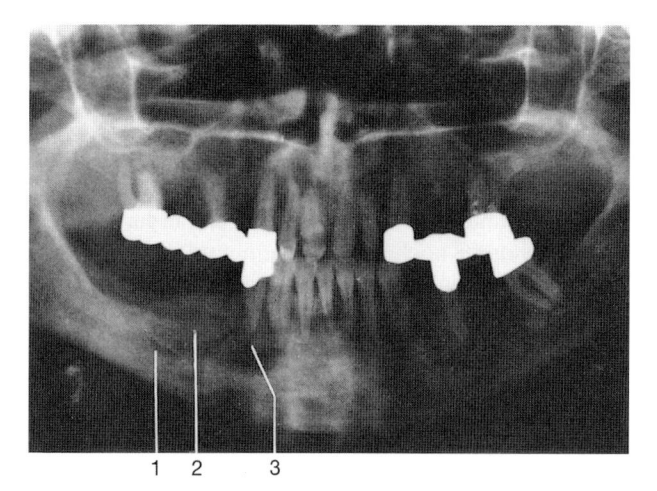

Abb. 249. Dentogene Kieferosteomyelitis (Unterkiefer)

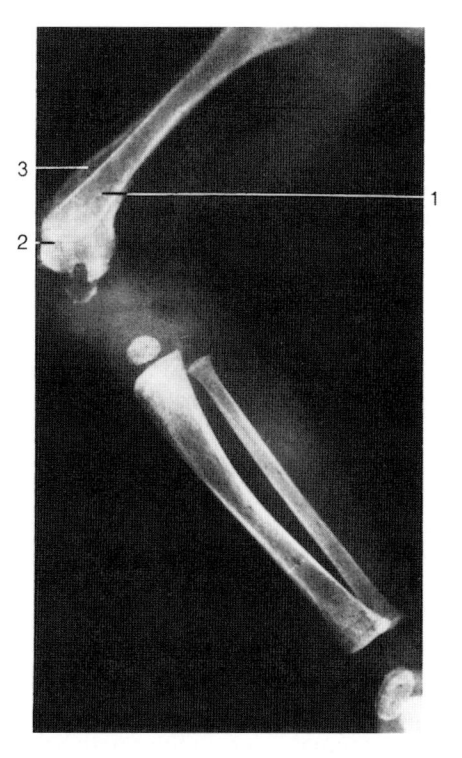

Abb. 250. Säuglingsosteomyelitis (distaler Femur)

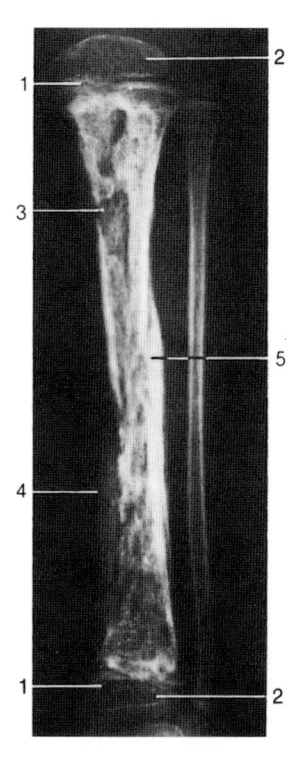

Abb. 251. Osteomyelitis bei Kindern (Tibia)

Akute eitrige Osteomyelitis bei Erwachsenen

Das **Röntgenbild** (Abb. 252) zeigt große Osteomyelitisherde in der proximalen Tibia *(1)* mit einem kortikalen *Knochensequester (2)*. Im Zentrum der Herde ist das Knochengewebe durch Abszeßbildungen völlig eitrig eingeschmolzen; auch die angrenzende Kortikalis ist zerstört und durchbrochen. Eine Periostreaktion ist noch nicht sichtbar. Die Spongiosa in der Umgebung der Osteomyelitis ist durch eine reaktive Osteosklerose verdichtet *(3)*, wodurch die Abszeßhöhlen demarkiert werden. Die Entzündung hat auf die Epiphyse übergegriffen *(4)* und hier durch ein Nebeneinander von porosierender Knochendestruktion und reparatorischer Osteosklerose ein fleckiges Bild hervorgerufen. Ein Einbruch in das Kniegelenk ist nicht erkennbar. Die reaktive Osteosklerose beschränkt sich auf die Umgebung des Osteomyelitisherdes; die weiter entfernt liegenden Knochenabschnitte weisen eine akute *Knochenatrophie* auf *(5)*. Röntgenologisch wird eine akute Osteomyelitis erst nach etwa 3 Wochen nachweisbar; vorher ist der Knochenbefund noch negativ.

Makroskopisch (Abb. 253) zeigt der Knochen mit einer floriden Osteomyelitis Destruktionsherde im Markraum, die an einigen Stellen auch auf die Kortikalis übergreifen. In den langen Röhrenknochen sind diese Herde vor allem in den Metaphysen zu finden; sie können sich in die Diaphyse und in die Epiphyse ausbreiten. Es handelt sich um landkartenartig begrenzte Areale, in denen das Maschenwerk der Spongiosa zerstört ist. Im Innern findet sich eine schmierige, graugelbliche Masse von weicher Konsistenz. Außen wird der Herd von einem rötlichen, hämorrhagischen Randsaum begrenzt. Die Kortikalis ist unregelmäßig verschmälert und stellenweise unterbrochen. Es handelt sich um Fistelgänge, durch die die Eitermassen unter das Periost und in die Weichteile gelangen. In Abb. 253 erkennt man eine osteomyelitisch veränderte Tibia, von der sich die Weichteile nur unvollständig abpräparieren ließen *(1)*. In der metaphysennahen Diaphyse findet sich ein großer grauroter Defekt der Kortikalis *(2)*, wo der intramedulläre Entzündungsherd nach außen durchgebrochen ist und zu einer Fistel geführt hat.

In Abb. 254 findet sich das typische **histologische Bild** einer *akuten eitrigen Osteomyelitis*: Der gesamte Knochenmarkraum ist angefüllt von einem zellreichen Granulationsgewebe und durchtränkt von einer entzündlichen Ödemflüssigkeit *(1)*. Man erkennt dicht gepackte Ansammlungen von *gelapptkernigen Leukozyten*, die das ursprüngliche Markfettgewebe zerstört haben. Innerhalb dieser Gewebeeinschmelzungen findet sich auch Fibrin. Die Spongiosatrabekel sind nekrotisch *(2)*. Die typische lamelläre Schichtung des Knochengewebes ist aufgehoben; die Osteozytenlakunen sind leer und enthalten keine Osteozyten mehr. Durch die starke eitrige Markentzündung sind die Knochenbälkchen ihrer Ernährungsgrundlage beraubt worden und abgestorben; sie bilden kleine *spongiöse Knochensequester*. Manchmal kann man im Knochenmark regelrechte *Markabszesse* beobachten. Häufig sind auch Haufen von *Bakterien* inmitten des zellreichen Granulationsgewebes, die sich in der HE-Färbung als winzige bläuliche Pünktchen (Kokken) darstellen; in der Methylenblaufärbung kommen die Bakterienrasen deutlicher zur Darstellung. Durch das Verbleiben von Knochensequestern im Markraum wird die Entzündung aufrechterhalten und eine Heilung verhindert, so daß schließlich eine chronisch-rezidivierende Osteomyelitis entsteht. Deshalb müssen Knochensequester unbedingt chirurgisch entfernt werden.

Bei **starker Vergrößerung** (Abb. 255) erkennt man deutlich die gelapptkernigen, übergranulierten Leukozyten, deren Kerne sehr stark eingebuchtet sind *(1)*. Sie liegen teils sehr dicht, teils locker im Markraum. Viele dieser Leukozyten sind nekrotisch. Der gesamte Markraum ist von einem entzündlichen Ödem durchtränkt. Die Knochenbälkchen sind nekrotisch: Sie enthalten keine Osteozyten mehr; die Osteozytenlakunen sind leer. Die lamelläre Schichtung ist ganz verwaschen und oft aufgehoben *(2)*. Die Knochenbälkchen sind unregelmäßig zackig begrenzt, ohne daß in diesem akuten Stadium der Entzündung eine zelluläre Knochenresorption durch Osteoklasten zu bemerken ist. Man hat den Eindruck, daß sich diese nekrotischen Knochenbälkchen auflösen und schollig zerfallen.

Obwohl sich eine derartige eitrige Osteomyelitis praktisch immer auf eine bakterielle Infektion zurückführen läßt, werden bei der histologischen Untersuchung nur selten Bakterienrasen innerhalb der knöchernen Eiterherde beobachtet. Zur bakteriologischen Analyse sollte der Chirurg, der die Knochenbiopsie vornimmt, eine Probe zusätzlich abnehmen.

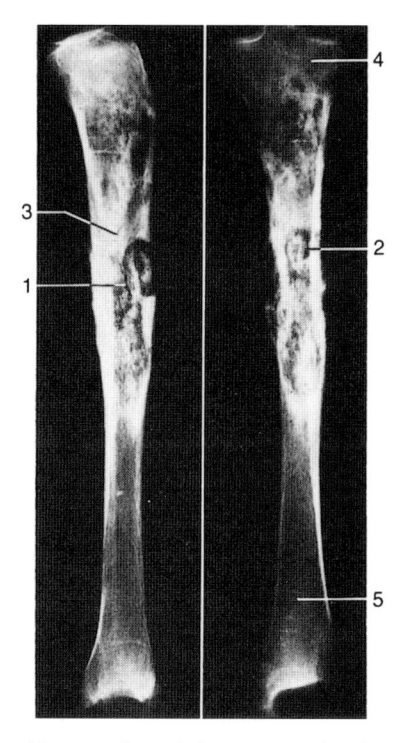

Abb. 252. Akute eitrige Osteomyelitis bei Erwachsenen (Tibia)

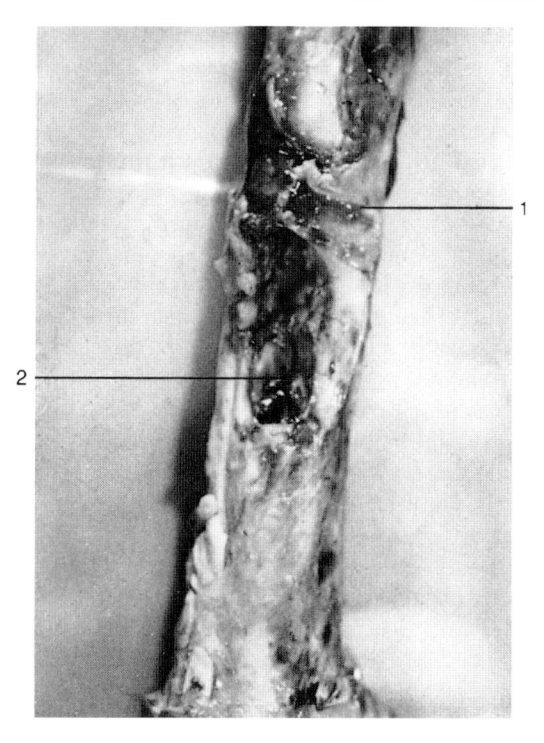

Abb. 253. Akute eitrige Osteomyelitis (Tibia)

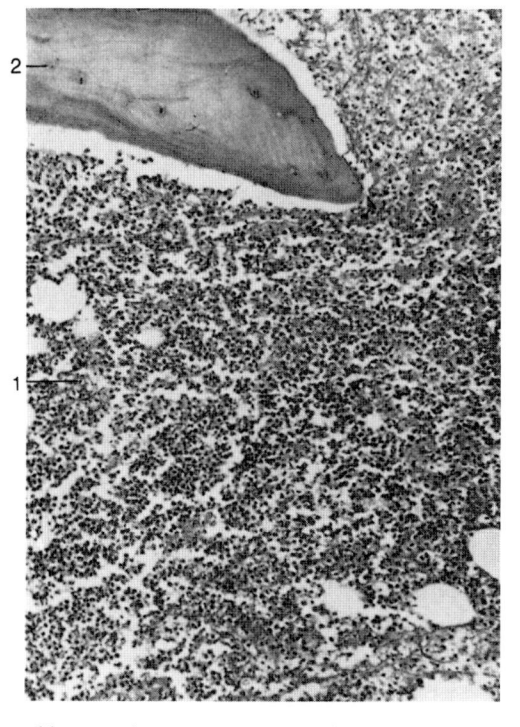

Abb. 254. Akute eitrige Osteomyelitis; HE, 25×

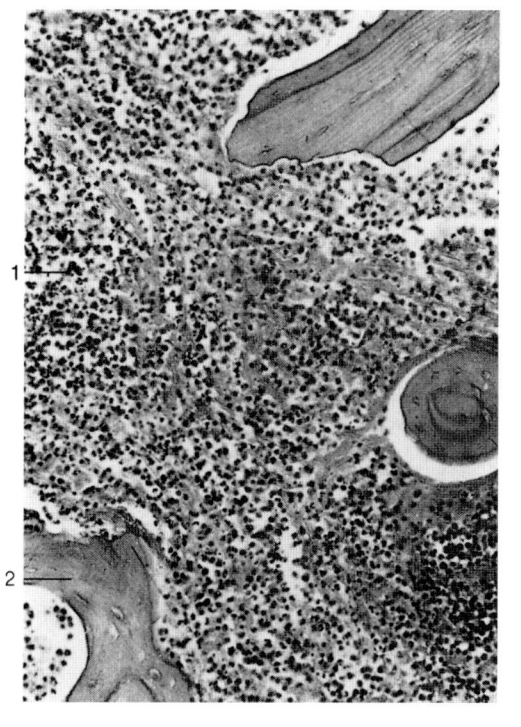

Abb. 255. Akute eitrige Osteomyelitis; HE, 40×

Abb. 257 zeigt eine floride eitrige Osteomyelitis des Femurs mit einem *intramedullären Knochensequester (1)*. Durch den osteomyelitischen Destruktionsprozeß ist das Knochengewebe unregelmäßig zerstört, was **röntgenologisch** innerhalb des Röhrenknochens zu einer unscharf begrenzten, fleckigen Aufhellung *(2)* führt. Inmitten dieses durch Granulationsgewebe und der Entmineralisierung des Knochens entstandenen Aufhellungsgebietes hebt sich der wellig begrenzte Sequester scharf ab. Er ist stark mineralisiert und deshalb dunkel.

Makroskopisch erkennt man in **Abb. 256** einen solchen Osteomyelitisherd in der distalen Tibia: Der Markraum wird von einer großen landkartenförmigen Nekrose *(1)* eingenommen, die eine schmierige, grauglasige Schnittfläche hat. Die Umgebung ist durch Hyperämie graurot *(2)*. In Abszeßkavernen liegen kalkdichte, weißliche Sequester *(3)*, die deutlich demarkiert sind. **Histologisch** (**Abb. 258**) fällt wiederum die zellreiche Infiltration des Markraumes auf *(1)*, wobei es sich um massenhaft gelapptkernige Leukozyten handelt. Dazwischen liegen nekrotische Knochenbälkchen ohne Osteozyten *(2)*.

Wenn eine akute eitrige Osteomyelitis auf die Tela ossea der Kortikalis übergreift und das Periost erreicht, kommt es zu einer Reaktion des periostalen Bindegewebes. Dieses wird verbreitert, und es bilden sich darin neue Knochenbälkchen. Nachdem diese neugebildeten Knochenbälkchen mineralisiert sind, erscheinen sie auch im **Röntgenbild**: In **Abb. 259** ist eine Tibia mit einer osteomyelitischen fleckigen Auflockerung des Markraumes *(1)* abgebildet. An der äußeren Oberfläche des Röhrenknochens ist eine Doppelkontur *(2)* erkennbar. An einer Stelle *(3)* ist die Kortikalis sogar durchbrochen. Es hat sich um den entzündeten Knochen reaktiv eine Knochenschale gelegt, die als *Totenlade* bezeichnet wird. Bei einer länger schwelenden Osteomyelitis können mehrere derartige Knochenschalen übereinander liegen, die dann auch röntgenologisch sichtbar sind. Im Gegensatz zu den radiären „Spicula" (s. S. 168 u. **Abb. 325**), die beispielsweise bei einigen Knochentumoren auftreten, sind die Knochenschalen bei Osteomyelitis parallel zur Knochenoberfläche angeordnet.

Wenn das Granulationsgewebe mit dem eitrigen Exsudat durch die Haversschen und Volkmannschen Kanälchen bis unter das Periost gedrungen ist, wird dieses zunächst von der Kortikalis abgehoben, wodurch ein charakteristischer lokaler Periostschmerz entsteht. Durch den vom Markraum ausgehenden Entzündungsreiz kommt es zu einer bindegewebigen Verbreiterung des Periosts (**Abb. 260**). Dabei differenzieren Osteoblasten aus und bilden zunächst Faserknochenbälkchen *(1)*, die reichlich Osteozyten und Osteoblasten enthalten. Es handelt sich um eine typische *reaktive Periostitis ossificans.* Nach einiger Zeit reifen und verkalken die neugebildeten Knochenstrukturen. Sie sind radiär zur Knochenoberfläche ausgerichtet und arkadenartig miteinander verbunden. Die Mineralisationsfronten sind durch dunkle, wellig verlaufende Linien *(2)* sichtbar. Zwischen diesen neugebildeten, subperiostalen Knochenbälkchen findet sich ein lockeres oder dichtes Bindegewebe *(3)*, manchmal mit entzündlichen Infiltraten.

Diese morphologischen Beobachtungen zeigen, daß eine Knochenentzündung sowohl das Knochenmark (Osteomyelitis) als auch den Knochen selbst (Ostitis) und das Periost (Periostitis) befällt und schädigt. Dabei sind die Reaktionsformen der Gewebe auf den entzündlichen Reiz beschränkt, wobei die Abwehrsituation des Organismus eine entscheidende Rolle spielt. Die Röntgenstrukturen einer Osteomyelitis ergeben sich aus dem Nebeneinander von Knochenabbau (Osteolyse) und Knochenanbau (reaktive Osteosklerose) sowie der reaktiven Periostitis ossificans (sog. *Involucrum*).

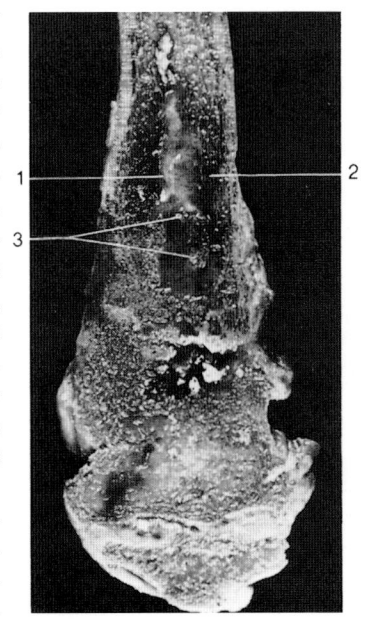

Abb. 256. Akute eitrige Osteomyelitis mit Knochensequester (distale Tibia)

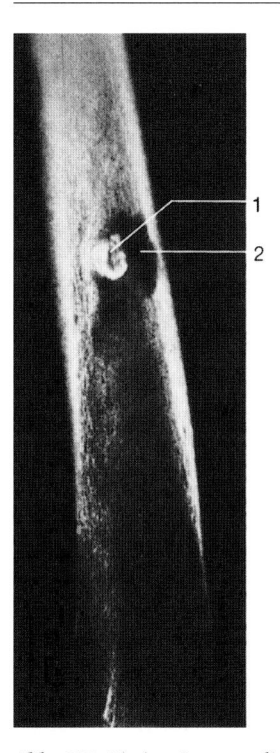

Abb. 257. Eitrige Osteomyelitis mit Knochensequester (Femur)

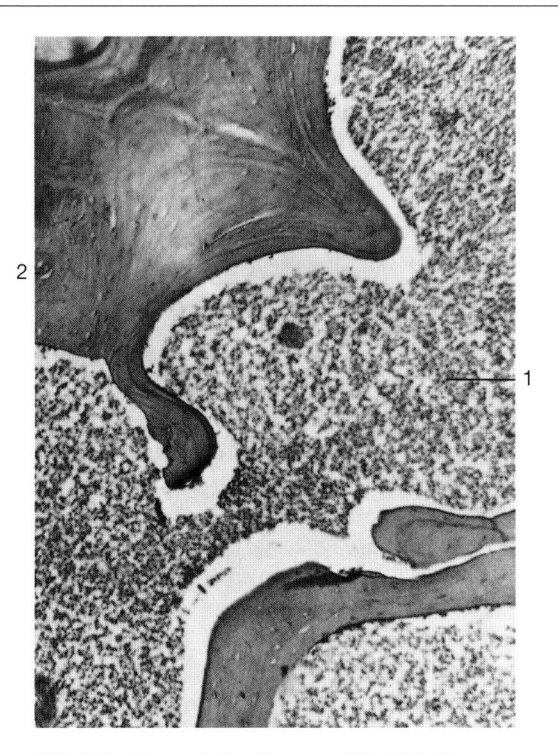

Abb. 258. Akute eitrige Osteomyelitis; HE, 25×

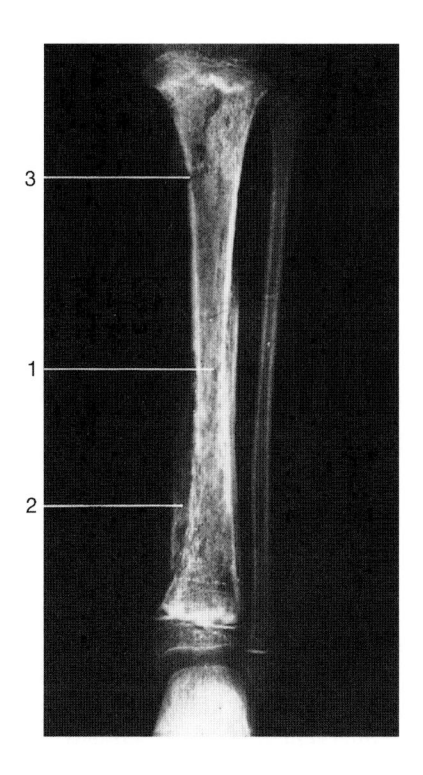

Abb. 259. Reaktive Periostitis ossificans bei Osteomyelitis (periostale „Totenlade", Tibia)

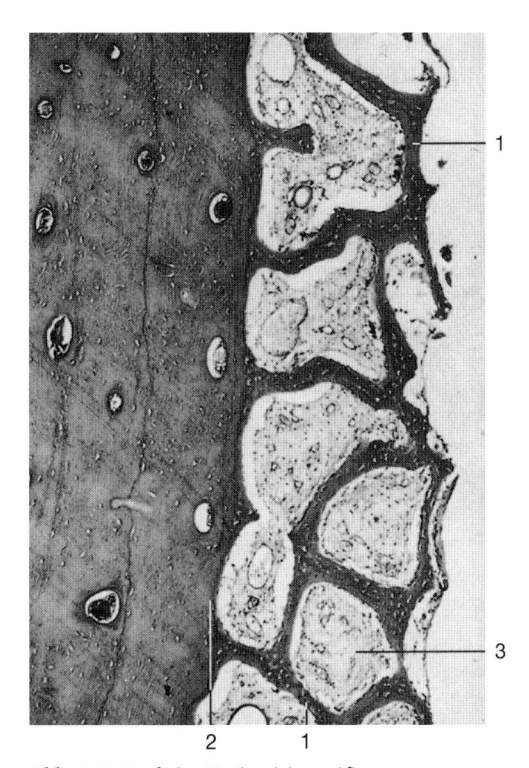

Abb. 260. Reaktive Periostitis ossificans (periostale „Totenlade"); HE, 25×

Chronische Osteomyelitis

Eine akute eitrig-granulierende Osteomyelitis kann lange Zeit (Wochen, Monate) bestehen bleiben, insbesondere wenn ein Knochensequester liegengeblieben ist. In dieser Zeit laufen fortschreitend reaktive Prozesse im Knochen ab, die mit einem oft erheblichen Knochenumbau einhergehen. Neben den osteomyelitischen Destruktionsherden finden sich dann im Knochen ungleichmäßige osteosklerotische Zonen, die im **Röntgenbild** sichtbar werden. In **Abb. 261** ist eine chronische Osteomyelitis im rechten Schenkelhals erkennbar, die sich nach distal in den Röhrenknochen erstreckt. Das Innere des Knochens ist größtenteils osteosklerotisch verdichtet *(1)*; dazwischen finden sich fleckige Aufhellungsherde *(2)*. Die Kortikalis ist teils aufgehellt *(3)*, teils verbreitert und schattendicht *(4)*. Die Außenkonturen des Knochens sind glatt; das Periost erscheint an einigen Stellen verbreitert *(5)*. Eine Osteomyelitis kann manchmal im Röntgenbild einen Knochentumor imitieren. Das Nebeneinander von osteolytischen und osteosklerotischen Knochenumbauprozessen erweckt den Eindruck eines proliferierenden Tumors, insbesondere wenn es sich um eine unterschwellige Knochenentzündung handelt, bei der keine klinischen Entzündungszeichen (Fieber, Leukozytose, erhöhte Blutsenkungsgeschwindigkeit usw.) bestehen und der Nachweis von Bakterien nicht erbracht werden kann. Umgekehrt kann sich hinter einer röntgenologisch vermuteten chronischen Osteomyelitis ein Knochentumor (z. B. ein Knochenlymphom oder Ewing-Sarkom) verbergen.

Auch **makroskopisch** ist bei einer chronischen Osteomyelitis der ausgedehnte reaktive Knochenumbau am auffälligsten. In **Abb. 262** sieht man einen aufgesägten proximalen Femur, der deutlich aufgetrieben und verformt ist. Der Trochanter major erscheint durch Knochenauflagerungen wulstig vergrößert *(1)*. Die Kortikalis ist stark verbreitert *(2)*; darin sind kleinfleckige Lücken und breite Osteosklerosezonen erkennbar. Diese irreguläre Osteosklerose erstreckt sich auch auf den Schenkelhals und den Femurkopf *(3)*. Der Markraum ist ausgefüllt von einem dichten, groben Knochennetz *(4)*. An mehreren Stellen erkennt man landkartenartige dunkle, graurote Einschmelzungsherde *(5)* aus Blut und Eitermassen.

Wie bei jeder bakteriellen Entzündung entwickelt sich bei einer chronischen Osteomyelitis zunehmend Narbengewebe, das zu einer fortschreitenden Fibrosierung des Markraumes führt. Die Osteomyelitis schwelt weiter und flammt in Schüben immer wieder auf. Es hat sich jetzt eine *chronisch-rezidivierende Osteomyelitis* entwickelt, die auch mit der modernen Antibiotikatherapie nur schwer zu beherrschen ist. In **Abb. 263** sehen wir, daß der Knochenmarkraum vollständig von Narbengewebe ausgefüllt ist *(1)*. Das ursprüngliche Spongiosagerüst ist nicht mehr vorhanden. Statt dessen haben sich infolge des fortschreitenden Knochenumbaues ganz unregelmäßige plumpe Knochentrabekeln gebildet, die keineswegs entsprechend den Druck- und Zuglinien des Knochens ausgerichtet sind *(2)*. Diese Knochenstrukturen liegen wahllos inmitten des Narbengewebes. An einigen Stellen ist das Bindegewebe im Markraum aufgelockert und wird von Kapillaren durchzogen *(3)*. Hier finden sich lockere Ansammlungen von Plasmazellen, Lymphozyten und Histiozyten sowie einige gelapptkernige Leukozyten, die den noch schwelenden Entzündungsprozeß anzeigen. Das schubweise Aufflammen der Entzündung kann zu ganz erheblichen Knochendefekten führen und eine pathologische Fraktur bewirken. Es können Fistelgänge durch die Kortikalis und die Weichteile entstehen und sich schließlich eine Amyloidose entwickeln.

Bei **starker Vergrößerung** (**Abb. 264**) ist ein osteosklerotisch verbreitertes Knochenbälkchen sichtbar *(1)*, in dem ausgezogene Kittlinien die Anbaufronten markieren. Der Markraum ist ausgefüllt von einem fibrösen Gewebe *(2)*, das in Nähe der Knochenbälkchen faserreich und dicht ist. Angelagerte Osteoblasten weisen auf ein Fortschreiten der Osteosklerose hin *(3)*. Außerdem erkennt man im Markraum ein lockeres zellreiches Granulationsgewebe mit Kapillaren *(4)* und Kapillarsprossen sowie Infiltraten von Plasmazellen, Lymphozyten, Histiozyten und einigen gelapptkernigen Leukozyten, was ein Fortbestehen der Entzündung zeigt.

Das Rezidiv einer chronischen Osteomyelitis kann sich manchmal erst nach Jahrzehnten entwickeln und am Ort einer früher abgelaufenen Osteomyelitis oder an anderer Lokalisation entstehen. Insofern kann eine Osteomyelitis Spätfolgen haben. Wenn die Entzündung an der Stelle einer früheren Osteomyelitis erfolgt, sprechen wir von einer *Spätosteomyelitis*, die meist mit einer ausgeprägten Osteoporose und manchmal auch Gelenkveränderungen einhergeht. In Tomogrammen lassen sich oft viele kleine Sequester zur Darstellung bringen.

Eine chronische Osteomyelitis, die sich über mehrere Jahre entwickelt, kann zu sehr ausge-

Chronische Osteomyelitis 141

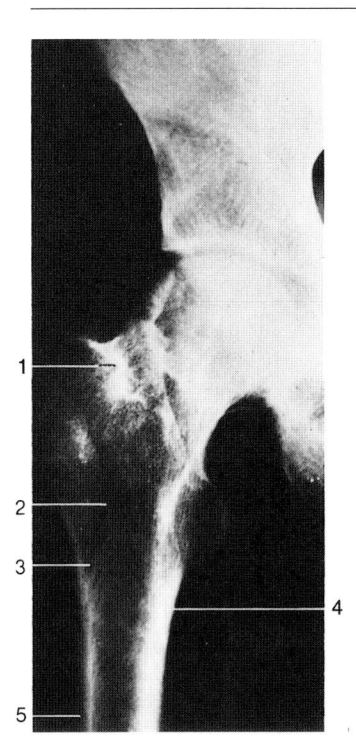

Abb. 261. Chronische Osteomyelitis (Schenkelhals)

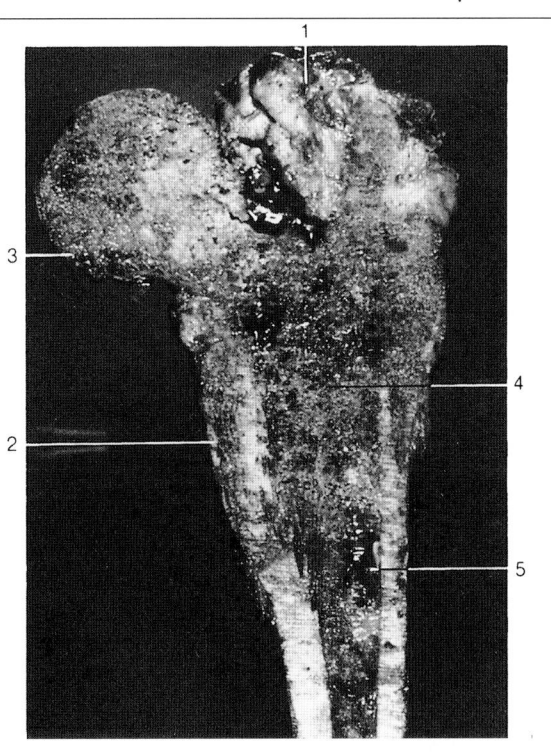

Abb. 262. Chronische Osteomyelitis (proximaler Femur)

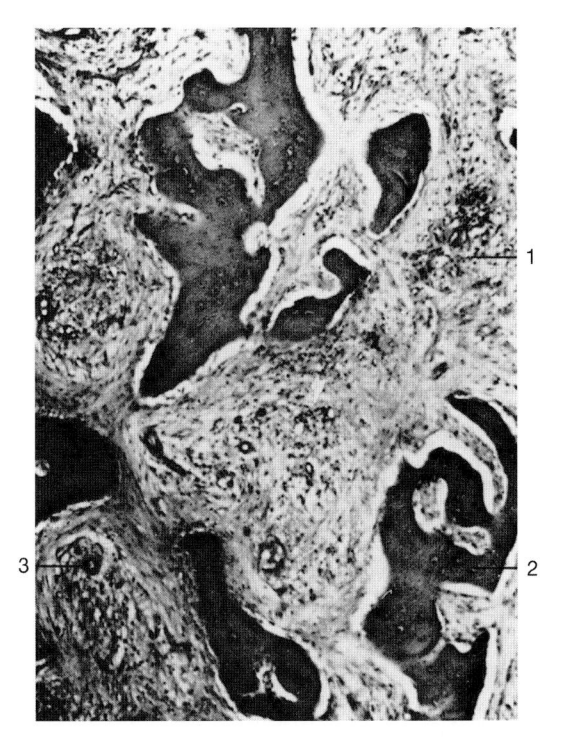

Abb. 263. Chronische Osteomyelitis; van Gieson, 40×

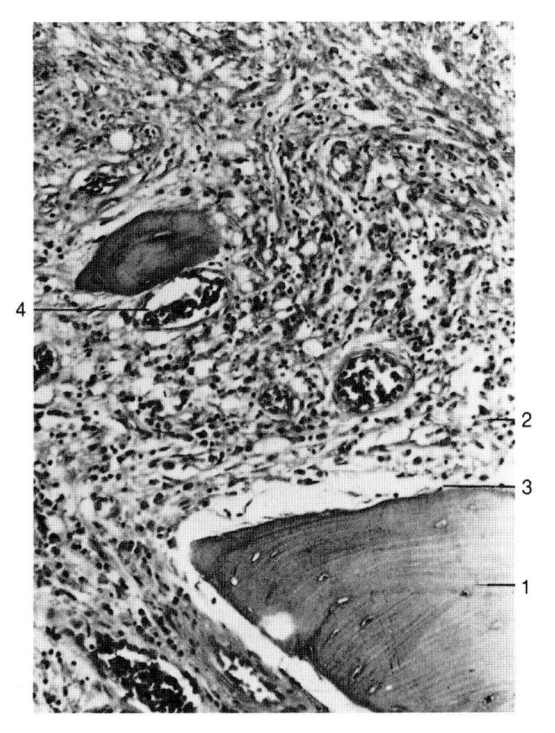

Abb. 264. Chronische Osteomyelitis; HE, 64×

prägten Knochenumbauvorgängen führen, die den betroffenen Knochen mächtig auftreiben und dessen Struktur zerstören, so daß sogar ein maligner Knochentumor in differentialdiagnostische Überlegungen einbezogen werden muß. Bei Kindern, also im wachsenden Skelett, kann ein solcher Knochenumbau auch in verhältnismäßig kurzer Zeit erfolgen.

In **Abb. 266** sieht man im **Röntgenbild** eine ausgeprägte chronische Osteomyelitis im rechten Humerusschaft bei einem 5 Jahre alten Kind. Der gesamte Röhrenknochen erscheint aufgetrieben. Im Innern sieht man einen größeren Aufhellungsherd *(1)* nach Art einer Kaverne, der wahrscheinlich Eiter und Bakterien enthält. Die umgebende Spongiosa ist sklerotisch verdichtet *(2)*. Besonders auffällig ist eine starke Verbreiterung und Verdichtung des Periostes *(3)*, die sich praktisch über den ganzen Knochen hinzieht. Stellenweise ist das Periost von der Kortikalis abgehoben. Das verbreitete Periost zeigt eine zwiebelschalenartige Schichtung. Auf der **Röntgenaufnahme** in **Abb. 267** ist die chronische Osteomyelitis desselben Humerus in der anderen Ebene dargestellt. Der gesamte Humerusschaft zeigt eine ausgedehnte osteosklerotische Verdichtung *(1)*, die sowohl die Spongiosa als auch die Kortikalis einbezieht. Innerhalb dieser Sklerosezone finden sich feine, mottenfraßartige Osteoloseherdchen *(2)*. Der Humerusschaft ist leicht aufgetrieben. Außen sieht man wieder ein verbreitertes und verschattetes Periost *(3)*. Ein solcher Röntgenbefund bei einem Kind muß ein Ewing-Sarkom (s. S. 366) in differentialdiagnostische Überlegungen einbeziehen, was durch eine Knochenbiopsie abgeklärt werden muß.

Das **histologische Bild** der Knochenbiopsie läßt leicht den Befund einer chronischen Osteomyelitis zu. In **Abb. 265** sieht man ein lockeres, faserarmes Granulationsgewebe *(1)*, das den Markraum völlig ausfüllt. Es ist locker infiltriert von lymphoiden Zellen und Plasmazellen *(2)* und wird von zahlreichen ausgeweiteten und blutgefüllten Kapillaren *(3)* durchzogen. Im Granulationsgewebe haben sich viele Faserknochenbälkchen *(4)* neugebildet. Malignes Tumorgewebe kann hier ausgeschlossen werden.

Wenn sich eine chronische Osteomyelitis in den Wirbelkörpern entwickelt, sprechen wir von einer *chronischen Spondylitis*. Sie befällt gewöhnlich einen oder mehrere benachbarte Wirbelkörper, seltener die Wirbelbögen und Dornfortsätze. Wenn die Entzündung auf die benachbarten Zwischenwirbelscheiben übergreift und diese zerstört, sprechen wir von einer *Spondylodiscitis*. Die entsprechenden röntgenologischen Strukturveränderungen ergeben sich aus den destruktiven und reparativen Vorgängen während des Entzündungsprozesses.

In **Abb. 268** sehen wir die Brustwirbelsäule in seitlicher **Röntgenaufnahme**: Der 7. *(1)* und 8. Brustwirbelkörper *(2)* sind weitgehend destruiert und miteinander verschmolzen. Der Zwischenwirbelraum *(3)* ist nicht mehr erkennbar. Neben großen Osteolysen finden sich diffuse Verdichtungen. Die seitliche Kortikalis *(4)* ist völlig zerstört.

Das mit einer Nadelbiopsie gewonnene Material zeigt **histologisch** den Befund einer chronischen Osteomyelitis. In **Abb. 269** sieht man ein sklerotisch verbreitertes Knochenbälkchen *(1)* mit kräftigen Osteozyten *(2)*, dem eine Anbaufront *(3)* anliegt. Hier finden sich einige angelagerte Osteoblasten *(4)*. Im Markraum liegt ein lockeres entzündliches Granulationsgewebe *(5)* mit spärlichen lymphoplasmazellulären Infiltraten *(6)* und ausgeweiteten Kapillaren *(7)*. Es handelt sich um eine chronische, histologisch unspezifische Spondylitis, bei der der Bakteriennachweis oft negativ ist.

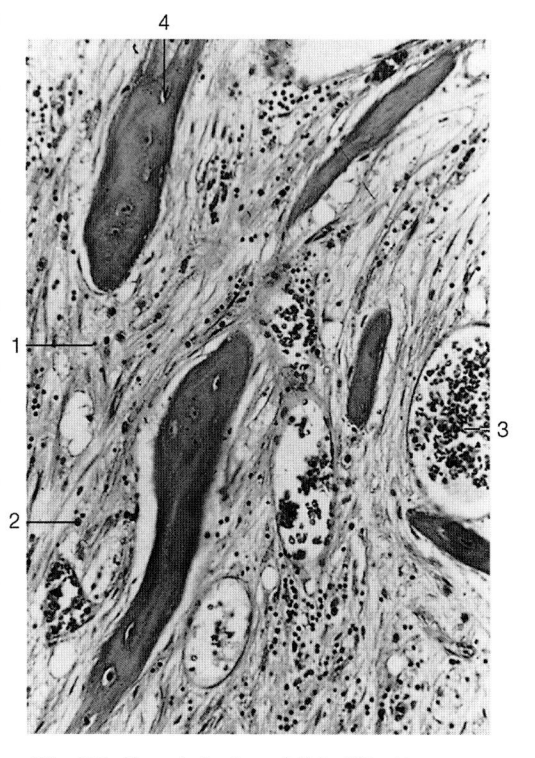

Abb. 265. Chronische Spondylitis; HE, 64×

Chronische Osteomyelitis 143

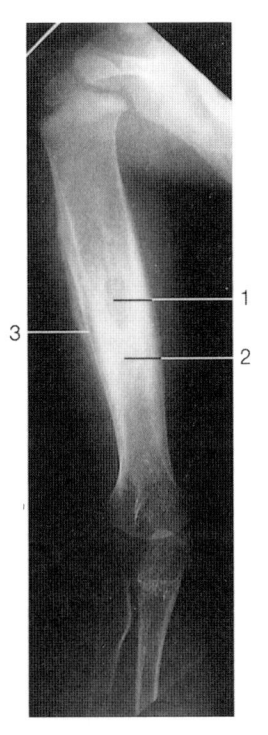

Abb. 266. Chronische Osteomyelitis (Humerusschaft)

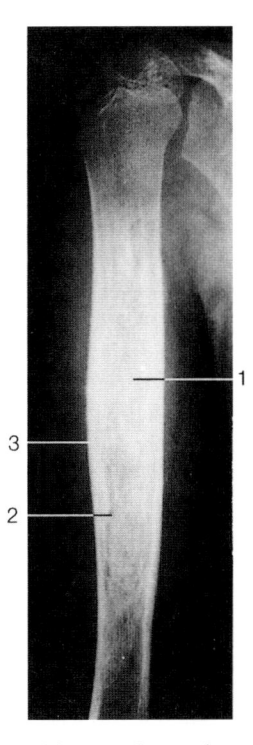

Abb. 267. Chronische Osteomyelitis (Humerusschaft)

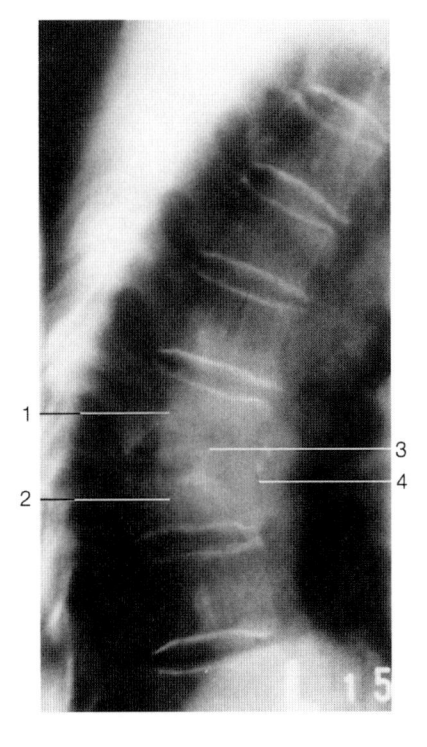

Abb. 268. Chronische Spondylitis und Spondylodiscitis (7. u. 8. BWK)

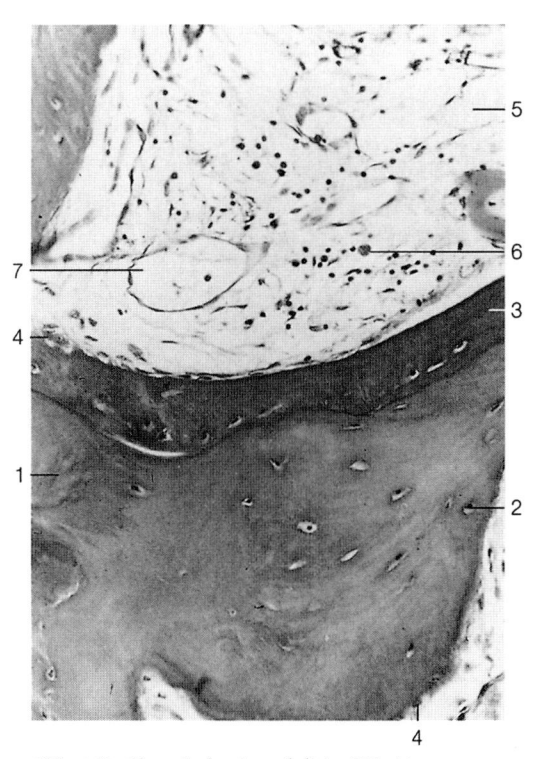

Abb. 269. Chronische Spondylitis; HE, 64×

Chronische rekurrierende multifokale Osteomyelitis (CRMO)

Eine Osteomyelitis kann in akuter Form mit granulozytären Infiltraten oder chronisch-rezidivierend mit zusätzlich lympho-plasmazellulären Infiltraten oder in chronischer Form mit intra-medullärer Fibrose und lympho-plasmazellulären Infiltraten erscheinen. Es ist gewöhnlich ein einzelner Knochen betroffen. *Bei der chronischen rekurrierenden multifokalen Osteomyelitis (CRMO) handelt es sich um eine primär chronische Knochenentzündung, die gleichzeitig in mehreren Knochen auftritt und bei der keine ursächlichen Bakterien nachgewiesen werden.* Diese spezielle Krankheit wird vorwiegend bei Kindern und Jugendlichen in der Clavicula angetroffen. Es können seltener auch die unteren Extremitäten, die vordere Thoraxwand, das Becken, Sternum oder die Mandibula befallen sein. Bei Erwachsenen (knapp 10% der Fälle) sind vorwiegend Femur, Becken und Sternum betroffen; es handelt sich dabei meist um eine chronische sklerosierende Osteomyelitis (radiologisch: „akquiriertes Hyperostose-Syndrom").

In **Abb. 270** sieht man eine klassische CRMO der Claviculae im **Röntgenbild**: In beiden Knochen ist eine starke Verbreiterung der lateralen Enden ersichtlich (1), wobei diese Knochenabschnitte starke sklerotische Verdichtungen aufweisen. Es ist auch fokal eine Verbreiterung des Periosts als Zeichen einer Periostitis ossificans zu erkennen (2). Derartige radiologische Strukturen passen zu einer primären sklerosierenden Osteomyelitis.

Einen solchen Osteomyelitisherd bei CRMO kann man in **Abb. 271** auf einer koronalen Schicht im **MR-Tomogramm** im Tibiakopf erkennen (1). Er liegt unterhalb der Epiphysenfuge (2) in der Metaphyse und weist auf der T1-gewichteten Aufnahme eine Signalanhebung auf. Auch auf der T2-gewichteten Aufnahme (**Abb. 272**) ist die Läsion insgesamt signalreich (1) – zusammen mit einem zentralen Herd (2) mit Signalminderung. – Im **Ganzkörperszintigramm** lassen sich die verschiedenen Herde der CRMO identifizieren und lokalisieren. In **Abb. 273** ist hierbei eine Aktivitätsanreicherung in beiden Claviculae (1), im linken Trochanter major (2), in der linken distalen Femurmetaphyse (3) sowie in der proximalen rechten (4) und linken Tibia (5) und linken distalen Tibia (6) ersichtlich.

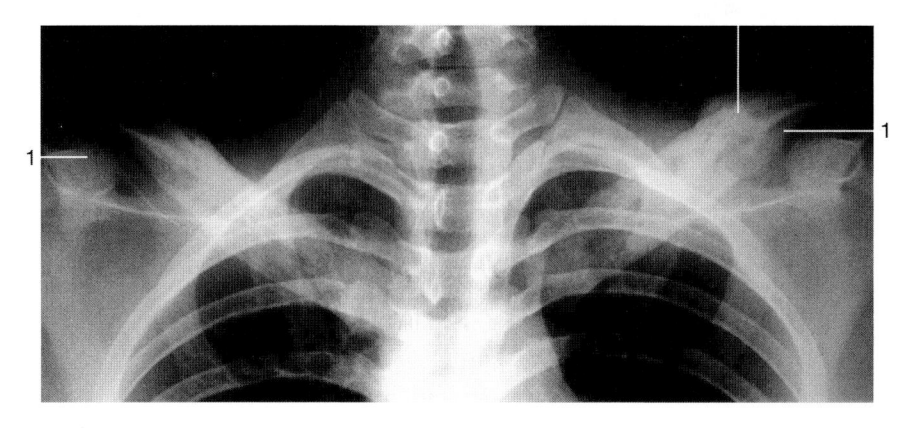

Abb. 270. Chronische sklerosierende Osteomyelitis bei CRMO

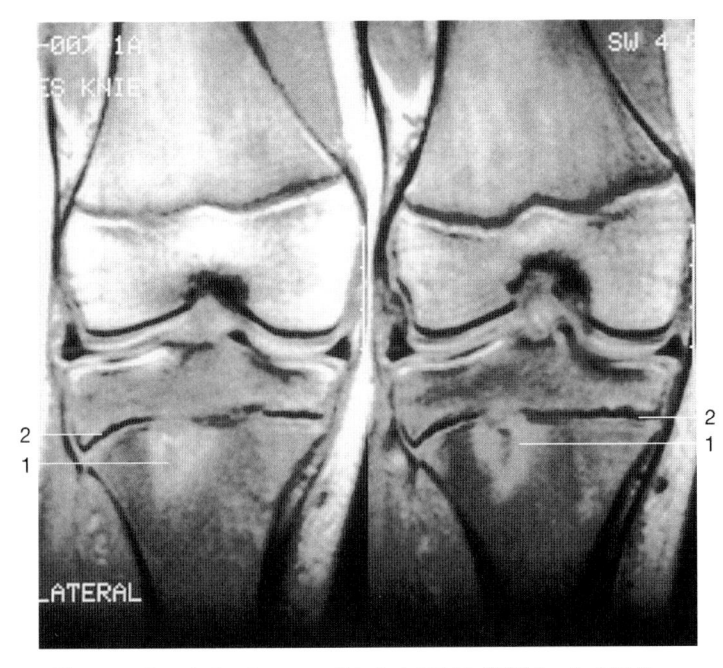

Abb. 271. Chronische Osteomyelitis bei CRMO (Tibiakopf –MR-Tomogramm, T1-gewichtet

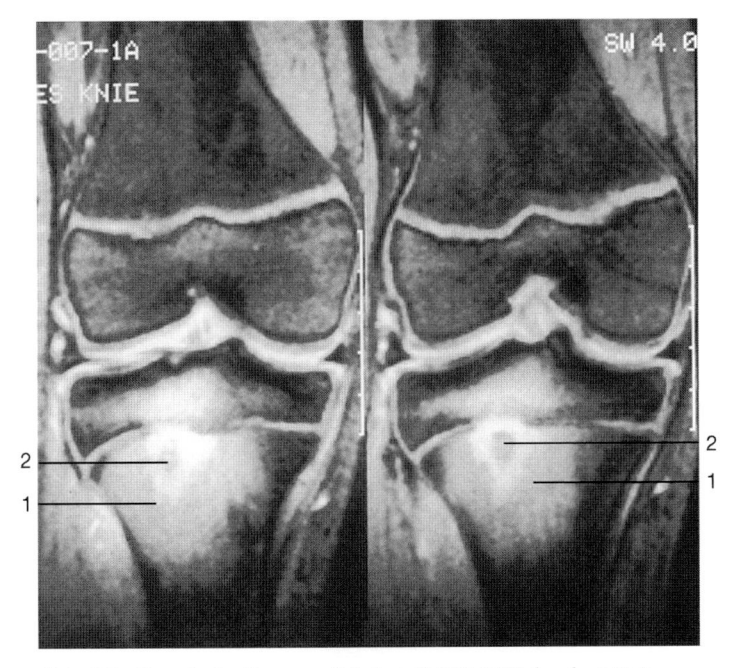

Abb. 272. Chronische Osteomyelitis bei CRMO (Tibiakopf – MR-Tomogramm, T2-gewichtet

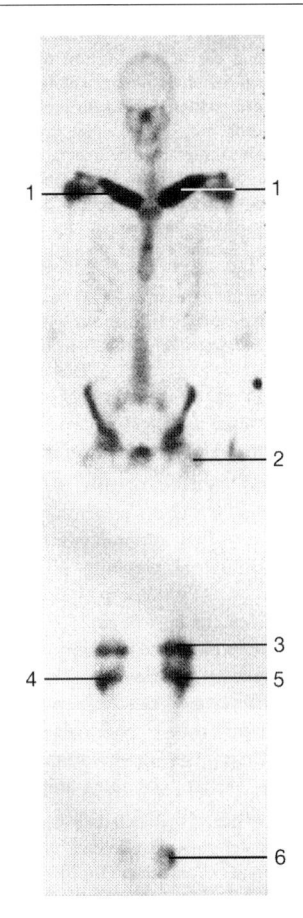

Abb. 273. CRMO (Szintigramm)

Im **Röntgenbild** der **Abb. 274** sieht man im rechten proximalen Femur einen umschriebenen Skleroseherd (1), der sich intraossär in die Knochenmarkshöhle vorwölbt. Die osteosklerotisch verdichtete Spongiosa geht vollkommen in die Kortikalis über (2). Dieser Knochenabschnitt ist leicht aufgetrieben.

In der Frühphase der CRMO (*Stadium I*) sieht man histologisch im Markraum der betroffenen Knochen ein dichtes entzündliches Infiltrat aus Granulozyten mit osteosklerotischem Knochenumbau der Spongiosa. Dies entspricht einer unspezifischen akute Osteomyelitis. Das *Stadium II* zeichnet sich durch entzündliche Granulome mit Infiltraten von Lymphozyten und Plasmazellen aus (granulierende Osteomyelitis). Im älteren *Stadium III* zeigt sich eine starke Spongiosklerose mit Markfibrose und wenigen lymphozytären Infiltraten entsprechend einer chronischen sklerosierenden Osteomyelitis Garré. In keinem Fall lassen sich Bakterien nachweisen.

Histologisch liegt bei einigen Formen der CRMO das Bild einer *chronisch-granulierenden Osteomyelitis* vor: In **Abb. 275** sieht man ein lockeres, zellreiches Granulationsgewebe (1) mit rundkernigen Zellen, wobei es sich ausschließlich um Lymphozyten und Plasmazellen handelt. Das bindegewebige Stroma ist nur spärlich entwickelt (2). Es liegt hier ein noduläres Gewebemuster vor (3), das Granulome kennzeichnet. Die Knochenbälkchen (4) sind osteosklerotisch verbreitert; sie werden von breiten Osteoidsäumen (5) mit angelagerten Osteoblasten begrenzt.

Ein solches entzündliches granulomatöses Gewebe ist auch auf der **histologischen Aufnahme** der **Abb. 276** zu erkennen. Deutlich zeichnet sich im Markraum ein noduläres Granulom ab (1). Darin und auch außerhalb des Granuloms (2) finden sich lockere Infiltrate von Lymphozyten und Plasmazellen. Die Spongiosa-bälkchen (3) sind sklerotisch verbreitert und enthalten prominente Kittlinien (4).

Andere Formen der CRMO weisen **histologisch** das Bild einer *chronisch-sklerosierenden Osteomyelitis* auf: In **Abb. 277** zeigt sich ein Spongiosagerüst mit unterschiedlich verbreiterten Knochenbälkchen (1), denen Reihen aktivierter Osteoblasten angelagert sind (2). Der Markraum ist von einem lockeren Bindegewebe ausgefüllt (3), in dem nur wenige Lymphozyten und Plasmazellen angetroffen werden. Es werden keine Granulozyten gefunden; Bakterien sind gewöhnlich nicht nachweisbar. – Bei **stärkerer Vergrößerung** sieht man in **Abb. 278** die stark osteosklerotisch verbreiterten Knochenbälkchen (1), in denen zahlreiche ausgezogene Kittlinien (2) die stattgefundene Knochenapposition anzeigen. Bei dieser offenbar alten sklerosierenden Osteomyelitis lassen sich jedoch keine aktivierten Osteoblasten als Zeichen einer fortschreitenden Osteosklerose beobachten. Im Markraum ist das Fettgewebe vernarbt (3); es finden sich darin nur wenige lymphozytäre Entzündungszellen.

Bei der CRMO handelt es sich wahrscheinlich um einen immunpathologischen Prozess nach einer latenten Infektion der Haut (pustulöse Dermatose). Oft entwickelt sich dabei eine begleitende „sympathische Arthritis" meist im Hüft- und Kniegelenk; es können auch andere Gelenke (Fuß-, Hand- und Fingergelenk) betroffen sein. Es besteht oft ein Zusammenhang mit dem sog. SAPHO-Syndrom (s. S. 483). Die CRMO läßt sich medikamentös mit Azithromycin, Calcitonin und Bisphosphonat behandeln und hat dabei eine gute Prognose. Eine Therapie mit Antibiotika ist beim Fehlen von Bakterien wirkungslos.

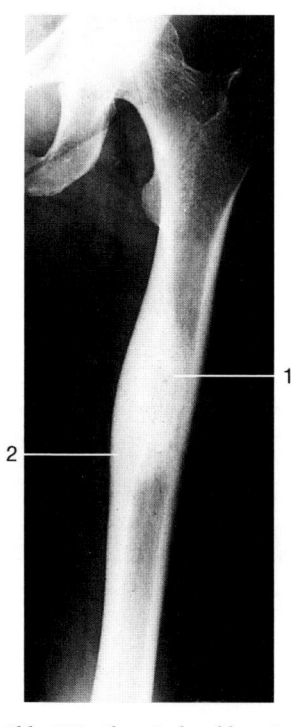

Abb. 274. Chronische sklerosierende Osteomyelitis (Femur)

Chronische rekurrierende multifokale Osteomyelitis (CRMO) 147

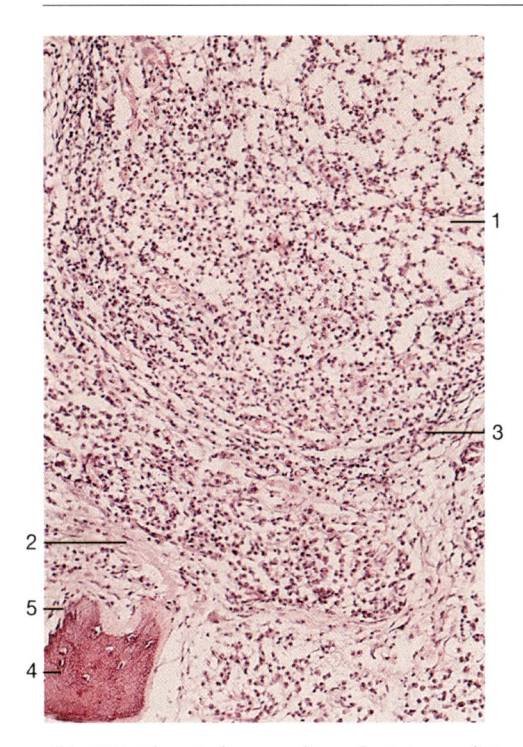

Abb. 275. Chronische granulierende Osteomyelitis bei CRMO; HE, 40×

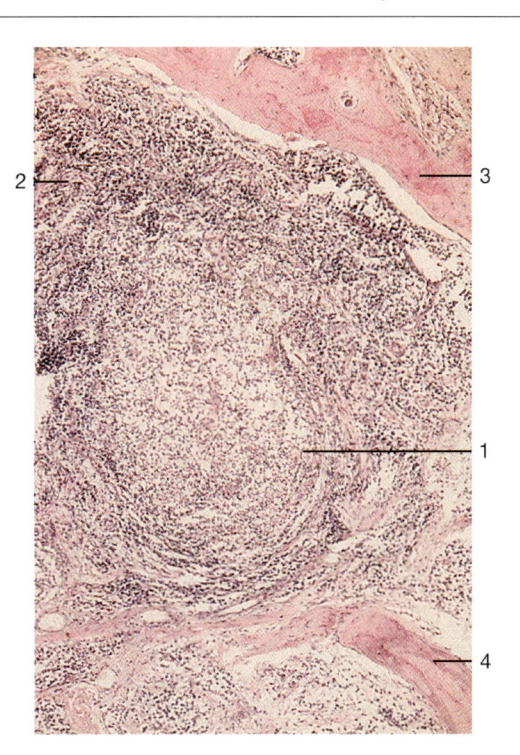

Abb. 276. Chronische granulierende Osteomyelitis bei CRMO; PAS, 40×

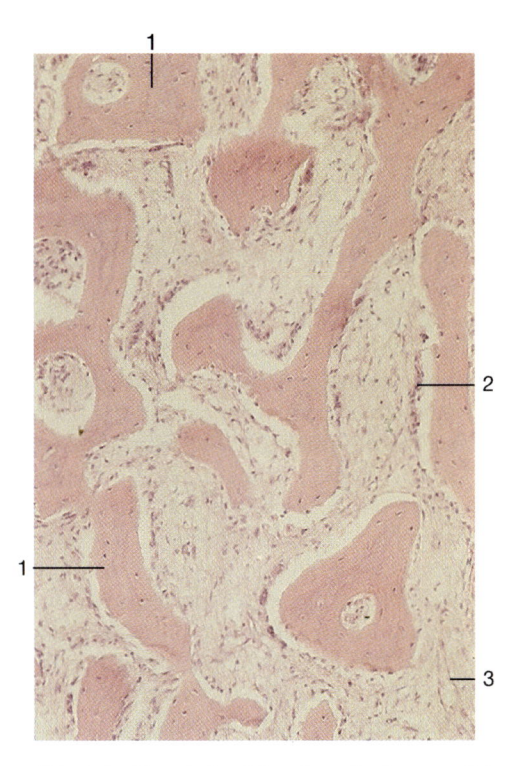

Abb. 277. Chronische sklerosierende Osteomyelitis bei CRMO; HE, 40×

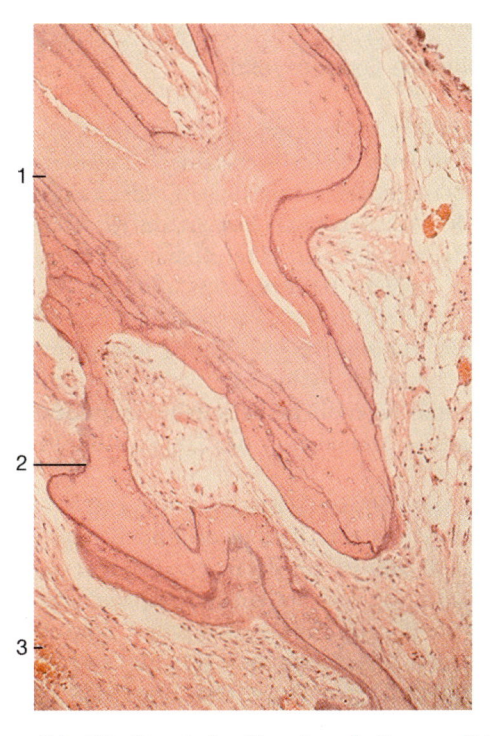

Abb. 278. Chronische sklerosierende Osteomyelitis bei CRMO; HE, 64×

Brodie-Abszeß

Bei geringer Virulenz der Erreger und günstiger Abwehrlage kann sich ein osteomyelitischer Knochenabszeß bilden, der meistens in der Metaphyse oder Epi-Metaphyse (am häufigsten von proximaler und distaler Tibia) gelegen ist und geringe Knochenschmerzen hervorruft. Er tritt meist im Anschluß an eine überstandene chronische Osteomyelitis bei Jugendlichen (14.–24. Lebensjahr) auf. In **Abb. 279** ist ein solcher Brodie-Abszeß in der distalen Femurmetaphyse gelegen. Wir finden hier im **Röntgenbild** eine scharf begrenzte, längsovale „Knochenzyste" *(1)*, die zentral im Knochen gelegen ist und sich in der Längsachse des Knochens ausdehnt. Im Innern ist das Knochengewebe zerstört und die Höhle mit Eiter ausgefüllt. Im Gegensatz zu anderen „Knochenzysten" (z. B. juvenile Knochenzyste, aneurysmale Knochenzyste, Osteoklastom) ist der Brodie-Abszeß von einer schmalen Randsklerose umgeben und wird dadurch scharf demarkiert *(2)*. Anders als bei der Knochentuberkulose ist die umgebende Osteosklerose stärker ausgeprägt; es kann sich auch eine Periostitis ossificans ausbilden. Große Knochenabszesse können eine pathologische Fraktur *(3)* nach sich ziehen. Sequester fehlen.

Plasmazelluläre Osteomyelitis

Bei günstiger Abwehrlage und gedrosselter Virulenz der Bakterien kann sich eine lokalisierte chronische Osteomyelitis entwickeln, die keinen Eiter enthält. Makroskopisch besteht im Knochen eine Kaverne, aus der sich eine schleimige, weißliche Masse entleert *(Osteomyelitis albuminosa)*, die fast ausschließlich aus Plasmazellen besteht *(Osteomyelitis plasmacellulare)*. Häufig lassen sich darin keine Bakterien nachweisen. Es sind vor allem Kinder und Jugendliche betroffen; Hauptlokalisation sind die Metaphysen der langen Röhrenknochen.

Eine plasmazelluläre Osteomyelitis ruft im **Röntgenbild** häufig das Bild einer Knochenzyste hervor. In **Abb. 280** ist ein derartiger Herd in der distalen Tibiametaphyse bei einem 15jährigen gelegen: Der Herd zeigt eine zystenartige, zentrale Aufhellung des Knochengwebes *(1)*, die von einem osteosklerotischen Randsaum begrenzt ist *(2)*. Die Grenzzone kann manchmal auch stärker verwaschen sein; die Osteosklerose kann einen Großteil des umgebenden Knochens umfassen. Es kann sich reaktiv eine Periostitis ossificans entwickeln, was im abgebildeten Fall jedoch nicht zu beobachten ist. Die Osteolysezone ist in der Längsachse des Knochens ausgerichtet und reicht bis an die Epiphysenfuge *(3)* heran.

Histologisch erkennt man in der Übersicht (**Abb. 281**) ein sehr zellreiches Granulationsgewebe, das den gesamten Markraum einnimmt *(1)*. Neben zelldichten Partien finden sich durch ödematöse Durchtränkung aufgelockerte Abschnitte. Im granulomatösen Grundgerüst verlaufen zahlreiche Kapillaren und Kapillarsprossen *(2)*. Die Knochenbälkchen im Randbereich der Knochenkaverne *(3)* sind osteosklerotisch verbreitert und oft zackig begrenzt. Die Osteozyten sind erhalten; es werden bei dieser Osteomyelitis keine Sequester gebildet. Häufig beobachtet man im Randbereich neugebildete Knochenstrukturen aus Faserknochenbälkchen, die geflechtartig aufgebaut sind und viele Osteozyten und Osteoblasten enthalten.

Bei **starker Vergrößerung** (**Abb. 282**) treten die zellulären Strukturen des entzündlichen Granulationsgewebes deutlich hervor: Der Knochenmarkraum ist ödematös durchtränkt; es lassen sich nur spärliche dünne Kollagenfasern beobachten *(1)*. Dazwischen liegen in lockerer Verteilung massenhaft Plasmazellen *(2)*, die an ihrem exzentrischen Kern und der radspeichenartigen Chromatinverteilung erkennbar sind. Sie haben meist einen kräftigen, eosinophilen Zytoplasmaleib und unterscheiden sich durch ihr monomorphes Aussehen von Plasmozytomzellen. Bakterienrasen werden nicht beobachtet. Das angrenzende Knochengewebe *(3)* ist vital und enthält intakte Osteozyten. Man erkennt eine breite Knochenanbauzone *(4)* und einige angelagerte Osteoblasten.

Eine plasmazelluläre Osteomyelitis läßt sich oft allein aus dem Nativ-Röntgenbild nicht mit genügender Sicherheit diagnostizieren. Röntgenologisch kann manchmal eine Unterscheidung zum Ewing-Sarkom nicht möglich sein. Hinter einer solchen „Knochenzyste" können auch andere Knochenprozesse (u. a. eosinophiles Granulom, nicht-ossifizierendes Knochenfibrom, Enchondrom) stecken. Die endgültige Diagnose muß in solchen Fällen daher durch eine histologische Untersuchung einer Knochenbiopsie erbracht werden. Diese Form der Knochenentzündung hat einen ausgesprochen protrahierten Verlauf und eine starke Neigung zum Rezidiv. Besonders in der Wirbelsäule muß eine Tuberkulose ausgeschlossen werden.

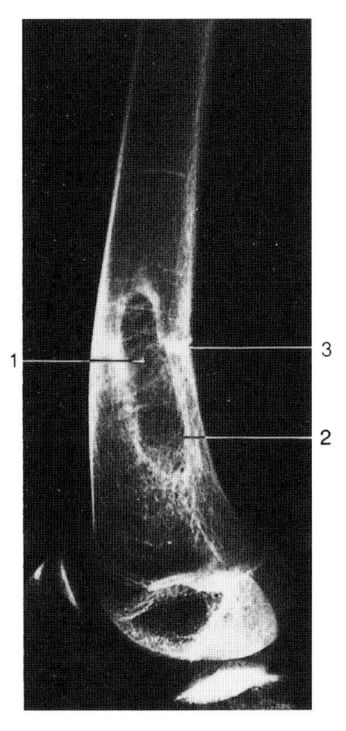

Abb. 279. Brodie-Abszeß (distaler Femur)

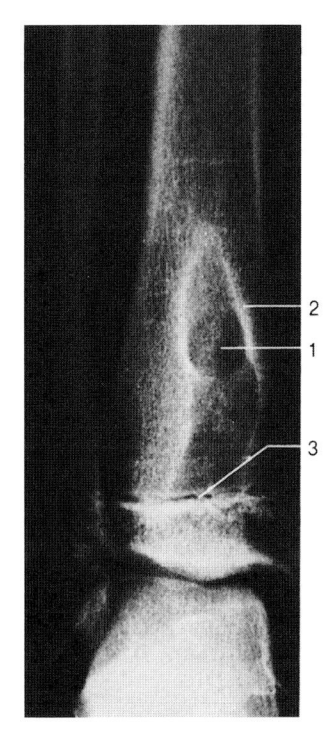

Abb. 280. Plasmazelluläre Osteomyelitis (distale Tibia)

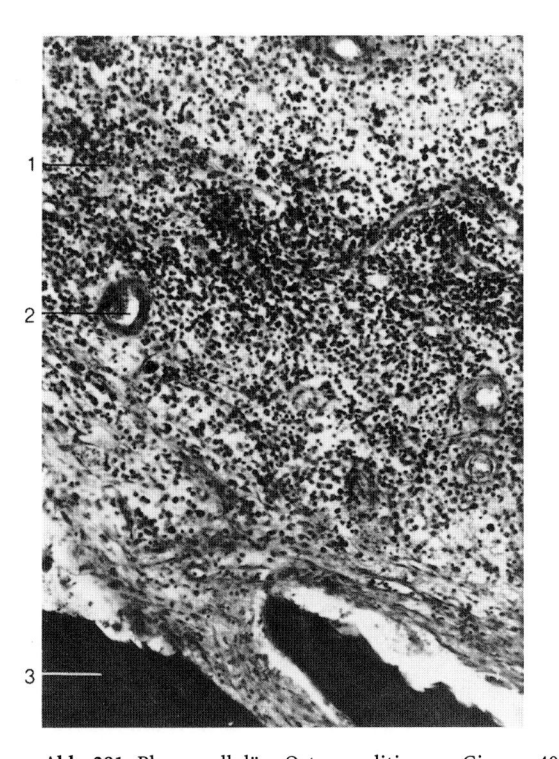

Abb. 281. Plasmazelluläre Osteomyelitis; van Gieson, 40×

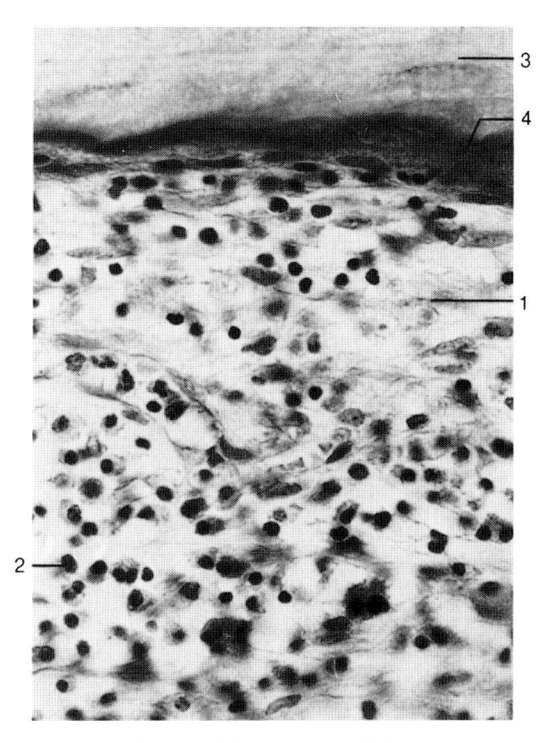

Abb. 282. Plasmazelluläre Osteomyelitis; HE, 160×

Nichteitrige sklerosierende Osteomyelitis (Garré)

Es handelt sich um eine Sonderform der chronischen Knochenentzündung, bei der die Virulenz der Erreger von Anfang an gedrosselt ist und die sich oft mehrere Jahre nach einer durchmachten Sepsis entwickelt. Sie tritt nicht so häufig auf wie die akute oder chronische Osteomyelitis und befällt vorwiegend Kinder oder jugendliche Erwachsene. Hauptlokalisation sind die Schäfte der langen Röhren- und vor allem Kieferknochen. Im **Röntgenbild** (Abb. 283) ist eine ausgedehnte und sehr dichte Osteosklerose – manchmal mit kleinen Aufhellungszonen – am auffälligsten *(1)*. Die proximale Metaphyse der Tibia ist aufgetrieben und der Markraum durch neugebildetes Knochengewebe ausgefüllt. Die Kortikalis ist verdickt *(2)*; auch im Periost hat sich neues Knochengewebe ausdifferenziert. Es werden keine Sequester gebildet. In Kieferknochen kann eine derartige osteosklerotische Knochenauftreibung den Eindruck eines Knochentumors (z. B. Ewing-Sarkom) erwecken, insbesondere wenn die Kortikalisoberfläche stark aufgerauht ist.

Wie **Abb. 284** zeigt, werden in einer sklerosierenden Osteomyelitis keine oder nur sehr wenige gelapptkernige Leukozyten angetroffen. Im Vordergrund steht die Neubildung eines faserreichen, dichten Bindegewebes, das den gesamten Markraum im befallenen Metaphysenabschnitt einnimmt *(1)*. Darin haben sich neue, irreguläre Knochenbälkchen entwickelt *(2)*, die regellos verteilt sind. Die Knochenbälkchen weisen viele dünne und breite ausgezogene Kittlinien auf *(3)* und werden oft von Reihen von Osteoblasten gesäumt. Diese Strukturen deuten auf eine fortschreitende Knochenneubildung und Knochenapposition im Rahmen des Sklerosierungsprozesses hin. Neben dieser außerordentlich starken Knochenneubildung fällt auf, daß die ursprünglichen Knochenstrukturen erhalten geblieben sind; die Osteozyten sind nicht zugrunde gegangen. Einschmelzungsherde, Knochensequester und Markabszesse gehören nicht zum Bild der sklerosierenden Osteomyelitis. Meist lassen sich im ent-zündlichen Gewebe auch keine Bakterien nachweisen. Entzündungszellen (Plasmazellen, Lymphozyten, Histiozyten) sind nur spärlich vorhanden. Klinisch ruft die sklerosierende Osteomyelitis rheumatoide Schmerzen hervor. Verlauf und Prognose sind gutartig.

Osteomyelitis tuberculosa

Es handelt sich um die noch heute häufigste *spezifische Knochenentzündung*, die oft Knochen und Gelenke gleichzeitig befällt *(Osteoarthropathia tuberculosa)*. Nach Einführung der antibiotischen Therapie hat die Skelettuberkulose bei Jugendlichen abgenommen; das hohe Alter wird jedoch zunehmend betroffen. Eine primäre Knochentuberkulose gibt es nicht; sie entsteht immer durch hämatogene Streuung (z. B. aus einem Lungenherd) in der hämatogenen Phase oder in der Phase der Organtuberkulose. In 3–5% der Fälle einer generalisierten Tuberkulose entwickelt sich eine Skelettuberkulose. Die Entstehung einer Skelettuberkulose und der Befall verschiedener Knochenabschnitte hängt von mehreren Faktoren ab. Besonders ein Versagen der Infektabwehr begünstigt die Knochentuberkulose. Ihre Ausbreitung wird bestimmt von der Verteilung des aktiven roten Knochenmarkes. Bekanntlich ist im frühen Kindesalter der gesamte Markraum von der Blutbildung beansprucht; im höheren Erwachsenenalter ist sie auf das Stammskelett konzentriert. Dies ergibt eine unterschiedliche Skelettverteilung der Tuberkulose im Kindes- und Erwachsenenalter. Wie aus **Abb. 285 a-c** hervorgeht, ist die Wirbelsäule (vor allem 6. BWK – 3. LWK) mit 40% die häufigste Lokalisation der Knochentuberkulose, gefolgt vom Hüftgelenk (25%) und Kniegelenk (20%). Bei Kindern sind mit über 20% die kurzen Röhrenknochen der Hände und Füße befallen; bei Erwachsenen ist das Becken eine häufige Lokalisation. Auch die erbliche Konstitution kann für die Entstehung der Skelettuberkulose maßgeblich sein. Hierfür sprechen Beobachtungen bei eineiigen Zwillingen und Fälle von polyostotischer Knochentuberkulose (**Abb. 285 a-c**). Nach Einführung der BCG-Schutzimpfung und Anwendung von Tuberkulostatika ist die Zahl der Skelett- und Gelenktuberkulosen vor allem im Kindesalter stark zurückgegangen. Die Erwachsenentuberkulose hat sich ins höhere Lebensalter verschoben und bei Greisen zugenommen. Ein sehr wichtiger Faktor bei der Tuberkulose ist die Zeitspanne zwischen dem Zeitpunkt der tuberkulösen Streuung und den ersten Herdsymptomen. Diese sog. Latenzzeit ist für die verschiedenen Skelettmanifestationen unterschiedlich: Sie beträgt für die Spondylitis tuberculosa 1–2 Jahre (minimal 2–8 Monate), für die Kniegelenktuberkulose 6–19 Monate und für das Hüftgelenk 16–36 Monate. Eine sehr kurze Latenzzeit (1–3 Monate) hat die Synovitis tuberculosa.

Osteomyelitis tuberculosa 151

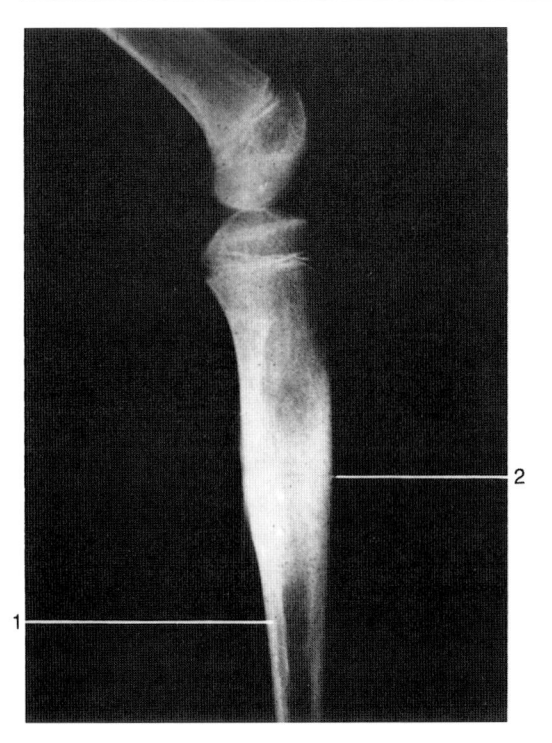

Abb. 283. Sklerosierende Osteomyelitis Garré (proximale Tibia)

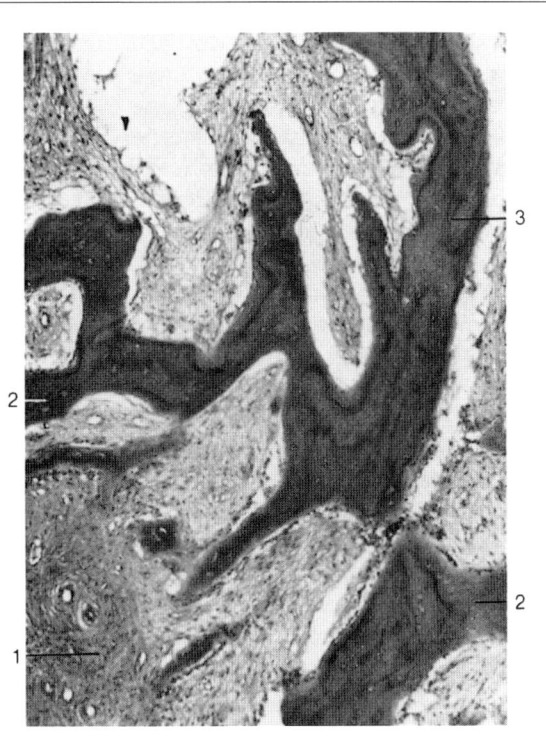

Abb. 284. Sklerosierende Osteomyelitis Garré, HE, 25×

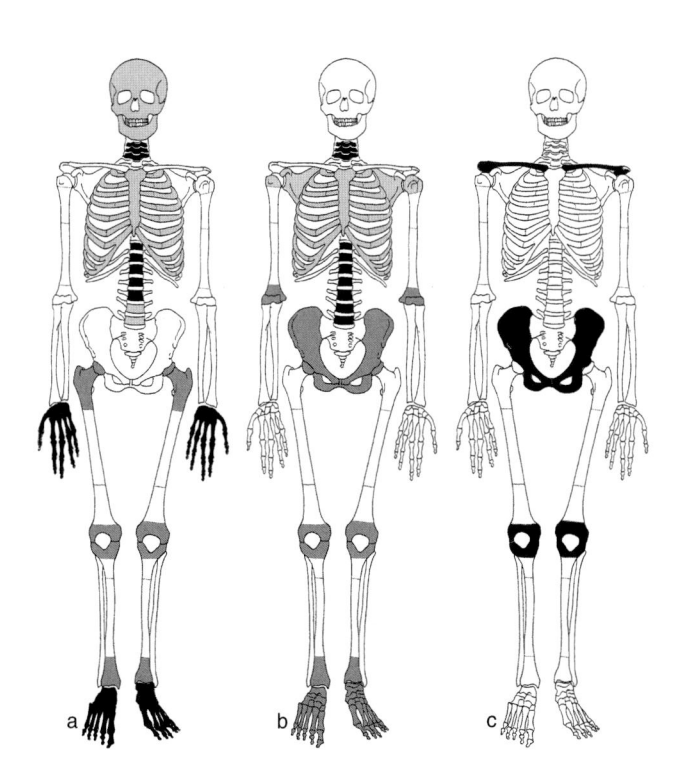

Abb. 285 a–c. Lokalisation der Skelett- und Gelenktuberkulose bei Kindern (**a**) und Erwachsenen (**b**) sowie im Greisenalter (**c**). (Nach UEHLINGER, 1979) [*schwarz* = sehr häufig, > 20%; *dunkelgrau* = häufig, > 10%; *hellgrau* = selten]

Eine Skelettuberkulose tritt erst nach mindestens dreimonatiger Entwicklung **röntgenologisch** deutlich hervor. In **Abb. 286** sind große tuberkulöse Herde in einem Brustwirbelkörper gelegen *(1)*, die den Knochen ausgedehnt zerstört haben. Es finden sich große Aufhellungsherde *(tuberkulöse Knochenkavernen)*, die z. T. konfluieren. Dazwischen erkennt man zirkumfokale Sklerosen. Die Deckplatte ist zerstört *(2)*, die Zwischenwirbelscheibe verschmälert. Das umgebende Knochengewebe weist eine für die Knochentuberkulose charakteristische Knochenatrophie *(perifokale Osteoporose)* auf. Sequester oder eine Periostitis ossificans sind nicht vorhanden und bei der Tuberkulose selten.

In **Abb. 287** ist **makroskopisch** eine *Spondylitis tuberculosa* des 3. und 4. Lendenwirbels abgebildet. Man erkennt im bandscheibennahen Abschnitt des 4. Lendenwirbels eine große Kaverne *(1)*, die mit „Käsemassen" ausgefüllt ist. Hier ist die Bandscheibe *(2)* zerstört. Der Deckenplatteneinbruch hat zur Entleerung des Nucleus pulposus in die Kaverne und zur Verschmälerung des Wirbelzwischenraumes geführt, was ein wichtiges Frühsymptom der tuberkulösen Spondylitis ist. Außerdem hat sich die Tuberkulose weiter in den benachbarten 3. Lendenwirbel *(3)* ausgedehnt. Die Ausbreitung des tuberkulösen Granulationsgewebes von dieser sog. *Sattelkaverne* erfolgt parallel zur Bandscheibe nach außen *(4)* und bis unter das seitliche Längsband *(5)*. Es entwickelt sich ein sog. *Senkungsabszeß*. Die zentralen Wirbelkavernen kommen meist in konventionellen Röntgenaufnahmen nicht zur Darstellung; sie können mit Tomogrammen (CT, MRT) erfaßt werden. Die Destruktionen der Wirbelkörper haben erhebliche Folge für die Wirbelsäule: In der Brustwirbelsäule kommt es, wie in **Abb. 288** ersichtlich, zum Zusammenbruch des ventralen Wirbelabschnittes und zur Entwicklung eines *Keilwirbels (1)*. Es entsteht ein *Gibbus angularis*. In diesem **Mazerationspräparat** erkennt man außerdem eine Verschmelzung der Spongiosa mit völliger knöcherner Überbrückung des Zwischenwirbelraumes *(2)*. Es finden sich darin noch zwei kleine Restkavernen *(3)*. In **Abb. 289** ist eine solche *Blockwirbelbildung* zweier Lendenwirbelkörper erkennbar *(1)*. Die beiden Wirbelkörper sind völlig miteinander verschmolzen; die Bandscheibe ist durch Knochengewebe ersetzt *(2)*. Diese auch röntgenologisch sichtbaren Veränderungen der Makrostruktur der Wirbelsäule sind für die Spondylitis tuberculosa sehr typisch.

Histologisch finden wir in **Abb. 290** in einem tuberkulösen Knochenherd das typische tuberkulöse Granulationsgewebe, welches das ortsständige Knochengewebe zerstört hat. Es haben sich große „Käseherde" *(1)* gebildet, die jedoch noch angedeutet ein knotiges Aussehen haben. Darin lassen sich oft histochemisch Tuberkelbakterien nachweisen (Rhodamin-Auramin-Färbung, Fluoreszenz). Daneben liegt ein kleinerer Tuberkel *(2)*, der von Epitheloidzellen, Lymphozyten und Langhansschen Riesenzellen umgeben ist. Die Spongiosa ist weitgehend zerstört und zeigt fast keine osteosklerotische Reaktion. Ähnliche Tuberkel werden bei der Gelenktuberkulose in der Synovia beobachtet. Die Diagnose einer Knochen- oder Gelenktuberkulose kann jedoch nicht ausschließlich aus dem histologischen Bild gestellt werden; hierfür ist zusätzlich der bakteriologische Nachweis von Tuberkelbakterien nötig.

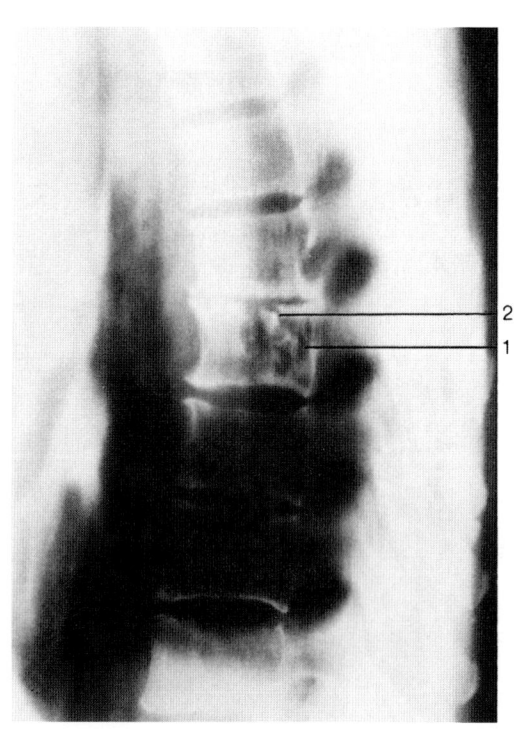

Abb. 286. Spondylitis tuberculosa (BWK)

Osteomyelitis tuberculosa 153

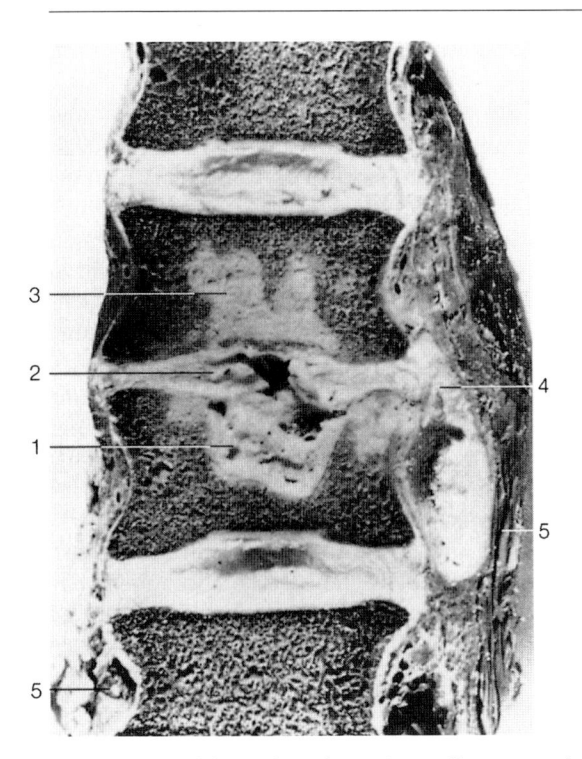

Abb. 287. Spondylitis tuberculosa mit Sattelkaverne und Senkungsabszeß (3. u. 4. Lendenwirbel)

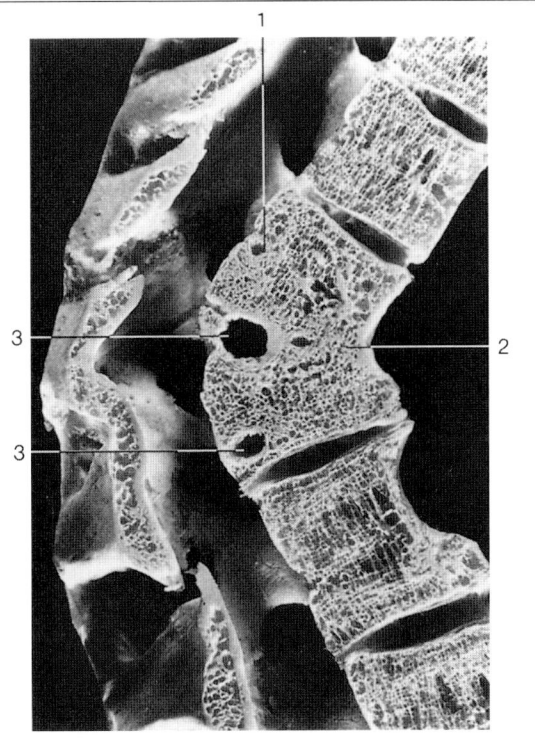

Abb. 288. Spondylitis tuberculosa mit Keilwirbelbildung und Gibbus angularis (Brustwirbel, Mazerationspräparat)

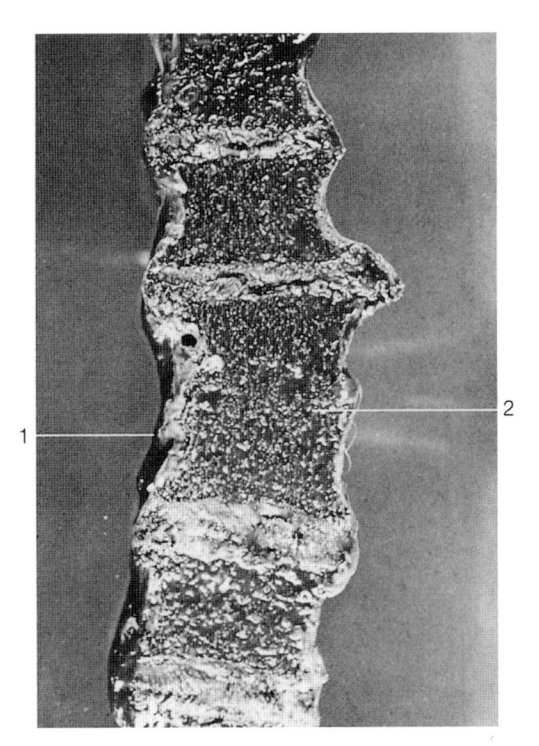

Abb. 289. Spondylitis tuberculosa mit Blockwirbelbildung (Lendenwirbel)

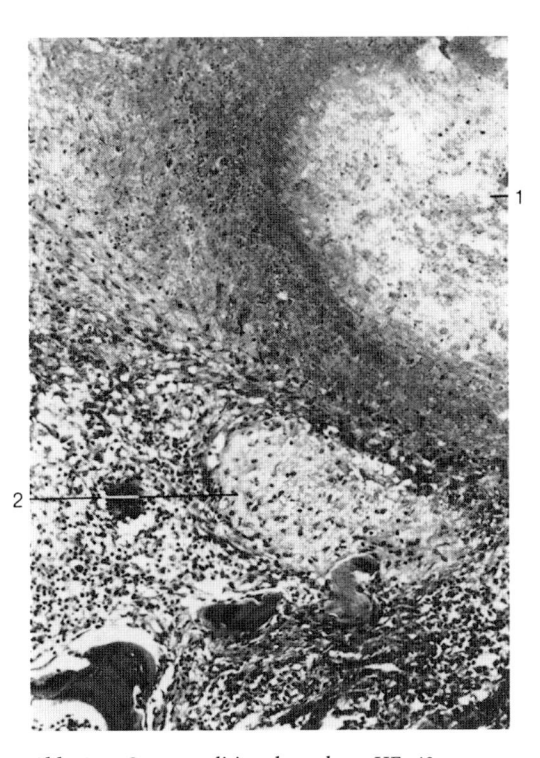

Abb. 290. Osteomyelitis tuberculosa; HE, 40×

In **Abb. 291** sieht man das **Mazerationspräparat** einer Spondylitis tuberculosa der Lendenwirbelsäule. Der 3. *(1)* und 4. Lendenwirbelkörper *(2)* sind teilweise zu einem Blockwirbel miteinander verschmolzen. Der Zwischenwirbelraum *(3)* ist verschmälert und teilweise aufgehoben. Wir sehen zentral eine große Kaverne *(4)*, die sich auf beide Wirbelkörper erstreckt und in der sich gewöhnlich infektiöses Material befindet. Die erhaltene perifokale Spongiosa *(5)* weist eine ungleichmäßige Osteoporose auf. Diese Strukturverän-derungen kommen auch radiologisch deutlich zur Darstellung. Bei derartigen starken Zerstörungen des belasteten Knochens durch die tuberkulöse Knochenkaverne einerseits und die Osteoporose andererseits kann sich leicht eine Kompressionsfraktur der Wirbelkörper mit Einengung des Spinalkanales und Rückenmarkkompression als Komplikation einstellen.

In **Abb. 292** sieht man im **Röntgenbild** eine Osteomyelitis tuberculosa des linken proximalen Femurs. Es findet sich eine große Zone einer osteoporotischen Auflockerung der Spongiosa im Schenkelhals und der Trochanterregion *(1)*. Umschriebene Osteolyseherde (= Kavernen) fehlen. Das Hüftgelenk ist nur undeutlich dargestellt; der Gelenkspalt *(2)* ist verschmälert. Im Schenkelhals hat sich eine Fraktur entwickelt *(3)*. Die **histologische Untersuchung** des Biopsiematerials erbrachte den Befund einer Osteomyelitis tuberculosa. In **Abb. 293** sieht man im Markraum ein Granulationsgewebe mit mehreren Tuberkeln *(1)*, die eine zentrale Verkäsung *(2)* aufweisen und von einem Wall aus Epitheloidzellen *(3)* mit Langhansschen Riesenzellen *(4)* begrenzt werden. Die Spongiosa ist weitgehend zerstört, und Knochentrabekel sind nur noch in Resten vorhanden *(5)*. Auch bei diesem typischen histologischen Befund kann nur der dringende Verdacht auf Tuberkulose erhoben werden; der Nachweis muß durch den bakteriologischen Nachweis von Tuberkelbakterien erbracht werden.

Therapeutisch muß die Knochenkaverne operativ ausgekratzt und das tuberkulöse Granulationsgewebe entfernt werden. Gegebenenfalls sind auch stabilisierende Maßnahmen durch Osteosynthese erforderlich. Natürlich ist hierbei eine tuberkulostatische Therapie indiziert, die meistens langwierig ist. Patienten mit einer Knochentuberkulose sollten ständig kontrolliert werden, um ein mögliches Rezidiv früh zu erfassen und die Ausbreitung der Tuberkulose zu verhindern.

BCG-Osteomyelitis

Durch Einführung der BCG-Schutzimpfung und Anwendung von Tuberkulostatika wurde die Ausbreitung der Tuberkulose weitgehend eingeschränkt. Wie jede aggressive Therapie hat auch die BCG-Impfung in seltenen Fällen ihre Komplikation. Einige Patienten reagieren extrem pathologisch auf solche Impfung und entwickeln das Bild einer Knochentuberkulose. Dies gilt insbesondere für Kinder mit einer Abwehrschwäche. In **Abb. 294** sieht man das **Röntgenbild** des rechten Humerus bei einem einjährigen Kind nach einer BCG-Impfung. Die proximale Humerus *(1)* ist stark destruiert; hier zeigt sich eine pathologische Fraktur. Im Schaft sieht man sklerotische Verdichtungen *(2)* und eine kavernöse Aufhellung *(3)*. Das Periost ist auf weiter Strecke abgehoben, verbreitert und verschattet *(4)*. Das **histologische Bild** einer Knochenbiopsie weist in **Abb. 295** Strukturen auf, die praktisch mit einer floriden Tuberkulose identisch sind. Es finden sich Tuberkel mit zentraler Nekrose *(1)* und in der Umgebung ein zellreiches Granulationsgewebe *(2)* mit Epitheloidzellen und einzelnen mehrkernigen Langhansschen Riesenzellen *(3)*. Hierbei ließen sich allerdings weder histologisch noch bakteriologisch Tuberkelbakterien nachweisen.

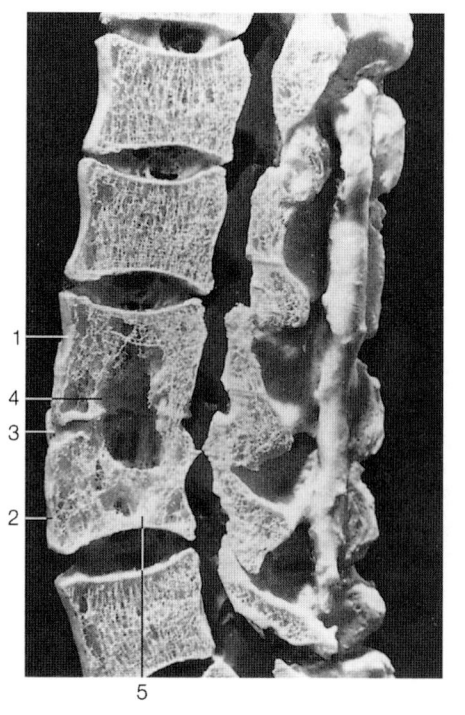

Abb. 291. Spondylitis tuberculosa mit Knochenkaverne und Blockwirbelbildung (Mazerationspräparat)

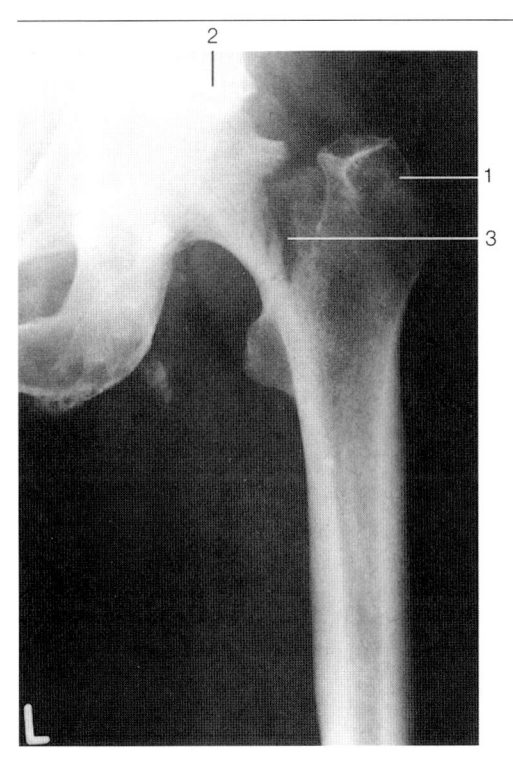

Abb. 292. Osteomyelitis tuberculosa mit pathologischer Schenkelhalsfraktur (linker Femur)

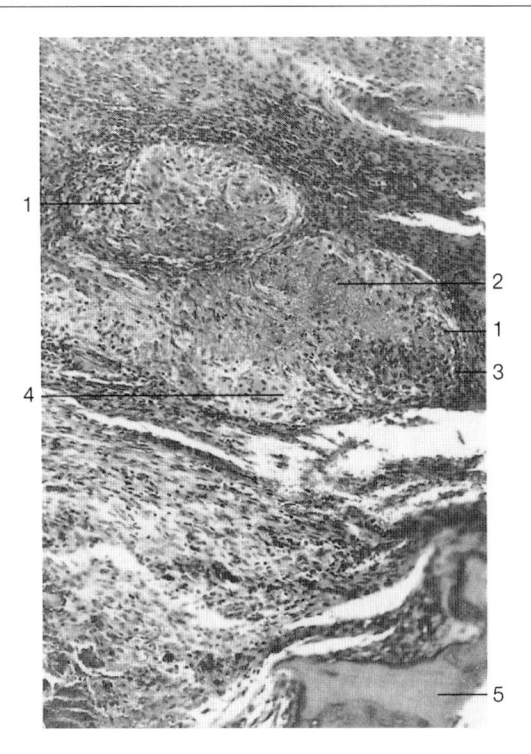

Abb. 293. Osteomyelitis tuberculosa; HE, 40×

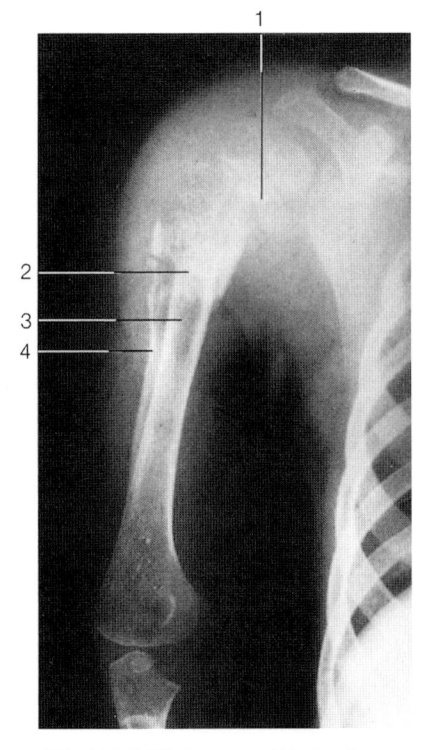

Abb. 294. BCG-Osteomyelitis (rechter proximaler Humerus)

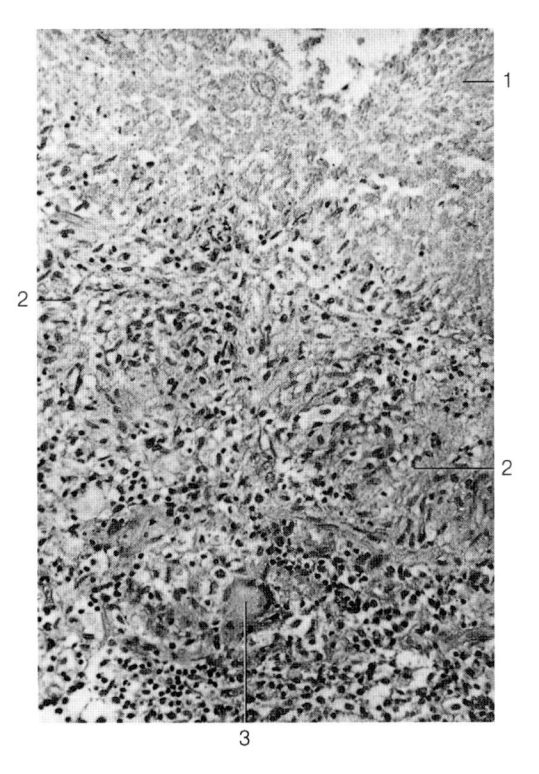

Abb. 295. BCG-Osteomyelitis; HE, 80×

Knochen-Boeck
(Ostitis cystoides multiplex Jüngling)

Die Sarkoidose Boeck ist eine granulomatöse Entzündung unbekannter Ätiologie, die vorwiegend das retikuloendotheliale System (Lymphknoten, Milz, Leber, Knochenmark) befällt. Die Krankheit kann sich somit auch im Knochen manifestieren und hier röntgenologische Veränderungen hervorrufen, die meist keine subjektiven Beschwerden verursachen. Nur wenn auf die Granulome im Knochenmark eine reaktive Osteolyse oder Osteosklerose erfolgt, kommt die Krankheit im Röntgenbild zur Darstellung. In etwa 14% der Sarkoidose Boeck ist mit einer Knochenmanifestation zu rechnen. In 2,2% der Fälle kommt es dabei zu einer *Hyperkalzämie*. Es sind vorwiegend die Mittel- und Endphalangen von Fingern und Zehen betroffen (*Ostitis cystoides multiplex Jüngling*). Seltener finden sich Herde in den Metakarpal- und Metatarsalknochen, den Hand- und Fußwurzelknochen, den Epiphysenfugen der langen Röhrenknochen oder dem Stammskelett. Sie können häufig multipel in mehreren Knochen auftreten.

In **Abb. 296** erkennt man **röntgenologisch** einen Destruktionsherd in der Mittelphalanx des rechten Kleinfingers *(1)*, der scharf begrenzte, fleckige Aufhellungen enthält. In der Umgebung ist das Knochengewebe aufgelockert *(2)*. Es fehlen eine perifokale Osteosklerose und reaktive Periostitis ossificans. Die benachbarten Gelenke bleiben unversehrt. Die Läsion kann sich spontan rückbilden.

Eine Skelettsarkoidose kann auch eine multifokale Osteosklerose und entsprechende Röntgenveränderungen hervorrufen, wobei eine Sklerose des medialen Drittels der Darmbeinschaufeln besonders charakteristisch ist. In **Abb. 297** ist ein solcher Befund im **Röntgenbild** wiedergegeben. Man sieht eine massive bandförmige Spongiosklerose *(1)* im medialen Drittel der linken Darmbeinschaufel. Ferner finden sich rundliche spongiosklerotische Herde im Beckenkamm *(2)* und im linken Schambeinast *(3)*. Hierbei ist röntgenologisch eine Abgrenzung zur sklerosierenden Osteomyelitis Garré (s. S. 150) unmöglich. Solche Osteosklerosen sind bei der Sarkoidose klinisch stumm.

Bei fortschreitendem reaktiven Knochenumbau infolge Sarkoidose findet sich im Bereich der Knochenherde im **Skelettszintigramm** eine Aktivitätsanreicherung. In **Abb. 298** sieht man bei multifokalem Knochen-Boeck „heiße" Herde vor allem in den kurzen Röhrenknochen von Händen *(1)* und Füßen *(2)*, in den Hand- *(3)* und Fußwurzelknochen *(4)*, in den proximalen Tibiaepiphysen *(5)* und im linken Ellenbogengelenk *(6)*.

Das **histologische Bild** zeichnet sich durch multiple gefäßlose Knötchen aus einem zellreichen Granulationsgewebe aus *(1)*. Wie aus **Abb. 299** hervorgeht, sind die Knötchen oft durch umgebendes Bindegewebe *(2)* scharf begrenzt und bestehen fast ausschließlich aus Epitheloidzellen; eine zentrale Verkäsung fehlt. **Abb. 300** zeigt, daß sie den Knochenmarkraum ausfüllen und stellenweise konfluieren. Die knöcherne Spongiosa *(1)* ist in diesem Granulationsgewebe zerstört; sie wird aufgelöst und resorbiert. Es handelt sich um tuberkuloide Granulome, in denen – im Gegensatz zur Knochentuberkulose – keine zentralen Nekrosen (= Verkäsungen) zu finden sind. Die Knötchen bestehen im wesentlichen aus einer lockeren Ansammlung von Epitheloidzellen mit ovalen, schuhsohlenähnlichen Kernen; dazwischen finden sich einige Lymphozyten und vereinzelte Langhanssche Riesenzellen *(2)*.

Im Gegensatz zum Tuberkel bei der Skeletttuberkulose besteht das Sarkoidosegranulom aus einer gelockerten Anordnung der Epitheloidzellen im Randbereich, ohne daß eine zentrale Verkäsung zu finden ist. Meist fehlt ein geschlossener lymphozytärer Randwall. In der aktiven Phase des Knochen-Boecks ist die Kveim-Reaktion positiv, während die Tuberkulinreaktion negativ ist. Begleitende Gelenkentzündungen, Fisteln oder Sequester gehören nicht zum Bild der Sarkoidose.

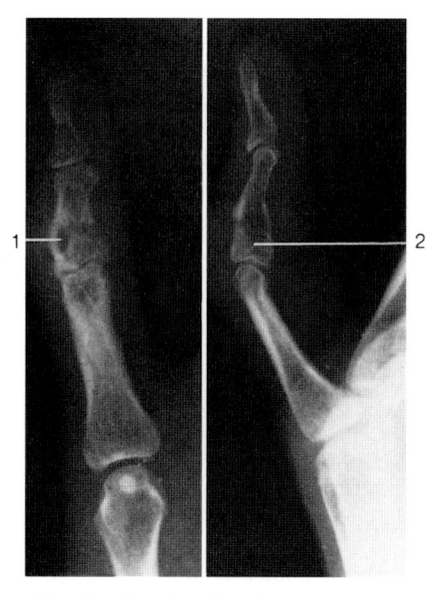

Abb. 296. Knochen-Boeck (Mittelphalanx des rechten Kleinfingers)

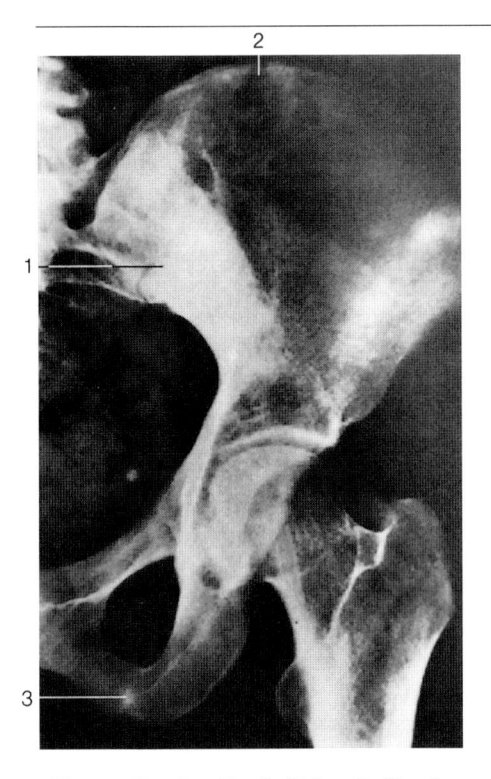

Knochen-Boeck (Ostitis cystoides multiplex Jüngling) 157

Abb. 297. Knochen-Boeck (linkes Os ilium)

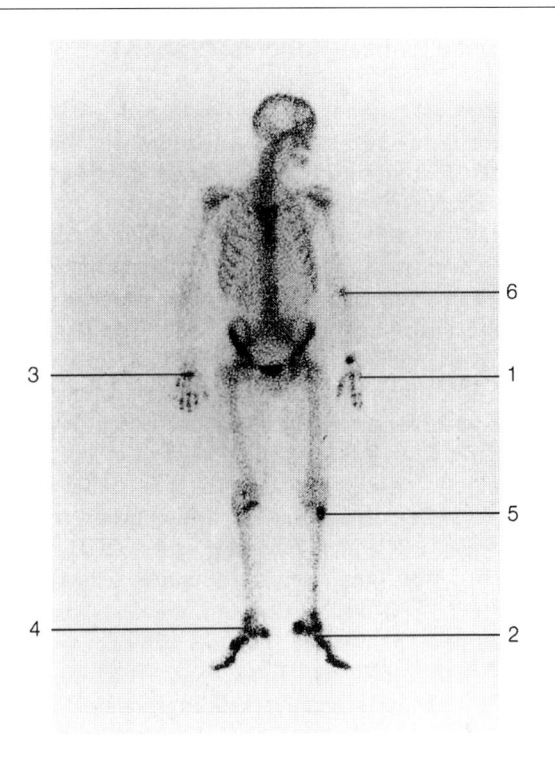

Abb. 298. Multifokaler Knochen-Boeck (Szintigramm)

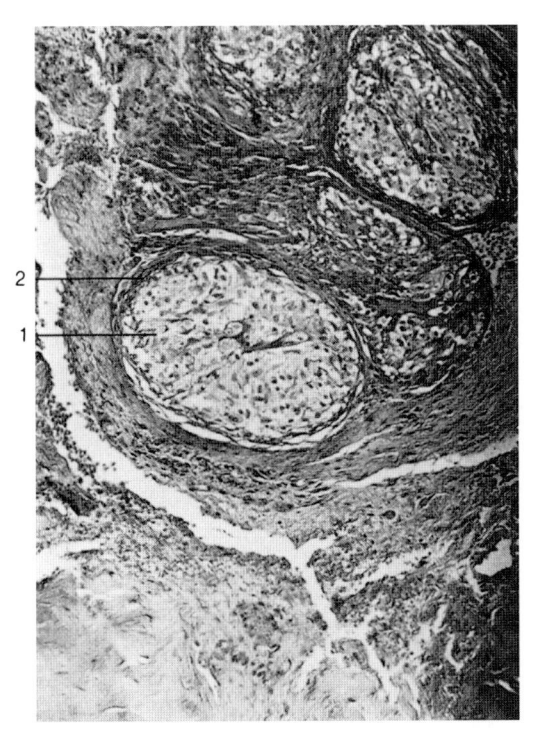

Abb. 299. Knochen-Boeck; HE, 40×

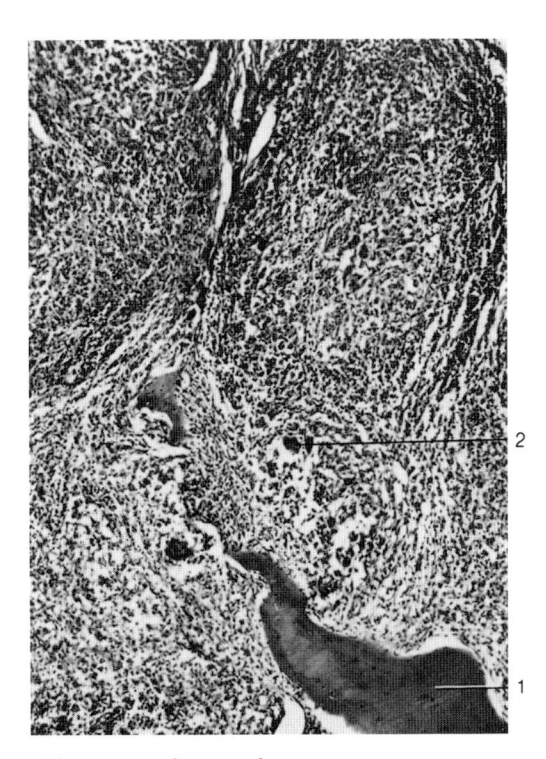

Abb. 300. Knochen-Boeck; HE, 80×

Osteomyelitis luetica (Knochensyphilis)

Diese Infektionskrankheit mit Treponema pallidum (Spirochäten) kann durch Infektion der Feten über den Plazentarkreislauf zustande kommen oder im Erwachsenenalter erworben werden. Insofern unterscheiden wir eine *Lues connata* von einer *Lues acquesita*. Bei Skelettmanifestationen gibt es zwischen diesen beiden Formen röntgenologische und histologische Unterschiede. Die *kongenitale Lues* zeichnet sich vor allem durch trophische Störungen des enchondralen Knochenwachstums aus, was als *Osteochondritis luetica* bezeichnet wird. Das **Röntgenbild** ist für die Lues nicht spezifisch genug, um daraus eine sichere Diagnose zu stellen. Meist finden sich verbreiterte Epiphysenfugen mit feiner Fransung epi- und diaphysenwärts. Die Epiphysenfugen sind verwaschen und zerrissen und erscheinen abgelöst von den aufgehellten Metaphysen. In **Abb. 302** erkennt man bei einem luetischen Kind eine Verbreiterung der präparatorischen Verkalkungszone *(1)*. Die an den Epiphysenknorpel angrenzende Spongiosaschicht ist schwach entwickelt und deshalb aufgehellt *(2)*. Es schließt sich eine gering sklerotische Spongiosaschicht an *(3)*. Die übrige Spongiosa ist meist atrophisch. Auffallend ist weiterhin eine starke *Periostitis ossificans (4)*.

Histologisch erkennt man in **Abb. 303** in der verbreiterten präparatorischen Verkalkungszone zunächst den proliferierenden Säulenknorpel *(1)*. Daran anschließend ist die Knorpelgrundsubstanz unregelmäßig und stärker als normal verkalkt, so daß ein regelrechtes Kalkgitter entstanden ist *(2)*. Dieses ist für die Osteochondritis luetica charakteristisch. Es ist infolge der verminderten Osteoblastenaktivität kaum Knochengewebe an die verkalkte Knorpelgrundsubstanz angelagert. Im Markraum findet sich ein gefäßreiches Granulationsgewebe ohne Blutbildungsherde.

Bei der *erworbenen Lues* beobachtet man am häufigsten Defekte in der naso-palatinalen Region mit Sattelnase und Gaumendefekten. Die Osteomyelitis syphilitica spielt sich meist in den langen Röhrenknochen ab, wobei hier eine *luetische Periostitis ossificans* im Vordergrund steht. Im späteren Stadium entwickeln sich innerhalb des Knochens gummöse Höhlen. In **Abb. 301** sieht man das **Röntgenbild** einer Osteomyelitis luetica im distalen Radius. Dieser Knochenabschnitt ist aufgetrieben und zeigt eine ausgebreitete sklerotische Verdichtung *(1)*. Innerhalb dieser Läsion finden sich zahlreiche kleine *(2)* und große osteolytische Defekte *(3)*, die scharf abgegrenzt sind und die Kortikalis einbeziehen *(4)*. Die vorangegangene Periostitis ossificans ist strukturell in die Kortikalis einbezogen. Ein solcher Röntgenbefund hat Ähnlichkeit mit einem tumorösen Knochenprozeß. Die typische luetische Periostitis ossificans ist in der **Röntgenaufnahme** des Femurs in **Abb. 304** ersichtlich: Man sieht eine mächtige Verbreiterung und Verschattung des Periostes *(1)*, das nach außen unscharf und aufgefiedert ist. Teilweise ist es mit der Kortikalis verschmolzen *(2)*, teilweise durch eine schmale Aufhellungszone von der Kortikalis abgetrennt *(3)*. Im Innern des Knochens findet sich eine diffuse sklerotische Spongiosaverdichtung mit feinfleckigen Aufhellungen *(4)*. Distal ist eine breite demarkierende Sklerosezone *(5)* ersichtlich.

Das **histologische Bild** der intraossären Gummata zeigt **Abb. 305**: Wir sehen ein zellreiches Granulationsgewebe mit unscharfen Herden aus dichten Infiltraten von Lymphozyten und Plasmazellen *(1)*, die meist zentral ein Gefäß *(2)* umgeben. Es handelt sich um spezifische syphilitische Gummata, die für die Diagnostik einer Knochenbiopsie maßgebend sind. In unserer Zeit ist der Befund einer erworbenen Osteomyelitis luetica bei Erwachsenen äußerst selten. Die Diagnose sollte nur in Übereinstimmung mit den entsprechenden serologischen Befunden einer Lues gestellt werden.

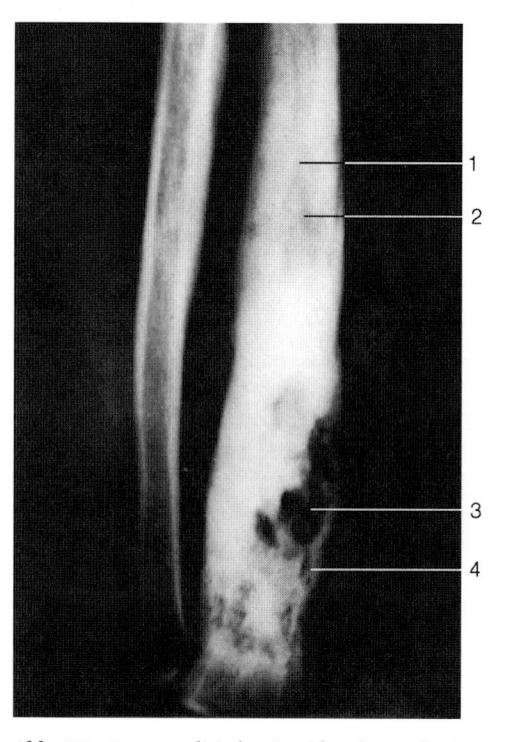

Abb. 301. Osteomyelitis luetica (distaler Radius)

Osteomyelitis luetica (Knochensyphilis) 159

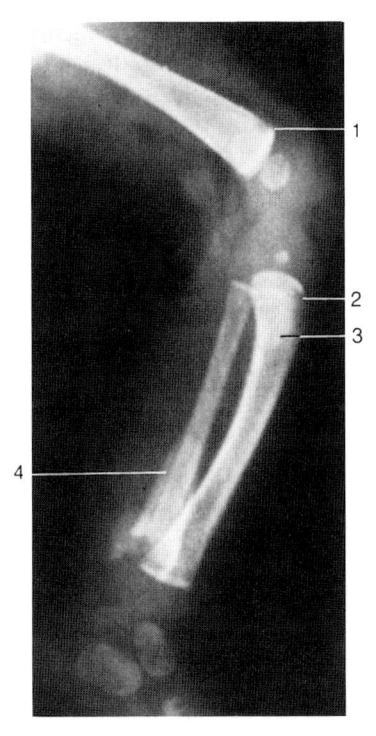

Abb. 302. Konnatale Osteomyelitis luetica
(Femur, Tibia, Fibula)

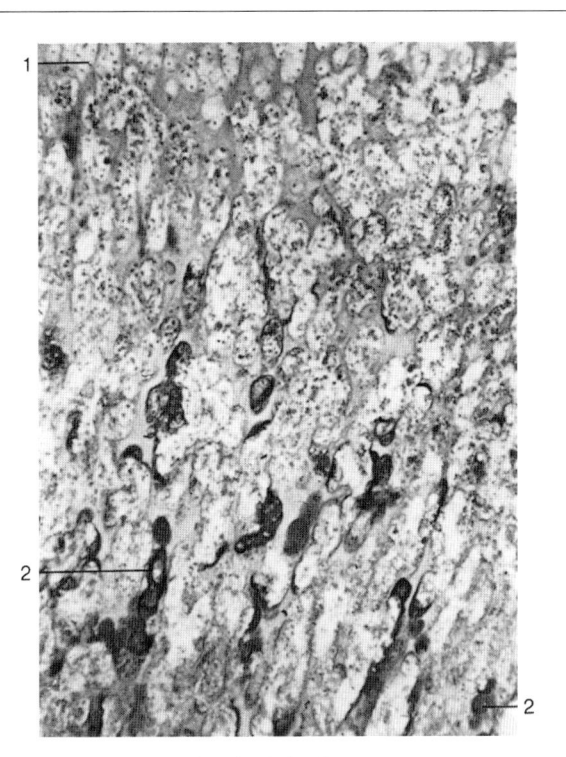

Abb. 303. Osteochondritis luetica; HE, 25×

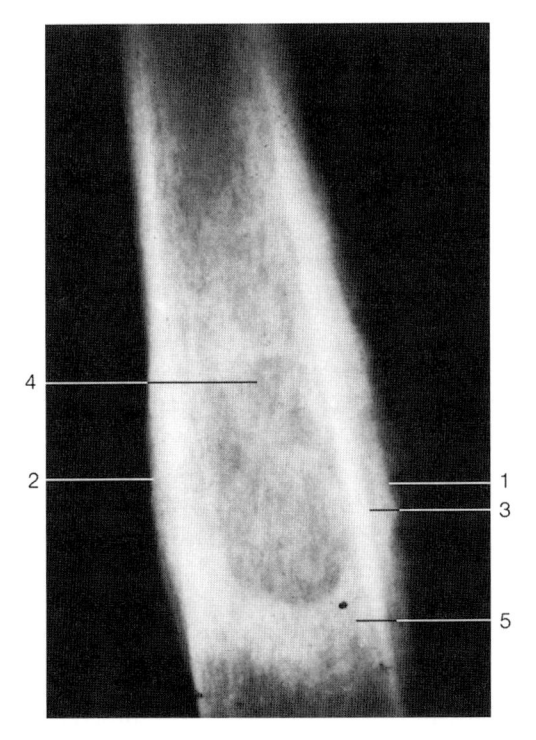

Abb. 304. Osteomyelitis luetica bei Erwachsenen (Femur)

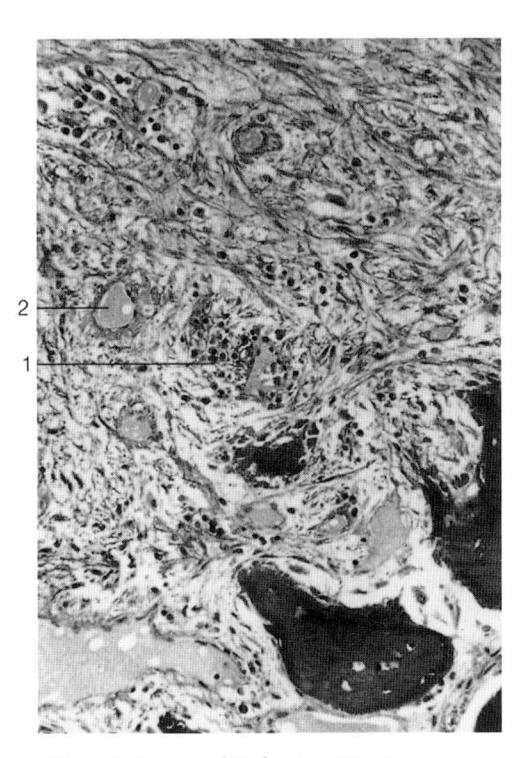

Abb. 305. Osteomyelitis luetica; HE, 64×

Typhusosteomyelitis

Eine Mitbeteiligung des Knochens bei einer Salmonelleninfektion ist viel seltener als bei einer Staphylokokkeninfektion; die Typhusosteomyelitis wird jedoch infolge des zunehmenden Reiseverkehrs immer häufiger beobachtet. Kinder sind häufiger befallen als Erwachsene. Besonders bei Patienten mit Sichelzellanämie kann sich im Verlauf einer Typhuserkrankung eine Typhusosteomyelitis entwickeln. Der Verlauf ist ernster als bei der Staphylokokkenosteomyelitis; die Mortalität beträgt bei Kindern und Jugendlichen 19%, bei über 25jährigen sogar 58%. Die Herde treten in mehreren Knochen gleichzeitig und multipel auf. In der **Röntgenaufnahme** der **Abb. 306** ist ein solcher Typhusherd in der Patella gelegen *(1)*. Man erkennt eine umschriebene Destruktionszone, die von einer Randsklerose ziemlich scharf begrenzt wird. Im Innern finden sich feinfleckige Verschattungen. Auch die Kortikalis ist an einer Seite völlig zerstört *(2)*; hier ist auch eine diskrete knöcherne Periostreaktion zu erkennen. Das übrige Knochengewebe der Patella weist eine unregelmäßige Sklerose auf.

In der Knochenbiopsie erkennt man **histologisch** in **Abb. 307** im Knochenmarkraum ein lockeres fibröses Gewebe *(1)* mit schlanken Fibrozytenkernen und lockeren Infiltraten aus Lymphozyten. Außerdem werden kleine, unscharf begrenzte Knötchen *(2)* angetroffen, die aus einer lockeren Ansammlung von histiozytären Zellelementen besteht. Diese Granulome enthalten Makrophagen mit unregelmäßigen dunklen Kernen *(3)*, wobei es sich um sog. *Rindfleischzellen* (= Typhuszellen) handelt, die Kerntrümmer und Erythrozyten phagozytiert haben. Vorwiegend in der Außenzone eines solchen Typhusknötchens werden Lymphozyten und einige Plasmazellen angetroffen. Gelapptkernige Leukozyten lassen sich in diesem Granulationsgewebe nicht nachweisen. In der Randzone eines solchen osteomyelitischen Typhusherdes zeigen die Knochenbälkchen Anbauzonen und mehrere ausgezogene Kittlinien *(4)* als Zeichen einer reaktiven Osteosklerose.

Bang-Osteomyelitis (Osteomyelitis brucellosa)

Diese Spätmanifestation des *Febris undulans Bang* tritt vor allem in der Wirbelsäule auf (*Bang-Spondylitis*), kommt jedoch auch in Rippen und langen Röhrenknochen zur Beobachtung. In der Wirbelsäule ist bevorzugt die lumbosakrale Region einschließlich Sakroiliakalgelenke betroffen. Es handelt sich um eine Infektion durch Brucellabakterien (Brucella abortus, suius, melitensis), die über die Haut, den Magen-Darm-Trakt oder Respirationstrakt in den Organismus gelangen. Sie lagern sich in Leber, Milz, Lymphknoten, Knochenmark, Gelenken und Nieren ab. In Knochen und Gelenken rufen die Entzündungsherde einige Wochen oder Monate nach Infektionsbeginn Schmerzen hervor. In **Abb. 308** ist ein Herd einer Bang-Osteomyelitis **röntgenologisch** in der proximalen Metaphyse des Femurs eines 20 Monate alten Kindes gelegen *(1)*. Der Herd liegt zentral im Markraum des Knochens und wird von einer dünnen Randsklerose scharf abgegrenzt. Im Innern des Herdes ist die Spongiosa weitgehend zerstört, so daß eine „Knochenzyste" entstanden ist. Der übrige Knochen weist außer einer perifokalen geringen Osteosklerose *(2)* keine Veränderungen auf.

Histologisch (**Abb. 309**) ist der Markraum durch ein lockeres zellreiches Granulationsgewebe ausgefüllt. Darin zeichnen sich knotige Granulome ab, die unscharf begrenzt sind *(1)*. Es handelt sich um eine Ansammlung von zahlreichen mononukleären Makrophagen, zwischen denen keine oder nur wenige gelapptkernige Leukozyten gelegen sind. Außerdem kann man in den Granulomen Lymphozyten, Plasmazellen und gelegentlich einige mehrkernige Riesenzellen beobachten. Es handelt sich hierbei um einkernige oder mehrkernige Makrophagen, die die Bakterien phagozytiert haben und meist untergehen. Bei kleinen Granulomen kann die Knochenspongiosa unverändert bleiben. Im vorliegenden Fall ist die Spongiosa durch den Entzündungsprozeß jedoch im Bereich des osteomyelitischen Herdes weitgehend zerstört; im Randbereich hat sich eine reaktive Osteosklerose entwickelt – erkennbar an den verbreiterten Knochenbälkchen *(2)*.

In der Wirbelsäule entwickelt sich die Bang-Osteomyelitis in den Wirbelkörpern. Die Herde liegen meist in Nähe der Bandscheiben und können auf den benachbarten Wirbelkörper übergreifen. Dadurch kommt es zu einer Verformung der Wirbelsäule und manchmal zu einer Kompression des Rückenmarkes. Eine Bangsche Spondylitis kann eine tuberkulöse Spondylitis (s. S. 152, **Abb. 286**) röntgenologisch bis in alle Einzelheiten imitieren. Allerdings ist die Osteoporose bei Morbus Bang weniger ausgeprägt. Eine Biopsie kann die Diagnose herbeiführen.

Bang-Osteomyelitis (Osteomyelitis brucellosa) 161

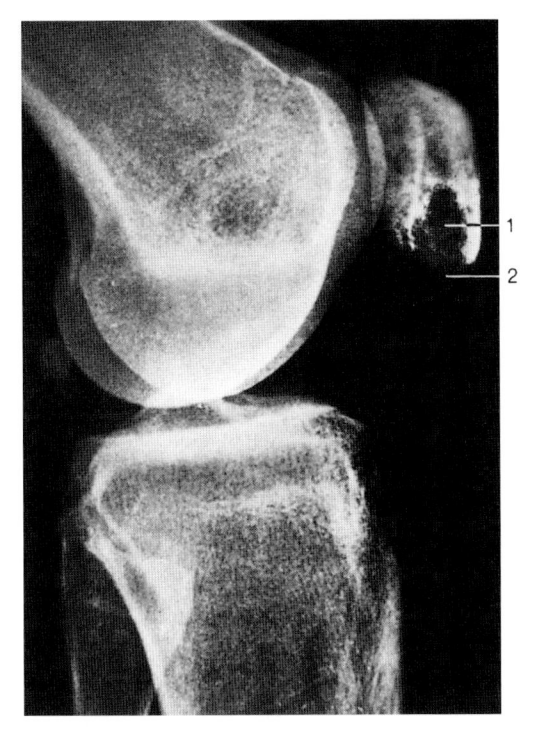

Abb. 306. Typhusosteomyelitis (Patella)

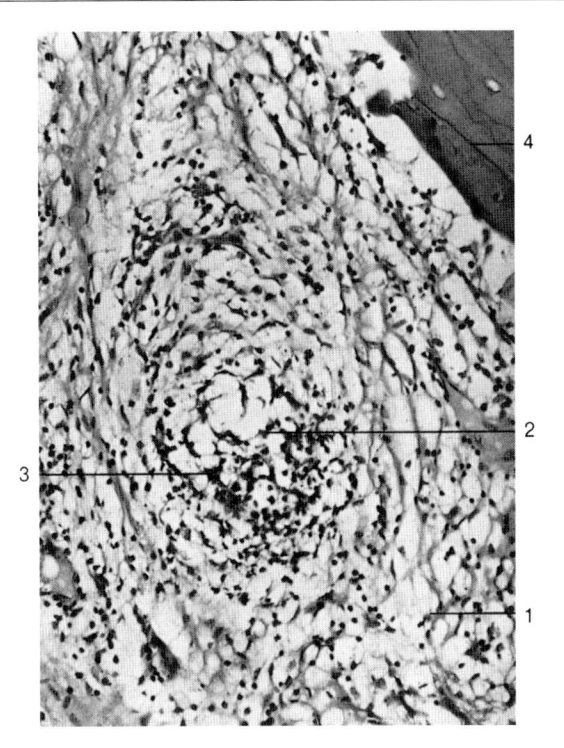

Abb. 307. Typhusosteomyelitis; HE, 64×

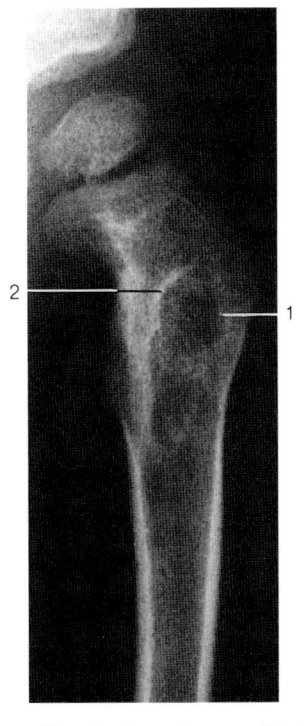

Abb. 308. Bang-Osteomyelitis (proximaler Femur)

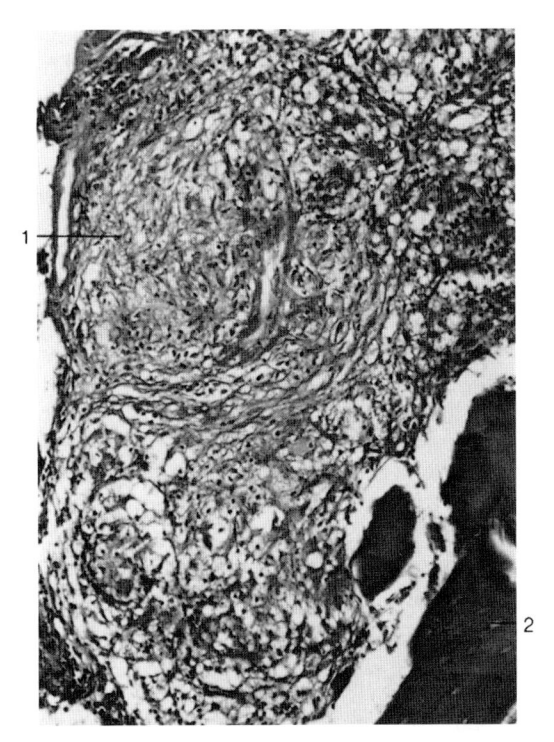

Abb. 309. Bang-Osteomyelitis; HE, 71×

Pilzosteomyelitis

Eine Osteomyelitis kann sich auch infolge einer Pilzinfektion und Pilzbesiedelung im Knochenmark entwickeln. Wenn die bakteriell bedingten Osteomyelitiden auch viel häufiger sind, so treten Pilzosteomyelitiden immer wieder einmal in Erscheinung und können große diagnostische Probleme bieten. Ursächlich kommen praktisch alle Pilze in Frage; am häufigsten werden jedoch Actinomyces bovis (*Aktinomykose*; eigentlich Bakterien), Coccidioides immitis (*Kokzidioidomykose*), Blastomyces dermatiditis (*Blastomykose*) und Sporotrichum schenckii (*Sporotrichose*) angetroffen. Derartige Pilzinfektionen spielen sich viel häufiger und primär in den Weichteilen ab und können dann manchmal sekundär auf das Skelett übergreifen. Meist handelt es sich bei einer Pilzosteomyelitis um eine Spätmanifestation einer Pilzinfektion. Manchmal machen die Knochenveränderungen überhaupt erst auf die Erkrankung aufmerksam.

Röntgenologisch verursacht eine Pilzosteomyelitis keine spezifischen Strukturveränderungen im Knochen, so daß hierbei die Diagnose nicht gestellt werden kann. In **Abb. 310** ist eine Pilzosteomyelitis in einer Ulna dargestellt; die histologische Untersuchung ergab eine Kokzidioidomykose. Man erkennt in der proximalen Diaphyse einen kleinen osteolytischen Aufhellungsherd *(1)*, der unscharf und leicht zackig begrenzt ist. Eine Randsklerose fehlt. Das angrenzende Knochengewebe einschließlich der Kortikalis ist osteosklerotisch verdichtet *(2)*. Eine Periostreaktion ist nicht erkennbar.

Erst die **histologische Untersuchung** einer Knochenbiopsie (zusammen mit bakteriologischen und immunologischen Untersuchungen) kann die Diagnose abklären. Hierbei findet sich im Markraum meist ein zellreiches Granulationsgewebe, welches fälschlich als unspezifische oder spezifische Osteomyelitis oder gar als Knochengeschwulst (z. B. Osteoklastom) gedeutet werden kann. Mit der PAS- oder Grocott-Färbung lassen sich Pilze meist gut zur Darstellung bringen.

In **Abb. 311** sind die histologischen Strukturen einer Pilzosteomyelitis abgebildet. Der Markraum ist ausgefüllt von einem lockeren Granulationsgewebe, in dem stellenweise Ansammlungen von eosinophilen Leukozyten zusammen mit einigen Neutrophilen vorkommen *(1)*. Darüber hinaus erkennt man in der PAS-Färbung kleine strangförmige Gebilde *(2)*, bei denen es sich um Pilze handelt. Sie bestehen aus septierten Hyphen, die sich oft dichotom verzweigen und ein Netzwerk (Myzelium) bilden. Dazwischen finden sich auch viele Konidien („Fruchtköpfe", *3*). Es handelt sich hierbei um den Pilz **Aspergillus**, der hier in der knöchernen Kieferhöhlenwand angetroffen wurde. Dieser Pilz ist weltweit verbreitet und gelangt meistens durch Inhalation der Sporen in den Organismus. Bei verminderter Abwehrkraft kann sich die Mykose hämatogen ausbreiten und dabei auch in den Knochen gelangen und eine Pilzosteomyelitis auslösen.

In **Abb. 312** ist ein zellreiches Granulationsgewebe zu sehen, das aus dem Knochenmarkraum stammt. Auffallend sind viele kleine Mikroabszesse *(1)* aus dichten Ansammlungen gelapptkerniger Leukozyten. Dazwischen befinden sich zahlreiche mehrkernige Riesenzellen *(2)*, deren Kerne dicht beieinander liegen oder in der Zellperipherie aufgereiht sind. Es werden auch viele histiozytäre Zellelemente *(3)* beobachtet. Ein solches riesenzelliges Granulationsgewebe kann große diagnostische Schwierigkeiten bereiten. Bei den vorherrschenden entzündlichen Veränderungen mit Riesenzellen, die große Ähnlichkeit mit Fremdkörperriesenzellen haben, muß an eine Pilzosteomyelitis gedacht werden.

Die starke Vergrößerung in **Abb. 313** zeigt innerhalb der Riesenzellen Einschlußkörperchen, die bei PAS-Färbung rot sind. Es handelt sich um Sporozysten einer **Kokzidioidomykose** *(1)*, die leer sind, oder um Endosporen *(2)* dieser Pilzerkrankung. Die Sporozysten sind 30–60 µm groß und rund. Die Endosporen treten aus den Pilzzellen aus und liegen dann im Zytoplasma der Riesenzellen. Eine derartige Pilzosteomyelitis kann einem tuberkuloiden Granulationsgewebe ähneln; auch makroskopisch sind die Veränderungen einer Tuberkulose ähnlich. Die Kokzidioidomykose, die vorwiegend in den Südweststaaten der USA sowie in Mittel- und Südamerika beobachtet wird, befällt vorwiegend die Lunge. Bei Skelettbefall finden sich meistens Herde in mehreren Knochen, meist in Gelenknähe.

Eine Reihe anderer Erreger können sich im Knochenmark absiedeln und eine Knochenentzündung hervorrufen. So erzeugt die *Aktinomykose* des Knochens in den Kieferknochen Höhlen und Sklerosierungen mit Fisteln; histologisch läßt sich der Keim meist gut zur Darstellung bringen. Bei der *Echinokokkose* des Knochens erzeugen Parasiten (Echinococcus cysticus oder alveolaris) im Knochen (Wirbelsäule, Becken, Röhrenknochen) ein- oder mehrkammerige Knochenzysten.

Pilzosteomyelitis 163

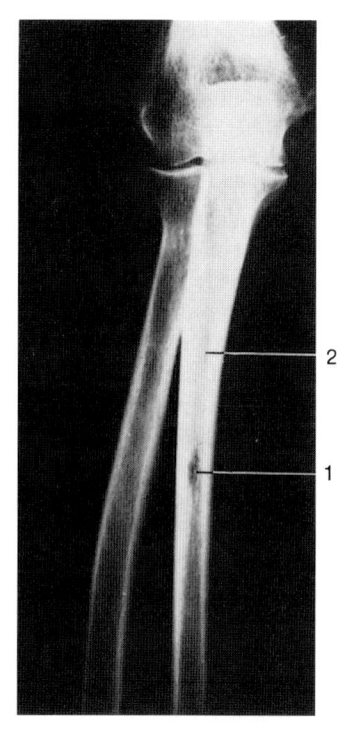

Abb. 310. Pilzosteomyelitis: Aspergillose (Ulna)

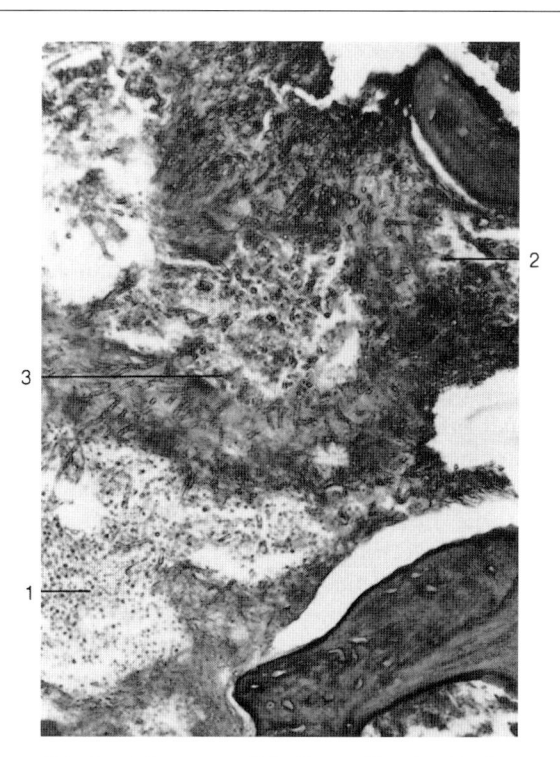

Abb. 311. Pilzosteomyelitis (Aspergillose); PAS, 64×

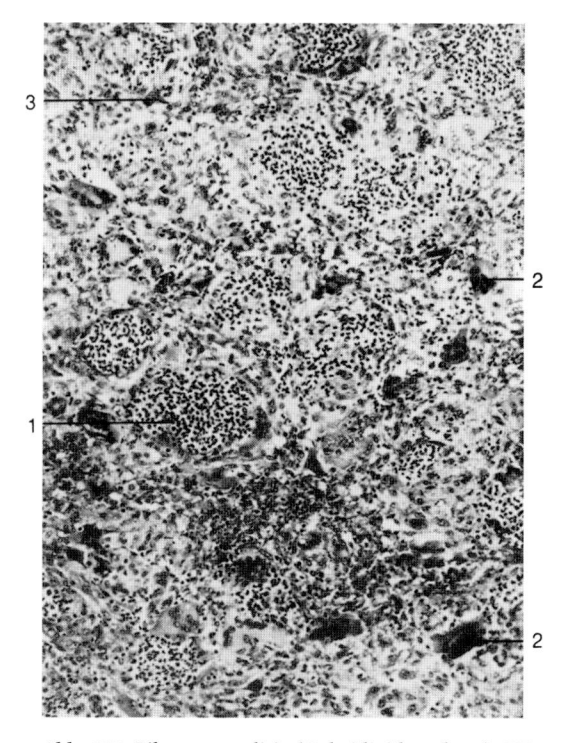

Abb. 312. Pilzosteomyelitis (Kokzidioidomykose); HE, 40×

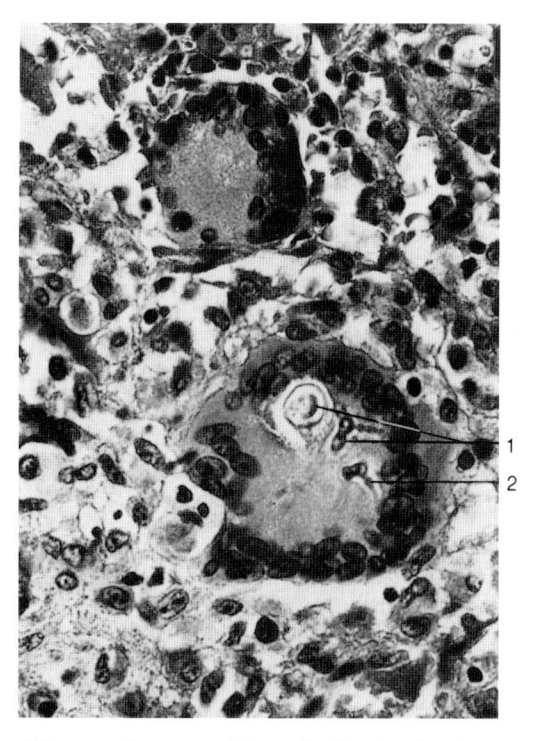

Abb. 313. Pilzosteomyelitis (Kokzidioidomykose); PAS, 160×

Ossäre Echinokokkose

Knochenerkrankungen durch Parasiten sind selten. *Bei der ossären Echinokokkose handelt es sich um einen parasitären Befall der Knochen durch Finnen des Hundebandwurmes (Taenia echinococcus) nach einer Schmierinfektion mit dem Kot von Hunden, Katzen oder Kaninchen.* Die Infektion erfolgt meistens im Kindesalter per os. Die Wurmembryonen dringen aus dem Darm in die Blutbahn und siedeln sich in ca. 65% der Fälle in der Leber und in 10–15% in der Lunge ab. Der Knochenbefall erfolgt nur in 1–3% der Fälle, meist durch Echinococcus granulosus. Wie aus **Abb. 314** hervorgeht, ist das Stammskelett (Wirbelsäule, Becken) die häufigste Lokalisation. Die langen Röhrenknochen (Humerus, Tibia, Fibula) sind auch häufig und Femur und Schädel selten befallen.

Die **Röntgenstrukturen** einer Echinokokkose sind gekennzeichnet durch einen multizystischen Knochenumbau, der große Abschnitte des befallenen Knochens umfassen und den Eindruck eines malignen Knochentumors hervorrufen kann. In **Abb. 315** sieht man einen Echinokokkusbefall des linken proximalen Humerus. Mehr als ein Drittel des langen Röhrenknochens ist multizystisch umgebaut. Neben großen intraossären Knochenzysten *(1)* finden sich mehrere kleinere Zysten *(2)*, die alle keine Innenstruktur haben. Die Zysten werden durch schmale Septen *(3)* nur unvollständig abgegrenzt. Der befallene Knochenabschnitt ist leicht aufgetrieben. Die Kortikalis erscheint von innen her verschmälert, ist jedoch vollständig erhalten. Man erkennt in diesen Herden eine pathologische Knochenfraktur *(4)* mit schrägem Verlauf. Diese ist nach Ruhigstellung bereits konsolidiert, wobei in diesem Bereich der Knochen expandiert ist *(5)*. Nach distal ist die Läsion durch eine Randsklerose gut abgegrenzt *(6)*.

Auch die **Röntgenaufnahme** der **Abb. 316** zeigt eine Echinokokkose des Knochens im linken proximalen Femur und Schenkelhals. Im Schenkelhals sieht man große Zysten *(1)*, die von schmalen Septen *(2)* begrenzt werden. Die Zysten haben keine Innenstrukturen. Dieser Knochenabschnitt ist aufgetrieben; die Kortikalis ist von innen her verschmälert, jedoch vollständig erhalten; eine Periostreaktion ist nicht ersichtlich. Ähnliche intraossäre Zysten finden sich im linken Becken *(3)* oberhalb des Hüftgelenkes.

Das **histologische Bild** vom Kurettage- oder Biopsiematerial aus einer solchen Knochenzyste zeigt zystisch-membranöse Strukturen, die sich leicht als Echinokokkenzysten erkennen lassen. In **Abb. 317** sieht man ein lockeres Narbengewebe *(1)* mit Herden von Entzündungszellen *(2:* Lymphozyten, Plasmazellen) und zahlreichen zystischen Hohlräumen *(3)*, die leer sind und wie Fremdkörperlücken imponieren. Kennzeichnend für die Echinokokkose sind jedoch lange *Chitinmembranen (4)*. Diese stellen sich im histologischen Schnitt als homogene, oft leicht lamellär geschichtete rote Streifen dar, die im HE-Präparat stark aufleuchten. Diese „Kutikula" ist ein Produkt des Echinokokkus und läßt die histologische Diagnose zu. Manchmal werden in der Nähe der Kutikula *Scolices* beobachtet, wobei es sich um die eigentlichen Parasiten handelt.

In der **histologischen Aufnahme** der **Abb. 318** ist das Zystenmaterial in **stärkerer Vergrößerung** zu sehen. Man sieht leere zystische Hohlräume *(1)*, in denen nach Scolices gesucht werden muß (im Bild nicht vorhanden). Kennzeichnend sind jedoch die breiten, leuchtend-roten Chitinmembranen *(2)*, die für den Echinokokkus charakteristisch sind. Zwischen den Zysten findet sich ein lockeres Bindegewebe mit unspezifischen entzündlichen Infiltraten *(3)*.

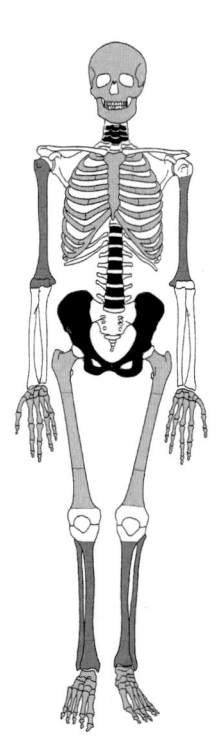

Abb. 314. Lokalisation der ossären Echinokokkose. (Nach BÜRGEL u. BIERLING 1973) [*schwarz* = sehr häufig; *dunkelgrau* = häufig; *hellgrau* = selten]

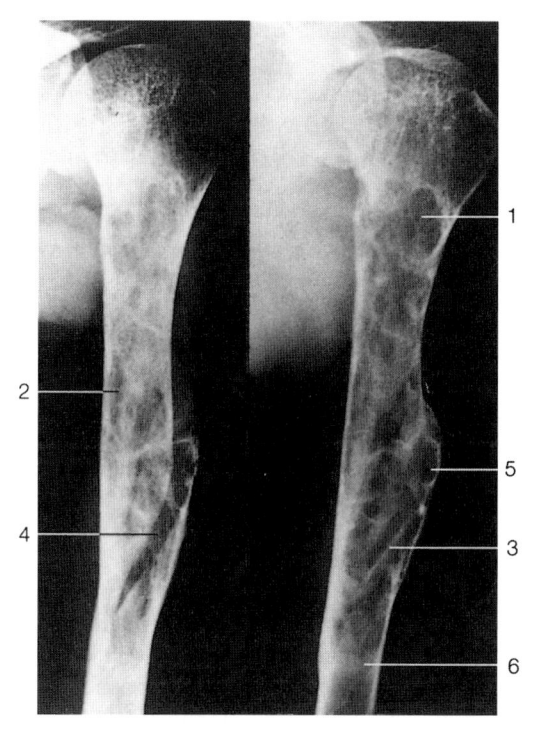

Abb. 315. Echinokokkose (proximaler Humerus)

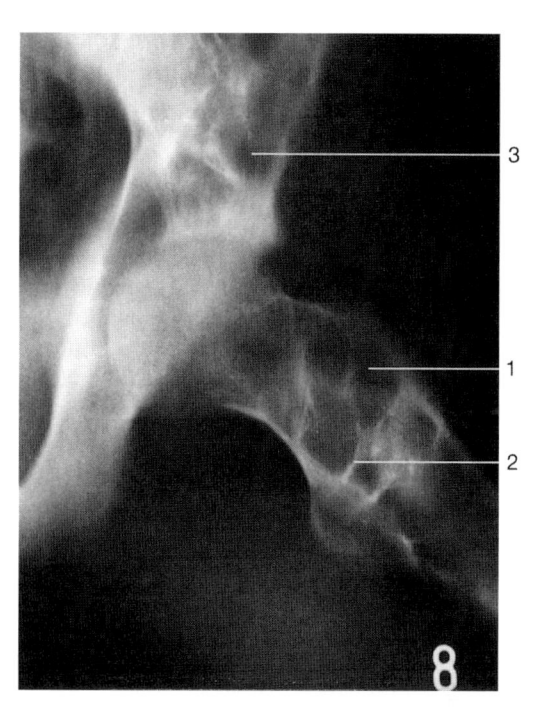

Abb. 316. Echinokokkose (li. Schenkelhals)

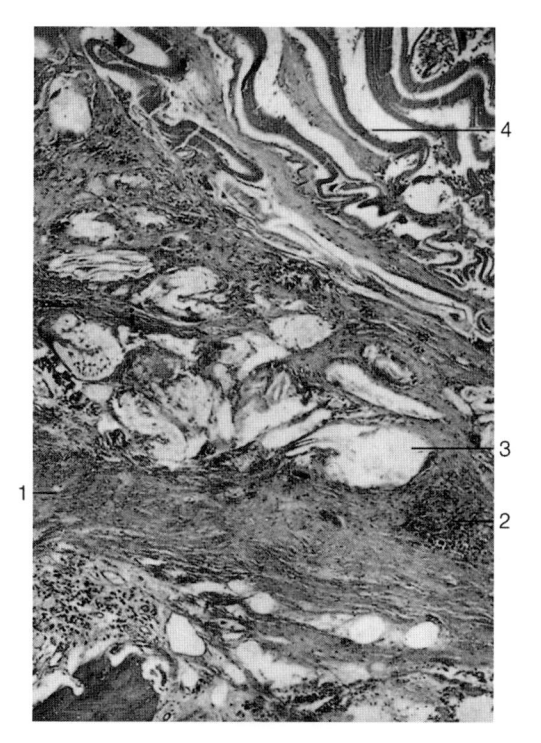

Abb. 317. Echinokokkose; HE, 40×

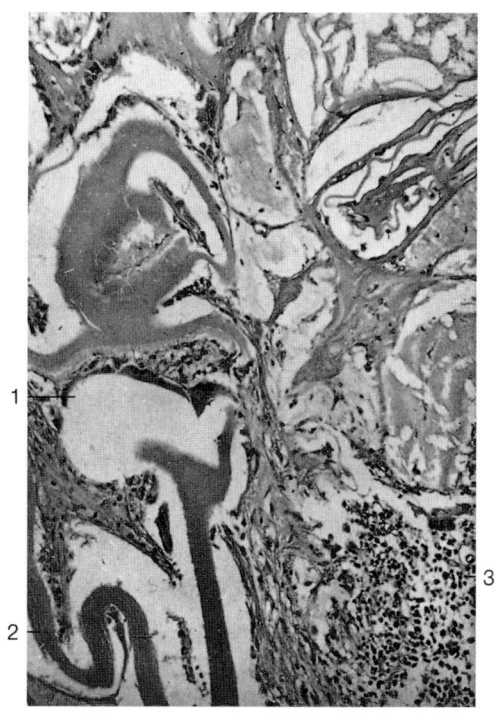

Abb. 318. Echinokokkose; HE, 80×

Entzündliche Periostitis ossificans

Bei einer Osteomyelitis breitet sich die Entzündung vom Knochenmarkraum über die Haversschen und Volkmannschen Kanälchen ins Periost aus. Es kommt zur entzündlichen Reaktion des periostalen Bindegewebes, die nach etwa 10 Tagen zu einer Ausdifferenzierung von Faserknochenbälkchen führt. Die neugebildeten Knochenbälkchen sind zunächst radiär zur Kortikalis ausgerichtet und verbinden sich dann arkadenförmig miteinander. Sie werden schließlich voll mineralisiert und bilden eine Knochenschale („*Totenlade*"), die dem Knochen aufgelagert ist. Am **Mazerationspräparat** (Abb. 319) finden wir dann eine stark aufgerauhte Knochenoberfläche mit tiefen Einkerbungen. Die knöcherne Periostverdickung ist verschieden stark ausgeprägt und über die gesamte Schaftlänge des Röhrenknochens ausgebreitet. Ihr Ausmaß ist von der Intensität der Entzündung abhängig. Im **Röntgenbild** (Abb. 320) kann die entzündliche Periostitis ossificans deutlich nachgewiesen werden. Innerhalb des Röhrenknochens finden sich osteolytische Destruktionsherde *(1)* und reaktive Sklerosezonen *(2)* der Osteomyelitis. Der osteomyelitische Knochen wird von einem verbreiterten und stark verschatteten Periostmantel umschlossen *(3)*. Es ist deutlich eine Doppelkontur im Periost erkennbar. Erste reaktive Periostveränderungen sind 2–3 Wochen nach Beginn der Osteomyelitis in Form von senkrecht abstehenden „*Spicula*" zu beobachten; regelrechte Knochenschalen mit röntgenologischen Doppelkonturen treten später auf und können sich nach Abheilung der Osteomyelitis wieder vollständig rückbilden.

Histologisch (Abb. 321) finden wir im verbreiterten Periost viele neugebildete Faserknochenbälkchen *(1)* mit reichlich Osteozyten und angelagerten Reihen von Osteoblasten *(2)*. Die Knochenbälkchen sind geflechtartig aufgebaut und etwa parallel ausgerichtet; sie stehen senkrecht zur Knochenoberfläche. Stellenweise sind sie arkadenartig miteinander verbunden *(3)*. Zwischen diesen Knochenbälkchen findet sich ein lockeres Granulationsgewebe mit Entzündungszellen *(4)* (Lymphozyten, gelapptkernige Leukozyten, Plasmazellen).

Traumatische Periostitis ossificans

Auch nach einer traumatischen Schädigung des Knochens (Fraktur, Osteosynthese) spielen sich entzündliche Reaktionen ab, die eine mehr oder weniger starke Periostitis ossificans hervorrufen können. Im **Röntgenbild** (Abb. 322) sehen wir einen Femur, bei dem wegen einer Fraktur eine Marknagelung *(1)* vorgenommen wurde. Es hat sich eine mächtige Periostreaktion entwickelt, die sich über den ganzen Röhrenknochen erstreckt *(2)*. Die neugebildeten Knochenstrukturen geben dem verbreiterten Periost ein unregelmäßiges wabiges Aussehen.

Histologisch (Abb. 323) liegt das klassische Bild der Periostitis ossificans vor: Wir finden zahlreiche neugebildete Faserknochenbälkchen mit reichlich großen Osteozyten und geflechtartigem Aufbau *(1)*. Den Knochenstrukturen sind Osteoblasten angelagert *(2)*. Die Knochenbälkchen sind miteinander verbunden und bilden ein dichtes, ungleichmäßiges Netzwerk (zum Unterschied zur entzündlichen Periostitis ossificans). Zwischen den Knochenbälkchen liegt ein lockeres Faser- oder Granulationsgewebe, manchmal mit Hämosiderinablagerungen. Es kann schwer sein, anhand einer Biopsie eine traumatische Periostitis ossificans von Kallusgewebe zu unterscheiden.

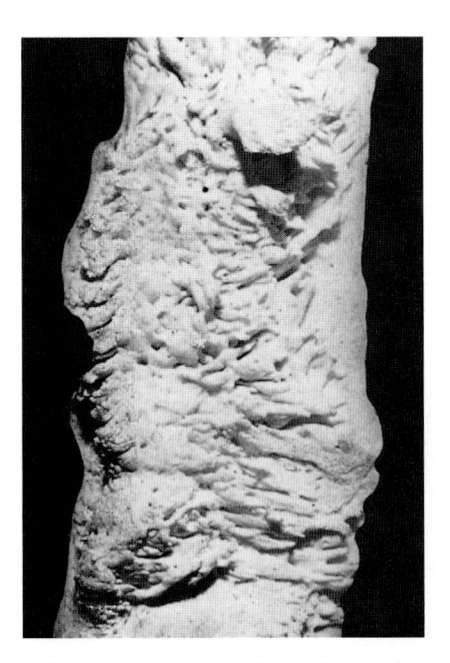

Abb. 319. Periostitis ossificans (Mazerationspräparat)

Traumatische Periostitis ossificans 167

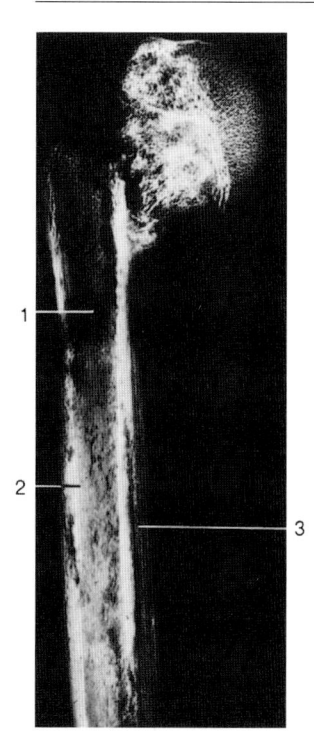

Abb. 320. Entzündliche Periostitis ossificans purulenta (Femur)

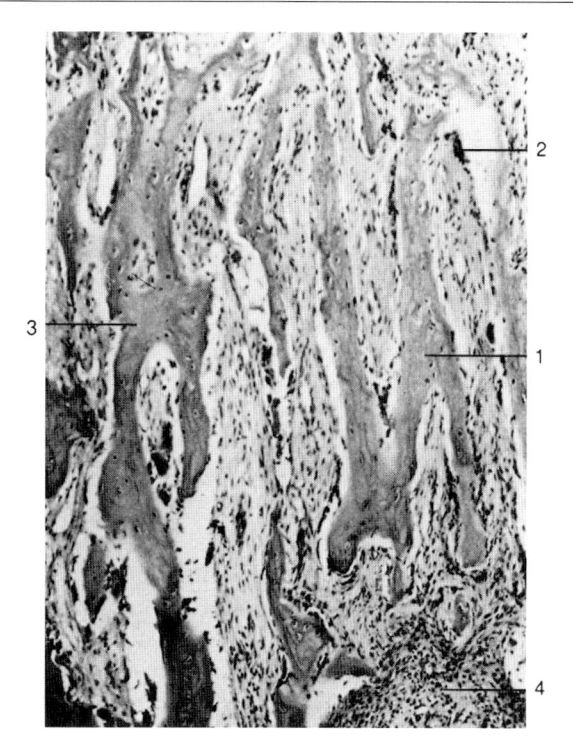

Abb. 321. Entzündliche Periostitis ossificans purulenta; HE, 25×

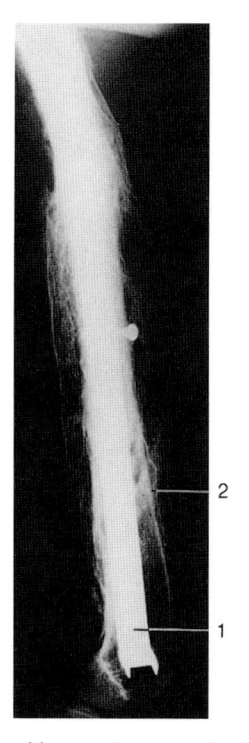

Abb. 322. Traumatische Periostitis ossificans (Femur)

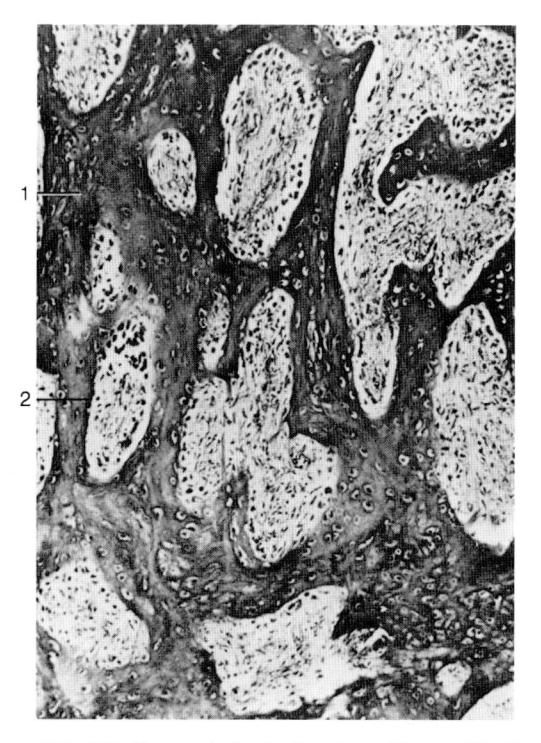

Abb. 323. Traumatische Periostitis ossificans; HE, 25×

Verknöchernde Periostose bei Durchblutungsstörungen

Bei einer venösen Stase des Blutes in den Weichteilen (z. B. bei Varikose) kann sich eine knöcherne Periostose am örtlichen Knochen (meist Tibia oder Femur) entwickeln. In **Abb. 324** sehen wir **röntgenologisch** einen normal strukturierten Femur. In Schaftmitte ist eine ungleichmäßig breite, außen wellig begrenzte Verschattung des Periosts erkennbar *(1)*.

Tumoröse knöcherne Periostose

Knochentumoren, insbesondere maligne Knochentumoren, führen zu einer Zerstörung des ortsständigen Knochengewebes und rufen gleichzeitig eine örtliche entzündliche Reaktion hervor. Diese Prozesse durchdringen die Kortikalis und stimulieren das periostale Bindegewebe zur Knochenneubildung, die röntgenologisch in Erscheinung tritt. In **Abb. 325** ist das **Röntgenbild** eines osteoblastischen Osteosarkoms der distalen Femurmetaphyse zu sehen, wobei der betroffene Knochenabschnitt stark verschattet ist *(1)*. Im Periost finden sich unregelmäßige Verschattungen, die senkrecht zur Knochenoberfläche ausgerichtete „Striche" enthalten *(2)*. Es handelt sich um sog. *Spicula*, die dem Knochenabschnitt eine strahlenartige Begrenzung verleihen und eine periostale Reaktion auf das maligne Tumorwachstum darstellen. **Histologisch** (**Abb. 326**) finden wir im Periost parallel ausgerichtete Geflechtknochenbälkchen mit kräftigen Osteozyten und einigen angelagerten Osteoblasten *(1)*. Zwischen diesen neugebildeten Knochenbälkchen ist größtenteils nur ein gefäßreiches lockeres Granulationsgewebe gelegen *(2)*. Nur gelegentlich kann man hier infiltriertes Tumorgewebe beobachten. Eine Biopsie aus einer knöchernen Periostreaktion ist somit für die Diagnosefindung von geringem Wert.

Osteoarthropathie hypertrophiante pneumique (Pierre Marie-Bamberger)

Diese Skeletterkrankung stellt eine besondere Form der Periostitis ossificans dar, die gelegentlich im Verlauf von chronischen Lungen- und Herzkrankheiten auftritt und zu ausgedehnten symmetrischen Verdickungen der langen und kurzen Röhrenknochen durch schalige periostale Knochenneubildung führt. Derartige Periostveränderungen können als Frühsymptom eines Bronchialkarzinoms erscheinen; sie bilden sich nach Tumorentfernung wieder zurück. Im **Röntgenbild** (**Abb. 327**) erkennt man eine Verschattung des Periostes eines Femurs *(1)*, wobei der Röhrenknochen manschettenförmig von einer periostalen Knochenschale umgeben wird, die im Bereich der Diaphyse breit und an den Meta-Epiphysen schmal ist *(2)*. Die Knochenenden zeigen keine Periostverdickung. Die periostale Knochenschicht ist durch einen schmalen Spalt von der Kortikalis getrennt. **Histologisch** (**Abb. 328**) findet sich ein verbreitertes Periost aus lockerem Bindegewebe, welches von zahlreichen Kapillaren durchzogen wird *(1)*. Darin haben sich Schichten neuer Knochenbälkchen *(2)* ausdifferenziert, die schon eine angedeutete lamelläre Schichtung aufweisen. Zu Beginn der Veränderungen sind es Faserknochenbälkchen, die senkrecht zur Diaphyse ausgerichtet sind und sich später arkadenartig miteinander verbinden, so daß mehrere übereinander gelagerte Knochenschichten entstehen können. Die angrenzende Kortikalis *(3)* ist durch glatte Knochenresorption von den Haversschen Kanälchen aus stark spongiosiert.

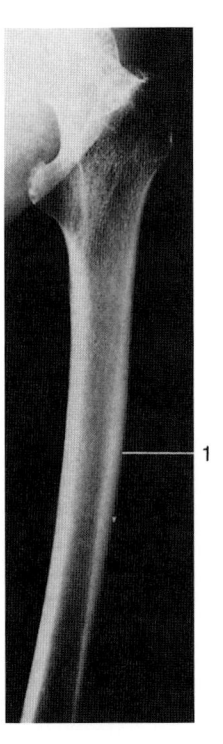

Abb. 324. Verknöchernde Periostose bei Durchblutungsstörungen (Femur)

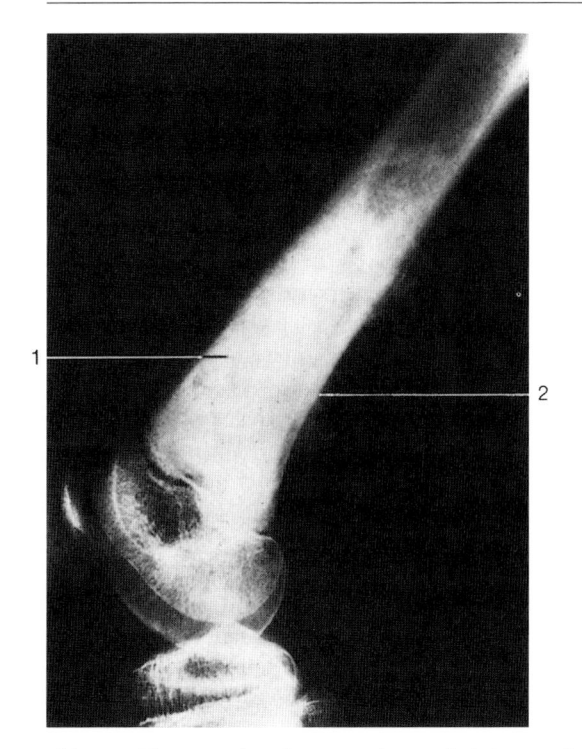

Abb. 325. Tumoröse knöcherne Periostose bei Osteosarkom (distaler Femur)

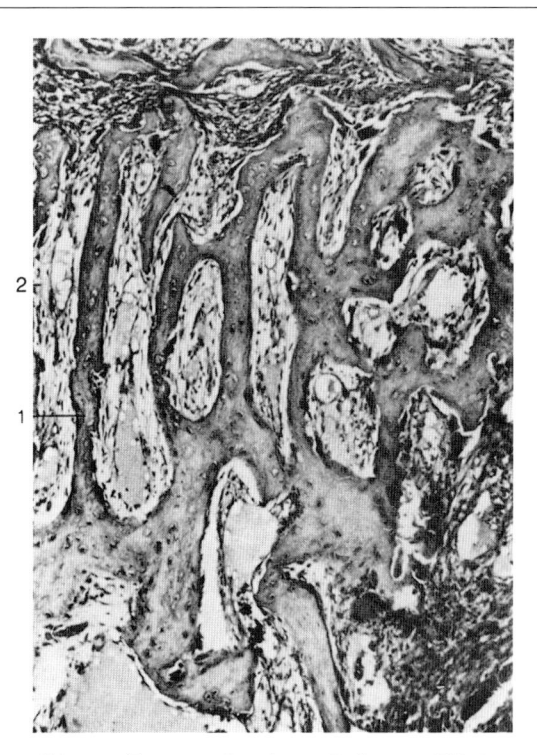

Abb. 326. Tumoröse knöcherne Periostose; HE, 25×

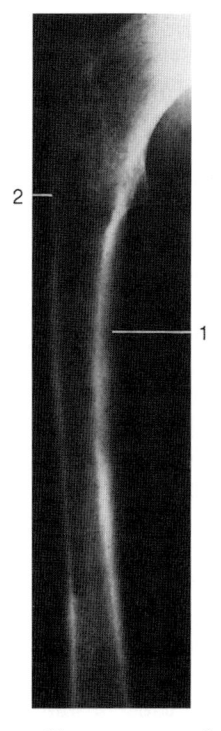

Abb. 327. Osteoarthropathie hypertrophiante pneumique Pierre Marie-Bamberger (Femur)

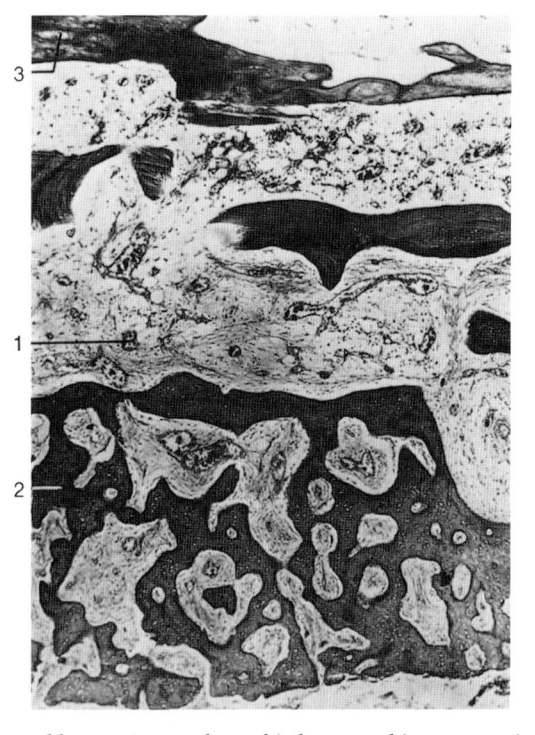

Abb. 328. Osteoarthropathie hypertrophiante pneumique Pierre Marie-Bamberger; HE, 20×

8 Knochennekrosen

Allgemeines

Wie jedes lebende Gewebe kann auch das Knochengewebe absterben und damit eine Knochennekrose bilden. Als Ursachen für eine solche Schädigung kommen in Frage: 1. Zirkulationsstörungen des Knochens, 2. Knochenentzündungen (Osteomyelitis, s. S. 131), 3. Strahlenschäden (Radioosteonekrose), 4. traumatische Knochenschädigungen (z. B. Knochenfraktur, s. S. 115), 5. Hormonstörungen (z. B. Morbus Cushing, s. S. 78). Histologisch ist die Knochennekrose durch das Fehlen von Osteozyten innerhalb des Knochengewebes gekennzeichnet: Die Osteozytenlakunen sind leer, Zellkerne fehlen. Die lamelläre Schichtung ist verwaschen oder aufgehoben. Allerdings müssen Artefakte, die bei der Aufarbeitung des Schnittmaterials entstehen können, berücksichtigt werden. Bei einer zu langen und starken Entkalkung des Knochenmaterials in Salpetersäure können die Osteozyten ebenfalls vernichtet werden und die Osteozytenlakunen leer erscheinen. Bei einer Knochennekrose finden sich meistens reaktive entzündliche Veränderungen im benachbarten Knochengewebe.

Die Ätiologie verschiedener Knochennekrosen ist bisher noch nicht geklärt. Nur in relativ wenigen Fällen läßt sich eine Knochennekrose auf eine Unterbrechung der Blutzufuhr zurückführen. Nach einer Knochenfraktur kann ein Knochenabschnitt von der notwendigen Durchblutung ausgeschlossen werden und nekrotisch werden. Desgleichen können operative Manipulationen (z. B. bei Osteosynthese) die Gefäße des Knochens verletzen (z. B. bei Marknagelung oder Abschabung des Periosts). Embolien, eine stenosierende Arteriosklerose oder eine Arterienwandentzündung der Knochengefäße können ebenfalls zu einer ossären Minderdurchblutung führen. Hierbei entwickelt sich ein anämischer Knocheninfarkt. Solche Knochennekrosen sind jedoch eher selten, weil das Knochenmark und die Spongiosa durch die A. nutritia und die Kortikalis vom Periost her ausgezeichnet mit Blut versorgt sind. Offensichtlich ist diese Ätiologie bei der Caissonkrankheit (s. S. 180). Hingegen ist die Entstehung von Knochennekrosen bei Stoffwechsel- und Hormonstörungen (z. B. Morbus Cushing, s. S. 76) noch weitgehend ungeklärt. Am histologischen Schnittbild müssen wir Knochennekrosen mit gleichzeitigen osteomyelitischen Veränderungen *(septische Knochennekrosen)* von solchen Knochennekrosen unterscheiden, die keine wesentliche begleitende Entzündung aufweisen *(aseptische Knochennekrosen)*. Bekanntlich entwickeln sich bei einer eitrigen Osteomyelitis Knochennekrosen, wobei die nekrotischen Knochenanteile aus dem Verband herausgelöst werden (Bildung von *Sequestern*). Therapeutisch sind hierbei eine Sequestrotomie und die antibiotische Behandlung vorzunehmen. – Obwohl das Knochengewebe im Vergleich zu anderen Geweben relativ strahlenresistent ist, kommen nach Bestrahlungen immer wieder Knochennekrosen vor *(Radioosteonekrose)*. Insbesondere bei den früher durchgeführten konventionellen Bestrahlungen mit einer weichen Strahlung absorbiert der Knochen verstärkt Strahlen, so daß er möglicherweise mit dem Zwei- bis Dreifachen der applizierten Dosis belastet wird. Hierbei entwickeln sich oft Radioosteonekrosen, die besonders im Kieferbereich aufgrund der zahlreichen bakteriellen Eintrittspforten entzündlich superinfiziert sein können. Bei der heutigen Anwendung einer modernen Hochvolttherapie mit homogener Bestrahlung von Weichteilen und Knochengewebe wird die Überexposition stark reduziert, und das Knochengewebe des Erwachsenen ist dabei relativ strahlenresistent. Durch eine gründliche Gebißsanierung vor Durchführung einer Strahlentherapie im Kopf-Halsbereich läßt sich die Gefahr einer sog. *Strahlenostitis* (Radioosteomyelitis) des Kiefers auf ein Minimum senken.

Bei den meisten aseptischen Knochennekrosen wird eine Durchblutungsstörung als Ursache lediglich angenommen, ohne daß hierfür der Beweis geliefert werden konnte. Es handelt sich um die „*idiopathischen ischämischen Knochennekrosen*". In einigen Fällen ist ein lokales Trauma in der Anamnese zu eruieren („*posttraumatische ischämische Knochennekrose*"). Bei den sog. *aseptischen Epiphysennekrosen* („lokalisierte Osteochondritis") werden Knochenmark und Tela ossea im Bereich der Wachstumszonen nekrotisch, während der von der Synovia ernährte Gelenkknorpel erhalten bleibt. Die andauernde funktionelle Belastung des betroffenen Knochenteiles führt zu einer Verformung mit entsprechenden Wachstums- und Funktionsstörungen (z. B. Arthrosis deformans). Dieser Gruppe sind in erster Linie der Morbus Perthes, der Morbus Osgood-Schlatter, die Köhlersche Erkrankung (Os naviculare pedis, Metatarsaleköpfchen), die Kienböcksche Erkrankung (Lunatummalazie), der Morbus Scheuermann (Wirbelsäule) und die Osteochondrosis dissecans (s. S. 456) zuzuordnen. Eine besonders häufige Lokalisation der aseptischen Knochennekrose stellt der Hüftkopf dar, wobei sich stets eine schwere Coxarthrosis deformans entwickelt. Insbesondere nach einer medialen Schenkelhalsfraktur im höheren Alter kann sich leicht eine sekundäre aseptische Hüftkopfnekrose entwickeln. Aus dieser Erfahrung heraus wird meistens gleich nach der Fraktur der Hüftkopf operativ entfernt und eine Totalendoprothese (TEP) implantiert.

Nach Pöschl (1971) werden etwa 90 verschiedene Knochennekrosen beschrieben, die einen ähnlichen Röntgenbefund und ein gleiches histologisches Bild ergeben und sich lediglich hinsichtlich ihrer Lokalisation und oft auch ihrer Ätiologie voneinander unterscheiden. Unklare Gelenk- und gelenknahe Beschwerden in den Gliedmaßen sowie Wirbelsäulenschmerzen bei Kindern und Jugendlichen sollten an das Vorliegen einer aseptischen Knochennekrose denken lassen und zu einer Röntgenuntersuchung Anlaß geben. Hierbei ist meistens eine konventionelle Röntgenaufnahme, die bei den Gliedmaßen möglichst beide Seiten erfassen sollte, für die Diagnostik ausreichend. Die Untersuchungen können durch Tomogramme und nuklearmedizinische Maßnahmen ergänzt werden. Im Szintigramm bewirken akute Knochennekrosen (z. B. nach einem Trauma oder akuten Gefäßverschluß) eine Aktivitätsaussparung, während bei langsam einsetzenden spontanen aseptischen Osteonekrosen eine Aktivitätsanreicherung erfolgt. Diese ist auf den dabei stattfindenden reparativen Knochenumbau des noch vitalen Knochens zurückzuführen.

Im **Röntgenbild** der **Abb. 329** sieht man bei einer aseptischen Knochennekrose des linken medialen Femurkondylus lediglich eine diskrete Konturunregelmäßigkeit *(1)*, die kaum als pathologischer Befund erkennbar ist. Die Patella *(2)* stellt sich als große, rundliche Verdichtungszone dar. Im zugehörigen **Szintigramm** hingegen (**Abb. 330**) ist in diesem Bereich eine starke Aktivitätsanreicherung *(1)* zu verzeichnen, was auf einen lebhaften lokalen Knochenumbau hinweist. Die Patella *(2)* ist in das Szintigramm eingezeichnet. In einem solchen Fall läßt sich durch eine gezielte Knochenbiopsie die Diagnose einer aseptischen Knochennekrose histologisch belegen.

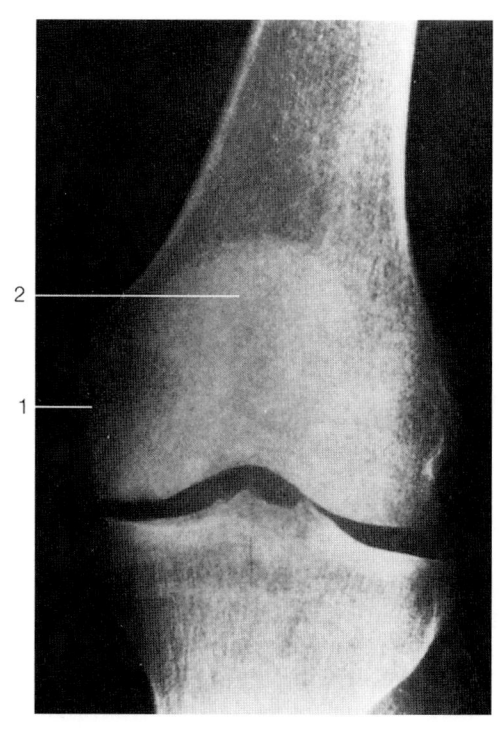

Abb. 329. Aseptische Knochennekrose des linken medialen Femurkondylus (kaum erkennbar)

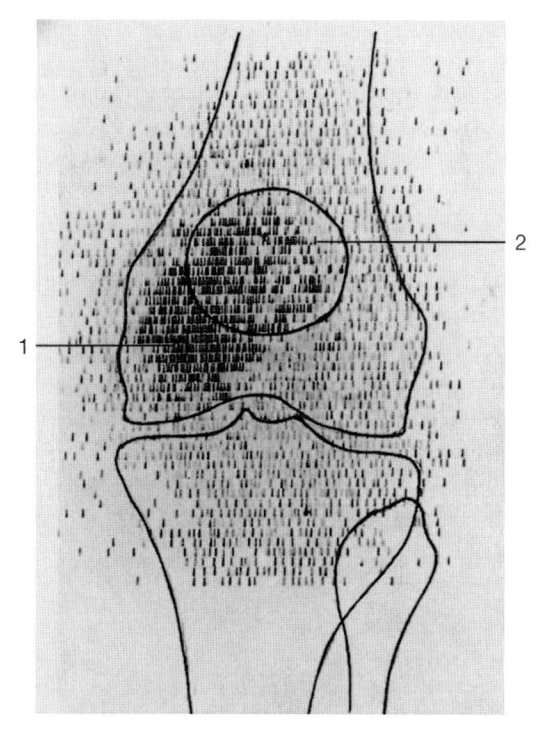

Abb. 330. Aseptische Knochennekrose des linken medialen Femurkondylus (Szintigramm)

Normale Blutversorgung des Knochens

Wie jedes lebende Gewebe ist auch das Knochengewebe von der Blutzufuhr abhängig. Somit ist jeder Knochen an das allgemeine Kreislaufsystem angeschlossen und wird von arteriellen und venösen Blutgefäßen durchzogen. Störungen des intraossären Blutdurchflusses führen zu Veränderungen des Knochengewebes. So entwickeln sich bei Unterbrechung der Blutzufuhr eine Knochennekrose oder ein Knocheninfarkt. Eine arterielle Hyperämie führt zu einem verstärkten lokalen (osteoklastären) Knochenabbau, eine venöse Stase zu einem verstärkten (osteoblastischen) Knochenanbau (Osteosklerose).

Wie die **Schemazeichnungen** der **Abb. 331** zeigen, ist die intraossäre Gefäßbahn recht kompliziert. Vom Periost aus treten kleine Arterien und Venen durch die Volkmannschen Kanäle in den Knochen ein und bilden im Mark, in den Osteonen und in der Spongiosa ein reiches Netzwerk. Das funktionelle Gefäßgitter besteht aus einem Geflecht von Sinusoiden und Kapillaren im blutbildenden Knochenmark und Fettmark sowie in der Spongiosa. Dieses ausgedehnte Gefäßgitter dient dem Ionenaustausch zwischen dem Blutstrom und dem umgebenden Gewebe. Ein Röhrenknochen hat drei Wege der Blutzufuhr: 1. die A. nutritia, 2. die metaphysären Arterien (die sich nach Abschluß des Skelettwachstums mit den epiphysären Arterien verbinden) und 3. die periostalen Arteriolen. Die knöchernen Gelenkenden sind stärker vaskularisiert als die Knochenschäfte. – Das efferente Gefäßsystem besteht aus großen austretenden Venen, dem kortikalen Venensystem und den periostalen Kapillaren.

Die Vasa nutritia (Arterien und Venen) treten durch die Foramina nutritia in den Knochen ein bzw. verlassen hier den Knochen. Die Anzahl dieser Gefäße ist unterschiedlich (im Femur: mehrere Arterien; in der Tibia: nur eine Arterie). Nach diagonaler Durchdringung der diaphysären Kompakta verzweigt sich das Gefäß im Markraum in die aszendierende und deszendierende Markarterie. Diese Gefäße zweigen sich intramedullär in zahlreiche Arteriolen auf und durchdringen das Endost, um die diaphysäre Kortikalis zu versorgen.

In **Abb. 331a** ist die Blutversorgung eines langen Röhrenknochens im Längsschnitt schematisch wiedergegeben: Die *Hauptversorgungsarterie* tritt durch das Foramen nutritium in den Knochen ein, wobei das versorgende Gefäß die dichte Kortikalis durchdringt. Die Blutversorgung durch das Vas nutritium erfolgt somit von der Diaphyse aus. Da das Gefäß die Kortikalis in diagonaler Richtung durchsetzt, kann bei einer peripheren Angiographie kaum Kontrastmittel in den Knochen eintreten, was für die Diagnostik von Bedeutung ist. Nach Eintritt in den Markraum verzweigt sich das Vas nutritium in auf- und absteigende Gefäßäste, die in Längsrichtung des Knochens verlaufen. Innerhalb der Kortikalis werden keine Gefäßabzweigungen abgegeben. Im Markraum unterteilen sich die Gefäße in zahlreiche Arteriolen, die auf ihrem Weg durch den Knochen mehrfach die endosteale Oberfläche durchdringen, um mit ihren Ästen die diaphysäre Kortikalis zu versorgen (sog. „ungleichmäßige Arborisation"). Hierbei handelt es sich wahrscheinlich um Endarterien. Die kortikalen Kapillaren stehen mit den periostalen Kapillaren in Verbindung.

Die zahlreichen Markarterien münden in ein dichtes Netz der metaphysären Arterien, die die Enden eines langen Röhrenknochens mit reichlich Blut versorgen. Zusätzlich treten hier kleinere Arterien aus dem großen systemischen Blutsystem in diagnonaler Richtung in den kortikalen Knochen ein und verbinden sich intramedullär mit den metaphysären Arterien. Somit ist in der Wachstumszone des langen Röhrenknochens für eine überaus reichliche Blutzufuhr gesorgt. – Die Epiphysen werden ebenfalls reichlich mit Blut versorgt: Es treten von außen Arterienäste durch die Kortikalis hindurch in den Knochen und verzweigen sich hier in Richtung auf den Gelenkknorpel einerseits und auf die knorpelige Epiphysenfuge andererseits. Im ausgewachsenen Knochen erfolgt eine weitverzweigte Verbindung dieses epiphysären Kapillarsystems mit dem der metaphysären Arterien.

Der *venöse Abfluß* des Blutes verläuft über venöse Sinusoide und die metaphysären Venen. Diese münden in der Diaphyse des Knochens in den zentralen Venenkanal, der den Knochen in Längsrichtung durchzieht. Große abführende Venen leiten das Blut wieder aus dem Knochen heraus.

Abb. 331b zeigt im **Schema** die Blutversorgung eines Knochens im Querschnitt durch den Knochen: Die Kortikalis wird sowohl von medullären als auch von periostalen Kapillaren versorgt. Der venöse Abfluß erfolgt über die Marksinusoide und den zentralen Venensinus.

Im Bereich der Metaphysen und Epiphysen besteht in der Wachstumsperiode eine separate Blutversorgung gegenüber der Diaphyse. Wie **Abb. 331c** zeigt, dringen die metaphysären und epiphysären Gefäße durch zahlreiche Foramina

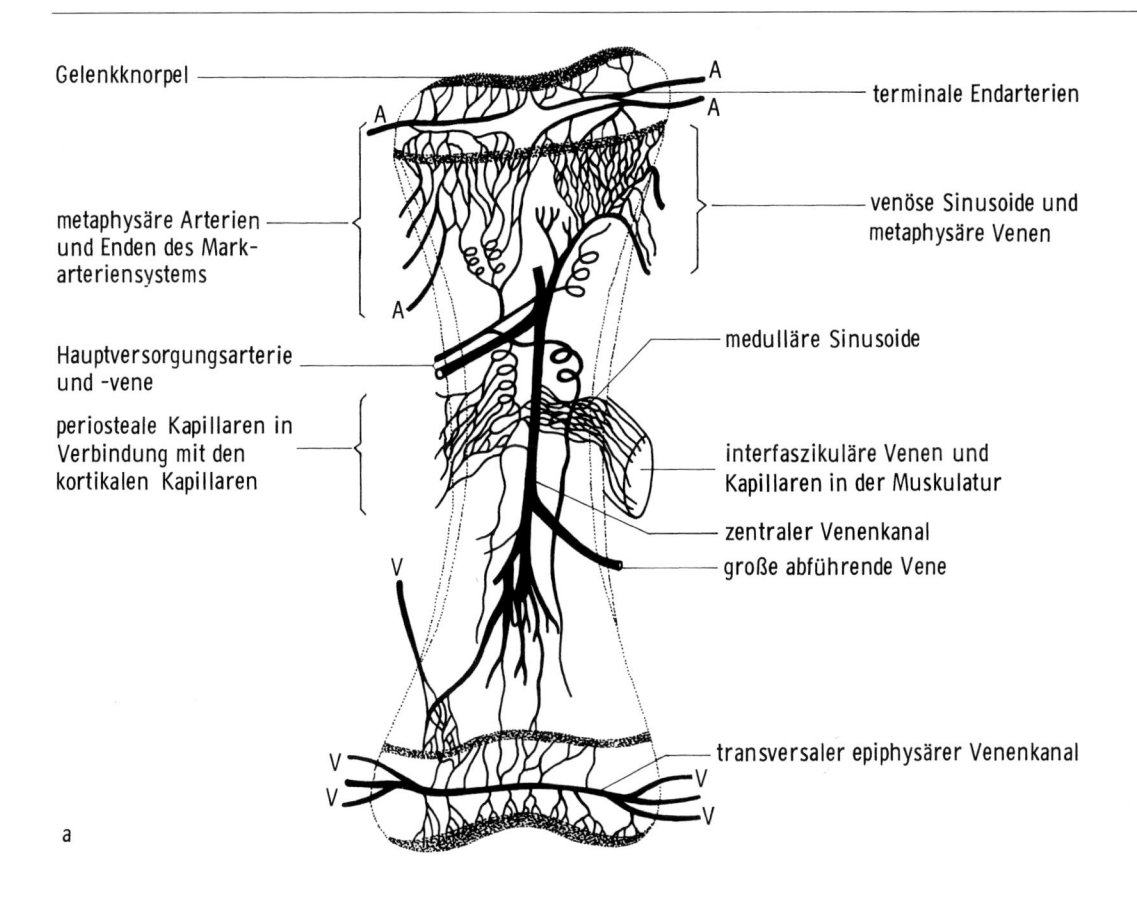

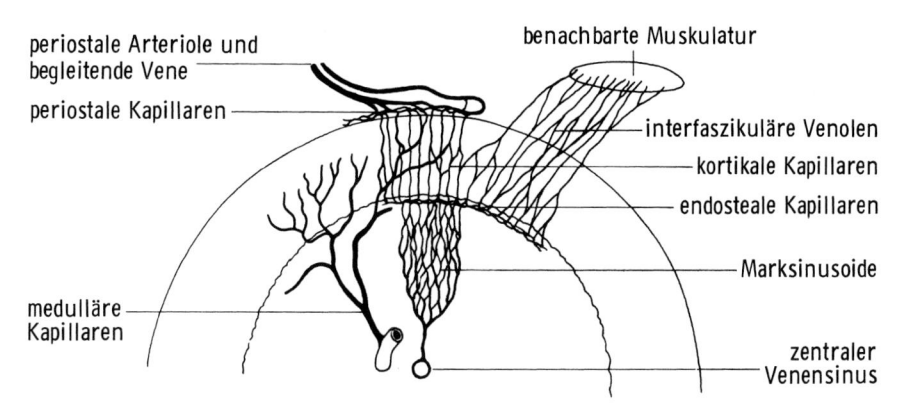

Abb. 331 a–c. Schema der Blutversorgung des Knochens. (Nach BROOKES 1971). c Siehe S. 175

nutritia in den Knochen, wobei die beiden Systeme voneinander getrennt sind. Bei vollständig ausgebildeter knorpeliger Epiphysenplatte bestehen keine Anastomosen zwischen der diaphysären Blutzufuhr und der epiphysären Gefäßversorgung. Beim Erwachsenen bestehen eine subchondrale Zirkulation nahe dem Gelenkknorpel und eine synoviale Zirkulation außerhalb der inneren Synovia. Der starke Gefäßreichtum des Periosts versorgt etwa ein Drittel der Kortikalis, während das innere Drittel der Kortikalis von der endostealen Seite her durch die Aa. nutritiae versorgt wird. Es besteht somit eine doppelte Gefäßversorgung der Kortikalis.

Dieses außerordentlich reichhaltige und dichte System sich verzweigender und miteinander kommunizierender Blutgefäße in den epi-metaphysären Regionen eines langen Röhrenknochens kann mit dem Blutdurchfluß des Mesenteriums verglichen werden; es kann „*Circulus articuli vasculosus*" genannt werden. Es umfaßt bandförmig die nicht-artikulierende Oberfläche der Epiphyse. Terminale Kapillarschlingen bilden ein Gefäßgitter im Randbereich des Gelenkknorpels. Wie in der Epiphysenregion bestehen mehrere ähnliche Gefäßringe um den Knochenschaft herum im diaphysären Periost. Sowohl von diesem Circulus vasculosus als auch von dem periartikulären Gefäßnetz, das die Gelenkkapsel versorgt, entspringen die epiphysären und metaphysären Gefäße.

Die epi-metaphysären Arterien haben eine überaus große Bedeutung für die Vitalität des Knochens. Sie führen dem Knochen etwa gleich viel Blut zu wie durch die A. nutritia. In Fällen, in denen die A. nutritia fehlt, kann der gesamte Knochenschaft ausschließlich von den metaphysären Arterien versorgt und damit am Leben gehalten werden. Während in der fetalen und postnatalen Lebensperiode die Epiphysen ausschließlich von den epiphysären Arterien versorgt werden, erfolgt die Blutversorgung der Knochenenden beim Erwachsenen ausschließlich durch die metaphysären Arterien. Störungen innerhalb dieses komplizierten Gefäßsystems können in entsprechenden Knochenregionen (z. B. im Femurkopf) eine partielle aseptische Knochennekrose zur Folge haben. Innerhalb der knorpeligen Epiphysenfuge und des Gelenkknorpels werden keine Gefäße nachgewiesen. Der Wachstumsknorpel bezieht seine Ernährung von den epiphysären Blutgefäßen. Beim Erwachsenen wird der Gelenkknorpel einerseits von den subchondralen metaphysären Gefäßen aus ernährt, andererseits bezieht er seine Nährstoffe aus der Gelenkflüssigkeit. Hierbei ist die Erhaltung der Synovia und Gelenkkapsel und ihre Durchblutung von überaus großer Bedeutung. Eine verminderte Durchblutung der Synovia führt zu einer Verminderung und Veränderung der Gelenkflüssigkeit und kann eine nutritive Schädigung des Gelenkknorpels zur Folge haben.

Die Kapillaren des afferenten Systems gehen direkt in die Venolen des efferenten Systems über. Der postsinusoidale Blutabstrom verläuft über sehr dünnwandige Venen, die sich dichotomisch sammeln und neben den Arterienzweigen entweder diaphysär in die Zentralvene oder metaphysär in die Sammelvenen münden. Der Blutabstrom aus dem Knochen erfolgt über die V. nutritia, metaphysäre Venen oder kleine perforierende Kortikalisvenen, die in regelmäßigen Abständen über den Schaft verteilt sind. Dieses komplizierte und außerordentlich verzweigte Gefäßnetz kann in seinen Einzelheiten nur an diffizilen Ausgußpräparaten zur Darstellung gebracht werden; mit der üblichen Angiographie stellt es sich nur höchst unvollständig dar, da das Kontrastmittel nur schwer in die intraossären Gefäße gelangt und sich dort nicht bis in alle Kapillaren und Venolen ausbreitet.

In **Abb. 332** sieht man in einem **normalen peripheren Angiogramm**, daß breitkalibrige Blutgefäße aus dem peripheren Gefäßsystem *(1)* an den Knochen herantreten und Gefäßäste durch das Foramen nutritium *(2)* in den Knochen eintreten. Eine Darstellung der intraossären Gefäße gelingt mit dieser Methode jedoch nicht. Wenn man jedoch Kontrastmittel direkt in die Knochengefäße injiziert, kommen die intraossären Gefäße gut zur Darstellung.

In **Abb. 333** ist ein solches **normales intraossäres Angiogramm** abgebildet, in dem in Schaftmitte ein Zentralsinus *(1)* und in der proximalen Diaphyse eine ampulläre Sammellakune *(2)* dargestellt sind. Der Knochen wird von einer großkalibrigen Vene *(3)* durchzogen, die sich an der diametaphysären Grenze *(4)* netzartig aufzweigt. Die Methode der *intraossären Angiographie* erlaubt es, den wesentlichen Anteil des intraossären Gefäßsystems zur Darstellung zu bringen. Es lassen sich damit bei verschiedenen Knochenläsionen (z. B. Knochentumoren, Mißbildungen) grobe und auch feinere Strukturveränderungen des medullären Gefäßsystems erfassen und zusätzliche Rückschlüsse auf die Art der Knochenläsion erheben.

Normale Blutversorgung des Knochens 175

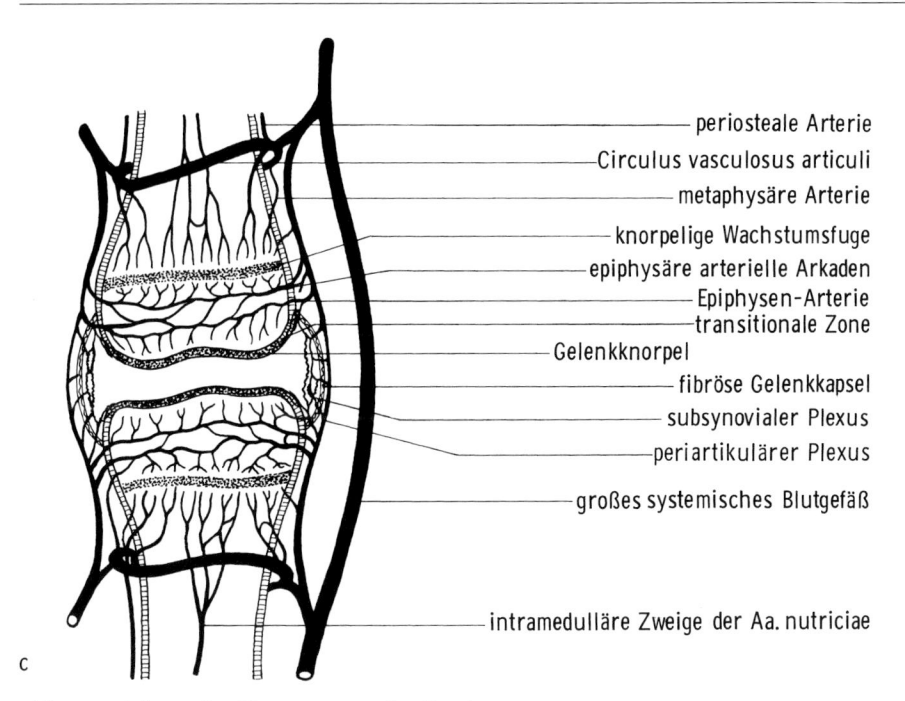

- periosteale Arterie
- Circulus vasculosus articuli
- metaphysäre Arterie
- knorpelige Wachstumsfuge
- epiphysäre arterielle Arkaden
- Epiphysen-Arterie
- transitionale Zone
- Gelenkknorpel
- fibröse Gelenkkapsel
- subsynovialer Plexus
- periartikulärer Plexus
- großes systemisches Blutgefäß
- intramedulläre Zweige der Aa. nutriciae

Abb. 331c. Schema der Blutversorgung des Knochens

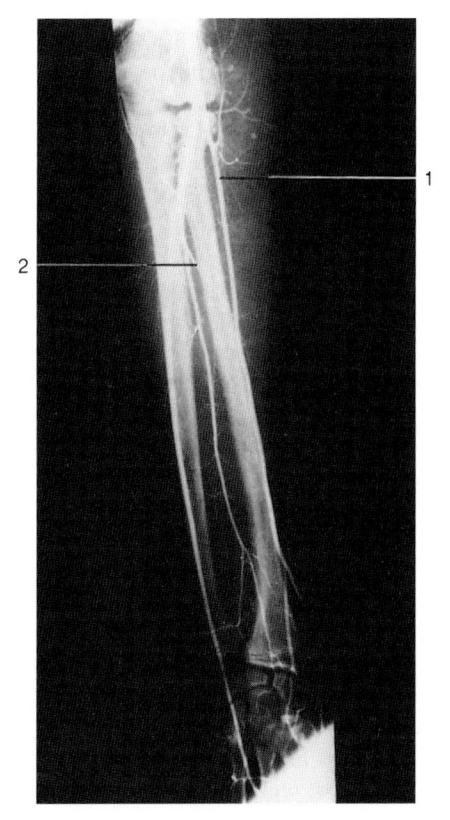

Abb. 332. Normales peripheres Angiogramm (Unterarm)   **Abb. 333.** Intraossäres Angiogramm (proximaler Humerus)

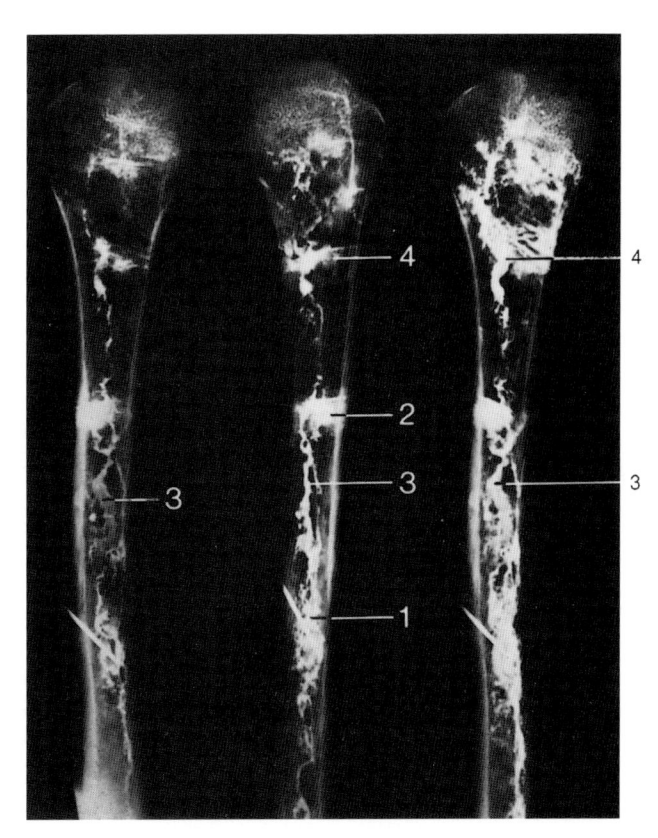

Idiopathische Knochennekrosen

Im histologischen Schnittbild lassen sich die verschiedenen Knochennekrosen nicht voneinander unterscheiden. Anhand der Markinfiltration können wir lediglich ersehen, ob eine aseptische oder septische Knochennekrose vorliegt; auch ein Knocheninfarkt kann als solcher erkannt werden. Ansonsten müssen klinische Daten (z. B. Alter, Lokalisation) und Röntgenbefunde hinzugezogen werden, um das jeweilige Krankheitsbild voll erfassen zu können. Klinisch macht die Erkrankung bei Jugendlichen durch plötzlich auftretende Schmerzen, mit oder ohne vorangegangene körperliche Anstrengung, auf sich aufmerksam. Beim Erwachsenen treten ähnliche Schmerzen häufig in Zusammenhang mit berufsbedingten Überlastungen auf und haben rheumatoiden Charakter.

In **Abb. 334** sieht man das **histologische Bild** einer aseptischen Knochennekrose eines Hüftkopfes: Die Knochenbälkchen der Spongiosa *(1)* sind verbreitert und plump; sie sind teils glatt, teils leicht wellig begrenzt. Die lamelläre Schichtung ist verwaschen oder aufgehoben; die Osteozytenlakunen *(2)* sind leer, d. h., es finden sich innerhalb der Knochenstrukturen keine Osteozytenkerne mehr. Damit handelt es sich um nekrotisches Knochengewebe. Manchmal trifft man angelagerte Tafelosteone *(3)* an, die ausgezogene Kittlinien und oft erhaltene Osteozyten haben. Dies weist auf reparative Knochenanbauvorgänge hin. Der Markraum ist ausgefüllt von amorphem basophilem Material (Detritus, *4*) und von lockerem kollagenem Bindegewebe *(5)*, in dem auch einige Entzündungszellen angetroffen werden können. Auch das medulläre Bindegewebe kann nekrotisch sein. In den Nekrosezonen finden sich oft dystrophische Verkalkungen *(6)*.

Eine aseptische Knochennekrose kann einen ganzen Knochenabschnitt (z. B. den Hüftkopf) umfassen oder auch nur in einem Teil davon vorhanden sein. Alte und frischere nekrotische Veränderungen können das histologische Bild beherrschen, oder es können reparative Vorgänge im Vordergrund stehen. Im **histologischen Bild** der **Abb. 335** sieht man osteosklerotisch verbreiterte Knochenbälkchen mit verwaschener lamellärer Schichtung *(1)* und leeren Osteozytenlakunen *(2)*; stellenweise sind die Osteozyten jedoch noch erhalten *(3)*. Den Knochenbälkchen sind zahlreiche Osteoklasten *(4)* in flachen Resorptionslakunen angelagert; daneben finden sich auch einige Osteoblasten *(5)*. Der Markraum wird von einem lockeren Binde- und Granulationsgewebe ausgefüllt, in dem ausgeweitete Blutgefäße *(6)* und histiozytäre Zellelemente *(7)* vorhanden sind.

Die **aseptischen Epiphyseonekrosen** oder **Apophyseonekrosen**, die auf Zirkulationsstörungen zurückgeführt werden, haben Prädilektionsorte, auf die sich die entsprechenden Krankheitsbezeichnungen beziehen. In der Regel ist nur ein einziger Knochenabschnitt befallen, wobei es sich um eine Epiphyse, Apophyse oder um einen kleinen Knochen handelt; multiples Auftreten stellt eine große Ausnahme dar. In **Abb. 336** ist die **Lokalisation** der häufigsten spontanen Epiphyseonekrosen aufgezeichnet: a) Die *Vertebra plana Calvé* betrifft einen Wirbelkörper, bei dem sich nach einer Fissur eine aseptische Knochennekrose entwickelt hat und der zusammengesintert ist; die Bandscheibe bleibt erhalten. b) Beim *Morbus Scheuermann* (Adoleszentenkyphose) kommt es nach Mikrotraumen meist der Brustwirbelsäule zu einer Knochennekrose des Randleisten mit nachfolgenden Deckplatteneinbrüchen und Entwicklung sog. *Schmorlscher Knötchen* (s. S. 72). Es entstehen sog. Keilwirbel, die die Kyphose der Brustwirbelsäule bewirken. c) Bei der *Perthesschen Erkrankung*, die im Hüftkopf manifestiert ist (Coxa vara) wird der gefäßlose Epiphysenknorpel von den Metaphysen her nicht genügend mit Blut versorgt. Es kommt zu einer Osteolyse im Hüftkopf, der unter Belastung deformiert wird. d) Die *Kienböcksche Erkrankung* ist eine Nekrose des Os lunatum (Lunatummalazie) infolge wiederholter unterschwelliger Traumen und Frakturen. f) Beim *Morbus Osgood-Schlatter* führt ein chronischer Überlastungsschaden zur Nekrose des Tibiaapophyse. g) Beim *Morbus Köhler I* ist das Os naviculare pedis, beim *Morbus Köhler II* (**h**) das II. Metatarsaleköpfchen von der Nekrose betroffen. Die *Osteochondrosis dissecans*, die zu den idiopathischen Nekrosen gehört, hat ihre Hauptlokalisation im Kniegelenk; zweithäufigste Lokalisation sind Hüft- und Ellenbogengelenk sowie das Schultergelenk. *Anämische Knocheninfarkte* werden am häufigsten an den Enden der langen Röhrenknochen beobachtet.

Aus **Abb. 337** geht die **Altersverteilung** der wichtigsten Knochennekrosen hervor: Man erkennt, daß einige idiopathische Knochennekrosen bereits im Kindesalter auftreten (Vertebra plana Calvé, M. Perthes, M. Köhler II), während andere bei Jugendlichen manifest werden (z. B. M. Scheuermann).

Idiopathische Knochennekrosen   177

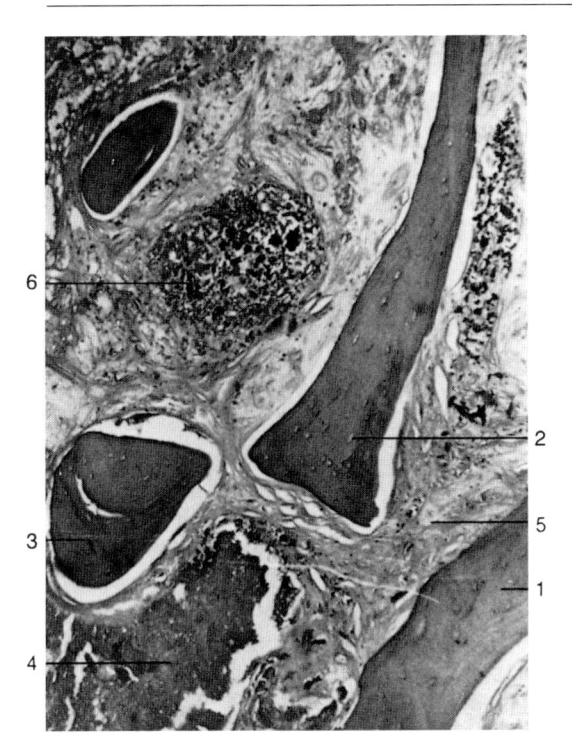

Abb. 334. Aseptische Knochennekrose; HE, 25×

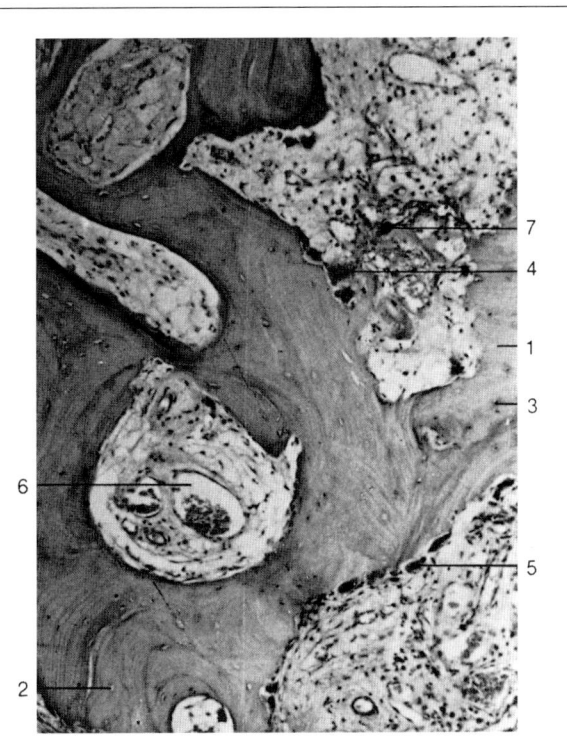

Abb. 335. Aseptische Knochennekrose; HE, 40×

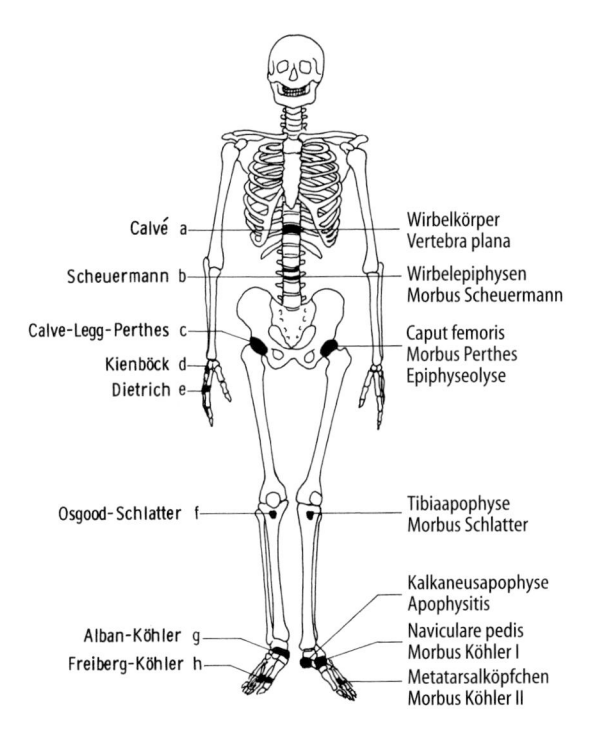

Abb. 336. Lokalisation der häufigsten Epiphyseonekrosen. (Nach UEHLINGER)

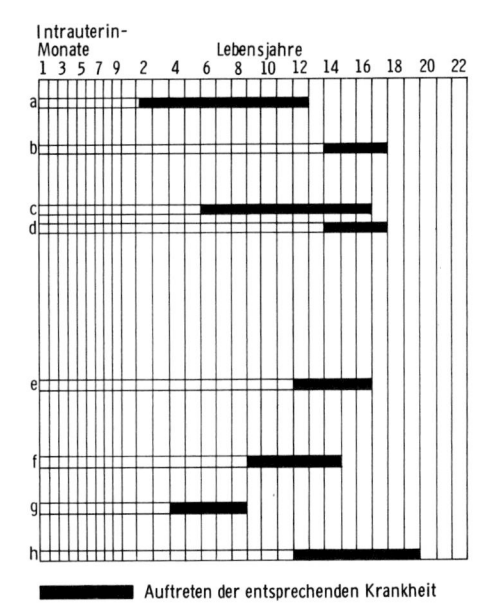

Abb. 337. Altersverteilung der wichtigsten Knochennekrosen. (Nach UEHLINGER)

Femurkopfnekrose

Eine Hüftkopfnekrose ist ein relativ häufiges Leiden, das sich in jedem Lebensalter entwickeln kann. *Es handelt sich um eine aseptische Knochennekrose, der eine Durchblutungsstörung des Knochens zugrunde liegt, wobei als Ursache eine traumatische Hüftluxation, eine mediale Schenkelhalsfraktur oder eine idiopathische Ischämie in Frage kommen.* Bei Verletzungen werden die den Hüftkopf und Schenkelhals versorgenden Arterien abgerissen und die Blutzufuhr unterbrochen. In **Abb. 338** ist die Blutversorgung des Hüftkopfes und Schenkelhalses **schematisch** dargestellt: Aus der A. femoralis entspringt die A. profunda femoris, von der sich die A. circumflexa femoris profunda abzweigt. Dieses Gefäß umschlingt in der Gelenkkapsel oberhalb des Trochanter minor dorsal den Schenkelhals und dringt lateral in den Schenkelhals ein, wo sie subkortikal zur Epiphyse verläuft. Die Blutversorgung der Epiphyse erfolgt zu einem Fünftel bis einem Drittel durch die A. acetabularis (mediale Epiphysenarterien) und zu zwei Dritteln bis vier Fünfteln durch die lateralen Epiphysenarterien, die der A. obturatoria entspringen. Beim Erwachsenen ist das Gefäßsystem der Obturatoria von untergeordneter Bedeutung und obliteriert oft. Je weiter trochanterwärts die Fraktur liegt, desto weniger besteht die Gefahr der Unterbrechung dieser Arterien.

Eine Femurkopfnekrose führt zu einer schweren Arthrosis deformans (s. S. 448). In **Abb. 339** ist das **Röntgenbild** einer Hüftkopfnekrose mit nachfolgender Coxarthrosis deformans zu sehen. Der Hüftkopf ist deformiert und leicht abgeflacht. Im Innern findet sich eine ausgedehnte Osteosklerose *(1)*, in der unregelmäßige, fleckige Osteolysen *(2)* vorliegen. Die Sklerosierung erstreckt sich bis in den Schenkelhals *(3)*. Man kann Randosteophyten erkennen *(4)*. Der Gelenkspalt *(5)* ist erhalten. In der Gelenkpfanne findet sich eine bandförmige Sklerosezone *(6)*. Insgesamt sind die Knochenstrukturen im Hüftgelenksbereich stark verwaschen.

Die arthrotischen Verformungen einer Hüftkopfnekrose kommen am **Mazerationspräparat** besonders gut zur Darstellung. In **Abb. 340** sieht man, daß der Femurkopf stark deformiert und abgeflacht ist. Die knorpelige Gelenkfläche ist wellig *(1)* infolge von Usuren. Durch Bildung von Randosteophyten *(2)* wölbt sich der Hüftkopf kappenartig über den Schenkelhals. Durch Übergreifen der Nekrose auf den Schenkelhals ist dieser an der Außenseite der Kortikalis aufgerauht *(3)*. Auf der Sägefläche beobachtet man ein ungleichmäßiges, teils stark aufgelockertes, teils sklerotisch verdichtetes Spongiosagerüst. Makroskopisch liegt das Bild einer schweren Arthrosis deformans vor; röntgenologisch ergeben sich Hinweise auf eine Hüftkopfnekrose als Ursache dieser Knochenveränderungen. Erst die histologische Untersuchung der Läsion führt zur endgültigen Diagnose einer Femurkopfnekrose.

In **Abb. 341** liegt das **histologische Bild** einer aseptischen Hüftkopfnekrose vor. Die Knochenbälkchen *(1)* sind infolge reparativer Vorgänge stark verbreitert und ausgesprochen plump. Die lamelläre Schichtung ist stark verwaschen und z. T. aufgehoben. Große Teile des Knochengewebes sind zellfrei; viele Osteozytenhöhlen *(2)* sind leer. Es handelt sich somit um nekrotisches Knochengewebe. Nur vereinzelt werden einige Osteozytenkerne *(3)* angetroffen. Deutlich sichtbar sind einige fein ausgezogene Kittlinien *(4)*, die reparative Anbaufronten darstellen. Stellenweise werden auch verbreiterte Osteoidsäume *(5)* angetroffen. Im Markraum zwischen den Knochenbälkchen liegt reichlich amorphes nekrotisches Material *(6)* (im HE-Schnitt blau tingiert) und faserreiches Bindegewebe mit einigen unspezifischen Entzündungszellen. Den Anbaufronten *(7)* gegenüber sieht man eine breite Abbaufront *(8)*, wo sich ein zell- und kapillarreiches Granulationsgewebe gegen den Knochen vorgeschoben hat. Im Knochen erkennt man hier zahlreiche tiefe Resorptionslakunen, die mit aktivierten mehrkernigen Osteoklasten ausgefüllt sind. Im nekrotischen Hüftkopf findet ein lebhafter Knochenumbau statt, der jedoch zu keiner völligen Wiederherstellung der Kopfform führen kann.

Nach einer medialen Schenkelhalsfraktur kann urplötzlich die arterielle Blutzufuhr für den Femurkopf unterbunden werden, was zwangsläufig eine Knochennekrose zur Folge hat. Eine Minderdurchblutung der dem Femurkopf zuführenden Arterien kann jedoch auch vaskuläre oder hämatogene Ursachen (z. B. Arteriosklerose, Anämie) haben. Eine solche arterielle Durchblutungsstörung führt zunächst nach über vierteljähriger Dauer zu einer Osteoporose, die Schmerzen und statische Beschwerden verursachen kann. Sie geht häufig mit einer Periostose einher. Hierbei kann es leicht zu einer Schenkelhalsfraktur mit nachfolgender aseptischer Femurkopfnekrose kommen.

Femurkopfnekrose   179

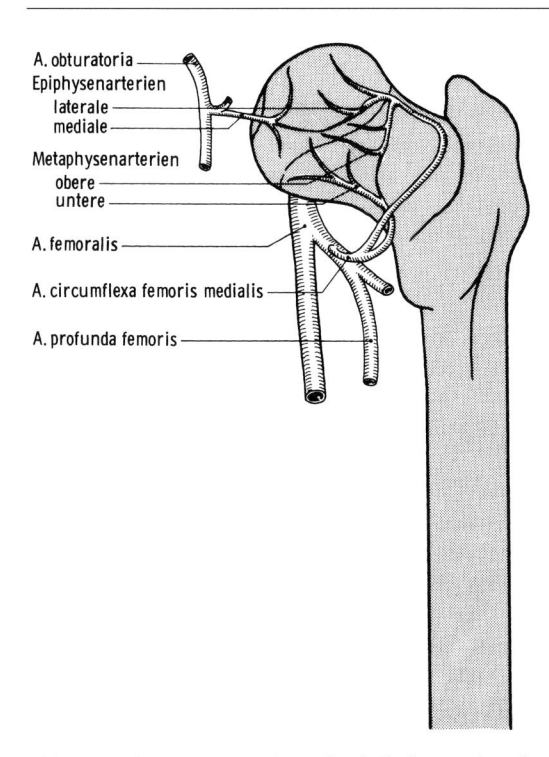

Abb. 338. Blutversorgung des Schenkelhalses und Hüftkopfes

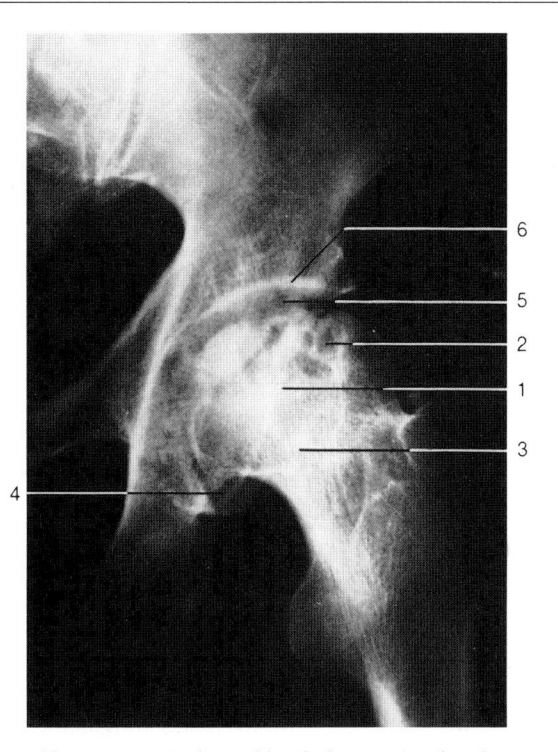

Abb. 339. Aseptische Hüftkopfnekrose mit sekundärer Coxarthrose (linkes Hüftgelenk)

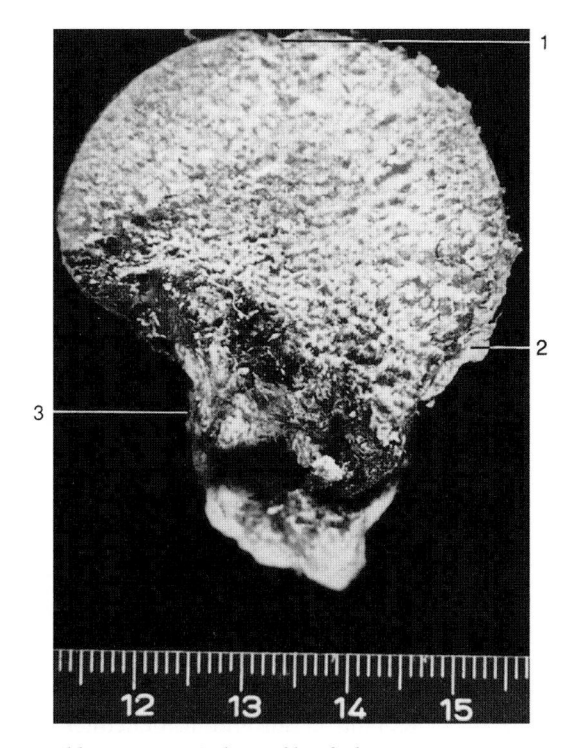

Abb. 340. Aseptische Hüftkopfnekrose (Mazerationspräparat)

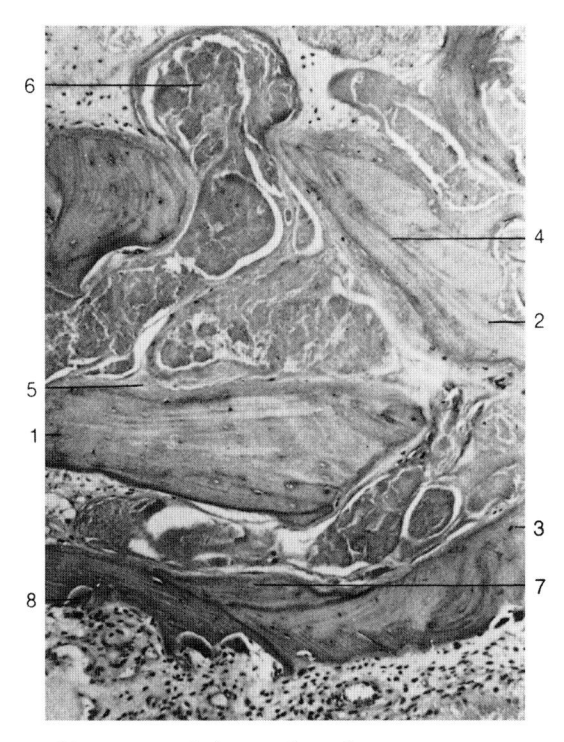

Abb. 341. Aseptische Knochennekrose; HE, 25×

Anämischer Knocheninfarkt

Eine aseptische Knochennekrose kann innerhalb eines Knochens auch herdförmig und lokalisiert auftreten. *Anämische Knocheninfarkte sind herdförmige Nekrosen von Knochen- und Knochenmarksgewebe, die von einem hämorrhagischen Randsaum umgeben sind und auf eine lokale Durchblutungsstörung zurückgeführt werden.* Zunächst ist hierbei das Fettgewebemark nekrotisch; das Spongiosagerüst innerhalb des Infarktes bleibt lange Zeit erhalten, so daß keine pathologischen Frakturen entstehen. Erst sekundär kann die Nekrose auch auf die knöchernen Strukturen übergreifen. Selten sind anämische Knocheninfarkte Folgen einer Unterbrechung der Blutzufuhr (Embolien, Arteriosklerose, Arteriitis), da meistens die Blutversorgung des Knochens durch ein weitgefächertes Gefäßsystem weitgehend gesichert ist.

In **Abb. 342** sind solche Knocheninfarkte im **Röntgenbild** im Femur *(1)* und in der proximalen Tibia *(2)* zu sehen. Im Femur erkennt man zentral im Knochen einen landkartenartigen, unregelmäßig begrenzten Bezirk *(3)*, der strähnige und zakkige Verdichtungen und dazwischen rundliche Aufhellungen aufweist. Ein frischer Knocheninfarkt ist im Röntgenbild nicht zu erkennen; er ruft auch keine klinischen Symptome hervor. Erst wenn sich durch Aufschluß des Neutralfettes Kalkseifen bilden und Hydroxylapatit in größeren Mengen niederschlägt, kommt es zu der beschriebenen Strukturveränderung. Die äußeren Konturen des Knochens bleiben erhalten.

Im **histologischen Bild** der **Abb. 343** sieht man ein weitmaschiges Spongiosanetz mit weitem Markraum, der von Fettgewebe *(1)* ausgefüllt ist. Die Knochenbälkchen *(2)* sind verschmälert und wellig oder zackig begrenzt, ohne daß Osteoklasten vorliegen. Sie enthalten wenige Osteozyten, die in fortgeschrittenen Fällen auch fehlen können, womit dann eine spongiöse Osteonekrose angezeigt wird. Das Fettmark ist nur z. T. noch erhalten *(1)*. Teile des Fettgewebes sind jedoch nekrotisch, erkennbar an der Eosinophilie und Homogenisierung der Fettzellen *(3)*. Neben diesen frischen Fettgewebsnekrosen finden sich ältere nekrotische Bezirke *(4)* mit Organisations- und Narbengewebe. Stellenweise ist auch Fibrin verbreitet und amorphes basophiles Material im Markraum abgelagert *(5)*; es kommt hier zu dystrophischen Verkalkungen, die röntgenologisch in Erscheinung treten.

Caissonkrankheit

Bei vielen röntgenologisch zufällig beobachteten Knocheninfarkten sind Ätiologie und Pathogenese unklar. *Bei der sog. Caissonkrankheit (Taucherkrankheit) entstehen anämische Knocheninfarkte durch plötzliche Bildung von intravasalen Gasblasen (Stickstoff), wenn Taucher zu rasch wieder aus atmosphärischem Überdruck an die Wasseroberfläche mit geringerem Druck gelangen.* Die Infarkte sind vorwiegend im oberen und unteren Ende des Femurs sowie im oberen Ende von Tibia und Humerus gelegen. Wenn der Infarkt in einer Epiphyse auftritt (z. B. M. Ahlbäck), können hier die Knochen- und Knorpelstrukturen unter der Belastung zusammenbrechen und später eine schwere Arthrosis deformans induzieren.

In **Abb. 344** sieht man das **Röntgenbild** eines solchen Knocheninfarktes bei Caissonkrankheiten; es unterscheidet sich nicht von den Knocheninfarkten anderer Ätiologie. Im *Tomogramm* ist eine große unregelmäßige Verdichtung der Spongiosastrukturen *(1)* in der distalen Femurmetaphyse zu erkennen. Dazwischen liegen grobfleckige Aufhellungsherde *(2)*. Die Veränderungen reichen bis unmittelbar an die Epiphysenfugen *(3)* heran, die bei diesem 11jährigen Jungen noch offen ist. Die äußere Knochenkontur ist vollständig erhalten.

Auch **histologisch** entsteht bei der Caissonkrankheit das Bild eines typischen anämischen Knocheninfarktes. In **Abb. 345** sieht man ein kräftig entwickeltes Knochenbälkchen der Spongiosa *(1)* mit lamellärer Schichtung und kleinen Osteozyten sowie glatter Begrenzung. Das Knochengewebe ist somit noch vital. Das Markfettgewebe zeigt jedoch große fleckige Fettzellen ohne Zellkerne *(2)* und oft mit auffallender Eosinophilie des Zytoplasmas *(3)*. In älteren Arealen hat sich Narbengewebe *(4)* entwickelt. Über Knocheninfarkte nach langdauernder Glukokortikoidtherapie s. S. 78. – Lokalisierte Knochennekrosen bei sog. Taucherkrankheit werden verhältnismäßig selten beobachtet und kommen kaum einmal zur histologischen Untersuchung. Die Knochenschädigung muß in der Synopse von Röntgenbefund und Anamnese analysiert werden. Ein entsprechender Röntgenbefund führt mit genügender Sicherheit zur Diagnose und erfordert keine nähere Abklärung durch eine Knochenbiopsie; es handelt sich um eine sog. *„leave-me-alone-lesion"*. Der Pathologe kann anhand einer Knochenbiopsie nur eine Knochennekrose ohne Hinweise auf die Ätiologie feststellen.

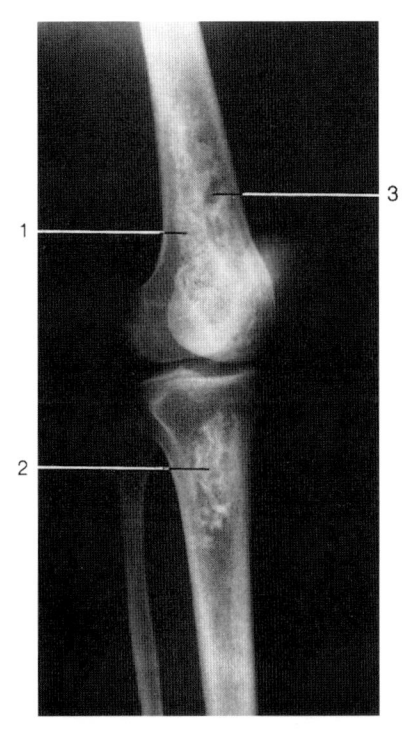

Abb. 342. Anämischer Knocheninfarkt
(distaler Femur, proximale Tibia)

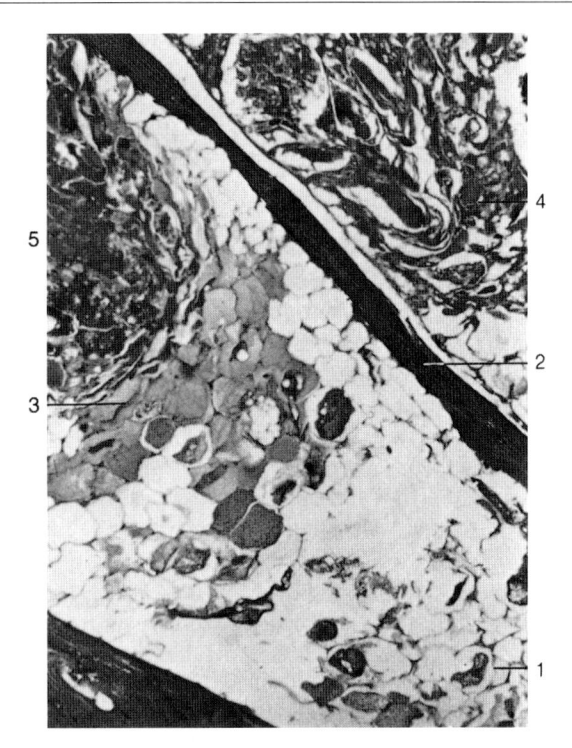

Abb. 343. Anämischer Knocheninfarkt; HE, 25×

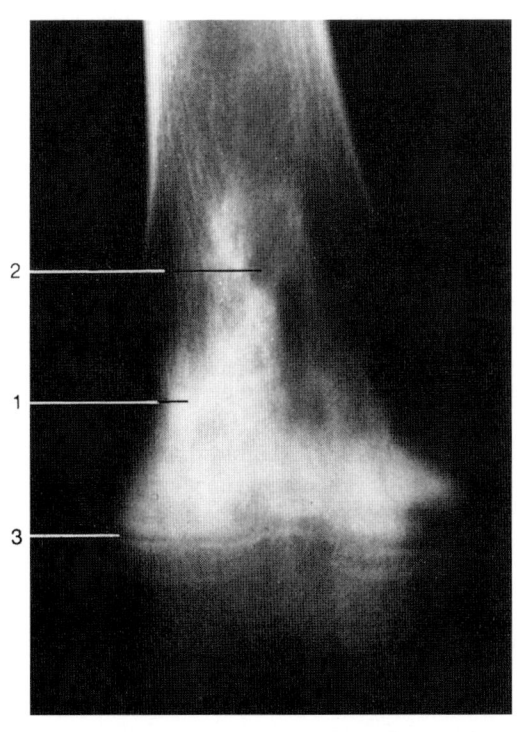

Abb. 344. Knocheninfarkt bei Caissonkrankheit
(distaler Femur)

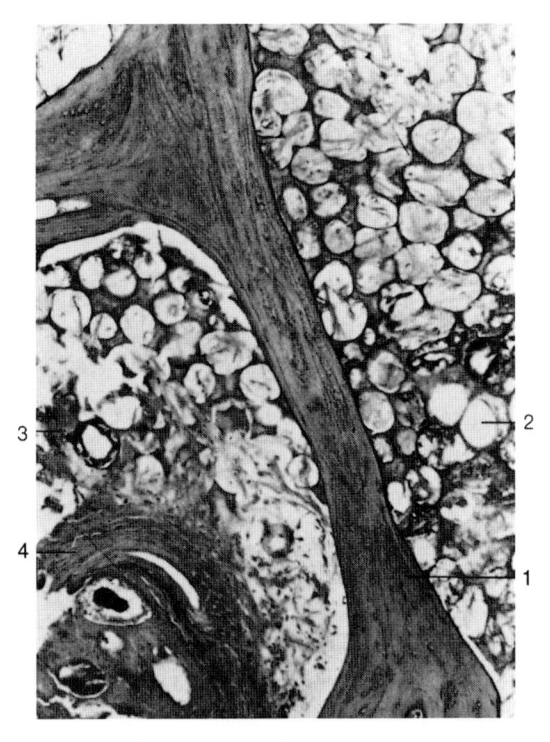

Abb. 345. Knocheninfarkt bei Caissonkrankheit; HE, 25×

Spontane Knochennekrosen

Morbus Perthes

Diese Erkrankung beruht auf einer sog. aseptischen Epiphysennekrose, hervorgerufen durch eine Mangeldurchblutung der ringsum von Knorpelgewebe umschlossenen Epiphysen. *Die Perthessche Krankheit ist eine partielle oder auch vollständige aseptische Hüftkopfnekrose, die im Zentrum des Hüftkopfes beginnt und sich in der Kindheit entwickelt, wenn der Epiphysenkern nicht mehr genügend von den lateralen Epiphysenarterien mit Blut versorgt wird.* Bis zum 7. Lebensjahr stellen die Epiphysenarterien die einzige Blutzufuhr für den Epiphysenkern dar (s. **Abb. 338**). Die Krankheit macht sich zwischen dem 4. und 12. Lebensjahr durch leichtes Hinken und geringe Schmerzen bemerkbar. Bei rechtzeitiger adäquater Therapie (Entlastung des Hüftgelenkes) kann es zu einer Revitalisierung des zentralnekrotischen Hüftkopfes und somit zur Ausheilung kommen; bei starker Verformung des Hüftkopfes resultiert im Endstadium eine Coxarthrosis deformans.

Die Diagnose der Perthesschen Krankheit wird meistens **röntgenologisch** gestellt. In **Abb. 346** sieht man einen solchen Befund an der linken Hüfte bei einem 3jährigen Jungen: Die Epiphyse *(1)* ist deformiert und abgeflacht; im Innern finden sich unregelmäßige sklerotische Verdichtungen. Die knorpelige Epiphysenfuge *(2)* ist verbreitert und verläuft ungleichmäßig; in ihrer Nachbarschaft ist eine schmale bandförmige Sklerose sichtbar. Der Femurhals *(3)* ist verkürzt und verbreitert und zeigt eine osteoporotische Auflockerung seiner Innenstruktur. Der Gelenkspalt *(4)* ist stark ausgeweitet, die Hüftpfanne *(5)* stark abgeflacht (Coxa plana), und man erkennt am Hüftpfannendach eine bandförmige reaktive Osteosklerose.

Nur sehr selten kommt Gewebematerial aus dem Hüftkopf bei Perthesscher Krankheit zur histologischen Untersuchung. Wir finden dann meist eine partielle aseptische Knochennekrose, die sich vor allem auf den Epiphysenkern bezieht. In **Abb. 347** sieht man das **histologische Bild** einer solchen Nekrose: Die Knochenbälkchen *(1)* sind sklerotisch verbreitert und enthalten mehrere ausgezogene Kittlinien *(2)*; die Osteozytenlakunen *(3)* sind leer, da es sich um nekrotisches Knochengewebe handelt. Der Markraum wird von einem lockeren Binde- und Granulationsgewebe *(4)* eingenommen, das zahlreiche weite Blutkapillaren *(5)* enthält. Herdförmig sind schollige Kalkablagerungen *(6)* auffällig. Fortgeschrittene Fälle bei älteren Patienten zeigen morphologisch das Bild einer ausgeprägten Coxarthrosis deformans (s. S. 452).

Kienböcksche Krankheit (Lunatummalazie)

Diese Knochenläsion wird nicht selten röntgenologisch diagnostiziert und danach anhand des Operationsmaterials auch histologisch begutachtet. *Es handelt sich um eine aseptische Knochennekrose des Os lunatum, die bei Männern zwischen dem 20. und 30. Lebensjahr auftritt und auf eine traumatische Schädigung des Handgelenkes (Luxationen, Arbeiter an Preßluftmaschinen, Handarbeiter) zurückgeführt wird.* Die Krankheit macht durch Schmerzen im Handgelenk auf sich aufmerksam und führt schließlich zu einer Osteoarthrosis deformans.

Im **Röntgenbild** des rechten Handgelenkes in **Abb. 348** sieht man, daß das Os lunatum abgeflacht ist und wie zusammengedrückt erscheint *(1)*. Die Außenkonturen sind unscharf und ungleichmäßig. Im Innern dieses Handwurzelknochens finden sich osteosklerotische Verdichtungen; dazwischen aber auch einige fleckige Aufhellungen. Insgesamt erscheint das Os lunatum gegenüber den anderen Handwurzelknochen sehr schattendicht, zusammengedrückt und verformt.

Im **histologsichen Bild** der **Abb. 349** sieht man als Substrat der radiologischen Verdichtung osteosklerotisch verbreiterte Knochenbälkchen *(1)*, die jedoch meist leere Osteozytenlakunen *(2)* aufweisen; in reaktiven Anbaufronten *(3)* sind Osteozyten vorhanden. Am nekrotischen Knochen finden sich zahlreiche osteoklastäre Resorptionslakunen *(4)*. Der Markraum wird von einem lockeren Binde- und Granulationsgewebe *(5)* eingenommen.

In der Frühphase ist die Lunatummalazie durch eine randständige Fissur gekennzeichnet, wobei röntgenologisch oft auch Ausbrengungen kleiner Kortikalisfragmente sichtbar sind. Im Frakturgebiet entwickeln sich eine umschriebene Markfibrose und Osteolyse. Die Mikrofragmente werden von zahlreichen Osteoklasten umlagert. In der 2. Phase wird die Fissur durch die Belastung verlängert bis eine vollständige Fraktur entsteht. Reparative Vorgänge mit Osteosklerose und Knochenneubildung kennzeichnen die 3. Spätphase.

Spontane Knochennekrosen 183

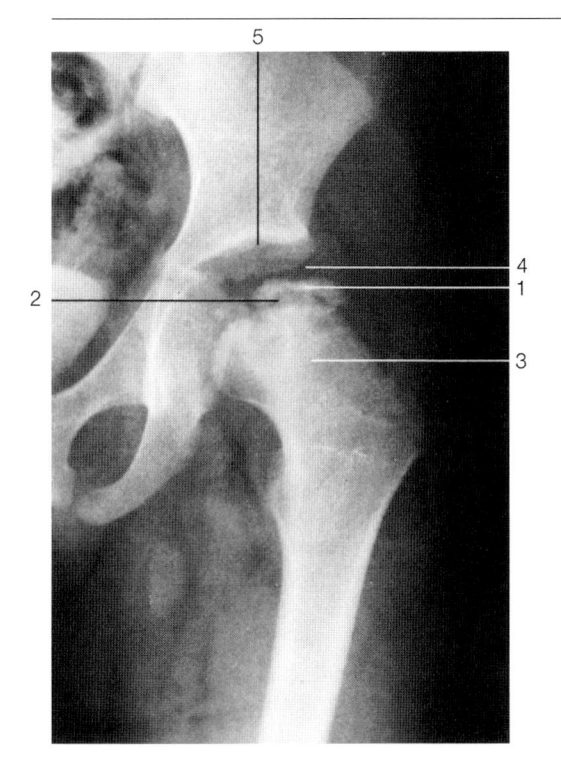

Abb. 346. Aseptische Hüftkopfnekrose bei Morbus Perthes

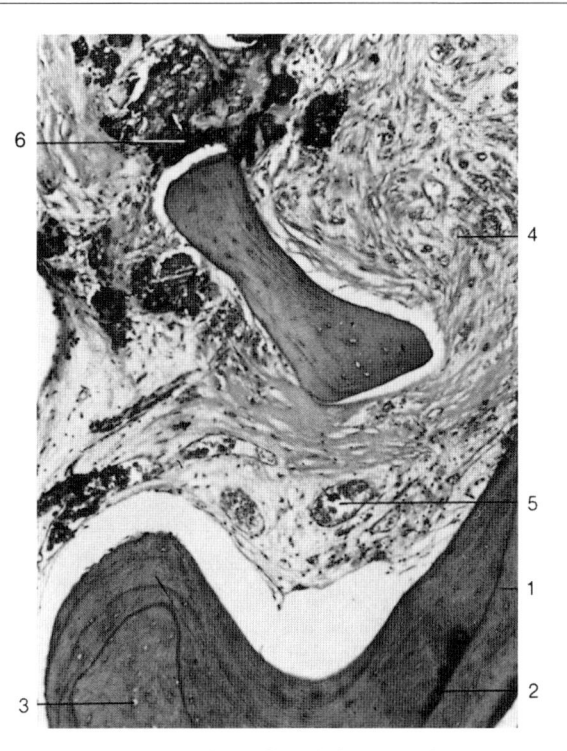

Abb. 347. Aseptische Hüftkopfnekrose Perthes; HE, 25×

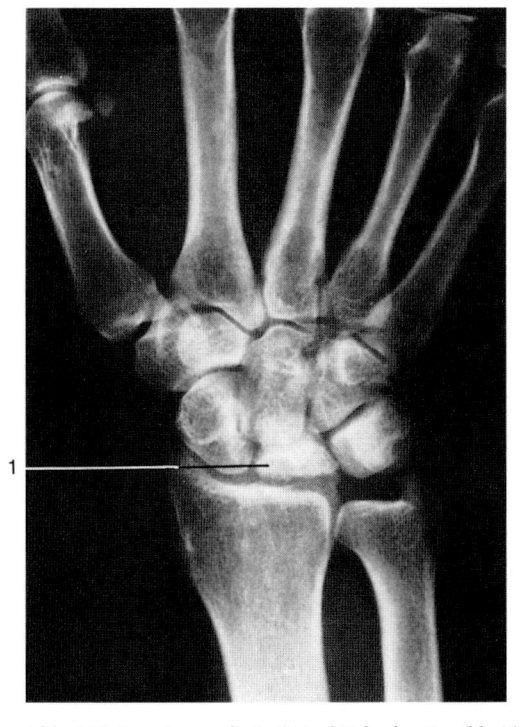

Abb. 348. Lunatummalazie (Kienböcksche Krankheit)

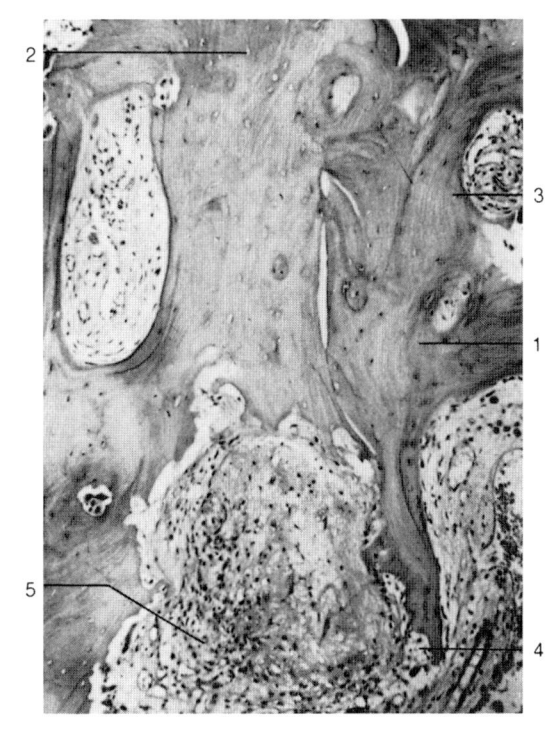

Abb. 349. Aseptische Knochennekrose bei Lunatummalazie; HE, 25×

Kausale Knochennekrosen

Radioosteonekrose

Das Knochengewebe ist ein Gewebe mit Osteozyten und einem zellreichen Gewebe im Knochenmarkraum; diese zellulären Strukturen sind ziemlich empfindlich gegenüber ionisierten Strahlen. *Die Radioosteonekrose stellt eine örtliche Nekrose des Knochen- und Knochenmarkgewebes im Bereich eines Bestrahlungsfeldes dar, die sekundär eine entzündliche Reaktion (sog. Strahlenostitis) aufweisen kann.* Besonders in den Kieferknochen kommt es meistens zu einer bakteriellen Superinfektion der zunächst blanden Knochennekrose, und wir finden dann zusätzlich eine eitrige Osteomyelitis. Das nekrotische Knochengewebe wird sequestriert; die sekundäre Osteomyelitis kann sich im befallenen Knochen weiter ausbreiten und den Ausgangspunkt für eine Sepsis bilden. Eine bedrohliche Spätkomplikation der Radioosteonekrose ist das Strahlenosteosarkom (s. S. 314).

In **Abb. 350** ist das **Röntgenbild** einer Radioosteonekrose im rechten proximalen Humerus zu sehen. Man erkennt einen fortgeschrittenen Knochenumbau des Humeruskopfes *(1)* und der benachbarten Scapula *(2)*; im Humeruskopf finden sich vorwiegend osteolytische Knochendestruktionen *(3)*; in der Scapula ist das Knochengewebe sklerotisch verdichtet. In diesen Osteosklerosearealen liegen immer wieder fleckige Osteolyseherde *(4)*. Die Außenkonturen dieser Knochen – vor allem im Gelenkbereich – sind zackig-wellig und unscharf.

Im **histologischen Bild** aus einer solchen Radioosteonekrose in **Abb. 351** sind die Knochenstrukturen *(1)* nekrotisch: Die lamelläre Schichtung ist stark verwaschen, und die Osteozytenlakunen *(2)* sind leer. Die Außenkonturen der Knochenbälkchen *(3)* verlaufen wellig; es findet sich keine osteoblastische oder osteoklastische Aktivität. Der Markraum ist teilweise ausgefüllt von einem lockeren, teils hyalinisierten Narbengewebe *(4)* mit Spalten und Gefäßlücken *(5)*. In den superinfizierten, entzündlich veränderten Markbezirken finden sich nekrotische Massen *(6)* und dichte Infiltrate von gelapptkernigen Leukozyten *(7)*. Die Strahlenschädigung eines Knochens oder Knochenabschnittes stellt ein recht häufiges Ereignis dar, wenn bösartige Tumoren intensiv bestrahlt werden und der benachbarte Knochen im Strahlenfeld liegt. Auch bei verschiedenen Knochenläsionen (z. B. Ewing-Sarkom, eosinophiles Knochengranulom) wird oft eine Strahlentherapie durchgeführt. Hierbei ist immer mit der oft sehr schwerwiegenden Komplikation einer Radioosteonekrose zu rechnen, was eine pathologische Knochenfraktur oder eine sekundäre Strahlenostitis bzw. Osteomyelitis zur Folge haben kann.

Postfrakturelle Knochennekrose

Eine Knochennekrose kann sich auch nach einer lokalen traumatischen Schädigung eines Knochenabschnittes entwickeln. *Eine postfrakturelle Knochennekrose entwickelt sich im Bereich einer Knochenfraktur, wenn Knochensegmente aus dem Verband herausgelöst und von der Blutzufuhr abgeschnitten werden.* Das nekrotische Knochengewebe kann im Frakturbereich im Verband der Spongiosa und Kortikalis angetroffen werden oder als Knochensequester vorliegen. Meistens entwickelt sich an dieser Stelle eine Pseudarthrose (s. S. 126).

In **Abb. 352** ist das **Röntgenbild** einer postfrakturellen Knochennekrose zu sehen. Es handelt sich um eine Knochenfraktur der distalen Tibia *(1)* und der benachbarten Fibula *(2)*, die durch osteosynthetische Maßnahmen *(3)* konsolidiert worden sind. Man erkennt noch deutlich den querverlaufenden Frakturspalt *(4)* dieser länger zurückliegenden Fraktur, so daß der Befund einer postfrakturellen Pseudarthrose besteht. Im Frakturbereich *(5)* sind intraossäre, unscharf begrenzte Strukturverdichtungen sichtbar, bei denen es sich um nekrotische Knochenabschnitte handelt. Eine regelrechte Sequestrierung dieser nekrotischen Knochenanteile ist noch nicht ersichtlich.

Das **histologische Bild** in **Abb. 353** zeigt teils osteosklerotisch verbreiterte Knochenstrukturen *(1)*, teils schmale Knochenbälkchen *(2)*, in denen die lamelläre Schichtung verwaschen ist und die Osteozytenlakunen *(3)* keine Kerne aufweisen. Es handelt sich somit um nekrotisches Knochengewebe. Kittlinien *(4)* weisen auf einen reaktiven Knochenanbau hin. Der Markraum ist ausgefüllt von einem lockeren fibrösen Gewebe *(5)*, das von einigen Blutgefäßen *(6)* durchzogen wird. Stellenweise wird amorphes basophiles Material *(7)* im Markraum angetroffen. – Derartiges nekrotisches Knochengewebe muß operativ entfernt werden, um eine Konsolidierung der Knochenfraktur bzw. Pseudarthrose herbeizuführen.

Kausale Knochennekrosen 185

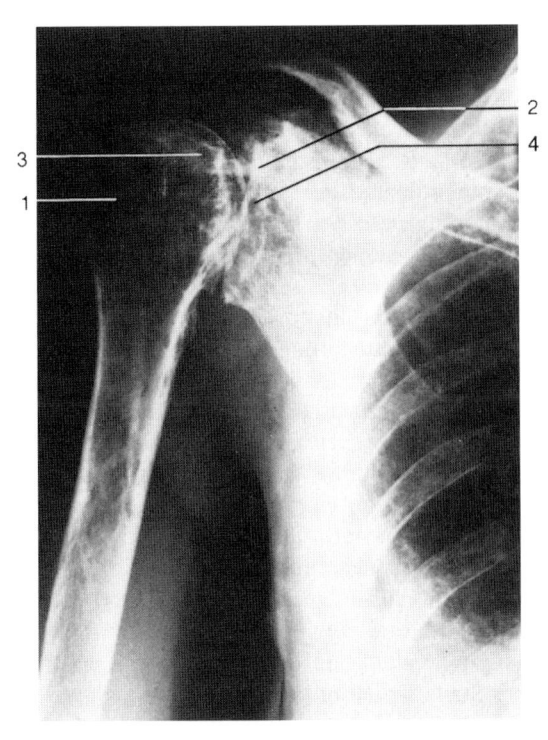

Abb. 350. Radioosteonekrose (proximaler Humerus)

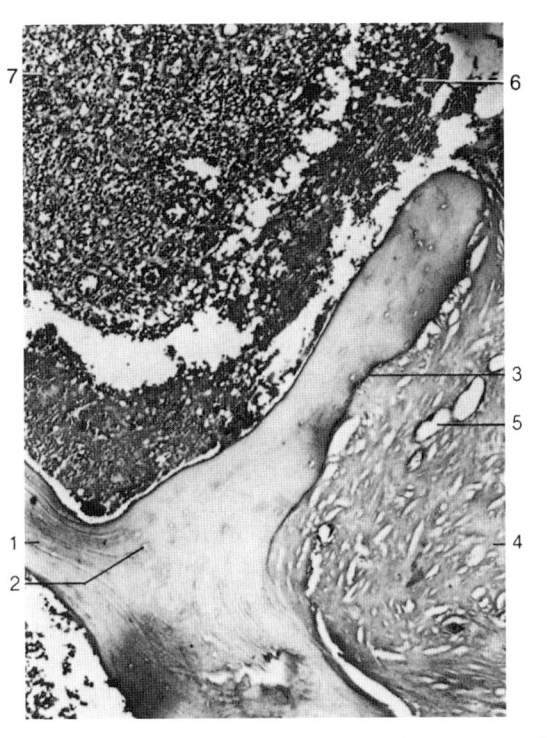

Abb. 351. Radioosteonekrose mit sekundärer Osteomyelitis; HE, 25×

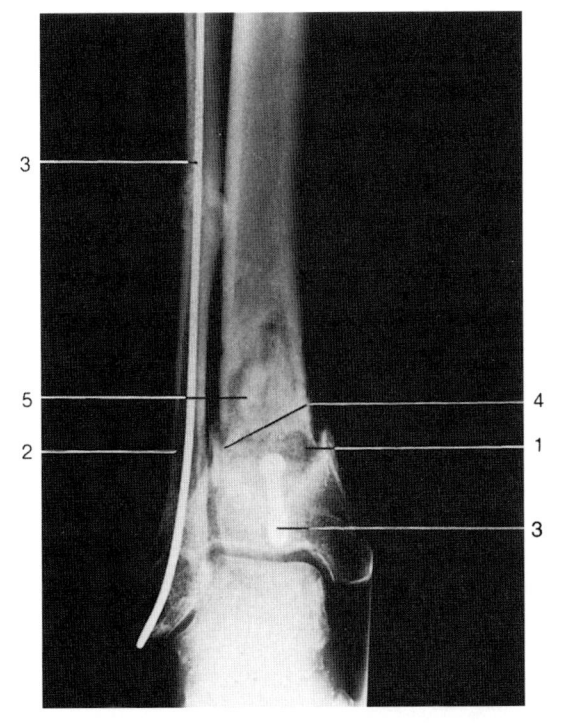

Abb. 352. Postfrakturelle Knochennekrose (distale Tibia)

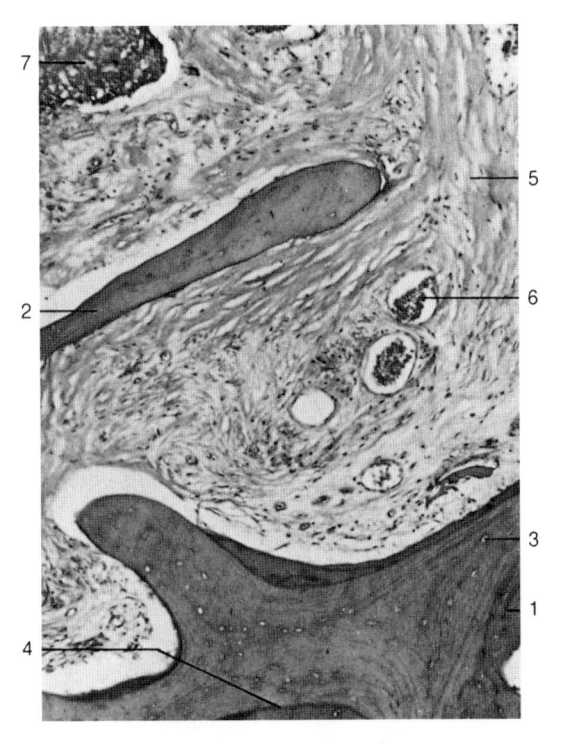

Abb. 353. Postfrakturelle Knochennekrose; HE, 25×

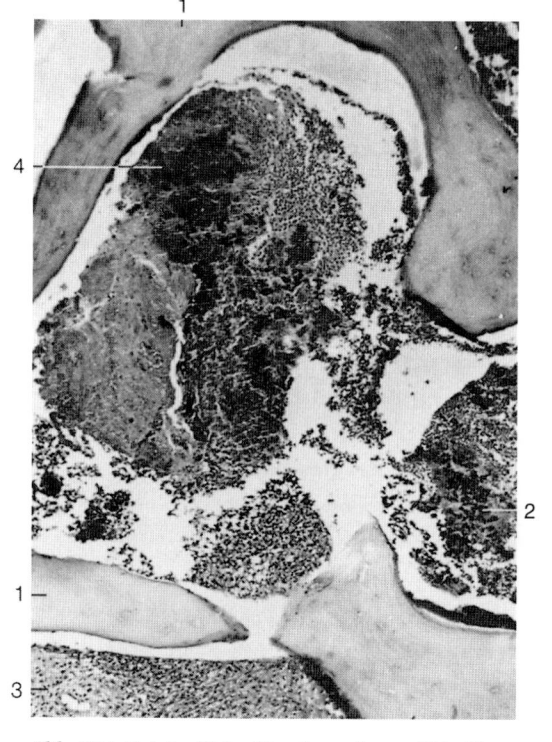

Entzündliche Knochennekrose

Auch eine Knochenentzündung (Osteomyelitis, s. S. 131) führt häufig zu einer Knochennekrose. *Es handelt sich somit um eine Knochennekrose inmitten eines Osteomyelitisherdes.* Wenn das nekrotische Knochengewebe durch Osteoklasten und ein demarkierendes Granulationsgewebe aus dem Verband herausgelöst wird, sprechen wir von einem *Knochensequester.* Häufig findet jedoch keine solche Demarkierung statt; die entzündlich bedingte Knochennekrose erstreckt sich auf einen größeren Knochenabschnitt, wobei sowohl die Spongiosa als auch die Kortikalis einbezogen sein können.

In **Abb. 354** sieht man das **Röntgenbild** einer entzündlichen Knochennekrose im rechten proximalen Femur, die sich auf den Hüftkopf und den gesamten Schenkelhals erstreckt. Der Hüftkopf *(1)* ist stark deformiert und zeigt ausgeprägte Randosteophyten *(2)*. Im Innern finden sich völlig ungleichmäßige strähnige und grobfleckige Verdichtungen und dazwischen fleckige Aufhellungen. Diese Strukturen erstrecken sich auch auf den Schenkelhals *(3)*. Die Außenkonturen des Knochens sind erhalten; eine Periostreaktion ist nicht ersichtlich. Der Gelenkspalt *(4)* ist stark verschmälert. Auch im Hüftpfannendach hat ein reaktiver Knochenumbau stattgefunden. Ein solches Röntgenbild läßt zunächst eine aseptische Hüftkopfnekrose (s. S. 178) vermuten.

Bei der **histologischen Untersuchung** des Operationsmaterials stellt sich jedoch ein florider Entzündungsprozeß heraus, der Ursache oder Folge dieser Knochennekrose ist. In **Abb. 355** sieht man plumpe Knochenbälkchen *(1)*, die eine verwaschene lamelläre Schichtung aufweisen und keine Osteozyten enthalten. Der Markraum ist ausgefüllt mit massenhaft gelapptkernigen Leukozyten *(2)* und einem entzündlichen Granulationsgewebe *(3)*. Hier finden sich große Bakterienrasen *(4)*. Es handelt sich somit um eine floride eitrig-granulierende Osteomyelitis mit spongiöser Knochennekrose. Diese Knochenentzündung dürfte die spongiöse Nekrose verursacht haben; es läßt sich aber auch vorstellen, daß eine primär aseptische Knochennekrose sekundär infiziert wurde. Auf jeden Fall ist es von Bedeutung, den Entzündungsprozeß in einem solchen nekrotischen Knochen zu diagnostizieren, um eine entsprechende antibiotische Therapie einzuleiten.

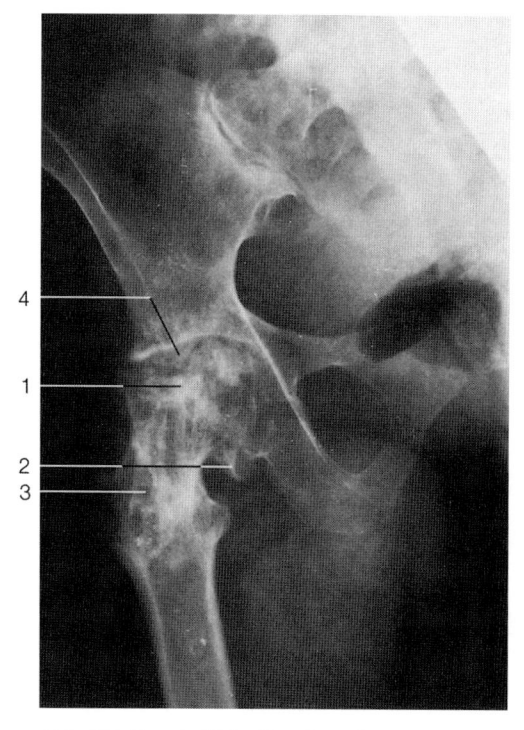

Abb. 354. Entzündliche Knochennekrose (rechter proximaler Femur)

Abb. 355. Entzündliche Knochennekrose; HE, 64×

Weitere Knochennekrosen

Scheuermannsche Krankheit

Aus radiologischer und orthopädischer Sicht, werden viele idiopathische Knochennekrosen unterschieden. Sie treten spontan auf und werden radiologisch diagnostiziert. *Bei der Scheuermannschen Krankheit handelt es sich um eine lokale aseptische Knochennekrose meist in einem Wirbelkörper bei Jugendlichen, die zur sog. Adoleszentenkyphose führt.* Sie ist die häufigste Wirbelsäulenerkrankung im Jugendalter, die sich meist in der mittleren oder unteren Brustwirbelsäule entwickelt; es kann aber auch die Lendenwirbelsäule betroffen sein. Auf der **Abb. 356** zeigt sie sich im **Röntgenbild** auf der sagittalen Aufnahme der Lendenwirbelsäule: Deutlich bestehen Keilwirbel mit Verschmälerung des ventralen Anteiles (1), besonders ausgeprägt im 3. Lendenwirbelkörper (2). Die Grund- (3) und Deckplatten (4) sind stark osteosklerotisch aufgerauht. In **Abb. 357** sehen wir im 3. Lendenwirbel mit aseptischer Knochennekrose **röntgenologisch** zusätzlich einen Deckplatteneinbruch mit Entwicklung eines *Schmorlschen Knötchens* (1). Als Ursache des Morbus Scheuermann werden eine erblich-konstitutionelle und endokrine Störung angenommen.

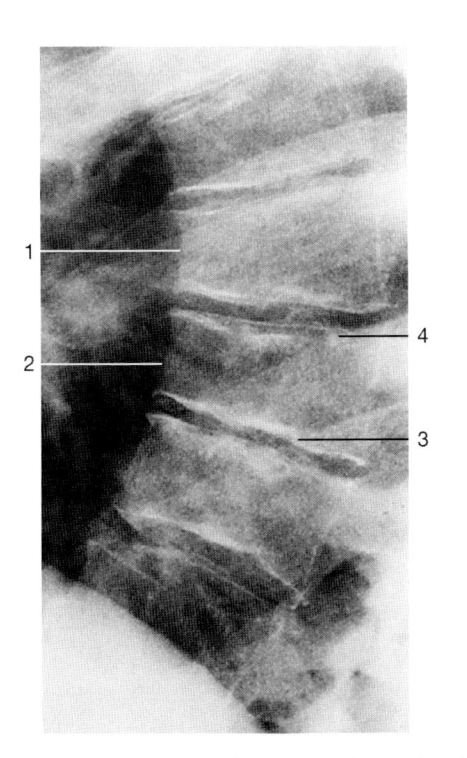

Abb. 356. Morbus Scheuermann (3. Lendenwirbelkörper)

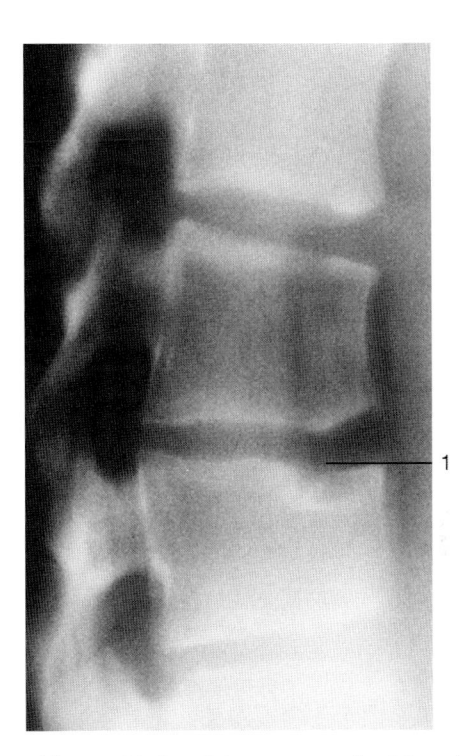

Abb. 357. Morbus Scheuermann mit Schmorlschem Knötchen (3. Lendenwirbelkörper)

Osgood-Schlattersche Krankheit

Aus diese Läsion ist recht häufig und wird radiologisch diagnostiziert. *Die Osgood-Schlattersche Krankheit ist eine besondere Form der idiopathische aseptische Knochennekrosen, wobei einseitig die Tibiaapophyse nekrotisch ist und einen Druckschmerz im Bereich des Tibiakopfes hervorruft.* Es sind fast ausschließlich Jungen zwischen dem 10. und 15. Lebensjahr betroffen. Die Ursache ist unbekannt; eine lokale Knochenschädigung durch wiederholte Quetschung der ventralen Tibiaapophyse wäre plausibel.

Die Diagnose wird ausschließlich mit radiologischen Methoden (Nativ-Röntgen, CT, MRT, Szintigraphie) gestellt, wobei eine Vergleichsaufnahme der gesunden Seite erforderlich ist. Die lokale Knochennekrose der Tibiaapophyse ist auf einer **seitlichen Röntgenaufnahme** eines Kniegelenkes der **Abb. 358** ersichtlich. Hier findet sich eine grobe Zerklüftung der vorderen Tibiakante (1). Im Inneren ist die Läsion aufgelockert; im Randbereich zeigt sich eine unregelmäßige Osteosklerose (2). Der nekrotische Knochenkern erschein separiert (3).

Auf der **koronaren Röntgenaufnahme** sieht man in **Abb. 359** ebenfalls die Läsion im Tibiakopf mit einer zentralen Aufhellung (1) und breiter umgebender Osteosklerose (2). Obwohl radiologisch keine Periostreaktion zu Darstellung kommt, kann eine Reizung des Periostes Schmerzen auslösen. Bei Entlastung und Ruhigstellung des Beines kann es zu einer Ausheilung der lokalisierten Knochennekrose mit Sklerosierung kommen.

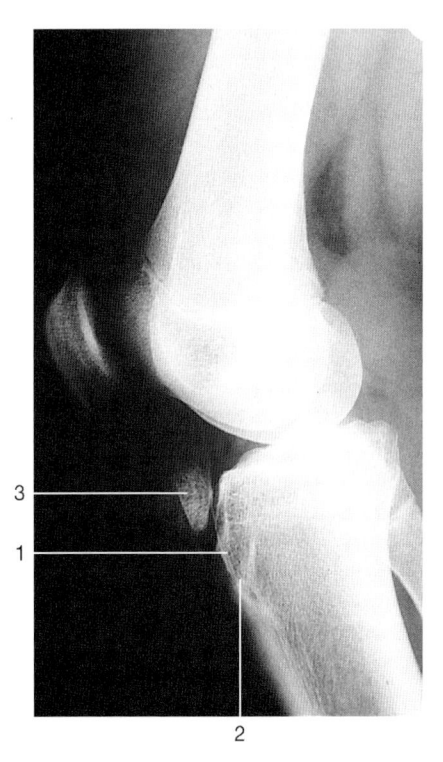

Abb. 358. Morbus Osgood-Schlatter (proximale Tibiaapophyse, seitliche Aufnahme)

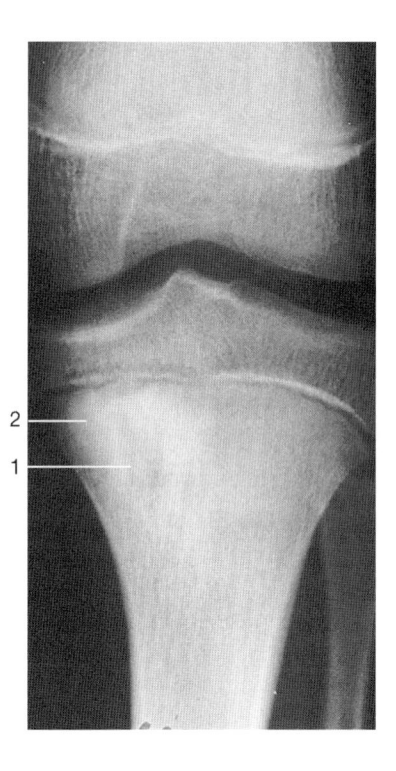

Abb. 359. Morbus Osgood-Schlatter (proximale Tibiaapophyse, a.p.-Aufnahme)

9 Stoffwechsel- und Speicherkrankheiten

Allgemeines

Stoffwechselstörungen, die mit der Speicherung von Substanzen einhergehen, können sich manchmal auch im Skelett manifestieren. Die gespeicherten Substanzen finden sich meistens in den Zellen des retikulo-histiozytären Systems, das deutlich aktiviert ist. Somit werden die krankhaften ossären Speicherherde vorwiegend im Knochenmarkraum angetroffen. Sie führen hier zu einer Destruktion der Spongiosatrabekel, zu einer reaktiven Osteoporose und oft zu lokalisierten Knochennekrosen. Diese Knochendestruktion zeigt sich im Röntgenbild als irreguläre fleckige Osteolyse. Da es sich um systemische Erkrankungen handelt, werden meistens mehrere Herde im Knochen und in mehreren Knochen angetroffen. Außer den Knochen können dabei auch andere Gewebe und parenchymatöse Organe von Speicherherden durchsetzt sein, die funktionelle Störungen hervorrufen.

Pathologische Ablagerungen von Stoffwechselprodukten können aber auch in den Gelenken, Sehnen, Sehnenscheiden und Schleimbeuteln auftreten und dort reaktive entzündliche Veränderungen hervorrufen, wie dies insbesondere bei der Gicht (s. S. 190) der Fall ist.

Es gibt eine ganze Reihe von Stoffwechselstörungen, die eine Speicherkrankheit hervorrufen und eine ossäre Manifestation aufweisen. Häufig handelt es sich um angeborene und hereditäre Erkrankungen. Bei den verschiedenen pathologischen Speicherungsvorgängen spielen die Lysosomen eine besonders wichtige Rolle. Die Lysosomen bilden zusammen mit dem endoplasmatischen Retikulum und dem Golgi-Apparat sowie dem sog. vakuolären Apparat der Zelle den digestiven Trakt der Zelle, der für die Verdauung von exogenem oder endogenem Material verantwortlich ist. Ein übergroßes Angebot von Substanzen für diesen zellulären Stoffwechsel, das Fehlen lysosomaler Enzyme (angeborene Enzymdefekte) oder die Zufuhr von Material, das für die lysosomalen Enzyme von vornherein unverdaubar ist, kann zur Speicherung solcher Substanzen führen. Diese Substanzen sind dann in einem ossären Speicherherd nachweisbar.

Unter den ossären Speicherkrankheiten stellen die Lipidosen eine größere Gruppe dar. Bei der *Gaucherschen Krankheit* wird das Zerebrosid Kerasin elektiv in den Zellen des retikuloendothelialen Systems gespeichert, bei der *Niemann-Pickschen Krankheit* das Phosphatid Sphingomyelin. Die hereditäre *essentielle familiäre Hypercholesterinämie* – eine Störung des Cholesterinstoffwechsels – ruft Xanthome in Weichteilen (Sehnen) und Knochen hervor. Zu den Lipoidspeicherkrankheiten mit Knochenbefall kann man die *Lipoidgranulomatose (Erdheim-Chestersche Krankheit)* und die *Hand-Schüller-Christiansche Krankheit* rechnen, wobei wir letztere aus didaktischen Gründen den Knochengranulomen (s. S. 203) zugeordnet haben. Der *Gargoylismus (Hunter-Hurler-Pfaundlersche Krankheit)* stellt eine Störung des Mukopolysaccharidstoffwechsels dar und führt zu Wachstumsstörungen infolge einer Schädigung der Zone der enchondralen Knochenbildung. Auch Störungen des Proteinstoffwechsels können sich gelegentlich im Knochen manifestieren. So kann es bei einer *Amyloidose* zu Amyloidablagerungen im Markraum kommen. Der *Ochronose* liegt eine Störung des Phenylalanin-Tyrosin-Stoffwechsels zugrunde, bei der es sich um einen Enzymdefekt der Homogentisinoxydase handelt.

Diese Speicherkrankheiten rufen in den meisten Fällen krankhafte Veränderungen in parenchymatösen Organen sowie Funktionsstörungen hervor, die zur Diagnose hinleiten. Die ossären Veränderungen stehen dabei mehr im Hintergrund. Somit wird gewöhnlich die zugrunde liegende Stoffwechselstörung durch andere diagnostische Maßnahmen als durch die histologische Diagnose einer Knochenbiopsie diagnostisch erfaßt. Treten zusätzlich röntgenologische Skelettveränderungen auf, so müssen diese evtl. durch eine Knochenbiopsie morphologisch abgeklärt werden, um sie der dann meist bekannten Stoffwechselstörung zuzuordnen. Insofern hat der Histologe meistens bei der Begutachtung die Kenntnis der Grunderkrankung. Speicherkrankheiten im Knochen sind relativ selten; oft kann nur eine Verdachtsdiagnose gestellt werden, die den Kliniker zu weiteren Untersuchungen veranlassen soll.

Gicht

Die Ablagerung von Mononatriumurat in Bindegewebe und Stützgewebe führt zum Krankheitsbild der Gicht. *Die Gicht ist eine genetisch bedingte Stoffwechselkrankheit, wobei infolge eines erhöhten Harnsäurespiegels im Serum (Hyperurikämie) Ablagerungen von Mononatriumurat im Binde- und im Stützgewebe erfolgen.* Vorbedingung für die Entstehung von Uratablagerungen im Binde- und Stützgewebe ist eine Hyperurikämie (normaler Harnsäurespiegel im Serum 4 mg%, bei Gicht 6–19 mg%). Die Uratablagerungen finden sich in Gelenken, Sehnen, Sehnenscheiden, Schleimbeutel, Nieren und Haut. Für die *endogene Harnsäurestoffwechselstörung* konnte ein autosomal-dominanter Vererbungsfaktor nachgewiesen werden. In hochzivilisierten Ländern beträgt die Morbidität 0,1–0,5%. Eine Gicht tritt vorwiegend im mittleren Lebensalter auf und bevorzugt das männliche Geschlecht (95% Männer, 5% Frauen). Nicht jede Hyperurikämie führt zur Entwicklung von sog. Gichttophi. Eine *sekundäre Hyperurikämie* kann durch eine vermehrte Zufuhr von Nukleinsäuren mit der Nahrung oder durch starken Zell- und Kernzerfall mit Freisetzung von Nukleinsäuren (z. B. nach Therapie von Leukosen) entstehen. Bevorzugte Lokalisation der Uratkristallablagerungen ist das periartikuläre Gewebe von Großzehengrundgelenk, Fingergelenken und Ellenbogengelenk; dabei entsteht das Bild der **Arthritis urica** (s. S. 478 u. Abb. 950).

Die radiologischen Veränderungen spiegeln den Schweregrad der Gicht wider. In **Abb. 360** sieht man im **Röntgenbild** der Hand eine ausgeprägte gelenknahe Knochendestruktion mit großen Defekten *(1)* und Gelenkzerstörungen *(2)*. Ein Defekt wirkt wie ausgestanzt und wird von einer Randsklerose umgeben *(3)*. Diese Läsionen betreffen die paraartikulären Regionen der Interphalangealgelenke, wo sie in einiger Entfernung zum Gelenkknorpel gelegen sind. Es fehlt eine subartikuläre Osteoporose. Damit unterscheidet sich die Gicht von der rheumatoiden Arthritis (s. S. 468), die die metakarpophalangealen Gelenke befällt und eine begleitende Osteoporose aufweist.

Das **makroskopische Bild** der vorwiegend chondralen Form der Gelenkgicht wird in **Abb. 361** sichtbar. Es handelt sich um einen Hüftgelenkskopf, dessen Knorpelfläche vollständig von einer kreideweißen Schicht überzogen ist *(1)*; der Glanz des Gelenkknorpels ist verlorengegangen. Es handelt sich um eine Insudation von Harnsäure in den Gelenkknorpel, die bis zu 1 mm tief reichen kann und den Knorpel hart und spröde macht. Dadurch sind Knorpelschleifschäden mit Splitterungen, Usuren und Schleifrillen entstanden *(2)*. Die Schleifdefekte öffnen der Harnsäure den Zugang zu den tieferen Knorpelschichten, die dann ebenfalls in den mechanischen Abnützungsprozeß einbezogen werden. Durch diese Gelenkknorpelschädigung entwickelt sich schließlich das Bild einer Arthrosis deformans. Aufgrund der Urateinlagerungen kommt es zu einer lebhaften, schmerzhaften Entzündungsreaktion, die morphologisch an der ödematös aufgequollenen und stark geröteten Gelenkkapsel *(3)* zu erkennen ist.

Die Gicht kann im fortgeschrittenen Stadium in die subchondrale Spongiosa einbrechen und diese lokal zerstören. Im **histologischen Bild** der **Abb. 362** erkennt man im Markraum der subchondralen Spongiosa ungleichmäßig große rundliche Herde *(1)*, die Ablagerungen von Uratkristallen darstellen. Bei Abblendung im Mikroskop kommt eine büschelförmige Struktur dieses Materials zur Darstellung, das polarisationsoptisch eine Doppelbrechung aufweist. Es handelt sich um sog. *Gichttophi*. In deren Umgebung findet sich ein Wall von Histiozyten *(2)* und einigen Fremdkörperriesenzellen. Innerhalb des Tophus ist das Gewebe nekrotisch; außerhalb bildet sich zunächst ein zellreiches Granulationsgewebe und später eine bindegewebige Kapsel mit Fibrozyten und Fibroblasten. Man erkennt ein solches Narbengewebe im Markraum des Knochens *(3)*; die Knochenbälkchen *(4)* können sklerotisch verbreitert oder nekrotisch sein. Der Gelenkknorpel wird in den Randabschnitten unterminiert und von zwei Seiten angegriffen: vom Gelenkraum aus durch Harnsäureinsudation und von der Unterseite durch die Gichttophi.

In **Abb. 363** sieht man einen Gichttophus bei **stärkerer Vergrößerung**: Deutlich sind die büschelförmig ausgerichteten Uratkristalle *(1)*, die eine Doppelbrechung aufweisen. In der Umgebung liegen große Histiozyten *(2)* und eine Fremdkörperriesenzelle *(3)*. Die Entzündungsreaktion im Markraum führt zur Entwicklung eines intraossären Granulationsgewebes und in kürzester Zeit zur vollständigen Gelenkzerstörung. Klinisch treten in der Folge heftige Schmerzen und eine erhebliche Bewegungseinschränkung auf, die Leitsymptome für eine Gicht sind.

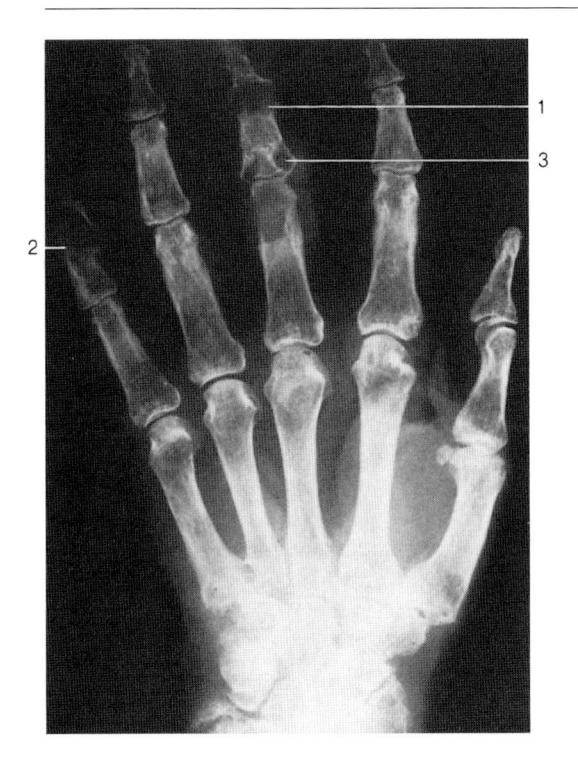

Abb. 360. Arthritis urica (Gicht) der Fingergelenke

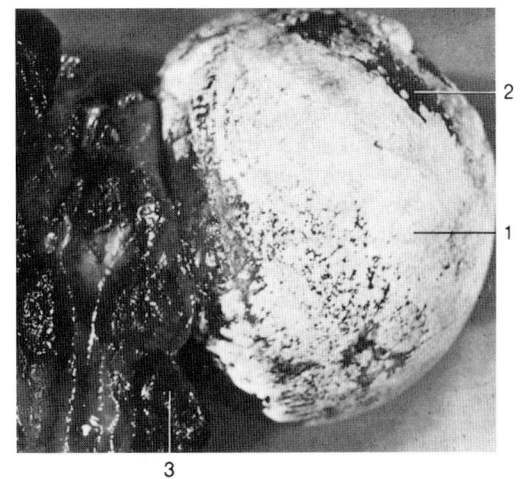

Abb. 361. Arthritis urica (Gicht) des Hüftgelenkes (Hüftkopf)

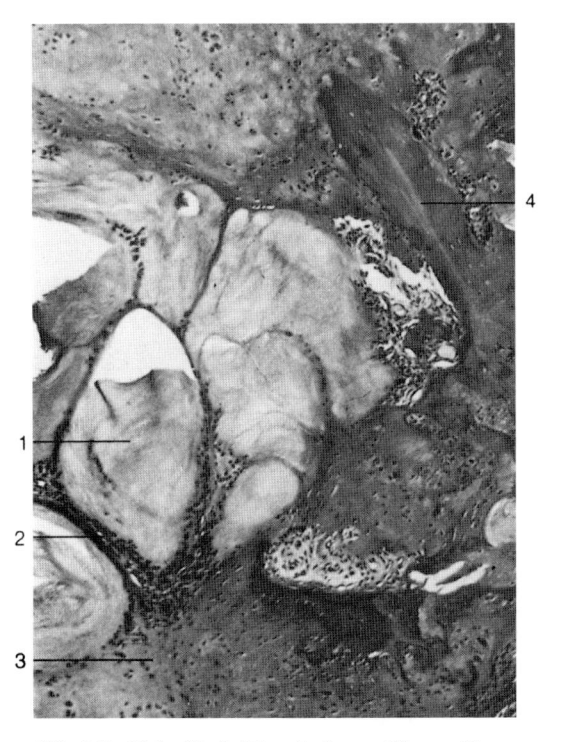

Abb. 362. Gicht (Arthritis urica); van Gieson, 25×

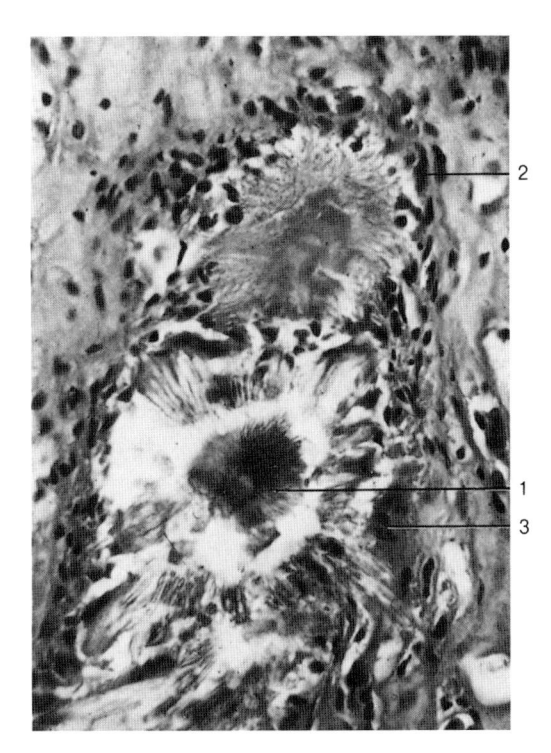

Abb. 363. Gichttophus; HE, 51×

Lipoid-Kalkgicht (Teutschländer-Syndrom)

Kalkablagerungen in verschiedenen Geweben und Organen können unterschiedliche Ursachen haben (dystrophische, tumoröse, metastatische Verkalkungen u.a.), die diagnostisch ermittelt werden müssen. *Bei der Lipoid-Kalkgicht – auch Teutschländer-Syndrom genannt – liegt eine gehäuft familiär auftretende Lipidspeicherkrankheit vor, die zu tumorartigen Kalkherden vorwiegend in den Sehnen und Schleimbeuteln der großen Gelenke und zu Kalkeinlagerungen in der Muskulatur führt.* Im Bereich der Kalkschollen zeigt das betroffene Gewebe reaktiv eine Entzündung, weshalb man auch von einer *Lipokalzinogranulomatose* spricht. Dabei kommt es zu Bewegungseinschränkungen und Schmerzen. Die Krankheit nimmt langsam an Ausdehnung und Symptomatik zu. Es können auch Kalkablagerung im medullären Fettgewebe entstehen, was radiologisch den Eindruck eines Knochentumors erwecken kann.

In **Abb. 364** ist das **Röntgenbild** eines Unterschenkels bei Lipoid-Kalkgicht zu sehen: Der distale Tibiaschaft zeigt eine ungleichmäßige sklerotische Verdichtung (1), die die Kortikalis und Spongiosa betrifft, so daß deren Strukturen verwaschen sind. Es ist auch das Periost verkalkt, so daß die Außenkontur der Tibia unscharf und wellig erscheint (2). Die Kalkmassen erstrecken sich auf die benachbarte Fibula (3). Distal der Kalkzone ist die Spongiosa der Tibia atrophisch aufgehellt (4). – Auf der **seitlichen Röntgenaufnahme** sieht man in **Abb. 365** einen großen tumorartigen Kalkherd (1) im parostealen Bereich der distalen Tibia, der sich deutlich von den angrenzenden Weichteilen abgrenzt. Im Innern besteht eine strähnige Formation (2) infolge von Kalkablagerungen entlang der Muskelfasern. Die Kortikalis der Tibia ist hier ungleichmäßig sklerotisch verbreitert (3). Man erkennt auch Kalkeinlagerungen im intramedullären Fettgewebe (4). Bei einem solchen Röntgenbefund sollte an das Teutschländer-Syndrom gedacht werden.

Die **histologische Untersuchung** einer Biopsie aus einer solchen Läsion zeigt lediglich eine unspezifische Verkalkung des betroffenen Gewebes: In **Abb. 366** sieht man in Angrenzung einer Sehne (1) einen umgrenzten Herd mit ausgedehnten Kalkeinlagerungen (2). Die eingeschlossenen Lücken (3) stammen von Nekroseherden her, deren Inhalt bei der Präparation herausgelöst ist. Der Kalkherd ist unscharf begrenzt (4), und in der Umgebung findet sich ein entzündliches Granulationsgewebe (5). – Bei **stärkerer Vergrößerung** ist in **Abb. 367** eine Sehne zu sehen (1), die infolge von Degeneration myxoid aufgelockert ist. In der Außenschicht finden sich große schollige Kalkablagerungen (2), die weit in die Sehne hineinragen und hier das Sehnengewebe zerstört haben. Mit **starker Vergrößerung** wird die Destruktion besonders deutlich: In **Abb. 368** sieht man ein degenerativ aufgelockertes Sehnengewebe (1) mit vielen Nekroselücken (2). Die großen Kalkschollen (3) sind fragmentiert. Gewöhnlich besteht hier eine chronisch-granulomatöse Entzündung.

Eine Lipoid-Kalkgicht läßt sich radiologisch nur vermuten und histologisch nicht exakt diagnostizieren; es müssen die klinischen Symptome der Teutschländer-Krankheit hinzugezogen werden. Differentialdiagnostisch müssen eine Myositis ossificans und andere pathologische Kalkablagerungen (z. B. in einem synovialen Sarkom) in Erwägung gezogen werden.

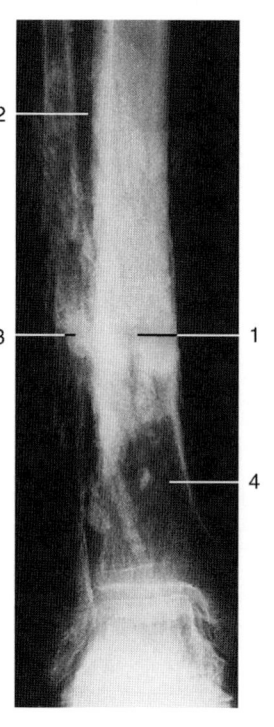

Abb. 364. Lipoid-Kalkgicht (Unterschenkel, Fibula)

Lipoid-Kalkgicht (Teutschländer-Syndrom) 193

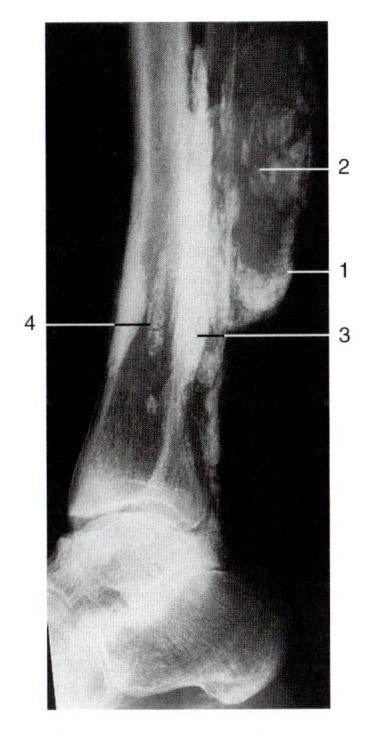

Abb. 365. Lipoid-Kalkgicht (Unterschenkel, Fibula)

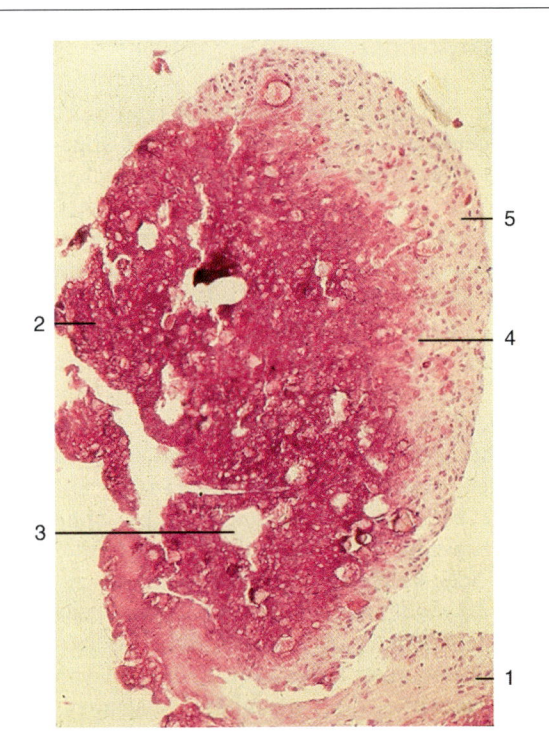

Abb. 366. Lipoid-Kalkgicht; HE, 20×

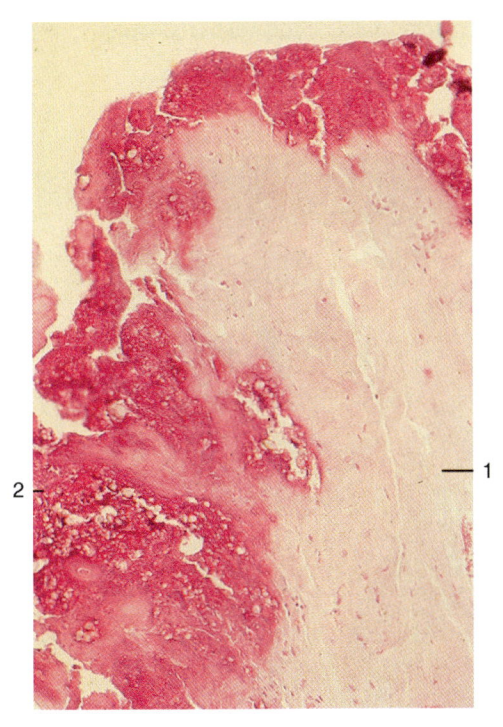

Abb. 367. Lipoid-Kalkgicht; HE, 40×

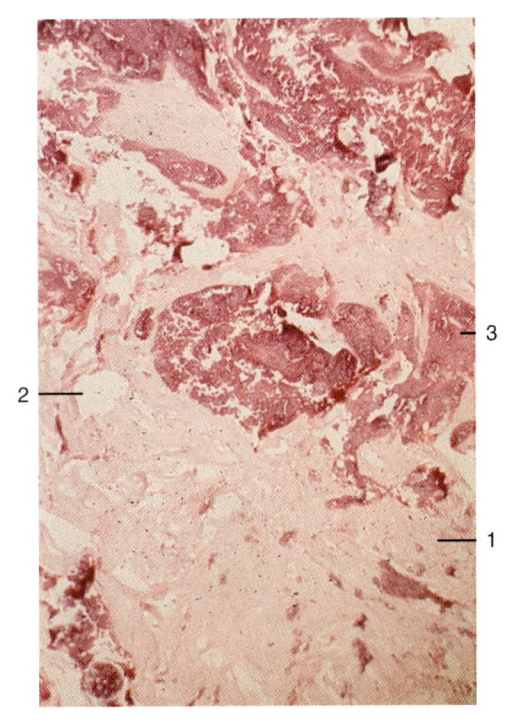

Abb. 368. Lipoid-Kalkgicht; HE, 64×

Knochenamyloidose

Amyloid ist ein besonderes Stoffwechselprodukt, das in verschiedenen Organen und Geweben abgelagert werden kann und dort zu morphologischen Veränderungen und Funktionsstörungen führt. Chemisch handelt es sich um Proteine und Polypeptide (90% Eiweiß) und hat Ähnlichkeit mit Immunglobulinen. *Bei der Knochenamyloidose handelt es sich um Ablagerungen von Amyloid im Knochenmark zahlreicher Knochen, was zu einem reaktiven, teils osteolytischen, teils osteosklerotischen Knochenumbau führt.* Die kausale Pathogenese dieser Erkrankung ist nicht geklärt. Man unterscheidet *primäre Amyloidosen* (Paramyloidose) ohne bekannte Vorkrankheiten und ohne Amyloidablagerung in Lymphknoten, Gastrointestinaltrakt oder kardiovaskulärem System von *sekundären Amyloidosen*, bei denen langdauernde Infektionskrankheiten (z. B. chronische Osteomyelitis) vorbestanden haben. Die primäre Form kann ein Vorstadium eines medullären Plasmozytoms (s. S. 362) bedeuten. Die Skelettamyloidose ist selten und kann vor allem röntgenologisch erhebliche diagnostische Probleme aufwerfen.

Im **Röntgenbild** sieht man in mehreren Knochen eigenartige Knochenumbaustrukturen, die auf eine systemische Erkrankung hinweisen. In **Abb. 369** zeigen die Knochen des linken oberen Thorax einschließlich Schultergelenk und proximalem Humerus solche Veränderungen. In der Clavicula *(1)*, den Rippen *(2)* und dem Humeruskopf *(3)* ist ein unregelmäßiges Spongiosagerüst mit fleckigen Osteolysen auffällig. Die Strukturen erscheinen verwaschen. – Die **Beckenübersichtsaufnahme** in **Abb. 370** zeigt in sämtlichen Knochen sklerotische Verdichtungen *(1)* neben feinfleckigen Osteolysen *(2)*. In den Beckenschaufeln finden sich auch größere Aufhellungszonen *(3)*. Marginal zeichnet sich eine Osteoporose ab *(4)*.

Histologisch ist der Nachweis von Amyloidablagerungen im Knochenmark für die Diagnostik entscheidend. In **Abb. 371** sieht man ein sklerotisch verbreitertes Knochenbälkchen *(1)*, das glattbegrenzt ist, ohne angelagerte Osteoblasten oder Osteoklasten. Der Markraum wird von Fettgewebe mit blutbildendem Knochenmark *(2)* ausgefüllt. Darin finden sich teils schollige *(3)*, teils flächige Ablagerungen *(4)* von einem homogenen, rötlichleuchtenden Material, das keine zellulären Einschlüsse enthält. Auch in der Umgebung dieser Ablagerungen findet sich kein Reaktionsgewebe. – Bei **stärkerer Vergrößerung** sind in **Abb. 372** diese Schollen des Fremdmaterials *(1)* scharf begrenzt; es ist perifokal keine Fremdkörperreaktion ersichtlich. Das Material ist glasig-rötlich und homogen und zellfrei. In der Umgebung findet sich Markfettgewebe *(2)* mit Zellen der Blutbildung *(3)*. Mit der kombinierten Anwendung der Kongorotfärbung und der Polarisationstechnik läßt sich die intraossäre Substanzablagerung leicht als *Amyloid* identifizieren. Insofern kann eine Knochenbiopsie (evtl. Beckenkammbiopsie) bei dem unklaren Röntgenbefund die Diagnose herbeiführen. Der Befund einer generalisierten Skelettamyloidose muß zur Abklärung verschiedener möglicher Grunderkrankungen führen; denn eine primäre (idiopathische) Amyloidose ist selten. Bei älteren Patienten wird man sogleich versuchen, ein medulläres Plasmozytom zu finden oder auszuschließen. Lokalisierte Amyloidosen weisen auf andere Tumoren (medulläres Schilddrüsenkarzinom, Pankreasinsulinom) hin. Eine systemische Amyloidose tritt vorwiegend bei langdauernden chronisch-eitrigen Entzündungen (Osteomyelitis, Tuberkulose) auf und ist bei der rheumatoiden Arthritis (s. S. 468) nicht selten. Schließlich können auch andere maligne Tumoren (z. B. M. Hodgkin, Nieren- und Magenkarzinom) eine Knochenamyloidose hervorrufen. Somit stellt die Diagnose einer Knochenamyloidose stets die Frage nach der Ursache dieser Stoffwechselstörung.

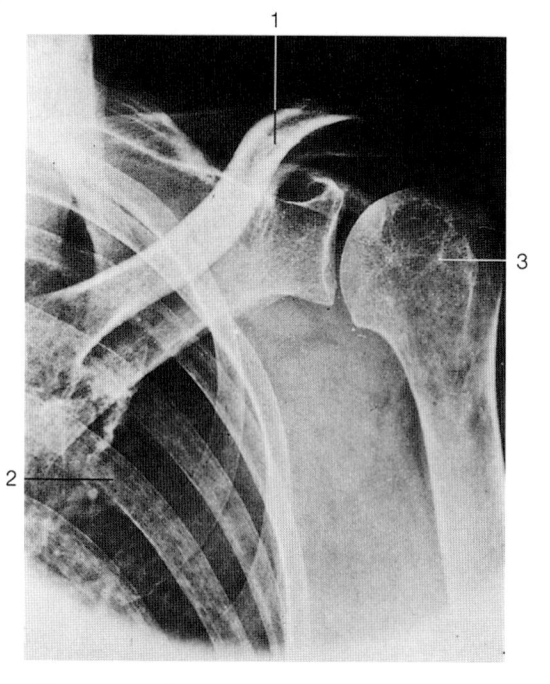

Abb. 369. Knochenamyloidose (linkes Schultergelenk, Thorax)

Knochenamyloidose 195

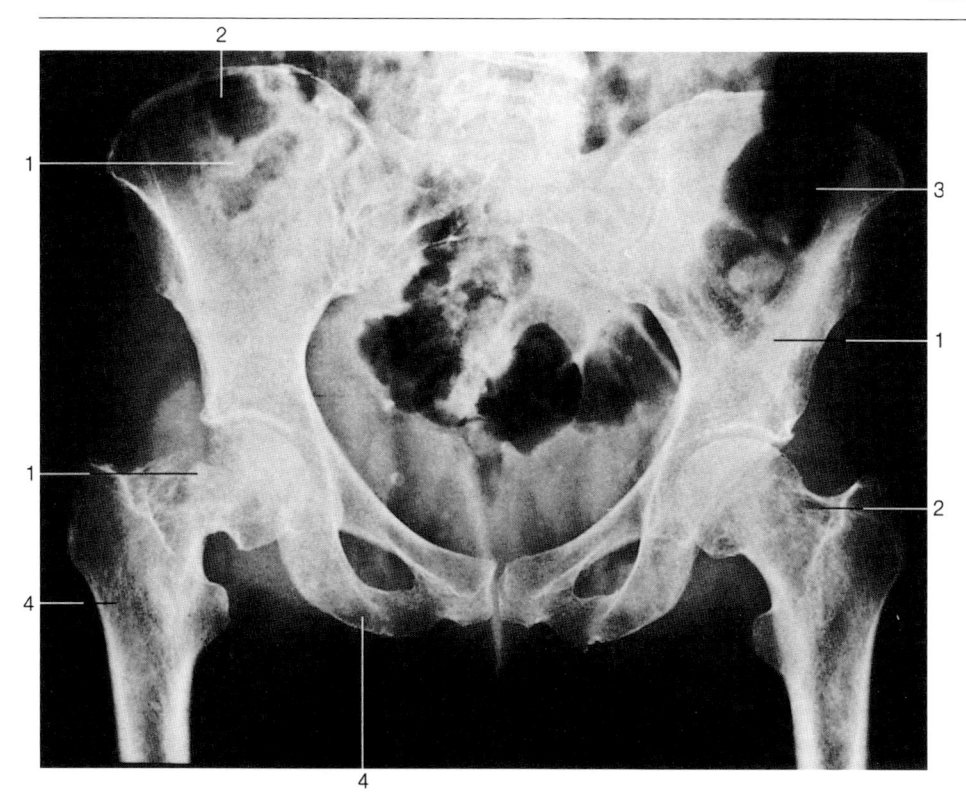

Abb. 370. Knochenamyloidose (Becken)

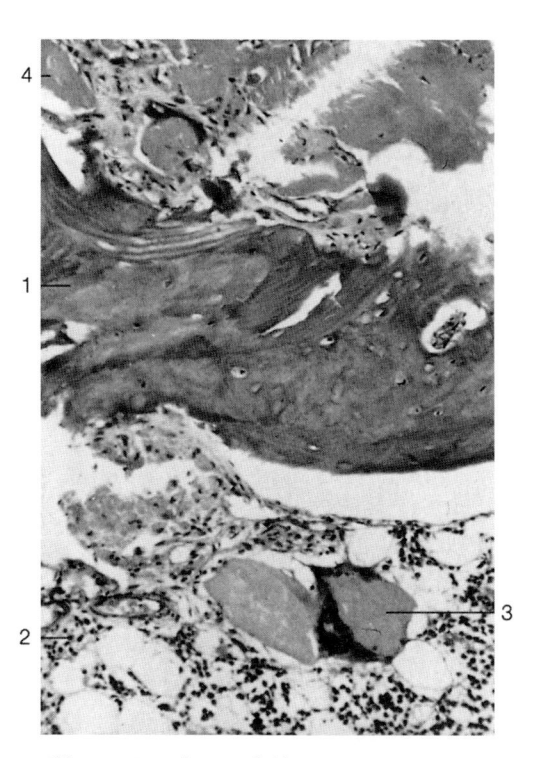

Abb. 371. Knochenamyloidose; HE, 64×

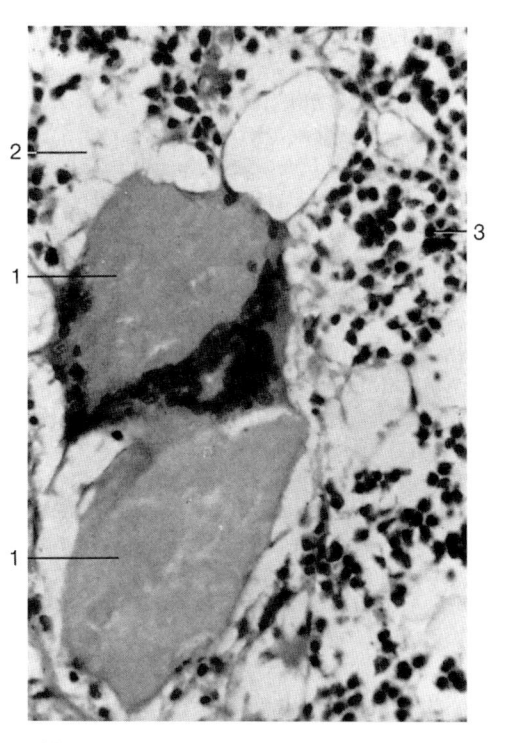

Abb. 372. Knochenamyloidose; HE, 100×

Diabetische Osteopathie

Der Diabetes mellitus ist die häufigste vererbbare chronische Stoffwechselkrankheit, die auf einen relativen oder absoluten Insulinmangel zurückzuführen ist. Die Folgen können sich direkt oder indirekt auf Knochen und Gelenke auswirken. *Bei der diabetischen Osteopathie handelt es sich um Strukturveränderungen des Skelettsystems einschließlich der Gelenke, die gehäuft beim Diabetes mellitus auftreten, ohne daß hierfür immer ein ätiologischer Zusammenhang offensichtlich ist.* Bei Kindern und Jugendlichen werden Entwicklungs- und Wachstumsstörungen des Skeletts beobachtet. Bei Erwachsenen kommt es zu eigentümlichen Osteoporosen, Hyperostosen und Osteoarthropathien. Hierbei wirken sich diabetische Spätkomplikationen (wie: Osteodystrophie bei chronischer Niereninsuffizienz, diabetische Enteropathie, chronische Pankreatitis, Malabsorption, diabetische Neuropathie und Angiopathie) zusätzlich auf die Knochenstrukturen aus. Eine Hauptlokalisation der diabetischen Osteopathie ist die Wirbelsäule.

In **Abb. 373** sieht man einige Brustwirbelkörper in seitlicher Ansicht im **Mazerationspräparat**. Die Spongiosa *(1)* zeigt eine schwere Osteoporose mit Rarefizierung vor allem der queren Knochenbälkchen. Dieser Knochenverlust hat zu einer Einsenkung der Grundplatten geführt *(2)*. Es besteht eine hypertrophische Knochenatrophie mit verstärkten Trägerbälkchen *(3)*. Das ventrale Längsband *(4)* ist ossifiziert, wodurch die ventrale Kortikalis *(5)* erheblich verbreitert erscheint.

Diese Strukturveränderungen kommen auch auf **Röntgenaufnahmen** zur Darstellung: In **Abb. 374** sieht man eine Brustwirbelsäule in anterior-posteriorer Ansicht. Die Wirbelkörper zeigen eine osteoporotische Auflockerung der Spongiosa *(1)* mit Betonung der Trägerspongiosa. Es finden sich ausgeprägte spondylarthrotische Veränderungen mit Randosteophyten *(2)* und seitlichen überbrückenden Spangenbildungen *(3)*. Zentral markiert sich das verknöcherte ventrale Längsband *(4)*. – Diese für den Diabetes mellitus charakteristische Ossifikation des ventralen Längsbandes der Brustwirbelsäule ist auf einer **seitlichen Röntgenaufnahme** besonders eindrucksvoll: In **Abb. 375** sieht man wiederum eine ungleichmäßige Osteoporose der Wirbelspongiosa *(1)*. An der Ventralseite zeichnet sich ein breites und stark verschattetes vorderes Längsband *(2)* ab, das die Zwischenwirbelspalten wulstig überzieht. Eine solche ossifizierende Spondylose wird als **Morbus Forestier** bezeichnet und weist vom Röntgenbild aus auf einen möglichen Diabetes mellitus hin.

Die **Röntgenaufnahme** eines Präparates der Brustwirbelsäule eines chronischen Diabetikers zeigt in **Abb. 376** diese Skelettveränderungen besonders deutlich: Wir sehen hochgradig osteoporotische Wirbelkörper *(1)*, in denen die Trägerspongiosa markant zur Darstellung kommt. Auch die Deckplatten *(2)* und die dorsale Kortikalis *(3)* sind rarefiziert. Demgegenüber kommt eine breite Verschattungslinie des verknöcherten vorderen Längsbandes *(4)* zur Darstellung.

Diese klammerbildende Spondylose ist am **Mazerationspräparat** noch deutlicher zu sehen: In **Abb. 377** zeigt sich eine Osteoporose der Wirbelspongiosa mit hypertrophischer Knochenatrophie *(1)*. Die Trägerspongiosa ist weitgehend erhalten und prominent. Die Wirbel erscheinen etwas abgeflacht; sie sind jedoch in ihrer Form erhalten. Auffallend ist eine breite bandförmige Sklerosezone an der Ventralseite der Wirbel *(2)*, die die Zwischenwirbelspalten klammerförmig überbrückt und sich hier vorbuchtet. Es handelt sich um das ossifizierte ventrale Längsband, das für den Morbus Forestier kennzeichnend ist.

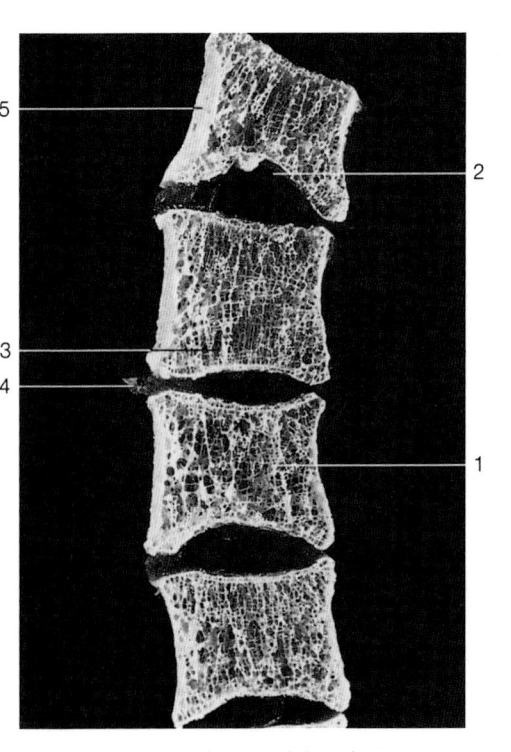

Abb. 373. Diabetische Spondylopathie (Brustwirbelsäule, Mazerationspräparat)

Diabetische Osteopathie 197

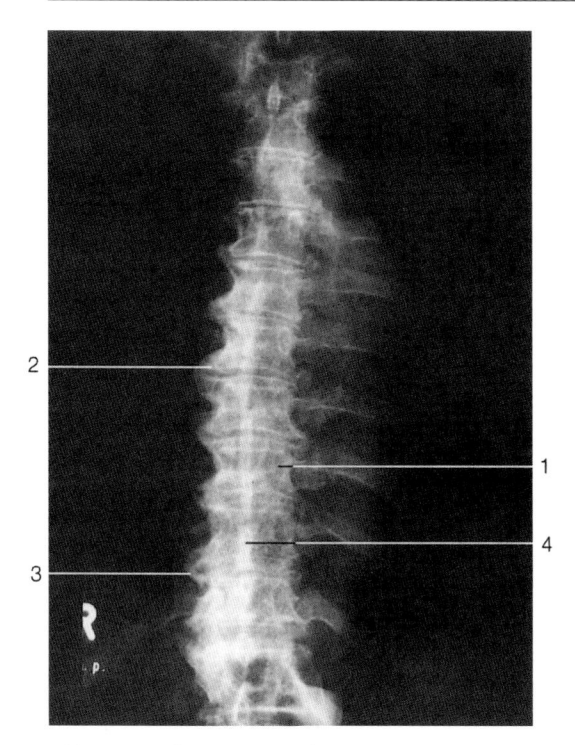

Abb. 374. Diabetische Spondylopathie
(M. Forestier, Brustwirbelsäule)

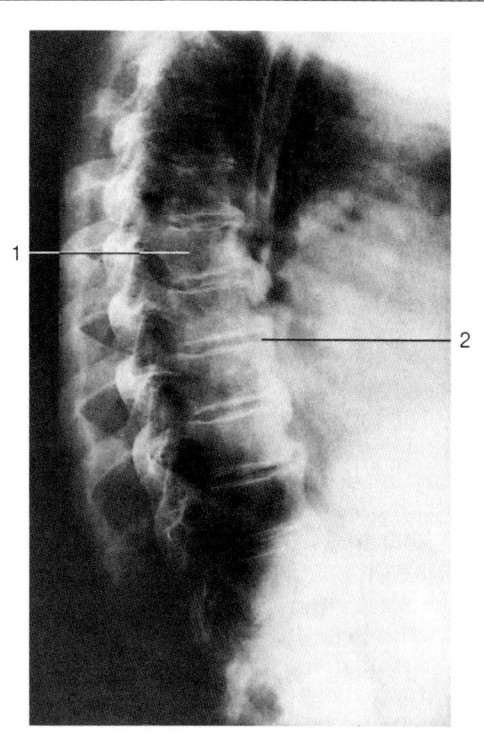

Abb. 375. Diabetische Spondylopathie
(M. Forestier, Brustwirbelsäule)

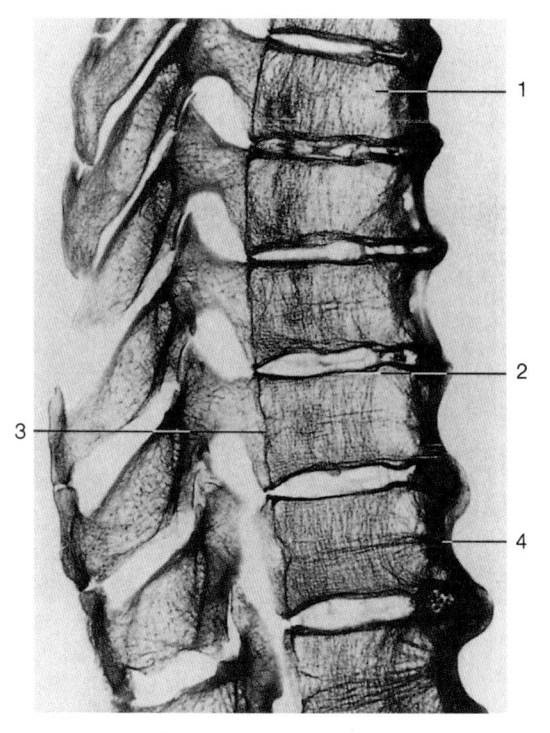

Abb. 376. Diabetische Spondylopathie
(M. Forestier, Brustwirbelsäule)

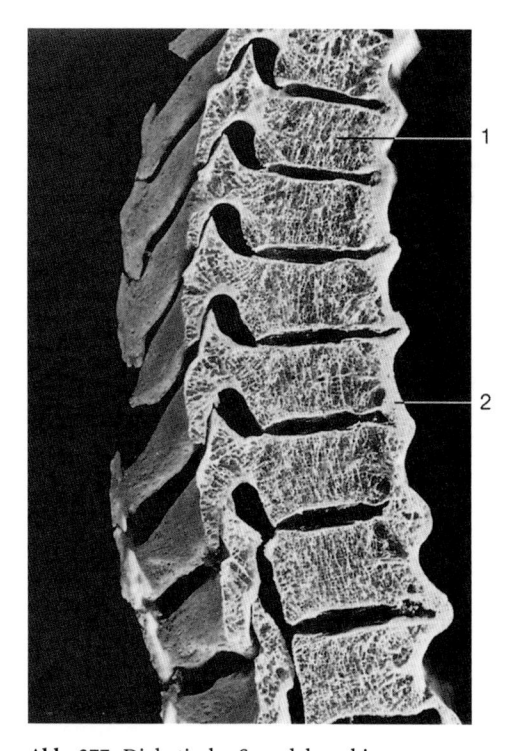

Abb. 377. Diabetische Spondylopathie
(M. Forestier, Brustwirbelsäule, Mazerationspräparat)

Etwa 2,4% der Patienten mit einem langjährigen Diabetes mellitus weisen eine sog. *diabetische Osteoarthropathie* auf. Es handelt sich um eine metabolische neuropathische Affektion, bei der neurologische Störungen (Herabsetzung der Sensibilität, motorische Ausfälle) eine wichtige Rolle spielen. Es sind fast ausschließlich die unteren Extremitäten (Vorfuß) betroffen. In **Abb. 378** sieht man das Skelett eines diabetischen Fußes im **Mazerationspräparat** in seitlicher Ansicht. Die Ossa metatarsalia *(1)* sind durch eine konzentrische Atrophie in Gelenknähe pfeilspitzartig verschmälert und erscheinen wie „abgelutscht". Die Zehen haben eine Krallenstellung *(2)* eingenommen, und es besteht eine Subluxation im Metatarsophalangealgelenk *(3)*. Von den osteoporotischen Fußwurzelknochen können Knochenfragmente abgesprengt werden *(4)*.

Diese Skelettveränderungen lassen sich auch im **Röntgenbild** erkennen. In **Abb. 379** sieht man eine starke osteoporotische Auflockerung der Spongiosa in Gelenknähe *(1)*, wobei es im distalen 3. Os metatarsale zu einer Knochenfraktur *(2)* gekommen ist. Proximal hiervon zeigt sich eine breite reaktive Periostitis ossificans *(3)*. Der kurze Röhrenknochen ist nach distal zu pfeilspitzartig verschmälert, und die Konturen des Metatarsophalangealgelenkes *(4)* sind zerstört. Durch eine starke Weichteilschwellung sind die Konturen verwaschen. – Das **Mazerationspräparat** des Vorfußes zeigt in **Abb. 380** die schweren trophischen Schädigungen der Knochen und Gelenke besonders eindrucksvoll. Die Ossa metatarsalia *(1)* laufen nach distal spitz zu. Die Metatarsophalangealgelenke *(2)* sind stark eingeengt und deformiert; es besteht eine gelenknahe Osteoporose. Im Großzehenbereich sieht man eine schwere Luxation *(3)*. Sämtliche Zehen *(4)* sind nach dorsal abgewinkelt und verformt. Außer der konzentrischen Knochenatrophie besteht eine allgemeine Osteoporose sämtlicher Knochen.

Im **histologischen Bild** sieht man keine charakteristischen Gewebestrukturen, die auf einen Diabetes mellitus hinweisen. In **Abb. 381** ist die Epiphysenfuge *(1)* bei einem jugendlichen Diabetiker relativ breit. Die Knochenbälkchen *(2)* sind deutlich verschmälert. Sie sind glatt begrenzt und zeigen keine angelagerten Osteoblasten oder Osteo-

klasten. Das Knochengewebe ist erheblich untermineralisiert. Der Markraum *(3)* ist verbreitert. Somit besteht eine vorwiegend gelenknahe unspezifische Osteoporose. – In den parossealen Weichteilen kann man **histologisch** die typischen Zeichen einer *diabetischen Mikroangiopathie* finden. In **Abb. 382** zeigen die Arterien eine breite Intimafibrose *(1)* mit Einengung des Gefäßlumens. Die Kortikalis *(2)* weist tiefe Resorptionsbuchten *(3)* als Folge einer subperiostalen Knochenresorption auf.

Die bei Diabetikern vorkommende vorzeitige Arteriosklerose soll jedoch keine pathogenetische Beziehung zur diabetischen Osteoarthropathie haben. Durch die Arteriosklerose kommt es allerdings sehr häufig zu peripheren Durchblutungsstörungen und zur Entwicklung einer Gangrän (meistens des Fußes). Dabei erfolgt sehr leicht eine Infektion der Weichteile, und die meist eitrige Entzündung greift auf die Knochen über und führt zu einer eitrigen Osteomyelitis (s. S. 136). Somit kommen von chronischen Diabetikern vor allem Amputationspräparate zu pathologisch-anatomischen Untersuchungen, die eine *diabetische Gangrän* mit Osteomyelitis aufweisen. Aus der Mikroangiopathie der Weichteile kann man histologisch auf einen Diabetes mellitus rückschließen. Neben der diabetischen hyperostotischen Spondylose (M. Forestier) stellt die *Hyperostosis frontalis interna* eine für chronische Diabetiker typische Skelettmanifestation dar.

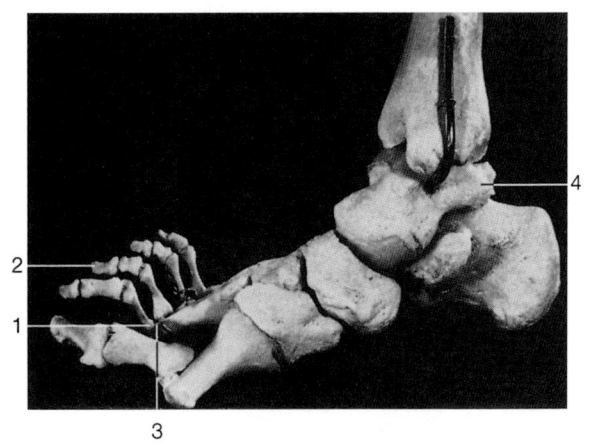

Abb. 378. Diabetisches Fußskelett (Mazerationspräparat)

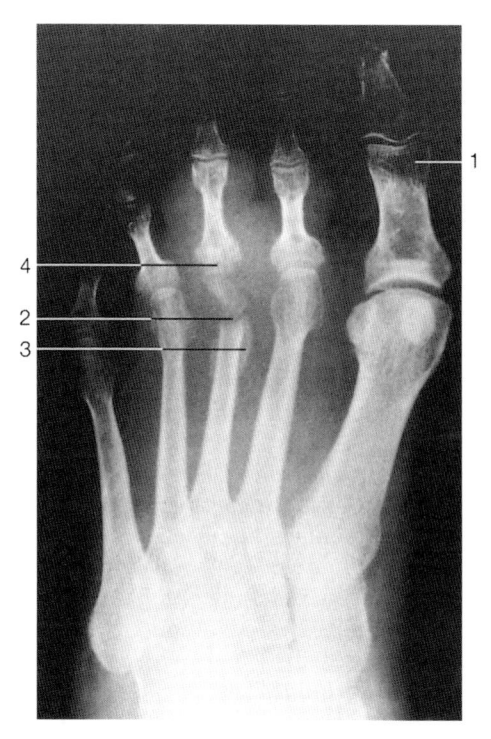

Abb. 379. Diabetische Osteoarthropathie (Vorfuß)

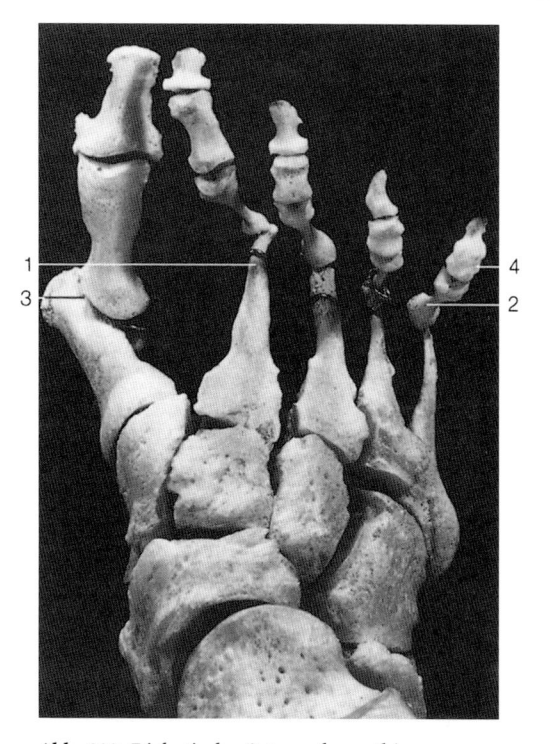

Abb. 380. Diabetische Osteoarthropathie (Vorfuß, Mazerationspräparat)

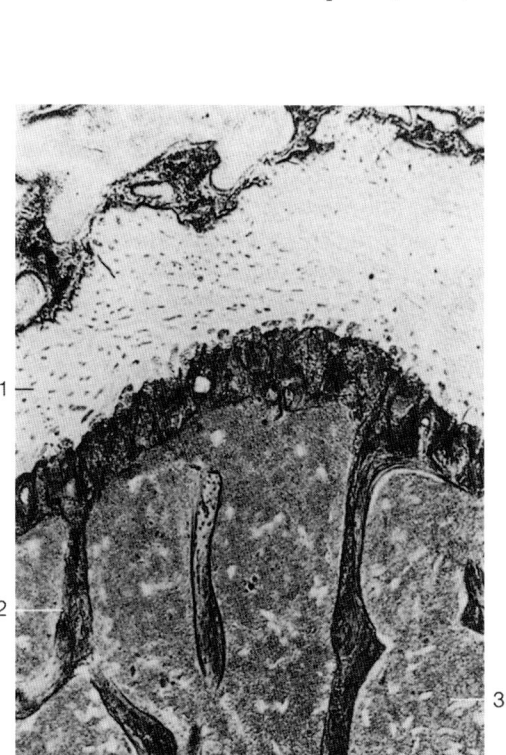

Abb. 381. Diabetische Osteoarthropathie; HE, 20×

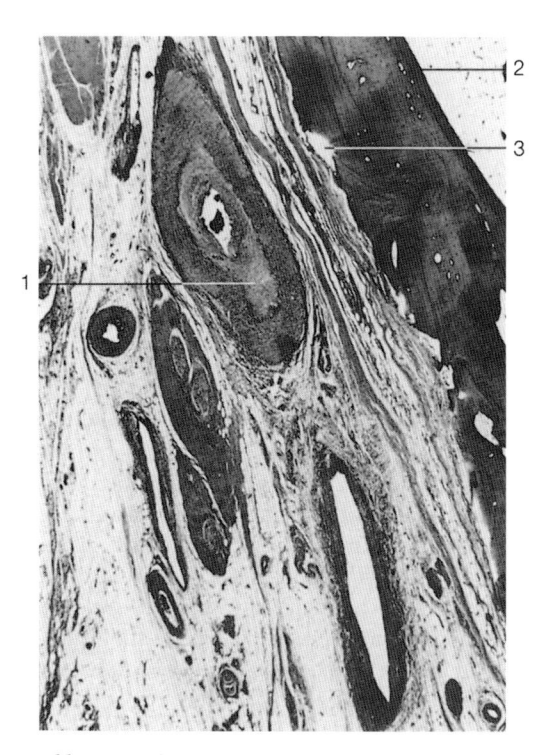

Abb. 382. Diabetische Mikroangiopathie; Elastica van Gieson, 40×

Morbus Gaucher

Aus einem fleckigen Osteolyseherd wird manchmal Gewebematerial zur histologischen Abklärung entnommen, worin sich feinwabige „Schaumzellen" finden, die Hinweis auf eine mögliche Speicherkrankheit geben sollten. *Die Gauchersche Krankheit stellt eine Speicherung von Kerasin in den Zellen des retikulohistiozytären Systems dar, wobei auch die Zellen des Knochenmarkes betroffen sein können und entsprechende Knochendefekte hervorgerufen werden.* Es handelt sich um einen autosomal-rezessiven Enzymdefekt, der eine Abbaustörung der Glukozerebroside bewirkt und abnorme Zerebrosidablagerungen im frühen Kindesalter, im Jugendalter oder auch erst im Erwachsenenalter bewirkt. Bei den Patienten besteht meistens eine starke Hepatosplenomegalie; die Hirnfunktion ist eingeschränkt.

Röntgenologisch findet sich initial eine Osteoporose im Bereich eines befallenen Knochenherdes infolge einer Resorption der Knochentrabekeln in Nähe der Gaucher-Zellen. Daneben führt die Proliferation der retikulozytären Zellen zu einer lokalen Zerstörung der Knochenstrukturen, was eine fleckige Osteolyse bewirkt. Schließlich klemmen die Histiozytenproliferate die intraossäre Blutzufuhr ab und erzeugen Knocheninfarkte, die meist subartikulär und diaphysär gelegen sind. Der Hüftkopf und die Diaphysen von Tibia und Femora sind am häufigsten betroffen. In **Abb. 383** sieht man Osteolyseherde im rechten Becken (Os ilium *(1)*, Os pubis *(2)*) und im rechten Hüftkopf *(3)* eines Erwachsenen und dazwischen osteosklerotische Verdichtungen. Der Hüftkopf ist arthrotisch deformiert.

Die **Abb. 384** zeigt das typische **histologische Bild** der Gaucherschen Krankheit: Wir sehen ein zellreiches Granulationsgewebe mit dichten Ansammlungen von Lymphozyten *(1)* und Retikulumzellen *(2)*. Das Bild wird beherrscht von großen Komplexen von Histiozyten *(3)*, die epithelähnlich umgewandelt sind und ein feinwabiges, knitteriges Zytoplasma aufweisen, das sehr reichlich vorhanden ist. Der Zellkern ist in diesen Zellen exzentrisch gelegen. Es handelt sich hierbei um die pathognomonischen *„Gaucher-Zellen".* Ihr Zytoplasma enthält PAS-positives Material und gibt eine positive Sudanfärbung (Lipoide) ab. Bei Vorliegen solcher Zellgruppen läßt sich die Diagnose eines Morbus Gaucher histologisch mit genügender Sicherheit stellen.

Ochronose

Nur selten wird eine Ochronose im Biopsiematerial beobachtet; auch im Sektionssaal ist sie selten. Hier fällt sie makroskopisch durch eine abnorme Pigmentation vor allem der Gelenk- und Rippenknorpel auf. Der Knorpel ist gelbbraun bis schwarz verfärbt, und auch die Sehnen, Bänder und Gelenkkapseln können eine solche Verfärbung aufweisen. *Die Ochronose (Alkaptonurie) ist eine hereditäre Störung des Aminosäurestoffwechsels infolge eines Enzymdefektes der Homogentisinoxydase, wobei abnorme Mengen von Homogentisinsäure einerseits im Urin ausgeschieden, andererseits in verschiedenen Geweben (z. B. Knorpelgewebe) abgelagert werden.* Diese Ablagerungen im Skelett können zu einer **ochronotischen Arthropathie** führen. In der Wirbelsäule führt dies zu einer Verminderung der Beweglichkeit. Durch Einlagerung des ochronotischen Pigmentes in die Bandscheiben und Wirbelknorpel entwickelt sich eine **ochronotische Spondylose** mit ausgeprägten degenerativen Veränderungen sowohl der Bandscheiben als auch der Knorpelplatten.

In **Abb. 385** sieht man das **Röntgenbild** einer Lendenwirbelsäule (a.-p. Aufnahme) mit starken degenerativen Veränderungen: Die Intervertebralräume *(1)* sind infolge degenerativer Veränderungen der Bandscheiben stark verschmälert. Durch sekundäre Verknöcherungen erscheinen die Disci sehr schattendicht *(2)*. Es besteht eine deutliche Spondylosis deformans mit Osteophyten *(3)* im Randbereich. Die Wirbelspongiosa *(4)* zeigt eine osteoporotische Auflockerung.

Im **makroskopischen Bild** der **Abb. 386** ist die Lendenwirbelsäule bei Ochronose zu sehen: Auf der Sägefläche weisen die Wirbelkörper eine spondylotische Verformung mit Randosteophyten auf (1); die Spongiosa ist osteoporotisch aufgelockert (2). Die Bandscheiben sind infolge einer starken Degeneration verschmälert und partiell verknöchert (3). Besonders auffällig ist die starke Schwarz-braunfärbung des spondylären Gelenkknorpels und der Bandscheiben (4) durch massive Einlagerung von Homogentisinsäure in das Knorpelgewebe. Infolge dieses ochronotischen Pigmentes hat sich hier somit eine ausgeprägte ochronotische Spondylose entwickelt, die zur Einschränkung der Beweglichkeit geführt hat.

Ochronose   201

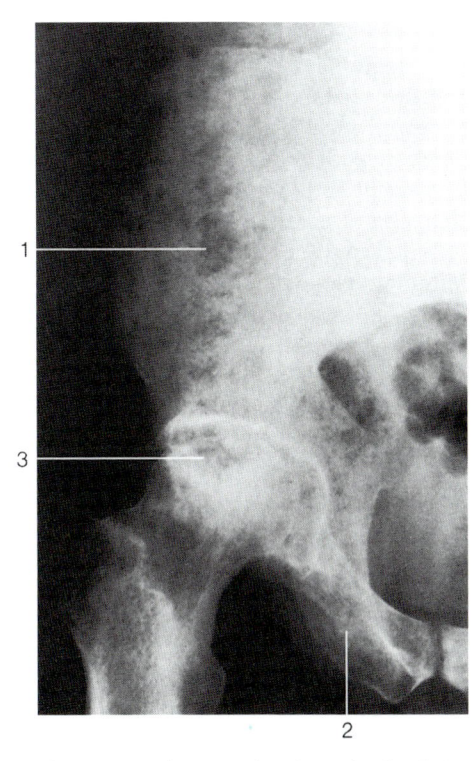

Abb. 383. Morbus Gaucher (Osteolyseherde im rechten Becken – Os ilium, Os pubis – und rechten Hüftkopf)

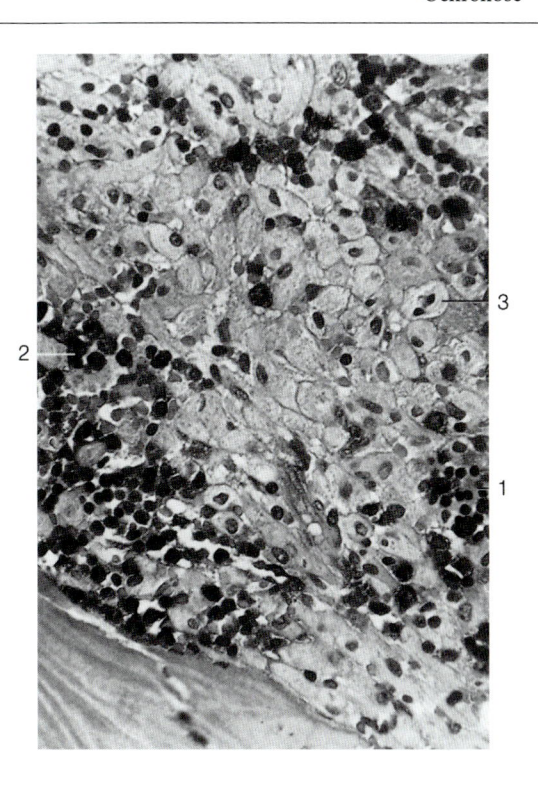

Abb. 384. Morbus Gaucher; HE, 64×

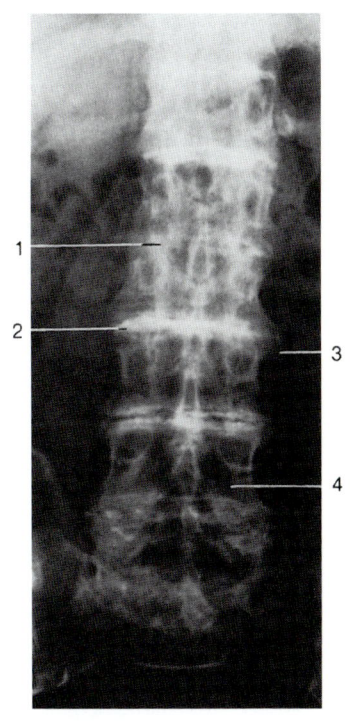

Abb. 385. Ochronose (Lendenwirbelsäule)

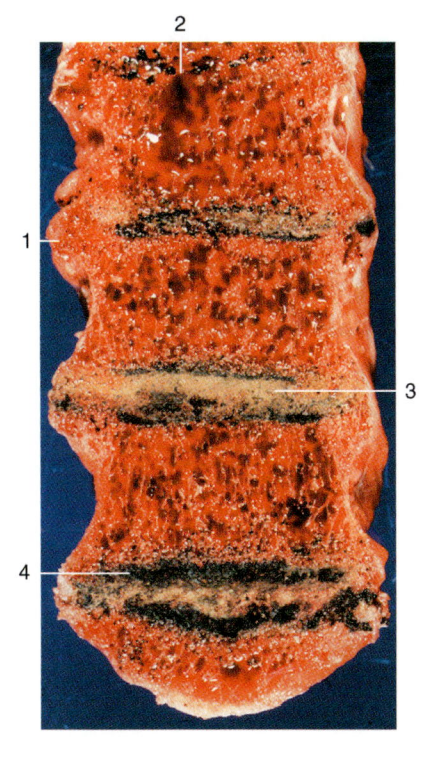

Abb. 386. Ochronose (Lendenwirbelsäule)

In **Abb. 387** sind **makroskopisch** die Rippen bei Ochronose dargestellt: Auch hier finden sich massive Einlagerungen von Homogentisinsäure in den Rippenknorpel (1), der grobfleckig schwarz verfärbt ist. Als Folge besteht eine starke Knorpeldegeneration, was die Atmung behindern kann.

Histologisch sieht man in **Abb. 388** ein degenerativ verändertes Gelenkknorpelgewebe mit myxoiden Degenerationsherden (1) und Einlagerungen eines braunschwarzen Pigmentes (2). Das Untersuchungsmaterial stammt meist aus dem Sektionsgut.

Die *Arthropathia* ochronotica ist charakterisiert durch die Kombination einer schweren thorakolumbalen Spondylose mit einer symmetrischen Polyarthrose der großen Gelenke. Hierbei wird auch das unbelastete Schultergelenk einbezogen. Die Krankheit macht sich meist um das 40. Lebensjahr durch eine Versteifung der Wirbelsäule bemerkbar. Hierbei muß differentialdiagnostisch eine Spondylitis ankylopoetica Bechterew (s. S. 476) ausgeschlossen werden. Bei der Ochronose sind oft auch Ablagerungen des dunklen Pigmentes in Skleren und Ohrknorpel hinweisend.

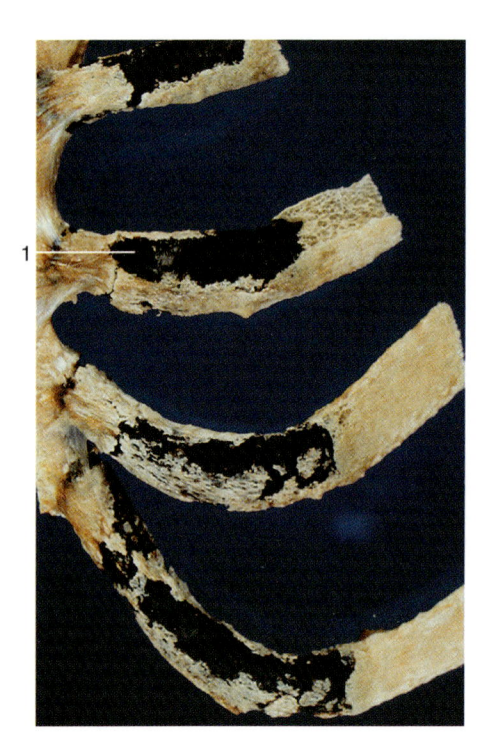

Abb. 387. Ochronose (Rippen)

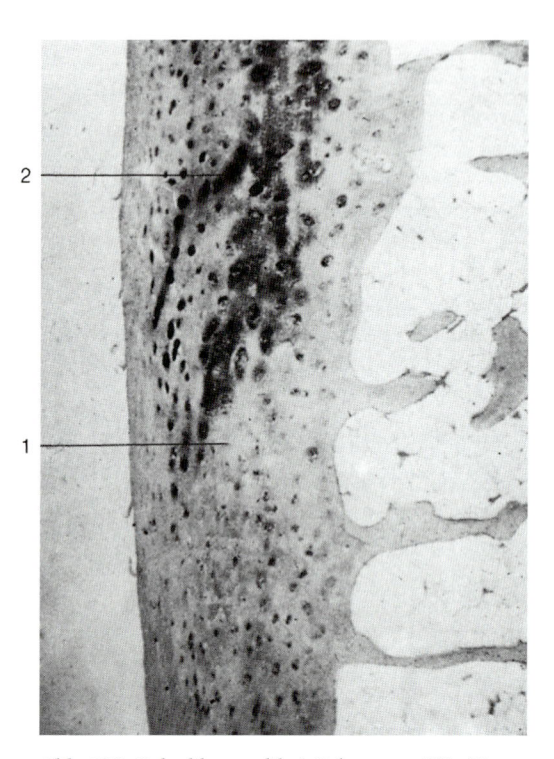

Abb. 388. Gelenkknorpel bei Ochronose; HE, 20×

10 Knochengranulome

Allgemeines

Im Knochen können sich granulomatöse Prozesse entwickeln, die oft klinisch und röntgenologisch große diagnostische Schwierigkeiten bereiten. Allen granulomatösen Läsionen gemeinsam ist ihre primäre Entstehung im Markraum eines Knochens, von wo aus sich ein solcher Herd in die Kortikalis ausdehnt, indem er zuerst eine Arrosion der endostalen Seite der Kortikalis hervorruft, was im Röntgenbild zur Darstellung kommt. Meistens handelt es sich um eine lokale osteolytische Läsion, da im Bereich des Granuloms die Spongiosabälkchen zerstört werden. Dadurch entsteht das Bild einer „Knochenzyste". Im Röntgenbild stellen die Randreaktionen im Bereich eines solchen Osteolyseherdes ein sehr wichtiges diagnostisches Kriterium dar. In selteneren Fällen kann auch eine umschriebene Osteolyse in der Kortikalis von einem Knochengranulom stammen.

Einige dieser granulomatösen Prozesse stellen eine *Entzündungsreaktion* dar. So ruft eine dentogene Kieferosteomyelitis mit unspezifischem Granulationsgewebe eine Kieferzyste hervor (s. S. 134). Auch beim Brodie-Abszeß (s. Abb. 279) und bei der plasmazellulären Osteomyelitis (s. Abb. 280) kommt röntgenologisch eine intraossäre „Knochenzyste" zur Darstellung. Im Kürettagematerial findet sich stets ein unspezifisches entzündliches Granulationsgewebe. Dieses breitet sich bei einer chronischen Osteomyelitis (s. Abb. 263 u. 265) mehr diffus im Markraum aus. Histologisch muß an einem solchen Material ein spezifischer Entzündungsprozeß in Erwägung gezogen werden. Hinter einem Knochengranulom können ein Tuberkuloseherd (s. Abb. 290), ein Boecksches Granulom (s. Abb. 300) oder eine Typhusosteomyelitis (s. Abb. 307) stecken. Eine Pilzosteomyelitis (s. Abb. 312) kann sich als riesenzelliges Knochengranulom präsentieren. Es gibt aber auch granulomatöse Knochenprozesse, die als *tumorartige Knochenläsionen* aufzufassen sind: An erster Stelle ist hierbei die *Histiozytosis X* zu nennen, deren Ätiologie unbekannt ist. Gewöhnlich werden das *eosinophile Knochengranulom*, die chronisch verlaufende *Hand-Schüller-Christiansche Erkrankung* und der maligne verlaufende *Morbus Letterer-Siwe* unter diesem Sammelbegriff zusammengefaßt, da radiologisch wie auch histologisch die Differenzierung dieser Erkrankungen schwierig oder gar unmöglich ist. Viele reaktive riesenzellhaltige Knochengranulome stellen tumorartige Veränderungen dar: So kennen wir bei einem lange bestehenden und zu spät erkannten primären Hyperparathyreoidismus die Entwicklung von resorptiven Riesenzellgranulomen (sog. „braune Tumoren", s. S. 86, Abb. 155), die sich manchmal schwer von echten Osteoklastomen (s. S. 351, Abb. 691) abgrenzen lassen. Derartige granulomatöse Reaktionsherde mit osteoklastären Riesenzellen finden wir im Kiefer als „reparatives Riesenzellgranulom" (s. S. 212) und in Händen oder Füßen als „Riesenzellreaktion der kurzen Röhrenknochen" (s. S. 212). Auch die aneurysmale Knochenzyste (s. S. 434, Abb. 860) kann zu den reaktiven Knochengranulomen gerechnet werden. Schließlich haben einige gutartige Knochentumoren, wie das benigne Histiozytom (s. Abb. 663), das Xanthofibrom (s. S. 326, Abb. 641) oder das Osteoid-Osteom (s. S. 274, Abb. 532) Granulomcharakter.

Ein Knochengranulom kann manchmal auch einen *malignen Knochentumor* vortäuschen: Dies gilt insbesondere für das maligne Knochenlymphom (s. Abb. 728) und für das ossäre Hodgkin-Lymphom (s. Abb. 736), worin ein regelrechtes Granulationsgewebe vorliegt. Aber auch in einem teleangiektatischen Osteosarkom (s. Abb. 571) kann ein polymorphzelliges Granulationsgewebe das histologische Schnittbild beherrschen.

Schließlich entstehen granulomatöse Knochenveränderungen bei verschiedenen inneren und äußeren Einwirkungen auf den Knochen: Im Bereich von implantiertem Prothesenmaterial (z. B. Hüftkopfprothese) entsteht häufig ein histiozytäres Granulationsgewebe mit Fremdkörperreaktion. Es kann sich hier auch eine Metallose (s. Abb. 235) entwickeln, wobei die in das umgebende Gewebe insudierten Metallpartikel eine granulierende Entzündungsreaktion auslösen. Letztlich kann eine solche Reaktion ihre Ursache in einer Stoffwechselstörung bzw. Speicherkrankheit haben, was z. B. bei der Gicht (s. Abb. 362) der Fall ist.

Eosinophiles Knochengranulom
(Langerhans-Zellhistiozytose, Histiozytose X)
(ICD-O-DA-M-4405/0)

Das eosinophile Knochengranulom gehört zu den nichttumorösen Knochenerkrankungen unbekannter Ätiologie, das als entzündliche Histiozytose aufgefaßt oder unter die tumorähnlichen Knochenläsionen eingereiht werden kann. *Es handelt sich um eine lokale osteolytische Knochenaffektion, hervorgerufen durch ein retikulohistiozytäres Granulationsgewebe mit einem unterschiedlichen Gehalt an eosinophilen Granulozyten.* Die Läsion kommt überwiegend bei Kindern und Jugendlichen zwischen dem 5. und 10. Lebensjahr vor; ihr Auftreten im Erwachsenenalter ist jedoch keineswegs selten. Meistens handelt es sich um einen solitären Knochenherd in den Schädelknochen (Os frontale, Os parietale), in der Mandibula, in Humerus, Rippen oder proximaler Femurmetaphysen; andere Knochen sind seltener betroffen. Multiple Knochenherde (bis zu 40) können vorkommen. Die Herde können in kurzer Zeit außerordentlich rasch wachsen und zu einer ausgedehnten Knochenzerstörung führen. Dabei treten ein lokaler Schmerz und eine Weichteilschwellung auf; auch pathologische Frakturen können manchmal entstehen.

Im **Röntgenbild** besteht ein lokaler Osteolyseherd im Markraum des Knochens, der als „Knochenzyste" imponieren kann. In **Abb. 389** ist ein solitäres eosinophiles Knochengranulom im linken distalen Humerus zu erkennen *(1)*: Der Herd ist rundlich-oval und ziemlich scharf begrenzt; in der a.-p. Aufnahme erkennt man, daß er fast zentral im Markraum des Röhrenknochens gelegen ist und von innen her auf die Kortikalis übergreift; dies ist deutlich auch in der seitlichen Aufnahme erkennbar *(2)*. Hier ist die Kortikalis stark verschmälert, jedoch nicht durchbrochen; eine Periostreaktion ist nicht ersichtlich. Da eine Randsklerose fehlt, wirkt der Osteolyseherd wie ausgestanzt.

In **Abb. 390** sieht man ein eosinophiles Knochengranulom im linken proximalen Femur: Der befallene Knochenabschnitt ist hier erheblich spindelförmig aufgetrieben *(1)*. Im Zentrum dieser Auftreibung erkennt man eine große, unregelmäßig begrenzte Osteolyse *(2)*, die sich durch den ganzen Schaftdurchmesser hindurchzieht. Stellenweise ist die Kortikalis in die Osteolyse mit einbezogen *(3)* und scheint hier durchbrochen; hier erkennt man eine geringe Periostverbreiterung. An anderer Stelle *(4)* ist der Osteolyseherd scharf begrenzt. Es findet sich in der Umgebung eine sklerotische Verdichtung der Knochenstrukturen *(5)*.

Histologisch handelt es sich um ein zellreiches Granulationsgewebe, das durch eine starke Proliferation von histiozytären und retikulozytären Zellen gekennzeichnet ist. Es werden vier verschiedene Phasen im histologischen Bild unterschieden:

In **Abb. 391** liegt die *proliferative Phase* (1. Phase) eines eosinophilen Knochengranuloms vor: Man erkennt eine Wucherung aus vorwiegend histiozytären Zellen *(1)*. Die verhältnismäßig großen Zellen haben ein helles, etwas granuliertes, teils auch eosinophiles Zytoplasma und einen runden, bläschenförmigen Kern. Dazwischen liegen Gruppen von Lymphozyten und eosinophilen Granulozyten *(2)*, die in diesem Entwicklungsstadium jedoch auch nur sehr spärlich vorhanden sein können. Eosinophile Granula in diesen Zellen sind oft nur mit der Giemsa-Färbung nachweisbar. Eine Knochenneubildung wird in einem solchen Herd nicht beobachtet; im Randbereich können zwischen dem „Granulationsgewebe" vereinzelte autochtone Knochentrabekeln vorhanden sein.

Die *granulomatöse Phase* (2. Phase) eines eosinophilen Knochengranuloms ist in **Abb. 392** wiedergegeben: Hierbei handelt es sich um das klassische Bild eines eosinophilen Granuloms. Man erkennt ein lockeres Granulationsgewebe mit Kapillaren *(1)* und Kapillarsprossen und diffusen Infiltraten von reichlich eosinophilen Granulozyten *(2)*. Diese besitzen mehr rundliche Kerne und eosinophile Granula im Zytoplasma (in der Giemsa-Färbung gut darstellbar!). Dazwischen liegen in unterschiedlicher Anzahl große Histiozyten *(3)* mit reichlich zipfelig ausgezogenem Zytoplasma und zentralen rundlichen Kernen. Die Eosinophilen können im Granulationsgewebe herdförmig konzentriert sein und regelrechte „eosinophile Markabszesse" bilden. Es können auch mehrkernige Riesenzellen vorkommen. Im Randbereich der Läsion findet eine Kollagenfaserbildung statt *(4)*. Der Granulomherd grenzt an die autochtonen Knochenbälkchen *(5)* der Knochenmarkspongiosa.

Die granulomatöse Phase eines eosinophilen Knochengranuloms gibt das floride Bild dieser Knochenläsion wider. Da in dem intraossären Granulationsgewebe sehr viele eosinophile Leukozyten vorkommen, ist die histologische Diagnostik hierbei meist nicht schwierig.

Die 3. Phase des eosinophilen Knochengranuloms, die *xanthomatöse Phase*, zeichnet sich durch

Eosinophiles Knochengranulom 205

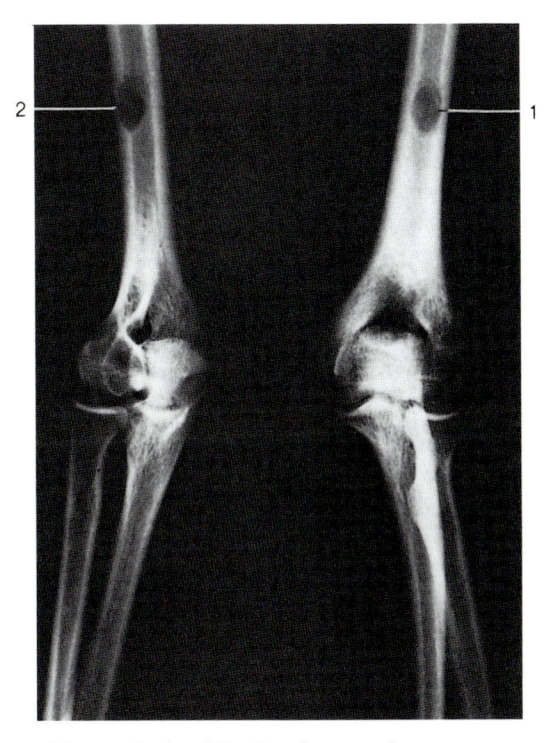

Abb. 389. Eosinophiles Knochengranulom
(distaler Humerus)

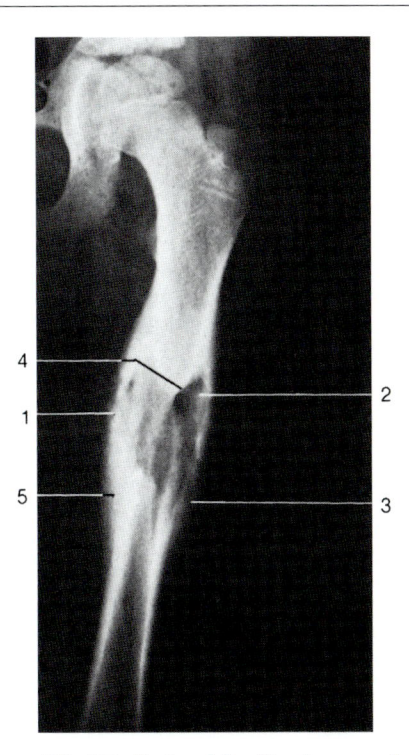

Abb. 390. Eosinophiles Knochengranulom
(proximaler Femur)

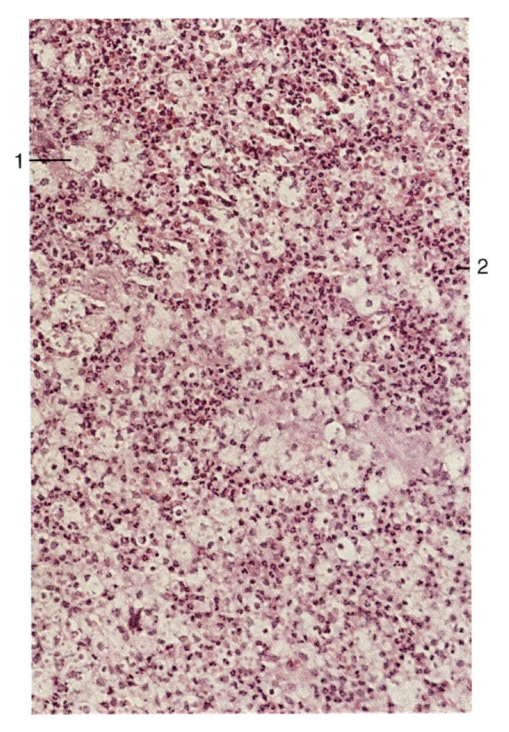

Abb. 391. Eosinophiles Knochengranulom
(proliferative Phase); HE, 64×

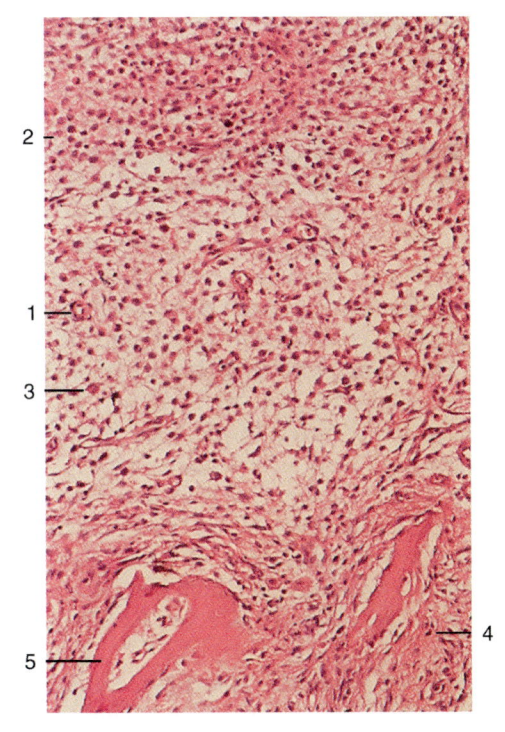

Abb. 392. Eosinophiles Knochengranulom
(granulomatöse Phase); HE, 64×

das Auftreten von zahlreichen Histiozyten und Schaumzellen aus. In **Abb. 393** erkennt man ein zellreiches Granulationsgewebe, in dem zahlreiche große Schaumzellkomplexe *(1)* dominieren. Diese Zellen haben ein auffallend helles und breites Zytoplasma, in dem eine intensive Lipoidspeicherung vorliegt. Sie besitzen verhältnismäßig kleine rundliche und isomorphe Kerne. Mitosen werden praktisch nicht angetroffen. Andere histiozytäre Zellelemente *(2)* weisen ein deutlich eosinophiles Zytoplasma auf; in ihnen können manchmal phagozytierte Erythrozyten und Leukozyten, Hämosideringranula oder Charcot-Leydensche Kristalle nachgewiesen werden. Zwischen diesen Histiozyten werden immer wieder einzelne oder Gruppen von eosinophilen Leukozyten *(3)* und vereinzelt auch mehrkernige Riesenzellen *(4)* beobachtet. In dieser Phase überwiegen jedoch die Histiozyten, insbesondere die Schaumzellen, gegenüber den sonstigen Zellen des eosinophilen Knochengranuloms. Die xanthomatöse Phase wird bei der Fortentwicklung des eosinophilen Granuloms nicht immer durchlaufen.

Im Stadium der Rückbildung eines eosinophilen Knochengranuloms treffen wir das *fibröse Narbenstadium* (4. Phase) an, wie es in **Abb. 394** zur Darstellung kommt: In einem Teil der Läsion *(1)* findet sich noch ein zellreiches Granulationsgewebe mit Kapillaren und Kapillarsprossen sowie zahlreiche Eosinophile und retikulohistiozytäre Zellen. Es ist jedoch in großen Teilen zu einer Kollagenfaserbildung gekommen, die sich fortsetzt und schließlich zu einer völligen Vernarbung des Herdes führt. Im rechten Teil der **Abb. 394** *(2)* sieht man fibröses Gewebe mit eingelagerten Fibroblasten und Fibrozytenkernen. In diesem Narbengewebe differenzieren sich schließlich Faserknochenbälkchen aus *(3)*, denen Osteoblasten angelagert sind. Während röntgenologisch ein eosinophiles Granulom vollständig ausheilen kann, wird pathologisch-anatomisch die ursprüngliche Knochenstruktur nur unvollkommen wiederhergestellt; die volle Belastbarkeit des Knochens wird jedoch wieder erreicht. Die Prognose des eosinophilen Knochengranuloms ist gut. Vielfach kommt es zur Spontanheilung. Bei einem solitären Herd ist eine Auskratzung angezeigt; wirksam sind auch eine Strahlentherapie (4–18 Gy) und die Gabe von Kortikoiden.

In einigen Fällen kann ein gutartiges eosinophiles Knochengranulom in die **Hand-Schüller-Christiansche Erkrankung** (HSC) übergehen. Hierbei handelt es sich um eine Retikulohistiozytose, die in ihrer klassischen Form die Trias „*Landkartenschädel, Exophthalmus (oft unilateral) und Diabetes insipidus*" aufweist. Der Krankheitsverlauf ist mehr chronisch, wobei eine Hepatosplenomegalie, Lymphadenopathie, Anämie und Gewichtsverlust zusätzlich auftreten können. Es sind fast nur Kinder und Jugendliche befallen. Eine Unterscheidung zwischen einem eosinophilen Knochengranulom und der Hand-Schüller-Christianschen Erkrankung ist mit radiologischen und histologischen Methoden allein nicht möglich. Wie in **Abb. 395** sieht man Gewebe aus einem solchen osteolytischen Knochenherd, das aus einer teils dichten, teils lockeren Ansammlung von großen Histiozyten besteht. Viele Histiozyten haben ein breites eosinophiles Zytoplasma *(1)*; andere weisen ein schaumiges, fetthaltiges Zytoplasma auf *(2)*. Das Gewebe hat insgesamt das Aussehen eines Lipogranuloms, wobei die Verfettung wahrscheinlich ein Sekundärphänomen ist und die Proliferation der Histiozyten den geschwulstartigen Charakter ausmacht. Die Kerne der Histiozyten haben unterschiedliche Größe und Form. Eingestreut sind mehrere eosinophile Granulozyten *(3)*. Histologisch ist ein solches Zell- und Gewebebild nicht von der xanthomatösen Phase des eosinophilen Knochengranuloms (**Abb. 393**) zu unterscheiden. Die Diagnose einer Hand-Schüller-Christianschen Erkrankung kann nur in Verbindung mit den klinischen Daten gestellt werden.

Die maligne Form der Langerhans-Zellhistiozytose, die *Abt-Letterer-Siwesche Erkrankung*, ist sehr selten und tritt bei Kindern unter 2 Jahren auf. Der Verlauf ist akut, fulminant und meist tödlich. Knochenherde zeigen radiologisch einen malignen Destruktionsprozeß an. Wie in **Abb. 396** zu erkennen ist, haben die Histiozyten unterschiedlich große, bizarre Kerne mit prominenten Nukleolen *(1)*; es kommen zahlreiche mehrkernige Riesenzellen *(2)* vor. Insgesamt ist das histiozytäre Gewebebild polymorphzellig. Dennoch kann ein Morbus Letterer-Siwe an einer Knochenbiopsie nur in Zusammenhang mit dem radiologischen und klinischen Bild diagnostiziert werden. Die Histiozytose X macht meist keine klinischen Erscheinungen. Rasch wachsende Granulome verursachen örtlich Schmerzen und Weichteilschwellungen und können zu einer Spontanfraktur führen. Das solitäre Knochengranulom kann sich in wenigen Monaten spontan zurückbilden.

Eosinophiles Knochengranulom 207

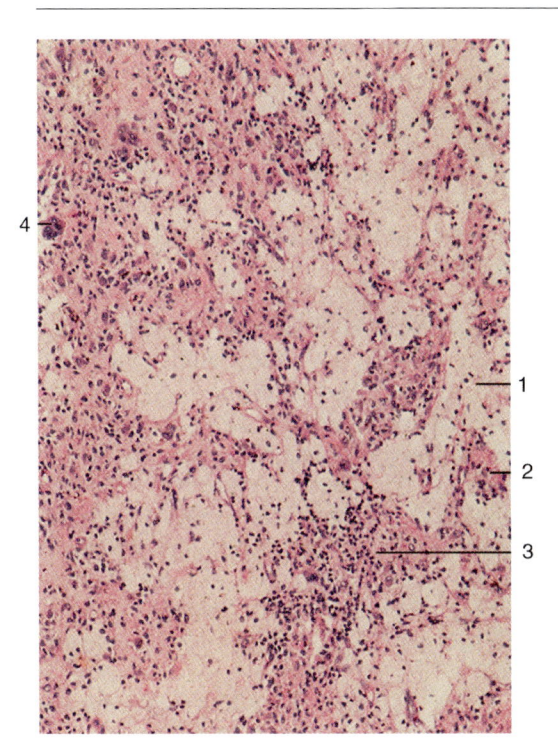

Abb. 393. Eosinophiles Knochengranulom (xanthomatöse Phase); PAS, 40×

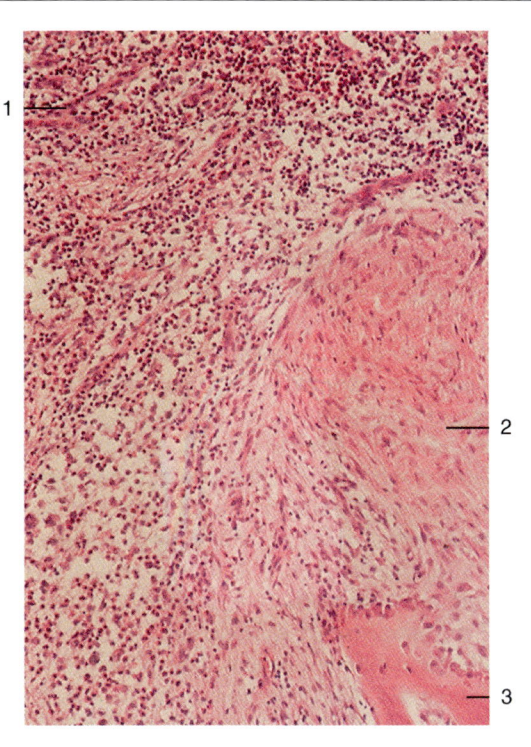

Abb. 394. Eosinophiles Knochengranulom (Narbenphase); HE, 32×

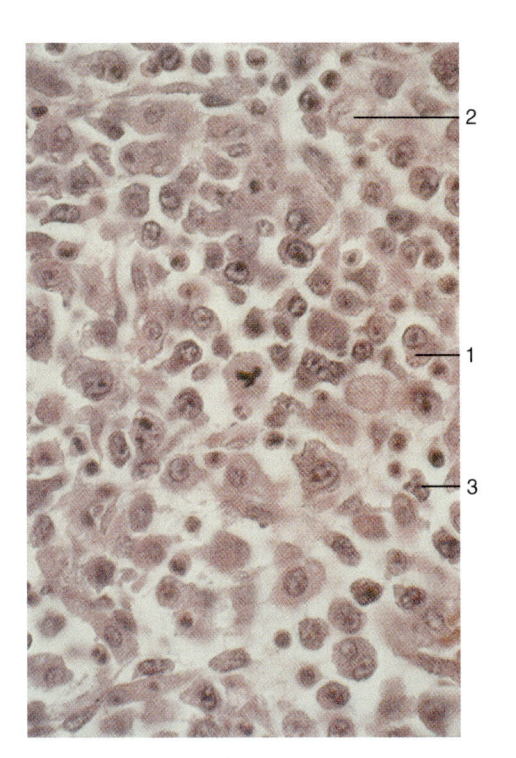

Abb. 395. Morbus Hand-Schüller-Christian; PAS, 64×

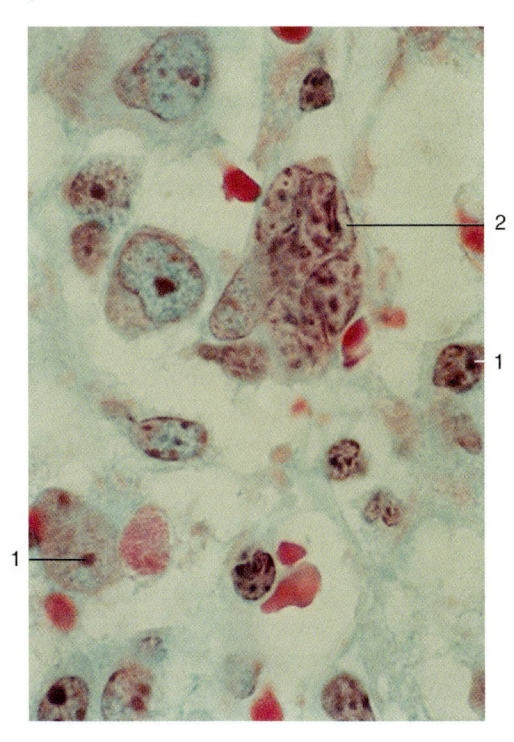

Abb. 396. Morbus Abt-Letterer-Siwe; HE, 100×

Lipoidgranulomatose
(Morbus Erdheim-Chester)

Eine Störung des Fettstoffwechsels kann sich im Skelett manifestieren und zu röntgenologischen Veränderungen führen, die sich nur durch eine bioptische Untersuchung abklären lassen. *Bei der Lipoidgranulomatose (Erdheimer-Chester-Disease) handelt es sich um eine Granulomatose des Markfettgewebes (und der inneren Organe), die zu einer Ansammlung von cholesterinhaltigen Schaumzellen und ausgeprägten intramedullären Knochenneubildung führt.* Hierbei besteht eine ausgeprägte Hyperlipämie: die Serumwerte von Phospholipiden und Cholesterol sind erhöht. Diese Krankheit, die eine bestimmte röntgenologische und auch klinische Symptomatik aufweist, sollte vom Morbus Hand-Schüller-Christian (s. S. 206), von der essentiellen familiären Hypercholesterinämie und vom Morbus Faber abgegrenzt werden. Eine verstärkte Hypercholesterinämie wird nicht immer gefunden.

Im **Röntgenbild** sieht man beim Morbus Erdheimer-Chester gewöhnlich eine diffuse sklerotische Verdichtung der Knochenstrukturen, besonders an den Enden der langen Röhrenknochen. In **Abb. 397** ist eine solche diffuse Osteosklerose im Bereich beider distaler Femora *(1)* und der proximalen Tibiae *(2)* zu sehen. Die Epiphysen *(3)* sind nicht sklerosiert. Diese diffuse Spongiosklerose erstreckt sich sowohl auf die Meta- wie die Diaphysen *(4)*. Sie weist auf eine intramedulläre Knochenneubildung hin. Im *Skelettszintigramm* zeigt sich in diesen Knochenabschnitten eine intensive Aktivitätsanreicherung; im *Computer-Tomogramm* (CT) und *MR-Tomogramm* (MRT) ist der Markraum erheblich verdichtet. Eine solche fortschreitende Osteosklerose muß durch eine Knochenbiopsie abgeklärt werden.

Histologisch sieht man in **Abb. 398** einen intramedullären Herd aus dichten Ansammlungen von histiozytären Schaumzellen *(1)*, die ein helles Zytoplasma mit reichlich Cholesterin besitzen. Eingestreut sind lockere Ansammlungen von Lymphozyten und Plasmazellen *(2)*. Das Schaumzellgranulom wird von wenigen Kollagenfasern *(3)* durchsetzt. Die Knochenbälkchen *(4)* sind sklerotisch verbreitert; ihre Außenkontur ist wellig und teils ausgefranst. Die Markfibrose und Spongiosklerose mit Knochenneubildung kann, besonders in den Enden der langen Röhrenknochen, stark ausgebildet sein, wobei hier nur wenige Schaumzellen eingelagert sind.

Erdheimer-Chester-Disease ist eine Knochenkrankheit, die bisher nur selten beschrieben wurde. Histologisch hat sie große Ähnlichkeit mit anderen intraossären Schaumzellgranulomen, wobei die starke reaktive Osteosklerose typisch ist. Zur Diagnostik müssen hierbei die klinischen Befunde herangezogen werden.

Membranöse Lipodystrophie
(Morbus Nasu)

Diese seltene und eigenartige granulomatöse Knochenkrankheit wurde fast ausschließlich in Japan und Finnland beobachtet. *Es handelt sich um eine Stoffwechselstörung („inborn error of metabolism") der intra- und extraossären Fettzellen, die in den Knochen der Gliedmaßen zu zystischen Läsionen mit pathologischen Frakturen sowie Knochenschmerzen und Gehstörungen führt.* Die Krankheit ist bei Jugendlichen progressiv und führt zu mentaler Demens und frühem Tod. Ursache ist wahrscheinlich ein genetischer Defekt des Lipoidstoffwechsels.

In **Abb. 399** sieht man das **Röntgenbild** des distalen Unterschenkels und des Fußes bei membranöser Lipoiddystrophie: Im Talus *(1)* zeigt sich eine Osteolysezone, die keine Innenstruktur aufweist. Die Kortikalis ist von innen her verschmälert, jedoch erhalten; eine Periostreaktion ist nicht ersichtlich. Außerdem finden sich große Aufhellungszonen in Calcaneus *(2)*, distaler Tibia *(3)* und Fibula *(4)*, die unscharf begrenzt sind.

Wie die **histologische Untersuchung** zeigt, sind die intraossären Aufhellungsherde ausgefüllt durch ein eigentümlich verändertes Fettgewebe: In **Abb. 400** finden sich große Fettzellen *(1)* und dazwischen zahlreiche stark gefältete Membranen *(2)*, die stark eosinophil sind. Oft umgrenzen sie zystische Hohlräume *(3)*, die manchmal von amorphem eosinophilem Material ausgefüllt sind. Die Membranen sind PAS-positiv und enthalten feine Retikulinfasern. Im Fettgewebe sind einige Infiltrate von Lymphozyten und Eosinophilen *(4)* eingestreut. In solchen Herden fehlen die normalen Spongiosabälkchen. Ähnliche histologische Veränderungen werden auch im extraossären Fettgewebe (Haut, Abdomen), in Leber und Lungen angetroffen. Gleichzeitig bestehen eine Hirnatrophie, Demyelinisation, Gliosis und Verminderung der neuronalen Zellen, was psychiatrische Symptome hervorruft. Die Krankheit geht somit mit einer sudanophilen Leukodystrophie des Gehirns einher. Es handelt sich wahrscheinlich um ein rezessiv-autosomales Erbleiden. In der Endphase kommt es zu pathologischen Knochenfrakturen und zum Hirntod.

Membranöse Lipodystrophie (Morbus Nasu) 209

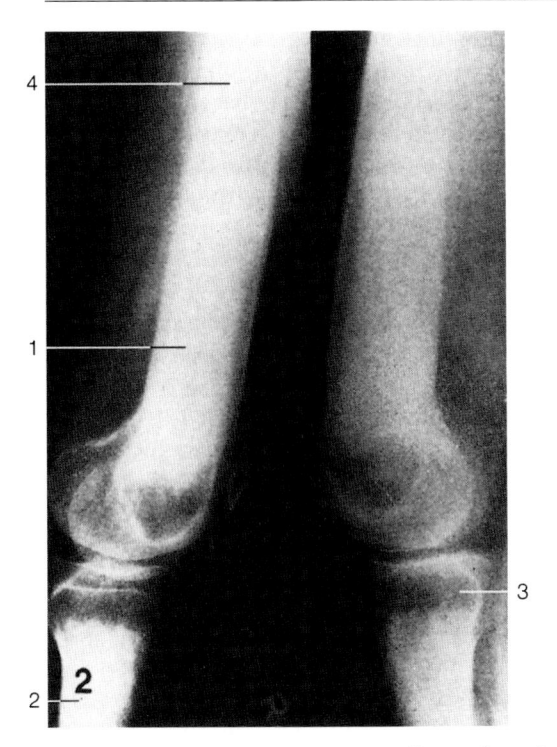

Abb. 397. Lipoidgranulomatose (M. Erdheim-Chester) (distale Femora, proximale Tibiae)

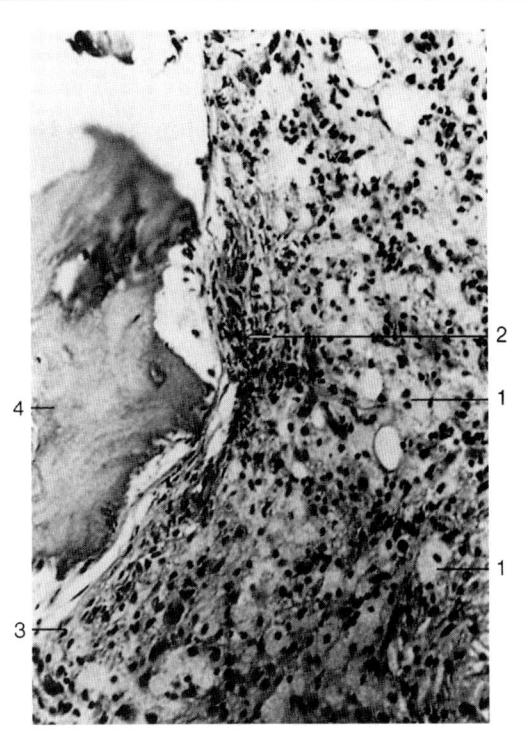

Abb. 398. Lipoidgranulomatose; HE, 40×

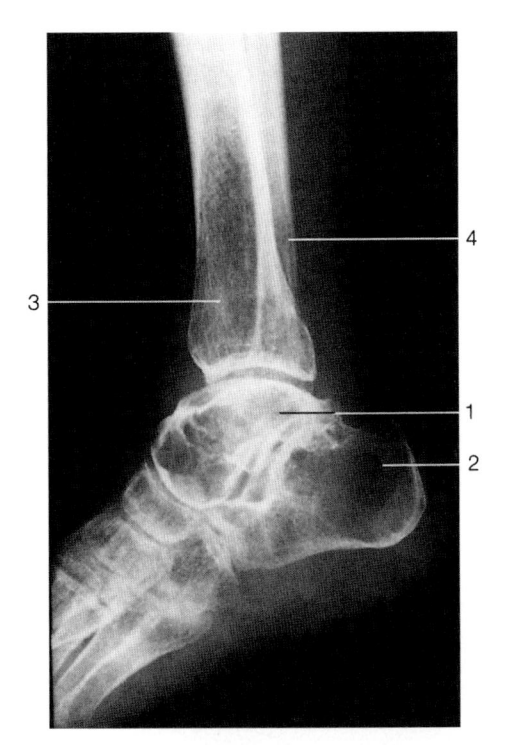

Abb. 399. Membranöse Lipodystrophie (M. Nasu) (distale Tibia, Fibula, oberes Sprunggelenk)

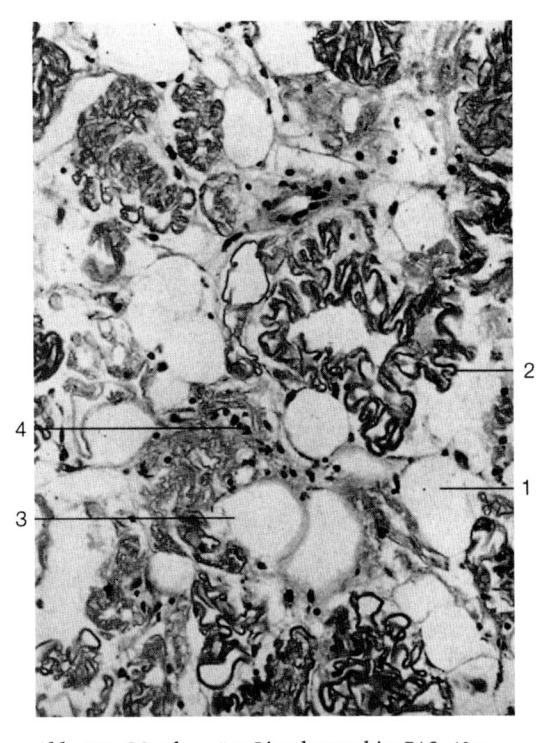

Abb. 400. Membranöse Lipodystrophie; PAS, 40×

Maligne Histiozytose
(ICD-O-DA-M-9720/3)

Granulomatöse Knochenerkrankungen können in selteneren Fällen maligne verlaufen und werden dann als maligne medulläre Retikulose eingestuft. *Bei der malignen Histiozytose handelt es sich um eine seltene hämatologische Erkrankung mit malignem Verlauf, bei der es klinisch zu Fieber, Kachexie, Hepatosplenomegalie, Lymphadenopathie und fortschreitender Panzytopenie kommt.* Im Skelett zeigen sich multiple und disseminierte Destruktions- und knöcherne Umbauherde, die diagnostisch Schwierigkeiten bereiten können.

In **Abb. 401** sieht man im **Röntgenbild** einen solchen Destruktionsherd in der 8. rechten Rippe *(1)*: Der Rippenknochen ist durch zahlreiche, teils konfluierte Osteolyseherde *(2)* stark aufgelockert. Dadurch ist die Außenkontur dieses Knochens *(3)* aufgehoben. Zwischen den Osteolyseherden finden sich unregelmäßige sklerotische Verdichtungen *(4)*. Weniger ausgeprägte, jedoch ähnliche Veränderungen sind auch in der 7. rechten Rippe *(5)* zu sehen.

Die **Röntgenaufnahme** einer malignen Histiozytose mit Knochenbefall des rechten proximalen Femurs ist in **Abb. 402** zu sehen: Der gesamte Hüftkopf *(1)*, Schenkelhals *(2)* und angrenzende Femurschaft *(3)* weisen eine hochgradige Osteosklerose auf. Die Konturen des Hüftgelenkes *(4)* sind undeutlich, teils aufgehoben. Im Markraum finden sich einige feinfleckige Auflockerungen *(5)*. Ein solcher Röntgenbefund läßt sich nicht diagnostisch einordnen und muß durch eine Knochenbiopsie abgeklärt werden.

Im **histologischen Schnitt** fallen sofort die massiven Infiltrate des Knochenmarkes durch atypische Histiozyten auf. In **Abb. 403** sieht man ein normal strukturiertes Knochenbälkchen *(1)*, das glatt begrenzt ist. Es weist eine lamelläre Schichtung und einige Osteozyten *(2)* auf. Der Markraum ist infiltriert von zahlreichen Histiozyten *(3)*, die darin locker abgelagert sind. Sie sind unterschiedlich groß, polymorph und enthalten unterschiedlich große, polymorphe Kerne *(4)*. Vereinzelt werden einige Fettzellen *(5)* und Lymphozyteninfiltrate *(6)* angetroffen.

Bei **stärkerer Vergrößerung** kommen die Strukturen der tumorösen Histiozyten in **Abb. 404** deutlicher zur Darstellung. Es handelt sich um Tumorzellen, die eine deutliche Polymorphie und unterschiedliche Größe aufweisen *(1)*. Die Zellen besitzen einen großen blasigen Kern *(2)*, der manchmal auch nierenförmig *(3)* gestaltet sein kann. Es kommen auch zweikernige Zellen *(4)* vor. Das Zytoplasma *(5)* enthält vakuoläre Aufhellungen und ist in der Giemsa-Färbung deutlich basophil. Im Zentrum des Bildes sieht man ein Blutgefäß *(6)* und im Lumen tumoröse Histiozyten, die in die Blutbahn eingedrungen sind. – Die **starke Vergrößerung** zeigt in **Abb. 405** die unterschiedlich großen Histiozyten *(1)*, oft mit einem breiten, granulären Zytoplasma *(2)* und polymorphen Kernen *(3)*. Hier finden sich oft mehrere mittelgroße Nukleolen *(4)*. Wieder sieht man einen solchen Histiozyten im Lumen einer Blutkapillare *(5)*. Manchmal haben die Zellen Erythrozyten phagozytiert.

Die maligne Histiozytose ist ein seltenes histiozytisches Lymphom, bei dem es zu einer generalisierten Lymphknotenschwellung, einer Hepatosplenomegalie und Haut- sowie Lungeninfiltraten kommt. Bei diesem umfangreichen Organbefall spielen die Knochenmanifestationen eher diagnostisch eine untergeordnete Rolle. Histologisch kann somit die maligne Histiozytose eher aus einer Haut- oder Leberbiopsie oder einem exstirpierten Lymphknoten mit gleichartigen Infiltraten erzielt werden. Die Tumorzellen weisen unspezifische Esterase, saure Phosphatase und immunhistochemisch lysozympositive und Histiozytenmarker (alpha-1-Antitrypsin, alpha-1-Antichymotrypsin) auf. Die Prognose ist schlecht und die Überlebensrate nur durch aggressive Chemotherapie zu verbessern. Bei solitären ossären histiozytären Tumoren besteht eine deutlich bessere Prognose als bei einer generalisierten Ausbreitung. Der Tod erfolgt meistens an einer cerebralen Blutung oder einer Pneumonie.

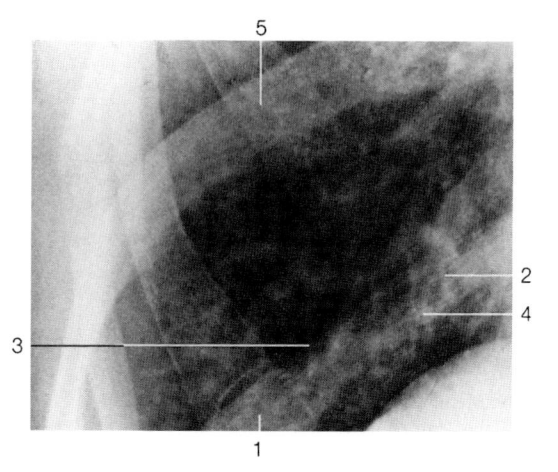

Abb. 401. Maligne Histiozytose (8. rechte Rippe)

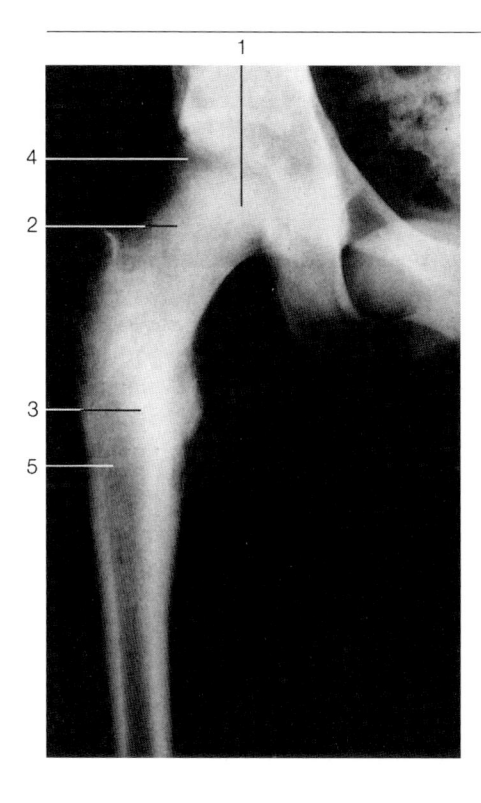

Abb. 402. Maligne Histiozytose (rechter proximaler Femur)

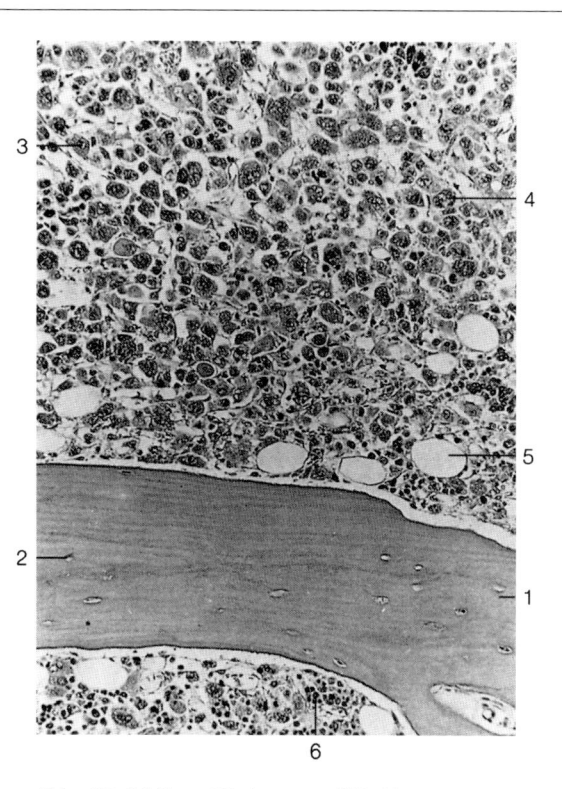

Abb. 403. Maligne Histiozytose; HE, 64×

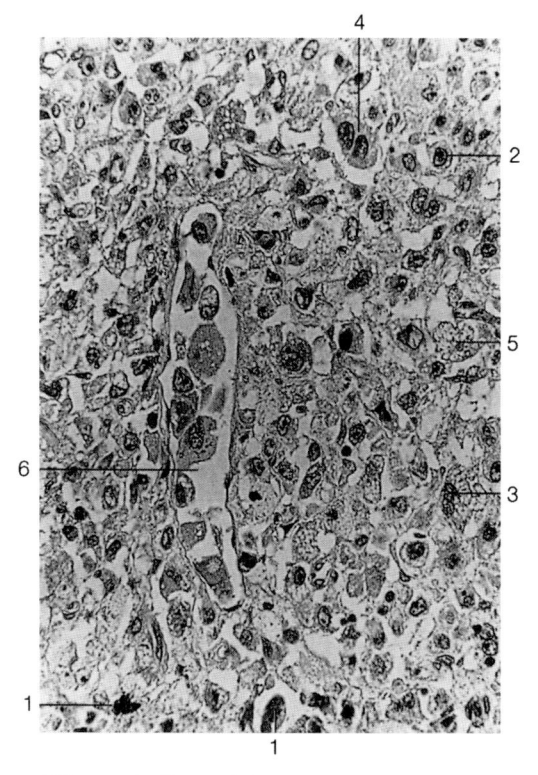

Abb. 404. Maligne Histiozytose; HE, 120×

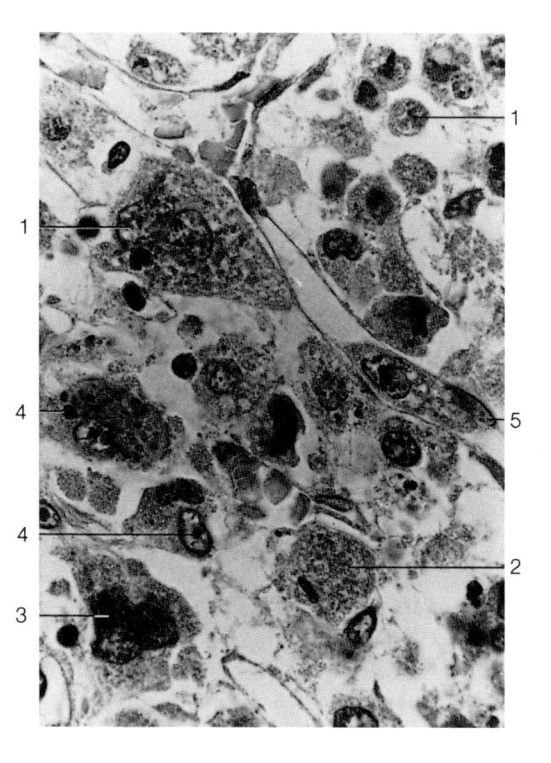

Abb. 405. Maligne Histiozytose; HE, 180×

Reparatives Riesenzellgranulom des Kiefers (ICD-O-DA-M-4413/0)

Eine riesenzellige Läsion in den Kieferknochen ist nur in seltenen Fällen eine echte Riesenzellgeschwulst; meist handelt es sich um einen reaktiven Prozeß im Verlauf eines Hyperparathyreoidismus oder als Folge eines lokalen Traumas. *Das reparative Riesenzellgranulom der Kieferknochen ist ein nichttumoröses Granulationsgewebe mit osteoklastären Riesenzellen, welches als Reaktion und Organisation einer traumatisch entstandenen Blutung im Kieferknochen aufgefaßt wird.* Die Mandibula ist häufiger befallen als die Maxilla. Die meisten Patienten sind zwischen 10 und 25 Jahre alt.

Im **Röntgenbild** der **Abb. 406** sieht man ein solches Knochengranulom im rechten Unterkiefer: Es handelt sich um eine große rundlich-ovale „Knochenzyste" *(1)*, die die gesamte Kieferbreite einnimmt und von einer schmalen Randsklerose scharf begrenzt ist. Die Kortikalis ist von innen her verdünnt, aber nicht durchbrochen. Im Bereich des benachbarten Zahnes 47 ist eine Sklerosezone sichtbar *(2)*. Die „Knochenzyste" weist keine Innenstruktur auf.

Im **histologischen Bild** aus einem reparativen Riesenzellgranulom des Kiefers ist der granulomatöse Charakter dieser Läsion vorherrschend. In **Abb. 407** ist ein lockeres vaskularisiertes Stroma sichtbar, in dem sehr zahlreiche proliferierende Fibroblasten und Fibrozyten *(1)* liegen. Sie haben teils schlanke ausgezogene Kerne, die völlig isomorph sind. Einige Kerne erscheinen etwas hyperchromatisch *(2)*; Mitosen werden nur selten angetroffen. Dieses Grundgewebe kann ödematös aufgelockert und auch blutig imbibiert sein; es werden neben den hämorrhagischen Extravasaten auch Hämosiderinablagerungen angetroffen. Daneben finden sich kleine Herde von Lymphozyten, Plasmazellen und Histiozyten *(3)*. Auffällig sind einzelne oder gruppenweise zusammenliegende mehrkernige Riesenzellen *(4)*, die innerhalb des Gewebes unregelmäßig verteilt sind. Die proliferierenden Fibroblasten und ungleichmäßig verteilten Riesenzellen unterscheiden diese Läsion von einem Osteoklastom (s. S. 354 u. Abb. 695). Manchmal werden in einem reparativen Riesenzellgranulom zystische Degenerationen und Osteoid- und Knochenbildungen beobachtet. Histologisch ist diese Läsion praktisch identisch mit einem resorptiven Riesenzellgranulom beim Hyperparathyreoidismus (s. S. 86 u. Abb. 155 u. 156).

Riesenzellreaktion der kurzen Röhrenknochen (ICD-O-DA-M-4411/0)

In den kurzen Röhrenknochen von Händen und Füßen können osteolytische Läsionen auftreten, die zu einer gewaltigen Knochenauftreibung führen und durchaus den Eindruck eines malignen Knochentumors hervorrufen. *Es handelt sich um ein benignes nichttumoröses Granulationsgewebe im Markraum eines Knochens, das sich aus einem fibroblastischen Grundgewebe mit zahlreichen osteoklastären Riesenzellen zusammensetzt und Folge einer traumatischen Knochenschädigung ist.* Dabei besteht eine gewisse Ähnlichkeit mit einer aneurysmalen Knochenzyste (s. S. 434).

In **Abb. 408** sieht man das klassische **Röntgenbild** einer solchen Riesenzellreaktion. Das 2. Os metatarsale des linken Fußes ist in voller Länge spindelig aufgetrieben *(1)* und hat zu einer Verdrängung der benachbarten Knochen geführt. Zentral im Knochen findet sich eine „Knochenzyste", die ein opaques Zentrum hat, worin sich jedoch kleinere zystische Aufhellungen *(2)* abgrenzen lassen. Die Kortikalis zeigt an einer Seite eine sklerotische Verdichtung *(3)*, was auf ein langsames und benignes Wachstum hinweist. An anderer Stelle *(4)* ist die Kortikalis jedoch hochgradig verschmälert und läßt eine fleckige Osteolyse erkennen. Eine sichtbare Periostreaktion ist nicht vorhanden. Bemerkenswert sind die diskreten fleckigen und streifigen Verdichtungen, die man im Innern der Osteolysezone sehen kann und die auf eine Knochenneubildung hinweisen.

Das **histologische Bild** ist gekennzeichnet durch ein zellreiches Granulationsgewebe, das eine gewisse Ähnlichkeit mit einer aneurysmalen Knochenzyste (s. S. 434 u. Abb. 868) haben kann. In **Abb. 409** sieht man ein zellreiches Granulationsgewebe mit einem ausgeprägten fibrösen Stroma *(1)*, in dem isomorphe Fibrozyten und Fibroblasten sowie mehrkernige Riesenzellen *(2)* liegen. Auffällig sind breite, dicht zusammenliegende Osteoidtrabekeln *(3)*, die für die Läsion kennzeichnend sind und sie von den Riesenzellgeschwülsten unterscheidet.

Die Entstehung einer Riesenzellreaktion der kurzen Röhrenknochen geht mit Schmerzen und einer Weichteilschwellung einher, die zusammen mit der Knochenauftreibung und lokalen Knochendestruktion durchaus den Eindruck eines malignen Prozesses erwecken. Nach lokaler Auskratzung kommt es jedoch fast immer zur Ausheilung.

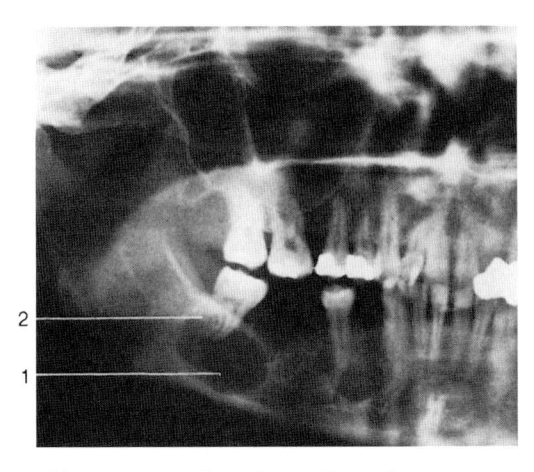

Abb. 406. Reparatives Riesenzellgranulom
(rechter Unterkiefer)

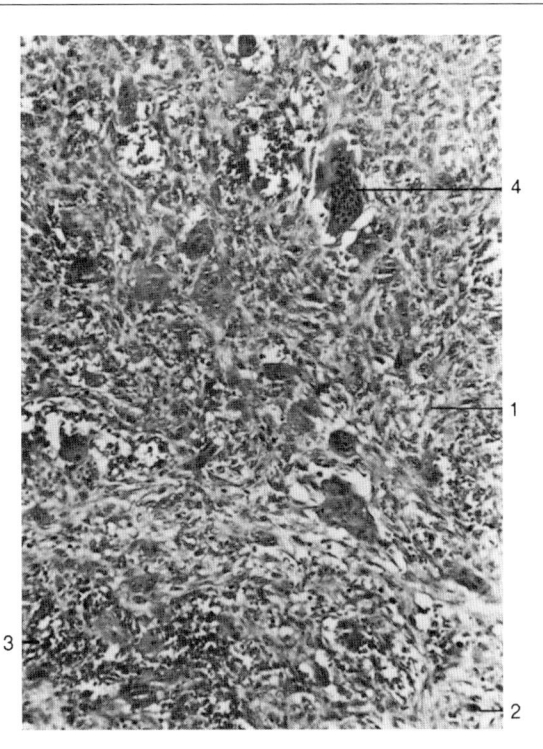

Abb. 407. Reparatives Riesenzellgranulom; HE, 40×

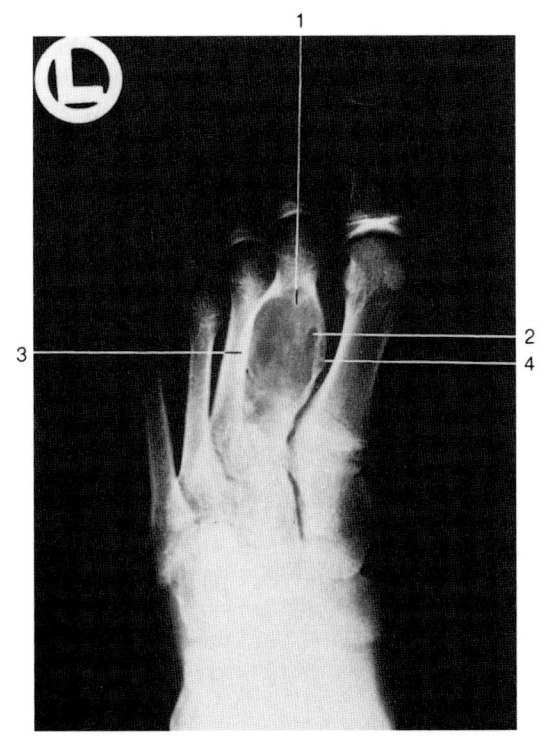

Abb. 408. Riesenzellreaktion der kurzen Röhrenknochen
(2. linkes Os metatarsale)

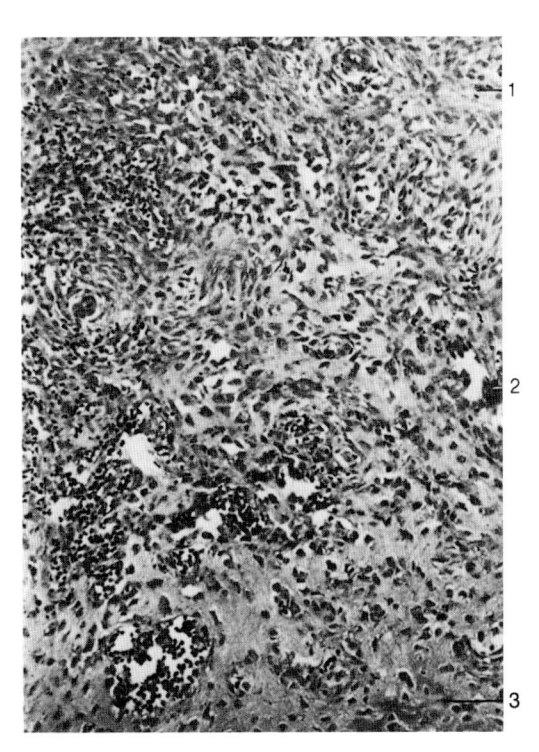

Abb. 409. Riesenzellreaktion der kurzen Röhrenknochen;
HE, 40×

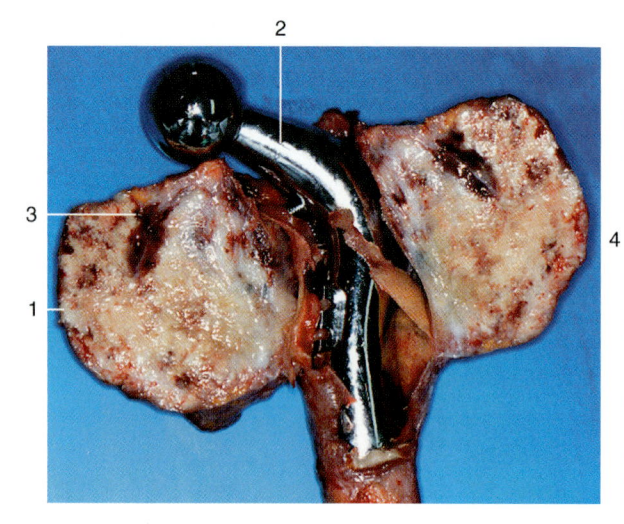

Abb. 410. Tumorartiges Prothesengranulom (Hüftgelenksprothese)

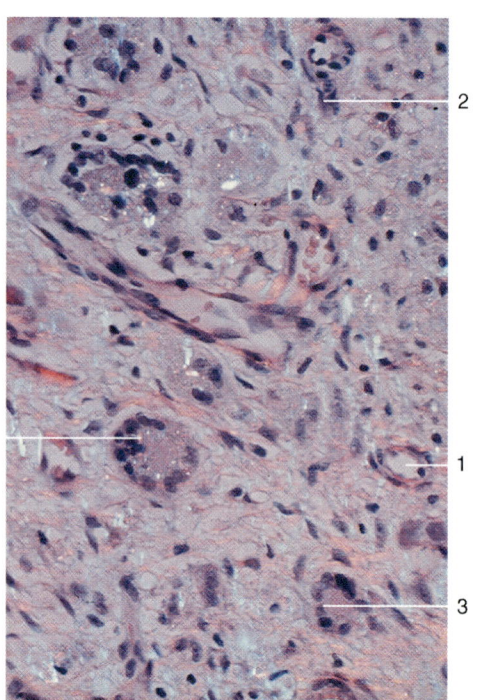

Abb. 411. Detritisches Granulom; HE, 40×

Detritisches Knochengranulom

Nach Implantation einer Prothese in den Knochen (z. B. Hüftgelenks- oder Kniegelenksprothese) kommt es häufig nach einigen Jahren zu einer Lockerung, und das Implantat muß ausgewechselt werden. Ursache kann hierfür neben einer Infektion Einlagerungen von Fremdmaterial aus der Prothese in die umgebenden Weichteile sein. Bei metallischen Prothesen entwickelt sich häufig eine Metallose mit Fremdkörperreaktion in Form eines Granuloms (s. S. 124). *Ein detritisches Granulom entsteht im Bereich einer Gelenkprothese oder eines Knochenimplantates infolge von Abrieb.* Dabei kann es sich u.a. um Knochenmaterial oder Plastikpartikel bei Prothesen, die mit Kunststoff überschichtet wurden, handeln.

Wie die **makroskopische Aufnahme** der **Abb. 410** erkennen läßt, kann ein detritisches Granulom ein sehr großes Ausmaß erreichen, so daß ein Tumor vorgetäuscht wird (1). Die Läsion grenzt unmittelbar an die metallische Hüftgelenksprothese (2). Auf der Schnittfläche ist ein grau-weißliches und gelbliches Gewebe mit degenerativen Nekrosen deutlich (3). Dieser Pseudotumor ist außen scharf abgegrenzt.

Histologisch liegt ein zellreiches Granulationsgewebe vor, das von mehr oder weniger breiten Narben durchzogen ist und in dem unterschiedlich große Nekrosefelder vorkommen. Bei kleineren Läsionen besteht lediglich das Granulationsgewebe. In **Abb. 411** sieht man ein solches Granulationsgewebe mit vielen Kapillaren (1). Auffällig sind zahlreiche Histiozyten (2) und mehrkernige Fremdkörperriesenzellen (3). Außerdem stellen sich im polarisierten Licht multiple winzige doppelbrechende Fremdkörper dar, die vielfach von den histiozytären Riesenzellen phagozytiert sind (4). Hierbei handelt es sich um das ursächliche Abriebmaterial. Die histiozytäre Reaktion kann in einem detritisches Granulom so stark dominieren, dass auch histologisch der Eindruck eines Tumorwachstums, nämlich eines fibrösen Histiozytoms, entsteht.

11 Knochentumoren

Allgemeines

Knochengeschwülste nehmen unter den menschlichen Tumoren in vieler Hinsicht eine Sonderstellung ein. Sie treten verhältnismäßig **selten** auf, so daß den handelnden Ärzten oft die nötigen Erfahrungen fehlen, die für die Diagnostik und Therapie dieser Erkrankungen notwendig sind. Die **Symptomatologie** ist dürftig und uncharakteristisch und weist häufig erst in fortgeschrittenen Stadien auf den Tumor hin. Die **Diagnosefindung** ist besonders schwierig und erfordert den vollen Einsatz von röntgenologischer und gleichermaßen histologischer Diagnostik. Große Schwierigkeiten kann auch die genaue **Klassifikation** der Knochentumoren bereiten, von der sich die Beurteilung der **Dignität** ableitet. Schließlich ergeben sich schwerwiegende **therapeutische Probleme**, die große Anforderungen an Chirurgen, Radiologen und Onkologen stellen. Bei einem Knochentumor sind somit verschiedene Einzelaspekte zu berücksichtigen, die nur durch eine enge interdisziplinäre Zusammenarbeit Fragen der Diagnostik und Probleme der Therapie lösen können.

Primäre Knochentumoren werden sowohl in der ärztlichen Praxis oder in der Klinik als auch im Untersuchungsgut eines Pathologen verhältnismäßig selten gesehen. Die heutigen Möglichkeiten einer gezielten und wirkungsvollen Therapie verlangen von uns mehr denn je eine exakte und differenzierte Diagnostik. Es gibt wohl kaum ein anderes Organsystem, in dem die Geschwulstformen so vielgestaltig und schwierig zu deuten sind wie das Skelettsystem. Allein die Unterscheidung zwischen benignem und malignem Geschwulstwachstum oder die sichere Abgrenzung der Tumoren von reaktiven Knochenveränderungen bereitet oft größte Schwierigkeiten. Zu ihrer Lösung bedarf es einer großen Erfahrung auf dem Gebiet der Klinik und Morphologie der Knochengeschwülste. Mit umfangreichen statistischen Untersuchungen können die Eigenarten der Knochentumoren herausgearbeitet und unsere Kenntnisse von diesen Erkrankungen vertieft werden. Wertvolle Angaben liegen bereits aus den USA vor, wo ein Überblick über eine große Anzahl von Fällen gewonnen wurde.

Diesem sind in den letzten Jahren Untersuchungsreihen aus dem europäischen Raum gefolgt. Obwohl wir somit weitgehende Kenntnisse über Klinik, Radiologie, Morphologie, Verlaufsbeobachtungen und Auswirkungen verschiedener therapeutischer Maßnahmen haben, begegnen wir immer wieder Tumoren, die aus dem üblichen Rahmen fallen und völlig neue diagnostische und therapeutische Probleme aufwerfen. Die genaue Analyse dieser Fälle muß der Pathologe zusammen mit den Radiologen und Klinikern zu lösen versuchen.

Für den Pathologen, dem die Aufgabe der „definitiven" Diagnosestellung eines Knochentumors zufällt, ist es erforderlich, daß er vor allem genaue Kenntnisse über die makroskopische und mikroskopische Morphologie hat und den jeweiligen Tumor in das allgemeingebräuchliche Klassifikationsschema einordnen kann. Darüber hinaus sollte auch der Pathologe einige Kenntnisse und Erfahrungen der morphologischen Veränderungen im Röntgenbild haben. Die Berücksichtigung der **Röntgenmorphologie** ist für die Diagnostik eines Knochentumors unbedingt erforderlich. Deshalb sollte der Pathologe niemals einen Knochentumor diagnostizieren, ohne den Röntgenbefund zu kennen und denselben an den Röntgenbildern selbst abzuschätzen. Dies gilt insbesondere für maligne Knochentumoren, bei denen oft eine verstümmelnde Operation erforderlich ist. Allein aus dem histologischen Schnittbild lassen sich Knochentumoren oft nicht mit genügender Sicherheit diagnostizieren. So kann die Biopsie aus einem proliferierenden Frakturkallus durchaus den Eindruck eines osteoblastischen Osteosarkoms erwecken. Für die Kliniker bedeutet diese praktische Erfahrung, daß bei Verdacht auf einen womöglich malignen Knochentumor außer dem Biopsiematerial immer die zugehörigen repräsentativen Röntgenbilder dem Pathologen zugesandt werden müssen. Die Röntgenbilder (einschließlich CT und MRT u. a.) stellen für den Pathologen die Makroskopie des betreffenden Tumors dar.

Für die Diagnostik aller Knochentumoren gilt folgende Regel: Stimmen Röntgenbild, Patientenalter, Lokalisation und histologischer Befund mit den klassischen statistischen Erfahrungen überein, dann stimmt wahrscheinlich die Diagnose. Bei Abweichung von dieser Regel ist mit einer Fehlbeurteilung zu rechnen. Die Befunde müssen gemeinsam von Klinikern, Radiologen und Pathologen bewertet werden.

Klassifikation der Knochentumoren

Für die Aufstellung moderner Behandlungsrichtlinien und zur Ermöglichung einer fruchtbringenden Diskussion unter den Ärzten der verschiedenen Fachrichtungen ist es erforderlich, daß wir die gleiche diagnostische Sprache sprechen. Die ungemeine Vielgestalt des pathologisch-anatomischen Bildes der Knochentumoren läßt eine Einordnung in ein einfaches und aufgrund von Erfahrungen und Übereinkunft zweckdienliches Begriffsystem nicht ohne weiteres zu. Es ist das Verdienst von JAFFE und LICHTENSTEIN, daß wir heute einen großen Formenkreis von Knochengeschwülsten haben, wodurch eine differenzierte Behandlung möglich ist. Wir kennen heute über 50 verschiedene Knochentumoren und tumorähnliche Veränderungen im Skelett. Diese Geschwülste wurden in ein **Klassifikationsschema** eingeordnet, dem die Histogenese der einzelnen Tumoren zugrunde liegt. Das heute allgemein gebräuchliche Klassifikationsschema wurde 1962 von ACKERMAN et al. im Atlas des Armed Forces Institute of Pathology (AFIP) über „Tumors of bone and cartilage" aufgestellt und durch SCHAJOWICZ et al. 1972 und 1993 von der WHO weitgehend übernommen. Auch der Tumor-Histologie-Schlüssel „International Classification of Diseases for Oncology – ICD-O-DA" (1978) ist auf diese Klassifikation ausgerichtet, wodurch eine computergerechte Verschlüsselung der Knochengeschwülste möglich ist. Daneben gibt es noch eine Reihe anderer Klassifikationsschemata, die jedoch keine weltweite Anwendung finden.

In der international gebräuchlichen Klassifikation lassen sich 9 Tumorgruppen unterscheiden (s. **Tabelle 3**); dabei werden gutartige und bösartige Geschwülste abgegrenzt: Die **primären Skelettgeschwülste** nehmen ihren Ausgang vom *Knorpelgewebe* (Chondrom, Chondrosarkom), vom *Knochengewebe* (Osteom, Osteosarkom), vom *Bindegewebe* (Fibrom, Fibrosarkom), vom *Knochenmark* (Plasmozytom, Ewing-Sarkom), von den *Gefäßen* des Knochens (Angiom, Angiosarkom) oder vom *Nervengewebe* des Knochens (Neurinom, Neurofibrom). Dieses Einteilungsschema stellt ein solides Grundgerüst der häufigsten Knochentumoren dar und hat sich in der alltäglichen Praxis sehr gut bewährt. Es wurde jedoch in den letzten Jahren durch eine weitere Unterteilung der einzelnen Geschwulstgruppen ergänzt und erweitert. Durch eine intensive Beschäftigung mit Knochentumoren und Verlaufsbeobachtungen wurden neue Geschwulstentitäten (z. B. aggressives Osteoblastom, kleinzelliges Osteosarkom, peripheres Fibromyxom, neuroektodermaler Knochentumor u. a.) herausgearbeitet, die eigenständige Erkrankungen darstellen. Die zur Zeit anerkannten neuen Tumortypen sind in der Klassifikation der Knochentumoren (s. **Tabelle 3**) mit aufgeführt. Es ist zu erwarten, daß neue Entitäten von Knochentumoren in den nächsten Jahren hinzukommen; sie lassen sich jedoch leicht in das Grundschema der angewandten Klassifikation einordnen.

Bei der Diagnostik von Knochengeschwülsten begegnet man jedoch immer wieder einmal einem Tumor, der sich nicht in das übliche Klassifikationsschema eingliedern läßt. Der Tumorschlüssel der WHO hat hierfür die Rubrik „unclassified tumours" reserviert. Der Pathologe sollte nicht versuchen, unbedingt jeden Tumor in das Klassifikationsschema „hineinzupressen", sondern stark abweichende und problematische Fälle in einer Gruppe „nicht klassifizierbar" zu sammeln. Dadurch wird evtl. eine spätere genaue Analyse dieser Fälle möglich, wenn sich neue diagnostische Methoden etablieren (z. B. MRT, Immunhistochemie u. ä.).

In der Klassifikation der Knochentumoren (**Tabelle 3**) sind nur die echten und primären Skelettgeschwülste aufgenommen. Es muß jedoch vermerkt werden, daß manche dieser Tumoren nicht immer alle Kriterien des echten Geschwulstwachstums aufweisen (z. B. nicht-ossifizierendes Knochenfibrom, Osteoid-Osteom). Über den Geschwulstcharakter dieser Läsionen ist z. Zt. noch keine Einigkeit erzielt. Andererseits gibt es eine Reihe von Skelettläsionen, die klinisch und radiologisch den Eindruck eines Knochentumors hervorrufen; sie werden als **„tumorähnliche Knochenläsionen"** zusammengefaßt. Knochenmetastasen stellen **sekundäre Knochentumoren** dar und gehören ebenfalls in diese Gruppe. Schließlich muß darauf hingewiesen werden, daß auch die Grenze zwischen benignen und malignen Knochentumoren unscharf ist. Wir kennen etliche Geschwülste, die ein *„semimalignes Wachstum"* mit örtlicher Aggressivität aber ohne Metastasen aufweisen (z. B. Chondromyxoidfibrom, aggressives Osteoblastom, Adamantinom der langen Röhrenknochen u. a.). Bei vollständiger operativer Entfernung dieser Tumoren ist eine vollständige Heilung zu erwarten.

Tabelle 3. Klassifikation der primären Knochentumoren

Herkunftsgewebe	Gutartige Tumoren	Bösartige Tumoren
Knorpelgewebe	• Osteochondrom • Enchondrom/Chondrom periostales (juxtakortikales, epiexostotisches) Chondrom • Chondroblastom • Chondromyxoidfibrom	• Chondrosarkom: primär/sekundär • periostales (juxtakortikales, epiexostotisches) Chondrosarkom • malignes Chondroblastom • entdifferenziertes Chondrosarkom • mesenchymales Chondrosarkom • hellzelliges Chondrosarkom • extraskelettales Chondrosarkom

Knochengewebe	• Osteom
	• Osteoid-Osteom
	• Osteoblastom
		• Osteosarkom: primär/sekundär
		• aggressives Osteoblastom
		• **intraossäre Osteosarkome:**
		  – teleangiektatisches Osteosarkom
		  – kleinzelliges Osteosarkom
		  – intraossäres hochdifferenziertes (niedrigmalignes) Osteosarkom
		  – multizentrisches Osteosarkom
		• **Oberflächenosteosarkome:**
		  – parosteales Osteosarkom
		  – periostales Osteosarkom
		  – hochmalignes Oberflächenosteosarkom
		    • **sekundäre Osteosarkome:**
		      – Paget-Osteosarkom
		      – Strahlenosteosarkom
		      – Osteosarkom im Knocheninfarkt

Bindegewebe	• nicht-ossifizierendes Knochenfibrom • Xanthofibrom • ossäres Fibromyxom • fibröser Kortikalisdefekt • ossifizierendes Knochenfibrom • Kortikalisdesmoid • osteofibröse Knochendysplasie • fibröse Knochendysplasie • desmoplastisches Knochenfibrom • benignes fibröses Histiozytom • Osteoklastom (Grad 1)	• ossäres Fibrosarkom • malignes Mesenchymom • malignes fibröses Histiozytom • Osteoklastom (Grad 3)
Fettgewebe	• ossäres Lipom	• ossäres Liposarkom • Osteoliposarkom
Knochenmark		• medulläres Plasmozytom • Ewing-Sarkom • primitiver neuroektodermaler Knochentumor (PNET) • Knochenlymphom
Gefäße	• Knochenhämangiom • Hämangioendotheliom • Hämangioperizytom • ossäres Lymphangiom	• ossäres Hämangiosarkom • Hämangioendotheliom • Hämangioperizytom • ossäres Lymphangiosarkom • Adamantinom der langen Röhrenknochen
Nervengewebe	• Neurinom (Schwannom) • Neurofibrom • Ganglioneurom	
Muskelgewebe	• ossäres Leiomyom	• ossäres Leiomyosarkom
Chordagewebe		• Chordom • chondroides Chordom

Das Einteilungsprinzip, welches die Knochengeschwülste zu ihren Ausgangsgeweben in Beziehung setzt, wird verständlich, wenn wir uns ihren Entstehungsmechanismus vorstellen. Die große Mannigfaltigkeit der Knochentumoren ist in den komplexen Vorgängen der Skelettentwicklung und Skeletterneuerung begründet. In **Abb. 412** (nach JOHNSON 1953) sind die topographisch-funktionellen Gewebedifferenzierungen im wachsenden und erwachsenen Knochen aufgezeichnet, von denen sich die Knochentumoren ableiten. Nach der von JOHNSON 1953 aufgestellten Theorie der Knochengeschwülste sind die Geschwulstform und ihre Lokalisation abhängig von den vorherrschenden Umbauvorgängen, die sich in der normalen Ontogenese am Ort der Geschwulst abspielen. Die lebenszeitliche Manifestationsperiode eines Tumors entspricht der ontogenetisch festgelegten höchsten Aktivität der Ausgangszelle. Dies erklärt die Häufung primärer Knochengeschwülste an den Orten des intensivsten Längenwachstums und ihre Entstehung vornehmlich während des Skelettwachstums.

Wie aus dem linken Teil der **Abb. 412** hervorgeht, findet das intensivste Knochenwachstum in der Epiphyse und der epiphysennahen Metaphyse statt. Die Pfeile kennzeichnen die Tätigkeit der Osteoblasten, die im Bereich der Epiphysenfuge an der enchondralen Ossifikation für das Längenwachstum und in der Metaphyse an der periostalen und endostalen Knochenneubildung für das Dickenwachstum des Knochens beteiligt sind. Das ossäre Geschwulstwachstum ist weitgehend an die Funktion der ortsständigen Zellpopulation gebunden. Die Funktion der Osteoblasten besteht darin, aus kollagenen Fibrillen und Mukopolysacchariden die organische Knochenmatrix, das Osteoid, aufzubauen. Diese Grundeigenschaft bleibt auch in den von den Osteoblasten ausgehenden Tumoren erhalten, nämlich im **sklerosierenden Osteosarkom**. Dieser Tumor entsteht in der diaphysennahen Metaphyse oder als **periostales Osteosarkom** am Übergang von Metaphyse zu Diaphyse. Das **osteolytische Osteosarkom** hingegen ist gekennzeichnet durch seine knochenabbauende Funktion. Diese biologische Eigenschaft ist an die Tätigkeit der Osteoklasten gebunden, die in großer Zahl im histologischen Bild dieses Tumors angetroffen werden. Bei der Skelettentwicklung wirken sie zusammen mit den Osteoblasten bei der Transformation der primären in die sekundäre Spongiosa mit. Sie sind in **Abb. 412** durch Kreuze markiert. Auch **Osteoklastome** entwickeln sich im Funktionsbereich der Osteoklasten, nämlich in der Epiphyse, und breiten sich in die Metaphyse aus. Eine ähnliche Lokalisation findet sich beim **Chondroblastom**, wo ebenfalls viele Riesenzellen mitwirken. **Chondrosarkome** entstehen hingegen in der Zone der intensivsten Knorpelproliferation, nämlich in den Metaphysen. Das **Fibrosarkom** entwickelt sich aus dem intraossären Bindegewebe des Knochens und wird deshalb in der metaphysennahen Diaphyse angetroffen. Geschwülste, die aus dem Knochenmark hervorgehen (z. B. das **Ewing-Sarkom**), breiten sich in der Diaphyse aus, dem Ort des Knochenmarkes. Da die Lokalisation eines Knochentumors innerhalb eines Knochens ein sehr wichtiges diagnostisches Kriterium darstellt, können diese Vorstellungen der Geschwulstentstehung nützlich sein.

Lokalisation der gutartigen Knochentumoren (**Abb. 413**): Bei der Gesamtschau sämtlicher Knochentumoren läßt sich ein eindeutig bevorzugter Befall der Knieregion erkennen. Hier sind 31% der gutartigen Geschwülste gelegen. Die zweithäufigste Lokalisation ist das Hüftgelenk einschließlich Femurhals und Becken mit 13,2% sowie der Schultergürtel (proximaler Humerus, Scapula) mit 12,9%. Als weitere häufige Lokalisation sind hierbei die Handknochen (9,3%), die Wirbelsäule (9,3%) und die Schädelknochen (5,2%) zu nennen. Grundsätzlich können benigne Knochentumoren in jedem Knochen entstehen; mit einer gewissen lokalisatorischen Häufung der Fälle ist jedoch zu rechnen.

Altersverteilung der gutartigen Knochentumoren (**Abb. 414**): Die Altersverteilung sämtlicher gutartiger Knochentumoren zeigt eine eindeutige Bevorzugung des jugendlichen Lebensalters an, wobei die weitaus meisten Geschwülste im 2. Lebensjahrzehnt entdeckt werden. Wie aus dem Verteilungsdiagramm der **Abb. 414** jedoch ebenfalls ersichtlich ist, können diese Tumoren grundsätzlich in jedem Lebensalter auftreten. Es ist davon auszugehen, daß die meisten gutartigen Tumoren in der Jugend entstehen und oft erst im höheren Alter entdeckt werden. Darunter gibt es immer wieder eine Reihe von Zufallsbefunde, bei denen der gutartige Knochentumor selber keine Symptomatik hervorgerufen hat; eine Röntgenuntersuchung aus anderer Indikation (z. B. Trauma) führt hierbei zur Entdeckung des bislang unbekannten gutartigen Tumors. Eine operative Behandlung ist bei vielen solcher tumorösen Knochenläsionen nicht erforderlich.

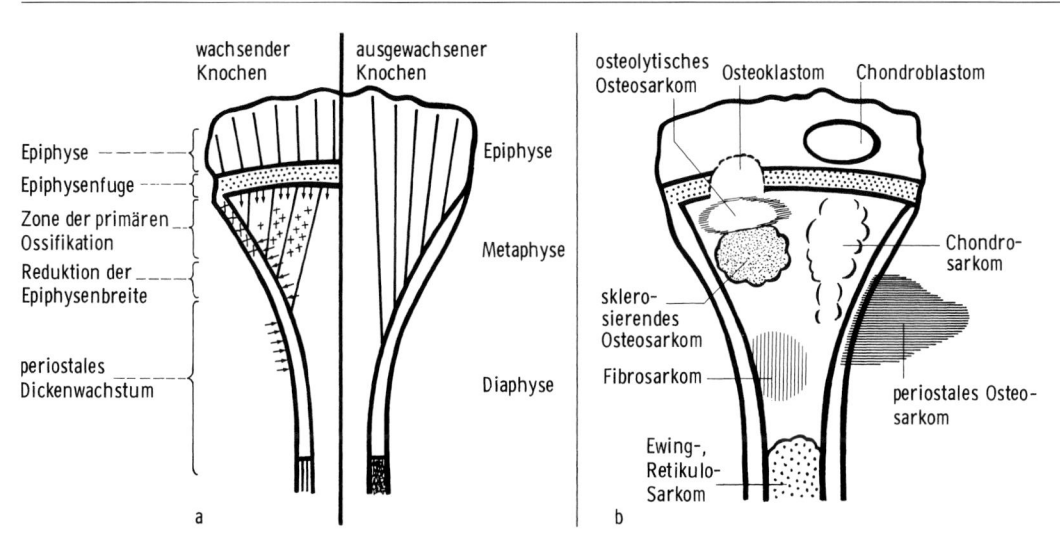

Abb. 412. a Schema der topographisch-funktionellen Gewebedifferenzierungen im normalen wachsenden Knochen (*linke Bildhälfte*) und erwachsenen Knochen (*rechte Bildhälfte*). *Kreuze* = Osteoklasten; *Pfeile* = Osteoblasten. **b** Topographische Lokalisation einiger primärer Knochentumoren. (Nach JOHNSON 1953)

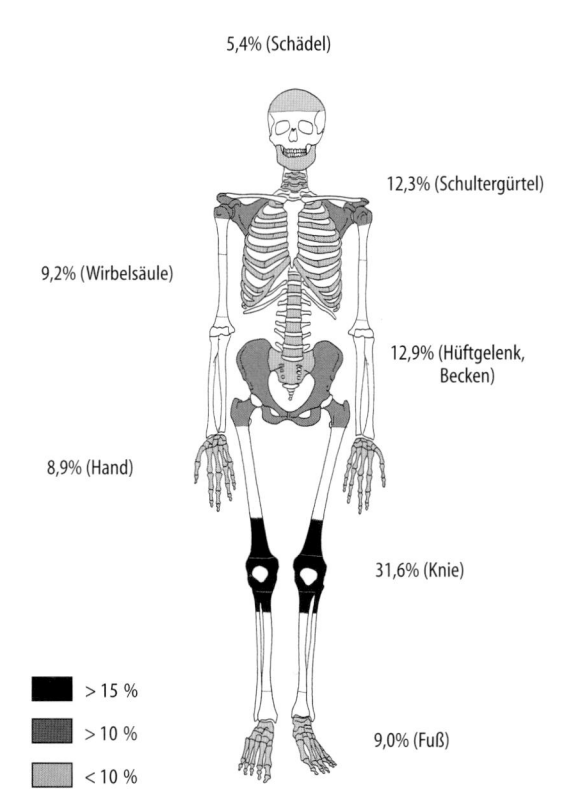

Abb. 413. Lokalisation der gutartigen Knochentumoren (6177 Fälle). Sonstige: 10,7%

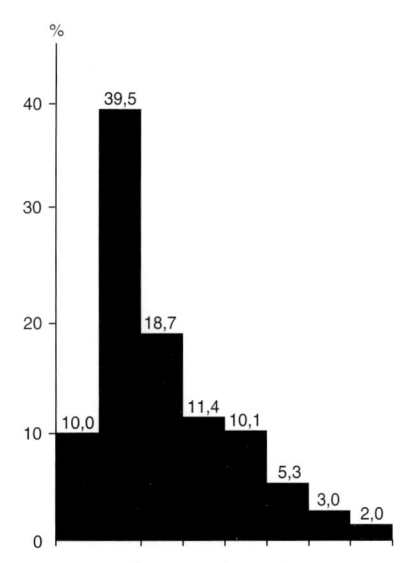

Abb. 414. Altersverteilung der gutartigen Knochentumoren (6177 Fälle)

Lokalisation der bösartigen Knochentumoren (Abb. 415). Mit 24,9% sind auch die bösartigen Knochengeschwülste am häufigsten in der Knieregion gelegen. Dabei ist der distale Femur häufiger befallen als die proximale Tibia. Relativ häufig treten Knochensarkome in den Knochen des Beckengürtels (19,8%) auf. Auch die Wirbelsäule ist eine recht häufige Lokalisation (17,6%). Als dritthäufigste Lokalisation sind die Knochen des Schultergürtels (11,9%) und des Schädels (13,1%) zu nennen.

Altersverteilung der bösartigen Knochentumoren (Abb. 416). Bei den malignen Knochentumoren fanden wir in der Gesamtschau zwei Häufigkeitsgipfel: einen im 2. und einen im 6. Lebensjahrzehnt. Beim Kleinkind (1. Lebensjahrzehnt), im hohen Greisenalter (8. und 9. Lebensjahrzehnt) und auch im mittleren Lebensalter (4. und 5. Lebensjahrzehnt) werden weniger derartige Geschwülste angetroffen. Aus der Altersverteilung der verschiedenen Tumoren geht hervor, daß einige (z. B. das Chondrosarkom, s. Abb. 477) in jedem Alter in nahezu gleicher Häufigkeit auftreten. Demgegenüber zeigen andere Tumoren eine ausgesprochene Bevorzugung des Kindesalters (z. B. das Ewing-Sarkom, s. Abb. 714) oder des Jugendalters (z. B. das Osteosarkom, s. Abb. 562); andere Tumoren treten fast nur im höheren Alter auf (z. B. das medulläre Plasmozytom, s. Abb. 706). Die Berücksichtigung des individuellen Lebensalters stellt für jeden malignen Knochentumor ein wichtiges Kriterium dar und muß unbedingt bei der Diagnostik beachtet werden.

Anamnese der bösartigen Knochentumoren (Abb. 417). Vergleicht man die Zeit vom Beginn der Beschwerden bei malignen Knochentumoren bis zum ersten Arztbesuch der Patienten so ergibt sich, daß 77,8% aller Patienten innerhalb der ersten beiden Beschwerdemonate einen Arzt aufsuchen. Demgegenüber wurde nur bei 29,6% der Patienten innerhalb der ersten drei Erkrankungsmonate die richtige Diagnose eines bösartigen Knochentumors gestellt. Das Chondrosarkom ruft am frühesten Beschwerden hervor; das Osteosarkom und das Plasmozytom führen etwa 80% der Patienten innerhalb der ersten 2 Monate zum Arzt. Am spätesten macht das Lymphom des Knochens auf sich aufmerksam. Das Osteosarkom wird unter den malignen Knochentumoren am ehesten als bösartige Geschwulst erkannt. Demgegenüber erweist sich das Fibrosarkom des Knochens klinisch und röntgenologisch verhältnismäßig spät als eine maligne Geschwulst.

Prognose der bösartigen Knochentumoren (Abb. 418). Die Überlebenszeit der malignen Knochengeschwülste ist abhängig von der Frühdiagnose und einer adäquaten Therapie. Aufgrund unserer früheren Untersuchungen (1977) war die Prognose bislang als schlecht zu bewerten: Von 165 Patienten mit einem malignen Knochentumor starben 87,7% in den ersten 3 Jahren, die meisten im 1. Jahr nach der Diagnosestellung. In letzter Zeit können wir jedoch wesentlich längere Überlebenszeiten registrieren, was als Folge einer frühzeitigen Erkennung und differenzierten Analyse der jeweiligen Geschwulst sowie einer modernen Therapie anzusehen ist. Es wird über 60–75% 5-Jahres-Überlebenszeiten bei malignen Knochentumoren berichtet. Hierbei spielt die immer häufiger angewandte interdisziplinäre Zusammenarbeit zwischen Kliniker, Radiologen, Onkologen und Pathologen eine entscheidene Rolle.

Allgemeines 221

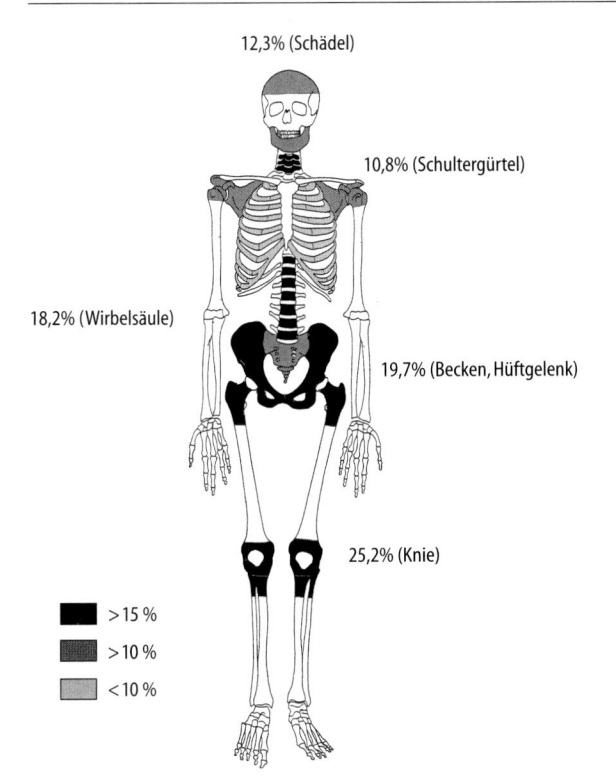

Abb. 415. Lokalisation der bösartigen Knochentumoren (5990 Fälle). Sonstige: 13,8%

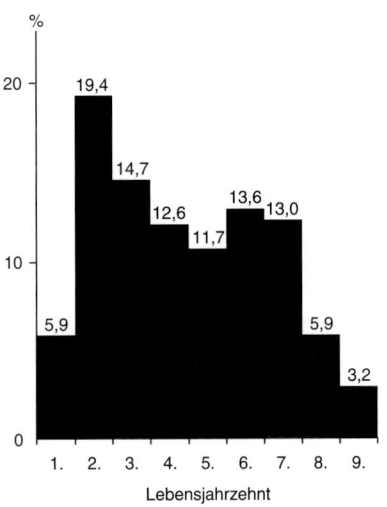

Abb. 416. Altersverteilung der bösartigen Knochentumoren (5990 Fälle)

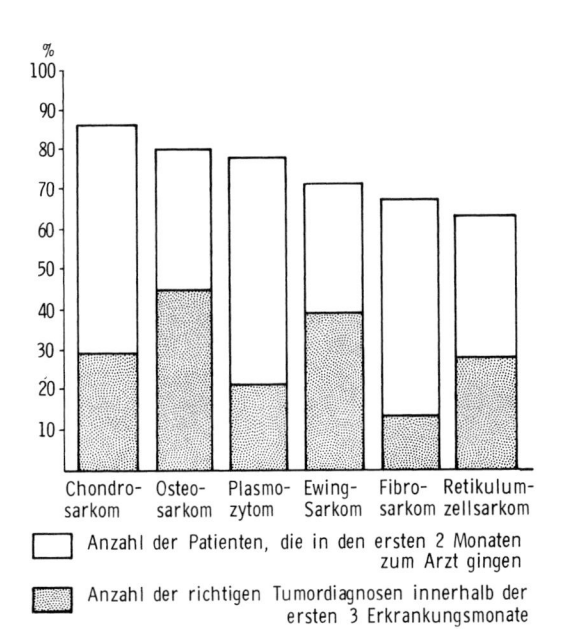

Abb. 417. Vergleich der Zeit vom Beschwerdebeginn bis zum ersten Arztbesuch bei malignen Knochentumoren. (Nach ADLER 1977)

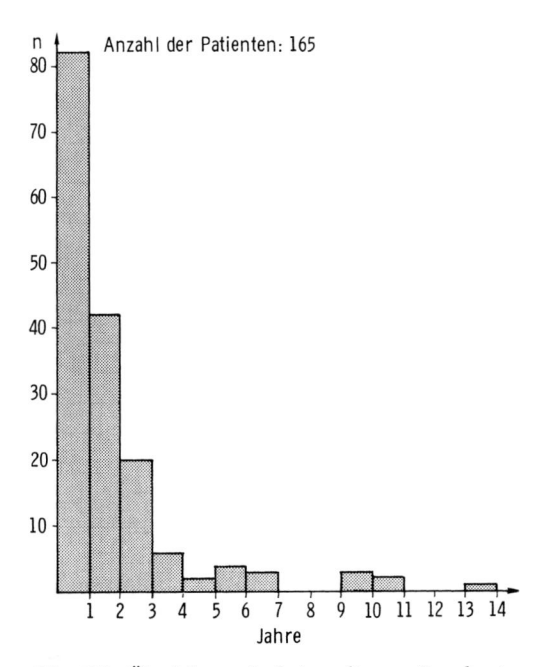

Abb. 418. Überlebenszeit bei malignen Knochentumoren. (Nach ADLER 1977)

Knorpeltumoren

Osteochondrom (ICD-O-DA-M-9210/0)

Osteochondrome sind die weitaus häufigsten gutartigen Knochengeschwülste; unter den benignen Knochentumoren haben sie einen Anteil von 40%. *Es handelt sich um eine knöcherne Neubildung, die von einer breiten Kappe aus hyalinem Knorpelgewebe überzogen ist und sich von der Knochenoberfläche pilzförmig in die umgebenden Weichteile vorwölbt.* Da diese Tumoren nur langsam an Größe zunehmen, machen sie oft erst spät durch eine Schwellung auf sich aufmerksam; nicht immer sind Schmerzen vorhanden. Große Tumoren können zu Bewegunseinschränkungen führen. Die Symptomatik kann bis zu 20 Jahre dauern.

Lokalisation (Abb. 419). Osteochondrome können in jedem Knochen entstehen, der durch enchondrale Ossifikation (Ersatzknochenbildung) hervorgegangen ist; solche „osteokartilaginären Exostosen" wurden praktisch in allen Knochen beobachtet. Hauptlokalisation jedoch sind die langen Röhrenknochen, wo die Läsion meistens im Bereich der Metaphysen gelegen ist. Der Tumor wird in über einem Drittel der Fälle (39,2%) in der distalen Femurmetaphyse oder den proximalen Metaphysen von Tibia und Humerus angetroffen. Als häufigste Lokalisation gilt die distale Femurmetaphyse. Andere Knochen (Schädelknochen, Rippen, Wirbelsäule, Beckenknochen) sind sehr viel seltener befallen. Wir fanden allerdings auch einen recht häufigen Befall der kurzen Röhrenknochen von Füßen und Händen (13%).

Altersverteilung (Abb. 420). Die meisten Osteochondrome entwickeln sich bei Jugendlichen und werden im 2. oder 3. Lebensjahrzehnt entdeckt. 41% der von uns untersuchten Geschwülste wurden im 2. Lebensjahrzehnt operiert. Dabei überwiegt das männliche Geschlecht. Wie aus **Abb. 420** jedoch auch hervorgeht, kann ein Osteochondrom auch im hohen Lebensalter vorgefunden werden.

Einige Autoren sehen das Osteochondrom als eine lokale Fehlentwicklung der enchondralen Ossifikation an. Für die Tumornatur spricht die häufig zu beobachtende Proliferationstendenz; es wurden bis über 5 kg schwere Osteochondrome beschrieben. In weniger als 1% der solitären Osteochondrome ist mit einer spontanen malignen Entartung zu rechnen. Insgesamt haben diese Tumoren jedoch eine sehr gute Prognose. Nach Abmeißelung wird eine Rezidivquote von knapp 2% vermerkt. Es muß allerdings die gesamte Knorpelkappe einschließlich des Periosts vollständig entfernt werden, da auch vom Periost aus Rezidive entstehen können. Eine Sonderform dieses Krankheitsbildes stellen die ***multiplen osteokartilaginären Exostosen*** dar, die eine deutliche familiäre Häufung aufweisen (s. S. 64). Obwohl das morphologische Erscheinungsbild der einzelnen Läsionen mit den solitären Osteochondromen identisch ist, bildet die *„Exostosenkrankheit"* eine Entität. Die Tumoren sind gehäuft im Bereich von Schulter, Knie und Knöchel gelegen. Das Risiko einer spontanen malignen Entartung beträgt hierbei bis zu 15%, wobei meistens Chondrosarkome entstehen.

Im **Röntgenbild** stellt sich ein Osteochondrom als pilzartige Vorwölbung dar, die breitbasig oder gestielt einem Knochen aufsitzt. Es geht nahtlos aus der Spongiosa des Mutterknochens hervor und wird meist außen mit einer bindegewebigen Periostschicht überzogen. In dieser Außenzone befindet sich die Knorpelkappe, die nur schattenhaft oder gar nicht zu erkennen ist. Es können jedoch Verkalkungsherde der Knorpelkappe zur Darstellung kommen. In **Abb. 421** ist ein klassisches Osteochondrom der distalen Femurmetaphyse abgebildet, das mit einem kräftig entwickelten Stiel *(1)* der Kortikalis des Femurknochens aufsitzt. Die Exostose ragt nach proximal in die Weichteile und ist an ihrem Ende pilzartig aufgetrieben *(2)*. Hier finden sich ungleichmäßige fleckige Aufhellungen und dazwischen netzförmige Verdichtungen. Die Außenkontur erscheint deutlich und relativ scharf; sie hat angedeutet Einkerbungen. Der Stiel hingegen ist ganz glatt begrenzt *(1)*. An der Basis ist eine feinlinige Sklerose sichtbar *(3)*. Der angrenzende Knochen ist unauffällig. **Abb. 422** zeigt ein Osteochondrom der proximalen Femurmetaphyse, das breitbasig dem Knochen aufsitzt und ein mehr gefiedertes Aussehen hat *(1)*. Im Innern ist der Tumor stärker sklerosiert; dazwischen erkennt man wiederum fleckige Aufhellungsherde. *Pilzförmige Osteochondrome* haben oft einen schmalen Stiel, der dem Knochen außen aufsitzt und meist nach proximal ausgerichtet weit in die Weichteile hineinragt (s. **Abb. 421**). Die Geschwulst kann eine Größe von über 8 cm haben und durch Druck auf Weichteilgewebe und Nerven Schmerzen hervorrufen. Der Stiel ist röntgenologisch durch parallel gerichtete Spongiosastrukturen gekennzeichnet. Der Tumor läßt sich leicht durch Abmeißelung entfernen. Sessile Osteochondrome sitzen breitbasig der Kortikalis auf.

Osteochondrom 223

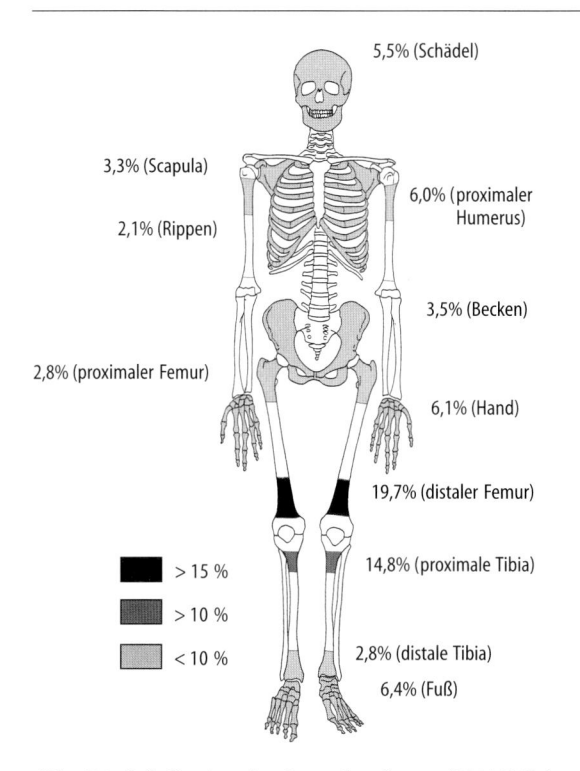

Abb. 419. Lokalisation der Osteochondrome (2094 Fälle). Sonstige: 27,2%

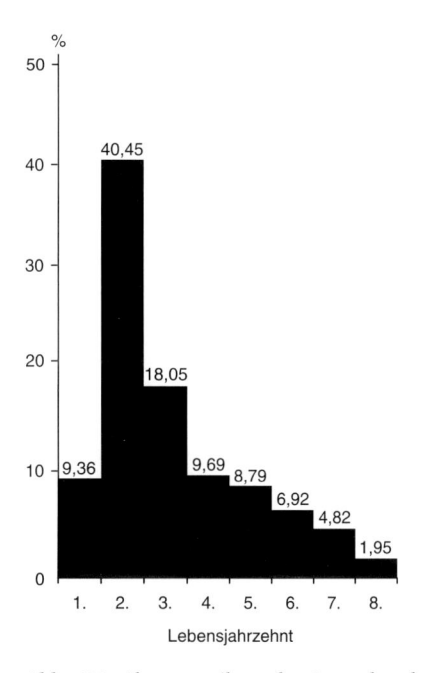

5,5% (Schädel)
3,3% (Scapula)
2,1% (Rippen)
6,0% (proximaler Humerus)
2,8% (proximaler Femur)
3,5% (Becken)
6,1% (Hand)
19,7% (distaler Femur)
14,8% (proximale Tibia)
2,8% (distale Tibia)
6,4% (Fuß)

> 15 %
> 10 %
< 10 %

Abb. 420. Altersverteilung der Osteochondrome (2094 Fälle)

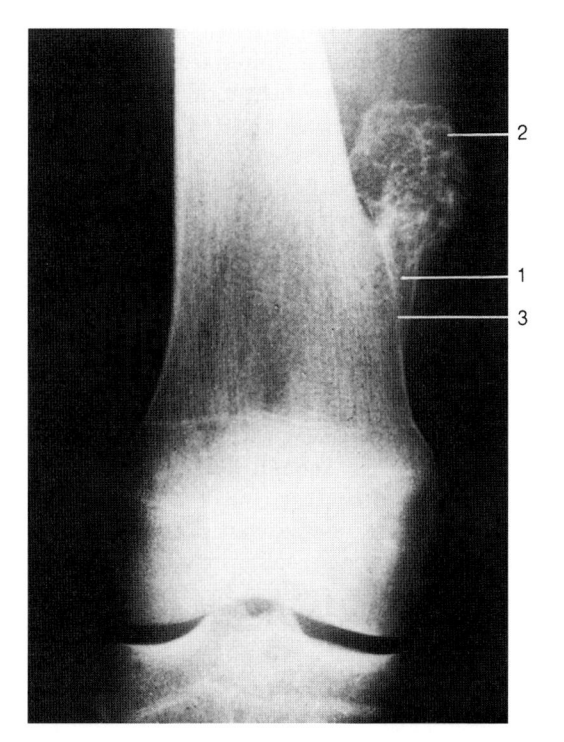

Abb. 421. Osteochondrom (distale Femurmetaphyse)

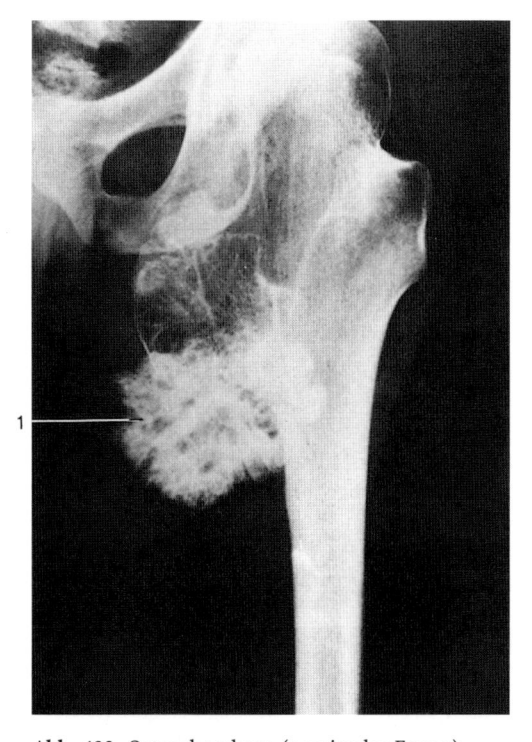

Abb. 422. Osteochondrom (proximaler Femur)

Das **makroskopische Bild** des Osteochondroms entspricht dem röntgenologischen Befund. In **Abb. 423** erkennt man am Resektionspräparat eines Osteochondroms der proximalen Fibula die pilzförmige oder blumenkohlartige Vorwölbung, die breitbasig dem Röhrenknochen aufsitzt. Die Strukturen der aufgesägten Fibula *(1)* sind unverändert. Die Exostose besteht aus mehreren knotigen und kugeligen Anteilen *(2)*, die außen von einer Knorpelschicht und periostalem Bindegewebe überzogen werden. Der weitaus größte Teil der Exostose besteht aus reifem, voll mineralisiertem Knochengewebe mit weitmaschiger Spongiosa. Im Markraum ist Fettgewebe eingelagert. Die halbkugelige Oberfläche des Osteochondroms wird von einer 0,1–3 cm breiten Knorpelkappe überzogen, die jedoch unvollständig sein kann. Bei Jugendlichen ist sie meist breiter als bei Erwachsenen; ist sie jedoch breiter als 3 cm, dann muß der Verdacht auf Malignität geäußert werden. Im höheren Lebensalter kann die Knorpelkappe manchmal vollständig verknöchern; wir finden dann lediglich eine „ossäre Exostose" ohne Knorpelgewebe vor. Über einem Osteochondrom entwickelt sich oft eine Bursa, die später verkalken und verknöchern kann.

Auf der **histologischen Übersichtsaufnahme** (**Abb. 424**) durch ein Osteochondrom erkennt man einen breiten Stiel und im Innern ein etwas weitmaschiges und unregelmäßiges Spongiosagerüst *(1)*, das einen direkten Anschluß an die Spongiosa des Mutterknochens hat. Die ursprüngliche Kortikalis des Röhrenknochens fehlt in diesem Bereich. Auch zwischen dem Spongiosagerüst der Exostose finden sich Fettmark und blutbildendes Knochenmark. In der Außenzone des Stieles *(2)* und in der subchondralen Zone *(3)* erkennt man eine schmale Kortikalis, die der Läsion eine scharfe Begrenzung im Röntgenbild verleiht. Das breite Ende der Exostose wird von einer etwa 1,5 cm breiten Knorpelkappe überzogen *(4)*, die unscharf gegenüber dem subchondralen Knochen abgegrenzt ist. Die gesamte Exostose wird von einem schmalen Periostmantel *(5)* aus faserreichem, lockerem Bindegewebe überdeckt. Bei alten Osteochondromen, die im höheren Erwachsenenalter angetroffen werden, kann diese charakteristische Knorpelschicht verknöchern und damit fehlen.

Bei **stärkerer Vergrößerung** (**Abb. 425**) erkennt man innerhalb eines Osteochondroms ein unregelmäßiges, teils weites, teils dichtes Spongiosagerüst, in dem die Knochentrabekel oft osteosklerotisch verbreitert erscheinen *(1)*. Sie sind außen glatt begrenzt; in proliferierenden Osteochondromen können Reihen aktivierter Osteoblasten angelagert sein. Die Knochenbälkchen sind lamellär geschichtet und enthalten kleine Osteozyten und manchmal einige Kittlinien. Es handelt sich somit um völliges reifes Knochengewebe. Der Markraum *(2)* wird von Fett- und Bindegewebe ausgefüllt; manchmal trifft man darin auch typische Blutbildungsherde an. Die äußere Knorpelkappe *(3)* läßt einen angedeuteten lappigen Aufbau erkennen, was für alle Knorpeltumoren sehr charakteristisch ist. Es fallen darin zahlreiche unterschiedlich große und vielfach ballonierte Chondrozyten auf, die ungleichmäßig verteilt sind. Diese Knorpelzellen können auch – ähnlich wie in der normalen knorpeligen Wachstumsfuge – in Reihen angeordnet sein. Die subchondrale Kortikalis ist in **Abb. 425** nur schwach entwickelt; sie kann aber auch stärker ausgebildet sein. In der Außenzone über der Knorpelkappe *(4)* findet sich eine Schicht aus lockerem periostalem Bindegewebe.

Bei **starker Vergrößerung** (**Abb. 426**) ist vor allem die Knorpelkappe genau anzusehen, da sich hier möglicherweise Zeichen einer malignen Entartung finden könnten. Außen finden wir das überdeckende faserreiche Periost *(1)*. Das hyaline Knorpelgewebe hat ein basophiles oder eosinophiles Grundgewebe mit eingelagerten Gruppen oder Reihen einkerniger Knorpelzellen, die dem Säulenknorpel der normalen Epiphysenfugen ähnlich sind. Die Chondrozyten liegen oft dicht zusammen und erscheinen balloniert; die Brutkapseln sind ausgeweitet *(2)*. Subchondral erkennt man in **Abb. 425** wie das Knorpelgewebe fingerförmig in das angrenzende Knochengewebe einstrahlt *(5)*. Oft finden wir innerhalb der knöchernen Strukturen Inseln von Knorpelgewebe, was für das Osteochondrom sehr charakteristisch ist. Den plumpen Knochenbälkchen sind Osteoblasten angelagert *(6)*. Im Markraum liegt ein kapillarreiches, lockeres Bindegewebe *(2)*.

Die histologische Diagnostik eines solitären Osteochondroms ist anhand der beschriebenen mikroskopischen Strukturen recht einfach, insbesondere wenn der charakteristische Röntgenbefund vorliegt. Dennoch sollte eine solche abgemeißelte Läsion mit größter Sorgfalt untersucht werden, um eine mögliche maligne Entartung, die besonders bei multiplen osteokartilaginären Exostosen vorkommt, nicht zu übersehen. Sie zeigt sich durch lappige Proliferationsknospen und polymorphen Knorpelzellen aus.

Osteochondrom 225

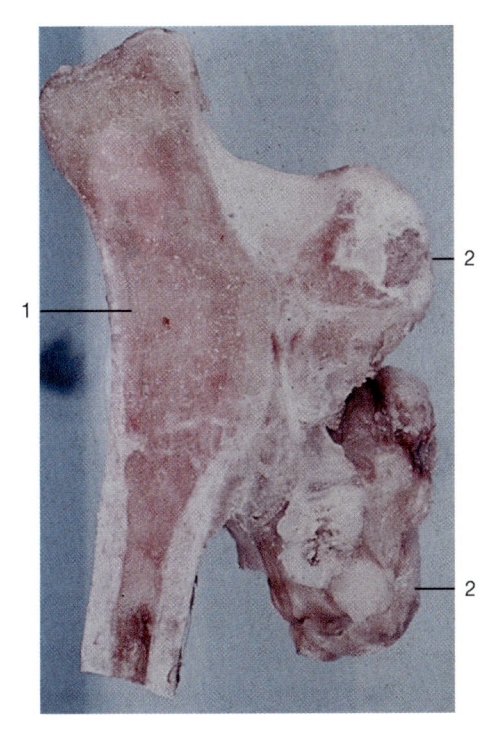

Abb. 423. Operativ abgemeißeltes Osteochondrom

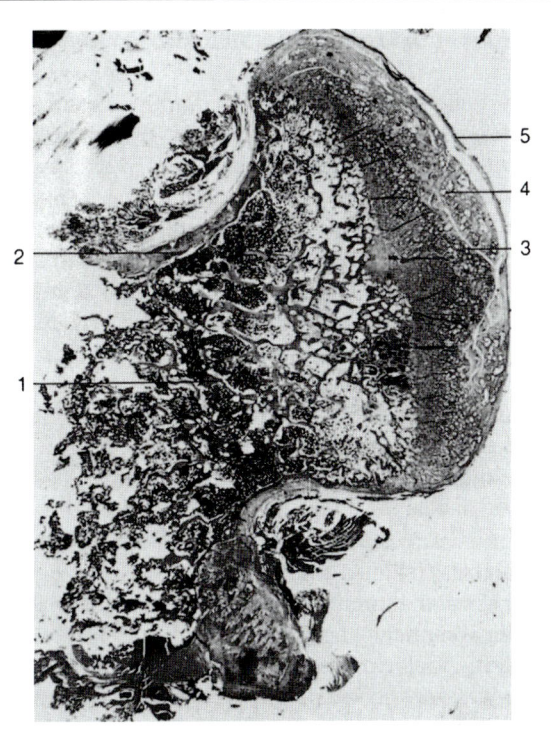

Abb. 424. Osteochondrom (Übersichtsaufnahme); HE, 2×

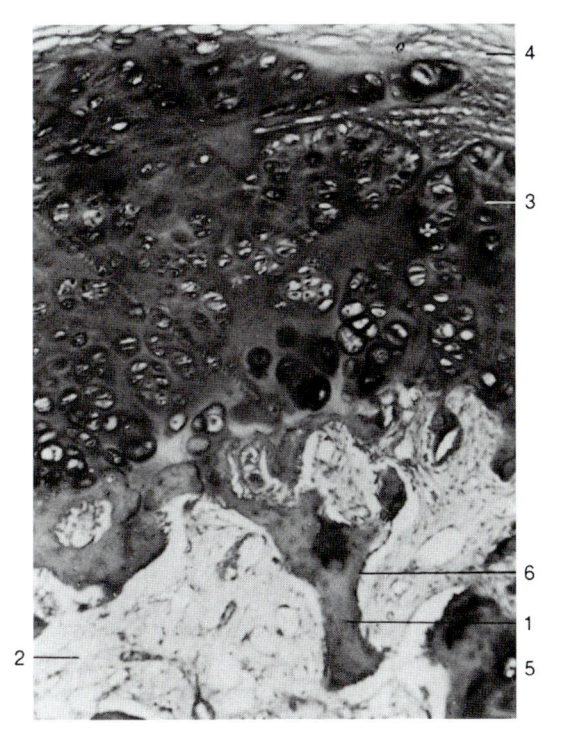

Abb. 425. Osteochondrom; HE, 25×

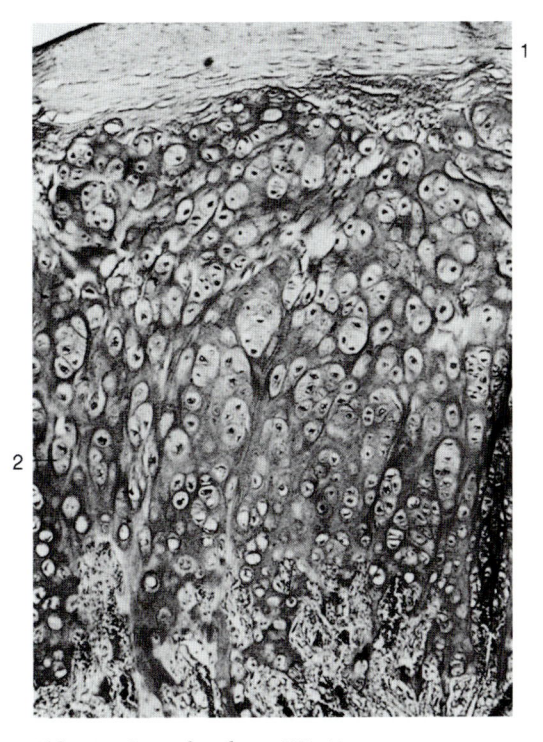

Abb. 426. Osteochondrom; HE, 40×

Subunguale osteokartilaginäre Exostose

Bei der subungualen osteokartilaginären Exostose handelt es sich um eine reaktive, oft exophytisch wachsende Knorpelproliferation an der Spitze der Endphalangen, meistens der Großzehe. Der Röntgenbefund und das histologische Bild können manchmal den Eindruck eines Chondrosarkoms erwecken, von dem diese Läsion unbedingt abgegrenzt werden muß. In den meisten Fällen ist ein lokales Trauma mit oder ohne nachfolgende Infektion vorangegangen und als Ursache anzusehen. Dementsprechend macht die Läsion durch Schmerzen auf sich aufmerksam.

Im **Röntgenbild** (Abb. 427) erkennt man im Bereich des distalen Anteiles der Endphalanx einer Großzehe eine rundliche Exostose, die weit in die periossalen Weichteile hineinragt *(1)*. Sie hat eine Größe von unter 1 cm und ist außen etwas unscharf gegen die Weichteile abgegrenzt. Im Innern finden sich wolkige Verdichtungen, manchmal auch fleckige Aufhellungen. Meistens wölbt sich diese Exostose gegen den Zehennagel vor und ruft durch Druck heftige Schmerzen hervor. Die benachbarte Phalanx ist weitgehend erhalten *(2)*; die Kortikalis kann jedoch an einer Seite Arrosionen aufweisen.

Im **histologischen Schnitt** (Abb. 428) findet sich im Innern der Exostose ein knöchernes Grundgerüst, das vorwiegend aus neugebildeten Faserknochenbälkchen *(1)* mit zahlreichen Osteozyten und angelagerten Osteoblasten besteht. Dazwischen erkennt man ein lockeres, teils faserreiches Granulationsgewebe mit vielen Kapillaren und lockeren Infiltraten von Lymphozyten, Plasmazellen und Histiozyten *(2)*. In der Außenschicht liegt ein zellreiches Knorpelgewebe *(3)*, in dem mehrkernige Chondrozyten mit hyperchromatischen Kernen vorkommen. Diese Kernpolymorphie darf nicht zur Diagnose einer malignen Geschwulst verleiten.

Die subunguale osteokartilaginäre Exostose entwickelt sich in 77% der Fälle unterhalb des Großzehennagels und in 10% an anderen Zehen; sie kommt in 13% an den Fingern vor. Patienten jeden Alters (4 bis 77 Jahre) sind betroffen ohne Bevorzugung des Geschlechtes. Sie kann rasch wachsen und lange Zeit schmerzhafte Symptome hervorrufen. Insbesondere wenn sich zusätzlich eine lokale Infektion mit Ulzeration des Nagelbettes ereignet, folgen starke Schmerzen. Klinisch und radiologisch besteht hierbei der Eindruck eines malignen Tumorwachstums. Wenn auch in 25% der Fälle ein Trauma bestanden hat, ist die Entstehungsursache sonst unklar. Es besteht kein Zusammenhang mit der Osteochondromatose (Exostosenkrankheit).

Zu enge Schuhe können an den Zehen die Entstehung auslösen. An den Fingern muß jedoch zusätzlich an eine sog. „bizarre parosteale osteochondromatöse Proliferation" (Nora-Läsion) gedacht werden. Differentialdiagnostisch kommen in schweren Fällen mit Ulzeration und Destruktion zahlreiche Erkrankungen wie ein Glomustumor, ein reparatives Riesenzellgranulom, ein subunguales Keratoakanthom, ein Granuloma pyogenicum, ein subunguales Melanom und bei Knochendestruktion ein maligner Knochentumor (Chondrosarkom, Fibrosarkom, Osteosarkom) in Frage. Die radiologische und histologische Diagnostik kann schwierig sein. Gewöhnlich ist bei vollständiger Exzision der Läsion mit Ausheilung zu rechnen.

Bizarre parosteale osteochondromatöse Proliferation („Nora-Läsion")

Hierbei handelt es sich um eine besondere Form einer tumorähnlichen Knochenläsion, die radiologisch große Ähnlichkeit mit einem Osteochondrom hat, jedoch histologisch scheinbare Malignitätskriterien aufweist. *Es handelt sich um eine exophytische Proliferation an der Oberfläche eines kurzen Röhrenknochens mit radiologischem Aussehen eines Osteochondroms und histologischen Strukturen des Knorpel- und Bindegewebes mit scheinbaren Malignitätskriterien.* Tatsächlich liegt jedoch eine gutartige Knochenläsion vor, die in jedem Lebensalter entsteht und meist im peripheren Skelett gelegen ist.

Makroskopisch (Abb. 429) erscheint die Geschwulst im Bereich der Hand als rundliches, leicht höckeriges Gebilde (1) unverschieblich unter der Haut. Das Operationsmaterial (Abb. 430) zeigt einen etwa 3 cm großen, rundlichen Tumor mit glasiger Schnittfläche (1) und teils lobulärem Aufbau (2). Er sitzt, wie ein Osteochondrom, dem kurzen Röhrenknochen mit einem knöchernen Stiel (3) außen auf.

Diese Position sieht man auch im **Röntgenbild** (Abb. 431). Ein großer rundlicher Tumor sitzt hier dem 5. Os metacarpale im Schaftbereich auf (1) und ragt weit in die Weichteile hinein. Deutlich ist der lobuläre Aufbau in der Außenschicht (2) zu erkennen. Das Zentrum ist durch das hier vorhandene Knochengewebe strahlendicht. Der betroffene kurze Röhrenknochen (3) ist sonst normal erhalten.

Histologisch (Abb. 432) besteht das Gewebe aus einer Mischung von Knorpel-, Knochen- und Bindegewebe und ist knotig aufgebaut. Man findet noduläre Herde aus Knorpelgewebe (1) und solche mit irregulärem spongiösen Knochengewebe (2). Die Knoten sind scharf begrenzt; dazwischen findet sich

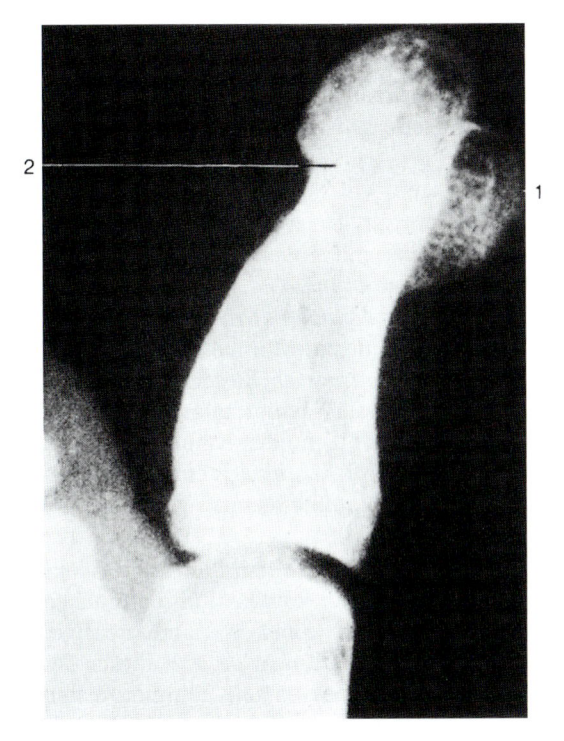

Abb. 427. Subunguale osteokartilaginäre Exostose (Großzehe)

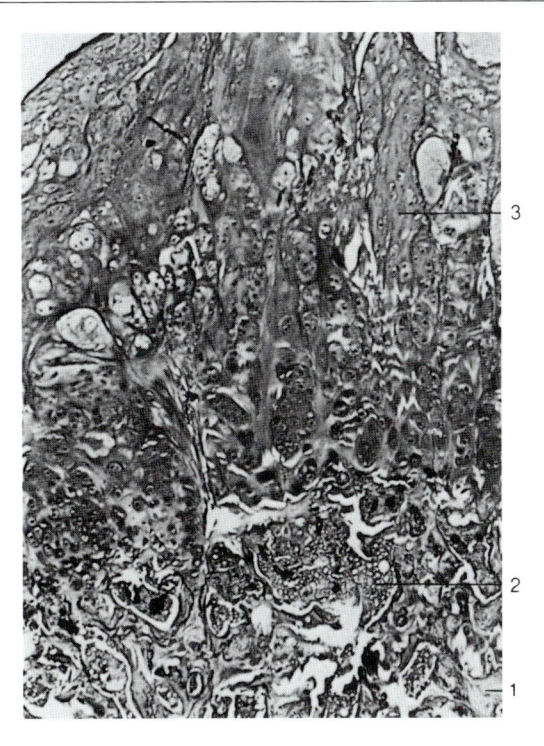

Abb. 428. Subunguale osteokartilaginäre Exostose; HE, 10×

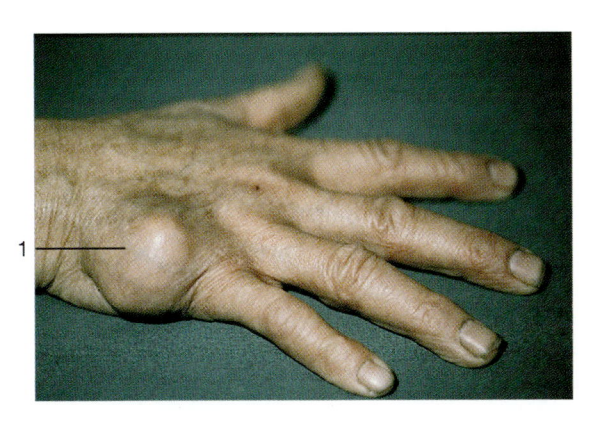

Abb. 429. „Nora-Läsion" (5. Osmetacarpale)

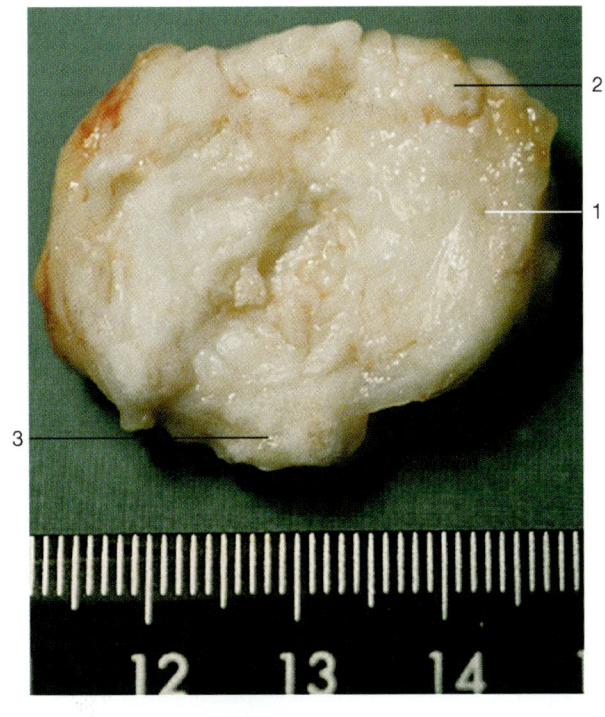

Abb. 430. „Nora-Läsion" (Operationspräparat)

lockeres Bindegewebe (3). Eine Knorpelkappe, wie beim Osteochondrom, kann vorhanden sein.

Das **histologische Bild** der **Abb. 433** zeigt das irregulär aufgebaute spongiöse Knochengewebe innerhalb der Läsion (1). Den ungleich breiten Knochenbälkchen sind Osteoblasten und Osteoklasten angelagert; dazwischen liegt hämatopoetisches Knochenmark (2), fokal auch Knorpelgewebe (3). Zwischen den nodulären Herden liegt stromales Bindegewebe (4).

Die Knorpelherde sind **histologisch (Abb. 434)** zellreich (1), wobei die Knorpelzellen unterschiedlich große, hyperchromatische und bizarre Kerne besitzen (2). Zweikernige Chondrozyten (3) sind häufig. Aus dieser Kernpolymorphie darf nicht auf ein Chondrosarkom geschlossen werden. Der Knorpelherd grenzt scharf an gefäßführendes Bindegewebe (4) mit isomorphen länglichen Kernen. Das ebenfalls angrenzende Knochengewebe (5) ist wellig begrenzt; hier sind Osteoblasten (6) und auch Osteoklasten (7) angelagert. Dies weist auf eine aktuelle Proliferation hin. Dementsprechend hat die bizarre parosteale osteochondromatöse Proliferation eine hohe Rezidivneigung: Bei etwa 50% der Fälle entwickelt sich 2 Monate bis 2 Jahre nach der ersten Exstirpation ein Rezidiv; mehrfache Rezidive sind nicht ungewöhnlich. In solchen Fällen muß ein periostales Chondrosarkom differentialdiagnostisch in Erwägung gezogen werden. Gegenüber einer Myositis ossificans fehlt bei der „Nora-Läsion" die typische dreizonale Gliederung, und für ein parosteales Osteosarkom wären die Lokalisation im Bereich der kurzen Röhrenknochen und das Fehlen eines sarkomatösen Stromas höchst ungewöhnlich.

Enchondrom (ICD-O-DA-M-9220/0)

Das Enchondrom ist die zweithäufigste gutartige Knochengeschwulst mit einem Anteil von knapp 19%. *Es handelt sich um eine gutartige primäre Knochengeschwulst, die aus reifem hyalinem Knorpelgewebe besteht und zentral in der Markhöhle eines Knochens gelegen ist.* Viele dieser sehr langsam wachsenen Tumoren sind symptomlos und werden zufällig bei einer Röntgenuntersuchung entdeckt. Manchmal macht der Tumor durch eine pathologische Fraktur auf sich aufmerksam.

Lokalisation (Abb. 435). Hauptlokalisation der Enchondrome sind die kurzen Röhrenknochen von Händen und Füßen, wobei die Hände häufiger befallen werden. Hier sind mehr als 50% dieser Geschwülste gelegen. In den kurzen Röhrenknochen haben Enchondrome eine gute Prognose; eine maligne Entartung ist nicht zu erwarten; die Rezidivneigung ist bei vollständiger Entfernung des tumorösen Knorpelgewebes gering. Die Lokalisation dieser Tumoren stellt hinsichtlich der Prognose ein besonders wichtiges Kriterium dar. Bei Enchondromen der Rippen (2,8%) besteht auch bei einem unauffälligen histologischen Befund fakultativ ein malignes Wachstum. Die Enchondrome – insbesondere Riese-

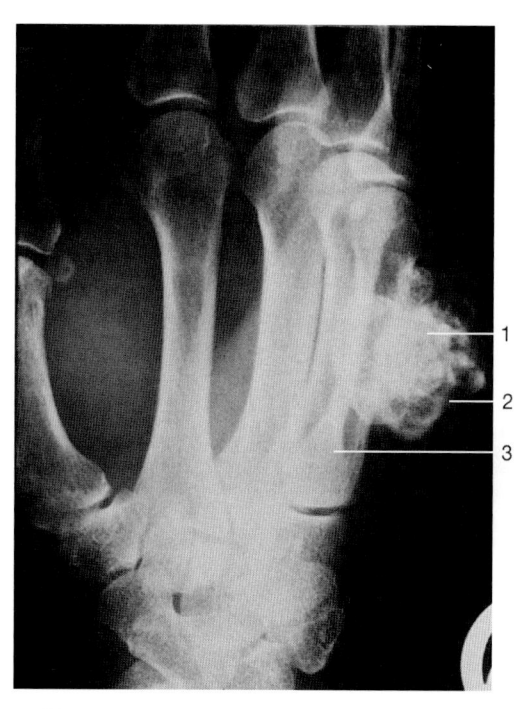

Abb. 431. „Nora-Läsion" (5. Os metacarpale)

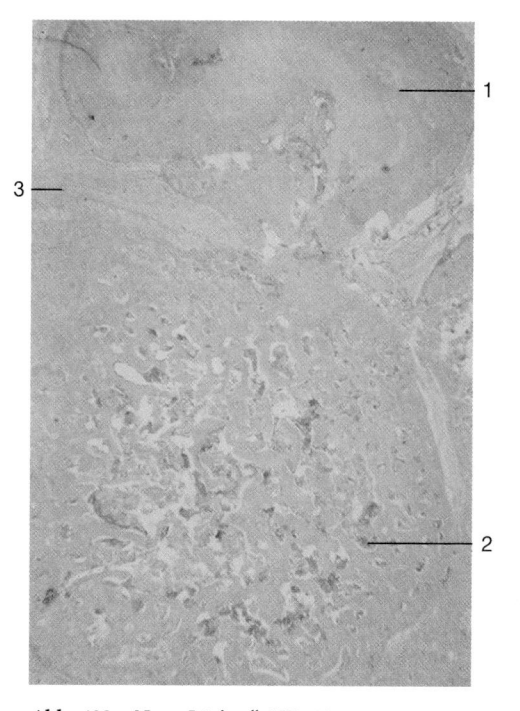

Abb. 432. „Nora-Läsion", HE, 40×

Enchondrom 229

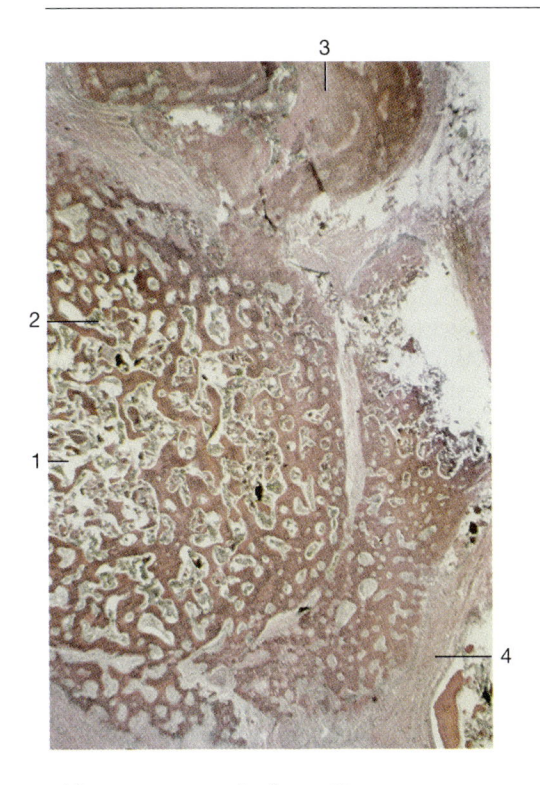

Abb. 433. „Nora-Läsion", van Gieson, 40×

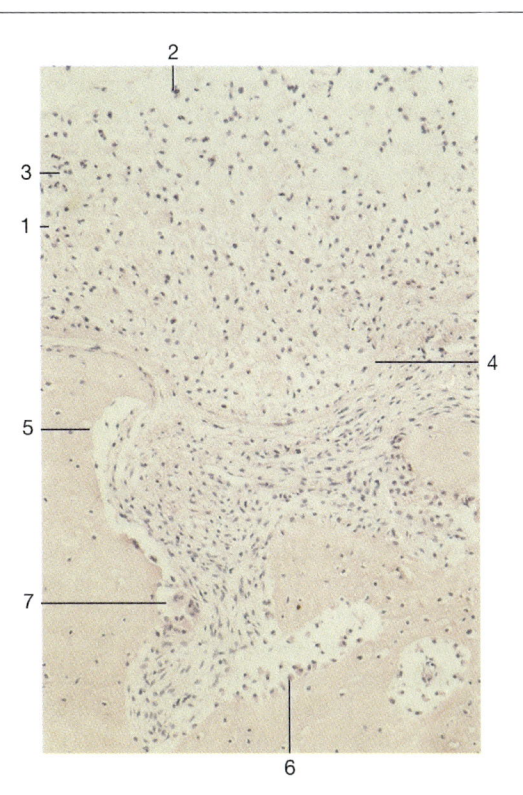

Abb. 434. „Nora-Läsion", van Gieson, 64×

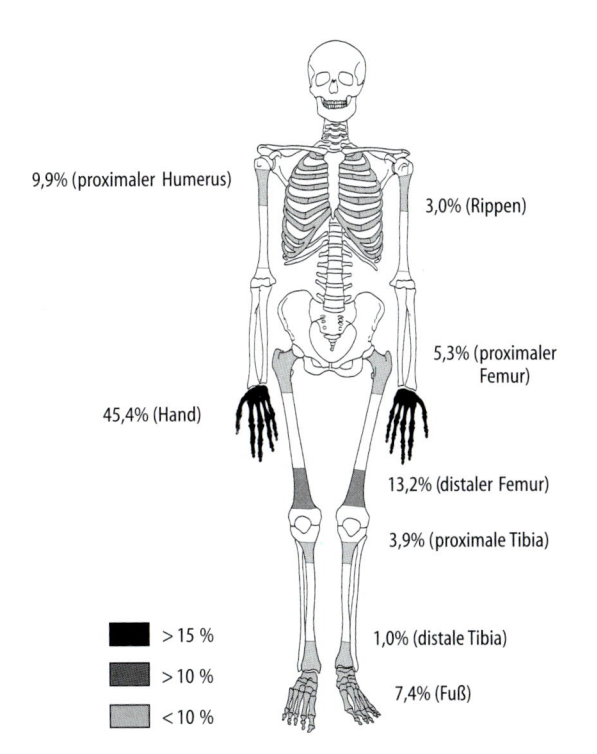

9,9% (proximaler Humerus)
3,0% (Rippen)
5,3% (proximaler Femur)
45,4% (Hand)
13,2% (distaler Femur)
3,9% (proximale Tibia)
1,0% (distale Tibia)
7,4% (Fuß)

■ > 15 %
▨ > 10 %
▨ < 10 %

Abb. 435. Lokalisation der Enchondrome (762 Fälle); sonstige 13,1%

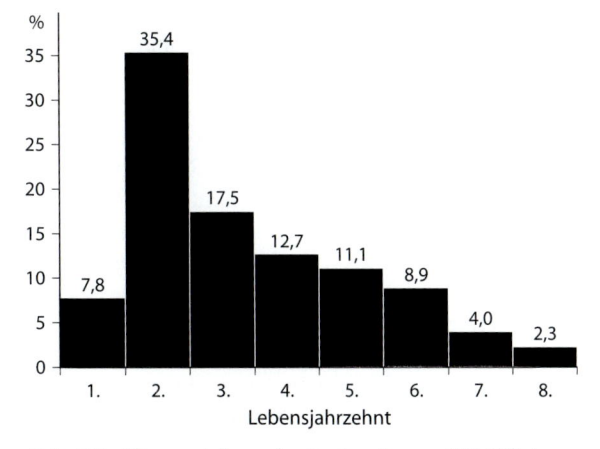

Abb. 436. Altersverteilung der Enchondrome (762 Fälle)

Lebensjahrzehnt	%
1.	7,8
2.	35,4
3.	17,5
4.	12,7
5.	11,1
6.	8,9
7.	4,0
8.	2,3

nen-chondrome – der langen Röhrenknochen (28,4%) sind als semimaligne einzustufen; denn sie breiten sich oft über die ganze Schaftbreite aus und führen zu einer polyzystischen Erweiterung des Knochens und haben eine starke Neigung zu Rezidiven. Es sind besonders der distale Femur und die proximale Humerusmetaphyse betroffen. Enchondrome des Beckens sind tatsächlich immer maligne, auch wenn sich bei der histologischen Untersuchung keine sicheren malignen Strukturen finden lassen.

Altersverteilung (Abb. 436). Enchondrome werden in jedem Lebensalter beobachtet; das Durchschnittsalter unserer Patienten war 27 Jahre, wobei der jüngste Patient 6 Jahre, der älteste 78 Jahre alt war. Wir stellten eine besondere Häufung im mittleren Lebensalter (2.–6. Lebensjahrzehnt) fest. Mit 54,2% ist das männliche Geschlecht etwas häufiger betroffen als das weibliche (45,8%).

Zur Diagnose eines Enchondroms der kurzen Röhrenknochen von Händen und Füßen genügt oft die **Röntgenaufnahme**. In **Abb. 437** ist ein klassisches Enchondrom des 1. Os metacarpale (Daumen) zu erkennen. Der Tumor ist zentral im Knochen gelegen und hat dort den Knochen blasenartig aufgetrieben *(1)*, so daß eine buchtige Vorwölbung über die ursprüngliche Knochengrenze hinaus entstanden ist. Man erkennt eine scharf begrenzte diaphysäre „Knochenzyste", die die Kortikalis zerstört hat und außen von einer feinen Knochenschale scharf begrenzt wird. Eine Periostreaktion ist nicht ersichtlich. Im Innern ist die „Knochenzyste" durch feine unregelmäßige Trabekel gekammert; sie ist insgesamt stark verdichtet. Hier können manchmal fleckige Kalkherde zur Darstellung kommen, was für Knorpelgeschwülste recht charakteristisch ist. Gegenüber der nicht befallenen angrenzenden Spongiosa ist das Enchondrom nur teilweise und unvollständig durch eine reaktive Randsklerose abgegrenzt. Da Enchondrome in den Fingern häufig multipel auftreten, ist bei der Röntgenuntersuchung auf weitere Herde zu achten.

Das dem Pathologen eingesandte Operationsmaterial besteht meistens aus stark zerfetztem Kurettagematerial. In **Abb. 438** ist im Querschnitt ein Enchondrom eines Fingers in seinem ursprünglichen **makroskopischen Aussehen** dargestellt. Der Markraum wird von einem knolligen und teils lappigen Knorpelgewebe eingenommen, das eine charakteristische glänzende und glasige Schnittfläche mit grauweißer Farbe aufweist *(1)*. Stellenweise erkennt man innerhalb des Tumors Blutungen *(2)* und herdförmige Verkalkungen *(3)*. Das Tumorgewebe ist derb-elastisch und kann bei stärkerer Verkalkung hart sein. Es handelt sich meist um kleine Tumoren; in **Abb. 438** ist jedoch der größte Teil des Markraumes der Phalanx vom Tumorgewebe eingenommen. Die Kortikalis *(4)* ist erhalten und an einigen Stellen sklerotisch verdickt *(5)*. Bei größeren Tumoren und Zerstörung der Kortikalis muß die Geschwulst sorgfältig auf Malignität hin untersucht werden. In den an einem solchen Knochen angrenzenden Weichteilen *(6)* können sich die periostalen Chondrome entwickeln (s. Abb. 446).

Viel größere Probleme als in den kurzen Röhrenknochen von Händen und Füßen stellen die *Enchondrome der langen Röhrenknochen*, *Rippen* und *Becken* dar, die allein aufgrund ihrer Lokalisation als fakultativ semimaligne oder gar maligne angesehen werden müssen. In **Abb. 439** kommt **röntgenologisch** ein *Enchondrom des distalen rechten Radius* zur Darstellung. Der Knochen ist im Tumorbereich aufgetrieben und weist eine fleckige Destruktion auf *(1)*. Die Geschwulst scheint die Kortikalis durchbrochen zu haben; denn man erkennt einen Tumorschatten, der sich über die Knochengrenzen hinaus in die angrenzenden Weichteile erstreckt. Die fleckige Verdichtungszone im Innern des Röhrenknochens ist unregelmäßig begrenzt; in der Nachbarschaft ist die Knochenspongiosa stark aufgehellt *(2)*. Die Strukturverdichtungen werden durch Kalkeinlagerungen in das Tumorgewebe hervorgerufen, während die nicht verkalkten Anteile des Tumors als Osteolysen imponieren. Bei Enchondromen der langen Röhrenknochen ist der Röntgenbefund oft zu uncharakteristisch, um mit genügender Sicherheit die exakte Diagnose stellen zu können. So kann ein Knocheninfarkt (s. Abb. 342 u. S. 180) durchaus für ein verkalktes Enchondrom gehalten werden. Besonders in den langen Röhrenknochen treten häufig fleckige Verkalkungen im Tumorareal auf, während Enchondrome der kurzen Röhrenknochen meist auch Aufhellungsherde bilden. Erst eine Knochenbiopsie kann die exakte Diagnose herbeiführen.

Bei *Enchondromen der Rippen* wird gewöhnlich sofort der befallene Rippenabschnitt in toto reseziert und dann einer histologischen Untersuchung zugeführt. In **Abb. 440** ist ein Enchondrom einer Rippe im **Röntgenbild** zu sehen. Der Rippenabschnitt ist stark blasig aufgetrieben, wobei diese „Knochenzyste" außen durch eine schmale Knochenschicht ziemlich gut abgegrenzt ist *(1)*. Im Innern des Tumors finden sich nur spärliche strähnige und fleckige Verdichtungen. Derartige Geschwülste können eine beträchtliche Größe erreichen und haben makroskopisch einen lappigen Aufbau und eine glasige Schnittfläche. Histolo-

Enchondrom 231

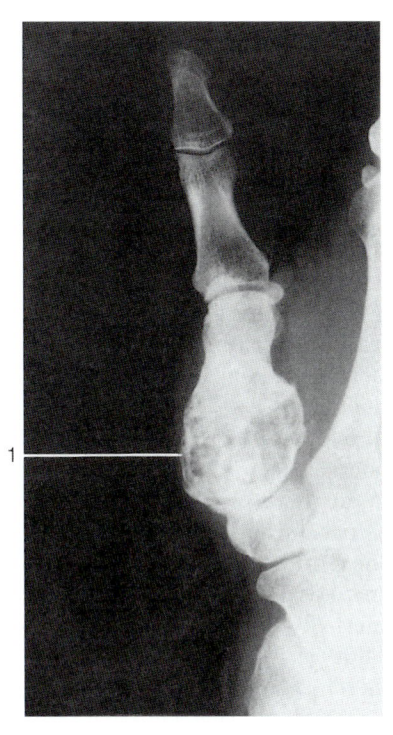

Abb. 437. Enchondrom (1. Os metacarpale)

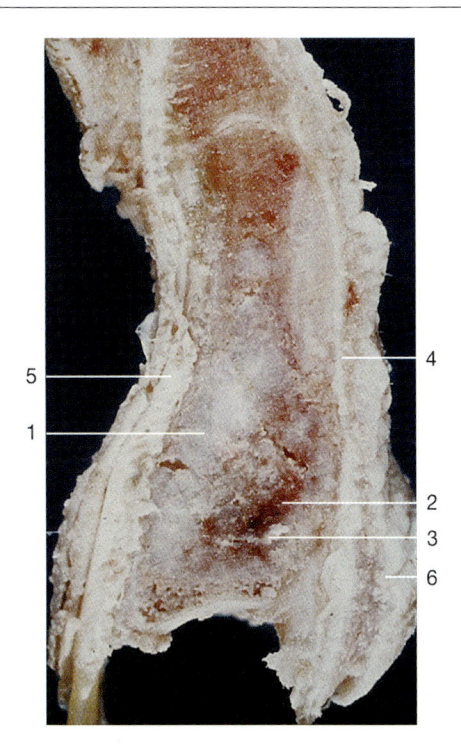

Abb. 438. Enchondrom (Schnittfläche, Kleinfinger)

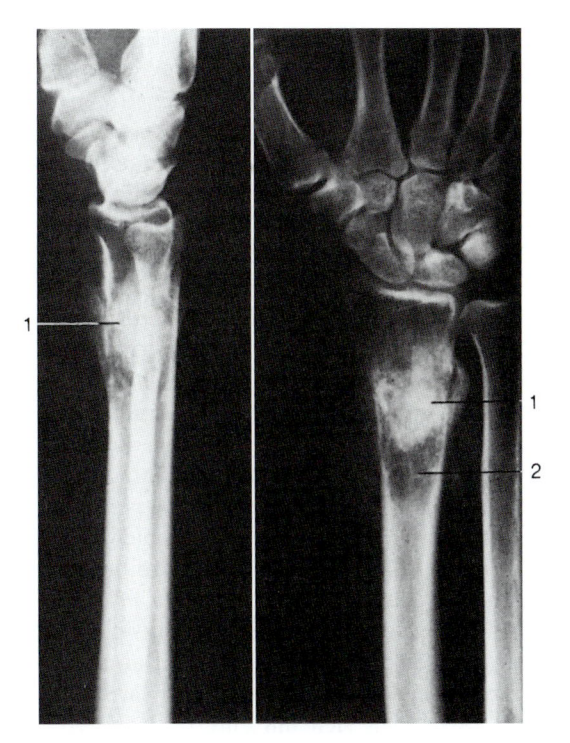

Abb. 439. Enchondrom (distaler Radius)

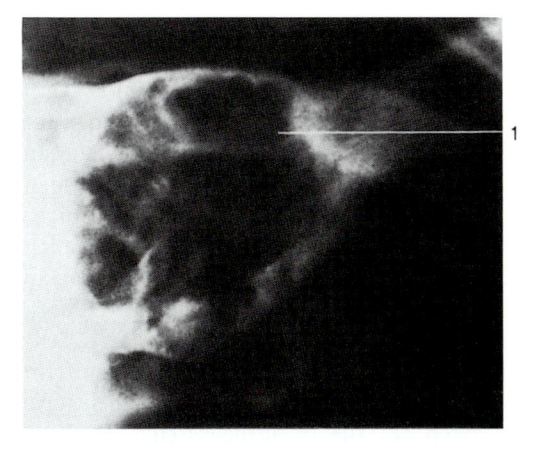

Abb. 440. Enchondrom (Rippe)

gisch muß dabei immer wieder das Zellbild der einzelnen Chondrozyten genau studiert werden, um Malignitätskriterien (Zell- und Kernpolymorphie, Hyperchromasie der Kerne, mehrkernige Zellen, Mitosen, infiltratives Wachstum, Gefäßeinbrüche) auszuschließen.

Die *radiologische Diagnostik* von Enchondromen umfaßt neben dem konventionellen Röntgenbild die Tomographie, Computertomographie und Angiographie. Innerhalb der Geschwulst kommen praktisch keine Gefäße zur Darstellung, da das Knorpelgewebe durch Diffusion ernährt wird. Bei Chondrosarkomen hingegen können Gefäßstrukturen auftreten.

Auf der **histologischen Übersichtsaufnahme** (Abb. 441) durch ein Enchondrom sieht man inmitten des ursprünglichen Spongiosagerüstes des Knochens ein hyalines Knorpelgewebe, das einen deutlichen knotigen und lappigen Aufbau aufweist, was generell für Tumorknorpel sehr charakteristisch ist. Die lappigen Knorpelareale *(1)* sind unterschiedlich groß und haben eine wechselnde Zelldichte. Es handelt sich um Proliferationsknospen, die von Bindegewebesepten oder Knochenzonen gegeneinander abgegrenzt werden *(2)*. Innerhalb dieser Bindegewebesepten verlaufen nur spärliche, zartwandige und teils erweiterte Blutgefäße *(3)*. Der Tumor ist nur schwach vaskularisiert und bildet keine neuen Gefäße oder arteriovenösen Shunts, weshalb im Angiogramm keine pathologischen Gefäße zur Darstellung kommen. In den Außenzonen eines Enchondroms beobachtet man häufig osteosklerotisch verbreiterte Knochenbälkchen *(4)* oder eine osteosklerotisch verdichtete Kortikalis, was auch im Röntgenbild zur Darstellung kommt. Es handelt sich um eine reaktive Osteosklerose, die auf ein langsames, meist gutartiges Tumorwachstum hinweist.

Bei **stärkerer Vergrößerung** (Abb. 442) erkennt man, daß der lappige Aufbau des Tumors auch innerhalb der hyalinen Knorpelareale besteht. Man beobachtet immer wieder Proliferationsknospen *(1)*, in denen die Chondrozyten kleiner und dichter gepackt sind. Die Kerne dieser Knorpelzellen erscheinen pyknotisch und länglich ausgezogen; sie haben einen dichten Chromatingehalt. Es handelt sich um einkernige Knorpelzellen, deren Zellgrenzen unklar sind. Daneben erkennt man im Knorpelgewebe in Gruppen zusammengelagerte Chondrozyten *(2)*, die in ausgeweiteten Brutkapseln gelegen sind. Zweikernige Lakunen kommen vor, sind jedoch selten. Es werden keine Mitosen in den Chondrozyten beobachtet. Zwischen den Gruppen ballonierter Knorpelzellen mit isomorphen rundlichen Kernen liegt ein basophiles Knorpelgrundgerüst *(3)*, das bei stärkerer Degeneration teilweise auch eosinophil sein kann. Vereinzelt können auch gefäßähnliche Spalten beobachtet werden *(4)*. Es muß darauf hingewiesen werden, daß die Zelldichte innerhalb des Tumors wechselt; sie darf nicht als Gradmesser für die Dignität herangezogen werden. Besonders die Enchondrome der kurzen Fußknochen sind oft sehr zellreich, während Chondrosarkome zellarm sein können. Vor allem in der Läppchenperipherie finden sich häufig Gruppen stark ballonierter Chondrozyten, die jedoch einkernig sind und monomorphe Kerne enthalten.

In **Abb. 443** sieht man bei **starker Vergrößerung** die Läppchenperipherie zweier Proliferationsknospen *(1)*. Sie werden durch einen lockeren Bindegewebesaum *(2)* voneinander abgegrenzt. Darin finden sich isomorphe Fibrozyten mit isomorphen Kernen. Ein sarkomatöses Stroma fehlt. Auch Blutgefäße werden innerhalb dieses bindegewebigen Zwischengewebes nur spärlich angetroffen. Die knotigen Knorpelherde sind ziemlich scharf begrenzt. In ihrem Innern finden sich zahlreiche isomorphe Chondrozyten mit Kernen, die rundlich oder ausgezogen sind und einen dichten Chromatingehalt aufweisen. Sie liegen in unterschiedlich weiten Brutkapseln. Nur ganz vereinzelt werden zwei Kerne in einer Brutkapsel beobachtet *(3)*. Das Grundgerüst ist basophil; es kann jedoch manchmal auch eine myxoide Auflockerung aufweisen oder eosinophil degeneriert sein, was keine Rückschlüsse auf die Dignität erlaubt. Mitosen kommen in gutartigen Enchondromen praktisch nicht vor. Ein solches ruhiges Zellbild läßt – unter Berücksichtigung der Lokalisation und des Röntgenbefundes – die Diagnose eines gutartigen Enchondroms zu.

Häufig werden in Enchondromen herdförmige Verkalkungen angetroffen, die im Röntgenbild als mehr oder weniger ausgeprägte Verschattungen sichtbar sind. Einen solchen Verkalkungsherd innerhalb eines Enchondroms erkennt man in **Abb. 444** *(1)*. Im histologischen Schnitt sind diese Herde meist stark zerfetzt. Die Kalkablagerungen erscheinen durch schollige oder spießartige, dunkle Einlagerungen; eine Kossa-Färbung zur Darstellung des Kalkmateriales ist nicht erforderlich. Herdförmige Kalkablagerungen sind charakteristisch für alle Knorpelgeschwülste. Das umgebende tumoröse Knorpelgewebe verhält sich areaktiv *(2)*. Es handelt sich um eine dystrophische Verkalkung.

Es kann außerordentlich schwierig sein, vom histologischen Bild her zwischen einer benignen und malignen Knorpelgeschwulst zu unterscheiden. Hierbei müssen in einer Schnittserie die einzelnen

Enchondrom 233

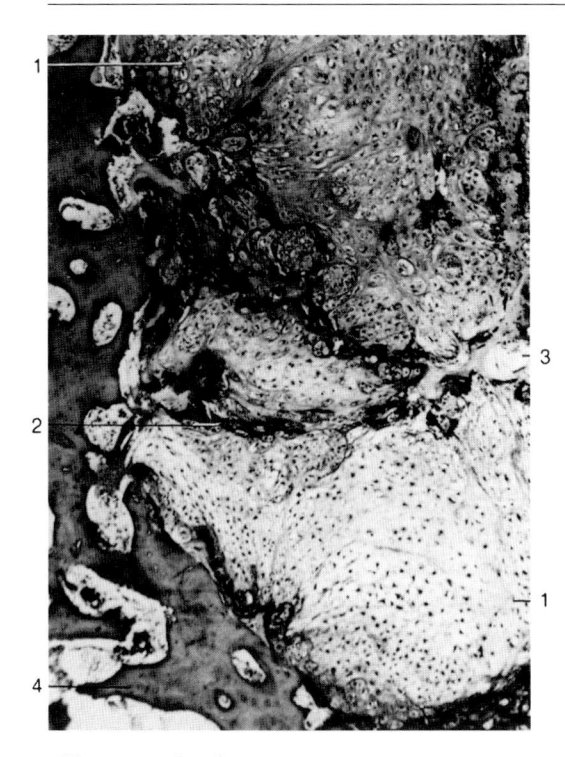

Abb. 441. Enchondrom; HE, 10×

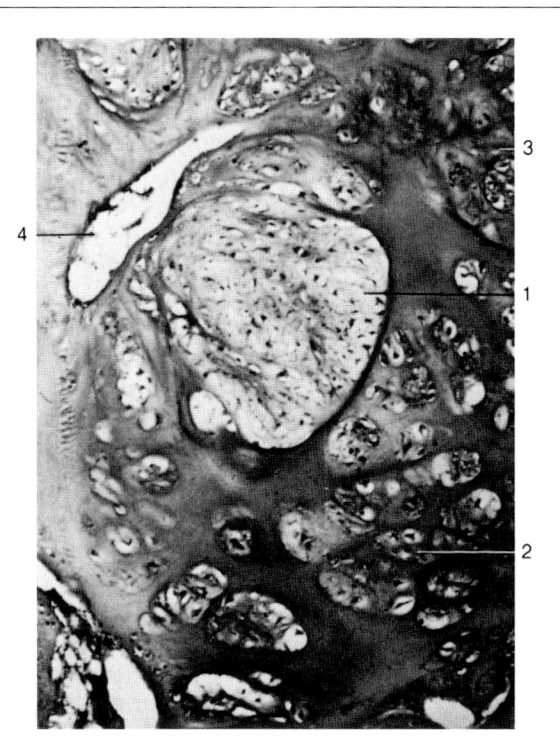

Abb. 442. Enchondrom; HE, 25×

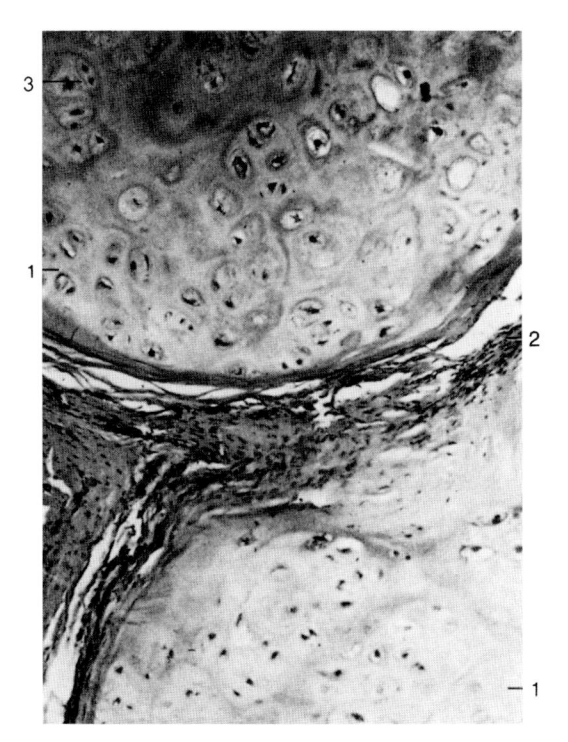

Abb. 443. Enchondrom; HE, 40×

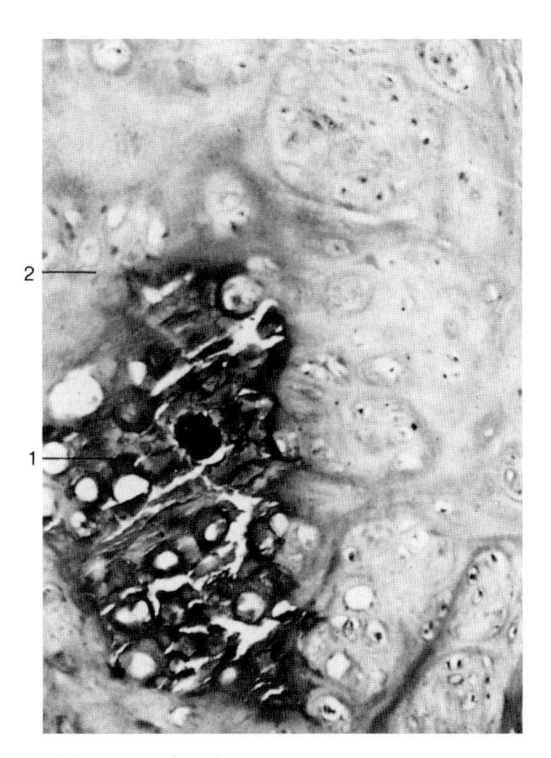

Abb. 444. Enchondrom; HE, 40×

Knorpelareale genau analysiert werden. Große Chondrozyten mit großen dunklen Kernen und Riesenzellen gehören nicht zu einem gutartigen Chondrom. Es muß zusätzlich berücksichtigt werden, daß eine sekundäre maligne Entartung eines zunächst gutartigen Chondroms in bestimmten Tumorabschnitten erfolgt und nicht den ganzen Tumor erfaßt.

Periostales (juxtakortikales) Chondrom (ICD-O-DA-M-9221/0)

Gutartige Knorpelgeschwülste können sich auch außerhalb des Knocheninnern entwickeln, vor allem im periostalen Bindegewebe. Es handelt sich um sog. juxtakortikale oder periostale Chondrome. Sie können die darunter liegende Kortikalis arrodieren, ohne daß sie in die Knochenmarkshöhle einbrechen. Derartige Tumoren sind viel seltener als die zen-tralen Enchondrome. Meistens finden sie sich an den kurzen Röhrenknochen von Händen und Füßen; seltener sind die langen Röhrenknochen oder Rippen betroffen. Es besteht keine topographische Beziehung zur knorpeligen Epiphysenplatte, da die Knorpelproliferation vom Periost ausgeht. Somit kann auch nach der Skelettreife eine Wachstumstendenz fortbestehen, was jedoch kein Anzeichen für Malignität darstellt.

Im **Röntgenbild** der **Abb. 446** ist ein periostales Enchondrom im Bereich der Mittelphalanx des linken Zeigefingers zu sehen *(1)*. Man erkennt eine mächtige Weichteilschwellung, in die fleckige Kalkherde *(2)* eingelagert sind. Diese Veränderungen erstrecken sich über das angrenzende proximale Gelenk *(3)* hinaus. Der kurze Röhrenknochen der Mittel- und Grundphalanx ist von außen her arrodiert *(4)*. Das Innere des Knochens zeigt keine röntgenologischen Veränderungen. Die benachbarte Knochenarrosion kann allerdings zu intraossären Strukturveränderungen des Knochens mit strähnigen Verdichtungen führen. Der Röntgenbefund zeigt jedoch, daß der eigentliche pathologische Prozeß periostal gelegen ist und die Knochenveränderungen lediglich reaktiver Natur sind. Auch eine Aktivitätsanreicherung im Szintigramm darf hierbei nicht auf einen intraossären Knochenprozeß schließen lassen.

Das **histologische Bild** dieser Tumoren ist sehr ähnlich den zentralen Chondromen: In **Abb. 447** erkennt man den für Knorpelgeschwülste charakteristischen lappigen Aufbau. Zwischen den knotigen Knorpelarealen ist häufig keine Bindegewebszone eingelagert *(1)*. Es besteht gewöhnlich ein größerer Zellreichtum als bei den zentralen Chondromen. Die Chondrozyten weisen eine stärkere Pleomorphie und Hyperchromasie ihrer Kerne auf; es kommen mehr doppelkernige Chondrozyten *(2)* vor. Dies weist auf eine gewisse Proliferationstendenz hin, ohne daß damit ein malignes Wachstum angezeigt wird. Klinisch rufen periostale Chondrome Schmerzen hervor (Periostschmerz).

Epi-exostotisches Chondrom

Ein extraossärer Knorpeltumor kann sich auch außer-halb von Knochen und Periost und somit fern vom Knochen in den parostealen Weichteilen entwickeln. Insofern handelt es sich um ein Chondrom der Weich-teile. *Beim epi-exostotisches Chondrom handelt es sich um einen gutartigen Knorpeltumor, der sich außerhalb von Knochen und Periost in den parostealen Weichteilen entwickelt.* Ein solcher Tumor kann leicht radiologisch lokalisiert und operativ entfernt werden.

Der Tumor zeigt sich klinisch mit einer lokalen Schwellung. Dabei sieht man **makroskopisch** – beispielsweise im Bereich eines Fingers (**Abb. 445**) – den Tumor unterhalb der Haut, der gegenüber dem Knochen leicht verschieblich ist (1). Die Haut ist diesem Bereich völlig erhalten. Im **Röntgenbild** (**Abb. 448**) sieht man in den parostealen Weichteilen eine tumoröse Masse (1), in der viele fleckige Kalkablagerungen (2) auffallen, die oft konfluieren. Auf der seitlichen Aufnahme ist eine tiefe Einsenkung des Tumors in die Mittelphalanx des Fingers zu erkennen (3). Der Tumor hat sich somit sowohl in den Weichteilen als auch gegenüber dem Knochen mit langsamen Wachstum ausgedehnt. Radiologisch ist jedoch kein infiltratives und destruktives des Knochens ersichtlich; denn im Bereich der Usur ist der Knochen scharf begrenzt, was auf ein gutartiges Wachstum hinweist.

Das **histologische Bild** enthält ein nodulär aufgebautes tumoröse Knorpelgewebe ohne Malignitätskriterien. Die **Abb. 449** zeigt den Randbereich eines solchen Knorpelknotens (1) mit einer angrenzen-

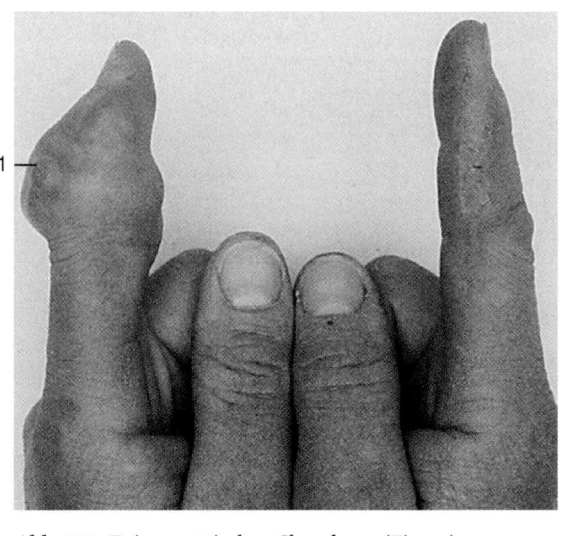

Abb. 445. Epi-exostotisches Chondrom (Finger)

Epi-exostotisches Chondrom 235

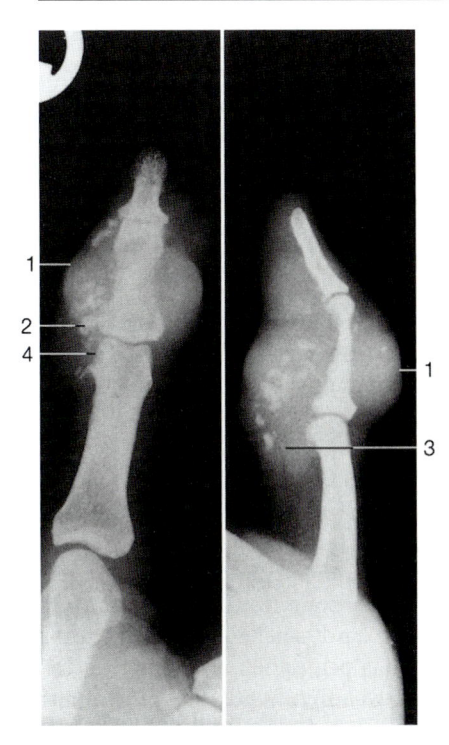

Abb. 446. Periostales Chondrom (linker Zeigefinger)

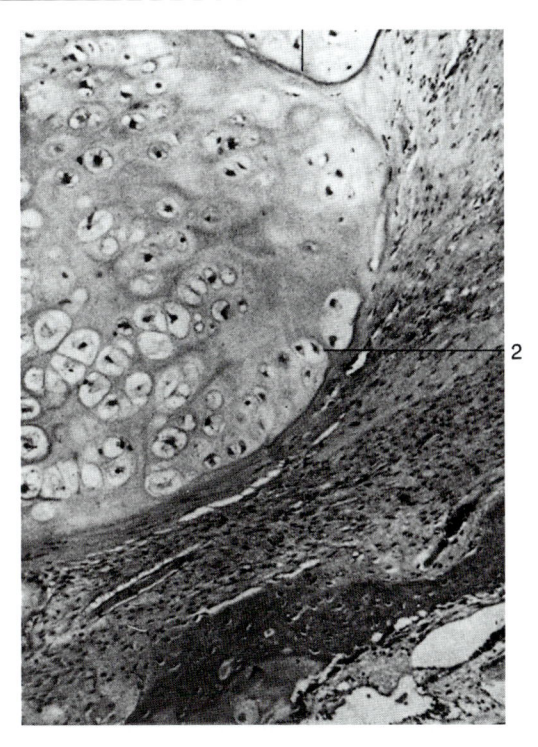

Abb. 447. Periostales Chondrom; HE, 25×

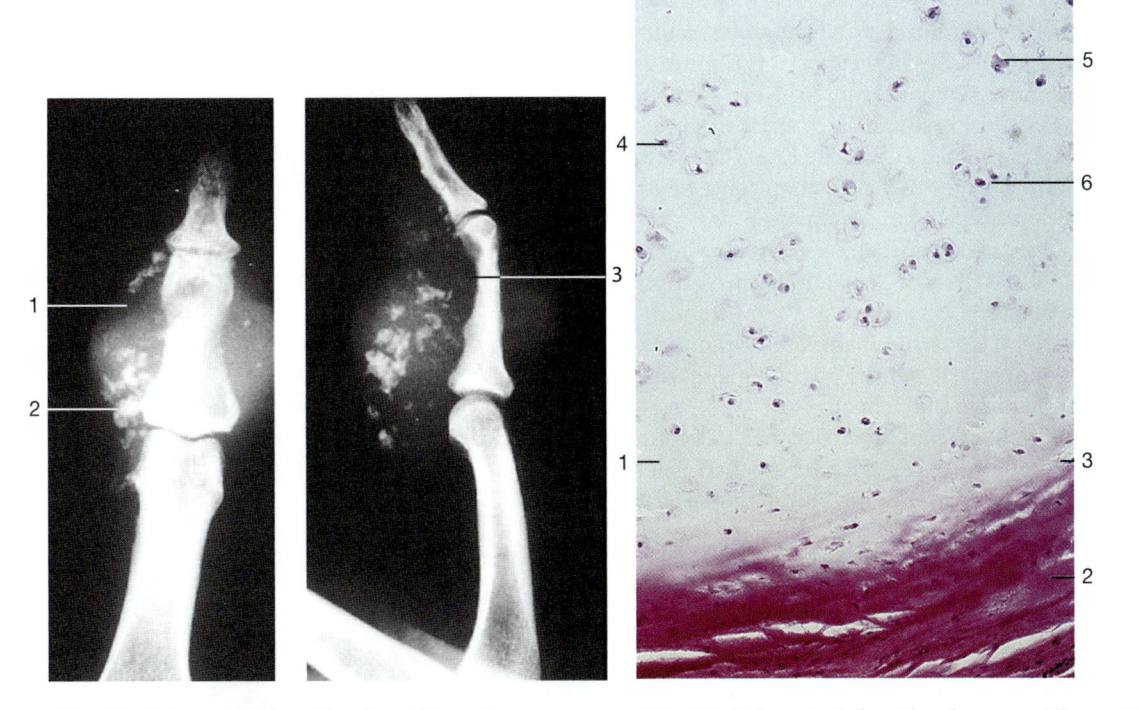

Abb. 448. Epi-exostotisches Chondrom (Finger)

Abb. 449. Epi-exostotisches Chondrom; van Gieson, 40×

den bindegewebigen Kapsel (2). Dadurch wird der Tumor außen scharf abgegrenzt (3), was auf Gutartigkeit hinweist. Innerhalb des eigentlichen knorpeligen Tumorgewebes, das ganz monomorph aufgebaut ist, haben auch die meisten einzelnen Knorpelzellen isomorphe rundliche oder längliche Kerne (4); allerdings werden auch einige Knorpelzellen mit bizarren (5) und zwei Kernen (6) beobachtet. Dies darf allerdings nicht als Malignitätskriterium gedeutet werden und ist vielmehr ein Hinweis auf geringe Proliferation.

Insgesamt handelt es sich beim epi-exostotischen Chondrom um einen harmlosen Tumor der kurzen Röhrenknochen (Finger, Zehen), der nach vollständiger Exstirpation zur Ausheilung führt.

Proliferierendes Chondrom

Bei der diagnostischen Beurteilung von Knorpelgeschwülsten begegnet man immer wieder Tumoren, die aufgrund ihrer Lokalisation als fakultativ maligne einzustufen sind und die im histologischen Bild eine gewisse Kernpolymorphie der Chondrozyten erkennen lassen. Solche Geschwülste hat UEHLINGER als „proliferierende Chondrome" bezeichnet und sie den semimalignen Tumoren zugeordnet. Es sind dies im besonderen die Großchondrome des Beckens, des Schenkelhalses, der proximalen Humerusmetaphyse und der Wirbelsäule; wahrscheinlich handelt es sich hierbei jedoch um Chondrosarkome. In diese Gruppe gehören die multiplen osteokartilaginären Exostosen (s. S. 64) und multiple Enchondrome bei der Olliersche Krankheit (s. S. 62). Beim *Morbus Ollier* treten Enchondrome meist auf einer Skelettseite auf (in Metaphysen und Diaphysen verschiedener Knochen); es bestehen hierbei keine Erblichkeit und kein familiäres Auftreten. In 50% der Fälle entwickelt sich ein Chondrosarkom. Die Koinzidenz von multiplen Enchondromen (Dyschondroplasie) und Hämangiomen wird als *Maffucci-Syndrom* bezeichnet.

Makroskopisch erkennt man beispielsweise im Femur (**Abb. 450**) einen zentral im Knochen gelegenen Tumor (1), der teilweise blutig tingiert ist (2), teilweise aber auch größere weißliche Areale enthält (3), wobei es sich um fibröses Gewebe mit Kalkablagerungen handelt. Dies weist auf einen Knorpeltumor hin. Die angrenzende Kortikalis ist vollständig erhalten (4) und manchmal sogar verdickt (5). Das Tumorwachstum beschränkt sich somit nur auf die intraossäre Spongiosa.

Im **Röntgenbild** der **Abb. 451** sieht man ein großes Chondrom, welches sich im linken Schenkelhals (1) und der Trochanterenebene (2) ausgebreitet hat.

Die Kortikalis ist durchbrochen, und der Tumor erstreckt sich in die Weichteile (3), wobei die Außenkonturen knotig und unscharf begrenzt sind. Der Tumor ist fleckig und schattendicht und zeigt unregelmäßige Verdichtungen sowie fleckige Aufhellungen. **Abb. 452** zeigt die **Röntgenaufnahme** eines proliferierenden Chondrosarkoms im Fibulaköpfchen: Man sieht einen Tumor, der durch ausgedehnte fleckige, zentral intraossäre Kalkherde (1) gekennzeichnet ist. Die Außenkontur des Fibulaköpfchens ist jedoch erhalten (2), was auf ein gutartiges Tumorwachstum hinweist. Eine Periostreaktion ist nicht ersichtlich.

Histologisch handelt es sich um ein nodulär aufgebautes Knorpelgewebe (**Abb. 453**) mit fibrösen Septen zwischen den Knorpelarealen (1) und isomorphen Knorpelzellen (2). Auch im **histologischen Schnitt** der **Abb. 454** liegt der typische lappige Aufbau eines Chondroms vor. Man erkennt die scharfe Abgrenzung eines solchen Knorpelknotens (1). Die einzelnen Lappen haben eine unterschiedliche Gewebereife, wobei ruhende Abschnitte mit reichlich chondroider Zwischensubstanz und locker verteilten isomorphen Chondrozyten mit zellreichen Abschnitten mit erhöhter Zell- und Kernpolymorphie *(2)* und nur spärlich chondromyxomatöser Zwischensubstanz abwechseln. Diese Veränderungen und die Neigung der Knorpelzellen zur Reihen-, Ketten- und Brutkapselbildung sind

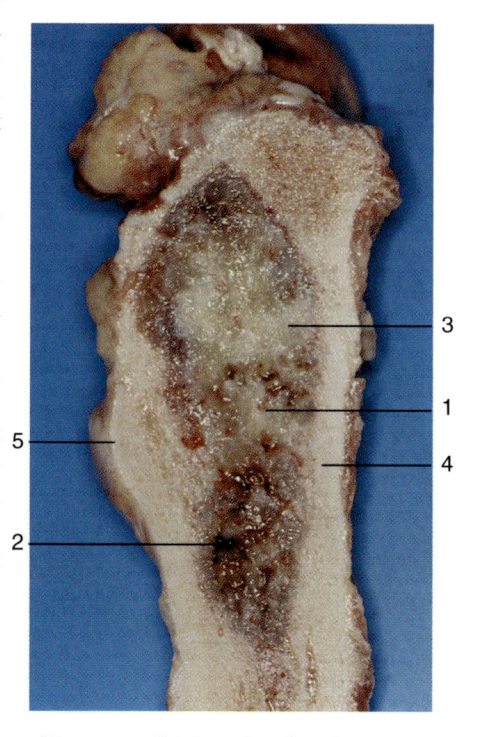

Abb. 450. Proliferierendes Chondrom (Femur)

Proliferierendes Chondrom 237

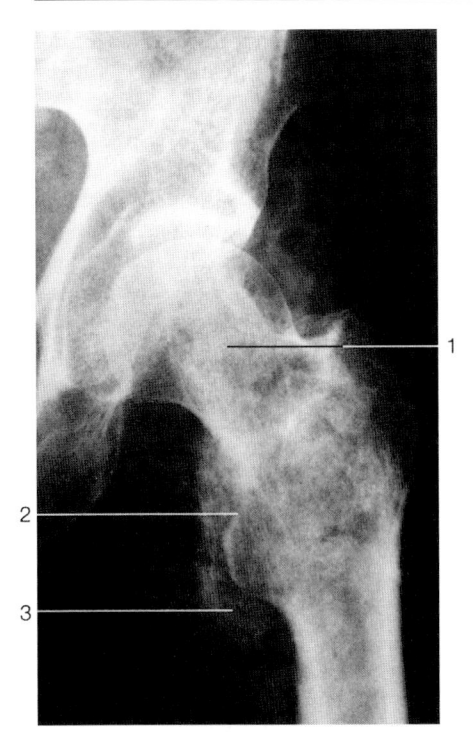

Abb. 451. Proliferierendes Chondrom (linker Schenkelhals)

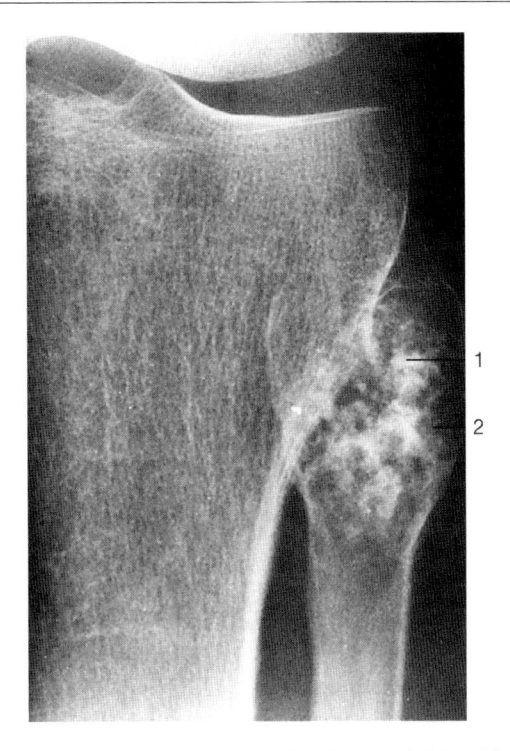

Abb. 452. Proliferierendes Chondrom (Fibulaköpfchen)

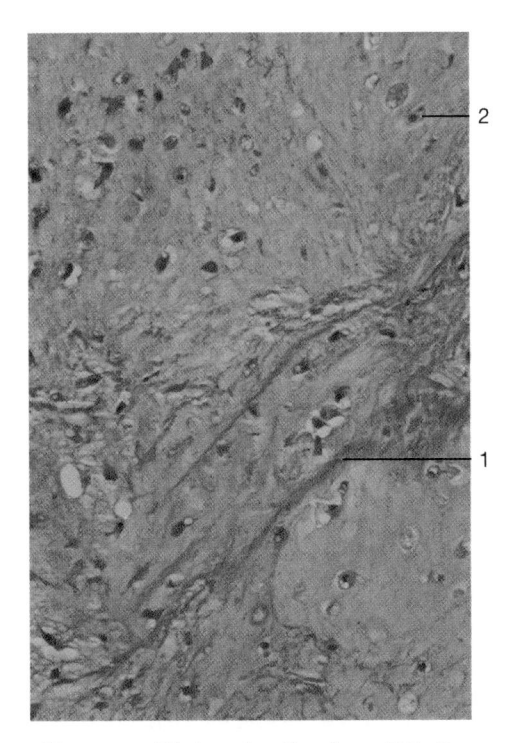

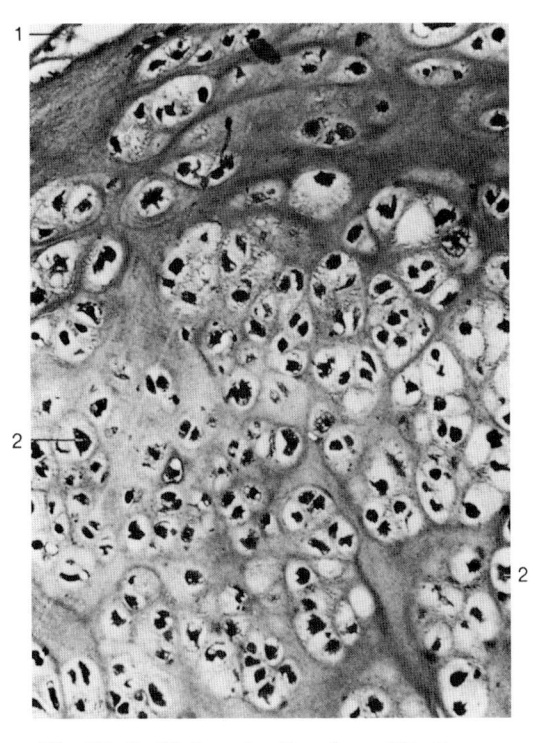

Abb. 453. Proliferierendes Chondrom; HE, 40×

Abb. 454. Proliferierendes Chondrom; HE, 64×

histologische Hinweise auf eine gewisse Proliferationstendenz. Entsprechend dieses semimalignen Wachstums bestehen ein örtlich destruktives Wachstum und die Neigung zu Rezidiven.

Chondroblastom („Codman-Tumor") (ICD-O-DA-M-9230/0)

Das Chondroblastom ist ein seltener gutartiger Knorpeltumor, der weniger als 1% aller Knochengeschwülste ausmacht. *Es handelt sich um eine meist gutartige primäre Knochengeschwulst aus Herden mit polygonalen Chondroblasten und angelagerten osteoklastären mehrkernigen Riesenzellen, die in den Epiphysen entsteht.* Das männliche Geschlecht ist mit 60% häufiger betroffen als das weibliche. In den meisten Fällen macht der Tumor durch Schmerzen auf sich aufmerksam. Diese können über lange Zeit (bis 2 Jahre) bestanden haben, bis der Tumor entdeckt wurde. Die Schmerzen werden oft in die benachbarte Gelenkregion projiziert. Eine Schwellung ist meist nicht sehr ausgeprägt, da Chondroblastome gewöhnlich klein sind. Pathologische Frakturen treten wegen der peripheren Lage des Tumors nur selten auf.

Lokalisation (Abb. 455). Ein Chondroblastom wird meistens in den langen Röhrenknochen angetroffen. Seltener wurden solche Tumoren im Stammskelett (Becken, Wirbelsäule, Rippen, Sternum) und in den Schädelknochen beschrieben. Der Tumor entsteht fast immer in der Epiphyse und kann sich in die benachbarte Metaphyse ausbreiten. Chondroblastome außerhalb der Epiphysenregion sind ungewöhnlich und äußerst kritisch zu bewerten.

Altersverteilung (Abb. 456). Es handelt sich um eine Geschwulst, die vorwiegend bei Jugendlichen auftritt. Ein Drittel der Chondroblastome wurde bei Patienten im 2. Lebensjahrzehnt diagnostiziert. Wie aus **Abb. 456** jedoch hervorgeht, kann ein Chondroblastom auch im höheren Lebensalter beobachtet werden. Auch im frühen Kindesalter kommen diese Geschwülste vor.

Bei der Röntgenuntersuchung ist zunächst die ausgesprochen epiphysäre Lokalisation des Tumors auffällig. Es besteht meist eine ausgedehnte Destruktion des befallenen Knochenbereiches. In **Abb. 457** liegt die **Röntgenaufnahme** eines Chondroblastoms der proximalen Humerusepiphyse vor: Man erkennt im Humeruskopf eine leicht exzentrisch gelegene, zystische Osteolyse, die zu einer leichten Auftreibung dieses Knochenabschnittes geführt hat. Die rundliche Osteolysezone wird teilweise von einer schmalen Randsklerose *(1)* gegenüber dem benachbarten Knochenabschnitt scharf abgegrenzt. An einigen Stellen *(2)* fehlt die Randsklerose. Die Kortikalis *(3)* ist hochgradig verschmälert, jedoch vollständig erhalten. Im Innern der „Knochenzyste" finden sich unregelmäßige trabekuläre Verdichtungen *(4)*, die dem Tumor ein multizystisches Aussehen verleihen können. In einem solchen Chondroblastom können fleckige Verkalkungsherde röntgenologisch zur Darstellung kommen. Diese sind jedoch nie so stark wie bei den verkalkenden Enchondromen der langen Röhrenknochen. Bei hochgradiger Verschmälerung der Kortikalis kann es zu einer leichten knöchernen Periostreaktion kommen, was jedoch selten ist. Der Einbruch in das benachbarte Gelenk ist häufiger möglich. Bei solchen Veränderungen darf nicht auf ein malignes Tumorwachstum geschlossen werden. Differentialdiagnostisch muß ein Chondroblastom gegenüber einem Osteoklastom (s. S. 351) abgegrenzt werden. Bei gleicher Lokalisation sind die reaktiven osteosklerotischen Veränderungen und Kalkschatten des Chondroblastoms für ein Osteoklastom ungewöhnlich.

Meistens werden Chondroblastome ausgekratzt, so daß der Pathologe nur Gewebefragmente zu sehen bekommt. Manchmal kommt aber auch eine en-bloc-Exzision des Tumors zur Einsendung. Das **makroskopische Bild** eines Chondroblastoms der proximalen Humerusepiphyse (wie im Röntgenbild der Abb. 457) ist in **Abb. 458** ersichtlich: Man erkennt einen etwas exzentrisch in der Epiphyse gelegenen Tumor, der ziemlich scharf begrenzt ist. Ein angedeuteter lappiger Aufbau ist offensichtlich. Das eigentliche Tumorgewebe *(1)* hat eine graublaue, teils gelbliche und leicht glänzende Schnittfläche von derb-elastischer Konsistenz. Große Teile des Tumors sind von Blutungen durchsetzt *(2)*. An einigen Stellen finden sich kleine Kalkablagerungen *(3)*. Es werden auch zystische Degenerationsherde beobachtet *(4)*. Der Tumor weist eine unvollständige und unterschiedlich breite Randsklerose auf *(5)*. An einer Stelle *(6)* ist die Kortikalis von dem Tumorgewebe durchbrochen, und es findet sich hier eine deutliche bindegewebige Periostreaktion. Die erhebliche lokale Destruktion des Knochengewebes und der gelegentliche Kortikalisdurchbruch stellen keine Malignitätskriterien dar.

In den meisten Fällen zeigen Chondroblastome ein langsames und wenig aggressives Wachstum; es gibt aber auch Fälle, in denen sich eine ganz erhebliche Zerstörung der Epiphyse im Röntgenbild abzeichnet. Dennoch ist nach bioptischer Abklärung eine radikale Operation nicht nötig. Meistens bewirkt eine ausgiebige Kurettage eine Ausheilung des Tumors. Rezidive sind selten. Eine Strahlenbehandlung ist nicht indiziert.

Chondroblastom („Codman-Tumor") 239

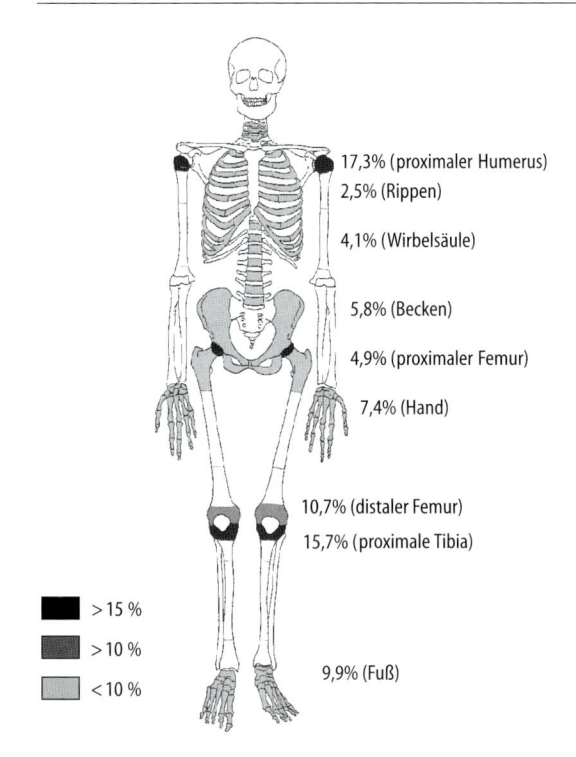

17,3% (proximaler Humerus)
2,5% (Rippen)
4,1% (Wirbelsäule)
5,8% (Becken)
4,9% (proximaler Femur)
7,4% (Hand)
10,7% (distaler Femur)
15,7% (proximale Tibia)
9,9% (Fuß)

■ > 15 %
■ > 10 %
□ < 10 %

Abb. 455. Lokalisation der Chondroblastome (121 Fälle); sonstige: 21,5%

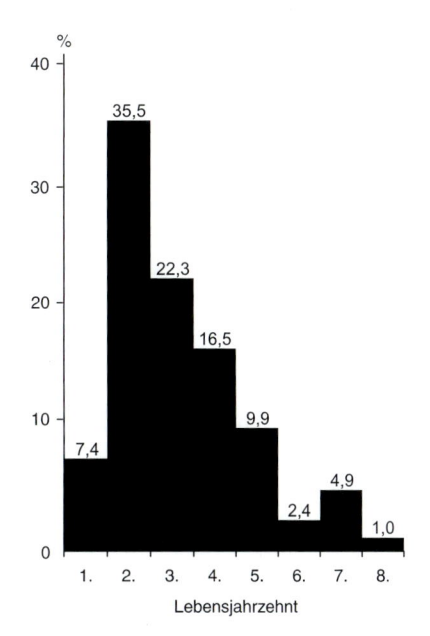

Abb. 456. Altersverteilung der Chondroblastome (121 Fälle)

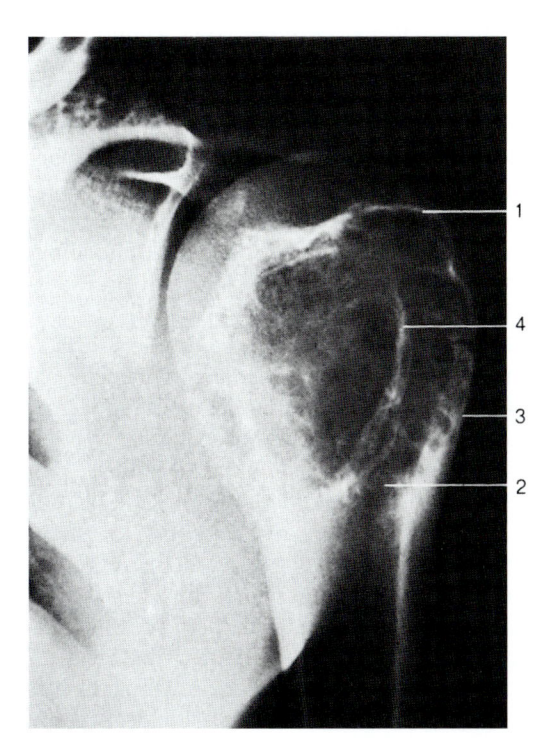

Abb. 457. Chondroblastom (proximale Humerusepiphyse)

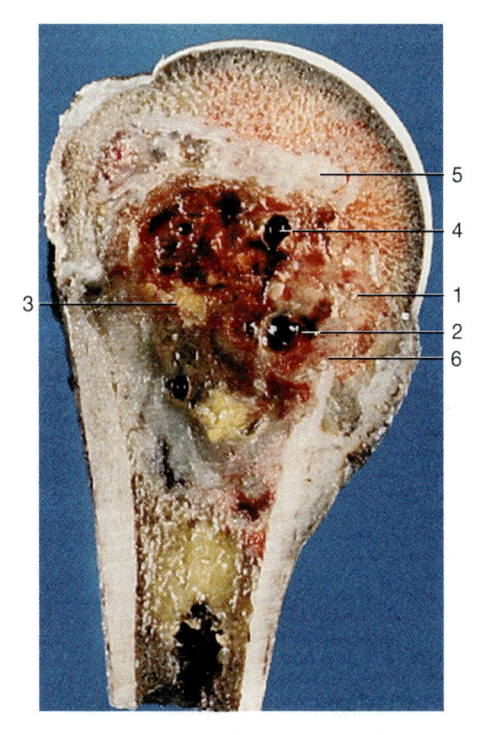

Abb. 458. Chondroblastom (Schnittfläche, proximale Humerusepiphyse)

In der **Röntgenaufnahme** der **Abb. 459** erkennt man ein klassisches Chondroblastom des linken Schenkelhalses. Der Tumor hat auch hier seinen Ausgang in der proximalen Femurepiphyse *(1)* genommen; er hat sich jedoch bis weit in den Schenkelhals ausgedehnt. Hier wird die Geschwulst durch eine feine Randsklerose *(2)* scharf gegenüber dem normalen Knochen abgegrenzt. In diesem Fall ist der gesamte Knochendurchmesser von dem Tumor durchsetzt. Die Kortikalis *(3)* ist hochgradig verschmälert, jedoch überall erhalten. Es findet sich keine erkennbare Periostreaktion. Der Tumor hat überwiegend eine lokale Osteolyse hervorgerufen, ohne daß es zu einer Knochenauftreibung gekommen ist. Die äußeren Konturen des Knochens sind weitgehend regelrecht. Im Innern der Osteolysezone finden sich nur diskrete strähnige und fleckige Verschattungen.

In der **histologischen Übersichtsaufnahme (Abb. 460)** erkennt man ein sehr zellreiches Tumorgewebe mit ungleichmäßig großen, rundlichen, knotigen und lappigen Arealen aus chondroidem Gewebe *(1)*. Damit wird der lappige Aufbau des Tumors gekennzeichnet, der für alle Knorpelgeschwülste charakteristisch ist. Diese chondroiden Herde sind ziemlich scharf begrenzt; in ihrem Randbereich lassen sich mehr oder weniger zahlreiche Riesenzellen erkennen. Zwischen den Knorpelinseln findet sich ein zellreiches Stroma *(2)*, das von wenigen Blutgefäßen durchsetzt wird. Recht typisch für ein Chondroblastom sind herdförmige Kalkeinlagerungen im Tumorgewebe. Im Bereich dieser Verkalkungen lassen sich nur selten Nekrosen nachweisen; manchmal kommt es hier zu einer reaktiven Osteoidbildung.

Bei **stärkerer Vergrößerung (Abb. 461)** sind im wesentlichen zwei unterschiedliche Gewebestrukturen zu unterscheiden. Man erkennt an einer Seite einen großen chondroiden Bezirk *(1)* und daneben ein sehr zellreiches Granulationsgewebe *(2)*. Hierin und in der Grenzzone werden zahlreiche mehrkernige Riesenzellen *(3)* beobachtet. Innerhalb der chondroiden Felder finden sich in ungleichmäßiger Verteilung Zellen, die als Chondroblasten angesprochen werden. Diese Zellen sind rundlich und polygonal und haben ovale oder runde Kerne. In stärker zellulären Bezirken können vorwiegend spindelige Zellen vorkommen. Die Zellkerne sind oft hyperchromatisch und haben ein oder zwei Nukleolen; Mitosen sind ebenfalls vorhanden. Vielfach sind die Kerne eingekerbt. Ein sehr wichtiges diagnostisches Kriterium ist die auffallend scharfe Begrenzung der äußeren Zellmembranen. Diese scharfen Zellbegrenzungen sind jedoch nicht immer sichtbar. Die dunklen Zellkerne sind jedoch meistens von hellen Höfen umgeben, womit eine große Ähnlichkeit mit den Brutkapseln der Chondrozyten besteht. Zwischen diesen Chondroblasten liegt eine chondroide Grundsubstanz, die meist basophil, gelegentlich aber auch eosinophil ist. Hier können mukoide Degenerationsherde oder größere Kalkherde auftreten. Die Besonderheit der histologischen Struktur dieser Geschwulst ist das Vorliegen von zahlreichen mehrkernigen Riesenzellen, die eine Verwechslung mit einem Osteoklastom herbeiführen können. Es handelt sich einerseits um kleine, mehrkernige Riesenzellen in enger Nachbarschaft mit den Chondroblastenfeldern *(3)*, andererseits um größere mehrkernige Riesenzellen im Bereich von Blutungen und Gefäßsinus. Somit werden sowohl Tumorriesenzellen als auch mehrkernige Makrophagen angetroffen. In den Stromaarealen zwischen den chondroiden Feldern *(2)* finden sich viele Spindelzellen mit isomorphen ausgezogenen Kernen. Auch hier werden gelegentlich eine Hyperchromasie und Polymorphie der Kerne sowie einzelne Mitosen beobachtet. Es sind mehrkernige Riesenzellen eingestreut. Diese Unruhe des Zellbildes darf nicht mit einem malignen Tumorwachstum in Verbindung gebracht werden. Das Verhältnis zwischen den chondroiden Herden und dem zellreichen Stroma ist in den einzelnen Chondroblasten unterschiedlich. In einer Knochenbiopsie kann das Stroma durchaus überwiegen, was die histologische Diagnostik beträchtlich erschweren kann. Somit erfordert die Analyse des Chondroblastoms die Untersuchung möglichst zahlreicher Tumorteile und unbedingt auch die Berücksichtigung des jeweiligen Röntgenbildes.

In 17% der Chondroblastome werden zusätzlich Strukturen einer aneurysmalen Knochenzyste (s. S. 434) nachgewiesen. In **Abb. 462** sind derartige Strukturen *(1)* neben den Strukturen eines Chondroblastoms *(2)* sichtbar. Es handelt sich hierbei um eine reaktive Veränderung, die bei der Beurteilung des Röntgenbildes und der Knochenbiopsie in Rechnung gezogen werden muß. Eine Knochenbiopsie aus einer osteolytischen Knochenläsion kann durchaus nur Gewebe einer aneurysmalen Knochenzyste enthalten. Während jedoch die aneurysmale Knochenzyste metaphysär gelegen ist, handelt es sich beim Chondroblastom um eine epiphysäre Läsion.

Chondroblastom („Codman-Tumor") 241

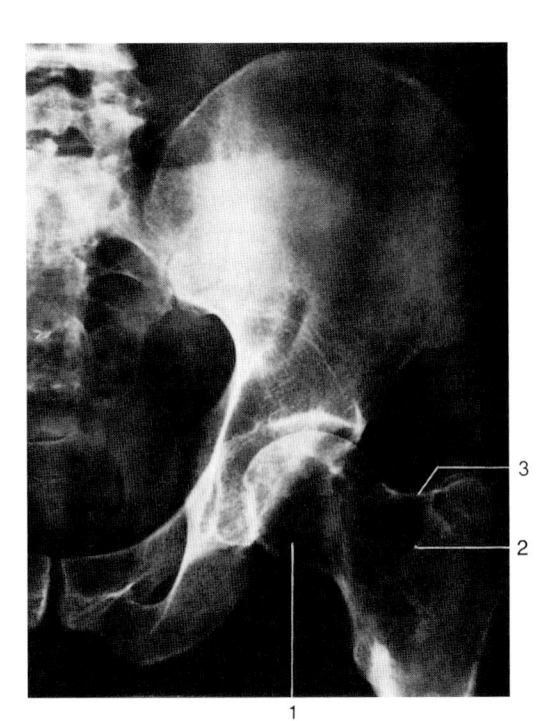

Abb. 459. Chondroblastom (linker Schenkelhals)

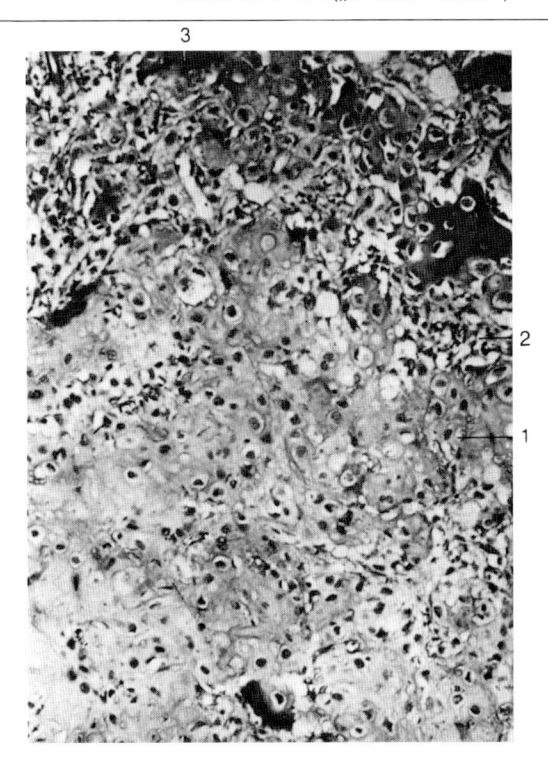

Abb. 460. Chondroblastom; HE, 30×

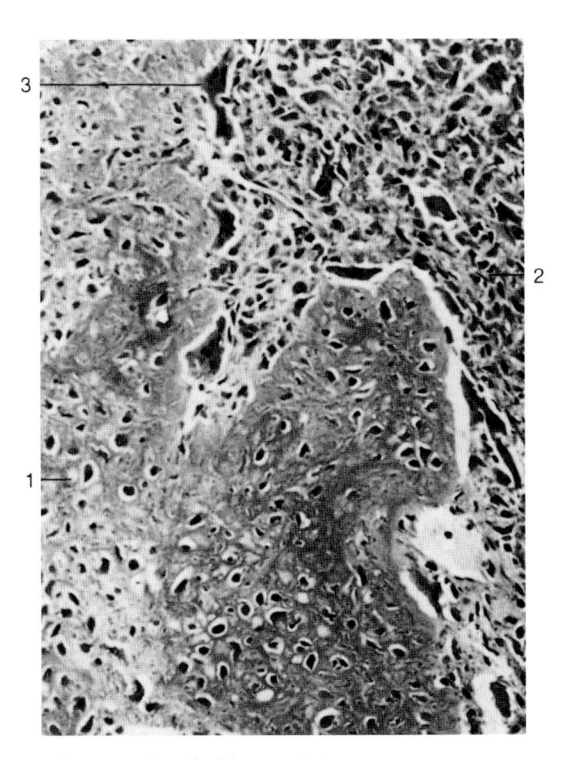

Abb. 461. Chondroblastom; HE, 64×

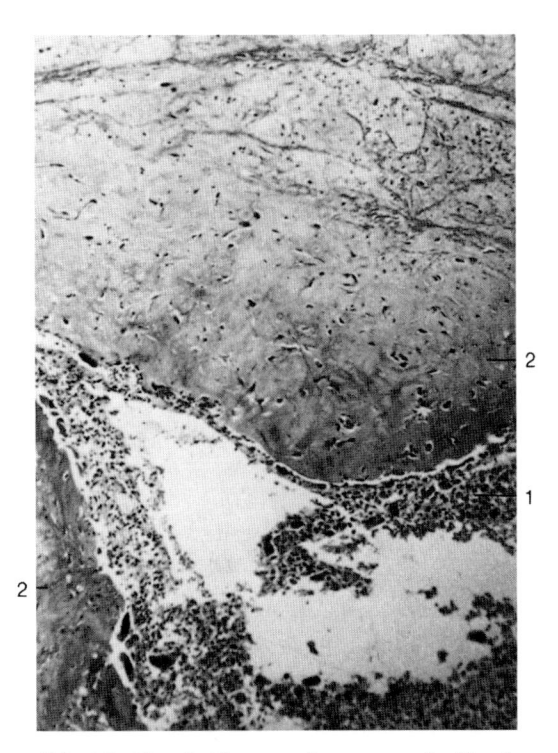

Abb. 462. Chondroblastom mit aneurysmaler Knochenzyste; HE, 40×

Chondromyxoidfibrom (ICD-O-DA-M-9241/0)

Es handelt sich um eine überaus seltene Knochengeschwulst, die knapp 0,5% aller Knochentumoren ausmacht. *Das Chondromyxoidfibrom stellt eine umschriebene gutartige Geschwulst dar, die aus einem teils chondroiden, teils myxoiden Gewebe zusammengesetzt ist und ein lokal invasives Wachstum aufweisen kann.* Dieser Tumor wurde ursprünglich als Chondrosarkom aufgefaßt, da das Gewebebild eine starke Unreife der Tumorzellen zeigt. Heute wird der Tumor als semimaligne Geschwulst eingestuft, die zwar ein örtlich destruktives Wachstum und eine deutliche Neigung zum Rezidiv hat, jedoch keine Metastasen setzt. Der Tumor macht durch ziehende Schmerzen auf sich aufmerksam. Gelegentlich kann eine lokale Schwellung auftreten. Chondromyxoidfibrome können aber auch als Zufallsbefunde bei einer Röntgenuntersuchung entdeckt werden.

Lokalisation (Abb. 463). Typische Chondromyxoidfibrome sind in den Metaphysen gelegen, wobei als Hauptlokalisation die proximalen Metaphysen der langen Röhrenknochen der unteren Gliedmaßen, im besonderen der Tibia, gilt. Als gelegentliche Lokalisationen werden Ulna, Radius, Scapula, Sternum, Calcaneus, Phalangen von Fingern und Zehen, Wirbel, Rippen und Becken angegeben. Wir fanden 16% dieser Tumoren in den kurzen Röhrenknochen, wohingegen alle Untersucher in über zwei Drittel der Fälle die langen Röhrenknochen als Lokalisation angeben. Manchmal sind sowohl die Metaphyse als auch die Epiphyse von dem Tumor eingenommen.

Altersverteilung (Abb. 464). Bevorzugtes Erkrankungsalter sind nach Angaben der Literatur das 2. und 3. Lebensjahrzehnt. Das mittlere Manifestationsalter wird mit 23 Jahren angegeben. Wir fanden unter 80 Chondromyxoidfibromen einen 2. Altersgipfel im 6. Lebenjahrzehnt, wobei das weibliche Geschlecht deutlich überwiegt. Somit kann vermerkt werden, daß diese seltene Knochengeschwulst in jedem Lebensalter angetroffen werden kann.

Das **Röntgenbild** des Chondromyxoidfibroms der langen Röhrenknochen zeigt – je nach Projektion – eine zentrale ovoide metaphysäre Zyste, die mit der Basis an die Epiphysenfuge anschließt und gegen die Diaphyse spitz zuläuft. Charakteristisch ist eine scharf begrenzte, exzentrisch gelegene Osteolyse, die zu einer Knochenauftreibung führen kann. In **Abb. 465** ist ein Chondromyxoidfibrom des rechten Tibiakopfes zu sehen, welches sich durch eine exzentrisch gelegene, ovoide Knochenzyste darstellt. Der Tumor wird durch eine schmale Randsklerose *(1)* scharf begrenzt. Die Innenkonturen des geschwulstigen Defektes sind glatt; eine trabekuläre Innenstruktur fehlt gewöhnlich; schattengebende Verkalkungen oder Verknöcherungen lassen sich nicht nachweisen. Diese Merkmale verleihen dem Chondromyxoidfibrom ein recht typisches Aussehen im Röntgenbild. Der Tumor ist in der Metaphyse der Tibia gelegen, hat jedoch die Epiphysenlinie überschritten und ragt zu einem Teil in die Epiphyse hinein *(2)*. Die unmittelbar angrenzende Kortikalis ist teils verschmälert, teils durch reaktive Osteosklerose etwas verbreitert. Sie ist jedoch völlig erhalten. Eine Periostreaktion ist nicht sichtbar. Somit besteht insgesamt ein Röntgenbefund, der auf eine gutartige Knochenläsion hinweist. Differentialdiagnostisch muß vor allem ein Chondrosarkom (s. S. 248) in Erwägung gezogen und ausgeschlossen werden. Die Chondromyxoidfibrome der kurzen und platten Knochen nehmen meist den ganzen Knochenquerschnitt ein und führen zu knotigen Auftreibungen mit trabekulärer Kammerung.

In **Abb. 466** sieht man das **Röntgenbild** eines Chondromyxoidfibroms der proximalen Tibiametaphyse, welches eine stark exzentrische Lage hat. Man hat hier den Eindruck eines periostalen Prozesses, der zu einer Arrosion der Kortikalis *(1)* von außen her geführt hat. Eine angedeutete randständige Lobulierung und eine marginale Sklerose sind nur schwach nachweisbar. Gegen die umgebenden Weichteile läßt sich in der vorliegenden Aufnahme der Tumor nicht abgrenzen. Solche Chondromyxoidfibrome mit einem extraossären Anteil sind atypisch; sie werden jedoch manchmal beobachtet und sind auch in der Literatur beschrieben. Der Charakter einer solchen tumorösen Knochenläsion kann erst durch eine Knochenbiopsie abgeklärt werden. Exzentrische Lokalisationen zeigen praktisch immer eine uhrglasförmige Vorwölbung der Kortikalis im Röntgenbild, die papierdünn und manchmal kaum mehr sichtbar sein kann; sie ist häufig traubenförmig gestaltet. Eine Periostreaktion ist meistens nicht vorhanden. Unbehandelte Chondromyxoidfibrome können die Kortikalis durchbrechen und an benachbarten Knochen Drucksuren hervorrufen. In kurzen Röhrenknochen ist eine spindelige Knochenauftreibung typisch.

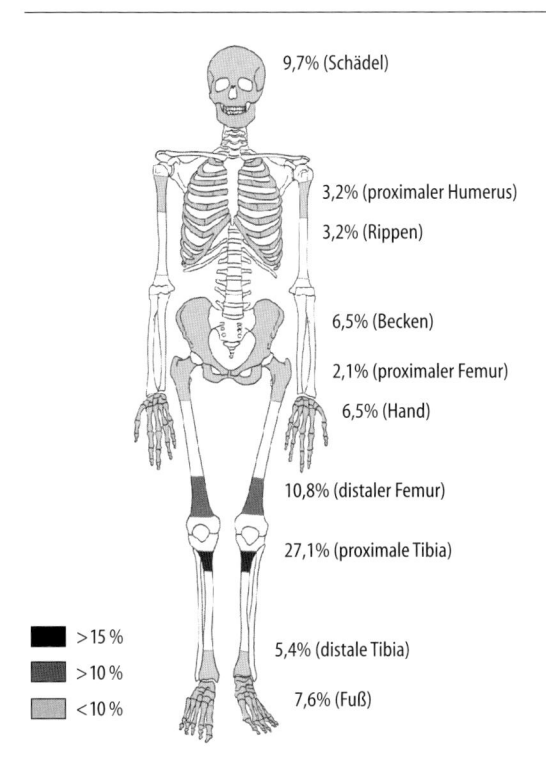

Abb. 463. Lokalisation der Chondromyxoidfibrome (92 Fälle); sonstige: 17,3%

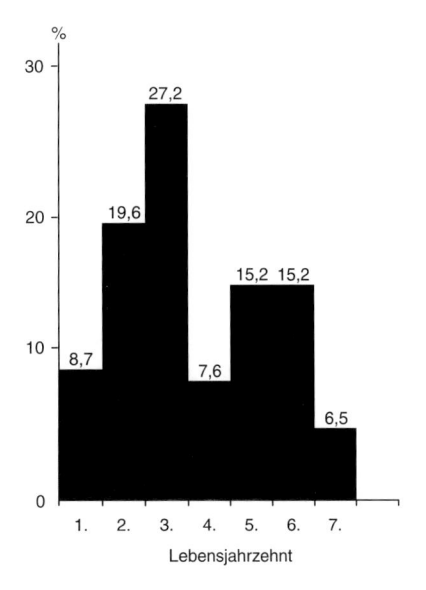

- 9,7% (Schädel)
- 3,2% (proximaler Humerus)
- 3,2% (Rippen)
- 6,5% (Becken)
- 2,1% (proximaler Femur)
- 6,5% (Hand)
- 10,8% (distaler Femur)
- 27,1% (proximale Tibia)
- 5,4% (distale Tibia)
- 7,6% (Fuß)

- >15%
- >10%
- <10%

Abb. 464. Altersverteilung der Chondromyxoidfibrome (92 Fälle)

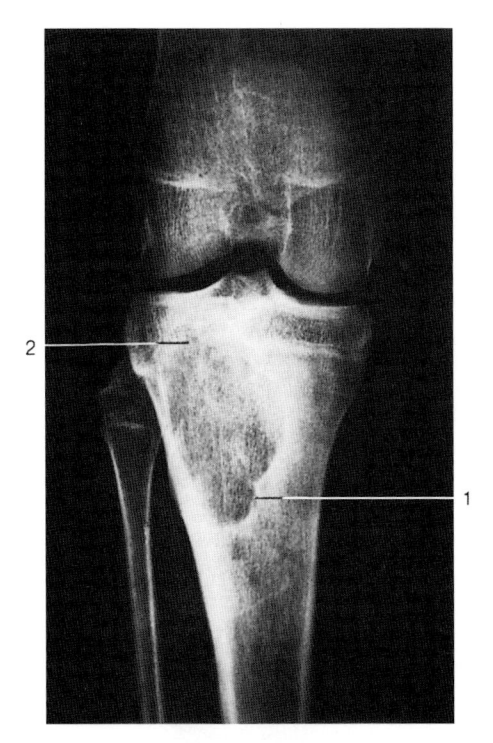

Abb. 465. Chondromyxoidfibrom (rechter Tibiakopf)

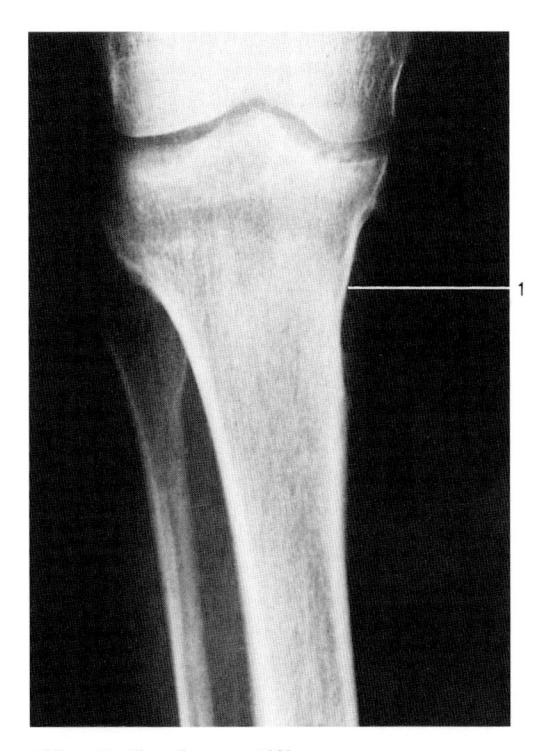

Abb. 466. Chondromyxoidfibrom (proximale Tibiametaphyse)

Das **Röntgenbild** in **Abb. 467** zeigt ein Chondromyxoidfibrom des 1. rechten Os metatarsale *(1)*: Der befallene proximale Knochabschnitt ist allseits spindelförmig aufgetrieben, wobei die seitliche Kortikalis von innen her hochgradig verschmälert, jedoch erhalten ist. Nach distal zu wird die Geschwulst von einer Randsklerose *(2)* scharf abgegrenzt. Im Innern des Herdes findet sich eine diffuse Verschattung mit kleinen fleckigen Aufhellungen; Kalkeinschlüsse lassen sich nicht nachweisen. Der Tumor liegt in der proximalen Metaphyse und scheint über die Epiphysenfuge *(3)* auf die Epiphyse übergegriffen zu haben.

Ein recht typischer **Röntgenbefund** eines Chondromyxoidfibroms liegt in **Abb. 468** vor: In der linken distalen Femurmetaphyse sieht man eine stark exzentrisch gelegene zystische Läsion *(1)*, die nach innen zu von einer kräftigen, girlandenförmigen Randsklerose *(2)* scharf abgegrenzt wird. Die Kortikalis ist hochgradig verschmälert und weit nach außen vorgebuchtet *(3)*. Im Innern der Läsion finden sich einige trabekuläre Verdichtungen, jedoch keine fleckigen Kalkschatten. Die exzentrische Lage und das zystenartige Aussehen der Geschwulst wird in **Abb. 469** auch auf der **seitlichen Röntgenaufnahme** deutlich: Eine schmale Randsklerose *(1)* grenzt die Läsion scharf ab. Der Herd wölbt sich dorsal nach außen vor *(2)* und ist hier polyzystisch gestaltet. Durch innere trabekuläre Verdichtungen ist ein traubenförmiges Aussehen entstanden, das bei etwa 40% der Chondromyxoidfibrome beobachtet wird. Insgesamt spricht ein solcher Röntgenbefund für eine gutartige Läsion.

In **Abb. 470** ist das **Röntgenbild** eines Chondromyxoidfibroms des distalen Humerus zu sehen. Wieder zeigt sich eine „Knochenzyste" *(1)*, die scharf abgegrenzt im Knochen gelegen ist. Die Kortikalis ist von innen her ungleichmäßig verschmälert *(2)*, jedoch erhalten. Dieser Knochenabschnitt ist leicht aufgetrieben. Eine Periostreaktion besteht nicht. Im Innern finden sich einige diffuse Verdichtungen, aber keine Kalkschatten. Ein Durchbruch durch die Kortikalis gehört nicht zu einem reinen Chondromyxoidfibrom. In einem solchen Tumor kann sich manchmal als Sekundärphänomen eine aneurysmale Knochenzyste (s. S. 434) entwickeln und die Kortikalis an einer Seite durchdringen. Röntgenologisch erweckt dies leicht den Verdacht auf Malignität, was durch eine Biopsie abgeklärt werden muß.

Histologisch ist der lappige Aufbau des Tumorgewebes für diese Knorpelgeschwulst charakteristisch. In **Abb. 471** sieht man ein großes, myxomatös aufgelockertes Areal *(1)*, in dem unscharf begrenzte Zellen mit bizarren Kernen in einem lockeren Verband gelegen sind. Die Kerne sind teils spindelig ausgezogen *(2)*, teils rundlich und zipfelig *(3)*. Sie haben eine unterschiedliche Größe und sind chromatinreich. Mitosen werden nicht beobachtet. An dieses Knorpelläppchen angrenzend findet sich ein sehr zellreiches bindegewebiges Stroma *(4)* mit Fibrozyten, Fibroblasten und lymphoiden Zellen. Es lassen sich darin zahlreiche Gefäße *(5)* erkennen. Die manchmal beträchtliche Polymorphie und Hyperchromasie der Zellkerne in den myxomatösen Arealen darf nicht zur Diagnose einer malignen Geschwulst (z. B. Chondrosarkom, s. S. 248) führen. Insgesamt zeigt der Tumor meist ein recht typisches histologisches Bild, und in Verbindung mit dem Röntgenbefund kann die korrekte Diagnose meist gefunden werden. Es gibt aber auch Fälle mit einem atypischen histologischen Aussehen, wobei im Biopsiematerial Strukturen eines Chondroblastoms (s. S. 238) oder einer aneurysmalen Knochenzyste (s. S. 434) vorherrschen oder der Eindruck eines Myxosarkoms besteht. Auch regressive Veränderungen des Tumorgewebes mit Hyalinisierungen können diagnostische Probleme aufwerfen.

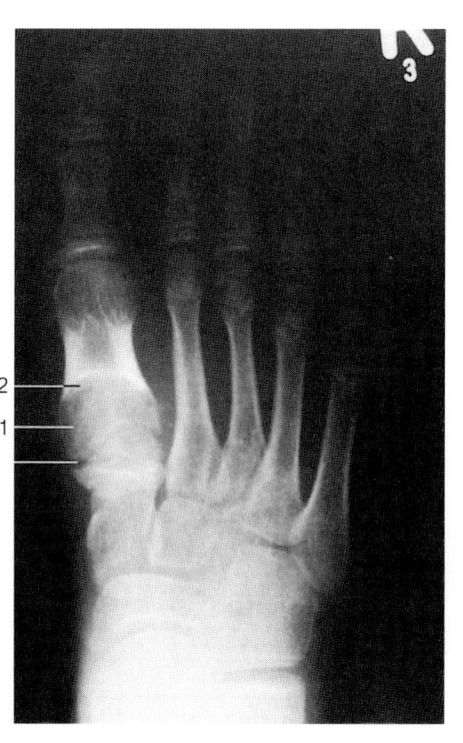

Abb. 467. Chondromyxoidfibrom (1. rechtes Os metatarsale)

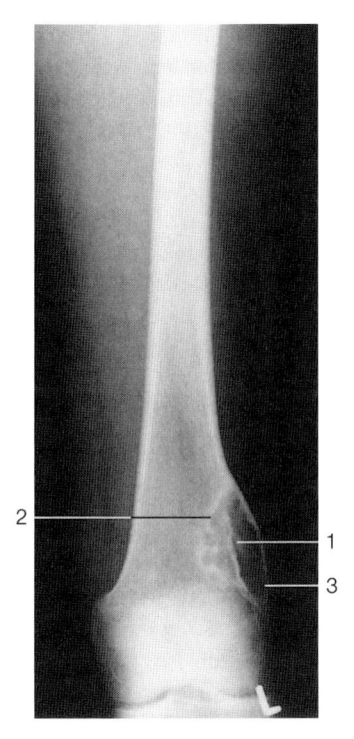

Abb. 468. Chondromyxoidfibrom
(linke distale Femurmetaphyse, a.p. Aufnahme)

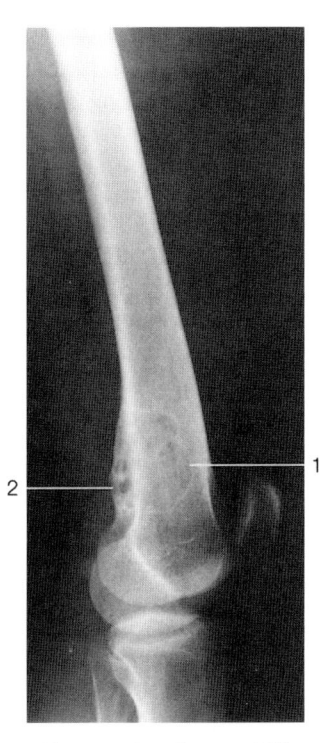

Abb. 469. Chondromyxoidfibrom
(linke distale Femurmetaphyse, seitliche Aufnahme)

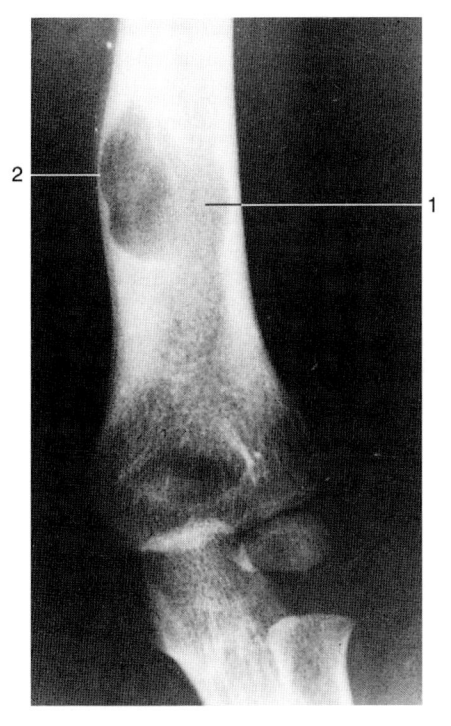

Abb. 470. Chondromyxoidfibrom (distaler Humerus)

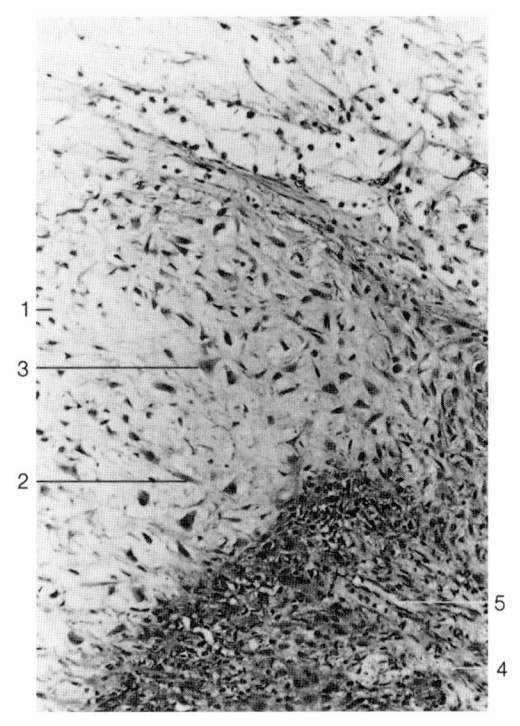

Abb. 471. Chondromyxoidfibrom; HE, 82×

Histologisch kann bei einem Chondromyxoidfibrom die Unterscheidung zwischen gutartigem und bösartigem Tumorwachstum schwierig sein. Wie aus der **histologischen Übersichtsaufnahme** der **Abb. 472** hervorgeht, zeigt das Schnittbild einen sehr markanten lappigen Aufbau mit unterschiedlich großen, rundlichen Noduli *(1)*. Es wird bestimmt durch die Mischung unreifer zelldichter Felder *(2)* mit myxomatös und chondroid ausdifferenzierter Abschnitten *(3)*. Das histologische Strukturbild kann innerhalb eines Chondromyxoidfibroms sehr unterschiedlich sein und auch von Tumor zu Tumor stark wechseln. Myxomatöse, fibröse und chondroide Zonen und Felder sind unterschiedlich stark ausgeprägt; die chondroiden Elemente können manchmal nur in kleinen Herden nachgewiesen werden, manchmal bestimmen sie das histologische Bild und geben zur Verwechslung mit einem Chondrosarkom Anlaß.

Auch bei **stärkerer Vergrößerung (Abb. 473)** kommt der lappige und knotige Aufbau der Geschwulst zur Darstellung. Die Läppchenzentren der chondroiden Areale *(1)* bestehen aus einem lockeren weitmaschigen Netzwerk aus bipolaren spindeligen und multipolaren sternförmigen Zellen, die an der Läppchenperipherie dichter konzentriert sind. Dieser dichte, mantelförmige Zusammenschluß der Tumorzellen an den Rändern der Läppchen und Knoten ist ein wichtiges histologisches Charakteristikum für das Chondromyxoidfibrom. Allerdings kann eine solche Verteilung der Tumorzellen auch manchmal in einem Chondrosarkom vorkommen, was bei der Diagnostik bedacht werden muß. Schon bei der **mittleren Vergrößerung (Abb. 473)** erkennt man, daß die dicht gepackten Tumorzellen ein helles Zytoplasma und ziemlich scharfe Zellmembranen haben und damit den Knorpelzellen beim Chondroblastom ähnlich sind (s. S. 238). Die Zwischensubstanz in den chondroiden Arealen ist teils schleimig, teils chondroid. In den myxomatösen Abschnitten ist die Interzellularsubstanz in der Regel PAS-negativ, da die Proteoglykane wahrscheinlich durch Wasser ersetzt worden sind. Zwischen den chondroiden Noduli finden sich dichte Stromaareale *(2)* aus Spindelzellen und einigen Gefäßschlingen *(3)*. Bei stärkerer Vaskularisation kann der Eindruck einer aneurysmalen Knochenzyste (s. S. 434) entstehen. Die Spindelzellen haben isomorphe Kerne. Mitosen sind sehr selten. Manchmal hat sich im interlobulären Stroma Osteoid oder auch Faserknochengewebe ausdifferenziert. An einigen Stellen lassen sich Ansammlungen lymphoider Rundzellen *(4)* erkennen.

Bei **starker Vergrößerung (Abb. 474)** wird deutlich, daß die chondroiden knotigen Areale ziemlich scharf begrenzt sind *(1)*. Innerhalb der Noduli findet sich ein lockeres Netzwerk aus chondroiden Zellen, die zuweilen multipolare Zellgrenzen mit Zytoplasmafortsätzen aufweisen. Die Zellkerne sind teils rundlich-oval, teils gestreckt ausgezogen. Sie sind meist sehr klein und dicht angefärbt und wirken oft pyknotisch. Es besteht keine auffällige Kernpolymorphie. Mitosen kommen nicht vor. Das Zwischengewebe ist manchmal herdförmig myxomatöse aufgelockert *(2)*, wobei diese Zonen PAS-negativ sind; die Alcian-Blau-Färbung ist hier jedoch meist positiv. Zwischen den Lobuli findet sich ein Streifen eines aufgelockerten, spindelzelligen Stromas *(3)*. Darin lassen sich Blutgefäße erkennen. An einer Stelle hat sich innerhalb dieses Stromas Faserknochen *(4)* ausdifferenziert. Häufig werden im Zwischengewebe in unmittelbarer Nachbarschaft zu den chondroiden Lobuli zahlreiche mehrkernige Riesenzellen angetroffen. Im Verlauf des Reifungsprozesses des Chondromyxoidfibroms nehmen Grundsubstanz und Kollagenfasern zu. In der Peripherie des Tumors ist das Tumorgewebe manchmal durch eine bindegewebige Kapsel scharf gegen den Knochen abgegrenzt. Bei dem langsamen Geschwulstwachstum kommt es hier oft zu einer reaktiven Knochenneubildung, die die Randsklerose ausmacht und meist im Röntgenbild (s. Abb. 465) sichtbar ist.

In **Abb. 475** sieht man bei **starker Vergrößerung** einen Ausschnitt aus einem chondroiden Herd eines Chondromyxoidfibroms. Auffallend ist die starke myxoide Auflockerung des Gewebes *(1)*. Die Tumorzellen haben teils rundliche, teils ausgezogene Kerne und ein eosinophiles Zytoplasma. An einer Stelle erkennt man eine mehrkernige Riesenzelle *(2)*. Es kann ungemein schwer sein, aus dem Röntgenbefund und dem histologischen Schnittbild ein Chondromyxoidfibrom exakt zu klassifizieren. Mischformen von Chondromyxoidfibromen, Chondroblastomen und chondromatösen Riesenzellgeschwülsten wurden beschrieben. Der Tumor kann manchmal im Markraum weit über die röntgenologisch sichtbaren Grenzen vorgedrungen sein. Innerhalb des Tumorgewebes kommen nur spärliche Verkalkungsherde vor. Neben kollagenen Fasern lassen sich reichlich Gitterfasern histochemisch nachweisen.

Chondromyxoidfibrom 247

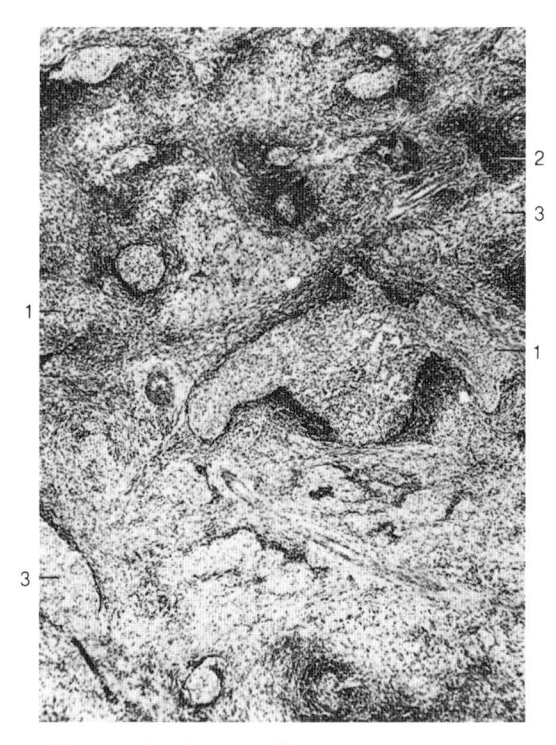

Abb. 472. Chondromyxoidfibrom; HE, 20×

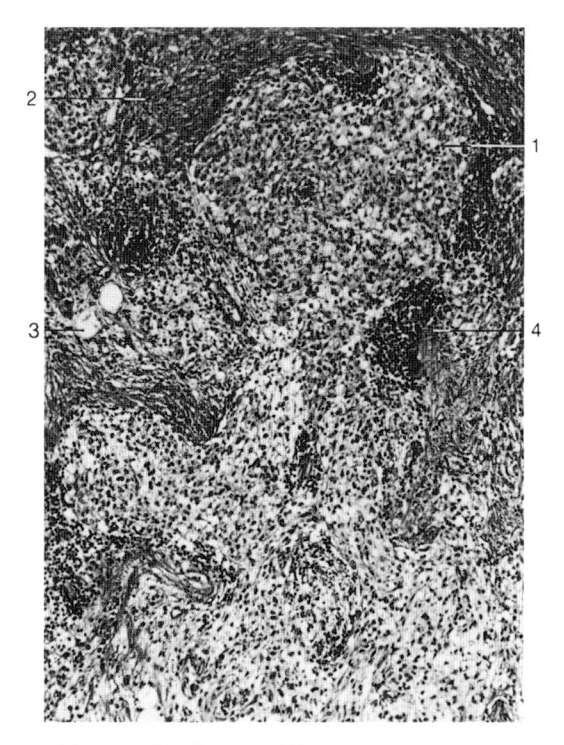

Abb. 473. Chondromyxoidfibrom; HE, 40×

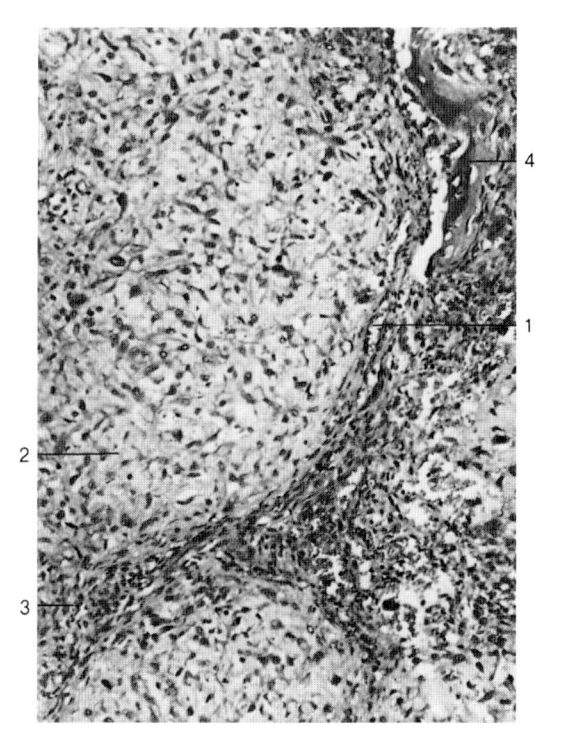

Abb. 474. Chondromyxoidfibrom; HE, 64×

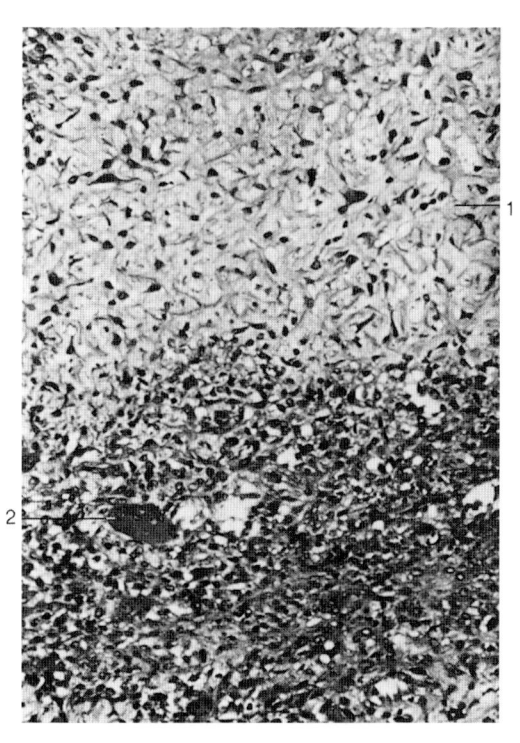

Abb. 475. Chondromyxoidfibrom; HE, 82×

Chondrosarkom (ICD-O-DA-M-9220/3)

Das Chondrosarkom ist ein maligner Knochentumor, der aus dem Knorpelgewebe des Skeletts entsteht und sich aus atypischem Knorpelgewebe und wenig Bindegewebe zusammensetzt. Diese maligne Form der Knorpelgeschwülste kann sich spontan und direkt aus dem ortsständigen Knorpelgewebe entwickeln (**primäres Chondrosarkom**) oder aus einer zunächst gutartigen Knorpelgeschwulst hervorgehen (**sekundäres Chondrosarkom**). Der Tumor weist ein langsames Wachstum auf; entsprechend haben die Patienten meistens eine lange Anamnese, wobei Schmerzen und eine lokale Schwellung oft die einzigen Symptome sind. Wegen der unspezifischen Symptomatik werden Chondrosarkome oft lange falsch behandelt und spät diagnostiziert. Die Geschwulst hat die Neigung, in Gefäße einzubrechen und lange intravasale Tumorzapfen zu bilden. Metastasen treten erst spät auf; sie sind vor allem in der Lunge zu erwarten. Regionäre Lymphknotenmetastasen sind sehr selten. Bei unvollständiger Tumorentfernung besteht eine starke Neigung zu Rezidiven. Selbst bei einer Tumorbiopsie kann es zu Implantationsmetastasen im Biopsiekanal kommen.

Lokalisation (Abb. 476). Die meisten primären Chondrosarkome entwickeln sich zentral in der Epiphyse der langen Röhrenknochen und breiten sich in die Metaphysen aus. Hauptlokalisation ist das Stammskelett einschließlich Schultergürtel, proximaler Femur und proximaler Humerus (44,3%); darunter ist das Becken am häufigsten betroffen (14,2%). Relativ häufig ist die Geschwulst auch in den Rippen und dem proximalen Femur lokalisiert. Ein weiterer Prädilektionsort ist die Knieregion. Nur selten wird ein solcher Tumor in den kurzen Röhrenknochen von Händen und Füßen angetroffen. Bemerkenswert ist der sehr viel häufigere Befall der proximalen Enden von langen Röhrenknochen als der distalen. In seltenen Fällen kann sich ein Chondrosarkom außerhalb des Skeletts (in den Weichteilen, im Kehlkopf, in Gelenkkapseln u. a.) entwickeln.

Altersverteilung (Abb. 477). Chondrosarkome werden in jedem Lebensalter in etwa gleicher Häufigkeit beobachtet. Das Durchschnittsalter der Patienten beträgt 46 Jahre. Bei Kindern und Jugendlichen kommt der Tumor verhältnismäßig selten vor. Hingegen sind sekundäre Chondrosarkome bei jüngeren Patienten häufiger als bei älteren. Wir fanden einen Altersgipfel im 6. Lebensjahrzehnt. Das männliche Geschlecht ist etwas häufiger betroffen als das weibliche.

Unter sämtlichen malignen Knochentumoren steht das Chondrosarkom mit 16% der Fälle nach dem Plasmozytom und dem Osteosarkom an dritter Stelle der Häufigkeit. Seine Prognose ist deutlich besser als beim Osteosarkom; die 5-Jahres-Überlebenszeit wird mit 21–76% angegeben, wobei der Differenzierungsgrad eine Rolle spielt. Die adäquate Therapie ist die vollständige Tumorentfernung durch en-bloc-Resektion, Amputation oder Exartikulation. Eine Strahlentherapie ist wirkungslos und deshalb nicht angezeigt; auch eine zytostatische Therapie zeigte bislang keine Erfolge.

Im **Röntgenbild** zeigen die meisten Chondrosarkome ein malignes Tumorwachstum an. Bei einem zentralen Chondrosarkom imponiert vor allem eine mottenfraßähnliche Osteolyse; knollige Geschwulstknoten wachsen schnell über die Knochengrenzen hinaus. In **Abb. 478** sehen wir ein Chondrosarkom der proximalen rechten Humerusmetaphyse bei einem 13 Jahre alten Jungen: Der gesamte Knochenabschnitt wird von dunklen, wolkigen Verschattungen durchsetzt; ihre Begrenzung zum Schaft *(1)* ist unscharf. Der Tumor scheint die Epiphysenfuge durchbrochen zu haben und ist in die Epiphyse eingedrungen *(2)*. Er hat auch die Kortikalis durchbrochen und zu einer knöchernen Periostreaktion in Form von sog. *Spicula (3)* geführt. Es ist ein deutlicher Tumorschatten in den Weichteilen sichtbar *(4)*. Im peripheren Tumorbereich kommt ein sog. *Codmansches Dreieck (5)* zur Darstellung, was für expansiv wachsende maligne Knochentumoren sehr charakteristisch ist. Es handelt sich um eine reaktive Knochenneubildung, in der kein Tumorgewebe vorliegt. Eine Biopsie aus diesem Bereich ist deshalb sinnlos.

Das **makroskopische Bild** dieses Tumors (**Abb. 479**) zeigt auf der Schnittfläche eine Durchsetzung des gesamten Knochens durch das knotig aufgebaute, glasige Tumorgewebe, das von Nekrosen und Blutungen *(1)* durchsetzt ist. Die Kortikalis *(2)* ist weitgehend zerstört, und es ragen große Tumorknoten bis weit in die Umgebung *(3)*. Ein intraossärer Tumorzapfen erstreckt sich in die Diaphyse *(4)*. An einer Stelle *(5)* kommt das Codmansche Dreieck zur Darstellung. Das Chondrosarkom hat somit den gesamten proximalen Humerus zerstört, so daß hier leicht eine pathologische Fraktur entstehen kann.

Chondrosarkom 249

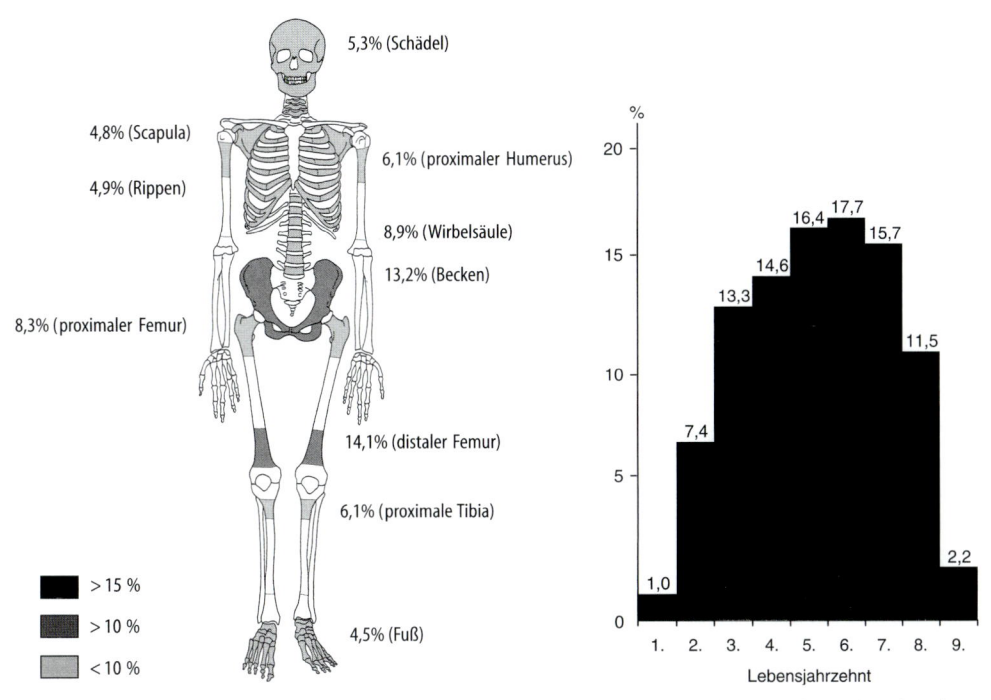

Abb. 476. Lokalisation der Chondrosarkome (712 Fälle); sonstige 23,8%

5,3% (Schädel)
4,8% (Scapula)
4,9% (Rippen)
6,1% (proximaler Humerus)
8,9% (Wirbelsäule)
13,2% (Becken)
8,3% (proximaler Femur)
14,1% (distaler Femur)
6,1% (proximale Tibia)
4,5% (Fuß)

> 15 %
> 10 %
< 10 %

Abb. 477. Altersverteilung der Chondrosarkome (712 Fälle)

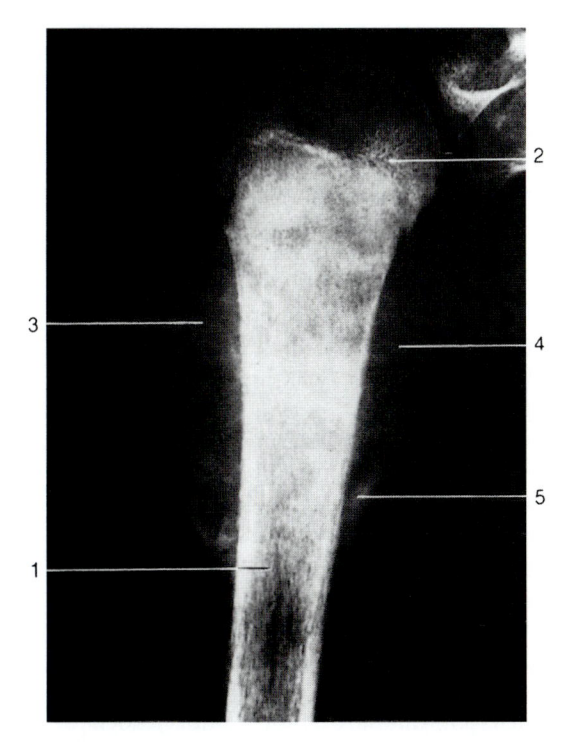

Abb. 478. Chondrosarkom (proximaler Humerus)

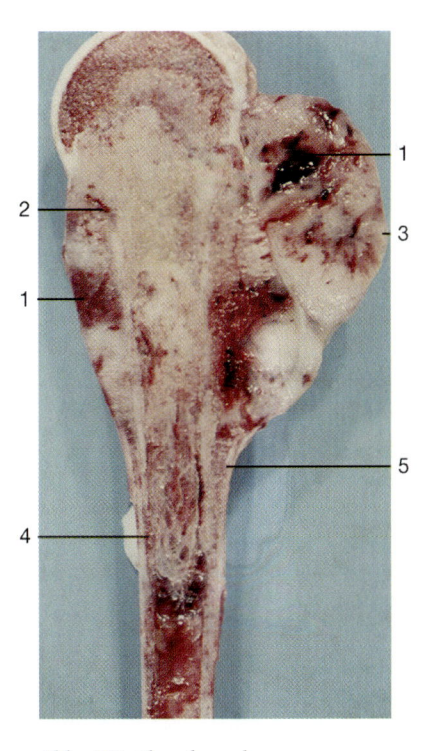

Abb. 479. Chondrosarkom (Schnittfläche, proximaler Humerus)

In **Abb. 480** ist ein Chondrosarkom der rechten distalen Femurmetaphyse bei einer 57 Jahre alten Frau im **Röntgenbild** abgebildet. Auf der seitlichen Aufnahme erkennt man eine sehr starke Verschattung der gesamten Metaphyse, die bis in die Epiphyse hineinreicht. Die peripheren Anteile der Epiphyse *(1)* sind frei von Tumorgewebe. Es läßt sich auch kein Tumoreinbruch in das benachbarte Kniegelenk *(2)* nachweisen. Maligne Knochentumoren durchbrechen bei Kindern erst in fortgeschrittenen Stadien die knorpelige Epiphysenfuge und dringen auch erst spät in benachbarte Gelenke ein. Die Kortikalis des Femurs ist von Tumor durchsetzt und läßt sich gegenüber der Markhöhle nicht mehr abgrenzen. Der Tumor ist bereits in die benachbarten Weichteile infiltriert, was an einem dichteren Tumorschatten *(3)* zu erkennen ist. Deutlich kommt eine tumoröse knöcherne Periostreaktion (s. auch S. 168) in Form von dichten Periostschalen *(4)* und Spicula *(5)* zur Darstellung. An einer Stelle *(6)* ist ein Codmansches Dreieck sichtbar.

Das **makroskopische Bild** eines solchen zentralen Chondrosarkoms der distalen Femurmetaphyse ist in **Abb. 481** zu sehen. Auf der Sägefläche durch den distalen Femur beobachtet man ein grauglasiges, glänzendes Tumorgewebe, das zentral im Röhrenknochen gelegen ist und den gesamten Markraum einnimmt. In großen Teilen ist das Tumorgewebe von Blutungen durchsetzt *(1)*. Stellenweise finden sich fleckige Verkalkungen im Tumor *(2)*. Der Tumor ist distal in die Epiphyse eingedrungen *(3)*; die knorpelige Gelenkfläche *(4)* ist jedoch vollständig erhalten. Nach proximal erstreckt sich der Tumor bis weit in die Diaphyse hinein *(5)*, wobei hier der charakteristische lappige Aufbau des Chondrosarkoms sichtbar wird. Die Kortikalis ist an der Innenseite teils arrodiert, teils verdickt. An einer Stelle *(6)* sieht man deutlich, wie der Tumor in das Periost eingedrungen ist. In der Nachbarschaft ist angedeutet ein Codmansches Dreieck *(7)* zu erkennen. Insgesamt ist das Periost durch reaktive Knochenneubildung erheblich verdickt. Dieses Aussehen der Schnittfläche eines zentralen Chondrosarkoms und die elastisch-feste Konsistenz des Tumorgewebes sind für diese Geschwulst recht charakteristisch.

In der **Röntgenaufnahme** der **Abb. 482** ist ein Chondrosarkom der rechten Beckenschaufel bei einer 58 Jahre alten Frau zu sehen. Man erkennt eine ungleichmäßige sklerotische Verdichtung der rechten Beckenschaufel, die bis an den inneren Beckenring *(1)* heranreicht. Die ursprüngliche Knochengrenze wird hier jedoch nicht überschritten. Auf der Gegenseite ist die Sklerosezone jedoch nicht scharf abgegrenzt. Man erkennt in der Peripherie des Tumors eine fleckige Destruktion mit ungleichmäßigen Aufhellungsherden, die bis an die äußere Begrenzung der Beckenschaufel heranreichen *(2)*. Ein Tumoreinbruch in die angrenzenden Weichteile ist nicht sichtbar. Der Gelenkspalt des rechten Hüftgelenkes *(3)* ist völlig erhalten; ein Tumoreinbruch in das Gelenk ist nicht nachweisbar. Bei einem solchen Röntgenbefund sollten weitere Spezialaufnahmen (seitliche Aufnahme, Tomographie, Angiographie usw.) durchgeführt werden, um weitere Aufschlüsse über Größe und Ausdehnung des Tumors zu erlangen. Außerdem sollten heute die Computer- und Kernspintomographie angewendet werden, die zusätzliche wertvolle diagnostische Informationen liefern können. Die Bestimmung der Dichtegradienten bzw. der Signaländerungen gibt hierbei Hinweise auf das Ausmaß der Verkalkung und Verknöcherung einer solchen Geschwulst. Die entscheidende diagnostische Abklärung der Läsion wird dann durch eine gezielte Biopsie und histologische Untersuchungen des Gewebematerials ermöglicht.

In **Abb. 483** ist ein **Mazerationspräparat** des Beckens abgebildet, in dem ein großer, stark zerklüfteter Tumor *(1)* der linken Beckenschaufel zu erkennen ist, der auf das Os ischii übergegriffen hat. Es handelt sich hierbei um ein Chondrosarkom, das wahrscheinlich aus einer osteokartilaginären Exostose hervorgegangen ist. Das Tumorgewebe war stark verkalkt und ist deshalb bei der Mazeration sichtbar geblieben. Die Geschwulst hat die Knochengrenzen weit überschritten und ragt mit einem großen Anteil weit in die umgebenden Weichteile hinein. Man erkennt deutlich den knotigen und knolligen Aufbau des Tumors, der zu einer ausgedehnten Destruktion des Beckenknochens geführt hat.

Ohne Frage gehört das Chondrosarkom zu den Knochentumoren, die am schwersten histologisch zu diagnostizieren sind. Wenn der Tumor im Röntgenbild ein stark destruktives Wachstum und histologisch eine ausgeprägte Anaplasie der Zellen und Zellkerne aufweist, ist die Diagnose einer malignen Knorpelgeschwulst verhältnismäßig einfach. Die Unterscheidung zwischen einem proliferierenden Chondrom (s. S. 236) und einem hochdifferenzierten Chondrosarkom kann jedoch bei der histologischen Untersuchung extrem schwer sein. Eine Knorpelgeschwulst muß als maligne eingestuft werden, wenn einerseits die Lokalisation eine zumindest fakultative Malignität erwarten

Chondrosarkom 251

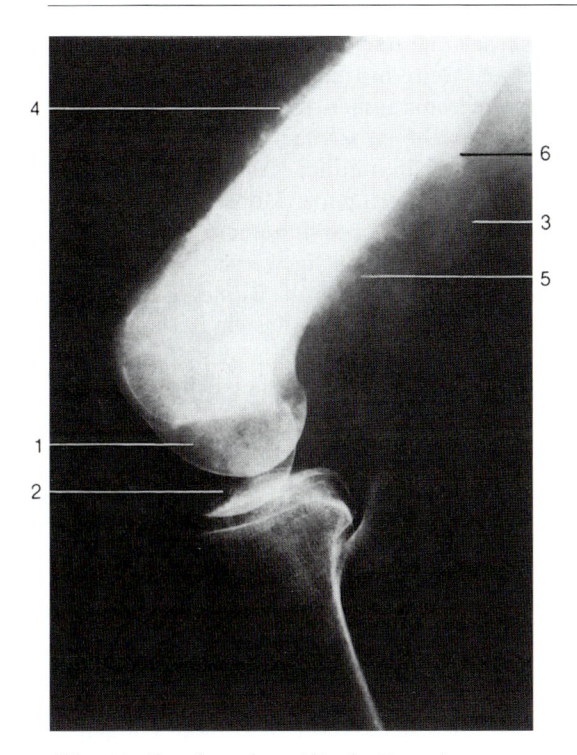

Abb. 480. Chondrosarkom (distaler Femur)

Abb. 481. Chondrosarkom (Schnittfläche, distaler Femur)

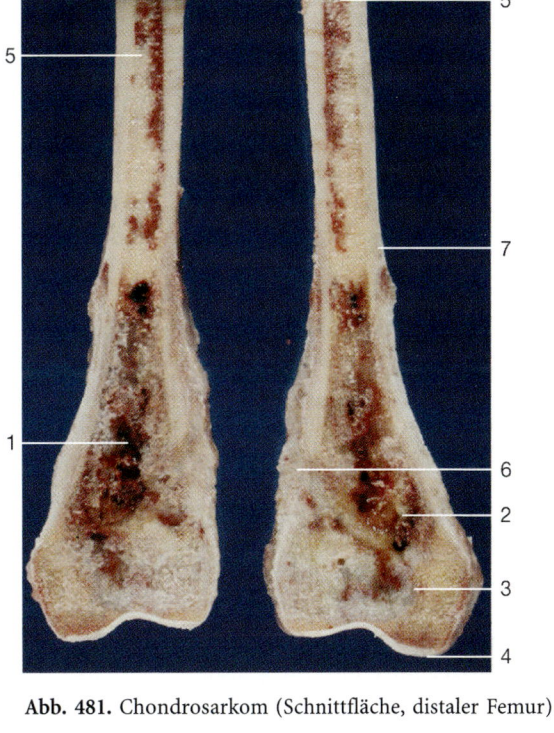

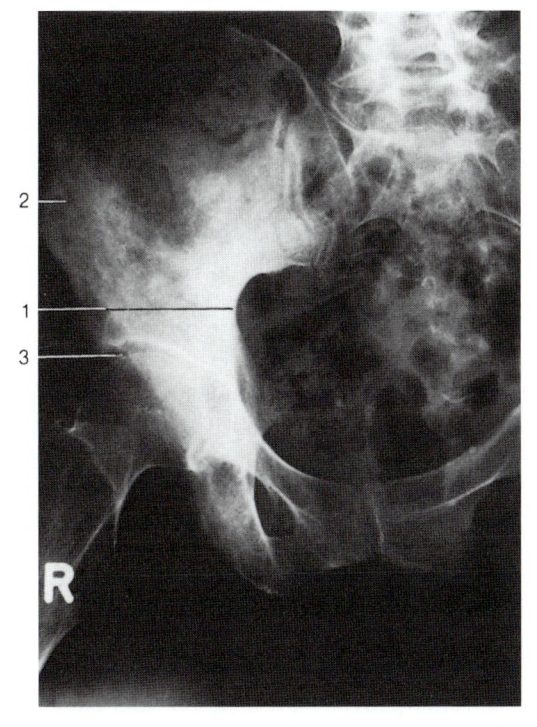

Abb. 482. Chondrosarkom (rechte Beckenschaufel)

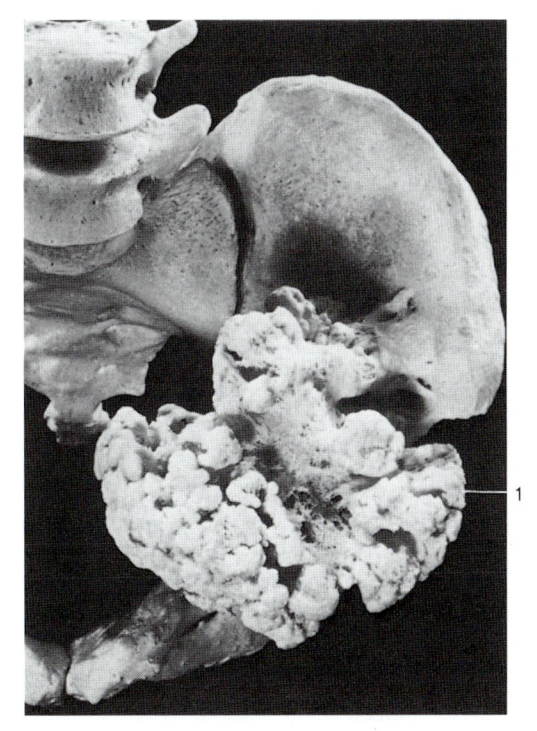

Abb. 483. Chondrosarkom (Mazerationspräparat, linke Beckenschaufel)

läßt und wenn andererseits der Tumor zahlreiche plumpe Kerne mit dunklen Chronatinschollen, viele mehrkernige Chondrozyten und Knorpelriesenzellen enthält. Es ist oft erforderlich, mehrere Gewebeproben aus unterschiedlichen Stellen eines solchen Tumors zu entnehmen, um eine zuverlässige histologische Analyse zu ermöglichen.

In der **histologischen Übersichtsaufnahme** der Abb. 484 fällt zunächst der ausgesprochen lappige Aufbau der Knorpelgeschwulst auf. Man erkennt unterschiedlich große Knoten (1) aus hyalinem Knorpelgewebe, die eine variable Zelldichte aufweisen. Diese Noduli werden von schmalen bindegewebigen Septen (2) ziemlich scharf begrenzt. Darin lassen sich einige Blutgefäße erkennen (3), die jedoch innerhalb der Geschwulst nicht sehr zahlreich sind. In der Peripherie der Noduli ist die Zelldichte stärker als im Zentrum.

Es werden drei Differenzierungsgrade der Chondrosarkome unterschieden, die für die Prognose von Bedeutung sind. Es gilt, das tumoröse Knorpelgewebe mikroskopisch sehr genau zu untersuchen, um eine exakte Diagnose stellen zu können. In der **starken Vergrößerung** der Abb. 485 sehen wir den *Grad 1 eines Chondrosarkoms*: Die Chondrozyten liegen dicht zusammen, sind jedoch etwas ungleichmäßig verteilt. Innerhalb der hyalinen Grundsubstanz, die stellenweise eine myxomatöse Transformation aufweisen kann, sieht man tumoröse Knorpelzellen, die größteils deutliche Zellgrenzen (1) erkennen lassen. Sie enthalten Zellkerne, die etwas unterschiedlich groß und geringgradig polymorph erscheinen (2). Sie weisen eine mittlere Kernpolymorphie auf. Mitosen werden hierbei praktisch nicht beobachtet. Die lobuläre Architektur des Knorpelgewebes ist erhalten.

In Abb. 486 ist der *Grad 2 eines Chondrosarkoms* dargestellt. Man erkennt eine stärkere Unregelmäßigkeit in der Verteilung der Tumorchondrozyten, wobei die Tumorzellen oft dicht in Gruppen zusammenliegen können. Die Zellgrenzen sind stark verwaschen und oft überhaupt nicht mehr zu erkennen. Es finden sich kleine und größere Areale, in denen keine Kerne oder nur kleine Kernfragmente zu sehen sind (1). Myxomatöse Degenerationsherde kommen zahlreicher vor. Am auffälligsten ist die stärkere Polymorphie der Zellkerne gegenüber dem Grad 1. Die Kerne der Tumorzellen sind teilweise rundlich und isomorph (2), teilweise zipfelig ausgezogen (3), teilweise mehr blasig (4). Es werden gehäuft Riesenkerne (5) und mehrkernige Tumorzellen angetroffen. Weiterhin findet man Kerne in Form von hyperchromatischen Chromatinschollen (6). Das Grundgewebe ist schwach basophil oder eosinophil und enthält rundliche Vakuolen (7), die an leere Brutkapseln erinnern. Mitosen werden auch in einem solchen Tumor innerhalb der Knorpelzellen nur sehr selten nachgewiesen.

In Abb. 487 ist der *Grad 3 eines Chondrosarkoms* dargestellt. Am auffälligsten ist hierbei die sehr ausgeprägte Polymorphie der Tumorzellen und ihrer Kerne. Man erkennt wiederum den knotigen Aufbau, wobei der Nodulus von einem lockeren Bindegewebe mit wenigen Blutgefäßen scharf abgegrenzt ist (1). Innerhalb des Knorpelgewebes sind die Tumorzellen ungleichmäßig verteilt. Sie erscheinen ballonartig in großen Brutkapseln (2). Die Zellkerne sind unterschiedlich groß; vielfach beobachtet man Riesenkerne (3) mit einem sehr dichten Chromatingehalt. Außerdem ist eine sehr starke Polymorphie der Kerne auffällig, wobei die Kerne vielfach bizarre Verzweigungen aufweisen. Auch pathologische Mitosen können in solchen Geschwülsten beobachtet werden, wenngleich sie im Vergleich zur Zell- und Kernpolymorphie verhältnismäßig selten sind. Es ist nicht schwer, in einer solchen Knorpelgeschwulst den malignen Charakter zu erkennen.

Vom histologischen Standpunkt aus stellen die Knorpeltumoren außerordentlich schwer zu diagnostizierende Geschwülste dar. Dies gilt insbesondere für die Grenzfälle („*border-line cases*"), in denen vom histologischen Strukturbild her entschieden werden soll, ob es sich noch um ein proliferierendes Chondrom oder bereits um ein hochdifferenziertes Chondrosarkom handelt. Für die exakte Diagnose, auf der die unterschiedlichen therapeutischen Konsequenzen beruhen, sind große histopathologische Erfahrungen notwendig. Unter Berücksichtigung der klinischen und radiologischen Befunde, die Hinweise auf ein benignes oder malignes Tumorwachstum geben, müssen Gewebeproben möglichst aus mehreren Stellen des Tumors entnommen werden. Malignitätskriterien sind 1. viele Zellen mit plumpen Kernen, 2. mehrere zweikernige Knorpelzellen und 3. ein- oder mehrkernige Knorpelriesenzellen mit Chromatinverklumpungen der Kerne. Auch Nekroseherde im Tumorgewebe sprechen für Malignität. Der Zellreichtum ist ein unsicheres Kriterium, da er auch in Chondromen hoch sein kann.

Chondrosarkom 253

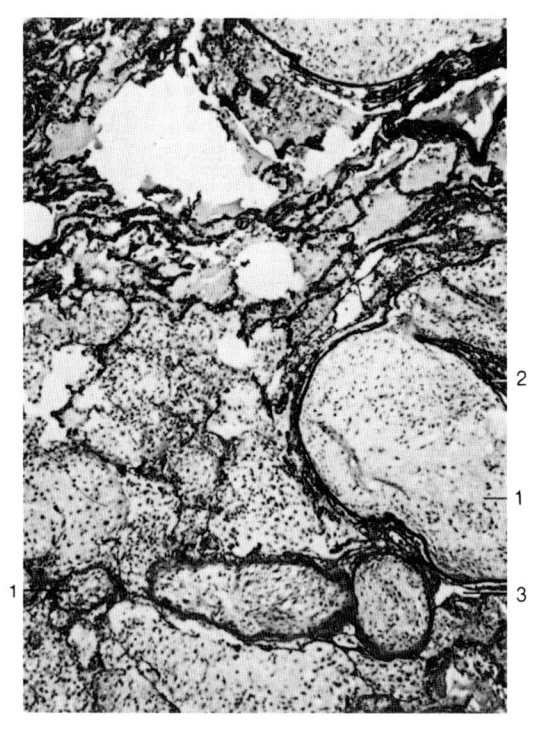

Abb. 484. Chondrosarkom; HE, 25×

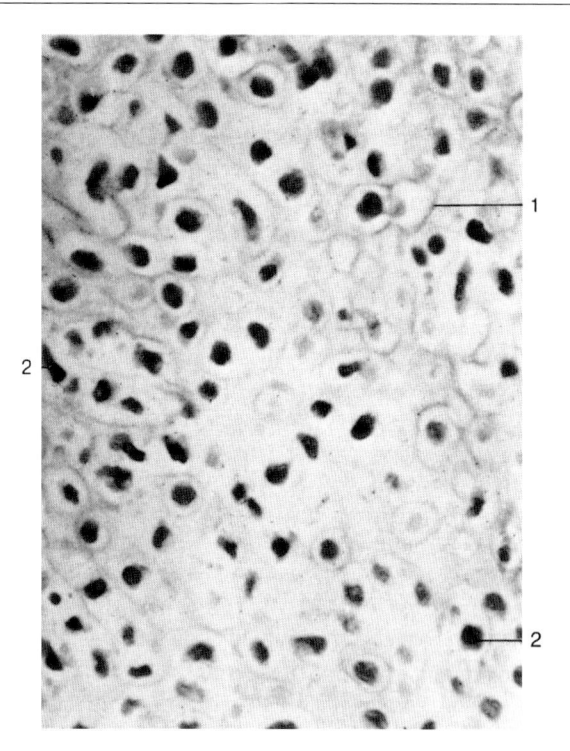

Abb. 485. Chondrosarkom Grad 1; HE, 100×

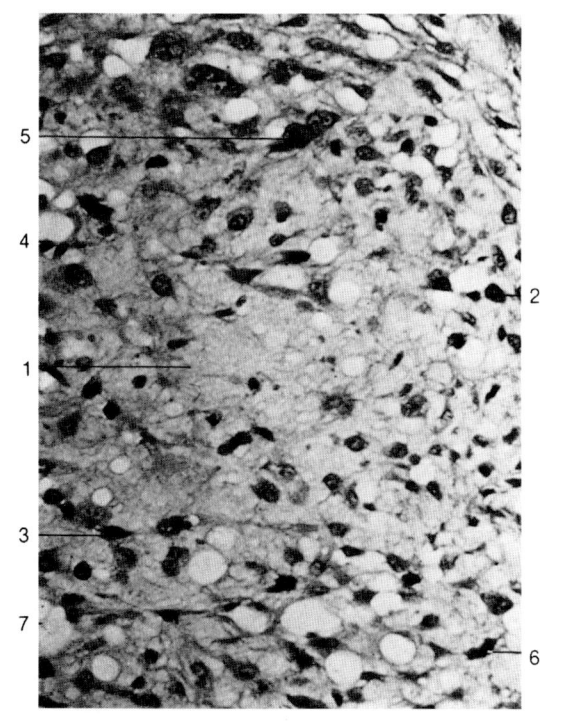

Abb. 486. Chondrosarkom Grad 2; HE, 100×

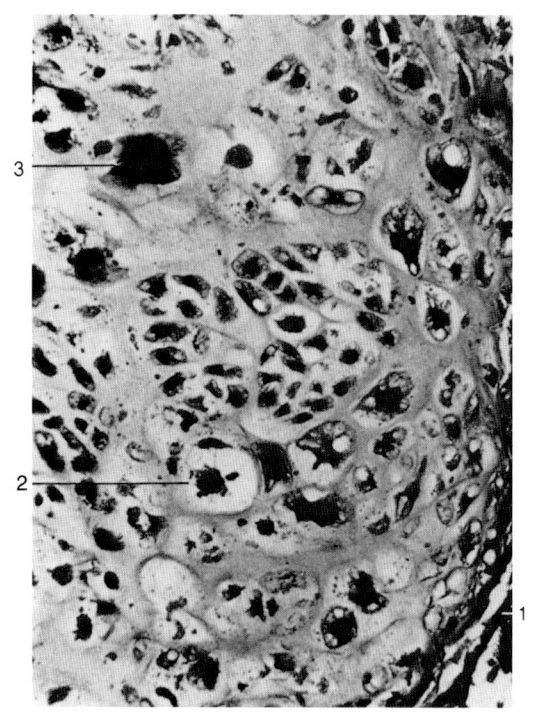

Abb. 487. Chondrosarkom Grad 3; HE, 100×

In **Abb. 488** ist eine Knorpelgeschwulst im proximalen Humerus bei einem 36 Jahre alten Mann im **Röntgenbild** erkennbar. Die gesamte proximale Humerusmetaphyse zeigt eine fleckige Osteolyse mit flächigen und strähnigen Verdichtungen, die bis in die angrenzende Diaphyse hineinreicht. Der Tumor ist zentral im Knochen gelegen und hat hier den gesamten Markraum eingenommen. Man erkennt ungleichmäßige große fleckige Aufhellungen *(1)* und dazwischen flächige oder strähnige Verdichtungen. Einige fleckige Verdichtungsherde *(2)* deuten auf Verkalkungsherde hin. Die proximale Humerusmetaphyse ist durch den zentral gelegenen Tumor etwas aufgetrieben. Die Kortikalis scheint teilweise von dem Tumor angegriffen *(3)*; sie ist jedoch erhalten und erscheint sogar verdickt *(4)*. Sie ist außen größtenteils glatt begrenzt; eine reaktive Periostveränderung ist nicht erkennbar. Nach proximal reicht der Tumor bis an die Epiphysenfuge heran *(5)*, die hier eine scharfe Begrenzung bildet. Die Epiphyse selbst ist frei von Tumorgewebe. Bei einem solchen Röntgenbefund muß neben einem verkalkten Enchondrom und einem Chondrosarkom ein Knocheninfarkt (s. S. 180) in Erwägung gezogen werden. Nur eine bioptische Untersuchung kann den Charakter dieser Knochenläsion diagnostisch abklären. Diese hat im vorliegenden Fall ein hochdifferenziertes Chondrosarkom ergeben.

Abb. 489 zeigt das **histologische Bild** eines solchen hochdifferenzierten Chondrosarkoms, das röntgenologisch durchaus zunächst als Enchondrom angesprochen werden könnte. Bei einer solchen Knorpelgeschwulst in den langen Röhrenknochen sollte der Pathologe jedoch stets besonders kritisch sein und immer ein Chondrosarkom in die diagnostischen und differentialdiagnostischen Erwägungen ziehen. Man erkennt ein angedeutet lappig aufgebautes knorpeliges Tumorgewebe, in dem die Tumorzellen ungleichmäßig verteilt sind. Die Chondrozyten liegen in teils großen, ausgeweiteten *(1)*, teils kleineren *(2)* Brutkapseln. Die Kerne sind fast alle hyperchromatisch und polymorph. Man beobachtet große polymorphe Kerne *(3)* neben kleinen rundlichen und isomorphen Kernen *(4)*. Mitosen werden nur ganz selten und meist überhaupt nicht nachgewiesen. Das Knorpelgrundgewebe kann schwach basophil oder eosinophil sein.

In **Abb. 490** sieht man das **histologische Bild** eines mäßig hochdifferenzierten Chondrosarkoms (Grad 2). Der lappige und knotige Aufbau des Tumorgewebes ist offensichtlich; die Knoten sind relativ scharf begrenzt *(1)*. In diesem Fall findet sich eine ziemlich gleichmäßige Verteilung der tumorösen Chondrozyten innerhalb der Knorpelareale. Diese weisen jedoch eine deutliche Zellkernpolymorphie auf, wobei die Kerne teils länglich *(2)*, teils mehr rundlich *(3)* gestaltet sind. Es werden auch einige zweikernige Chondrozyten *(4)* angetroffen. Mitosen sind nicht sichtbar. Das Knorpelgrundgewebe ist teilweise eosinophil, teilweise aufgelockert und schwach basophil. An einer Stelle erkennt man ein unregelmäßig breites Knochenbälkchen *(5)*. Das angrenzende stromale Bindegewebe ist aufgelockert und wird von einigen Blutgefäßen *(6)* durchzogen.

Auch in **Abb. 491** ist ein mäßig differenziertes Chondrosarkom im **histologischen Schnittbild** wiedergegeben. Man erkennt zwei spongiöse Knochenbälkchen *(1)*, in denen keine Osteozyten mehr zur Darstellung kommen; auch die lamelläre Schichtung ist nicht mehr sichtbar. Somit handelt es sich um nekrotische Knochentrabekel im Bereich des Chondrosarkoms. Zwischen diesen Trabekeln findet sich tumoröses Knorpelgewebe, welches einen deutlich nodulären Aufbau aufweist.

Der Nodulus ist durch lockeres Bindegewebe mit einigen Blutgefäßen *(2)* ziemlich scharf abgegrenzt. Auffällig ist eine starke myxomatöse Auflockerung des Tumorgewebes, was für einen stärkeren Entdifferenzierungsgrad spricht. Allerdings müssen im myxomatösen Gewebe keine PAS-positiven Substanzen nachweisbar sein. Es lassen sich jedoch meistens mit der Safranin-O-Färbung saure Mukopolysaccharide (Proteoglykane) spezifisch anfärben. Während morphologisch hochdifferenzierte Knorpeltumoren eine große Menge an sauren Mukopolysacchariden mit einem großen Gehalt an Sulfatanionen produzieren, sind Proteoglykane in entdifferenzierten Chondrosarkomen nur spärlich vorhanden. Zur Entscheidung des Differenzierungsgrades sind immer die Kernformationen heranzuziehen, die hier eine deutliche Polymorphie erkennen lassen. Das maligne Tumorwachstum zeigt sich zudem in der Zerstörung der autochthonen Spongiosatrabekel, die arrodiert oder nekrotisch sind. Flächige Nekrosen innerhalb des Knorpeltumors sind selten. Hingegen sollten die Gefäße innerhalb und außerhalb des Tumors genau beobachtet werden, damit ein möglicher Gefäßeinbruch durch das Geschwulstgewebe erfaßt wird.

Chondrosarkom 255

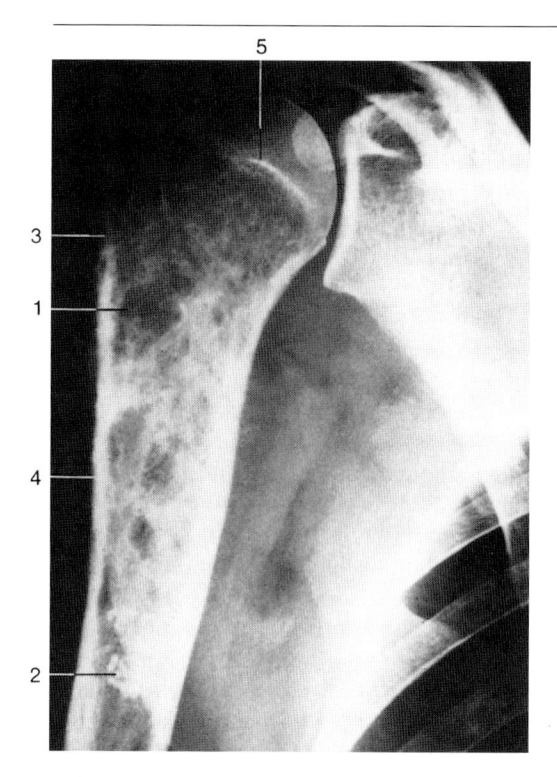

Abb. 488. Chondrosarkom (proximaler Humerus)

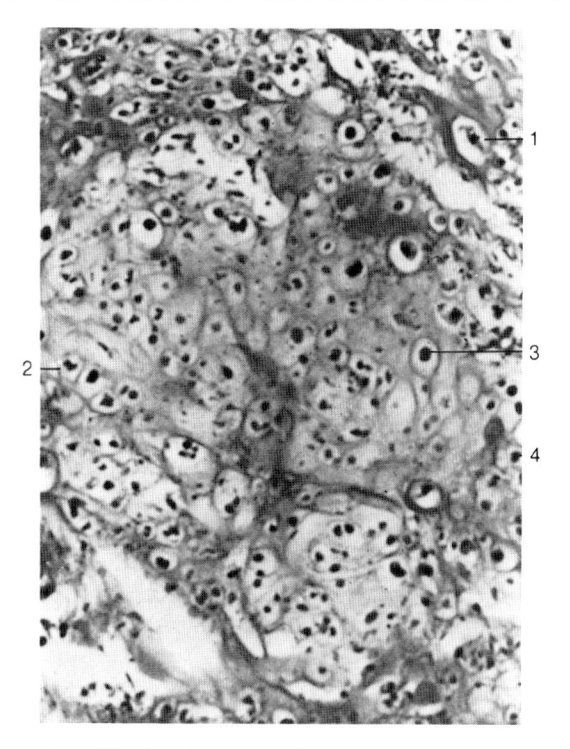

Abb. 489. Chondrosarkom; HE, 40×

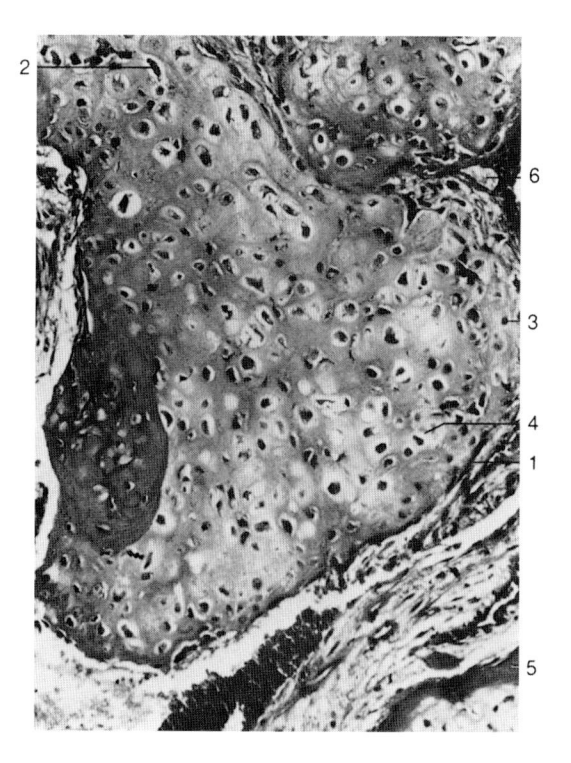

Abb. 490. Chondrosarkom; HE, 25×

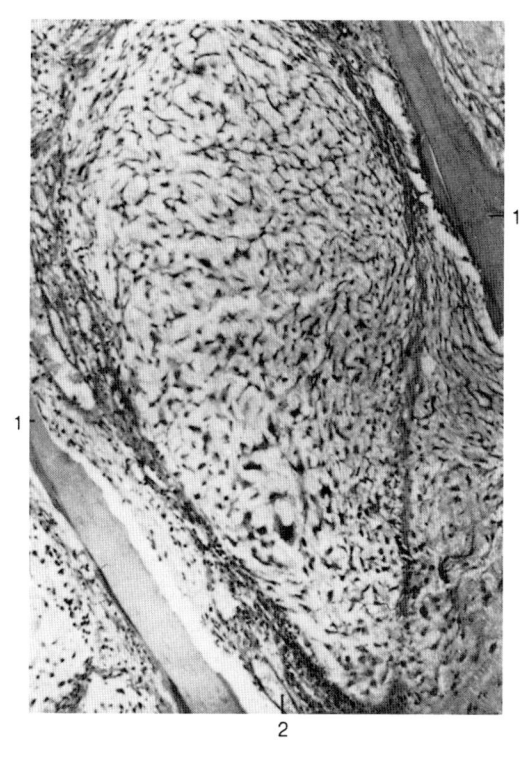

Abb. 491. Chondrosarkom; PAS, 25×

In der **Wirbelsäule** entwickeln sich Chondrosarkome meist sehr langsam und werden oft spät entdeckt. Oft erreichen die Geschwülste eine ganz erhebliche Größe. In **Abb. 493** sieht man in der seitlichen **Röntgenaufnahme** der Brustwirbelsäule einer 73 Jahre alten Frau an der ventralen Seite des 7. Brustwirbelkörpers *(1)* eine ungleichmäßige Sklerosierung mit fleckigen Aufhellungen, die unscharf begrenzt ist. Diese Verschattung dehnt sich nach ventral aus *(2)* und projiziert sich auch auf den 8. Brustwirbelkörper *(3)*. Der Zwischenwirbelraum zwischen dem 7. und 8. Wirbel *(4)* ist jedoch erhalten. Im Sklerosebereich fallen mehrere feine Kalkflecken auf *(5)*. Dieser Befund weist schon auf eine Knorpelgeschwulst hin; ihr expansives Wachstum läßt bereits röntgenologisch ein Chondrosarkom vermuten. Wie die **Abb. 492** zeigt, wird im **Myelogramm** ein extraduraler Block unterhalb des 7. Brustwirbelkörpers *(1)* beobachtet. Der 7. Brustwirbel zeigt seitlich einen unscharf begrenzten Herd mit einer feinfleckigen Sklerose *(2)*. Dieser hat die Kortikalis einbezogen und an dieser Stelle zerstört und erstreckt sich in das angrenzende extraossäre Gewebe *(3)*. Die Zwischenwirbelräume in Nachbarschaft zum 7. Brustwirbelkörper *(4)* sind erhalten.

Rezidivierende Chondrosarkome der Wirbelsäule können schließlich eine beträchtliche Größe erlangen. In **Abb. 494** sieht man das **makroskopische Präparat** eines Chondrosarkoms der Brustwirbelsäule. Der Tumor hat sich im 7. Brustwirbel *(1)* entwickelt und hier ausgedehnt. Die Wirbelspongiosa ist weitgehend zerstört und durch das weißliche, glasige Tumorgewebe ersetzt. Bemerkenswert ist, daß der Tumor auf den Wirbel beschränkt bleibt und nicht die benachbarten Zwischenwirbelräume mit ihren Bandscheiben durchdrungen hat; beide benachbarte Wirbelkörper *(2)* sind tumorfrei. Dies ist typisch für maligne Wirbeltumoren und auch röntgenologisch nachweisbar. Andererseits ist der Tumor nach ventral aus dem Knochen ausgebrochen und hat einen mächtigen Geschwulstknoten *(3)* gebildet, der vor die Wirbelsäule gelagert ist. Dieser Tumoranteil breitet sich auf einer Strecke von 10 Wirbeln aus, ohne in diese zu infiltrieren. Auf der Schnittfläche zeigt sich ein grau-glasiges Tumorgewebe von elastischer Konsistenz, das knotig gestaltet ist. Innerhalb des Tumors sieht man blutig imbibierte Nekrosen *(4)* und zahlreiche weiße Verkalkungsherde *(5)*.

Außen ist die Geschwulstmasse ziemlich scharf abgegrenzt *(6)* und teilweise von einer bindegewebigen Kapsel belegt. Offensichtlich ist der Tumor auch in den Rückenmarkkanal infiltriert *(7)* und hat hier zur Zerstörung der Medulla spinalis geführt.

Histologisch finden sich die klassischen Strukturen eines Chondrosarkoms. In der Übersichtsaufnahme der **Abb. 495** findet sich ein zellreiches Knorpelgewebe, in dem sich mehrere Knoten *(1)* abzeichnen. Sie enthalten teils kleine isomorphe Chondrozyten *(2)*, teils stark ballonierte Knorpelzellen *(3)* mit polymorphen und hyperchromatischen Kernen. Herdförmig können oft Kalkablagerungen angetroffen werden. Das Gewebe muß bei **starker Vergrößerung** sorgfältig auf Zell- und Kernatypien abgesucht werden. In **Abb. 496** erkennt man, daß die tumorösen Knorpelzellen in großen Brutkapseln *(1)* gelegen sind. Sie enthalten hochgradig polymorphe, teils rundliche, teils mehr längliche Kerne, die oft zipfelig ausgezogen sind *(2)*. Alle Kerne sind dunkel und haben eine ungleichmäßige Chromatinverteilung. Einige Zellen sind zweikernig *(3)*. Mitosen werden hingegen nicht angetroffen.

Chondrosarkome, besonders der Wirbelsäule, haben die Neigung, in Gefäße einzubrechen und ausgedehnte Tumorthromben zu bilden. Im venösen Gefäßsystem kann ein solcher Tumorzapfen weiter proliferieren und sich sogar kontinuierlich bis in das rechte Herz und weiter in die Verzweigungen der Pulmonalarterie fortsetzen. Durch angiographische Untersuchungen läßt sich ein solches, für das Chondrosarkom typische Tumorwachstum gut nachweisen.

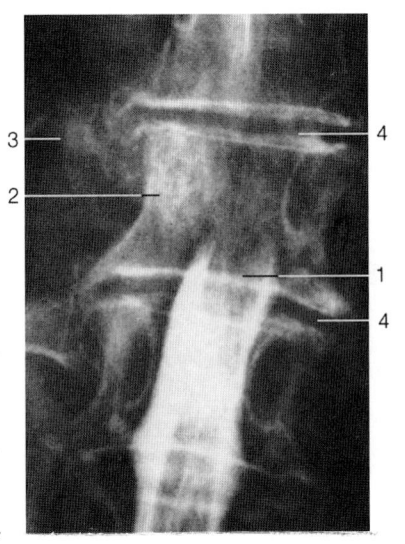

Abb. 492. Chondrosarkom
(7. Brustwirbelkörper, Myelogramm)

Chondrosarkom 257

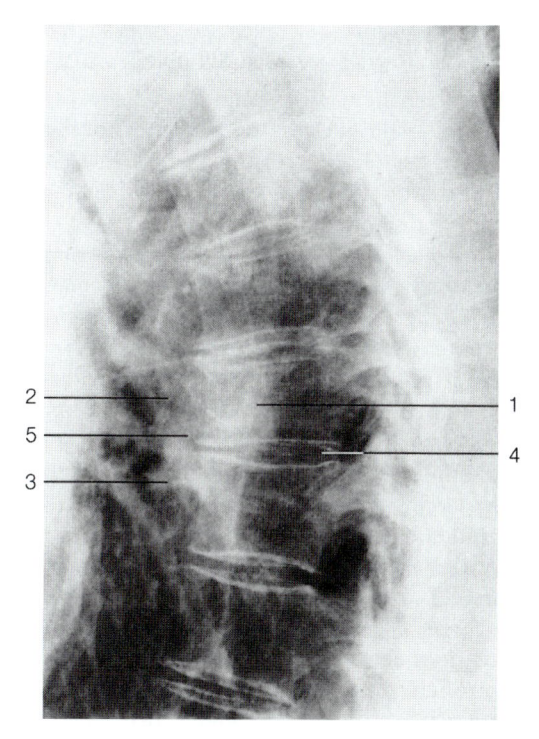

Abb. 493. Chondrosarkom (7. Brustwirbelkörper)

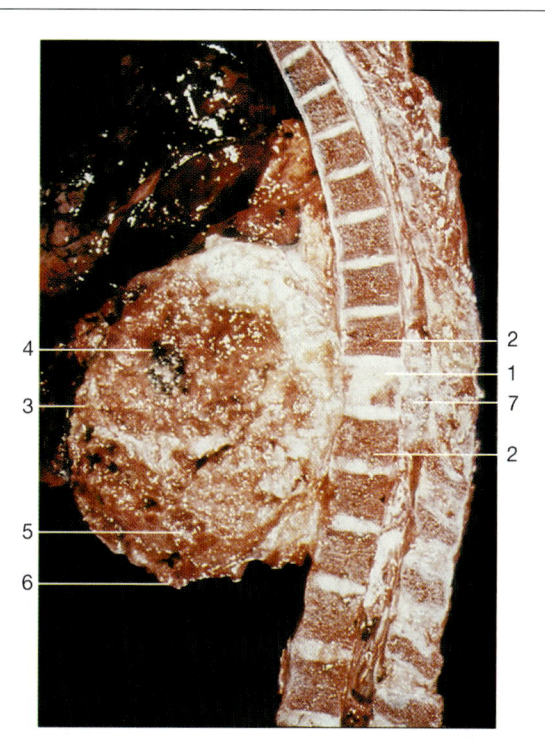

Abb. 494. Chondrosarkom (Brustwirbelsäule)

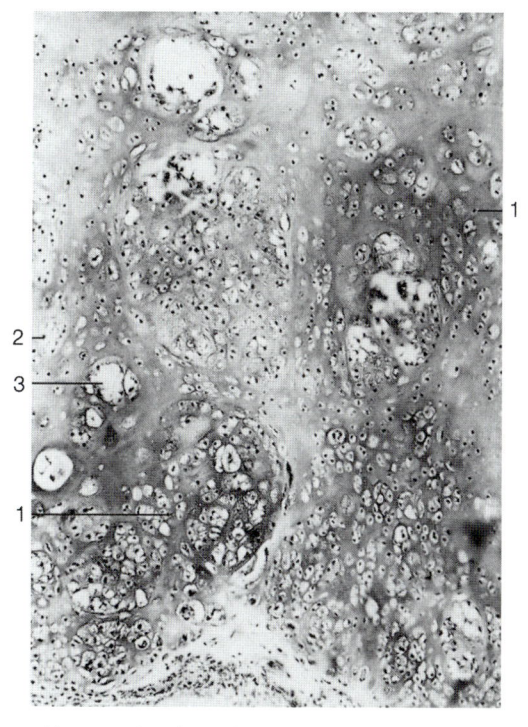

Abb. 495. Chondrosarkom; HE, 64×

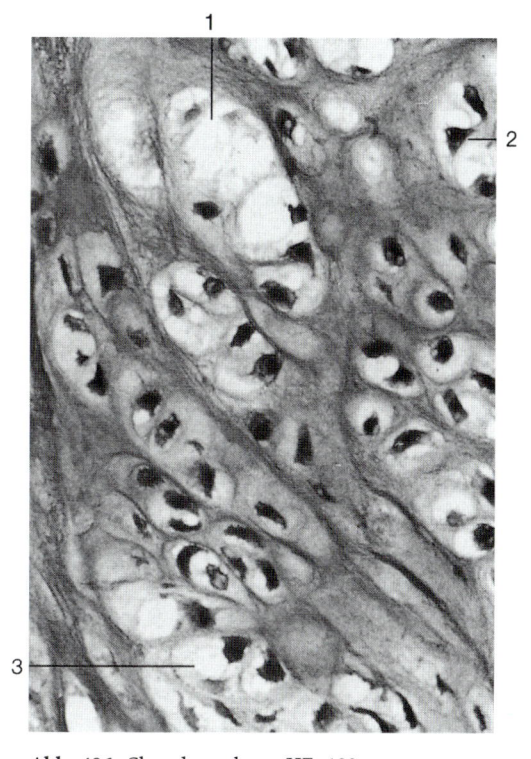

Abb. 496. Chondrosarkom; HE, 120×

Entdifferenziertes Chondrosarkom

Chondrosarkome lassen sich aufgrund ihres morphologischen Strukturbildes und ihrer Zell- und Kernmorphologie in unterschiedliche Malignitätsgrade aufschlüsseln, die eine gewisse Aussage über die Prognose ermöglichen (s. S. 252). Daneben gibt es Knorpelgeschwülste, die eine besonders hochgradige Malignität haben. *Bei diesen entdifferenzierten Chondrosarkomen handelt es sich um eine hochmaligne Knochengeschwulst, die oft aus einem gewöhnlichen Chondrosarkom hervorgegangen ist und histologisch neben den tumorösen Knorpelstrukturen Gewebeanteile eines Fibrosarkoms oder Osteosarkoms aufweist.* In einer Knochenbiopsie können lediglich Anteile eines Fibrosarkoms oder Osteosarkoms zur Darstellung kommen. Auch das Bild der zugehörigen Metastasen kann durchaus den ursprünglichen knorpeligen Charakter des Primärtumors verbergen. Die Analyse des tumorösen Knorpelgewebes ergibt meistens ein Chondrosarkom 3. Grades; manchmal handelt es sich jedoch auch um ein hochdifferenziertes Knorpelgewebe, welches nur mühsam die Malignität erkennen läßt („borderline for malignancy"). Es handelt sich bei diesem Tumor um eine heute anerkannte Entität unter den Knochengeschwülsten. Entdifferenzierte Chondrosarkome können sowohl aus primären als auch aus sekundären Chondrosarkomen hervorgehen.

In **Abb. 497** zeigt das **Röntgenbild** ein entdifferenziertes Chondrosarkom des rechten proximalen Femurs bei einem 63 Jahre alten Mann. Man erkennt eine unregelmäßige schattige Verdichtung der proximalen Femurmetaphyse, die sich bis in die Trochanteren und den Schenkelhals erstreckt. In einigen Partien ist ein deutlicher lappiger und knotiger Aufbau des Tumors (1) ersichtlich. Die Knochenspongiosa ist durch den Tumor weitgehend zerstört; der Tumor hat stellenweise die Kortikalis durchbrochen (2) und ist in die angrenzenden Weichteile eingedrungen (3). Es ist ein tumoröser Weichteilschatten (4) zu erkennen, der fleckige Verkalkungen aufweist.

In **Abb. 498** ist ein entdifferenziertes Chondrosarkom des rechten proximalen Humerus zu erkennen. Im **makroskopischen Bild** sieht man den aufgesägten Röhrenknochen, dessen Spongiosa von dem Tumor weitgehend zerstört ist. Das Tumorgewebe ist teilweise in die Epiphyse eingedrungen (1). Teile des Tumors sind blutig imbibiert. Im Innern des Tumors erkennt man ein grau-glasiges Tumorgewebe (2), das eine derb-elastische Konsistenz aufweist. An einer Seite (3) ist die Kortikalis erhalten; an der anderen Seite (4) ist sie in breiter Front von dem Tumorgewebe durchsetzt und zerstört. Der Tumor erstreckt sich in die angrenzende Diaphyse (5), wo glasige Geschwulstknoten sichtbar sind.

Das **histologische Bild** eines entdifferenzierten Chondrosarkoms ist in **Abb. 499** wiedergegeben: Auffälligstes Kennzeichen ist der starke Zellreichtum. Man erkennt einerseits ein tumoröses Knorpelgewebe (1) mit unterschiedlich großen, ballonierten Chondrozyten, die polymorphe Kerne besitzen. Andererseits findet sich ein zellreiches sarkomatöses Bindegewebe (2) mit dicht gelagerten kleinen, hyperchromatischen Kernen, die ausgesprochen polymorph sind. Sehr charakteristisch ist der ganz abrupte Übergang vom tumorösen Knorpelgewebe zum spindelzelligen Sarkomgewebe (3). In dieser Grenzzone ist das Geschwulstgewebe oft aufgelockert und granulomatös aufgebaut.

Bei **starker Vergrößerung** erkennt man deutlich den hochgradig anaplastischen Aufbau des Tumors. In **Abb. 500a** sieht man den Tumorknorpel, der reichlich Chondrozyten enthält. Die Knorpelzellen sind unterschiedlich groß und oft stark balloniert; sie haben hyperchromatische und stark polymorphe Kerne (1), die oft sternförmig ausgezogen sind. Auch mehrkernige Zellen kommen vor. In der Grundsubstanz beobachtete man immer wieder unregelmäßige Verkalkungen (2). Ein solches Knorpelgewebe zeigt morphologisch einen hohen Malignitätsgrad an.

In **Abb. 500b** findet sich ein Abschnitt des spindelzelligen Tumorgewebes, das praktisch einem polymorphzelligen Fibrosarkom gleicht. Die Kerne sind spindelig ausgezogen, hyperchromatisch und hochgradig polymorph. Es kommen auch plumpe Riesenkerne vor. Mitosen sind häufig. In manchen entdifferenzierten Chondrosarkomen können auch Strukturen eines Osteosarkoms (s. S. 293) auftreten.

In manchen Fällen tritt ein entdifferenziertes Chondrosarkom nach unvollständiger Kürettage eines Chondrosarkoms auf und muß dann als dessen Rezidiv mit Malignitätssteigerung aufgefaßt werden. Auch die Entdifferenzierung eines Chondrosarkoms in ein reines osteoblastisches Osteosarkom ist möglich. Die einzige Therapie besteht in einer radikalen chirurgischen Tumorentfernung, wobei die Prognose jedoch schlecht ist.

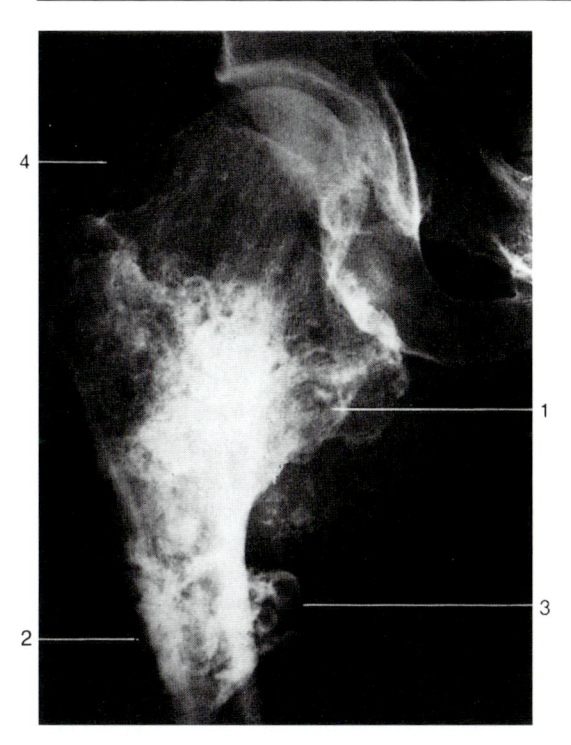

Abb. 497. Entdifferenziertes Chondrosarkom
(rechter proximaler Femur)

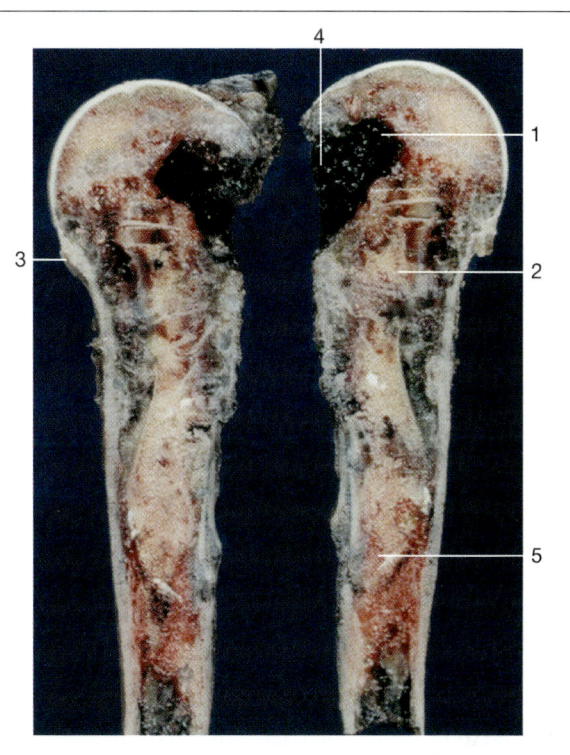

Abb. 498. Entdifferenziertes Chondrosarkom (Schnittfläche, proximaler Humerus)

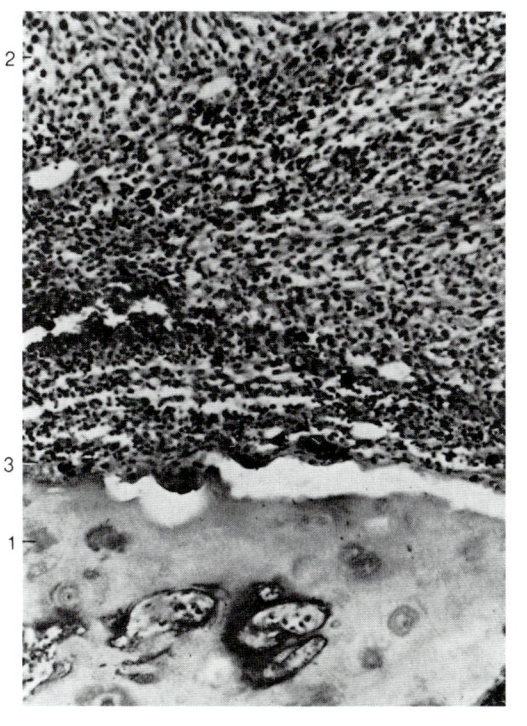

Abb. 499. Entdifferenziertes Chondrosarkom; HE, 40×

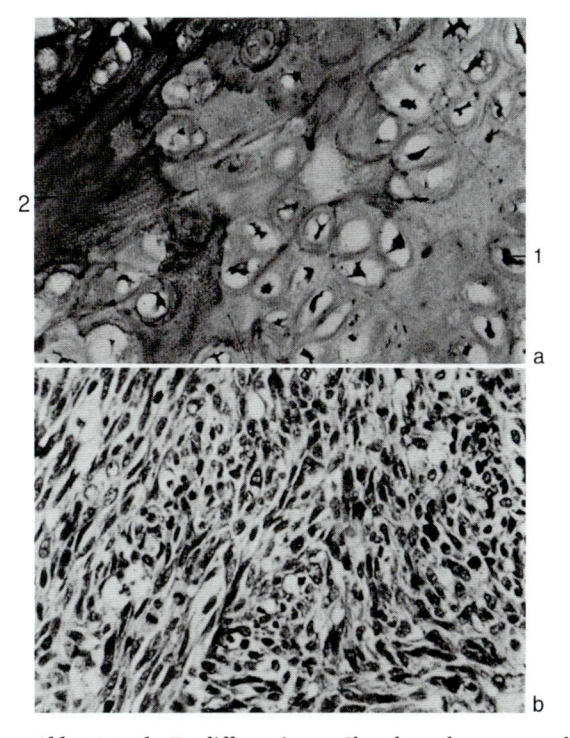

Abb. 500 a, b. Entdifferenziertes Chondrosarkom: **a** anaplastischer Tumorknorpel; HE, 64×; **b** spindelzelliges sarkomatöses Tumorgewebe; HE, 64×

Hellzelliges Chondrosarkom

DAHLIN fand unter 470 Chondrosarkomen 9 Fälle, die histologisch große Ähnlichkeit mit einem Osteoblastom (s. S. 278) oder Chondroblastom (s. S. 238) hatten. *Es handelt sich um eine maligne Knorpelgeschwulst, die vorwiegend im Femur auftritt und sich durch benigne Riesenzellen und auffallend hellzytoplasmatische Chondrozyten mit scharfen Zellgrenzen auszeichnet.* Diese Sonderform der Chondrosarkome macht nur knapp 2% in dieser Geschwulstgruppe aus. Wegen der häufigen Verwechslung mit gutartigen Knochentumoren ist die Kenntnis dieses Tumors jedoch bedeutsam. Es ist vorwiegend das männliche Geschlecht betroffen. Der Tumor kann in jedem Lebensalter auftreten. Außer im Femur wurden solche Geschwülste in Humerus, Wirbelsäule und Becken beschrieben. Bei dem langsamen Wachstum des Tumors treten klinische Symptome erst sehr spät in Erscheinung; meist handelt es sich zunächst um eine lokale Schwellung.

In **Abb. 501** findet sich das **Röntgenbild** eines hellzelligen Chondrosarkoms. Im Bereich des linken proximalen Femurs finden sich eine osteolytische Knochendestruktion *(1)*, die zu einer erheblichen Knochenauftreibung in diesem Bereich geführt hat. Der Destruktionsherd weist kleine und große Osteolyseherde auf und wird von septenartigen Sklerosezonen *(2)* durchzogen. Im vorliegenden Fall ist auch die Kortikalis *(3)* in den Osteolyseprozeß einbezogen; sie ist gewöhnlich jedoch intakt und nur leicht expandiert. Im Innern der Osteolysezonen erkennt man eine feinfleckige Verkalkung *(4)*; diese kann jedoch auch fehlen. Der Tumor hat den gesamten Schenkelhals und die proximale Femurmetaphyse befallen und erstreckt sich auch auf den Femurkopf *(5)*.

Das **histologische Bild** dieses Tumors zeigt eindeutige Knorpelstrukturen, die an ein benignes Chondroblastom (s. S. 241) denken lassen. Wie in **Abb. 502** erkennbar, liegt ein sehr zellreiches Tumorgewebe vor, das keinen deutlichen lobulären Aufbau wie in anderen Knorpelgeschwülsten hat; knotige Areale sind nur vage vorhanden. Am auffälligsten sind die dicht zusammengelagerten großen Tumorzellen mit einem sehr hellen Zytoplasma und scharfen Zellgrenzen *(1)*. Sie enthalten meistens einen zentralen rundlichen Kern. Im Tumorgewebe finden sich kleine Kalkherde *(2)* und manchmal – wie im Chondroblastom – feine bandförmige Verkalkungen. Es werden immer wieder einzeln oder in Gruppen zusammengelagert gutartige mehrkernige Riesenzellen vom Typ der Osteoklasten *(3)* angetroffen. In der Randzone finden sich plumpe Knochenbälkchen *(4)*, die oft nekrotisch sind und angelagerte Tafelosteone *(5)* mit reichlich Osteozyten haben. Diesen Knochenstrukturen sind Reihen von Osteoblasten *(6)* angelagert. Es handelt sich um reaktive autochthone Knochenveränderungen. In der Nähe dieser Knochenstrukturen beobachtet man im bindegewebigen Stroma zahlreiche blutgefüllte Gefäße *(7)*.

In **Abb. 503** sieht man einen anderen Ausschnitt aus dem Tumor: Wieder dominieren die dicht gelagerten, auffallend hellzytoplasmatischen Tumorzellen mit scharf markierten Zellgrenzen *(1)*. Sie haben meistens einen einzigen kleinen rundlichen Zellkern, der hyperchromatisch ist. Mitosen werden nicht angetroffen. Manche große chondroblastäre Zellen enthalten jedoch auch große, bizarre Kerne *(2)*. Am auffälligsten in diesem Bild sind jedoch die unregelmäßigen Osteoidablagerungen *(3)*, die unterschiedlich verkalkt sind. Es werden auch Faserknochenbälkchen *(4)* und lamellär geschichtete Knochentrabekeln *(5)* im Tumor angetroffen. Diese Strukturen finden sich entweder in den Läppchenzentren oder sind diffus im Gewebe verteilt. Sie geben der Geschwulst große Ähnlichkeit mit einem Osteoblastom. Schließlich können auch Strukturen einer aneurysmalen Knochenzyste (s. S. 439) im Tumor auftreten.

Bei **starker Vergrößerung** wie in **Abb. 504** wird das volle zytologische Bild dieses Tumors sichtbar. Die Tumorzellen sind groß und haben ein voluminöses, sehr helles Zytoplasma *(1)*. Sie werden von prominenten Zellmembranen scharf abgegrenzt. Die Zellkerne sind rundlich oder oval und hyperchromatisch; sie sind jedoch ziemlich isomorph. Mehrkernige Chondroblasten sind selten; Mitosen fehlen. Dieses ruhige Zellbild kann leicht zur Diagnose eines gutartigen Tumors verleiten. Wie sich jedoch gezeigt hat, handelt es sich um einen bösartigen Knochentumor, der zur Metastasierung neigt und deshalb radikalchirurgisch durch Resektion behandelt werden muß. Eine Strahlentherapie ist wirkungslos. Die bisher beschriebenen Fälle von hellzelligem Chondrosarkom weisen eine nur kurze Überlebenszeit auf, was jedoch auf das zu späte Erkennen des malignen Geschwulscharakters und der daraus folgenden inadäquaten und zu späten Therapie beruht. Sicherlich kann die Prognose dieser Fälle verbessert werden.

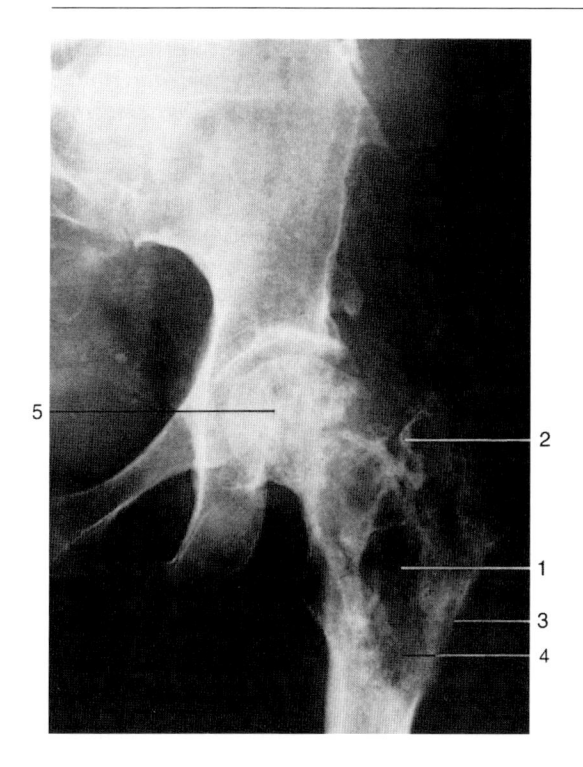

Abb. 501. Hellzelliges Chondrosarkom
(linker proximaler Femur)

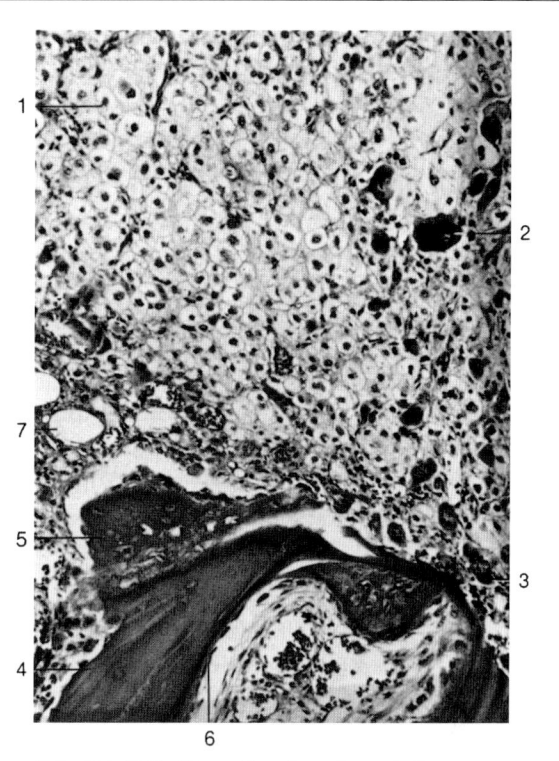

Abb. 502. Hellzelliges Chondrosarkom; HE, 40×

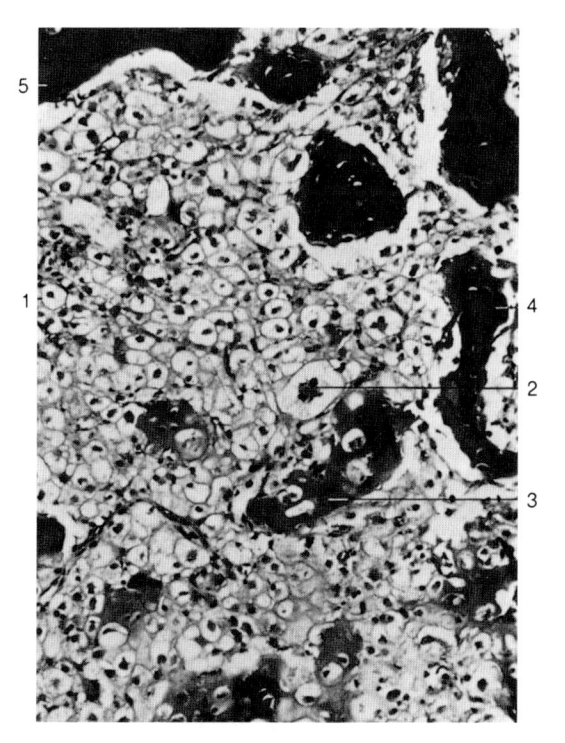

Abb. 503. Hellzelliges Chondrosarkom; HE, 64×

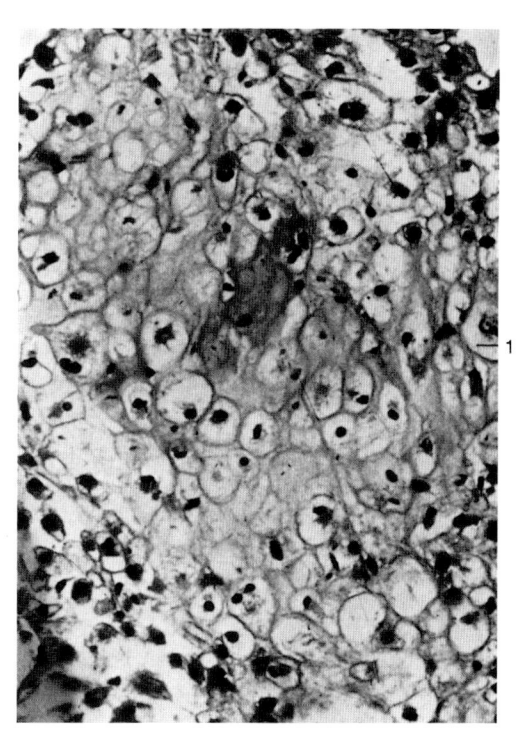

Abb. 504. Hellzelliges Chondrosarkom; HE, 82×

Mesenchymales Chondrosarkom
(ICD-O-DA-M-9240/3)

Diese Geschwulst ist sehr selten und macht höchstens 0,3% der malignen Knochentumoren aus. *Es handelt sich um einen malignen Knochentumor, der sich histologisch aus malignem Knorpelgewebe und einem undifferenzierten Stroma aus kleinen Rundzellen zusammensetzt.* Ein Drittel dieser Tumoren tritt in den Weichteilen auf. Schmerzen und eine Schwellung sind die Hauptsymptome. Die Geschwulst wurde in Schädel, Wirbelsäule, Rippen, Becken und langen Röhrenknochen angetroffen, ohne daß sich ein Prädilektionsort abzeichnet. Das Alter der Patienten liegt zwischen 20 und 60 Jahren; das Durchschnittsalter um 33 Jahre. Die Prognose ist bedeutend schlechter als bei den reifen Chondrosarkomen. Es besteht eine hohe Neigung zum lokalen Rezidiv und zu Metastasen. Nur selten leben die Patienten länger als 5 Jahre. Einzige wirksame Therapie ist die vollständige chirurgische Entfernung des Tumors. In der Knochenbiopsie kann ein mesenchymales Chondrosarkom histologisch mit einem Ewing-Sarkom (s. S. 366), Retikulumzellsarkom (s. S. 372) oder mit einem Hämangioperizytom (s. S. 392) verwechselt werden.

Im **Röntgenbild** kommt meistens eine osteolytische Knochendestruktion zur Darstellung. In **Abb. 505** sieht man ein mesenchymales Chondrosarkom des linken Schenkelhalses: Es findet sich exzentrisch im Knochen eine große Osteolysezone *(1)*, die bis dicht an die Kortikalis heranreicht. Die Kortikalis ist hier deutlich verschmälert und scheint von innen her teilweise zerstört zu sein. Eine Periostreaktion ist jedoch nicht sicher erkennbar. Die Läsion ist unscharf und ungleichmäßig begrenzt; eine Randsklerose ist nicht vorhanden. Im Innern beobachtet man fleckige Verschattungen, die Verkalkungsherde darstellen. Somit besteht zwar röntgenologisch der Eindruck einer malignen Knochengeschwulst; eine Abgrenzung gegenüber einem typischen Chondrosarkom ist jedoch nicht möglich.

In repräsentativen Anteilen des Tumors, die leider manchmal in der Biopsie nicht getroffen werden, ist das **histologische Bild** für das mesenchymale Chondrosarkom sehr charakteristisch: In **Abb. 506** sehen wir diesen Tumor in der **Übersichtsaufnahme.** Man erkennt den sehr deutlichen lappigen und knotigen Aufbau, wobei die Noduli eine unterschiedliche Größe haben. Sie sind von schmalen bindegewebigen Septen *(1)* ziemlich scharf begrenzt, worin sich einige Blutgefäße befinden. Im Innern der Noduli *(2)* liegt ein relativ gutartig erscheinendes Knorpelgewebe, während in der Läppchenperipherie *(3)* ein sehr zellreiches mesenchymales Gewebe aus kleinen anaplastischen Zellen vorliegt. Dieses biphasische Gewebemuster ist sehr charakteristisch für das mesenchymale Chondrosarkom, wobei der Anteil dieser beiden Gewebestrukturen sehr stark variieren kann.

Bei Vergrößerung (**Abb. 507**) erkennt man wiederum den für alle Knorpeltumoren typischen lappigen Aufbau. Die Noduli *(1)* bestehen aus Knorpelgewebe. Die Chondrozyten sind klein und haben kleine dunkle Kerne, in denen sich keine Mitosen nachweisen lassen. Es besteht jedoch eine deutliche Kernpolymorphie, wobei einige Kerne mehr rundlich *(2)*, andere mehr länglich ausgezogen *(3)* sind. Die Grenze zwischen dem Knorpelgewebe und dem zellreichen Stromagewebe *(4)* ist scharf. Letzteres besteht aus dicht gepackten kleinen anaplastischen Rundzellen mit dunklen Kernen, die sehr große Ähnlichkeit mit einem Ewing-Sarkom (s. S. 366) haben. Die Kerne dieser Zellen sind hyperchromatisch und manchmal spindelig gestaltet; es ist fast kein Zytoplasma zu erkennen. Somit besteht eine große Ähnlichkeit auch mit retikulären Zellelementen.

Bei **starker Vergrößerung** (**Abb. 508**) erkennt man das die knorpeligen Noduli umgebende zellreiche mesenchymale Tumorgewebe, das völlig entdifferenziert ist. Es handelt sich um dicht gepackte, teils rundzellige, teils spindelzellige Elemente ohne irgendwelche differenzierte Strukturen. Mitosen werden nur selten nachgewiesen. Ein lockeres Fasergerüst zwischen den Tumorzellen kann den Eindruck eines Retikulumzellsarkoms (s. S. 372) erwecken. Das Gewebe wird von einigen zartwandigen Kapillaren durchzogen. Die Anordnung der Tumorzellen in der Umgebung dieser Blutgefäße erweckt stellenweise den Eindruck eines Hämangioperizytoms (s. S. 392). Es müssen in der Biopsie beide Strukturelemente dieses Tumors vorhanden sein, um die Diagnose eines mesenchymalen Chondrosarkoms stellen zu können.

Mesenchymales Chondrosarkom 263

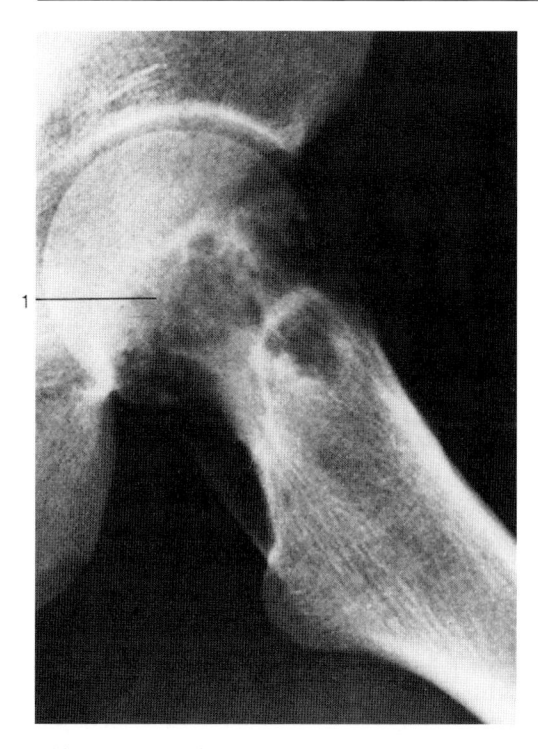

Abb. 505. Mesenchymales Chondrosarkom
(linker Schenkelhals)

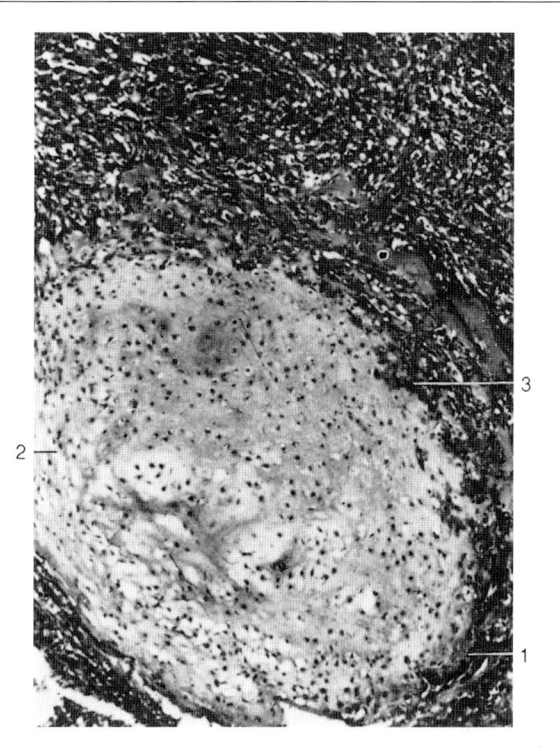

Abb. 506. Mesenchymales Chondrosarkom; HE, 30×

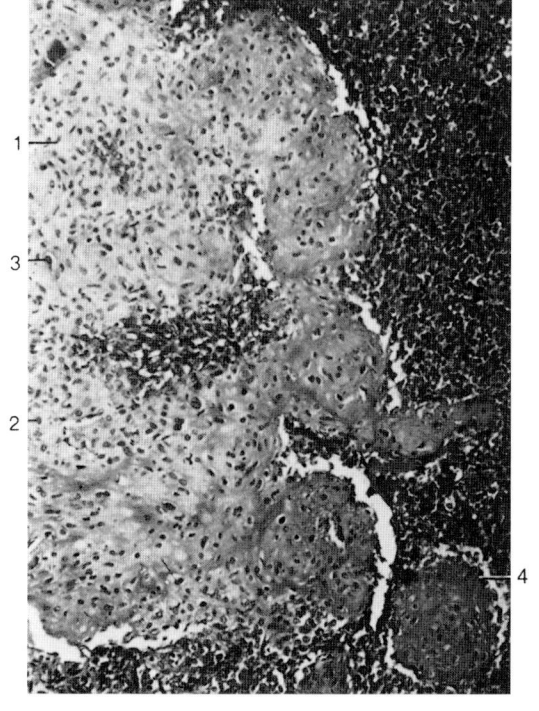

Abb. 507. Mesenchymales Chondrosarkom; HE, 40×

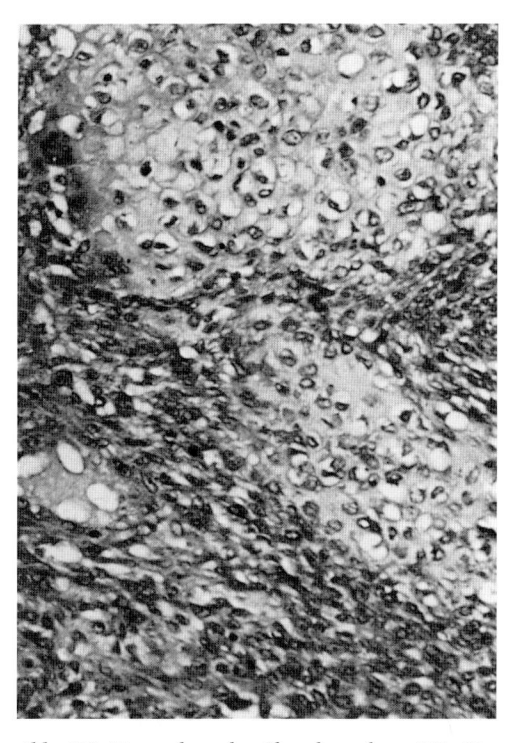

Abb. 508. Mesenchymales Chondrosarkom; HE, 64×

Myxoides Chondrosarkom (chordoides Sarkom) (ICD-O-DA-M-9231/3)

Hierbei handelt es sich um einen sehr seltenen chondroiden Tumor, der sowohl in den Weichteilen als auch im Knochen vorkommt. *Das ossäre myxoide Chondrosarkom ist ein maligner Knochentumor und eine besondere Variante unter den Chondrosarkomen, die histologisch große Ähnlichkeit mit einem Chordom hat und deshalb auch als „chordoides Sarkom" bezeichnet wird.* Es handelt sich um einen Tumor von geringer Malignität, der meist jenseits des 35. Lebensjahres auftritt und in jedem Knochen entstehen kann.

Das **Röntgenbild** in **Abb. 510** zeigt einen großen Tumor zentral im linken proximalen Femurschaft, der die Spongiosa weitgehend zerstört (1) und die Kortikalis von innen her ungleichmäßig, teils auch erheblich rarefiziert hat (2). Die Außenschicht der Kortikalis ist erhalten (3); es findet sich keine Periostreaktion. Fokal finden sich im Tumor fleckige Verkalkungen (4). Er ist innerhalb des Röhrenknochens unscharf begrenzt und hat keine Randsklerose.

In **Abb. 511** sieht man das **Röntgenbild** eines solchen Tumors im rechten Tibiakopf (1), der bis unmittelbar unter die tibiale Gelenkfläche reicht (2). Die Gelenkfläche ist erhalten. Der Tumor ist auch hier unscharf begrenzt und ohne Randsklerose (3). Im Inneren finden sich diskrete Kalkablagerungen (4).

Wie **histologische Übersichtsaufnahme** der **Abb. 509** zeigt, ist das Tumorgewebe deutlich nodulär aufgebaut. Die Noduli (1) werden durch Bindegewebe voneinander separiert (2); sie enthalten ein deutlich chondroides Gewebe, das jedoch stark myxoid durchtränkt ist (3). Auffallend ist die Polymorphie und Hyperchromasie der Zellkerne (4).

Auch in **Abb. 512** erscheint **histologisch** ein nodulär aufgebautes Tumorgewebe (1) mit myxoiden Ablagerungen (2). Die Tumorherde bestehen aus einem Netzwerk von kleinen dunkelkernigen Tumorzellen mit eosinophilem Zytoplasma und scharfen Zellgrenzen (3), die wie die synzytialen Zellen im Chordom aussehen.

Bei **stärkerer Vergrößerung** sieht man in **Abb. 513** zystoide Räume mit mukoidem Material (1) und Gruppen synzytialer Zellen (2) und auch physaliphorer Zellen (3) wie im klassischen Chordom. Das Stroma ist mukoid aufgelockert (4).

Auch in der **histologischen Aufnahme** der **Abb. 514** zeigen sich Stränge und Gruppen mononukleärer Tumorzellen (1) inmitten eines myxoiden Stromas (2). Es besteht eine deutliche Polymorphie und Hyperchromasie der Zellkerne (3).

Ein myxoid aufgelockertes bindegewebiges Stroma (1) mit strähniger Infiltration der Tumorzellen (2) ist die **histologische Struktur** der **Abb. 515**. Ein solches Gewebemuster, das im myxoiden Chondrosarkom vorkommt, zeigt weder Strukturen eines Knorpeltumors noch die eines Chordoms. Mit den polymorphen und hyperchromatischen Kernen der Tumorzellen ist jedoch Malignität angezeigt.

Bei diesem eigenartigen und seltenen primären Knochentumor muß außer einem Chordom oder Parachordom ein Myxom, ein myxoides Liposarkom oder ein Chondromyxoidfibrom in differentialdiagnostische Überlegung gezogen werden. Der Tumor kann nur lokal operativ entfernt werden; eine Bestrahlung oder Chemotherapie sind praktisch wirkungslos. Bei dem langsam wachsenden Tumor kann es nach unvollständiger Exzision zu Rezidiven kommen. Die Rezidivrate ist mit dem Ausmaß des Zellgehaltes und der Menge des myxoiden Materiales korreliert. Metastasen treten jedoch selten und spät auf.

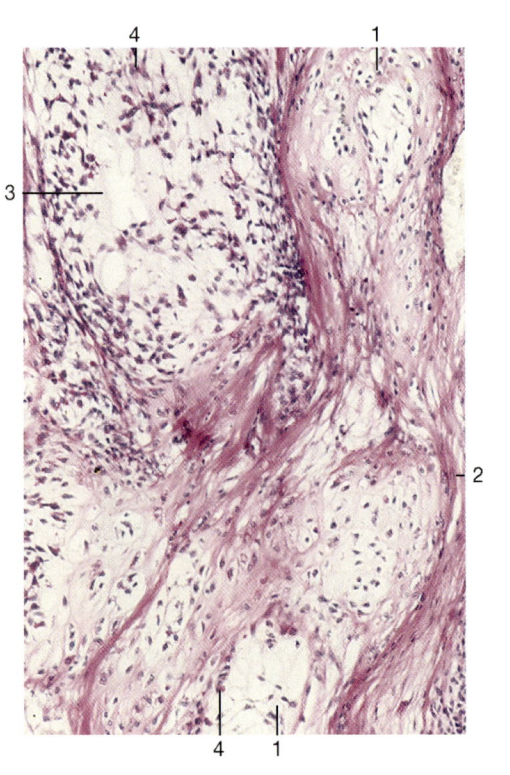

Abb. 509. Myxoides Chondrosarkom; PAS, 40×

Myxoides Chondrosarkom (chordoides Sarkom) 265

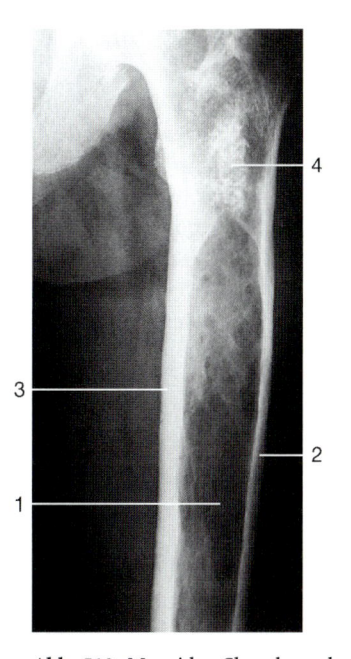

Abb. 510. Myxoides Chondrosarkom (proximaler Femur)

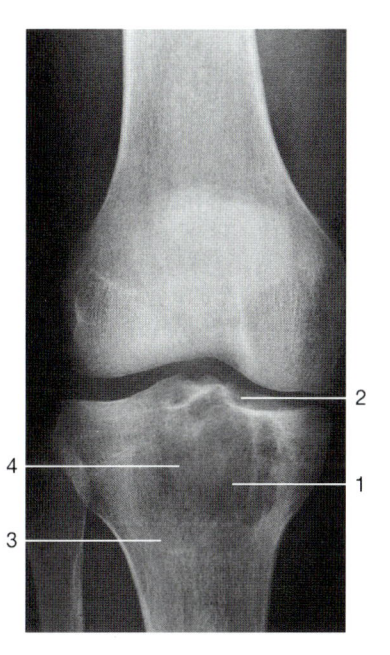

Abb. 511. Myxoides Chondrosarkom (Tibiakopf)

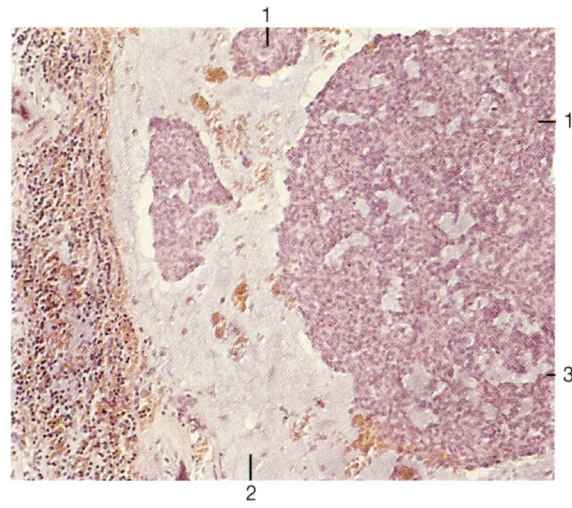

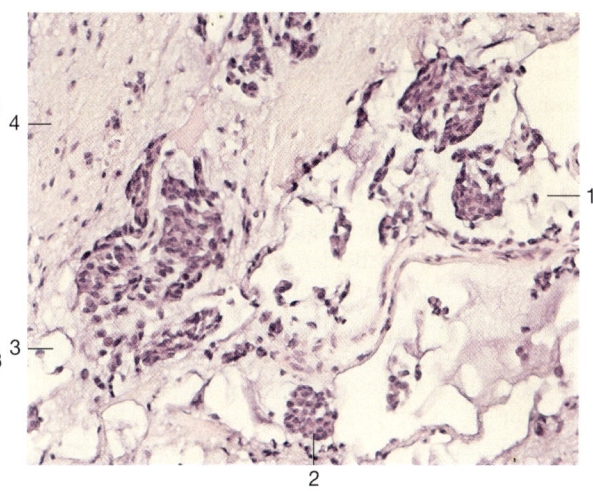

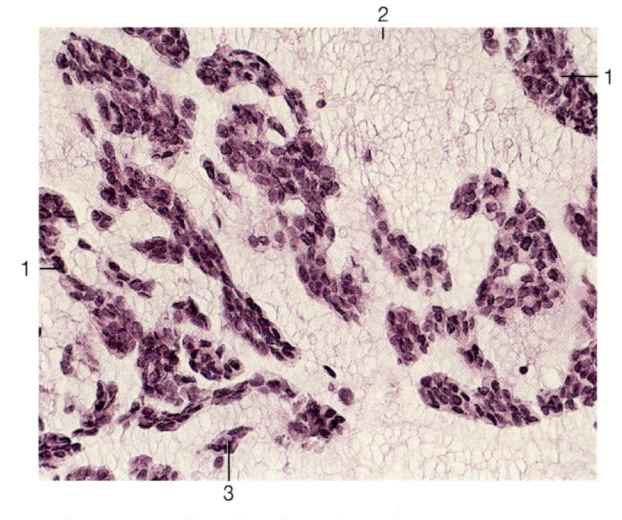

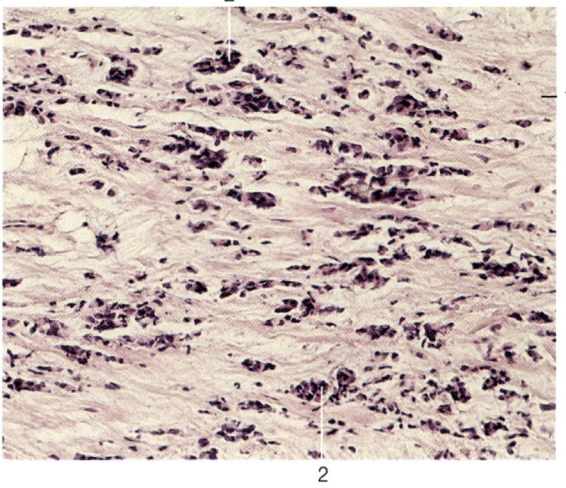

Abb. 512. Myxoides Chondrosarkom; HE, 40×

Abb. 513. Myxoides Chondrosarkom; HE, 64×

Abb. 514. Myxoides Chondrosarkom; HE, 100×

Abb. 515. Myxoides Chondrosarkom; HE, 64×

*Periostales und extraskeletales
Chondrosarkom (ICD-O-DA-M-9221/3)*

Eine maligne Knorpelgeschwulst kann sich auch im periostalen Bindegewebe oder in den übrigen Weichteilen entwickeln. Derartige Geschwülste wurden u. a. im Bereich des Kehlkopfes und der Lunge beschrieben.

*Bei einem **periostalen Chondrosarkom** handelt es sich um eine bösartige Knorpelgeschwulst, die sich im periostalen Bindegewebe eines Knochens entwickeln und sekundär von außen her in den Knochen eindringen kann.* In **Abb. 516** findet sich das Mazerationspräparat eines solchen periostalen Chondrosarkoms. Man erkennt einen riesigen Tumor, der sich vom Periost aus bis weit in die angrenzenden Weichteile erstreckt. Die Außenkonfiguration dieser Geschwulst zeigt einen deutlichen knotigen Aufbau *(1)*. Im Innern finden sich zwischen den Tumorknoten unregelmäßige Lücken *(2)*, in denen wahrscheinlich Verschleimungsherde gelegen waren. Die Schnittfläche hat an einigen Stellen ein glasiges Aussehen *(3)*, wo das Tumorgewebe kontinuierlich in die angrenzende Kortikalis des Femurknochens einstrahlt. Der Tumor umfaßt schalenförmig die gesamte proximale Femurmetaphyse. Der Knochenmarkraum ist frei von Tumorgewebe *(4)*. Die Kortikalis ist jedoch reaktiv unregelmäßig verdickt.

Das **histologische Bild** des periostalen Chondrosarkoms unterscheidet sich nicht von den intraossären Chondrosarkomen. In **Abb. 517** erkennt man ein lappig aufgebautes Knorpelgewebe, in dem die Chondrozyten ungleichmäßig verteilt sind. Sie liegen meist einkernig in großen Brutkapseln *(1)* oder lassen oft auch keine Brutkapseln erkennen *(2)*. Die Kerne sind oft nur angedeutet polymorph, teils rundlich *(3)*, teils ausgezogen oder eingebuchtet *(4)*. Mitosen lassen sich nicht nachweisen. Das Knorpelgrundgewebe ist schwach basophil oder eosinophil; es kann stellenweise myxomatös aufgelockert sein; auch Verkalkungsherde kommen vor, die dann meistens auch im Röntgenbild zu erkennen sind. An der Außenseite *(5)* findet sich das aufgelockerte periostale Bindegewebe, in dem diese Geschwulst entstanden ist. Manchmal läßt sich nicht sicher entscheiden, ob ein periostales Chondrosarkom aus einem Osteochondrom hervorgegangen ist. Die Therapie besteht aus einer vollständigen operativen Tumorentfernung. Solange der Tumor nicht in den benachbarten Knochen eingebrochen ist, kann eine Ausschälung der Tumormassen versucht werden, um möglichst die befallene Gliedmaße zu erhalten.

*Bei einem **extraskeletalen Chondrosarkom** handelt es sich um eine maligne Knorpelgeschwulst, die keine topographische Beziehung zu einem Knochen hat.* Solche Geschwülste können in jedem Gewebe auftreten; sie sind in Teratomen (z. B. des Ovars) nicht allzu selten. Als Lokalisationen wurden der Kehlkopfbereich, die Weichteile, die Zunge, die Harnblase, die Pulmonalarterie und die Brustmuskulatur angegeben.

In **Abb. 518** erkennt man im **makroskopischen Bild** ein Chondrosarkom, das bei einer 54 Jahre alten Frau der Harnblase aufsaß. Der Tumor hatte eine teils knochenharte Konsistenz und ließ sich nur mit der Säge zerteilen. Auf der Schnittfläche erkennt man zentral im Tumor ein grau-glasiges Gewebe, das prall-elastisch ist. Der lappige Aufbau der Geschwulst ist schwach sichtbar. Vor allem in den äußeren Zonen weist der Tumor unregelmäßige Verkalkungen auf. Der Tumor ist gegen die Umgebung scharf abgegrenzt.

Im **histologischen Bild** (**Abb. 519**) aus den knorpeligen Anteilen des Tumors liegt das charakteristische Bild eines mäßig hochdifferenzierten Chondrosarkoms vor. Man erkennt inmitten eines stark aufgelockerten und teils myxomatösen Stromas Knorpelzellen, die kleine, teils pyknotische Kerne aufweisen. Vielfach kommen zwei- und dreikernige Chondrozyten vor. Der Tumor weist stärkere regressive Veränderungen auf, wozu im Randbereich auch größere Verkalkungsherde gehören. Das biologische Verhalten dieser Geschwülste ist weitgehend von der Lokalisation abhängig. Metastasen treten verhältnismäßig spät auf. Bei frühzeitiger und vollständiger Entfernung kann eine endgültige Heilung erzielt werden.

Knorpeltumoren stellen eine recht große Gruppe unter den primären Knochentumoren dar, die besondere diagnostische und therapeutische Aspekte aufweist. Es gibt insgesamt 14 Entitäten unter den Knorpeltumoren, wobei es sich bei einigen nicht um echte Tumoren sondern vielmehr um tumorähnliche Läsionen handelt (z. B. „subunguale osteokartilaginäre Exostose", s. S. 226; „bizarre parosteale osteochondromatöse Proliferation"=„Nora-Läsion", s. S. 226). Manche echte Knorpeltumoren lassen sich den Skelettdysplasien zuordnen (z. B. Enchondromatose=Morbus Ollier, s. S. 62; Osteochondromatose=multiple osteokartilaginäre Exostosen, s. S. 64). Hierbei müssen familiäre Konstitution und Erblichkeit berücksichtigt werden. Es gilt somit, zwischen reaktiven Knorpelproliferaten und

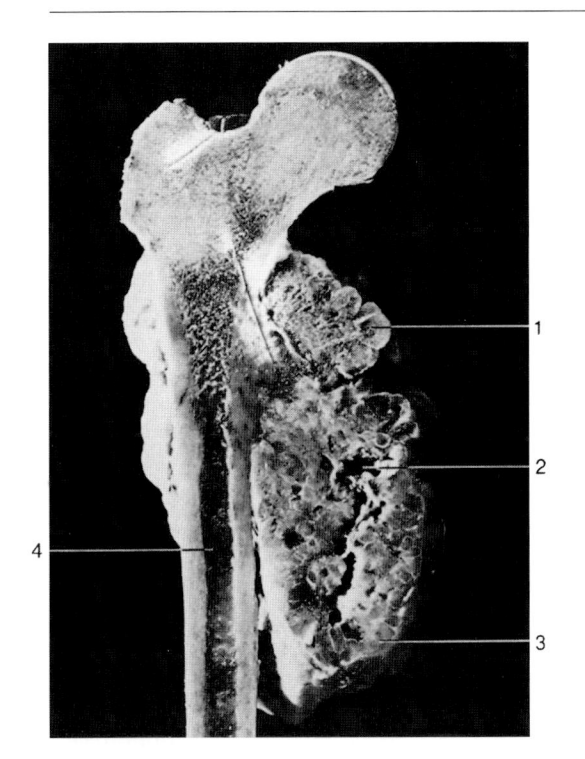

Abb. 516. Periostales Chondrosarkom
(Mazerationspräparat, proximaler Femur)

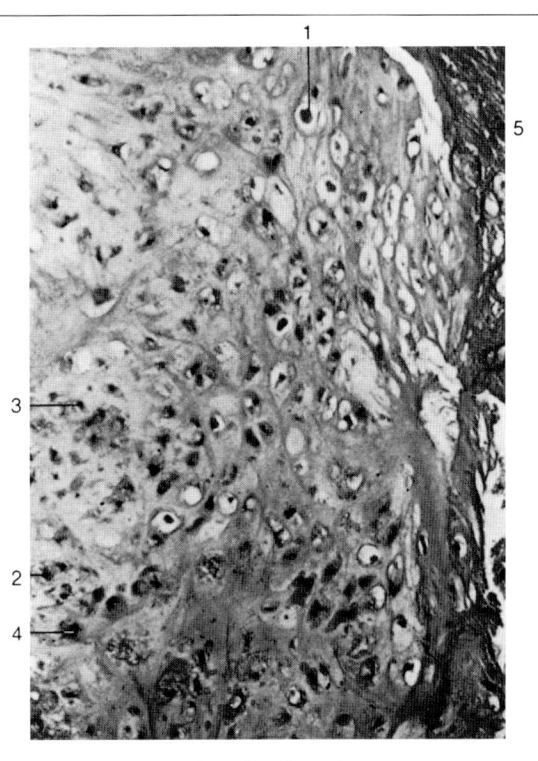

Abb. 517. Periostales Chondrosarkom; HE, 40×

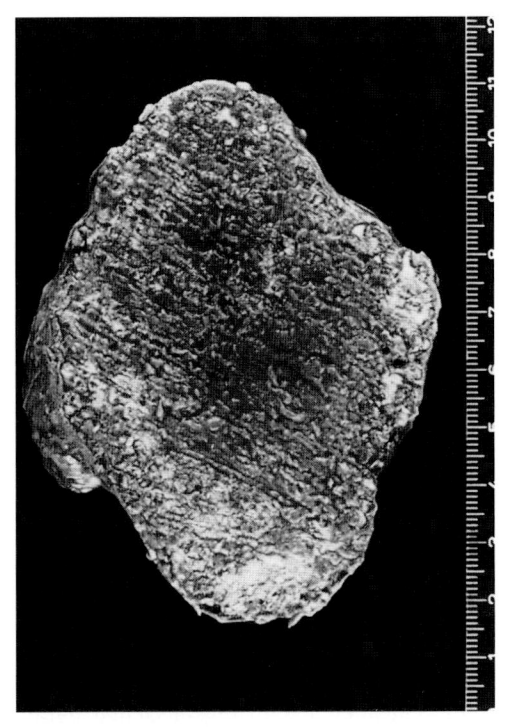

Abb. 518. Extraskeletales Chondrosarkom

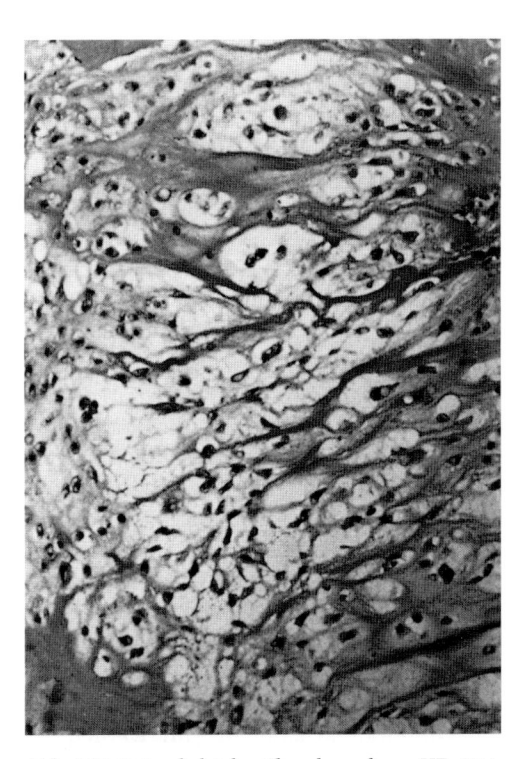

Abb. 519. Extraskeletales Chondrosarkom; HE, 51×

echten Knorpeltumoren sowie dysontogenetischen Tumoren zu unterscheiden.

Eigenartigerweise entwickeln sich die meisten Knorpeltumoren nicht an den Orten des autochtonen Knorpelgewebes (Gelenkknorpel, Bandscheiben usw.). Es handelt sich vielmehr um echte Knochentumoren, die sich während der Ontogenese im Bereich des stärksten Knochenumbaues eines Knochens, nämlich in den Metaphysen, entwickeln. Hier sind die meisten Knorpeltumoren lokalisiert (z. B. Osteochondrom, s. S. 222; Chondroblastom, s. S. 238; Chondromyxoidfibrom, s. S. 242; Chondrosarkom, s. S. 248). Darüber hinaus können Knorpeltumoren aber auch an Orten innerhalb eines Knochens entstehen, wo normalerweise kein Knorpelgewebe vorliegt, nämlich in den Diaphysen (z. B. Enchondrom, s. S. 228; proliferierendes Chondrom, s. S. 236), im Periost (z. B. periostales, juxtakortikales Chondrom, s. S. 234; periostales Chondrosarkom, s. S. 266) oder in der Gelenkkapsel (Gelenkchondromatose, s. S. 486). Somit sind diese Tumoren im gesamten Skelett verteilt, jedoch nicht wahllos; denn jeder Knorpeltumor hat seine typische Lokalisation, was bei der Diagnostik berücksichtigt werden muß. – Schließlich entstehen Knorpeltumoren auch außerhalb des Skeletts in den verschiedensten Geweben und Organen (extraskeletales Chondrom; extraskeletales Chondrosarkom, s. S. 266).

Röntgenologisch rufen die meisten Knorpeltumoren eine Osteolyse hervor, da das autochtone mineralisierte Knochengewebe zerstört wird. Charakteristischerweise kommt es im tumorösen Knorpelgewebe zu fokalen dystrophischen Verkalkungen. Diese markieren sich gewöhnlich im Röntgenbild als feinfleckige Verdichtungen und weisen diagnostisch auf einen Knorpeltumor hin. Bei sehr starker Verkalkung kann sich der Tumor als kompakte kalkdichte Masse innerhalb der destruierten Spongiosa darstellen. Aus den Röntgenbildern (einschließlich CT und MRT) geht hervor, ob der Tumor intraossär gelegen ist (z. B. Enchondrom, s. S. 228) oder außen dem Knochen aufsitzt (z. B. Osteochondrom = Ecchondrom, s. S. 222; periostales juxtakortikales Chondrom, s. S. 234). Beim Osteochondrom stellt die Knorpelkappe, die einen knöchernen Stiel überdeckt, das eigentliche Tumorgewebe dar und muß vollständig operativ entfernt werden, um ein Rezidiv zu vermeiden. Mit Hilfe der Szintigraphie kann geprüft werden, ob eine aktuelle Proliferation der Geschwulst besteht.

Histologisch gehören Knorpeltumoren zu den am schwersten zu diagnostizierenden Knochentumoren. Alle diese Tumoren zeichnen sich durch einen nodulären und lappigen Gewebeaufbau aus, womit sich das Gewebe als Tumorgewebe identifizieren läßt (im Gegensatz zu reaktivem Knorpelgewebe z. B. im Knorpelkallus, s. S. 120 oder in der posttraumatischen Myositis ossificans, s. S. 506). Tumoröses Knorpelgewebe ist oft auch Bestandteil eines anders klassifizierten Tumors (z. B. chondroblastisches Osteosarkom, s. S. 288). Die Schwierigkeiten bei der histologischen Diagnostik der Knorpeltumoren liegen in der Monomorphie des knorpeligen Tumorgewebes. Insbesondere bei Enchondromen der langen Röhrenknochen (s. S. 228) kann es ungemein schwierig sein zu entscheiden, ob es sich noch um einen gutartigen Knorpeltumor oder bereits um ein niedrig malignes Chondrosarkom handelt. Es handelt sich um sog. „border line cases". Bei der histologischen Diagnostik wird häufig von „Tumoren fraglicher Dignität" gesprochen, die rezidivieren und sekundär maligne entarten können. Wahrscheinlich beruht eine solche Tumorentwicklung wohl auf einer primären Fehlklassifikation des Tumorgewebes; denn meist findet sich in einem niedrig malignen Chondrosarkom ein tumoröses Knorpelgewebe mit nur geringer Kernpolymorphie und einigen mehrkernigen Knorpelzellen; Mitosen lassen sich nicht finden. Bei der Diagnostik müssen alle klinischen Daten und vor allem radiologische Untersuchungen (einschließlich Szintigraphie) hinzugezogen werden, um den Tumor möglichst sicher diagnostizieren zu können.

Wie kaum bei einem anderen Knochentumor ist die Lokalisation eines Chondrosarkoms von entscheidender diagnostischer Bedeutung. In den kurzen Röhrenknochen von Händen und Füßen handelt es sich trotz einer gewissen Kernpolymorphie und -hyperchromasie in den Knorpelzellen meistens um ein gutartiges Enchondrom. Chondrosarkome sind in diesen Knochen selten; sie können jedoch bei älteren Patienten hier auch auftreten, wobei nach operativer Entfernung die Prognose gut ist. Andererseits gibt es keine Enchondrome im Becken; es handelt sich hier praktisch immer um Chondrosarkome. Auch in der Wirbelsäule und den Rippen sind die Knorpeltumoren fast immer maligne. Somit ist die histologische Diagnostik dieser Tumoren stark eingeschränkt, und es müssen neben den radiologischen Befunden auch Erfahrungstatsachen herangezogen werden. Schließlich richtet sich nach diesem bekannten biologischen Verhalten auch das therapeutische Vorgehen und das Procedere.

Ossäre Knochentumoren

Vorbemerkungen

Knochengeschwülste im engeren Sinn entstehen aus dem Knochengewebe und zeichnen sich im allgemeinen durch einen hohen Gehalt an Knochensubstanz aus. Die wesentlichen tumorbildenden Zellen sind Osteoblasten, die auch in diesen Tumoren die Fähigkeit haben, Osteoid zu bilden. In einigen dieser Geschwülste finden sich mehr oder weniger ausgedehnte Osteoidstrukturen in Form von flächigen oder gitterartigen Ablagerungen; oder es werden regelrechte Osteoidtrabekel gebildet, die ein unregelmäßiges Netzwerk bilden und denen meist Osteoblasten angelagert sind (z. B. Osteoid-Osteom, s. S. 274; Osteoblastom, s. S. 278; Osteosarkom, s. S. 288). In anderen ossären Knochentumoren kommt es zu einer mehr oder weniger vollständigen Mineralisation des Osteoids, wobei sich regelrechter Tumorknochen entwickelt. Hierbei handelt es sich entweder um teilweise mineralisierte Geflechtknochenbälkchen (z. B. im ossifizierenden Knochenfibrom, s. S. 330 oder Osteosarkom, s. S. 288) oder um reife, lamellär geschichtete Knochenbälkchen (z. B. im Osteoma spongiosum, s. S. 270). Es kann sich sogar ein sehr dichtes Knochengewebe mit Ausbildung von Haversschen Kanälchen entwickeln, das große Ähnlichkeit mit dem Knochengewebe aus der Knochenkortikalis hat (z. B. im Osteoma eburneum, s. S. 270). In solchen hochreifen ossären Knochengeschwülsten werden vielfach keine Osteoblasten mehr angetroffen; sie finden sich als in der Knochensubstanz eingeschlossene Osteozyten wieder, die sich von normalen Osteozyten nicht unterscheiden.

Bei den reifen ossären Knochentumoren lassen sich die zellulären und histologischen Strukturen nicht von denen in normalem Knochengewebe unterscheiden; es bestehen hier nur quantitative Unterschiede, die bei der Diagnostik berücksichtigt werden müssen. In weniger reifen Geschwülsten (Osteoid-Osteom, Osteoblastom) sind die Osteoidstrukturen bei der Diagnostik von großer Bedeutung. Es gehört eine gewisse Erfahrung dazu, diese als solche in der HE-Färbung zu erkennen. Hierbei können Spezialfärbungen (van Gieson, Azan, PAS, Goldner) hilfreich sein. Im Osteosarkom haben Osteoidtrabekeln ein eigenartiges und charakteristisches Aussehen, die sie als „Tumorosteoid" erkennen lassen. Diese Struktur wird durch eine Unordnung des Verlaufes der kollagenen Fibrillen hervorgerufen. Auch die Faserknochenbälkchen haben im Osteosarkom eine besondere Struktur, so daß wir von „Tumorknochen" als Produkt der Tumorosteoblasten sprechen. Auf dem Boden der ungeordneten organischen Matrix erfolgt eine unregelmäßige Verkalkung dieser Knochenbälkchen, die histologisch leicht erkennbar ist. Neben den eigentlichen ossären Strukturen ist in diesen Geschwülsten jedoch auch das Zwischengewebe zu beachten, das aus Fettgewebe (z. B. im Osteom) oder Bindegewebe (z. B. im ossifizierenden Knochenfibrom) bestehen kann. In den malignen Geschwülsten liegt ein sarkomatöses Stroma vor, das sich durch eine ausgeprägte Polymorphie der Zellen auszeichnet (z. B. im Osteosarkom).

Die Knochenneubildung in den ossären Knochengeschwülsten führt im Röntgenbild zu einer mehr oder weniger ausgeprägten Verschattung, deren Deutung von wesentlicher diagnostischer Bedeutung ist. Vollständig mineralisierte Knochenstrukturen ergeben röntgenologisch eine sehr dichte Verschattung (z. B. im Osteoma eburneum oder osteoblastischen Osteosarkom). Spongiöses Knochengewebe zeichnet sich im Röntgenbild durch eine aufgelockerte, netzartige oder trabekuläre Struktur aus (z. B. im Osteoma spongiosum). Osteoidtrabekel ergeben nur eine schwache und verwaschene Verschattung, die vom Grad der Mineralisierung abhängig ist (z. B. im Nidus eines Osteoid-Osteoms oder im Osteoblastom).

Unverkalkte Osteoidstrukturen (z. B. im osteolytischen Osteosarkom) führen röntgenologisch zu einer meist fleckigen Osteolyse. Schließlich sind die Knochenneubildungen im reaktiv veränderten Periost zu berücksichtigen, die im Röntgenbild durch sog. Spicula oder Knochenschalen auf den ihnen zugrundeliegenden Knochenprozeß hinweisen.

Die ossären Knochentumoren osteoblastischen Ursprungs stellen in der Klassifikationstabelle (s. S. 217) eine eigene Gruppe dar, worunter sich gutartige und bösartige Tumoren finden. Die Unterscheidung zwischen einem benignen und malignen ossären Knochentumor kann sowohl röntgenologisch wie auch histologisch am Biopsiematerial ungemein schwierig sein. So kann eine proliferierender Frakturkallus irreguläre Osteoidtrabekel und Faserknochenbälkchen inmitten eines zellreichen Stromas aufweisen und den Eindruck eines Osteosarkoms erwecken.

Osteom (ICD-O-DA-M-9180/0)

Osteome sind absolut gutartige Knochenläsionen, die den gutartigen Knochentumoren zugerechnet werden, obwohl sie nicht selten auch reaktiv (z. B. im Bereich von Meningeomen) auftreten können. *Es handelt sich um eine umschriebene Neubildung aus kompaktem oder spongiösem Lamellenknochen mit eingeschlossenem Faser- oder Fettmark, die ein sehr langsames expansives Wachstum aufweist.* Osteome entwickeln sich fast ausschließlich in den bindegewebig präformierten Knochen des Schädels, wo sie besonders häufig in den Nasennebenhöhlen, seltener im Schädeldach und den Kieferknochen angetroffen werden. In den übrigen Knochen sind sie sehr selten; sie entstehen dort meist im Periost (periostales Osteom), können aber auch in der Kortikalis oder Spongiosa auftreten. Oft handelt es sich dabei um die Verknöcherung einer vorbestandenen anderen Knochenläsion (z. B. Osteochondrom, fibröse Dysplasie). Osteome können in jedem Lebensalter auftreten, gehäuft jedoch im mittleren und höheren Erwachsenenalter. Männer sind doppelt so häufig betroffen wie Frauen.

Im **Röntgenbild** stellt sich ein Osteom als ein rundlich-ovaler, sehr schattendichter Herd dar, der scharf begrenzt ist. In **Abb. 520** erkennt man einen solchen Verschattungsherd im linken proximalen Humerus. Die lokale Verknöcherung bezieht die angrenzende Kortikalis mit ein *(1)*; die Kortikalis ist in diesem Bereich außen jedoch glatt, ohne Periostverbreiterung. Gegen den spongiösen Knochen ist der Tumor etwas wellig und scharf abgegrenzt *(2)*. Es ist keine Innenstruktur im Tumor zu erkennen.

In **Abb. 521** ist ein Osteom des Schädels **röntgenologisch** abgebildet; es ist in der linken Stirnhöhle gelegen *(1)*. Der Tumor zeichnet sich durch eine intensive Schattendichte aus und ist scharf begrenzt. Das umgebende Knochengewebe ist unauffällig. In **Abb. 522** findet sich das **makroskopische Bild** eines Osteoms in einem Wirbelkörper: Man erkennt hier einen rundlichen, sehr knochendichten Herd inmitten der Spongiosa *(1)*. Der Herd ist etwas gebuchtet, jedoch scharf abgegrenzt. Im Innern liegt ein elfenbeinartiges Knochengewebe vor, das nur spärliche kleinfleckige Auflockerungen erkennen läßt.

Histologisch liegt in einem *Osteoma eburneum* ein dichtes, ausgereiftes und vollständig mineralisiertes Knochengewebe vor, in dem sich regelrechte Haverssche Osteone entwickelt haben. Man erkennt in **Abb. 523** mehrere englumige Haversche Kanälchen *(1)*, die glatt begrenzt sind und leer erscheinen. Das Knochengewebe läßt eine lamelläre Schichtung *(2)* erkennen und enthält zahlreiche kleine Osteozyten. Somit ähnelt das Tumorgewebe einem sklerotisch verdichteten Kortikalisgewebe, ohne daß Kittlinien erscheinen.

In **Abb. 524** ist ein *Osteoma spongiosum* im **histologischen Schnitt** abgebildet: Auch hierbei handelt es sich um ein vollständig ausgereiftes Knochengewebe, das lamellär geschichtet ist und Osteone enthält *(1)*. Wegen der oft notwendigen starken Entkalkung sind die meisten Osteozytenlakunen leer. In der Außenschicht *(2)* sehen wir eine breite Zone von Lamellenknochen. Im Innern liegen unregelmäßige plumpe Knochentrabekel *(3)*, die glatt begrenzt sind und keine Osteoblasten angelagert haben. Auch diese verbreiterten Knochenbälkchen sind lamellär geschichtet und voll mineralisiert. Im Markraum erkennt man Fettgewebe *(4)*, das von einzelnen Blutgefäßen *(5)* durchzogen wird.

Ein Osteom wird häufig nur zufällig entdeckt und ruft oft keine Symptome hervor. Es zeichnet sich durch langsame Größenzunahme infolge ständiger Knochenneubildung aus. Beim *Gardner-Syndrom* sind Schädelosteome mit Intestinalpolypen, Epidermiszysten und anderen Bindegewebsveränderungen kombiniert.

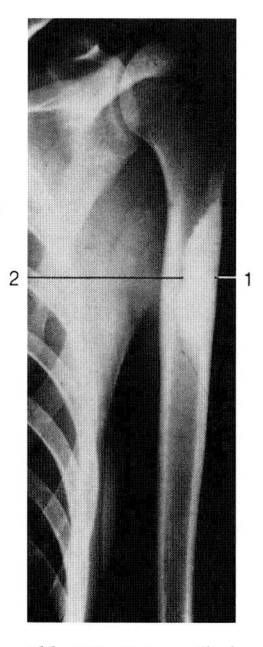

Abb. 520. Osteom (linker proximaler Humerus)

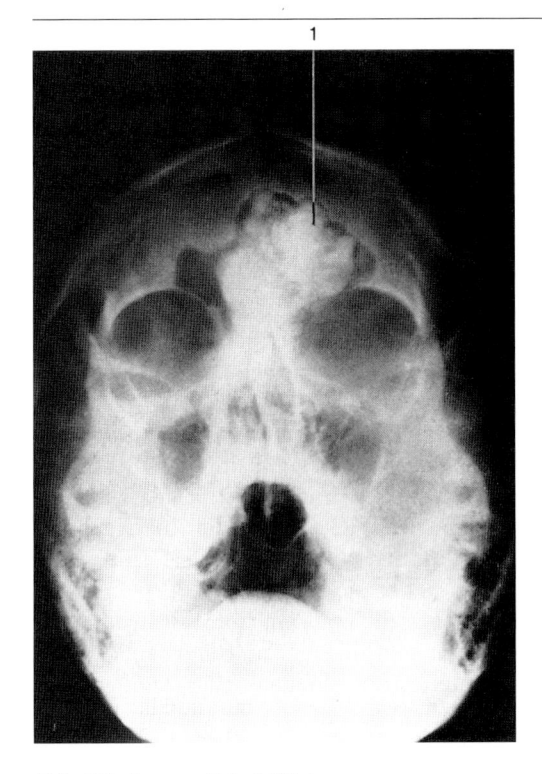

Abb. 521. Osteom (Stirnhöhle)

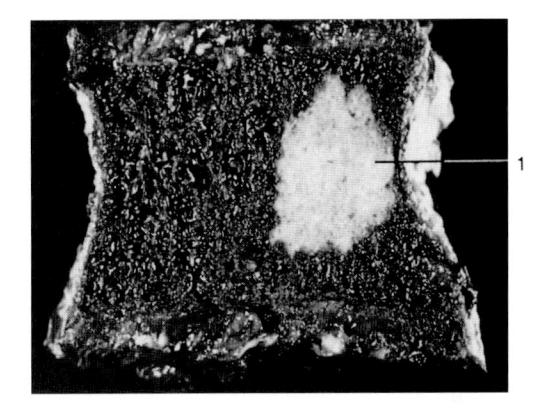

Abb. 522. Osteom (Wirbelkörper, Schnittfläche)

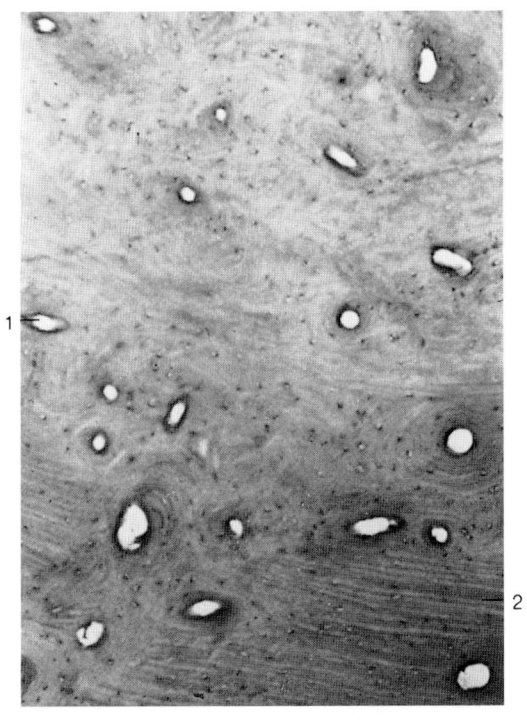

Abb. 523. Osteoma eburneum; HE, 20×

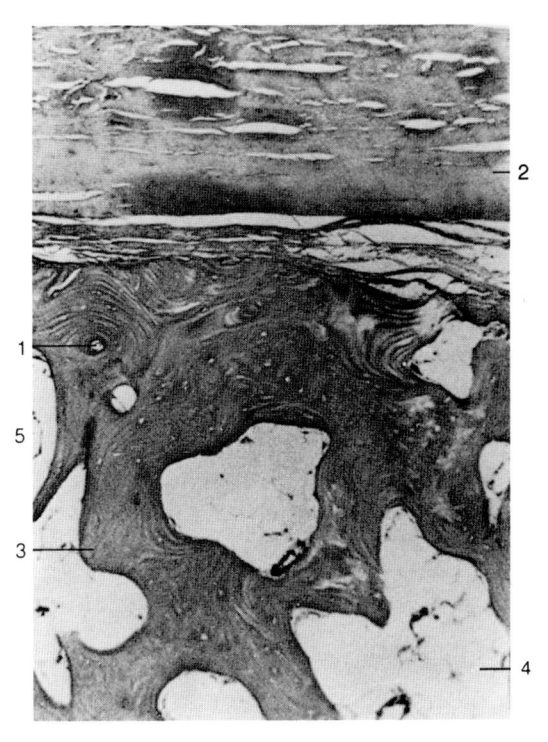

Abb. 524. Osteoma spongiosum; HE, 25×

Im peripheren Skelett werden Osteome meist zufällig röntgenologisch entdeckt und rufen keine Symptome hervor. In **Abb. 525** ist ein solches Osteom in der rechten proximalen Tibia zu sehen. In der a.p.-**Röntgenaufnahme** liegt inmitten des Knochens ein scharf abgegrenzter dichter Verschattungsherd *(1)*, der im Innern einige Aufhellungen aufweist. Auf der seitlichen Aufnahme sieht man, daß dieser Herd exzentrisch im dorsalen Anteil des Knochens gelegen ist *(2)*. Bei einem solchen Röntgenbefund sollte man mit der Szintigraphie prüfen, ob eine Aktivitätsanreicherung auf einen proliferativen Prozeß hinweist; ansonsten sind keine bioptischen oder gar operativen Maßnahmen erforderlich (sog. „*leave-me-alone-lesion*").

Abb. 526 zeigt eine koronare Schädelaufnahme, auf der man **röntgenologisch** im rechten Os frontale einen runden Verdichtungsherd *(1)* sieht, der scharf begrenzt ist. Er ruft zwar keine Beschwerden hervor, fällt jedoch durch eine stetige Größenzunahme auf.

Auf dem **Computertomogramm** der **Abb. 527** erkennt man deutlich den scharf begrenzten, ovalär gestalteten dichten Verschattungsherd *(1)* im Os frontale. Es handelt sich um eine expansiv gewachsene Läsion, die an der Innenseite zu einer leichten Impression des Gehirns *(2)* geführt hat und an der Außenseite vorgewölbt erscheint *(3)*. Dadurch kann ein solches Osteom auffallen und sogar leichte Beschwerden machen. Die Diagnose ist radiologisch leicht zu stellen.

Auf den **Röntgenaufnahmen** der **Abb. 528** ist die Schädelläsion stärker herausfotografiert. In der a.p.-Aufnahme sieht man den kreisrunden Skleroseherd *(1)*, der außen etwas unscharf begrenzt erscheint. Auf der seitlichen Aufnahme ist die Schädelkalotte hier spindelig aufgetrieben *(2)* und stark verdichtet.

Ein proliferierendes Osteom kann **histologisch** verschiedene Strukturen enthalten. In **Abb. 529** sieht man außen eine breite Schicht aus spongiösem Knochengewebe *(1)*, worin die Knochenbälkchen ausgereift und voll mineralisiert sind. Zwischen ihnen findet sich Fettgewebe *(2)*. Im Zentrum hingegen sieht man ein fibröses Stroma mit zahlreichen ungeordneten Faserknochenbälkchen *(3)* und Osteoidablagerungen. Hier können den Knochenbälkchen Osteoblasten angelagert sein. Solche Strukturen haben Ähnlichkeit mit einem Osteoid-Osteom (s. S. 277), das von außen her allmählich verknöchert. Die gutartige Geschwulst ist ganz außen scharf abgegrenzt und von einer bindegewebigen Kapsel *(4)* überzogen.

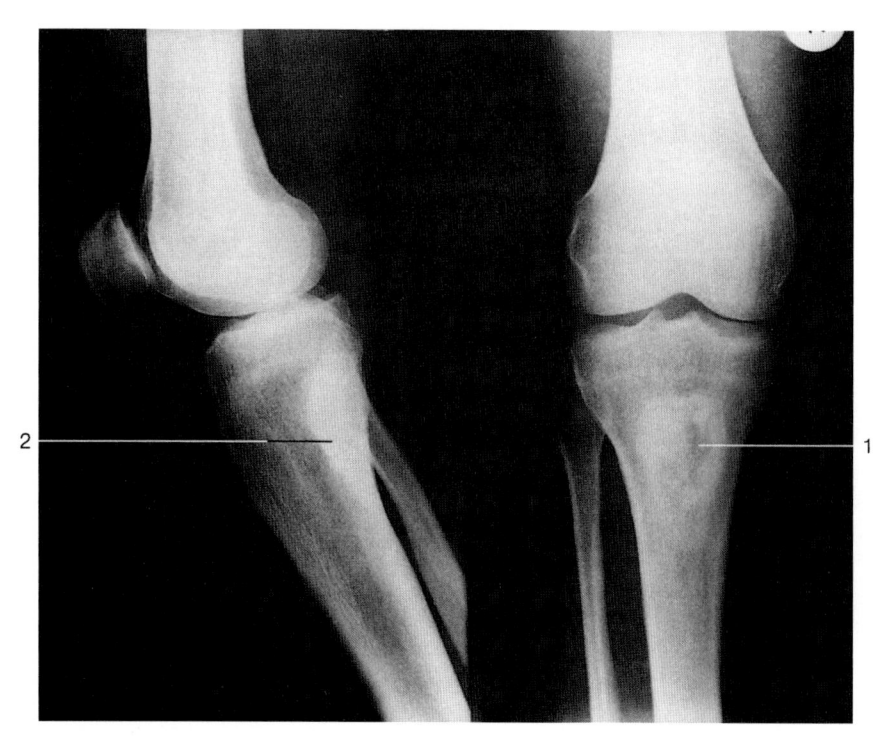

Abb. 525. Osteom (rechte proximale Tibia)

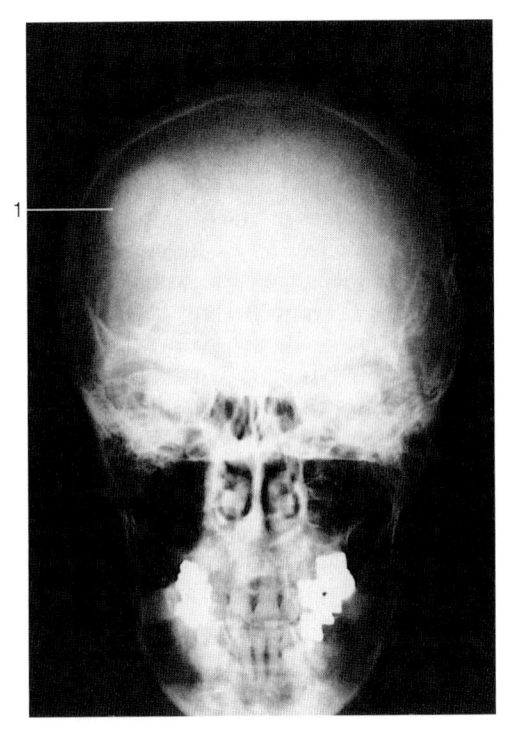

Abb. 526. Osteom (rechtes Os frontale)

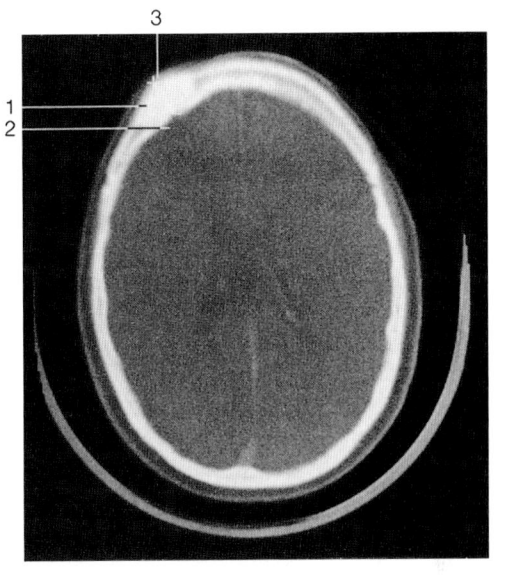

Abb. 527. Osteom (Os frontale, Computertomographie)

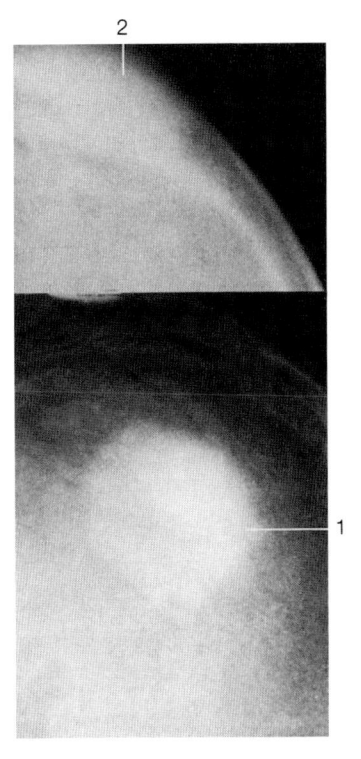

Abb. 528. Osteom (Schädelkalotte)

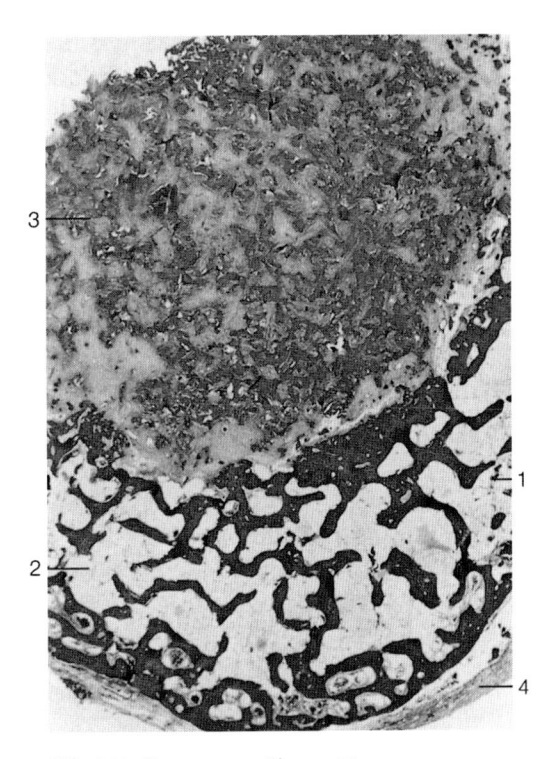

Abb. 529. Osteom, van Gieson, 10×

Osteoid-Osteom (ICD-O-DA-M-9191/0)

Diese eigenartige Knochenläsion wird heute allgemein den gutartigen Knochentumoren zugeordnet, obwohl manche Autoren darin einen Entzündungsherd erblicken. *Das Osteoid-Osteom ist eine kleine, gutartige osteoblastische Knochengeschwulst, die durch eine bis zu 3 cm große zentrale Aufhellungszone (sog. „Nidus") und ausgeprägte Perifokalsklerose ausgezeichnet ist und heftige Schmerzen verursachen kann.* Die Schmerzen treten meist nachts auf und lassen sich durch Analgetika (Asperin) beheben. Dieser für ein Osteoid-Osteom sehr typische Nachtschmerz ist ein wichtiges Diagnosticum und wird mit dem sog. „Aspirin-Test" überprüft. Die Läsion wurde 1935 erstmals von JAFFE als eigenständige gutartige Knochengeschwulst beschrieben und aus den entzündlichen Knochenprozessen ausgesondert. Ihre Häufigkeit beträgt etwa 10% unter den gutartigen Knochentumoren, wobei die Erfahrungstatsache zu berücksichtigen ist, daß sich der Tumor häufig im Operationsmaterial histologisch nicht sicher identifizieren läßt, weil der „Nidus" bioptisch nicht getroffen wurde. Somit stützt sich die Diagnose eines Osteoid-Osteoms zusammen auf die klinische Symptomatik (Nachtschmerz), den Röntgenbefund (Nidus mit Perifokalsklerose) und das histologische Untersuchungsergebnis. Bei alleiniger Berücksichtigung des histologischen Bildes liegt die Häufigkeit des Osteoid-Osteoms unter 3% der gutartigen Knochengeschwülste.

Lokalisation (Abb. 530). Die Geschwulst tritt am häufigsten in den langen und kurzen Röhrenknochen auf; etwa die Hälfte der Tumoren sind in Femur und Tibia lokalisiert (50,6%). Bevorzugt sind die Diaphysen nahe den Schaftenden. Osteoid-Osteome können sowohl in der Spongiosa wie auch in der Kortikalis (sog. Kortikalis-Osteoid-Osteom) entstehen; periostale oder extraossäre Osteoid-Osteome sind äußerst selten. Eine relativ häufige Lokalisation ist auch die Wirbelsäule, wo vor allem die Wirbelbögen und -fortsätze betroffen sind. In Sternum und Clavicula kommt dieser Tumor praktisch kaum vor, was bei der Diagnostik berücksichtigt werden sollte. Auch die Mandibula ist eine äußerst seltene Lokalisation. Ansonsten können alle Knochen des Skeletts befallen sein.

Altersverteilung (Abb. 531). Das Osteoid-Osteom ist eine Geschwulst des jugendlichen Alters; in etwa 51% der Fälle tritt sie zwischen dem 5. und 24. Lebensjahr auf. Der Altersgipfel liegt im 2. Lebensjahrzehnt. Jenseits des 40. Lebensjahres ist kaum noch mit einem Osteoid-Osteom zu rechnen. Das männliche Geschlecht ist viermal häufiger betroffen als das weibliche.

Es handelt sich um eine absolut gutartige Knochengeschwulst, da bisher noch keine maligne Entartung beobachtet wurde. Es liegen sogar Berichte über Spontanheilungen vor, wobei es zu einer osteomartigen Verknöcherung des „Nidus" kommen soll. Hierbei stellt sich natürlich die Frage nach einem echten Tumorwachstum oder Entzündungsherd; Bakterien konnten jedoch niemals im „Nidus" nachgewiesen werden. Die Therapie besteht in einer vollständigen operativen Entfernung des „Nidus" durch Kurettage oder en-bloc-Exzision, was wegen der starken perifokalen Osteosklerose oft recht schwierig sein kann. Bei unvollständiger Nidusentfernung kann ein Rezidiv entstehen. Es muß auch berücksichtigt werden, daß manchmal multifokale Osteoid-Osteome vorkommen.

In **Abb. 532** ist das klassische **Röntgenbild** eines Osteoid-Osteoms der distalen Femurmetaphyse zu sehen. Es handelt sich um ein Tomogramm, in dem sich der Nidus am besten auffinden läßt. Der Nidus *(1)* stellt sich als rundlicher Aufhellungsherd von etwa 1–3 cm Durchmesser dar, der im Innern einen winzigen, fleckigen Sklerosekern enthält. Der Tumor ist in der Kortikalis gelegen, die in diesem Bereich erheblich verbreitert und sehr stark sklerotisch verdichtet ist *(2)*. Die Osteosklerose ist oft so stark ausgeprägt, daß sich der kleine Nidus nicht auffinden läßt; hierbei kann die Angiographie hilfreich sein, die in der venösen Phase Gefäße im Nidus zur Darstellung bringt. Bei einem Osteoid-Osteom in der Spongiosa ist die reaktive Osteosklerose viel weniger ausgeprägt.

Abb. 533 zeigt das **Röntgenbild** eines Osteoid-Osteoms im rechten Unterkiefer, das in der Spongiosa gelegen ist: Der Nidus weist eine größere zentrale Verschattung *(1)* auf, die von einer hellen Mantelzone *(2)* umschlossen wird. Außen findet sich nur eine schmale Mantelsklerose *(3)*.

Während Osteoid-Osteome in den Fuß- oder Handwurzelknochen sowie in den langen Röhrenknochen ein charakteristisches Röntgenbild abgeben, das die Diagnose ermöglicht, kann bei Befall der Wirbelsäule die Diagnose außerordentlich schwierig sein. Es entwickelt sich meist eine schmerzhafte Skoliose, die im Kindes- und Adoleszentenalter stets ein Osteoid-Osteom in Erwägung ziehen sollte.

Osteoid-Osteom   275

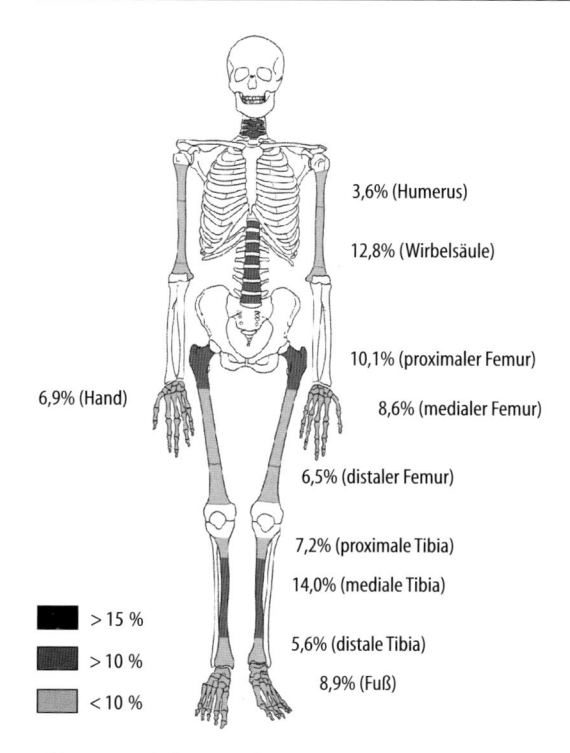

3,6% (Humerus)
12,8% (Wirbelsäule)
10,1% (proximaler Femur)
6,9% (Hand)
8,6% (medialer Femur)
6,5% (distaler Femur)
7,2% (proximale Tibia)
14,0% (mediale Tibia)
5,6% (distale Tibia)
8,9% (Fuß)

■ > 15 %
▨ > 10 %
▫ < 10 %

Abb. 530. Lokalisation der Osteoid-Osteome (336 Fälle); sonstige: 15,7%

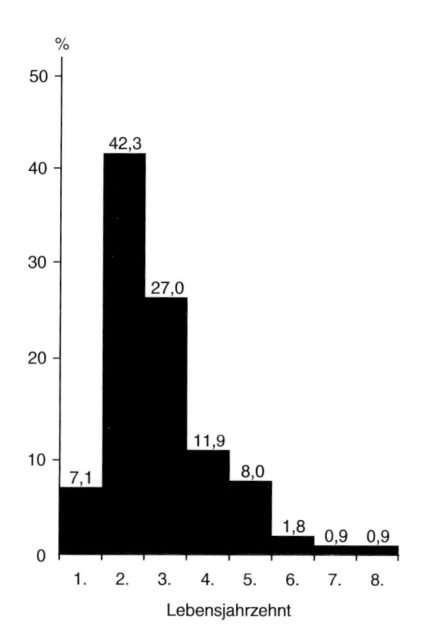

Abb. 531. Altersverteilung der Osteoid-Osteome (336 Fälle)

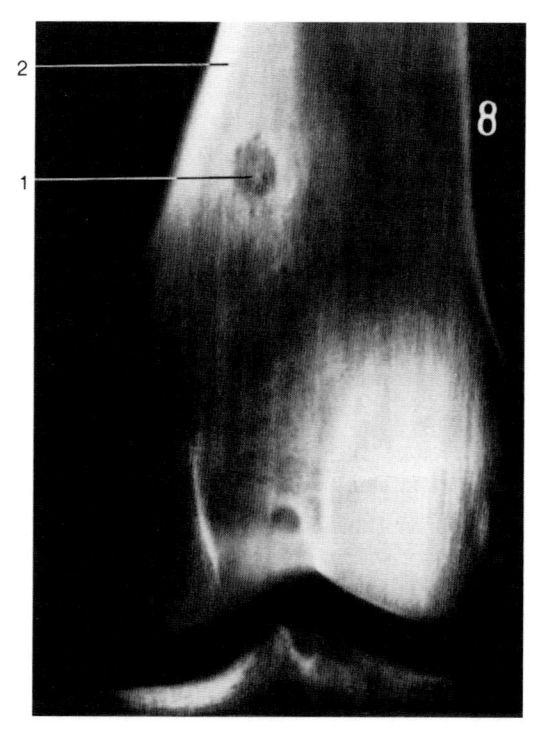

Abb. 532. Osteoid-Osteom (distale Femurmetaphyse)

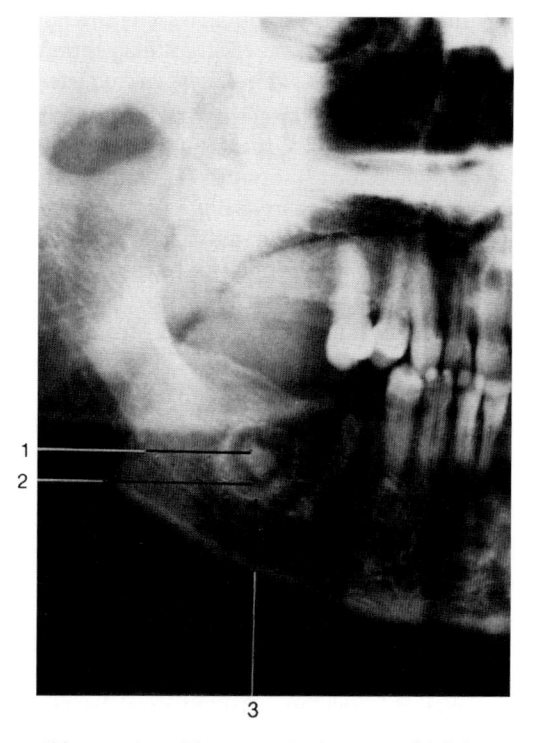

Abb. 533. Osteoid-Osteom (rechter Unterkiefer)

Das **Röntgenbild** in **Abb. 534** weist in Schaftmitte der rechten Tibia eine spindelige Auftreibung *(1)* des langen Röhrenknochens auf, die auf eine erhebliche Verbreiterung der Kortikalis in diesem Bereich zurückzuführen ist. Ein solcher Röntgenbefund ist sehr charakteristisch für ein kortikales Osteoid-Osteom. Die Osteosklerose ist sehr ausgeprägt und erstreckt sich fast über die ganze Diaphyse; sie hat zu einer starken Einengung des Markraumes geführt. Innerhalb dieser Sklerosezone ist nur ganz schwach angedeutet ein kleiner Nidus *(2)* sichtbar. Eine Periostreaktion fehlt. Operativ gilt es, diesen Nidus zu entfernen, um die Beschwerden zu beheben.

Für die histologische Diagnostik stellt nur das Gewebe aus dem Nidus die für das Osteoid-Osteom charakteristischen Strukturen dar, während die Randsklerose lediglich osteosklerotisches Knochengewebe enthält, an dem keine Diagnose gestellt werden kann. In **Abb. 535** liegt das typische **histologische Bild** eines Osteoid-Osteoms vor: Der Nidus besteht aus einem sehr zellreichen Gewebe, in dem zahlreiche unregelmäßige Osteoidtrabekeln *(1)* auffällig sind. Diese stellen sich im HE-Schnitt als homogene, eosinophile Bänder dar, die fast zellfrei sind. Sie sind unterschiedlich breit und plump; einige sind kurz, andere länglich und gebogen. Diese Osteoidtrabekel heben sich markant vom umgebenden osteosklerotischen Knochengewebe ab, von dem sie sich radiär entfernen. Sie werden von zahlreichen aktivierten Osteoblasten *(2)* angelagert. Zwischen den ungeordneten Osteoidtrabekeln findet sich ein zell- und außerordentlich gefäßreiches Stroma *(3)*. Man erkennt viele ausgeweitete Blutkapillaren *(4)*, die eine zarte Wand besitzen und prall mit Blut gefüllt sein können. Dieser Gefäßreichtum des Nidus macht eine Gefäßdarstellung des Osteoid-Osteoms im Angiogramm möglich. Im Stroma erkennt man viele Fibrozyten- und Fibroblastenkerne, die etwas hyperchromatisch sein können, jedoch monomorph sind. Mitosen kommen nicht vor. Es lassen sich zahlreiche osteoklastäre Riesenzellen *(5)* erkennen, die weniger Kerne aufweisen als im Osteoklastom (s. S. 355). Oft finden sich im Stroma auch frische Blutungen, Hämosiderinablagerungen und einige lymphoplasmazelluläre Infiltrate.

In **Abb. 536** sieht man das **histologische Bild** eines anderen Osteoid-Osteoms, das kompakter und faserreicher erscheint. Das Stroma besteht aus einem kollagenen Bindegewebe, das zahlreiche dicht gepackte Fibrozytenkerne enthält *(1)*. Es werden auch hier viele ausgeweitete und zartwandige Blutgefäße angetroffen *(2)*. Auffällig sind die eingelagerten plumpen, teils sehr breiten, teils schmalen Osteoidtrabekeln *(3)*, die unregelmäßig verteilt sind und sich oft zu einem ungeordneten Netzwerk miteinander verbinden. Angelagert finden sich Reihen aktivierter Osteoblasten *(4)*. Die Osteoidtrabekel sind teilweise mineralisiert und enthalten stellenweise Kittlinien. Eine solche Verkalkung in einem älteren Osteoid-Osteom ist im Zentrum des Nidus am ausgeprägtesten und in der Peripherie nur gering oder gar nicht vorhanden. Dieses spiegelt sich auch im Röntgenbild wider, wo dann das Zentrum des Nidus schattendicht ist und von einer hellen Zone umgeben wird (s. Abb. 533). In einem Osteoid-Osteom kann es auch zur Ausbildung von Faserknochenbälkchen kommen; der Tumor ist jedoch frei von Knorpelgewebe.

Bei **starker Vergrößerung** wird das bunte Zellbild des Tumors deutlich sichtbar. In **Abb. 537** sieht man ausgebreitete ungleichmäßige Osteoidablagerungen *(1)*, die nur selten eingeschlossene Zellkerne aufweisen. Die Trabekel sind nicht glatt begrenzt; in der aufgelockerten Grenzzone liegen Osteoblasten *(2)* und mehrkernige Osteoklasten *(3)*. Die Kerne sind vielfach hyperchromatisch und polymorph, ohne daß Mitosen vorliegen. Das Stroma wird von weiten Kapillaren durchzogen *(4)*; es ist zusätzlich durchsetzt von einem feineren Netzwerk aus Osteoidablagerungen *(5)*. Ein solches Zell- und Gewebebild darf nicht mit einem Osteosarkom verwechselt werden, was bei Berücksichtigung des gesamten Tumoraspektes einschließlich der Röntgenbefunde auch vermieden werden kann.

Die Schmerzsymptomatik beim Osteoid-Osteom läßt sich mit einer unterschiedlichen Blutfülle im Tumor erklären, wobei es zu Druck auf intratumorale Nerven kommt; Nervenfasern lassen sich im Nidus jedoch kaum einmal nachweisen. Die mittlere Dauer der Schmerzanamnese bei Patienten mit einem Osteoid-Osteom wird mit 1,3 Jahren angegeben. Der Schmerz nimmt im Laufe von Wochen und Monaten an Intensität zu und kann zu einer schmerzreflektorischen Mobilitätsbehinderung führen. Bei Lokalisationen in der Wirbelsäule finden sich charakteristische schmerzreflektorische Fehlhaltungen und Funktionseinschränkungen. Der lokale Wirbel- und radikuläre Schmerz stellen wichtige Leitsymptome dar. Die Schmerzen führen die Patienten zum Arzt; eine operative Entfernung des Nidus behebt die Symptomatik.

Osteoid-Osteom   277

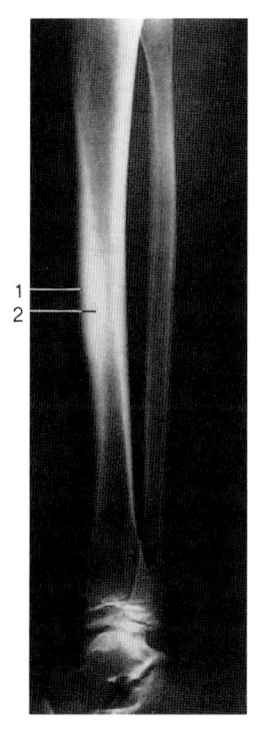

Abb. 534. Osteoid-Osteom (Tibiaschaft)

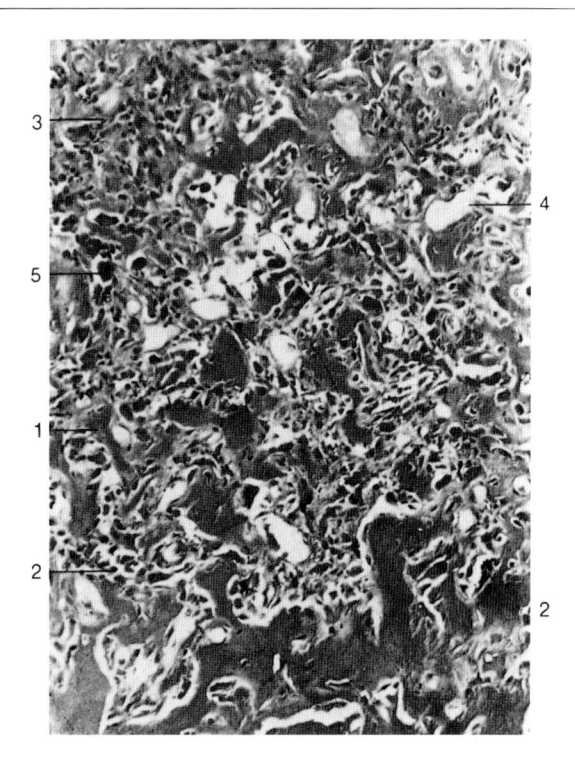

Abb. 535. Osteoid-Osteom; HE, 40×

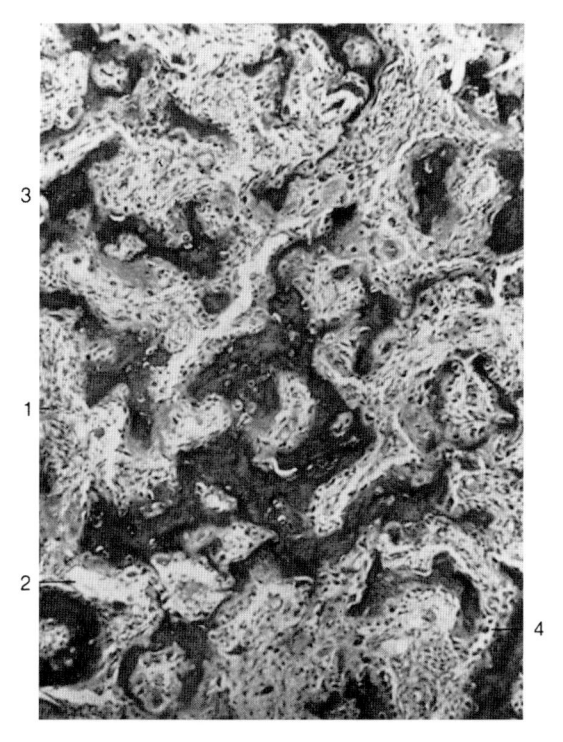

Abb. 536. Osteoid-Osteom; HE, 51×

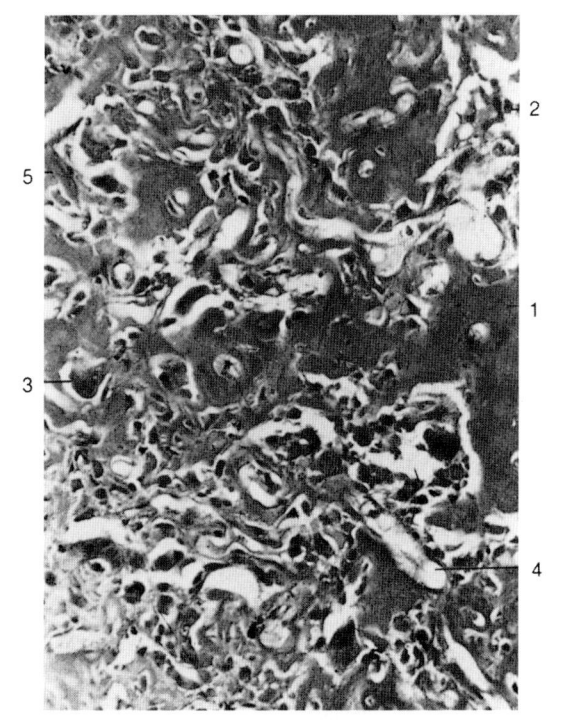

Abb. 537. Osteoid-Osteom; HE, 100×

Osteoblastom (ICD-O-DA-M-9200/0)

Dieser Tumor hat morphologisch eine große Ähnlichkeit mit dem Osteoid-Osteom (s. S. 274), von dem er sich manchmal histologisch nicht unterscheiden läßt. Somit ist es fraglich, ob es sich überhaupt um einen eigenständigen Tumor oder nur um eine Variante des Osteoid-Osteoms handelt. Wegen Unterschieden in Größe, Lokalisation, Röntgenbefund und klinischer Symptomatik wurde das Osteoblastom von der WHO als eigenständige Knochengeschwulst anerkannt. *Es handelt sich um einen gutartigen osteoblastischen Knochentumor, der sich im Spongiosabereich eines Knochens entwickelt und aus Osteoidstrukturen mit Osteoblasten inmitten eines gefäßreichen Stromas besteht.* Gegenüber den Osteoid-Osteomen sind Osteoblastome meist viel größer und können eine Größe von 2–10 cm erreichen (DAHLIN: „giant osteoid osteoma"). Die beim Osteoid-Osteom charakteristische Perifokalsklerose fehlt oder ist nur sehr schwach entwickelt. Es bestehen leichte inkonstante Schmerzen, kein ausgesprochener Nachtschmerz. Die Dauer dieser Symptomatik kann einige Wochen bis 5 Jahre betragen. Bei Sitz in der Wirbelsäule können sich mit langsam zunehmender Tumorgröße neurologische Ausfälle bis hin zur Querschnittslähmung entwickeln. Osteoblastome sind relativ seltene Geschwülste; ihr Anteil unter den primären Knochentumoren beträgt weniger als 1%. Das männliche Geschlecht ist dreimal häufiger betroffen als das weibliche.

Lokalisation (Abb. 538). Hauptlokalisation der Osteoblastome ist die Wirbelsäule, wo 27,9% dieser Tumoren gefunden werden. Sie sind entweder in einem Wirbelkörper, meist jedoch im Wirbelbogen oder Prozessus gelegen. Zweithäufigste Lokalisation sind die langen Röhrenknochen (26,6% in Femur und Tibia) und die kurzen Röhrenknochen von Händen und Füßen (18,5%). Andere Knochen (Rippen, Becken) sind seltener befallen. In den Röhrenknochen ist der Tumor meist in den Metaphysen oder Diaphysen gelegen; in den Hand- und Fußknochen kann auch die Epiphyse befallen sein. Multizentrische Osteoblastome sind beschrieben, sind jedoch sehr selten.

Altersverteilung (Abb. 539). Ein Osteoblastom wird meistens bei Jugendlichen angetroffen. Das Hauptmanifestationsalter liegt zwischen dem 10. und 25. Lebensjahr, wobei das Durchschnittsalter bei 17 Jahren liegt. 60% dieser Tumoren werden im 2. und 3. Lebensjahrzehnt entdeckt.

Dieser gutartige Knochentumor sollte konservativ durch Kurettage oder en-bloc-Exzision behandelt werden. Auch bei unvollständiger Entfernung wurden Heilungen beobachtet. Die Wirkung einer Strahlentherapie ist – insbesondere im Hinblick auf die dabei bestehenden Gefahren – höchst zweifelhaft. Es liegen Berichte über eine maligne Transformation in ein Osteosarkom vor, wobei jedoch Zweifel an der primären Diagnose bestehen. Differentialdiagnostisch muß das Osteoblastom vor allem gegenüber einem Osteosarkom abgegrenzt werden.

In Abb. 540 ist das **Röntgenbild** eines Osteoblastoms im linken Unterkiefer zu sehen: Man erkennt eine große opaque Knochenzyste *(1)*, die den gesamten Durchmesser des Kieferknochens einnimmt, der etwas aufgetrieben erscheint. Die „Knochenzyste" hat keine Innenstruktur; ein Nidus ist nicht vorhanden. Außen wird der Tumor, der ziemlich scharf begrenzt ist, nur von einer diskreten Randsklerose umgeben *(2)*. Ein solcher Knochenherd läßt sich röntgenologisch nicht als Osteoblastom diagnostizieren; es müssen u. a. eine aneurysmale Knochenzyste (s. S. 434) oder ein Osteoklastom (s. S. 351) in Erwägung gezogen werden. Recht typisch ist hingegen das **Röntgenbild** eines Osteoblastoms der Halswirbelsäule: In **Abb. 541** erkennt man den Tumor im linken Atlasbogen (HWS; 1), der beträchtlich aufgetrieben ist. Seine äußeren Konturen sind jedoch erhalten und abgegrenzt. Im Innern finden sich ungleich große zystische Aufhellungen; eine davon hat zentral eine leichte Strukturverdichtung, die vielleicht an einen „Nidus" erinnern mag. Zwischen den Aufhellungszonen sieht man streifige Verdichtungen. Im Angiogramm ist meist eine vermehrte Vaskularisierung einer solchen Läsion vorhanden. Es kann grundsätzlich postuliert werden, daß ein ungewöhnlicher destruierender oder sklerosierender Knochenherd in der Wirbelsäule eines Jugendlichen, der röntgenologisch gutartig erscheint, als gutartiges Osteoblastom angesehen werden kann, bis dieser Befund histologisch belegt oder widerlegt wird.

In letzter Zeit wurden Fälle von Osteoblastom beschrieben, die einen unerwarteten klinischen Verlauf genommen hatten. Es handelt sich um das sog. *„aggressive Osteoblastom",* das eine starke Rezidivneigung aufweist.

Osteoblastom 279

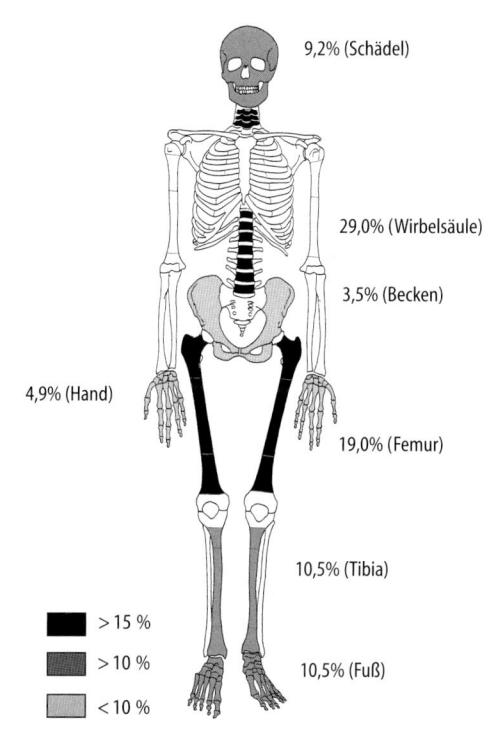

Abb. 538. Lokalisation der Osteoblastome (142 Fälle); sonstige: 13,4%

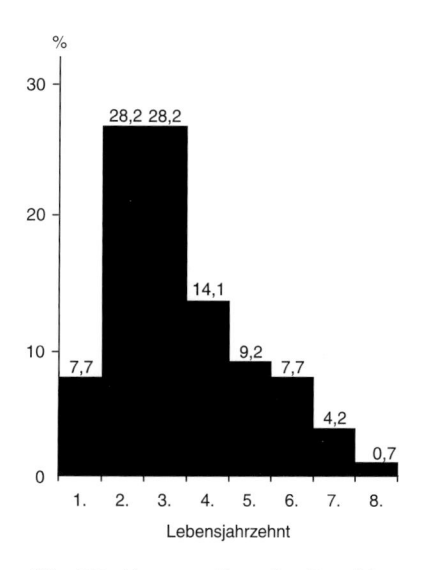

Abb. 539. Altersverteilung der Osteoblastome (142 Fälle)

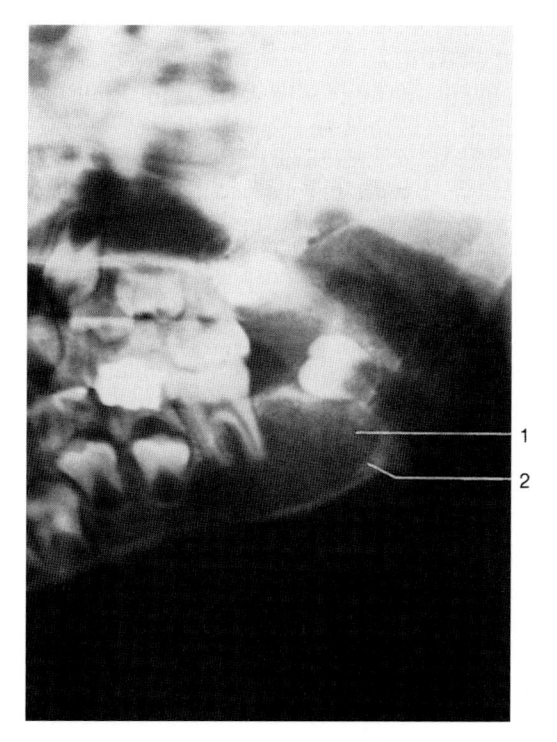

Abb. 540. Osteoblastom (linker Unterkiefer)

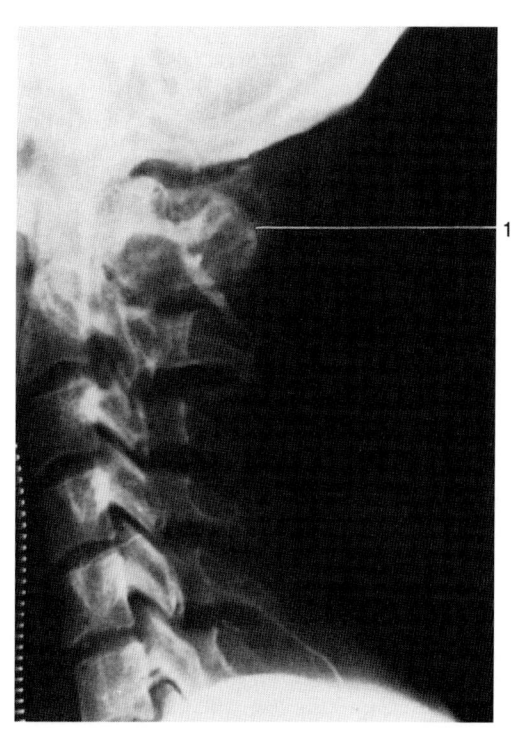

Abb. 541. Osteoblastom (Halswirbelsäule, Atlasbogen)

Das **makroskopische Bild** eines Osteoblastoms zeigt **Abb. 542**: Auf der Schnitt- und Sägefläche durch die 3. Zehe erkennt man eine deutliche Verformung und Auftreibung der Mittelphalanx, deren Außenkonturen undeutlich sind *(1)*. Im Markraum zeichnet sich ein etwa 2 cm im Durchmesser großer Rundherd ab *(2)*, der ziemlich scharf begrenzt ist. Das Zentrum dieses Tumors ist aufgelockert und infolge der Blutfülle graurot. Hier ist das Gewebe brüchig. In der Peripherie ist der Tumor stärker verknöchert und verkalkt, wodurch das Gewebe dicht erscheint. Diese Strukturen kommen auch im Röntgenbild mit unterschiedlicher Schattendichte zur Darstellung. Ein regelrechter Nidus – wie beim Osteoid-Osteom (s. S. 274) – ist für das Osteoblastom nicht charakteristisch; es fehlt gewöhnlich auch die ausgeprägte Randsklerose. Im vorliegenden Fall ist die Spongiosa des kurzen Röhrenknochens jedoch allgemein sklerotisch verdichtet *(3)*, was bei Vergleich mit der Spongiosa in der Endphalanx *(4)* deutlich wird. Es besteht auch eine bindegewebige Verbreiterung des Periosts.

Das **histologische Bild** der Osteoblastome ist sehr variabel. Im Zentrum der Geschwulst liegt ein sehr zellreiches Gewebe vor, in dem in unterschiedlicher Menge und Dichte Osteoidtrabekeln auffallen. Diese sind deutlich breiter und länger als im Osteoid-Osteom. In **Abb. 543** erkennt man sehr zahlreiche Osteoidtrabekeln *(1)*, die unregelmäßige Außenkonturen aufweisen. An einigen Stellen sind diese Trabekel schmal und glatt begrenzt, an anderen Stellen wellig oder zackig eingebuchtet. Ihnen sind manchmal Reihen von aktivierten Osteoblasten *(2)* angelagert. Daneben fallen zahlreiche mehrkernige osteoklastäre Riesenzellen *(3)* auf. In den Osteoidtrabekeln sind ungleichmäßig großkernige Osteozyten eingeschlossen. Zwischen den Osteoidstrukturen findet sich ein sehr zellreiches Stroma aus lockerem Bindegewebe, das von zahlreichen weiten Blutkapillaren *(4)* durchzogen wird. Vielfach werden im Osteoblastom auch Blutungen und Hämosiderinablagerungen beobachtet. Bei den Stromazellen handelt es sich größtenteils um Osteoblasten, die die eigentlichen Tumorzellen darstellen. Sie haben eine unterschiedliche Größe und unterschiedlich große Kerne, die teils ovoid, teils länglich geformt sind und vielfach Einbuchtungen und zipfelige Ausziehungen aufweisen. Der Chromatingehalt der Kerne ist recht unterschiedlich; es kann eine Hyperchromasie der Kerne bestehen. In manchen Osteoblastomen liegt ein recht monomorphes Zell- und Kernbild vor, so daß der benigne Charakter der Geschwulst leicht erkannt wird. Mitosen werden gewöhnlich nicht beobachtet. In einigen Osteoblastomen kann jedoch eine mehr oder weniger starke Zellpolymorphie vorliegen, wobei dann auch vereinzelte Mitosen gefunden werden. In solchen Fällen ist die Differentialdiagnose zu einem Osteosarkom schwer und kann histologisch nur in Verbindung mit den klinischen und röntgenologischen Befunden getroffen werden. Ein sarkomatöses Stroma, eine ausgeprägte Zellkernpolymorphie und atypische Mitosen gehören nicht zu einem benignen Osteoblastom.

Der Kalkgehalt ist in Osteoblastomen unterschiedlich. In **Abb. 544** sieht man **histologisch** ein dichtes, unregelmäßiges Netzwerk aus plumpen Osteoidtrabekeln, die vielfach eingebuchtet sind. Ihnen sind häufig Osteoblasten angelagert *(1)*, die länglich ausgezogene Kerne besitzen. In den Osteoidtrabekeln liegen große Osteozyten mit dunklen Kernen. Die Osteoidstrukturen sind unvollständig und ungleichmäßig verkalkt: Wir sehen helle Osteoidbezirke *(2)*, die nicht mineralisiert sind. Dazwischen erkennt man dunkle Osteoidherde *(3)*, die Verkalkungen darstellen. Der Tumor kann auch Faserknochenbälkchen produzieren. Die Stärke der Verknöcherung ist mit dem Alter der Geschwulst korreliert. Das lockere bindegewebige Stroma enthält isomorphe Fibroblasten, einige Osteoklasten *(4)* und viele zartwandige Kapillaren *(5)*.

Bei **starker Vergrößerung** (**Abb. 545**) wird das Zellbild der Osteoblasten deutlich, die oft in dichten Herden *(1)* zusammenliegen. Zwischen diesen Tumorzellen liegen netzartig die produzierten Osteoidablagerungen *(2)*. Die eingestreuten Osteoklasten *(3)* sind viel kleiner als im Osteoklastom und enthalten weniger isomorphe Kerne.

Aufgrund der radiologischen Manifestationen unterscheidet SCHAJOWICS (1994) verschiedene Formen des Osteoblastoms: Das *medulläre* und *kortikale Osteoblastom* zeigt einen Osteolyseherd von mehr als 2 cm Durchmesser im Markraum oder in der Kortikalis eines Knochens ohne wesentliche Randsklerose. Das *periphere (periostale) Osteoblastom* ist an der Knochenoberfläche gelegen und scheint vom Periost auszugehen. Das *multifokale sklerosierende Osteoblastom* kann sowohl im Markraum (zentral oder endosteal) als auch im Periostbereich (peripher, juxtakortikal) entstehen und wird von einer Randsklerose begrenzt. Es hat Ähnlichkeit mit einem Osteoid-Osteom, wobei hier jedoch mehrere Aufhellungsherde („Nidus") bemerkenswert sind.

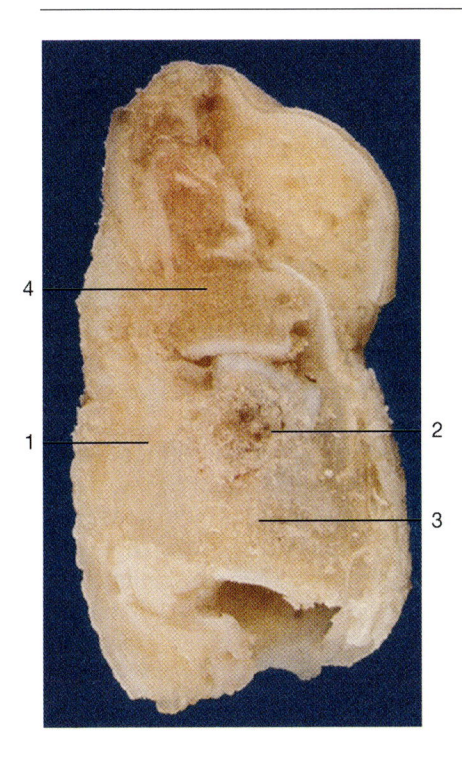

Abb. 542. Osteoblastom (3. Zehe, Schnittfläche)

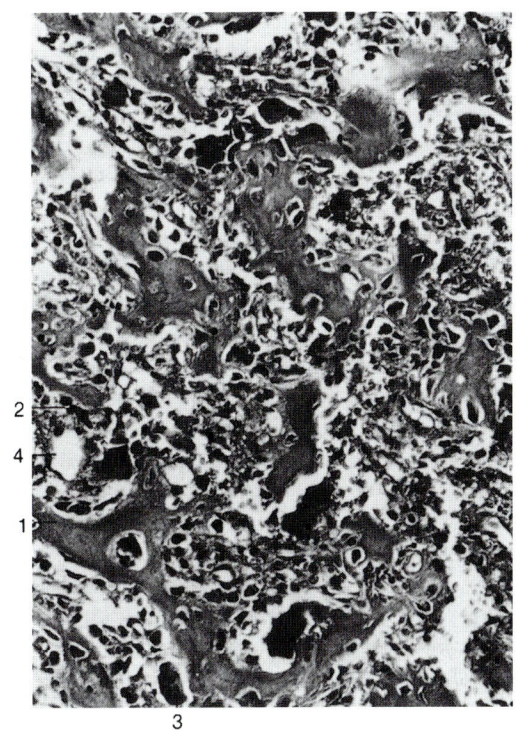

Abb. 543. Osteoblastom; HE, 30×

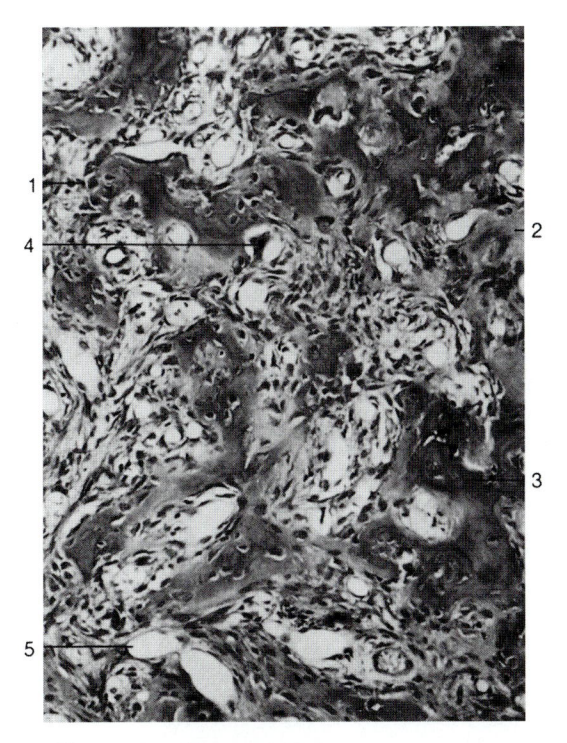

Abb. 544. Osteoblastom; HE, 51×

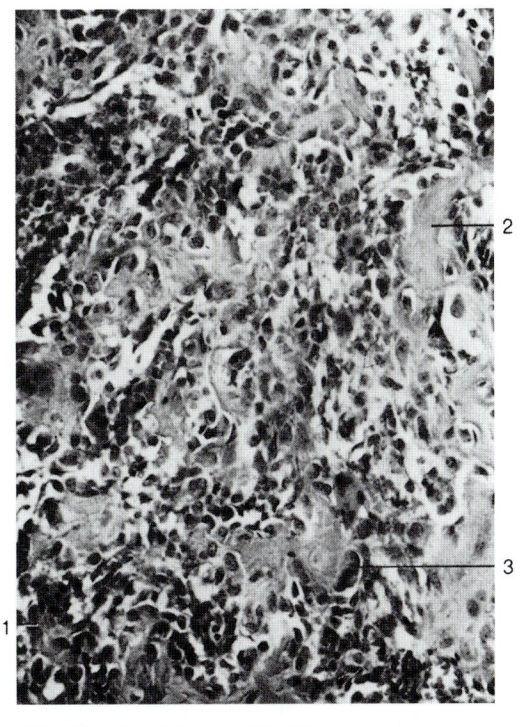

Abb. 545. Osteoblastom; HE, 84×

Osteoblastome können häufig einen verwirrenden Röntgenbefund hervorrufen, der sich nur schwer deuten läßt. Sie können eine ungewöhnliche Größe erreichen oder in ungewöhnlicher Lokalisation auftreten. Eine ausgedehnte Knochendestruktion kann den Eindruck eines malignen Knochentumors erwecken, so daß eine bioptische Abklärung erforderlich ist.

In **Abb. 546** sieht man im **Röntgenbild** einen großen Destruktionsherd im linken Trochanter minor bei einem 19jährigen *(1)*. Dieser Knochenabschnitt wird von zahlreichen fleckigen Osteolyseherden durchsetzt, zwischen denen strähnige sklerotische Verdichtungen liegen. Die Außenkontur des Trochanter minor ist streckenweise aufgehoben *(2)*. Zum Knocheninnern wird die Läsion durch eine breite, bandförmige Osteosklerosezone abgegrenzt *(3)*. Es wird keine reaktive Periostveränderung gesehen. Im Szintigramm weist der Herd eine starke Aktivitätsanreicherung auf. Eine solche bienenwabenartige Läsion könnte differentialdiagnostisch sowohl benigne Knochentumoren (z. B. Hämangiom, Lipom), maligne Knochentumoren (z. B. Ewing-Sarkom, Osteosarkom, Knochenmetastase) oder auch eine lokale Osteomyelitis einbeziehen. Die tatsächliche Diagnose eines gutartigen Osteoblastoms läßt sich hierbei nur durch die histologische Untersuchung herbeiführen. Für diesen Tumor ist die Lokalisation höchst ungewöhnlich.

Ein Osteoblastom des rechten Tibiakopfes ist in **Abb. 547** zu sehen. In der a.p.-**Röntgenaufnahme** findet sich eine rundlich-ovale Osteolysezone *(1)* in der proximalen Tibiametaphyse unterhalb der ehemaligen Wachstumsfuge *(2)*. Der Herd wird von einer schmalen Randsklerose scharf abgegrenzt. Im Innern sieht man einige diskrete Verdichtungen. Zur genauen Diagnostik ist eine **seitliche Röntgenaufnahme** erforderlich. In **Abb. 548** ist ersichtlich, daß die Läsion an der Dorsalseite des Tibiakopfes gelegen ist *(1)*; es handelt sich um ein kortikales Osteoblastom. Die Kortikalis ist hier deutlich verbreitert, leicht nach außen vorgebuchtet, jedoch scharf begrenzt. Eine Periostreaktion besteht nicht. In der Umgebung zeigt sich eine geringe Osteosklerose, die sich auch in die Spongiosa erstreckt *(2)*. Vom Röntgenaspekt handelt es sich um eine gutartige Knochenläsion. Das **Computertomogramm** lokalisiert den Tumor in **Abb. 549** als einen zystischen Aufhellungsherd *(1)* im latero-dorsalen Kortikalisbereich. Im Innern kommt ein größerer Verdichtungsherd zur Darstellung. Das umgebende Knochengewebe ist stark sklerotisch verdichtet *(2)*. Auch die tumorferne Spongiosa *(3)* des Tibiakopfes zeigt eine sklerotische Verdichtung.

Histologisch besteht die Läsion aus einem sehr bunten und zellreichen Bild, das oft den Eindruck eines malignen Knochentumors erweckt. In **Abb. 550** sieht man ein lockeres bindegewebiges Stroma mit lymphoplasmazellulären Infiltraten *(1)*, das von vielen ausgeweiteten und zartwandigen Blutgefäßen *(2)* durchzogen wird. Die Stromazellen weisen jedoch keine polymorphen Kerne mit Mitosen auf. In ungleichmäßiger Verteilung sind hier zahlreiche plumpe Osteoidtrabekel *(3)* eingelagert, denen Reihen aktivierter Osteoblasten *(4)* angelagert sind. Stellenweise sind die Osteoblasten mehrreihig geschichtet *(5)*. Außerdem finden sich hier einige mehrkernige Osteoklasten *(6)*. Das histologische Bild weist somit auf eine starke proliferative Aktivität des Tumors hin, was sich gewöhnlich auch im Szintigramm durch verstärkte Aktivitätsanreicherung bemerkbar macht. Es fehlen jedoch ein sarkomatöses Stroma, eine Zell- und Kernpolymorphie und pathologische Mitosen als Hinweis auf einen malignen Tumor. Die Osteoidtrabekel haben nicht das Aussehen von Tumorosteoid wie beim Osteosarkom (s. S. 293). Die Diagnose eines gutartigen Tumors sollte aus der Synopse von Röntgenbild und histologischem Strukturbild mit genügender Sicherheit zu stellen sein.

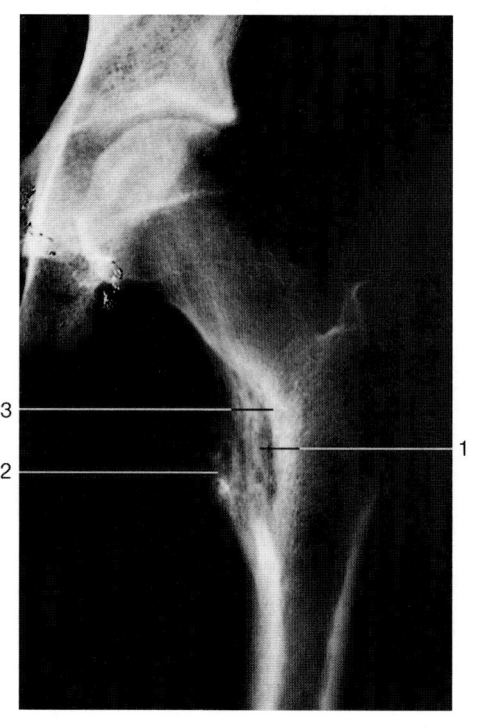

Abb. 546. Osteoblastom (linker Trochanter minor)

Osteoblastom 283

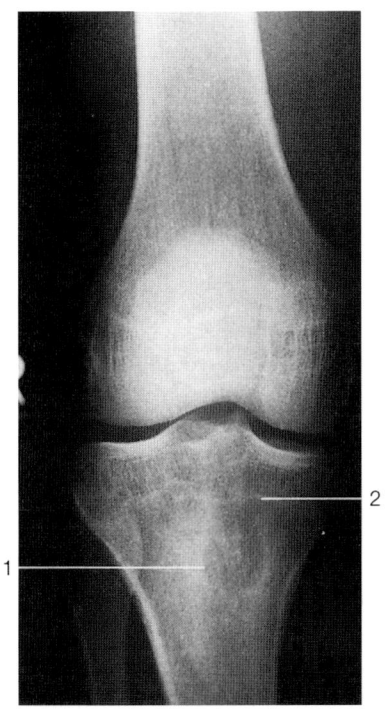

Abb. 547. Osteoblastom
(rechte proximale Tibia, a.p. Aufnahme)

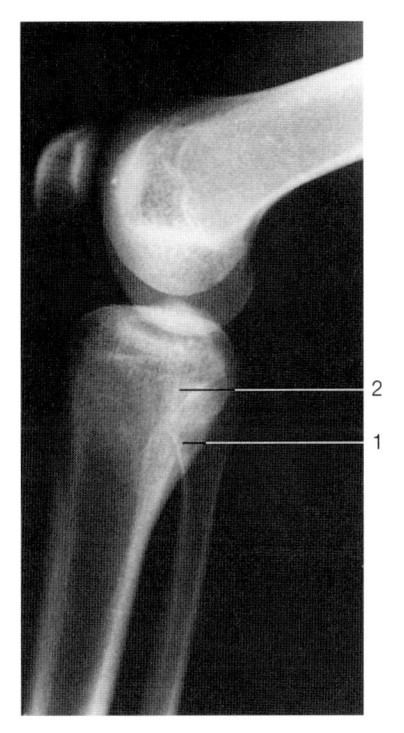

Abb. 548. Osteoblastom
(rechte proximale Tibia, seitliche Aufnahme)

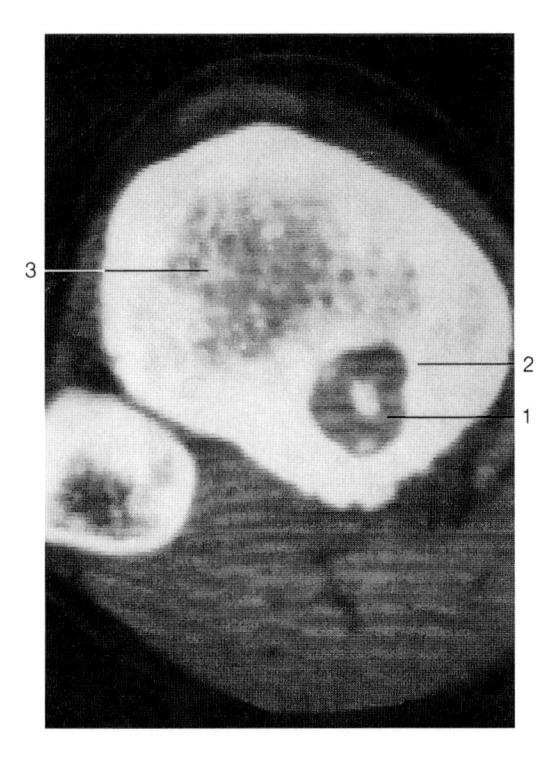

Abb. 549. Osteoblastom
(rechte proximale Tibia, Computertomogramm)

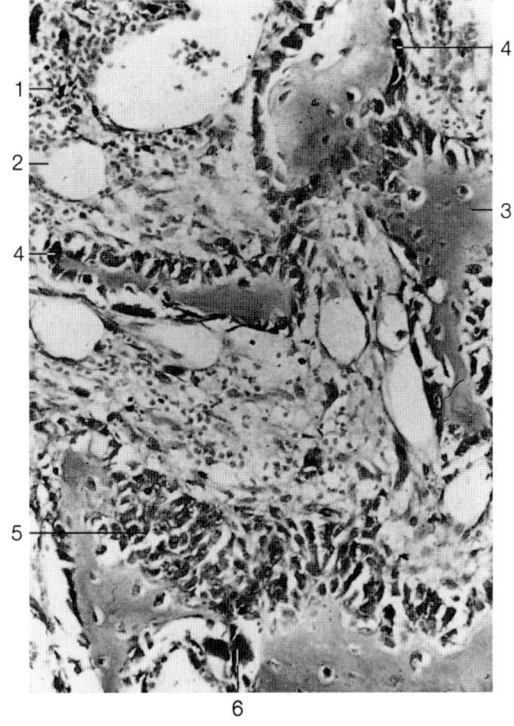

Abb. 550. Osteoblastom; HE, 100×

Aggressives Osteoblastom

Nach unvollständiger Entfernung können manche Osteoblastome rezidivieren und sich sogar zu einem Osteosarkom entwickeln. Die histologische Unterscheidung zwischen einem proliferierenden Osteoblastom und einem hochdifferenzierten Osteosarkom kann ungemein schwer sein. Rezidive treten beim Osteoblastom in 95% der Fälle später als 2 Jahre nach der ersten Operation auf. Die meisten Osteoblastome rezidivieren nach 5 und mehr Jahren. Ein frühes Rezidiv erweckt den Verdacht auf Malignität. *Beim „aggressiven Osteoblastom" handelt es sich um einen primären Knochentumor, der eine große Menge Osteoid produziert und große Ähnlichkeit mit dem typischen Osteoblastom hat, dessen klinischer Verlauf jedoch durch zahlreiche Rezidive gekennzeichnet ist, dessen Röntgenbefund eine maligne Destruktion anzeigt und dessen histologische Strukturen viele polymorphe Osteoblasten mit pathologischen Mitosen enthält.* Die Geschwulst hat nur ein lokal aggressives und destruktives Wachstum mit starker Rezidivneigung, ohne daß Metastasen auftreten. Somit hat das „aggressive Osteoblastom" eine bessere Prognose als das Osteosarkom.

Dieser Tumor wurde 1976 erstmals von SCHAJOWICZ und LEMOS beschrieben. Die Geschwulst ist selten, und es sind bisher nur einzelne Fälle bekannt. **Hauptlokalisation** sind Femur, Tibia und Fibula; die Läsion wurde auch in der Wirbelsäule, dem Becken und Os metatarsale beschrieben. Die **Altersverteilung** liegt zwischen 6 bis 67 Jahren mit einem Durchschnittsalter von 34 Jahren. Die Patienten klagen meist seit 3–5 Monaten über lokale Schmerzen, ohne daß hier eine Geschwulst zu tasten ist. Eine Röntgenuntersuchung deckt dann sehr rasch den destruierend wachsenden Knochentumor auf.

In **Abb. 551** sieht man im **Röntgenbild** ein „aggressives Osteoblastom" des linken proximalen Femurs. Der Tumor hat sich im Schenkelhals entwickelt *(1)*. Hier findet sich eine unscharf begrenzte Osteolysezone, die grobe fleckige Verdichtungen aufweist und zu einer Verschmälerung der Kortikalis von innen her geführt hat. Das Tumorwachstum erstreckt sich jedoch einerseits bis in die Intertrochanterenregion *(2)* und andererseits über die Knochengrenzen hinaus in die linke Hüftpfanne bis in das linke Becken *(3)*. Hier sieht man große Geschwulstmassen, die teils sklerotisch dicht, teils fleckig, teils auch stark osteolytisch *(4)* imponieren und vor allem den Beckenknochen ausgedehnt zerstört haben. Ein solches ausgedehntes und zerstörendes Tumorwachstum läßt röntgenologisch eine maligne Geschwulst vermuten und ist für ein benignes Osteoblastom ganz untypisch. Hierzu gehört auch die Ausbreitung des Tumors in die angrenzenden Weichteile.

Das **Röntgenbild** eines anderen „aggressiven Osteoblastoms" ist in **Abb. 552** zu sehen. In der rechten proximalen Fibula eines 15 Jahre alten Jungen findet sich eine große fleckige Destruktionszone *(1)* am Übergang von Metaphyse zu Diaphyse. Hier bestehen ungleich große fleckige Osteolysen und dazwischen teils fleckige, teils strähnige Verdichtungen. Die Kortikalis ist an einer Seite in den Destruktionsprozeß einbezogen und teilweise aufgebraucht *(2)*. Der Herd ist unscharf begrenzt und wird von keiner Randsklerose markiert. Die andere Seite der Kortikalis ist erhalten und etwas sklerotisch verbreitert. Eine Periostverbreiterung ist nicht ersichtlich. Auf der a.p.-**Röntgenaufnahme** in **Abb. 553** sieht man wieder den Destruktionsherd in der rechten proximalen Fibula *(1)*. Dieser Knochenabschnitt ist kolbig aufgetrieben. Die laterale Kortikalis ist größtenteils aufgehoben, ohne daß sich eine Weichteilinfiltration erkennen läßt. Es handelt sich um einen vorwiegend osteolytischen Defekt, in dem sich seitlich einige sklerotische Verdichtungen erkennen lassen. Die Läsion ist nicht scharf abgegrenzt und hat keine Randsklerose. Röntgenologisch könnte es sich durchaus um eine maligne Läsion handeln, die nur durch eine Knochenbiopsie histologisch abgeklärt werden kann. Für ein benignes Osteoblastom sind die Röntgenstrukturen nicht typisch.

Das **Knochenszintigramm** dieser tumorösen Knochenläsion zeigt in **Abb. 554** eine deutliche Aktivitätsanreicherung *(1)*, die den gesamten Herd betrifft. Das Zentrum des Tumors ist stärker markiert als die Peripherie. Dies ist ein Hinweis auf eine starke Proliferationstendenz. Außerdem sind die Wachstumszonen von proximaler Fibula *(2)*, proximaler Tibia *(3)* und distalem Femur *(4)* stark angereichert, was bei einem 15jährigen physiologisch ist. Wie beim benignen Osteoblastom kann auch ein „aggressives Osteoblastom" einen scharf begrenzten Osteolyseherd mit leichter Randsklerose im Röntgenbild in Erscheinung treten lassen. In solchen Fällen stützt sich die Diagnose ausschließlich auf das histologische Strukturbild.

Aggressives Osteoblastom 285

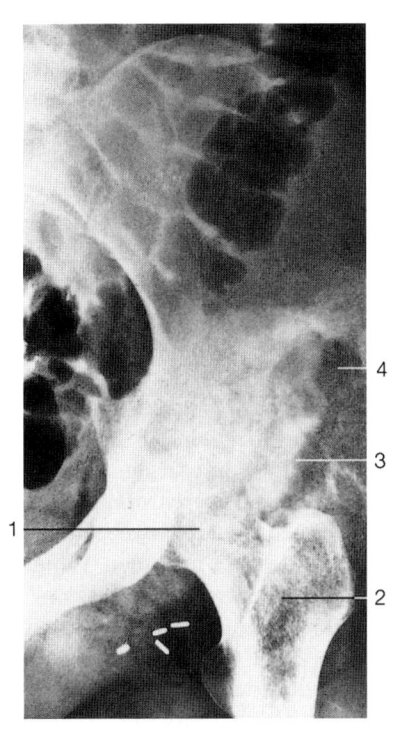

Abb. 551. Aggressives Osteoblastom
(linker Schenkelhals)

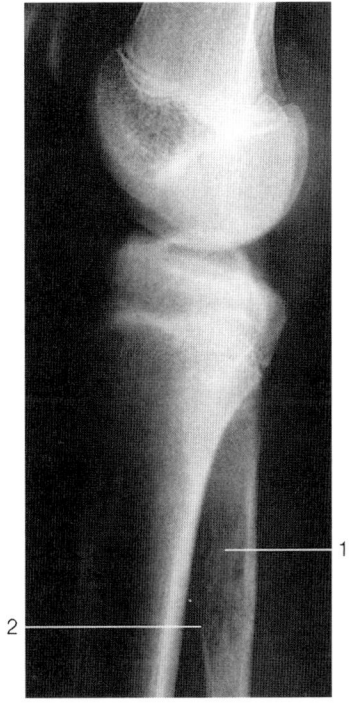

Abb. 552. Aggressives Osteoblastom
(rechte proximale Fibula)

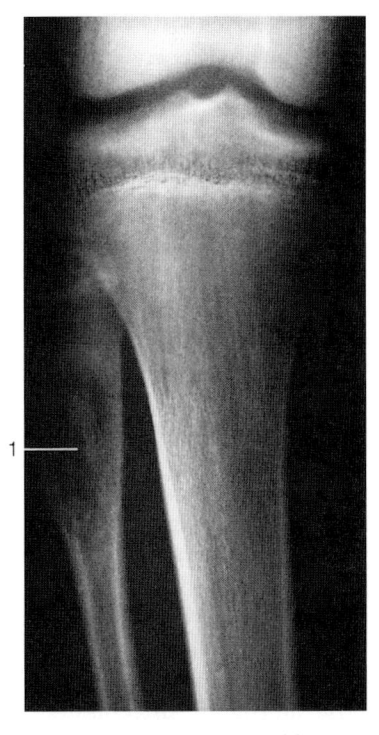

Abb. 553. Aggressives Osteoblastom
(rechte proximale Fibula)

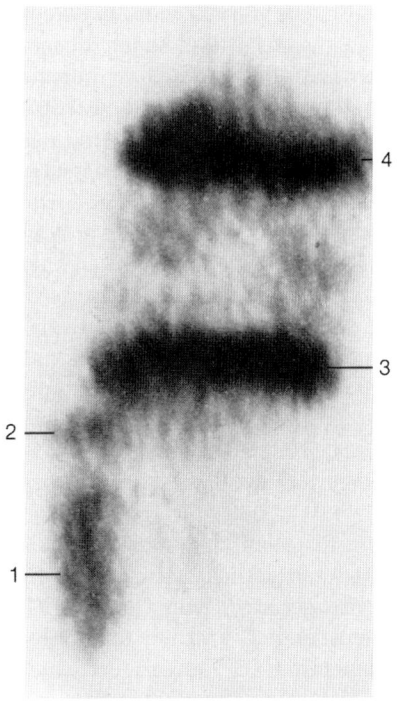

Abb. 554. Aggressives Osteoblastom
(rechte proximale Fibula, Szintigramm)

Makroskopisch ist das Tumorgewebe eines „aggressiven Osteoblastoms" uncharakteristisch. Es ist graurot oder graubraun mit unterschiedlich vielen Kalkeinlagerungen. Im Gegensatz zu manchen Osteosarkomen fehlen harte, sklerotische Zonen.

Wie **Abb. 555** zeigt, liegt grundlegend das **histologische Bild** des „aggressiven Osteoblastoms" vor: Wir sehen ein ungleichmäßig dichtes Netzwerk von Osteoidtrabekeln (1), an denen Reihen von aktivierten Osteoblasten (2) angelagert sind. Die Osteoblasten erscheinen jedoch durch ihre hyperchromatischen und polymorphen Kerne sehr prominent. An einigen Stellen treten die Osteoblasten mehrreihig auf (3). Zwischen den Osteoidtrabekeln liegt ein lockeres bindegewebiges Stroma (4), das von zartwandigen und oft ausgeweiteten Blutkapillaren (5) durchzogen wird. Auch die Stromazellen (Fibroblasten, Fibrozyten) fallen oft durch ihre plumpen, hyperchromatischen und manchmal polymorphen Kerne auf. Hier lassen sich auch manchmal pathologische Mitosen nachweisen.

Bei **stärkerer Vergrößerung** lassen sich die Tumorzellen deutlicher in **Abb. 556** erkennen. Das lockere bindegewebige Stroma (1) wird von zahlreichen ausgeweiteten, zartwandigen Blutgefäßen (2) durchzogen. Eingelagert sind kräftige Osteoidtrabekel (3), denen Reihen von aktivierten Osteoblasten (4) angelagert sind. Diese haben ausgesprochen hyperchromatische und polymorphe Kerne, in denen pathologische Mitosen vorkommen. Einige dieser Zellen sind Osteoklasten, was sich durch den Nachweis von tatrat-resistenter saurer Phosphatase (TRAP) nachweisen läßt. Die Osteoidablagerungen sind partiell stärker verkalkt (5), was als sog. *„spiculated blue bone"* bezeichnet wird und charakteristisch für das „aggressive Osteoblastom" sein soll. Entscheidend für die Diagnostik sind die polymorphen Osteoblasten mit dunklen, polymorphen Kernen, die auch atypische Mitosen aufweisen. Es besteht somit eine große Ähnlichkeit mit einem Osteosarkom (s. S. 288), wobei allerdings das deutliche sarkomatöse Stroma fehlt.

Abb. 557 zeigt ein **histologisches Areal** des Tumorgewebes, das außerordentlich zellreich ist. Es finden sich einige Ablagerungen von Osteoid (1), denen wieder außerordentlich kräftige und polymorphkernige Osteoblasten (2) angelagert sind. Die Osteoblastenschicht ist oft mehrreihig (3). Auffallend sind jedoch die außerordentlich zahlreichen Fibroblasten (4) mit polymorphen und hyperchromatischen Kernen, die pathologische Mitosen aufweisen können. Dazwischen werden kleine Ansammlungen von Lymphozyten (5) angetroffen. Somit besteht ein zellreiches und auch polymorphzelliges Gewebebild, das durchaus den Eindruck eines malignen Tumors erweckt.

Wie die **Abb. 558** zeigt, kann **histologisch** das tumoröse trabekuläre Osteoid in manchen Arealen des Tumors völlig fehlen. Hier findet sich ein polymorphzelliges Stroma mit Osteoidablagerungen, die nur als schmale Bänder (1) zwischen den überaus kräftigen und polymorphen Osteoblasten (2) zu erkennen sind. An einigen Stellen findet sich fleckiges Osteoid (3) mit Verkalkungen, das als *„spiculated blue bone"* imponiert. In dieser Abbildung sind Größe der Tumorzellen (Osteoblasten), Größe, Form und Hyperchromasie der Zellkerne und der ungeordnete Gewebeaufbau auffällig, was durchaus zu einem malignen Tumor passen könnte. Im „aggressiven Osteoblastom" werden darüber hinaus flächige Osteoidausbreitungen, verkalktes Osteoid in Form von ungleichmäßigen, oft nur angedeuteten Trabekeln („spiculated blue bone") und Areale mit dicht gelagerten Osteoklasten beschrieben. Es wird darauf hingewiesen, daß die Osteoblasten ein ausgesprochen „epitheloides" Aussehen haben. Sie haben reichlich Zytoplasma und einen plumpen, hyperchromatischen Kern.

Die Existenz eines „aggressiven Osteoblastoms" kann mit mehreren Argumenten in Frage gestellt werden: Die röntgenologischen Strukturen dieses Tumors weisen in allen bisher publizierten Fällen ein malignes Bild auf. Histologisch finden sich ebenfalls Kriterien für Malignität (zellreiches Tumorgewebe mit polymorphen Tumorzellen; polymorphe hyperchromatische Kerne z.T. mit atypischen Mitosen; Produktion von klassischem Tumorosteoid). Auch der klinische Verlauf mit zahlreichen Rezidiven und einer zunehmenden Knochendestruktion sowie Ausbruch des Tumors in die angrenzenden Weichteile (s. Abb. 551) spricht für Malignität. Zusätzlich weisen unsere zytophotometrischen DNS-Messungen der Tumorzellen auf malignes Tumorwachstum hin. Somit dürfte es sich bei dem sog. „aggressiven Osteoblastom" am ehesten um ein Osteosarkom niedriger Malignität handeln, das über längere Zeit lediglich lokal aggressiv wächst und dabei zu einer lokalen Knochenzerstörung führt. Metastasen treten erst in späten und ungenügend behandelten Fällen auf. Die manchmal benutzte Diagnose „malignes Osteoblastom" ist irreführend und sollte nicht benutzt werden. Als Therapie ist eine en-bloc-Exzision des Tumors weit im Gesunden indiziert.

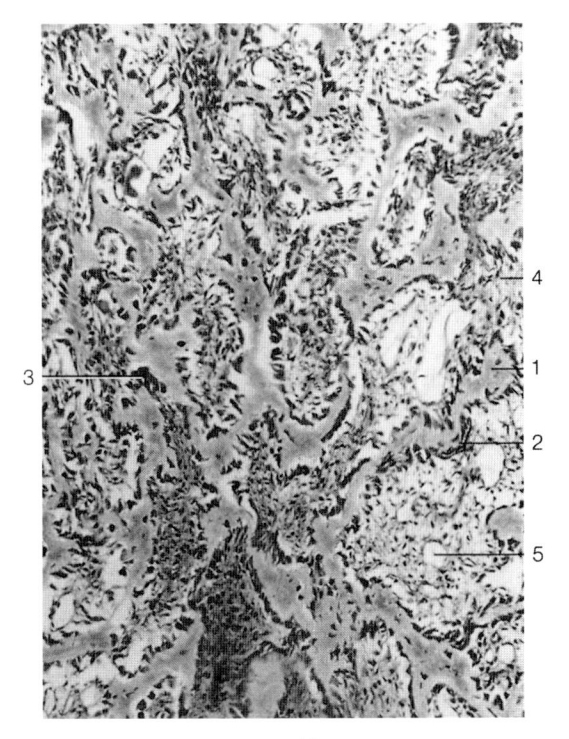

Abb. 555. Aggressives Osteoblastom; HE, 40×

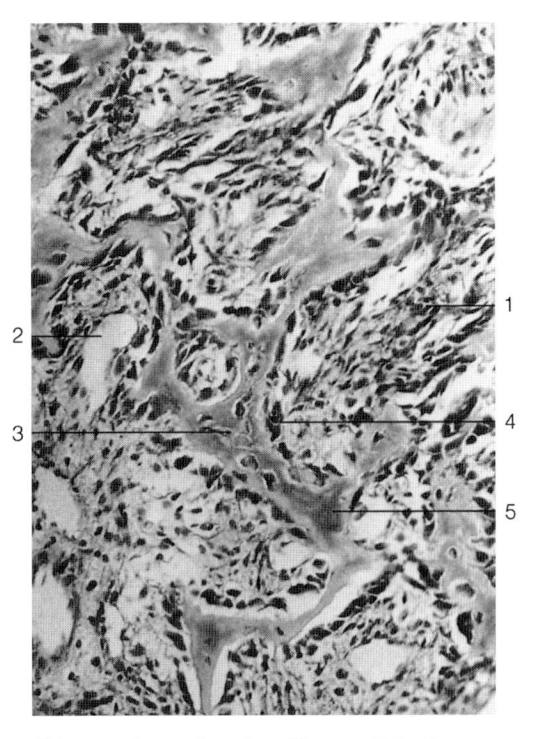

Abb. 556. Aggressives Osteoblastom; HE, 64×

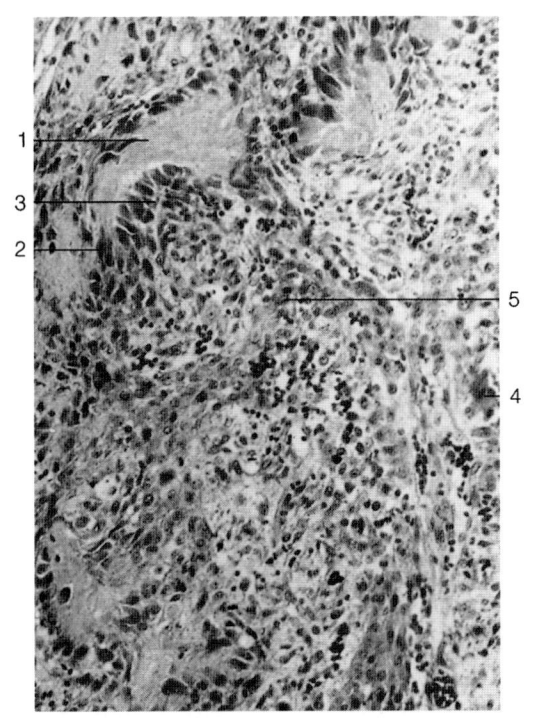

Abb. 557. Aggressives Osteoblastom; HE, 51×

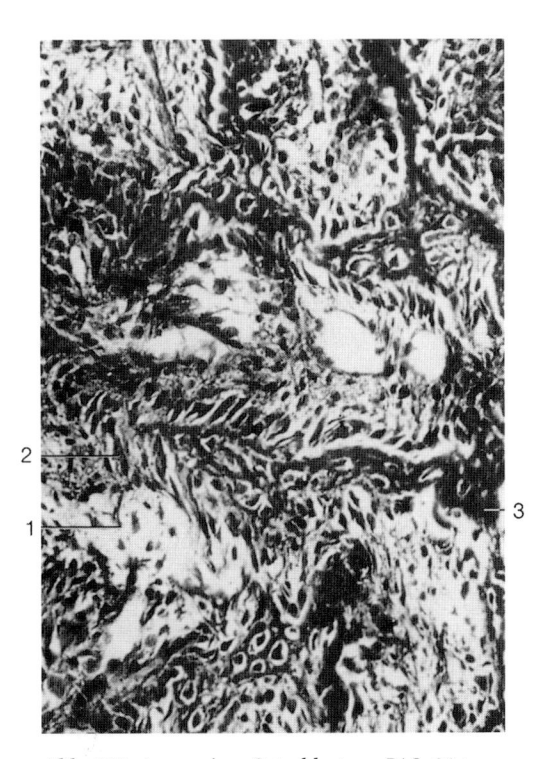

Abb. 558. Aggressives Osteoblastom, PAS, 84×

Knocheninsel (Kompaktainsel, „bone island")

Manchmal werden bei einer Röntgenuntersuchung in einem Knochen (Becken, Röhrenknochen) umschriebene rundliche Herde von großer Schattendichte als Zufallsbefund gesichtet. *Es handelt sich um einen umschriebenen sklerotischen Verknöcherungsherd im Spongiosabereich eines Knochens, der keine Symptome hervorruft und keiner Therapie bedarf.* Bei Kenntnis dieses Röntgenbefundes ist auch keine bioptische Abklärung nötig (sog. „leave-me-alone-lesion"). Ein solcher Herd bleibt meistens reaktionslos bestehen, kann sich auch spontan rückbilden. In seltenen Fällen wurde eine Größenzunahme beobachtet. Bei älteren Patienten muß manchmal eine osteoblastische Knochenmetastase ausgeschlossen werden.

Makroskopisch erkennt man im *Mazerationspräparat* der **Abb. 559** inmitten einer regelmäßig aufgebauten Spongiosa *(1)* einen sehr dichten Skleroseherd *(2)*, der eine scharfe, leicht wellige Außenkontur aufweist. Man hat den Eindruck eines in die Spongiosa eingelagerten Steines. Das Innere des Herdes besteht aus sehr kompaktem, voll mineralisiertem Knochengewebe. An nur wenigen Stellen sieht man kleine Höhlen, die von spongiösem Knochen und Fettmark ausgefüllt sind. Die unmittelbar angrenzende Spongiosa ist nicht sklerotisch verdichtet, wodurch sich der Herd auch im Röntgenbild scharf von der Umgebung abhebt.

Histologisch besteht der Herd aus kompaktem, sklerotisch verdichtetem Knochengewebe, das wenige kleine Osteozyten enthält und voll mineralisiert ist. In **Abb. 560** liegt das Gewebe aus einem Auflockerungsbereich einer Knocheninsel vor. Wir sehen hier sehr breite, reife Knochenstrukturen, in denen regelrechte Osteone mit engen Haversschen Kanälchen *(1)* ausgebildet sind. Die Knochenstrukturen sind glatt begrenzt und zeigen keine osteoblastische oder osteoklastische Aktivität. Zwischen den Knochenstrukturen findet sich Fettgewebe *(2)*. In den Haversschen Kanälchen lassen sich zartwandige Blutkapillaren erkennen. Somit hat das Gewebe große Ähnlichkeit mit einem Osteoma eburneum (s. S. 270). Von einem Osteom unterscheidet sich die Knocheninsel dadurch, daß sie meist keine Wachstumstendenz aufweist und nicht zu einer Verformung des Knochens führt. Ursächlich wird eine harmlose kongenitale Variante der spongiösen Knochenstruktur angenommen; einige Autoren erblicken darin eine minimale Manifestation einer Osteopoikilie (s. S. 110).

Osteosarkom (ICD-O-DA-M-9180/3)

Das Osteosarkom ist die eigentliche bösartige Geschwulst des Knochens, wobei aus dem sarkomatösen Stroma maligne Osteoblasten ausdifferenzieren und Tumorosteoid und Tumorknochen (evtl. auch Tumorknorpel) bilden. In diesem Tumor sind die vielfältigen Differenzierungen der Osteoblasten bezüglich der Osteogenese sowie der Osteolyse verwirklicht. Kennzeichnend für das Osteosarkom ist vor allem die Produktion von Tumorosteoid, das sich jedoch nicht immer sicher erkennen läßt, da es keine spezifische Anfärbbarkeit gibt. Der Tumor gilt als hochmaligne und setzt meist frühzeitig Metastasen. Nach dem medullären Plasmozytom (s. S. 362) ist das Osteosarkom die zweithäufigste maligne Knochengeschwulst mit einem Anteil von über 20% unter den Knochensarkomen. Dennoch ist es eine relativ seltene Erkrankung: In einer Population von 1 Million Menschen ist nur mit 4–5 Osteosarkomen zu rechnen. Das männliche Geschlecht ist dabei bevorzugt.

Lokalisation (Abb. 561). Osteosarkome können in jedem Knochen entstehen; über 50% werden jedoch in den langen Röhrenknochen beobachtet. Hauptlokalisation sind die Metaphysen. Über 40% dieser Tumoren entstehen in der distalen Femurmetaphyse oder proximalen Tibiametaphyse, womit die Knieregion der absolute Prädilektionsort ist. Im Becken und im proximalen Femur sind Osteosarkome ebenfalls recht häufig.

Altersverteilung (Abb. 562). Die Geschwulst tritt ganz überwiegend bei Jugendlichen auf, wobei der Altersgipfel mit 44% der Fälle im 2. Lebensjahrzehnt liegt. Bei Kiefertumoren liegt das Manifestationsalter etwas höher. Bei älteren und alten Patienten handelt es sich meist um sekundäre Osteosarkome, die infolge einer Bestrahlung oder auf dem Boden einer Ostitis deformans Paget (s. S. 104) entstanden sind. Ein lokales Trauma kann nicht für die Entstehung eines Osteosarkoms verantwortlich gemacht werden; es kann jedoch die Geschwulst aufdecken. Der Tumor entwickelt sich subkortikal oder im Zentrum eines Knochens und wächst zerstörend in die Umgebung. Somit werden alle Knochenregionen (Spongiosa, Markhöhle, Kortikalis, Periost, parossale Weichteile) befallen. Im Periost kommt es dabei zu einer eigenartigen Knochenneubildung.

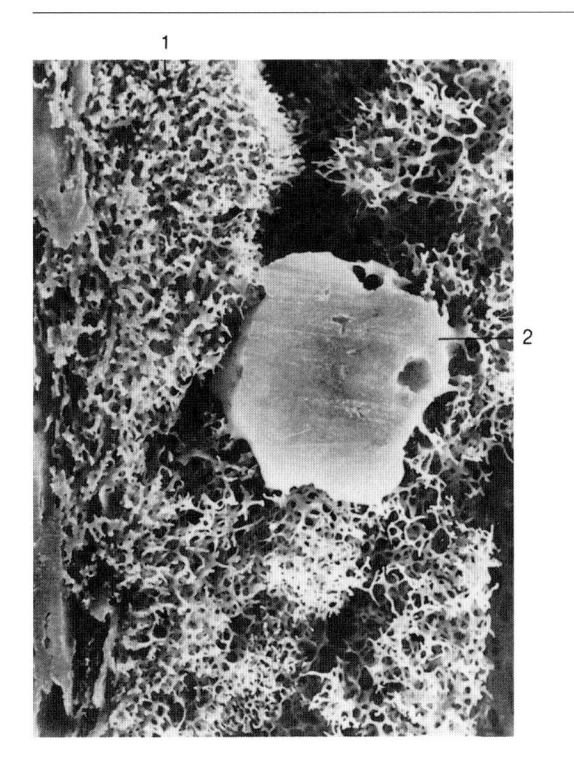

Abb. 559. Knocheninsel („bone island", Mazerationspräparat)

Abb. 560. Knocheninsel; HE, 25×

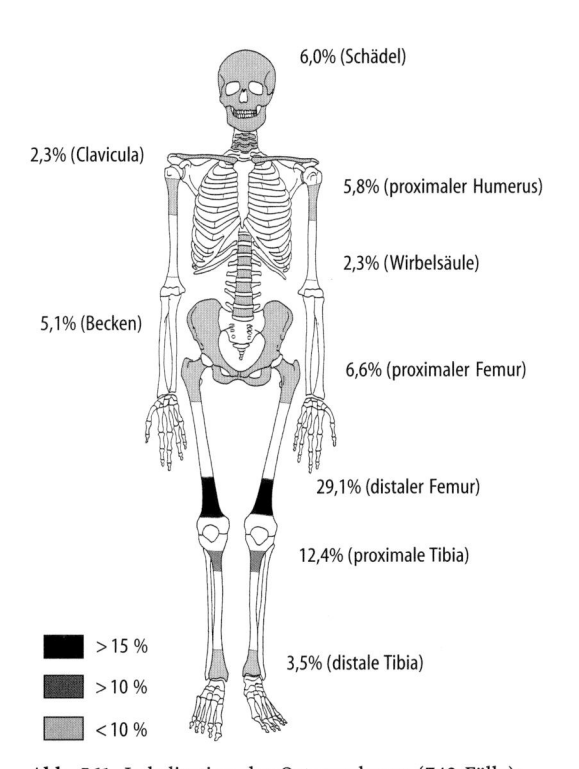

Abb. 561. Lokalisation der Osteosarkome (742 Fälle); sonstige: 26,8%

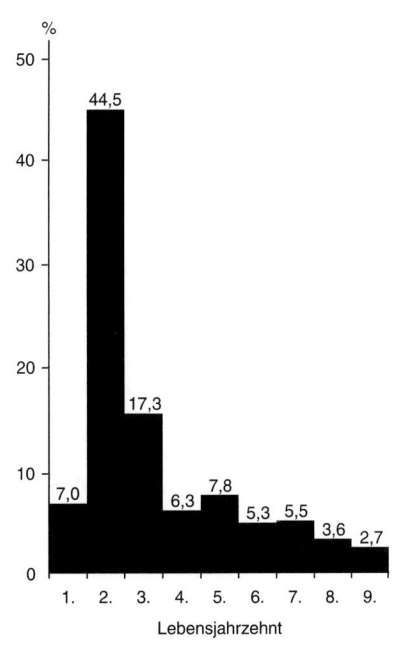

6,0% (Schädel)
2,3% (Clavicula)
5,8% (proximaler Humerus)
2,3% (Wirbelsäule)
5,1% (Becken)
6,6% (proximaler Femur)
29,1% (distaler Femur)
12,4% (proximale Tibia)
3,5% (distale Tibia)

> 15 %
> 10 %
< 10 %

Abb. 562. Altersverteilung der Osteosarkome (742 Fälle)

Röntgenologisch unterscheiden wir osteoblastische von osteolytischen Osteosarkomen, wobei einmal die Knochenneubildung, ein andermal die Knochenzerstörung im Vordergrund steht. Das Röntgenbild ist jedoch nicht pathognomonisch, auch wenn fast immer malignes Tumorwachstum vermutet werden kann. Bei etwa 64% der Fälle läßt das Röntgenbild ein Osteosarkom vermuten. In **Abb. 563** ist das **Röntgenbild** (Tomogramm) eines *osteoblastischen Osteosarkoms* der distalen Femurmetaphyse zu sehen. Man erkennt eine ausgedehnte sklerotische Verdichtung im Markraum der Metaphyse, die bis in die angrenzende Diaphyse hineinreicht, ohne daß sich der Tumor nach proximal hin abgrenzen läßt. Nach distal reicht der Tumor bis scharf an die knorpelige Epiphysenfuge heran *(1)*, die nicht vom Tumor durchbrochen ist. Dies ist recht charakteristisch; denn die Epiphysenfuge scheint eine Barriere gegen die Geschwulstausbreitung von der Metaphyse in die Epiphyse zu bilden, die erst im fortgeschrittenen Spätstadium des Tumorwachstums überschritten wird. In der Metaphyse *(2)* ist die Sklerose am dichtesten; nach proximal fallen unregelmäßige, grobfleckige Osteolysen im Tumor auf *(3)*. Die Kortikalis ist in den Tumor einbezogen und vielfach durchbrochen *(4)*. Das Periost ist teils stark verbreitet *(5)* und läßt radiär gestellte sog. *Spicula* erkennen. Hierbei handelt es sich um eine reaktive periostale Knochenneubildung, die häufig im Bereich von Osteosarkomen beobachtet wird (s. S. 169). An einer Stelle kommt ein sog. *Codmansches Dreieck (6)* zur Darstellung, bei dem es sich ebenfalls um eine reaktive periostale Knochenneubildung handelt, in der kein Tumorgewebe vorhanden ist; eine Biopsie aus diesem Bereich ist deshalb sinnlos.

Abb. 564 zeigt das **makroskopische Bild** eines osteoblastischen Osteosarkoms: Die distale Femurmetaphyse wird vollständig von einem sehr knochendichten Tumorgewebe *(1)* eingenommen, das bis unmittelbar an die knorpelige Epiphysenfuge *(2)* heranreicht; die Epiphyse ist frei von Tumorgewebe *(3)*. Der Tumor dehnt sich intramedullär weit nach proximal aus und reicht bis an den Absetzungsrand *(4)*. Metadiaphysär finden sich Osteolyseherde mit Blutungen *(5)* im Tumor. Die Geschwulst hat die Kortikalis mehrfach durchbrochen. Das Periost *(6)* ist stark verbreitet und teilweise verknöchert. – Hinsichtlich der Amputation, die bei einem solchen Osteosarkom neben einer Chemotherapie die einzige wirksame Therapie ist, muß einerseits auf die Amputationshöhe (oberhalb des intramedullären Tumorzapfens) geachtet werden; andererseits müssen sog. **Skip-Metastasen** ausgeschlossen werden. Hierbei handelt es sich um intramedulläre Frühmetastasen im Schaftmarkraum, die bei jedem vierten Osteosarkom der langen Röhrenknochen vorkommen sollen. Tomogramme und vor allem die Szintigraphie können Scip-Läsionen ausfindig machen.

Beim *osteolytischen Osteosarkom* steht die lokale Knochenzerstörung ganz im Vordergrund, wohingegen nur wenig Tumorknochen gebildet wird. Wie das **Röntgenbild** eines solchen Tumors im Fibulaköpfchen (**Abb. 565**) zeigt, ist der Knochen weitgehend zerstört. Es finden sich mottenfraßähnliche Osteolyseherde in Spongiosa und Kortikalis *(1)*. Schattenhaft zeichnet sich die Epiphyse *(2)* von der Metaphyse *(3)* ab. An einer Stelle verläuft eine pathologische Fraktur *(4)* durch den Knochen, wobei die Frakturenden versetzt sind. Der Tumor hat die Kortikalis durchbrochen und ist in die angrenzenden Weichteile eingebrochen, worin fleckige und wolkige Verschattungen zu erkennen sind. Die Ausbreitung des Tumors in der Markhöhle nach distal läßt sich röntgenologisch nur schwer abschätzen.

Am Resektionspräparat des Fibulatumors erkennt man **makroskopisch** in **Abb. 566** einen großen fleischigen Tumor, der die proximale Metaphyse zerstört und den Knochen stark aufgetrieben hat. Das Tumorgewebe ist in großen Teilen zerfallen und ausgedehnt blutig imbibiert. Es handelt sich um sehr weiche, leicht quetschbare Tumormassen, in denen keine Verknöcherungen nachweisbar sind. Die Kortikalis ist mehrfach zerstört *(1)*; der Tumor ist in die angrenzenden Weichteile vorgewuchert *(2)*. Makroskopisch läßt sich im angrenzenden Markraum *(3)* kein Tumorgewebe erkennen.

Histologisches Charakteristikum eines Osteosarkoms ist die schachbrettartige Verteilung von Tumorosteoid, Tumorknochen und Tumorknorpel (evtl. zusammen mit Strukturen eines Hämangioperizytoms, eines Osteoklastoms, eines Ewing-Sarkoms und einer aneurysmalen Knochenzyste) inmitten eines sarkomatösen Stromas. Hinzu kommen individuell mehrkernige Riesenzellen, kollagene Fibrillen, Faserknochen, Verschleimungen, Blutungen und unregelmäßige Verkalkungen. Das morphologische Bild ist also sehr variabel und kann größte diagnostische Schwierigkeiten bereiten. Die Bildung von Tumorosteoid und Tumorknochen erfolgt direkt in dem sarkomatösen Bindegewebe. Die Osteoidbildung unterscheidet histologisch das Osteosarkom vom Chondrosarkom.

Osteosarkom 291

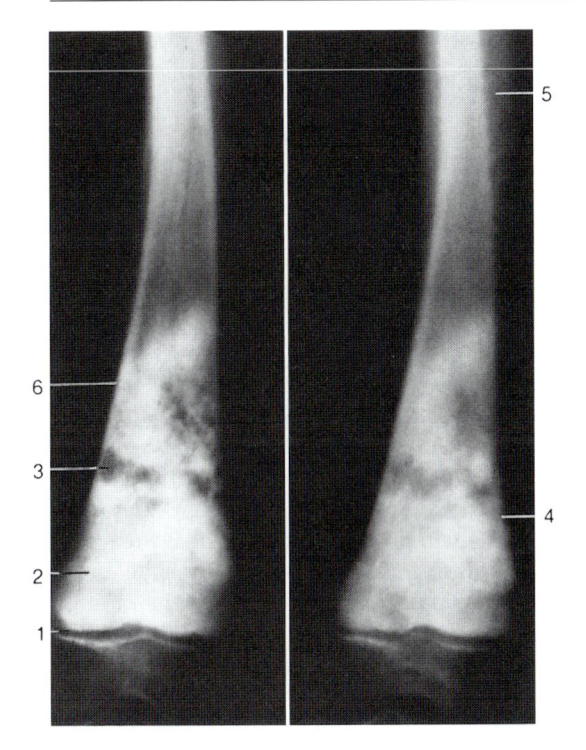

Abb. 563. Osteoblastisches Osteosarkom
(distale Femurmetaphyse, Tomogramm)

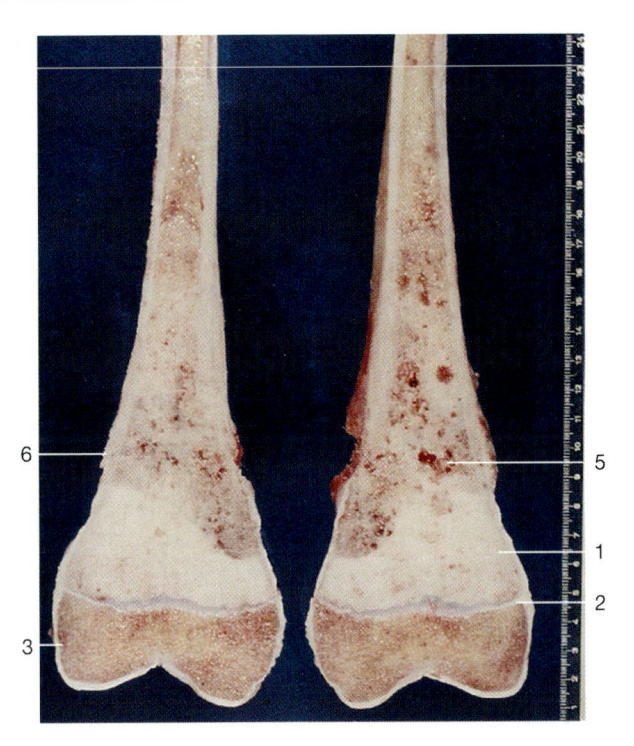

Abb. 564. Osteoblastisches Osteosarkom
(distale Femurmetaphyse, Schnittfläche)

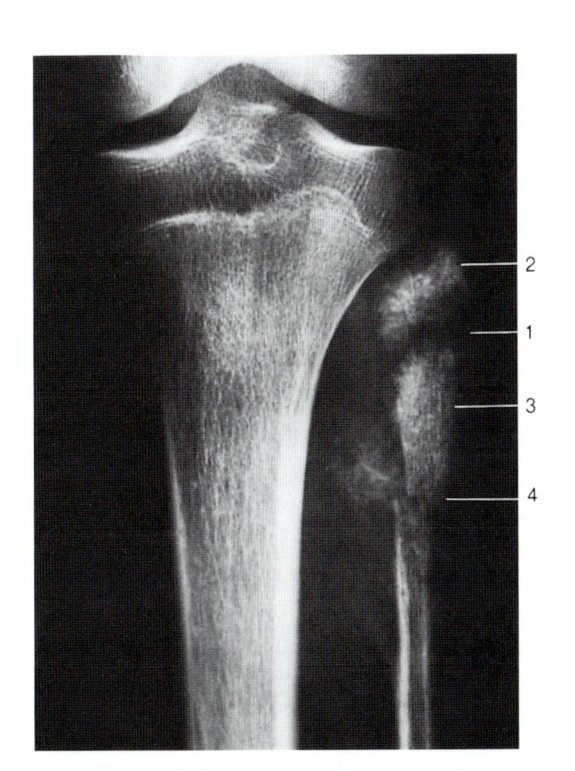

Abb. 565. Osteolytisches Osteosarkom (Fibulaköpfchen)

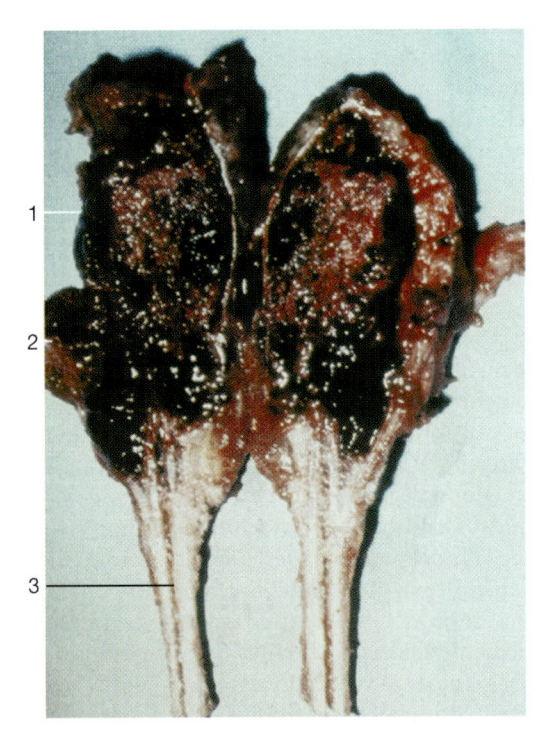

Abb. 566. Osteolytisches Osteosarkom
(Fibulaköpfchen, Schnittfläche)

In **Abb. 567** liegt das typische **histologische Bild** eines *osteoblastischen Osteosarkoms* vor: Man erkennt einige autochthone Knochenbälkchen *(1)*, die eine lamelläre Schichtung aufweisen. Die Osteozyten sind klein; einige Osteozytenlakunen sind leer. Im Markraum zwischen diesen Knochenbälkchen liegt das bösartige Geschwulstgewebe: Man erkennt ein sarkomatöses Stroma *(2)* mit zahlreichen Spindelzellen, die polymorphe und hyperchromatische Kerne aufweisen. Vielfach werden hier auch bizarre Mitosen beobachtet. Das Stroma wird von einigen ausgeweiteten zartwandigen Kapillaren *(3)* durchzogen. Darüber hinaus erkennt man zahlreiche Osteoidtrabekel *(4)* und Tumorknochenbälkchen *(5)*, die ganz bizarr gestaltet sind und polymorphe Osteozyten enthalten. An einer Stelle erkennt man einen Herd aus Tumorknorpel *(6)*. Das für das Osteosarkom charakteristische Tumorosteoid hat einen unterschiedlichen Verkalkungsgrad, was sich im Röntgenbild widerspiegelt.

Wie das **histologische Bild** der **Abb. 568** zeigt, können die Osteoidstrukturen das Tumorbild beherrschen; das sarkomatöse Stroma *(1)* ist nur noch spärlich vorhanden. Großteils handelt es sich um unverkaltes Osteoid *(2)*, das im Schnitt homogen-rosarot erscheint. Teilweise ist das Osteoid jedoch ungleichmäßig verkalkt und bildet dadurch ein ungeordnetes Netzwerk *(3)*. Auffällig sind immer wieder viele eingelagerte Zellen mit hyperchromatischen und polymorphen Kernen *(4)*. An einigen Stellen haben sich unregelmäßige Tumorknochenbälkchen ausgebildet *(5)*. Das Tumorgewebe wird von einigen ausgeweiteten zartwandigen Blutkapillaren durchzogen *(6)*. Gelegentlich treten zwischen den Osteoidstrukturen einzelne Riesenzellen auf.

Beim *osteolytischen Osteosarkom* tritt die Ausbildung von verkalktem Tumorosteoid und Tumorknochen mehr in den Hintergrund, wodurch im Röntgenbild eine destruktive Osteolyse imponiert. Das **histologische Bild** zeigt in **Abb. 569** ein sehr zellreiches Tumorgewebe, das die ursprüngliche Spongiosa fast völlig zerstört hat. An einer Stelle findet sich noch ein autochthones Knochenbälkchen *(1)*, das lamellär geschichtet ist und einige kleine Osteozyten enthält. Dieses Knochenbälkchen ist jedoch wellig und zackig begrenzt, was auf die destruktive Aktivität des Tumors hinweist. Das Tumorgewebe läßt inmitten eines sarkomatösen Stromas mit zahlreichen polymorphkernigen und hyperchromatischen Osteoblasten – den eigentlichen Tumorzellen – ein ungleichmäßiges Netzwerk von Tumorosteoid *(2)* erkennen.

Das Tumorosteoid bildet manchmal grobe homogene Plaques *(3)*. Der Tumor wird von vielen Blutkapillaren *(4)* durchzogen und läßt oft Blutungen, Hämosiderinablagerungen und Nekrosen erkennen. Pathologische Mitosen sind in den Tumorzellen sehr häufig.

Bei **starker Vergrößerung** (**Abb. 570**) sieht man, daß im osteolytischen Osteosarkom ganz undifferenzierte Tumorzellen vorliegen: An einer Stelle erkennt man ein autochthones verkalktes Knochenbälkchen *(1)*. Der Markraum wird von dem Tumorgewebe ausgefüllt, in dem in unregelmäßiger Verteilung und ungleichmäßiger Dichte kleine Tumorzellen vorliegen, die polymorphe und stark hyperchromatische Kerne *(2)* aufweisen. Zwischen diesen locker gelagerten Tumorzellen liegt ein feines Netzwerk aus kollagenen Bindegewebsfasern. Man erkennt jedoch auch breitflächige Osteoidablagerungen *(3)*, die ein Produkt der Tumorzellen darstellen. Es kann manchmal sehr schwer sein, diese Osteoidstrukturen in einem zellreichen osteolytischen Osteosarkom zu identifizieren; hierbei kann die Goldner-Färbung nützlich sein. In den osteoiden Bezirken sind vielfach große „Osteozyten" *(4)* mit plumpen Kernen eingeschlossen.

In sehr seltenen Fällen wurde über das **multizentrische Osteosarkom** berichtet, wobei mehrere Herde gleichzeitig im Skelett auftreten, ohne daß Lungenmetastasen nachgewiesen wurden. Bei der *synchronen Form* (Typ I nach AMSTUTZ) liegen die Osteosarkomherde symmetrisch vorwiegend in den Metaphysen der langen Röhrenknochen, sind röntgendicht und histologisch vom osteoblastischen Typ. Es sind Kinder und Jugendliche befallen. Bei der *metachronen Form* (Typ III nach AMSTUTZ) liegen die unterschiedlich großen Herde unsymmetrisch im Skelett und sind osteolytisch. Es sind Jugendliche und Erwachsene befallen. Bei einem multifokalen Osteosarkom stellt sich die Frage, ob es sich um eine eigenartige Form des Osteosarkoms oder um ein metastatisches Geschehen handelt.

Die wirksamste *Therapie* der Osteosarkome besteht in der radikalen chirurgischen Tumorentfernung (Amputation, Exartikulation). Eine reine Strahlentherapie ist nicht wirkungsvoll und nur aus palliativen Gründen indiziert; eine Vorbestrahlung kann die bioptische Diagnosefindung erheblich behindern. Heutzutage werden Osteosarkome nach dem sog. *COSS-Protokoll* („co-operative osteosarcoma study") mit Chemotherapie behandelt (s. S. 320).

Osteosarkom 293

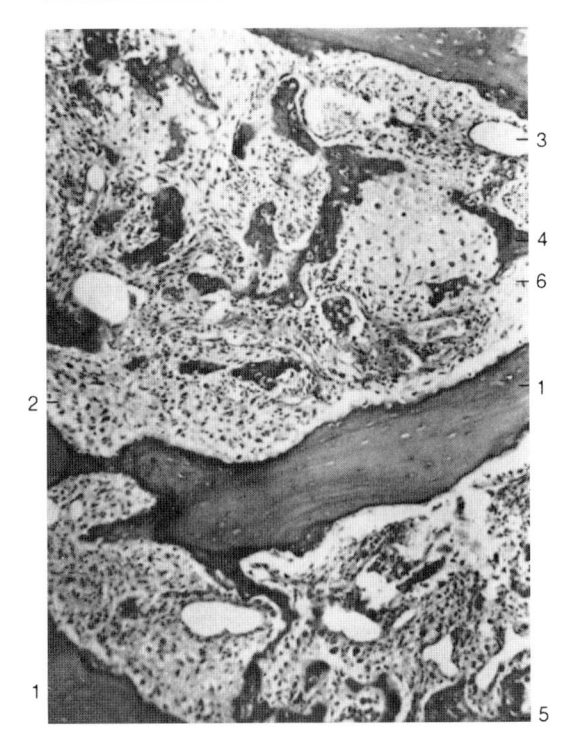

Abb. 567. Osteoblastisches Osteosarkom; HE, 25×

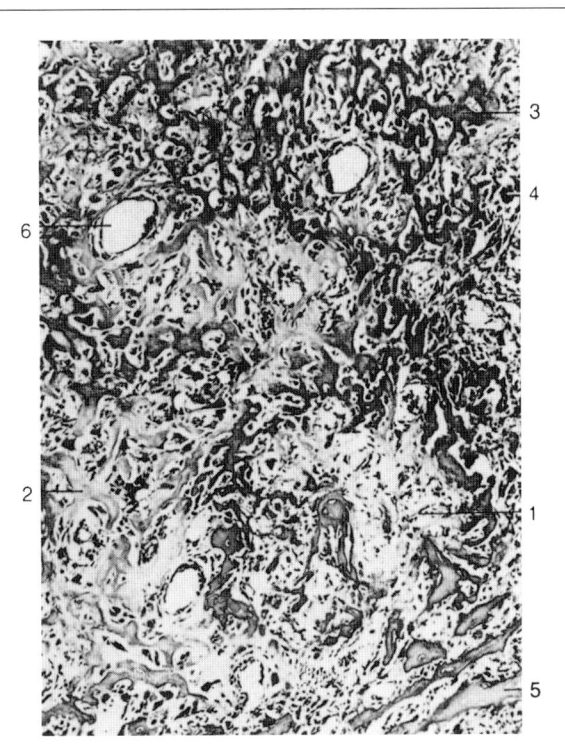

Abb. 568. Osteoblastisches Osteosarkom; HE, 40×

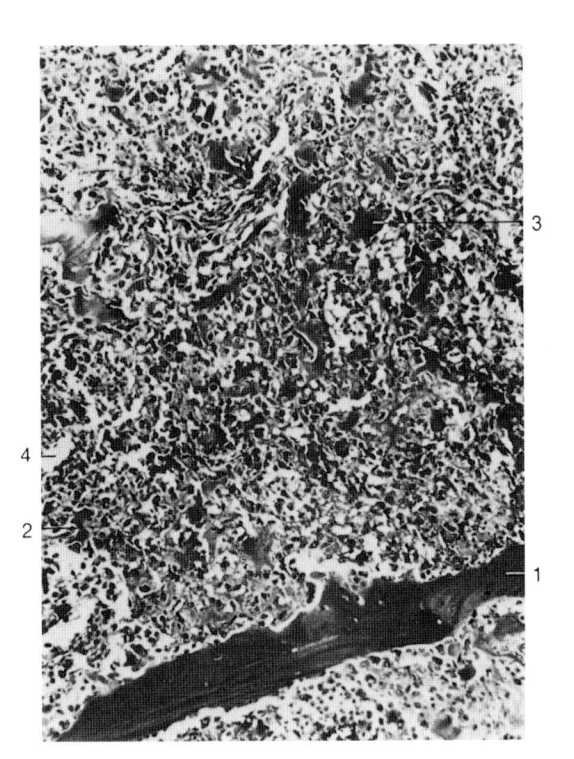

Abb. 569. Osteolytisches Osteosarkom; HE, 40×

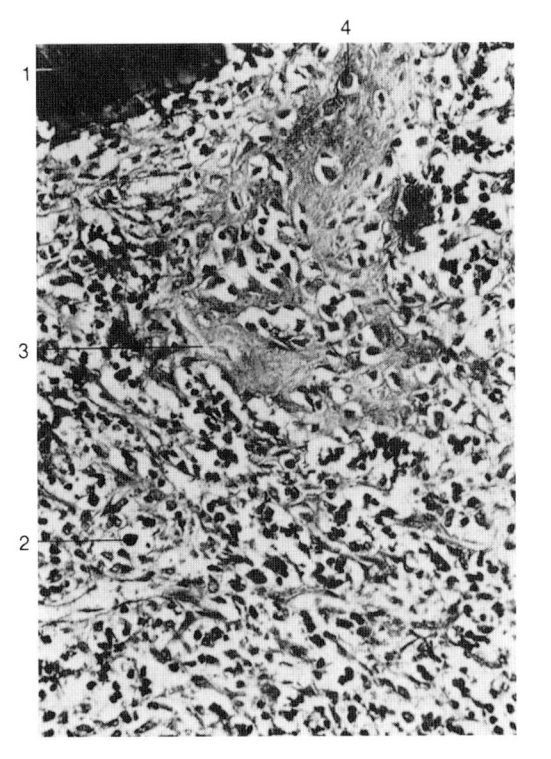

Abb. 570. Osteolytisches Osteosarkom; HE, 64×

Teleangiektatisches Osteosarkom
(ICD-O-DA-M-9183/3)

Osteosarkome lassen sich aufgrund der im Tumorgewebe histologisch vorherrschenden Strukturen in bestimmte Typen unterteilen: *Fibroblastische Osteosarkome* haben eine verhältnismäßig günstige Prognose, die bei *chondroblastischen Osteosarkomen* ungünstiger ist; die schlechteste Prognose haben *osteoblastische Osteosarkome*. Mit diesen Bezeichnungen wird gleichzeitig das weite morphologische Spektrum dieser Geschwülste gekennzeichnet. *Das teleangiektatische Osteosarkom ist eine destruktive, osteolytische primäre Knochengeschwulst, die sehr zahlreiche blutgefüllte Gefäße und aneurysmatische Hohlräume, jedoch nur wenig Tumorosteoid und Tumorknochen enthält, und einen höchsten Malignitätsgrad aufweist.* Strukturen einer aneurysmalen Knochenzyste (s. S. 434), zahlreiche osteoklastäre Riesenzellen und ausgedehnte Nekrosen können erhebliche Schwierigkeiten bei der Diagnostik bringen. Polymorphkernige Zellen und viele pathologische Mitosen zeigen den hochmalignen Charakter dieser Geschwulst an, wobei die Prognose praktisch infaust ist.

In **Abb. 571** sieht man das **Röntgenbild** (Angiogramm) eines teleangiektatischen Osteosarkoms der distalen Femurmetaphyse: In der seitlichen Ansicht erkennt man frontal im Röhrenknochen eine rundliche Osteolysezone *(1)*, der sich in der Markhöhle eine breite Skleroseschicht anschließt. Die Kortikalis ist in diesem Bereich völlig zerstört *(2)*, und der Tumor buchtet sich hernienartig in die angrenzenden Weichteile aus *(3)*, dessen Begrenzung sich nur schwach markiert. Dieser Röntgenbefund hat große Ähnlichkeit mit einer aneurysmalen Knochenzyste (s. S. 435). Im peripheren Angiogramm werden die Gefäße jedoch durch den extraossären Tumoranteil nicht nur verdrängt; es kommen auch atypische Gefäßverläufe mit Abwinkelungen und Abknickungen zur Darstellung *(4)*, die auf ein malignes Tumorwachstum hinweisen.

In **Abb. 572** sieht man das **makroskopische Bild** eines Femurstumpfes mit einem teleangiektatischen Osteosarkom: Der Tumor hatte sich in der distalen Femurmetaphyse entwickelt, weshalb eine Oberschenkelamputation vorgenommen war. Die Geschwulst hatte sich jedoch intramedullär nach proximal ausgebreitet und war folglich nicht vollständig im Gesunden entfernt worden. Am Amputationsende sieht man ein sehr blutreiches, schwammiges Tumorgewebe *(1)*, das aus dem Knochen ausgebrochen ist. Es ist subperiostal vorgewuchert *(2)* und hat dann parosteal zu einem großen Tumor geführt *(3)*. Die Schnittfläche zeigt ein schwammiges Gewebe mit zahlreichen blutgefüllten Hohlräumen, aus denen es zu unstillbaren Blutungen kommen kann. Am aufgesägten Femurknochen erkennt man, daß der gesamte Markraum von teils kompakteren Tumoranteilen infiltriert ist; das Periost ist auf weiter Strecke abgehoben *(4)*.

Histologisch liegt ein sehr zellreiches Tumorgewebe vor (**Abb. 573**), in dem große blutgefüllte Hohlräume *(1)* auffallen, die große Ähnlichkeit mit einer aneurysmalen Knochenzyste (s. S. 439) haben. In der Zystenwand aus sehr lockerem, großteils blutig imbibiertem Bindegewebe liegen zahlreiche osteoklastäre Riesenzellen *(2)*. Es bestehen eine deutliche Hyperchromasie und Polymorphie der Kerne *(3)*; vielfach werden auch atypische Mitosen beobachtet. Ausgedehnte Nekrosen können die histologische Diagnostik beträchtlich erschweren; sie sind jedoch ebenfalls ein Hinweis auf Malignität.

In großen Teilen dieser Geschwulst werden überhaupt keine Osteoidstrukturen oder gar Tumorknochen nachgewiesen, so daß hier die Diagnose eines Osteosarkoms nicht gestellt werden kann. In **Abb. 574** ist ein **histologischer Ausschnitt** aus einem teleangiektatischen Osteosarkom zu sehen, wo in der Azan-Färbung inmitten des zellreichen Tumorgewebes Osteoidablagerungen *(1)* erkennbar sind. Das eigentliche Tumorgewebe besteht aus einem Schwamm mit dicht gelagerten Blutgefäßen *(2)*, die prall mit Blut gefüllt sind; Extravasate sind häufig. In großer Anzahl und ungleichmäßiger Verteilung sind osteoklastäre Riesenzellen *(3)* im Tumorgewebe eingestreut. Die Hyperchromasie der Kerne ist sehr deutlich. Wenn keine Osteoidstrukturen nachweisbar sind, wird das teleangiektatische Osteosarkom oft als aggressive aneurysmale Knochenzyste fehlgedeutet. Die späte Diagnosefindung trägt gewiß zu der schlechten Prognose dieses Tumors bei.

Die bisherigen Beobachtungen und Berichte zeigen, daß das teleangiektatische Osteosarkom eine besondere Geschwulstform darstellt: Radiologisch ruft es eine rasch wachsende Osteolyse hervor, die als aneurysmale Knochenzyste oder Osteoklastom gedeutet wird. Klinisch ist nach Kurettage eine unstillbare Blutungsneigung auffällig. Das histologische Bild ist oft schwer zu deuten. Die Prognose ist praktisch infaust; die Überlebenszeit ist oft kürzer als 1 Jahr.

Teleangiektatisches Osteosarkom 295

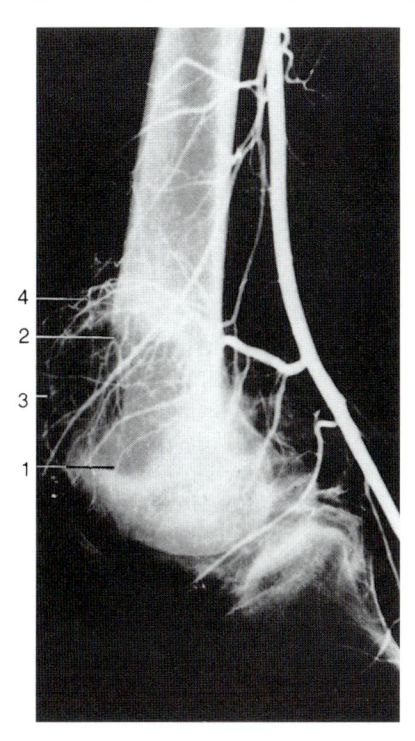

Abb. 571. Teleangiektatisches Osteosarkom
(distale Femurmetaphyse, Angiogramm)

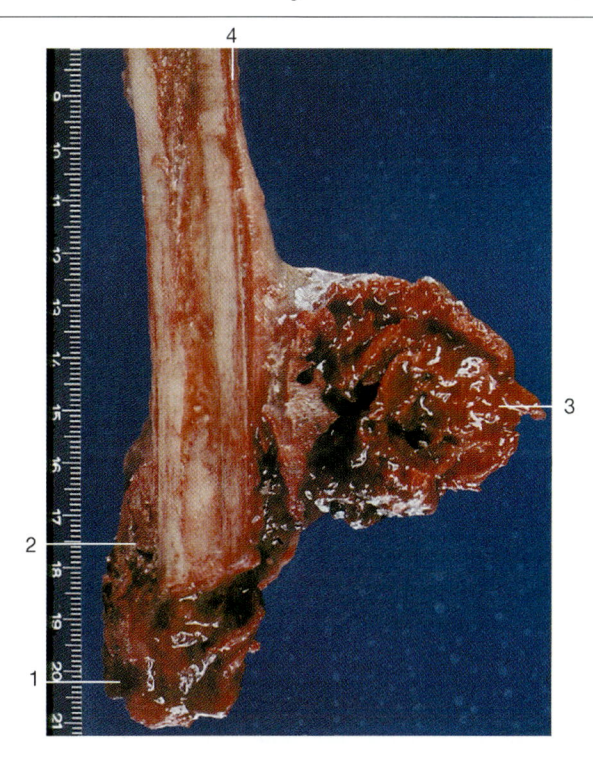

Abb. 572. Teleangiektatisches Osteosarkom
(Femurstumpf, Schnittfläche)

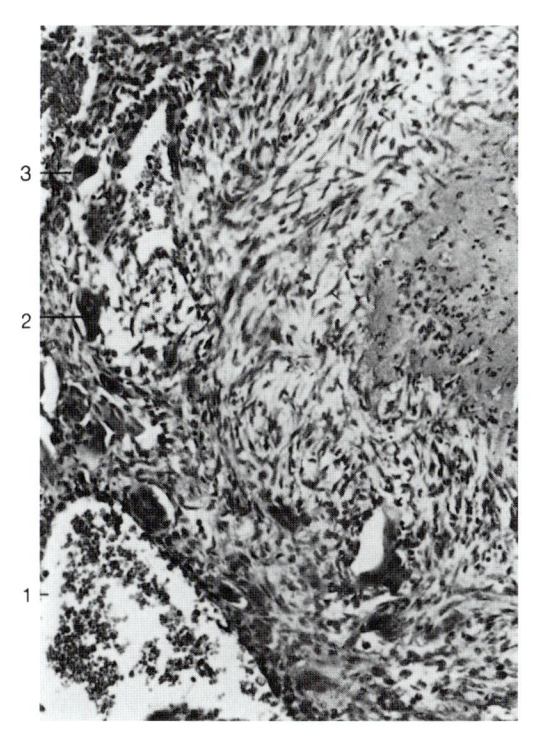

Abb. 573. Teleangiektatisches Osteosarkom; HE, 40×

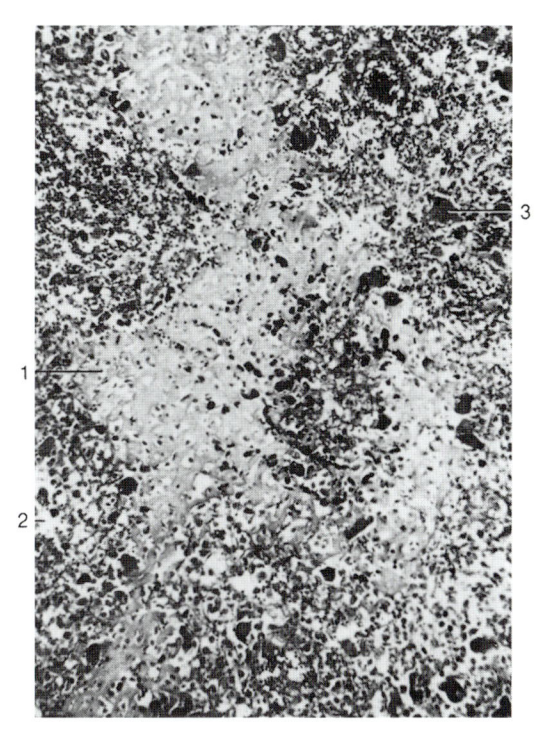

Abb. 574. Teleangiektatisches Osteosarkom, Azan, 30×

Der **Röntgenbefund** eines typischen teleangiektatischen Osteosarkoms des linken proximalen Humerus ist in **Abb. 575** zu sehen. Im Innern des Knochens finden zahlreiche fleckige Osteolysen *(1)*, die sowohl die Spongiosa wie auch die Kortikalis betreffen. Die Veränderung ist unscharf abgegrenzt. An der Innenseite ist das Periost *(2)* abgehoben, verbreitert und verschattet. Der Röntgenbefund spricht für Malignität. **Makroskopisch** zeigt das en-bloc-Resektat in **Abb. 576** im Innern des Knochens ein schwammiges, blutdurchtränktes Tumorgewebe *(1)*, das auch die Kortikalis durchsetzt und zerstört hat *(2)*. Der Tumor reicht schon makroskopisch erkennbar an einen Resektionsrand *(3)* heran.

Die **Röntgenaufnahme** in **Abb. 577** zeigt in seitlicher Ansicht das linke Kniegelenk. Auffällig ist eine starke blasige Auftreibung der Patella *(1)*, deren Außenkonturen verschwommen sind. Dieser Knochen erstreckt sich weit nach proximal über den distalen Femur *(2)* und weist allgemein eine mächtige Expansion auf. Im Innern der Patella markieren sich einige trabekuläre Septen *(3)*, die der Läsion ein polyzystisches Aussehen verleihen. **Makroskopisch** erscheint die Patella vergrößert. Auf der Schnittfläche in **Abb. 578** sieht man im Innern eine große Osteolysezone *(1)*, die mit Blutkoagula *(2)* ausgefüllt ist. Das umgebende, noch erhaltene spongiöse Knochengewebe *(3)* ist blutig imbibiert. Die Patella wird von einem unterschiedlich breiten Bindegewebe *(4)* außen umgrenzt. Das Auftreten eines malignen Knochentumors in der Patella ist höchst ungewöhnlich; denn hier werden solche Läsionen nur äußerst selten angetroffen. Wie die folgenden histologischen Bilder zeigen, handelt es sich hierbei tatsächlich um ein teleangiektatisches Osteosarkom:

Wir beobachten in **Abb. 579** ein sehr zellreiches und buntes **histologisches Strukturbild**, das von zahlreichen ausgeweiteten und blutgefüllten Gefäßen *(1)* durchzogen wird. Es liegt ein lockeres, sarkomatöses Stroma vor *(2)*, das polymorphkernige Spindelzellen mit atypischen Mitosen enthält. Eingelagert sind zarte und breite tumoröse Osteoidtrabekel *(3)*, denen sehr viele riesenkernige Osteoblasten *(4)* und Osteoklasten angelagert sind. Bei **stärkerer Vergrößerung** kommt das polymorphzellige Bild in **Abb. 580** noch deutlicher zum Ausdruck. Hier sieht man im sarkomatösen Stroma die polymorphen Spindelzellen *(1)*, die unregelmäßigen Ablagerungen von Tumorosteoid *(2)* und die vielen mehrkernigen Riesenzellen *(3)*. Bezeichnend für diesen Tumor sind zusätzlich die zahlreichen weiten Blutgefäße *(4)*, die das sarkomatöse Stroma durchziehen.

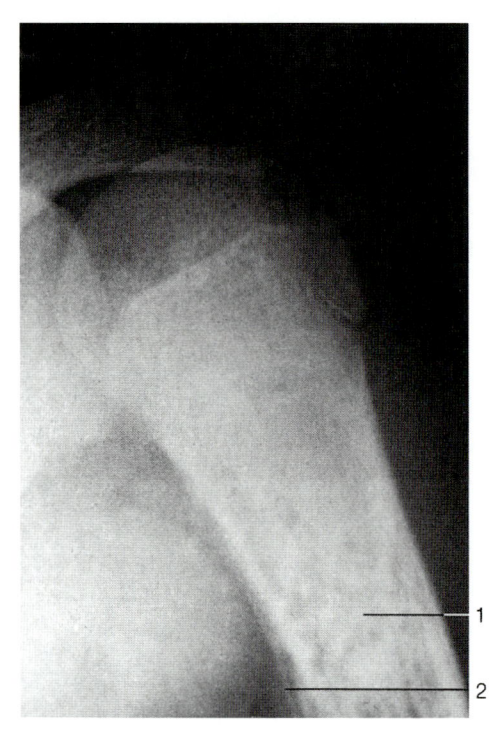

Abb. 575. Teleangiektatisches Osteosarkom (linker proximaler Humerus)

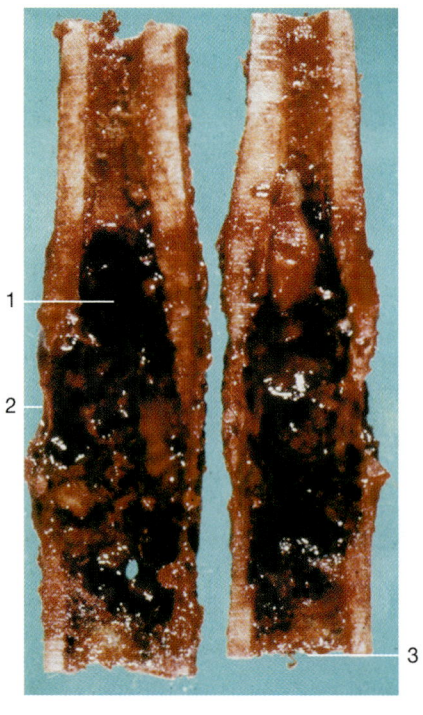

Abb. 576. Teleangiektatisches Osteosarkom (Humerus, Schnittfläche)

Teleangiektatisches Osteosarkom 297

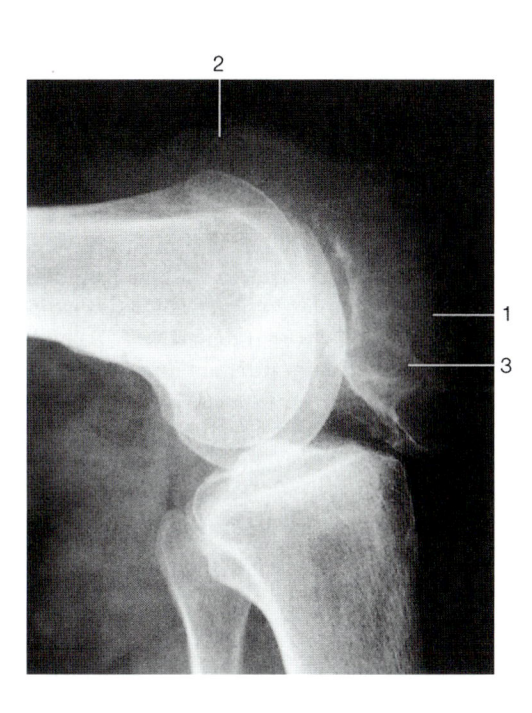

Abb. 577. Teleangiektatisches Osteosarkom (linke Patella)

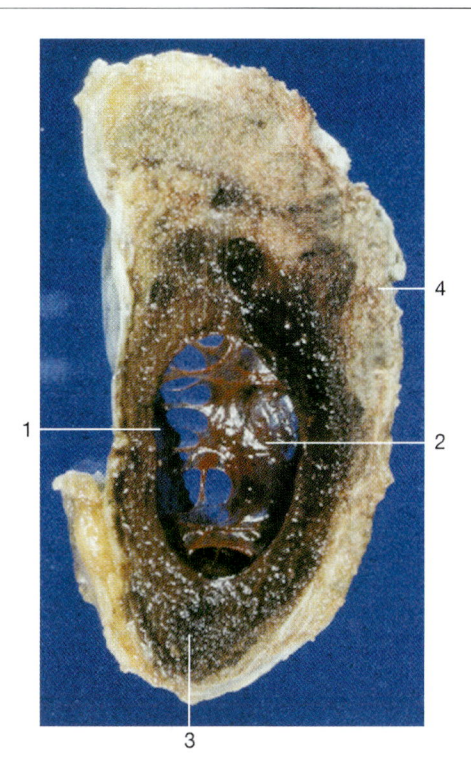

Abb. 578. Teleangiektatisches Osteosarkom (Patella, Schnittfläche)

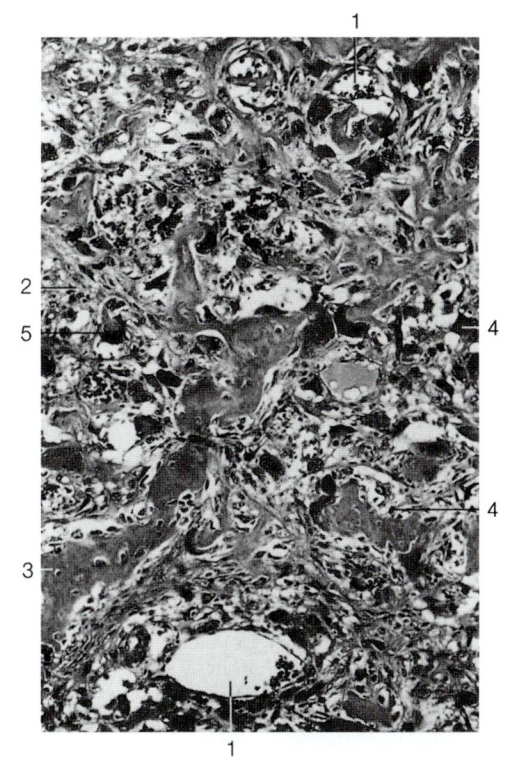

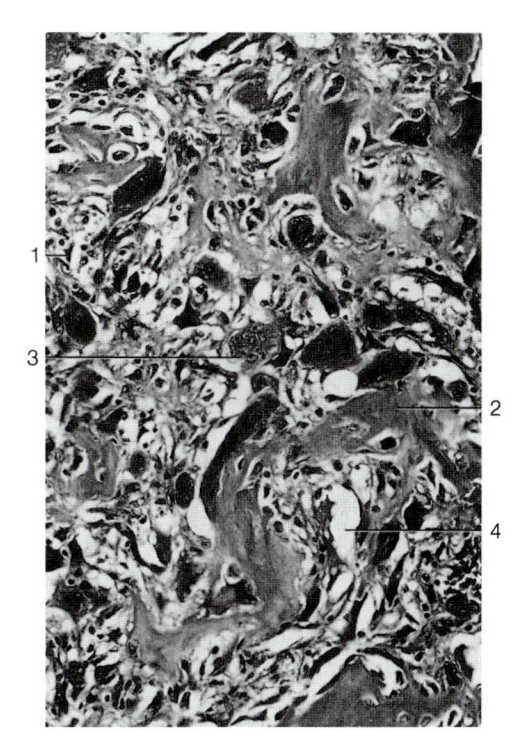

Abb. 579. Teleangiektatisches Osteosarkom; HE, 40×

Abb. 580. Teleangiektatisches Osteosarkom; HE, 64×

Kleinzelliges Osteosarkom

In seltenen Fällen kann im histologischen Bild eines Osteosarkoms eine dichte Ansammlung von rundlichen Tumorzellen vorliegen, die zunächst an ein Ewig-Sarkom (s. S. 366) erinnert. *Es handelt sich um eine Geschwulst, die vorwiegend aus kleinen, rundkernigen, jedoch polymorphen Tumorzellen besteht, worin sich nur spärliche Ablagerungen von Tumorosteoid finden.* Histologisch imitiert der Tumor auch ein Chondroblastom (s. S. 238), ein malignes Knochenlymphom (s. S. 372) oder eine Knochenmetastase (s. S. 421). Entscheidend für die Diagnose eines kleinzelligen Osteosarkoms ist der Nachweis von Tumorosteoid. In **Abb. 582** findet sich ein solcher Tumor **röntgenologisch** im linken distalen Femur. Auf der seitlichen Aufnahme sieht man eine große zentrale Osteolysezone *(1)*, die am Übergang von Diaphyse zu Metaphyse gelegen ist. Der Herd ist scharf abgegrenzt und zeigt im Innern eine strähnige Verdichtung *(2)*.

Histologisch besteht das Tumorgewebe fast ausschließlich aus einer lockeren Ansammlung von Rundzellen. In **Abb. 583** sieht man ein solches Tumorgewebe mit Rundzellen, die kleine, stark polymorphe und hyperchromatische Kerne besitzen *(1)*. In der PAS-Färbung enthalten diese Zellen reichlich Glykogen und lassen somit an ein Ewing-Sarkom (s. S. 371) denken. Im Tumor werden darüber hinaus jedoch auch Ablagerungen von Tumorosteoid *(2)* beobachtet, was in einem Ewing-Sarkom nicht vorkommt. Diese Strukturen führen zur Diagnose eines kleinzelligen Osteosarkoms. Das von den kleinen Tumorzellen durchsetzte Stroma wird von ausgeweiteten Blutkapillaren *(3)* durchzogen. Dieser Tumor kann an für Osteosarkome untypischer Lokalisation (z. B. in den Diaphysen der langen Röhrenknochen) auftreten und hat eine schlechtere Prognose als gewöhnliche Osteosarkome.

Epitheloides Osteosarkom

Osteosarkom weisen oft ein sehr buntes und bioptisch schwer zu interpretierendes histologisches Bild auf. Der Tumor zeigt ein ungemein weites Spektrum der geweblichen Differenzierung. *Das epitheloide Osteosarkom ist gekennzeichnet durch eine pseudoepitheliale Ausdifferenzierung der Tumorzellen und hat einen hohen Malignitätsgrad.* Der Tumor wurde bisher nur bei Kindern beobachtet. In **Abb. 581** ist das **Röntgenbild** eines solchen Tumors zu sehen: Man erkennt im distalen Radius eine große fleckige Osteolyse *(1)*, die sich in die Diaphyse erstreckt und unscharf begrenzt ist. Auch die Kortikalis *(2)* ist osteolytisch aufgelockert. Stellenweise finden sich auch sklerotische Verdichtungen *(3)* im Tumorbereich, die von kleinen fleckigen Osteolysen durchsetzt ist.

Im **histologischen Bild** finden sich nur wenige Areale mit einem sarkomatösen Stroma und Ablagerungen von Tumorosteoid und Tumorknochen, was ein Osteosarkom kennzeichnet. Wie **Abb. 584** zeigt, sind große Komplexe von epitheloid ausdifferenzierten Zellen *(1)* vorhanden. Diese Zellverbände gruppieren sich unmittelbar an weite Blutgefäße *(2)*. Manchmal können Gefäßeinbrüche beobachtet werden. Ein sarkomatöses Stroma *(3)* mit polymorphen Spindelzellen ist nur spärlich entwickelt. Darin finden sich nur ganz diskrete Ablagerungen von Tumorosteoid *(4)*. Bei **stärkerer Vergrößerung** besteht ein ausgesprochen epitheloides Aussehen der Tumorzellen. In **Abb. 585** sieht man breite Zellverbände mit Tumorzellen, die polymorphe und hyperchromatische Kerne *(1)* besitzen. Hier können auch atypische Mitosen beobachtet werden. Die Zellgrenzen sind unscharf. Hindurchziehende Kapillaren *(2)* sind reichlich vorhanden. Tumorosteoid hingegen läßt sich nur äußerst spärlich finden.

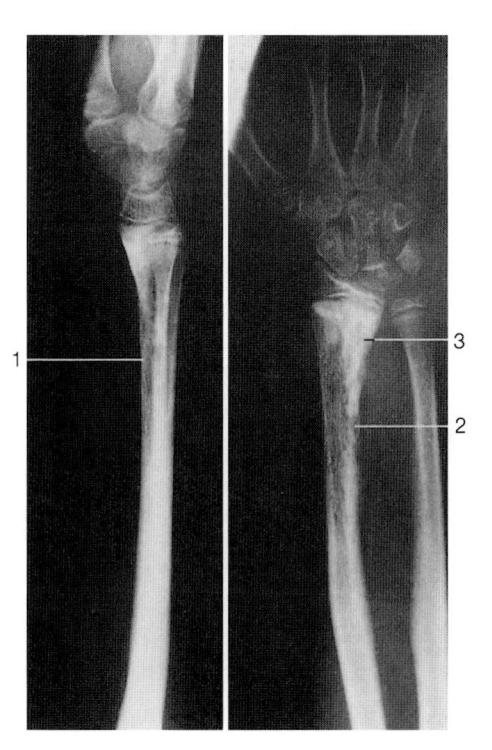

Abb. 581. Epitheloides Osteosarkom (distaler Radius)

Epitheloides Osteosarkom 299

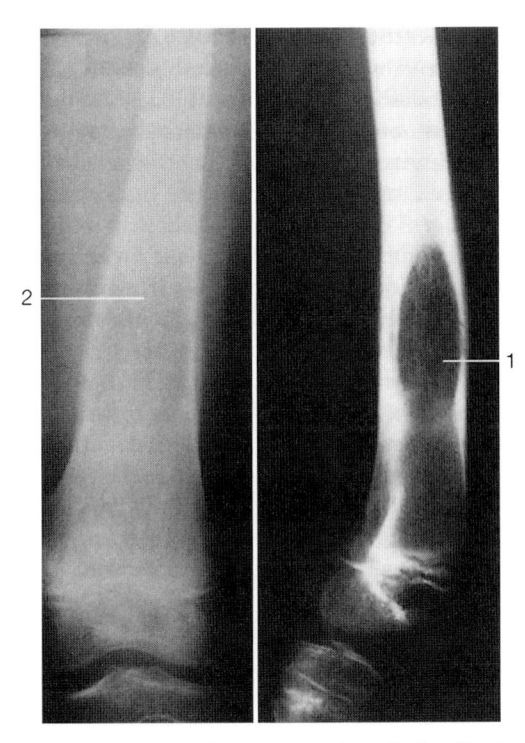

Abb. 582. Kleinzelliges Osteosarkom (linker distaler Femur)

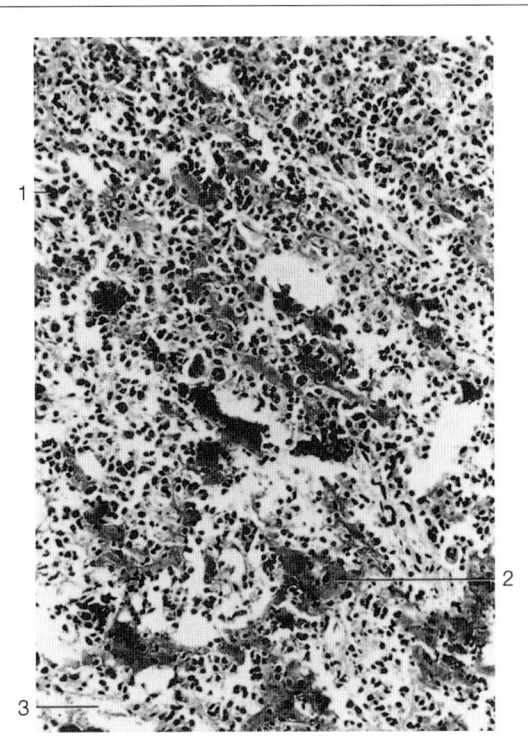

Abb. 583. Kleinzelliges Osteosarkom; PAS, 40×

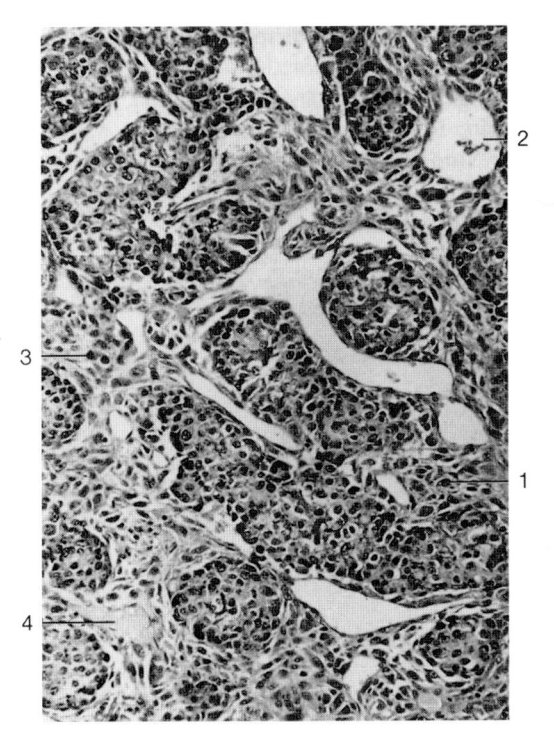

Abb. 584. Epitheloides Osteosarkom; HE, 64×

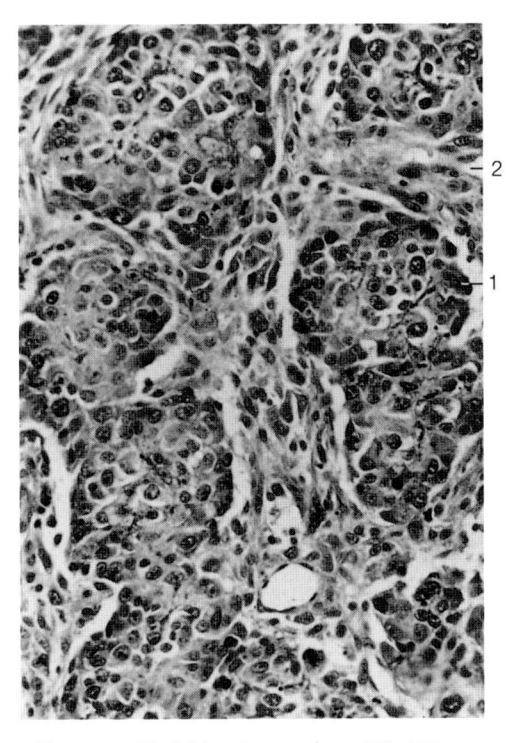

Abb. 585. Epitheloides Osteosarkom; HE, 100×

Hochdifferenziertes zentrales Osteosarkom

Das hochdifferenzierte zentrale Osteosarkom ist ein primärer Knochentumor aus Binde- und Knochengewebe mit nur minimalen zytologischen Atypien und manchmal etwas hochdifferenziertem Tumorknorpel, der jedoch ein malignes Wachstum aufweist. Wie beim parostealen Osteosarkom (s. S. 302) kann die Diagnose nur in Verbindung mit dem Röntgenbild gestellt werden. Der Tumor wird sowohl bei Kindern und Jugendlichen als auch im höheren Erwachsenenalter angetroffen (Alter: 10-65 Jahre). Hauptmanifestationsalter ist das 3. Lebensjahrzehnt. Klinisch entwickelt sich über viele Jahre eine schmerzhafte Schwellung. Die meisten Tumoren werden in der proximalen Tibia und im distalen Femur angetroffen.

Im **Röntgenbild** kommt eine tumoröse Knochendestruktion zur Darstellung. In **Abb. 586** sieht man einen solchen Herd in der proximalen Tibia. Hier finden sich unregelmäßige sklerotische Verdichtungen *(1)* und dazwischen fein- und grobfleckige Osteolysen *(2)*. Die Kortikalis ist von Innen her verschmälert *(3)* und oft zerstört. Bei Durchbruch durch die Kortikalis kann sich eine reaktive Periostitis ossificans entwickeln; der Tumor kann im parostealen Bereich zur Verschattung führen. Bei Kindern bleibt die Epiphyse verschont; bei Erwachsenen infiltriert der Tumor auch die Epiphyse bis unter die Gelenkfläche.

Makroskopisch grenzt sich der Tumor gewöhnlich scharf vom angrenzenden Knochen- und Weichteilgewebe ab. In **Abb. 587** sieht man einen solchen Tumor im distalen Femur: Auf der Schnittfläche zeigt sich ein knochenhartes, grauweißes Tumorgewebe im Innern des Knochens *(1)*. Zapfenförmig *(2)* und breitflächig *(3)* hat es die Epiphyse infiltriert. Die Kortikalis ist durchbrochen *(4)*, und breite Tumormassen erstrecken sich in die angrenzenden Weichteile *(5)*. Sie lassen dunkle Nekrosen und grauweiße osteoblastische Areale erkennen.

Histologisch besteht das Tumorgewebe vorwiegend aus einem dichten, unregelmäßigen Netz aus plumpen, geflechtartig aufgebauten Knochenbälkchen *(1)*, die kräftige Osteozyten und keine angelagerten Osteoblasten oder Osteoklasten haben. In **Abb. 588** sieht man zwischen den Knochenbälkchen ein lockeres bindegewebiges Stroma *(2)*, in dem in lockerer Verteilung kleine Zellen mit hyperchromatischen Kernen zu sehen sind. Herdförmig und flächig finden sich Hyalinisierungen des Stromas *(3)*. Insgesamt besteht ein monomorphes Gewebebild, das primär nicht maligne erscheint. Innerhalb dieses Stromas lassen sich Ablagerungen von Tumorosteoid *(4)* erkennen. In **Abb. 589** sieht man einerseits das lockere bindegewebige Stroma *(1)* mit wenigen polymorphen und dunkelkernigen Zellen; andererseits finden sich Ablagerungen von Tumorosteoid *(2)* und Tumorknochen *(3)*.

Bei **stärkerer Vergrößerung** sieht man in **Abb. 590** das bindegewebige Stroma *(1)* zwischen den tumorösen Knochenbälkchen *(2)*. Dies weist schmale spindeligen Zellen auf, die nur vereinzelt hyperchromatische Kerne *(3)* besitzen. Es besteht eine mäßige Kernpolymorphie, und Mitosen sind selten oder können fehlen. Man findet jedoch teils trabekuläre, teils mehr flächige Osteoidablagerungen *(4)*, wobei es sich um Tumorosteoid handelt. In seltenen Fällen können in einem solchen Tumor auch Knorpelherde angetroffen werden, in denen die Knorpelzellen nur eine minimale Kernatypie aufweisen.

Differentialdiagnostisch muß in erster Linie eine fibröse Knochendysplasie (s. S. 332) vom intraossären hochdifferenzierten Osteosarkom abgegrenzt werden. Beim desmoplastischen Fibrom (s. S. 336) werden keine Ablagerungen von Tumorosteoid angetroffen. Ein typisches Osteoblastom (s. S. 278) zeigt eine mächtige Proliferation von Osteoblasten; diese fehlt beim intraossären hochdifferenzierten Osteosarkom. Da dieser Tumor einen niedrigen Malignitätsgrad aufweist, genügt eine en-bloc-Resektion im Gesunden. Bei unvollständiger Tumorentfernung ist allerdings mit einem Rezidiv zu rechnen. Metastasen sind bei diesem Tumor jedoch ungewöhnlich.

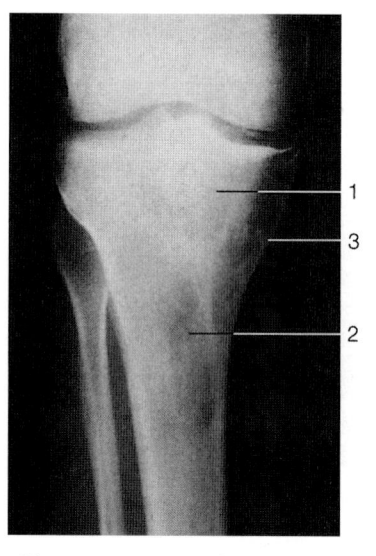

Abb. 586. Intraossäres hochdifferenziertes Osteosarkom (proximale Tibia)

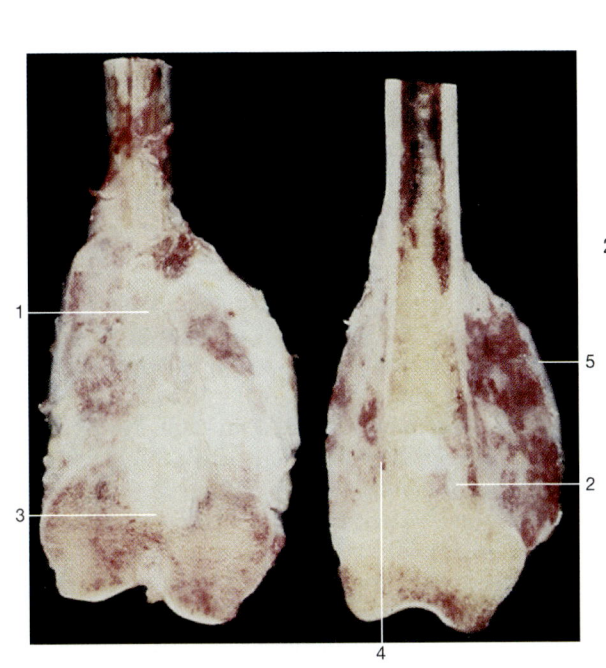

Abb. 587. Hochdifferenziertes zentrales Osteosarkom
(distaler Femur, Schnittfläche)

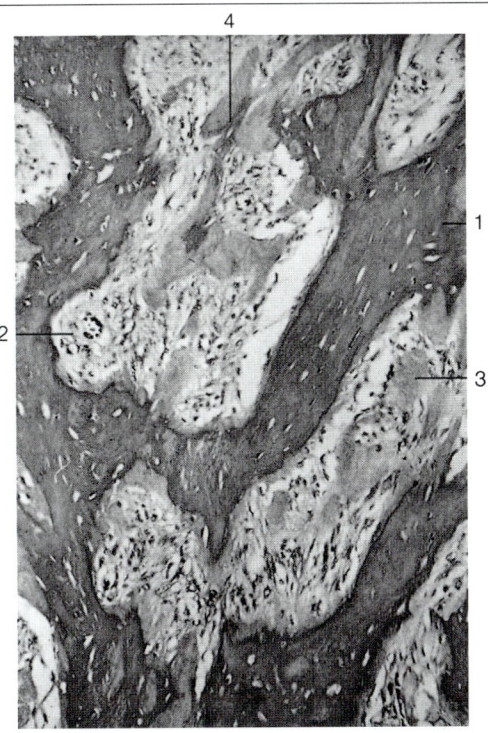

Abb. 588. Hochdifferenziertes zentrales Osteosarkom;
HE, 40×

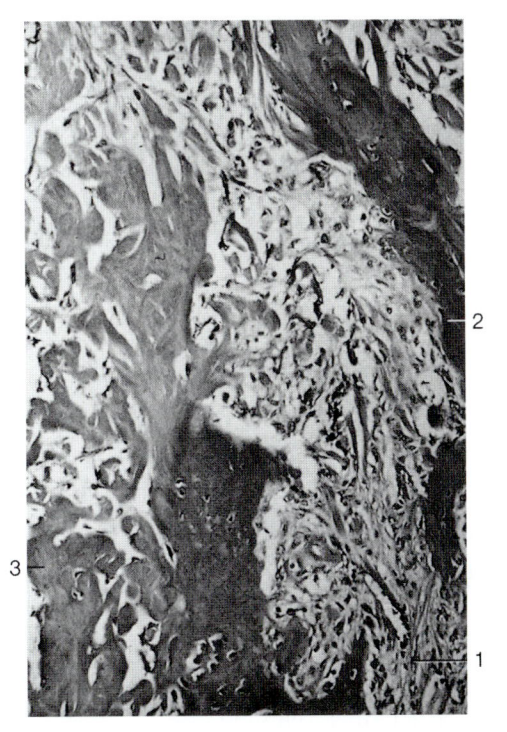

Abb. 589. Hochdifferenziertes zentrales Osteosarkom;
HE, 84×

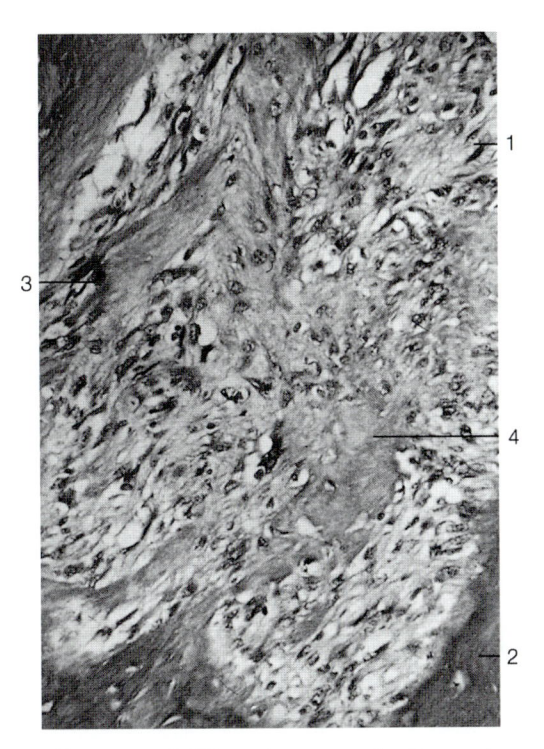

Abb. 590. Hochdifferenziertes zentrales Osteosarkom;
HE, 84×

Parosteales Osteosarkom
(ICD-O-DA-M-9190/3)

Das parosteale oder juxtakortikales Osteosarkom ist ein maligner Knochentumor, der in den periostalen oder parostealen Weichteilen entsteht und fibroblastische, osteoblastische und oft auch chondroblastische Strukturen aufweist. Es handelt sich um eine sehr seltene Geschwulst, die weniger als 1% aller Knochensarkome ausmacht. Hauptlokalisation ist die Fossa poplitea, wo meist große dichte Tumormassen den distalen Femur von hinten schalenartig umgreifen. Im Gegensatz zu den intraossären Osteosarkomen handelt es sich um eine Geschwulst von niedrigem Malignitätsgrad, wobei zwar eine starke Neigung zum Lokalrezidiv besteht, aber hämatogene Fernmetastasen selten und spät auftreten. In **Abb. 591** ist der **Wachstumsverlauf** eines parostealen Osteosarkoms über 18 Jahre aufgezeichnet: Die Primärgeschwulst wurde zunächst abgetragen; 3 Jahre später trat ein mächtiges Lokalrezidiv auf, das exzidiert wurde. Ein 2. Rezidiv wurde 5 Jahre später abgeschält. Beim 3. Rezidiv 18 Jahre nach Beginn des Geschwulstwachstums wurde eine Amputation vorgenommen, womit mehr als 10 Jahre lang eine Heilung erzielt wurde. Dieser Tumor befällt vor allem den distalen Femur, die proximale Tibia und den proximalen Humerus.

Die Diagnose stützt sich im wesentlichen auf das **Röntgenbild** und weniger auf den histologisch-anatomischen Befund. In **Abb. 592** ist ein parosteales Osteosarkom der distalen Femurmetaphyse zu sehen, wobei in der seitlichen Ansicht massive, sehr schattendichte Knochenmassen dem Femur von hinten und außen aufsitzen *(1)*. Der Tumor erstreckt sich von der Epiphyse bis zur Diaphyse, wobei ein schmaler Spalt *(2)* zwischen dem Tumor und Kortikalis sichtbar ist. An einer Stelle *(3)* scheint der Tumor jedoch in den Markraum eingebrochen zu sein. Seine Außenkonturen sind gelappt und knotig und zeigen einige trabekuläre Strukturen *(1)*. Ein Codmansches Dreieck fehlt.

Am aufgesägten Femur in **Abb. 593** erkennt man **makroskopisch** die Tumormassen, die außerhalb des Periosts gewuchert sind *(1)* und den Röhrenknochen mantelartig umschließen. Das Periost *(2)* ist erhalten und trennt den Tumor von der Kortikalis. Außen sind Knochentrabekel im Tumor zu erkennen *(3)*. Die Markhöhle weist kein Tumorgewebe auf.

Wie das **histologische Bild** in **Abb. 594** zeigt, handelt es sich bei parostealen Osteosarkom meist um ein hochdifferenziertes Gewebe aus Knochentrabekeln und dazwischen einem lockeren Bindegewebe, was nicht zwingend den malignen Charakter dieser Geschwulst anzeigt. Wir finden ein unregelmäßiges Netzwerk aus plumpen Knochenbälkchen *(1)* mit vielen ausgezogenen Kittlinien *(2)* und Osteozytenlakunen *(3)* und Osteozyten. Das intraossäre Bindegewebe *(4)* enthält kleine isomorphe Fibroblasten und Fibrozyten.

Die neugebildeten Knochentrabekel *(1)* sind arkadenartig angeordnet und werden manchmal von Osteoblasten *(2)* gesäumt (**Abb. 595**). Auch bei **starker Vergrößerung** ist das dazwischen gelegene Stroma wenig oder überhaupt nicht polymorphzellig. Man erkennt spindelige, etwas hyperchromatische Bindegewebskerne *(3)*, die keine Mitosen aufweisen. Es wird von einigen weiten Kapillaren *(4)* durchzogen. In Rezidiven besteht meist eine stärkere Zell- und Kernpolymorphie, die dann auf Malignität hinweist.

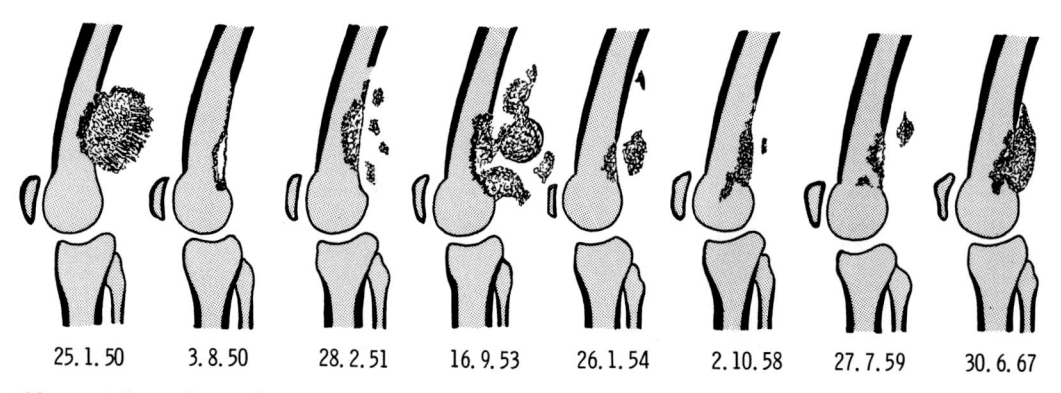

| 25.1.50 | 3.8.50 | 28.2.51 | 16.9.53 | 26.1.54 | 2.10.58 | 27.7.59 | 30.6.67 |

Abb. 591. Schema des Wachstumsverlaufes eines parostealen Osteosarkoms. (Nach UEHLINGER 1977)

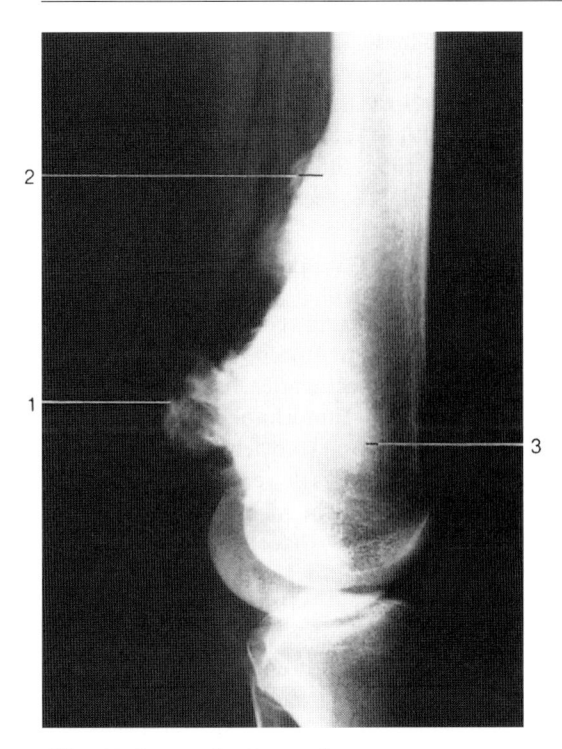

Abb. 592. Parosteales Osteosarkom
(distale Femurmetaphyse)

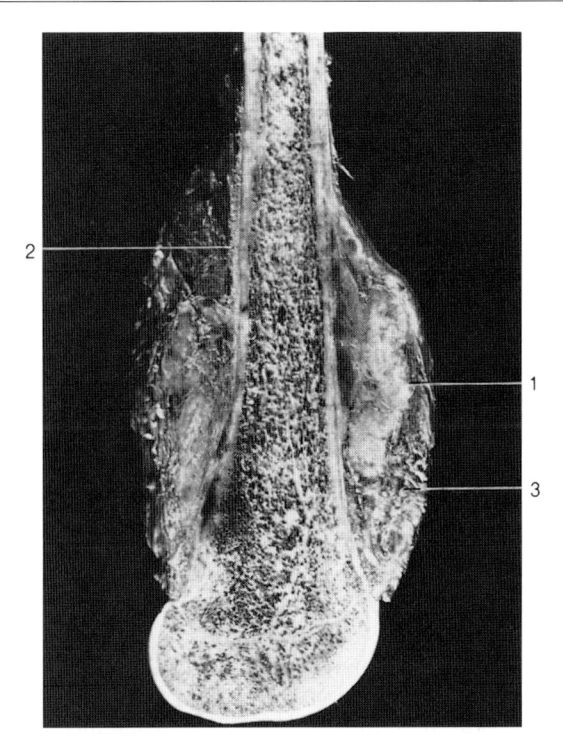

Abb. 593. Parosteales Osteosarkom
(distaler Femur, Schnittfläche)

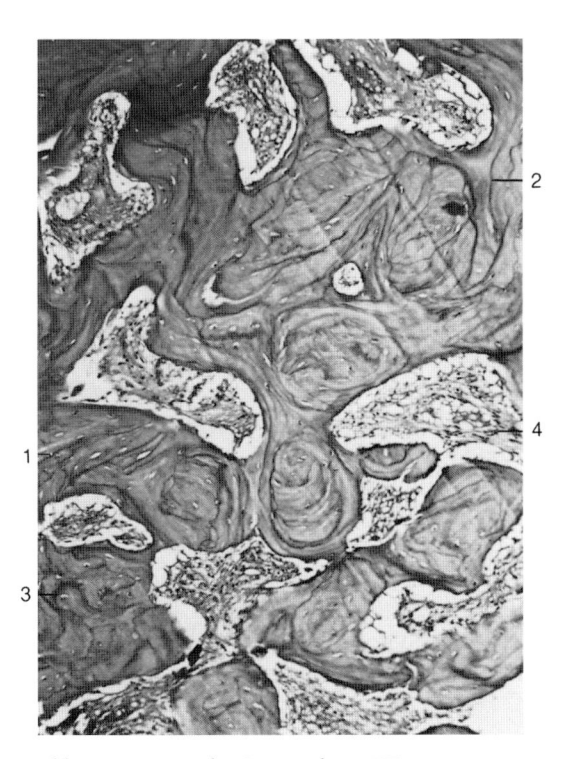

Abb. 594. Parosteales Osteosarkom; HE, 25×

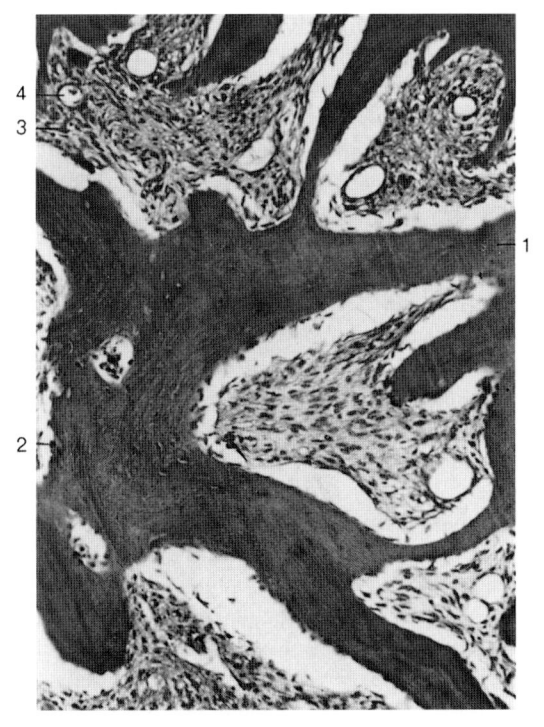

Abb. 595. Parosteales Osteosarkom; HE, 40×

In **Abb. 596** liegt die seitliche **Röntgenaufnahme** eines parostealen Osteosarkoms vor. An der Dorsalseite des distalen Femurs ist eine breite Tumormasse dem Knochen angelagert *(1)*. In der äußeren Schicht ist das Tumorgewebe ausgesprochen lappig gestaltet *(2)*. Das Tumorgewebe weist eine große Strahlendichte auf, wobei darin einige unregelmäßige Aufhellungen zu erkennen sind. Der Tumorschatten erstreckt sich diffus auch in den Femur *(3)*, ohne daß damit eine wirkliche ossäre Invasion angezeigt wird. Das parosteale Osteosarkom umscheidet nämlich den Röhrenknochen von außen, so daß sich Teile des Tumors auf den Röntgenaufnahmen in den Knochen selbst projizieren können. Zwischen den parostealen Tumormassen und der Kortikalis *(4)* des Femurs ist etwas unscharf ein schmaler Aufhellungsstreifen *(5)* zu erkennen, der für das parosteale Osteosarkom sehr charakteristisch ist. Eine Tumorinvasion in den Knochen kann nur durch tomographische Röntgenaufnahmen und Computer- (CT) oder Kernspinaufnahmen (MRT) abgeklärt werden. Solche radiologischen Untersuchungen sollten bei einem solchen Fall unbedingt durchgeführt werden, da sich die Prognose dieses Tumors verschlechtert, wenn er bereits in den Knochen eingebrochen ist. Somit ist eine radikalere Therapie (evtl. Amputation) erforderlich. Eine Periostreaktion mit Entwicklung eines Codmansches Dreiecks fehlt. Bei einem solchen Röntgenbefund muß abgeklärt werden, ob es sich um ein intraossäres Osteosarkom handelt, das nach außen in die Weichteile ausgebrochen ist, oder ob der Tumor außerhalb des Knochens entstanden ist und sekundär in den Knochen eingedrungen ist. Hiervon hängen Therapie und Prognose ab.

Histologisch läßt sich die Diagnose eines parostealen Osteosarkoms meist nicht mit genügender Sicherheit stellen, wenn die Röntgenbilder nicht zur Verfügung stehen. Wie **Abb. 597** zeigt, sehen wir im Biopsiematerial lediglich ein ungleichmäßig aufgebautes Knochengewebe mit plumpen und verschieden breiten Knochenbälkchen *(1)*, die keine lamelläre Schichtung aufweisen und kleine isomorphe Osteozyten besitzen. Ihnen sind lockere Reihen von Osteoblasten *(2)* angelagert. Die geflechtartig angelegten Knochenbälkchen bilden hier ein unregelmäßiges Netzwerk. Dazwischen findet sich ein bindegewebiges Stroma mit zellarmen *(3)* und zellreichen Arealen *(4)*. Es handelt sich um Fibroblasten, die keine auffällige Polymorphie erkennen lassen. Im Stroma werden manchmal herdförmige Kalkablagerungen *(5)* angetroffen; typisches Tumorosteoid – wie beim Osteosarkom – ist jedoch meist nicht vorhanden. Auch die Knochenbälkchen in unterschiedlicher Dichte, die im Röntgenbild zu mehr oder weniger starken Verschattung führen, erscheinen eher als regeneratorischer Knochen als Tumorknochen. Nur die Unregelmäßigkeit ihrer Anordnung zumindest in Teilen des Tumors weisen auf ein parosteales Osteosarkom hin.

Bei **stärkerer Vergrößerung** sieht man in **Abb. 598**, daß die tumorösen Knochenbälkchen *(1)* vielfach parallel zueinander verlaufen. Das typische Netzwerk der Tumorknochenbälkchen wie im intraossären Osteosarkom fehlt. Die Knochenbälkchen sind überaus stark verkalkt, so daß eine lamelläre Schichtung nicht mehr zu erkennen ist. Es sind nur vereinzelte Osteoblasten *(2)* angelagert. Zwischen den Knochenbälkchen liegt ein lockeres bindegewebiges Stroma, durchsetzt von einem Granulationsgewebe *(3)* mit vorwiegend rundkernigen Zellen und einigen Spindelzellen. Ein sarkomatöses Stroma fehlt. Ein solches Gewebe würde ebenso zu einer Periostitis ossificans passen.

Bei **stärkerer Vergrößerung** lassen sich vereinzelte anaplastische Spindelzellen im Tumor nachweisen. In **Abb. 599** ist das bindegewebige Stroma zwischen den Knochenbälkchen *(1)* auffallend spindelig. Hier finden sich einzelne Spindelzellen mit hyperchromatischen und angedeutet polymorphen Kernen *(2)*. Mitosen sind sehr selten oder fehlen. Die Knochenbälkchen *(3)* sind plump; ihnen sind nur wenige Osteoblasten *(4)* angelagert. Somit kann die Diagnose eines parostealen Osteosarkoms histologisch nur in Zusammenschau mit dem Röntgenbild gestellt werden.

Es handelt sich um ein Osteosarkom sehr niedrigen Malignitätsgrades mit einer 5-Jahresüberlebenszeit von 80%; die 10-Jahresüberlebenszeit wird mit 55% angegeben. Bei kleinen Tumoren genügt eine lokale en-bloc-Exzision im Gesunden; bei größeren Tumoren und insbesondere bei Tumoreinbruch in den Knochen muß eine Amputation durchgeführt werden. Jedenfalls kann die vollständige operative Tumorentfernung zu einer Heilung führen. Bei unvollständiger Tumorentfernung treten wiederholt Rezidive auf, die schließlich zu Lungenmetastasen und zum Tod führen können. Differentialdiagnostisch müssen bei einer solchen Läsion im Röntgenbild ein Osteochondrom (s. S. 222), eine proliferierende Myositis ossificans (s. S. 506) und ein extraossäres Osteosarkom (s. S. 510) in Erwägung gezogen werden.

Parosteales Osteosarkom 305

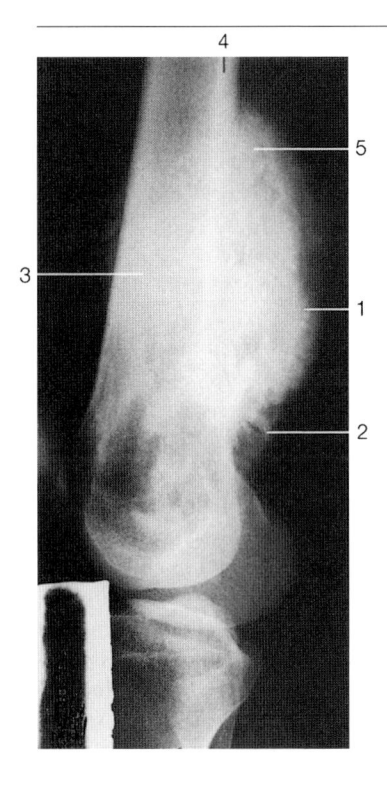

Abb. 596. Parosteales Osteosarkom (distaler Femur)

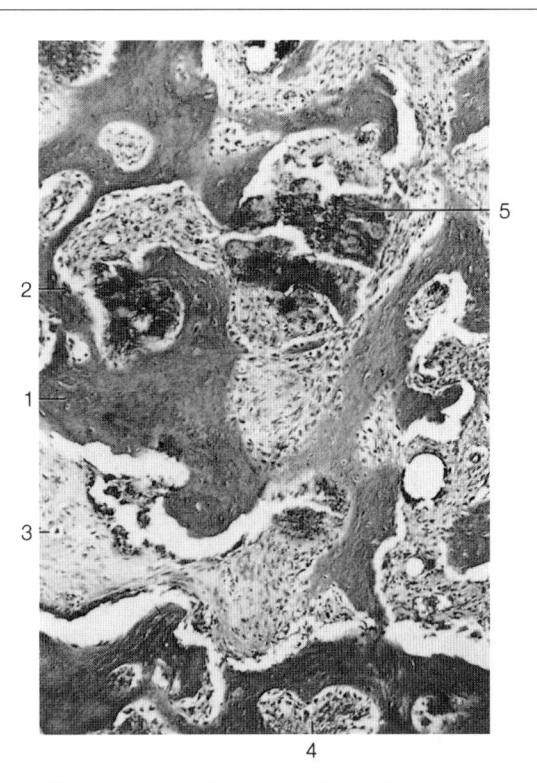

Abb. 597. Parosteales Osteosarkom; HE, 40×

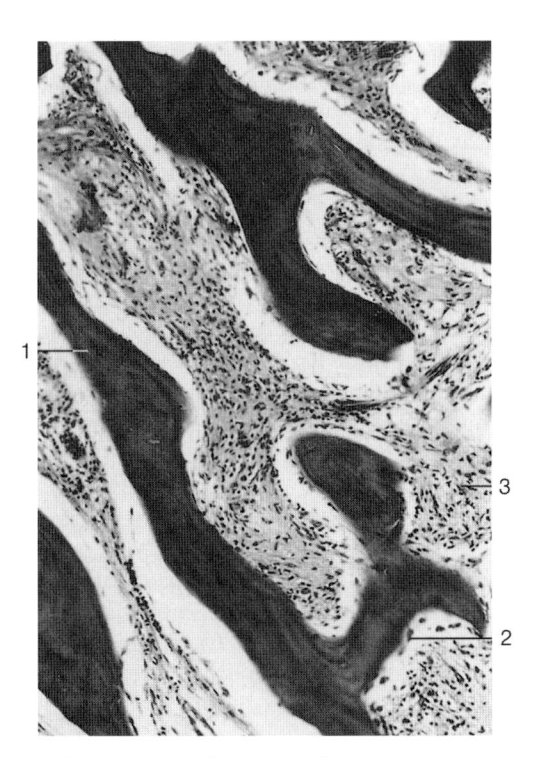

Abb. 598. Parosteales Osteosarkom; HE, 64×

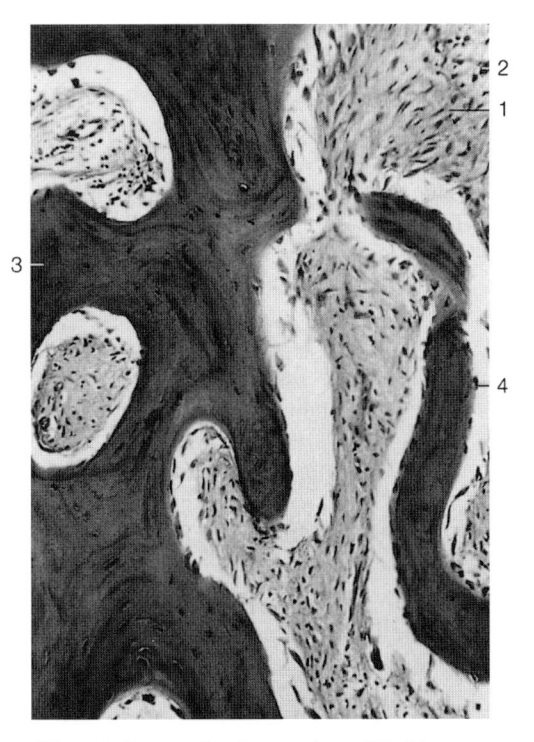

Abb. 599. Parosteales Osteosarkom; HE, 84×

Periostales Osteosarkom

Osteosarkome, die im parostealen Gewebe und somit extraossär entstehen, werden vielfach als „juxtakortikales Osteosarkom" bezeichnet. Hierzu gehört beispielsweise das parosteales Osteosarkom (s. S. 302). Darüber hinaus gibt es jedoch noch andere maligne osteogene Tumoren, die einen unterschiedlichen Verlauf, eine unterschiedliche Prognose und ein unterschiedliches histologisches Bild haben und somit insbesondere wegen der unterschiedlichen Therapie voneinander unterschieden werden müssen. *Das periostale Osteosarkom ist ein maligner Knochentumor, der offensichtlich im Periost entsteht und neben osteosarkomatösen Strukturen vorwiegend chondrosarkomatöse Strukturen aufweist und von außen in die Kortikalis infiltriert, wobei ein hoher Malignitätsgrad besteht.* Damit unterscheidet sich dieses Osteosarkom vom parostealen Osteosarkom (s. S. 302). Es handelt sich um einen seltenen Kochentumor, der weniger als 1% der Osteosarkome ausmacht. Hauptlokalisationen sind die Tibia und der Femur, wobei die Läsion meist oberhalb bzw. unterhalb der Metaphysenregion oder gar in Schaftmitte gelegen ist. Sehr selten wurde dieser Tumor im proximalen Humerus und im Os ilium beobachtet. Das männliche Geschlecht ist etwas häufiger betroffen als das weibliche. Die Patienten sind etwas älter als beim konventionellen Osteosarkom.

In **Abb. 600** findet sich das **Röntgenbild** eines periostalen Osteosarkoms des Tibiaschaftes. Dem Röhrenknochen ist außen ein osteolytischer Destruktionsherd *(1)* angelagert, der grobfleckige Verdichtungen aufweist und schollig zerfallen erscheint. Die Läsion dehnt sich einerseits über die Knochengrenze hinaus in die Weichteile aus und hat andererseits zu einer breiten Einbuchtung in die Kortikalis *(2)* geführt. Distal zeichnet sich ein deutliches Codmansches Dreieck ab *(3)*. Der Tumor ist jedoch nicht in den Markraum eingebrochen.

Diese Wachstumsform des periostalen Osteosarkoms ist am **makroskopischen Präparat** deutlich erkennbar. In **Abb. 601** ist ein solcher Tumor des distalen Femurschaftes zu sehen; Femur und Tumor sind aufgesägt, und man blickt auf die Schnittflächen. Der Tumor *(1)* sitzt dem Knochen außen auf und wölbt sich in die Weichteile vor.

Die Schnittfläche *(2)* hat ein grauglasiges Aussehen, das knorpelig erscheint. Das Tumorgewebe ist angedeutet knotig aufgebaut und läßt kleine weiße Verkalkungsherde *(3)* erkennen. Im Zentrum des Tumors *(4)* ist das Gewebe nekrotisch und zystisch aufgelockert. Die Kortikalis des Femurs *(5)* ist vollständig erhalten. Man erkennt auch kein Tumorgewebe im Markraum *(6)*. Außen ist der Tumor scharf abgegrenzt. Es kann kein infiltrierendes Tumorwachstums in die Umgebung festgestellt werden.

Histologisch besteht das periostale Osteosarkom aus einem relativ wenig differenzierten Gewebe, das sich aus Tumorknorpel, Tumorosteoid und sarkomatösem Stroma in wechselnder Menge und Ausdehnung zusammensetzt. Meist herrscht Tumorknorpel vor. In **Abb. 602** sieht man ein flächig ausgebreitetes, tumoröses Knorpelgewebe *(1)*, das hochgradig polymorphe Knorpelzellen teils mit kleinen *(2)*, teils mit großen dunklen Kernen *(3)* enthält. Es besteht eine starke Hyperchromasie der Kerne; Mitosen sind jedoch selten. Im Tumorknorpel finden sich oft Verkalkungsherde *(4)*. Angrenzend sieht man ein zellreiches sarkomatöses Stroma *(5)*, das von einigen Blutgefäßen *(6)* durchzogen wird. Hier sind diskrete Osteoidablagerungen *(7)* erkennbar. Solch Tumorosteoid ist meistens im Zentrum der knorpeligen Tumorknoten nachzuweisen.

In **Abb. 603** ist der Tumorknorpel eines periostalen Osteosarkoms bei stärkerer Vergrößerung **histologisch** abgebildet. Man sieht hier inmitten eines basophilen, myxoid aufgelockerten Grundgewebes unterschiedlich große Knorpelzellen, die polymorphe Kerne besitzen. Einzelne Kerne *(1)* sind groß, eckig und hyperchromatisch. Sie liegen in ballonierten Zellen. Mitosen lassen sich gewöhnlich nicht finden. Im Tumorknorpel finden sich kleine und große Verkalkungsherde *(2)*, die im Schnitt aufbrechen. Wenn in einem juxtakortikalen Tumor ausschließlich ein derartiges malignes Knorpelgewebe ohne Nachweis von Osteoid vorliegt, müssen wir den Tumor als periostales Chondrosarkom (s. S. 266) klassifizieren. Hierbei ist die Prognose deutlich günstiger als beim periostalen Osteosarkom. Eine exakte und zuverlässige Klassifizierung ist nur durch umfangreiche Aufarbeitung und histologische Untersuchung des gesamten Tumormateriales möglich.

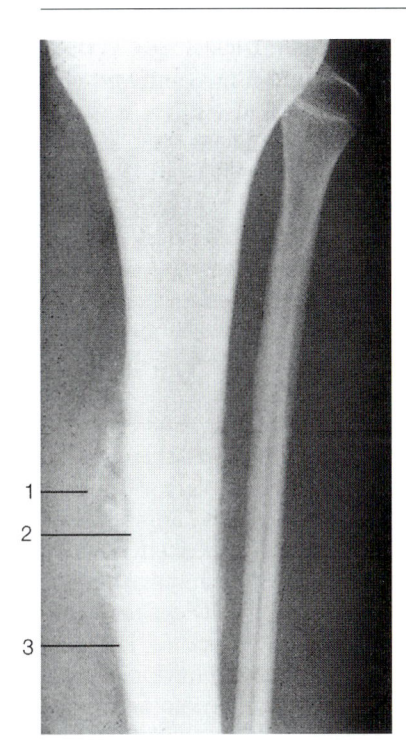

Abb. 600. Periostales Osteosarkom (Tibiaschaft)

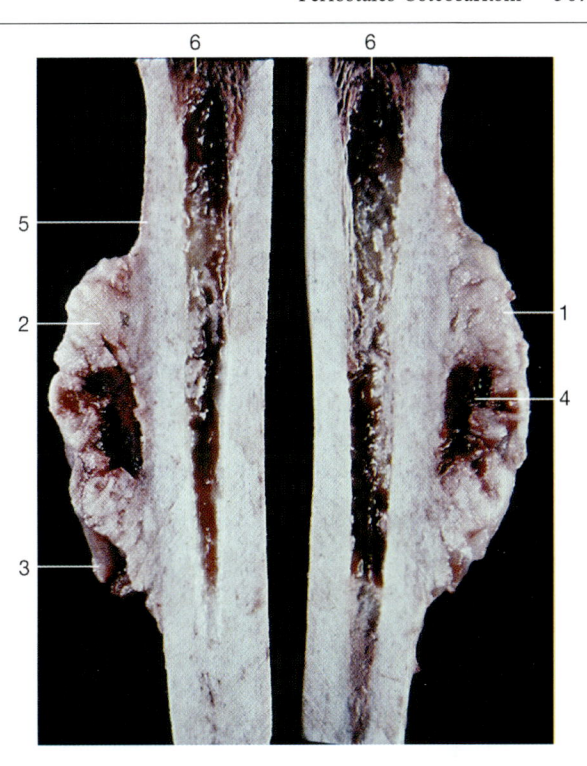

Abb. 601. Periostales Osteosarkom (Femurschaft, Schnittfläche)

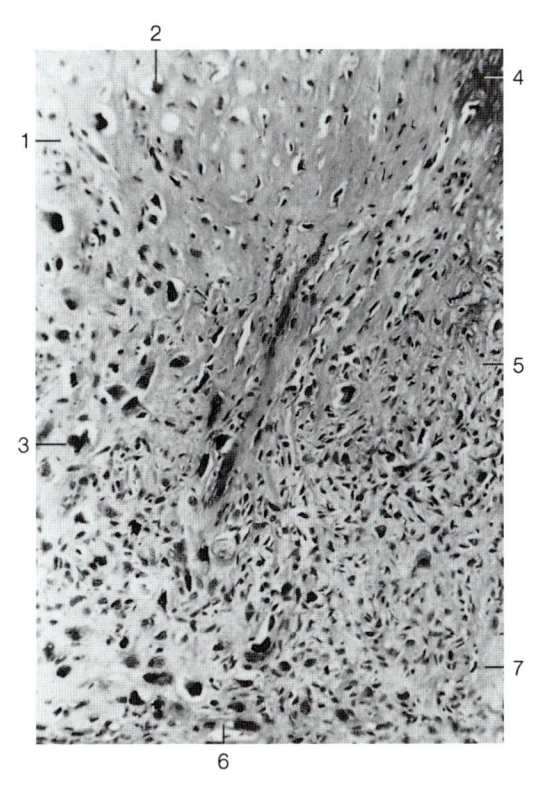

Abb. 602. Periostales Osteosarkom; HE, 64×

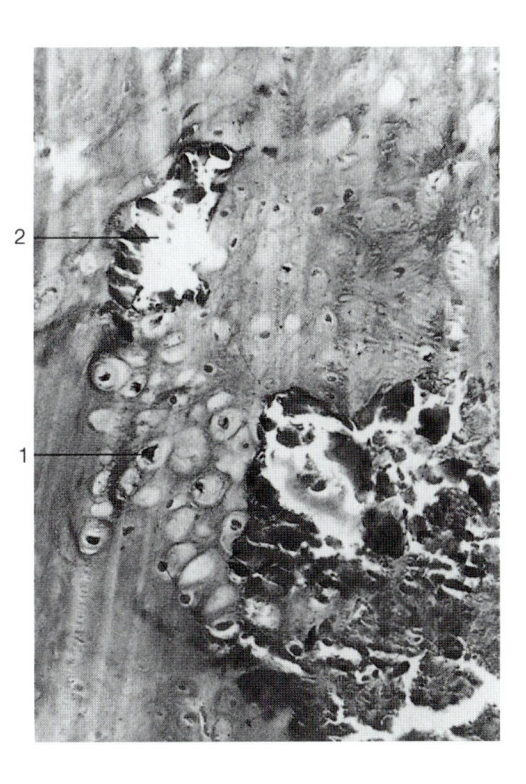

Abb. 603. Periostales Osteosarkom; HE, 100×

In **Abb. 604** findet sich im **Röntgenbild** des proximalen Unterschenkels an der Vorderseite des Tibiaschaftes eine breitflächig dem Knochen außen aufsitzende Tumorschicht *(1)*, die im Periost deutliche Spicula *(2)* erkennen läßt. Außerdem zeichnet sich ein Codmansches Dreieck *(3)* ab. Im Innern dieser periostalen Verschattung finden sich fleckige Aufhellungen. Die Kortikalis ist intakt; der Markraum *(4)* weist keine Tumorinfiltration auf.

Das **Mazerationspräparat** eines periostalen Osteosarkoms ist in **Abb. 605** zu sehen: Im proximalen Humerus finden sich breite, zerklüftete Tumormassen *(1)*, die den Knochen von außen mantelförmig umgeben *(2)*. Sie sind außen lappig und zackig begrenzt und verschmelzen teilweise mit der Kortikalis *(3)*. Die Kortikalis *(4)* ist jedoch erhalten; der Tumor ist nicht in den Markraum eingebrochen.

Wie die **histologische Aufnahme** in **Abb. 606** zeigt, besteht der Großteil des Tumorgewebes aus Knorpelgewebe mit einem lappigen Aufbau. Man erkennt Nester von polymorphen Knorpelzellen *(1)*, die dunkle polymorphe Kerne besitzen. Häufig kommen zweikernige Knorpelzellen *(2)* vor. Ein solches Knorpelgewebe ist identisch mit einem Chondrosarkom (s. S. 253). Es breitet sich zungenförmig in die Umgebung aus *(3)*. Dazwischen liegt ein sarkomatöses Stroma *(4)* mit dunklen polymorphen Spindelzellen, in denen pathologische Mitosen vorhanden sein können.

An anderer Stelle im periostalen Osteosarkom beobachtet man hingegen **histologisch** die klassischen Strukturen eines Osteosarkoms: In **Abb. 607** liegt ein sarkomatöses Stroma *(1)* mit polymorphen Spindelzellen, durchzogen von einigen Gefäßen *(2)*, vor. Darin findet sich ein wirres Netzwerk von Osteoidablagerungen *(3)*. Diesem Tumorosteoid sind Tumorosteoblasten *(4)* mit dunklen polymorphen Kernen angelagert. Solche Strukturen in einem juxtakortikalen Sarkom führen zur Diagnose eines periostalen Osteosarkoms. Im Gegensatz zum parostealen Osteosarkom (s. S. 305) besteht eine sehr deutliche Zell- und Kernpolymorphie mit einem schon morphologisch abschätzbaren höheren Malignitätsgrad.

Wie das **histologische Bild** in **Abb. 608** zeigt, bestehen andere Areale des Tumorgewebes aus einem malignen fibrösen Stroma *(1)*, in dem zahlreiche polymorphe und hyperchromatische Spindelkerne *(2)* gelegen sind, die Mitosen aufweisen können. Bei **starker Vergrößerung** sieht man in **Abb. 609** eine sehr starke Zellpolymorphie. Die Kerne sind überaus hyperchromatisch *(1)*, und es kommen viele Riesenkerne *(2)* und auch mehrkernige Riesenzellen *(3)* vor. Zwischen diesen Tumorzellen findet sich ein Netzwerk von Tumorosteoid *(4)*.

Therapeutisch muß der Tumor unbedingt vollständig im Gesunden entfernt werden. Bei kleinen Läsionen kann dies durch eine en-bloc-Exzision erfolgen; bei größeren Tumoren muß eine Amputation durchgeführt werden. Eine adjuvante Chemotherapie ist zu empfehlen. Die Prognose ist besser als beim intraossären Osteosarkom, jedoch deutlich schlechter als beim parostealen Osteosarkom. Insofern müssen diese Variationen des Osteosarkoms diagnostisch unterschieden werden.

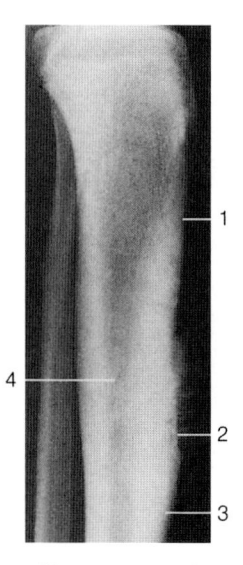

Abb. 604. Periostales Osteosarkom (proximale Tibia)

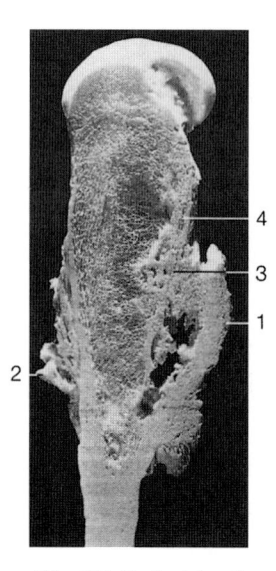

Abb. 605. Periostales Osteosarkom (proximaler Humerus, Mazerationspräparat)

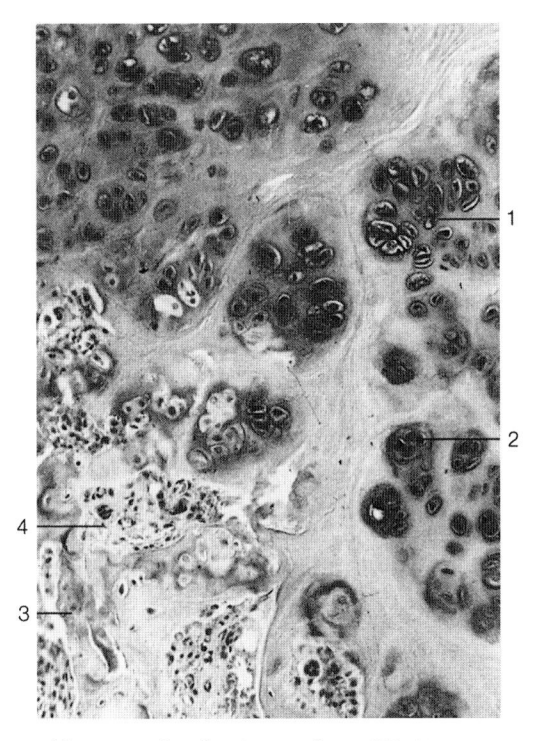

Abb. 606. Periostales Osteosarkom; HE, 64×

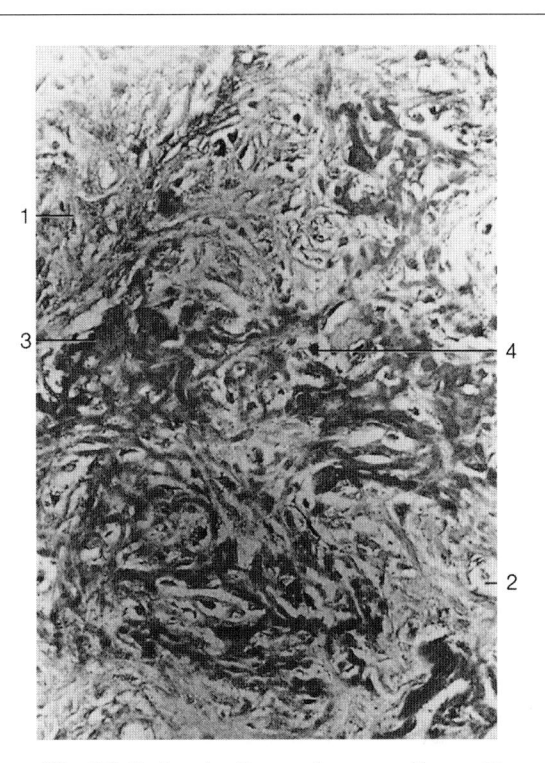

Abb. 607. Periostales Osteosarkom; van Gieson, 64×

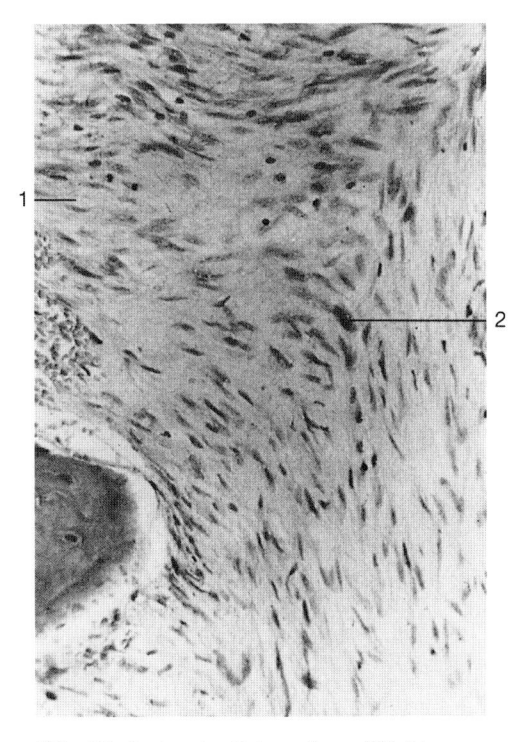

Abb. 608. Periostales Osteosarkom; HE, 84×

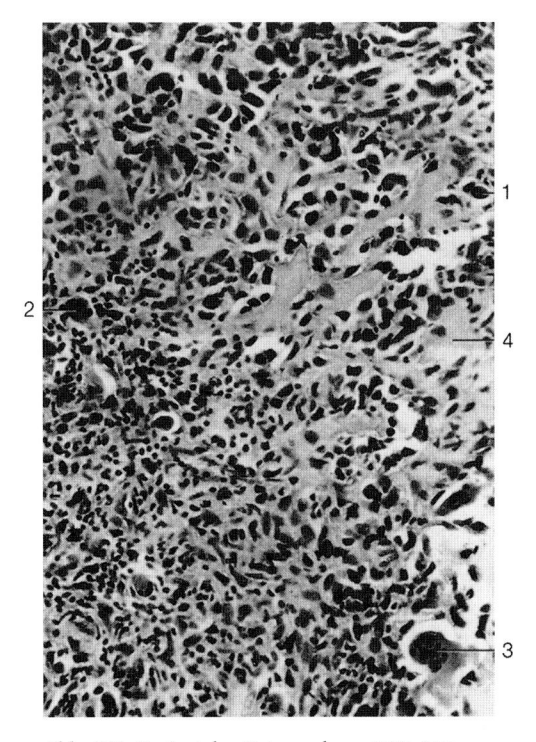

Abb. 609. Periostales Osteosarkom; PAS, 84×

Hochmalignes Oberflächenosteosarkom

Dieser maligne Knochentumor entsteht an der Oberfläche eines Knochens und zeichnet sich durch einen hohen Malignitätsgrad aus. Es handelt sich um eine seltene maligne Knochengeschwulst, die weniger als 1% der Osteosarkome ausmacht und erst in den letzten Jahren als Entität beschrieben wurde. Der Tumor tritt vorwiegend im Bereich des distalen Femurs auf und kann röntgenologisch große Ähnlichkeit mit einem parostealen (s. S. 302) oder periostalen Osteosarkom (s. S. 306) haben. Es können aber auch andere Knochen befallen sein.

In **Abb. 610** sieht man im **Röntgenbild** ein hochmalignes Oberflächenosteosarkom im Bereich der rechten proximalen Fibula. Auf einer längeren Strecke zeigt sich eine unregelmäßige Verbreiterung des Periosts *(1)*, die außen wellig konturiert ist. Der darunter liegende Knochen weist eine diskrete sklerotische Verdichtung auf *(2)*. Ein solches Röntgenbild läßt radiologisch eher eine chronische Osteomyelitis (s. S. 140) mit reaktiver Periostitis ossificans als einen hochmalignen Knochentumor vermuten, zumal keine Knochendestruktion zu erkennen ist. In der **röntgenologischen Detailaufnahme** eines solchen Tumors des Humerusschaftes sieht man in **Abb. 610** schon deutlicher ein destruktives Wachstum: Das Periost *(1)* ist erheblich verbreitert und enthält teils strähnige spiculaartige *(2)* Verdichtungen. Es zeichnet sich ein Codmansches Dreieck ab *(3)*. Der angrenzende lange Röhrenknochen *(4)* erscheint außen leicht arrodiert. In den angrenzenden Weichteilen markieren sich zahlreiche fleckige Verdichtungen *(5)*. Dieser proliferativ aktive Tumor breitet sich nach allen Richtungen aus und infiltriert auch die Kortikalis des anliegenden Knochens. Wie **Abb. 612** zeigt, läßt sich das Tumorwachstum schon **makroskopisch** gut erkennen: Wir sehen in solches Oberflächenosteosarkom an der Frontalseite des distalen Femurs *(1)*, das sich weit in die Weichteile vorwölbt und außen scharf abgegrenzt erscheint. Auf der Schnittfläche besteht ein grauweißes knochenhartes Tumorgewebe, das die gesamte Kortikalis *(2)* infiltriert hat. Die Spongiosa *(3)* erscheint in diesem Bereich sklerotisch verdichtet; es läßt sich jedoch makroskopisch kein sicherer intraossärer Tumoreinbruch feststellen. Hierüber kann erst eine histologische Untersuchung Auskunft geben.

Histologisch liegt ein hochgradig anaplastisches Tumorgewebe vor. In **Abb. 613** sieht man zahlreiche Tumorzellen mit ganz unterschiedlich großen und dunklen Kernen *(1)*, die eine hochgradige Polymorphie aufweisen. Sie haben oft große dunkle Nukleolen *(2)*. Häufig lassen sich auch pathologische Mitosen beobachten. Zwischen diesen anaplastischen Spindelzellen erstreckt sich ein ungeordnetes Netzwerk aus Tumorosteoid *(3)*. Oft werden auch Nekroseherde im Tumorgewebe angetroffen. Es durchziehen einige Kapillaren *(4)* das polymorphzellige Tumorgewebe. Faserknochenbälkchen, wie im parostealen Osteosarkom (s. S. 305) fehlen; es sind meist auch keine Tumorknochenbälkchen ausdifferenziert. Auch tumoröses Knorpelgewebe, wie im periostalen Osteosarkom (s. S. 309), wird nicht angetroffen. Somit unterscheidet sich dieser Tumor histologisch ganz wesentlich von anderen juxtakortikalen Osteosarkomen.

Bei **stärkerer Vergrößerung** erkennt man in **Abb. 614** breite Ablagerungen von Tumorosteoid *(1)*. Dazwischen finden sich reichlich polymorphe Spindelzellen *(2)* mit plumpen, dunklen Kernen *(3)*. Die Prognose des hochmalignen Oberflächenosteosarkoms entspricht der eines intramedullären Osteosarkoms mit hohem Malignitätsgrad. Deshalb ist therapeutisch eine Amputation mit adjuvanter Chemotherapie indiziert. Die durchschnittliche Überlebenszeit beträgt nach den bisherigen Beobachtungen nur 1–2 Jahre.

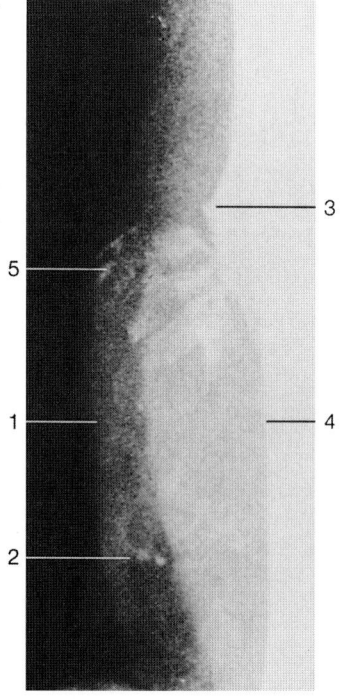

Abb. 610. Hochmalignes Oberflächenosteosarkom (Humerusschaft)

Hochmalignes Oberflächenosteosarkom 311

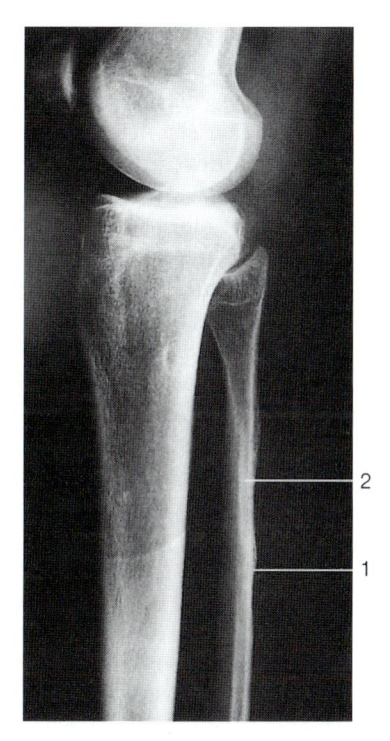

Abb. 611. Hochmalignes Oberflächenosteosarkom (proximale Fibula)

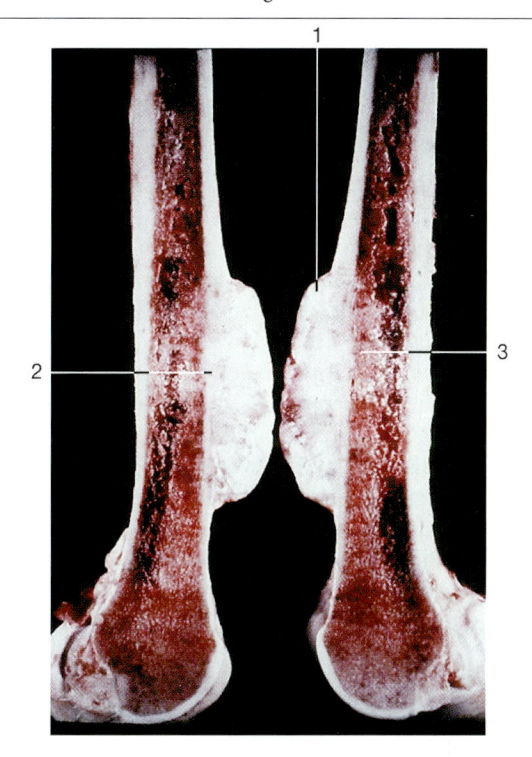

Abb. 612. Hohmalignes Oberflächenosteosarkom (distaler Femur, Schnittfläche)

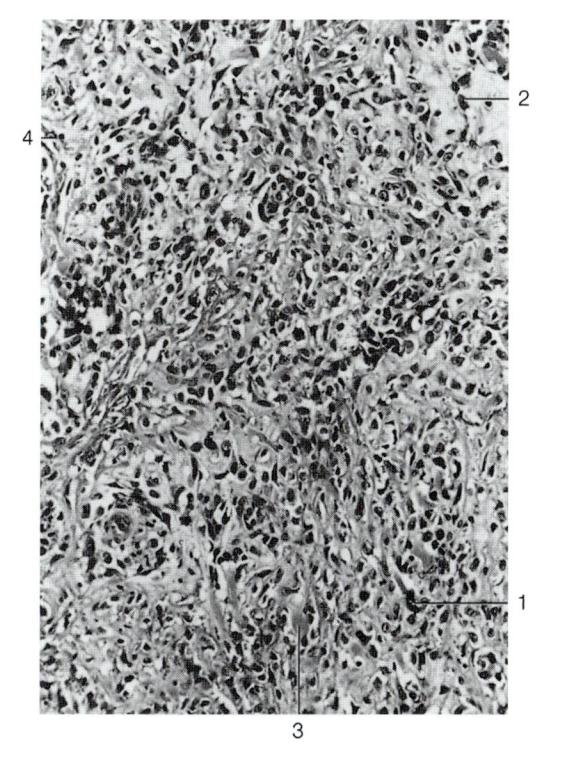

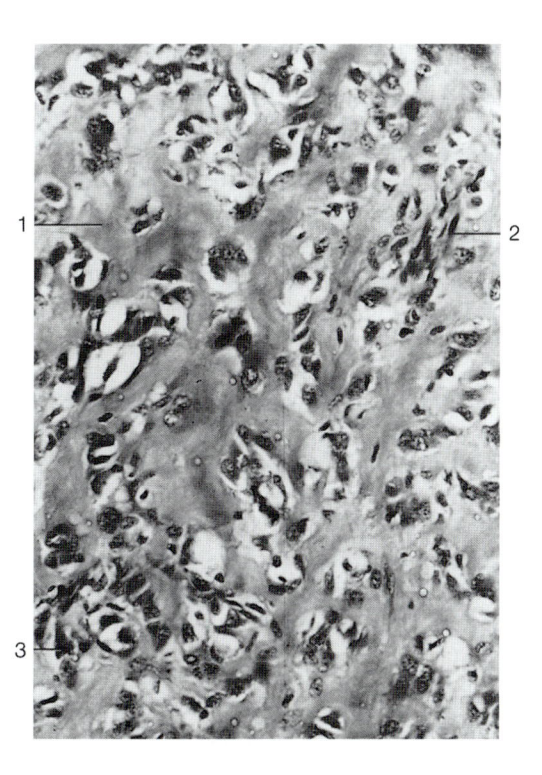

Abb. 613. Hochmalignes Oberflächenosteosarkom; HE, 64×

Abb. 614. Hochmalignes Oberflächenosteosarkom; HE, 100×

Paget-Osteosarkom (ICD-O-DA-M-9184/3)

In etwa 2% der Fälle von Ostitis deformans Paget (s. S. 1) entwickelt sich ein Osteosarkom. Es handelt sich um ein osteoblastisches Osteosarkom, das auf dem Boden einer Ostitis deformans Paget entsteht und folglich vorwiegend im 6. und 7. Lebensjahrzehnt und häufiger bei Männern beobachtet wird. Der Tumor wird am häufigsten im Becken, Humerus und Femur sowie in der Wirbelsäule und Schädelkalotte angetroffen. Es sind solche Knochen involviert, die bevorzugt vom Morbus Paget befallen werden. Der ständige Knochenumbau muß als präneoplastisch gewertet werden. Die Latenzzeit zwischen dem Beginn des Morbus Paget und dem Ausbruch des Sarkoms liegt zwischen 8–10 Jahren. Es können sich Osteosarkome, Fibrosarkome, Chondrosarkome oder Riesenzellsarkome entwickeln. Paget-Osteosarkome haben eine extrem schlechte Prognose, wobei kaum eine 5-Jahres-Überlebenszeit zu erwarten ist.

Im **Röntgenbild** wird die sarkomatöse Entartung lange durch die vorbestehende Paget-Transformation maskiert. In **Abb. 615** sieht man im Olecranon *(1)* und in der angrenzenden Ulna *(2)* sowie im distalen Humerus *(3)* den typischen schwammigen Knochenumbau der Ostitis deformans Paget mit lamellärer Aufblätterung der Kortikalis. Im Olecranon fällt eine große Osteolysezone auf *(4)*, die auf die Kortikalis übergegriffen hat. Eine solche zusätzliche Destruktion erweckt den Verdacht auf eine sarkomatöse Entartung und muß bioptisch abgeklärt werden.

In **Abb. 616** sieht man im **Röntgenbild** einen enormen Paget-Umbau des distalen Humerus *(1)* mit wabigen Strukturen in Spongiosa und Kortikalis. Nach einer pathologischen Fraktur wurde eine Platte *(2)* zur Stabilisierung angelegt. In der Folgezeit hat sich im ehemaligen Frakturbereich *(3)* eine tumoröse Auftreibung gezeigt, die eine große osteolytische Destruktion des Knochens anzeigt: Spongiosa und Kortikalis sind hier völlig zerstört. Man sieht einige fleckige und strähnige Verdichtungen, die weit in die angrenzenden Weichteile hineinragen. Dies weist auf einen malignen Tumor hin.

Das Amputationspräparat zeigt in **Abb. 617** einen großen Tumor, der **makroskopisch** den gesamten distalen Humerus einnimmt und sich weit in die Umgebung ausgedehnt hat *(1)*. Teilweise wird er von Bindegewebe überdeckt *(2)*, teilweise hat er diese Grenze durchbrochen, und man sieht das fischfleischähnliche Tumorgewebe *(3)* mit Einblutungen und Nekrosen.

Das **histologische Bild** eines Paget-Osteosarkoms ist praktisch identisch mit einem osteoblastischen Osteosarkom, welches nicht in einem Paget-Knochen entstanden ist; man kann jedoch zusätzlich den Knochenumbau des Morbus Paget erkennen. In **Abb. 618** ist ein Paget-Osteosarkom wiedergegeben: Auffällig sind sehr plumpe Knochenbälkchen *(1)*, die ungleichmäßig wellig begrenzt sind. Sie enthalten die für die Ostitis deformans Paget charakteristischen Mosaikstrukturen der Kittlinien *(2)*. Selten werden im Paget-Osteosarkom noch aktive Osteoblasten und Osteoklasten angetroffen. Das Stroma zwischen den Knochenstrukturen ist weniger gefäßreich. Es besteht aus einem sarkomatösen Stroma, in dem sich zahlreiche unregelmäßige Trabekel aus Tumorosteoid *(3)* ausgebildet haben. Derartige Osteoidstrukturen gehören nicht zu einem Knochen-Paget und müssen den Verdacht auf eine maligne Entartung erwecken. Bei **stärkerer Vergrößerung** sieht man in **Abb. 619** einige autochthone Knochenbälkchen *(1)*, die die Mosaikstrukturen des Morbus Paget aufweisen. Im Stroma findet sich ein wirres Gerüst aus Osteoidtrabekeln *(2)*, denen einige Osteoblasten angelagert sind.

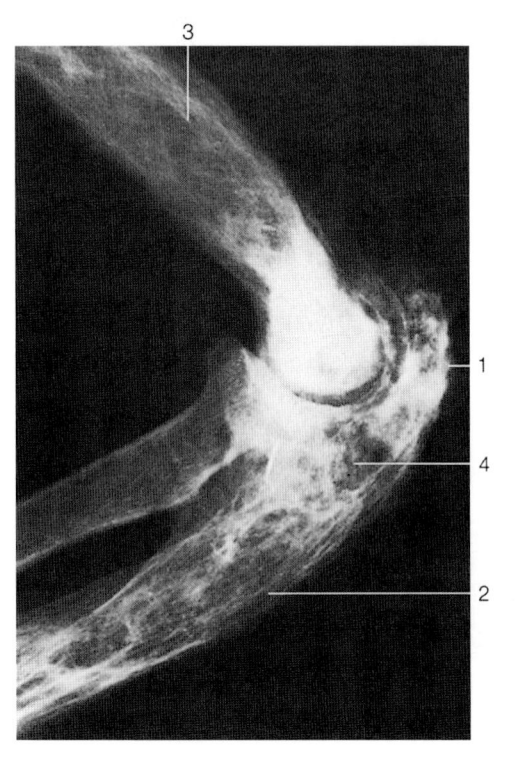

Abb. 615. Paget-Osteosarkom (Olecranon)

Paget-Osteosarkom 313

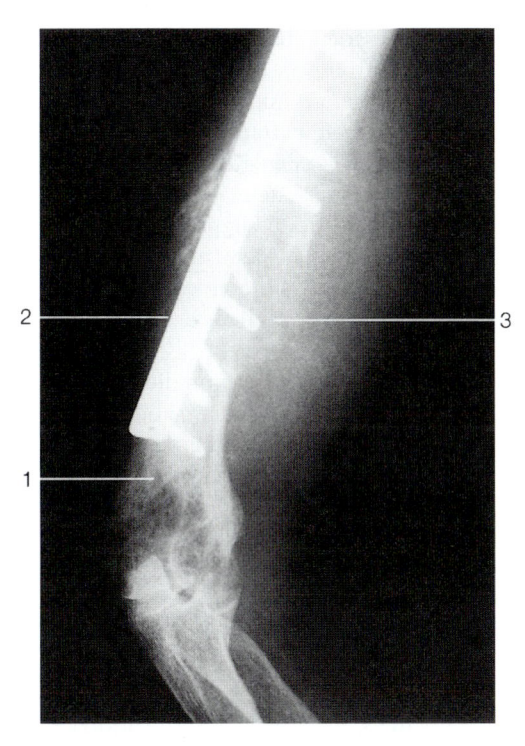

Abb. 616. Paget-Osteosarkom
(nach pathologischer Fraktur, distaler Humerus)

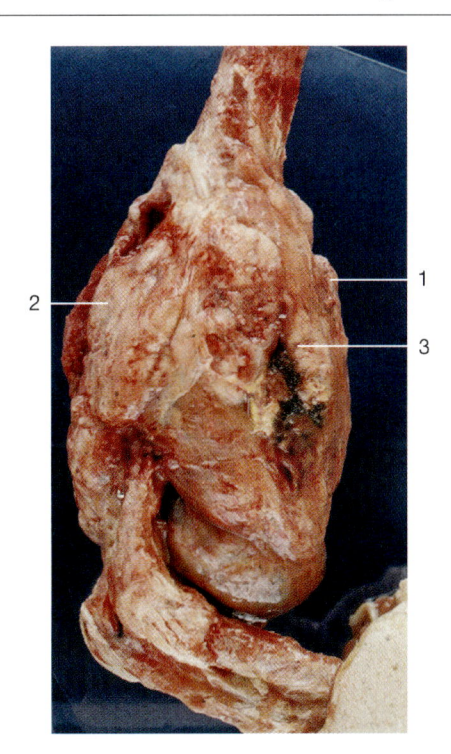

Abb. 617. Paget-Osteosarkom (distaler Humerus)

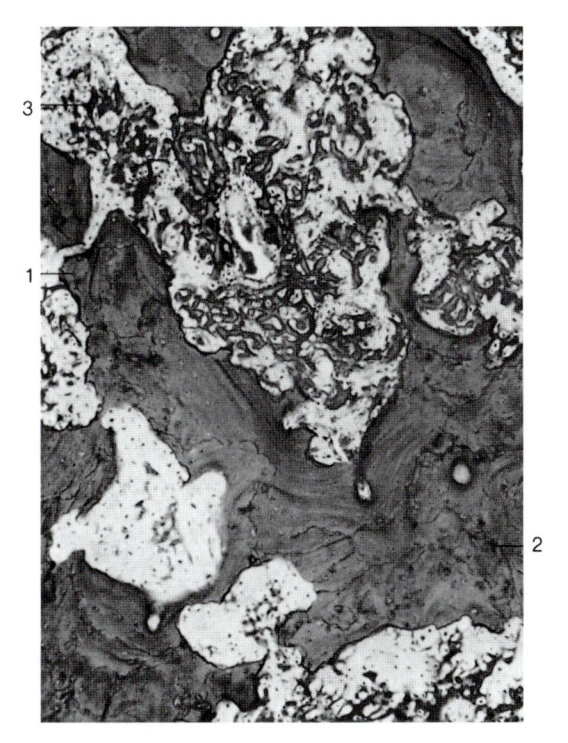

Abb. 618. Paget-Osteosarkom; HE, 40×

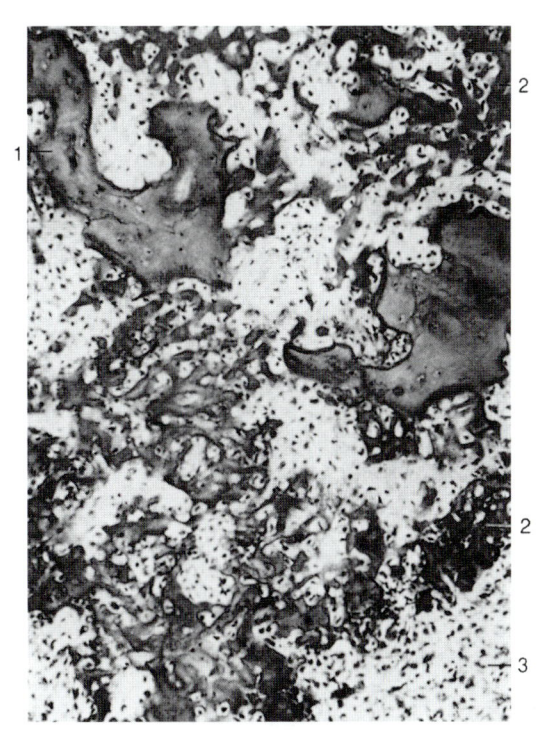

Abb. 619. Paget-Osteosarkom; HE, 64×

Strahlenosteosarkom (ICD-O-DA-M-9180/3)

Strahlenosteosarkome sind, gemessen an der Häufigkeit von Bestrahlungen von Knochen und Weichteilen, relativ selten; die Häufigkeit liegt bei 0,03% aller bestrahlten Fälle. In 60% der Sarkomfälle entwickelt sich hierbei ein Osteosarkom; es können aber auch Fibrosarkome (30%), Chondrosarkome (10%) und andere maligne Knochengeschwülste entstehen. *Meist handelt es sich um ein vorwiegend osteoblastisches Osteosarkom, welches sich in einem Knochenabschnitt entwickelt, der einer Bestrahlung von mindestens 30 Gy ausgesetzt war.* Das Intervall zwischen der Strahlenexposition und der Tumorentstehung ist breit und kann zwischen 4 und 43 Jahren liegen; es wurden auch kürzere Latenzzeiten beschrieben.

Röntgenologisch ist ein typischer Befund in **Abb. 620** zu sehen: 8 Jahre nach Bestrahlung eines gynäkologischen Karzinoms traten bei einer 55 Jahre alten Patientin Schmerzen im linken Bekken auf. Die Röntgenaufnahme zeigt eine starke sklerotische Verdichtung *(1)* der linken Beckenschaufel im parasakralen Bereich. Die linke Iliosakralfuge *(2)* ist erhalten. Es erstreckt sich ein dichter Tumorschatten über den Beckenkamm hinaus in die links-paravertebralen Weichteile *(3)*. In **Abb. 621** ist **röntgenologisch** ersichtlich, daß der stark osteosklerotische Tumor einen großen Teil der linken Beckenschaufel durchsetzt hat *(1)* und unscharf begrenzt ist. Der obere Beckenkamm *(2)* ist aufgefiedert und vom Tumor durchbrochen. Hier ist die linke Iliosakralfuge *(3)* nicht mehr sichtbar, und der Tumor scheint sich in die Wirbelsäule auszubreiten *(4)*.

In **Abb. 622** sieht man im **Röntgenbild** (Tomogramm), daß das sternale Ende der linken Clavicula *(1)* sehr stark osteosklerotisch verdichtet ist. Im Tomogramm sind die Außenkonturen dieses Knochenabschnittes wellig und unregelmäßig. Die Gelenkfläche des linken Sternoclaviculargelenkes ist noch erhalten und sichtbar. Es handelt sich um ein 16jähriges Mädchen, das 6 Jahre zuvor wegen eines Morbus Hodgkin in dieser Gegend bestrahlt worden war.

Das **histologische Bild** des Strahlenosteosarkoms unterscheidet sich nicht von einem genuinen Osteosarkom; manchmal sind auch viele Jahre nach der Bestrahlung noch ausgedehnte Radioosteonekrosen (s. S. 184) nachzuweisen. In **Abb. 623** sieht man ein sarkomatöses Stroma *(1)*, in dem die Zellkerne deutlich hyperchromatisch und vielfach auch stark polymorph *(2)* erscheinen. Es werden vielfach auch pathologische Mitosen beobachtet. Eingelagert finden sich flächige und trabekuläre Osteoidstrukturen *(3)*, die für das Osteosarkom kennzeichnend sind. Auch innerhalb dieser Osteoidstrukturen liegen polymorphe Zellen mit hyperchromatischen, plumpen Kernen. Außerdem erkennt man Herde von Tumorknorpel *(4)*, die ebenfalls polymorphe und hyperchromatische Kerne aufweisen. Allein aus einem solchen histologischen Bild läßt sich nicht auf eine vorangegangene Bestrahlung als Ursache schließen; sie muß aus der Anamnese entnommen werden.

Bei **stärkerer Vergrößerung** kommt die hochgradige Polymorphie des Tumorgewebes noch deutlicher hervor. In **Abb. 624** haben die Tumorzellen hochgradig polymorphe, dunkle Kerne *(1)*. Dazwischen findet sich ein Netzwerk von Tumorosteoid *(2)*, das teilweise verkalkt ist *(3)*. Es ziehen einige weite Kapillaren *(4)* durch das Tumorgewebe. Strahlenosteosarkome sind rasch wachsende Sarkome, die sich rapide lokal ausbreiten und schnell hämatogen metastasieren. Sie haben eine starke Rezidivneigung. Die direkte oder indirekte Bestrahlung eines Knochens muß somit streng indiziert sein und mit großer Sorgfalt und modernen Techniken durchgeführt werden, um eine ossäre Strahlenschädigung und insbesondere die Entstehung eines Strahlensarkoms zu vermeiden.

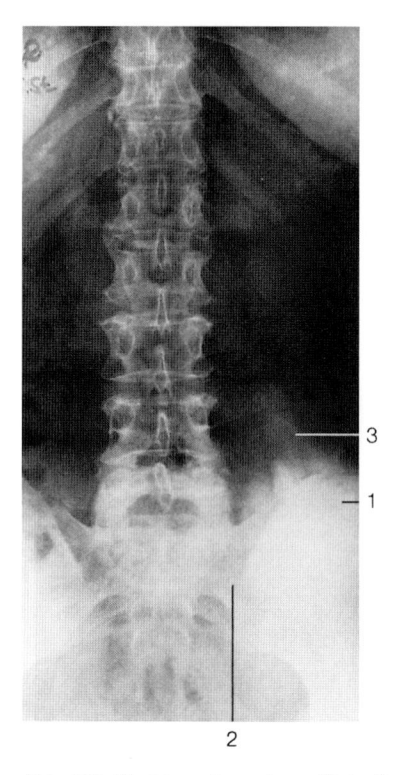

Abb. 620. Strahlenosteosarkom (linke Beckenschaufel)

Strahlenosteosarkom 315

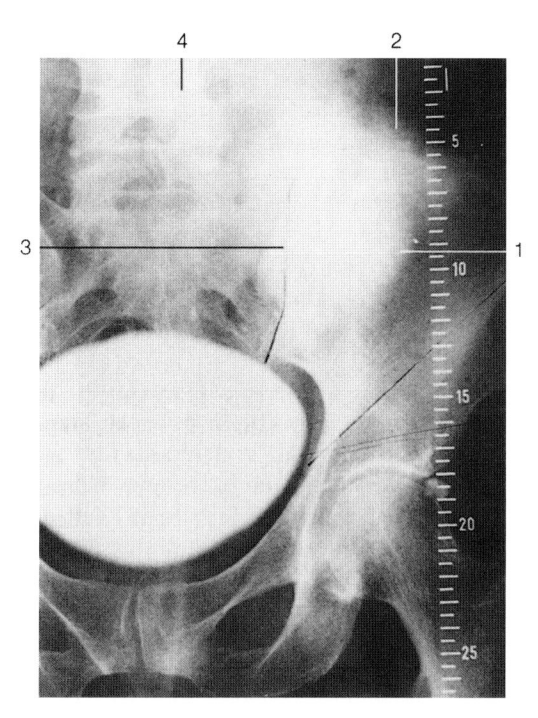

Abb. 621. Strahlenosteosarkom (linke Beckenschaufel)

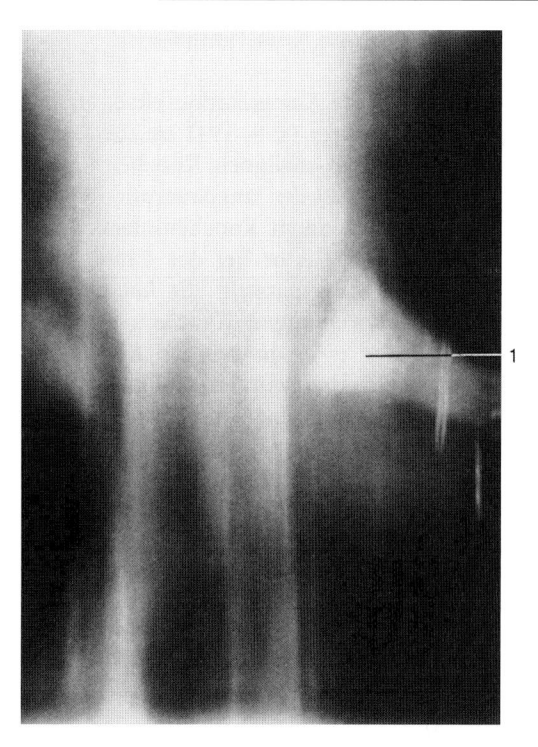

Abb. 622. Strahlenosteosarkom (linke Clavicula, Tomogramm)

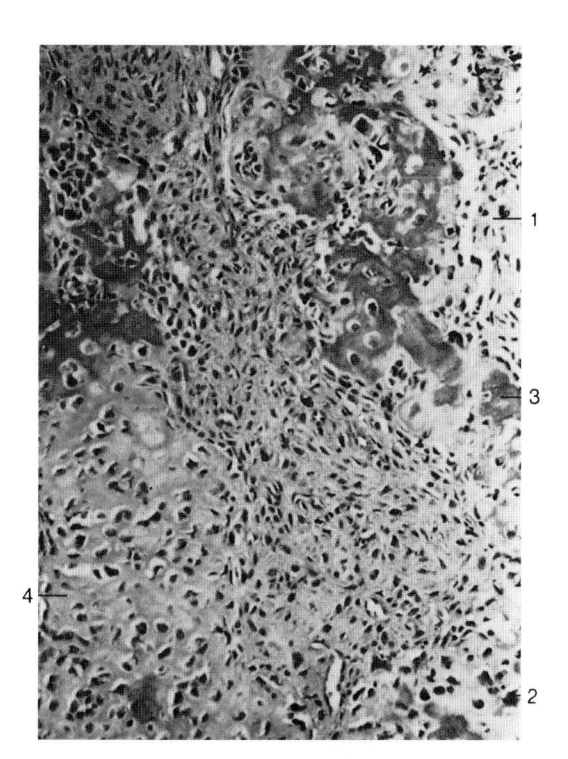

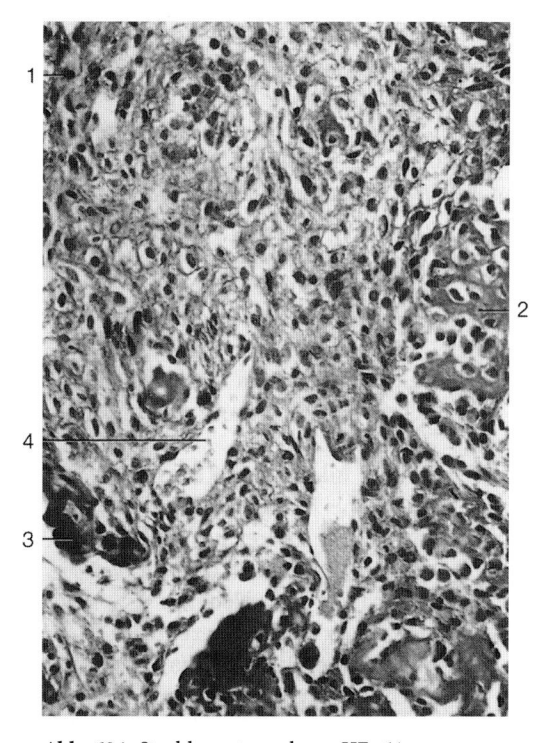

Abb. 623. Strahlenosteosarkom; HE, 40×

Abb. 624. Strahlenosteosarkom; HE, 64×

Knochensarkome im Knocheninfarkt

Eine besonders ernste Komplikation eines anämischen Knocheninfarktes (s. S. 180) ist die sekundäre Entstehung eines malignen Knochentumors. Es ist zu vermuten, daß der langdauernde Reparationsprozeß, der bei einem Knocheninfarkt stattfindet, ein wichtiger Faktor bei der Pathogenese eines solchen Sarkoms darstellt. *Es handelt sich um eine sekundäre maligne Knochengeschwulst, die auf dem Boden eines anämischen Knocheninfarktes entsteht.* Hierbei wurden maligne fibröse Histiozytome, Fibrosarkome und Osteosarkome beobachtet. Das Risiko einer Sarkomentwicklung ist am größten bei Knocheninfarkten mit einer großen medullären Komponente. Lokale Schmerzen, eine Vergrößerung der Infarktregion und eine Aktivitätsanreicherung im Szintigramm weisen auf die Sarkomentstehung hin.

In **Abb. 625** sieht man das **histologische Bild** eines typischen anämischen Knocheninfarkts ohne malignes Tumorgewebe. Das Markfettgewebe ist durch ein lockeres Bindegewebe ersetzt *(1)*, in dem kaum intakte Zellkerne vorliegen. Ein Areal *(2)* ist stärker fibrosiert und außen leicht verkalkt. Angrenzend liegt ein nekrotisches Knochenbälkchen *(3)* ohne Osteozyten. Diese verkalkten Strukturen führen im Röntgenbild zu fleckigen Verdichtungen in einem umschriebenen Infarkt.

In der **Röntgenaufnahme** des rechten distalen Femurs in **Abb. 626** läßt sich ein ungleichmäßiger Knochenumbau in der distalen Metaphyse erkennen. Man erkennt einen großen intramedullären Verdichtungsherd *(1)*, der einem Knocheninfarkt entspricht. Der Herd ist unscharf begrenzt. Das umgebende Knochengewebe zeigt eine ausgedehnte fleckige Destruktion mit groben fleckigen Verdichtungen *(2)* und groben Osteolysen *(3)*. Auch die Kortikalis ist in diesen Prozeß einbezogen *(4)*. Ein solcher Röntgenbefund weist auf einen malignen Tumor hin.

Im **histologischen Bild** einer Knochenbiopsie zeigt sich das klassische Bild eines Fibrosarkoms: In **Abb. 627** sieht man ein zellreiches Tumorgewebe mit polymorphen Spindelzellen, die dunkle polymorphe Kerne besitzen *(1)*. Neben rundlichen Kernen *(2)* finden sich lang ausgezogene Kerne *(3)* und oft auch dunkle Riesenkerne *(4)*. Meist werden auch reichlich atypische Mitosen beobachtet. Es besteht ein kammartiges Gewebemuster mit länglich ausgerichteten Spindelzellen *(5)*, die kollagene Fasern gebildet haben und unmittelbar daneben *(6)* in andere Richtung orientierte Spindelzellen (sog. „herring-bone pattern").

Die **Röntgenaufnahme** in **Abb. 628** zeigt einen großen Destruktionsherd im proximalen Femur. Im Zentrum findet sich eine große Osteolyse *(1)*, die fleckig gestaltet und unscharf begrenzt ist. Im distalen Bereich ist ein mehr locker-sklerotisches Areal *(2)* zu erkennen, daß den ursprünglichen Knocheninfarkt darstellt. Die Läsion wird von einer breiten Osteosklerose *(3)* begrenzt, die auch die Kortikalis einbezieht. Auch diese Sklerosezone weist fleckige Destruktionen auf *(4)*. Ein solcher Röntgenbefund weist auf ein malignes Tumorwachstum hin.

Histologisch finden sich in der Läsion in **Abb. 629** einerseits die Strukturen des vorbestandenen Knocheninfarktes *(1)*, andererseits die eines Sarkoms *(2)*. Man sieht im Markraum nekrotisches Fettgewebe *(1)* ohne erhaltene Zellen. Auch die Knochenbälkchen *(3)* sind nekrotisch und haben keine Osteozyten mehr. Im Zentrum liegt ein sarkomatöses Stroma *(2)* mit polymorphen Spindelzellen. Im Randbereich zeigt sich ein wirres Netz von tumorösen Osteoidtrabekeln *(4)*, die ein sekundäres Osteosarkom anzeigen. Ein solches Knochensarkom entwickelt sich nach etwa 10–15 Jahren vor allem bei Patienten mit multiplen Knocheninfarkten. Allerdings ist hierbei die Sarkomentstehung ebenfalls selten.

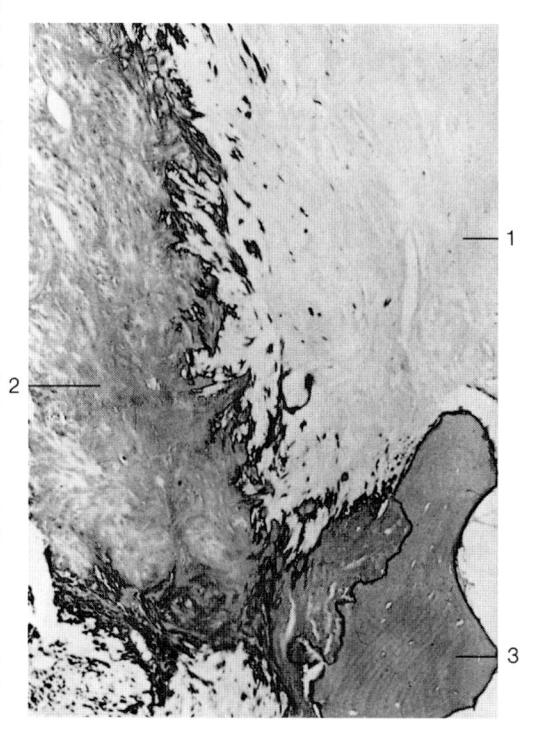

Abb. 625. Anämischer Knocheninfarkt; HE, 64×

Knochensarkome im Knocheninfarkt 317

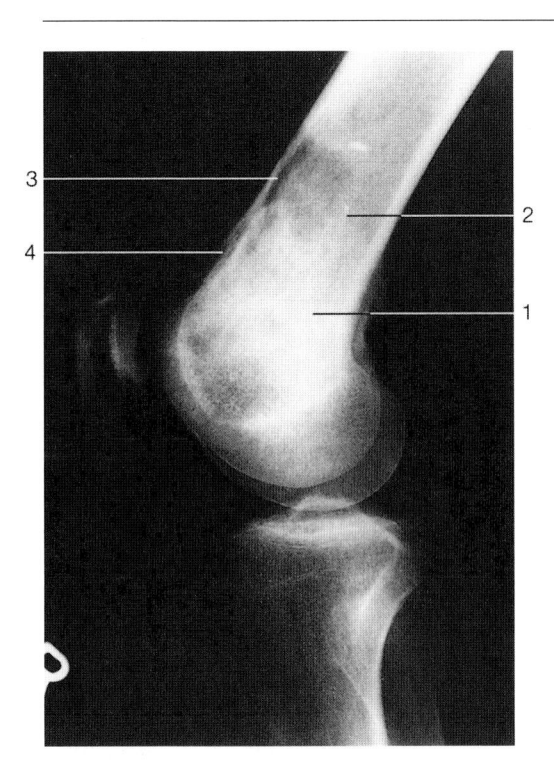

Abb. 626. Knochensarkom in einem vorbestandenen Knocheninfarkt (rechter distaler Femur)

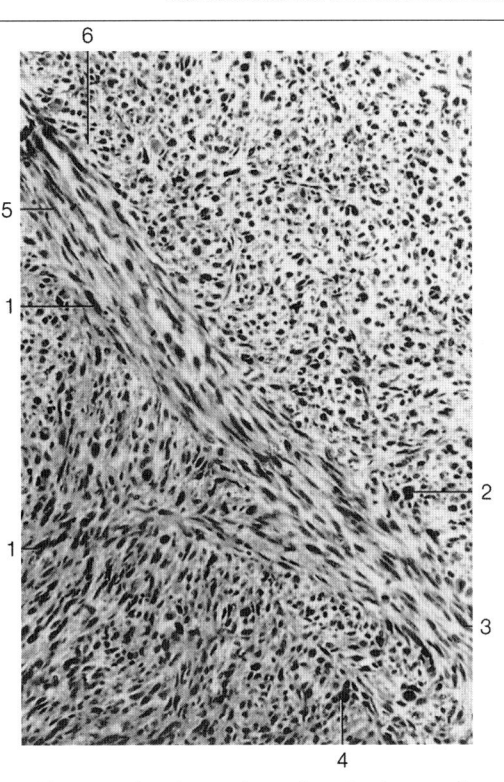

Abb. 627. Sekundäres Fibrosarkom in einem vorbestandenen Knocheninfarkt; HE, 64×

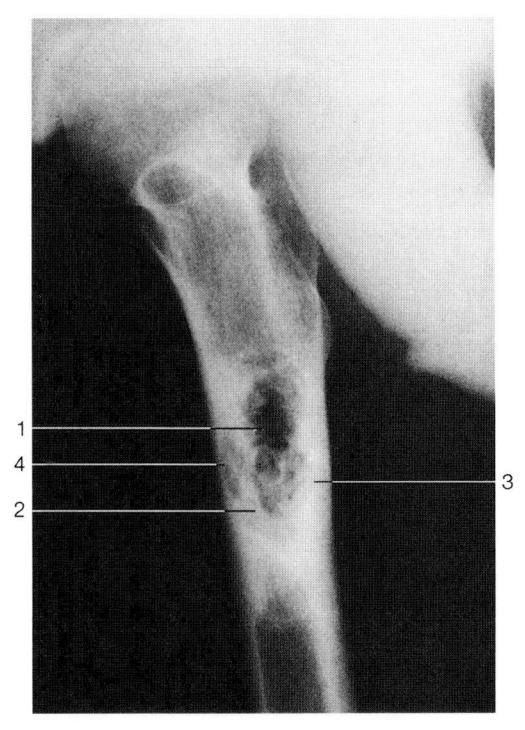

Abb. 628. Knochensarkom in einem vorbestandenen Knocheninfarkt (proximaler Femur)

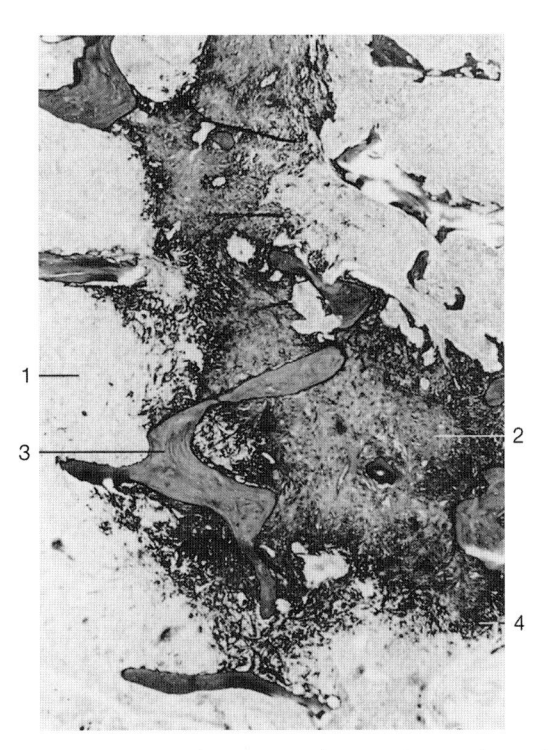

Abb. 629. Sekundäres Osteosarkom in einem vorbestandenen Knocheninfarkt; HE, 40×

Im Bereich eines Knocheninfarktes wird am häufigsten unter den sekundären Sarkomen das **maligne fibröse Histiozytom** beobachtet. 0,6% der malignen fibrösen Histiozytome entstehen auf dem Boden eines Knocheninfarktes. In **Abb. 630** ist das **makroskopische Bild** eines solchen Tumors im distalen Femur zu sehen. Auf der Sägefläche sieht man einen landkartig gestalteten grauweißen Bezirk *(1)*, der den alten anämischen Knocheninfarkt markiert. In dessen Umgebung ist die Spongiosa graurot und verwaschen gezeichnet *(2)*. Hierbei handelt es sich um Tumorgewebe, das sich nach proximal weit bis in den Femurschaft erstreckt *(3)*. An einer Seite ist die Kortikalis infiltriert und durchbrochen *(4)*. Das maligne Tumorgewebe hat sich in die parostealen Weichgewebe ausgebreitet *(5)* und hier zu angelagerten Tumormassen geführt. An der Stelle einer vorangegangenen Knochenbiopsie *(6)* findet sich ein intraossäres Hämatom.

Im **histologischen Bild** findet sich ein zellreiches, offensichtlich malignes Tumorgewebe. In **Abb. 631** besteht das Tumorgewebe ausschließlich aus dicht gelagerten Histiozyten *(1)*, die unterschiedlich große, dunkle und polymorphe Kerne *(2)* besitzen. Die Zellen haben ein breites, teils eosinophiles, teils helles Zytoplasma, in dem manchmal phagozytierte Partikel gespeichert sein können. Eingelagert sind herdförmige Infiltrate von Lymphozyten *(3)*. Außerdem ziehen einige weite Kapillaren *(4)* durch das Tumorgewebe. Innerhalb des Tumorgewebes finden sich hier nur diskrete kollagene Fibrillen; andere Histiozytome haben dichte Kollagenfaserstrukturen mit einem storiformen Gewebemuster (s. S. 343). Es können auch pathologische Mitosen in den Tumorzellen beobachtet werden. Randständig finden sich einige neugebildete Faserknochenbälkchen *(5)*. Tumorknochenbälkchen oder Tumorosteoid, die für ein Osteosarkom sprechen würden, fehlen. Ein solches histologisches Strukturbild führt in der Knochenbiopsie zur Diagnose eines malignen fibrösen Histiozytoms. Am Amputationspräparat müssen zusätzlich histologische Strukturen eines Knocheninfarktes nachgewiesen werden, um die Entstehung dieses Sarkoms auf dem Boden eines Knocheninfarktes zu belegen. Die Prognose des malignen fibrösen Histiozytoms bleibt durch den Knocheninfarkt unbeeinflußt. Knochensarkome dieser Ätiologie können in jedem Alter auftreten; meist sind es ältere Patienten. Hauptlokalisation ist die Knieregion und insbesondere der distale Femur. Patienten mit einer Sichelzellanämie, die oft mehrere Knocheninfarkte haben, sind für sekundäre Knochensarkome besonders prädisponiert. Die Therapie richtet sich nach dem jeweils entstandenen Knochensarkom. Meist ist eine Amputation oder zumindest vollständige Tumorexzision erforderlich. Beim sekundären Osteosarkom ist zusätzlich eine adjuvante Chemotherapie indiziert.

Ossäre Knochentumoren gehen direkt aus dem Knochengewebe hervor und sind gekennzeichnet durch unreifes und reifes Knochengewebe sowie Osteoid. Beim unreifen Knochengewebe handelt es sich um Faserknochenbälkchen (wie beispielsweise im ossifizierenden Knochenfibrom, s. S. 330), wobei hier das bindegewebige Stroma dominiert und die Zuordnung zu den bindegewebigen Knochentumoren rechtfertigt. Im Osteom (s. S. 270) liegt fast ausschließlich ganz reifes und voll mineralisiertes Knochengewebe in Form von kortikalem (Osteoma eburneum) oder spongiösem Knochengewebe (Osteoma spongiosum) vor. Trabekuläre oder auch mehr flächige Ablagerungen von Tumorosteoid kennzeichnen das Osteoid-Osteom (s. S. 274) und das Osteoblastom (s. S. 278). Insgesamt gibt es 16 verschiedene Entitäten von ossären Knochentumoren, wobei es sich bei einigen (z. B. Knocheninsel, s. S. 288) um tumorähnliche Läsionen handelt; man könnte sie auch einer lokalen Skelettdysplasie zuordnen.

Die **Lokalisation** dieser Tumoren innerhalb eines Knochens ist ganz unterschiedlich und beziehungslos. Osteome, Osteoid-Osteome und Osteoblastome können in Diaphysen, Metaphysen und Epiphysen auftreten; das Osteoid entwickelt sich häufig in der Kortikalis („kortikales" Osteoid-Osteom, s. S. 274). Die meisten primären Osteosarkome sind jedoch in den Metaphysen gelegen. Ein gewöhnliches Osteosarkom entwickelt sich intraossär und infiltriert unter Zerstörung der Kortikalis in die Umgebung. Eine besondere Gruppe der Osteosarkome sind die sog. **Oberflächenosteosarkome**, die sich an der Außenfläche eines Knochens bilden (z. B. hochmalignes Oberflächenosteosarkom, s. S. 310) oder vom Periost oder den parostealen Weichteilen ihren Ausgang nehmen (periostales Osteosarkom, s. S. 306; parosteales Osteosarkom, s. S. 302). Diese haben eine ganz unterschiedliche Prognose (hochmalignes Oberflächenosteosarkom, relativ „gutartiges" parosteales Osteosarkom) und müssen deshalb diagnostisch exakt voneinander abgegrenzt werden, da folglich auch die Therapie unterschiedlich ist.

Im **Röntgenbild** kennen wir sowohl osteolytische wie auch osteosklerotische (osteoblastische) Tumoren, was von der Menge an mineralisiertem

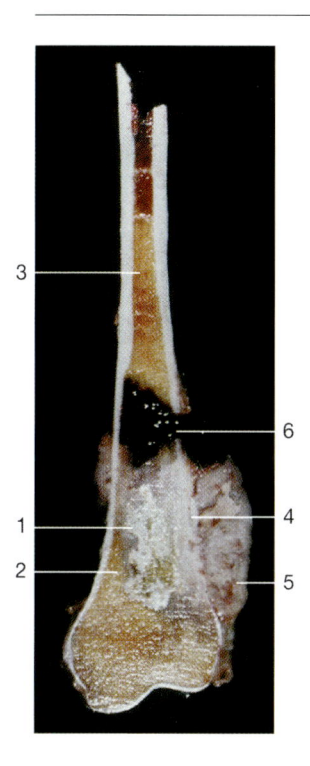

Abb. 630. Malignes fibröses Histiozytom in einem Knocheninfarkt (distaler Femur, Schnittfläche)

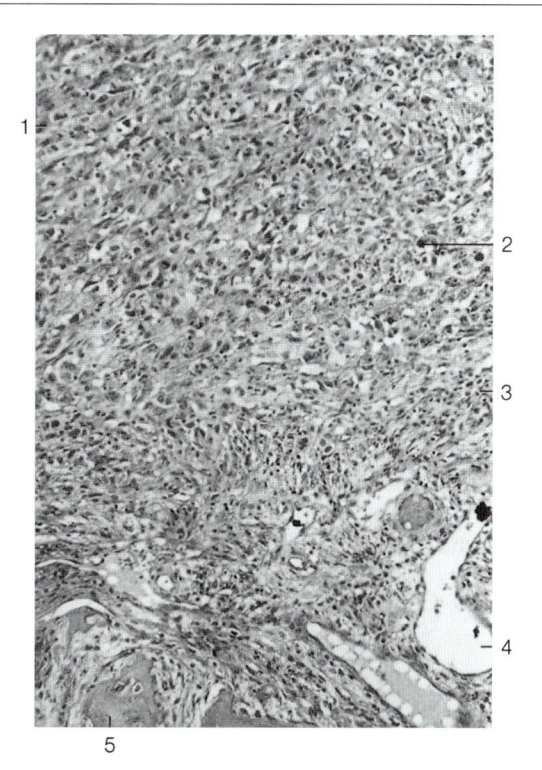

Abb. 631. Malignes fibröses Histiozytom; HE, 40×

Knochengewebe abhängig ist. Ein Osteoma eburneum stellt sich beispielsweise als sehr knochendichter Herd dar; ein Osteoid-Osteom (s. S. 274) und stärker noch ein Osteoblastom (s. S. 278) weisen eine zentrale Aufhellung auf. Hier hängt die Strahlendichte vom Mineralisierungsgrad des tumorösen Osteoids ab. Ein sehr unterschiedliches Bild rufen die verschiedenen Formen des Osteosarkoms hervor: Bei den osteolytischen Osteosarkomen (s. S. 288) beherrscht das sarkomatöse Stroma das Tumorgewebe; aktivierte Osteoklasten haben das autochtone Knochengewebe zerstört und aufgelöst. Bei den osteoblastischen Osteosarkomen hingegen wird von den Osteoblasten massiv viel Osteoid gebildet, das stark mineralisiert und eine hohe Strahlenabsorption erzeugt. Tumorknorpel in einem chondroblastischen Osteosarkom zeigt röntgenologisch feinfleckige Verkalkungen wie in einem Chondrosarkom (s. S. 248).

Histologisch besteht in einem Osteosarkom ein außerordentlich variables Tumorgewebe, das sich aus vielen und ganz unterschiedlichen Gewebearten zusammensetzen kann: Inmitten eines sarkomatösen Stroma mit polymorphkernigen Spindelzellen und vielen pathologischen Mitosen kann ein Gewebe entsprechend einem Chondrosarkom (s. S. 248), einem Fibrosarkom (s. S. 344), einem malignen fibrösen Histiozytom (s. S. 338), einem Osteoklastom (s. S. 351), einem Hämangiosarkom (s. S. 396), einem Hämangioperizytom (s. S. 392), einer aneurysmalen Knochenzyste (s. S. 434) und eines Ewing-Sarkoms (s. S. 366) ausdifferenziert sein. Das entscheidende diagnostische Kriterium für ein Osteosarkom ist das Vorhandensein von Tumorosteoid. Dieses variable und gemischte Tumorbild in einem Osteosarkom wirft natürlich ganz erhebliche diagnostische Probleme auf: Wenn in einer Biopsie nur eine der Gewebearten erfaßt wird, führt dies zwangsläufig zu einer histologischen Fehldiagnose. Wenn beispielsweise im Biopsiematerial nur Strukturen einer aneurysmalen Knochenzyste (ohne eindeutiges Tumorosteoid) vorliegen, kann der Pathologe nur die Diagnose einer aneurysmalen Knochenzyste stellen. Desgleichen, wenn er nur Strukturen eines Riesenzelltumors sieht, muß die Diagnose „Osteoklastom" lauten. Hierbei ist es unbedingt erforderlich, empirische Fakten (z. B. Lebensalter des Patienten bei Osteoklastom ca. 30 Jahre, bei Osteosarkom ca. 20–25 Jahre) und vor allem die Röntgenbefunde in die Diagnostik einzubeziehen (z. B. bei Osteoklastom: große Osteolyse in der

Epiphyse; bei Osteosarkom: Destruktion in der Metaphyse).

Es kann ungemein schwierig sein, selbst am Operationsmaterial eines solchen Tumors die korrekte Diagnose zu finden. Das dafür entscheidende Kriterium des Nachweises von Tumorosteoid kann nur minimal vorhanden sein (wie beispielsweise oft im teleangiektatischen Osteosarkom, s. S. 294); oder es liegt das klassische histologische Bild eines Osteoklastoms mit winzigen fokalen Osteoidablagerungen, die durchaus auch reaktiver Natur sein können, vor. In solchen Fällen muß der Pathologe sich für die eine oder andere Diagnose entscheiden und kann dabei durchaus eine Fehlinterpretation treffen. Dabei hat die Differenzierung der verschiedenen Osteosarkome eine große Bedeutung für die Therapie, die heutzutage nach dem sog. COSS-Protokoll erfolgt:

Beim sog. **COSS-Protokoll** („co-operative osteosarcoma study") bekommt der Patient nach bioptischer Diagnosestellung eines Osteosarkoms zunächst eine Chemotherapie (etwa 3 Monate lang), wonach der Tumor operativ entfernt wird (Tumorexzision, Amputation). Danach wird das Operationsmaterial quantitativ auf das unter dem Einfluß der angewandten Chemotherapie erreichte Ausmaß der Nekrosen im Tumorgewebe histologisch untersucht (Bestimmung des Nekrosegrades), um die angewandte chemotherapeutische Auswirkung („responder"/„non-responder") auf das Tumorgewebe zu eruieren. Bei einem „responder" wird postoperativ die angewandte Chemotherapie prophylaktisch fortgesetzt; bei einem „non-responder" wird sie variiert, um Metastasen zu vermeiden.

Bindegewebige Knochentumoren

Vorbemerkungen

Das Skelettsystem, das aus dem mesenchymalen Gewebe hervorgeht, ist vor allem durch Knochen- und Knorpelgewebe gekennzeichnet. Daneben gibt es aber noch verschiedene andere ausdifferenzierte Gewebe, aus denen auch Geschwülste entstehen können. Hierzu gehört das Bindegewebe des Knochens, das zwischen Knochenbälkchen und innerhalb der Haversschen Kanälchen angelegt ist. Die wesentlichen tumorbildenden Zellen sind die Fibroblasten, die auch in diesen Tumoren die Eigenschaft haben, kollagene Fasern, also Bindegewebe, zu bilden. Somit kennzeichnet das bindegewebige Grundgerüst die Strukturen dieser Geschwulstgruppe. Innerhalb eines Knochens entstehen solche Tumoren an den Orten der ontogenetisch bestimmten fibromatösen Ausdifferenzierung und somit vorwiegend im Markraum oder im Bereich des Periostes (s. auch Abb. 412 u. S. 218).

In der Klassifikation der Knochentumoren (s. Tabelle 3, S. 217) wirft diese Geschwulstgruppe gewisse Probleme auf, da oft nicht sicher entschieden werden kann, ob es sich um eine echte Knochengeschwulst oder um eine reaktive Knochenläsion handelt. Bei allen möglichen unspezifischen Schädigungen des Knochens reagiert das Gewebe lokal oder auch systemisch mit einer Proliferation des ortsständigen Bindegewebes. So entwickelt sich bei einer Knochenfraktur (s. S. 116) oder Osteomyelitis (s. S. 131) im Ausheilungsstadium ein faserreiches Narbengewebe, wobei röntgenologisch durchaus der Eindruck eines Tumorwachstums entstehen kann. Beim primären Hyperparathyreoidismus kommt es zur Ausbildung einer Markfibrose (s. S. 82), und es können sich sog. „braune Tumoren" (s. Abb. 154–156 u. S. 87) entwickeln. Auch lokale Fehlentwicklungen im Skelett können mit einer Bindegewebsvermehrung oder bindegewebigem Ersatz des ortsständigen Knochengewebes einhergehen. Dies gilt insbesondere für die fibröse Knochendysplasie (s. S. 58). Einige dieser lokalen Bindegewebsproliferate sind eindeutig reaktiver Natur (z. B. bindegewebiger Frakturkallus, vernarbte Osteomyelitis); andere lassen sich als echte Geschwülste identifizieren (z. B. das desmoplastische Knochenfibrom, s. S. 336; oder das Fibrosarkom, s. S. 344). Bei einer Reihe von gutartigen bindegewebigen Knochenläsionen ist der wahre Geschwulstcharakter jedoch fraglich und umstritten, zumal einige davon sich spontan rückbilden können. Wegen ihres röntgenologischen Erscheinungsbildes und ihres klinischen Verlaufes werden einige unter die „tumorähnlichen Knochenläsionen" eingereiht (s. S. 429).

Der klassische Geschwulsttyp dieser Gruppe ist das „Knochenfibrom", dessen maligne Variante das Fibrosarkom des Knochens (s. S. 344) ist. Während beim letzteren jedoch die echte Geschwulstnatur unumstritten ist, verbergen sich hinter einem „Knochenfibrom" verschiedene strukturelle Varianten. Besteht die Läsion ausschließlich aus einer lokalen Bindegewebsvermehrung, so sprechen wir von einem „nicht-ossifizierenden Fibrom" (s. S. 322); treten zusätzlich reichlich Schaumzellen auf, so handelt es sich um ein „Xanthofibrom" (s. S. 326). Bei solchen Läsionen ist zu beachten, ob der Prozeß im Innern des Knochens entsteht oder sich im periostalen Bindegewebe entwickelt und den Knochen von außen arrodiert. Innerhalb des proliferierenden Bindegewebes können in starkem Maße Knochenbälkchen ausdifferenzieren, wobei Osteoblasten die Knochenbildner sind; wir sprechen dann von einem „ossifizierenden Knochenfibrom" (s. S. 330). Bei der fibrösen Knochendysplasie (s. S. 332) entstehen zahlreiche Faserknochenbälkchen direkt aus dem bindegewebigen Stroma, ohne daß Osteoblasten beteiligt sind. Somit muß in einer Bindegewebsgeschwulst des Knochens darauf geachtet werden, welche zusätzlichen Differentierungsprodukte vorliegen, um die Läsion exakt klassifizieren zu können.

Dieses variable Strukturbild spiegelt sich auch in den röntgenologischen Veränderungen am Knochen wider. Bei ausschließlicher Proliferation von Bindegewebe kommt es zu einem intraossären Osteolyseherd, der oft allgemein als „Knochenzyste" angesprochen wird; bei gutartigen Läsionen ist er oft von einer reaktiven Randsklerose umgeben. Die Ausdifferenzierung von mineralisierten Knochenbälkchen verleiht der Läsion im Röntgenbild eine schattengebende Innenstruktur. Diese kann fast homogen „mattglasartig" sein und das gesamte Innere der Läsion betreffen. Es können aber auch fein- und grobfleckige Verdichtungen innerhalb des Tumors vorkommen, die durch tumoröse Knochenbildung oder Kalkablagerungen hervorgerufen werden. Schließlich beobachten wir häufig auch trabekuläre Strukturveränderungen, die die Läsion gekammert erscheinen lassen.

Nicht-ossifizierendes Knochenfibrom (ICD-O-DA-M-7494/0)

Die häufigste Knochengeschwulst bei Jugendlichen ist das nicht-ossifizierende Knochenfibrom. *Es handelt sich um einen scharf umschriebenen osteolytischen Defekt, der meist exzentrisch in den Metaphysen der langen Röhrenknochen gelegen ist und einen absolut gutartigen Verlauf hat.* Oft stellt er einen Zufallsbefund dar oder macht durch eine pathologische Fraktur auf sich aufmerksam. Die echte Tumornatur dieses Defektes ist umstritten, da häufig Spontanremissionen beobachtet werden, so daß eine operative Therapie nicht unbedingt angezeigt ist. Wahrscheinlich handelt es sich eher um eine lokale Ossifikationsstörung in den Wachstumszonen des Knochens als um eine echte Geschwulst. Histologisch hat der Tumor einen fibrös-histiozytischen oder histiozytisch-granulomatösen Aufbau und wird deshalb vielfach unter die ossären Histiozytome eingeordnet.

Wenn im Operationsmaterial der Anteil der nicht-ossifizierenden Knochenfibrome nur etwa 5% unter den gutartigen Knochengeschwülsten ausmacht, so ist die Häufigkeitsrate in Wirklichkeit wesentlich höher und dürfte bei 30% liegen, da viele Fälle nicht entdeckt oder nur radiologisch abgeklärt werden und nicht zur Behandlung kommen.

Lokalisation (Abb. 632). Hauptlokalisation sind die langen Röhrenknochen der unteren Extremitäten (Femur, Tibia, Fibula), wobei die weitaus meisten Geschwülste in der distalen Femurmetaphyse angetroffen werden. Der Tumor entsteht in unmittelbarer Nähe der Epiphysenplatte und wandert mit dem Skelettwachstum langsam in die Metaphyse und metaphysennahen Diaphyse. Wir fanden solche Geschwulst auch häufig in den Kieferknochen und vereinzelt in den kurzen Röhrenknochen.

Altersverteilung (Abb. 633). Die Läsion wird fast ausschließlich in den ersten 3 Lebensjahrzehnten angetroffen, wobei das 2. Lebensjahrzehnt mit 70% am häufigsten betroffen ist. Später entdeckte Fälle dürften schon lange vorbestanden haben.

Im **Röntgenbild** der **Abb. 634** ist ein klassisches nicht-ossifizierendes Knochenfibrom der distalen Femurmetaphyse zu sehen: In einiger Entfernung von der Epiphysenfuge *(1)* findet sich exzentrisch in der Metaphyse eine zystische Osteolysezone *(2)*, die in Längsachse des Knochens ausgerichtet ist und an einer Seite der Kortikalis anliegt. Nach innen zu wird der Herd von einer welligen Randsklerose *(3)* scharf abgegrenzt, so daß eine typische traubenförmige Figur entsteht. Die Kortikalis ist verdünnt, jedoch erhalten; eine Periostreaktion fehlt.

Ein nicht-ossifizierendes Knochenfibrom kann auch multipel in verschiedenen Knochen des Skeletts oder auch in einem einzigen Knochen auftreten. In **Abb. 635** sieht man in der **Röntgenaufnahme** im distalen Femur mehrere osteolytische Herde sowohl im Metaphysenbereich *(1)* als auch in der angrenzenden Diaphyse *(2)*. Die Herde werden von einer welligen Randsklerose scharf abgegrenzt und sind exzentrisch im Knochen gelegen. Die Kortikalis ist in diesem Bereich von innen her verschmälert *(3)*; teilweise ist der Knochenabschnitt nach außen aufgetrieben *(4)*. Die Kortikalis ist jedoch vollständig erhalten; eine Periostreaktion ist nicht ersichtlich. Im Innern dieser traubenförmigen Osteolyseherde finden sich einige trabekuläre Verdichtungen. Es zeichnen sich im distalen Femur mehrere Herde ab, die konfluieren: Distal ist ein solches Konvolut mehrerer Osteolyseherde zu erkennen *(5)*; und proximal sind ähnliche Osteolyseherde ersichtlich *(6)*. Insgesamt besteht röntgenologisch der Eindruck eines gutartigen osteolytischen Knochenprozesses, der sich als multifokales nicht-ossifizierendes Knochenfibrom erkennen läßt. Bei einem solchen Röntgenbefund ist keine bioptische Abklärung und auch keine operative Therapie erforderlich. Es besteht jedoch die Gefahr einer pathologischen Knochenfraktur, die dann operativ stabilisiert werden muß. Intraoperativ wird dann gewöhnlich Tumorgewebe entnommen und histologisch untersucht. Die Defekte werden mit Spongiosa aufgefüllt. Es kann aber auch zu einer allmählichen Spontanheilung kommen. In seltenen Fällen können sich sehr große nicht-ossifizierende Knochenfibrome entwickeln, die die ganze Schaftbreite einnehmen und diesen Röhrenknochenabschnitt erheblich auftreiben. Eine pathologische Knochenfraktur kann sogar zu einer reaktiven Periostitis ossificans in diesem Bereich führen, und die Läsion kann durch eine breite unregelmäßige Osteosklerose begrenzt sein. Ein solcher Röntgenbefund erweckt dann leicht den Eindruck eines malignen Knochentumors, was dann durch eine ausgiebige Knochenbiopsie abgeklärt werden muß. Das meist sehr charakteristische histologische Strukturbild dieser Läsion führt dann rasch die Diagnose eines absolut gutartigen nicht-ossifizierenden Knochenfibroms herbei.

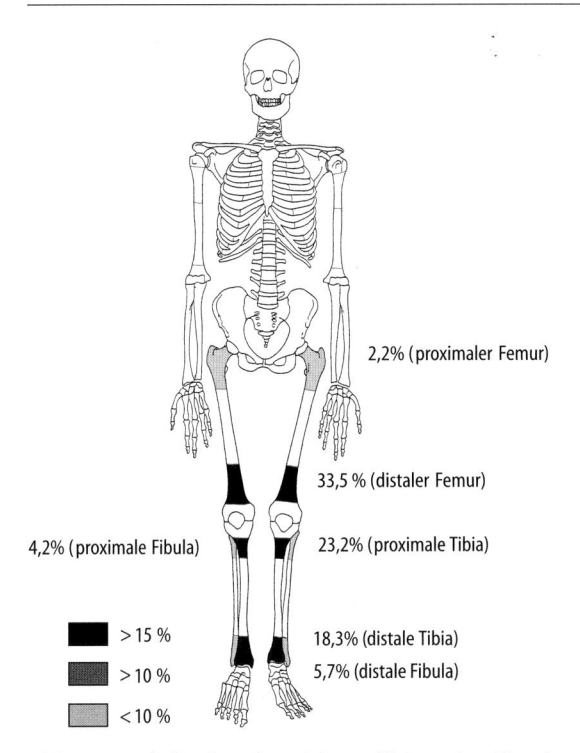

2,2% (proximaler Femur)
33,5 % (distaler Femur)
4,2% (proximale Fibula)
23,2% (proximale Tibia)
18,3% (distale Tibia)
5,7% (distale Fibula)

> 15 %
> 10 %
< 10 %

Abb. 632. Lokalisation der nicht-ossifizierenden Knochenfibrome (544 Fälle); sonstige: 12,9%

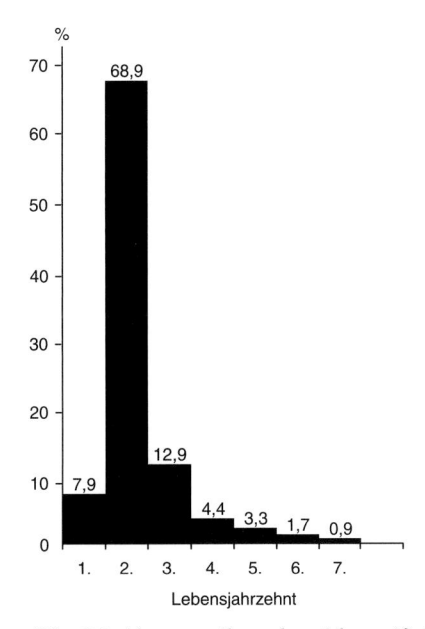

Abb. 633. Altersverteilung der nicht-ossifizierenden Knochenfibrome (544 Fälle)

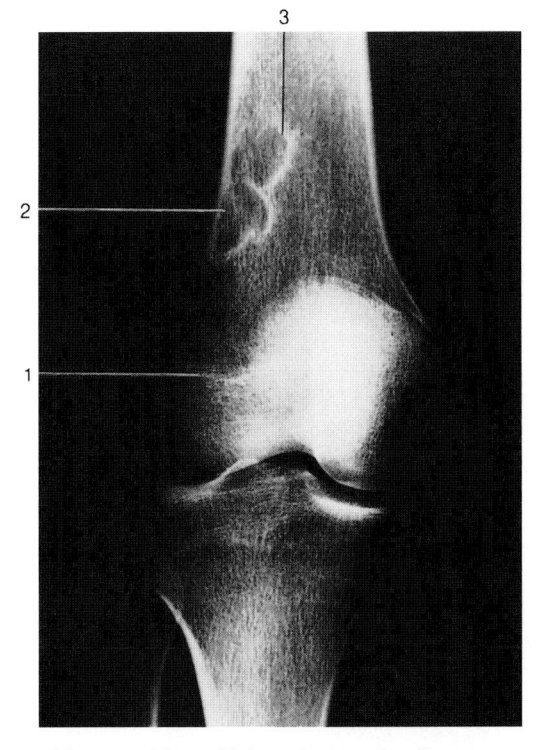

Abb. 634. Nicht-ossifizierendes Knochenfibrom (distale Femurmetaphyse)

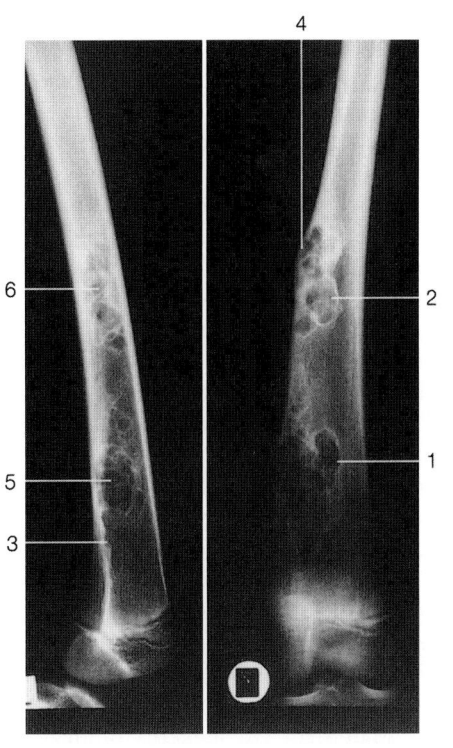

Abb. 635. Multiple nicht-ossifizierende Knochenfibrome (distaler Femur, seitliche und a.p. Aufnahme)

Bei den meisten expansiv-zytischen Läsionen einer Rippe handelt es sich um eine monostotische fibröse Knochendysplasie (s. S. 332); nur selten steckt ein nicht-ossifizierendes Knochenfibrom dahinter. Eine solche Läsion wird en bloc reseziert. In **Abb. 636** ist ein solches Resektat der 10. linken Rippe abgebildet: **Makroskopisch** sieht man im Innern des Rippenabschnittes ein grauweißes faseriges Gewebe *(1)*, das mehrere zystische Hohlräume *(2)* einschließt. Im Zentrum verläuft eine pathologische Fraktur *(3)*. Hier ist das Periost stark vorgewölbt und verbreitert *(4)*; es weist auf Schnitt ein grauglasiges Bindegewebe auf, das ebenfalls Tumorgewebe vermuten läßt.

Manche nicht-ossifizierende Knochenfibrome machen durch eine pathologische Fraktur auf sich aufmerksam. In **Abb. 637** sieht man in der distalen Tibiametaphyse **röntgenologisch** einen breiten, klaffenden Frakturspalt *(1)*. Dieser führt durch einen intraossären Osteolyseherd *(2)*, der von einer schmalen, traubenförmigen Randsklerose *(3)* begrenzt ist. Lage und Form dieser Läsion lassen röntgenologisch auf ein nicht-ossifizierendes Knochenfibrom schließen. Die pathologische Fraktur hat zu einer leichten Verbreiterung und Verschattung des angrenzenden Periosts *(4)* geführt (= reaktive Periostitis ossificans). Das jugendliche Alter des Patienten (16 Jahre) erkennt man an der noch bestehenden Wachstumsfuge *(5)*. Anläßlich der osteosynthetischen Frakturbehandlung wird man in einem solchen Fall das fibromatöse Tumorgewebe kurettieren und einer histologischen Untersuchung zuführen.

Wie im **histologischen Bild** der **Abb. 638** erkennbar, ist der Defekt von einem faserreichen Bindegewebe ausgefüllt, in dem keine Knochenstrukturen vorliegen. Die Kollagenfasern bilden Wirbel und sind geflechtartig miteinander verwoben. Es werden nur wenige zartwandige Blutgefäße *(1)* angetroffen. Auffällig sind zahlreiche kleine Riesenzellen *(2)*, die ungleichmäßig im Tumorgewebe verteilt sind. Auch Schaumzellen können vorkommen. Das fibröse Tumorgewebe grenzt unmittelbar an sklerotisch verdichtetes Knochengewebe an *(3)*. Es handelt sich um reaktiv neugebildete Faserknochenbälkchen mit angelagerten Reihen von Osteoblasten, die die typische begrenzende Randsklerose dieser Läsion hervorrufen.

Das typische **histologische Bild** eines nicht-ossifizierenden Knochenfibroms kommt in **Abb. 639** zur Darstellung: Man sieht ein lockeres Bindegewebe, das wirbelig und geflechtartig angelegt ist *(1)* und viele kräftige Fibroblastenkerne *(2)* enthält. Viele dieser Zellen erweisen sich als Histiozyten. Daneben finden sich größere Schaumzellkomplexe *(3)*. Alle Zellkerne sind isomorph und enthalten keine Mitosen. Randständig erkennt man ein sklerotisch verbreitertes Knochenbälkchen *(4)*, dem Reihen von Osteoblasten *(5)* und auch einzelne Osteoklasten *(6)* angelagert sind. Dies zeigt einen reaktiven Knochenumbau in der Umgebung des nicht-ossifizierenden Knochenfibroms an, was im Szintigramm zu einer Aktivitätsanreicherung als Hinweis auf fortschreitende Proliferation führen kann.

Bei **starker Vergrößerung** sieht man in **Abb. 640** reichlich Kollagenfasern mit isomorphen längsovalen Kernen, in denen nur sehr selten Mitosen beobachtet werden *(1)*. Dazwischen liegen einzelne kleine Riesenzellen mit bis zu 10 Kernen *(2)*. An einer Stelle ist eine kleine Blutkapillare *(3)* angeschnitten. Es können Lymphozyten und histiozytäre Zellelemente vorkommen. Ältere nicht-ossifizierende Knochenfibrome sind zellarm und können großteils hyalinisiert sein. In manchen Tumoren können herdförmig sehr viele mehrkernige Riesenzellen vorkommen, so daß histologisch eine ossäre Riesenzellgeschwulst angenommen wird. Diese entwickelt sich jedoch in den Epiphysen (s. S. 351), während das nicht-ossifizierende Knochenfibrom in der Metaphyse entsteht. Die Synopse von Röntgenbild und histologischem Schnitt sollte hierbei zur richtigen Diagnose führen.

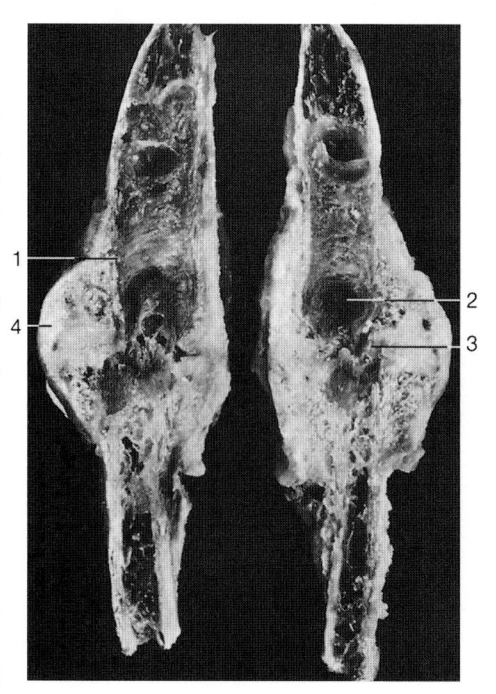

Abb. 636. Nicht-ossifizierendes Knochenfibrom (Rippe, Schnittfläche)

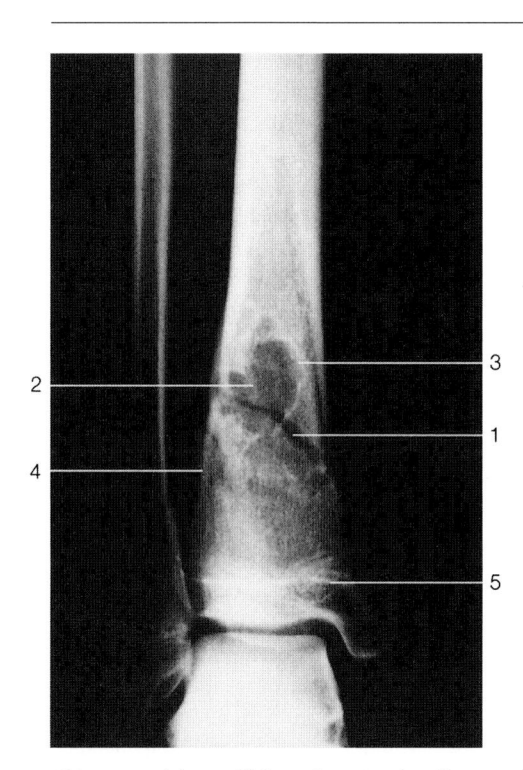

Abb. 637. Nicht-ossifizierendes Knochenfibrom mit pathologischer Fraktur (distale Tibiametaphyse)

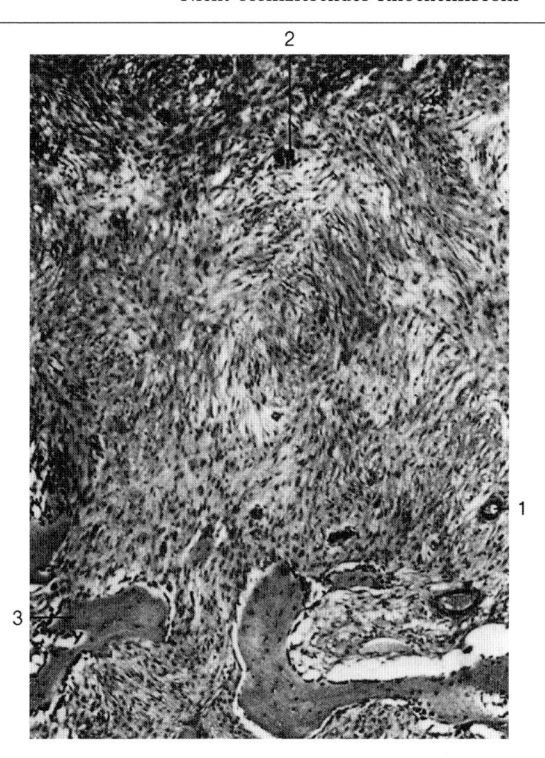

Abb. 638. Nicht-ossifizierendes Knochenfibrom; HE, 20×

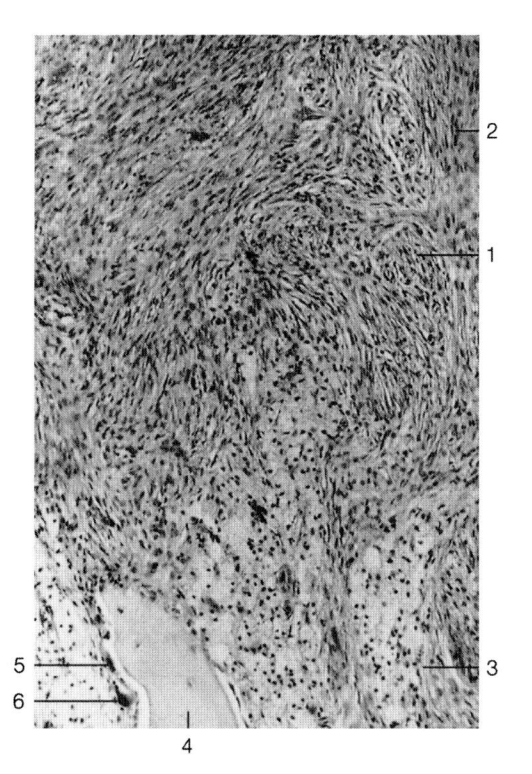

Abb. 639. Nicht-ossifizierendes Knochenfibrom; HE, 40×

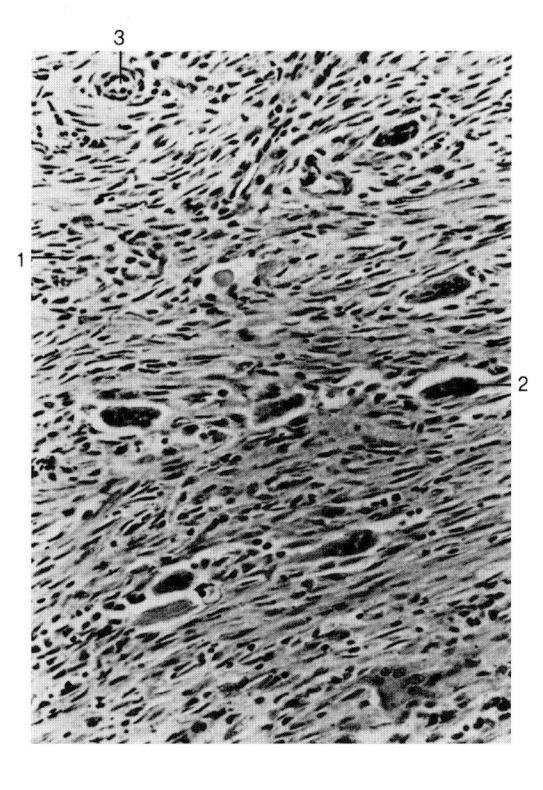

Abb. 640. Nicht-ossifizierendes Knochenfibrom; HE, 51×

Xanthofibrom des Knochens
(ICD-O-DA-M-8831/0)

Hierbei handelt es sich um eine absolut gutartige tumoröse Knochenläsion, die klinisch und strukturell mit dem nicht-ossifizierenden Knochenfibrom eng verwandt ist und sich lediglich röntgenologisch durch eine mehr rundliche Osteolyse und histologisch durch das Überwiegen von Schaumzellkomplexen unterscheidet. Somit ist es lediglich eine Variante des nicht-ossifizierenden Knochenfibroms. Das Auftreten von histiozytären Zellelementen zeigt eine enge Beziehung zum benignen fibrösen Histiozytom (s. S. 336) an. Dieser gutartige Tumor wird meistens bei jüngeren Erwachsenen angetroffen.

Im **Röntgenbild** der **Abb. 641** sieht man in der distalen Tibiametaphyse einen rundlichen Osteolyseherd *(1)*, der exzentrisch im Knochen gelegen ist. Er wird allseits von einer Randsklerose scharf abgegrenzt, die gegen das Knocheninnere *(2)* breiter ist als im angrenzenden Kortikalisbereich. Das umgebende Spongiosagerüst *(3)* ist unverändert. Im Innern des Defektes erkennt man eine unregelmäßige trabekuläre Innenstruktur. Der Tibiaknochen ist in diesem Bereich leicht aufgetrieben; die äußeren Konturen sind jedoch vollständig erhalten; eine Periostreaktion fehlt.

Wie **Abb. 642** zeigt, bestimmen ausgedehnte Schaumzellkomplexe das **histologische Bild**: Die Schaumzellen *(1)* haben ein breites, sehr helles Zytoplasma, das Lipide enthält, und einen kleinen runden, zentral gelegenen Kern. Es handelt sich hierbei um histiozytäre Zellen. Daneben werden auch andere Histiozyten *(2)* angetroffen. Zwischen den Schaumzellen verlaufen Züge von kollagenen Fasern *(3)*, die dem Gewebe ein wirbeliges Aussehen verleihen. Sie enthalten schmale, längliche Bindegewebskerne. Häufig finden sich in einer solchen Läsion Herde eines zellreichen Granulationsgewebes mit lymphoplasmazellulären Infiltraten.

Fibromyxom des Knochens
(ICD-O-DA-M-8811/0)

Es handelt sich um eine primäre Knochengeschwulst, die zwar in den Kieferknochen mehrfach angetroffen wird, aber in anderen Knochen nur sehr selten beobachtet wurde. *Wie in anderer Lokalisation (Herz, Kieferknochen, Skelettmuskulatur) handelt es sich um eine echte Knochengeschwulst, die benigne ist und aus sternförmigen Zellen inmitten eines mukoiden Stromas mit spärlichen, verschieden verlaufenden Retikulinfasern besteht.* Es fehlen spezifische Zellelemente (z. B. Chondroblasten, Lipoblasten, Rhabdomyoblasten). Der Tumor ist schwach vaskularisiert; die wenigen Kapillaren haben nicht die plexiforme Anordnung wie im embryonalen lipoblastischen Gewebe. Klinisch zeichnet sich die Geschwulst durch ein langsames Wachstum aus, das im Knochen eine umschriebene Osteolyse hervorruft. Obwohl röntgenologisch der Eindruck eines aggressiv wachsenden Tumors bestehen kann, handelt es sich um eine gutartige Läsion, bei der eine konservative chirurgische Therapie genügt. Damit unterscheiden sich die Knochenmyxome von den Myxomen der Kieferknochen, die im jüngeren Erwachsenenalter (2. bis 3. Lebensjahrzehnt) auftreten und die Neigung zu Rezidiven haben.

Im **Röntgenbild** der **Abb. 643** ist ein Fibromyxom des Schenkelhalses zu sehen: Man erkennt eine exzentrisch im Schenkelhals gelegene Osteolysezone, die an einer Stelle die Kortikalis arrodiert hat *(1)*; die Kortikalis ist jedoch nicht durchbrochen; eine Periostreaktion fehlt. Der Osteolyseherd ist unscharf begrenzt; er erstreckt sich über den gesamten Schenkelhals und reicht bis in den Femurkopf und den Trochanter major. Im Innern des Osteolyseherdes sieht man unregelmäßige fleckige und strähnige Verdichtungen; in der Umgebung überwiegt eine fleckige Osteosklerose. Der gesamte Schenkelhals ist durch den vorwiegend osteolytischen Destruktionsprozeß aufgetrieben.

Histologisch sieht man in **Abb. 644**, daß das Tumorgewebe aus einem sehr lockeren myxoiden Grundgewebe besteht *(1)*, das sehr zellarm ist. In weiten Abständen zueinander finden sich isomorphe längliche oder sternförmige Bindegewebszellen mit kleinen gleichförmigen Kernen. Mitosen kommen nicht vor. Andere Zellelemente, insbesondere Chodroblasten, werden nicht nachgewiesen. Manchmal ist ein angedeuteter lobulärer Aufbau vorhanden, wobei Bindegewebeareale mit lockeren Kollagenfasern *(2)* die myxomatösen Zonen begrenzen. Sie enthalten schmale isomorphe Fibrozytenkerne und schmale Kapillaren. Während myxoide Degenerationsherde auch in anderen Tumoren (z. B. Chondromyxoidfibrom, s. S. 242, Fibrosarkom, s. S. 344) vorkommen, besteht das Fibromyxom ausschließlich aus solchen Strukturen.

Fibromyxom des Knochens 327

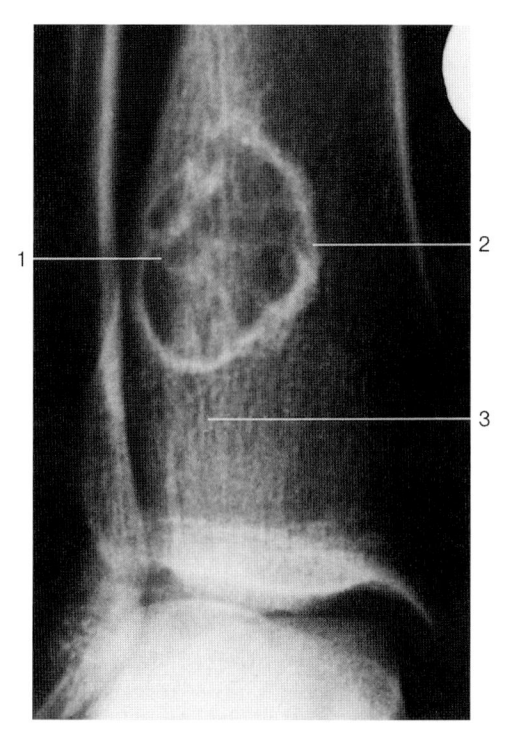

Abb. 641. Ossäres Xanthofibrom (distale Tibiametaphyse)

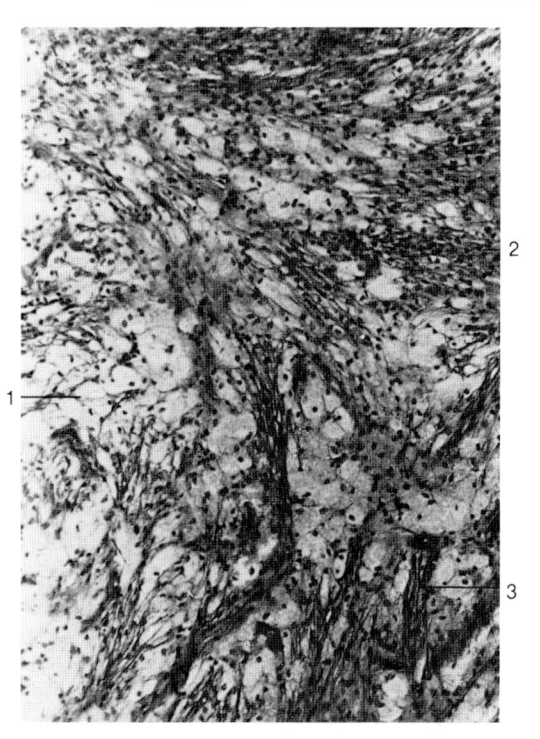

Abb. 642. Ossäres Xanthofibrom; HE, 40×

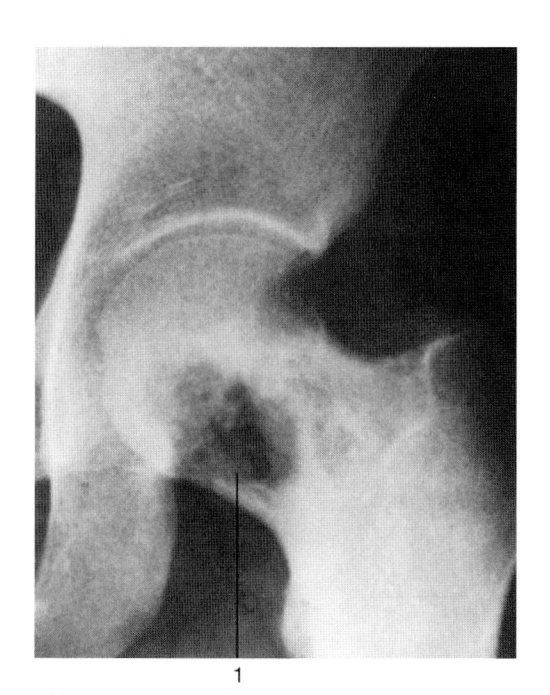

Abb. 643. Ossäres Fibromyxom (linker Schenkelhals)

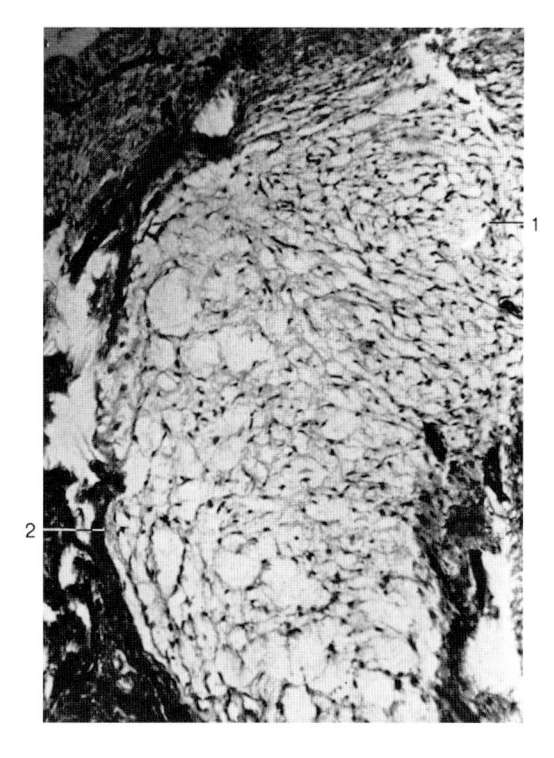

Abb. 644. Ossäres Fibromyxom; PAS, 25×

Fibröser Kortikalisdefekt (ICD-O-DA-M-7491/0)

Ein fibröser Knochentumor kann sich innerhalb eines Kochens (nicht-ossifizierendes Knochenfibrom, s. S. 322) oder auch im Periost entwickeln und dann von außen in den Knochen eindringen. *Beim metaphysären fibrösen Kortikalisdefekt handelt es sich um eine relativ kleine osteolytische Läsion der Kortikalis im Metaphysenbereich eines langen Röhrenknochens, die durch eine lokale Proliferation des periostalen Bindegewebes hervorgerufen wird.* Die Läsion ruft in der Regel keine Symptome hervor und weist genau das gleiche histologische Gewebemuster hervor wie das intraossär gelegene nicht-ossifizierende Knochenfibrom (s. S. 325). Wahrscheinlich handelt es sich hierbei um keine echte Knochengeschwulst, sondern vielmehr um eine lokale Entwicklungsstörung des Knochens während seines Wachstums. Derartige Läsionen werden fast immer bei Kindern und Jugendlichen beobachtet und stellen einen Zufallsbefund dar, der harmlos ist.

Im **Röntgenbild** sieht man einen solchen metaphysären fibrösen Kortikalisdefekt (**Abb. 645**) in der distalen Femurmetaphyse: An einer Stelle *(1)* erscheint die Kortikalis von außen her arrodiert, wobei sich eine Einbuchtung gebildet hat, die zum Knocheninnern durch eine Osteosklerose begrenzt wird. Innerhalb dieser Einbuchtung kommt ein diskreter Weichteilschatten zur Darstellung. Die Läsion ist auf die Kortikalis beschränkt und erstreckt sich nicht in den Spongiosabereich des Knochens; sie ist verhältnismäßig klein. Die angrenzenden Knochenstrukturen von Kortikalis und Spongiosa sind unauffällig.

Histologisch sieht man in **Abb. 646**, wie ein proliferierendes Gewebe von außen gegen die Kortikalis *(1)* vorwuchert. Letztere weist eine lamelläre Schichtung und kleine Osteozyten auf; sie ist wellig begrenzt, wobei kleine Osteoblasten angelagert sind. Das Proliferationsgewebe besteht aus einem zellreichen, teils strähnigen *(2)*, teils wirbeligen *(3)* Bindegewebe mit länglichen, isomorphen Fibrozyten und Fibroblasten. Mitosen werden nicht angetroffen. Auffallend sind einige eingestreute kleine mehrkernige Riesenzellen *(4)*. Es können auch einige Histiozyten und Schaumzellen vorkommen.

Fibroblastische Periostreaktion (ICD-O-DA-M-4900/0)

Eine bindegewebige Proliferation des Periosts stellt keineswegs immer einen Knochentumor dar, auch wenn das Röntgenbild einen solchen anzeigt. *Bei der fibroblastischen Periostreaktion handelt es sich um eine nichttumoröse Proliferation des periostalen Bindegewebes meist im Bereich der distalen Femurmetaphyse von Jugendlichen, die zu einer Aufrauhung der Kortikalis führt.* Eine derartige Läsion, die röntgenologisch beträchtliche Probleme aufwerfen kann, wird auch als „*periostales Desmoid*" bezeichnet. Es fehlt jegliche osteoblastische Periostreaktion. Die Kortikalis ist nicht arrodiert oder durchbrochen; sie ist lediglich an ihrer Außenfläche stark aufgelockert, so daß der Eindruck von Spicula besteht. Es handelt sich um eine harmlose Veränderung, die sehr häufig bei Heranwachsenden in diesem Bereich auftritt, insbesondere wenn sie Sport treiben (Radfahren, Fußballspielen). Bei Kenntnis ihrer röntgenologischen Strukturen ist eine bioptische Abklärung nicht erforderlich (sog. „leave-me-alone-lesion").

Im **Röntgenbild** sieht man in der seitlichen Aufnahme (**Abb. 647**) in der distalen Femurmetaphyse eines Jugendlichen (bestehende Epiphysenfuge; 1) eine Verbreiterung des Periosts *(2)*, die breitflächig der Kortikalis *(3)* anliegt. Die Kortikalis ist in diesem Bereich sklerotisch verdichtet und erscheint an der Außenseite leicht aufgerauht. Es läßt sich auch eine geringe Spongiosklerose *(4)* in diesem Bereich erkennen. Im Gegensatz zum fibrösen Kortikalisdefekt (s. S. 328) ist die Kortikalis jedoch nicht arrodiert. Es lassen sich röntgenologisch keine Knochenstrukturen im Sinne einer Periostitis ossificans in diesem Bereich nachweisen.

Histologisch findet sich häufig eine deutlich verdickte und manchmal aufgesplitterte Kortikalis. In **Abb. 648** ist die Kortikalis *(1)* an ihrer Außenseite wellig begrenzt. Man erkennt ein dicht anliegendes lockeres Bindegewebe *(2)* aus parallel verlaufenden kollagenen Faserbündel mit dünnwandigen Gefäßen *(3)*. Eingelagert sind ganz regelmäßig gestaltete Fibrozyten mit spindeligen Kernen *(4)* und Fibroblasten. Entzündliche Infiltrate fehlen.

Fibroblastische Periostreaktion 329

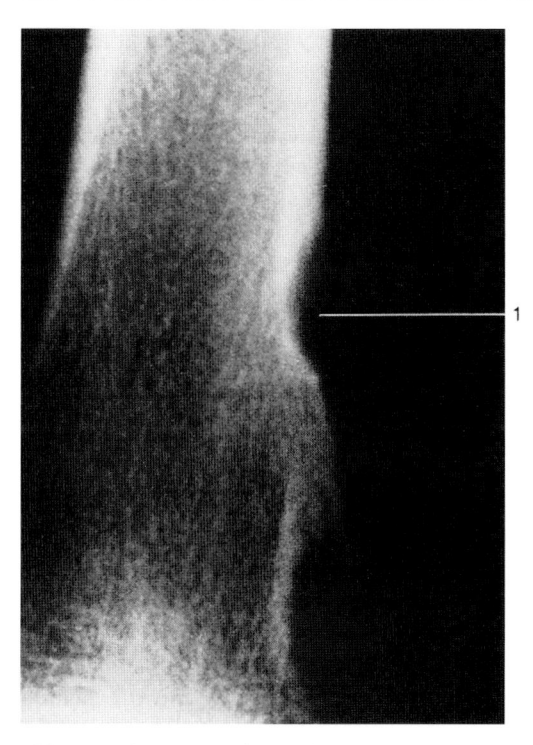

Abb. 645. Fibröser Kortikalisdefekt
(distale Femurmetaphyse)

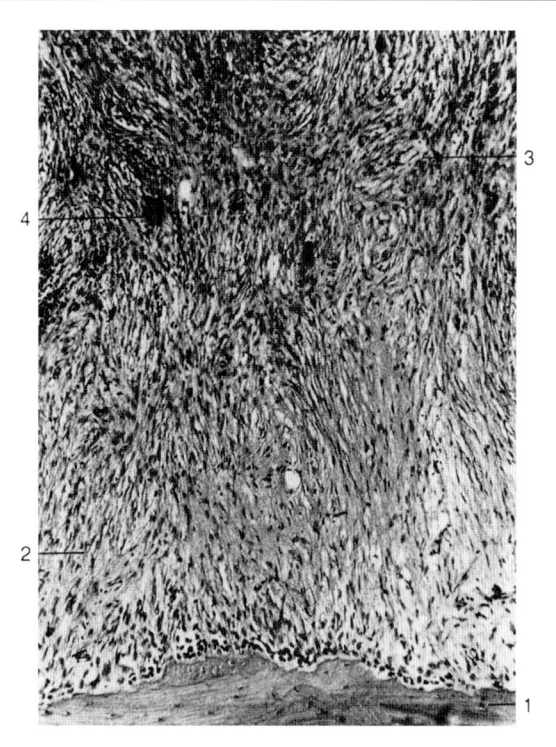

Abb. 646. Fibröser Kortikalisdefekt; HE, 25×

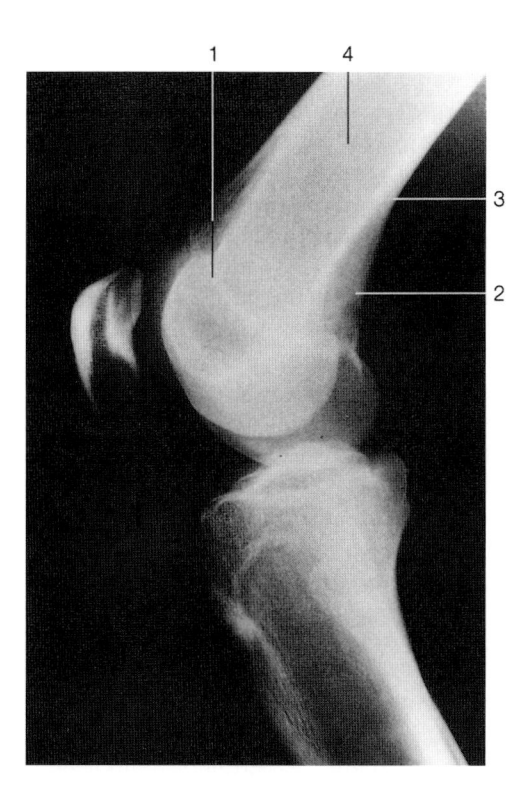

Abb. 647. Fibroblastische Periostreaktion
(distale Femurmetaphyse)

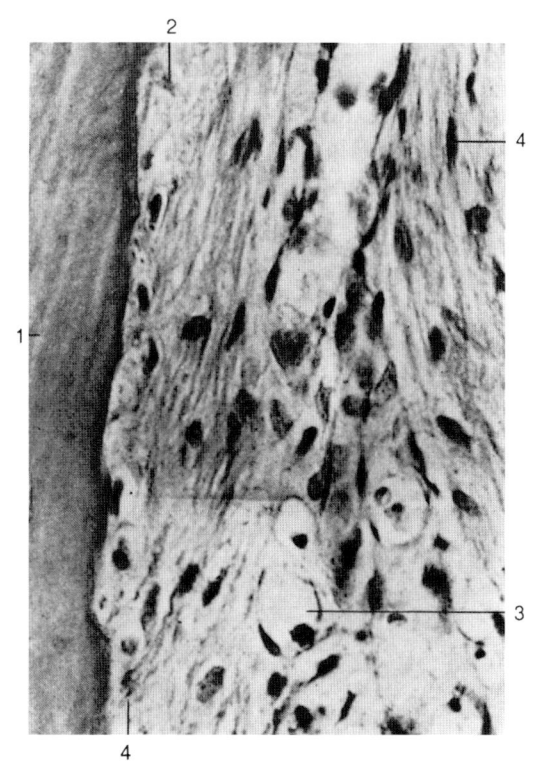

Abb. 648. Fibroblastische Periostreaktion; van Gieson, 64×

Ossifizierendes Knochenfibrom (ICD-O-DA-M-9262/0)

In manchen bindegewebigen Knochentumoren erfolgt eine mehr oder weniger starke Ausdifferenzierung von Knochenbälkchen, die ein Produkt des Tumors darstellen. *Beim ossifizierenden Knochenfibrom handelt es sich um einen gutartigen Knochentumor, der eine zentrale fibroossäre Läsion vorwiegend der Kieferknochen darstellt, die ein langsam expansives Wachstum aufweist und eine erheblich Größe mit Gesichtsdeformität hervorrufen kann.* Etwa 90% dieser gutartigen Geschwülste entwickeln sich bei Erwachsenen im Unterkiefer. Sie sind oft lange asymptomatisch, müssen aber wegen ihres ständigen Wachstums operativ entfernt werden. An anderen Stellen des Skeletts wird der Tumor nur höchst selten angetroffen; er wurde in der Tibia beschrieben, wobei es sich jedoch wohl eher und eine osteofibröse Dysplasie (s. S. 330) handeln dürfte. Eine Ausreifung einer fibrösen Knochendysplasie (s. S. 332) in ein ossifizierendes Knochenfibrom und schließlich in ein Osteom (s. S. 270) wird diskutiert.

Im **Röntgenbild** der **Abb. 649** ist ein ossifizierendes Knochenfibrom im linken Unterkiefer zu erkennen *(1)*. Es handelt sich um einen zentral im Knochen gelegenen rundlich-ovalen Verschattungsherd, der ziemlich scharf begrenzt ist. Im Innern dieser Verschattungszone finden sich angedeutete flockige Aufhellungen, so daß kein homogenes Bild vorliegt. Zu Beginn des Tumorwachstums kann sogar ein Osteolyseherd vorliegen. Das umgebende Knochengewebe *(2)* ist osteoporotisch aufgelockert; an einer Stelle *(3)* zieht eine marginale Sklerose bis in die Kortikalis. Eine Periostreaktion fehlt.

In **Abb. 650** findet sich das typische **histologische Bild** eines ossifizierenden Knochenfibroms: Man erkennt ein fibromatöses Stroma *(1)* mit zahlreichen schlanken, isomorphen Fibrozytenkernen, in denen keine Mitosen angetroffen werden. Das zellreiche Bindegewebe wird von einigen weiten, zartwandigen Kapillaren *(2)* durchzogen. Eingelagert sind unterschiedlich breite und lange Faserknochenbälkchen *(3)*, die ein ungleichmäßiges grobes Netzwerk bilden. Im Gegensatz zur fibrösen Dysplasie (s. S. 335) sind den Knochenbälkchen dichte Reihen von aktivierten Osteoblasten angelagert *(4)*. Sie enthalten viele Osteozyten und sind unterschiedlich mineralisiert. In reifen Tumoren kommen reife Lamellenknochenbälkchen vor.

Osteofibröse Knochendysplasie (Campanacci)

Es gibt strukturelle Übergänge zwischen der fibrösen Knochendysplasie und dem ossifizierenden Knochenfibrom. *Bei der osteofibrösen Knochendysplasie handelt es sich um eine langsam anwachsende osteofibröse Knochenläsion der langen Röhrenknochen, die vorwiegend die Tibia von Kindern unter 10 Jahren befällt und histologisch große Ähnlichkeit mit einem ossifizierenden Knochenfibrom hat.* Die Läsion entwickelt sich im Schaft des langen Röhrenknochens und führt zu einer zunehmenden Deformierung. Vielfach kommt es zu einer Zerstörung der Kortikalis und zur knöchernen Periostreaktion. In einigen Fällen konnte eine Koinzidenz mit einem Adamantinom der langen Röhrenknochen (s. S. 398) beobachtet werden. Bei der histologischen Untersuchung einer solchen Läsion sollte man deshalb immer nach derartigen Tumorstrukturen suchen.

In **Abb. 651** ist das **Röntgenbild** einer osteofibrösen Knochendysplasie zu sehen. Die Schaftmitte der Tibia eines Kindes ist buchtig aufgetrieben *(1)*, wobei die äußere Kortikalis erhalten und glatt begrenzt ist; eine Periostreaktion ist nicht ersichtlich. Im Innern der Läsion erkennt man unregelmäßige strähnige Verdichtungen, die zystenartige Osteolyseherde *(2)* umschließen, wodurch ein wabiges Bild entsteht. Derartige Osteolyseherde liegen auch in der Kortikalis.

Das **histologische Bild** zeigt entweder große Ähnlichkeit mit einer fibrösen Dysplasie (s. S. 335) oder mit einem ossifizierenden Knochenfibrom: Man erkennt in **Abb. 652** ein knorriges Netz aus teils breiten, teils schlanken Faserknochenbälkchen *(1)*, die geflechtartig aufgebaut sind und zahlreiche Osteozyten enthalten. Ihnen angelagert finden sich unterschiedlich dichte Reihen von Osteoblasten *(2)*, die oft auch fehlen können. Zwischen diesen Knochenstrukturen liegt ein lokkeres Bindegewebe *(3)* mit zahlreichen kleinen schlanken Fibrozytenkernen, die isomorph und mitosefrei sind. Zahlreiche kleine Kapillaren *(4)* durchziehen dieses Stroma. Manchmal werden einige lymphoplasmazelluläre Infiltrate angetroffen. – Diese gutartige, vorwiegend kortikal gelegene Knochenläsion sollte durch en-bloc-Resektion vollständig im Gesunden entfernt werden. Bei Zurückbleiben von Restgewebe ist mit einem Rezidiv zu rechnen. Eine maligne Entartung ist nicht zu erwarten; ein maligner Zweittumor muß jedoch ausgeschlossen werden.

Osteofibröse Knochendysplasie (Campanacci) 331

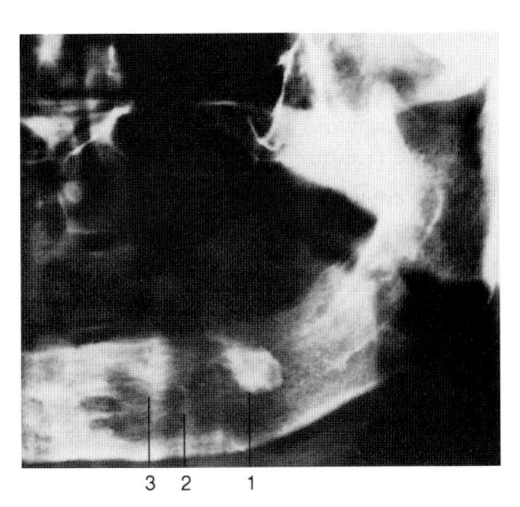

Abb. 649. Ossifizierendes Knochenfibrom
(linker Unterkiefer)

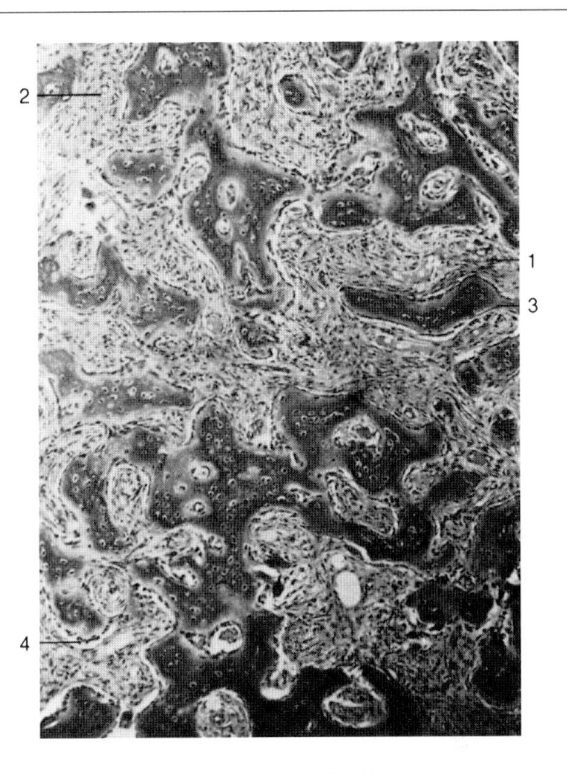

Abb. 650. Ossifizierendes Knochenfibrom; HE, 30×

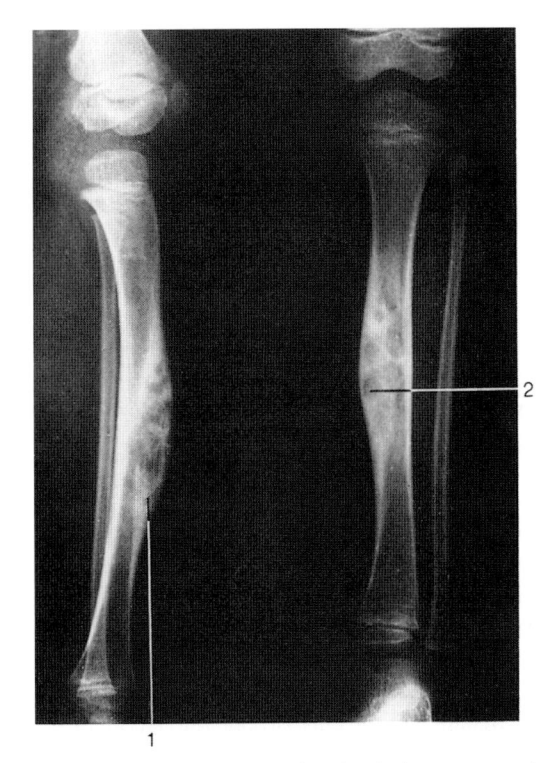

Abb. 651. Osteofibröse Knochendysplasie Campanacci
(Tibiaschaft)

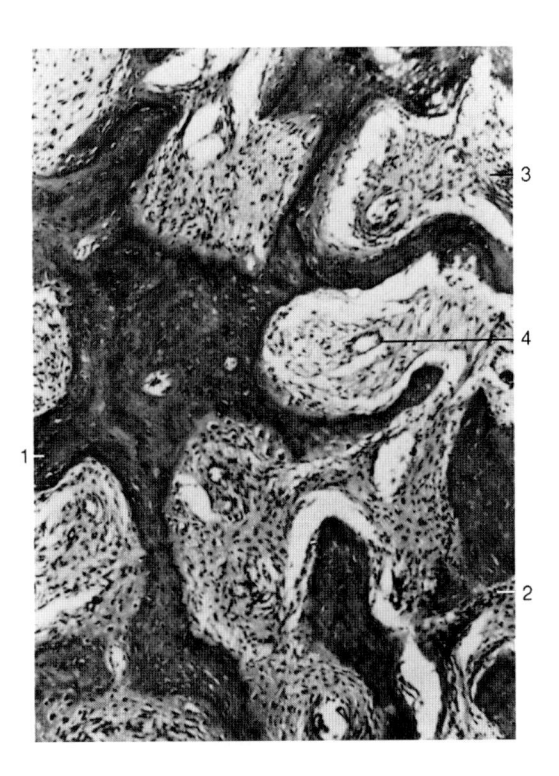

Abb. 652. Osteofibröse Knochendysplasie Campanacci; HE, 51×

Fibröse Knochendysplasie (Jaffe-Lichtenstein) (ICD-O-DA-M-7491/0)

Diese recht häufige bindegewebige Knochenläsion wurde früher als „Ostitis fibrosa" bezeichnet und dem Hyperparathyreoidismus (s. S. 82) zugeordnet. Es hat sich jedoch gezeigt, daß hierbei keine Einflußnahme durch die Epithelkörperchenfunktion besteht. *Die fibröse Knochendysplasie stellt eine relativ häufige Fehlentwicklung des knochenbildenden Mesenchyms dar, wobei das Knochenmark durch fibröses Mark ersetzt wird und Faserknochenbälkchen bei ausbleibender Transformation in lamellären Knochen bestehen bleiben.* Es handelt sich um eine selbständige Knochenkrankheit, die röntgenologisch als „Knochenzyste" imponiert und aufgrund ihres klinischen Bildes den „tumorähnlichen Knochenläsionen" zugeordnet wird. Oft stellt die Läsion einen Zufallsbefund dar; außer leichten ziehenden Schmerzen, Belastungsschmerz und einer leichten Schwellung treten meist keine weiteren Symptome auf. An den unteren Extremitäten bildet sich eine Coxa vara aus. Eine Spontanfraktur kann auf die Krankheit aufmerksam machen. Die Läsion beginnt in den Metaphysen, wenn Röhrenknochen befallen sind, und breitet sich gegen die Diaphysen hin aus. Die Kortikalis wird von innen her arrodiert und buchtet sich nach außen aus; das Periost bleibt erhalten; hier kommt es zu einer subperiostalen Knochenneubildung. Durch das ständige Wachstum der Läsion erfolgt eine starke Auftreibung des befallenen Knochenabschnittes, der instabil ist und sich unter der Körperlast verbiegt.

Lokalisation (Abb. 653).

Die Knochenherde können monostotisch oder polyostotisch auftreten, wobei die Verteilung im Gesamtskelett eine gewisse Systematik erkennen läßt. Wir unterscheiden einen diffusen monostotischen Typ, einen monomelen Typ, einen unilateralen Typ und einen bilateralen Typ. Die fibröse Dysplasie ist eine der häufigsten tumorösen Rippenläsionen, wobei es sich meistens um einen Einzelherd handelt. Bei der monostotischen Form sind vorwiegend Rippen, Schädel, Kiefer, proximaler Femur und proximale Tibia befallen. Die polyostotische Form hat meistens Herde in Scapula, Humerus, Femur und Tibia. Es können manchmal mehr als 50 Herde gleichzeitig nachgewiesen werden.

Altersverteilung (Abb. 654).

Es handelt sich immer um eine Erkrankung des kindlichen Skeletts; die meisten Fälle machen sich im Alter zwischen 5 und 15 Jahren bemerkbar und bevorzugen das weibliche Geschlecht. Manche Fälle sind asymptomatisch und werden während der Kindheit oder Jugend nicht entdeckt; sie stellen dann im höheren Lebensalter einen Zufallsbefund dar.

In den langen Röhrenknochen führt die fibröse Dysplasie zu starken Skelettverformungen (hirtenstabartige Verkrümmung des Femurhalses und -schaftes mit Coxa vara) und in 85% der Fälle zu pathologischen Frakturen. Serumkalzium- und -phosphatspiegel sind normal; die alkalische Serumphosphatase kann leicht erhöht sein. Manchmal ist eine fibröse Knochendysplasie – vor allem bei Mädchen – mit Pigmentflecken der Haut, neurologischen Affektionen und Pubertas praecox kombiniert (sog. *Albright-Syndrom*). Die Prognose ist quoad vitam gut. Vor Abschluß des Skelettwachstums schreitet die Krankheit in Schüben fort, wobei sich die Knochenherde vergrößern und neue Herde auftreten können. Mit der Pubertät kommt der Wachstumsprozeß bei der monostotischen Form meistens zum Stillstand; die polyostotische Form kann auch nach der Pubertät noch progredient sein.

Das Röntgenbild und das entsprechende makroskopische Präparat einer monostotischen Knochendysplasie einer Rippe sind in den Abb. 95 und 96 zu sehen (s. S. 58).

In **Abb. 655** sieht man den typischen **Röntgenbefund** einer fibrösen Dysplasie des Schenkelhalses: Man erkennt eine zentral im Knochen gelegene Zyste *(1)*, die von einer Randsklerose *(2)* scharf begrenzt ist. Die Kortikalis ist in diesem Bereich von innen her verschmälert, jedoch erhalten. Das Innere ist aufgehellt und wird von schmalen trabekulären Strukturen durchzogen. Die Läsion erstreckt sich intramedullär auf den proximalen Femur *(3)*, der deutlich aufgetrieben ist. Hier zeigt das Innere eine verwaschene wolkige („mattglasartige") Verdichtung.

Im **Röntgenbild** der **Abb. 656** sieht man eine fibröse Dysplasie im proximalen Radius *(1)*, die diesen Knochenabschnitt kolbig aufgetrieben hat. Das Innere dieses Herdes ist diffus verschattet, die Kortikalis von innen her arrodiert und hochgradig verschmälert. Die Läsion hat sich weit ausgedehnt und fast die gesamte proximale Hälfte des Radius befallen. Eine Periostreaktion ist nicht ersichtlich; die Kortikalis ist außen glatt, was auf Gutartigkeit hinweist.

Fibröse Knochendysplasie (Jaffe-Lichtenstein) 333

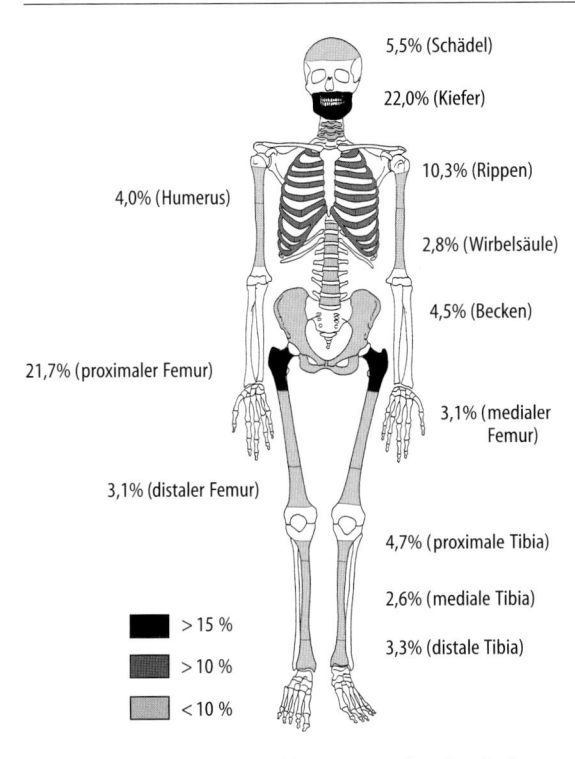

5,5% (Schädel)
22,0% (Kiefer)
10,3% (Rippen)
4,0% (Humerus)
2,8% (Wirbelsäule)
4,5% (Becken)
21,7% (proximaler Femur)
3,1% (medialer Femur)
3,1% (distaler Femur)
4,7% (proximale Tibia)
2,6% (mediale Tibia)
3,3% (distale Tibia)

> 15 %
> 10 %
< 10 %

Abb. 653. Lokalisation der fibrösen Knochendysplasie (419 Fälle); sonstige: 12,2%

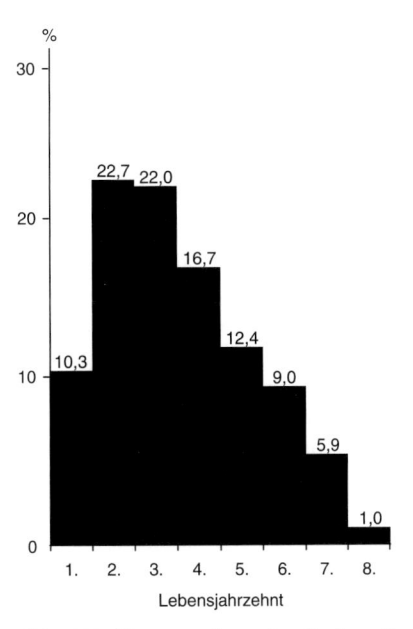

Abb. 654. Altersverteilung der fibrösen Knochendysplasie (419 Fälle)

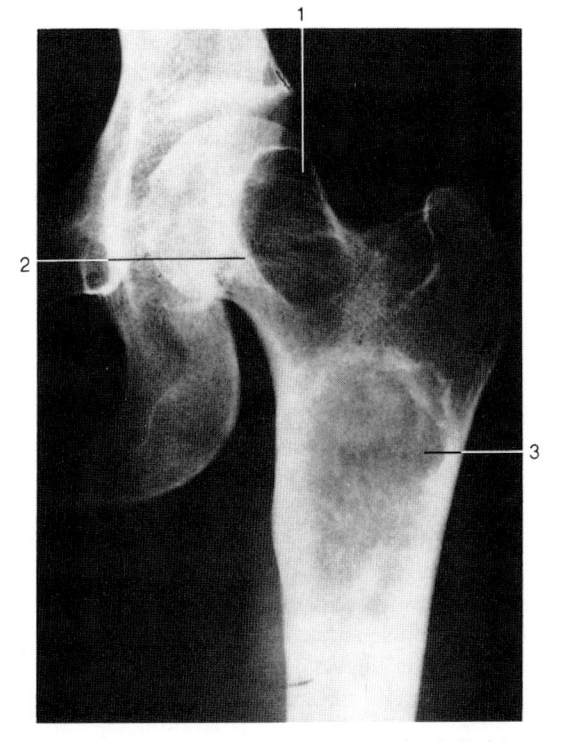

Abb. 655. Fibröse Knochendysplasie (Schenkelhals)

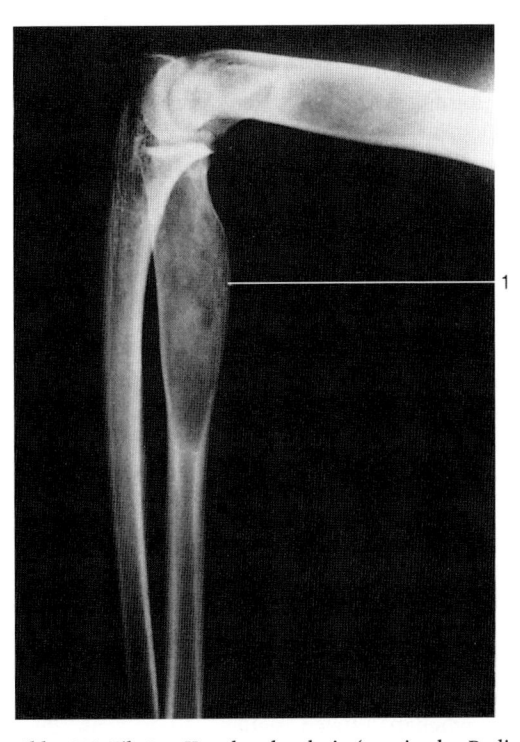

Abb. 656. Fibröse Knochendysplasie (proximaler Radius)

Die zystische Knochendestruktion durch eine fibröse Knochendysplasie kann in einem langen Röhrenknochen als umgrenzter intraossärer Osteolyseherd meist in der Metaphyse oder seltener in der Diaphyse auftreten; vor allem im Femur kann der Destruktionsprozeß sich jedoch gewaltig ausdehnen und manchmal zwei Drittel des Femurs erfassen. In **Abb. 657** ist eine solche fibröse Knochendysplasie im **Röntgenbild** des proximalen Femurs abgebildet: Es handelt sich um ein 7jähriges Kind, bei dem der Prozeß progredient ist. Er hat zu einer plumpen Auftreibung und Verbreiterung des Schenkelhalses *(1)* und angrenzenden Femurschaftes *(2)* geführt. Der Femurwinkel *(3)* erscheint abgeflacht. Im Innern des Knochens erkennt man eine diffuse wolkige Verschattung mit Aufhellungen, wobei trabekel- und septenartige Verdichtungen *(4)* der Läsion ein polyzystisches Aussehen verleihen. Man spricht von einem „mattglasartigen" Aussehen des Knochenherdes. Die Kortikalis ist an manchen Stellen von innen her arrodiert und verschmälert, an anderen Stellen reaktiv verbreitert und sklerosiert. Sie ist jedoch überall intakt; man erkennt außen eine etwas wellige, scharfe Begrenzungslinie ohne Verbreiterung des Periostes oder knöcherne Periostreaktion.

Wie das **histologische Bild** der **Abb. 658** erkennen läßt, liegt in einem solchen Herd anstelle des normalen, lamellär geschichteten Spongiosaknochens ein faserreiches kollagenes Bindegewebe vor *(1)*, welches in Strängen und Wirbeln angeordnet ist. Das Bindegewebe ist verhältnismäßig zellarm und oft netzartig angelegt; in einigen Bezirken findet sich eine storiforme oder steuerradartige Anordnung, wie sie in fibrösen Histiozytomen (s. S. 337) angetroffen wird. Das Bindegewebe wird von nur wenigen Kapillaren *(2)* durchzogen. In der Übersicht sind zahlreiche, überaus schlanke Knochenbälkchen auffällig, die in gleichen Abständen zueinander im Bindegewebe verteilt sind. Es handelt sich um geflechtartig aufgebaute Faserknochenbälkchen *(3)*, die meist nicht oder nur gering verkalkt sind. Sie sind oft abgewinkelt oder haken- und hufeisenförmig gebogen oder bilden regelrechte Kreise. Dadurch entsteht ein überaus dekoratives Gewebebild, das wie eine ornamentreiche Tapete wirkt. Im Gegensatz zum ossifizierenden Knochenfibrom (s. S. 330) sind den Faserknochenbälkchen keine Osteoblasten angelagert. Die Knochenstrukturen gehen direkt aus dem stromalen Bindegewebe hervor. Gelegentlich können Riesenzellen, myxoide Degenerationsherde und metaplastische Knorpelherde vorkommen.

In **Abb. 659** sieht man das **histologische Bild** einer fibrösen Knochendysplasie in stärkerer Vergrößerung. Das Grundgewebe besteht aus einem spindelzelligen Bindegewebe mit teils dicht, teils locker gelagerten kollagenen Fasern *(1)*, die immer wieder kleine Wirbel bilden. Eingelagert sind ganz unregelmäßig angeordnete Faserknochenbälkchen *(2)*, die reichlich kleine Osteozyten enthalten. Vereinzelt beobachtet man im Bindegewebe einige mehrkernige Riesenzellen *(3)*. Insgesamt ist das Gewebe nur sehr schwach vaskularisiert. Gewebespalten *(4)* in der Nachbarschaft der Knochenbälkchen sind artifiziell bei der histologischen Verarbeitung entstanden. Auffällig sind jedoch Reihen von kleinen Zellen mit dunklen rundlichen Kernen *(5)*, bei denen es sich wahrscheinlich um kleine inaktive Osteoblasten handelt. Solche Strukturen werden gelegentlich bei der fibrösen Dysplasie angetroffen, wobei die Abgrenzung zum ossifizierenden Knochenfibrom (s. S. 331) schwierig sein kann. Im allgemeinen fehlen jedoch den Faserknochenbälkchen der fibrösen Dysplasie angelagerte aktivierte Osteoblasten; die Knochenbälkchen haben gewöhnlich auch keine Osteoidsäume.

Das charakteristische **histologische Bild** einer fibrösen Knochendysplasie ist in **Abb. 660** wiedergegeben: Man erkennt ein faserreiches kollagenes Grundgewebe *(1)*, in dem in wechselnder Dichte Fibrozyten und Fibroblasten gelegen sind. Diese haben schlanke ovale, isomorphe Kerne; Mitosen kommen nicht vor. Nur vereinzelt beobachtet man eine hindurchziehende Kapillare *(2)*. Die Faserknochenbälkchen sind großteils schlank und abgebogen *(3)*, teils aber auch breit und plump *(4)*. Bei einigen kurzen, rundlichen Knochenstrukturen *(5)* handelt es sich um Querschnitte durch sagittal verlaufende Knochenbälkchen. Osteoblastenreihen fehlen; das Bindegewebe geht direkt in die Faserknochenbälkchen über. In seltenen Fällen werden in einer fibrösen Knochendysplasie metaplastische Knorpelherde, die gelegentlich auch sehr ausgedehnt sein können, beobachtet. Hierbei stellt sich die Frage nach einem primären Knorpeltumor als Zweitgeschwulst. Die Bedeutung dieser chondromatösen fibrösen Knochendysplasie ist bislang nicht abgeklärt. Gewöhnlich hat die fibröse Dysplasie eine gute Prognose; maligne Entartungen wurden nach Bestrahlungen beschrieben und sind spontan ungewöhnlich.

Fibröse Knochendysplasie (Jaffe-Lichtenstein) 335

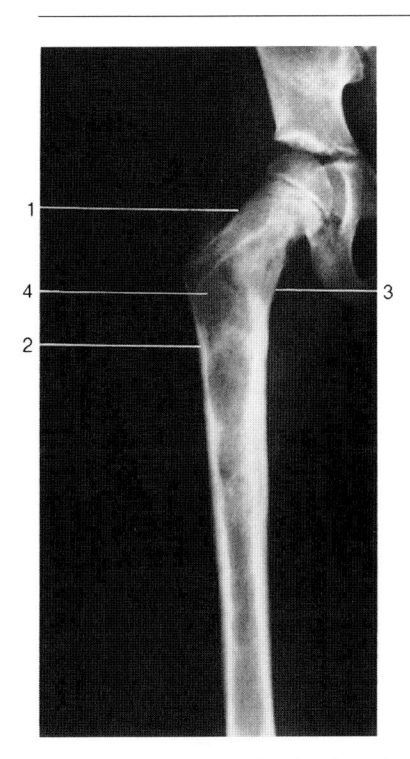

Abb. 657. Fibröse Knochendysplasie (proximaler Femur)

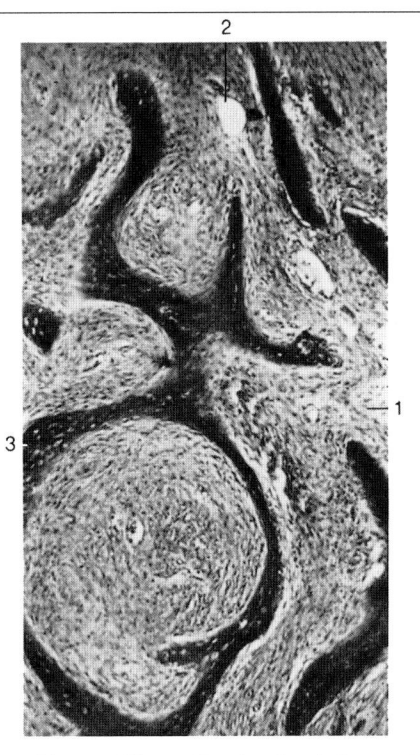

Abb. 658. Fibröse Knochendysplasie, van Gieson, 25×

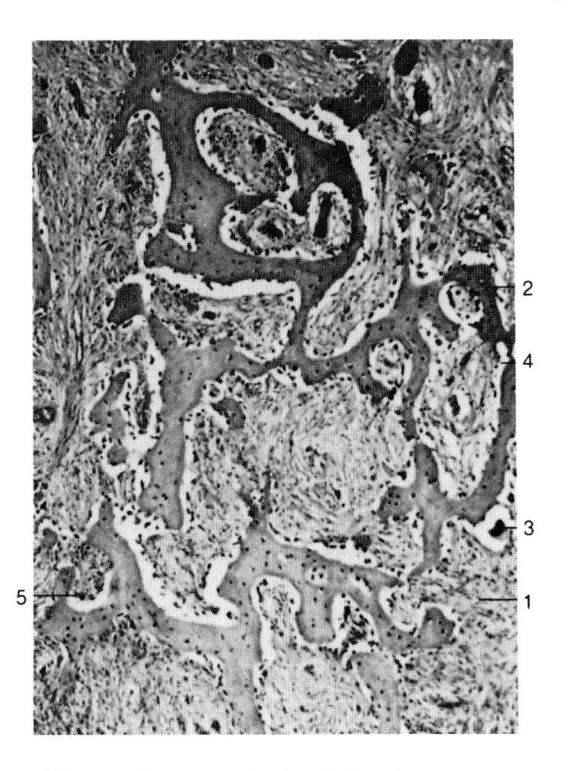

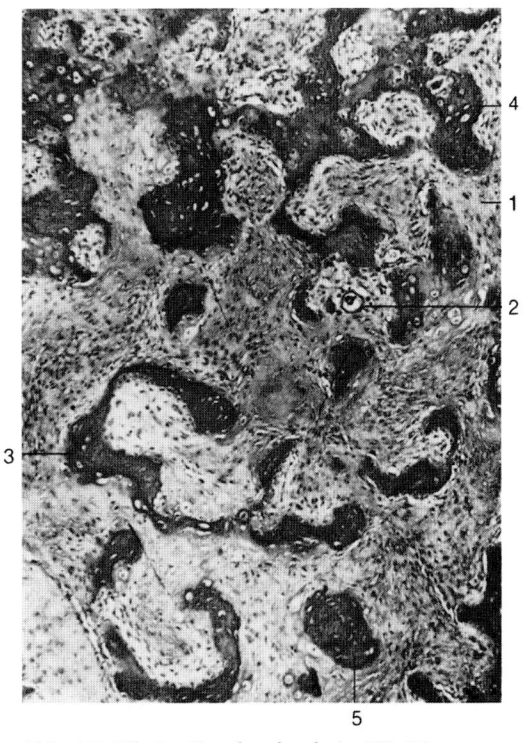

Abb. 659. Fibröse Knochendysplasie; HE, 30×

Abb. 660. Fibröse Knochendysplasie; HE, 25×

Desmoplastisches Knochenfibrom
(ICD-O-DA-M-8823/1)

In seltenen Fällen kann eine fibromatöse Knochengeschwulst ein lokal aggressives Wachstum aufweisen, ohne daß Metastasen auftreten. Es handelt sich hierbei um einen semimalignen Knochentumor. *Das desmoplastische Knochenfibrom ist ein sehr seltener benigner oder semimaligner Knochentumor, der aus einem kollagenfaserreichen, zellarmen Bindegewebe besteht und ein lokal destruktives und invasives Wachstum sowie die Neigung zu Rezidiven aufweist, ohne daß Metastasen entstehen.* Der Tumor wurde in jedem Lebensalter, vorwiegend jedoch bei Jugendlichen angetroffen. Hauptlokalisation sind die langen Röhrenknochen; es können aber auch andere Knochen befallen sein. Leichte Schmerzen und eine lokale Schwellung stellen die spärliche Symptomatik dar. Bisher wurden etwa 90 Fälle in der Literatur beschrieben.

Die **röntgenologischen Veränderungen** bestehen meist in einer großen, oft aggressiven Osteolysezone mit endostealer Arrosion und kortikalen Expansion, worin sich oft eine pathologische Fraktur findet. In **Abb. 661** sieht man einen solchen großen Destruktionsherd im Os sacrum *(1)*: Die normale Knochenstruktur ist in diesem Bereich vollständig aufgelöst; die Kortikalis kommt nicht mehr zur Darstellung. An der Innenseite der Läsion findet sich eine diskrete Randsklerose *(2)*, die buchtig erscheint. Der Osteolyseherd wird von schmalen Knochentrabekeln in zystenartige Räume aufgeteilt.

Histologisch beherrscht ein faserreiches kollagenes Bindegewebe das Bild. In **Abb. 662** erkennt man das tumoröse Bindegewebe, in dem zahlreiche Fibroblasten liegen, die kleine rundliche oder ovale, isomorphe Kerne besitzen. Es besteht keine Hyperchromasie der Kerne; Mitosen sind sehr selten. Das Tumorgewebe wird von nur wenigen Gefäßen *(1)* durchzogen. Man beobachtet darin manchmal einige plumpe Knochenbälkchen *(2)*, die großteils zerstört sind. Es handelt sich hierbei um ortsständige Knochenstrukturen, die von dem Tumor zerstört werden; eine tumoröse Knochenbildung fehlt. Läsionen mit kleinen Tumorzellkernen sollen häufiger rezidivieren als mit großen Kernen. Insgesamt besteht eine große Ähnlichkeit mit einer proliferativen Fibromatose oder einem Desmoid. Bei Hyperchromasie und Polymorphie der Kerne kann die Abgrenzung zu einem Fibrosarkom des Knochens (s. S. 347) schwierig oder unmöglich sein.

Benignes fibröses Histiozytom
(ICD-O-DA-M-8832/0)

Histiozytäre Zellelemente können sowohl in fibrösen Knochenläsionen (nicht-ossifizierendes Knochenfibrom, s. S. 322, Xanthofibrom, s. S. 326) als auch in Knochengranulomen (eosinophiles Knochengranulom, Histiozytose X, s. S. 204) auftreten. *Das benigne fibröse Histiozytom ist eine primäre Knochengeschwulst, die im Markraum entsteht und in der Histiozyten sowohl Speicherfunktion als auch die Fähigkeit zur Bildung kollagener Fasern haben, die eine storiforme Anordnung aufweisen.* Während diese Geschwulst in den Weichteilen relativ häufig angetroffen wird, ist sie im Knochen selten. Hauptlokalisation sind Femur und Tibia; es können aber auch alle anderen Knochen befallen sein. Dabei findet sich die Läsion meist in den Diaphysen.

In **Abb. 663** ist das **Röntgenbild** eines benignen fibrösen Histiozytoms zu sehen, das im Humerusschaft gelegen ist *(1)*. Man erkennt einen unregelmäßigen osteolytischen Destruktionsherd, der im Markraum entstanden ist und von innen her in die Kortikalis eingedrungen ist. Die Kortikalis ist jedoch nicht durchbrochen; eine Periostreaktion fehlt. Im Tomogramm ist der Osteolyseherd zwar gut markiert, ohne daß hier eine Randsklerose sichtbar ist. Eine solche Randsklerose kann jedoch auch vorhanden sein.

Im **histologischen Bild** der **Abb. 664** sieht man ein zellreiches Tumorgewebe mit kollagenen Fasern, die ein storiformes Gewebemuster bilden. Neben Fibrozyten *(1)* und Fibroblasten *(2)* beherrschen Histiozyten *(3)* das Bild. Sie besitzen große rundlich-ovale oder gebuchtete Kerne und ein helles Zytoplasma, in dem oft auch Lipide gespeichert sein können (Schaumzellen). Die Zellkerne sind ganz isomorph und haben meist einen Nukleolus. Mitosen kommen praktisch nicht vor. Innerhalb des Tumorgewebe werden nur wenige zartwandige Kapillaren angetroffen. In manchen Histiozytomen werden auch benigne Riesenzellen in ungleichmäßiger Verteilung beobachtet.

Bisher gibt es keine Hinweise darauf, daß ein benignes fibröses Histiozytom in ein malignes Histiozytom umgeschlagen ist. In Einzelfällen wurde die Entstehung eines Osteosarkoms in einem benignen fibrösen Histiozytom beschrieben. Abgesehen von diesen außerordentlich seltenen Ausnahmen handelt es sich um eine absolut gutartige Knochengeschwulst, die nach chirurgischer Ausräumung meist ausheilt.

Benignes fibröses Histiozytom 337

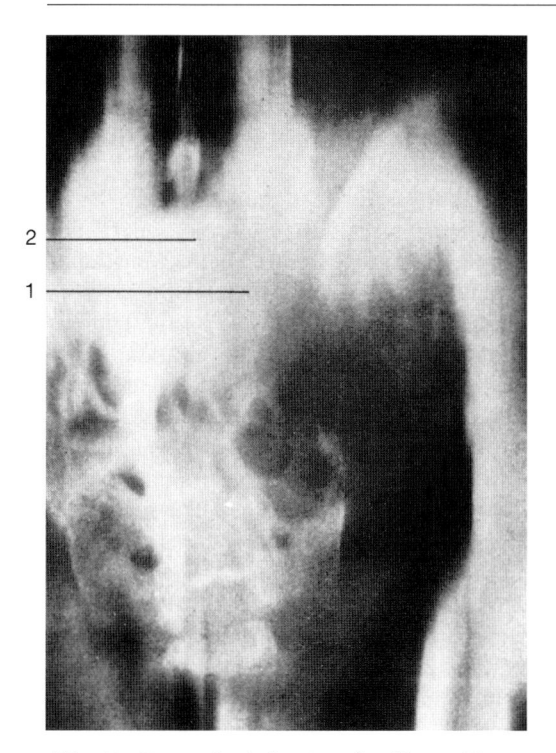

Abb. 661. Desmoplastisches Knochenfibrom (Os sacrum)

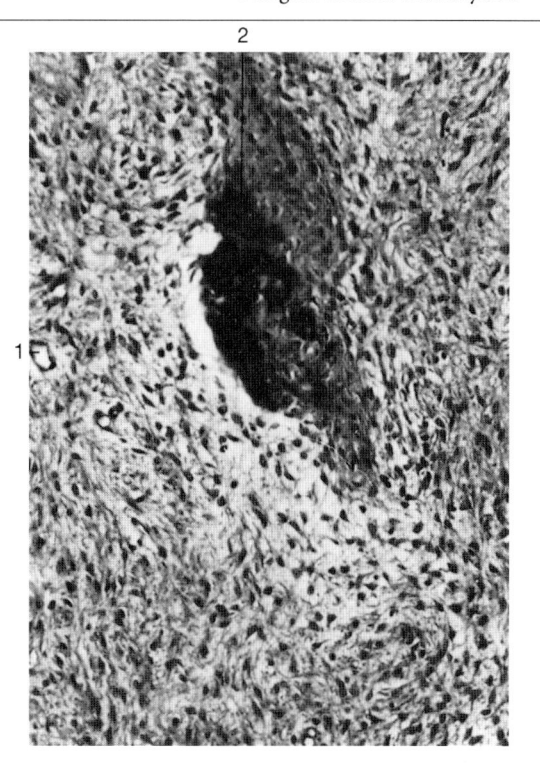

Abb. 662. Desmoplastisches Knochenfibrom; HE, 64×

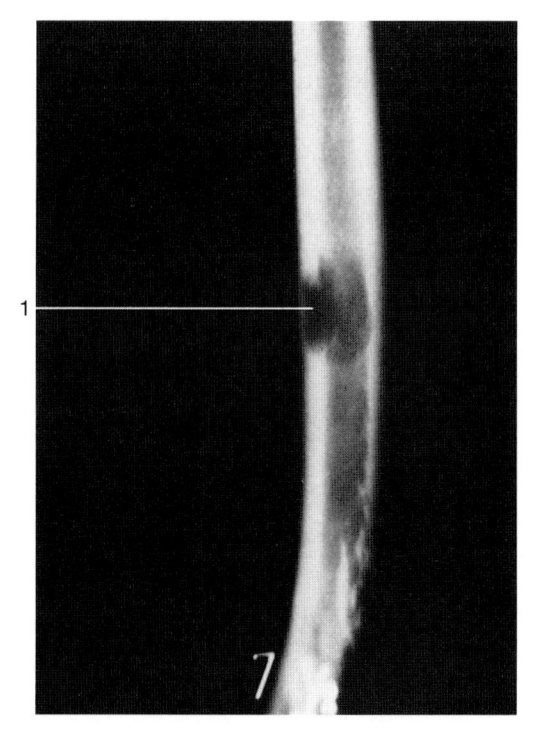

Abb. 663. Benignes fibröses Histiozytom (Humerusschaft, Tomogramm)

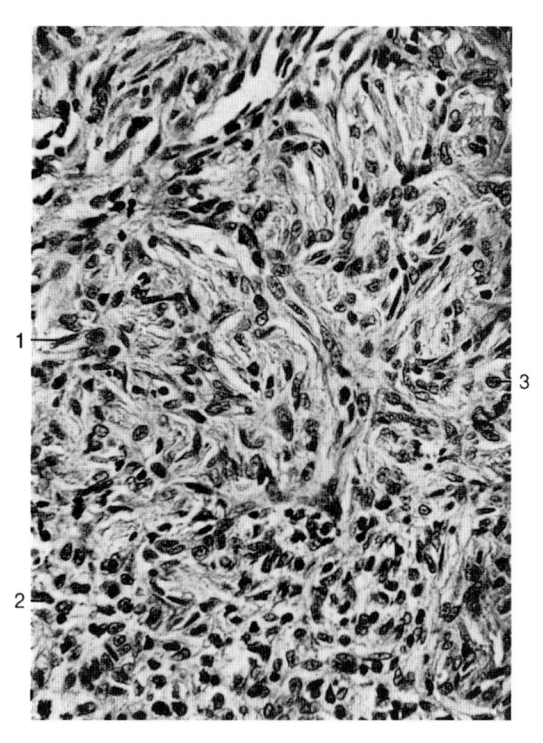

Abb. 664. Benignes fibröses Histiozytom; HE, 100×

Malignes fibröses Histiozytom (ICD-O-DA-M-8830/3)

Das maligne fibröse Histiozytom wurde erst 1972 als eigenständiger Knochentumor erkannt. Die meisten Histiozytome wurden durch retrospektive histologische Studien herausgearbeitet, wobei diese Tumoren ursprünglich als anaplastische Fibrosarkome oder Osteosarkome klassifiziert worden waren. *Es handelt sich um eine maligne primäre Knochengeschwulst mit fibroblastischer und gleichzeitig histiozytischer Ausdifferenzierung, die im Markbindegewebe eines Knochens entsteht und ein weniger aggressives Wachstum aufweist als das Osteosarkom oder Fibrosarkom.* Eine gleichartige Geschwulst in den Weichteilen ist schon länger bekannt. Bisher wurden über 500 maligne fibröse Histiozytome beschrieben, wobei mehrere in alten Knocheninfarkten (s. S. 180), vereinzelt auch im Bereich von Prothesen, entstanden sind.

Lokalisation (Abb. 665). Maligne fibröse Histiozytome wurden in den verschiedensten Knochen beobachtet. Häufigste Lokalisation ist die Knieregion mit Befall der proximalen Tibia, des distalen Femurs und der proximalen Fibula. Der Tumor wurde jedoch auch in Humerus, Radius, Ulna, Becken, Wirbelsäule und in den Kiefer- und Schädelknochen beschrieben. Der Tumor ist gewöhnlich solitär; es können jedoch vereinzelt mehrere Läsionen gleichzeitig vorhanden sein. Multizentrische Läsionen wurden in Femur + Wirbelsäule, Femur + Wirbelsäule + Rippe sowie in Os ilium + Rippen beschrieben.

Altersverteilung (Abb. 666). Diese maligne Knochengeschwulst kann in jedem Lebensalter auftreten, wobei die meisten Fälle im 5.–7. Lebensjahrzehnt angetroffen werden. Unser jüngster Patient war 11 Jahre alt, der älteste 94 Jahre. Das Durchschnittsalter liegt um 50 Jahre und ist damit deutlich höher als bei Patienten mit einem Osteosarkom.

Der Tumor macht sich meistens durch eine langsam zunehmende lokale Schwellung und Schmerzen bemerkbar. In manchen Fällen können diese Symptome einige Monate bis zu 3 Jahren bestehen, bevor der Tumor entdeckt wird. Die Laboruntersuchungen sind unauffällig (normale alkalische Phosphatase). Es wird allerdings über eine große Anzahl von pathologischen Frakturen im Tumorbereich berichtet. Außer in Verbindung mit einem Knocheninfarkt und selten mit einer Prothese (z. B. Hüfttotalendoprothese) wurden Herde eines malignen fibrösen Histiozytoms in Osteosarkomen und entdifferenzierten Chondrosarkomen sowie bei Vorliegen einer Ostitis deformans Paget nachgewiesen.

Das **Röntgenbild** des malignen fibrösen Histiozytoms zeichnet sich durch eine unscharf begrenzte Osteolysezone exzentrisch im Markraum des Knochens aus, die zu einer endostealen Arrosion der Kortikalis geführt hat. Die Läsion entwickelt sich meist in einer Metaphyse und kann sich in die Epiphyse ausbreiten; auch Schaftläsionen kommen vor. Der Knochen kann leicht aufgetrieben sein. Die knochenbildende Periostreaktion ist minimal, selbst wenn ein Kortikalisdurchbruch erfolgt ist. In **Abb. 667** sieht man ein malignes fibröses Histiozytom im rechten proximalen Femur. Dieser Tumor hatte zu einer pathologischen Schenkelhalsfraktur geführt, die zunächst osteosynthetisch stabilisiert worden war; man kann noch deutlich die Lage der Winkelplatte an der sie umgebenden Knochenreaktion erkennen *(1)*. Der Tumor ist im Trochanterbereich entstanden und hat in breiter Front die Kortikalis durchbrochen *(2)*. Sowohl im Markraum als auch in der Kortikalis finden sich konfluierte Osteolyseherde, die auf das aggressive Tumorwachstum hinweisen. Die unregelmäßigen Strukturverdichtungen *(3)* dürften auf die vorangegangene Fraktur zurückzuführen sein; denn im Histiozytom treten keine Verkalkungen oder reaktive Knochenbildungen auf. Der Tumor hat sich bis weit in den Femurschaft ausgedehnt *(4)*.

In **Abb. 668** findet sich eine umfangreiche Zerstörung der Knochenstrukturen in der gesamten proximalen Tibia. Auffällig ist eine große intraossäre Verdichtungszone *(1)* mit rundlichen Skleroseherden im Randbereich. Hierbei handelt es sich um einen alten Knocheninfarkt. Der gesamte Tibiakopf hingegen wird von einzelnen und konfluierten Osteolyseherden *(2)* durchsetzt, die auch in der Kortikalis zu finden sind *(3)*. Eine Periostreaktion ist nicht erkennbar. Der Knochen ist nur leicht aufgetrieben. In diesem Fall hat sich im Bereich eines Knocheninfarktes ein malignes fibröses Histiozytom entwickelt. Das Röntgenbild weist alle Kriterien der Malignität auf. Die radiologischen Strukturen des Knocheninfarktes sind nur noch undeutlich vorhanden; sie sind von der mottenfraß-ähnlichen Knochendestruktion des malignen Histiozytoms überlagert. Da das maligne fibröse Histiozytom kein pathognomonisches Röntgenbild hervorruft, muß die endgültige Diagnose durch Biopsie erbracht werden.

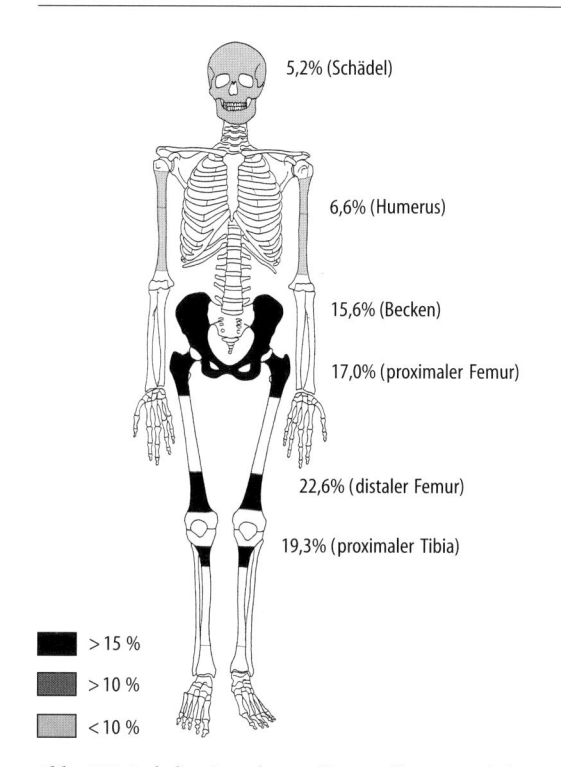

5,2% (Schädel)
6,6% (Humerus)
15,6% (Becken)
17,0% (proximaler Femur)
22,6% (distaler Femur)
19,3% (proximaler Tibia)

■ > 15 %
▨ > 10 %
▢ < 10 %

Abb. 665. Lokalisation der malignen fibrösen Histiozytome (212 Fälle); sonstige: 13,7%

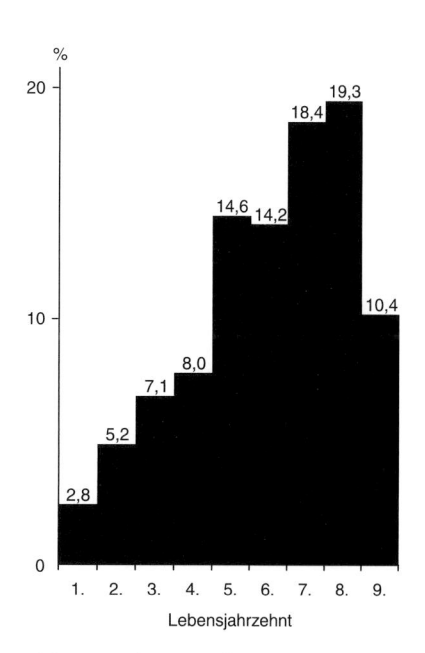

Abb. 666. Altersverteilung der malignen fibrösen Histiozytome (212 Fälle)

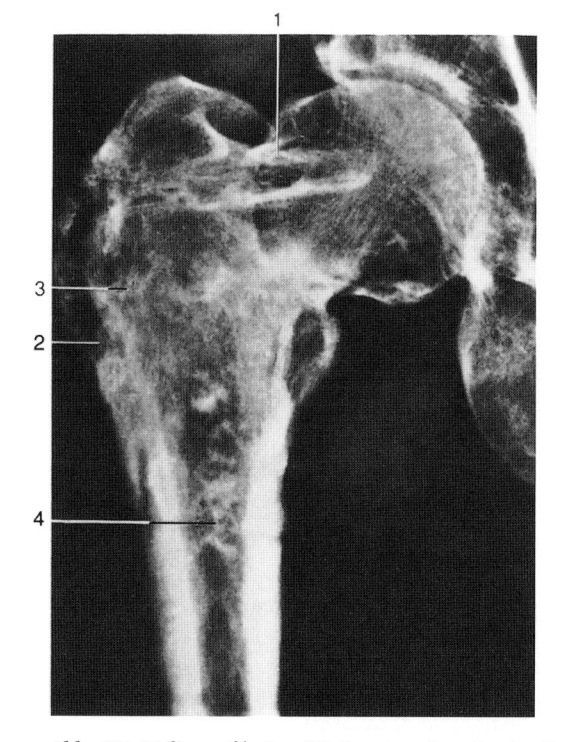

Abb. 667. Malignes fibröses Histiozytom (proximaler Femur)

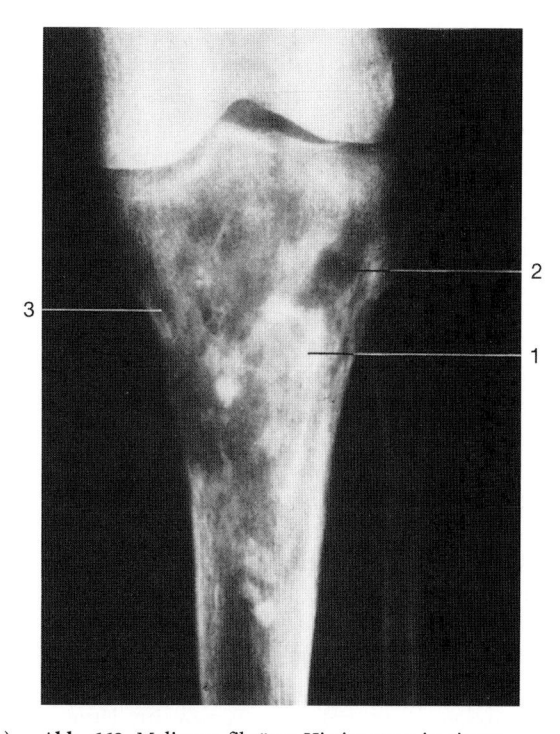

Abb. 668. Malignes fibröses Histiozytom in einem Knocheninfarkt (proximale Tibia)

Ein malignes fibröses Histiozytom kann auch in Schaftmitte eines langen Röhrenknochens gelegen sein. In der **Röntgenaufnahme** der **Abb. 669** sieht man einen solchen Destruktionsherd in Schaftmitte des Humerus *(1)*. Man sieht hier eine fleckige Osteolyse, die sich in der Spongiosa ausbreitet und auch die Kortikalis an einer Seite *(2)* zerstört hat. Eine Periostreaktion ist noch nicht ersichtlich; der lange Röhrenknochen ist auch in diesem Bereich außen glatt begrenzt und nicht aufgetrieben. Der Destruktionsherd wird von keiner Randsklerose umgeben; er ist ganz unscharf begrenzt. Eine solche Knochenläsion im Röntgenbild weist auf einen malignen Knochentumor hin, dessen Identität unbedingt durch histologische Untersuchung einer Knochenbiopsie abgeklärt werden muß. Bei einigen malignen fibrösen Histiozytomen existiert in der Peripherie eine Randsklerose, die auf ein langsameres Wachstum des Tumors hinweist. Die Prognose solcher Tumoren ist damit jedoch nicht besser; auch bei sklerotisch markierten malignen fibrösen Histiozytomen wurden innerhalb von 2 Jahren Lungenmetastasen festgestellt. Bei etwa 15% der Patienten mit einem malignen fibrösen Histiozytom wurden pathologische Frakturen angetroffen. In einigen malignen Histiozytomen waren fleckige Verkalkungen und zonale Verknöcherungen hervortretende röntgenologische Strukturen.

Es handelt sich um einen proliferierenden und destruktiv wachsenden Tumor, der das autochthone Knochengewebe zu einer mächtigen reaktiven Knochenneubildung anregt. Infolgedessen ist in der Umgebung eines malignen fibrösen Histiozytoms mit einer starken Aktivitätsanreicherung im **Knochenszintigramm** zu rechnen. In **Abb. 670** sieht man im Bereich des malignen Tumors des rechten Humerusschaftes eine starke Aktivitätsanreicherung *(1)*, die weitaus größer ist als der röntgenologisch sichtbare Tumor (**Abb. 669**). Dies liegt daran, daß das dem Tumor angrenzende autochthone Knochengewebe infolge seines reaktiven Umbaues die Radionukleotide aufnimmt und photographisch wiedergibt. Damit werden die Grenzen für eine en-bloc-Resektion des Tumors im Gesunden recht gut markiert. Eine auffällige Aktivitätsanreicherung ist auch im proximalen Humerus und Schultergelenk ersichtlich *(2)*, die durch zusätzliche radiologische Untersuchungen abgeklärt werden muß. Ein kausaler Zusammenhang zwischen dem malignen Tumor im Humerusschaft *(1)* und der Aktivitätsanreicherung im Schultergelenk muß nicht bestehen. Es können Knochenumbauvorgänge im Schultergelenk aus anderer Ursache ausgelöst sein.

Histologisch besteht das maligne fibröse Histiozytom aus einem sehr zellreichen Tumorgewebe, in dem keine Osteoidablagerungen oder Knochenbildungen vorhanden sind. In **Abb. 671** sieht man dicht gepackte Histiozyten, die teils in Längsrichtung *(1)*, teils in Querrichtung *(2)* ausgerichtet sind. Dieses Gewebemuster ist sehr charakteristisch für das maligne fibröse Histiozytom. Es handelt sich bei den histiozytären Tumorzellen um deutlich polymorphe Zellen unterschiedlicher Größe, die teils blasige Kerne mit prominenten Nukleolen *(3)* besitzen. Viele Kerne sind stark hyperchromatisch *(4)* und weisen pathologische Mitosen auf. Eingestreut sind auch mehrkernige histiozytäre Tumorzellen *(5)*. Neben Histiozyten werden auch zahlreiche Fibroblasten *(6)* angetroffen, die ebenfalls polymorphe und hyperchromatische Kerne besitzen und Tumorzellen sind. Sie bilden in wechselnder Menge Kollagenfasern, die zwischen den Tumorzellen abgelagert sind. In einigen Arealen kann eine faserreiche Fibrose des Tumorgewebes mit einem storiformen Gewebemuster vorliegen; es können Zonen ähnlich einem Fibrosarkom (s. S. 347) vorkommen. Andere Areale enthalten nur wenige diskrete Kollagenfasern oder sind frei von Kollagenfasern und bestehen ausschließlich aus dichten Ansammlungen pathologischer Histiozyten.

Bei **stärkerer Vergrößerung** kommt in **Abb. 672** die histiozytische Natur des Tumorgewebes deutlicher hervor. Die Histiozyten haben große, unterschiedlich geformte und blasige Kerne *(1)*, in denen oft kräftige Nukleolen sichtbar sind *(2)*. Manche Kerne haben mehrere Nukleolen *(3)*. Die Kerne sind unterschiedlich groß und deutlich polymorph. Das Zytoplasma ist breit; die Zellgrenzen sind unscharf und verwaschen. Im Zentrum sieht man eine histiozytäre Riesenzelle *(4)*, die eine pathologische Mitose aufweist. Manchmal lassen sich im Zytoplasma der Histiozyten phagozytierte Partikel (z. B. Hämosiderin oder Erythrozyten) beobachten. In einem solchen histiozytenreichen Areal des Tumors finden sich nur wenige feine Kollagenfasern *(5)*. Es besteht ein polymorphzelliges Tumorgewebe mit mehr oder weniger zahlreichen atypischen Mitosen, was einen malignen Tumor anzeigt.

Malignes fibröses Histiozytom 341

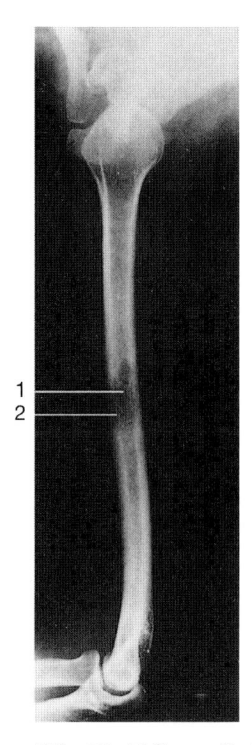

Abb. 669. Malignes fibröses Histiozytom (Humerusschaft)

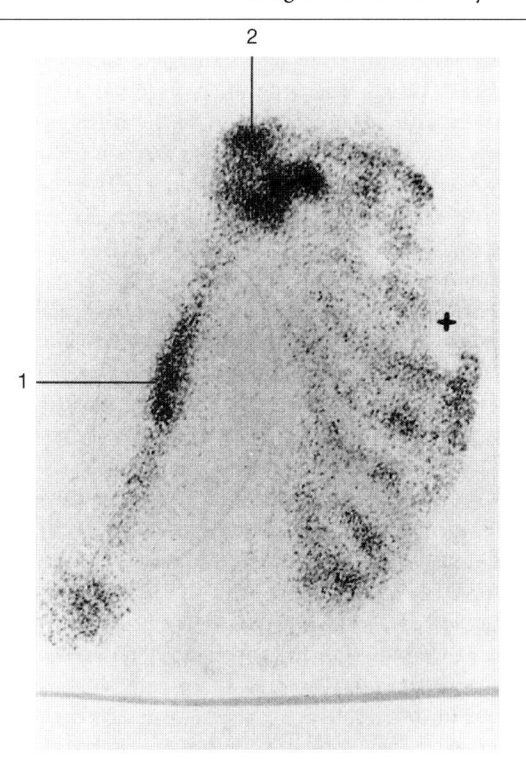

Abb. 670. Malignes fibröses Histiozytom (Humerusschaft, Szintigramm)

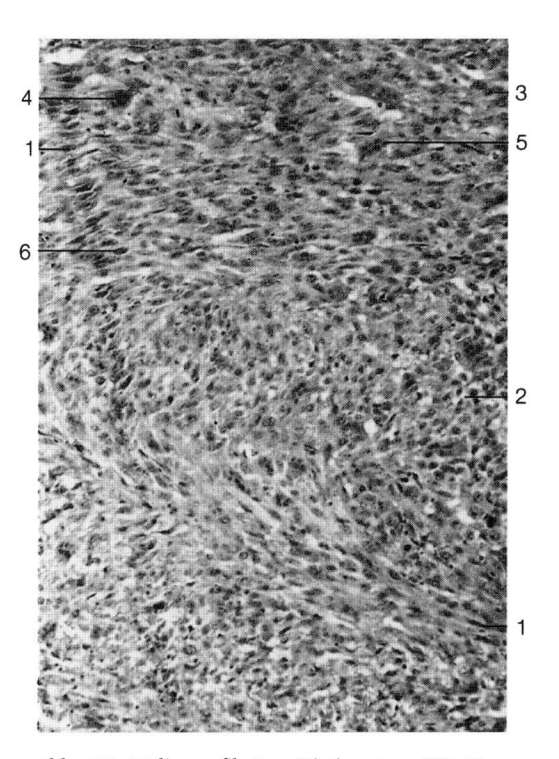

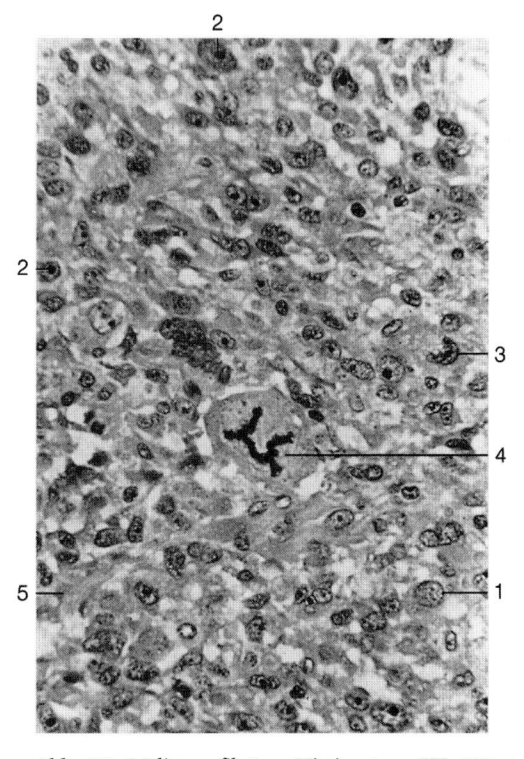

Abb. 671. Malignes fibröses Histiozytom; HE, 51×

Abb. 672. Malignes fibröses Histiozytom; HE, 100×

Das **histologische Bild** der malignen fibrösen Histiozytome kann außerordentlich variabel sein, so daß zahlreiche andere Läsionen in die differentialdiagnostische Überlegung gezogen werden müssen. Die entscheidenden histologischen Kriterien sind: 1. eine Vermischung von biphasischen Zellen (Histiozyten, Fibroblasten) mit fibroblastischen und histiozytischen Ausdifferenzierungen, 2. ein sog. „storiformes" (= mattenartiges) Gewebemuster, 3. Zellen mit zytologischen Kriterien der Malignität. Solche Kriterien – nämlich polymorphe und hyperchromatische Kerne, pathologische Mitosen – werden häufiger in den histiozytischen Bezirken des Tumors angetroffen. Es ist wichtig, die histiozytische Natur der Tumorzellen mit der Fähigkeit zur Phagozytose (Eisen, Lipide) und zur Differenzierung in Fibroblasten zu erkennen.

In **Abb. 673** sieht man ein sehr zellreiches malignes fibröses Histiozytom, in dem ein lockeres Netz von Kollagenfasern in geflechtartiger Anordnung zu erkennen ist, wodurch ein storiformes Gewebemuster entsteht. Schon bei schwacher Vergrößerung sind zwei Zellpopulationen ersichtlich, die miteinander vermischt sind: Man erkennt spindelige Fibroblasten mit länglichen Kernen *(1)*, die Kollagenfasern bilden. Eingestreut oder in Gruppen zusammenliegend finden sich Histiozyten *(2)* mit großen rundlichen oder gebuchteten Kernen und reichlich Zytoplasma. Es werden stets in wechselnder Anzahl mehrkernige histiozytäre Riesenzellen *(3)* angetroffen. Auffällig sind die unterschiedliche Größe und Hyperchromasie der Zellkerne, was zusammen mit pathologischen Mitosen den malignen Charakter der Geschwulst anzeigt.

In **Abb. 674** liegt ein faserreiches malignes fibröses Histiozytom vor, in dem das kennzeichnende storiforme Gewebemuster sehr deutlich zur Darstellung kommt. Die locker gelegenen Kollagenfasern bilden Wirbel *(1)* und sind mattenartig miteinander verwoben. Trotz der bestehenden Kernpolymorphie lassen sich Fibroblasten *(2)* deutlich von den histiozytären Zellelementen *(3)* unterscheiden. Wieder sind einige mehrkernige Riesenzellen *(4)* eingestreut.

Bei **starker Vergrößerung** sind in **Abb. 675** in einem vorwiegend histiozytischen Histiozytom mit geringer Fibrogenese die sehr stark ausgeprägte Kernpolymorphie und -hyperchromasie am auffälligsten und für den malignen Charakter der Geschwulst kennzeichnend. Es finden sich polymorphkernige, gestreckte Spindelzellen *(1)* neben großen polymorphkernigen Histiozyten *(2)*, die ein helles, teils schaumiges Zytoplasma haben. In solchen Tumoren finden sich gehäuft auch Schaumzellkomplexe. Die Tumorzellen haben oft große Ähnlichkeit mit Lipoblasten, wodurch die histologische Abgrenzung zu einem Liposarkom schwierig und manchmal unmöglich sein kann.

In **Abb. 676** liegt eine **starke Vergrößerung** aus einem malignen fibrösen Histiozytom vor, in dem die Faserbildung der Fibroblasten stärker ausgeprägt ist. Durch den Verlauf der Kollagenfasern in verschiedene Richtungen *(1)* entsteht das kennzeichnende storiforme Gewebemuster. In diesem Tumor ist die Kernpolymorphie nur wenig ausgeprägt. Gegenüber den sehr schlanken Fibroblastenkernen mit dichtem Chromatinbestand *(2)* haben die histiozytären Zellelemente mehr ovale oder rundliche Kerne mit lockerer Chromatinverteilung *(3)*. Einige Histiozyten haben reichlich eosinophiles Zytoplasma *(4)* und erinnern an Muskelzellen; andere haben ein wabiges oder schaumiges Zytoplasma *(5)*.

Beim Überwiegen der Spindelzellen mit reichlich Kollagenfaserbildung muß **differentialdiagnostisch** ein Fibrosarkom des Knochens (s. S. 344) ausgeschlossen werden. Herde mit uniformen Histiozyten lassen an ein histiozytisches Lymphom oder an ein Hodgkin-Lymphom (s. S. 376) denken, wenn die Histiozyten den Sternbergschen Riesenzellen ähnlich sind. Herde von epitheloiden Histiozyten können einer Karzinommetastase sehr ähnlich sehen. Zahlreiche mehrkernige Riesenzellen in einem pleomorphen spindelzelligen Stroma lassen ein malignes Osteoklastom (s. S. 351) möglich erscheinen. Wenn die Histiozyten in Gruppen um Gefäße angeordnet sind oder die Gefäße durch eine einzige histiozytäre Zellage begrenzt werden und dazwischen ein fibröses Stroma liegt, kommen ein Hämangioperizytom oder ein Hämangioendotheliom (s. S. 396) in Frage. Die extrazelluläre Matrix im Histiozytom kann große Ähnlichkeit mit Osteoid haben, so daß die Unterscheidung zwischen einem malignen fibrösen Histiozytom und einem anaplastischen Osteosarkom sehr schwer oder unmöglich sein kann. Diese große Fülle differentialdiagnostischer Möglichkeiten machen die Diagnostik vor allem anhand einer Knochenbiopsie problematisch. Es ist durchaus möglich, daß bioptisch ein malignes fibröses Histiozytom diagnostiziert wird, das sich später am Operationsmaterial als Osteosarkom entpuppt.

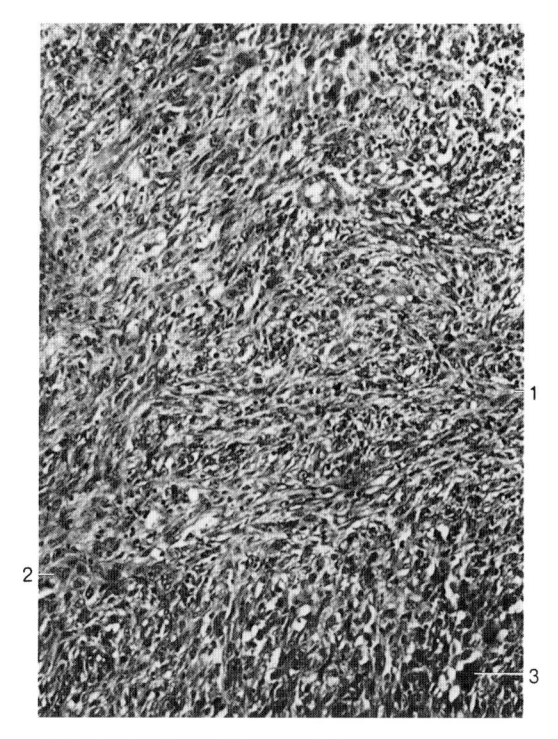

Abb. 673. Malignes fibröses Histiozytom; HE, 25×

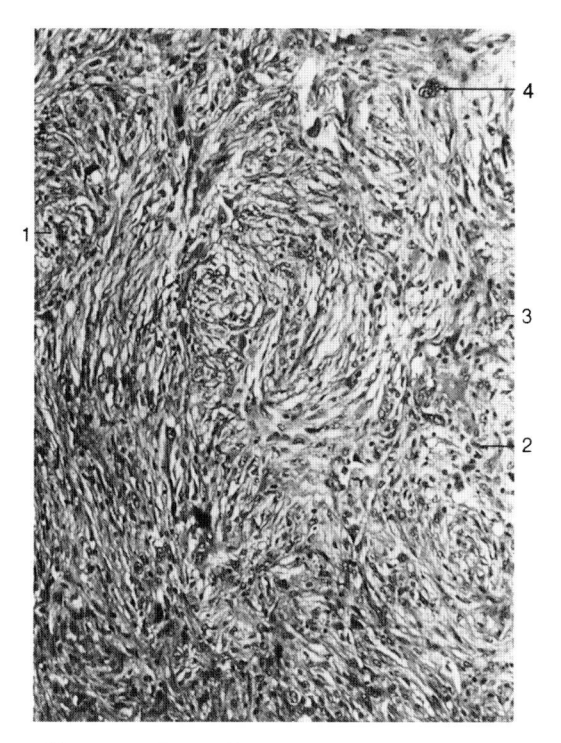

Abb. 674. Malignes fibröses Histiozytom; HE, 40×

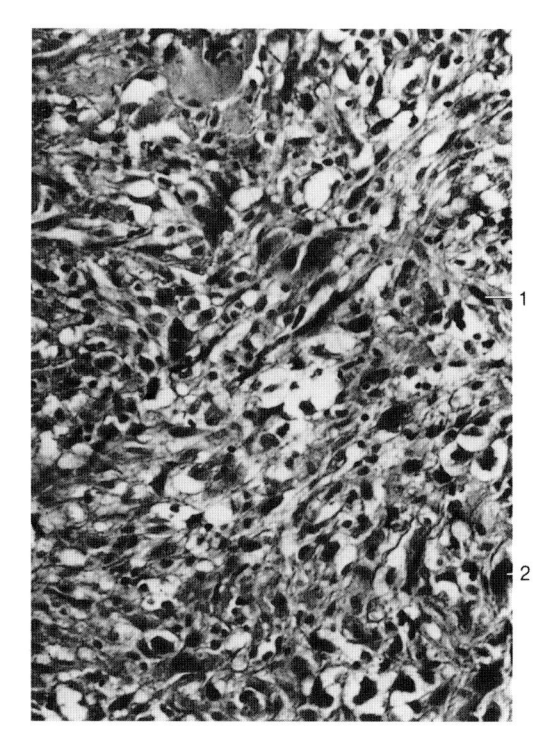

Abb. 675. Malignes fibröses Histiozytom; HE, 64×

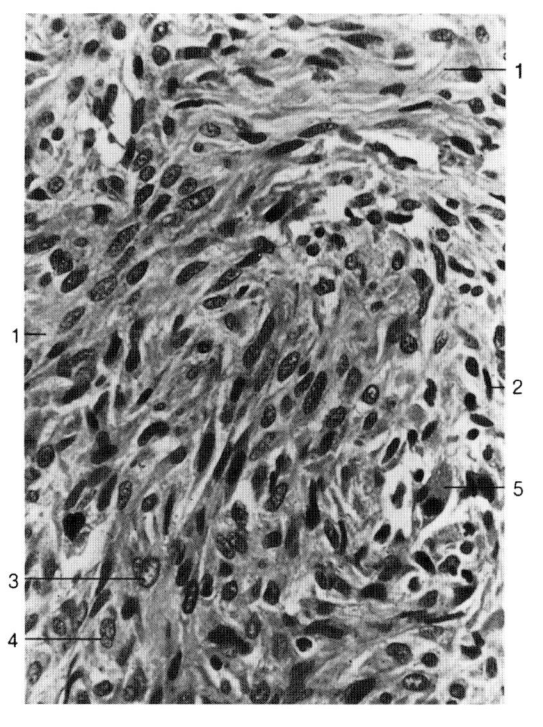

Abb. 676. Malignes fibröses Histiozytom; HE, 100×

Fibrosarkom des Knochens (ICD-O-DA-M-8810/3)

Aus dem Bindegewebe des Skelettes können sich maligne Geschwülste entwickeln, die mit gleichartigen Sarkomen der Weichteile strukturell übereinstimmen. *Das Fibrosarkom des Knochens ist eine maligne primäre Knochengeschwulst, die meistens im Markraum eines Knochens entsteht und histologisch aus einem sarkomatösen Bindegewebe besteht, in dem keine tumorösen Knochen-, Osteoid- oder Knorpelstrukturen ausdifferenzieren.* Unter den malignen Knochentumoren hat diese Geschwulst eine relativ günstige Prognose. Sie führt lokal zu einer starken Knochenzerstörung, was röntgenologisch als Osteolyseherd imponiert. Histologisch kann der Tumor so hochdifferenziert sein, daß eine Unterscheidung zu einer gutartigen fibrösen Geschwulst schwierig sein kann. Andererseits können fibrosarkomatöse Areale in anderen malignen Tumoren vorhanden sein (z. B. in einem fibroblastischen Osteosarkom). Mit einem Anteil von etwa 10% ist das Fibrosarkom eine relativ seltene maligne Knochengeschwulst. Etwa 25% der Fibrosarkome entstehen sekundär als Folge einer Bestrahlung des Knochens. Derartige Geschwülste können sich auch in der Kortikalis oder im Periost entwickeln.

Lokalisation (Abb. 677). Eindeutige Prädilektionsorte sind die langen Röhrenknochen, besonders die unteren Extremitäten. Hier finden sich 68,5% der Fibrosarkome, wovon 45,2% in der Knieregion lokalisiert sind. Es können jedoch auch alle anderen Knochen betroffen sein, wobei es sich aber meistens um Einzelbeobachtungen handelt. Innerhalb der langen Röhrenknochen sind vorwiegend die Metaphysen betroffen. Damit hat der Tumor eine ähnliche Lokalisation wie das Osteosarkom (s. S. 288). Der Tumor kann jedoch auch im Bereich der Diaphysen entstehen. Einige Fibrosarkome nehmen vom periostalen Bindegewebe ihren Ausgang. Bei multiplen ossären Fibrosarkomen muß abgeklärt werden, ob es sich nicht um Metastasen eines sarkomatösen Weichteiltumors handelt.

Altersverteilung (Abb. 678). Prädilektionsalter für diese Geschwulst ist das 2. und 3. Lebensjahrzehnt, wo 68% der ossären Fibrosarkome vorkommen – mit einem Altersgipfel im 2. Lebensjahrzehnt mit 43% aller Fälle. Sowohl bei Kindern (6. Lebensjahr) als auch bei Greisen (88. Lebensjahr) wurden derartige Tumoren angetroffen. Das Auftreten auch bei älteren Patienten unterscheidet diese Geschwulst u. a. vom Osteosarkom (s. S. 289).

Die meistens sehr langsam wachsenden Fibrosarkome rufen keine charakteristische Symptomatik hervor. Am häufigsten entwickelt sich eine lokale Schwellung. Es treten intermittierende Schmerzen auf, die jedoch oft so schwach sind, daß sie einige Monate lang bestehen können. Die durchschnittliche Anamnesedauer beträgt 8 Monate. In 14% der Fälle macht eine pathologische Knochenfraktur auf den Tumor aufmerksam.

In **Abb. 679** sieht man das **Röntgenbild** eines Fibrosarkoms der distalen Femurmetaphyse: Man erkennt einen exzentrisch im Knochen gelegenen Osteolyseherd *(1)*, der unscharf begrenzt ist. Eine Randsklerose ist nicht vorhanden. Es findet sich in der Osteolyse keine Innenstruktur. Die angrenzende Kortikalis ist hochgradig verschmälert *(2)* und stellenweise durchbrochen. Auffallend in diesem Fall sind eine Einbuchtung der Kortikalis von außen *(3)* und ein parostealer Tumorschatten in diesem Bereich. Der Tumor hat somit die Kortikalis durchbrochen und ist in die angrenzenden Weichteile penetriert.

Im **Röntgenbild** der **Abb. 680** erkennt man eine große Osteolysezone im Tibiakopf *(1)*, die sowohl die Epiphyse als auch die Metaphyse einbezieht. Sie reicht bis an die knorpelige Gelenkfläche heran *(2)*, ohne daß ein Einbruch in den Kniegelenksraum zu erkennen ist. Die Osteolyse durchdringt den gesamten Durchmesser des Tibia-kopfes und wird von einer breiten Randsklerose *(3)* begrenzt. Die Kortikalis ist zwar verschmälert, jedoch nicht durchbrochen. Eine knöcherne Periostreaktion ist nicht ersichtlich. Im Innern der Osteolyse erkennt man einige spärliche lineare Verdichtungsstrukturen. Die histologische Untersuchung des Tumormaterials zeigte, daß es sich um ein klassisches Fibrosarkom handelt, das aus einem primären Osteoklastom (s. S. 351) hervorgegangen ist. Zur Primärgeschwulst paßt die Lokalisation in der Epiphyse mit Übergang in die Metaphyse. Somit können Strukturen eines Fibrosarkoms durchaus auf dem Boden einer anderen Primärgeschwulst auftreten.

Ein zentrales ossäres Fibrosarkom führt nur selten zu einer Schaftauftreibung durch eine periostale Knochenneubildung; Spicula oder ein Codmansches Dreieck fehlen. In einigen Fällen können kleine Knochensequester im Tumor röntgenologisch eine Osteomyelitis vortäuschen.

Fibrosarkom des Knochens 345

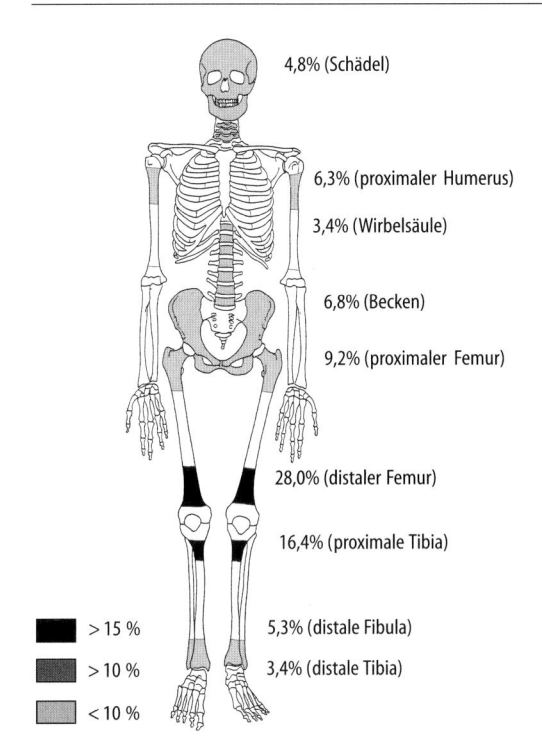

4,8% (Schädel)
6,3% (proximaler Humerus)
3,4% (Wirbelsäule)
6,8% (Becken)
9,2% (proximaler Femur)
28,0% (distaler Femur)
16,4% (proximale Tibia)
5,3% (distale Fibula)
3,4% (distale Tibia)

■ > 15 %
▨ > 10 %
▢ < 10 %

Abb. 677. Lokalisation der ossären Fibrosarkome (207 Fälle); sonstige: 16,4%

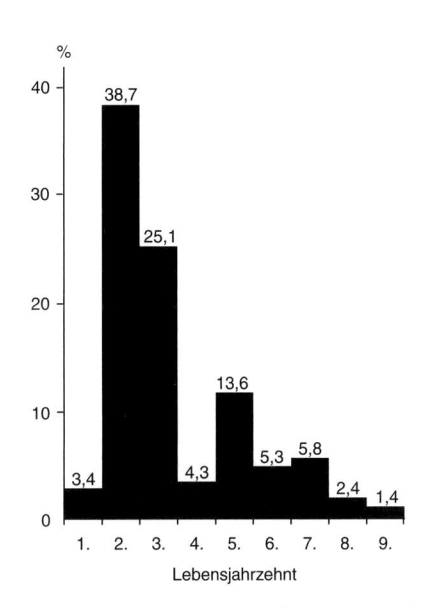

Abb. 678. Altersverteilung der ossären Fibrosarkome (207 Fälle)

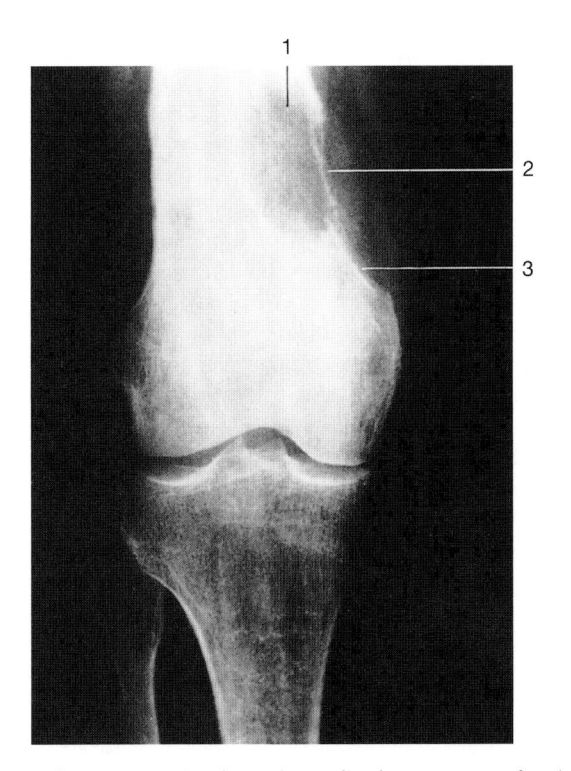

%
40 — 38,7
30 — 25,1
20
10 — 13,6
3,4 — 4,3 — 5,3 — 5,8 — 2,4 — 1,4
0
1. 2. 3. 4. 5. 6. 7. 8. 9.
Lebensjahrzehnt

Abb. 679. Ossäres Fibrosarkom (distale Femurmetaphyse)

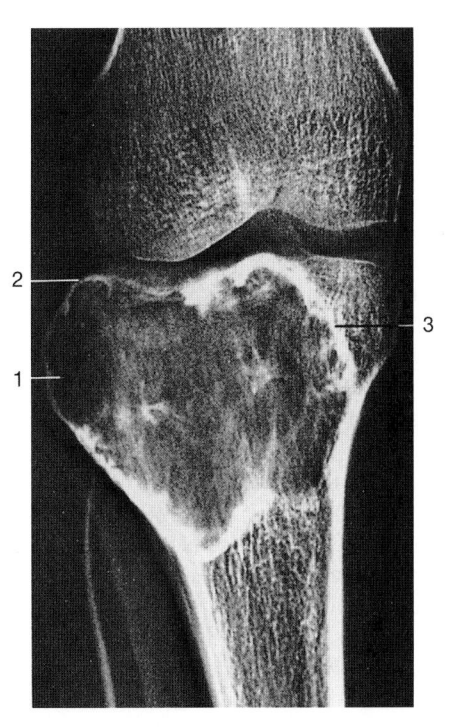

Abb. 680. Ossäres Fibrosarkom (Tibiakopf)

In **Abb. 681** sieht man das **makroskopische Bild** eines Fibrosarkoms, das im periostalen Bindegewebe des distalen Femurs entstanden ist. Der Tumor hat sich in der Fossa poplitea entwickelt: Man blickt von hinten auf den distalen Femur. Deutlich ist die knorpelige Gelenkfläche der Femurkondylen *(1)* zu erkennen. Im Bereich der distalen Femurmetaphyse hat sich ein knolliger Geschwulstknoten entwickelt *(2)*, der weit in die Weichteile hineinragt. Er sitzt von außen dem Röhrenknochen auf, da er aus dem periostalen Bindegewebige hervorgegangen ist. In fortgeschrittenen Fällen führt das Tumorwachstum zur Arrosion der Kortikalis, und es kann auch ein Einbruch in die Knochenmarkshöhle erfolgen. Solche Geschwülste müssen differentialdiagnostisch von einem juxtakortikalen Osteosarkom (s. S. 302) unterschieden werden, was durch histologische Untersuchungen an verschiedenen Stellen der Geschwulst möglich ist. Außen wird der Tumor oft von einer bindegewebigen Pseudokapsel scharf begrenzt, so daß er sich leicht herausschälen läßt. Auf der Schnittfläche findet sich grauweißes oder graurötliches Gewebe von derbelastischer Konsistenz. Eine Knochenbildung läßt sich nicht feststellen. Nekrosen, degenerative myxoide Veränderungen mit Zystenbildungen und Blutungen können das Tumorgewebe durchsetzen und auflockern. Im Frühstadium ist die Diskrepanz zwischen der tastbaren Geschwulstgröße und der bescheidenen Knochenzerstörung charakteristisch. Periostale Fibrosarkome haben einen geringeren Malignitätsgrad als intraossäre.

Histologisch ist das Tumorgewebe mit den Fibrosarkomen der Weichteile identisch. In **Abb. 682** sieht man ein faserreiches Bindegewebe, das in Zügen und Wirbeln angeordnet ist und einen großen Zellreichtum aufweist. Schon bei **schwacher Vergrößerung** fallen viele spindelige Kerne unterschiedlicher Größe auf, die deutlich polymorph erscheinen. Etliche Kerne sind stark hyperchromatisch *(1)* und haben spindelige oder klumpige Formen *(2)*. Gelegentlich haben sich regelrechte mehrkernige Tumorriesenzellen *(3)* entwickelt. Bei Überwiegen der Riesenzellen muß an ein Fibrosarkom gedacht werden, das auf dem Boden einer Riesenzellgeschwulst (Osteoklastom, s. S. 351) entstanden ist (s. auch Abb. 680). Reifere Formen dieses Tumors weisen eine ausgeprägte Kollagenfaserbildung auf; bei den entdifferenzierten Fibrosarkomen können kollagene Fasern sehr spärlich sein oder überhaupt fehlen. Tumorosteoid oder Tumorknochen fehlen, womit eine histologische Unterscheidung zum Osteosarkom (s. S. 288) gegeben ist. Kapilläre Blutgefäße *(4)* sind im Fibrosarkom selten.

Bei **stärkerer Vergrößerung** treten in **Abb. 683** die Polymorphie und Hyperchromasie der Zellkerne stärker hervor. Neben kleinen rundlichen *(1)* und ausgezogenen Zellkernen *(2)* sieht man große dunkle und spindelige Kerne *(3)*. Es werden auch reichlich atypische Mitosen beobachtet. Die polymorphen Kerne liegen in einem kollagenen Fasergerüst, das in Zügen angeordnet ist. Typisch für das Fibrosarkom ist die Anordnung der Tumorzellen in Form eines sog. Fischgrätenmusters *(4)*. Entsprechend der Kernpolymorphie und Gewebsdifferenzierung läßt sich der Tumor in drei verschiedene Malignitätsgrade einteilen, die eine prognostische Aussage erlauben. In **Abb. 683** liegt der Grad II eines Fibrosarkoms vor. Dabei lassen sich keine Osteoidstrukturen und Tumorknochen nachweisen. Stellenweise liegen zwischen den Kollagenfasern einige zartwandige Tumorgefäße.

In **Abb. 684** liegt die **starke Vergrößerung** eines zellreichen Fibrosarkoms vor, in dem die Kollagenfaserbildung spärlich entwickelt ist. Die schmalen ausgezogenen Tumorzellen *(1)* sind charakteristischerweise wieder in „fischgrätenartigen" Zügen und Wirbeln angeordnet. Dazwischen liegen größere tumoröse Fibroblasten mit bizarren und stark hyperchromatischen Kernen *(2)*. Die Kernpolymorphie ist in diesem Gesichtsfeld stark ausgeprägt. Zusätzlich kennzeichnet die Zerstörung des autochthonen Knochengewebes das maligne Tumorwachstum. Differentialdiagnostisch muß das Fibrosarkom vom malignen fibrösen Histiozytom (s. S. 338) unterschieden werden. Hochdifferenzierte Fibrosarkome können leicht als gutartige fibröse Knochenläsion (z. B. fibröse Knochendysplasie, s. S. 332 oder nicht-ossifizierendes Knochenfibrom, s. S. 322) angesprochen werden. Zeichen eines aggressiven Wachstums im Röntgenbild wie im histologischen Schnitt sind bei der Diagnostik mit in Rechnung zu stellen.

Nachdem das maligne fibröse Histiozytom (s. S. 338) vom Fibrosarkom abgetrennt wurde, sind ossäre Fibrosarkome erheblich seltener geworden. Die histologische Unterscheidung kann manchmal nicht einfach sein, da auch Histiozytome eine stärkere Kollagenfaserbildung aufweisen können; Histiozyten lassen sich oft schwer erkennen. Fibrosarkome zeigen ein relativ langsames Wachstum und späte Metastasierung. Ihre Prognose ist deshalb relativ günstig.

Fibrosarkom des Knochens 347

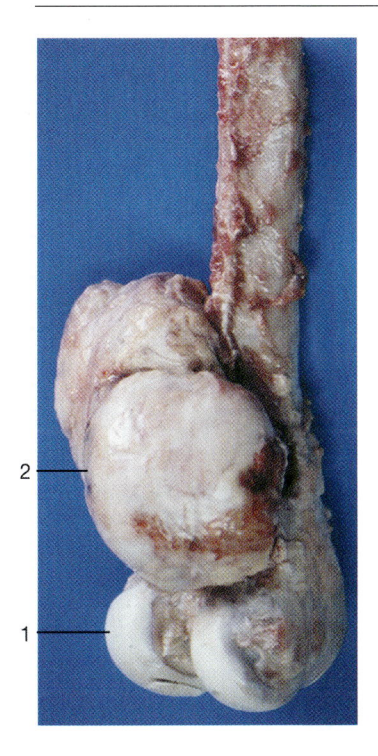

Abb. 681. Periostales Fibrosarkom (distaler Femur)

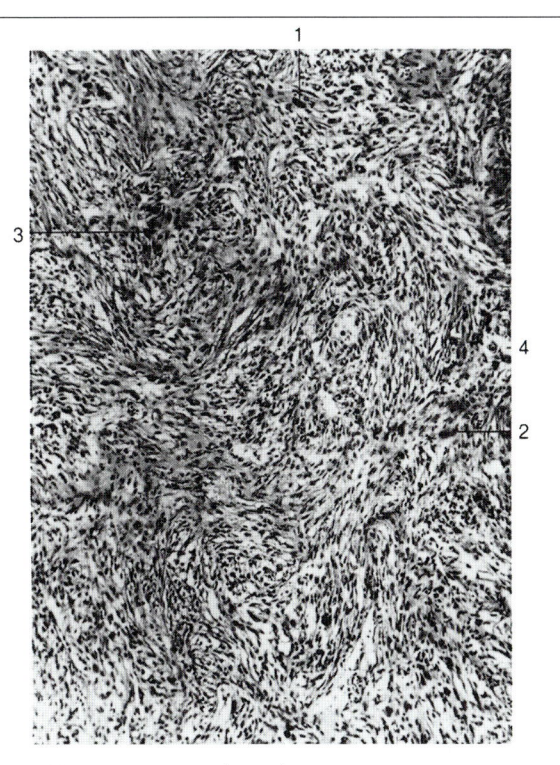

Abb. 682. Ossäres Fibrosarkom; HE, 25×

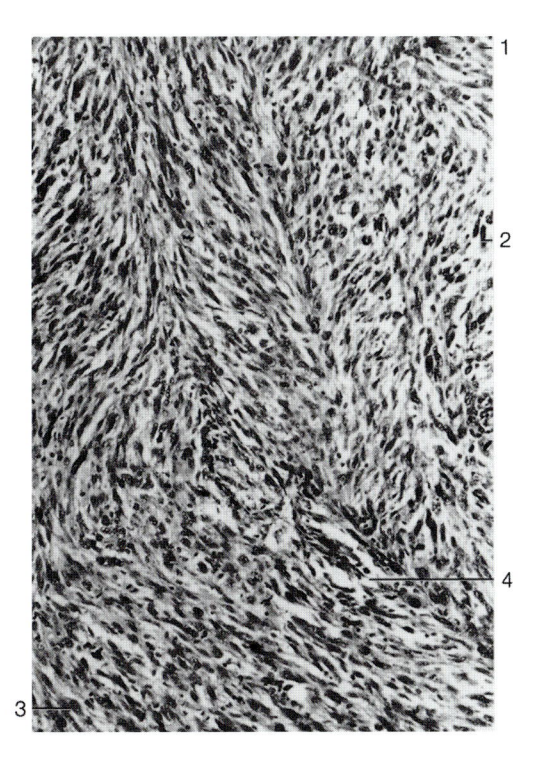

Abb. 683. Ossäres Fibrosarkom; HE, 40×

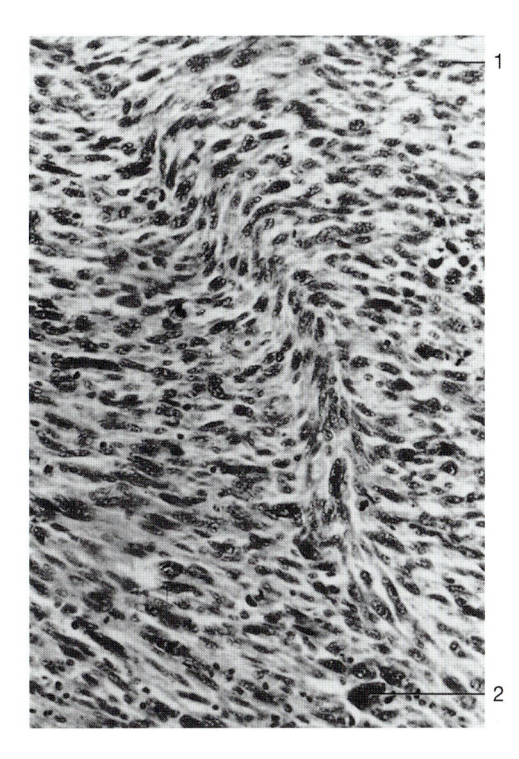

Abb. 684. Ossäres Fibrosarkom; HE, 64×

Die **Röntgenaufnahme** eines ossären Fibrosarkoms ist in **Abb. 685** wiedergegeben: Im linken proximalen Femur findet sich unterhalb der Trochanterenebene ein großer destruktiver Osteolyseherd *(1)*, der im Innern eine diffuse Verschattung und fleckige Aufhellungen aufweist. Hier ist das ursprüngliche Knochengewebe vollständig zerstört. Der Tumor hat sich auch in die Kortikalis ausgebreitet *(2)*, die ebenfalls fleckig aufgelockert und verbreitert ist; sie wölbt sich nach außen vor. Ein solches expansives Tumorwachstum führt zu einem Periostschmerz, was meist symptomatisch auf das maligne Tumorwachstum hinweist. Zum Knocheninnern ist der Tumor im Frühstadium durch eine diskrete Randsklerose zunächst scharf begrenzt *(3)*. Dies zeigt ein zunächst langsames Tumorwachstum an und darf nicht als Zeichen für Gutartigkeit gewertet werden. Die diffuse Destruktion der Kortikalis ist ein Zeichen für Malignität.

Abb. 686 zeigt die **Röntgenaufnahme** eines ossären Fibrosarkoms des Tibiakopfes: In der seitlichen Ansicht ist dieser Knochenabschnitt von fleckigen Verdichtungen *(1)* durchsetzt. Dazwischen sieht man viele feine Osteolyseherde *(2)*. Die Läsion ist unscharf innerhalb des Knochens begrenzt; Randsklerose fehlt. Der Tumor ist in die ventrale Kortikalis *(3)* infiltriert und hat diese ebenfalls zerstört. Dies weist auf einen malignen Tumor hin, was durch eine Knochenbiopsie histologisch abgeklärt werden muß.

In **Abb. 687** sieht man das klassische **histologische Bild** eines Fibrosarkoms, wie es sich sowohl in den Weichteilen als auch primär im Knochen entwickeln kann. Das gesamte Tumorgewebe besteht aus einem ziemlich uniformen Bindegewebe, das teils geflechtartig, teils strähnig und teils wirbelig angeordnet ist. Es enthält in unterschiedlicher Dichte viele Spindelzellen, die unterschiedlich große und deutlich polymorphe Kerne enthalten. Einige Kerne sind schlank und spindelig ausgezogen *(1)*, andere sind groß und plump *(2)*. Alle Kerne sind außerordentlich hyperchromatisch. Die Anzahl von pathologischen Mitosen ist wechselnd; im hochdifferenzierten Fibrosarkom kommen sie spärlich vor, in anaplastischen Tumoren sind sie reichlich. Das Zytoplasma der Tumorzellen ist spärlich und unscharf begrenzt. Im Tumor sieht man das sog. „Fischgrätenmuster" *(3)*, das für Fibrosarkome sehr charakteristisch ist. Durch den Verlauf paralleler Faserbündel in verschiedenen Richtungen und Ebenen sind die Tumorzellen unterschiedlich angeschnitten: Manche Faserbündel sind parallel getroffen *(4)*, andere finden sich im Querschnitt getroffen *(5)*. Die Menge an Kollagen wechselt in den einzelnen Fibrosarkomen: Gewöhnlich werden nur wenige zarte Kollagenfasern zwischen den Tumorzellen beobachtet; manchmal finden sich auch breite Kollagenfasern, die auch hyalinisiert sein können. Innerhalb des Tumors kommt es zu keiner Ausbildung von Tumorosteoid oder Tumorknochen. Darin unterscheidet sich das ossäre Fibrosarkom vom Osteosarkom (s. S. 288). Die originären Knochenbälkchen sind völlig zerstört, so daß röntgenologisch ein Osteolyseherd besteht. Lediglich in den Randzonen eines intraossären Fibrosarkoms kann es zu einer reaktiven Neubildung von Faserknochenbälkchen kommen, die jedoch nicht Produkt des Tumors sind und sich histomorphologisch deutlich von Tumorknochenbälkchen unterscheiden.

Bei **starker Vergrößerung** kommt in **Abb. 688** der Pleomorphismus der Tumorzellen sehr deutlich zum Ausdruck. Man sieht hier viele kleine rundliche Zellen *(1)* und daneben längliche spindelige Zellen *(2)*. Einige Zellen besitzen sehr große polymorphe und dunkle Kerne *(3)* oder gar bizarre Riesenkerne *(4)*. Sehr deutlich kommt in dieser Aufnahme das sog. „Fischgrätenmuster" *(5)* zur Darstellung, das Fibrosarkome charakterisiert. Zwischen den Tumorzellen liegt ein nur spärlich entwickeltes Kollagenfasernetz. Tumorosteoid und Tumorknochen müssen im Biopsiematerial histologisch ausgeschlossen werden, um die Diagnose eines ossären Fibrosarkoms stellen zu können.

Dieser Tumor weist gewöhnlich ein relativ langsames Wachstum und eine relativ gute Prognose auf. Bei kleinen Fibrosarkomen ohne Infiltration der Weichteile genügt eine weite en-bloc-Exzision; bei ausgedehntem Tumorwachstum ist eine Amputation erforderlich. Die operative Entfernung des Tumors ist die einzige wirksame Therapie. Eine Bestrahlung kommt nur palliativ bei inoperablen Fällen in Frage; denn der Tumor ist strahlenresistent. Die Wirkung einer Chemotherapie ist fraglich. Die Prognose ist abhängig von der Ausdehnung des Tumors, seiner Lokalisation und dem histologischen Malignitätsgrad. Durchschnittlich liegt die 5-Jahresüberlebenszeit zwischen 28 und 34%. Etwa 20% der Patienten leben länger als 10 Jahre.

Fibrosarkom des Knochens 349

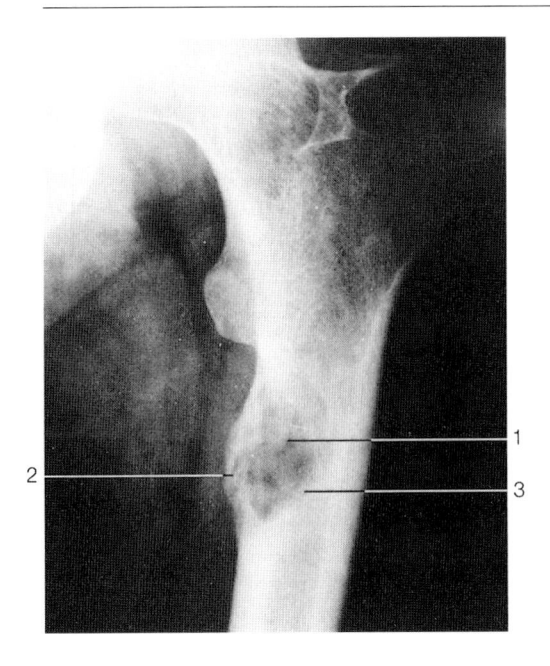

Abb. 685. Ossäres Fibrosarkom (proximaler Femur)

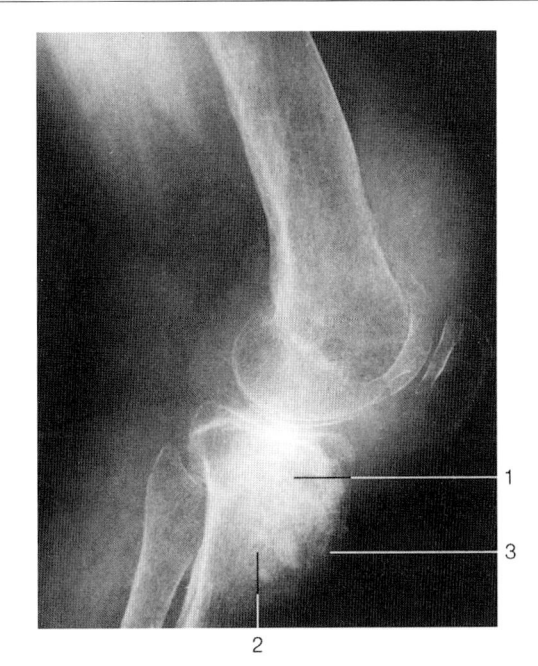

Abb. 686. Ossäres Fibrosarkom (Tibiakopf)

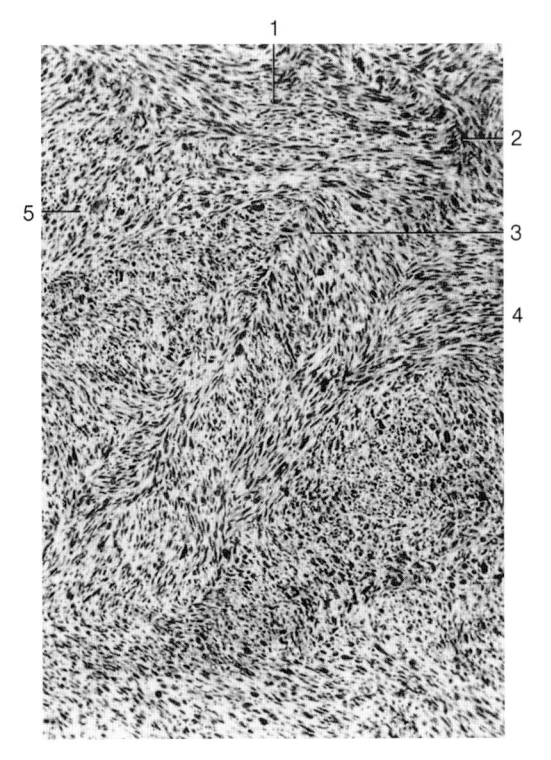

Abb. 687. Ossäres Fibrosarkom; HE, 40×

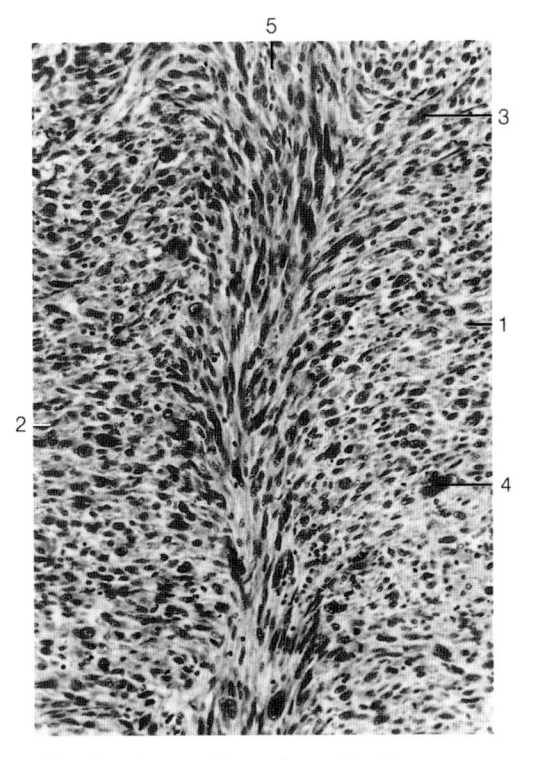

Abb. 688. Ossäres Fibrosarkom; HE, 80×

Fibromatöse Knochentumoren bestehen überwiegend aus bindegewebigen Formationen, die als eigentliches Tumorgewebe gelten. Es werden 12 Entitäten dieser Tumorgruppe zugeordnet. Bei 10 davon handelt es sich um gutartige, bei nur 2 Läsionen um maligne Tumoren. Es ist hierbei nur schwer zwischen „echten" Tumoren und reaktiven Prozessen, den tumorähnlichen Läsionen, zu unterscheiden. Gewiß gehört die fibroblastische Periostreaktion der distalen Femurmetaphyse (s. S. 328) nicht zu den Knochentumoren; da sie jedoch röntgenologisch fälschlich durchaus als ein Tumor imponieren kann, sollte sie bei den bindegewebigen Knochentumoren erwähnt werden. Weitaus häufigster bindegewebiger Knochentumor ist das nicht-ossifizierende Knochenfibrom (s. S. 322), bei dem ein echtes Tumorwachstum jedoch zweifelhaft ist; denn diese harmlose Läsion muß keineswegs operativ behandelt werden und kann sich mit fortschreitendem Lebensalter der Patienten ohne Progression spontan rückbilden oder völlig verknöchern. Dies gilt ebenso für das ossäre Xanthofibrom (s. S. 326) wie auch für den fibrösen Kortikalisdefekt (s. S. 328), beides Varianten des nicht-ossifizierenden Knochenfibroms. Die fibröse Knochendysplasie Jaffe-Lichtenstein (s. S. 332) und auch die osteofibröse Knochendysplasie Campanacci (s. S. 330) gehören sowohl zu den Skelettdysplasien (s. S. 58) als auch zu den tumorähnlichen Knochenläsionen; sie sind keine echten Knochentumoren. Demgegenüber dürfte es sich beim ossifizierenden Knochenfibrom (s. S. 330), dem ossären Fibromyxom (s. S. 326), dem desmoplastischen Knochenfibrom (s. S. 336) und dem benignen fibrösen Histiozytom (s. S. 336) um wirkliche Knochentumoren handeln. – Der Tumorcharakter ist natürlich bei den malignen fibrösen Geschwülsten nicht zu bezweifeln.

Alle diese Läsionen haben ihre typische **Lokalisation** innerhalb des betroffenen Knochens: Die fibröse Knochendysplasie Jaffe-Lichtenstein mag sowohl in den Metaphysen als auch in den Diaphysen lokalisiert sein; die osteofibröse Knochendysplasie Campanacci ist vorwiegend in der Tibiadiaphyse gelegen. Das nicht-ossifizierende Knochenfibrom entsteht in den Metaphysen. Ossifizierenden Knochenfibromen begegnen wir ausschließlich im Kiefer und Gesichtsschädel.

Im **Röntgenbild** zeigen sich die gutartigen bindegewebigen Knochentumoren meist als eine umschriebene Osteolyse mit Randsklerose, die als „Knochenzyste" imponiert. Manchmal stellt die Läsion auch einen Verdichtungsherd dar (z. B. beim ossifizierenden Knochenfibrom). Sie lassen sich radiologisch durchaus als benigne Läsionen erkennen; oft ist daraufhin keine therapeutische Maßnahme erforderlich (z. B. beim nicht-ossifizierenden Knochenfibrom, s. S. 322 oder dem fibrösen Kortikalisdefekt, s. S. 328). Auch die fibroblastische Periostreaktion der distalen Femurmetaphyse (s. S. 328) wird ausschließlich röntgenologisch diagnostiziert. Ein desmoplastisches Knochenfibrom (s. S. 336) und Tumoren mit radiologischen Malignitätskriterien (Fibrosarkom, malignes fibröses Histiozytom) erfordern hingegen eine histologische Abklärung mittels einer Biopsie.

Die meisten Läsionen dieser Tumorgruppe lassen sich **histologisch** leicht diagnostizieren. Schwierig kann die Differentialdiagnose zwischen einem ossären Fibrosarkom und malignen fibrösen Histiozytom sein. Früher (vor etwa 20 Jahren) war das ossäre Fibrosarkom (s. S. 344) ein geläufiger und nicht besonders seltener primärer maligner Knochentumor; heute kennen wir viel häufiger das ossäre maligne fibröse Histiozytom (s. S. 338). Ossäre Fibrosarkome sind jetzt außerordentlich selten geworden. Dabei ist das maligne fibröse Histiozytom eine Geschwulst, dessen Entität umstritten ist. Bezüglich Diagnostik und Therapie hat diese Diskussion jedoch keine Bedeutung.

Therapeutisch ist bei den gutartigen bindegewebigen Knochentumoren meist keine Therapie erforderlich; bei den malignen Geschwülsten dieser Art kommt ausschließlich die chirurgische Entfernung des Tumors in Frage.

Riesenzelltumor des Knochens (Osteoklastom) (ICD-O-DA-M-9250/1)

Die Riesengeschwülste des Knochen werfen besonders große diagnostische und therapeutische Probleme auf. Von ihnen sind vor allem die sog. „braunen Tumoren", die resorptiven Riesenzellgranulome beim Hyperparathyreoidismus darstellen, abzugrenzen (s. S. 87). VIRCHOW reihte die Osteoklastome unter die myelogenen Sarkome; er hob jedoch die nur bedingte Malignität gegenüber dem „Osteoidsarkom" hervor. Zunächst wurden diese Geschwülste in gleicher Weise wie das Osteosarkom behandelt; später sprach man aufgrund günstiger Verlaufskontrollen von einem „benignen Riesenzelltumor". Heute wissen wir, daß die Osteoklastome eine äußerst fragliche Dignität aufweisen. Die Tumoren haben insbesondere nach Bestrahlung eine starke Neigung zur malignen Entartung. Neben diesen sekundären malignen Osteoklastomen sind 10–30% der Riesenzellgeschwülsten primär maligne. Sie zeigen ein lokal destruktives und invasives Wachstum und führen zu Lungenmetastasen. Grundsätzlich sollten alle Osteoklastome als zumindest potentiell maligne eingestuft werden.

Die histogenetische Abstammung dieses Tumortyps ist bisher unbekannt und umstritten. Es wird angenommen, daß die Tumorzellen aus dem nichtosteogenen Bindegewebe des Knochenmarktes hervorgehen, was die oft ausgeprägte fibromatöse Ausdifferenzierung erklärt. Wie jüngere Untersuchungen verschiedener Autoren gezeigt haben, stellen die in diesem Tumor dominierenden mehrkernigen Riesenzellen keine Tumorzellen dar. Die eigentlichen proliferierenden Tumorzellen finden sich im sarkomatösen Stroma dieser Läsion; beim höheren Malignitätsgrad des Osteoklastoms treten die mehrkernigen osteoklastären Riesenzellen mehr in den Hintergrund; sie werden weniger und kleiner, und das sarkomatöse Stroma tritt mehr in den Vordergrund. Somit sind die Bezeichnungen „Osteoklastom" oder „Riesenzellgeschwulst" eigentlich nicht zutreffend. Dennoch werden diese Bezeichnungen für diesen histogenetisch fraglichen Tumor von der WHO weiter anerkannt.

Bei der Riesenzellgeschwulst des Knochens (Osteoklastom) handelt es sich um einen lokal aggressiv wachsenden primären Knochentumor fraglicher oder eindeutig maligner Dignität, der osteolytisch in einer Epiphyse eines Knochens entsteht und histologisch aus einem stark vaskularisierten, spindelzelligen Stroma mit zahlreichen, gleichmäßig verteilten osteoklastären Riesenzellen besteht und stets eine maligne Potenz besitzt. Der Tumor hat einen Anteil von etwa 5% unter sämtlichen primären Knochentumoren. Aufgrund von histologischen Kriterien werden drei verschiedene Differenzierungsgrade unterschieden:

„Benigne Osteoklastome" (Grad I; s. Abb. 695 u. 696) bestehen aus einem lockeren und gefäßreichen Stroma mit zahlreichen gleichförmigen Spindelzellen und vielen mehrkernigen Riesenzellen, die gleichmäßig im Tumor verteilt sind. Die Riesenzellen können über 50 bläschenförmige Kerne enthalten. Mitosen sind selten. Im Tumorgewebe findet sich nur wenig kollagene oder ossäre Zwischensubstanz; Knorpelstrukturen fehlen. In der Umgebung eines Osteoklastoms kann es zur reaktiven Knochenneubildung kommen. – Beim *„semimalignen Osteoklastom"* (Grad II; s. Abb. 697 u. 698) tritt das spindelzellige Stroma mehr in den Vordergrund. Die Spindelzellen weisen eine merkliche Polymorphie ihrer Kerne auf; Kerngröße und Chromatingehalt variieren. Es werden vermehrt Mitosen beobachtet. Die Riesenzellen sind in geringerer Anzahl vorhanden und haben weniger Kerne. – Die *„malignen Osteoklastome"* (Grad III; s. Abb. 699 u. 700) zeigen eine ausgeprägte Zell- und Kernpolymorphie. Das sarkomatöse Stroma beherrscht das Gewebebild, während die Riesenzellen immer mehr in den Hintergrund rücken.

Diese histologische Graduierung findet heute allgemeine Anwendung bei der Diagnostik. Über die biologische Wertigkeit dieser Tumoren ist damit jedoch nichts Sicheres ausgesagt. Unserer Erfahrung nach verhalten sich Osteoklastome stets zumindest als semimaligne Tumoren, da sie alle ein lokal invasives und destruktives Wachstum haben. Darüber hinaus sind Osteoklastome bekannt, die trotz histologisch „benignem" Aussehens Lungenmetastasen herbeigeführt haben, obwohl sich das Tumorbild nicht sarkomatöse umgewandelt hatte. Der histologische Differenzierungsgrad ermöglicht somit nur bedingt prognostische Rückschlüsse. Die sog. „gutartigen" Osteoklastome (Grad I u. II) stellen etwa 15% aller gutartigen Knochentumoren dar; etwa 0,5% aller Knochensarkome sind eindeutig maligne Osteoklastome.

Es muß unbedingt berücksichtigt werden, daß osteoklastäre Riesenzellen in großer Anzahl in verschiedenen tumorösen und nichttumorösen Knochenläsionen vorkommen können, die nicht mit einem Osteoklastom verwechselt werden dürfen. Hierzu gehören u. a.: Osteosarkom (s. S. 288), Chondroblastom (s. S. 238), Osteoblastom (s. S. 278), aneurysmale Knochenzyste (s. S. 434) oder Knochengranulome (s. S. 203).

Lokalisation (Abb. 689). Echte Osteoklastome entstehen in den Epiphysen und breiten sich in die Metaphysen aus (s. Abb. 412). Es sind vorwiegend die langen Röhrenknochen betroffen. Die Knieregion (distaler Femur, proximale Tibia, proximale Fibula) stellt den häufigsten Prädilektionsort dar, wo 42,1% aller Osteoklastome registriert sind. Wir fanden diesen Tumor am häufigsten in den Unterschenkelknochen. Zweithäufigste Lokalisation ist der Femur. Bei riesenzelligen Läsionen der Kieferknochen, die oft vor dem 15. Lebensjahr auftreten, handelt es sich meistens um reparative Riesenzellgranulome (s. S. 212), die von den echten Osteoklastomen abzugrenzen sind. Vor allem die Osteoklastome im Bereich des Kniegelenkes sind häufig maligne; ebenso haben sich die Riesenzellgeschwülste im Becken in einem hohen Prozentsatz als maligne erwiesen. Die Zahl der Rezidive beträgt 40–60%. In der Wirbelsäule, einschließlich Os sacrum, werden 6,2% der Osteoklastome beobachtet, wobei hier die häufigere aneurysmale Knochenzyste (s. S. 434) histologisch abgegrenzt werden muß. Über 6% der Osteoklastome wurden in den kurzen Röhrenknochen von Händen und Füßen gefunden, wobei die dort vorkommende Riesenzellreaktion (s. S. 212) in Erwägung zu ziehen ist. Immer muß zunächst ein Hyperparathyreoidismus ausgeschlossen werden. Es liegen einige Berichte über multiple Osteoklastome vor.

Altersverteilung (Abb. 690). Es muß berücksichtigt werden, daß Osteoklastome vor dem 10. Lebensjahr kaum auftreten; auch nach dem 55. Lebensjahr sind sie selten. Hauptmanifestationsalter ist das 3. Lebensjahrzehnt. Etwa 80% der Patienten sind älter als 20 Jahre. Da primäre maligne Osteoklastome im höheren Alter (bis zum 9. Lebensjahrzehnt) vorkommen, muß jede Riesenzellgeschwulst bei über 40 Jahre alten Patienten als auf Malignität verdächtig angesehen werden. Patienten mit einem malignen Osteoklastom (Grad III) sind im Durchschnitt älter als diejenigen mit einem „benignen" Osteoklastom (Grad I). Dies läßt sich teilweise mit der Erfahrungstatsache erklären, daß die sarkomatöse Entartung erst mehrere Jahre nach Behandlung einer vorangegangenen gutartigen Riesenzellgeschwulst zur Entwicklung kommt. Somit kann sich der Malignitätsgrad der Osteoklastome ändern.

Auffallend ist die ausgesprochene Bevorzugung des weiblichen Geschlechts. Insgesamt sind 58% der Patienten Frauen; bei unter 20 Jahre alten Patienten beträgt dieser Anteil sogar 74%. Bei den malignen Osteoklastomen und im höheren Lebensalter sind Männer und Frauen gleichermaßen betroffen.

Im **Röntgenbild** zeigt sich ein typisches Osteoklastom als eine osteolytische, meist exzentrisch in der Epi-Metaphyse gelegene Läsion ohne Randsklerose, die von innen her die Kortikalis verdünnt und den Knochen nach außen auftreibt. Auch wenn die Kortikalis erhalten ist, besteht oft eine knöcherne Periostreaktion. In **Abb. 691** sieht man ein Osteoklastom der distalen Tibiaepiphyse *(1)*, das sich bis weit in die Metaphyse *(2)* erstreckt und diesen Knochenabschnitt leicht aufgetrieben hat. In der zystisch-schaligen Auftreibung der Epi-Metaphyse sind die normalen Spongiosastrukturen ausgelöscht. Die „Knochenzyste" ist gegen die gesunde Spongiosa *(3)* unscharf begrenzt, und es ist keine Randsklerose zu erkennen. Im Innern durchziehen unregelmäßige Knochenleisten die Osteolyse. Man spricht von einem sog. „Seifenblasenbild", das für ein pathognomonisches Charakteristikum des Osteoklastoms gehalten wird; das trifft jedoch offenbar nur für die langsam wachsenden Osteoklastome zu. Bei schnell wachsenden Riesenzellgeschwülsten (osteolytischer Typ) sind keine maschigen Trabekelstrukturen im Röntgenbild zu sehen. Die Kortikalis ist verdünnt und ausgebuchtet und teilweise vom Tumor invadiert *(4)*. Es läßt sich keine Periostverbreiterung *(5)* erkennen. Der Tumor ist nicht in den benachbarten Gelenkraum *(6)* eingebrochen.

In Abb. 692 ist das **makroskopische Bild** eines malignen Osteoklastoms der Lendenwirbelsäule zu erkennen. Die Wirbelsäule dieses Sektionsfalles einer 49 Jahre alten Patientin ist frontal aufgesägt, und man erkennt die normalen Wirbelkörper *(1)* und Bandscheiben *(2)*. Der 2. Lendenwirbelkörper ist völlig zerstört und an einer Seite zusammengebrochen *(3)*. An der anderen Seite findet sich graurotes, weiches Tumorgewebe *(4)*, welches die Kortikalis zerstört hat. Vielfach weist das Schnittbild auch Zysten, Blutungen, Nekrosen und unregelmäßige Knochentrabekel auf.

Es gibt keine sicheren röntgenologischen Differenzierungskriterien zur Unterscheidung des Dignitätsgrades. Auch der Aussagewert einer Angiographie ist hinsichtlich der Bestimmung des Malignitätsgrades gering. Der Tumor ist sehr stark vaskularisiert und hat zahlreiche neugebildete Arteriolengeflechte und Lakunen.

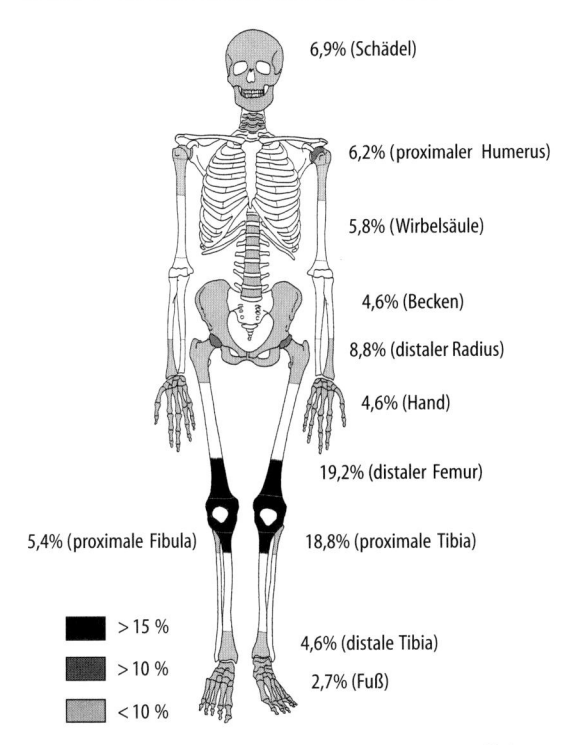

6,9% (Schädel)
6,2% (proximaler Humerus)
5,8% (Wirbelsäule)
4,6% (Becken)
8,8% (distaler Radius)
4,6% (Hand)
19,2% (distaler Femur)
5,4% (proximale Fibula)
18,8% (proximale Tibia)
4,6% (distale Tibia)
2,7% (Fuß)

> 15 %
> 10 %
< 10 %

Abb. 689. Lokalisation der Osteoklastome (260 Fälle); sonstige 12,3%

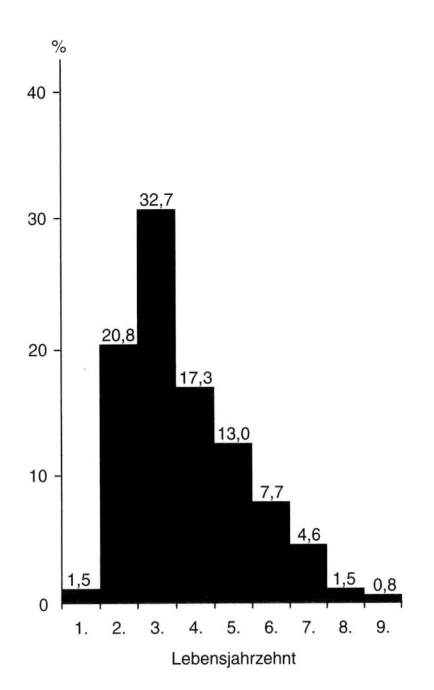

Abb. 690. Altersverteilung der Osteoklastome (260 Fälle)

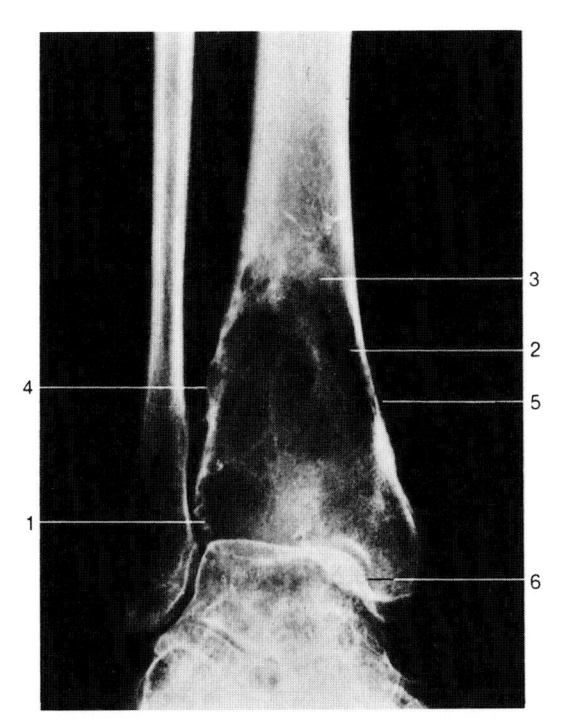

Abb. 691. Osteoklastom (distale Tibia)

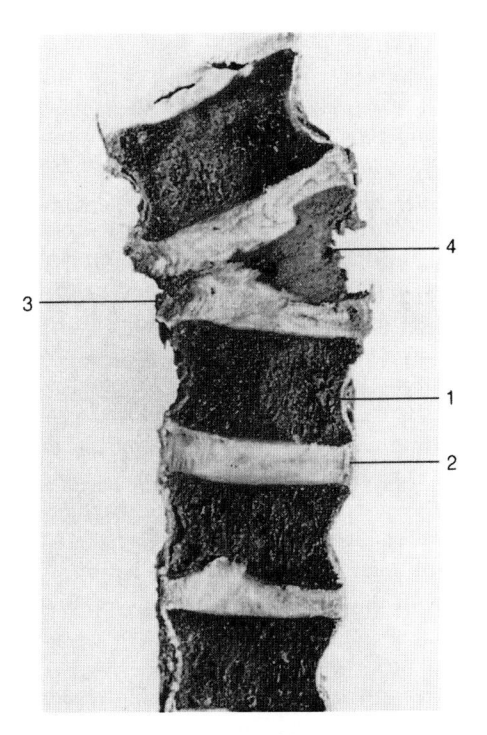

Abb. 692. Malignes Osteoklastom (2. Lendenwirbelkörper, Schnittfläche)

Das **Röntgenbild** eines recht typischen Osteoklastoms ist in **Abb. 693** zu sehen: An den noch klaffenden Epiphysenfugen *(1)* erkennt man, daß es sich um ein Kind handelt. Der Tumor ist bei einem 14 Jahre alten Jungen aufgetreten und vorwiegend in der distalen Radiusmetaphyse *(2)* gelegen. Dieser Knochenabschnitt ist beträchtlich zystisch aufgetrieben, und es liegt ein typisches „Seifenblasenbild" vor. Man erkennt eine exzentrische Osteolyse, die ziemlich scharf abgegrenzt ist, ohne daß eine Randsklerose besteht. Die angrenzende Kortikalis *(2)* ist hochgradig verschmälert, jedoch nicht durchbrochen. Eine Periostverbreiterung oder knöcherne Periostreaktion sind nicht ersichtlich. Im Innern der Osteolysezone markieren sich einige unregelmäßige schmale trabekuläre Strukturen. Der Tumor reicht einerseits bis dicht an die knorpelige Epiphysenfuge heran *(3)*; andererseits erkennt man jedoch auch eine deutliche Osteolysezone in der Epiphyse *(4)*. Auch dieser Knochenabschnitt ist zystisch aufgetrieben. Möglicherweise hat das Geschwulstwachstum in diesem Epiphysenteil seinen Ausgang genommen und ist durch die Epiphysenfuge in die Metaphyse hineingewuchert, wo sich dann der große osteolytische Tumor entwickelt hat.

In den meisten Fällen wird zunächst therapeutisch versucht, das Tumorgewebe mittels Kurettage auszukratzen, wobei allerdings in 50–60% Rezidive auftreten. Die sicherste Therapie ist deshalb die en-bloc-Resektion. In **Abb. 694** sieht man das **Lupenbild** eines Osteoklastoms im medialen Femurkondylus, bei dem zuvor eine Kurettage vorgenommen worden ist. Die Metaphyse hat einen Durchmesser von 9×6 cm. Sie umschließt im Innern eine 4,5 cm große runde Kaverne *(1)*, die mit seröser Flüssigkeit gefüllt ist und von einem kollagenfaserreichen Bindegewebe *(2)* ausgekleidet wird. Zwischen der bindegewebigen Tapete und der Kortikalis *(3)* liegen zahlreiche, bis kirschgroße Geschwulstfragmente *(4)*, die einerseits bis an die Kortikalis, andererseits bis an den Gelenkknorpel reichen. Insgesamt haben die Geschwulstreste eine Flächenausdehnung von etwa 5 cm². Der Großschnitt zeigt, daß es schwierig ist, durch Kurettage eine vollständige Eliminierung der Riesenzellgeschwülste zu erzielen. Zusätzlich muß man bedenken, daß bei jeder Kurettage massenhaft Kapillaren und Sinusoide eröffnet werden und damit die Gefahr einer hämatogenen Metastasierung maßgebend verstärkt wird. Bei Osteoklastomen sollte man deshalb nach zweimaliger Kurettage und Auftreten eines weiteren Rezidives unbedingt die Blockexzision, Resektion oder Amputation vornehmen.

Die Interpretation des **histologischen Bildes** eines Osteoklastoms kann große Schwierigkeiten bereiten. In **Abb. 695** ist ein solches Tumorgewebe abgebildet, das als *Osteoklastom Grad I* einzustufen ist. Es handelt sich um ein sehr zellreiches Tumorgewebe mit einem lockeren, gefäßreichen Stroma, in dem sehr zahlreiche Spindelzellen *(1)* liegen. Diese besitzen gleichförmige ovale bis längliche Kerne, die keine Hyperchromasie erkennen lassen. Mitosen können gelegentlich vorkommen, sind jedoch selten. Im Tumorgewebe werden kein Osteoid, Knochen- oder Knorpelgewebe angetroffen. Allerdings sind die Stromazellen zur Bildung von Kollagenfasern und Osteoid fähig; diese Strukturen werden manchmal in geringem Ausmaß im Osteoklastom beobachtet. Auffallend sind sehr zahlreiche osteoklastäre Riesenzellen *(2)*, die ziemlich gleichmäßig im Tumorgewebe verteilt sind und in etwa gleichen Abständen zueinander liegen. Diese gleichmäßige Verteilung der Riesenzellen stellt ein wichtiges Diagnostikum gegenüber anderen riesenzelligen Knochenläsionen dar (z. B. sog. „brauner Tumor", s. S. 87, aneurysmale Knochenzyste, s. S. 434, Riesenzellreaktion, s. S. 212).

Bei **starker Vergrößerung** erkennt man in **Abb. 696** sehr deutlich das zellreiche Stroma mit den zahlreichen Spindelzellen *(1)*. Es handelt sich hierbei um einkernige Zellen, deren Zellgrenzen oft nur undeutlich zu erkennen sind und die Zellfortsätze aufweisen. Die Kerne haben ein gleichmäßig verteiltes Chromatingerüst und einen zentral liegenden Nukleolus. Mitosen sind selten. Die osteoklastären Riesenzellen *(2)* sind sehr groß und können über 50 bläschenförmige Kerne aufweisen. Vielfach liegen diese Riesenzellen in unmittelbarer Nachbarschaft zu den zahlreichen Kapillaren *(3)*. Wieder erkennt man die dichte Lagerung und gleichmäßige Verteilung der Riesenzellen im lockeren, zellreichen Stroma.

Die Diagnostik eines *Osteoklastoms Grad I* ist histologisch nur an ausreichenden Schnittpräparaten möglich; eine Aspirationsbiopsie ist hierfür nicht geeignet. Der Grad I ist gekennzeichnet durch: 1. sehr zahlreiche, dicht gelagerte Riesenzellen in gleichmäßiger Verteilung, 2. Riesenzellen mit sehr vielen isomorphen Kernen, 3. gefäßreiches Stroma, 4. keine Mitosen. Oft sieht man Riesenzellen in Gefäßen der Peripherie, was offenbar keine Bedeutung hat.

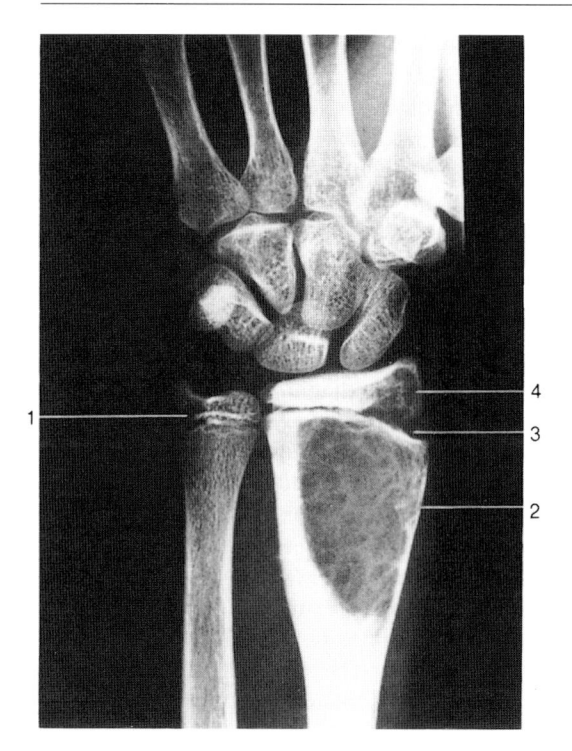

Abb. 693. Osteoklastom (distaler Radius)

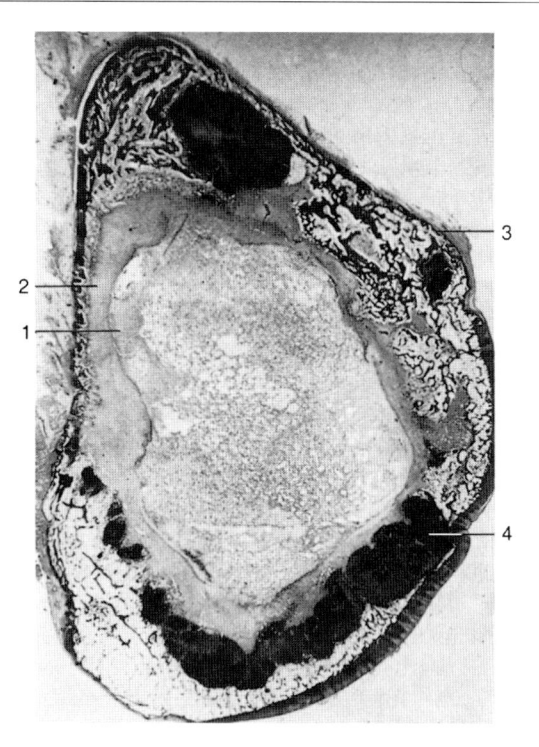

Abb. 694. Osteoklastom nach Kurettage; HE, 8×

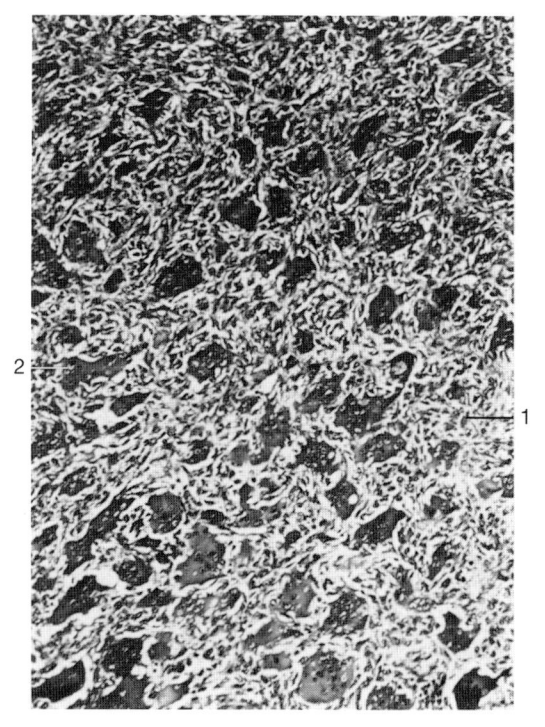

Abb. 695. Osteoklastom Grad I; HE, 40×

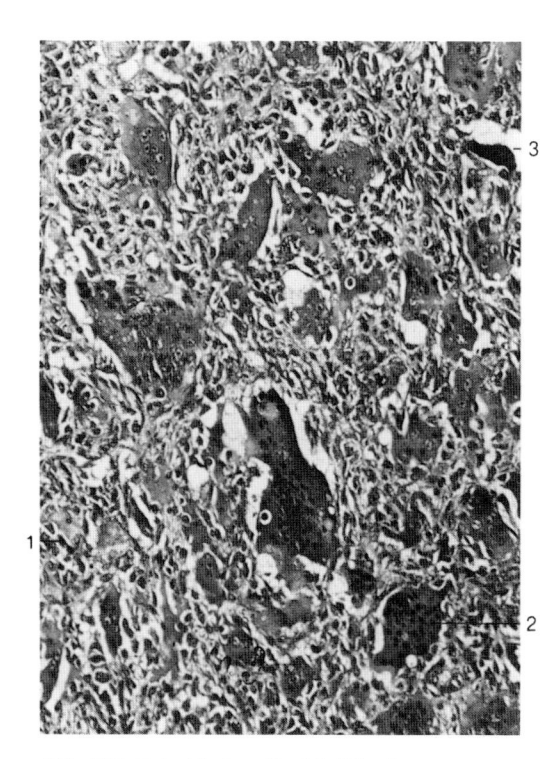

Abb. 696. Osteoklastom Grad I; HE, 64×

Beim **Osteoklastom Grad II** tritt das spindelzellige Stroma mehr in den Vordergrund, während die osteoklastären Riesenzellen an Zahl und Größe mehr in den Hintergrund treten. In **Abb. 697** sieht man einen solchen Tumor in der Übersicht: Es handelt sich wiederum um ein sehr zellreiches Tumorgewebe, in dem viele osteoklastäre Riesenzellen *(1)* vorliegen. Diese Riesenzellen sind jedoch in größeren Abständen zueinander und nicht so gleichmäßig im Gewebe verteilt. Sie sind gegenüber dem Grad I (s. Abb. 695) deutlich kleiner und enthalten weniger Kerne. Auch die Kerne sind kleiner und nicht mehr bläschenförmig gestaltet. Das Stroma ist sehr aufgelockert und wird von vielen Kapillaren *(2)* durchzogen. Oft ist es von Blut und Fibrin durchtränkt. Eingestreut finden sich Entzündungszellen *(3)*: Lymphozyten, Plasmazellen, Histiozyten. In den stromalen Spindelzellen fallen unterschiedlich große, teils hyperchromatische und teils auch polymorphe Kerne *(4)* auf. Es werden immer wieder auch Mitosen nachgewiesen. Insgesamt ist das histologische Bild deutlich unruhiger und polymorphzelliger als beim Grad I eines Osteoklastoms, obwohl noch kein sicheres sarkomatöses Tumorgewebe erblickt werden kann.

Bei **stärkerer Vergrößerung** dominiert in **Abb. 698** das spindelzellige Stroma. Es ist sehr zellreich und stark aufgelockert und wird von Kapillaren *(1)* durchzogen. Die stromalen Spindelzellen haben deutlich hyperchromatische Kerne, die eine gewisse Polymorphie erkennen lassen. Sie sind entweder oval und ausgezogen *(2)* oder rundlich und verklumpt *(3)*. Die osteoklastären Riesenzellen treten ganz in den Hintergrund. Sie sind relativ klein und enthalten nur wenige Kerne *(4)*; manchmal erscheinen sie auch nur als plumpe Chromatinschollen, zu denen die Kerne zusammengeflossen sind. Von besonderer diagnostischer Bedeutung ist das spindelzellige Stroma, in dem gewöhnlich auch in größerer Anzahl Mitosen angetroffen werden. Das Fehlen von Tumorosteoid und Tumorknochen ist differentialdiagnostisch gegenüber dem teleangiektatischen Osteosarkom (s. S. 297) von Bedeutung. Die Graduierung des Osteoklastoms unterliegt jedoch weitgehend der subjektiven Einschätzung des Tumorgewebes und bedarf einer großen Erfahrung bei der histologischen Beurteilung derartiger Knochenläsionen.

Bei *malignen Osteoklastomen Grad III* steht das sarkomatöse Stroma ganz im Vordergrund des Tumorbildes. Wie in der Übersichtsaufnahme der **Abb. 699** erkenntlich, treten nur wenige Riesenzellen *(1)* in unregelmäßiger Verteilung auf. Sie sind relativ klein und haben wenige dunkle, polymorphe Kerne. Es herrschen Strukturen eines Spindelzellsarkoms vor, das alle Merkmale eines malignen Tumors aufweist. Die Spindelzellen *(2)* haben plumpe, polymorphe Kerne mit dichtem Chromatingehalt. Mitosen sind reichlich vorhanden, darunter viele pathologische Mitosen. Stellenweise *(3)* läßt sich ein malignes Osteoklastom oft histologisch nicht von einem Fibrosarkom (s. S. 347) unterscheiden. Wenn osteoide Strukturen innerhalb der Geschwulst beobachtet werden, stellt sich differentialdiagnostisch die Frage nach einem Osteosarkom (s. S. 293). Atypische osteoklastäre Riesenzellen können auch in diesen Geschwülsten auftreten. Es müssen immer auch Zonen eines typischen Osteoklastoms nachgewiesen werden, um die Diagnose einer malignen Riesenzellgeschwulst stellen zu können.

Bei **starker Vergrößerung** in **Abb. 700** kommt der maligne Charakter der Geschwulst sehr deutlich und fraglos zur Darstellung: Man erblickt ein spindelzelliges sarkomatöses Stroma, das mehr oder weniger aufgelockert ist. Die Spindelzellen haben nur ein spärliches Kollagenfasergerüst gebildet, das sich in der van-Gieson-Färbung nur schwach markiert. In diesen Zellen finden sich unterschiedlich große, teils länglich-ovale *(1)*, teils rundlich-verklumpte Kerne *(2)* mit dichtem Chromatingehalt. Es werden zahlreiche pathologische Mitosen beobachtet. Somit bestehen eine erhebliche Polymorphie und Hyperchromasie der stromalen Zellkerne, was fraglos ein malignes Tumorwachstum anzeigt. Eingestreut sind, in ungleichmäßiger Verteilung, osteoklastäre Riesenzellen *(3)* unterschiedlicher Größe. Sie enthalten polymorphe und hyperchromatische Kerne, die häufig nur noch als irreguläre plumpe Chromatinschollen imponieren. Bei dem offensichtlichen sarkomatösen Charakter der Geschwulst lassen derartige Riesenzellen die Diagnose eines malignen Osteoklastoms zu.

Ein Osteoklastom Grad I oder II kann manchmal durchaus in ein Osteoklastom Grad III entarten. Bei der histologischen Untersuchung des Schnittmaterials sieht man dann die verschiedenen Differenzierungsgrade nebeneinander. Es wurden jedoch auch zahlreiche Fälle beobachtet, bei denen ein als Grad I klassifiziertes, und damit als benigne eingestuftes Osteoklastom Rezidive und sogar Metastasen verursacht hat. Deshalb sollten alle Osteoklastome als prinzipiell maligne eingestuft werden, wobei eine Graduierung eine fragliche prognostische Bedeutung hat.

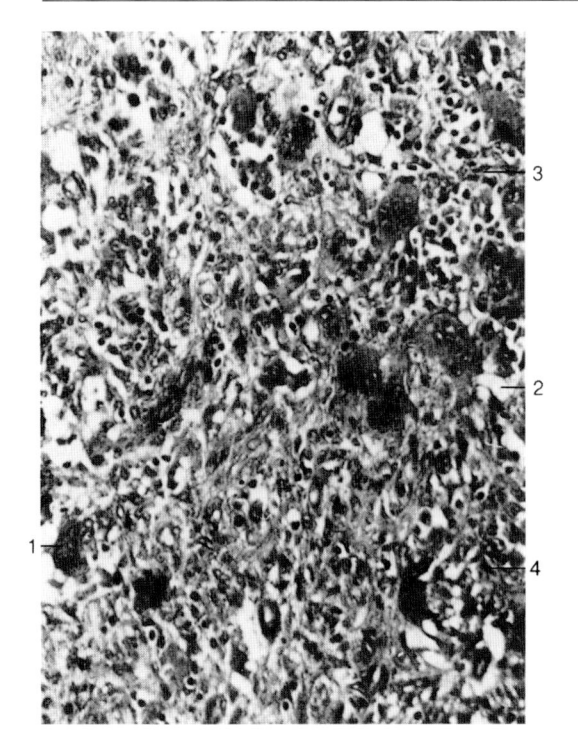

Abb. 697. Osteoklastom Grad 2; HE, 40×

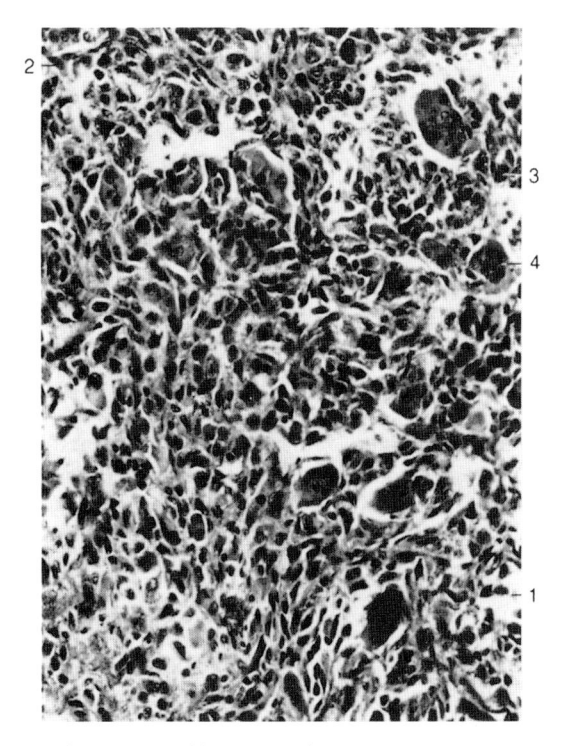

Abb. 698. Osteoklastom Grad 2; HE, 64×

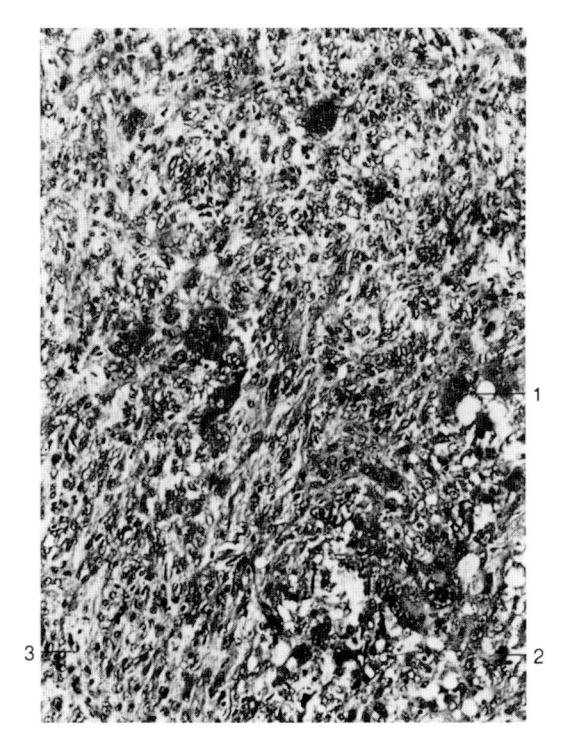

Abb. 699. Osteoklastom Grad 3; HE, 40×

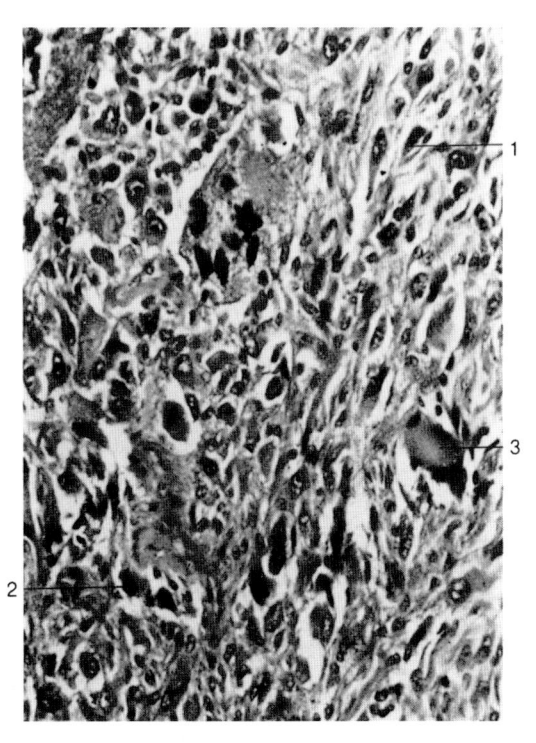

Abb. 700. Osteoklastom Grad 3; HE, 82×

Der *Riesenzelltumor des Knochens* reiht sich in die verschiedenen riesenzelligen Knochenläsionen ein und schafft besondere diagnostische und therapeutische Probleme. Bei den Riesenzellen handelt es sich meistens um Osteoklasten, manchmal aber auch um Histiozyten. Dies läßt sich heute durch enzym- und immunhistochemische Untersuchungen differenzieren. Derartige Riesenzellen als Makrophagen treten sowohl bei reaktiven Prozessen (z. B. reparatives Riesenzellgranulom des Kiefers, s. S. 212; Riesenzellreaktion der kurzen Röhrenknochen, s. S. 212; Fremdkörperreaktion im Bereich von Prothesen, s. S. 125), bei hormonell gesteuerten Osteopathien (z. B. resorptives Riesenzellgranulom bei Osteodystrophie (= „brauner Tumor" bei Hyperparathyreoidismus) oder als Langerhanssche Riesenzellen bei der Histiozytose X (s. S. 204) auf. Beim Osteoklastom sind es nach enzymhistochemischen Untersuchungen (Nachweis von tatratresistenter saurer Phosphatase in den Riesenzellen) ganz überwiegend Osteoklasten.

Osteoklastome sind in den Epiphysen der Röhrenknochen **lokalisiert**, was ein wichtiges Diagnostikum ist. Hier bilden sie eine Osteolyse ohne Randsklerose. Ein solcher radiologischer Befund muß unbedingt bei der Diagnostik einbezogen werden, um das Osteoklastom von anderen riesenzelligen Knochenläsionen abzugrenzen.

Röntgenologisch zeigt sich in der Epiphyse einer solchen Läsion eine „seifenblasenähnliche" Osteolyse ohne Randsklerose. Diese Osteolyse kann sich bei der radiologischen Untersuchung jedoch weit auf die angrenzende Metaphyse erstrekken, so daß nicht festgestellt werden kann, ob die Läsion primär in der Epiphyse entstanden ist und sich auf die Metaphyse ausgebreitet hat oder, umgekehrt, die Metaphyse der primäre Entstehungsort gewesen ist, und die Epiphyse sekundär involviert wurde. In solchen Fällen ist der radiologische Befund hinsichtlich der Lokalisation wenig hilfreich.

Das **histologische Bild** eines Osteoklastoms wird durch die zahlreichen osteoklastären Riesenzellen bestimmt. Diese kommen jedoch auch in anderen Knochenläsionen häufig vor und müssen von dem echten Osteoklastom diagnostisch abgegrenzt werden. Dies bereitet oft erhebliche diagnostische Schwierigkeiten und kann oft nur in der Synopse von Klinik, Radiologie und Histologie gelöst werden. Wenn in einer solchen Läsion noch fokale Herde von Tumorosteoid gefunden werden, kann die Abgrenzung zu einem Osteosarkom schwer und manchmal unmöglich sein. In jedem Fall handelt es sich um einen Knochentumor mit zumindest maligner Potenz, der entsprechend aggressiv zu behandeln ist.

Heute werden die Osteoklastome – wie die Osteosarkome – nach dem COSS-Protokoll (s. S. 320) behandelt (Biopsie zur Diagnosefindung → Chemotherapie → Operation → postoperative Chemotherapie). Bei niedrig-malignen Osteoklastomen Grad 1 wird noch eine lokale operative Tumorausräumung (ohne Chemotherapie) durchgeführt. Eine Bestrahlung eines Osteoklastoms sollte nur bei inoperablen Fällen (z. B. in der Wirbelsäule) als Palliativmaßnahme durchgeführt werden, da zahlreiche Berichte über eine maligne Entartung eines „gutartigen" Osteoklastoms Grad 1 nach Bestrahlung vorliegen.

Osteomyelogene Knochentumoren

Vorbemerkungen

Der Knochenmarksraum spielt innerhalb des Skelettsystems eine wichtige Rolle; er ist Manifestationsort zahlreicher unterschiedlicher primärer und sekundärer Knochenerkrankungen. In ihm spielen sich sämtliche entzündliche Knochenkrankheiten ab (Osteomyelitis, s. S. 136–143); es finden sich hier die Absiedelungen von Knochenmetastasen (s. S. 418), und die meisten Knochengranulome (s. S. 203) sowie Speicherkrankheiten (s. S. 189). Der Knochenmarksraum ist vor allem die Hauptlokalisation für Erkrankungen, die vom blutbildenden Knochenmark ihren Ausgang nehmen. Hierbei ist unklar und umstritten, welche der tumorösen osteomyelogenen Erkrankungen den echten Knochentumoren zuzurechnen sind. Sie alle können röntgenologische Strukturveränderungen im Knochen hervorrufen und auch im histologischen Schnittbild – diagnostisch verwertbar – in Erscheinung treten. Unter die zugehörigen Knochenerkrankungen haben wir die Osteomyelofibrose und Osteomyelosklerose (s. S. 108) eingereiht.

Das Hauptkontingent der tumorösen osteomyelogenen Läsionen stellen jedoch die **Leukämien** dar. Sie sind zwar in Wirklichkeit hämatologische Erkrankungen; die funktionell-morphologische Einheit von Knochenmark und Knochengewebe führt jedoch zu Strukturveränderungen im Röntgenbild wie im histologischen Schnittpräparat, die die Grenzen zwischen einer Skeletterkrankung und einer hämatologischen Erkrankung verwischen.

Während chronische Leukämien im Erwachsenenalter nur selten röntgenologisch nachweisbare Skelettveränderungen hervorrufen, sind solche Veränderungen bei akuten Leukämien des Kindesalters wesentlich häufiger. Hierbei kommt es zu einer juxtaepiphysären, generalisierten und schließlich zu einer gesamten Osteoporose, zu einer fleckigen Osteolyse, endostalen Osteosklerose und periostalen Osteophytose. Die häufigste juxtaepiphysäre Osteoporose weist röntgenologisch eine schmale bandförmige Aufhellungszone auf, die die ganze Knochenbreite einnimmt und scharf von der Epiphysenfuge und der metaphysären Spongiosa abgesetzt ist. Lokalisierte Osteoporosen, mottenfraßähnliche fleckige Osteolysen sowie endostale und periostale Osteosklerosen bestimmen das Röntgenbild; im Biopsiepräparat sehen wir die charakteristischen leukämischen Infiltrate des Knochenmarkraums. Reaktiv finden sich mehr oder weniger ausgeprägte Zeichen eines verstärkten Knochenumbaus (vermehrter osteoblastischer Knochenanbau + gesteigerter osteoklastärer Knochenabbau).

Obwohl es sich bei den Leukämien um einen malignen tumorösen Proliferationsprozeß handelt, der sich primär im Knochenmarkraum abspielt, werden diese Erkrankungen allgemein als hämatologische Erkrankungen aufgefaßt und nicht den eigentlichen Skeletterkrankungen zugeordnet. Sie stellen dennoch diagnostische Aufgaben an den Osteologen; denn in etlichen Knochenbiopsien (insbesondere vom Beckenkamm) erfordern sie die diagnostische Analyse. Da es sich jedoch um keine echte Skeletterkrankungen handelt, werden Leukämien in diesem Zusammenhang nicht näher behandelt.

Im Knochenmarkraum kommen jedoch verschiedene Gewebe vor, aus denen sich osteomyelogene Tumoren entwickeln können, die eindeutig den primären Knochengeschwülsten zuzurechnen sind. Hierbei ist in erster Linie das *medulläre Plasmozytom* zu nennen, das die häufigste primäre maligne Knochengeschwulst darstellt. Es handelt sich um eine intramedulläre Wucherung von atypischen Plasmazellen im Markraum meist von mehreren Knochen gleichzeitig. Andere maligne osteomyelogene Tumoren lassen sich histogenetisch nicht eindeutig einem bestimmten myelogenen Zelltyp zuordnen; dies gilt insbesondere für das *Ewing-Sarkom*. Das *primäre maligne Knochenlymphom* (früher: „Retikulumzellsarkom") entwickelt sich aus den lymphatischen oder seltener retikulohistiozytären Zellen des Knochenmarks und stellt eine eigenständige Tumoreinheit dar; es handelt sich um ein Non-Hodgkin-Lymphom, das sich primär im Knochen entwickelt hat, ohne primären Befall der Lymphknoten. Schließlich können sich auch *Hodgkin-Lymphome* primär im Knochenmarkraum manifestieren und gelten dann als primäre Knochentumoren.

Im Knochenmarkraum befinden sich außer dem Knochenmark noch andere Gewebe, aus denen Geschwülste hervorgehen können: Es handelt sich um das Markbindegewebe, aus dem Fibrome oder Fibrosarkome (s. S. 344) hervorgehen, oder um Gefäße des Knochenmarks, aus denen die vaskulären Knochentumoren (s. S. 385) entstehen. Schließlich gibt es hier reichlich Fettgewebe, das ebenfalls Ausgang von Geschwülsten sein kann.

Ossäres Lipom (ICD-O-DA-M-8850/0)

Das Knochenlipom ist eine gutartige Geschwulst, die aus dem Fettgewebe des Knochenmarkraums hervorgeht und sich somit im Knochenmark entwickelt. Es handelt sich um eine sehr seltene primäre Knochengeschwulst, die histologisch meist nur in Verbindung mit dem Röntgenbefund zu diagnostizieren ist. Ihr Anteil beträgt weniger als 1 unter 1000 Knochentumoren. Die Läsion ruft kaum irgendwelche klinische Symptome hervor und macht meist durch eine Schwellung auf sich aufmerksam. Die bisher veröffentlichten Fälle lassen keinen Altersgipfel und keinen Prädilektionsort innerhalb des Skeletts erkennen. Röntgenologisch handelt es sich meist um einen intraossären Aufhellungsherd, wobei dieser Knochenabschnitt leicht aufgetrieben ist.

In **Abb. 701** sieht man im **Röntgenbild** ein Knochenlipom im Os calcaneus *(1)*. Es handelt sich um einen ovalen Osteolyseherd, der an einer Seite an die Kortikalis heranreicht *(1)* und an der anderen Seite von einer diskreten Randsklerose *(2)* ziemlich scharf abgegrenzt wird. Im Zentrum dieses Herdes findet sich ein sehr strahlendichter Rundschatten *(3)*, hervorgerufen durch eine starke zentrale dystrophische Verkalkung des Tumorgewebes. Lipome können auch parosteal vorkommen. Durch Abheben des Periosts und Druck auf Nerven können sie Schmerzen erzeugen.

Makroskopisch findet sich in einem solchen Knochenherd ein zystischer Hohlraum, der von einem oft lappigen Fettgewebe ausgefüllt ist, das goldgelb aussieht. Innerhalb dieses tumorösen Fettgewebes können Verkalkungsherde angetroffen werden.

Wie in **Abb. 702** ersichtlich, handelt es sich auch im **histologischen Schnittbild** um Fettgewebe, das sich nur wenig von dem normalerweise im Knochenmarkraum vorkommenden Fettgewebe unterscheidet. Wir finden etwas unterschiedlich große, reife Fettzellen *(1)*, die kleine rundliche und isopmorphe Kerne besitzen. Mitosen kommen nicht vor. Es ziehen nur ganz spärliche, schmale bindegewebige Septen *(2)* durch die Geschwulst, die feine Blutkapillaren mit sich führen. Im Randbereich findet sich häufig gering sklerotisches Knochengewebe *(3)*; auch im Innern können schmale Knochentrabekel vorliegen. Insgesamt handelt es sich um eine harmlose Geschwulst, die durch einfache Kurettage entfernt werden kann.

Ossäres Liposarkom (ICD-O-DA-M-8850/3)

Auch diese Fettgewebsgeschwulst wird als primärer Knochentumor höchst selten angetroffen. **Es handelt sich um eine bösartige Geschwulst, die aus dem Fettgewebe des Knochenmarkraums hervorgeht und zu einer Zerstörung des Knochens von innen her führt.** In der Literatur sind bisher nur wenige Einzelfälle beschrieben, wobei verschiedentlich die exakte Diagnose anzuzweifeln ist. Während das Röntgenbild ein malignes Tumorwachstum anzeigt, geht aus dem histologischen Bild oft nicht einwandfrei hervor, daß der Tumor aus dem Fettgewebe entstanden ist. Es bestehen beispielsweise strukturelle Ähnlichkeiten mit den malignen Histiozytomen (s. S. 338). Bei der großen Seltenheit dieser Geschwulst lassen sich zur Lokalisation, Alters- und Geschlechtverteilung keine Aussage machen.

In **Abb. 703** sieht man ein Liposarkom des rechten Humerus im **Röntgenbild**. Der Tumor hat sich im proximalen Anteil *(1)* des Humerus entwickelt und hat sich dann im Markraum bis weit nach distal *(2)* ausgebreitet. Man erkennt eine fleckige osteolytische Destruktion der Spongiosa und Arrosion der endostalen Kortikalisschicht *(3)*. Auch innerhalb der Kortikalis finden sich osteolytische Herde *(4)*, wobei eine Periostreaktion erfolgt ist.

Das **histologische Bild** dieser Geschwulst hat große Ähnlichkeit mit den entsprechenden Weichteiltumoren. In **Abb. 704** sieht man ein noch erhaltenes, lamellär geschichtetes Knochenbälkchen *(1)*; der Markraum wird von einem zellreichen Tumorgewebe ausgefüllt, in dem unterschiedlich große Komplexe von großen, hellzytoplasmatischen Fettzellen *(2)* auffallen. Diese besitzen kleine kompakte, hyperchromatische und polymorphe Kerne. Oft kommen auch bizarre Kernformen und mehrkernige Riesenzellen vor. Dazwischen finden sich sehr dichte Zellansammlungen *(3)* mit polymorphen rundlichen und spindeligen Kernen.

Der Mitosereichtum ist unterschiedlich. Mit der Sudan-Färbung läßt sich in allen Tumorzellen Fett nachweisen. Insgesamt handelt es sich um eine hochmaligne Geschwulst mit schlechter Prognose, bei der die radikale chirurgische Tumorentfernung die einzige wirksame Therapie ist.

Ossäres Liposarkom 361

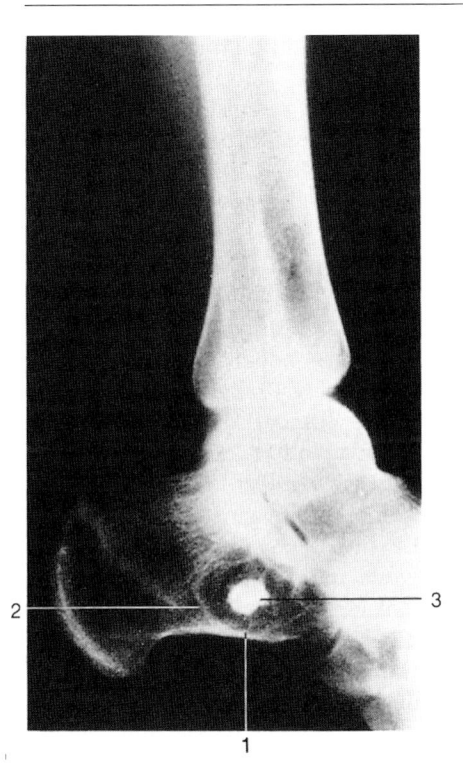

Abb. 701. Knochenlipom (Os calcaneus)

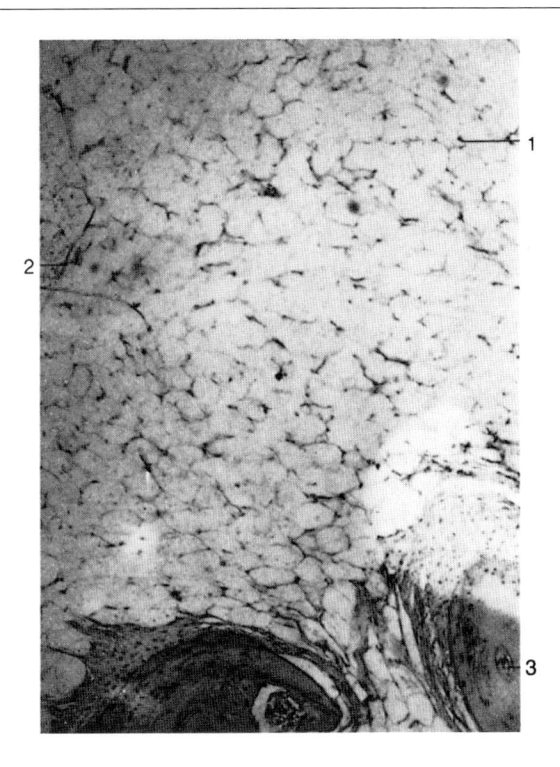

Abb. 702. Knochenlipom; HE, 40×

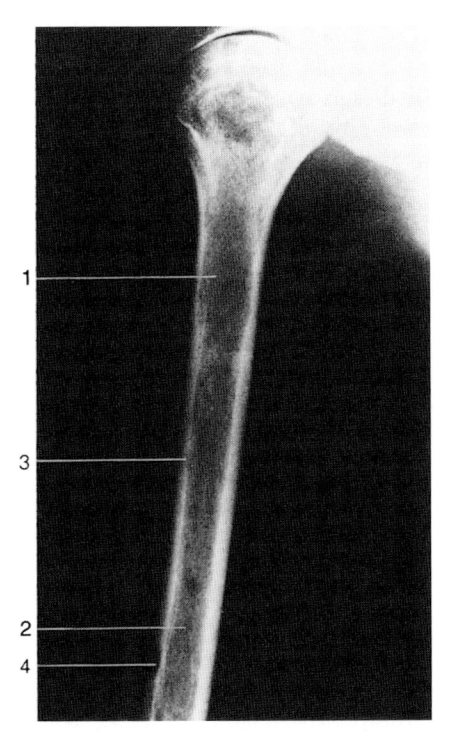

Abb. 703. Ossäres Liposarkom (Humerus)

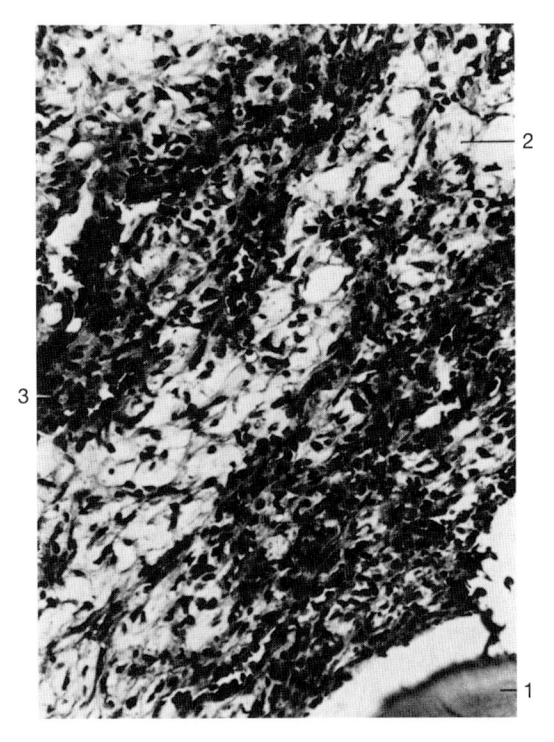

Abb. 704. Ossäres Liposarkom; HE, 40×

Medulläres Plasmozytom (ICD-O-DA-M-9730/3)

Die weitaus häufigste maligne Knochengeschwulst ist das medulläre Plasmozytom, das mehr als die Hälfte dieser Geschwülste umfaßt. Der Tumor kann sich solitär in einem Knochen entwickeln oder multizentrisch entstehen (multiples Myelom). Er beginnt meist monotop in einem Knochen (z. B. Femur oder Humerus) und wächst dann generalisiert im Skelett mit multiplen Herden. Der Tumor nimmt von den primitiven Retikulumzellen seinen Ausgang. *Es handelt sich um eine maligne tumoröse Proliferation der Plasmazellen des Knochenmarks, die zu einer lokalen Knochenzerstörung führt und darüber hinaus das komplexe Syndrom der sog. Kahlerschen Krankheit hervorruft.* Klinisch stehen zunehmende Knochenschmerzen im Vordergrund der Symptomatik. Es können zusätzlich Deformitäten der befallenen Knochen mit Spontanfrakturen und neurologischen Symptomen auftreten. Charakteristisch ist eine Vermehrung von Immunglobulinen im Blutplasma (meist IgG, IgA, seltener IgE oder IgD, sog. monoklonale Immunglobuline; teils „heavy" (H)- oder „light" (L)-chain oder L und H von Antikörpern), was eine erhöhte Blutsenkungsreaktion oder veränderte Elektrophorese (Nachweis von Paraproteinen) bewirkt. In der Niere werden häufig pathologische Eiweißkörper ausgeschieden (Bence-Jones-Eiweißkörper, „light chain"-Protein), und es erfolgen eine Resorption und hyalintropfige Eiweißspeicherung in den Tubulusepithelien („Plasmozytomniere"). In 10% der Fälle entwickelt sich eine generalisierte Amyloidose. Bei 10–15% der Plasmozytompatienten wird eine Hyperkalzämie über 20 mg/dl festgestellt, wobei die Werte des Serumphosphates und der alkalischen Phosphatase im Normbereich liegen.

Lokalisation (Abb. 705). Ein medulläres Plasmozytom kann sich in jedem Knochen entwickeln, in dem hämatopoetisches Knochenmark vorhanden ist; somit können fast alle Knochen von dem Tumor betroffen sein. Am häufigsten finden sich Plasmozytomherde in den Wirbelkörpern, in den Rippen, dem Becken, dem Schädeldach und dem Femur wie Sternum. Die kurzen Röhrenknochen sind nur selten betroffen. In etwa 5% der Fälle finden sich Tumorherde in den Kieferknochen, wobei die Mandibula häufiger betroffen ist als die Maxilla. Hinsichtlich der Lokalisation bestehen keine Unterschiede zwischen dem solitären und multiplen Myelom. Prädilektionsort ist die Wirbelsäule.

Altersverteilung (Abb. 706). Es ist ganz überwiegend das höhere Lebensalter betroffen. Über 60% der Plasmozytome treten im 6. und 7. Lebensjahrzehnt auf. Vor dem 50. Lebensjahr sind Plasmozytome ausgesprochen selten; meistens handelt es sich dabei um solitäre Tumoren. Mit 73% erkranken Männer häufiger als Frauen.

In **Abb. 707** ist ein medulläres Plasmozytom des linken Humerus im **Röntgenbild** zu sehen. Bei Ausbreitung des Tumors im Markraum kann das Röntgenbild unverändert sein; erst wenn die Spongiosa beträchtlich zerstört und die Kompakta von innen her angegriffen wird, entstehen Knochendefekte, die im Röntgenbild sichtbar sind. Der linke Humerus in **Abb. 707** weist in seinem proximalen Anteil eine ausgedehnte Knochenauftreibung auf, die bis zur proximalen Metaphyse *(1)* hin reicht. Man erkennt deutlich eine weitgehende Zerstörung der Spongiosa in diesem Bereich, in der osteosklerotische Verdichtungen *(2)* mit „osteoporotischen" Auflockerungen vermischt sind. Die Aufhellungsherde sind ausgesprochen fleckig und finden sich im gesamten Markraum des Knochens. Einige sind durch eine feine Randsklerose scharf begrenzt *(3)*; andere zeigen einen größeren Destruktionsherd an. Auch die Kortikalis ist in diesen osteolytischen Destruktionsprozeß mit einbezogen. Die Kortikalis ist vielfach von innen her „rattenfraßähnlich" angenagt *(4)*. Bei Penetration des intramedullären Tumors durch die Kortikalis kann es zu einer Periostverdickung kommen. Ein Plasmozytom kann auch zu einer lokalisierten Tumorbildung in den befallenen Knochen führen, die Ort einer pathologischen Knochenfraktur sein kann.

Dünne Knochen (Schädelkalotte, Scapula, Becken) werden vom Tumor rasch durchfressen. In **Abb. 708** ist die **Röntgenaufnahme** eines sog. „Schrotschußschädels" wiedergegeben: Man erkennt in der Schädelkalotte multiple ausgestanzte rundliche Osteolyseherde *(1)*, die zwar scharf begrenzt sind, jedoch von keiner Randsklerose umgeben werden. Dieses Röntgenbild ist sehr charakteristisch für ein medulläres Plasmozytom. – Während ein solitäres Plasmozytom im Röntgenbild einen rundlichen, ausgestanzten Defekt mit umgebender diffuser Osteosklerose bewirkt, geht das multiple Myelom mit einer osteoporoseähnlichen Spongiosaosteolyse einher, die große Teile der Knochen erfaßt.

Medulläres Plasmozytom   363

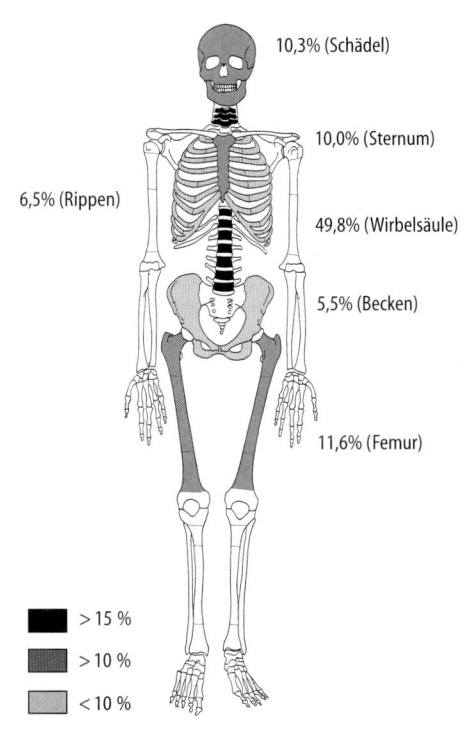

10,3% (Schädel)
10,0% (Sternum)
6,5% (Rippen)
49,8% (Wirbelsäule)
5,5% (Becken)
11,6% (Femur)

■ > 15 %
■ > 10 %
□ < 10 %

Abb. 705. Lokalisation der medullären Plasmozytome (1402 Fälle); sonstige: 6,3%

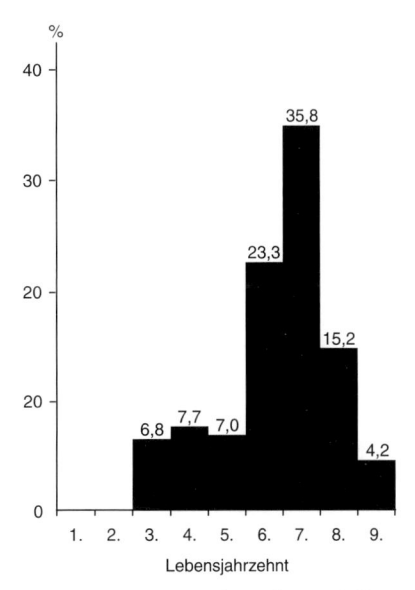

Abb. 706. Altersverteilung der medullären Plasmozytome (1402 Fälle)

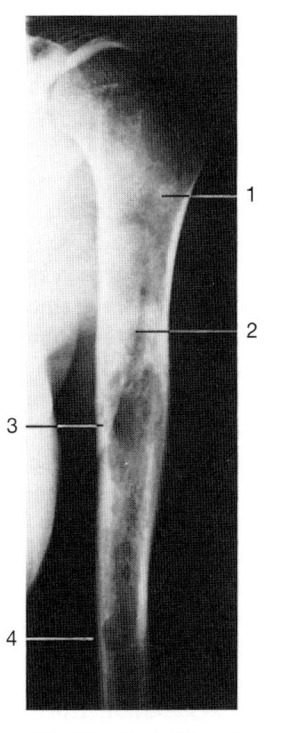

Abb. 707. Medulläres Plasmozytom (linker proximaler Humerus)

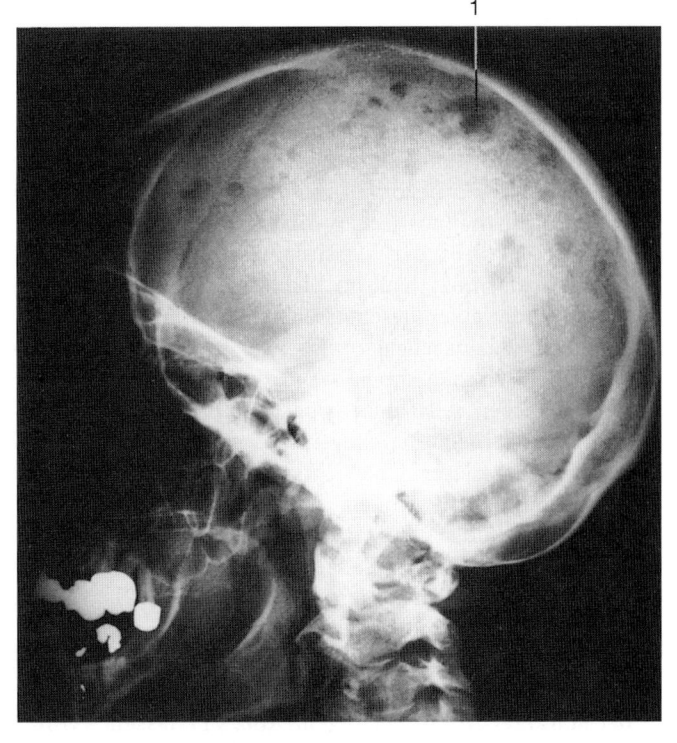

Abb. 708. Medulläres Plasmozytom (Schädel)

Das **makroskopische Bild** eines medullären Plasmozytoms ist in **Abb. 709** wiedergegeben: Es handelt sich um einen aufgesägten Femur. Das spongiöse Knochengerüst ist weitgehend zerstört und nur noch teilweise im kortikalen Randbereich erhalten *(1)*. Der gesamte Markraum wird von einer glasigen, teils dunkelroten *(2)*, teils grauweißen Tumormasse *(3)* von weicher Konsistenz eingenommen. Es können Teile des spongiösen Knochengerüstes stehengeblieben und sogar reaktiv osteosklerotischen verdichtet sein, was dem Röntgenbild ein fleckiges, teils osteolytisches, teils osteosklerotisches Aussehen verleiht. Der ursprünglich intramedulläre Tumor greift schließlich auch die endostale Seite der Kortikalis an: Wir erkennen, daß die innere Kortikalisschicht *(4)* nicht mehr glatt begrenzt ist, sondern feinzakkig oder rundlich-buchtig angenagt erscheint. Dieses für das Plasmozytom recht charakteristische Strukturbild, das auch oft im Röntgenbild erkennbar ist, wird als „Rattenfraß" bezeichnet. In der Kortikalis kann ein solches Tumorwachstum zu einer reaktiven osteosklerotischen Verbreiterung und Verdichtung *(5)* führen, wenn der Tumor langsam wächst. Der Tumor kann jedoch auch in die Kortikalis penetrieren und dieselbe zerstören; dann kommt es vielfach zu einer reaktiven Verbreiterung des Periosts *(6)*. Schließlich kann der Tumor in die parostealen Weichteile einbrechen; hierbei ist die Gefahr einer pathologischen Knochenfraktur groß. – Die makroskopische Beurteilung eines intramedullären Plasmozytoms ist meist dem Sektionsgut vorbehalten; in den meisten Fällen bekommt der Pathologe Biopsiematerial zur diagnostischen Analyse.

In **Abb. 710** liegt der klassische Befund eines medullären Plasmozytoms im **histologischen Bild** vor: Man findet einen geschlossenen Zellrasen aus atypischen Plasmazellen mit nur spärlichem stromalem Zwischengewebe. Die Zellen liegen zwar teils locker, teils dicht gepackt, sind jedoch eigentlich in keinem Gewebeverbund eingeschlossen. Schon in dieser Übersichtsaufnahme fallen die unterschiedlich großen und polymorphen Zellkerne auf. Sie haben einen unterschiedlichen Chromatingehalt. Einige Zellkerne sind schwach angefärbt *(1)*, andere ausgesprochen dunkel *(2)*. Innerhalb dieses Tumorgewebes werden noch einige große Vakuolen *(3)* des ursprünglichen Markfettgewebes angetroffen.

Bei **stärkerer Vergrößerung** in **Abb. 711** lassen sich die Tumorzellen eindeutig als Plasmazellen identifizieren: Sie haben deutliche Zellgrenzen und reichlich eosinophiles Zytoplasma. Die Zellkerne sind meist rund und exzentrisch im Zytoplasma gelegen *(1)*. Die Chromatinverteilung innerhalb dieser Zellkerne ist oft körnig in der Zellkernperipherie konzentriert, womit eine sog. Radspeicherstruktur entsteht; meist handelt es sich in diesem atypischen tumorösen Plasmazellen jedoch um eine allgemeine dichte intranukleäre Chromatinkondensation. Oft lassen sich mehrere Nukleolen in den Zellkernen erkennen. Nur selten werden atypische Mitosen angetroffen. Es kommen mehrkernige Plasmazellen und Riesenzellen vor *(2)*. Manchmal kann man intrazytoplasmatische Vakuolen und Einschlüsse (sog. Russelsche Körperchen) beobachten. Das auffälligste am vorliegenden Tumorgewebe sind die unterschiedlichen Größen der Plasmazellen und ihrer Zellkerne sowie die deutliche Zell- und Kernpolymorphie. In hochdifferenzierten Plasmozytomen können die Plasmazellen ausgesprochen uniform sein und lassen sich dann kaum von einer unspezifischen Plasmozytose (MGUS) oder einer plasmazellulären Osteomyelitis (s. S. 148) unterscheiden. Andererseits können die Plasmazellen bei entdifferenzierten Tumoren die morphologischen Charakteristika von Plasmazellen verlieren und sind dann von einem anderen malignem Knochenlymphom (Retikulumzellsarkom, s. S. 372) schwer abgrenzbar. Allerdings treten im Plasmozytom keine Retikulinfasern auf.

In **Abb. 712** sieht man das Bild eines **zytologischen Zellaustriches** von einem intramedullären Plasmozytom: Die morphologischen Charakteristica der Plasmazellen kommen hierbei sehr gut zur Darstellung. Wiederum erkennt man polygonale Zellen, die einen ausgesprochen exzentrischen Kern haben. Die Kerne haben unterschiedliche Größe und Chromatingehalt. Das Chromatin ist derartig kondensiert, daß die Kerne eine sog. Radspeichenstruktur aufweisen. Das Zytoplasma der Plasmazellen ist teils basophil, teils eosinophil. Die äußeren Zellgrenzen sind scharf, ohne daß eine Zellmembran ersichtlich ist.

Ein **solitäres Plasmozytom** ruft gewöhnlich keine serologische Symptomatik (Kahlersche Krankheit) hervor. Es handelt sich um einen umschriebenen Knochentumor, der lokal chirurgisch behandelt werden muß. Die Prognose ist mit einer 5-Jahres-Überlebenszeit von 60% relativ günstig. Ein Übergang in ein multiples Myelom ist jedoch möglich. Beim **generalisierten Plasmozytom** wird heute eine Chemotherapie angewandt; trotzdem wird hiernach nur eine 5-Jahres-Überlebenszeit von knapp 10% erreicht.

Medulläres Plasmozytom 365

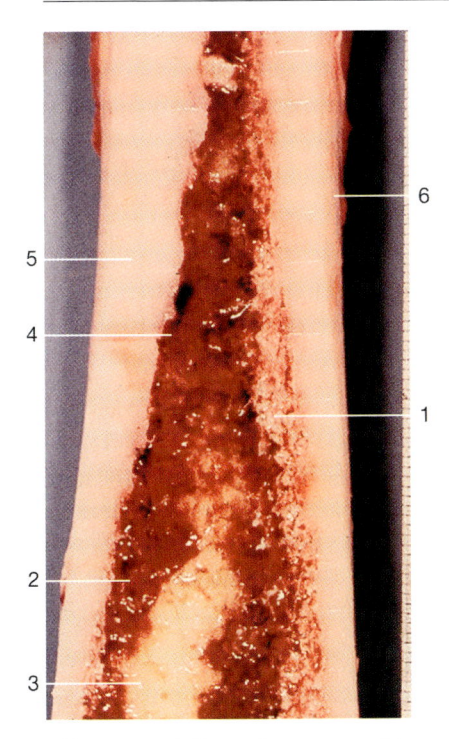

Abb. 709. Medulläres Plasmozytom (Femur, Schnittfläche)

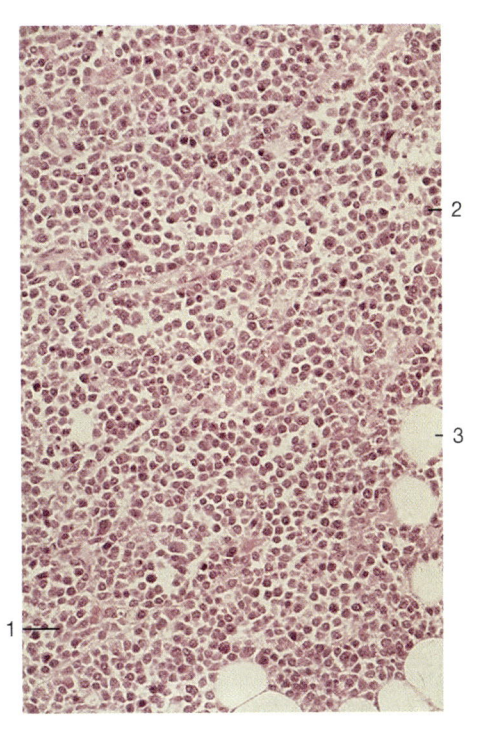

Abb. 710. Medulläres Plasmozytom; HE, 64×

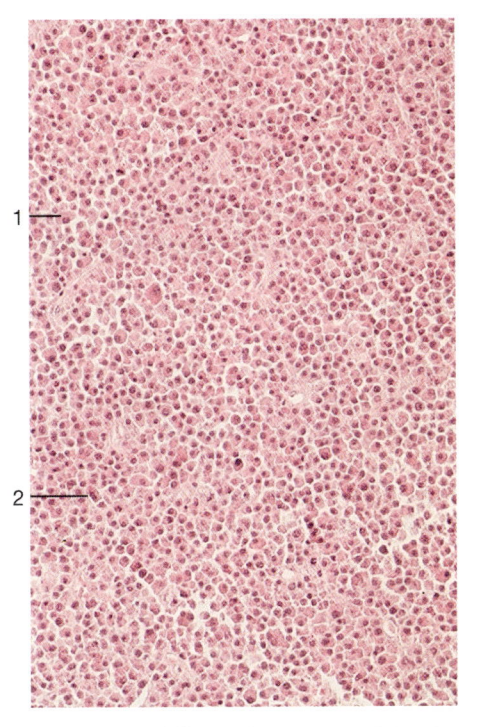

Abb. 711. Medulläres Plasmozytom; HE, 100×

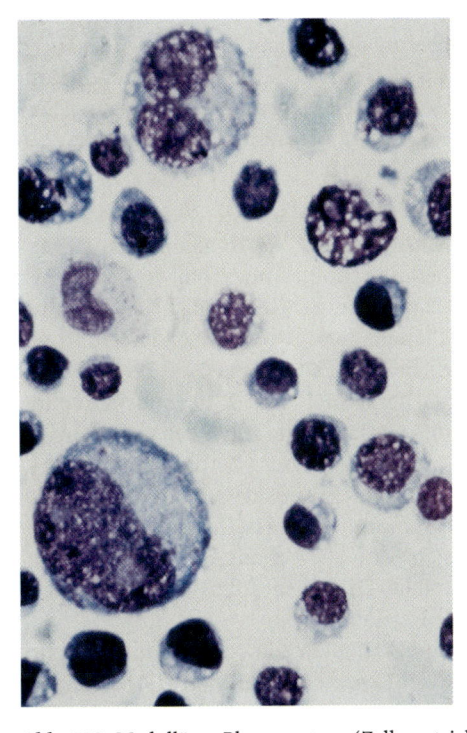

Abb. 712. Medulläres Plasmozytom (Zellausstrich), May-Grünwald-Giemsa, 630×

Ewing-Sarkom (ICD-O-DA-M-9260/3)

Unter den malignen Knochentumoren hat das Ewing-Sarkom einen Anteil von etwa 8%. *Es handelt sich um eine hochmaligne primäre Knochengeschwulst des Kindes- und Jugendlichenalters, die sich im Markraum eines Knochens entwickelt und wahrscheinlich von unreifen Retikulumzellen des Knochenmarks ausgeht.* Der Tumor imitiert klinisch eine Osteomyelitis und läßt sich auch röntgenologisch nicht sicher diagnostizieren. Eine lokale Schwellung und Überwärmung, Schmerzen, Fieber, eine Leukozytose und erhöhte Blutsenkungsgeschwindigkeit sind die Leitsymptome des Ewing-Sarkoms. Beim lokalen Knochenschmerz handelt es sich um einen Periostschmerz, der durch Spannung und Tumorinfiltration des Periosts ausgelöst wird. Pathologische Frakturen kommen in etwa 10% der Fälle vor.

Lokalisation (Abb. 713). Hauptlokalisation des Ewing-Sarkoms sind die langen Röhrenknochen vor allem von Femur, Humerus und Tibia. In diesen Knochen sind die Metaphysen häufiger betroffen als die Diaphysen. Es können jedoch alle Knochen von diesem Tumor betroffen sein; in sehr seltenen Fällen entwickelt sich die Geschwulst sogar in den Weichteilen. Das Becken ist eine häufige Lokalisation; Rippen und kurze Röhrenknochen sind seltenere Orte des Ewing-Sarkoms. Im Kiefer ist die Mandibula häufiger betroffen als die Maxilla.

Altersverteilung (Abb. 714). Ganz im Gegensatz zum medullären Plasmozytom (s. S. 362) ist das Ewing-Sarkom eine Geschwulst des Kindes- und Jugendlichenalters. Über 80% der Tumoren treten in den beiden ersten Lebensjahrzehnten auf mit einem Altersgipfel im 2. Lebensjahrzehnt. Über 90% der Geschwülste entstehen vor dem 30. Lebensjahr. Es muß jedoch betont werden, daß das Ewing-Sarkom grundsätzlich in jedem Lebensalter vorkommen kann. Dennoch ist dieser Tumor jenseits des 30. Lebensjahres eine Seltenheit; eine solche Diagnose sollte dabei sehr kritisch gestellt werden.

Ein für ein Ewing-Sarkom pathognomonisches **Röntgenbild** gibt es nicht. Der sich im Markraum ausbreitende Tumor durchsetzt die Haversschen Kanälchen und nimmt sehr rasch den gesamten Schaft eines Röhrenknochens ein. Gelegentlich bleibt die Geschwulst jedoch auf einen Bezirk im Knochen begrenzt und dehnt sich hier aus. Meistens wird im Röntgenbild nur ein Teil der Geschwulst innerhalb des Knochens sichtbar; bei der morphologischen Untersuchung ist dann das Tumorwachstum viel ausgedehnter als röntgenologisch vermutet werden konnte. Im Vordergrund des Tumorwachstums steht die Osteolyse. Die Tumorzellen zerstören das Knochengewebe und verdrängen die Osteoblasten, während die Osteoklasten voll osteolytisch tätig bleiben. Neben der Osteolyse finden auch reaktive osteosklerotische Prozesse statt, so daß eine kleinfleckige Aufhellung des Knochengewebes resultiert. Dieses Bild wird als „Mottenfraß" bezeichnet. In **Abb. 715** sieht man das **Röntgenbild** eines Ewing-Sarkoms des rechten proximalen Femurs: Im Markraum des Knochens finden sich unregelmäßige fleckige Aufhellungsherde neben fleckigen und diffusen Verdichtungen *(1)*. Der Röhrenknochen ist im Tumorbereich spindelig aufgetrieben; die Kortikalis ist über eine längere Strecke aufgeblättert *(2)* und durchbrochen *(3)*. Durch das Eindringen des Tumors in das Periost ist dieses abgehoben, und es hat sich eine starke reaktive periostale Knochenneubildung entwickelt. Es haben sich mehrere Schichten von Knochengewebe im Periostbereich gebildet, die dem Röntgenbild das sog. „Zwiebelschalenbild" verleihen *(4)*. Dieses Phänomen wird bei fast allen Ewing-Sarkomen der langen Röhrenknochen gefunden, die zentral in den Diaphysen gelegen sind. Der Durchbruch des Tumorgewebes durch die Kortikalis kann auch sog. Knochenspicula hervorrufen, wobei neugebildete Knochentrabekel senkrecht zur Schaftachse entstehen. Die radikulären Spicula werden bei 50% der zentral-diaphysären Ewing-Sarkome der langen Röhrenknochen angetroffen.

In **Abb. 716** sieht man das **Röntgenbild** eines Ewing-Sarkoms des Tibiakopfes. Unmittelbar unterhalb der Epiphysenfuge findet sich ein rundlicher Destruktionsherd *(1)*, der von keiner Randsklerose begrenzt wird. Die Spongiosa ist in diesem Bereich zerstört; in der Außenzone ist das Knochengewebe osteolytisch zerstört; im Innern finden sich fleckige Verdichtungen. Es muß davon ausgegangen werden, daß viel größere Teile des Knochenmarkraumes vom Tumorgewebe durchsetzt sind. An einer Stelle *(2)* findet sich ein kleiner Osteolyseherd in der Kortikalis. Auch eine Periostverdickung *(3)* ist deutlich erkennbar. Das Periost ist hierbei meistens auch vom Tumor infiltriert, wobei es hier zusätzlich zu einer reaktiven Knochenneubildung kommt, die sich im Röntgenbild darstellt. Auch ein Tumoreinbruch in die Weichteile ist möglich.

Ewing-Sarkom 367

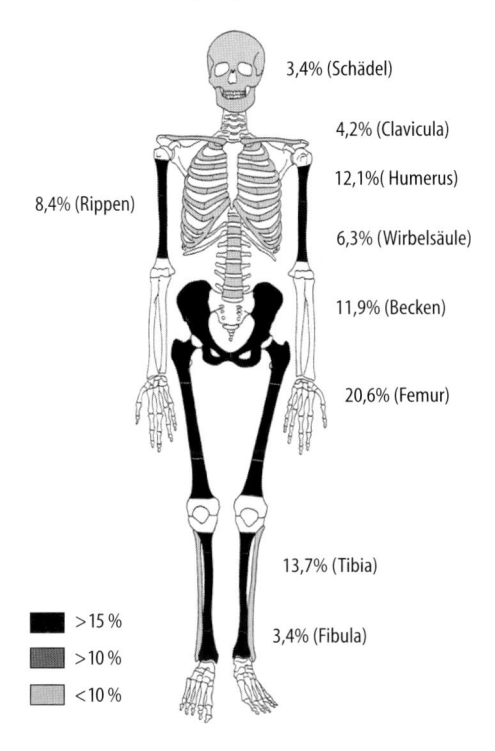

3,4% (Schädel)
4,2% (Clavicula)
12,1% (Humerus)
8,4% (Rippen)
6,3% (Wirbelsäule)
11,9% (Becken)
20,6% (Femur)
13,7% (Tibia)
3,4% (Fibula)

■ >15%
▨ >10%
▨ <10%

Abb. 713. Lokalisation der Ewing-Sarkom (379 Fälle); sonstige: 15,9%

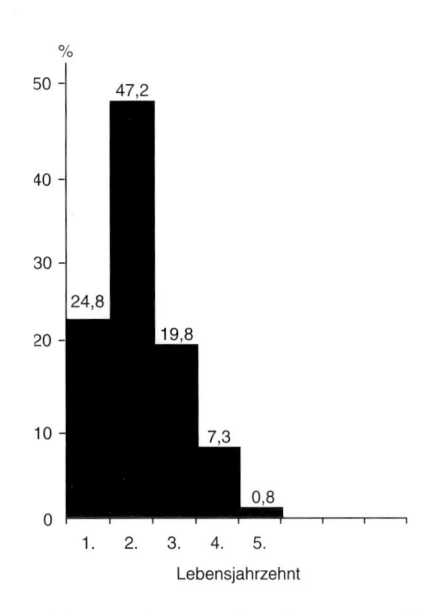

Abb. 714. Altersverteilung der Ewing-Sarkome (379 Fälle)

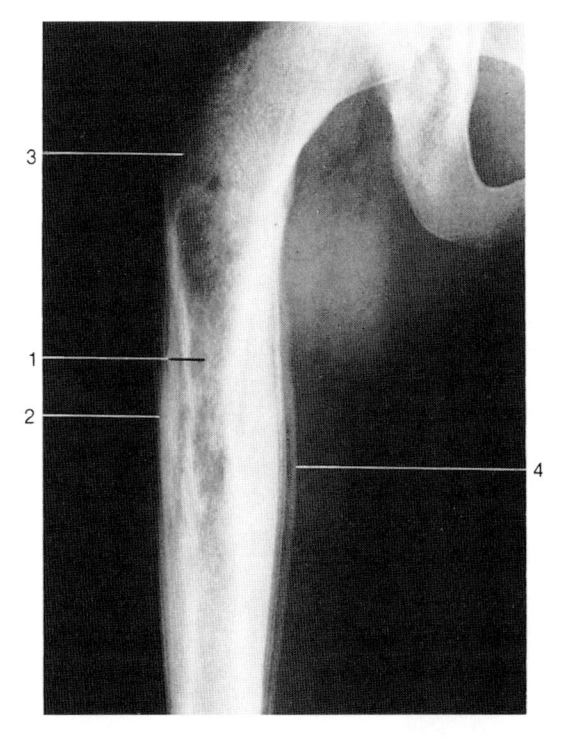

Abb. 715. Ewing-Sarkom (rechter proximaler Femur)

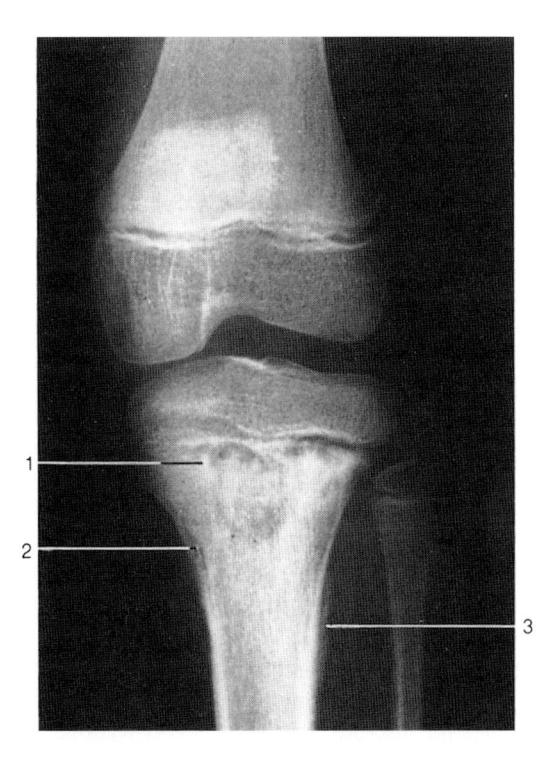

Abb. 716. Ewing-Sarkom (Tibiakopf)

Ein Ewing-Sarkom kann **röntgenologisch** alle möglichen Knochenläsionen imitieren, so daß erst die histologische Untersuchung des Tumorgewebes durch Biopsie die wahre Diagnose herbeiführt. In **Abb. 717** ist bei einem 17jährigen eine große Osteolysezone in der proximalen Tibia *(1)* zu sehen, die zentral im Knochen gelegen ist. Sie ist proximal durch eine feine Randsklerose *(2)* scharf begrenzt. Distal *(3)* ist der Herd jedoch unscharf begrenzt. Dies deutet auf Malignität hin. Der Osteolyseherd zeigt im Innern nur wenige diskrete fleckige Aufhellungen. Die Kortikalis ist weitgehend intakt und nur an einer Stelle *(4)* etwas aufgelockert. Eine Periostreaktion ist nicht ersichtlich. Die Diagnose eines Ewing-Sarkoms kann hierbei nur histologisch gestellt werden.

Kontinuierliche Schmerzen im rechten Fuß bei einem 24jährigen führten zu einer **Röntgenuntersuchung.** Die seitliche Röntgenaufnahme zeigte in **Abb. 718** lediglich eine leichte Auflockerung der Spongiosastrukturen *(1)* im Calcaneus. Es zeichnet sich kein eindeutiger Destruktionsherd ab. Die Außenkonturen *(2)* des Calcaneus sind vollständig erhalten. Ein **Knochenszintigramm** ergab eine hochgradige Aktivitätsanreicherung im Calcaneus. Wie **Abb. 719** zeigt, ist nicht nur der röntgenologisch kleine Auflockerungsherd markiert, sondern im gesamten Calcaneus findet sich eine sehr dichte Aktivitätsanreicherung *(1)*. Deutlich geringere Anreicherungen sind vorwiegend in den Wachstumszonen anderer Knochen *(2)* sichtbar, was jedoch als physiologisch zu werten ist. Ein solcher radiologischer Befund läßt zunächst an eine Osteomyelitis denken; es kann jedoch – wie in diesem Fall – immer auch ein Ewing-Sarkom dahinter stecken.

Makroskopisch sieht man in **Abb. 720** auf der Sägefläche durch den Calcaneus einen großen zentralen Destruktionsherd *(1)*, der schmierig und blutig durchtränkt ist. Der Herd ist viel größer, als auf der Röntgenaufnahme (Abb. 718) ersichtlich. Die Destruktion der Spongiosa erstreckt sich mehrfach bis in die Kortikalis *(2)*; dorsal ist die Kortikalis nicht mehr intakt *(3)* und unscharf gezeichnet. An einer Stelle *(4)* hat man den Eindruck, daß der Tumor bereits in die Weichteile infiltriert ist. Alle übrigen Knochen erscheinen frei von Tumorgewebe.

Histologisch besteht der Tumor aus einem zellreichen, ganz undifferenzierten Tumorgewebe, das oft weitgehend nekrotisch ist und makroskopisch schmierig, gelblich-rot aussieht. Es könnte somit gut zu einer floriden Osteomyelitis passen. Um eine solche Knochenentzündung auszuschließen, sollte anläßlich einer Knochenbiopsie gleich Material für eine bakteriologische Untersuchung gewonnen werden. Der bakteriologische Befund ist dann meist negativ. In **Abb. 721** sieht man im Markraum des Knochens dicht und locker gepackte „Rundzellen" *(1)*. Einige Zellgruppen fallen durch ihre besonders dunkle Kerne auf *(2)*. Irgendwelche differenzierte Gewebestrukturen sind nicht zu erkennen. Im Randbereich *(3)* ist das Tumorgewebe stärker gequetscht oder nekrotisch. Die Spongiosa ist mehr oder weniger zerstört. Zentral sieht man ein Knochenbälkchen *(4)*, das noch eine lamelläre Schichtung aufweist, jedoch außen wellig und zackig begrenzt ist. Angelagert finden sich breite Anbaufronten mit einigen Osteoblasten *(5)*. Hier wurden die ursprünglichen Spongiosabälkchen durch den malignen Tumor weitgehend zerstört, was die röntgenologische Osteolyse bewirkt. Einige Knochentrabekel sind stehen geblieben und reagieren mit einem reparativen Knochenanbau. Dies ruft im Röntgenbild feine fleckige Verdichtungen hervor. Im Ewing-Sarkom überwiegen gewöhnlich die destruktiv-osteolytischen Vorgänge gegenüber den reparativ-osteosklerotischen Reaktionen, so daß meist eine maligne tumoröse Osteolyse im Röntgenbild vorherrscht.

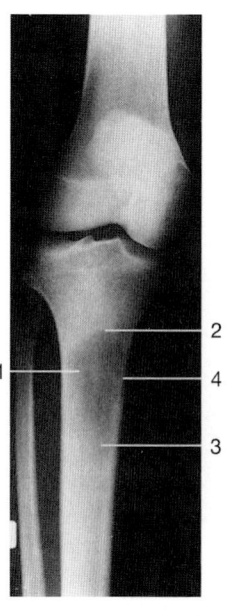

Abb. 717. Ewing-Sarkom (rechte proximale Tibia)

Ewing-Sarkom 369

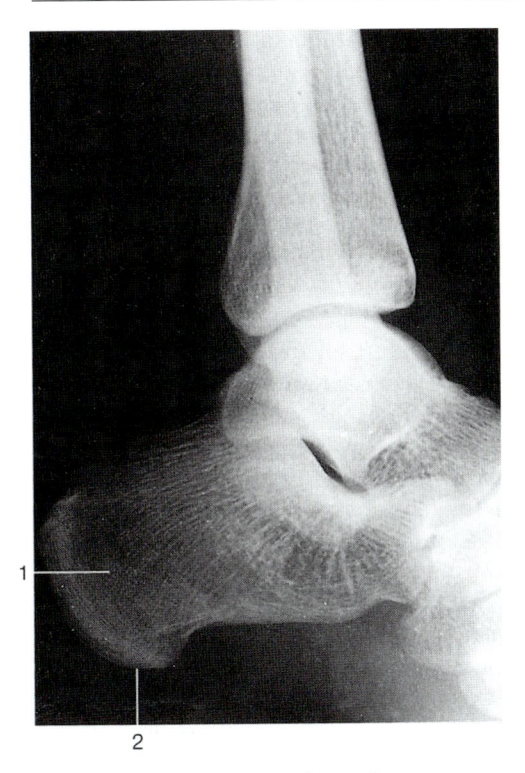

Abb. 718. Ewing-Sarkom (Calcaneus)

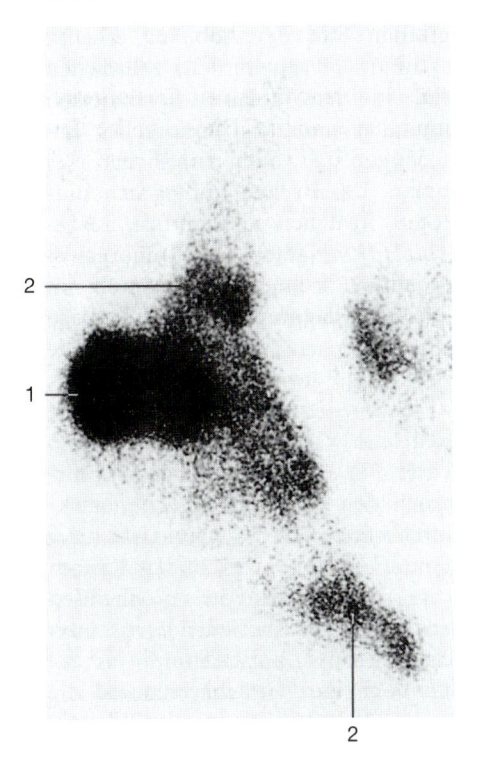

Abb. 719. Ewing-Sarkom (Calcaneus, Szintigramm)

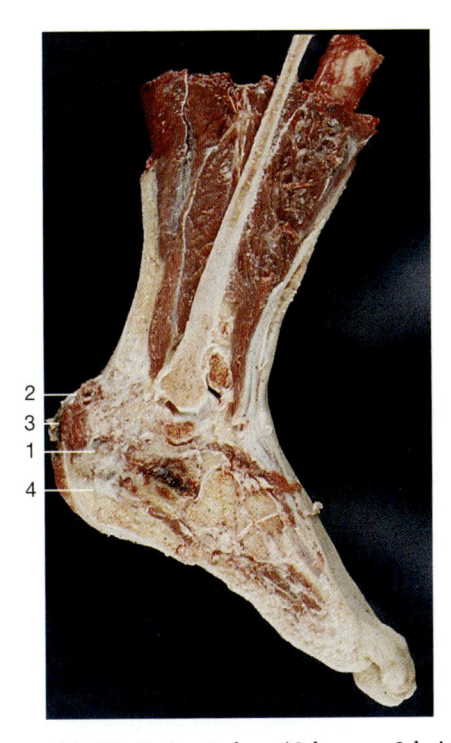

Abb. 720. Ewing-Sarkom (Calcaneus, Schnittfläche)

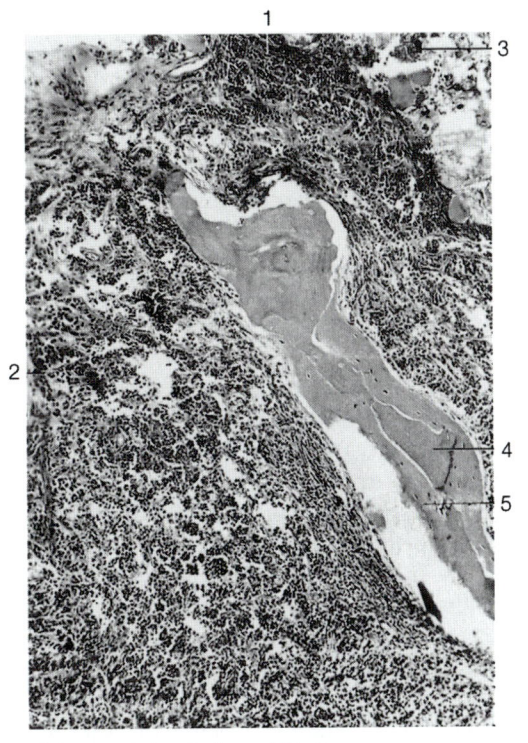

Abb. 721. Ewing-Sarkom; HE, 64×

Im **histologischen Bild** der **Abb. 722** erkennt man, daß der Tumor aus einem sehr zellreichen Gewebe besteht, in dem keine differenzierten Strukturen vorhanden sind. Die Tumorzellen liegen in bandförmigen *(1)* oder rundlichen *(2)* Arealen zusammen. Dazwischen finden sich bindegewebige Septen, in denen zartwandige, ausgeweitete Blutgefäße *(3)* verlaufen. Das Tumorgewebe ist außerordentlich vulnerabel, wodurch im Zentrum der Tumorzellaggregate große fleckige oder bandförmige Nekrosen *(4)* auftreten. Um die Blutgefäße ist das Tumorgewebe am besten erhalten, wodurch Pseudorosetten entstehen. An den Rändern der Nekrosen werden zahlreiche Kernpyknosen beobachtet. Ein solches zellreiches Tumorgewebe kann auch den gesamten Knochenmarkraum diffus durchsetzen. Die Spongiosa ist hierbei fast vollständig zerstört. Das Ewing-Sarkom ist einer der am schwierigsten zu erkennenden Knochentumoren, da keine speziellen Strukturen ausgebildet werden. In der Biopsie kommt es zusätzlich vielfach noch zu Quetschartefakten, die eine diagnostische Beurteilung ganz unmöglich machen können.

Bei **stärkerer Vergrößerung** sieht man in **Abb. 723**, daß der gesamte Markraum von dem Tumorgewebe ausgefüllt ist. Dieses besteht aus dichten teils auch lockeren Ansammlungen von kleinen undifferenzierten Rundzellen *(1)*, deren Kerne eine unterschiedliche Chromatindichte aufweisen. Man erkennt ausgesprochen dunkle Kerne *(2)* neben hellen, blasigen Kernen *(3)*. Das Zytoplasma dieser Zellen ist nur spärlich entwickelt und erscheint in dieser Vergrößerung ganz verwaschen. Die Zellgrenzen sind unscharf. Manchmal sind auch zytoplasmareiche Sternzellen regelmäßig in lockerer Anordnung eingelagert, so daß das Schnittbild an einen Sternenhimmel erinnert. Innerhalb des Tumorgewebes findet sich keine Zwischensubstanz. Man erkennt jedoch einen schmalen Saum von reaktiv entstandenem Bindegewebe *(4)* in der Peripherie der Tumorareale. Darin liegen Fibrozyten mit länglichen isomorphen Kernen; es handelt sich hierbei nicht um ein sarkomatöses Stroma. Die noch erhaltenen Knochenbälkchen *(5)* der Spongiosa zeigen beträchtliche Verformungen infolge eines reaktiven Knochenumbaues. Sie sind teilweise osteosklerotisch verbreitert und haben breite Osteoidsäume *(6)*. Manchmal beobachtet man auch angelagerte Osteoblasten *(7)*. Es können regelrechte Narbenfelder vorhanden sein, die von zartwandigen weiten Blutgefäßen *(8)* durchzogen werden.

Wie **Abb. 724** zeigt, kann das Tumorgewebe pseudoalveoläre Strukturen aufweisen. Hierbei werden mehr oder weniger große Gruppen von Zellen durch schmale Bindegewebesepten *(1)* abgegrenzt. Dieses Stroma wird von Blutgefäßen *(2)* durchzogen. Die Tumorzellen haben sehr dunkle kleine Kerne und ein spärliches, kaum erkennbares Zytoplasma. Versilberbare Retikulinfasern werden nicht gebildet; sie sind nur in der Umgebung der Gefäße und in den Bindegewebesepten vorhanden und gehören nicht zum eigentlichen Tumorgewebe. Es kann außerordentlich schwer sein, ein solches zellreiches und undifferenziertes, kleinzelliges Tumorgewebe als Ewing-Sarkom zu klassifizieren; differentialdiagnostisch muß dabei auch an eine Knochenmetastase (z. B. Neuroblastom, PNET) gedacht werden.

Abb. 725 gibt die **starke Vergrößerung** eines Ewing-Sarkoms wieder. Man erkennt an einer Seite ein lamellär geschichtetes Knochenbälkchen *(1)* und daran angrenzend das zellreiche Tumorgewebe. Einige Tumorzellen *(2)* haben kleine rundliche Kerne, die ziemlich isomorph sind. Durch dichte Chromatinverklumpungen stellen sie sich schwarz dar. Diese Zellen haben fast kein Zytoplasma und sind nacktkernig. Sie sind fast gleich groß und haben die zwei- bis dreifache Größe von Lymphozyten. Daneben erkennt man zytoplasmareiche Sternzellen *(3)*, die in regelmäßiger Anordnung im Tumorgewebe eingelagert sein können, so daß das Schnittbild an einen Sternenhimmel erinnert. Diese Zellen haben ziemlich große, kugelige und annähernd gleich große Zellkerne. Sie besitzen ein lockeres Chromatingerüst, das besonders der Kernmembran angelagert ist. Es werden ein bis zwei dunkle Nukleolen angetroffen. Pathologische Mitosen sind selten. Im spärlichen Zytoplasma lassen sich mit der PAS-Färbung fast immer Glykogengranula nachweisen; es gibt jedoch auch PAS-negative Ewing-Sarkome. Zytologisch können drei verschiedene Zelltypen unterschieden werden: A-Zellen = unreife Stammzellen, B-Zellen = dunkle Sekundärzellen; C-Zellen = differenzierte retikuläre Zellen. Ob sich hinter dem Ewing-Sarkom verschiedene Tumoren mit unterschiedlichem Verlauf und unterschiedlicher Prognose verstecken, ist noch nicht abgeklärt. Unterschiedlich lange Krankheitsverläufe und das unterschiedliche Ansprechen auf die heute übliche Strahlen- und Chemotherapie lassen dies vermuten. Mit histochemischen und vor allem immunhistochemischen Methoden wird versucht, die Ewing-Sarkome näher zu analysieren. (Bezüglich PNET s. S. 382).

Ewing-Sarkom 371

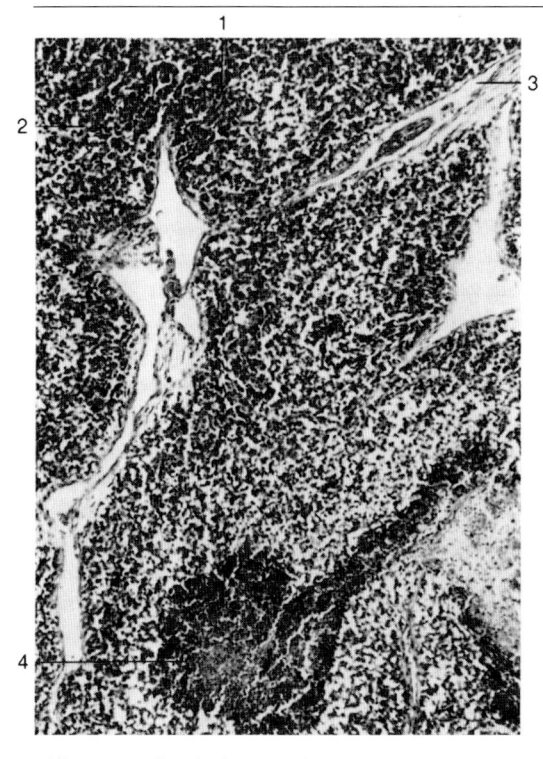

Abb. 722. Ewing-Sarkom, PAS, 40×

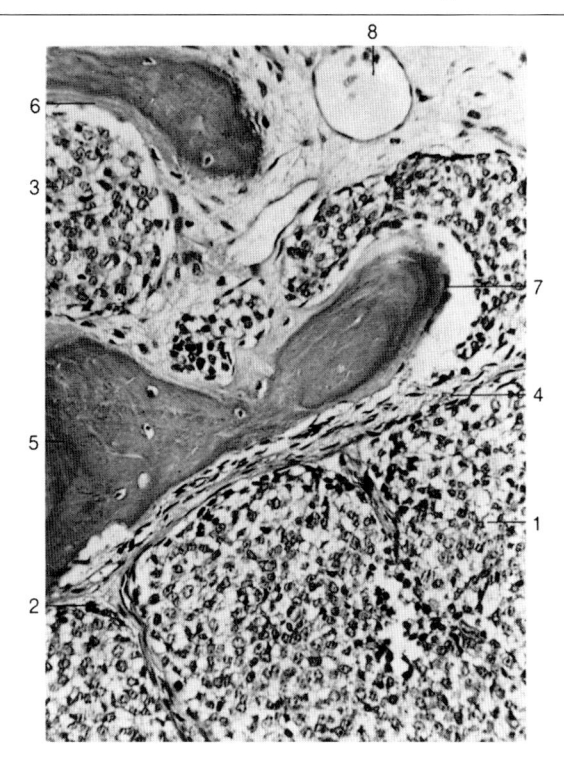

Abb. 723. Ewing-Sarkom, PAS, 64×

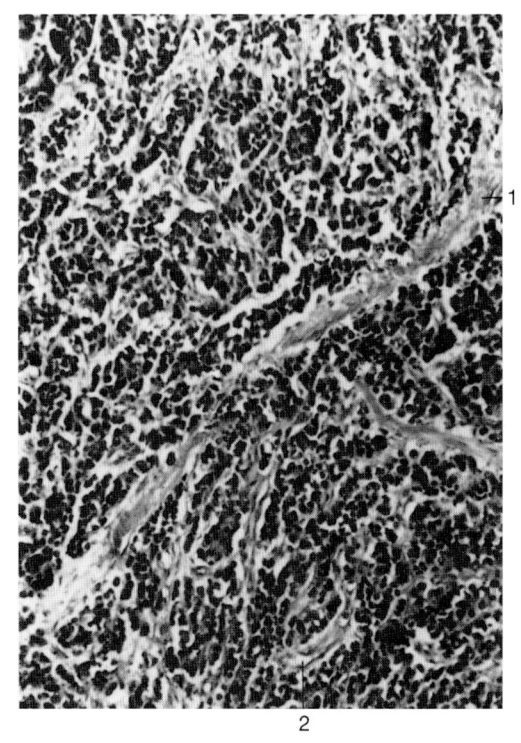

Abb. 724. Ewing-Sarkom; HE, 64×

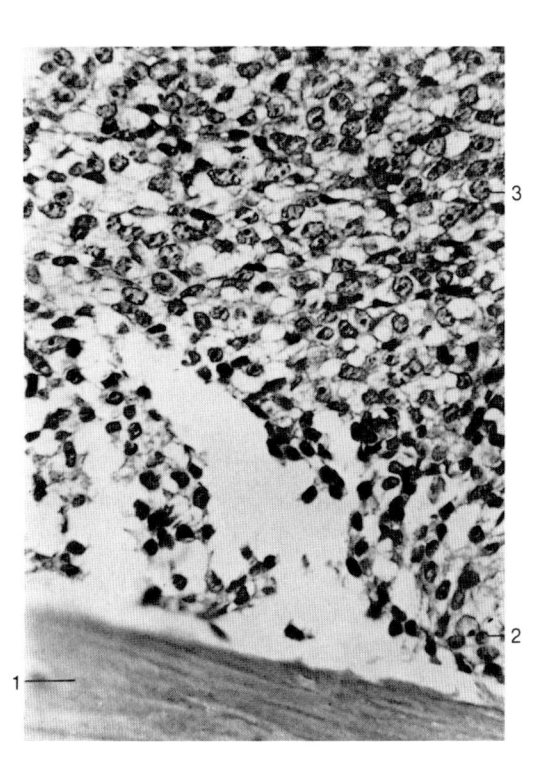

Abb. 725. Ewing-Sarkom, PAS, 82×

Malignes Knochenlymphom
(Non-Hodgkin-Lymphom, Retikulumzellsarkom)
(ICD-O-DA-M-9640/3)

Ein dem Ewing-Sarkom morphologisch sehr ähnlicher primärer Knochentumor ist das Knochenlymphom. *Es handelt sich um eine solitäre bösartige Geschwulst, die durch eine Wucherung von Lymphozyten und Retikulumzellen des Knochenmarks gekennzeichnet ist.* Histologisch besteht Übereinstimmung mit den malignen Non-Hodgkin-Lymphomen des extraossären lymphatischen Systems. Früher wurde dieser Tumor als ossäres „Retikulumzellsarkom" bestehend aus pleomorphen Zellen mit breitem Zytoplasma, eingekerbten Kernen mit prominenten Nukleolen und einem dichten Retikulinfasernetz bezeichnet. Da sich dieser Tumor jedoch nicht ausschließlich aus diesen „histiozytischen" Zellen zusammensetzt, sondern auch Lymphozyten und Lymphoblasten reichlich vorhanden sind, wird diese histologisch variable Geschwulst als „malignes Knochenlymphom" bezeichnet. Bevor man diese Diagnose stellt, muß ausgeschlossen werden, daß es sich nicht um eine Knochenmetastase eines malignen Lymphoms des extraossären lymphatischen Systems (Lymphknoten) handelt. Das maligne Knochenlyphom macht etwa 7% der malignen Knochengeschwülste aus. Klinisch besteht oft ein merkwürdiger Kontrast zwischen dem verhältnismäßig guten Wohlbefinden des Patienten und der Größe der Geschwulst. Erst nach längerer Zeit macht der Tumor durch lokale Schmerzen und manchmal eine Schwellung auf sich aufmerksam. Meistens sind schon bei der ersten Untersuchung 25–50% des befallenen Knochens von Tumorgewebe durchwuchert. Dennoch ist die Prognose – insbesondere gegenüber dem Ewing-Sarkom – verhältnismäßig günstig: Die 5-Jahres-Überlebenszeit beträgt 30–50% und die 10-Jahres-Überlebenszeit 16–20%. In fortgeschrittenen Fällen kommt es zu einer Metastasierung in regionäre Lymphknoten (22%), Lunge (10%) und andere Knochen (15%).

Lokalisation (Abb. 726). Das maligne Knochenlymphom kann in allen Knochen lokalisiert sein; bevorzugt sind die langen Röhrenknochen (meist in den Diaphysen) betroffen. Hauptlokalisation ist das Becken, die Knieregion (unteres Femurende, obere Tibia), wo über die Hälfte der Tumoren gelegen sind. Häufig ist auch die untere Wirbelsäule befallen; 8,8% der Geschwülste treten in den oberen Extremitäten und etwa 4% im Kiefer auf.

Altersverteilung (Abb. 727). Ein malignes Knochenlymphom kann in jedem Lebensalter auftreten. Es ist jedoch überwiegend das mittlere und höhere Lebensalter betroffen (3. und 6. Lebensjahrzehnt). Bei Kindern und Jugendlichen kommt der Tumor ebenfalls vor.

In **Abb. 628** sieht man das **Röntgenbild** eines malignen Knochenlymphoms in der proximalen Tibia. In diesem Knochenabschnitt ist das Knochengewebe ausgedehnt zerstört, wobei die äußere Form des Knochens erhalten geblieben ist. Im Innern des Knochens finden sich grobe, fleckige Osteolyseherde *(1)* und strähnige Aufhellungen *(2)*. Der Osteolyseherd wird von irregulären Osteosklerosezonen *(3)* durchsetzt. Osteolyse und Osteosklerose sind im Tumor gleichermaßen ausgeprägt und stehen nebeneinander. Es resultiert eine grobsträhnige Wabenstruktur, die differentialdiagnostisch an eine Ostitis deformans Paget (s. S. 104) erinnern kann. Die tumoröse Knochendestruktion hat vom Markraum ihren Ausgang genommen; sie hat jedoch auch große Teile der Kortikalis *(4)* zerstört. Die Konturen des Knochenherdes sind unregelmäßig und wellig; der Tumor reicht nach proximal bis an die Epiphysenfuge *(5)* und hat nach distal höchstwahrscheinlich den ganzen Markraum durchsetzt. Eine Periostreaktion fehlt oder ist kaum sichtbar.

Wie in der **makroskopischen Aufnahme** der **Abb. 729** ersichtlich, wird der gesamte Markraum von dem Tumorgewebe durchsetzt; die Spongiosa ist fast vollständig zerstört. Man erkennt unregelmäßig große Herde *(1)* aus grauweißem, weichelastischem Tumorgewebe. Dazwischen finden sich schmierige Nekroseherde *(2)* und schmutzigrote Blutungsbezirke. Die Kortikalis ist teilweise verschmälert und zerstört *(3)*, teilweise reaktiv osteosklerotisch verbreitert und verdichtet *(4)*. Man erkennt vielfach eine Tumorinfiltration des Periosts. Innerhalb des intramedullären Tumorgewebes kommt es häufig zu einer reaktiven Knochenneubildung unterschiedlichen Ausmaßes; Verkalkungen sind selten. Die Knochenzerstörung steht jedoch im Vordergrund des makroskopischen Bildes. Insgesamt ist dies für ein malignes Knochenlymphom nicht pathognomonisch. Oft wird in einem solchen Knochen eine größere, über die Knochengrenzen hinausgehende Tumormasse in einer Metaphyse angetroffen. Auch ein ausgedehnter parossaler Weichteiltumor, der sich im Röntgenbild nicht unbedingt darstellt, wird häufig bei der makroskopischen Präparation angetroffen. Damit ist der intramedulläre Tumor bereits aus dem Knochen ausgebrochen.

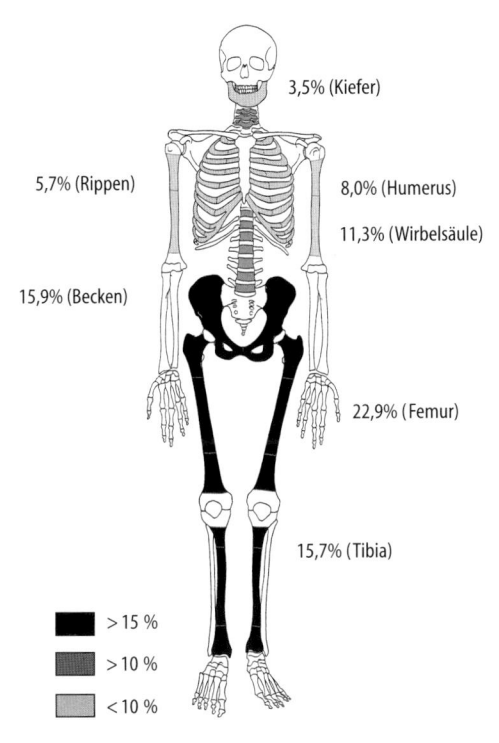

Abb. 726. Lokalisation der malignen Knochenlymphome (459 Fälle); sonstige: 17,0%

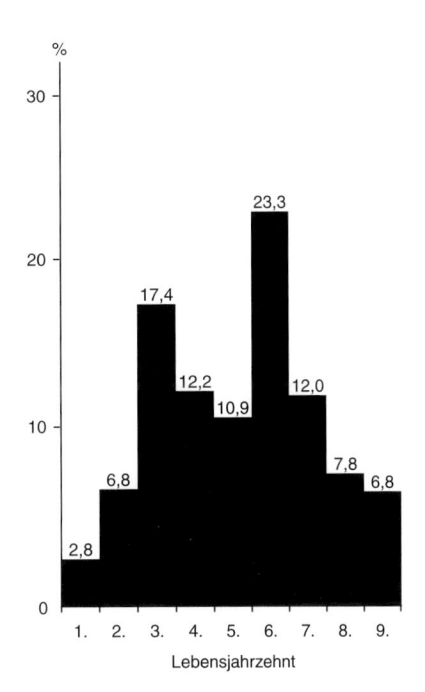

Abb. 727. Altersverteilung der malignen Knochenlymphome (459 Fälle)

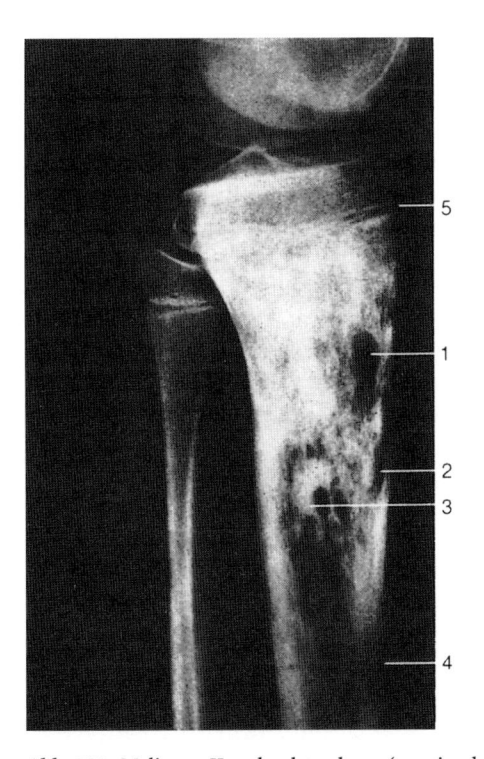

Abb. 728. Malignes Knochenlymphom (proximale Tibia)

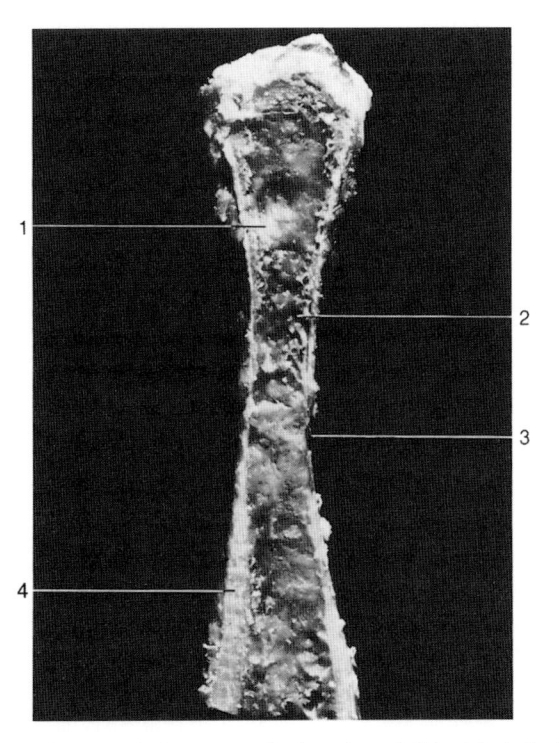

Abb. 729. Malignes Knochenlymphom (Tibia, Schnittfläche)

In **Abb. 730** sieht man die **a.p.-Röntgenaufnahme** eines malignen Knochenlymphoms der proximalen Tibia bei einem 22 Jahre alten Patienten. In der sklerotisch verdichteten Spongiosa *(1)* finden sich einige diskrete Osteolysen *(2)*. Die Außenkonturen des Knochens sind erhalten und scharf abgegrenzt; eine Periostreaktion ist nicht ersichtlich. Auf der **seitlichen Röntgenaufnahme** ist die Knochendestruktion deutlicher ersichtlich. In **Abb. 731** sieht man in der proximalen Tibia viele feine fleckige Osteolysen in der Spongiosa *(1)* und auch in der ventralen Kortikalis *(2)*. Die Läsion erstreckt sich bis weit in den Tibiaschaft *(3)* und ist ganz unscharf begrenzt. Eine knöcherne Periostreaktion ist nicht ersichtlich.

Das **histologische Bild** des malignen Knochenlymphoms ist das gleiche wie bei extraossären malignen Lymphomen, die primär in Lymphknoten entstehen. Wie in **Abb. 732** ersichtlich, besteht das Tumorgewebe aus einem gleichmäßigen Zellrasen aus locker gelagerten tumorösen Lymphozyten *(1)*. Diese füllen den gesamten Markraum zwischen den Knochentrabekeln aus. Im Vergleich zum Ewing-Sarkom (s. S. 371) werden gewöhnlich keine ausgedehnte Nekrosefelder angetroffen. Man erkennt einige kräftige Knochenbälkchen *(2)*, die als Reaktion auf das Tumorwachstum unregelmäßige osteosklerotische Anbaufronten *(3)* aufweisen. Die Zellen liegen ungeordnet in einem lockeren Zellverband, wobei ein nur sehr schwach entwickeltes Stroma aus einzelnen Kollagenfasern *(4)* zu erkennen ist. Bei Versilberung (Färbung nach Gomöri, Bielschowsky oder Tibor-PAP) kommt zwischen den Tumorzellen ein feines Netz von Retikulinfasern zur Darstellung; derartige Gitterfasern fehlen beim Ewing-Sarkom (s. S. 371). Durch dieses Gewebemuster beobachtet man vielfach sog. „Weidenkätzchenstrukturen" oder einen pseudoalveolären Aufbau, wenn breitere Bindegewebszüge die unterschiedlichen Zellgruppen unterteilen.

Bei **stärkerer Vergrößerung** erkennt man in **Abb. 733** zwischen den osteosklerotisch verbreiterten Knochenbälkchen *(1)* dichte Ansammlungen der retikulären Zellen. Das Tumorgewebe wird von einzelnen bindegewebigen Septen *(2)* durchzogen, in denen manchmal Kapillaren verlaufen. Die Geschwulstzellen sind polygonal und größer als beim Ewing-Sarkom (s. S. 371). Sie besitzen große rundliche und oft eingekerbte Kerne, die manchmal ein lockeres Chromatingerüst und prominente Nukleolen *(3)* und manchmal ein sehr dichtes hyperchromatisches Chromatingerüst *(4)* aufweisen. Einige Zellkerne besitzen mehrere große Nukleolen und sind nierenförmig gestaltet. Das Zytoplasma ist unterschiedlich kräftig entwickelt und leicht basophil; die Zellgrenzen zeichnen sich nur undeutlich ab. Die Zellen stehen durch Zytoplasmaausläufer untereinander in Verbindung; zipfelige Zytoplasmaausläufer lassen sich jedoch meist nur am frischen Material erkennen. Im Biopsiematerial ist das Tumorgewebe häufig von Quetschartefakten durchsetzt und dann schwer morphologisch zu analysieren. Häufig finden sich auch große Nekrosefelder, die auf einen malignen Tumor hinweisen. Die erhaltenen Tumorzellen sind gewöhnlich ziemlich gleich groß; es können jedoch auch Riesenzellen mit großen blasigen Kernen und Chromatinverklumpungen auftreten. Mitosen sind häufig. Im Gegensatz zum Ewing-Sarkom lassen sich mit der PAS-Färbung in den Tumorzellen keine Glykogengranula nachweisen. Es kann innerhalb des Tumors zu einer reaktiven Knochenneubildung kommen. In vielen Fällen sind in einem malignen Knochenlymphom zahlreiche hochdifferenzierte und undifferenzierte Lymphoblasten und Lymphozyten eingestreut. Auch tumoröse Histiozyten werden häufig angetroffen. Bei Vorherrschen kleiner lymphoider Zellen im Biopsiematerial kann die Unterscheidung zum Ewing-Sarkom manchmal Schwierigkeiten machen. Knotige oder follikuläre Strukturen gehören nicht zum Bild eines ossären Lymphoms.

Bei der Diagnostik eines ossären „Rundzellsarkoms" müssen außer dem Ewing-Sarkom (s. S. 366) und malignem Neuroblastom (s. S. 408) auch Metastasen eines kleinzelligen Bronchialkarzinoms in differentialdiagnostische Überlegungen einbezogen werden. Hierbei können zytologische Untersuchungen vom frischen Tumorgewebe (evtl. Aspirationsbiopsie) und immunhistochemische Untersuchungen (Lysozym +, S-100-Protein –, Zytokeratin –, Vimentin +) hilfreich sein. Auch elektronenmikroskopische Untersuchungen sind nützlich: Zellen des malignen Knochenlymphoms bzw. „Retikulumzellsarkoms" haben sehr unterschiedlich große und geformte Kerne mit marginaler Chromatinkondensation und oft prominenten Nukleolen. Die wellige Zellmembran weist einige villöse Ausläufer auf. Das Zytoplasma enthält mäßig viele Mitochondrien und Ribosomen sowie einen deutlichen Golgi-Apparat. Zwischen den Tumorzellen kommen Fibrillen von Retikulin und Kollagen zur Darstellung. Im Gegensatz zum Ewing-Sarkom fehlen Glykogengranula im Zytoplasma.

Malignes Knochenlymphom (Non-Hodgkin-Lymphom, Retikulumzellsarkom) 375

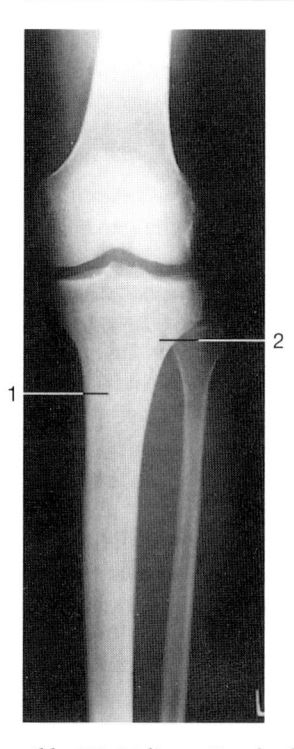

Abb. 730. Malignes Knochenlymphom (proximale Tibia, a.p. Aufnahme)

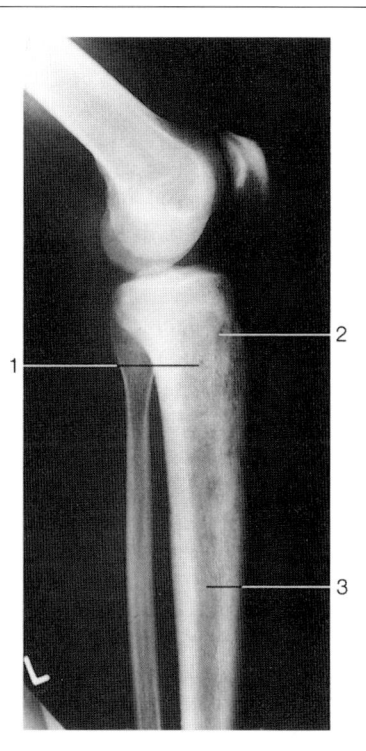

Abb. 731. Malignes Knochenlymphom (proximale Tibia, seitliche Aufnahme)

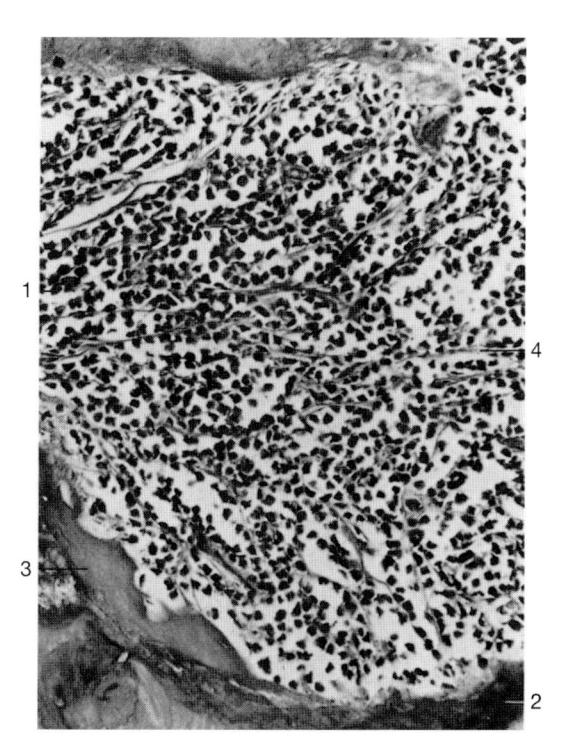

Abb. 732. Malignes Knochenlymphom; HE, 64×

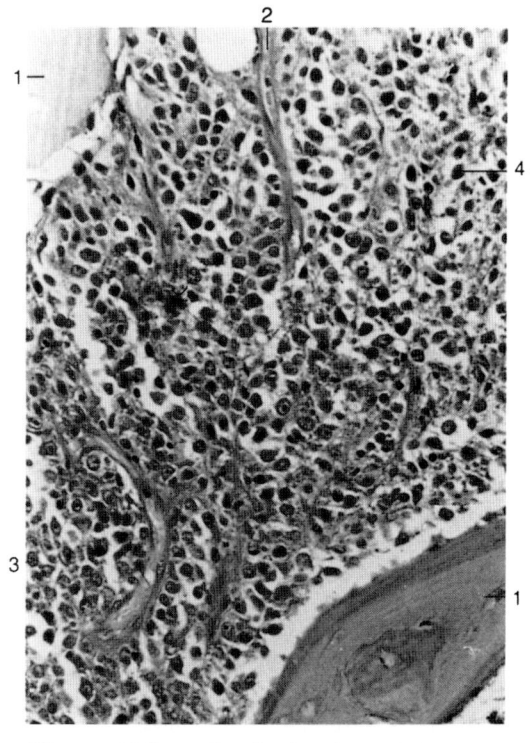

Abb. 733. Malignes Knochenlymphom; PAS, 82×

Ossäres Hodgkin-Lymphom (Morbus Hodgkin, maligne Lymphogranulomatose) (ICD-O-DA-M-965/3)

Etwa die Hälfte aller Lymphome sind der Lymphogranulomatose Hodgkin zuzurechnen. Fast immer entsteht die Läsion im Gewebe der Lymphknoten und befällt dann sekundär andere Organe und auch die Knochen. In seltenen Fällen kann die Krankheit auch primär innerhalb des Knochenmarks entstehen, wobei zunächst keine Lymphknotenschwellungen festgestellt werden. *Bei der ossären Lymphogranulomatose Hodgkin handelt es sich um eine eigenartige maligne Proliferation des lymphatischen Gewebes im Knochenmark mit Entwicklung eines Granulationsgewebes, das durch eine bunte Zytologie (Retikulumzellen, Lymphozyten, Epitheloidzellen, eosinophile und neutrophile Granulozyten, Plasmazellen) und sog. Hodgkin-Zellen und Sternbergsche Riesenzellen gekennzeichnet ist.* In 65% der Fälle kann ein Befall des Knochenmarks nachgewiesen werden. Deshalb ist bei Hodgkin-Patienten stets eine Beckenkammbiopsie indiziert. Am häufigsten sind Wirbelkörper (60%), Sternum (25%), Femur (31%) und Schädeldach (3%) befallen. Der Skelettbefall ruft nur in 25% der Fälle röntgenologische Knochenveränderungen hervor.

Röntgenologisch finden sich in etwa 50% der Fälle osteolytische Knochenherde; in 10–15% zeigt sich eine ausgeprägte Osteosklerose. In **Abb. 735** ist ein sog. *Elfenbeinwirbel (1)* zu sehen, der den Verdacht auf M. Hodgkin erwecken sollte. Der gesamte Wirbelkörper ist sklerotisch verdichtet, ohne daß osteolytische Herde sichtbar sind. Die Außenkonturen sind erhalten und scharf markiert. Auch die Zwischenwirbelräume *(2)* sind unverändert. **Abb. 736** zeigt das **Röntgenbild** eines Hodgkin-Lymphoms im Femurschaft: In der Spongiosa erkennt man mehrere grob- und feinfleckige Osteolyseherde *(1)*, die besonders an der endostealen Seite der Kortikalis konzentriert sind. Die Kortikalis *(2)* ist unverändert, und eine Periostreaktion ist nicht ersichtlich. An anderer Stelle erkennt man jedoch einen größeren Osteolyseherd *(3)* in der Kortikalis, der eine zentrale, sequesterartige Verschattung aufweist. Außerdem finden sich kleine, längliche Osteolyseherde *(4)* in der Kortikalis. Insgesamt hat man den Eindruck eines ausgedehnten knöchernen Destruktionsprozesses, der sich primär im Markraum entwickelt und auf die Kortikalis übergegriffen hat. Hierbei ist röntgenologisch die Diagnose eines malignen Knochenmarktumors am wahrscheinlichsten.

Histologisch läßt sich die Diagnose eines malignen Knochenlymphoms meist leicht stellen. Es ist in der Knochenbiopsie jedoch oft schwierig, ein Hodgkin-Lymphom zu erkennen oder gar die bekannten 4 Formen des M. Hodgkin (lymphozytenreiche Form, noduläre Sklerose, Mischtyp, lymphozytenarme Form) zu unterscheiden. Dies muß der Lymphknotendiagnostik überlassen bleiben. Für die Diagnose eines ossären Hodgkin-Lymphoms (**Abb. 734**) ist der Nachweis von Hodgkinzellen *(1)* und Sternbergschen Riesenzellen *(2)* wichtig. Hierbei handelt es sich um große „saftreiche" ein- und mehrkernige Zellen mit extrem großen Nukleolen und einem mäßig basophilen Zytoplasma. In den Sternbergschen Riesenzellen überlappen sich die Kerne.

In **Abb. 737** sieht man **histologisch** ein typisches Hodgkin-Lymphom mit Hodgkin-Zellen *(1)* und Sternbergschen Riesenzellen *(2)*. Dazwischen finden sich zahlreiche Lymphozyten *(3)*. Bei **stärkerer Vergrößerung** sieht man in **Abb. 738** darüber hinaus große Retikulumzellen *(1)*, Plasmazellen *(2)*, Epitheloidzellen *(3)* und Eosinophile. Auch Kapillarsprossen und eine mehr oder weniger starke Vernarbung werden angetroffen. Die Spongiosabälkchen sind im Bereich der Hodgkin-Infiltrate weitgehend zerstört. Bei der selteneren osteosklerotischen Form des M. Hodgkin besteht eine starke Knochendichte; zwischen den sklerotisch verbreiterten Knochenbälkchen lassen sich die Lymphominfiltrate meist nur schwer erkennen.

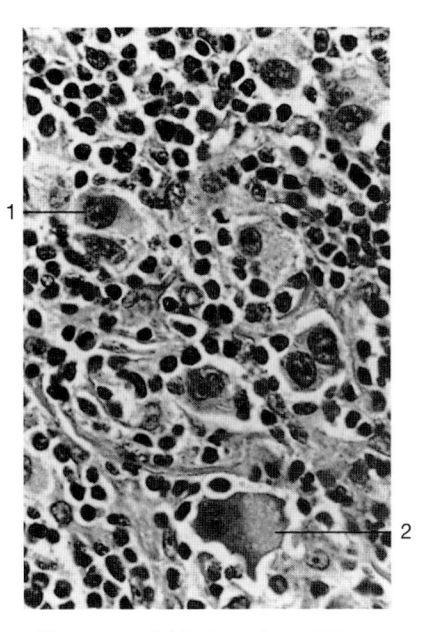

Abb. 734. Hodgkin-Lymphom; HE, 100×

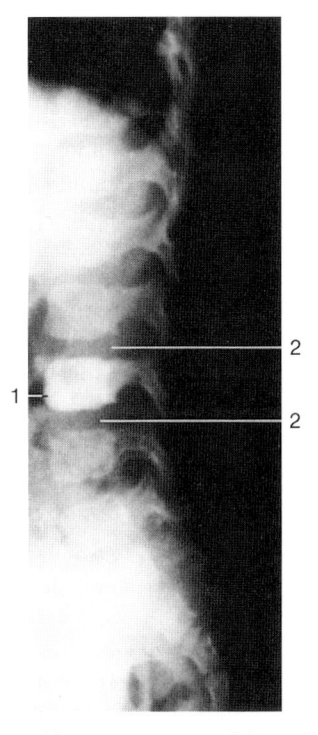

Abb. 735. Ossäres Hodgkin-Lymphom
(Elfenbeinwirbel, 3. Lendenwirbel)

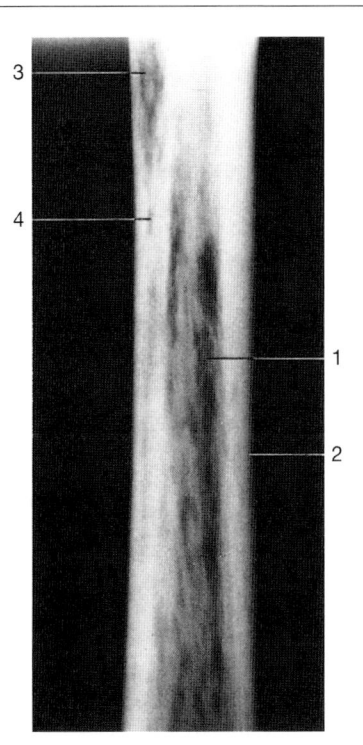

Abb. 736. Ossäres Hodgkin-Lymphom
(Femurschaft, Tomogramm)

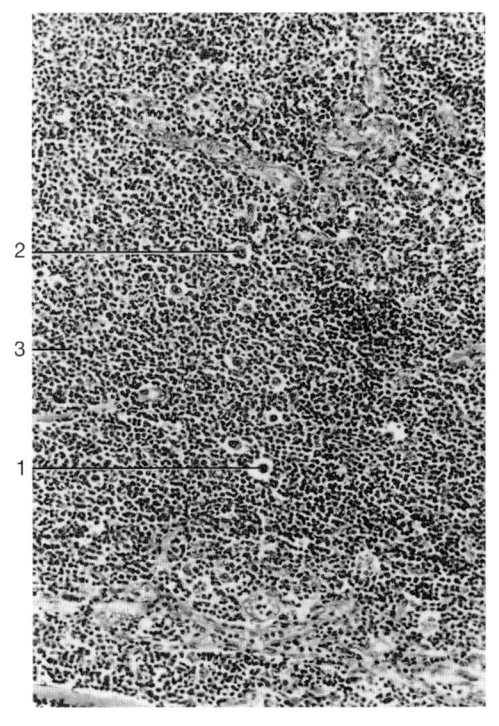

Abb. 737. Ossäres Hodgkin-Lymphom; PAS, 40×

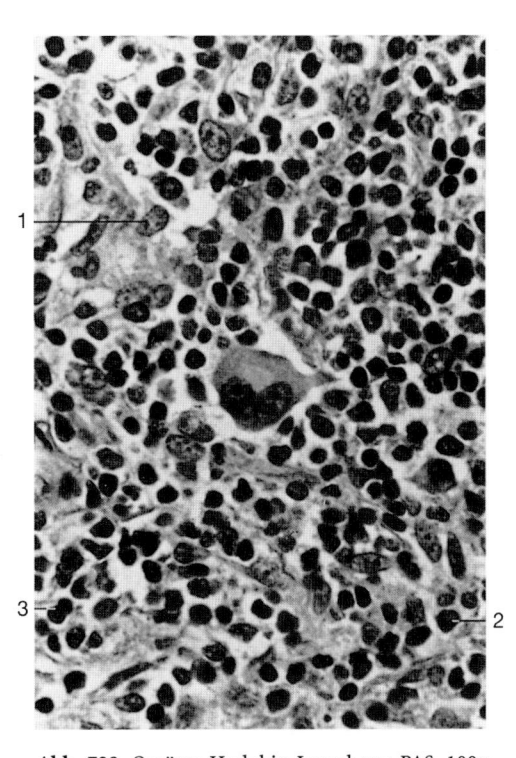

Abb. 738. Ossäres Hodgkin-Lymphom; PAS, 100×

Leukämie (ICD-O-DA-M-9800/3)

Hämatologische Erkrankungen, die ja eine Myeloproliferation des Knochenmarks darstellen, können röntgenologisch zu strukturellen Skelettveränderungen führen, die einer osteologischen Abklärung durch eine Knochenbiopsie bedürfen. Diese Erkrankungen sind von den primären Knochentumoren abgesondert; sie begegnen jedoch häufig dem diagnostizierenden Radiologen und Pathologen. *Die Leukämie ist eine diffuse autonome Proliferation einer Leukozytenrasse im Knochenmark mehrerer Knochen mit mehr oder weniger starker Ausschwemmung ins periphere Blut.* Röntgenologisch nachweisbare Knochenveränderungen treten in etwa 50% der Fälle von akuten Leukämien im Kindesalter auf; bei Erwachsenen und chronischen Formen sind Skelettveränderungen seltener. Wichtigstes klinisches Symptom ist der umschriebene Knochenschmerz. Es kann ein Hyperkalzämiesyndrom mit metastatischen Organverkalkungen entstehen, so daß ein Hyperparathyreoidismus (s. S. 82) vorgetäuscht wird.

Leukämien im Erwachsenenalter führen zu diffusen Osteoporosen, fleckigen Osteolysen oder akut einsetzenden umschriebenen Osteolysen. In **Abb. 739** sieht man in der **Röntgenaufnahme** des Beckens und proximalen Femurs zahlreiche fleckige Osteolysen *(1)*, die vorwiegend in der Spongiosa gelegen sind und von der Endostseite auf die Kortikalis übergreifen *(2)*. Zwischen den mottenfraßähnlichen Osteolysen finden sich feine und grobe sklerotische Verdichtungen *(3)*. Es handelt sich um eine *akute lymphatische Leukämie*, die zur fleckigen Knochendestruktion geführt hat.

Auch die *akute myeloische Leukämie* kann im **Röntgenbild** viele fleckige Osteolysen hervorrufen. In **Abb. 740** sind multiple feine *(1)* und grobe Knochendefekte *(2)*, die oft wie ausgestanzt wirken, in Radius und Ulna sichtbar. Stellenweise ist der Knochen ausgedehnt zerstört *(3)*, und hier ist die Kortikalis nicht mehr erkennbar. Eine endostale Spongiosklerose *(4)* ist sehr charakteristisch für eine leukämische Knocheninfiltration und Knochendestruktion.

Im Biopsiematerial der **Abb. 741** ist **histologisch** das Markfettgewebe verschwunden; der Markraum ist ausgefüllt von leukämischen Infiltraten *(1)*, die sich zuerst im Bereich der peritrabekulären Bildungszone entwickeln. Das normale blutbildenden Knochenmark ist völlig verdrängt. Zytomorphologische und histochemische Kriterien (PAS-Reaktion, Peroxidase, Naphthylazetatesterase) lassen die Tumorzellen als myeloische Zellen (Myeloblasten, Promyelozyten, Monozyten, Erythrozyten, Megakaryozyten) identifizieren, die oft auch sog. Auer-Stäbchen enthalten. Die ursprünglichen Spongiosabälkchen sind in den Osteolyseherden zerstört; randständig sind sie durch einen osteosklerotischen Knochenumbau gekennzeichnet *(2)*.

Eine *chronische lymphatische Leukämie* ruft nur selten Knochenveränderungen hervor. In **Abb. 742** finden sich im **Röntgenbild** des Humerus zahlreiche unterschiedlich große Osteolyseherde *(1)* in der Spongiosa, die teilweise konfluieren. Die Kortikalis ist von Innen her angenagt *(2)*. Im Schaft erkennt man eine periostale Knochenneubildung *(3)*, wobei hier die Diaphyse doppelt konturiert erscheint. Zwischen der Kortikalis und der neugebildeten periostalen Knochenschicht ist ein heller Streifen *(4)* sichtbar. Ein solcher Röntgenbefund ist typisch für leukämische Skelettveränderungen.

Wie in **Abb. 743** erkennbar, ist **histologisch** der Markraum ausgefüllt von relativ reifzelligen Lymphozyten *(1)*. Von der Umgebung größerer markzentraler Sinus haben sich die Infiltrate ausgebreitet und die residuale Hämatopoese auf die peritrabekulären Zonen *(2)* verdrängt. Hier heben sich die Granulozyten durch ihre positive Chlorazetatesterase-Aktivität dunkel hervor. Innerhalb der Markinfiltrate liegen einzelne Megakaryozyten *(3)*. Die verbliebenen Knochenbälkchen *(4)* sind leicht sklerotisch verbreitert.

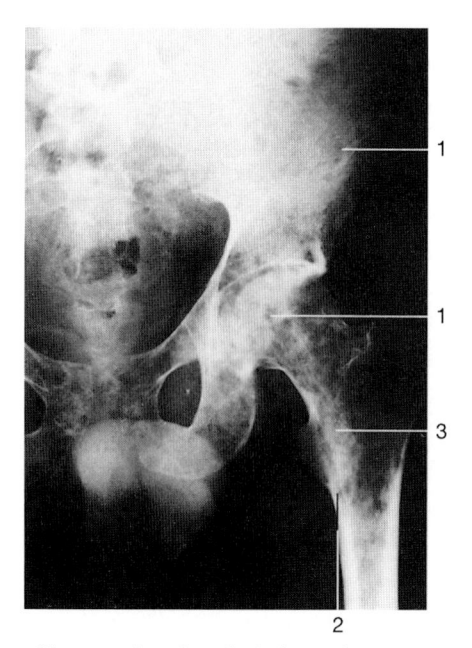

Abb. 739. Akute lymphatische Leukämie (Becken, linker proximaler Femur)

Leukämie 379

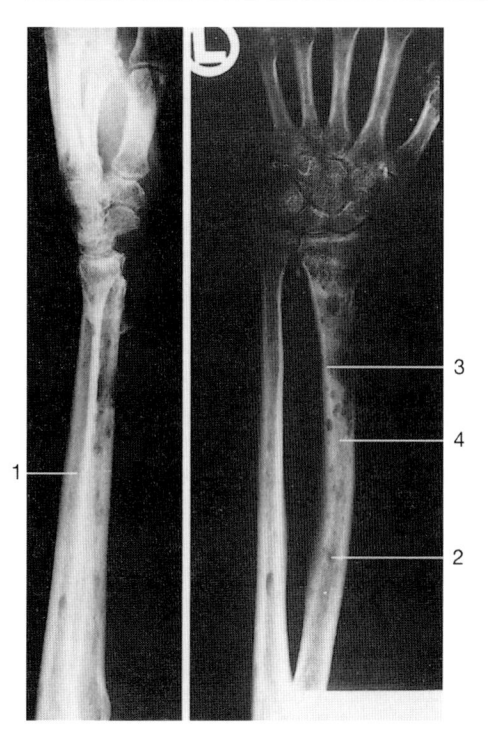

Abb. 740. Akute myeloische Leukämie (Radius, Ulna)

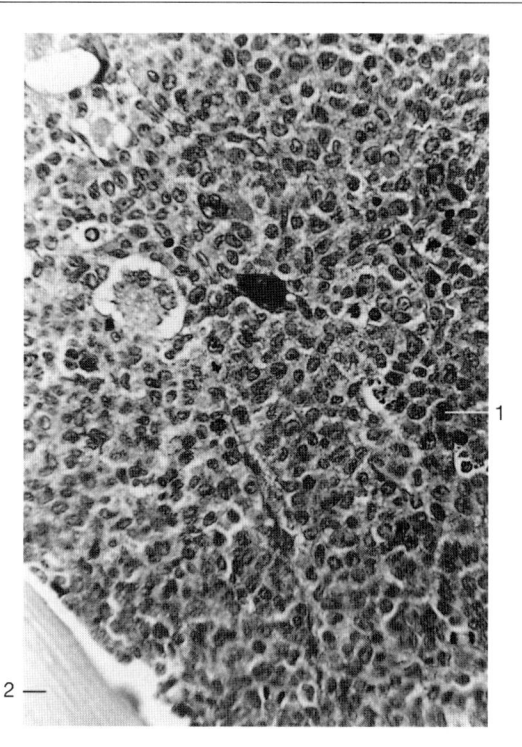

Abb. 741. Akute myeloische Leukämie, PAS, 82×

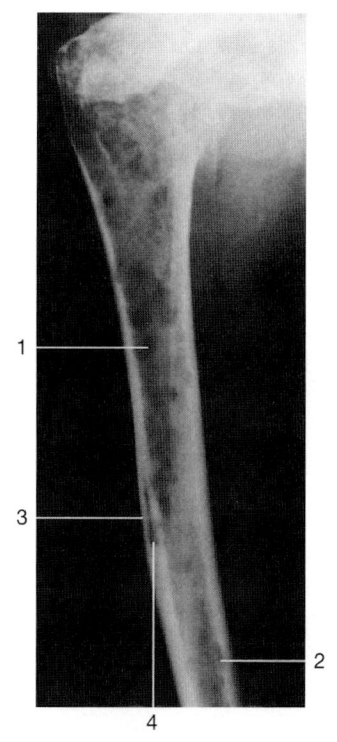

Abb. 742. Chronische lymphatische Leukämie (Humerus)

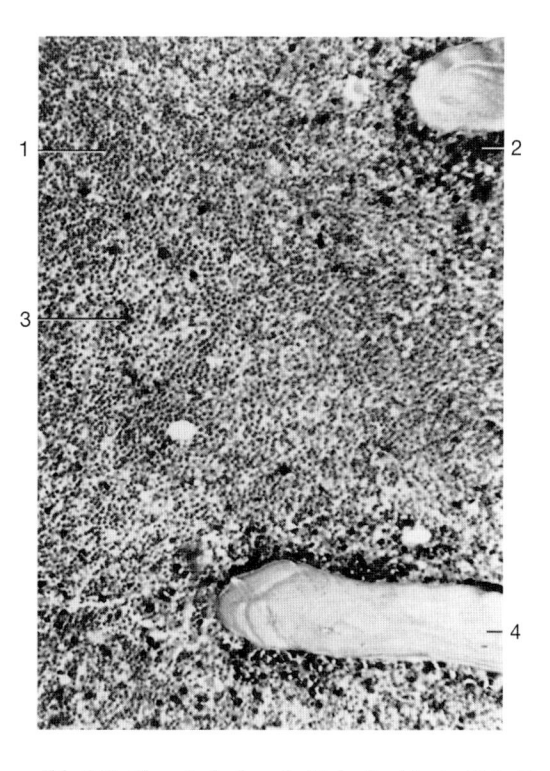

Abb. 743. Chronische lymphatische Leukämie, PAS, 40×

Maligne Mastozytose
(Mastzellretikulose, systemische Mastozytose)
(ICD-O-DA-M-9741/3)

Außer Knochenmarkzellen der myeloischen und lymphatischen Reihe können maligne Tumoren auch aus anderen Zellen (z. B. Plasmazellen, Mastzellen) hervorgehen. In seltenen Fällen stellen die Mastzellen des Knochenmarks die malignen Tumorzellen dar. Der Begriff der Mastzellretikulose wurde 1962 von LENNERT eingeführt. *Die maligne Mastozytose stellt eine progrediente neoplastische Wucherung der medullären Mastzellen dar, die sich häufig generalisiert ausbreitet und einen malignen Verlauf nimmt.* Dabei kann es zu einer Mastzellenausschwemmung ins Blut (Mastzellenleukämie) kommen. Oft endet die Krankheit als akute oder chronische myeloische Leukämie. Bei der systemischen Mastozytose werden meistens auch Hautinfiltrate (Urticaria pigmentosa) angetroffen, wobei die Erkrankung meist gutartig ist. In etwa 15% der Fälle von Mastozytose lassen sich röntgenologisch Knochenveränderungen nachweisen.

Das **Röntgenbild** der malignen Mastozytose ist gekennzeichnet durch eine fleckige Osteolyse in einem Knochenabschnitt. In **Abb. 744** sieht man einen großen unscharfen Osteolyseherd *(1)* im Trochanter major. Darin finden sich feine rundliche Verdichtungen. Die Osteolyse erstreckte sich in den Markraum *(2)*, wo weitere diskrete Aufhellungen *(3)* vorliegen. Auch die Kortikalis des Trochanters *(4)* ist in den lytischen Prozeß einbezogen. Eine Periostreaktion fehlt.

Auch in der **Röntgenaufnahme** der **Abb. 745** ist die Läsion im proximalen Femur gelegen. Auffällig ist eine diffuse sklerotische Verdichtung des Schenkelhalses *(1)* und proximalen Femurs. Dazwischen zeichnen sich feine, fleckige Aufhellungen *(2)* ab. Insbesondere der Trochanter minor *(3)* erscheint außen aufgefiedert. Die darunter gelegene Kortikalis ist osteolytisch aufgelockert *(4)*. Solche Knochenveränderungen sind gewöhnlich asymptomatisch; nur selten bestehen Knochenschmerzen. Auch pathologische Knochenfrakturen sind bei der malignen Mastozytose selten.

Histologisch finden sich im Knochenmark disseminierte, fokal betonte Infiltrate von atypischen Mastzellen. In **Abb. 746** sieht man an einer Stelle ein lamellär geschichtetes Knochenbälkchen *(1)*. Der Markraum ist von einem lockeren Fasergewebe *(2)* ausgefüllt. Innerhalb dieses Fasergewebes sind Ansammlungen von Mastzellen *(3)* zu sehen, die eine starke Chlorazetatesterase-Reaktion aufweisen. Die Mastzellen sind meist fokal peritrabekulär oder periarteriolär angeordnet. Dies sind die gleichen Markzonen, die von der unreifen Granulopoese bevorzugt werden.

Wie die **histologische Aufnahme** der **Abb. 747** zeigt, entwickelt sich innerhalb der Infiltrationszone frühzeitig eine zunehmende argyrophile Markfibrose. In der Gitterfaserfärbung kommen viele Retikulinfasern *(1)* zur Darstellung. In Nachbarschaft zu einem sklerotisch verbreiterten Knochenbälkchen *(2)* sieht man zahlreiche, locker verteilte und atypische Mastzellen *(3)*, die überaus hyperchromatische Kerne besitzen. Das blutbildende Knochenmark ist verdrängt; das Fettmark ist von den Tumorzellen infiltriert, und hier finden sich nur noch wenige verbliebene Fettvakuolen *(4)*.

Bei **starker Vergrößerung** können die Mastzellen, die sich durch eine Unreife und geringe Granulationsdichte auszeichnen, identifiziert werden. In **Abb. 748** sieht man an einer Seite ein sklerotisch verbreitertes Knochenbälkchen *(1)* mit ausgezogenen Kittlinien. In der angrenzenden Markregion findet sich eine lockere argyrophile Fibrose *(2)* mit locker eingelagerten polymorphkernigen Mastzellen *(3)*. Sie besitzen metachromatisch basophile Granula *(4)*, die nur bei optimaler Fixierung sichtbar sind. Reaktiv können im Randbereich solcher Mastzellinfiltrate eosinophile Granulozyten, Lymphozyten, Plasmazellen und histiozytäre Makrophagen in Erscheinung treten.

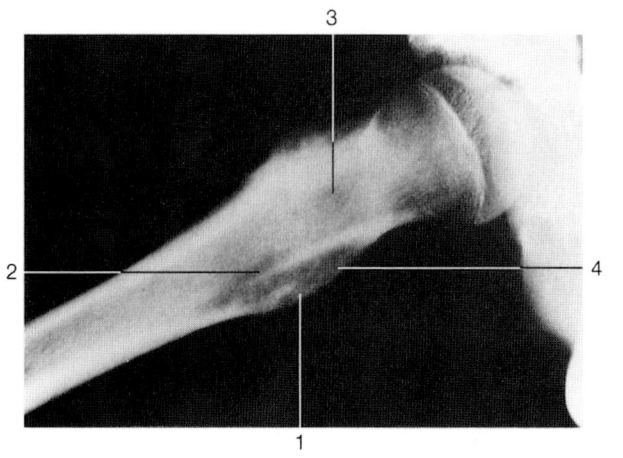

Abb. 744. Maligne Mastozytose (proximaler Femur, Trochanter major)

Maligne Mastozytose (Mastzellretikulose, systemische Mastozytose) 381

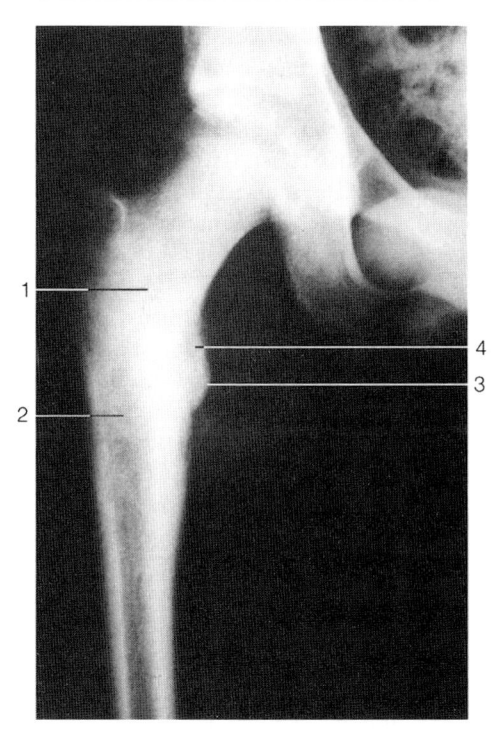

Abb. 745. Maligne Mastozytose (proximaler Femur)

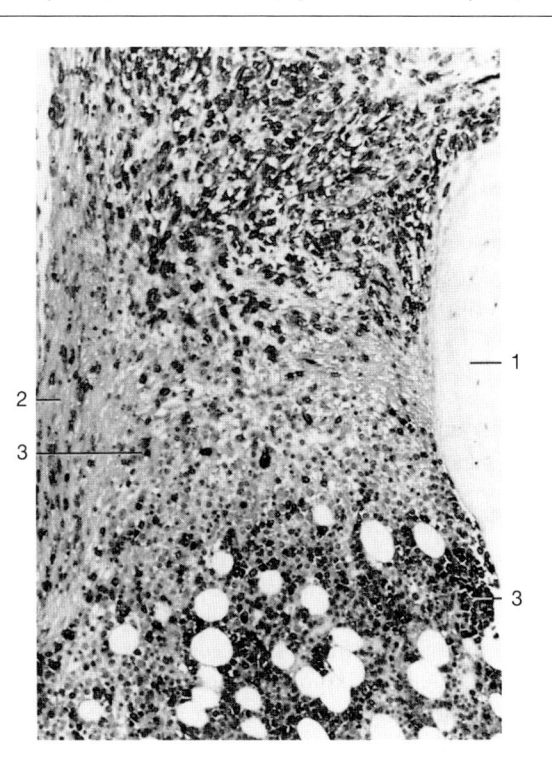

Abb. 746. Maligne Mastozytose, Chlorazetatesterase-Reaktion, 82×

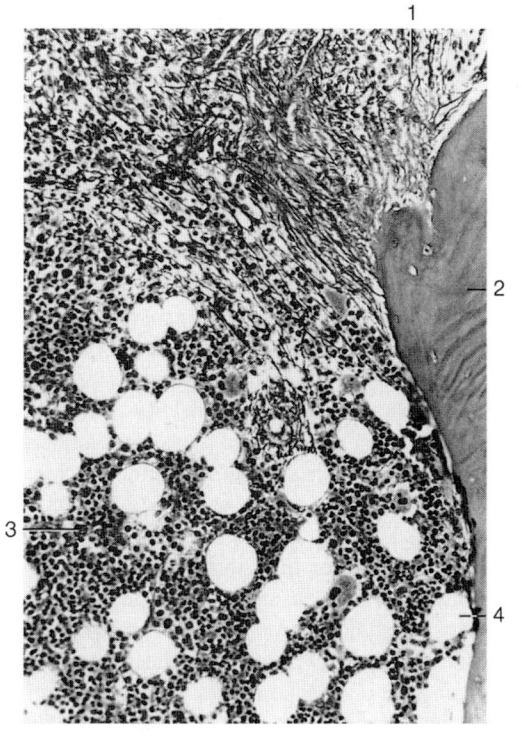

Abb. 747. Maligne Mastozytose; Gomöri, 82×

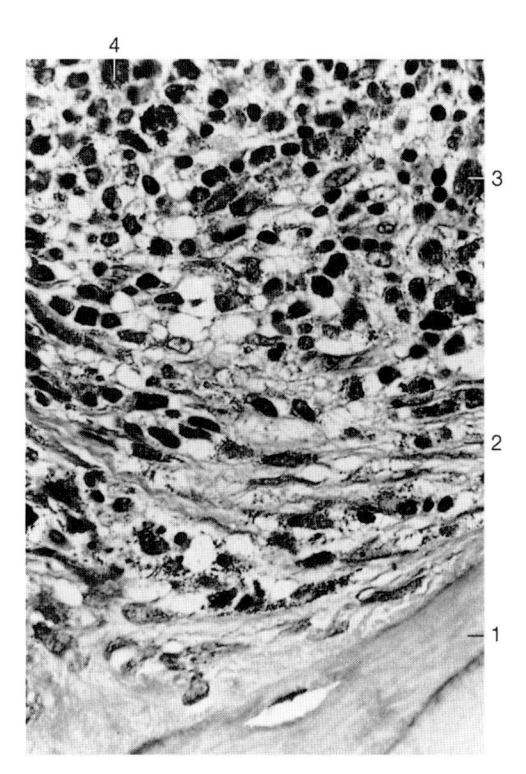

Abb. 748. Maligne Mastozytose; Giemsa, 120×

Diese Gruppe von primären Knochentumoren umfaßt zwei unterschiedliche Gewebearten, die im Knochenmarkraum vorkommen, nämlich das medulläre Fettgewebe und die verschiedenen Zellen des hämatopoetischen Systems. Unter den **ossären Fettgewebsgeschwülsten** zeichnet sich das Lipom (s. S. 360) durch seinen sehr hohen Differenzierungsgrad aus, bei dem sich histologisch das tumoröse Fettgewebe kaum vom medullären Fettgewebe unterscheidet. Sicherlich werden manche dieser gutartigen Läsionen übersehen und gar nicht registriert, wenn kein markanter Röntgenbefund besteht. Das ossäre Lipom gilt als ein sehr seltener primärer Knochentumor. Bei den ossären Liposarkomen (s. S. 360) kann das Tumorgewebe so entdifferenziert sein, daß sich die tumorösen Lipoblasten kaum mehr als solche erkennen lassen. Es besteht die Gefahr, daß diese ebenfalls sehr seltene Geschwulst falsch klassifiziert wird. Röntgenologisch zeichnet sich gewöhnlich eine Osteolyse ab – beim Lipom manchmal mit einer zentralen Verkalkung.

Bei den meisten **osteomyelogenen Knochentumoren** handelt es sich um „Rundzellsarkome", deren Histogenese ermittelt werden sollte, um eine exakte Diagnose herbeizuführen. Zu dieser Gruppe gehören vor allem die malignen Lymphome, wie sie im gesamten lymphatischen System (Lymphknoten, Milz u.a.) vorkommen. Derartige Erkrankungen sind recht häufig und werden mit einer Beckenkammbiopsie histologisch abgeklärt. Wir unterscheiden histologisch zwischen Hodgkin-Lymphomen (s. S. 376) und Non-Hodgkin-Lymphomen (s. S. 372). Bei Ausschwemmung der Tumorzellen ins Blut sprechen wir von einer Leukämie (s. S. 378). Meistens handelt es sich um hämatologische Erkrankungen; erst wenn ausschließlich nur der Befall eines oder mehrerer Knochen ohne extraossäre Infiltrate nachgewiesen wird, kann ein Lymphom als primäre Knochengeschwulst gelten. Entsprechend der Lokalisation des Knochenmarkes sind die Diaphysen (bzw. Wirbelkörper, Sternum und Beckenschaufeln) auf größerer Strecke infiltriert. Die Destruktion der Spongiosabälkchen kann gering sein, so daß der Tumor röntgenologisch nicht wahrgenommen wird; es kann hier jedoch auch zu eher diskreten Osteolysen kommen.

Die häufigste osteomyelogene Knochengeschwulst, die den Knochentumoren zugeordnet wird, ist das medulläre Plasmozytom (= Myelom, s. S. 362). Dies ist gleichzeitig auch der häufigste maligne Knochentumor. Das Myelom tritt meistens multifokal in verschiedenen Knochen gleichzeitig auf und ruft röntgenologisch unterschiedlich große Osteolysen hervor. Klinisch kann sich die sog. Kahlersche Krankheit (s. S. 362) entwikkeln, die jedoch inobligat ist. Histologisch oder zytologisch können die Plasmazellen immunhistochemisch (kappa, lambda) als Tumorzellen identifiziert werden.

Viel größere diagnostische und differentialdiagnostische Schwierigkeiten bereitet das Ewing-Sarkom, dessen Tumorgewebe ganz undifferenziert ist und sich aus verschiedenen Zelltypen zusammensetzt (s. S. 370). Klinisch haben die Patienten oft die Symptomatik einer Osteomyelitis. Schon im Röntgenbild finden wir eine so große Vielfalt von Knochenveränderungen, daß zwar ein maligner Tumor, jedoch nicht speziell ein Ewing-Sarkom diagnostiziert werden kann. Histologisch zeichnen sich die „Rundzellen" beim Ewing-Sarkom durch PAS-positive Glykogengranula im spärlichen Zytoplasma aus. Sie lassen sich immunhistochemisch weiter kennzeichnen (s. Tabelle 5, S. 535), und der Patient wird dann einer Therapie nach dem sog. **CESS-Protokoll** („cooperative Ewing's sarcoma study") unterzogen.

Immunhistochemisch wurde unter den „atypischen Ewing-Sarkomen" vor allem der **primitive neuroektodermale Tumor des Knochens (PNET)** ausgegrenzt. *Dies ist ein seltener und hochmaligner Knochentumor ähnlich dem peripheren Neuroepitheliom der Weichteile und dem Ewing-Sarkom und kommt ebenfalls fast ausschließlich bei Kindern vor.* Elektronenmikroskopische Befunde (neurosekretorische Granula, Intermediärfilamente, neurotubulär-ähnliche Strukturen) weisen auf einen neurogenen Tumor hin. Ein derartiger undifferenzierter klein- und rundzelliger Tumor wird als PNET klassifiziert, wenn die Zellen immunhistochemisch von den neuralen Markern, nämlich von NSE, S-100-Protein, GFAP (= saures Gliafaserprotein) und HBA71 bzw. MIC2 mindestens zwei Marker exprimieren. Zusätzlich sollten histologisch Homer-Wright-Pseudrosetten nachgewiesen werden. Im Ewing-Sarkom hingegen sind keine derartigen Rosetten vorhanden; die Zellen exprimieren keine oder höchstens nur einen neuralen Marker. Damit läßt sich diese spezielle Tumorentität innerhalb der sog. „Ewing-Familie" identifizieren, die eine deutlich schlechtere Prognose als das Ewing-Sarkom hat. Dies hat somit prognostische Bedeutung und möglicherweise therapeutische Konsequenzen (z.B. Indikation für eine Knochenmarkstransplantation).

Chlorom (ICD-0-DA-M-9930/3)

Bei akuten Leukämien kann es zu extramedullären Manifestationen meist in Milz, Leber und Lymphknoten kommen, die sogar klinisch im Vordergrund stehen können. Hierbei kann sich primär auch ein solitärer Knochentumor entwikkeln. *Bei einem Chlorom im Knochen handelt es sich um eine seltene maligne ossäre Läsion des hämatopoetischen Systems, die vorwiegend bei granulozytären Leukosen auftritt („granulozytäres Sarkom") und makroskopisch eine auffallend grünliche Schnittfläche hat.* Hinsichtlich der verschiedenen Lokalisationen ist der Skelettbefall die weitaus häufigste. Die Röntgenbilder zeigen dabei einen malignen Knochentumor an, der histologisch abgeklärt werden muß. Bei inapparenter Leukämie sind im Skelett am häufigsten Os ilium, Clavicula, Rippen und Schädel betroffen. Es handelt sich um einen Tumor des Kindesalters: Bei 75% der Patienten handelt es sich um Kinder unter 18 Jahren. Der Tumor kann jedoch auch bei Erwachsenen erscheinen.

Radiologisch sieht man in **Abb. 749** eine große destruktive Osteolyse im linken Os ilium (1), die unscharf begrenzt ist (2) und keine Randsklerose aufweist. Diese unscharfe Begrenzung ist ein radiologisches Kriterium für einen malignen Knochentumor, der jedoch nur durch eine Biopsie exakt klassifiziert werden kann.

In **Abb. 750** ist ein solcher Tumor im linken Os temporale auf einem **Computertomogramm** ersichtlich (1). Man sieht einen großen Tumor mit wolkiger Innenstruktur, der unscharf begrenzt ist und sich mit einer größeren Tumormasse (2) in die extraossäre Region ausgebreitet hat. Die Kortikalis ist in diesem Bereich zerstört (3). Derartige radiologische Strukturen weisen auf einen malignen Knochentumor hin. Ein Chlorom kann somit einen großen solitären Tumor bilden, der als maligner Knochentumor imponiert.

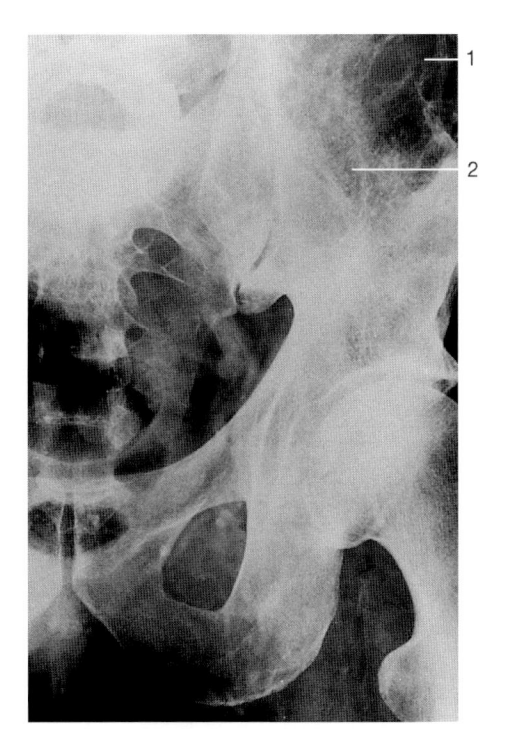

Abb. 749. Chlorom (linkes Os ilium)

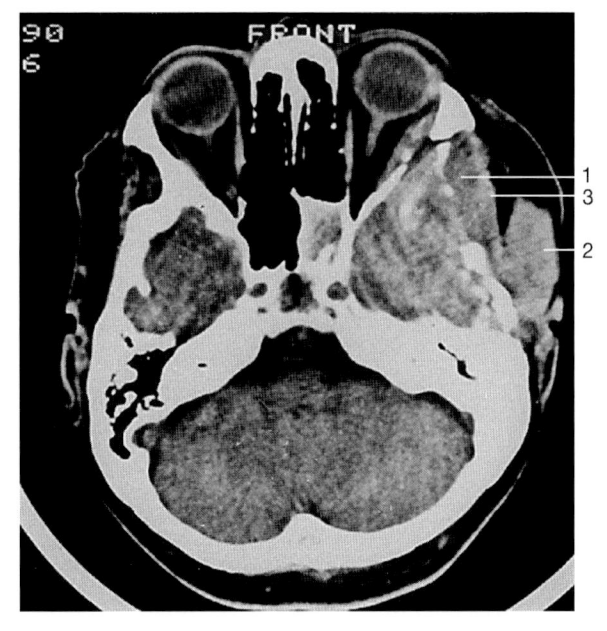

Abb. 750. Chlorom (linkes Os temporale – CT)

Das klassische Chlorom ist **histologisch** aus meist unreifen Zellen der neutrophilen granulozytären Reihe zusammengesetzt. Die Neutrophilen enthalten reichlich Myeloperoxidase (MPO), die als grünes Pigment Verdoperoxidase den makroskopischen Aspekt einer Grünfärbung des Tumorgewebes erzeugt. Dieses makroskopische Phänomen kennzeichnet die neutrophile granulozytäre Differenzierung der Tumorzellen.

In der Biopsie aus einer solchen Knochenläsion sieht man **histologisch** in **Abb. 751** ein zellreiches Gewebe des Knochenmarkes mit ungemein vielen Granulozyten (1). Diese haben deutlich polymorphe und hyperchromatische Kerne (2) und erweisen sich damit als maligne Tumorzellen. Das Fettmark ist fast vollständig verdrängt und nur noch einzeln vorhanden (3). In dieser Übersichtsaufnahme fallen hell-zytoplasmatische Zellen (4) neben Zellen mit dunklen Kernen (5) auf. Es handelt sich um neutrophile Granulozyten (helle Zellen) und eosinophile Granulozyten (dunkle Zellen), wobei hier letztere quantitativ überwiegen. Somit liegt hier die seltene Variante eines *eosinophilen Chloroms* vor.

Bei **starker Vergrößerung** sieht man in **Abb. 752** deutlicher die Morphologie der Tumorzellen: Man erkennt eosinophile Promyelozyten und etwas kleinere Myelozyten mit großen makronukleolären Kernen und blau-roten unreifen Granula (1). Eine Fettzelle wird von Makrophagen umgeben (2), die „Schutt" enthalten, der offenbar von zugrunde gegangenen Eosinophilen mit Charco-Leydenschen Kristallen herstammen (2). Diese Kristalle in Form einer typischen hexagonalen Doppelpyramide lassen sich elektronenmikroskopisch identifizieren.

Insgesamt handelt es sich beim ossären Chlorom um einen seltenen primären Knochentumor, der erhebliche diagnostische Probleme hervorrufen kann. Gewöhnlich findet man diagnoseweisend in der Biopsie dichte Ansammlungen von polymorphkernigen neutrophilen Granulozyten. Wenn bei den jungen Patienten sich jedoch überwiegend eosinophile Granulozyten darstellen, kann ein gutartiges eosinophiles Knochengranulom schwer abgegrenzt werden. Die meisten Patienten mit einem Chlorom sterben 8 bis 12 Monate nach Diagnosestellung.

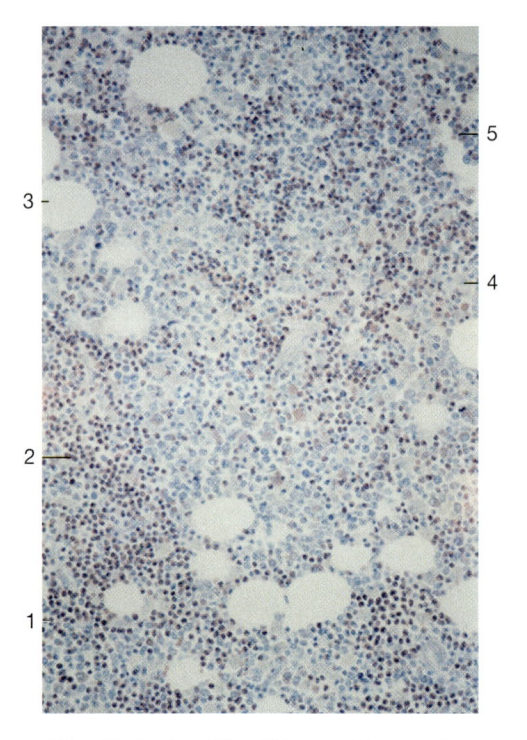

Abb. 751. Eosinophiles Chlorom; Giemsa, 60×

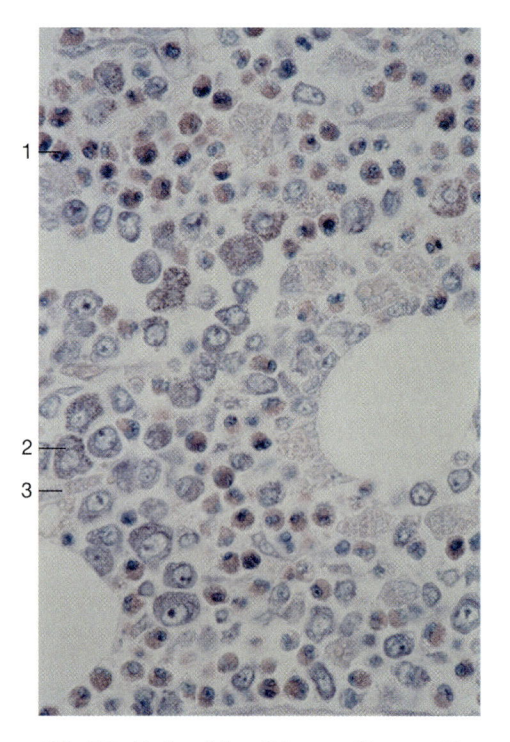

Abb. 752. Eosinophiles Chlorom; Giemsa, 100×

Vaskuläre Knochentumoren (und andere Knochentumoren)

Vorbemerkungen

Der Knochen ist ein biologisches Organ, das sich aus verschiedenen Geweben zusammensetzt. Es spielen sich darin – wie in jedem Organ – physiologische Umbau- und Proliferationsprozesse ab, die den wechselnden Funktionszuständen angepaßt sind. Außerdem spielen sich hier komplizierte Stoffwechselvorgänge ab, die zum Teil für den Gesamtorganismus von lebenswichtiger Bedeutung sind (z. B. der Kalziumstoffwechsel). Selbstverständlich muß ein solches Organ an den allgemeinen Blutkreislauf angeschlossen sein, um einerseits diese funktionellen Aufgaben erfüllen zu können und andererseits selber erhalten zu werden. Entsprechend sind die Knochen von Blutgefäßen durchzogen, die von außen in den Knochen eindringen und sich dann innerhalb des Markraumes verflechten und ausbreiten (s. S. 17 u. 172).

Von diesen Blutgefäßen können sich – ähnlich wie in den Weichteilen und anderen Organsystemen – Geschwülste entwickeln, die charakteristische morphologische Strukturen aufweisen. Es können sich von den Blutgefäßen **Hämangiome** entwickeln, die oft auch als lokale Fehlbildungen – sog. Hamartome – angesehen werden. Hierbei handelt es sich um dysontogenetische Geschwülste. Den gutartigen Hämangiomen des Knochens stehen die malignen Gefäßgeschwülste, die **Hämangiosarkome**, gegenüber. Insgesamt haben diese Gefäßgeschwülste ein ungemein variables radiologisches und histomorphologisches Aussehen, was die Diagnostik erheblich erschweren kann. Eine Proliferation von Gefäßen und Gefäßsprossen finden wir auch in einem intraossären entzündlichen Granulationsgewebe (z. B. bei einer Osteomyelitis, s. S. 131). In einer spärlichen Knochenbiopsie kann es manchmal nicht leicht sein, eine solche reaktive Gefäßproliferation von einem Gefäßtumor zu unterscheiden. Verhältnismäßig leicht erkennen lassen sich die *kavernösen Hämangiome*, in denen weite Blutäume mit vielen Erythrozyten vorliegen. Diagnostische Schwierigkeiten können hingegen die viel selteneren ossären *kapillären Hämangiome* bereiten. Eine klare Unterscheidung zwischen einem gutartigen Knochenhämangiom und einem ossären Hämangiosarkom kann oft äußerst schwierig sein, da röntgenologisch in beiden Fällen eine Knochendestruktion vorliegt und histologisch die Natur der Knochenläsion nicht immer offensichtlich ist. Auch Hämangiosarkome des Knochens lassen sich nicht immer als Gefäßgeschwülste erkennen. Es gibt solche Tumoren, in denen die malignen Endothelsprossen keine Gefäßlumina entwickelt haben und somit das Tumorgewebe sich nicht angiographisch darstellen läßt; histologisch liegen bandförmig solide Endothelsprossen vor, die den Eindruck eines metastatischen Tumorgewebes machen. Erst mit Hilfe der Immunhistochemie (positive Reaktion gegenüber Faktor VIII oder Ulex Lektin) oder mit elektronenmikroskopischen Untersuchungen (charakteristische Struktur: Palade-Weibel-Bodies) lassen sich dann die Geschwulstzellen als Angioblasten identifizieren.

Die gutartigen Geschwülste, die von den Blutgefäßen des Knochens ihren Ausgang nehmen, sind histomorphologisch identisch mit den gleichartigen Tumoren der Weichteile. Wir treffen im Knochen sowohl den **Glomustumor** als auch das **Hämangioperizytom** an. Schließlich verlaufen im Knochenmarkraum auch Lymphgefäße, die ebenfalls Ursprung für ein Tumorwachstum sein können. Von ihnen leiten sich die ossären **Lymphangiome** ab. Bei der malignen Variante läßt sich allerdings das Ursprungsgewebe nicht mehr erkennen, so daß wir lediglich von einem „Angiosarkom" sprechen können.

Während die gutartigen Gefäßgeschwülste im Knochen relativ häufig vorkommen, sind die Angiosarkome des Knochens sehr seltene primäre Knochengeschwülste. In den Weichteilen und anderen Organen werden Gefäßgeschwülste wesentlich häufiger angetroffen. Die vaskulären Tumoren zeichnen sich durch ihr lokal destruierendes Wachstum und ihre Sensibilität gegenüber einer Bestrahlung aus.

In diesem Kapitel werden andere seltene Knochentumoren abgehandelt, bei denen es sich nicht um echte Gefäßtumoren handelt: Beim **Adamantinom der langen Röhrenknochen** wird histogenetisch noch ein vaskulärer Ursprung („malignes Angioblastom") diskutiert. Das **Chordom** ist eine eigenständige, nichtvaskuläre Geschwulst. Es werden **neurogene Knochentumoren**, die aus den Nervenfasern des Knochens entstehen, aufgeführt. **Muskuläre Knochentumoren** können aus der glatten Muskulatur der Gefäße entstehen. Schließlich werden **metastatische Knochengeschwülste** besprochen, wobei das Gefäßsystem des Knochens lediglich als Transportsystem die Absiedelung der Tumorzellen dient. Diese verschiedenen tumorösen Knochenläsionen lassen sich nur annähernd röntgenologisch erkennen; sie müssen bioptisch abgeklärt werden.

Knochenhämangiom (ICD-O-DA-M-9120/0)

Unter den benignen Knochentumoren stellen die Knochenhämangiome keine großen Probleme hinsichtlich der Diagnostik und Therapie dar. Diese Geschwulst hat einen Anteil von etwa 1,2% unter den Knochentumoren und wird somit verhältnismäßig selten angetroffen. *Angiome des Knochens sind gutartige Neubildungen der Blut- oder Lymphgefäße, die lokale Fehlbildungen (Hamartome) darstellen und als dysontogenetische Geschwülste bezeichnet werden.* Klinisch sind sie meistens asymptomatisch. Sie stellen Zufallsbefunde dar oder machen manchmal durch leichte Schmerzen oder eine pathologische Fraktur auf sich aufmerksam. Die Laboruntersuchungen erbringen keine pathologischen Befunde. Das weibliche Geschlecht ist etwa doppelt so häufig betroffen wie das männliche.

Lokalisation (Abb. 753). Hauptlokalisation ist die Wirbelsäule, wo fast 20% dieser Geschwülste gelegen sind. Es sind hier vorwiegend die Wirbelkörper betroffen. 16% der Läsionen sind in den Schädelknochen gelegen, die die zweithäufigste Lokalisation darstellen. Die restlichen Tumoren verteilen sich auf die übrigen Knochen, wobei verhältnismäßig häufig auch die Kieferknochen betroffen sind (9,6%). In den langen Röhrenknochen liegen die Hämangiome in den Metaphysen. Häufig werden gleichzeitig Tumorherde in verschiedenen Knochen beobachtet.

Altersverteilung (Abb. 754). Knochenhämangiome kommen in jedem Lebensalter vor. Während jedoch die Hämangiome der Weichteile (besonders der Haut) vor allem bei Kindern beobachtet werden, treten Knochenhämangiome vorwiegend im mittleren und höheren Lebensalter auf. Das 5. Lebensjahrzehnt stellt das Hauptmanifestationsalter dar.

Bei Entdeckung eines Knochenhämangioms ist das Skelett nach weiteren Herden zu durchforschen. Es gibt hierbei einige Sonderformen: Eine kapilläre Hämangiomatose, die mit einer massiven Osteolyse einhergeht, wird als **Gorham-Syndrom** bezeichnet. Beim **Mafucci-Syndrom** sind multiple Hämangiome des Skeletts und der Weichteile mit einer asymmetrischen Chondromatose des Knochens vergesellschaftet. Bei diesen Syndromen treten zusätzlich auch Lymphangiome auf. Knochenhämangiome neigen nicht zur malignen Entartung; ihre Prognose ist gut. Symptomlose Läsionen benötigen keine Behandlung. Therapeutisch lassen sie sich sowohl durch eine lokale Exzision (starke Blutungsgefahr!) als auch durch eine Bestrahlung (20–25 Gy) entfernen. Möglich ist auch eine interventionell-radiologische Therapie durch superselektive Embolisation des Hämangioms mittels intravasaler Kathetertechnik und Applikation embolisierender Substanzen.

Im **Röntgenbild** haben Knochenhämangiome meist ein sehr charakteristisches Aussehen, so daß zumindest eine Vermutungsdiagnose gestellt werden kann. In **Abb. 755** ist ein Knochenhämangiom des 12. Brustwirbelkörpers dargestellt. Gegenüber den anderen Wirbelkörpern *(1)* erkennt man in dem betroffenen Wirbelkörper *(2)* eine wabige und gitterartige Spongiosastruktur mit vergröberten axialen Trabekeln. Die äußere Konfiguration des Wirbelkörpers ist erhalten; man erkennt sehr deutlich die vollständig erhaltene Kortikalis *(2)*. Auch die Zwischenwirbelräume zeigen keine wesentliche Veränderung. Insofern kann festgestellt werden, daß sich die Geschwulst ausschließlich auf den Knochenmarkraum konzentriert und nicht aus dem Knochen ausbricht. Der Vollbefund eines Wirbelhämangioms besteht in einer leichten Vergrößerung des Durchmessers des Wirbelkörpers und einer strähnigen, aber doch recht regelmäßigen Struktur, welche bevorzugt in vertikaler Richtung angeordnet ist. Seltener ist eine alveoläre Knochenstruktur, die vor allem im Wirbelbogen beobachtet wird, der dann kolbig aufgetrieben ist. Das Tumorgewebe kann durch seinen vermehrten Innendruck im Wirbelkanal die Lamina des Wirbelbogens teilweise resorbieren, so daß im Computertomogramm der Wirbelbogen „angenagt" aussieht.

In **Abb. 756** sieht man das **makroskopische Bild** eines Knochenhämangioms der Wirbelsäule. Hierbei handelt es sich um ein besonders exzessives Tumorwachstum *(1)*, das den befallenen Wirbelkörper vollständig zerstört und auch auf die angrenzenden Wirbelkörper *(2)* übergegriffen hat. Der Tumor zeigt auf der Schnittfläche ein schwammiges, von Blutungen und Thromben durchtränktes Gewebe mit unterschiedlichen blutgefüllten Hohlräumen. Man erkennt deutlich eine Vorwölbung in den Spinalkanal *(3)* mit Kompression des Rückenmarks. Der Tumor ist jedoch überall scharf begrenzt. Das Tumorgewebe selbst ist weich und schwammig und weist keine Hartsubstanzen auf. – Das *zystische Hämangiom*, das zwischen dem 10. und 15. Lebensjahr auftritt, ist eine besondere Form der kavernösen Hämangiome. Dabei finden sich in mehreren Skelettabschnitten multiple runde Osteolyseherde, die eine Spontanfraktur hervorrufen können. Die Läsionen sind gutartig.

Knochenhämangiom 387

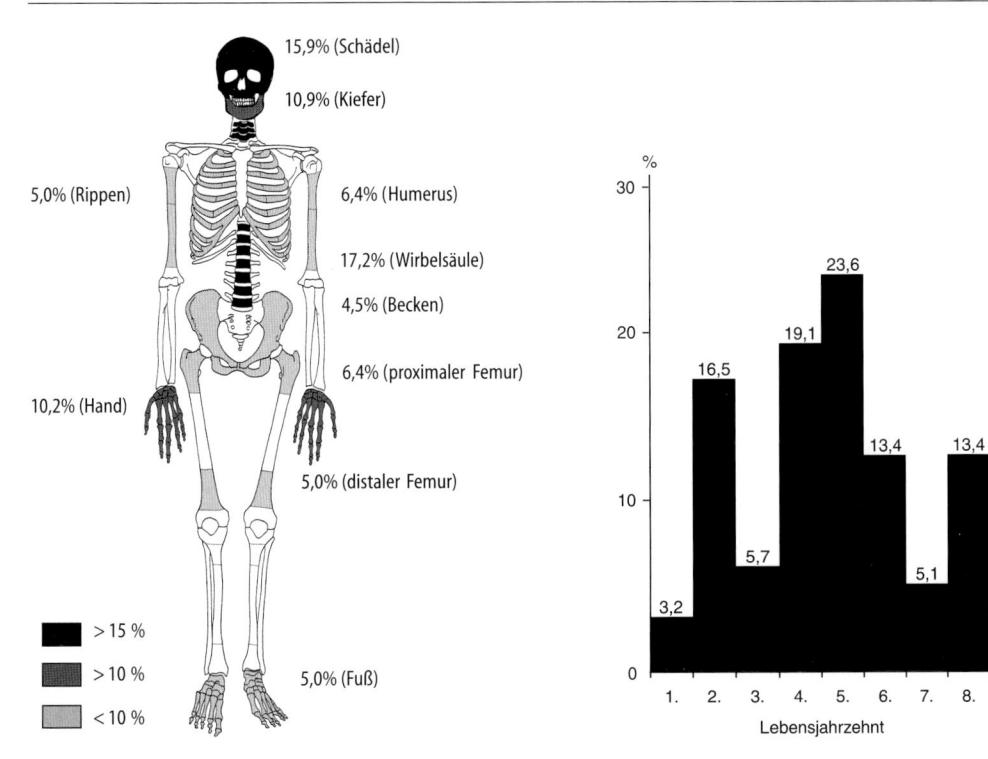

Abb. 753. Lokalisation der Knochenhämangiome (157 Fälle); sonstige: 13,4%

Abb. 754. Altersverteilung der Knochenhämangiome (157 Fälle)

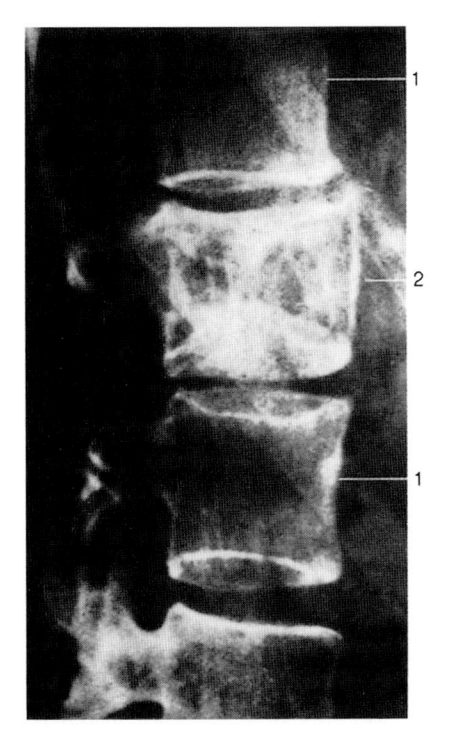

Abb. 755. Knochenhämangiom (12. Brustwirbelkörper)

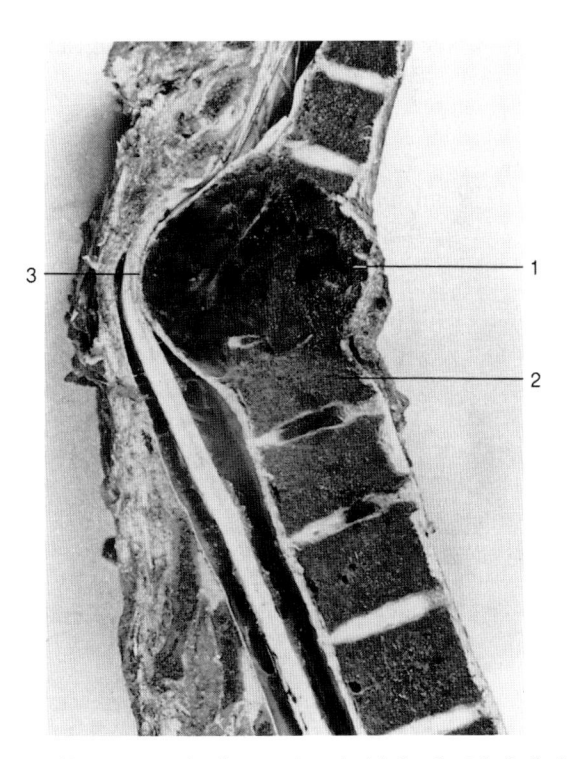

Abb. 756. Knochenhämangiom (Wirbelsäule, Schnittfläche)

Im **Röntgenbild** der **Abb. 757** sieht man ein Schädelhämangiom, das im linken Os parietooccipitale gelegen ist *(1)*. Es handelt sich um einen rundlichen Herd, der teilweise ziemlich scharf abgegrenzt ist, ohne daß eine sklerotische Randsklerose um den Herd vorhanden ist. Dennoch handelt es sich um eine ziemlich scharf begrenzte rundliche bis ovale Osteolysezone, die im Innern feinfleckige Verdichtungen aufweist. Dadurch erscheint das Innere bienenwabenartig gestaltet. Auf der seitlichen (tangentialen) Aufnahme würde man eine Auftreibung dieses Knochenherdes mit streifiger Zeichnung – hervorgerufen durch reaktiv ausgebildete Knochentrabekel – erblicken. Dieses radiologische Phänomen wird als „sunburst" bezeichnet; es ist in der makroskopischen Aufnahme der **Abb. 759** ersichtlich. Somit ruft ein Schädelhämangiom einen scharf begrenzten rundlichen Defekt der Diploe mit Ausbuchtung der Tabulae hervor. Differentialdiagnostisch müssen bei solchen Defekten in der Schädelkalotte vor allem osteolytische Knochenmetastasen und vor allem Herde eines medullären Plasmozytoms (s. S. 362) ausgeschlossen werden. Ein Knochenhämangiom dieser Lokalisation tritt meist solitär auf.

Wie das **histologische Bild** eines solchen Knochenhämangioms in **Abb. 758** jedoch zeigt, handelt es sich bei den allermeisten Knochenhämangiomen um kavernöse Hämangiome. **Histologisch** erkennt man weite kavernöse Hohlräume *(1)*, die von einer einreihigen Endothelschicht *(2)* ausgekleidet werden. Die Endothelien sind ganz flach und haben einen kleinen isomorphen Kern. Es handelt sich um dünnwandige Blutgefäße, die im Innern Blut enthalten. Nur selten werden in diesen Gefäßen Thromben angetroffen. Die tumorösen Gefäße liegen in einem sehr lockeren, bindegewebigen Stroma *(3)*, das nur wenige isomorphe Fibrozyten enthält. Interstitielle Blutungen oder Hämosiderinablagerungen sind selten. Am Ort der Geschwulst bleiben die Knochentrabekel weitgehend erhalten *(4)*; sie können osteosklerotisch verbreitert sein und parallel verlaufende Kittlinien aufweisen. Ein osteoklastärer Knochenabbau oder eine osteoblastische Knochenneubildung sind in einem Knochenhämangiom ungewöhnlich; nur wenn eine pathologische Knochenfraktur erfolgt ist, kann ein fibrös-knöcherner Frakturkallus das angiomatöse Gewebebild verändern.

In **Abb. 759** sieht man das **makroskopische Bild** eines Knochenhämangioms der Schädelkalotte. Der Herd wurde herausgesägt und dann das ovaläre Operationspräparat in Scheiben zerlegt. Man sieht in den äußeren Rändern des Präparates *(1)*, daß die Exzision im Gesunden erfolgt ist. Im Zentrum *(2)* ist der Tumor gelegen. Er hat die ganze Breite der Schädelkalotte durchsetzt und nach außen zu einer breiten Vorwölbung *(3)* geführt. Der Tumor selbst zeichnet sich durch eine intensiv rote blutige Imbibition aus. Er ist innerhalb des Knochens teils unscharf, teils wellig und zackig begrenzt; eine Randsklerose ist nicht ersichtlich. Die Schnittfläche hat ein bienenwabiges Aussehen, wobei teils sehr kleine blutgefüllte Hohlräume, teils größere „Kavernen" bestehen. Insgesamt handelt es sich um einen Blutschwamm von weicher, brüchiger Konsistenz, den man leicht mit dem Finger eindrücken kann. In dem vorgewölbten Bereich erkennt man die radiär ausgerichteten, neugebildeten Knochentrabekeln (sog. Spicula; 3), die dem Röntgenbild das klassische „sunburst"-Aussehen verleihen.

Die seltenen **kapillären Knochenhämangiome** werden am häufigsten in den Rippen angetroffen. In den langen Röhrenknochen lokalisieren sie sich metaphysär als kortikale Form mit einer ein- oder mehrkammerigen Knochenschale im Röntgenbild oder in zentraler Form zystisch, wabig aufgetrieben, jedoch mit noch erhaltener feiner Spongiosastruktur. In **Abb. 760** sieht man das **histologische Bild** eines kapillären Knochenhämangioms: Der Tumor besteht aus einer Vielzahl von kapillären Gefäßen *(1)*, die unterschiedlich weit sind. Die meisten Gefäße sind leer; die größeren enthalten Blut. Die tumorösen Gefäße werden von einem flachen, einreihigen Endothel ausgekleidet. Sie liegen in einem lockeren bindegewebigen Stroma, in dem einige entzündliche Infiltrate vorkommen können. Die Knochenbälkchen *(2)* zwischen den tumorösen Gefäßen sind erhalten und vielfach sogar osteosklerotisch verbreitert.

Während die meisten Knochentumoren auf den befallenen Knochen beschränkt bleiben, können die Gefäßgeschwülste auch den Nachbarknochen befallen. Dies gilt insbesondere für die ***Hämangiomatose***, die bei jungen Erwachsenen zum Phänomen einer sog. massiven Osteolyse *(Gorham-Syndrom)* führen kann. Häufig ist die Clavicula befallen; der Prozeß greift auf die angrenzenden Skelettabschnitte über und führt dabei zu einer Auflösung der Knochenstrukturen. Histologisch finden wir dabei Strukturen eines kavernösen Hämangioms oder auch Lymphangioms. Die Ursache der Läsion ist unbekannt. Therapeutisch ist eine Bestrahlung wirksam.

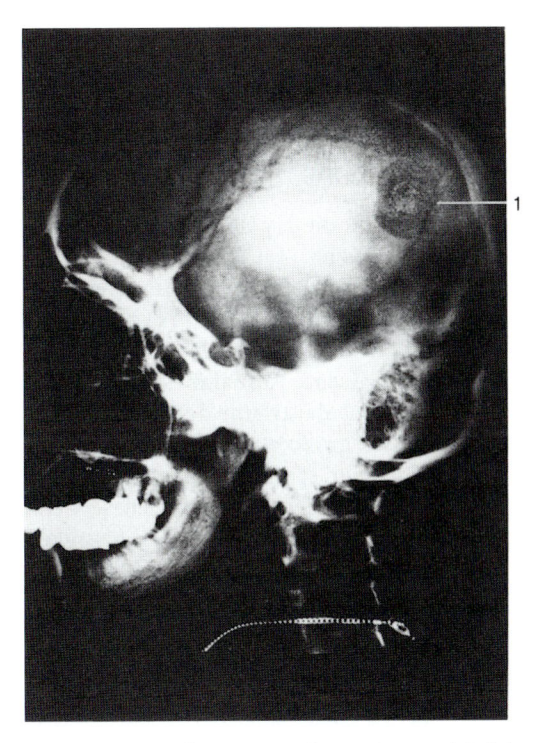

Abb. 757. Schädelhämangiom (Os parieto-occipitale)

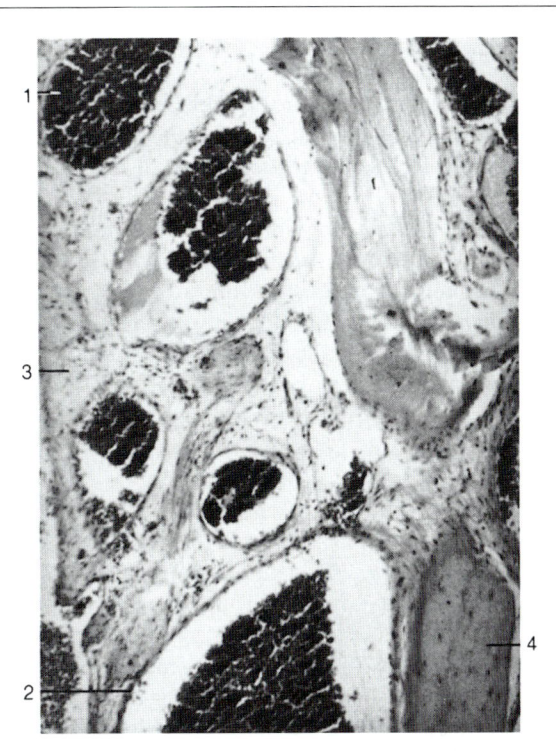

Abb. 758. Kavernöses Knochenhämangiom; HE, 40×

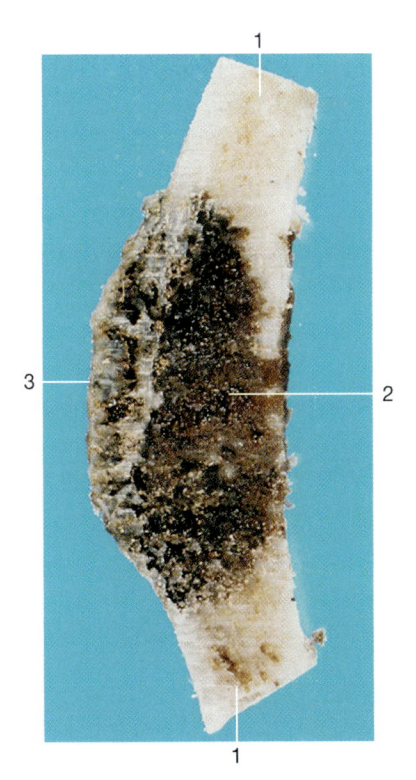

Abb. 759. Knochenhämangiom der Schädelkalotte (Schnittfläche)

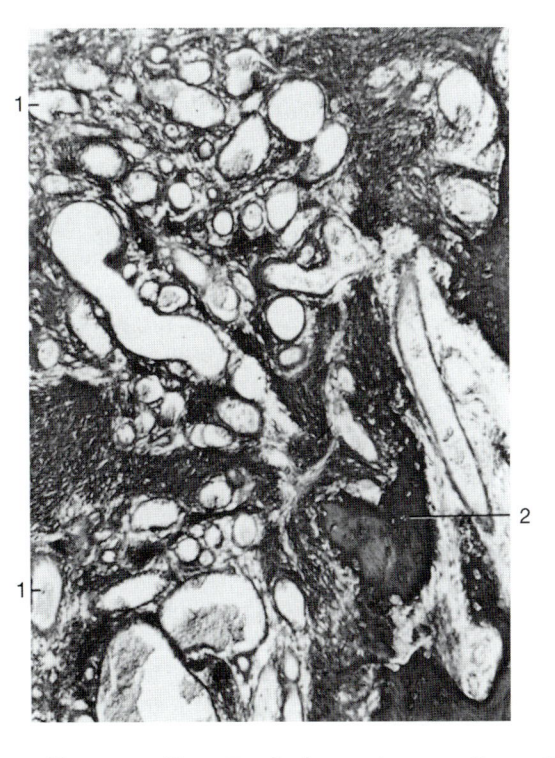

Abb. 760. Kapilläres Knochenhämangiom; van Gieson, 25×

Ossärer Glomustumor

Ein anderer vaskulärer Knochentumor, der sehr selten beobachtet wird, ist der *Glomustumor*. Es besteht strukturell eine gewisse Ähnlichkeit mit dem Hämangioperizytom, jedoch sind die perivaskulären Glomuszellen viel kleiner. *Es handelt sich um eine gutartige osteolytische Knochenläsion, die histologisch Gefäßstrukturen aufweist, die von uniformen rundlichen Zellen umgeben werden.* Am häufigsten sind die Endphalangen der kurzen Röhrenknochen betroffen. In **Abb. 761** sieht man im **Röntgenbild** eines Fingers eine Usur der Kortikalis in der Endphalanx (1) und in der angrenzenden Spongiosa eine ausgebreitete Sklerose (2). Darüber hinaus ist eine tumoröse Weichteilverdichtung (3) ersichtlich. **Histologisch** beobachtet man in **Abb. 762** zahlreiche ausgezogene Kapillaren (1), die von einem flachen Endothel ausgekleidet sind und dazwischen größere Gruppen von uniformen Zellen mit uniformen runden Kernen (2), die oft den Kapillaren dicht attachiert sind (3). Hierbei handelt es sich um Glomuszellen. Da der Tumor heftige lokale Schmerzen hervorruft, muß er operativ entfernt werden.

Ossäres Lymphangiom (ICD-O-DA-M-9170/0)

Vaskuläre Knochentumoren können auch aus den Lymphgefäßen des Knochens entstehen. *Das Lymphangiom des Knochens ist eine sehr seltene primäre Knochengeschwulst, die aus einer lokalen Aggregation von unterschiedlich ausgeweiteten Lymphgefäßen besteht und im Knochenmarkraum gelegen ist.*

Abb. 763 zeigt das **Röntgenbild** einer solchen Knochengeschwulst: Man erkennt im proximalen Humerus eine große zystische Osteolysezone (1), die in diesem Bereich den gesamten Schaftdurchmesser einnimmt. Die Läsion ist ziemlich scharf begrenzt, obwohl keine Randsklerose besteht. Die angrenzende Kortikalis (2) ist zwar aufgelockert, jedoch erhalten; es findet sich keine Periostverbreiterung. Diese „Knochenzyste" ist innen leer.

In **Abb. 764** sieht man **radiologisch** ein Lymphangiom des 11. (1) und 12. Brustwirbelkörpers (2). Letzterer erscheint stark zusammengesintert; auf der seitlichen Aufnahme erscheint er keilförmig deformiert (3). Der benachbarte 11. Brustwirbelkörper (1) ist in der Form erhalten, erscheint jedoch komprimiert. In beiden Wirbeln ist die Spongiosa ausgedehnt zerstört (4). Es handelt sich um ein **Lymphangiogramm**, wobei kleine und grobe Kontrastmittelansammlungen (5) ein intraossäres Konvolut von ektatischen Lymphgefäßen markieren. Der dadurch hervorgerufene spongiöse Knochenabbau hat zur Instabilität des vertebralen Knochengewebes und folglich zur Kompressionsfraktur geführt. Auf einer axialen Schicht durch den 12. Brustwirbel finden sich im **Computertomogramm** der **Abb. 765** große weißliche Aussparungen (1) in der Spongiosa, die die atypischen Lymphgefäße enthalten. Die Kortikalis ist ventral infolge der Fraktur teils aufgelockert, teils sklerosiert (2) und örtlich zerstört (3). Der Wirbelkanal (4) zeigt keine Einengung.

Wie die **histologische Aufnahme** in **Abb. 766** zeigt, finden sich im Markraum des osteolytische Knochenabschnittes große ausgeweitete Lymphgefäße (1), die eine sehr schmale Wand haben; nur spärlich werden Endothelien bemerkt. Diese Gefäße enthalten eine schwacheosinophile Flüssigkeit (Lymphe), jedoch keine Erythrozyten (Blut). Zwischen den ektatischen Lymphgefäßen findet sich ein lockeres fibröses Stroma (2), in dem manchmal einige Entzündungszellen (Plasmazellen, Lymphozyten, Histiozyten) angetroffen werden. Die spongiösen Knochentrabekel (3) sind kräftig entwickelt, glatt begrenzt und zeigen keine resorptive Knochendestruktion. In manchen Knochenlymphangiomen kommt es jedoch zu einer Resorption des ortsständigen spongiösen Knochengewebes, wodurch röntgenologisch eine strukturlose Osteolyse erfolgt.

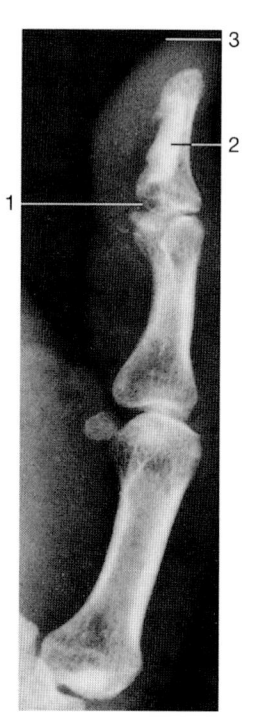

Abb. 761. Ossärer Glomustumor (Endphalanx eines Fingers)

Ossäres Lymphangiom 391

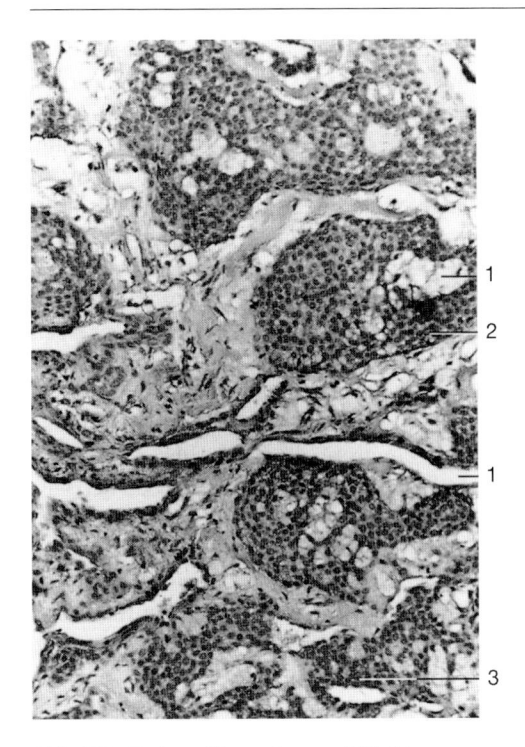

Abb. 762. Ossärer Glomustumor; PAS, 64×

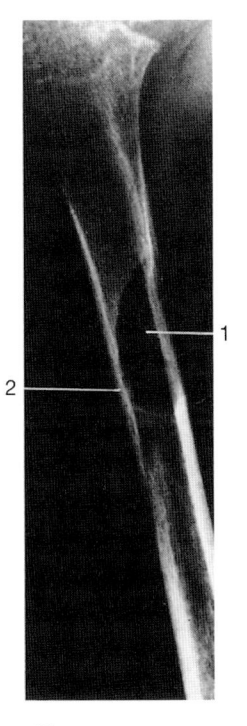

Abb. 763. Ossäres Lymphangiom (proximaler Humerus)

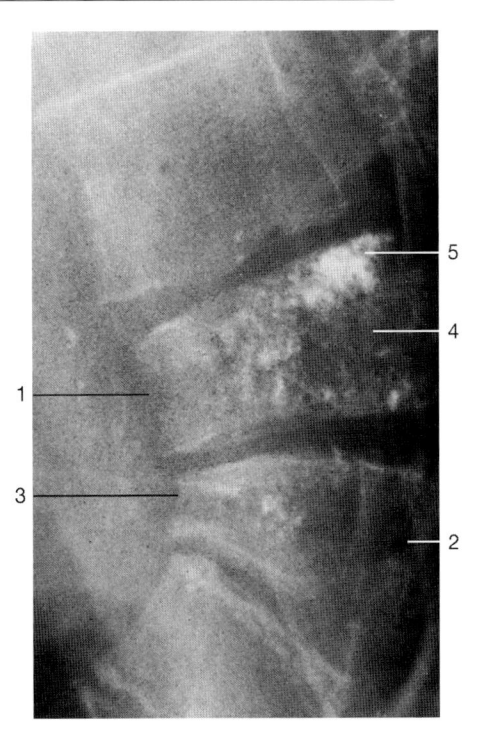

Abb. 764. Ossäres Lymphangiom (12. BWK)

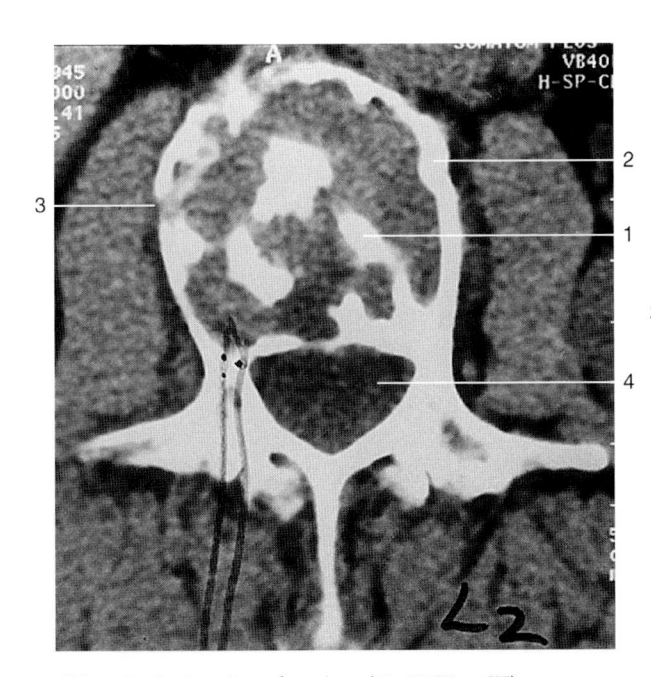

Abb. 765. Ossäres Lymphangiom (12. BWK – CT)

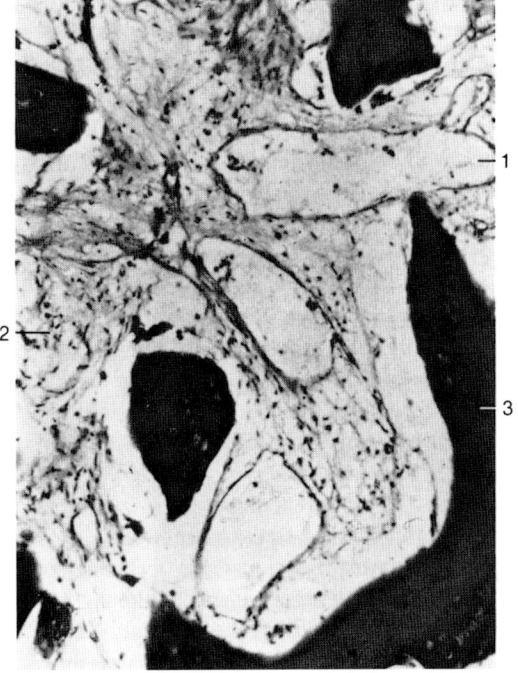

Abb. 766. Ossäres Lymphangiom; HE, 40×

Ossäres Hämangioperizytom
(ICD-O-DA-M-9130/1)

Unter den vaskulären Knochentumoren gibt es einige besondere Formen, die – wie bei entsprechenden Tumoren in den Weichteilen – ein charakteristisches histologisches Aussehen haben, jedoch sehr selten angetroffen werden. Hierzu gehört das Hämangioperizytom des Knochens. *Es handelt sich um einen aggressiv wachsenden – manchmal sogar malignen – vaskulären Knochentumor, der aus Gefäßen mit einem einreihigen Endothel besteht, wobei die Gefäße von proliferierenden Perizyten umgeben werden.* Der Tumor tritt meist bei Erwachsenen zwischen dem 30. und 60. Lebensalter in Becken, Femur, Wirbelkörper und Unterkiefer auf.

Die **Abb. 767** zeigt das **Röntgenbild** eines Hämangioperizytoms im linken Schenkelhals: Hier ist eine destruktive Osteolyse (1) zu erkennen, die unscharf begrenzt ist und wahrscheinlich den ganzen Schenkelhals infiltriert (2). Es besteht keine Randsklerose. Form und Außenkontur des Schenkelhalses sind jedoch erhalten. – Auf einem **MR-Tomogramm** der **Abb. 768** ist ein solcher Tumor im distalen Femur zu sehen (1). Auf dem T1-gewichteten Bild weist die Läsion eine deutliche Signalminderung auf, die in der Peripherie (2) stärker als im Zentrum ist.

In **Abb. 769** ist das **histologische Bild** eines solchen Tumors zu sehen. Man erkennt zahlreiche vaskuläre Hohlräume (1), die von einem flachen Endothel ausgekleidet werden. Die Gefäßspalten werden von sehr dicht gepackten spindelig-ovalen Tumorzellen umgeben (2), die sich in der Gesamtschau zwischen den Gefäßlumina befinden. Es handelt sich um große, spindelförmige Zellen, die ein breites Zytoplasma und dunkle Zellkerne aufweisen. Man beobachtet eine deutliche Kernpolymorphie mit dunklen Riesenkernen (3) und vereinzelt auch mehrkernigen Zellen (4). Mitosen sind selten. Auch in **Abb. 770** erkennt man **histologisch** die zartwandigen Kapillaren (1) und dazwischen dicht gepackte Perizyten (2) mit unterschiedlich großen (3), dunklen Kernen, die den Gefäßen außen dicht angelagert sind. – Bei **starker Vergrößerung** (**Abb. 771**) verdeutlicht sich die dichte Anlagerung der Perizyten an die Gefäße (1) und die unterschiedlichen Formen der perizytären Kerne (2). – Wie die **histologische Aufnahme** der **Abb. 772** zeigt, enthält das Tumorgewebe ein dichtes Netz von Retikulinfasern, die die perizytären Tumorzellen einzeln umgeben (1). Dieses dichte Gitterfasernetzwerk ist höchst charakteristisch für ein Hämangioperizytom.

Histologisch kann meistens die Dignität dieses Tumors nicht angegeben werden. Wenn die Zell- und Kernpolymorphie ausgeprägt ist, zahlreiche atypische Mitosen vorliegen und ein Eindringen dieser Zellen in die Gefäßlichtungen festgestellt wird, dann muß ein bösartiges Tumorwachstum postuliert werden.

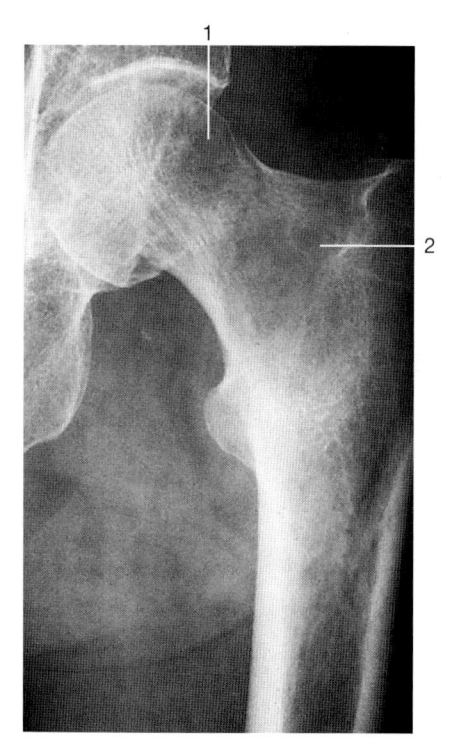

Abb. 767. Ossäres Hämangioperizytom (linker Schenkelhals)

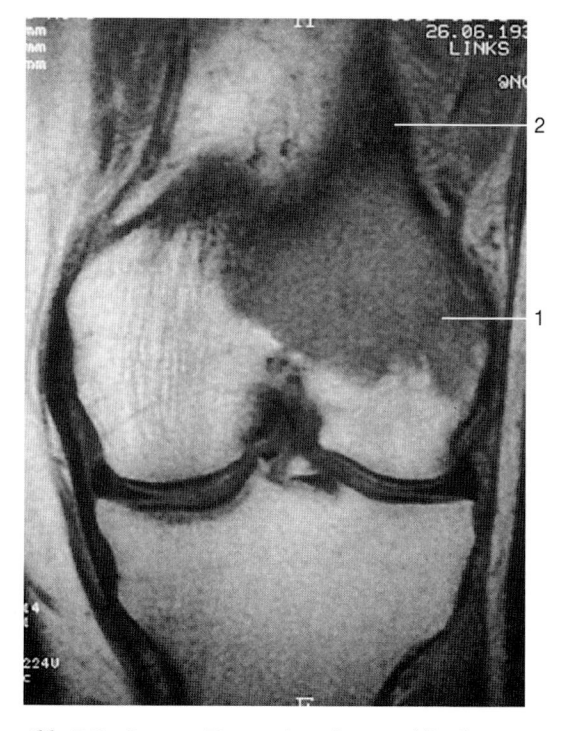

Abb. 768. Ossäres Hämangioperizytom (distaler Femur – MR-Tomogramm)

Ossäres Hämangioperizytom 393

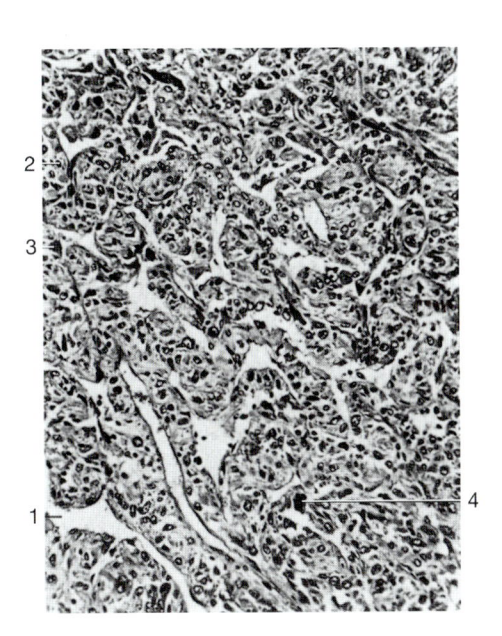

Abb. 769. Ossäres Hämangioperizytom; PAS, 40×

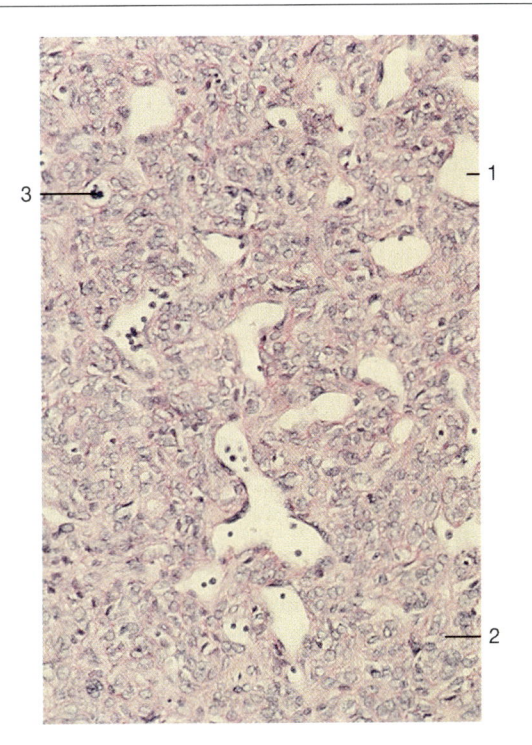

Abb. 770. Ossäres Hämangioperizytom; PAS, 40×

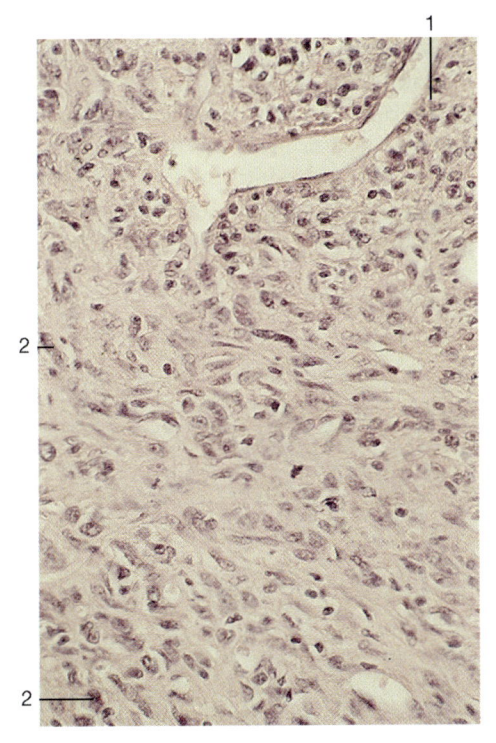

Abb. 771. Ossäres Hämangioperizytom; HE, 100×

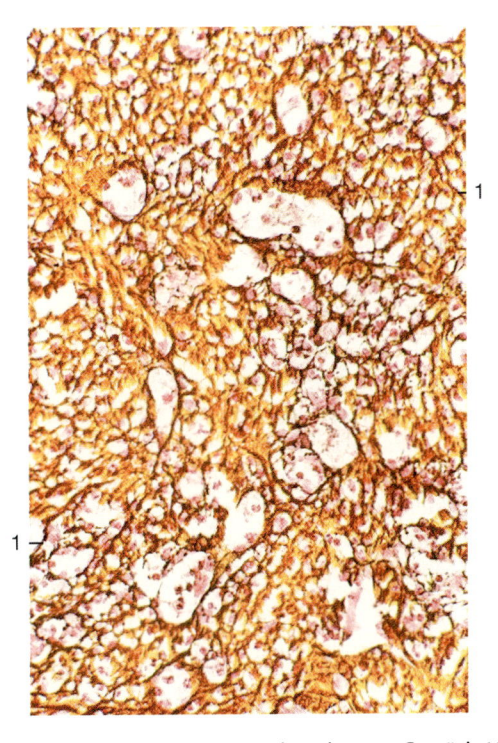

Abb. 772. Ossäres Hämangioperizytom; Gomöri, 100×

Ossäre Angiomatose

Wenn vaskuläre Tumoren in multipler Form im Skelett und auch an verschiedenen Stellen innerhalb eines Knochens auftreten, handelt es sich um eine ossäre Angiomatose. *Die disseminierte Skelettangiomatose ist eine generalisierte multifokale Manifestation von vaskulären Tumoren in verschiedenen Knochen, meist in Kombination mit Hämangiomen in den Weichteilen und viszeralen Organen (Lunge, Leber, Milz).* Die „zystische Angiomatose" ist wahrscheinlich eine kongenitale Erkrankung, die in den ersten drei Lebensdekaden in Erscheinung tritt und meist die Knochen des Stammskeletts (Wirbelsäule, Scapula, Becken) befällt. Es können aber auch andere Knochen betroffen werden.

Im **Röntgenbild** der **Abb. 774** sieht man im linken proximalen Femur zahlreiche Osteolysen in der Kortikalis (1) und auch in der Spongiosa (2). Diese sind teils scharf (3), teils auch unscharf (4) begrenzt. Es handelt sich um multiple separate Osteolysen. Auch auf sagittalen Schichten in **Computertomogrammen** ist eine solche „zystische" Osteolyse in der Kortikalis (5) erkennbar.

Histologisch findet sich ein lockeres Gewebe aus vielen Gefäßen. In **Abb. 775** sieht man zahlreiche weite Gefäße mit sehr dünnen Wänden (1) entsprechend einem kavernösen Hämangiom und fokal auch englumige Kapillaren (2). Es sind auch dilatierte Lymphgefäße vorhanden (3), so dass ein Gemisch dieser Gefäßtypen besteht, das an autochthones Knochengewebe (4) grenzt. In der sklerotischen Variante der skeletalen Angiomatose werden die einzelnen Gefäße von sklerotischem Knochengewebe umgeben.

Die angiomatösen Knochenherde können sich spontan rückbilden und sklerosieren. Eine Sonderform der ossären Angiomatose ist das **Klippel-Trénaunay-Weber-Syndrom**, das mit einem angiektatischen Riesenwuchs im monomelen Gliedmaßenbereich, einem Naevus flammeus und Lymphangiomen einhergeht. Ingesamt kann man die ossäre Angiomatose den Skelettdysplasien zurechnen, deren Ursache unbekannt ist.

Bazilläre Angiomatose

Angiomatöse Knochenläsionen haben unterschiedliche Ursachen und können sich auch sekundär in diversen Knochen entwickeln. *Bei der bazillären Angiomatose handelt es sich um tumoröse Gefäßproliferate bei immungeschwächten Patienten, vor allem bei HIV-Erkrankungen, durch eine Infektion mit Bartonella henselae, die verschiedene Organe (Haut, Schleimhäute, Leber und auch die Knochen) befallen können.* In den Läsionen können histologisch die Erreger mit der Warthin-Starry-Färbung nachgewiesen werden, womit die exakte Diagnose untermauert wird. Ansonsten handelt es sich jeweils um Strukturen eines kapillären Hämangioms.

In **Abb. 773** sieht man das **histologische Bild** eines Herdes einer bazillären Angiomatose in der Haut. Der Tumor wölbt sich tumorartig nach außen vor (1) und wird von der verschmälerten Epidermis (2) überdeckt. An der Oberfläche ist sie ulzeriert (3). Im Inneren findet sich ein dichtes Konvolut von englumige Kapillaren (4).

Wie das **Röntgenbild** der **Abb. 776** zeigt, besteht im Bereich der Hautläsion des 2. linken Fingers ein großer osteolytische Defekt in der Grundphalanx (1), der intraossär scharf begrenzt ist (2). Man hat den Eindruck eines von außen in den Knochen invadierten Tumors.

Histologisch fällt in **Abb. 777** ein polymorphzelliges Gewebe auf, das einen malignen Tumor anzeigt. Man sieht nur vage die angiomatösen Gefäßlumina (1), die von polymorphen Endothelien (2) begrenzt sind. Es finden sich viele polymorphe Zellen mit riesigen hyperchromatischen Kernen (3). Insgesamt läßt dieses histologische Bild auf ein Angiosarkom schließen, wobei Ähnlichkeit mit einem Kaposi-Sarkom besteht. Für die exakte Diagnostik ist die klinische Information einer bei dem Patienten vorliegenden Immunschwäche (HIV-Infektion) wichtig.

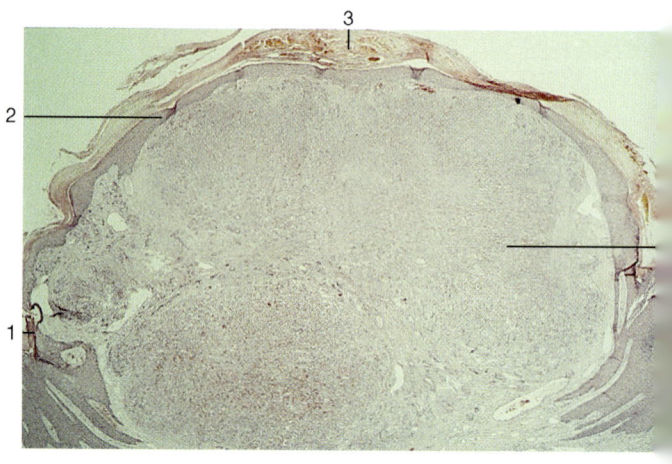

Abb. 773. Bazilläre Angiomatose; HE, 10× (Haut)

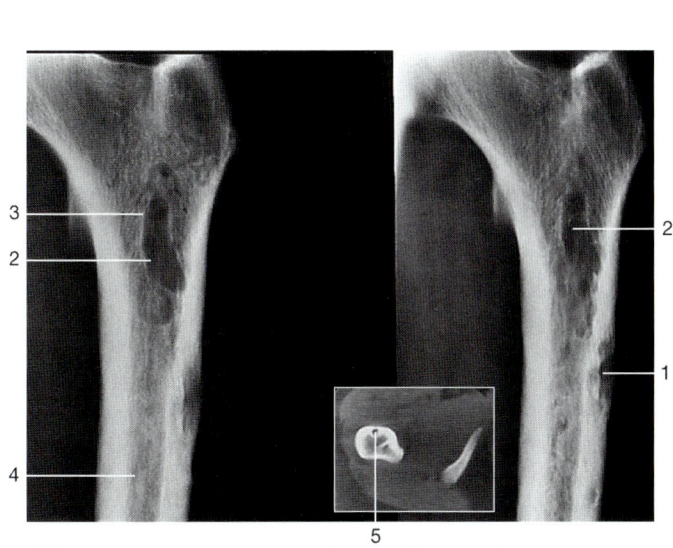

Abb. 774. Ossäres Angiomatose (proximaler Femur)

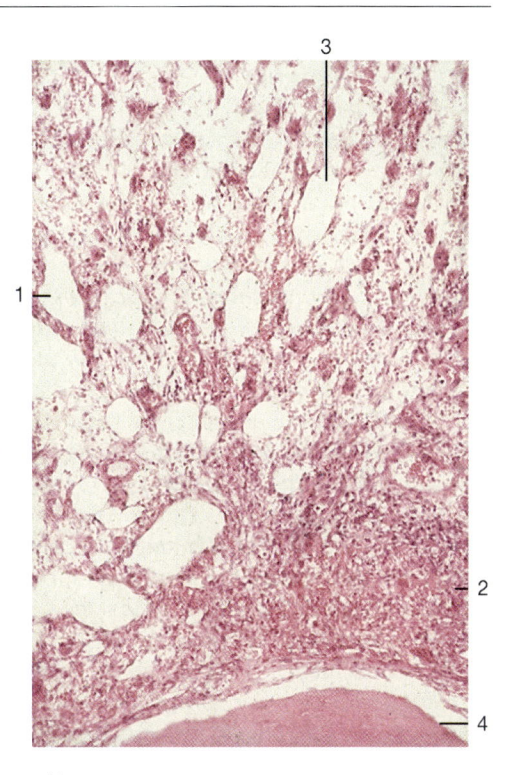

Abb. 775. Ossäre Angiomatose; HE, 40×

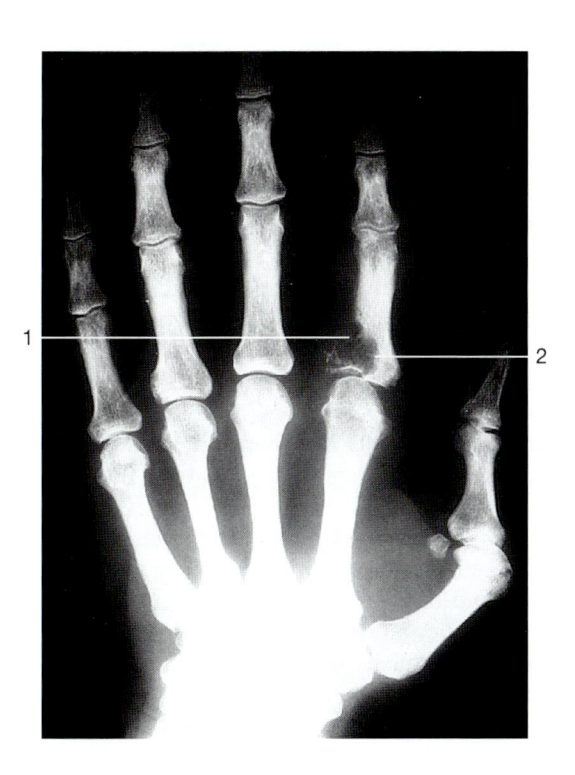

Abb. 776. Bazilläre Angiomatose (Finger)

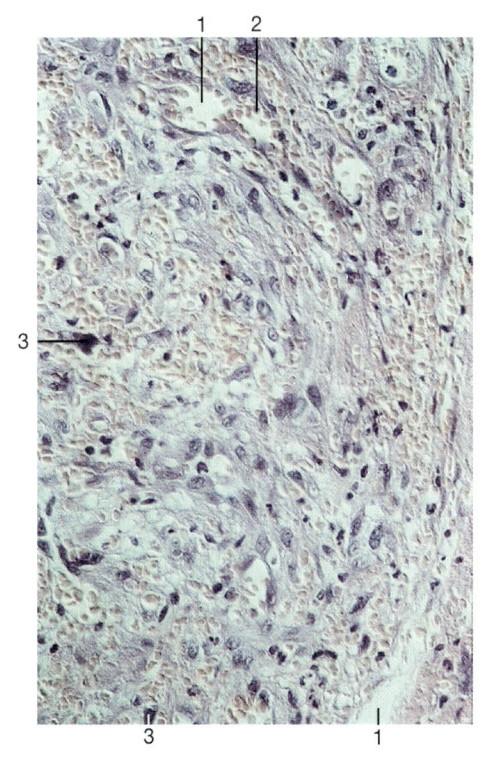

Abb. 777. Bazilläre Angiomatose; HE, 64×

Ossäres Hämangiosarkom
(ICD-O-DA-M-9120/3)

Maligne vaskuläre Geschwülste sind äußerst seltene primäre Knochentumoren. In der Literatur sind bisher etwas mehr als 100 derartige Erkrankungen beschrieben. *Beim Angiosarkom des Knochens handelt es sich um eine hochmaligne und stark destruktiv wachsende Geschwulst, die aus den Knochengefäßen hervorgeht und aus unregelmäßig anastomosierenden Gefäßen mit atypischen, polymorphen Endothelien besteht.* Da diese bizarren Endothelien die eigentlichen Tumorzellen darstellen, wird vielfach auch die Bezeichnung *„Hämangioendotheliom"* synonym gebraucht. In sehr seltenen Fällen läßt sich ein Angiosarkom histologisch als *malignes Hämangioperizytom* identifizieren. Bei einer solchen polymorphzelligen Geschwulst lassen sich oft die einzelnen Strukturvarianten nicht sicher erkennen; es kann oft auch nicht unterschieden werden, ob es sich um ein Hämangiosarkom oder *Lymphangiosarkom* handelt. Für die Diagnostik ist deshalb die Bezeichnung „Angiosarkom des Knochens" ausreichend. Recht typisch für diese Geschwulst ist ihr häufiges multifokales Auftreten (in 30% der Fälle). Es kann jedes Lebensalter und jeder Knochen betroffen sein; die langen Röhrenknochen sind jedoch bevorzugt.

In **Abb. 778** sieht man im **Röntgenbild** des rechten Humerus einen riesigen weichen Tumorschatten *(1)*, in dem der ursprüngliche Röhrenknochen vollkommen zerstört ist. Der Tumorschatten erstreckt sich bis weit in die Weichteile und ist ganz unscharf begrenzt. Vom Humerus ist lediglich noch ein Teil des Humeruskopfes *(2)* zu erkennen; der Humerusschaft erscheint im Tumorbereich wie abgenagt. Der gesamte Humerusschaft wird von einer ungleichmäßigen feinfleckigen Osteolyse durchsetzt *(3)*, wobei es sich um eine sekundäre Knochenatrophie handelt; eine osteolytische Angiomatose läßt sich röntgenologisch jedoch nicht ausschließen.

Wie **Abb. 779** zeigt, liegt ein sehr zellreiches, hochgradig anaplastisches Tumorgewebe im **histologischen Schnittbild** vor. Man erkennt zwischen den Tumorzellen zahlreiche Spalten *(1)*, bei denen es sich um Gefäßlumina handelt. Hierbei ist verschiedentlich eine deutliche Basalmembran *(2)* ersichtlich. Bei den anaplastischen Tumorzellen handelt es sich um maligne Endothelien, die oft in kleinen und größeren Proliferationsknospen zusammenliegen, so daß das Tumorgewebe ein pseudopapilläres Aussehen bekommt. Die Zellen sind unterschiedlich groß und polymorph; sie haben ein helles Zytoplasma und meist gut erkennbare Zellgrenzen. Einige Tumorzellen haben einen kleinen rundlichen Kern *(3)* mit hellem Karyoplasma und großem zentralen Nucleolus. Andere Zellen enthalten einen polymorphen und sehr dunklen Riesenkern *(4)*; wieder andere besitzen mehrere blasige Kerne *(5)*. Insgesamt ist die Zell- und Kernpolymorphie so beträchtlich, daß kein Zweifel an der Malignität besteht. Der Mitosereichtum ist unterschiedlich; es können nur wenige Mitosen vorkommen. Die differentialdiagnostische Einordnung eines solchen Tumors kann manchmal recht schwierig sein: Bei epithelartiger Ausdifferenzierung der Tumorzellen muß an die Knochenmetastase eines hypernephroiden Nierenzellkarzinoms gedacht werden. Solide Endothelareale können große Ähnlichkeit mit einem synovialen Sarkom (s. S. 494) haben. Solide fibröse Partien sind selten; sie können in einer Knochenbiopsie jedoch den Eindruck eines ossären Fibrosarkoms (s. S. 344) oder malignen fibrösen Histiozytoms (s. S. 338) erwecken.

Entscheidend für die Diagnose ist der Nachweis von tumorösen Gefäßräumen. In **Abb. 780** sieht man, daß dieselben mit der Silberfärbung deutlich zur Darstellung kommen. Es liegen weite, kavernöse *(1)* und enge, kapilläre Gefäßspalten *(2)* durcheinander und sind anastomosenartig miteinander verbunden. Die Tumorzellproliferate liegen innerhalb oder außerhalb der Retikulinfasern (Hämangioendotheliom/Hämangioperizytom).

In **Abb. 781** ist das **histologische Bild** eines ossären Angiosarkoms wiedergegeben. Es handelt sich wiederum um ein sehr zellreiches, polymorphzelliges Tumorgewebe mit vielen plumpen hyperchromatischen Kernen *(1)*. Man erkennt viele Gefäßspalten *(2)*, denen außen Gruppen von Tumorzellen angelagert sind *(3)*. Einen solchen Tumor würde man als Knochenangiosarkom vom Typ des malignen Hämangioperizytoms klassifizieren.

Da maligne Gefäßgeschwülste gleichen histologischen Aufbaues auch in den Weichteilen vorkommen und dort häufiger entstehen als im Knochen, muß bei einem malignen angiomatösen Knochentumor auch an ein metastatisches Geschehen gedacht werden, insbesondere wenn mehrere Knochenherde gleichzeitig bestehen. Allerdings können diese Tumoren auch multifokal auftreten.

Ossäres Hämangiosarkom 397

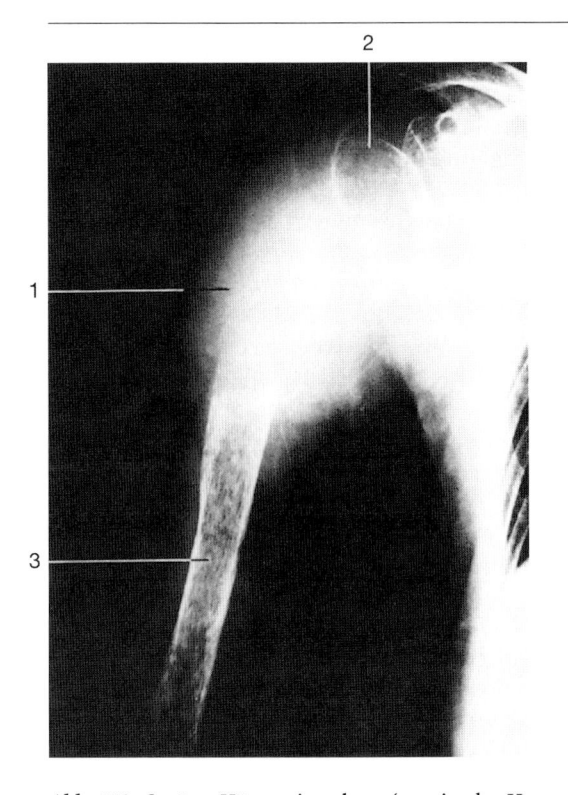

Abb. 778. Ossäres Hämangiosarkom (proximaler Humerus)

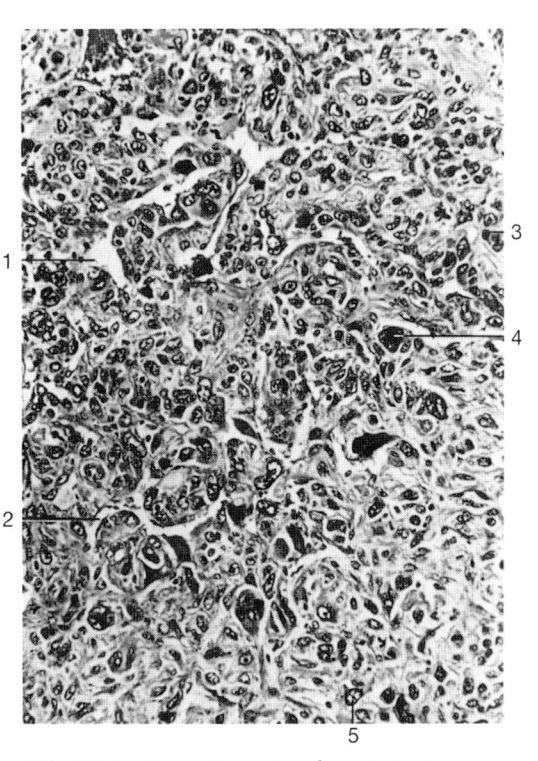

Abb. 779. Ossäres Hämangiosarkom; PAS, 40×

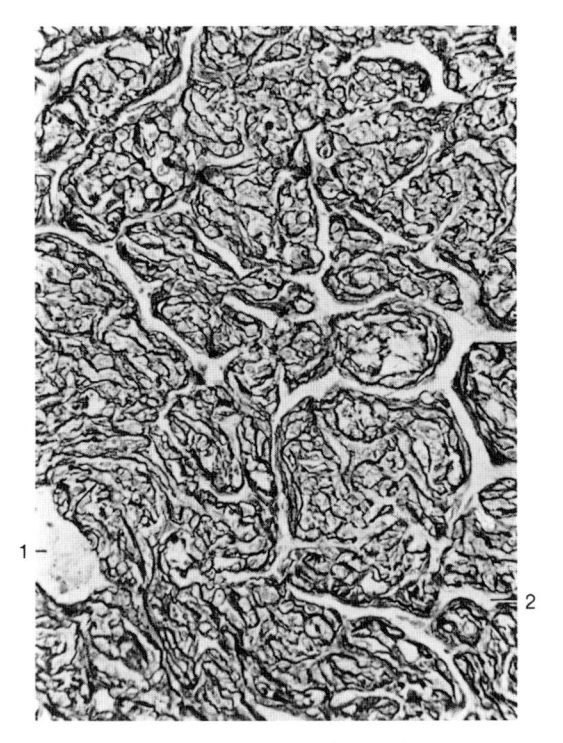

Abb. 780. Ossäres Hämangiosarkom; Tibor-PAP, 40×

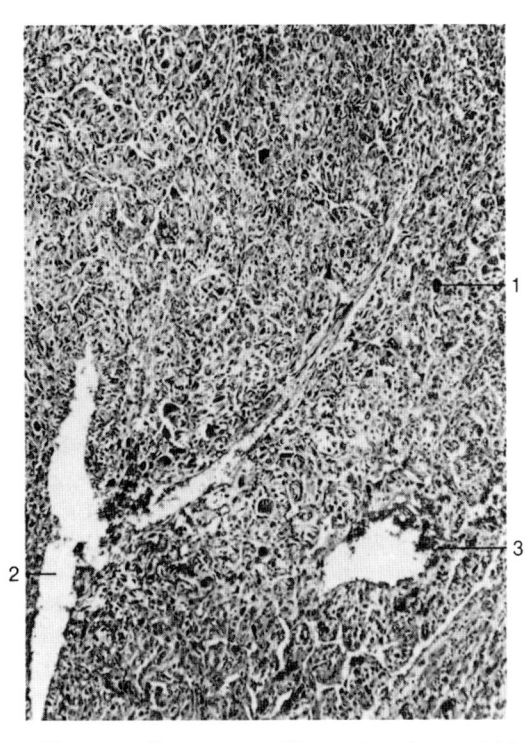

Abb. 781. Malignes ossäres Hämangioperizytom; PAS, 25×

Adamantinom der langen Röhrenknochen (ICD-O-DA-M-9261/3)

Das Adamantinom der langen Röhrenknochen ist ein sehr seltener Tumor, der prinzipiell in der Tibia auftritt. *Es handelt sich um eine eigenartige maligne Knochengeschwulst, die histologisch eine große Ähnlichkeit mit dem Adamantinom der Kieferknochen (Ameloblastom) hat, wobei die Histogenese unbekannt ist.* Als Ursprungsgewebe werden Gefäße („malignes Angioblastom"), die Synovia oder versprengte Epithelien diskutiert. Der Tumor tritt meist im mittleren Lebensalter auf und ist bei Männern etwas häufiger als bei Frauen. Er macht sich durch eine oft schmerzhafte Schwellung im mittleren Unterschenkel bemerkbar, die vielfach auf ein Trauma zurückgeführt wird. Häufigste Lokalisation ist der Tibiaschaft; es können jedoch auch die Fibula, der Femur, der Humerus, die Ulna oder der Radius betroffen sein. Es besteht häufig eine auffällige Koinzidenz dieser Geschwulst mit einer fibrösen oder osteofibrösen Knochendysplasie (s. S. 330 u. 332).

Das **Röntgenbild** zeigt gewöhnlich eine relativ große Destruktionszone, die exzentrisch im Schaft des Röhrenknochen gelegen ist und einen Durchmesser von 10 cm haben kann. Die Kortikalis ist häufig intakt; das umgebende Knochengewebe ist sklerotisch verdichtet. In einigen Fällen läßt sich eine tumoröse Periostreaktion mit Kortikalisverdickung beobachten. In **Abb. 782** ist ein solcher Destruktionsherd im Tibiaschaft gelegen: Man erkennt einen polyzystischen Osteolyseherd mit einer exzentrischen, zentralen, großen Osteolysezone *(1)* und fleckigen kleineren Osteolyseherden *(2)*. Die Kortikalis ist an einer Seite auf breiter Front durchbrochen *(1)*. Eine Periostreaktion oder ein Weichteilschatten kommen nicht zur Darstellung. Es findet sich jedoch eine deutliche Osteosklerose im Randbereich *(3)*, die durch fleckige Osteolysen aufgelockert ist.

Histologisch werden im Adamantinom der langen Röhrenknochen vier Grundstrukturen angetroffen: Am häufigsten liegt ein *basaloides Gewebemuster* vor, wobei inmitten eines fibrösen Stromas Gruppen von dicht zusammen liegenden Tumorzellen angetroffen werden, die von palisadenständigen Zellen umgeben sind (**Abb. 785**). Diese Zellgruppen werden von Retikulinfasern umschlossen. Im *spindelzelligen Gewebemuster* sind die Spindelzellen in kleinen Wirbeln angeordnet und ähneln glatten Muskelfasern oder Nerventumoren. Retikulinfasern umschließen die einzelnen Tumorzellen. Bei *epithelialer Ausdifferenzierung* finden sich Gruppen von rundlichen oder polygonalen Zellen mit eosinophilem Zytoplasma und keratohyalinen Granula. Retikulinfasern umschließen ganze Gruppen von Zellen. Beim *tubulären Gewebemuster* umgeben kleine flache oder kubische Zellen Gewebespalten verschiedener Größe. Blutelemente in den Spalten erinnern an Blutgefäße. Oft hat man auch den Eindruck von kleinen Drüsen inmitten eines fibrösen Stromas. Durch Kompression können auch Zellreihen bestehen, die das Stroma infiltrieren. Im Gegensatz zum synovialen Sarkom (s. S. 494) lassen sich mit der Alcianblau-PAS-Färbung keine sauren Mukopolysaccharide im Tumor nachweisen.

In **Abb. 783** sieht man **histologisch** ein Adamantinom mit *basaloidem Gewebemuster*: Im bindegewebigen Stroma, das stellenweise myxomatöse aufgelockert sein kann *(1)*, liegen große flächige oder bandförmige Komplexe von Tumorzellen, die von palisadenständigen Zellen *(2)* begrenzt sind und an ein Basaliom erinnern. In diesen Zellnestern finden sich oft zystenartige Hohlräume *(3)*; es können auch Plattenepithelien vorkommen, die an eine Knochenmetastase denken lassen.

In **Abb. 784** liegt ein *spindeliges Adamantinom* vor, in dem kleine Wirbel und Knoten *(1)* zu erkennen sind. Die Spindelzellen enthalten verschieden große hyperchromatische, ausgezogene Kerne *(2)*, in denen nur selten Mitosen angetroffen werden. Zwischen den Wirbeln sind dichte und zipfelig ausgezogene Zellaggregate *(3)* auffällig, die keine periphere Anordnung der Tumorzellen aufweisen. In ihrem Zentrum haben schmale Spaltbildungen *(4)* Ähnlichkeit mit Gefäßspalten. Bei **starker Vergrößerung** sieht man in **Abb. 785** basaloide Zellnester in einem dichten, faserreichen Stroma. Die peripheren Zellen *(1)* sind kubisch oder zylindrisch und haben gleichmäßige rundliche Kerne. Die inneren Zellen *(2)* sind mehr spindelig oder sternförmig und besitzen wenig Zytoplasma. Sie sind entweder parallel angeordnet oder netzartig miteinander verbunden.

Der Tumor zeichnet sich durch ein langsames, lokal destruierendes Wachstum aus und führt erst sehr spät in 20% der Fälle zu Metastasen. Die Therapie der Wahl ist deshalb die en-bloc-Exzision oder bei ausgedehnten Tumoren die Amputation.

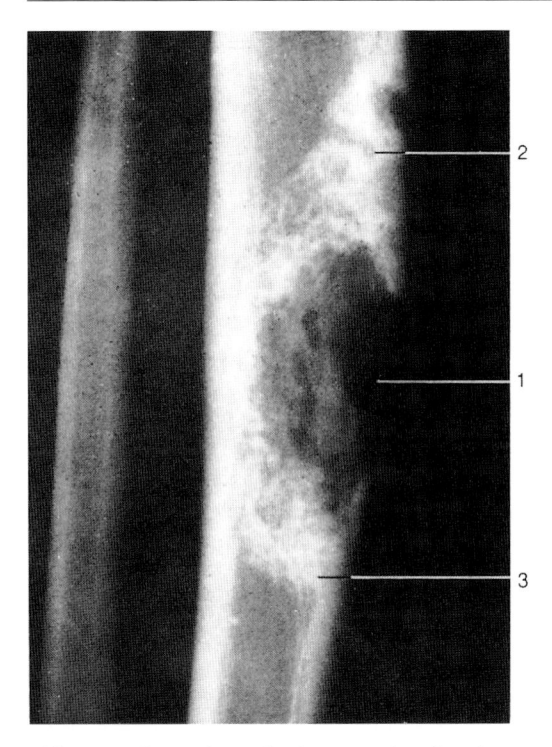

Abb. 782. Adamantinom der langen Röhrenknochen (Tibiaschaft)

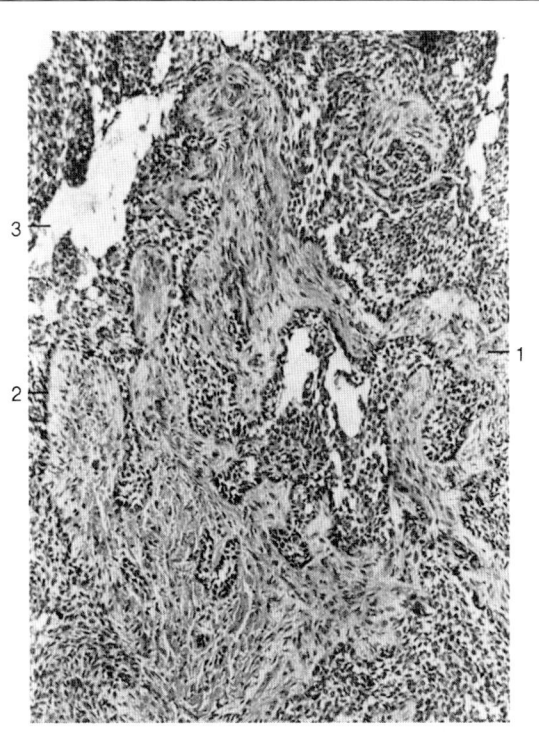

Abb. 783. Adamantinom der langen Röhrenknochen; HE, 40×

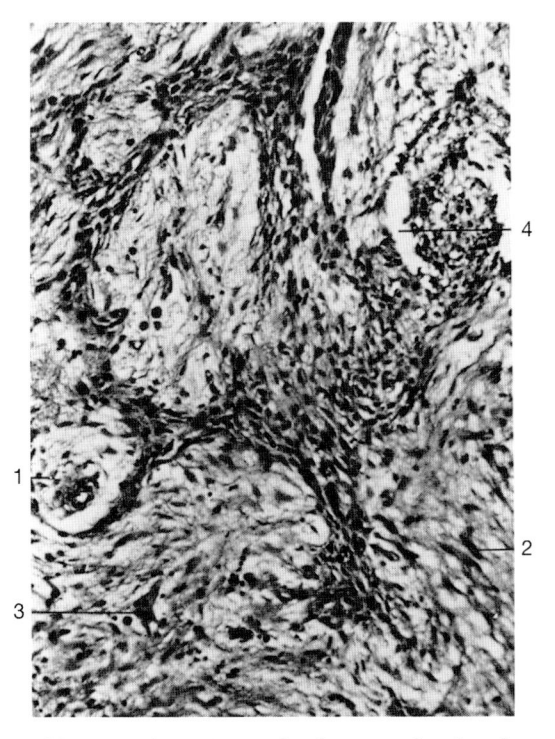

Abb. 784. Adamantinom der langen Röhrenknochen; HE, 64×

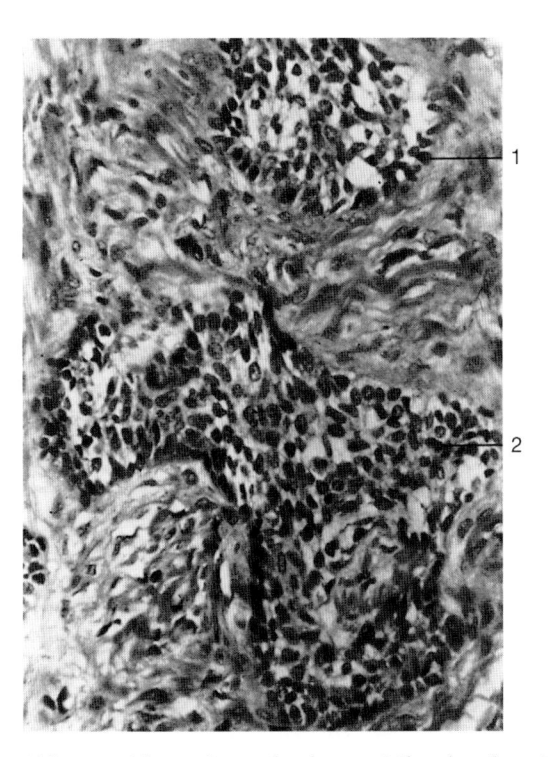

Abb. 785. Adamantinom der langen Röhrenknochen; HE, 100×

Auf der **a.p.-Röntgenaufnahme** der **Abb. 787** sind die für ein Adamantinom der langen Röhrenknochen sprechenden Strukturen gut zu sehen: Im Schaft der Tibia finden sich zahlreiche grobe, fleckige Osteolysen *(1)*, die vorwiegend im Spongiosabereich gelegen sind und manchmal zu größeren Osteolysen *(2)* konfluieren. Sie sind durch eine unvollständige Randsklerose ziemlich scharf begrenzt und wirken oft wie ausgestanzt. An einer Stelle ist auch die Kortikalis von Osteolyseherden durchsetzt *(3)*. An dieser Stelle ist die Kortikalis nach außen vorgebuchtet. Zwischen den fleckigen Aufhellungsherden finden sich ungleichmäßige sklerotische Verdichtungen der Spongiosa. Die Außenkonturen des langen Röhrenknochens sind scharf; eine Periostreaktion ist nicht ersichtlich. Noch deutlicher kommt die Läsion auf der **seitlichen Röntgenaufnahme** zur Darstellung: In **Abb. 788** sieht man wieder zahlreiche grobe fleckige Osteolyseherde *(1)* im Tibiaschaft. Sie wirken wie ausgestanzte Löcher und werden von einer Randsklerose umgeben. Die ventrale Kortikalis *(2)* ist stark verbreitert und von mehreren solcher Osteolyseherde durchsetzt. Die gesamte Tibia erscheint im Diaphysenbereich etwas deformiert. Osteolyseherde mit umgebender Osteosklerose liegen aber auch im Bereich der dorsalen Kortikalis vor *(3)*. Der Tumor erstreckt sich in großer Ausdehnung im Tibiaschaft. Somit kann das Adamantinom der langen Röhrenknochen sowohl als solitäre, umschriebene osteolytische Läsion (s. Abb 782) als auch mit multizentrischen Osteolyseherden röntgenologisch in Erscheinung treten.

Im **histologischen Bild** finden sich in **Abb. 789** innerhalb der intraossären Osteolyseherde breite Komplexe von epitheloiden Zellen *(1)*, die ungeordnet dicht zusammenliegen. Diese Tumorzellen haben unterschiedliche große, teils runde, teils längliche Kerne mit unterschiedlichem Chromatingehalt: Neben chromatinarmen Kernen finden sich auch Zellen mit dichtem Chromatingehalt *(2)*. Mitosen werden nur selten angetroffen. Das Zytoplasma der Tumorzellen ist nur spärlich entwickelt und unscharf abgegrenzt. Es handelt sich um die *epitheliale Variante* des Adamantinoms, die in der Knochenbiopsie leicht mit einer karzinomatösen Knochenmetastase verwechselt werden kann. Zwischen den Tumorzellkomplexen findet sich ein lockeres bindegewebiges Stroma *(3)* mit isomorphen Fibrozyten; ein sarkomatöses Stroma ist nicht vorhanden.

Bei **starker Vergrößerung** beherrscht in **Abb. 786** das bindegewebige Stroma das histologische Bild. Hier sieht man isomorphe Fibrozyten mit lang ausgezogenen Kernen *(1)* und einigen isomorphen Rundzellen (Lymphozyten, 2). Eingelagert sind schmale Komplexe von dunklen Zellen *(3)*, die große Ähnlichkeit mit den Ameloblasten im Kieferbereich haben. Sie haben dunkle, unterschiedlich große und gering polymorphe Kerne und nur wenig Zytoplasma. Diese Tumorzellkomplexe sind unscharf begrenzt und deuten ein infiltratives Wachstum an. Es handelt sich um die *spindelzellige Variante* des Adamantinoms, wobei wiederum histologisch eine Knochenmetastase angenommen werden kann. Die Diagnose läßt sich jedoch in Synopse mit dem Röntgenbefund stellen. Auch **Abb. 790** zeigt in starker Vergrößerung **histologisch** die spindelzellige Form eines Adamantinoms: Man sieht viele spindelige Tumorzellen mit polymorphen und hyperchromatischen Kernen *(1)*, die in einem lockeren Verbund stehen. Offensichtlich bilden sie keine kollagenen Fasern. Ein Knochenbälkchen *(2)* ist von den Tumorzellen weitgehend zerstört. In den Tumorzellen werden praktisch keine pathologischen Mitosen beobachtet. Ein solches Tumorgewebe weist auf Malignität hin. Bisher ist nicht geklärt, ob es sich beim Adamantinom der langen Röhrenknochen um einen vaskulären oder epithelialen Knochentumor handelt. Auch mit immunhistochemischen Methoden konnte die Histogenese nicht geklärt werden (positive Reaktion auf Keratin und Vimentin sowie α-SM-Aktin; keine Reaktion auf Desmin, Faktor VIII und Ulex I).

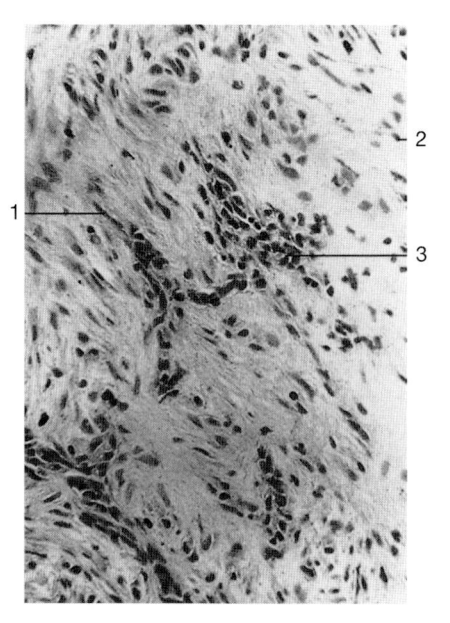

Abb. 786. Adamantinom der langen Röhrenknochen; HE, 82×

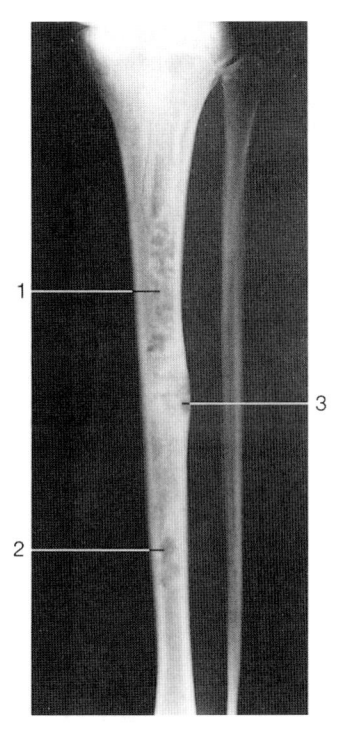

Abb. 787. Adamantinom der langen Röhrenknochen (Tibiaschaft, a.p. Aufnahme)

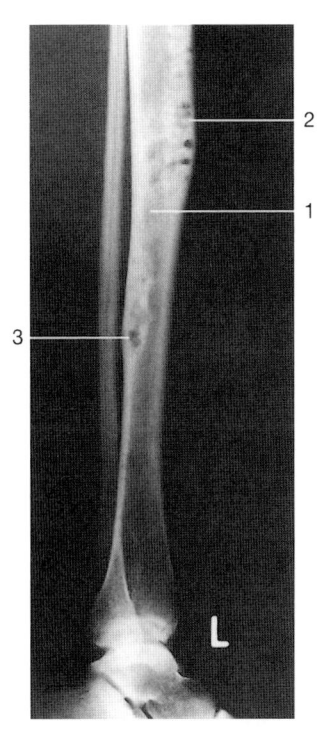

Abb. 788. Adamantinom der langen Röhrenknochen (Tibiaschaft, seitliche Aufnahme)

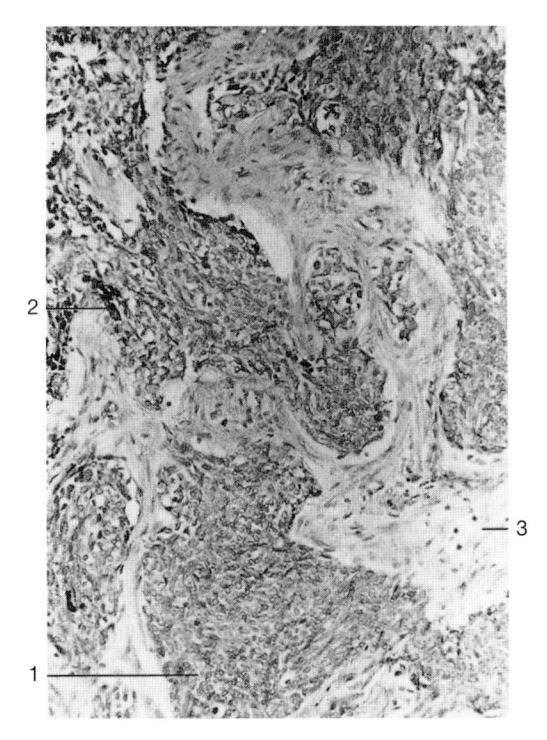

Abb. 789. Adamantinom der langen Röhrenknochen; HE, 64×

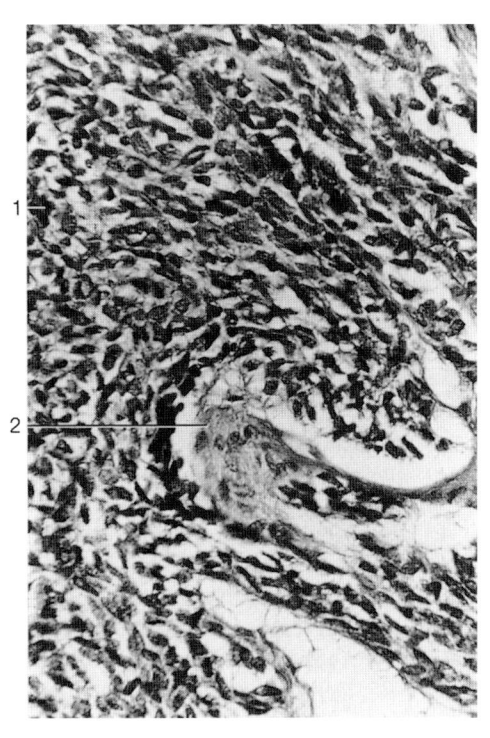

Abb. 790. Adamantinom der langen Röhrenknochen; PAS, 82×

Chordom (ICD-O-DA-M-9370/3)

Diese Geschwulst geht nicht von einem der im Knochen vorkommenden Gewebearten aus und ist deshalb keine eigentliche Knochengeschwulst. Dennoch wird das Chordom in der Klassifikation (Tabelle 3, s. S. 217) den Knochentumoren zugeordnet, weil es eine besondere topographische Beziehung zu den Knochen hat. Es tritt nämlich fast ausschließlich an den Enden der Wirbelsäule auf. *Das Chordom ist ein maligner Tumor, der sich aus Resten der Notochorda im Bereich des Achsenskeletts (Wirbelsäule) entwickelt und ein langsames destruktives Wachstum aufweist, wobei Metastasen ungewöhnlich sind.* Histologisch besteht eine gewisse Ähnlichkeit mit einem Chondrosarkom (s. S. 253). Die Geschwulst ist recht selten (etwa 1% der malignen Knochentumoren) und tritt meist erst nach dem 30. Lebensjahr in Erscheinung. Hauptlokalisation sind die sphenooccipitale (Schädelbasis) und die sakrooccygeale Region der Wirbelsäule; Chordome können auch im Verlauf der Wirbelsäule beobachtet werden. Das männliche Geschlecht ist etwa doppelt so häufig betroffen wie das weibliche. Klinisch weist der Tumor ein lokales progressives Wachstum mit uncharakteristischen Schmerzen auf. Im Bereich der Schädelbasis führt das expansive Wachstum manchmal rasch zu tödlichen neurozerebralen Komplikationen.

In **Abb. 791** sieht man das **Röntgenbild** eines Chordoms des Os sacrum *(1)*. Wie die Pfeile markieren, handelt es sich um einen weichen, rundlichen Tumorschatten, der in das Becken hineinragt; er ist nicht sehr scharf begrenzt. An einer Seite *(2)* reicht der Tumor in das Os sacrum, das in diesem Bereich weitgehend zerstört ist. Das übrige Os sacrum ist erhalten. Im Innern des Tumors findet sich eine angedeutete Lobulierung; daneben beobachtet man dichte fleckige Verkalkungen. Insgesamt handelt es sich um einen osteolytisch-destruktiv wachsenden Tumor, der aus dem Knochen in das Becken ausgebrochen ist und dann meistens auch getastet werden kann.

Wie die **histologische Aufnahme** in **Abb. 792** zeigt, hat das Tumorgewebe einen ausgesprochen lappigen Aufbau. Man erkennt deutlich einen nodulären Herd *(1)*, der von einem schmalen Bindegewebesaum *(2)* abgegrenzt wird. Eine solche Struktur hat große Ähnlichkeit mit einem Chondrosarkom (s. S. 253); insbesondere bei sphenooccipitalen Chordomen kann die histologische Unterscheidung schwierig sein (sog. *chondroide Chordome*). Im Innern des Knotens und auch im umgebenden Tumorgewebe erkennt man in Gruppen und Streifen zusammengelagert kleine mononukleäre Zellen *(3)* mit eosinophilem Zytoplasma und scharfen Zellgrenzen. Dazwischen finden sich reichlich Schleimmassen *(4)*. Neben diesen synzytialen Tumorzellbändern beobachtet man Gruppen von Zellen *(5)*, die wie aufgeblasen erscheinen und ein sehr helles, vakuoläres Zytoplasma haben. Es handelt sich um die sog. „physaliphoren" Zellen, die für ein Chordom sehr charakteristisch sind.

Bei **stärkerer Vergrößerung** lassen sich in **Abb. 793** diese Tumorzellen deutlicher erkennen. Wieder sieht man einen Teil eines Lobulus *(1)*, der von einer schmalen Bindegewebemembran *(2)* begrenzt wird. Das Gewebe weist eine starke Verschleimung auf *(3)*, und darin finden sich in Gruppen und Strängen kleine mononukleäre Zellen *(4)*, die ein scharf begrenztes, stark eosinophiles Zytoplasma besitzen. Ihre Kerne sind sehr kompakt, dunkel und teils rundlich, teils zipfelig ausgezogen; es besteht eine gewisse Kernpolymorphie. Diese synzytialen Zellen liegen auch in größeren Arealen zusammen; dazwischen liegen die physaliphoren Zellen *(5)* mit einem blasigen, sehr hellen Zytoplasma und exzentrisch verlagertem Kern. In diesen Zellen läßt sich mit der Mucin-Färbung Glykogen nachweisen. Die Schleimmassen der Interzellularsubstanz sind hingegen nicht immer PAS-positiv.

Die physaliphoren Zellen des Chordoms kommen bei der **stärkeren Vergrößerung** in **Abb. 794** deutlich zur Darstellung. Sie haben ein sehr hellen, glykogenhaltiges Zytoplasma *(1)* und einen kleinen kompakten und sehr dunklen Kern *(2)*. Die Kerngrößen variieren; Mitosen werden oft nur selten angetroffen. Die Zellgrenzen *(3)* sind scharf, so daß bei der unterschiedlichen Größe der physaliphoren Zellen ein ungleichmäßig wabiges Gewebebild zustande kommt. Dieses wird zusätzlich durch Schleimablagerungen *(4)* aufgelockert.

Es ist meistens nicht möglich, diesen langsam wachsenden Tumor chirurgisch vollkommen zu entfernen. Deshalb ist eine palliative Strahlentherapie angebracht, um Rezidive hinauszuzögern. In etwa 10% der Fälle treten Metastasen auf. DAHLIN machte die merkwürdige Beobachtung, das chondroide Chordome, die histologisch großteils aus chondrosarkomatösem Tumorgewebe bestehen, eine doppelt solange Überlebenszeit haben als reine Chordome.

Chordom 403

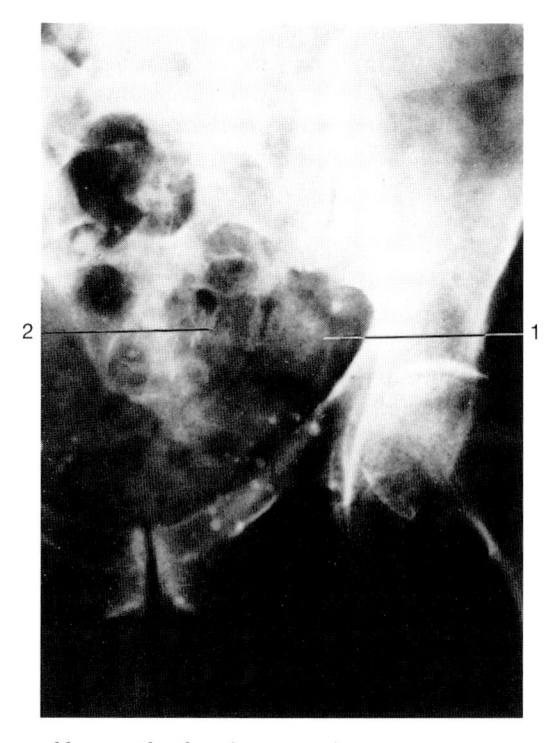

Abb. 791. Chordom (Os sacrum)

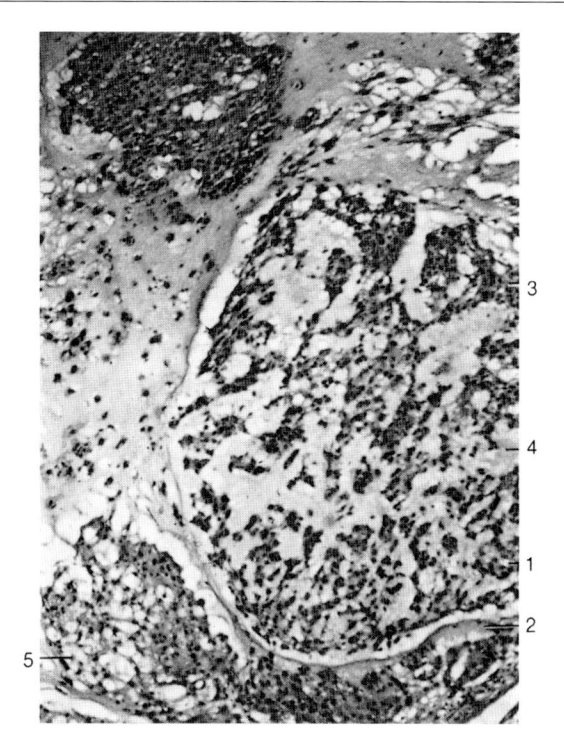

Abb. 792. Chordom; HE, 25×

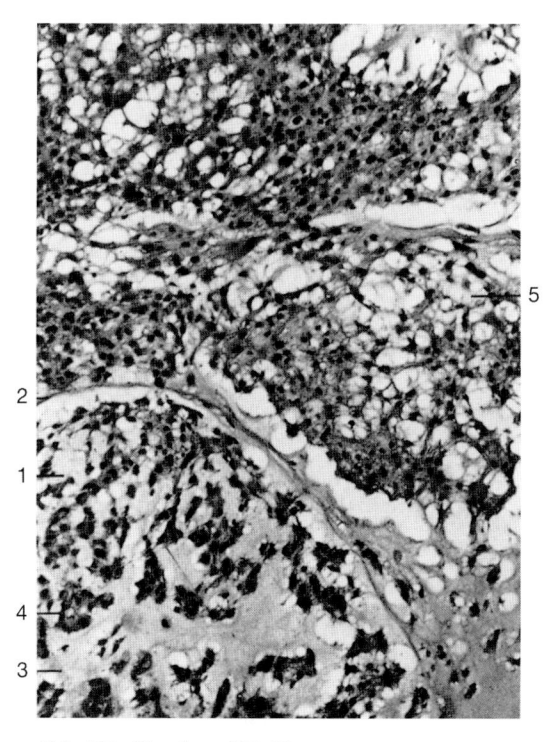

Abb. 793. Chordom; HE, 51×

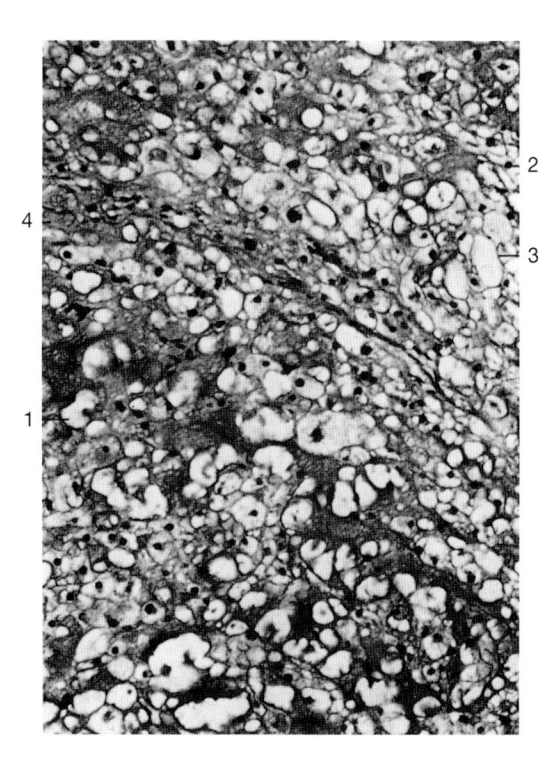

Abb. 794. Chordom; HE, 64×

In der seitlichen **Röntgenaufnahme** der Lendenwirbelsäule und des Os sacrum sieht man in **Abb. 795** eine blasige Auftreibung der proximalen Sakralwirbel und distalen Lendenwirbel *(1)*, wobei sich die einzelnen Wirbel nicht mehr abzeichnen. Es handelt sich somit um eine aggressive expandierende und osteolytische Knochenläsion, was für das Chordom sehr typisch ist. Es zeichnet sich ein diffuser Tumorschatten ab *(2)*, der sich nach ventral des Os sacrum ausdehnt. Im dorsalen Bereich, am Übergang zur Lendenwirbelsäule *(3)*, ist eine unscharf begrenzte Verdichtungszone erkennbar. Auch die unteren beiden Lendenwirbel (L4 und L5) sind in den Destruktionsprozeß einbezogen. Teile des Tumors weisen eine feinfleckige Verkalkung auf *(4)*. Ein solcher Röntgenbefund in der distalen Wirbelsäule weist auf ein Chordom hin.

Auch in **Abb. 796** sieht man die Röntgenaufnahme eines sakralen Chordoms: Die Knochenstrukturen sind in diesem Bereich *(1)* völlig zerstört und nicht mehr erkennbar. Man sieht lediglich einen großen, diffusen Tumorschatten, der sich weit in das Becken ausdehnt *(2)*. In einem solchen Fall ist eine **Computertomographie (CT)** indiziert, die Einzelheiten über die Morphologie des Tumors aufzeigt. Wie **Abb. 797** zeigt, läßt sich damit vor allem die Größe und Ausdehnung des Tumors zur Darstellung bringen. Wir sehen, daß der Tumor die Knochenstrukturen des Os sacrum in großer Ausdehnung zerstört hat *(1)*. Es sind nur noch spärliche Knochenanteile *(2)* stehengeblieben. Der Tumor hat auf den Beckenknochen *(3)* übergegriffen und hier ebenfalls marginale Zerstörungen verursacht. Außerdem erkennt man, daß sich der Tumor weit in das Innere des Beckens vorwölbt *(4)*. Im Innern des Tumors bestehen fleckige Verdichtungen, die dystrophische Verkalkungen darstellen. Eine reaktive Knochenneubildung ist in Chordomen nicht ungewöhnlich, und manche Läsionen können stark osteoblastisch in Erscheinung treten. In der Myelographie kommen neben der expansiven Knochendestruktion ein extraduraler Defekt oder gar ein kompletter Block zur Darstellung.

Wie die **histologische Aufnahme** in **Abb. 798** zeigt, können Teile des Tumorgewebes ziemlich gleichmäßig aufgebaut sein und keine lappigen oder knotigen Strukturen haben. Es handelt sich um ein malignes Tumorgewebe, in dem in einem lockeren Verbund polymorphkernige Tumorzellen liegen. Man sieht große polymorphe und hyperchromatische Kerne *(1)* neben kleinen rundlichen *(2)* und länglichen Kernen *(3)*, die alle sehr chromatinreich sind. Die Zellgrenzen sind verwaschen, und das Grundgewebe ist stark mukoid aufgelokkert. Stellenweise finden sich breite schleimige Ablagerungen *(4)*. Somit gibt es Chordome mit monomorphen Tumorzellen und Chordome, in denen eine deutliche Kernpolymorphie vorherrscht. Mitosen sind selten.

Besonders Chordome der sphenooccipitalen Region können **histologisch** Strukturen eines Chondrosarkoms aufweisen. In **Abb. 799** findet sich teilweise ein myxomatöses Tumorgewebe mit kleinen rundlichen Zellen *(1)*, das dem Strukturbild eines Chordoms entspricht. Daran anschließend ist ein großes Knorpelfeld *(2)* zu erkennen. Hierbei handelt es sich um Tumorknorpel mit unterschiedlich großen Knorpelzellen, die polymorphe und hyperchromatische Kerne *(3)* besitzen. Dieses Gewebe ist identisch mit einem Chondrosarkom (Grad 2). Angrenzend ist ein Knochenbälkchen *(4)* zu erkennen, das vom Tumor teils zerstört und reaktiv umgebaut ist. Bisher wurden **chondroide Chordome** nur in der sphenooccipitalen Region beobachtet, wobei die Überlebenszeit doppelt so lang ist wie bei nicht-chondroiden Chordomen. Diese unterschiedlichen Gewebestrukturen können im Biopsiematerial beträchtliche diagnostische Probleme aufwerfen. Ein solcher expansiver und destruierender Tumor im Sakralbereich muß bioptisch abgeklärt werden. Differentialdiagnostisch können ossäre Riesenzelltumoren (s. S. 351), Karzinommetastasen, Ependynome oder auch eine Meningocele ganz ähnliche röntgenologische Strukturveränderungen hervorrufen.

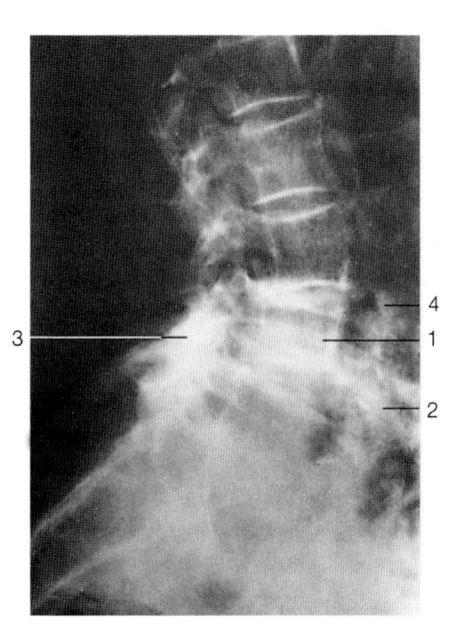

Abb. 795. Sakrales Chordom

Chordom 405

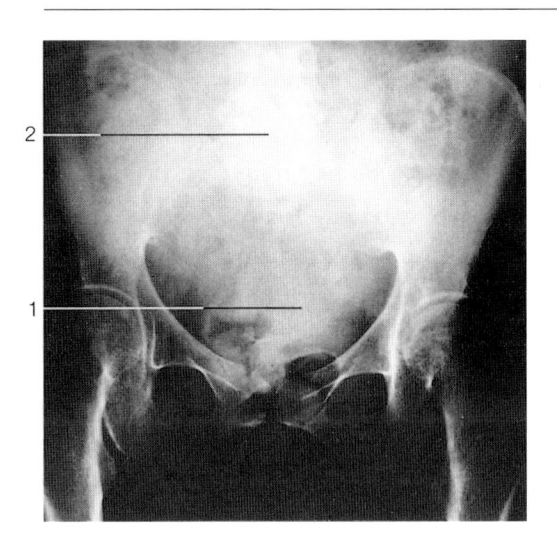

Abb. 796. Sakrales Chordom

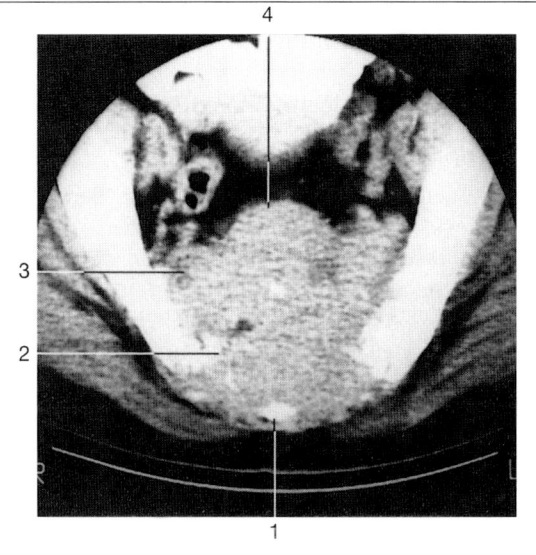

Abb. 797. Sakrales Chordom (Computertomogramm)

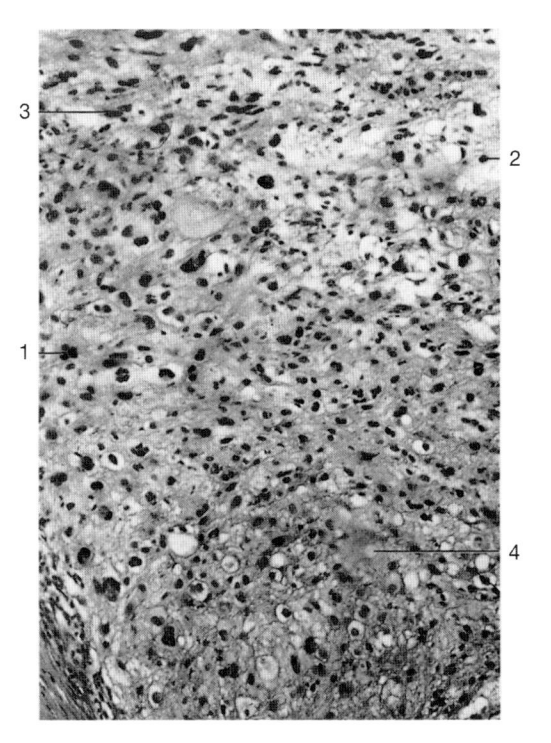

Abb. 798. Chordom; PAS, 82×

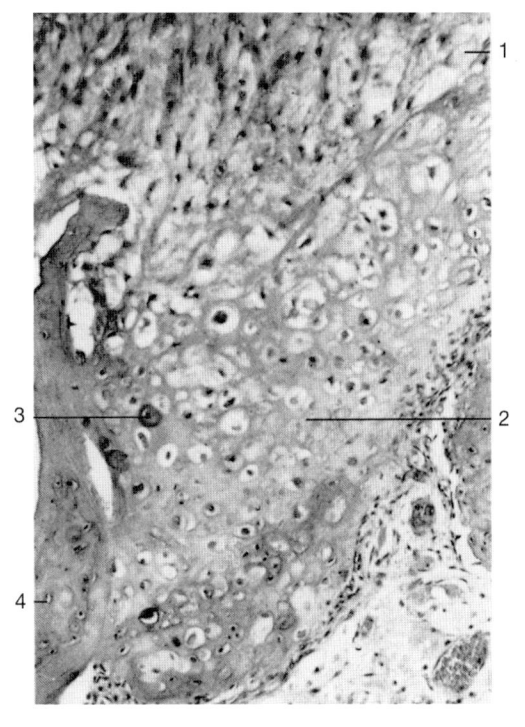

Abb. 799. Chordom; HE, 82×

Neurogene Knochentumoren

Ossäres Neurinom (Neurolemom, Schwannom) (ICD-O-DA-M-9560/0)

Primäre Knochengeschwülste, die von den Nerven des Knochens ausgehen, sind äußerst selten. *Das ossäre Neurinom ist ein gutartiger Tumor, der von den Nervenscheiden ausgeht und das gleiche morphologische Aussehen hat wie gleichartige Tumoren in den Weichteilen.* Diese Geschwulst wird primär im Kochen äußerst selten beobachtet; es liegen bisher weniger als 50 solcher Fälle in der Literatur vor. Hauptlokalisation ist der Unterkiefer, wo etwa die Hälfte aller Neurinome beschrieben wurde. Hauptmanifestationsalter ist das 4. Lebensjahrzehnt. Der Tumor macht durch eine schmerzhafte Schwellung auf sich aufmerksam.

Wie in **Abb. 800** ersichtlich, ruft die langsam wachsende Läsion **röntgenologisch** eine umschriebene Osteolyse mit Randsklerose hervor. In der linken proximalen Tibia liegt eine große Osteolysezone *(1)*, die an der Innenseite von einer schmalen Randsklerose *(2)* begrenzt wird. Auch die Kortikalis *(3)* ist in den osteolytischen Prozeß einbezogen; sie ist leicht nach außen vorgewölbt, jedoch erhalten. Bei dem Kind reicht der Herd bis an die Epiphysenfuge *(4)* heran, die nicht überschritten wird. Der Tumor ist exzentrisch im Knochen gelegen.

Histologisch finden sich in **Abb. 801** im Tumor zu Wirbel angeordnete Strukturen *(1)*, die strähnig gestaltet sind und unterschiedlich dichte Kerne besitzen. Das Grundgewebe enthält nur wenige kollagene und Gitterfasern. Die Kerne der Schwannschen Tumorzellen sind in charakteristischer Weise zu palisadenständigen Gruppen angeordnet *(2)*. Dazwischen finden sich faserige, zellfreie Zonen *(3)*, sog. *Verocaysche Körper*, die für Neurinome sehr charakteristisch sind. Es handelt sich um den Antoni-A-Typ des Neurinoms, in dem faszikuläre Strukturen vorherrschen. Beim Antoni-B-Typ besteht ein retikuläres Gewebemuster mit Makrophagen, Fett und Hämosiderinablagerungen. In Neurinomen sind dickwandige Blutgefäße mit perivaskulärer Hyalinisierung *(4)* häufig. In gutartigen Neurinomen sind die Zellkerne gleichmäßig länglich ausgezogen und weisen keine Mitosen auf. Hyperchromatische und polymorphe Kerne mit atypischen Mitosen würden auf ein malignes Schwannom hinweisen. Histologisch bestehen morphologische Übergänge zum Neurofibrom. Da es sich beim ossären Neurinom um einen absolut gutartigen Knochentumor handelt, der eine gute Prognose hat, genügt es, das Tumorgewebe auszukratzen oder allenfalls durch eine en-bloc-Exzision zu entfernen.

Ossäres Neurofibrom (ICD-O-DA-M-9540/0)

Bei der *Neurofibromatosis v. Recklinghausen* kommen in etwa 40% der Fälle Skelettveränderungen vor. Es handelt sich um ein angeborenes familiäres Leiden, bei dem komplexe dysplastische Knochenveränderungen, die auch generalisiert sein können, auftreten. Sie bestehen in Wachstumsstörungen, angeborenen Knochenverkrümmungen, Dysplasien der Wirbelkörper mit Skoliose, Pseudarthrosen der langen Röhrenknochen oder intraossären und erosiven lytischen Knochendefekten. *Das Neurofibrom ist ein lokalisierter benigner Tumor bestehend aus peripheren Nervenzellen (Schwannsche Zellen) und lockerem fibroblastenreichem Bindegewebe mit mukoiden Substanzen, das aus dem perineuralen Nervenscheidegewebe hervorgeht.* Intraossäre Neurofibrome sind extrem selten, während periostale und extraperiostale Neurofibrome häufiger angetroffen werden. Multiple solcher Tumoren kennzeichnen die v. Recklinghausensche Neurofibromatose.

In **Abb. 802** sieht man im **Röntgenbild** die Schäfte von Tibia und Fibula von einem 7jährigen Jungen mit Neurofibromatose v. Recklinghausen. Die Tibia weist eine deutliche Verkrümmung auf und ist im Schaftbereich stark sklerosiert *(1)*. Die Sklerose erstreckt sich sowohl auf die Kortikalis als auch auf die benachbarte Spongiosa. Diesem Knochenabschnitt ist ein stark verbreitetes und verdichtetes Periost *(2)* ventral aufgelagert. Die angrenzenden Weichteile *(3)* sind dichter als normal. Es lassen sich in diesem Fall jedoch keine intraossären Osteolyseherde oder erosive Defekte beobachten.

In **Abb. 803** ist das **histologische Bild** eines periostalen Neurofibroms zu erkennen. Man sieht am Rand *(1)* die parallel ausgerichteten Kollagenfasern des ursprünglichen Periostes. Das anschließende Tumorgewebe *(2)* ist stark myxoid aufgelockert und hat ein lockeres Grundgerüst aus kollagenen Fasern. In lockeren Formationen sind die Schwannschen Zellen *(3)* im Tumor verteilt. Sie besitzen kleine dunkle, isomorphe Kerne, die meist länglich oder ovalär sind. In solchen Geschwülsten können die Kollagenfaserbündel und Schwannschen Zellen auch sehr viel dichter gruppiert sein. Es bestehen fließende histologische Übergänge zum Neurinom. Ob Neurofibrosarkome auch als primäre Knochengeschwülste vorkommen, ist zweifelhaft.

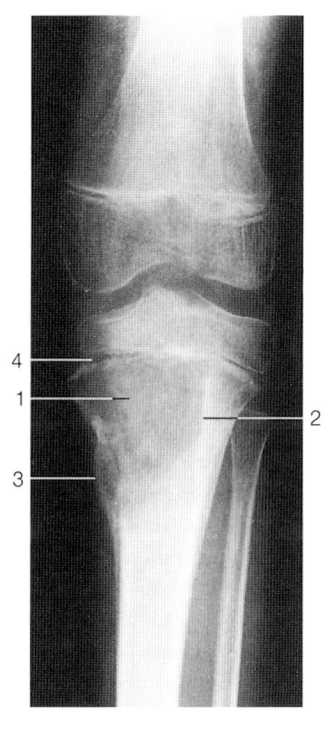

Abb. 800. Ossäres Neurinom (proximale Tibia)

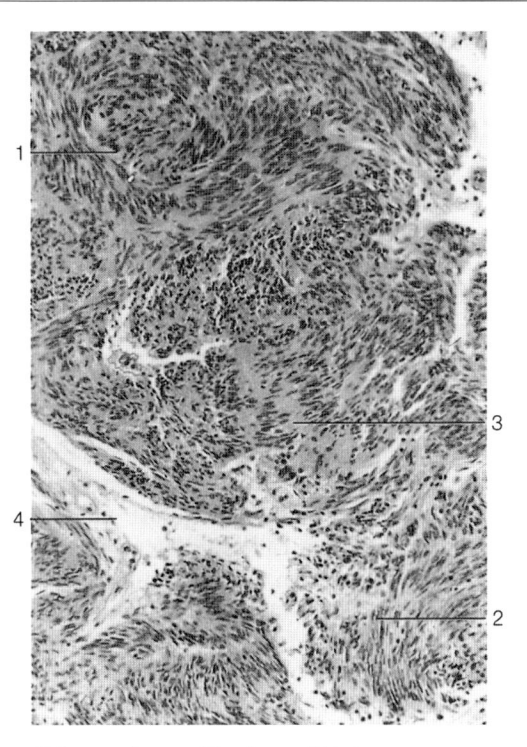

Abb. 801. Ossäres Neurinom; HE, 64×

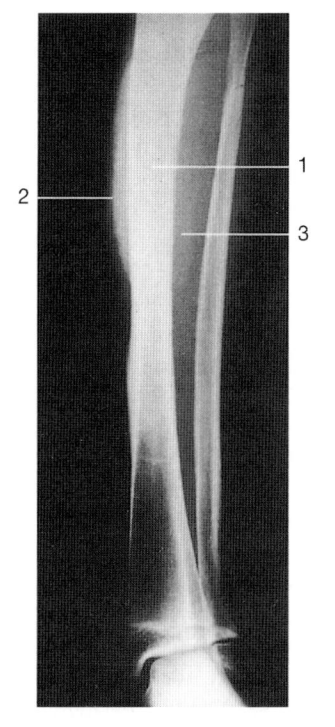

Abb. 802. Ossäres Neurofibrom (Tibiaschaft)

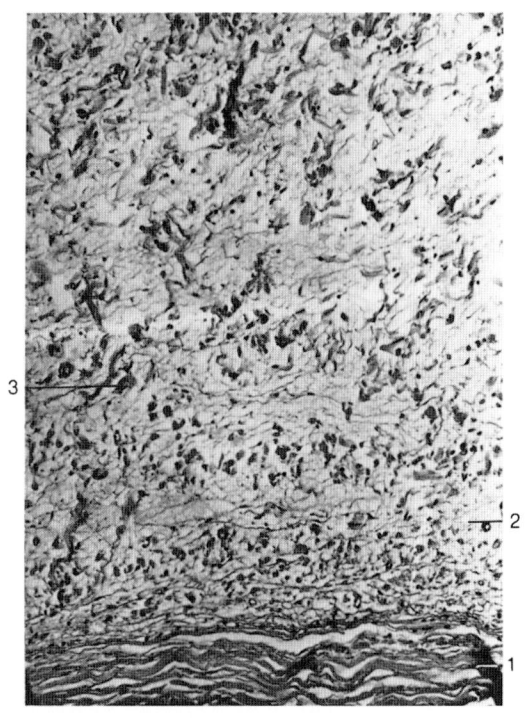

Abb. 803. Periostales Neurofibrom; HE, 40×

Neuroblastom (Sympathikoblastom) (ICD-O-DA-M-9490/3)

Neurogene Tumoren können sich sowohl im Nervenbereich der Weichteile als auch (meist sehr selten) im Knochen entwickeln. Maligne neurogene Tumoren können Knochenmetastasen hervorrufen, die zunächst als primäre Knochentumoren imponieren und histologisch oft schwer zu identifizieren sind. *Beim Neuroblastom handelt es sich um einen hochmalignen Tumor, der aus primitiven undifferenzierten Neuroblasten (Sympathikoblasten) hervorgeht und häufig Knochenmetastasen hervorruft.* In höher differenzierten Neuroblastomen lassen sich Ganglienzellen nachweisen *(Ganglioneuroblastom).* Der Tumor tritt fast nur bei Kindern auf, in 90% der Fälle im Alter bis zu 5 Jahren. Sporadisch wurden Neuroblastome auch bei Erwachsenen beobachtet. Hauptlokalisation des Primärtumors ist der Bereich des Retroperitoneums und hier die Nebenniere. Generell kann der Tumor in allen sympathischen Ganglien (Mediastinum, cervikale und sakrale Region) entstehen. Metastasen werden vor allem in Wirbelsäule, Schädel und langen Röhrenknochen angetroffen.

In **Abb. 804** sieht man in der seitlichen **Röntgenaufnahme** des Unterschenkels bei einem 12jährigen Kind in der distalen Tibia eine große Osteolyse *(1)*, die ziemlich scharf begrenzt erscheint und auf die Kortikalis übergreift. Proximal davon finden sich feine, fleckige Osteolysen *(2)*. Die distale Epiphysenfuge *(3)* ist erhalten; die Epiphyse ist nicht betroffen. An der ventralen Seite der Tibia kommt eine schmale bandartige Periostverbreiterung *(4)* zur Darstellung, die dem Knochen aufliegt.

Histologisch handelt es sich um einen undifferenzierten rundzelligen Tumor mit destruierendem, malignem Wachstum, der sich oft nur schwer klassifizieren läßt. In **Abb. 805** sieht man im Markraum große Gruppen von dunkelkernigen Rundzellen *(1)*, die vielfach große Quetschartefakte *(2)* aufweisen. Das Tumorgewebe wird von schmalen und breiten Bindegewebsarealen *(3)* durchsetzt, die weniger Tumorzellen enthalten. Dadurch wird das Tumorgewebe in schmale Lobuli unterteilt. Die Spongiosa ist weitgehend zerstört; vereinzelt finden sich noch Reste von Knochenbälkchen *(4)*, denen Reihen von Osteoblasten angelagert sind. Innerhalb des Tumors können Nekrose- und Kalkherde angetroffen werden. Oft sind die Tumorzellen auch rosettenförmig angeordnet.

Bei **stärkerer Vergrößerung** erkennt man in **Abb. 806** ein Knochenbälkchen *(1)*, das unscharf und wellig begrenzt ist. Angrenzend findet sich lockeres Bindegewebe *(2)*, das den gesamten Markraum ausfüllt. Darin eingelagert sieht man Gruppen von undifferenzierten kleinen Tumorzellen mit spärlichem Zytoplasma *(3)*, die durch ihre ausgesprochen dunkle Kerne auffallen. Rosettenbildungen lassen sich bei diesem undifferenzierten Neuroblastom nicht erkennen. Das Tumorgewebe wird von einigen zartwandigen Gefäßen *(4)* durchzogen. Wenn sich in einem solchen Tumor vereinzelt Ganglienzellen histologisch nachweisen lassen, läßt sich die Diagnose eines Neuroblastoms leicht stellen.

In der **starken Vergrößerung** der **Abb. 807** kommen die Tumorzellen deutlich zur Darstellung. Sie haben etwa die Größe von Lymphozyten und nur ein spärliches Zytoplasma, das unscharf abgegrenzt ist. Vitale Tumorzellen haben deutlich hyperchromatische Kerne *(1)*, die teils rundlich *(2)*, teils länglich *(3)* geformt sind und somit eine deutliche Kernpolymorphie aufweisen. Viele Tumorzellen haben weniger dunkle Kerne *(4)*, was auf eine Nekrobiose zurückzuführen ist. Im Gegensatz zu malignen Lymphomen lassen sich keine prominente Nukleolen beobachten.

Differentialdiagnostisch muß bei einer solchen malignen Knochenläsion bei Kindern in erster Linie ein *Ewing-Sarkom* (s. S. 366) in Erwägung gezogen werden. Hierbei kann der Nachweis von Glykogen im Ewing-Sarkom (PAS-Färbung) hilfreich sein (Neuroblastom: oft PAS-negativ). Die neurospezifische Enolase (NSE) ist beim Neuroblastom positiv; elektronenmikroskopisch finden sich neurosekretorische Granula und neurale Ausläufer, die Neurofibrillen enthalten. Klinisch lassen sich Vanillyl-Mandelsäure (VMA), Homovanillyl-Säure (HVA) und 3-Methoxy-4-Hydroxyphenylglykol (MHPG) im Urin nachweisen. Diese Substanzen stellen Kataboliten von Dopamin und DOPA dar. – Auch das *embryonale Rhabdomyosarkom*, das im frühen Kindesalter vorkommt, kann selten Skelettmetastasen hervorrufen und muß deshalb in differentialdiagnostische Überlegungen einbezogen werden.

Dieser Tumor läßt sich am besten immunhistochemisch und elektronenmikroskopisch identifizieren. Schließlich muß ein *malignes Lymphom* mit Knochenbefall ausgeschlossen werden. Bei Jugendlichen und Erwachsenen kommen noch ein *kleinzelliges Osteosarkom* (s. S. 298), ein *mesenchymales Chondrosarkom* (s. S. 262) oder eine Knochenmetastasen eines kleinzelligen Bronchialkarzinoms (s. S. 425) differentialdiagnostisch in Frage.

Neuroblastom (Sympathikoblastom) 409

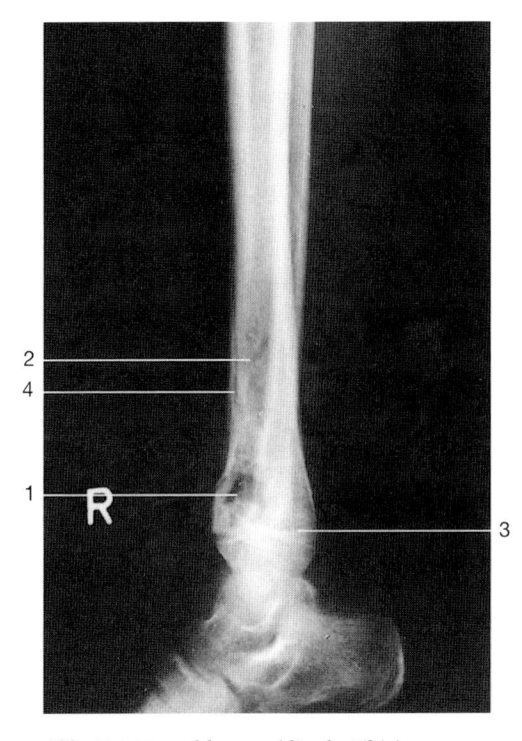

Abb. 804. Neuroblastom (distale Tibia)

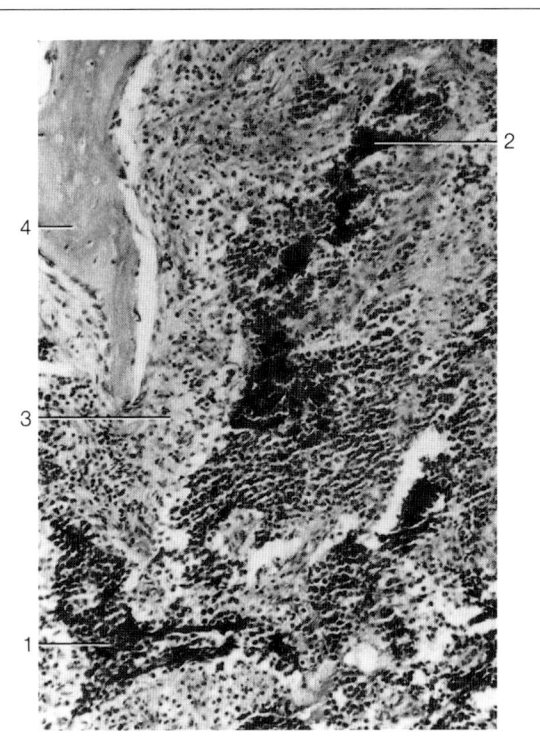

Abb. 805. Neuroblastom; HE, 40×

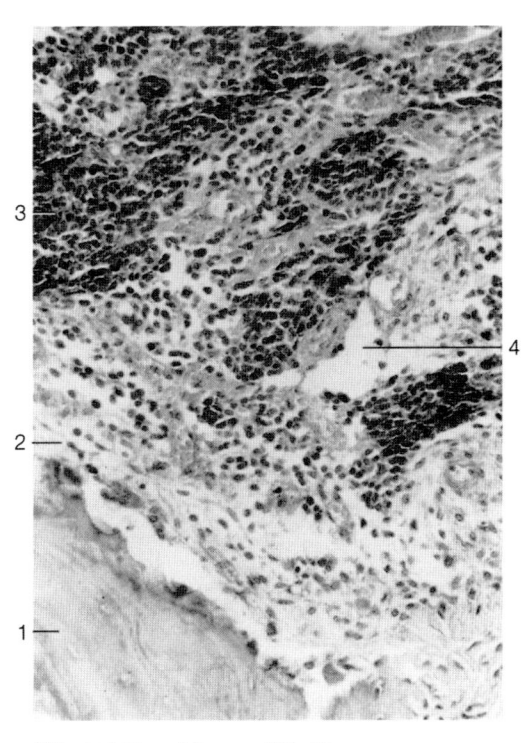

Abb. 806. Neuroblastom; HE, 64×

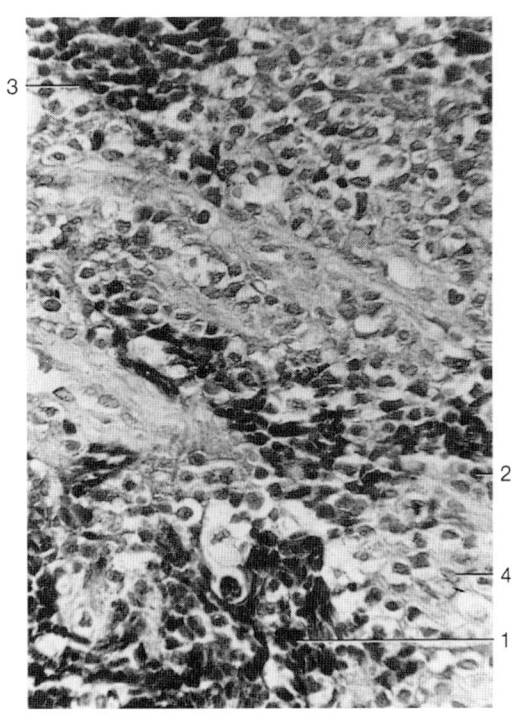

Abb. 807. Neuroblastom; HE, 100×

Muskuläre Knochentumoren

Ossäres Leiomyom (ICD-O-DA-M-8890/0)

Unter den spindelzelligen primären Knochentumoren ließen sich bisher nur wenige als muskuläre Geschwülste identifizieren. Sie nehmen wahrscheinlich von der glatten Muskulatur der intraossären Gefäße ihren Ursprung. *Eine Leiomyom ist ein gutartiger Tumor bestehend aus glatten Muskelfasern mit mehr oder weniger kollagenem Bindegewebe und stellt innerhalb eines Knochens eine Rarität dar.*

Das **Röntgenbild** einer solchen Läsion ist in **Abb. 809** zu sehen: In der proximalen Fibula findet sich ein zentraler intraossärer Destruktionsherd *(1)*, der in der seitlichen Aufnahme *(2)* eine „Knochenzyste" darstellt. Hier ist der Herd scharf begrenzt und hat keine Innenstruktur. In der a.p. Aufnahme *(1)* hingegen ist er unscharf begrenzt und fleckig. Die Kortikalis ist vorgewölbt und ebenfalls fleckig aufgelockert.

Histologisch besteht das Tumorgewebe in **Abb. 808** aus einem lockeren bindegewebigen Stroma *(1)*, das von wenigen Gefäßen *(2)* durchzogen wird. Darin liegen in nahezu paralleler Anordnung breite glatte Muskelfasern *(3)*. An einer Stelle sieht man ein Faserknochenbälkchen *(4)*. In **Abb. 810** kommen bei **stärkerer Vergrößerung** die glatten Muskelfasern *(1)*, die das Tumorbild bestimmen, noch deutlicher zur Darstellung. Sie haben längliche, isomorphe Kerne. In der Nachbarschaft eines Knochenbälkchens *(2)* findet sich ein lockeres Bindegewebe *(3)*.

Ossäres Leiomyosarkom (ICD-O-DA-M-8890/3)

Auch maligne Muskelgeschwülste stellen extrem seltene primäre Knochentumoren dar. *Das Leiomyosarkom des Knochens geht aus der glatten Muskulatur der intraossären Gefäße hervor und führt erst spät zu Metastasen.* Bisher wurden nur Einzelfälle beobachtet, so daß kein Prädilektionsort angegeben werden kann. Röntgenologisch entwickelt sich eine lokale, meist zentral im Knochen gelegene osteolytische Destruktionszone, die auch zu einer Zerstörung der Kortikalis führt und durchaus den Eindruck eines malignen Knochentumors erweckt. In den langen Röhrenknochen sind die Enden häufiger betroffen als der Schaft.

In **Abb. 811** sieht man im **Röntgenbild** eine ausgedehnte Destruktion der Knochenstrukturen im distalen Ende des Femurs: Die Spongiosa zeigt mottenfraßähnliche Osteolysen *(1)*; dazwischen finden sich ungleichmäßige sklerotische Verdichtungen, so daß ein ausgesprochenes poröses oder wabiges Strukturbild entsteht, was auf eine tumoröse Knochendestruktion hinweist. Auch die Kortikalis ist in diesen Prozeß einbezogen *(2)*.

Im **histologischen Bild** der **Abb. 812** ist der Markraum von einem spindelzelligen Tumorgewebe ausgefüllt *(1)*, in dem die Fasern oft parallel angeordnet sind. Es handelt sich um glatte Muskelfasern mit deutlicher Kernpolymorphie und -hyperchromasie. Ein Knochenbälkchen ist noch erhalten geblieben *(2)* und weist einen breiten Osteoidsaum *(3)* auf. Im Tumorgewebe kommen atypische Mitosen, mehrkernige Riesenzellen und reichlich Retikulinfasern vor.

Bisher wurden insgesamt 18 ossäre Leiomyosarkome in der Literatur beschrieben. Bei einem solchen histologischen Befund muß in erster Linie eine Knochenmetastase eines Leiomyosarkoms der Weichteile oder inneren Organe (Uterus, Magen) in Erwägung gezogen werden. Erst wenn ein solcher Primärtumor ausgeschlossen wird, kann die Diagnose eines primären ossären Leiomyosarkoms gestellt werden. Insgesamt hat das ossäre Leiomyosarkom bei vollständiger operativer Entfernung keine schlechte Prognose.

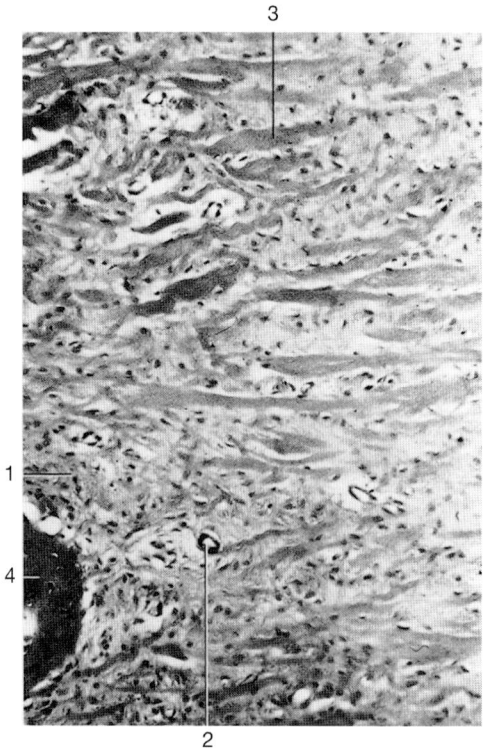

Abb. 808. Ossäres Leiomyom; van Gieson, 64×

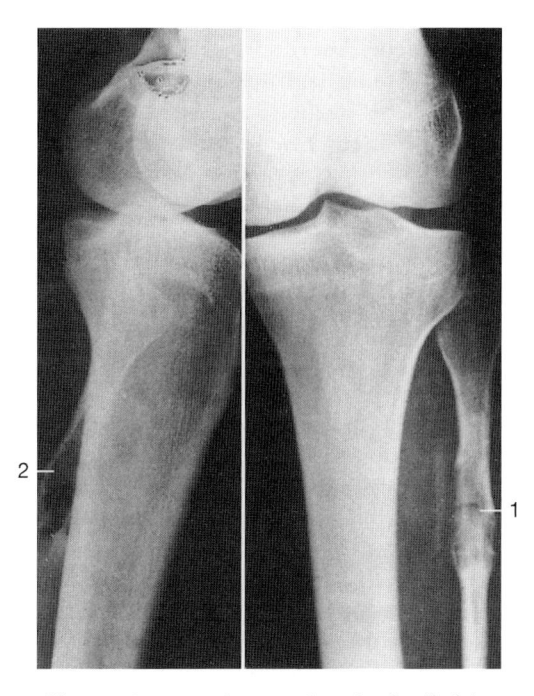

Abb. 809. Ossäres Leiomyom (proximale Fibula)

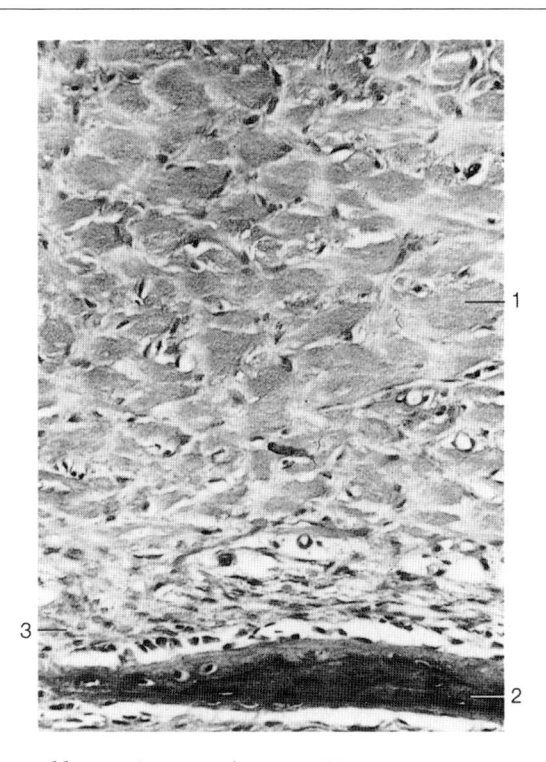

Abb. 810. Ossäres Leiomyom; HE, 82×

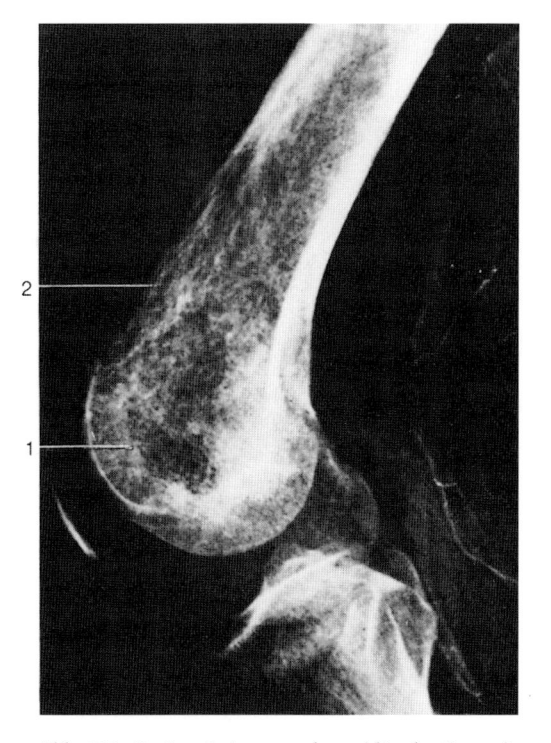

Abb. 811. Ossäres Leiomyosarkom (distaler Femur)

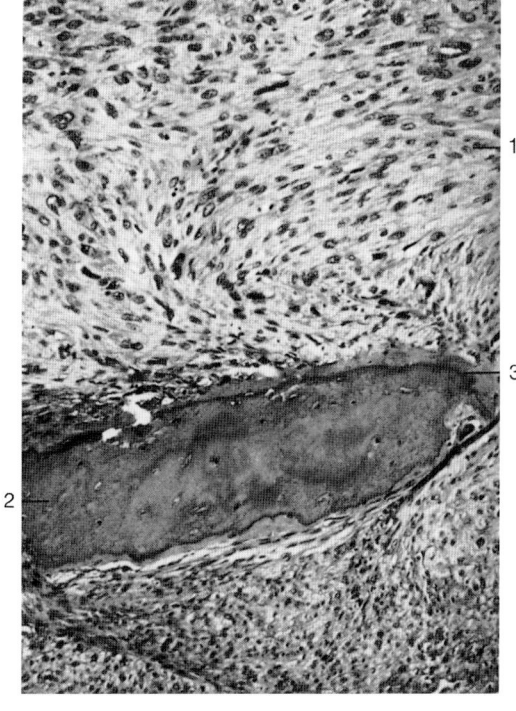

Abb. 812. Ossäres Leiomyosarkom; HE, 90×

Brustwandhamartom bei Kindern

Das Brustwandhamartom ist eine gutartige tumorähnliche Proliferation des mesenchymalen Gewebes im extrapleuralen Bereich einer Rippe, die sich während des fetalen Lebens entwickelt und kurz nach der Geburt erscheint. Es handelt sich um eine sehr seltene Läsion aus einer Mischung von Knorpelgewebe und Anteilen einer aneurysmalen Knochenzyste, die diagnostisch leicht als maligner Knochentumor fehlgedeutet werden kann. Dabei liegt kein echter Tumor vor sondern vielmehr eine lokale Mißbildung. Etwa 40% der Fälle manifestieren sich schon bei der Geburt; ansonsten wird die Läsion bei Kindern bis zum 8. Lebensjahr diagnostiziert. Klinisch sind die Kinder häufig durch eine respiratorische Insuffizienz auffällig. Die Primärdiagnose wird radiologisch gestellt.

So sieht man in **Abb. 814** auf einer **Thoraxaufnahme** einen großen Tumor der rechten Thoraxwand (1), der unregelmäßig begrenzt und extrapulmonal gelegen ist. Somit handelt es sich um eine parosteale Läsion im Bereich von zwei Rippen (2), die sich hier gegen die Lunge ausgedehnt hat.

Größe, Form und Lokalisation eines Brustwandhamartoms lassen sich viel besser auf axialen Schichten im **Computertomogramm** darstellen. Wie **Abb. 813** zeigt, liegt die Läsion der Thoraxwand innen an (1). Sie ist nach innen zu gut abgegrenzt (2) und enthält grobe Kalkablagerungen (3). Die außen angrenzende Rippe ist etwas eingebuchtet (4), jedoch nicht infiltriert oder destruiert. Radiologisch finden sich keine Malignitätskriterien. Die Lunge (5) ist frei von irgendeinem Tumorgewebe.

Wie **Abb. 815** zeigt, findet sich **histologisch** in der Läsion ein großes Knorpelareal (1), das nodulär aufgebaut ist. Es grenzt unmittelbar und scharf an das Lungengewebe (2). Die Knorpelzellen (3) enthalten isomorphe runde oder längliche Kerne. Es ist keine nukleäre Polymorphie oder Hyperchromasie ersichtlich. Das unmittelbar angrenzendes Lungengewebe (4) ist unauffällig und ohne Tumorinfiltration. Bei **stärkerer Vergröße**-**rung** zeigt der Knorpelherd (1) in **Abb. 816** ebenfalls eine prominente Abgrenzung (2) gegenüber dem Lungengewebe. Die Knorpelzellen sind vielfach ballonierrt (3) und enthalten isomorphe rundliche und längliche Kerne. Fokal sieht man diskrete Kalkablagerungen (4). Es finden sich histologisch somit keine kartilaginären Malignitätskriterien. Im Lungengewebe hat sich ein intra-alveoläres Ödem entwickelt (5).

An anderer Stelle in den **histologischen Schnitten** aus einem Brustwandhamartom sieht man Strukturen einer aneurysmalen Knochenzyste. In **Abb. 817** sieht man einerseits das für das Brustwandhamartom typische Knorpelgewebe (1), das nodulär aufgebaut und außen scharf abgegrenzt ist. Es enthält kleine isomorphe Knorpelzellen. Angrenzend findet sich ein lockeres zystisches Gewebe (2) mit vielen vielkernigen osteoklastäre Riesenzellen (3), passend zu einer aneurysmalen Knochenzyste. Es finden sich auch Zellen, die zu einem Chondroblastom passen (4).

Beim Brustwandhamartom handelt es sich um eine harmlose lokale Mißbildung, die nach lokaler Exstirpation zur völligen Heilung führt. Die Mischung von verschiedenen Gewebestrukturen im histologischen Präparat (tumorartiges Knorpelgewebe, aneurysmale Knochenzyste) kann jedoch zu diagnostischen Fehlinterpretationen führen.

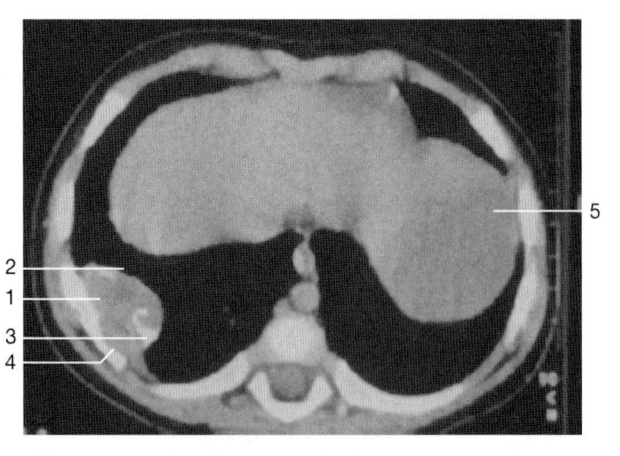

Abb. 813. Brustwandhamartom (CT)

Brustwandhamartom bei Kindern 413

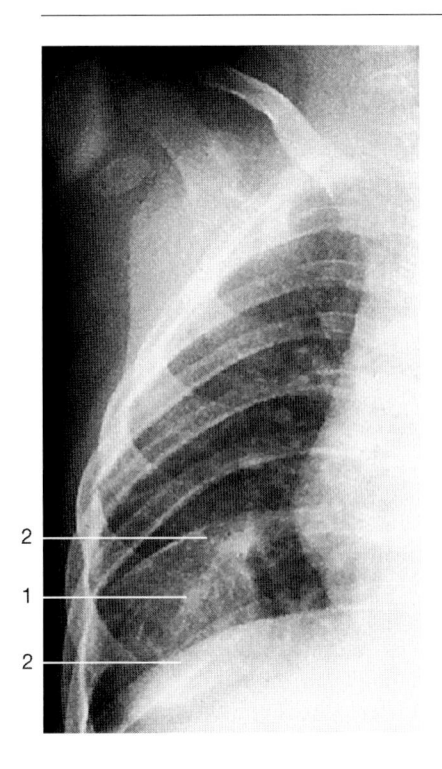

Abb. 814. Brustwandhamartom

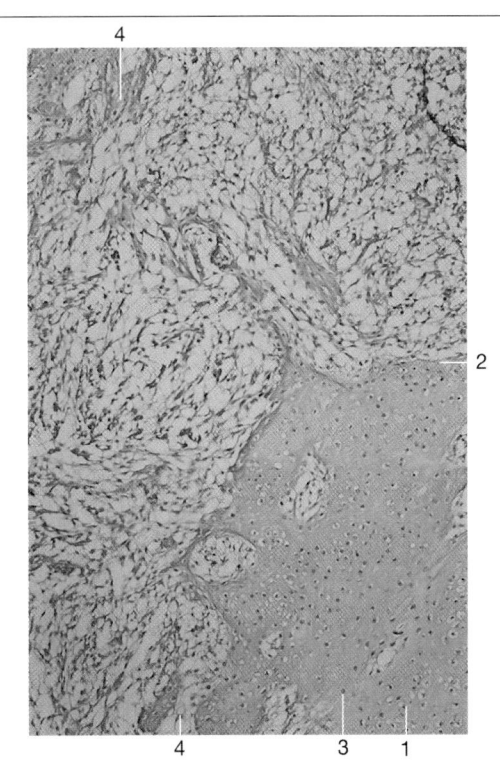

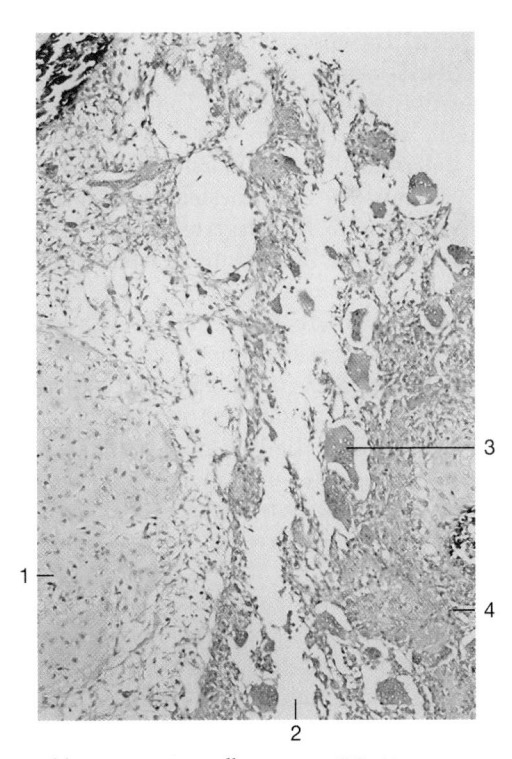

Abb. 815. Brustwandhamartom; HE, 40×

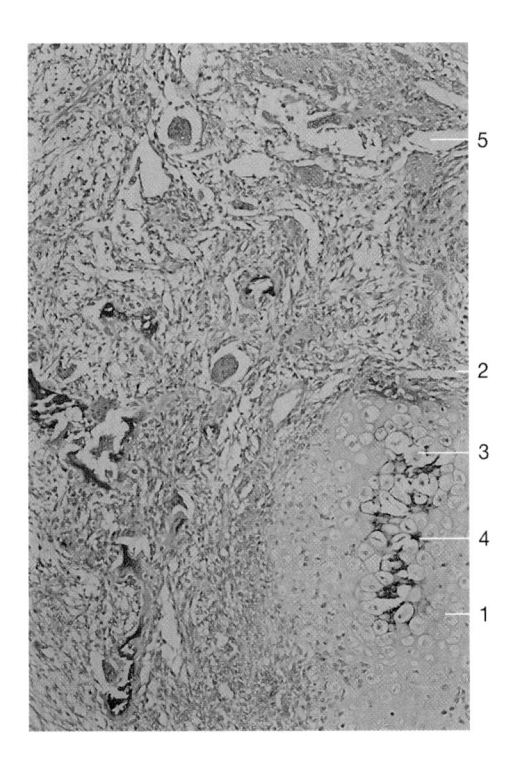

Abb. 816. Brustwandhamartom; HE, 64×

Abb. 817. Brustwandhamartom; HE, 40×

Malignes ossäres Mesenchymom

Vereinzelt können maligne Knochentumoren auftreten, die sich histologisch aus verschiedenen Gewebedifferenzierungen zusammensetzen und sich somit nicht einem bestimmten Tumor zuordnen lassen. *Das maligne Mesenchymom ist charakterisiert durch mehrere vollkommen verschiedene Gewebedifferenzierungen, die sich im einzelnen unterschiedlichen Knochensarkomen zuordnen lassen.* Im Knochen besteht dieser Tumor meist aus Strukturen eines Osteosarkoms zusammen mit Strukturen eines Liposarkoms *("Osteoliposarkom")*. Es können aber auch andere und mehrere Tumorstrukturen in einem solchen Tumor kombiniert sein. Als primärer Knochentumor ist diese Geschwulst sehr selten und umstritten; sie wurde erstmals von SCHAJOWICZ und Mitarbeiter (1966) beschrieben und als Entität von der WHO anerkannt.

Die **röntgenologischen Strukturen** sind entsprechend den unterschiedlichen Differenzierungen des Tumors sehr variabel. In **Abb. 819** sieht man einen solchen Tumor in der distalen Femurmetaphyse eines 9jährigen Kindes. Es zeigt sich ein exzentrisch gelegener Herd mit flächigen und fleckigen sklerotischen Verdichtungen *(1)*. Der Tumor hat hier auch die Kortikalis gleichermaßen zerstört *(2)*. Er ist unscharf begrenzt *(3)* und weist keine Randsklerose auf. Die Epiphysenfuge *(4)* liegt in einiger Entfernung vom Tumor.

Histologisch werden in dem Tumor wenigstens zwei völlig unterschiedliche Tumorstrukturen angetroffen. Wie **Abb. 820** zeigt, besteht ein großer Teil des Tumors aus dicht gelagerten Zellen mit einem auffallend hellen Zytoplasma *(1)* und großen dunkeln und polymorphen Kernen *(2)*. Manche Zellen haben mehrere Kerne *(3)*. Es handelt sich um maligne Lipoblasten, die in der Fettfärbung (Sudan, Ölrot) Fett im Zytoplasma enthalten. Dieses Gewebebild ist identisch mit einem *Liposarkom*. Dazwischen findet sich zusätzlich reichlich Tumorosteoid *(4)* und auch Tumorknochen *(5)*, wie es für das Osteosarkom (s. S. 288) charakteristisch ist. Beide Gewebestrukturen sind miteinander vermischt.

An manchen Stellen im Tumor liegt ein feines Gitterwerk von Osteoidablagerungen *(1)* vor. Dies wird **histologisch** in **Abb. 821** deutlich. Zwischen dem fadenartig ausgebreitetem Osteoid liegen kleine Rundzellen *(2)* mit dunkeln, polymorphen Kernen. Einzelne Zellen haben hyperchromatische Riesenkerne *(3)*. Bei diesen Zellen handelt es sich teils um Tumorosteoblasten, teils auch um tumoröse Lipoblasten, die ein sudanophiles Zytoplasma haben.

Auch in **Abb. 822** läßt sich **histologisch** das ungleichmäßige Gitterwerk von Osteoid *(1)* erkennen. Daneben sieht man auch ausdifferenzierte Tumorknochen *(2)*, wie sie im Osteosarkom vorkommen. Zwischen diesen osteosarkomatösen Strukturen sind polymorphe Tumorzellen mit hyperchromatischen Kernen *(3)* eingestreut. An anderen Stellen findet sich auch ein deutlich sarkomatöses Stroma. In einem solchen malignen Mesenchymom sind die Anteile von liposarkomatösem und osteosarkomatösem Gewebe unterschiedlich quantifiziert. **Abb. 818** zeigt **histologisch** ein rundzelliges Tumorgewebe aus dem liposarkomatösen Bereich. Die Zellen haben deutlich polymorphe und unterschiedlich große Zellkerne *(1)* und ein breites, helles Zytoplasma *(2)* mit Fett. Dieses Bild würde zu einem rundzelligen Liposarkom passen, wie es in den Weichteilen vorkommt. Randständig sieht man ein autochtones Knochenbälkchen *(3)*. In der Knochenbiopsie kann nur eine dieser Strukturen getroffen sein und zu einer Fehlklassifizierung des Tumors führen.

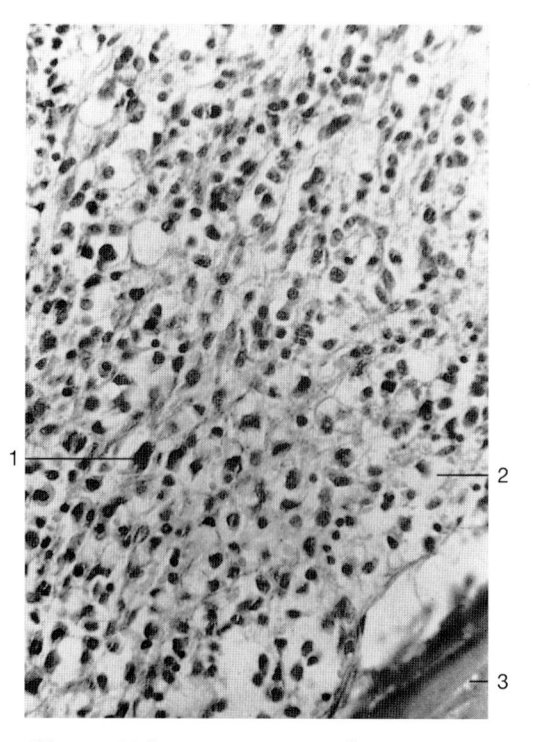

Abb. 818. Malignes ossäres Mesenchymom; PAS, 82×

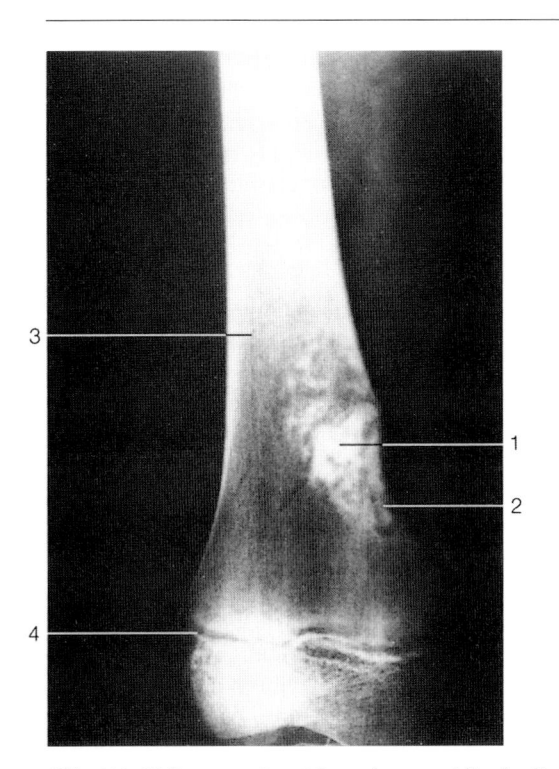

Abb. 819. Malignes ossäres Mesenchymom (distaler Femur)

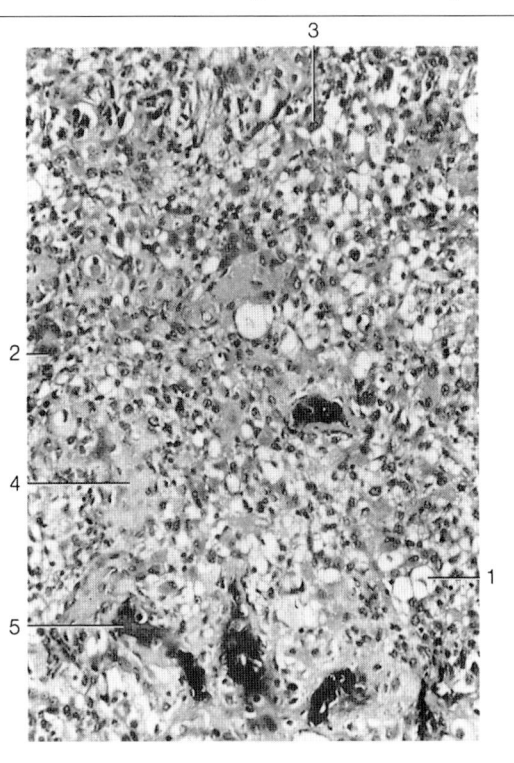

Abb. 820. Malignes ossäres Mesenchymom; HE, 40×

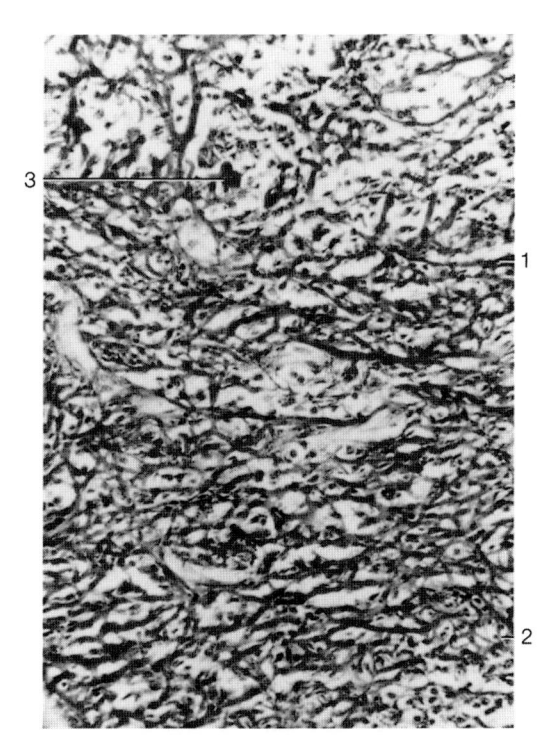

Abb. 821. Malignes ossäres Mesenchymom; van Gieson, 64×

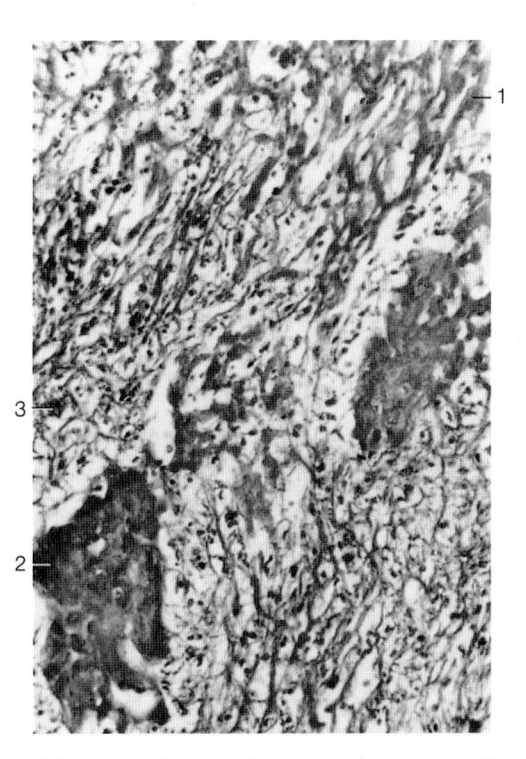

Abb. 822. Malignes ossäres Mesenchymom; van Gieson, 64×

In **Abb. 825** ist ein malignes Mesenchymom der 4. rechten Rippe im **Röntgenbild** zu sehen. Der Rippenabschnitt ist blasig aufgetrieben *(1)*. Die Kortikalis ist hochgradig verschmälert *(2)* und teils durchbrochen *(3)*. Im Innern finden sich einige strähnige Verdichtungen *(4)*.

Das **histologische Bild** zeigt wiederum ein Gemisch aus osteosarkomatösen und liposarkomatösen Strukturen. In **Abb. 826** besteht das Stroma aus polymorphkernigen Rundzellen *(1)*, die teilweise mit einem breiten, hellen Zytoplasma *(2)* das Aussehen von Lipoblasten haben. Tatsächlich läßt sich darin auch Fett nachweisen. Daneben sieht man Tumorosteoid *(3)* und Tumorknochen *(4)*, womit ein *Osteosarkom* gekennzeichnet ist. – An anderer Stelle (**Abb. 827**) liegt das reine Strukturbild eines *Liposarkoms* vor: Wir sehen hier dicht gruppierte Lipoblasten mit einem hellen, fetthaltigen Zytoplasma *(1)*. Die Kerne weisen eine hochgradige Polymorphie auf und sind hyperchromatisch: Neben kleinen runden Kernen *(2)* finden sich polymorphe Riesenkerne *(3)*, die den malignen Tumor kennzeichnen. Mitosen sind selten. Charakteristisch für diese Fettgewebsgeschwulst sind auch die zahlreichen schmalen Kapillaren *(4)*, die das Tumorgewebe durchziehen und oft „krähenfußartig" abgewinkelt sind. – Bei **starker Vergrößerung** kommt die hochgradige Polymorphie der Zellen in **Abb. 828** deutlich zur Darstellung: Die Zellkerne *(1)* sind unterschiedlich groß, dunkel und polymorph. Manche Zellen haben ein helles Zytoplasma *(2)* mit reichlich Fett und erweisen sich als Lipoblasten. Daneben sieht man Osteoidablagerungen *(3)*, was nicht zum Liposarkom paßt und das maligne Mesenchymom kennzeichnet.

In manchen ossären malignen Mesenchymomen lassen sich auch andere Gewebestrukturen **histologisch** nachweisen. So sehen wir in **Abb. 823** *Knorpelgewebe* mit polymorphen und hyperchromatischen Kernen *(1)* der Knorpelzellen. Der Tumor ist hier in eine Kapillare eingebrochen *(2)*. – In **Abb. 824** liegt **histologisch** ein malignes *angiomatöses* Gewebemuster vor. Man findet zahlreiche Gefäßspalten *(1)* und dazwischen polymorphkernige Tumorzellen *(2)* und fleckige Osteoidablagerungen *(3)*.

Die Klassifizierung eines malignen Knochentumors als malignes Mesenchymom sollte nur erfolgen, wenn ungewöhnliche tumoröse Gewebestrukturen (z. B. Liposarkom + Osteosarkom) kombiniert sind. Osteosarkome mit verschiedenen Gewebestrukturen (Fibrosarkom, Chondrosarkom, Histiozytom) gehören nicht zum Mesenchymom und sollten den Osteosarkomen zugeordnet werden (s. S. 288).

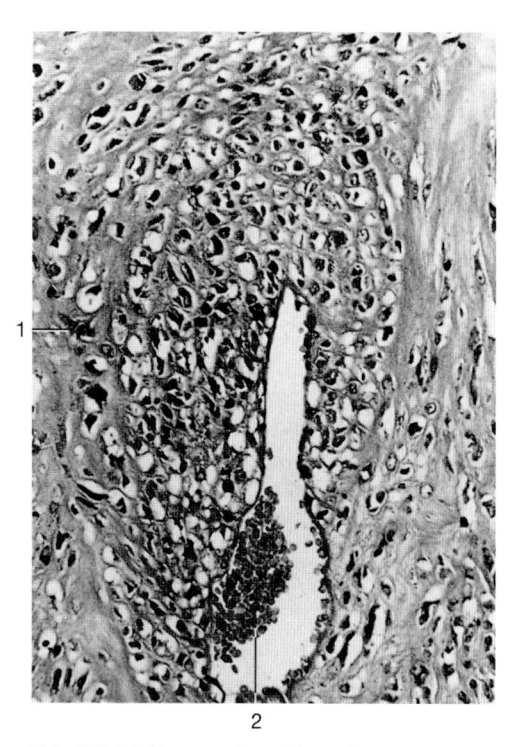

Abb. 823. Malignes ossäres Mesenchymom mit Knorpelgewebe; HE, 64×

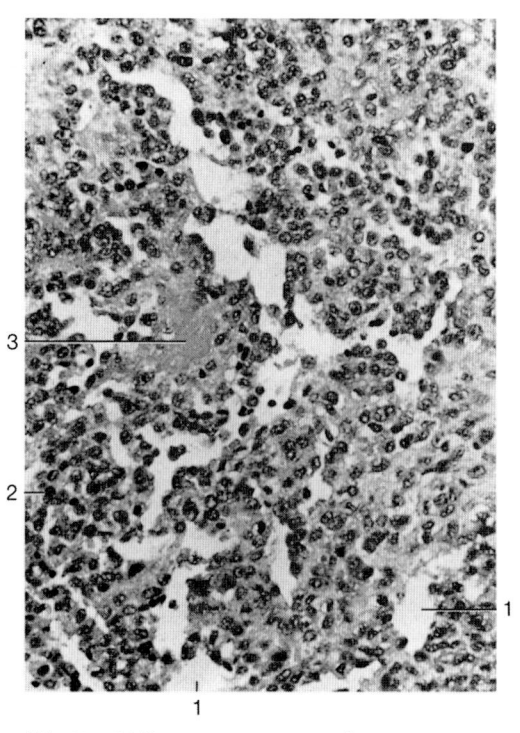

Abb. 824. Malignes ossäres Mesenchymom mit angiomatösen Strukturen; HE, 64×

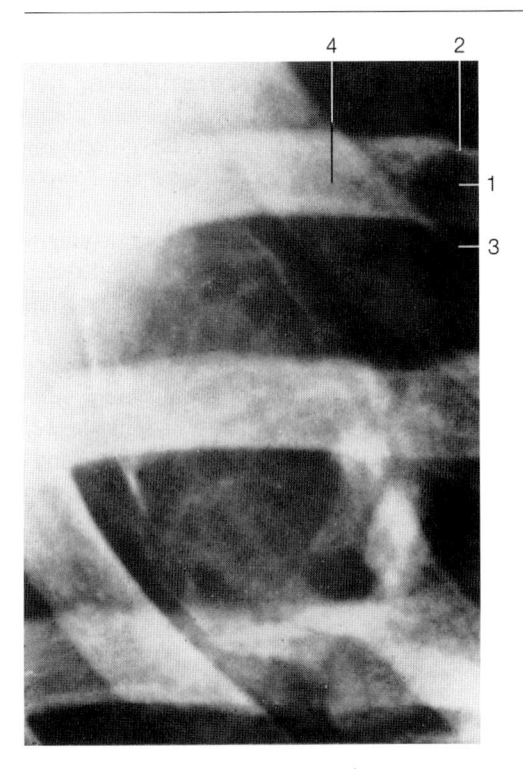

Abb. 825. Malignes ossäres Mesenchymom
(4. rechte Rippe)

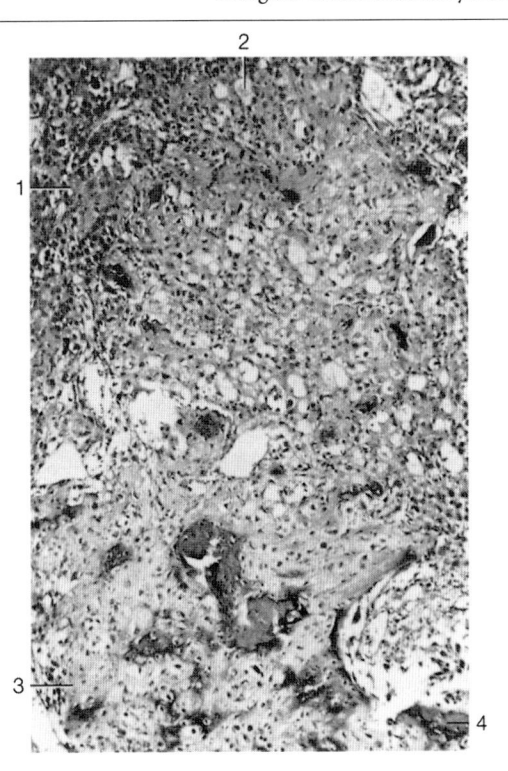

Abb. 826. Malignes ossäres Mesenchymom
mit osteosarkomatösen Strukturen; HE, 40×

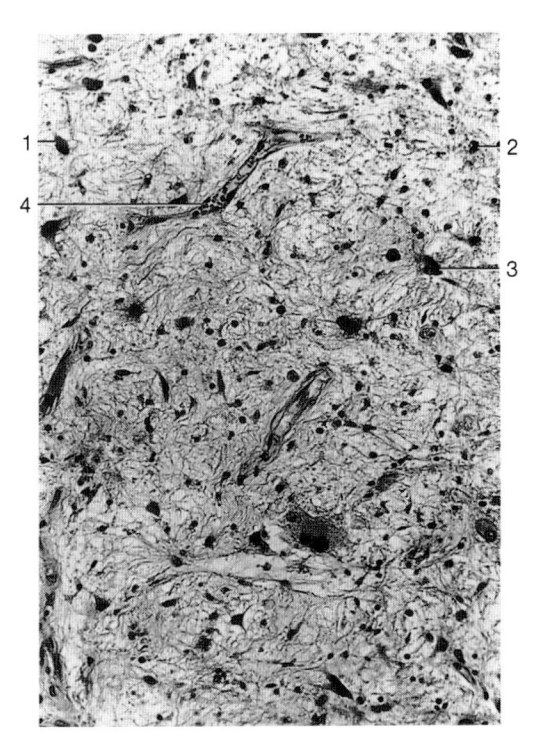

Abb. 827. Malignes ossäres Mesenchymom
mit liposarkomatösen Strukturen; PAS, 64×

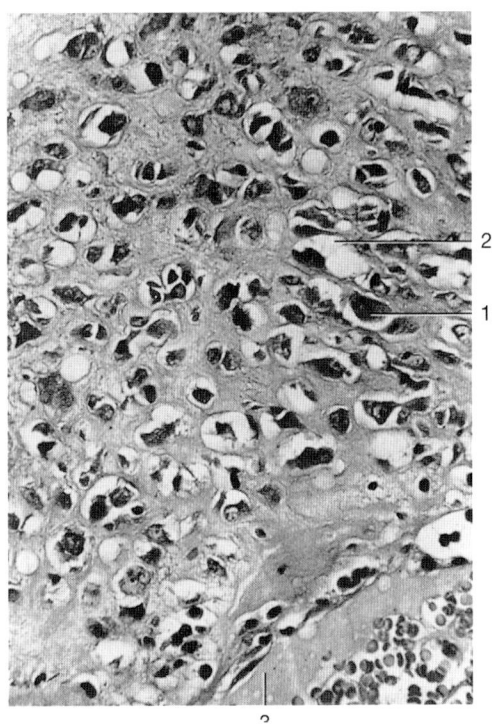

Abb. 828. Malignes ossäres Mesenchymom; PAS, 100×

Knochenmetastasen

Bei einer röntgenologisch malignen Knochenläsion, insbesondere bei älteren Patienten, muß in erster Linie an eine Knochenmetastase gedacht werden. Diese sekundären Knochentumoren sind viel häufiger als die primären. Bei Karzinomen treten in etwa 30% der Fälle Knochenmetastasen auf. Bei Patienten, die an einem Karzinom sterben, werden in 70% der Fälle Skelettmetastasen gefunden, und bei solchen Tumoren, die eine besonders starke Neigung zur Skelettmetastasierung haben (Mammakarzinom, Bronchialkarzinom, Prostatakarzinom) sind es 85%. *Unter einer Knochenmetastase versteht man eine diskontinuierliche Ausbreitung von Geschwulstzellen eines andernorts gewucherten Primärtumors und Absiedelung in einem Knochen, wobei hier infolge ihrer Proliferation ein **sekundärer Knochentumor** entsteht.* Die weitaus meisten Skelettmetastasen entstehen auf hämatogenem Wege, indem die Tumorzellen durch die Aa. nutritiae in den Knochenmarkraum gelangen. Hierbei sind stets auch Lungenmetastasen zu erwarten, es sei denn, daß der Primärtumor in der Lunge gelegen ist (Bronchialkarzinom). *Lymphogene* Metastasen sind theoretisch möglich, da sowohl das Periost als auch die Knochen über Lymphbahnen verfügen. Innerhalb eines Knochens kann es zu einer *intrakanalikulären* Metastasierung kommen, womit sich das Tumorgewebe diskontinuierlich intramedullär ausbreitet. Schließlich gibt es den *vertebralen Metastasierungstyp*, bei dem Tumorzellen vor allem von Karzinomen der Prostata, Lunge, Mamma, Nieren und Schilddrüse retrograd über die präsakralen und prävertebralen Venenplexus in die Wirbelsäule gelangen. Hierbei treten zuvor keine Lungenmetastasen auf.

In **Abb. 829** sind die häufigsten Primärtumoren aufgeführt, die eine starke Neigung zu Skelettmetastasen haben. Sie machen mehr als 80% aller Knochenmetastasen aus. Grundsätzlich kann natürlich jede maligne Geschwulst zu Knochenmetastasen führen. Hauptlokalisation ist die Wirbelsäule, wo 62% aller Metastasen angetroffen werden; in der Lendenwirbelsäule sind sie häufiger als in der Brust- oder Halswirbelsäule. Zu den häufigen Manifestationen gehören Femur (10%), Rippen (10%), Schädel (9%) und Becken (5%).

Eine solitäre Knochenmetastase, wie sie klinisch in 25% der Fälle beobachtet wird, kann leicht einen primären Knochentumor vortäuschen, was durch eine Knochenbiopsie abgeklärt werden muß. Röntgenologisch wie histologisch sehen wir *osteolytische Knochenmetastasen*, die zu einer lokalen Knochendestruktion führen, und *osteoblastische Knochenmetastasen*, bei denen eine reaktive Osteosklerose eine Strukturverdichtung hervorruft. Viele Metastasen sind gemischt osteolytisch-osteoblastisch.

In **Abb. 830** ist das **Röntgenbild** einer osteolytischen Knochenmetastase zu sehen. Im distalen Drittel des linken Humerusschaftes ist das Knochengewebe auf einer größeren Strecke *(1)* vollständig zerstört. Es handelt sich um eine osteolytische Metastase, bei der eine fleckige Aufhellungszone vorliegt. Diese Osteolyseherde *(2)* sind unscharf begrenzt und weisen keine Randsklerose auf. Die Kortikalis ist durchbrochen und an einer Seite *(3)* sogar abgehoben. Das Tumorgewebe ist aus dem Knochen ausgebrochen und hat sich in die angrenzenden Weichteile ausgedehnt. Im proximalen Humerus sieht man eine Knochenfraktur *(4)*, die röntgenologisch als pathologische Fraktur gelten muß. Auch in diesem Bereich finden sich im Markraum fleckige Osteolyseherde, bei denen es sich wahrscheinlich um Metastasen handelt. Allein aus dem Röntgenbild läßt sich natürlich nicht auf den Primärtumor rückschließen.

Wie das **histologische Bild** in **Abb. 831** zeigt, handelt es sich um die Metastase eines Karzinoms. Man erkennt lamellär geschichtete Spongiosabälkchen *(1)*, die osteosklerotisch verbreitert sind und dazwischen anstelle des normalen blutbildenden Knochenmarks und Fettmarks fibröses Gewebe *(2)* mit isomorphen, ausgezogenen Fibrozytenkernen, in denen einige Faserknochenbälkchen *(3)* ausdifferenziert sind. Auffällig sind verschieden große Komplexe von dicht zusammenliegenden Epithelien *(4)*, die unterschiedlich große sind und dunkle polymorphe Kerne besitzen. Vereinzelt finden sich auch atypische Mitosen *(5)* in diesen Zellen. Es handelt sich um die Knochenmetastase eines szirrhösen Mammakarzinoms. Spaltbildungen sind entweder artifiziell *(6)*, oder es handelt sich um Lymphgefäße *(7)*, die von den Tumorzellen vollgestopft sind.

UEHLINGER gibt bestimmte *Verteilungsmuster der Skelettmetastasen* an: 1. Beim *Stammskelett-Typ* finden sich die Metastasen in symmetrischer Anordnung in Wirbelsäule, Becken, Rippen, Schädel, proximalen Humerus und Femur. 2. Beim *Gliedmaßen-Typ* sind die Metastasen sporadisch und meist asymmetrisch jenseits der Ellenbogen- und Kniegelenke gelegen. 3. Beim *Periost-Typ* liegt ein periostaler Befall der langen und kurzen Röhrenknochen vor.

Knochenmetastasen 419

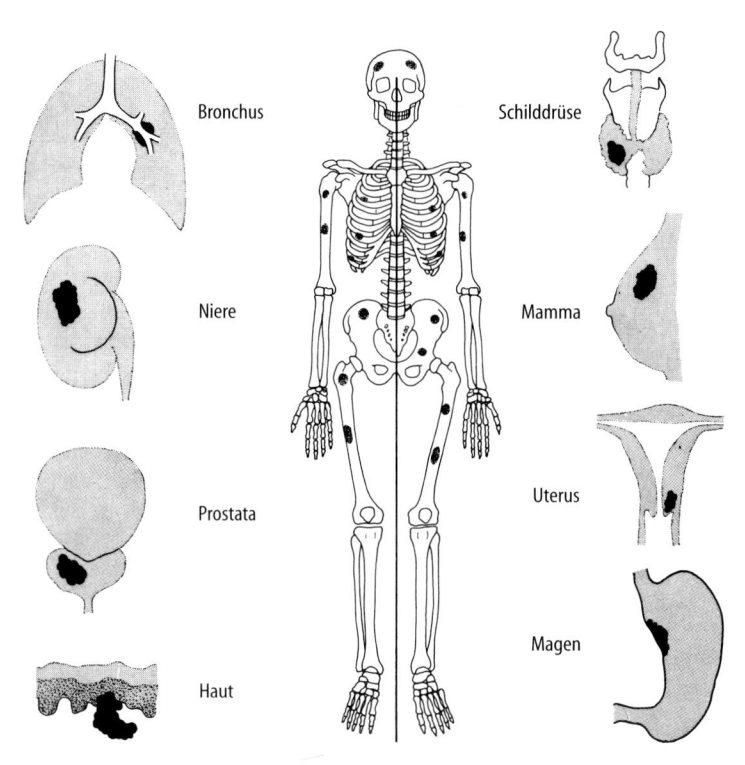

Abb. 829. Schema der häufigsten Organtumoren, die Knochenmetastasen setzen

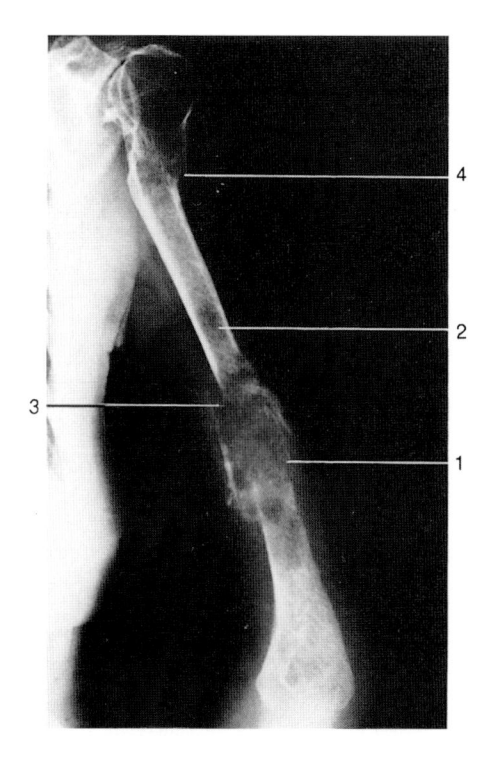

Abb. 830. Osteolytische Knochenmetastase (Humerusschaft)

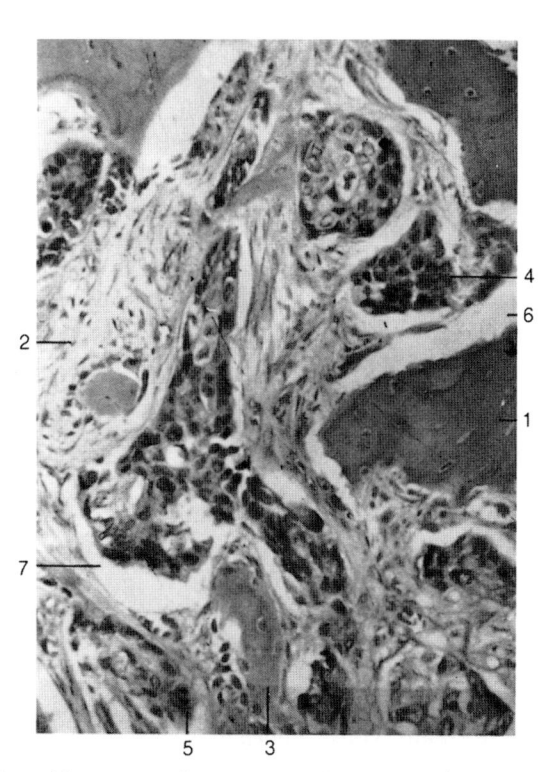

Abb. 831. Knochenmetastase eines Mammakarzinoms; HE, 82×

In **Abb. 832** liegt das **Histologiebild** einer Knochenmetastase eines Adenokarzinoms des Colons vor. Zwischen den lamellär geschichten autochthonen Spongiosabälkchen *(1)* ist der Markraum ausgefüllt von einem Tumorgewebe, das aus dicht zusammenliegenden atypischen Drüsenschläuchen *(2)* besteht. Die Drüsen werden von polymorphen Zellen ausgekleidet. Gelegentlich werden auch atypische Mitosen beobachtet. Die Drüsenschläuche sind unterschiedlich weit und enthalten reichlich Schleimmassen *(3)*. Ein solches intraossäres Tumorgewebe läßt leicht auf die Knochenmetastase eines Karzinoms des Magen-Darm-Traktes oder der Gallenblase schließen.

In **Abb. 833** zeigt das **Röntgenbild** eine osteolytische Knochenmetastase im linken proximalen Femur. Man erkennt eine große Osteolysezone *(1)*, die den Trochanter major einnimmt und sich bis in den Schenkelhals erstreckt. Sie ist unscharf begrenzt und hat keine Randsklerose. Die Kortikalis wird von innen her arrodiert *(2)*, ist jedoch nicht durchbrochen; eine Periostreaktion fehlt. Die Osteolyse zeigt keine Innenstruktur. Ein solches Röntgenbild weist auf eine maligne Knochendestruktion hin und läßt bei einem älteren Patienten eine Knochenmetastase vermuten.

Wie das **histologische Bild** in **Abb. 834** erkennen läßt, ist das spongiöse Knochengewebe weitgehend durch ein malignes Tumorgewebe zerstört. Im Randbereich finden sich noch einige autochthone Knochenbälkchen *(1)*, die lamellär geschichtet sind und kleine Osteozyten enthalten. Es finden sich einige angelagerte Osteoblasten *(2)*. Der gesamte Markraum ist ausgefüllt von einem zellreichen Tumorgewebe *(3)*, wobei es sich um dicht zusammengelagerte Komplexe von epithelialen Zellen handelt. Diese haben dunkle polymorphe Kerne und ein helles Zytoplasma; die Zellgrenzen sind meist deutlich erkennbar. Das Tumorgewebe wird von einigen zartwandigen Kapillaren *(4)* durchzogen. Da differenzierte Strukturen fehlen, kann nicht mit Sicherheit auf den Primärtumor geschlossen werden. Im vorliegenden Fall handelt es sich primär um ein Mammakarzinom; andere Karzinome (Bronchus, Larynx, Haut) können ein ähnliches metastatisches Tumorbild ergeben.

Nur wenige maligne Tumoren führen zu charakteristischen röntgenologischen und histologischen Knochenveränderungen, die auf den Primärtumor rückschließen lassen. In **Abb. 835** ist das **Röntgenbild** einer Knochenmetastase eines hypernephroiden Nierenkarzinoms in der rechten proximalen Tibia zu sehen. Man erkennt mehrere ausgestanzte Knochendefekte *(1)*, die von keiner Randsklerose umgeben werden. Sie sind sowohl im Markraum als auch in der Kortikalis *(2)* gelegen. Derartige Osteolyseherde in der Kortikalis kommen häufig bei einem solchen Tumor vor. Eine Periostreaktion fehlt meistens. Ein intramedullärer Osteolyseherd hat die Kortikalis von innen her arrodiert *(3)*.

Auch das **histologische Bild** einer Knochenmetastase eines hypernephroiden Nierenkarzinoms ist oft so charakteristisch, daß aus der Knochenbiopsie auf den Primärtumor rückgeschlossen werden kann. In **Abb. 836** erkennt man an einer Seite *(1)* ein stehengebliebenes Knochenbälkchen der Spongiosa, das jedoch wellig begrenzt ist. Der gesamte Markraum wird von einem epithelialen Tumorgewebe eingenommen *(2)*, das aus Komplexen hellzytoplasmatischer Epithelien besteht. Diese haben kleine hyperchromatische und polymorphe Kerne, in denen kaum Mitosen vorkommen. Oft sind die Tumorzellen von einer scharfen Zellmembran begrenzt. Das Tumorgewebe wird von schmalen Bindegewebesepten *(3)* durchzogen, in denen enge Kapillaren verlaufen. Somit spiegelt sich der endokrine Aufbau der Primärgeschwulst auch in ihren Knochemetastasen wider.

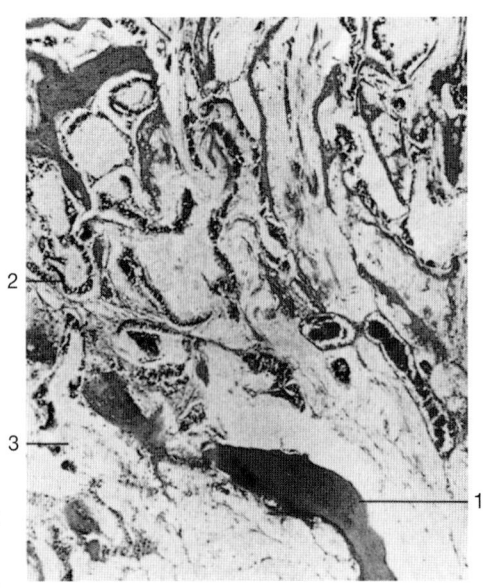

Abb. 832. Knochenmetastase eines Adenokarzinoms des Colons; PAS, 51×

Knochenmetastasen 421

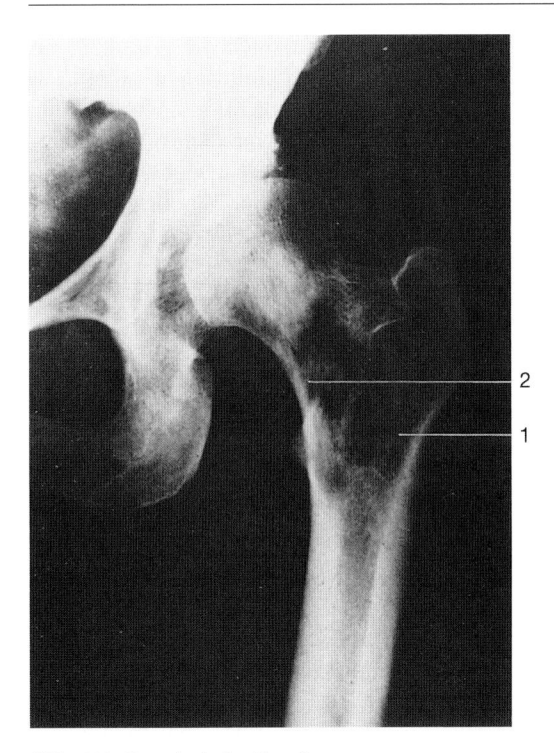

Abb. 833. Osteolytische Knochenmetastase (linker proximaler Femur)

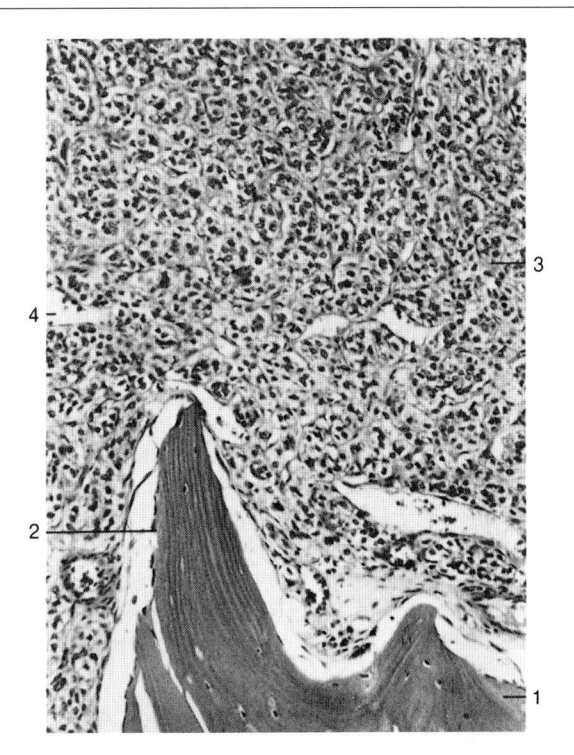

Abb. 834. Knochenmetastase eines Mammakarzinoms; HE, 40×

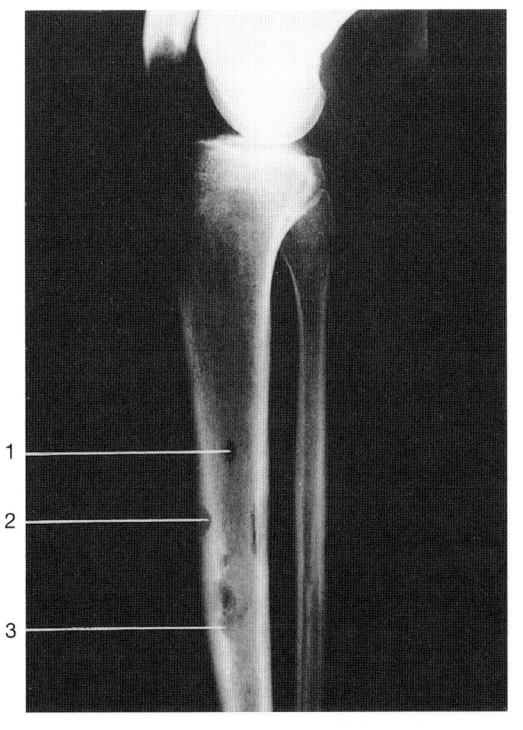

Abb. 835. Knochenmetastase eines hypernephroiden Nierenkarzinoms (Tibia)

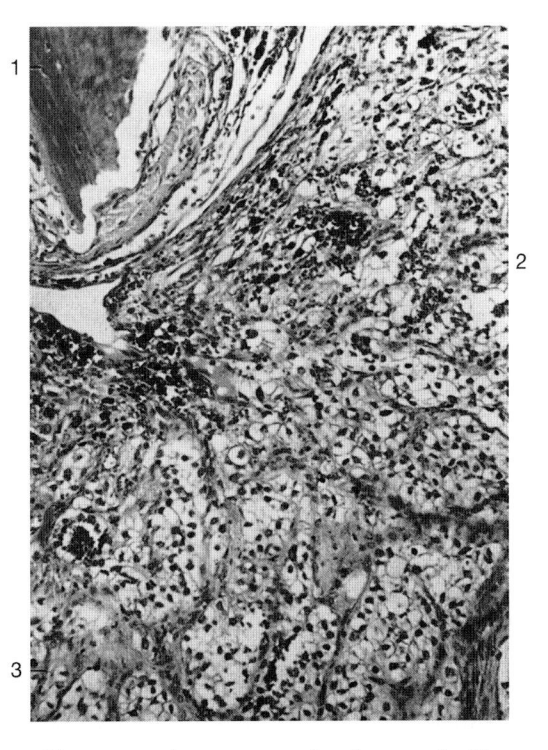

Abb. 836. Knochenmetastase eines hypernephroiden Nierenkarzinoms; HE, 25×

Die *Verteilung der Skelettmetastasen* läßt sich zuverlässig nur anhand autoptischer Befunde angeben. Die Zahl der röntgenologisch erfaßten Knochenmetastasen ist wesentlich größer als bei klinischen Untersuchungen. Andererseits werden röntgenologisch nur etwa 50% der Skelettmetastasen erfaßt. 80% aller Knochenmetastasen finden sich in der Wirbelsäule, 40% im Femur, 25% in Rippen und Sternum und 20% in Schädel und Becken. Demnach sind periphere Metastasen selten. 90% aller Knochemetastasen verteilen sich im Stammskelett (**Abb. 838**: sog. *Stammskelett-Typ*). Die Zahl der befallenen Knochen ist meist groß, die Verteilung symmetrisch. Karzinomatöses Tumorgewebe siedelt sich besonders leicht im gut durchbluteten roten Knochenmark ab, womit die Lokalisation der Metastasen bestimmt wird (Wirbel, Rippen, Sternum, Schulter- und Beckengürtel, proximale Metaphysen von Humerus und Femur). In nur 2–5% aller Karzinompatienten treten Knochenmetastasen in den peripheren Gliedmaßen auf (**Abb. 839**: sog. *Gliedmaßen-Typ*). Hierbei sind die Knochen jenseits der Ellenbogen- und Kniegelenke befallen (distale Tibiametaphyse, Talus, Calcaneus, Ulna, kurze Röhrenknochen der Hände und Füße). Vielfach handelt es sich um solitäre Metastasen, besonders beim hypernephroiden Nierenkarzinom und Bronchialkarzinom. Periphere Karzinommetastasen machen früher klinisch auf sich aufmerksam als Stammskelettmetastasen und führen häufig zu Spontanfrakturen. Schließlich gibt es *periostale Metastasen*, die sehr ausgedehnt sein können und mit einer reaktiven periostalen Knochenneubildung einhergehen (*Korallen-Typ*)

Abb. 837 zeigt **histologisch** eine Knochenmetastase eines *mukoepidermoiden Karzinoms*, wie es von einer Speicheldrüse (Glandula submandibularis) ausgehen kann. Der Markraum ist infiltriert von breiten Gruppen von epithelialen Tumorzellen *(1)*, die alle dunkle, polymorphe Kerne besitzen. Neben schleimbildenden Zellen *(2)* erkennt man kleine Gruppen von Plattenepithelien *(3)*. Innerhalb dieser Zellgruppen liegen zystische Hohlräume *(4)*, die mit Schleim gefüllt sind. Im lockeren bindegewebigen Stroma *(5)* haben sich reaktiv Faserknochenbälkchen *(6)* ausdifferenziert.

In **Abb. 840** ist im **Röntgenbild** eine osteolytische Knochenmetastase eines Mammakarzinoms im linken proximalen Femur zu erkennen, die zu einer pathologischen Knochenfraktur geführt hat *(1)*. Beide Frakturenden sind stark disloziert. Es handelt sich um eine ziemlich glatte Querfraktur, die mitten durch eine große, unscharf begrenzte Osteolysezone *(2)* verläuft. Auch die Kortikalis ist in den Destruktionsprozeß einbezogen *(3)*; sie ist fleckig aufgelockert und aufgefiedert. Typisch für eine solche pathologische Knochenfraktur (s. S. 128) ist das Fehlen jeglicher ossärer oder periostaler Reaktion; im Bereich der Fraktur werden keine Verdichtungen angetroffen. Ein solches Röntgenbild weist dringend auf einen metastatischen Knochenherd hin.

Das **makroskopische Bild** der ossären Knochenmetastasen ist sehr variabel. Es wird einerseits bestimmt vom Tumortyp (z. B. gelb-rote Hypernephrommetastase, markig-weiße Mammakarzinommetastase) und andererseits von der lokalen Knochenreaktion (osteoblastisch = grauweiß; osteolytisch = grau-rot). In **Abb. 841** sieht man eine große osteolytische Knochenmetastase *(1)* eines Bronchialkarzinoms in der proximalen Tibia. Das Tumorgewebe hat einen markigen Aspekt und ist zentral nekrotisch zerfallen *(2)*. An einer Seite ist die Kortikalis zerstört *(3)* und von dem Tumorgewebe durchsetzt. In Nachbarschaft dieser Metastase hat sich reaktiv eine Spongiosklerose *(4)* entwickelt. Bei Unkenntnis eines anderwärtigen Primärtumors kann eine solche destruktive Knochenläsion leicht röntgenologisch als primäre maligne Knochengeschwulst aufgefaßt werden. In solchen Fällen sollte eine Knochenbiopsie (evtl. Nadelbiopsie) zur Klärung der Diagnose führen.

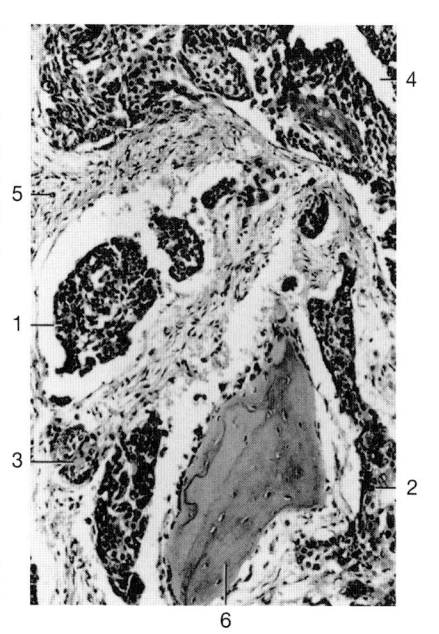

Abb. 837. Knochenmetastase eines mukoepidermoiden Karzinoms; PAS, 64×

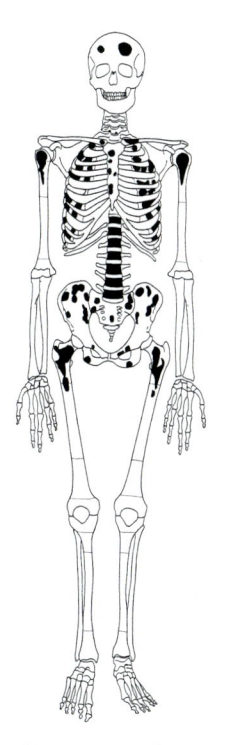

Abb. 838. Verteilungsmuster der Skelettmetastasen vom Stammskelett-Typ. (Nach Uehlinger, aus SCHINZ et al. 1981)

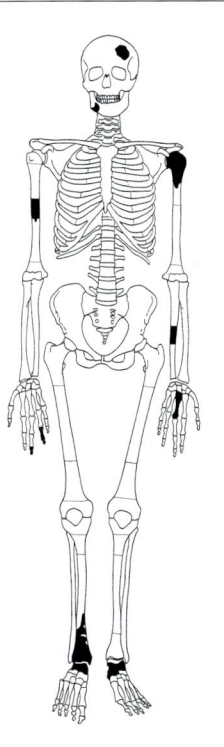

Abb. 839. Verteilungsmuster der Skelettmetastasen vom Gliedmaßen-Typ. (Nach Uehlinger, aus SCHINZ et al. 1981)

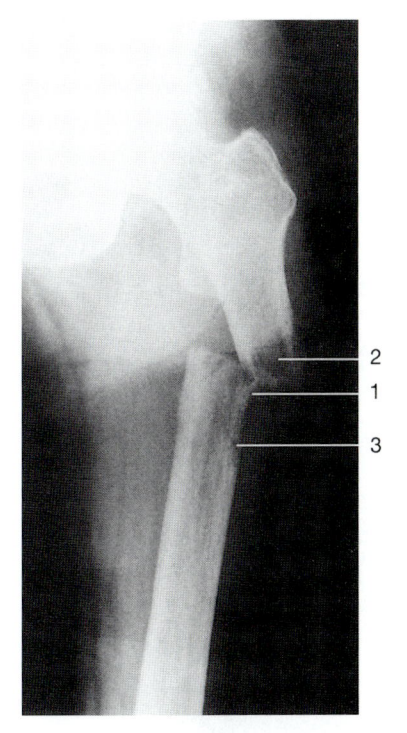

Abb. 840. Knochenmetastase eines Mammakarzinoms mit pathologischer Fraktur (proximaler Femur)

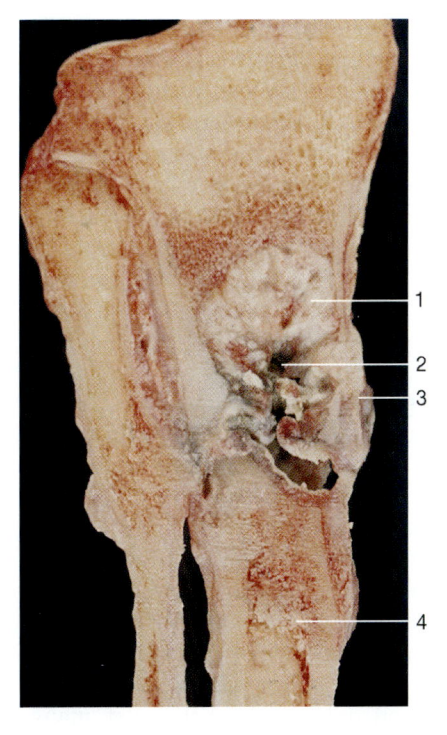

Abb. 841. Knochenmetastase eines Bronchialkarzinoms (proximale Tibia)

Sowohl röntgenologisch als auch autoptisch lassen sich am häufigsten Knochenmetastasen in der Wirbelsäule nachweisen. Hier zeigt sich ein weites Spektrum der Knochenzerstörung. Kennzeichnend für Wirbelmetastasen ist, daß sie auf den befallenen Wirbelkörper beschränkt bleiben und gewöhnlich nicht auf den Nachbarwirbel übergreifen (im Gegensatz zur Spondylitis, s. S. 158). Die Zwischenwirbelräume bleiben meist erhalten, was röntgenologisch erkennbar ist. Am aufgesägten Wirbelspan ist **makroskopisch** die Metastase meist gut erkennbar. In **Abb. 842** sieht man im 4. Lendenwirbelkörper einen großen rundlichen Herd *(1)*, der ziemlich scharf begrenzt ist. Er weist eine grau-weiße markige Schnittfläche auf, was auf ein karzinomatöses Tumorgewebe hinweist. Die umgebende Spongiosa *(2)* ist blutreich und unverändert. Auch die angrenzenden Zwischenwirbelscheiben *(3)* zeigen keine Veränderungen, und die Außenkontur des Wirbels ist – wie bei den anderen Wirbelkörpern – vollständig erhalten. Bei rein osteoblastischen Wirbelmetastasen kann es zu einer hochgradigen reaktiven Spongiosklerose kommen und das intraossäre metastatische Tumorgewebe nicht mehr makroskopisch erkennbar sein; röntgenologisch resultiert ein sog. Elfenbeinwirbel.

Manchmal rufen Knochenmetastasen im **Röntgenbild** neben einer mächtigen lokalen Osteosklerose auch eine heftige Periostreaktion hervor. In **Abb. 843** ist die Spongiosa der rechten distalen Femurmetaphyse stark sklerosiert *(1)* und geht kontinuierlich in die Kortikalis über. An nur wenigen Stellen zeichnet sich eine destruktive Osteolyse ab *(2)*. Auffallend ist jedoch eine mächtige tumoröse Verbreiterung des Periosts sowohl an der ventralen Seite *(3)* als auch, mehr tumorös, an der dorsalen Seite des Femurs *(4)*. Diese Strukturveränderungen weisen auf eine maligne Knochenläsion hin.

Die **histologische Untersuchung** des Biopsiematerials ergab das Strukturbild eines Bronchialkarzinoms. In **Abb. 844** sieht man an einer Stelle ein sklerotisch verbreitertes Knochenbälkchen *(1)*. Das Markfettgewebe ist ersetzt durch ein lockeres Bindegewebe *(2)*, in dem knotige und flächige Areale eines infiltrierenden Tumorgewebes *(3)* liegen. Es handelt sich um tumoröse Epithelien, die einem nicht-verhornenden Plattenepithelkarzinom zukommen. Schon in dieser Übersichtsaufnahme fallen dunkle und polymorphe Kerne der malignen Tumorzellen auf. Ein solches osteometastatisches Tumorgewebe weist am ehesten auf eine Knochenmetastase eines Bronchialkarzinoms hin.

Die **Röntgenaufnahme** der **Abb. 845** zeigt eine pathologische Knochenfraktur *(1)* des rechten proximalen Femurs. Der Frakturspalt ist klaffend, und die Frakturenden sind gegenseitig stark abgewinkelt. Im proximalen Frakturende *(2)* kommt eine sehr starke wolkige Verdichtung der Knochenstrukturen zur Darstellung, die die Intertrochanterenregion, den Schenkelhals und Hüftkopf einbezieht. Auch das Os pubis und Os ischii *(3)* sind in diesen osteosklerotischen Knochenprozeß einbezogen. Stellenweise ist die pathologische Osteosklerose durch fleckige Osteolysen *(4)* aufgelockert. Auffallend ist ferner eine große intraossäre Osteolysezone im proximalen Femurschaft *(5)*.

Eine solche *osteoblastische Knochenmetastase* wird häufig beim Prostatakarzinom beobachtet. **Histologisch** finden wir in **Abb. 846** neugebildete und osteosklerotische Knochenbälkchen *(1)*, denen Reihen aktivierter Osteoblasten *(2)* angelagert sind. Der Markraum ist von einem lockeren Bindegewebe *(3)* ausgefüllt. Darin finden sich breite Komplexe epithelialer Tumorzellen *(4)*, die ein helles Zytoplasma und dunkle, polymorphe Kerne aufweisen. Manchmal sind angedeutete Drüsenstrukturen *(5)* zu erkennen. Das gesamte histologische Bild ist typisch für eine osteoblastische Knochenmetastase eines Prostatakarzinoms.

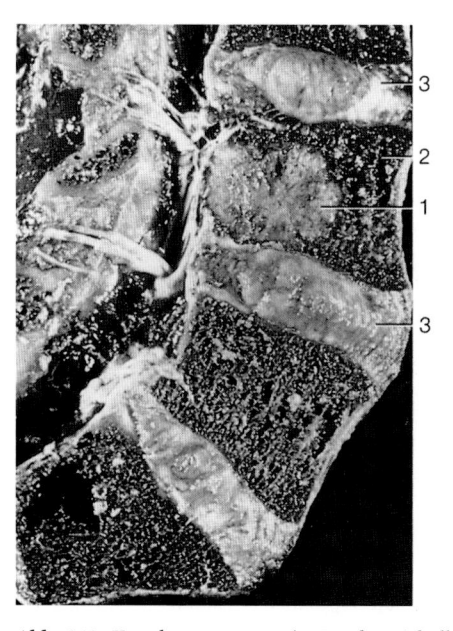

Abb. 842. Knochenmetastase (4. Lendenwirbelkörper)

Knochenmetastasen 425

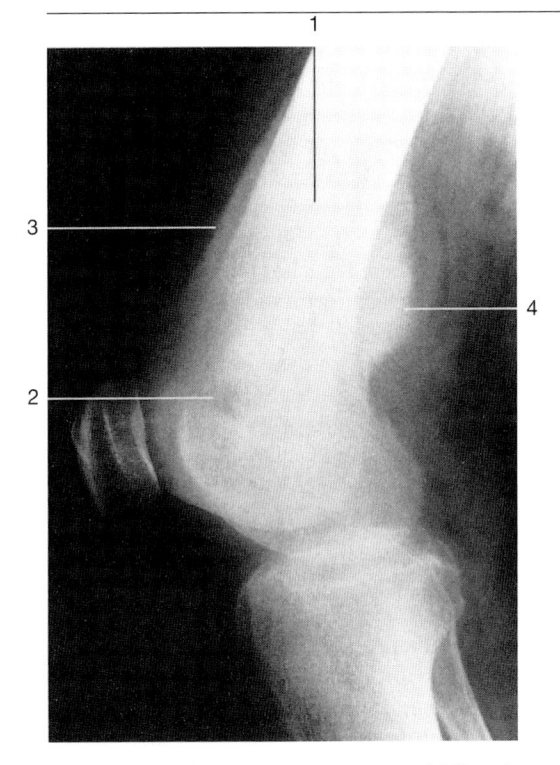

Abb. 843. Knochenmetastase eines Bronchialkarzinoms (distaler Femur)

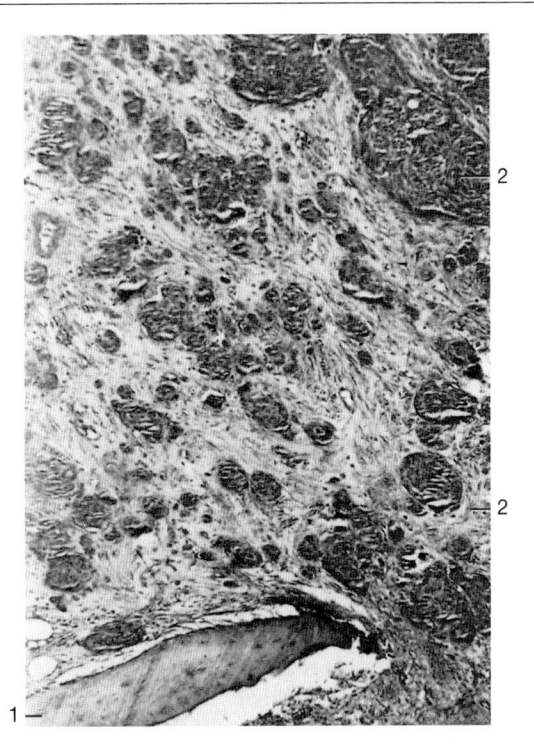

Abb. 844. Knochenmetastase eines Bronchialkarzinoms; HE, 40×

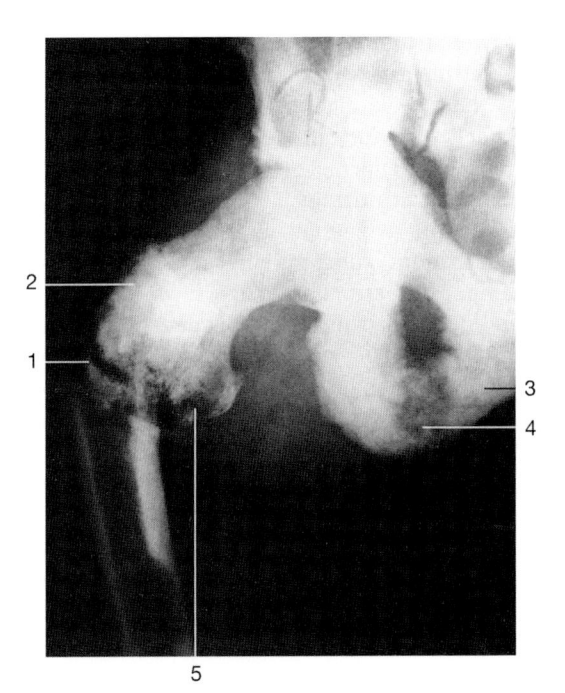

Abb. 845. Osteoblastische Knochenmetastase eines Prostatakarzinoms mit pathologischer Fraktur (rechter proximaler Femur)

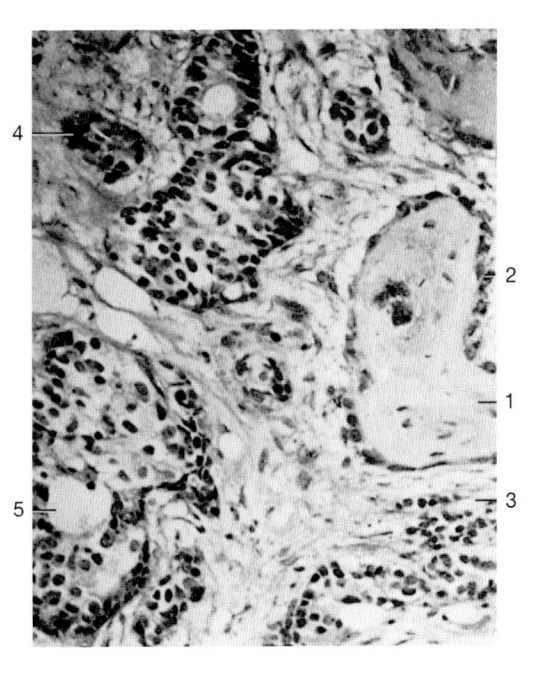

Abb. 846. Osteoblastische Knochenmetastase eines Prostatakarzinoms; HE, 64×

Häufig macht eine maligne Geschwulst zuerst durch Knochenmetastasen auf sich aufmerksam, wobei der Primärtumor unbekannt ist. In einer Knochenbiopsie läßt sich in manchen Fällen aus dem **histologischen Strukturbild** der Metastase auf den Primärtumor rückschließen. In **Abb. 847** sieht man ein sklerotisch verbreitertes Knochenbälkchen (1) und im Markraum ein epitheliales Tumorgewebe mit zytoplasmareichen Zellen (2), die kleine rundliche und gering polymorphe Kerne besitzen. Das Zytoplasma ist auffallend eosinophil. Die Zellen sind um Hohlräume (3) angeordnet und bilden somit ein folliküläres Strukturbild, wie es in der Schilddrüse typisch ist. Ein solches histologisches Bild einer Knochenmetastase weist mit großer Sicherheit auf ein **onkozytäres Schilddrüsenkarzinom** als Primärtumor hin. Hochdifferenzierte folliküläre Schilddrüsenkarzinome rufen häufig Knochenmetastasen hervor, in denen das metastatische Tumorgewebe aus reifem follikulärem Schilddrüsengewebe besteht. In anderen Fällen (z. B. verschiedene Adenokarzinome) können dem Kliniker aufgrund des histologischen Bildes der Knochenmetastase lediglich einige mögliche Organe genannt werden, die Sitz des Primärtumors sein könnten (z. B. Magen-Darmtrakt, Gallenblase, Uterus usw.). Bei einem undifferenzierten Tumorgewebe in der Knochenmetastase kann häufig nicht auf den Primärtumor rückgeschlossen werden.

Das morphologische Aussehen von Skelettmetastasen kann sowohl im Röntgenbild wie auch **makroskopisch** ungemein vielgestaltig sein und zu Fehldeutungen führen. Bei diskreten Knochenveränderungen lassen sich gutartige Läsionen (z. B. Osteomyelitis) vermuten. Größere Läsionen zeigen zwar einen malignen Tumor an, der sich jedoch röntgenologisch schwer klassifizieren läßt. In **Abb. 848** sieht man die Knochenmetastase eines Mammakarzinoms im Schädeldach: Ein mächtiger schwammiger Tumor (1) sitzt der Schädelkalotte auf. Das Tumorgewebe ist von Blut durchtränkt und dunkelrot. Im Innern finden sich infolge von Nekrosen zahlreiche Hohlräume (2). Der Schädelknochen ist vom Tumor infiltriert und ausgedehnt zerstört (3). Das Tumorgewebe hat sich auch in das Schädelinnere ausgedehnt (4) und wahrscheinlich das Gehirn infiltriert. Es handelt sich um eine osteolytische Knochenmetastase, die weitaus am häufigsten vorkommen, da das Tumorgewebe die Osteoklasie fördert. Osteoblastische Knochenmetastasen durch Förderung der endostalen Osteoplasie und periostalen Knochenneubildung sind viel seltener. Bei den meisten Knochenmetastasen können wir histologisch Mischformen von Osteolyse und gleichzeitiger Osteoplasie feststellen.

Knochenmetastasen zeigen somit ein ungemein variables Bild, sowohl bezüglich ihrer klinischen Symptome, der radiologischen Skelettveränderungen als auch der histologischen Morphologie. Bei einem Krebsleiden läßt sich die Anzahl der Knochenmetastasen meist nicht vollständig ermitteln; es werden durchschnittlich nur die Hälfte der Metastasen im klinischen Untersuchungsgut erfaßt. Solitäre und sporadische Metastasen werden zu Lebzeiten der Patienten viel häufiger diagnostiziert; im Obduktionsgut hingegen herrschen multiple Knochenmetastasen vor, wobei das Stammskelett am häufigsten betroffen ist. Nicht selten finden sich bei Karzinomen (z. B. Magenkarzinom) generalisierte Metastasen in sehr vielen Knochen; wir sprechen dann von einer „Skelettkarzinose". Periphere Skelettmetastasen machen klinisch viel früher auf sich aufmerksam als Stammskelettmetastasen: In den langen Röhrenknochen führen sie häufig zu einer pathologischen Knochenfraktur; in den kurzen oder flachen Knochen erzeugen sie durch Reizung des Periosts frühzeitig Schmerzen.

Insbesondere das Nierenkarzinom (seltener das Bronchialkarzinom) führt zu einer abwegigen Metastasierung: Hierbei beobachten wir immer wieder lokale Metastasen in der Kortikalis eines Knochens in Form einer rundlich-ovalen Osteolyse. Es können nacheinander Metastasen in der äußersten Skelettperipherie, z. B. in den Endphalangen sämtlicher Finger, auftreten. Außerdem gibt es immer wieder Fälle, bei denen das Nierenkarzinom vor vielen Jahren operativ entfernt worden war und nach einem jahrelangen symptomlosen Intervall plötzlich multiple Skelettmetastasen in Erscheinung treten.

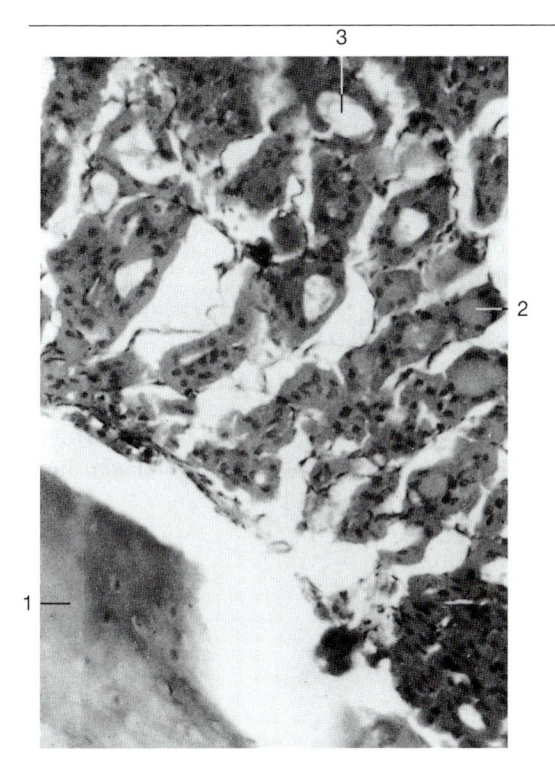

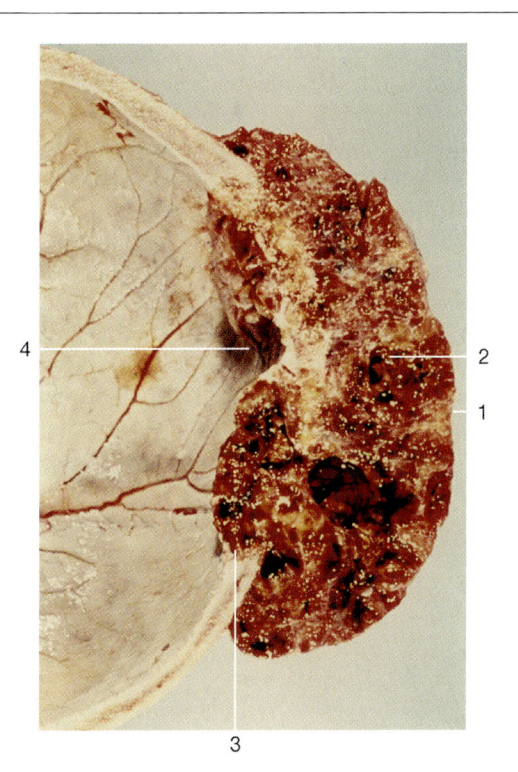

Abb. 847. Knochenmetastase eines onkozytären Schilddrüsenkarzinoms; HE, 64×

Abb. 848. Osteolytische Knochenmetastase eines Mammakarzinoms (Schädelkalotte)

Wenn das metastatische Tumorgewebe hämatogen in den Knochen gelangt und sich dort im Markraum ausbreitet, ohne das Knochengewebe zu zerstören oder zum Anbau anzuregen, zeigen sich keine radiologischen Veränderungen; auch das Szintigramm bleibt stumm. Denn das Tumorgewebe kommt radiologisch nicht zur Darstellung. Erst wenn das Tumorgewebe durch Stimulierung der Osteoklasten das Knochengewebe destruiert und quantitativ gegenüber dem Knochengewebe überwiegt, stellen sich auch radiologisch ersichtliche Strukturveränderungen (Osteolysen) ein. Mit der modernen Technik der MR-Tomographie (MRT) sind hierbei heute allerdings schon Frühveränderungen zu erfassen. Bei diesen intraossären Strukturveränderungen wird das Knochengewebe nicht direkt von den Tumorzellen zerstört; vielmehr bilden die Tumorzellen offensichtlich einen osteoklastenfördernden Faktor (z. B. Endothelin), wodurch ein osteoklastärer Knochenabbau erfolgt.

Bei Knochenmetastasen handelt es sich in den allermeisten Fällen um Metastasen eines Karzinoms, das sich in einem anderen extraossären Organ entwickelt hat. Histologisch erwarten wir dabei Epithelverbände in einer solchen intraossären Läsion, die sich als solche immunhistochemisch (Keratin, s. Tabelle 5, S. 535) identifizieren lassen. Es können jedoch auch mesenchymale Tumoren, nämlich Sarkome, in den Knochen metastasieren. Hierbei kann es sich um Sarkome der Weichteile handeln. Wenn sich ein solches Sarkom erstmals durch eine Knochenmetastase anzeigt, kann es anhand einer Knochenbiopsie unmöglich sein zu entscheiden, ob wir es mit einer solchen Knochenmetastase oder einem primären Knochensarkom zu tun haben. Denn bekanntlich haben Knochensarkome oft die identischen histomorphologischen Strukturen wie die Weichteilsarkome. Selbst ein primärer maligner Knochentumor kann Metastasen innerhalb des Skeletts setzen. So tritt das medulläre Plasmozytom (s. S. 362) beispielsweise meistens multifokal in verschiedenen Knochen in Erscheinung. Hierbei wird diskutiert, ob der Tumor nicht vielleicht in einem einzigen Knochen zur Entwicklung gekommen ist und alle anderen ossären Tumorherde Metastasen dieses Tumors darstellen. Ein anderes Beispiel sind die sog. „**skip lesions**" beim Osteosarkom (s. S. 290), wobei es sich um eine Metastase dieses mesenchymalen Tumors innerhalb desselben Knochens handelt (beispielsweise: das Osteosarkom liegt in der distalen Femurmetaphyse, und es existiert eine intramedulläre Metastase dieses Tumors, räumlich weit entfernt vom Primärtumor und ohne Zusammenhang zum Primärtumor, im selben proximalen Femur). Auch multizentrische Osteosarkome könnten als eine besondere Metastasierungsform gedeutet werden.

Insgesamt handelt es sich bei Knochenmetastasen um einen besonders dynamischen Vorgang des malignen Tumorwachstums sowohl der Karzinome als auch der Sarkome, der viele Varianten aufweist und folglich auch viele diagnostische und therapeutische Probleme mit sich bringt.

Tumorähnliche Knochenläsionen

Vorbemerkungen

Unter einem Tumor wird eine Gewebevermehrung verstanden, deren Wachstum überschießt, mit dem normalen Gewebe nicht koordiniert ist und auch dann anhält, wenn der auslösende Reiz nicht mehr wirksam ist (WILLIS). Somit besteht – aus pathologisch-anatomischer Sicht – das Hauptkennzeichen eines echten Tumors in seinem autonomen Wachstum. Dieser Definition entsprechend bildet sich eine echte Knochengeschwulst nicht von selbst zurück und kann höchstens stationär bestehenbleiben. Es gibt jedoch keine scharfe Abgrenzung zwischen Geschwülsten mit autonomem Wachstum und einem überschießenden Gewebewachstum, das sich reizunabhängig entwickelt und wieder rückbildet. Gerade im Skelett kennen wir Läsionen, die röntgenologisch und auch biologisch wie Tumoren imponieren, die sich jedoch auch spontan rückbilden können. Diese lokalen Skelettveränderungen werden unter den tumorähnlichen Knochenläsionen zusammengefaßt.

Kennzeichen der tumorähnlichen Knochenläsionen ist vor allem, daß sie klinisch und röntgenologisch als eine Knochengeschwulst imponieren. Sie können als eine Osteosklerosezone (z. B. „bone islands", s. S. 288, Melorheostose, s. S. 110, Ostitis deformans Paget, s. S. 104) oder als ein Osteolyseherd (z. B. eosinophiles Knochengranulom, s. S. 204, fibröse Knochendysplasie Jaffe-Lichtenstein, s. S. 58 u. 332, sog. „brauner Tumor", s. S. 86, reparatives Riesenzellgranulom, s. S. 212, Riesenzellreaktion der kurzen Röhrenknochen, s. S. 212) in Erscheinung treten. Selbst eine Osteomyelitis kann ein tumorartiges Strukturbild im Röntgenbild liefern. Derartige Knochenläsionen können zu einer beträchtlichen Knochenzerstörung führen, so daß der Eindruck eines malignen Tumorwachstums entsteht (z. B. beim eosinophilen Knochengranulom). Der Knochen kann lokal stark aufgetrieben, die Spongiosa weitgehend ausgelöscht sein; es kann eine Arrosion der Kortikalis vorliegen; reparative Prozesse können zu einem weitgehenden Knochenumbau geführt haben. Bei der aneurysmalen Knochenzyste (s. S. 434) kann sogar die Kortikalis in beträchtlichem Umfang durchbrochen sein und sich ein ausstülpender Tumorschatten in die Weichteilen abzeichnen. Der Röntgenologe wird in solchen Fällen den Verdacht auf Malignität nicht ausschließen können.

Auch histologisch bieten sich dem Pathologen bei den tumorähnlichen Knochenläsionen beträchtliche Schwierigkeiten. In vielen Fällen handelt es sich um eine „Knochenzyste", die diagnostisch näher bestimmt werden muß. Bei einer juvenilen Knochenzyste (s. S. 430) ist das durch Kurettage gewonnene Gewebematerial oft nicht kennzeichnend, so daß die Diagnose nur in Verbindung mit dem Röntgenbild getroffen werden kann. Die aneurysmale Knochenzyste weist röntgenologisch einen ausgesprochenen „blow-out"-Charakter auf, wobei die osteolytische „Geschwulst" den Knochen verläßt und sich in die Weichteile ausdehnt. Histologisch findet sich ein zellreiches Granulationsgewebe mit sehr vielen mehrkernigen osteoklastären Riesenzellen, wobei am Kurettagematerial die Abgrenzung gegenüber den echten Riesenzellgeschwülsten des Knochens (Osteoklastom, s. S. 351) außerordentlich schwierig sein kann. Eine aneurysmale Knochenzyste kann auch histomorphologisch zusammen mit einem echten Knochentumor auftreten (z. B. in einem Chondroblastom, s. S. 238) oder das strukturelle Bild eines teleangiektatischen Osteosarkoms (s. S. 294) ergeben.

Es gibt unter den tumorähnlichen Knochenläsionen eine Reihe von intraossären Prozessen, die mit einem riesenzelligen Granulationsgewebe einhergehen und schwer von den echten Riesenzellgeschwülsten abzugrenzen sind: Bei einer riesenzelligen Läsion in den Kieferknochen ist zuerst das reparative Riesenzellgranulom (s. S. 212) in Erwägung zu ziehen; auch beim primären Hyperparathyreoidismus können sich riesenzellige „Tumoren" (sog. „braune Tumoren", s. S. 86) entwickeln. Eine „Knochenzyste" kann eine fibröse Knochendysplasie (s. S. 58 u. 332), ein intraossäres Ganglion (s. S. 442) oder eine intraossäre Epidermiszyste (s. S. 444) darstellen. Schließlich gibt es parosseale Läsionen (Myositis ossificans, s. S. 506, tumoröse Kalzinose, s. S. 512), die als benigne oder maligne Tumoren imponieren, obwohl sie lokale reaktive Prozesse sind.

Bei den mannigfaltigen tumorartigen Prozessen gilt es, diese vor allem als Reaktionsherde zu erkennen und sie von den echten Geschwülsten abzugrenzen.

Juvenile Knochenzyste (ICD-O-DA-M-3340-4)

Relativ häufig werden Osteolyseherde in einem Knochen beobachtet, die eine scharf begrenzte und glattwandige „Knochenzyste" darstellen. Hierbei gilt es, die verschiedenen Knochenzysten exakt zu klassifizieren. *Die juvenile oder solitäre Knochenzyste ist eine expansiv wachsende, osteolytische, nichttumoröse Knochenaffektion unbekannter Ätiologie, die einkammerig ist und von einer bindegewebigen Wand umgrenzt wird; sie ist meist mit seröser Flüssigkeit ausgefüllt.* Sie kommt fast ausschließlich bei Kindern und Jugendlichen vor, in 80% der Fälle zwischen dem 3. und 14. Lebensjahr. Das männliche Geschlecht ist bevorzugt. Die meisten juvenilen Knochenzysten sind in der proximalen Humerusmetaphyse oder proximalen Femurmetaphyse gelegen und weisen ein expansives Wachstum auf. 70% der Zysten machen erst durch eine pathologische Fraktur auf sich aufmerksam. Inaktive oder latente Zysten entfernen sich während des Skelettwachstums immer weiter von der Epiphyse und liegen schließlich metaphysär oder diaphysär. Nach einer Fraktur durch die Zyste kann eine Spontanheilung eintreten (in 15% der Fälle). Aktive Zysten grenzen unmittelbar an die Epiphysenplatte und führen zu einer Auftreibung des Knochens.

In **Abb. 849** sieht man ein klassisches **Röntgenbild** einer juvenilen Knochenzyste des rechten proximalen Humerus. Die Metaphyse *(1)* ist kolbig aufgetrieben. Hier findet sich im Innern des Knochens eine große zystische Osteolyse, die von schmalen Septen *(2)* durchzogen wird und damit multilokulär erscheint; es handelt sich jedoch nicht um separate Innenräume. Die Zyste ist zentral im Knochen gelegen. Die Kortikalis ist von innen her verschmälert *(3)*, jedoch nirgends durchbrochen; eine Periostreaktion ist nicht vorhanden. Nach einer pathologischen Fraktur kann jedoch eine lokale Periostreaktion vorhanden sein. Die Zyste reicht bis unmittelbar an die Epiphysenfuge *(4)* heran. Gegen die Diaphyse zu ist die Zyste durch eine schmale Randsklerose *(5)* scharf abgegrenzt.

Gewöhnlich werden derartige Zysten ausgekratzt, und der Defekt wird mit Spongiosa aufgefüllt. In seltenen Fällen wird eine en-bloc-Resektion vorgenommen. In **Abb. 850** ist ein solches Resektat im **makroskopischen Bild** zu sehen: Man erkennt einen zystisch aufgetriebenen Abschnitt eines langen Röhrenknochens (Humerus) auf der Sägefläche. Im Markraum sieht man eine zentrale Zyste *(1)*, die innen glattwandig begrenzt und von einer gallertigen, teils blutig imbibierten Masse ausgefüllt ist. Die Kortikalis *(2)* ist erhalten. Die Zyste wird durch knöchern-trabekuläre Strukturen *(3)* unvollständig in mehrere Abschnitte unterteilt.

Für die Diagnose ist einerseits das Röntgenbild unbedingt erforderlich; andererseits wird ein intaktes Wandstück für die histologische Analyse benötigt. Im **histologischen Bild** der **Abb. 851** ist die Wand einer juvenilen Knochenzyste zu sehen. Die Zyste ist allseits glatt begrenzt und hat keine Epithelauskleidung *(1)*. Die Membran *(2)* besteht aus parallel gelagerten kollagenen Bindegewebefasern mit schütteren Rundzellinfiltraten und vereinzelten Riesenzellen. Manchmal finden sich Herde eines unspezifischen Granulationsgewebes und einige Kapillaren in der Zystenwand. An der externen Seite der Zystenwand haben sich vielfach neue Faserknochenbälkchen *(3)* ausgebildet. Daran anschließend erkennt man das autochthone Knochengewebe *(4)*, das lamellär geschichtet und oft osteosklerotisch verdichtet ist.

In **Abb. 852** liegt das **histologische Bild** einer juvenilen Knochenzyste vor, die eine sehr breite bindegewebige Wand aufweist. Gegen das Lumen zu *(1)* ist die Zyste glatt begrenzt; eine Epithelauskleidung fehlt. Die Zystenwand besteht aus einem faserreichen Bindegewebe, welches von einigen weiten, blutgefüllten Gefäßen *(2)* durchzogen wird. Auffällig sind in dieser Zystenwand zahlreiche ungeordnete, teils fleckige, teils trabekuläre Strukturen *(3)*, die das Aussehen von Zementpartikeln haben. Derartige Strukturen werden häufig in juvenilen Knochenzysten angetroffen. Die Prognose einer solchen Läsion ist gut. Allerdings sollten juvenile Knochenzysten vor dem 10. Lebensjahr konservativ behandelt werden, da sonst in 40% der Fälle Rezidive auftreten. Die Rezidivrate dieser Läsion ist höher, wenn sie in den proximalen Enden der Humeri gelegen ist als bei Lokalisation an den proximalen Enden von Femur oder Tibia. Bei atypischer Lokalisation (z. B. im Os ilium) und bei kleinen Zysten treten seltener Rezidive auf. Eine juvenile Knochenzyste kann jedoch manchmal bis zu einem Drittel eines langen Röhrenknochens einnehmen und damit erhebliche operative Probleme aufwerfen. Insgesamt liegt die Rezidivquote zwischen 18–41%. Eine spontane maligne Entartung ist nicht zu erwarten.

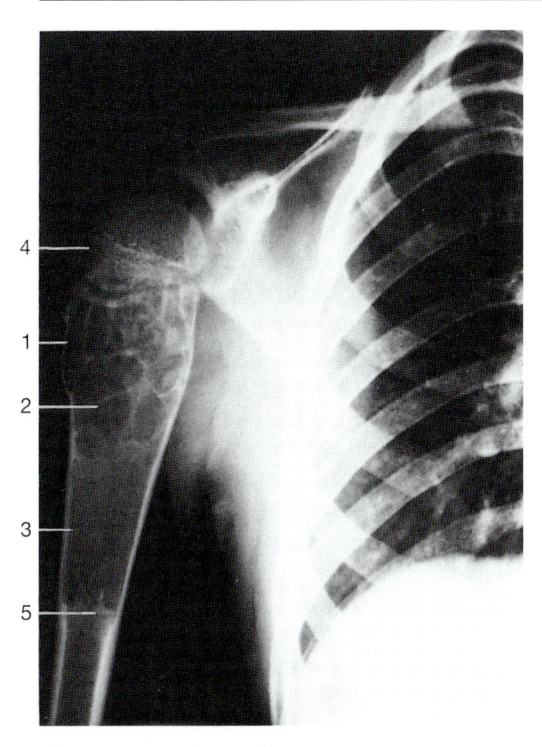

Abb. 849. Juvenile Knochenzyste (rechter proximaler Humerus)

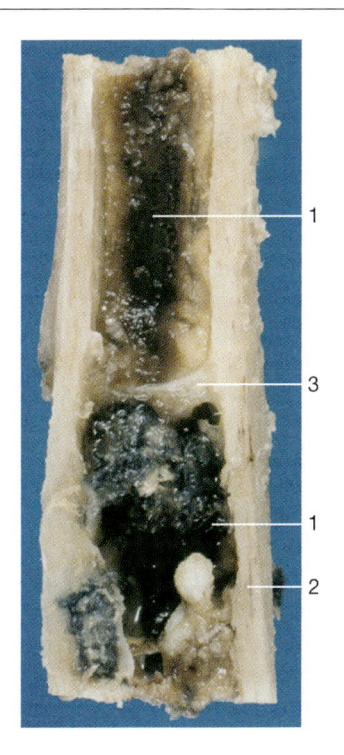

Abb. 850. Juvenile Knochenzyste (Humerus, Schnittfläche)

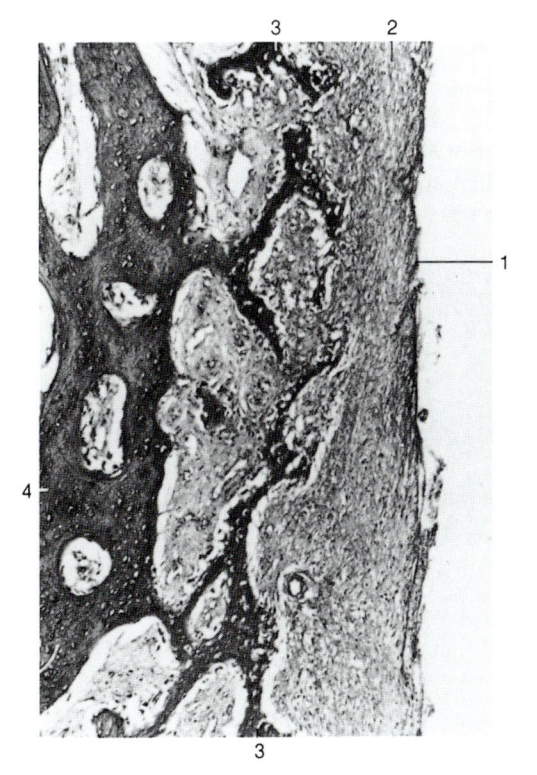

Abb. 851. Juvenile Knochenzyste; HE, 25×

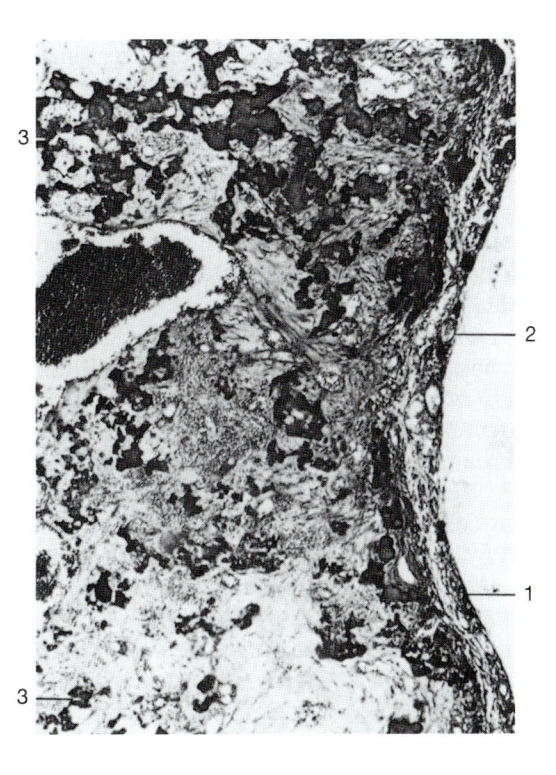

Abb. 852. Juvenile Knochenzyste; HE, 25×

„Zementom" der langen Röhrenknochen (ICD-O-DA-M-9272/0)

Gewöhnlich kommt Zement, ein besonders gestaltetes Material, nur im Bereich der Zähne vor und wird dort von Zementoblasten gebildet. Im Kieferknochen können sich gutartige Zementome entwickeln. In gar nicht so seltenen Fällen konnten wir tumorartige Knochenläsionen in den langen Röhrenknochen (meist im proximalen Femur) beobachten, die histologisch fast ausschließlich aus Zement bestanden. Außerdem fanden wir häufig Ablagerungen von zementartigem Material in der Wand von juvenilen Knochenzysten. *Beim „Zementom" der langen Röhrenknochen handelt es sich um eine tumorähnliche Knochenläsion, die aus zellfreiem, zementähnlichem Material besteht und mit einer juvenilen Knochenzyste vergesellschaftet sein kann.* Möglicherweise geht diese absolut gutartige Läsion aus einer alten, regressiven juvenilen Knochenzyste hervor. Da sie jedoch ein eigenartiges Röntgenbild hervorruft, ist die Läsion als besondere Entität den tumorähnlichen Knochenläsionen hinzuzufügen.

In **Abb. 854** ist ein solches „Zementom" im **Röntgenbild** zu sehen: Exzentrisch in der Trochanterregion liegt ein runder Herd *(1)*, der außerordentlich strahlendicht ist. Er ist gut abgegrenzt. Im Innern zeigt sich eine ungleichmäßige, grobfleckige Auflockerung *(2)*, wodurch das Gebilde wie zerbrochen erscheint. Eine Zyste läßt sich nicht erkennen. Die Sklerose erstreckt sich an einer Seite in die Kortikalis *(3)*

Histologisch besteht die Läsion aus breiten Ablagerungen eines zementähnlichen Materials *(1)*, wie es in **Abb. 853** zu sehen ist. Dieses Material ist fibrillär strukturiert und zellfrei; es wird durchzogen von ausgezogenen, wahllos verlaufenden Kittlinien *(2)*. Zwischen diesem unterschiedlich dicht verkalktem Material, das das gleiche Aussehen hat wie Zahnzement, findet sich ein lockeres Bindegewebe *(3)*. Den „Zementstrukturen" sind keine produktiven Zellen (Zementoblasten) angelagert.

Auch in **Abb. 855** sieht man **histologisch** breitflächige Ablagerungen eines fast zellfreien, fibrillären Materials *(1)* vom Aussehen von Zement. Angrenzend finden sich rundliche, spherische Körperchen *(2)*, die ungleichmäßig verkalkt sind und ebenfalls dem Zement gleichen. Sie sind feinfibrillär begrenzt, im Gegensatz zu Osteoidsäumen, und weisen keine angelagerten Zellen (wie z. B. Osteoblasten) auf. Das zementartige Material liegt in einem fibrösen Stroma mit isomorphen Fibrozyten und einigen zartwandigen Kapillaren.

In „Zementomen", die histologisch keine Strukturen einer juvenilen Knochenzyste aufweisen, markiert sich im **Röntgenbild** ein einziger rundlicher Skleroseherd. In **Abb. 856** sieht man einen solchen Herd *(1)* im proximalen Femur in der Intertrochanterregion. Die Außenkonturen sind etwas faserig; der Herd ist jedoch ziemlich scharf begrenzt. Im Innern *(2)* sieht man eine leichte Auflockerung, jedoch keine Zystenstruktur. Im Szintigramm weist die Läsion gewöhnlich keine Aktivitätsanreicherung auf.

Bei **stärkerer Vergrößerung** ist in **Abb. 857** das zementartige Material *(1)* **histologisch** deutlich zu erkennen. Die Anordnung hat Ähnlichkeit mit Faserknochenbälkchen; es fehlen jedoch Osteozyten, und das Material ist fibrillär aufgebaut. Es wird nicht von irgendwelchen Zellen (Osteoblasten, Zementoblasten) angelagert, sondern liegt inmitten eines lockeren Bindegewebes *(2)*, das von einigen Kapillaren *(3)* durchzogen ist. Hier sieht man einige lymphoide Zellen eingelagert.

Herkunft und Natur des zementartigen Materials in solchen Knochenläsionen ist unbekannt. Ultramikroskopische Untersuchungen lassen vermuten, daß es sich um ein eigenartiges zellfreies Osteoid mit atypischer Verkalkung handelt, das von Osteoblasten gebildet wird. Wegen der eigenartigen röntgenologischen und histologischen Strukturen dieser Läsionen erscheint es gerechtfertigt, ein „Zementom der langen Röhrenknochen" als Entität unter den tumorähnlichen Knochenläsionen aufzunehmen.

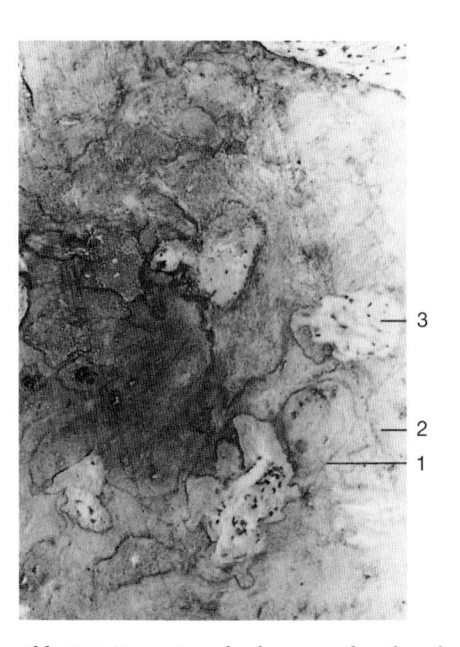

Abb. 853. Zementom der langen Röhrenknochen; HE, 64×

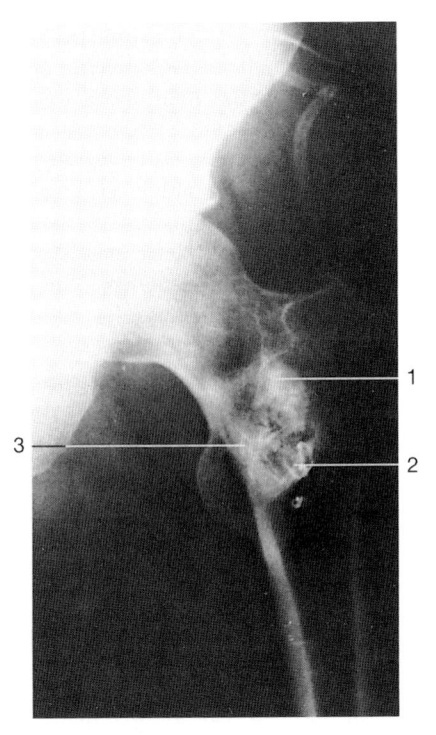

Abb. 854. Zementom der langen Röhrenknochen (linker proximaler Femur)

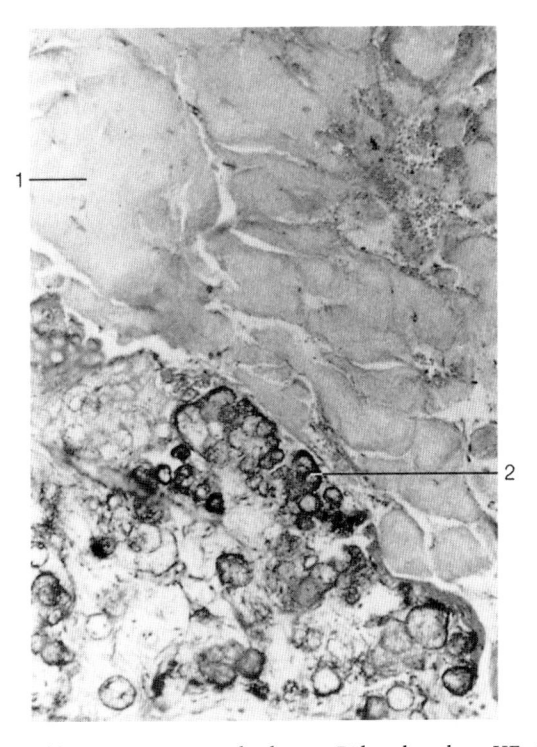

Abb. 855. Zementom der langen Röhrenknochen; HE, 64×

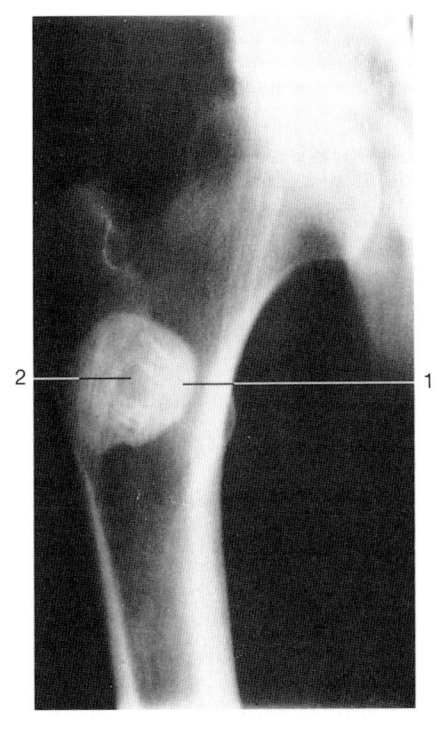

Abb. 856. Zementom der langen Röhrenknochen (rechter proximaler Femur)

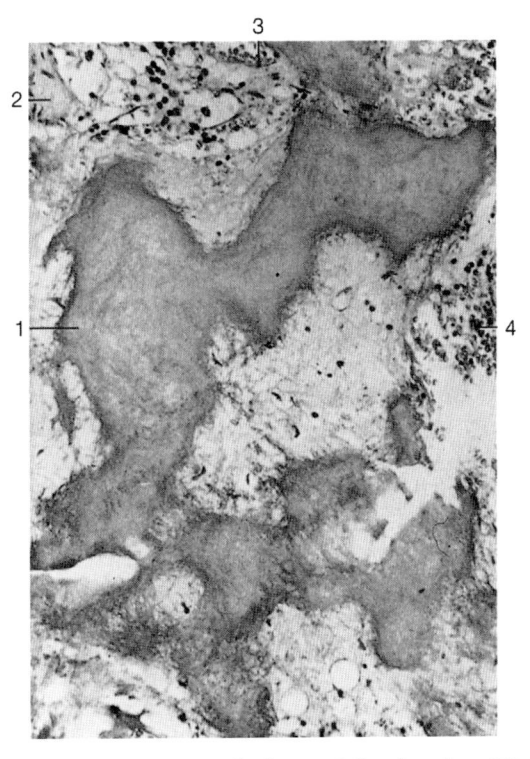

Abb. 857. Zementom der langen Röhrenknochen; HE, 82×

Aneurysmale Knochenzyste (ICD-O-DA-M-3364-0)

Unter den tumorähnlichen Knochenläsionen bereitet die aneurysmale Knochenzyste wohl die größten diagnostischen und therapeutischen Probleme. *Hierbei handelt es sich um eine gutartige osteolytische Knochenläsion, die aus einem intraossären Destruktionsherd und einem extraossären aneurysmaähnlichen Zystenanteil besteht und eine besondere lokale Reaktionsform des Knochens auf eine Vorschädigung darstellt.*

Damit ist allen Untersuchern (Radiologen, Pathologen) die Aufgabe gestellt, die Grunderkrankung herauszufinden, was in vielen Fällen jedoch nicht gelingt. Hinter einer aneurysmalen Knochenzyste können sich gutartige Knochentumoren (z. B. Chondroblastom, Chondromyxoidfibrom, fibröse Dysplasie) und auch Knochensarkome (z. B. Osteoklastom, teleangiektatisches Osteosarkom) verbergen. Die Kombination dieser Tumoren mit Strukturen einer aneurysmalen Knochenzyste ruft beträchtliche differentialdiagnostische Schwierigkeiten hervor. Die Läsion wird recht häufig beobachtet, wobei es sich fast immer um einen solitären Herd handelt. Klinisch macht sie durch eine schmerzhafte Schwellung auf sich aufmerksam, die über 1 Jahr lang bestehen kann, bis eine rasche Zunahme der Beschwerden den Patienten zum Arzt führt. Oft ist ein lokales Trauma vorausgegangen. In 4–5% der Fälle liegt eine pathologische Fraktur vor (z. B. Kompressionsfraktur eines Wirbelkörpers).

Lokalisation (Abb. 858). Aneurysmale Knochenzysten werden in fast allen Knochen (einschließlich Kieferknochen) beobachtet; Hauptlokalisation sind jedoch die Wirbelsäule und die langen Röhrenknochen. Etwa 63% dieser Läsionen werden in den langen Röhrenknochen, Becken und Wirbelsäule angetroffen. Es sind vorwiegend die Metaphysen befallen; am häufigsten die distale Femurmetaphyse. Die Epiphysenfuge wird gewöhnlich nicht durchbrochen. In seltenen Fällen kann die Läsion in den Diaphysen beobachtet werden.

Altersverteilung (Abb. 859). Die aneurysmale Knochenzyste tritt bei Kindern, Jugendlichen und jüngeren Erwachsenen auf; etwa 60% der Patienten sind jünger als 20 Jahre. Hauptmanifestationsalter ist das 2. Lebensjahrzehnt, worin sich die aneurysmale Knochenzyste vom Osteoklastom (s. S. 351) unterscheidet. Das weibliche Geschlecht ist deutlich häufiger betroffen als das männliche.

Radiologisch ist die aneurysmale Knochenzyste durch eine exzentrische intraossäre Osteolyse mit ausgesprochenem „blow-out"-Charakter gekennzeichnet, die ein sehr rasches, expansives Wachstum aufweisen kann. In **Abb. 860** sieht man das seitliche **Röntgenbild** einer aneurysmalen Knochenzyste der distalen Femurmetaphyse; es handelt sich um ein peripheres Angiogramm. An der Dorsalseite des Femurs erkennt man eine hernienartige Aussackung *(1)*, die breitbasig dem Knochen anliegt. An der Außenseite dieser „Aussackung" ist die Begrenzung des Läsion durch vorgebuchtetes Periost sichtbar. Außerdem ist eine diskrete Osteolyse *(2)* im Innern der Femurmetaphyse vorhanden, die sich durch Schichtaufnahmen (CT, MRT) besser darstellen ließe. Hierbei ist meist eine Zerstörung der Kortikalis auffällig; eine Randsklerose kann vorhanden sein oder auch fehlen. Das **Angiogramm** zeigt eine deutliche Hypervaskularisation im Bereich der aneurysmalen Knochenzyste, womit sich die extraossäre Ausdehnung besser darstellen läßt. Intraläsionale Gefäße kommen dabei meist nicht zur Darstellung.

Im **Röntgenbild** der **Abb. 861** ist eine aneurysmale Knochenzyste des 2. Halswirbelkörpers sichtbar. Der Wirbelkörper ist stark aufgetrieben und weitgehend zerstört *(1)*; seine Außenkonturen sind nicht mehr abgrenzbar. Man erkennt einen nach dorsal expandierten Tumoranteil *(2)*, der weit in die Weichteile hineinragt und sich bienenkorbartig über den benachbarten 3. Halswirbelkörper vorgelegt hat. Durch Übereinanderprojektion entsteht der Eindruck, als wäre auch dieser Wirbelkörper von dem Destruktionsprozeß befallen *(3)*. In einem solchen Fall muß radiologisch abgeklärt werden, wieweit die Läsion in den Wirbelkanal vorgedrungen ist. Im Innern dieser Knochenzyste sieht man zahlreiche unregelmäßige Trabekel. Auch der benachbarte 1. Halswirbel *(4)* kommt nicht klar zur Darstellung. Die radiologisch nachweisbare Ausdehnung des Prozesses über mehrere Wirbelkörper ist typisch für die aneurysmale Knochenzyste und wird bei echten benignen oder malignen Knochentumoren sehr selten beobachtet. Nach POPPE ist das Röntgenbild der aneurysmalen Knochenzyste bei Wirbelbefall uncharakteristisch. Im aufgeblasenen Wirbel ist stets auch die Spongiosa des angrenzenden Quer- und Gelenkfortsatz-Abschnittes zerstört.

Aneurysmale Knochenzyste 435

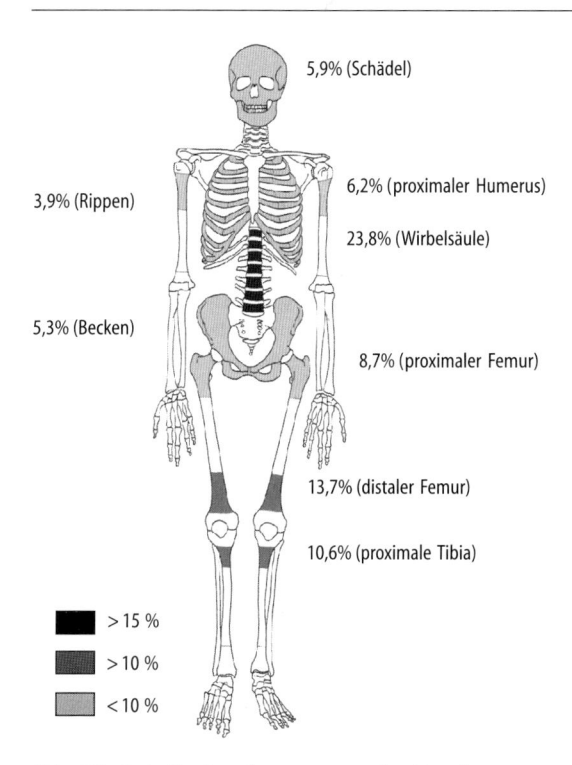

5,9% (Schädel)
3,9% (Rippen)
6,2% (proximaler Humerus)
23,8% (Wirbelsäule)
5,3% (Becken)
8,7% (proximaler Femur)
13,7% (distaler Femur)
10,6% (proximale Tibia)

■ > 15 %
■ > 10 %
■ < 10 %

Abb. 858. Lokalisation der aneurysmalen Knochenzysten (357 Fälle); sonstige 21,8%

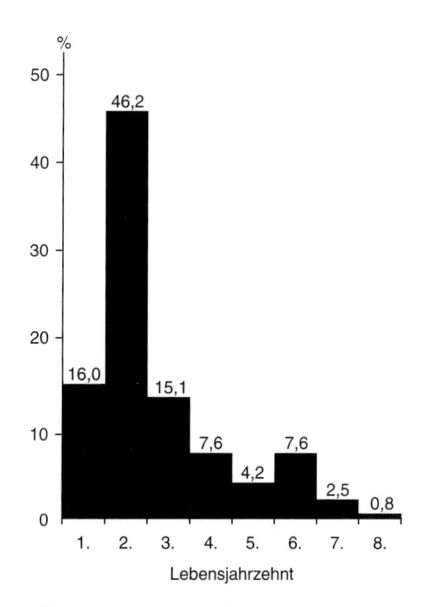

Abb. 859. Altersverteilung der aneurysmalen Knochenzysten (357 Fälle)

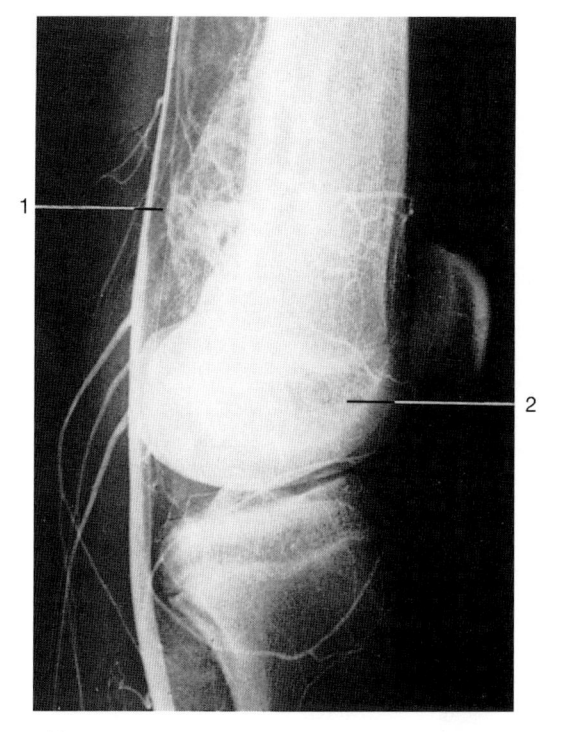

Abb. 860. Aneurysmale Knochenzyste (distale Femurmetaphyse, Angiogramm)

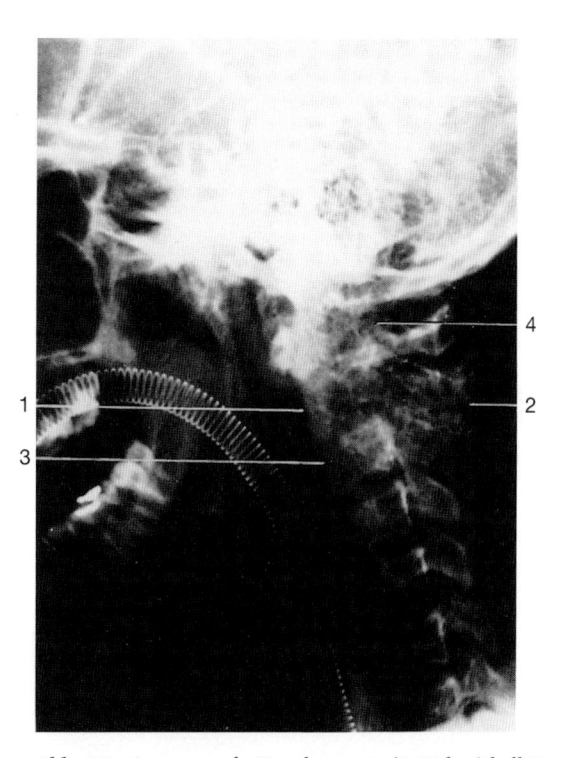

Abb. 861. Aneurysmale Knochenzyste (2. Halswirbelkörper)

Der typische „Blow-out-Charakter" einer aneurysmalen Knochenzyste kommt in der **Röntgenaufnahme** der **Abb. 862** zur Darstellung. An der Unterseite des linken Os pubis *(1)* wölbt sich eine große Zyste *(2)* weit in die Weichteile. Sie wird außen von einer schmalen Knochenschale *(3)* begrenzt, wobei es sich um eine Knochenneubildung im abgehobenen Periost handelt. Im Innern finden sich einige unvollständige trabekuläre Verdichtungen. Die Unterseite des Os pubis ist aufgelöst; der Knochen ist dadurch rarefiziert.

Auch in **Abb. 863** sieht man in der **Röntgenaufnahme** eine weit extraossär ausladende aneurysmale Knochenzyste: An der rechten Seite des 1. Lendenwirbelkörpers ist die Zyste erkennbar *(1)*, die wieder durch eine feine Knochenschale nach außen abgegrenzt wird. Die Zyste hat keine Innenstruktur. Sie hat das Knochengewebe des Wirbels seitlich rarefiziert und grenzt sich zum Innern des Knochens durch eine schmale Randsklerose *(2)* scharf ab. Oft senkt sich eine Zyste bienenkorbartig nach unten und kann dann bei orthograder Projektion röntgenologisch den Eindruck vermitteln, als wären zwei benachbarte Wirbelkörper tumorös zerstört. – Im **Computertomogramm** läßt sich die Ausdehnung der aneurysmalen Knochenzyste gut darstellen. In **Abb. 864** sieht man die Zyste *(1)*, die keine Innenstruktur hat. Sie ist dorsolateral im Wirbel gelegen und hat den rechten Querfortsatz und einen Teil des Wirbelbogens zerstört. In der Außenzone finden sich neugebildete Knochenstrukturen *(2)*. Auch ein Teil des Wirbelkörpers *(3)* ist zerstört. Bei einer solchen Ausdehnung der Läsion kann sich leicht eine Querschnittsymptomatik entwickeln.

Das klassische **Röntgenbild** einer aneurysmalen Knochenzyste ist in **Abb. 865** wiedergegeben: Bei einem 9jährigen Kind zeigt sich in der distalen Femurmetaphyse eine exzentrische Zyste *(1)*, die sich seitlich aus dem Knochen vorbuchtet. Sie hat hier das Knochengewebe aufgelöst und hat keine Innenstruktur. Zum Knocheninnern ist sie durch eine Randsklerose *(2)* abgegrenzt. Die äußere Abgrenzung *(3)* ist nur schwach zu erkennen. Die Epiphysenfuge *(4)* ist erhalten.

Im **histologischen Großschnitt** der **Abb. 866** finden sich im Innern des Knochens mehrere zystische Hohlräume *(1)*, die teilweise mit Blutkoagula *(2)* gefüllt sind. Die Zysten sind glatt begrenzt; in der Umgebung sind viele Faserknochenbälkchen *(3)* ausdifferenziert. Die Zyste hat die Kortikalis rarefiziert und buchtet sich nach außen vor *(4)*.

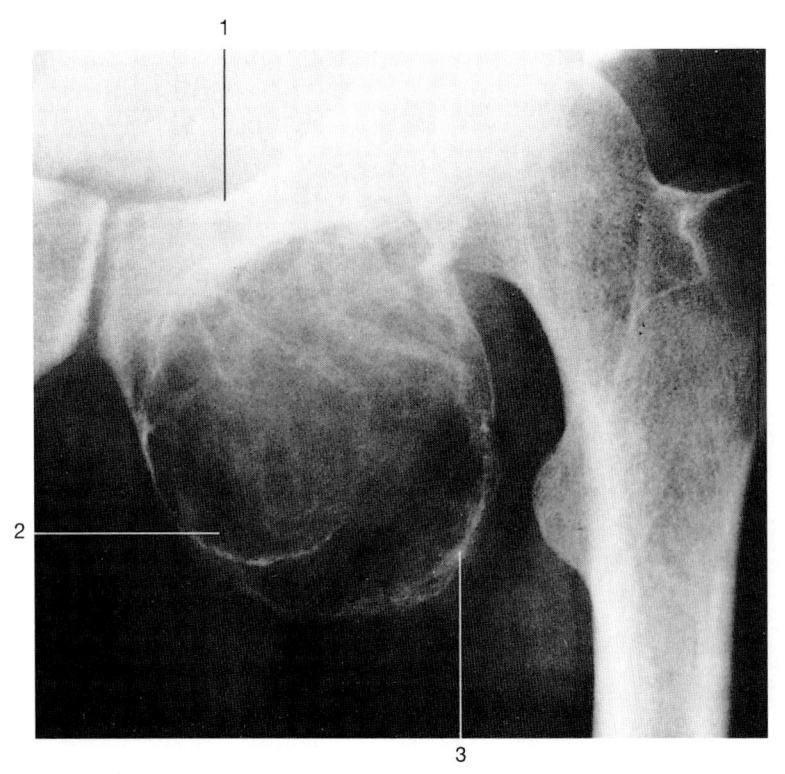

Abb. 862. Aneurysmale Knochenzyste (linkes Os pubis)

Aneurysmale Knochenzyste 437

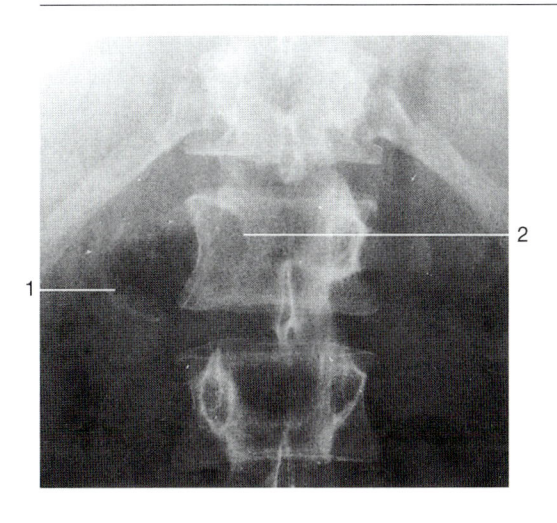

Abb. 863. Aneurysmale Knochenzyste
(1. Lendenwirbelkörper)

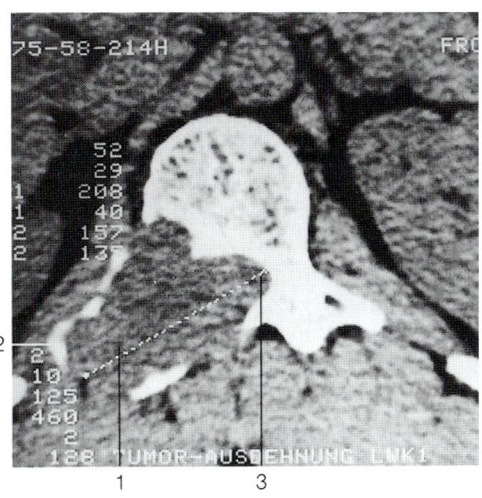

Abb. 864. Aneurysmale Knochenzyste
(1. Lendenwirbelkörper, Computertomogramm)

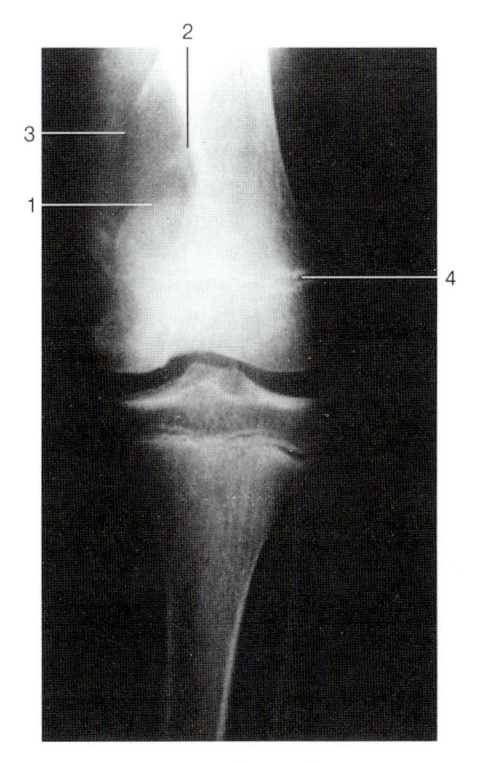

Abb. 865. Aneurysmale Knochenzyste
(distale Femurmetaphyse)

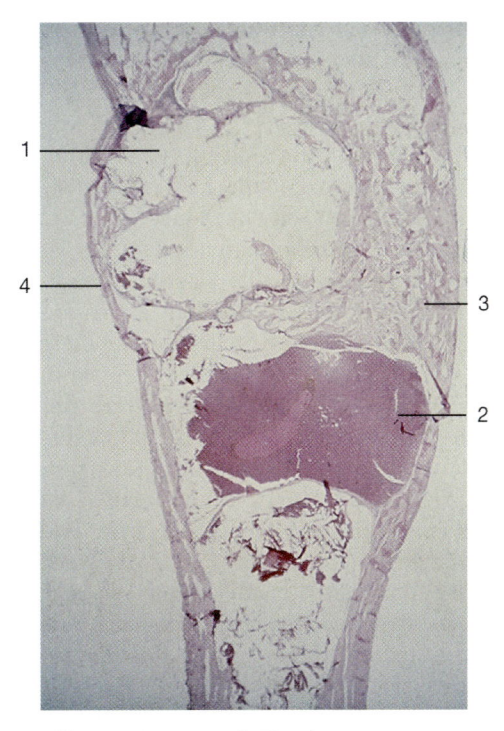

Abb. 866. Aneurysmale Knochenzyste
(proximale Tibia, Lupe = 5×)

In **Abb. 867** sieht man das **makroskopische Bild** einer aneurysmalen Knochenzyste einer Rippe. Der Knochen ist in einem etwa 11 cm großen Abschnitt sehr stark aufgetrieben; an einem Ende erkennt man noch den gesunden angrenzenden Rippenanteil *(1)*. Der extraossäre Anteil der Läsion ist somit deutlich größer als der intraossäre. Auf dem Flachschnitt findet sich eine Zyste mit mehreren unterschiedlich großen Hohlräumen *(2)*, die mit Blukoagula ausgefüllt sind. Die Wand dieser Zysten *(3)* besteht aus einem derben Bindegewebe, das außen ziemlich breit angelegt ist und teilweise verknöchert sein kann. Es handelt sich um periostales Bindegewebe, das bei Expansion der Zyste vorgebuchtet wurde und die Zyste nach außen hin begrenzt. Auch die Septen, die die verschiedenen Hohlräume zueinander abtrennen, bestehen aus Bindegewebe und weisen oft Knochengewebe auf. In manchen aneurysmalen Knochenzysten ist lediglich klare oder blutig tingierte Flüssigkeit vorhanden.

Wie in **Abb. 868** ersichtlich, bestimmen die zystischen Hohlräume *(1)* auch das **histologische Schnittbild** der aneurysmalen Knochenzyste. Teilweise sind die Hohlräume leer *(1)*, teilweise von Blut oder Blutkoagula ausgefüllt *(2)*. Die Hohlräume sind glatt begrenzt, ohne daß eine endotheliale Auskleidung zu erkennen ist *(3)*. Die Wand dieser zystischen Hohlräume besteht aus einem lockeren Bindegewebe und Granulationsgewebe, in dem zahlreiche Gefäßspalten zu erkennen sind *(4)*. Damit unterscheiden sich diese Hohlräume von ausgeweiteten Gefäßen, wie sie in einem kavernösen Hämangiom (s. S. 389) zu finden sind. In den Wänden der Knochenzyste haben sich unregelmäßige trabekuläre Knochenstrukturen *(5)* ausdifferenziert. Diese ergeben im Röntgenbild eine Schattenbildung, die zum Bild der trabekulären Innenstruktur führt. Auch im außen umgebenden Periostmantel erfolgt vielfach eine solche reaktive Knochenneubildung, die dem extraossären Anteil der aneurysmalen Knochenzyste röntgenologisch die äußere Begrenzung verleiht. Manchmal werden auch Osteoidstrukturen in den Zystenwänden angetroffen, denen Reihen von Osteoblasten angelagert sind. Ein solches Gewebebild läßt sich dann schwer gegenüber einem teleangiektatischen Osteosarkom (s. S. 294) abgrenzen. In den unterschiedlich breiten und langen Zwischenwänden, die die Hohlräume voneinander abtrennen, können manchmal auch ausdifferenzierte Knorpelherde gefunden werden.

Bei **stärkerer Vergrößerung** erkennt man in **Abb. 869** einen Hohlraum einer aneurysmalen Knochenzyste *(1)*, der nur wenig Blut enthält. Diese Zyste ist glatt begrenzt und läßt eine flache endotheliale Zellauskleidung *(2)* erkennen. Die Zystenwand besteht aus einem zellreichen Granulationsgewebe, in dem zahlreiche mehrkernige osteoklastäre Riesenzellen *(3)* liegen. Die Riesenzellen sind im Gewebe ungleichmäßig verteilt und liegen oft in Gruppen zusammen. Das fibröse Grundgewebe ist sehr zellreich und enthält viele Fibrozyten und Fibroblasten, deren Kerne isomorph sind. Es können mitunter jedoch einzelne Mitosen beobachtet werden; insbesondere nach einer vorangegangenen Kurettage kann örtlich eine beträchtliche mitotische Aktivität verzeichnet werden. Hierbei muß ein maligner Knochentumor in die differentialdiagnostische Erwägung gezogen werden.

In **Abb. 870** kommt der charakteristische strukturelle Aufbau einer aneurysmalen Knochenzyste **histologisch** klar zur Darstellung: Wir sehen den glatt begrenzten Hohlraum *(1)*, der eine unvollständige Zellauskleidung aufweist. Die Innenschicht der Zystenwand *(2)* besteht aus einem lockeren Bindegewebe, in dem zahlreiche isomorphe Fibrozyten und Fibroblasten sowie kollagene Fasern vorliegen. Es werden hier auch reichlich Kapillaren *(3)* angetroffen. Oft kann es sich in dieser Zone um ein regelrechtes Granulationsgewebe handeln, in dem auch entzündliche Infiltrate (Lymphozyten, Plasmazellen, Histiozyten und Granulozyten) eingestreut sind. In der Außenzone *(4)* sieht man ein noch zellreiches Granulationsgewebe, in dem in einer bandförmigen Zone viele mehrkernige Riesenzellen vom Typ der Osteoklasten *(5)* auffallen. Diese führen die Auflösung der autochtonen Knochenstrukturen herbei, die zum Bild einer expansiven Osteolyse führen. Im Kurettagematerial können die osteoklastären Herde derartig überwiegen, daß die Differentialdiagnose zum Osteoklastom (s. S. 351) erhebliche diagnostische Schwierigkeiten bereiten kann.

Obwohl wir die aneurysmale Knochenzyste als einen besonderen Reaktionsprozeß des Knochens auffassen (ähnlich wie das reparative Riesenzellgranulom oder die Riesenzellreaktion, s. S. 212), zeigt die Läsion ein tumorartiges, destruktives Wachstum und in 21% der Fälle Rezidive. Das proliferierende Gewebe sollte deshalb durch en-bloc-Exzision oder gründliche Kurettage entfernt werden. Eine Strahlentherapie ist nur bei Inoperabilität indiziert.

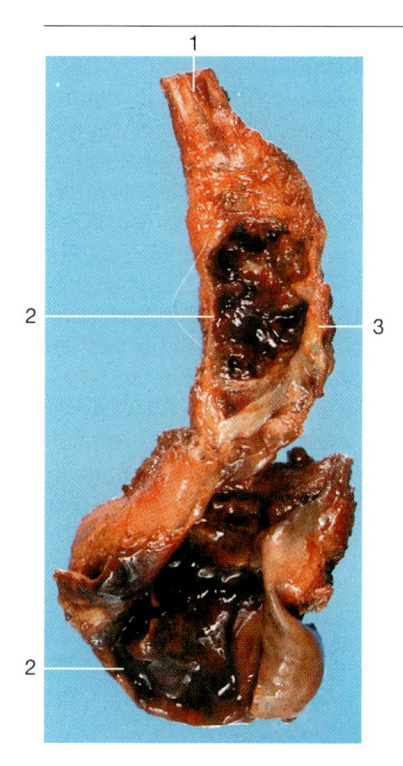

Abb. 867. Aneurysmale Knochenzyste (Rippe, Schnittfläche)

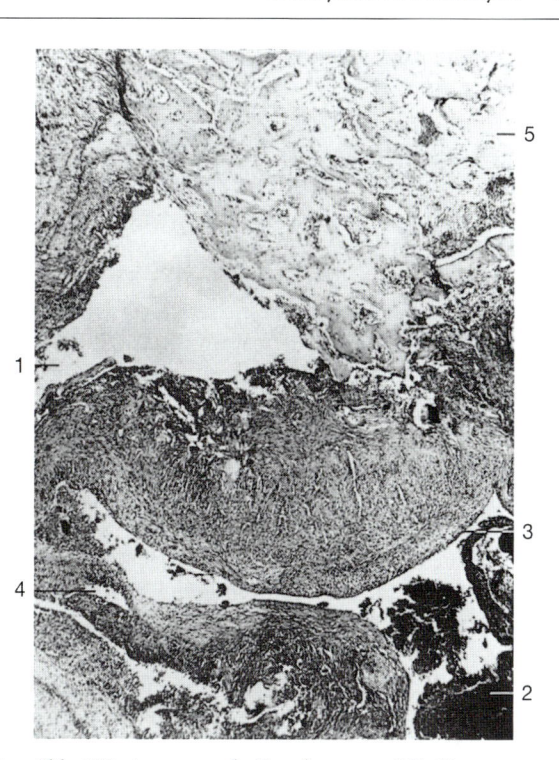

Abb. 868. Aneurysmale Knochenzyste; HE, 15×

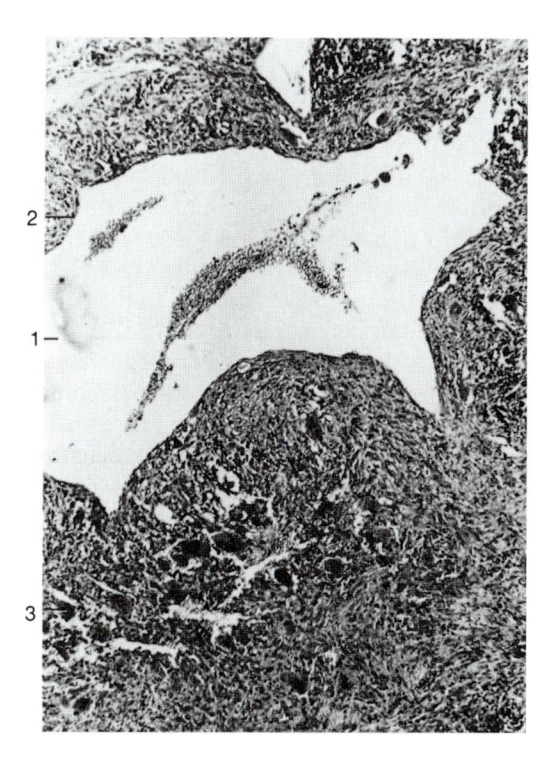

Abb. 869. Aneurysmale Knochenzyste; HE, 25×

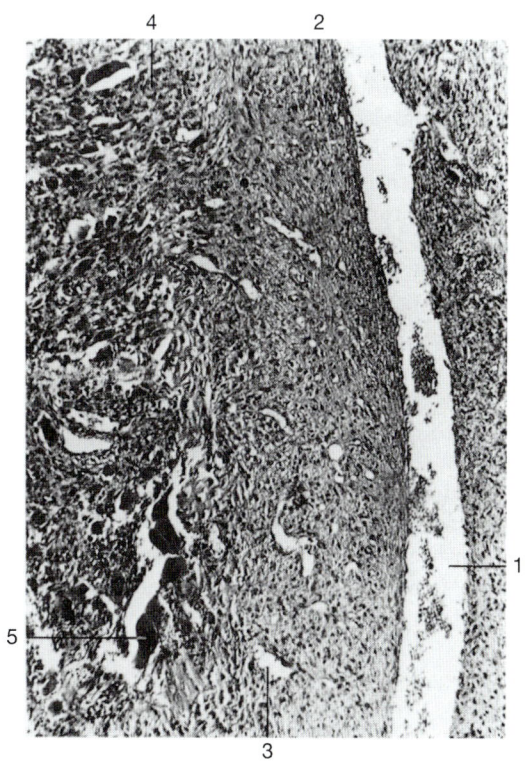

Abb. 870. Aneurysmale Knochenzyste; HE, 32×

Solide aneurysmale Knochenzyste

Die solide aneurysmale Knochenzyste ist eine Variante der gewöhnlichen aneurysmalen Knochenzyste, die sich auszeichnet durch eine überwiegend kompakte Gewebsmasse inmitten einer radiologisch dargestellten „Knochenzyste" mit osteofibrösen Strukturen, ähnlich einem primären Knochentumor. Es handelt sich trotz scheinbarer radiologischer und histologischer Malignitätskriterien um eine gutartige tumorähnliche Knochenläsion, die relativ häufig angetroffen wird.

In **Abb. 871** findet sich das **Röntgenbild** einer soliden aneurysmalen Knochenzyste im linken Schenkelhals (1). Sie ist zentral im Knochen gelegen, unscharf begrenzt, ohne Randsklerose und hat die benachbarte Kortikalis mehrfach durchbrochen (2). Die „Zyste" hat keine Innenstruktur. Das Fehlen einer Periostreaktion weist auf aggressives Wachstum hin.

Histologisch finden sich ganz unterschiedliche Strukturen: In **Abb. 872** ist eine typische *aneurysmale Knochenzyste* mit dem Hohlraum (1) und einem zellreichen Granulationsgewebe in der Umgebung (2) zu sehen, in dem mehrkernige Osteoklasten (3) gelegen sind. In **Abb. 873** ist die Zyste mit einem Blutkoagulum gefüllt (1). Es besteht in der Zystenwand ein ausgebreitetes zellreiches Granulationsgewebe mit vielen *Lymphozyten* (2).

In der **histologischen Abb. 874** ist die zellreiche *spindelzellige Komponente* mit vielen isomorphen Fibroblasten ohne Mitosen zu sehen. Einige größere hyperchromatische Kerne (1) sind eingeschlossen. Es besteht ein storiformes Stroma (2).

An anderen Stellen findet man **histologisch** (**Abb. 875**) Ablagerungen von *Osteoid* und *Geflechtknochen* (1).

Abb. 876 zeigt **histologisch** die fokale Ansammlung von *Osteoklasten* (1) in den soliden Anteilen der Knochenzyste.

Schließlich findet man **histologisch** – wie **Abb. 877** zeigt – Areale von *Chondroid* (1) inmitten des spindelzelligen Stromas (2).

Bei den ganz verschiedenen histologischen Strukturen inmitten einer soliden aneurysmalen Knochenzyste müssen histologisch mehrere Knochenläsionen differentialdiagnostisch in Erwägung gezogen werden, die häufiger mit einer gewöhnlichen aneurysmalen Knochenzyste vergesellschaftet sind. Hierzu gehören eine fibröse Knochendysplasie Jaffe-Lichtenstein, eine osteofibröse Knochendysplasie Campanacci, ein Osteoblastom, ein Osteoklastom und vor allem ein niedrig-malignes zentrales Osteosarkom. Letzteres ist durch ein sarkomatöses Stroma gekennzeichnet, das bei der soliden aneurysmalen Knochenzyste fehlt. Im Zweifelsfall sollte die Läsion operativ entfernt und der Patient in der Folge weiter beobachtet werden. Therapie und Prognose sind bei der soliden aneurysmalen Knochenzyste dieselben wie bei der gewöhnlichen aneurysmalen Knochenzyste.

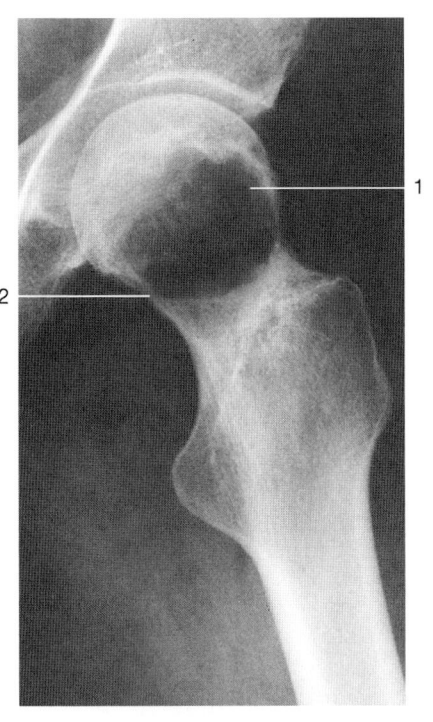

Abb. 871. Solide aneurysmale Knochenzyste (linker Schenkelhals)

Abb. 872. Solide aneurysmale Knochenzyste; HE, 40×

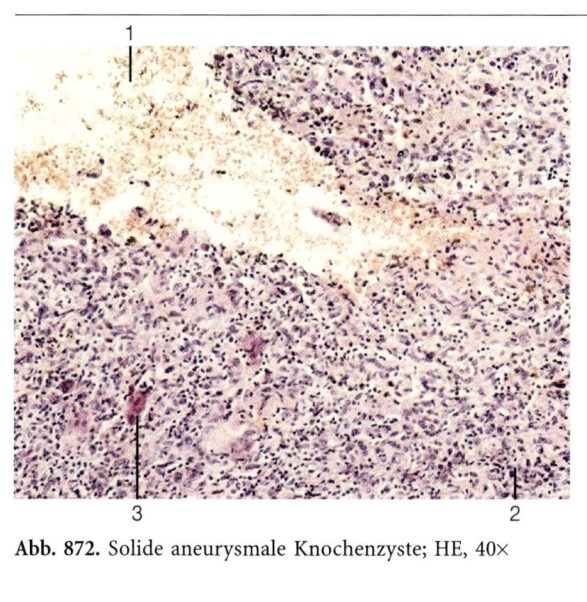

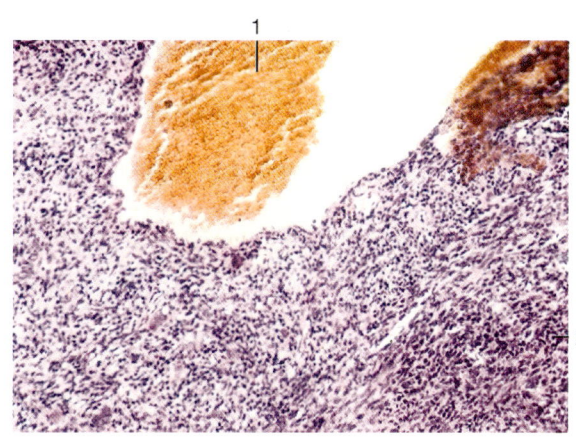

Abb. 873. Solide aneurysmale Knochenzyste; HE, 40×

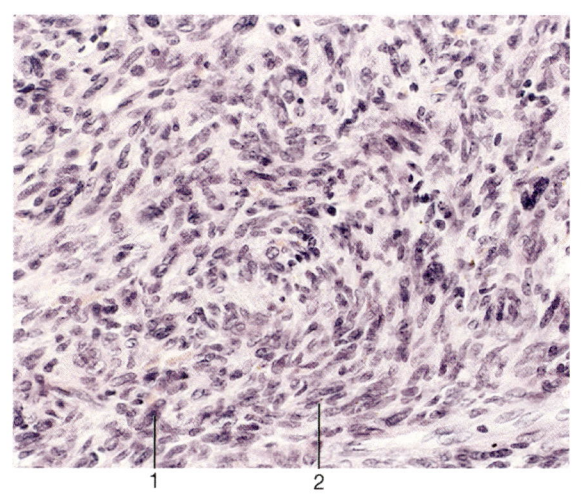

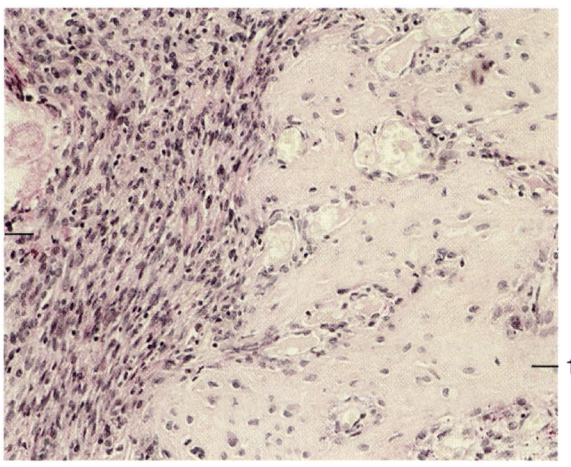

Abb. 874. Solide aneurysmale Knochenzyste; HE 100× (fibröse Komponente)

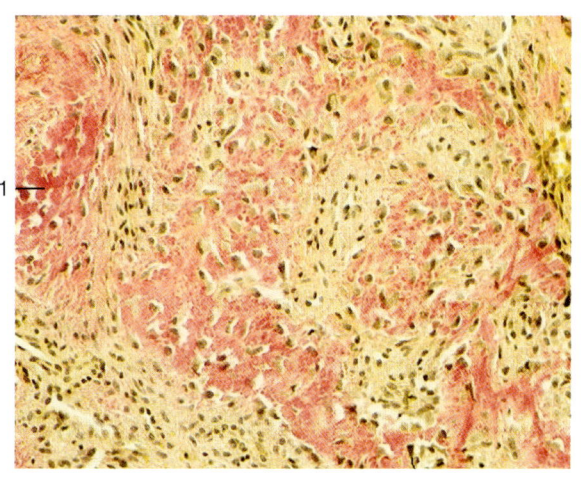

Abb. 875. Solide aneurysmale Knochenzyste; van Gieson, 64× (Osteoid und Geflechtknochen)

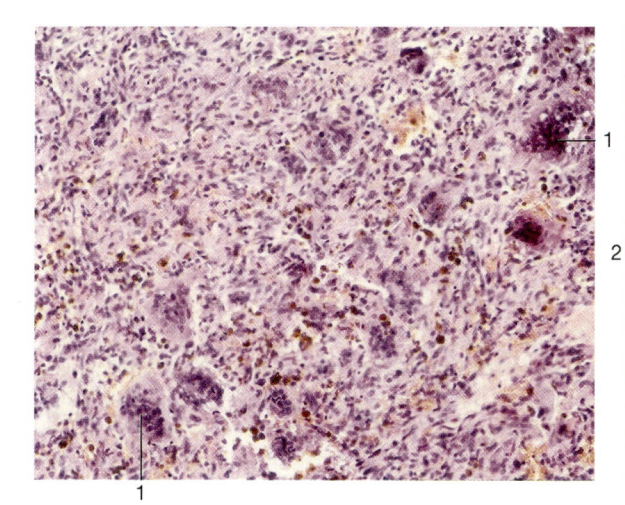

Abb. 876. Solide aneurysmale Knochenzyste; HE, 40× (Osteoklasten)

Abb. 877. Solide aneurysmale Knochenzyste; PAS, 64× (chondroide Komponente)

Intraossäres Ganglion

Bei einer gelenknahen Knochenzyste muß ein intraossäres Ganglion in Erwägung gezogen werden. *Es handelt sich um eine synoviale Zyste im subchondral-juxtaartikulären Bereich eines meist degenerativ veränderten Gelenkes, die glattwandig ist und von seröser, mukoider Flüssigkeit ausgefüllt wird.* Es bestehen enge morphologische Beziehungen zu Ganglien der Gelenkkapsel oder Sehnenscheiden. Derartige subartikuläre Zysten können ursächlich auch mit einem vorangegangenen Trauma in Verbindung gebracht werden. Häufig stellen sie einen Zufallsbefund dar. Sie rufen manchmal geringe Schmerzen hervor.

In der **Röntgenaufnahme** der **Abb. 878** sieht man ein intraossäres Ganglion in der distalen Tibia *(1)* nahe dem oberen Sprunggelenk. Es handelt sich um einen rundlichen, zystischen Osteolyseherd, der ganz exzentrisch im Knochen gelegen ist und allseits von einer Randsklerose *(2)* umgeben wird. Diese kleine „Knochenzyste" zeigt keine Innenstruktur. Sie liegt in enger Nachbarschaft zum Gelenkspalt *(3)*. Das benachbarte Gelenk und das umgebende Knochengewebe sind röntgenologisch unverändert; in den meisten Fällen finden sich jedoch mehr oder weniger ausgeprägte arthrotische Gelenkveränderungen.

Das **histologische Bild** eines typischen intraossären Ganglions ist in **Abb. 879** dargestellt. Man sieht einen glatt begrenzten zystischen Hohlraum *(1)*, der meist von seröser Flüssigkeit ausgefüllt ist. Histologisch ist – meist am Kurettagematerial – die Zystenwand zu beurteilen. Sie besteht aus einem lockeren Bindegewebe *(2)*, das an einigen Stellen myxomatös verquollen ist *(3)*. Die Kollagenfasern haben einen parallelen Verlauf zur Lichtung. Viele Ganglien haben keine epitheliale Innenauskleidung *(4)*; manchmal werden sie jedoch von einer synovialen Zellschicht ausgekleidet (sog. *synoviale Knochenzyste*). Die Zystenwand wird von einigen weiten, zartwandigen Blutgefäßen *(5)* durchzogen. Perivaskulär beobachtet man Infiltrate von Lymphozyten, Plasmazellen und Histiozyten *(6)* als entzündliche Veränderung. Es können auch Hämosiderinablagerungen als Zeichen alter Blutungen vorkommen. Eine Verbindung zwischen einem intraossären Ganglion und dem benachbarten Gelenkraum ist nicht vorhanden. – Die Prognose dieser zytischen Knochenläsion ist gut; nach Exkochleation und Auffüllung mit Knochenspänen treten nur selten Rezidive auf.

Subchondrale Knochenzyste

Im Bereich von Gelenken, insbesondere Kniegelenk und Hüftgelenk, können solitäre oder multiple Knochenzysten auftreten, denen eine unterschiedliche Ätiologie zugrunde liegt. So sehen wir häufig im Bereich arthrotischer Gelenke (z. B. bei Coxarthrosis deformans, s. S. 448) sog. Geröllzysten (= *Geoden*). Auch eine Osteoarthritis kann zu gelenknahen Knochenzysten führen. *Bei der subchondralen Knochenzyste handelt es sich um eine solitäre intraossäre Zyste, die im Bereich eines unveränderten Gelenkes auftritt und keine kennzeichnenden histologischen Strukturen aufweist.* Die Zyste ist – im Gegensatz zur juvenilen oder aneurysmalen Knochenzyste (s. S. 430 und S. 434) – in der Epiphyse gelegen und dehnt sich oft bis in die Metaphyse aus. Sie kann ein- oder mehrkammerig sein.

In **Abb. 880** ist eine subchondrale Knochenzyste im **Röntgenbild** zu sehen: Im Tibiakopf zeigt sich eine größere Zyste *(1)*, die unterhalb der knorpeligen Gelenkfläche *(2)* gelegen ist. Die Zyste ist durch eine Randsklerose scharf begrenzt. Sie hat keine Innenstruktur. Daneben erkennt man im Tibiakopf weitere kleinere Zysten *(3)*. Die Gelenkflächen des Kniegelenkes sind glatt; der Gelenkspalt *(4)* ist erhalten. Es finden sich keine degenerative oder entzündliche Gelenkveränderungen.

Das **histologische Material**, das meist durch Kurettage gewonnen wird, ist recht uncharakteristisch. In **Abb. 881** sieht man einen glatt begrenzten Hohlraum *(1)*, der von einem dichten kollagenen Bindegewebe *(2)* umgeben ist. Die Zyste wird von keiner Epithelschicht *(3)* ausgekleidet. Sie ist meistens von seröser Flüssigkeit ausgefüllt. Im Kurettagematerial finden sich meistens nur Fetzen von Bindegewebe und des angrenzenden sklerotischen Knochengewebes, aus denen allein sich keine Diagnose stellen läßt. Hierfür ist zusätzlich die Kenntnis des Röntgenbefundes notwendig. Eine Verbindung zum benachbarten Gelenk besteht nicht. Klinisch macht die subchondrale Knochenzyste meist keine Symptomatik; sie stellt häufig einen röntgenologischen Zufallsbefund dar. Die Pathogenese ist unklar. Bei Kenntnis und richtiger Interpretation des Röntgenbildes ist meist keine Therapie erforderlich. Eine solche Zyste kann allerdings einbrechen und eine sekundäre Arthrose nach sich ziehen. Deshalb sollte bei einer Schmerzsymptomatik die Zyste ausgekratzt und mit Spongiosa aufgefüllt werden.

Subchondrale Knochenzyste 443

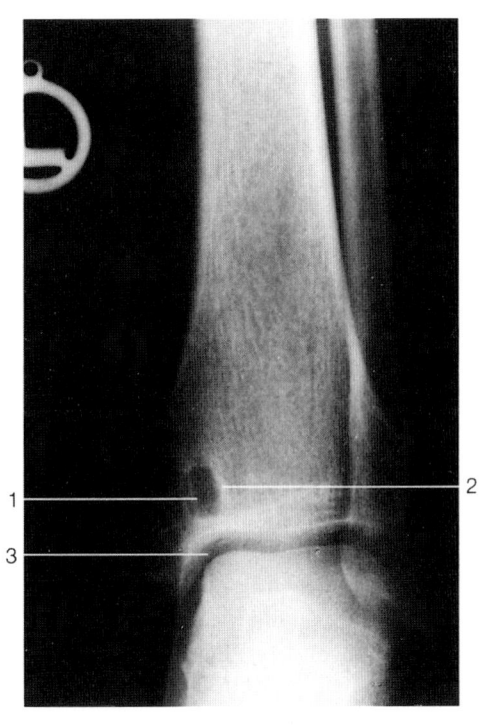

Abb. 878. Intraossäres Ganglion (distale Tibia)

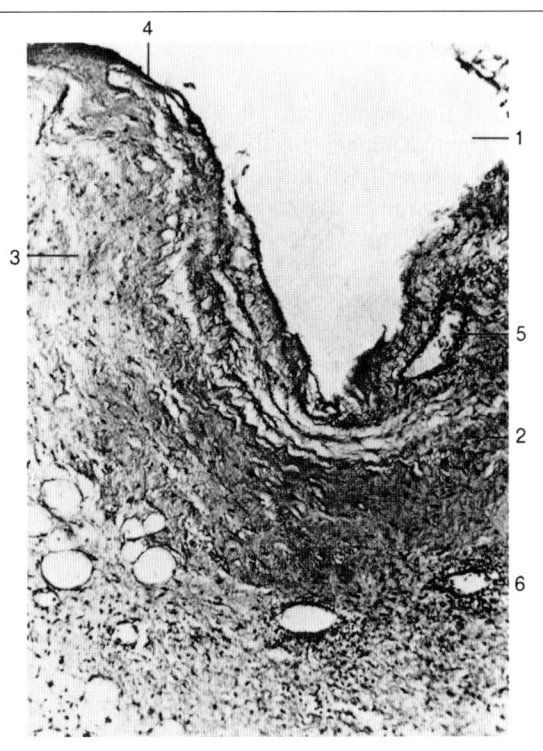

Abb. 879. Intraossäres Ganglion; HE, 25×

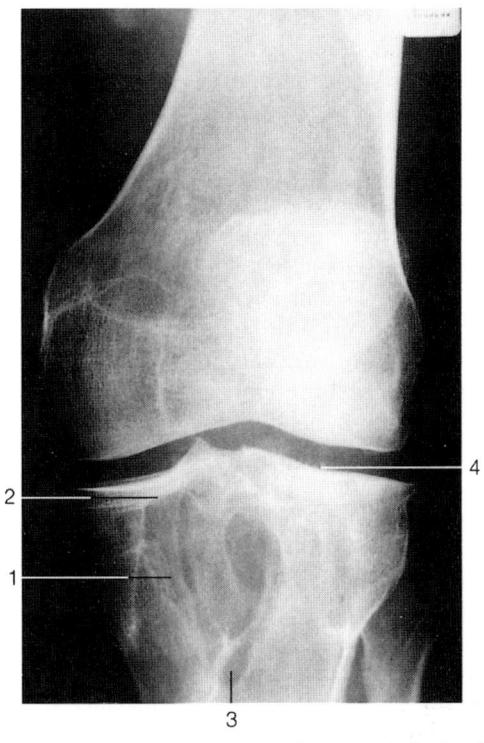

Abb. 880. Subchondrale Knochenzyste (Tibiakopf)

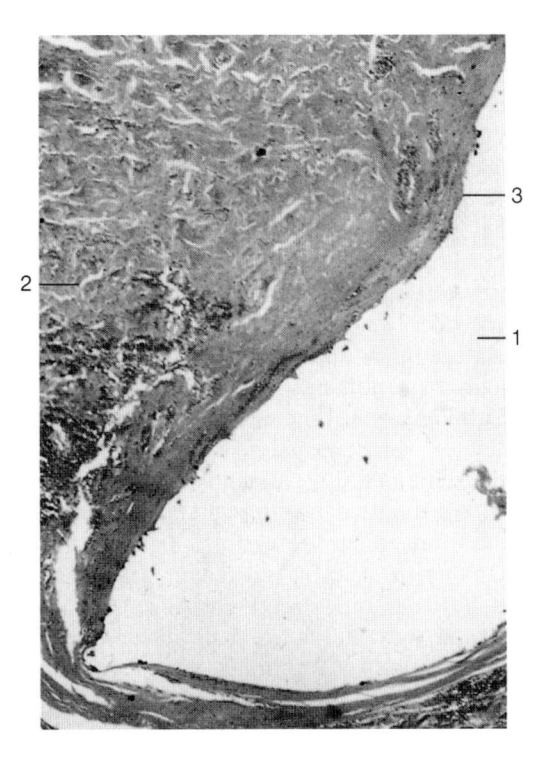

Abb. 881. Subchondrale Knochenzyste; HE, 40×

Calcaneuszyste

Es werden röntgenologisch oft Knochenzysten in verschiedenen Knochen beobachtet, die sich diagnostisch schwer einordnen lassen. Sie stellen meist Zufallsbefunde dar. Darunter sind wohl am häufigsten zystische Herde im Calcaneus. *Die Calcaneuszyste ist eine scharf umschriebene Knochenzyste im Os calcaneus, die meist keine Symptomatik hervorruft. In seltenen Fällen ruft sie leichte, ziehende Schmerzen hervor, die den Patienten den Arzt aufsuchen läßt.* Auch wenn im Röntgenbild dann eine solche Knochenzyste angetroffen wird, sollten sich die Untersuchungen auf die Abklärung einer wahrscheinlich anderen Ursache für Symptomatik erstrecken.

In **Abb. 882** ist eine klassische Calcaneuszyste im **Röntgenbild** ersichtlich *(1)*. Sie ist an der Unterseite des Knochens gelegen und scharf begrenzt. Die angrenzende Kortikalis *(2)* ist vollständig erhalten, teilweise sklerotisch verdichtet und nicht rarefiziert. Proximal sind eine Randsklerose und sklerotische Verdichtung der Knochenstrukturen *(3)* ersichtlich. Im Innern finden sich einige diskrete trabekuläre Verdichtungen. Die übrige Spongiosa ist regelrecht strukturiert. Auch die Außenkonturen des Knochens sind erhalten; die angrenzenden Gelenke zeigen keine Veränderungen. Meist enthält die Zyste seröse Flüssigkeit. Derartige Zysten im Calcaneus haben oft eine beträchtliche Größe und können auch dorsal gelegen sein. Dennoch spricht das Röntgenbild für absolute Gutartigkeit; im Szintigramm findet sich meist keine verstärkte Anreicherung. Ein solcher Röntgenbefund sollte zu keiner operativen Intervention indizieren. Nur bei seltenen Beschwerden oder drohender Knochenfraktur ist eine Kurettage und Auffüllung des Hohlraumes mit Spongiosa zweckmäßig.

Zur **histologischen Untersuchung** wird meist nur zerfetztes Kurettagematerial gewonnen, an dem allein keine definitive Diagnose gestellt werden kann. Hierzu ist die Einbeziehung des Röntgenbefundes unbedingt notwendig. In **Abb. 883** sieht man einen glatt begrenzten, zystischen Hohlraum *(1)*, der mit seröser Flüssigkeit gefüllt ist. Die Wand wird durch ein teils dichtes, teils lockeres Bindegewebe *(2)* gebildet, ohne daß eine Epithelauskleidung *(3)* besteht. Somit handelt es sich um eine „einfache Knochenzyste", deren Ätiologie unbekannt ist. Wahrscheinlich handelt es sich um eine Entwicklungsstörung, die harmlos ist.

Intraossäre Epidermiszyste

Eine solitäre zystische Knochenläsion kann dadurch zustande kommen, daß während der Skelettentwicklung und des Skelettwachstums eine Gruppe von Plattenepithelien in den Knochen verlagert wurde und dort kontinuierlich proliferiert, bis schließlich eine von Plattenepithel ausgekleidete Zyste entsteht. *Bei der intraossären Epidermiszyste handelt es sich um eine gutartige solitäre, osteolytische Knochenläsion, die von einem mehrschichtigen verhornenden Plattenepithel ausgekleidet wird und mit Hornschuppen ausgefüllt sein kann.* Die Zyste wird meist in den Schädelknochen und Phalangealknochen beobachtet. In letzteren wird eine traumatische Genese angenommen. Vereinzelt kommen derartige Zysten auch in anderen Knochen (Zehen) vor.

Während intraossäre Epidermiszysten in den Fingern meist leichte ziehende Schmerzen hervorrufen, können sie an anderer Lokalisation einen Zufallsbefund darstellen. In **Abb. 884** ist im **Röntgenbild** eine solche solitäre Knochenzyste in der Endphalanx eines Fingers zu sehen *(1)*. Die intraossäre Zyste ist zentral im Knochen gelegen und hat den Knochen stark blasig aufgetrieben. Die Kortikalis ist von innen her deutlich verschmälert und an einigen Stellen kaum noch nachweisbar; sie ist jedoch nicht durchbrochen. Der angrenzende Gelenkspalt *(2)* ist vollständig erhalten. Eine Periostreaktion ist nicht ersichtlich. Die Zyste ist einkammerig und zeigt – außer einigen unspezifischen Verdichtungen – keine Innenstruktur.

Histologisch (**Abb. 885**) erkennt man eine Zyste, die rundum von einem mehrschichtigen Plattenepithel *(1)* ausgekleidet ist. Dieses liegt teils als eine Zellschicht, teils aber auch als knospige Epithelproliferate *(2)* vor. Die Zellen haben kleine isomorphe Kerne; Mitosen werden nicht beobachtet. Oft handelt es sich um ein verhornendes Plattenepithel, und im Zystenlumen *(3)* finden sich abgeschilferte Hornschuppen. Nach außen hin ist die Zyste scharf begrenzt *(4)*. Im Kurettagematerial weisen oft nur einige Hornschuppen zwischen Spongiosatrabekeln und etwas Bindegewebe auf eine intraossäre Epidermiszyste hin. Zur definitiven Diagnose ist dann der Röntgenbefund unbedingt erforderlich. Differentialdiagnostisch muß ein Enchondrom (s. S. 228) röntgenologisch in Erwägung gezogen werden; es fehlen hier jedoch die für das Enchondrom typischen fleckigen Verkalkungen. Die Prognose der intraossären Epidermiszyste ist gut; es werden nur selten Rezidive nach Auskratzung beobachtet.

Intraossäre Epidermiszyste 445

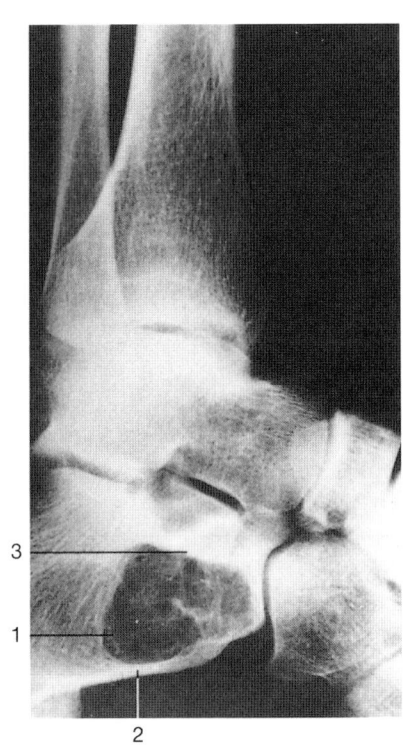

Abb. 882. Calcaneuszyste

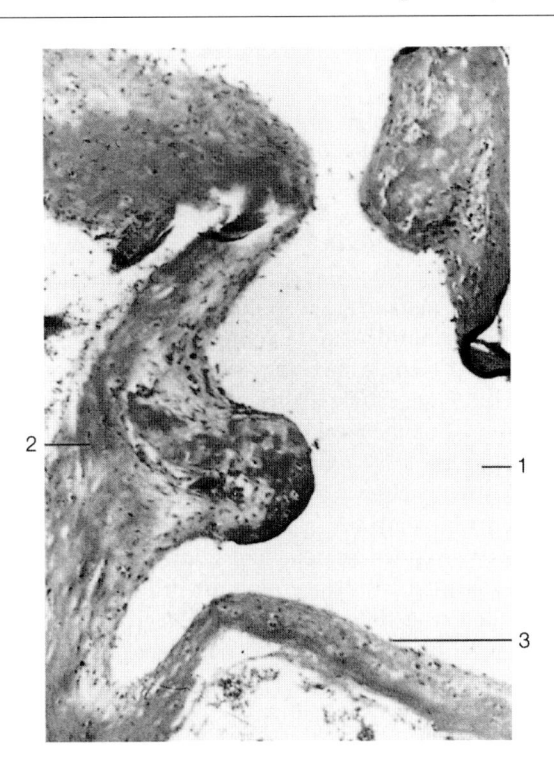

Abb. 883. Calcaneuszyste; HE, 25×

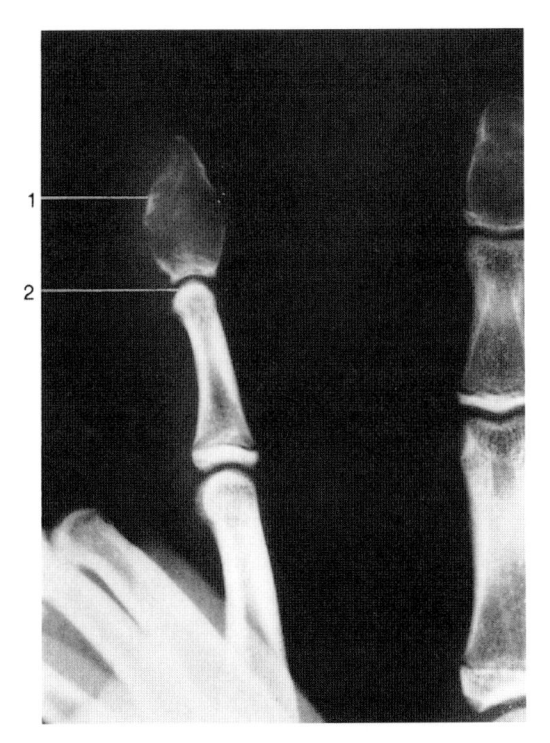

Abb. 884. Intraossäre Epidermiszyste (Fingerendphalanx)

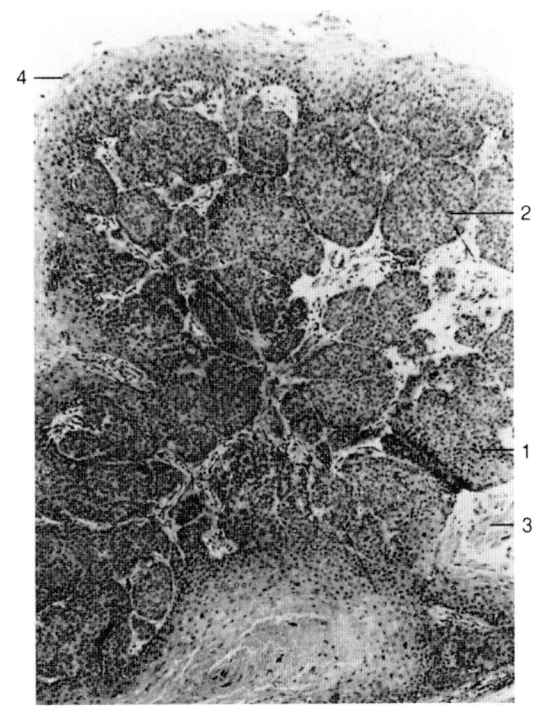

Abb. 885. Intraossäre Epidermiszyste; HE, 4×

Radikuläre Kieferzyste (ICD-O-DA-522.80)

Im Kiefer treten sehr häufig Knochenzysten auf, die eine ossäre Ursache haben (z. B. fibröse Knochendysplasie) oder von den Zähnen ausgehen (dentogene Knochenzysten). *Bei der radikulären Knochenzyste handelt es sich um eine apikale oder laterale Zyste im Bereich einer Zahnwurzel, die sich aus einem periapikalen Zahngranulom entwickelt.*

Im **Röntgenbild** (sog. Panorama-Aufnahme) des Kiefers erkennt man in **Abb. 886** im linken Unterkiefer eine scharf begrenzte Zyste (1), die dem Zahn 37 angelagert ist. Die Zyste hat keine Innenstruktur.

Im **histologischen Großschnitt** der **Abb. 887** zeigt sich unterhalb eines Zahnes (1) die apikale Zyste, die von einer Schicht von Plattenepithelien glatt ausgekleidet ist (2). Der Balg ist mit Cholesterinkristallen ausgefüllt (3). Die Zystenwand und die Umgebung besteht aus zwiebelschalenartig geschichtetem Bindegewebe (4). Häufig kommt es im Bereich einer radikulären Kieferzyste zu Blutungen und einer schmerzhaften Entzündung mit Fremdkörperreaktion auf die Cholesterinkristalle. Bei schwerer Entzündung kann die Zyste eitrig eingeschmolzen werden, so daß nach operativer Kürettage nur noch Reste der Zystenwand erhalten sind. Im Bereich der Zyste ist das Knochengewebe zerstört; in der Umgebung kann sich jedoch eine reaktive Osteosklerose entwickeln, die auch radiologisch ersichtlich ist.

Bei Kieferzysten, die von einem stark verhornenden Plattenepithel ausgekleidet und mit Hornmassen ausgefüllt sind, muß eine *Keratozyste* differentialdiagnostisch in Erwägung gezogen werden. Im **Röntgenbild** eines Unterkieferresektates zeigen sich in **Abb. 888** multiple Keratozysten, die kanalartig miteinander verbunden sind. Es handelt sich hierbei um eine erbliche Mißbildung, die im Rahmen des sog. *Gorlin-Goltz-Syndroms* oft mit Basaliomen der Haut koordiniert ist.

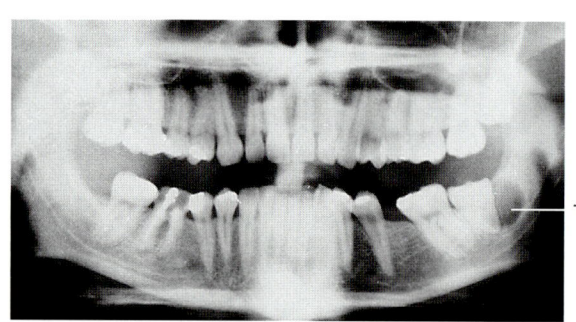

Abb. 886. Radikuläre Kieferzyste (linker Unterkiefer)

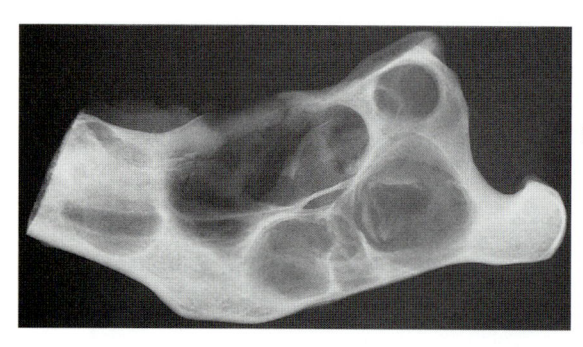

Abb. 888. Kieferzysten bei Gorlin-Goltz-Syndrom (Unterkiefer, Operationspräparat, Röntgen)

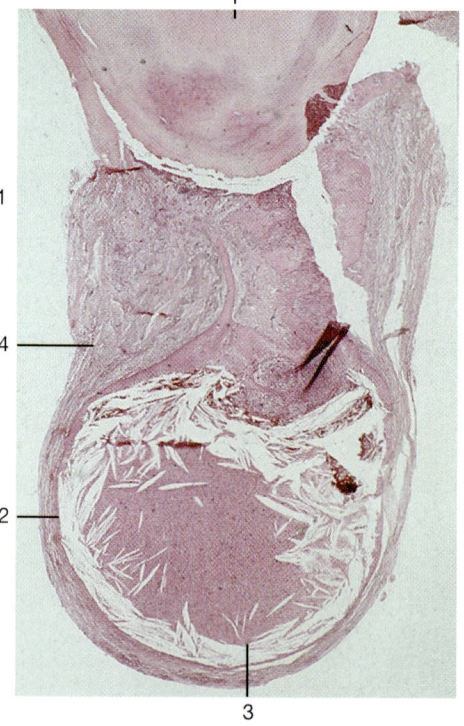

Abb. 887. Radikuläre Kieferzyste; Lupe

12 Degenerative Gelenkerkrankungen

Allgemeines

Degenerative Gelenkschädigungen sind außerordentlich häufig, so daß sowohl Kliniker (Orthopäden, Chirurgen, Internisten), Radiologen und Pathologen damit konfrontiert werden. In den meisten Fällen handelt es sich um „Abnutzungserscheinungen", die gehäuft im höheren Alter auftreten. An den unterschiedlichsten Gelenken kommt es zu einer *primären Schädigung des Gelenkknorpels*, wodurch sich sog. **Arthrosen** entwickeln, die zu erheblichen Einschränkungen der Gelenkfunktion und damit zu beträchtlichen Beschwerden der Patienten führen. Vielfach treten zu der primären Funktionseinschränkung starke Gelenkschmerzen auf. Dieser sog. „degenerative Rheumatismus" ist vom sog. *„entzündlichen Rheumatismus"* (s. S. 467 ff.) mit ganz ähnlicher Symptomatik abzugrenzen. Bei den Arthrosen beginnt die Erkrankung in der knorpeligen Gelenkfläche, wobei der Stoffwechsel des Gelenkknorpels für die funktionsgerechte Erhaltung des Gewebes unzureichend ist; man spricht von sog. *primären Arthrosen*. Weitaus am häufigsten wird die Ätiologie bei der **Coxarthrosis deformans** und somit im Hüftgelenk angetroffen. Die Patienten kommen mit ihren Beschwerden zum Arzt; röntgenologisch wird die Coxarthrose diagnostiziert; häufig wird der geschädigte Hüftkopf, der meist stark deformiert ist, operativ entfernt und durch eine Totalendoprothese (TEP) ersetzt. Das Exzisat wird anschließend dem Pathologen zur makroskopischen und histologischen Untersuchung eingesandt.

Derartige Arthrosen können aber auch *sekundär* entstehen: *Metabolische Arthrosen* entwickeln sich bei allgemeinen Stoffwechselprozessen, bei denen es zur Ablagerung von chondropathischen Metaboliten kommt. So können beispielsweise Ablagerungen von Uraten bei der Gicht (s. S. 190) eine Arthrose zur Folge haben. Desgleichen werden arthrotische Gelenkveränderungen bei einer *Ochronose* (s. S. 200) angetroffen. Arthrosen können somit schicksalhaft bedingt sein oder eine sekundäre Ursache haben. Bei den sekundären Arthrosen läßt sich am Operationsmaterial nicht immer die ursächliche Schädigung erkennen. Für gutachterliche Fragestellungen sind hierfür genaue klinische und anamnestische Angaben erforderlich.

Arthrosen können auch infolge von andauernden *Fehlbelastungen* entstehen. So können ständige unphysiologische Belastungen eines Gelenkes (z. B. bei Mißbildungen des Skeletts) zu einer Schädigung des Gelenkknorpels führen, so daß schließlich eine Arthrose entsteht. Der Radiologe, der den gesamten Röntgenstatus vorliegen hat (z. B. bei einer Chondrodystrophie, s. S. 50), kann leicht Rückschlüsse auf die auslösende Fehlbelastung und Entwicklung der Arthrose gewinnen. Der Pathologe, der gegebenenfalls ein reseziertes arthrotisches Gelenk beurteilt, ist hinsichtlich der Ätiologie und Pathogenese der Arthrose auf die klinisch-radiologischen Angaben angewiesen. Auch krankhafte Veränderungen der Gelenkkapsel oder der Menisken können zu einer Arthrose in dem befallenen Gelenk führen.

Schließlich gibt es *traumatisch bedingte Arthrosen*, bei denen zuvor durch eine traumatische Schädigung eine Verletzung des Gelenkknorpels erfolgt ist. In später Folgezeit nach dem Trauma kann sich dann eine sekundäre Arthrose entwickeln, die sich morphologisch nicht von einer primären Arthrose unterscheidet. Für gutachterliche Fragestellungen ist auch hierbei die Kenntnis der Anamnese von entscheidender Bedeutung.

Zu den degenerativen Gelenkerkrankungen sind auch lokalisierte Veränderungen der Gelenkstrukturen zu rechnen. So kann eine lokale subchondrale Knochennekrose mit sekundärer Degeneration des benachbarten Gelenkknorpels zum Bild der **Osteochondrosis dissecans** führen. Wenn der geschädigte Knorpel-Knochen-Abschnitt in die Gelenkhöhle abgestoßen wird, rufen sog. *Gelenkmäuse* entsprechende Funktionsstörungen des Gelenkes hervor. Die Menisken können durch Fehlbelastung oder Überlastung degenerieren und zum klinischen Bild einer **Meniskopathie** führen. Besondere Bedeutung haben degenerative Veränderungen der Wirbelsäule, die sowohl die Zwischenwirbelscheiben als auch die Wirbelgelenke und -körper betreffen und zum Bild der **Spondylarthrosis deformans** führen.

Arthrosis deformans

Eine Arthrosis deformans kann an verschiedenen Gelenken auftreten und zu einer erheblichen Verformung der artikulierenden Gelenkenden führen, was die Gelenkfunktion mehr oder weniger stark beeinträchtigt (Schultergelenk = *Omarthrose*, proximale Interphalangealgelenke = *Bouchardsche Knoten*, distale Interphalangealgelenke = **Heberdensche Knoten**, Daumenwurzelgelenk = *Rhizarthrose*, Hüftgelenk = *Coxarthrose*, Kniegelenk = *Gonarthrose*, Wirbelsäule = *Spondylarthrose*). Die Arthrosis deformans ist eine häufige degenerative Gelenkerkrankung, bei der primär eine Schädigung des Gelenkknorpels erfolgt und sekundär ein Umbau und eine Deformierung des Gelenkes stattfinden. Es handelt sich zunächst um keine Mesenchymschädigung (wie beim entzündlichen Rheumatismus, s. S. 468), sondern um eine Abnützungskrankheit des Knorpels mit konsekutiver Schädigung des Knochens.

Die erste nachweisbare Veränderung ist eine mukoide oder *albuminoidkörnige Degeneration* des Gelenkknorpels. Hierbei finden sich im Knorpel zahlreiche gelbe, besenreiserartig angeordnete Granula aus Proteinen und Mukopolysacchariden und histologisch sichtbare kollagene Fasern (= *Demaskierung der Fibrillen*). Nach Zugrundegehen der Knorpelzellen entsteht die sog. *Asbestfaserung* des Knorpels mit Zystenbildungen. Diese Vorgänge sind schematisch in **Abb. 889** aufgezeichnet. Die Destruktion des Knorpelgewebes ist Ursache für die Abnahme der Scherfestigkeit des hyalinen Gelenkknorpels. Dadurch wird vermehrt Druck, der nicht mehr voll in Schub transformiert werden kann, auf den Knochen übertragen. Es kommt zu einer reaktiven Knochenneubildung und damit zu einer Osteosklerose der subchondralen Spongiosa sowie zur osteosklerotischen Randosteophytenbildung und schließlich zur partiellen Ossifikation des Gelenkknorpels. Durch diese degenerativen und ossären Umbauvorgänge wird der jeweilige Gelenkkopf erheblich deformiert. Den *primären Arthrosen* liegt eine Stoffwechselstörung des Gelenkknorpels zugrunde. Ursache der *sekundären Arthrosen* können verschiedene Störungen der Gelenkfunktion sein (z. B. angeborene Fehlstellungen der Gelenke, Knochenfrakturen, Entzündungen, Ablagerungen von Fremdstoffen). Häufig ist die Arthrosis deformans nur auf ein oder mehrere große Gelenke beschränkt. Bei den generalisierten Arthrosen (*Polyarthrosen*) sind am häufigsten die kleinen Fingergelenke betroffen. Es handelt sich um die häufigste Gelenkerkrankung, die bei Jugendlichen 11% und im hohen Alter 96% der Patienten betrifft. Bei der Hälfte dieser Patienten treten Gelenkschmerzen auf. Morphologisch finden sich nebeneinander degenerative und reaktive Veränderungen am Gelenkknorpel, der Gelenkkapsel, am subchondralen Knochen, an Sehnen und Muskeln.

In **Abb. 890** ist das klassische **Röntgenbild** einer **Coxarthrosis deformans** zu sehen: Der Hüftkopf *(1)* ist entrundet und deformiert. Der Gelenkspalt *(2)* ist hochgradig verschmälert und nur noch angedeutet erkennbar, was auf den degenerativen Substanzverlust des Gelenkknorpels zurückzuführen ist. Innerhalb des Hüftkopfes findet sich eine ganz irreguläre Verdichtung der Knochenstrukturen *(1)* infolge einer reaktiven und ungleichmäßigen Spongiosklerose, die in der subchondralen Zone beginnt, hier am ausgeprägtesten ist und im weiteren Verlauf große Teile des Hüftkopfes einnimmt. Dazwischen liegen zystische Aufhellungen *(3)*, wobei es sich um Spongiosalücken oder um sog. Geröllzysten (= Geoden) handelt, in denen das mineralisierte Spongiosagewebe zugrunde gegangen ist. Durch die infolge der Hüftkopfverformung hervorgerufene ständige Fehlbelastung der Hüftpfanne kommt es auch hier zu einer reaktiven Osteosklerose und Knochenneubildung. Röntgenologisch sieht man eine breite, bandförmige Sklerosezone am Pfannendach *(4)*. Um die Gelenkfunktion noch einigermaßen zu erhalten, wird die Gelenkpfanne erweitert; wir finden dann einen groben, spitz ausgezogenen Osteophyten *(5)* an der lateralen Seite der Hüftgelenkspfanne.

Auch **makroskopisch** finden wir an solchen Hüftköpfen eine bizarre Verformung der Strukturen. Wie am Mazerationspräparat der **Abb. 891** zu sehen ist, ist die Knorpelfläche *(1)* stark aufgerauht und zerfurcht und weist tiefe Schliffspuren auf, in denen der subchondrale Knochen *(2)* freiliegt. Grobe Randosteophyten *(3)* geben dem Hüftkopf ein pilzförmiges Aussehen. Derartige Hüftköpfe hat der Pathologe sehr häufig zu untersuchen, da sie heute oft herausoperiert werden (TEP). Wir beurteilen makroskopisch die grobe Deformierung des Hüftkopfes mit den Randosteophyten und vor allem die stark aufgerauhte knorpelige Gelenkfläche mit Schliffspuren, Rissen, Auffaserung, Usuren und Ulzera. Auf der Sägefläche finden wir die subchondrale Spongiosasklerose und Geröllzysten.

Abb. 889. Schema der Entstehung der Arthrosis deformans. Chronologischer Ablauf der Gelenkveränderungen bei der Arthrosis deformans: 1. Normalgelenk. 2. Frühphase: Asbestfaserung des Gelenkknorpels, Osteochondrosis dissecans und subchondrale Spongiosahypertrophie. 3. Spätphase: mit hyperplastisch fibrosierter Gelenkkapsel, subchondralen Geröllzysten und Knorpelregeneraten (= „Brutkapseln")

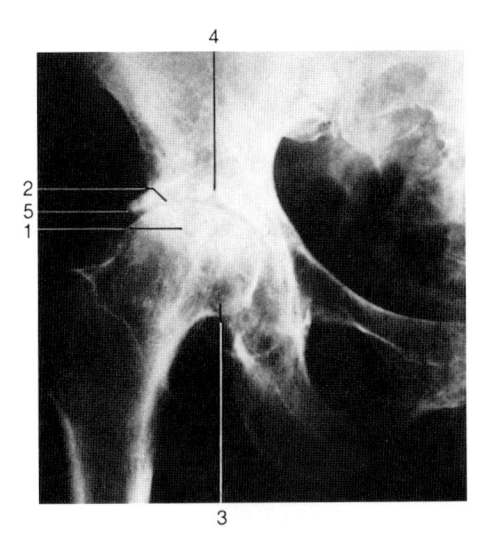

Abb. 890. Coxarthrosis deformans

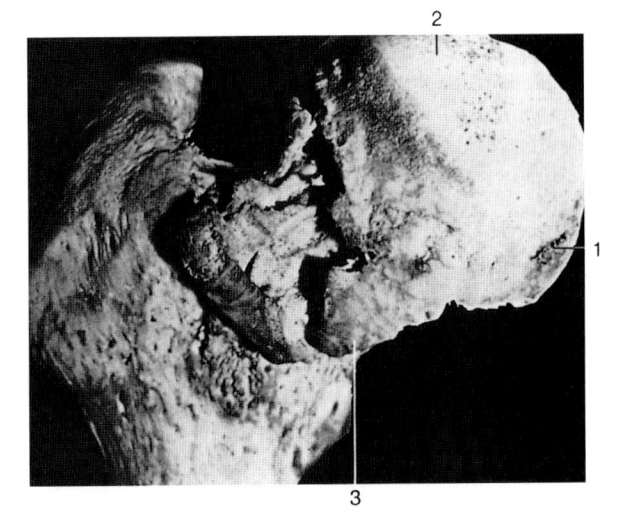

Abb. 891. Coxarthrosis deformans (Hüftkopf, Mazerationspräparat)

Die **Abb. 892** zeigt die **Röntgenaufnahme** einer schweren *Coxarthrosis deformans*, deren Diagnose sich anhand eines solchen Röntgenbefundes mit großer Sicherheit stellen läßt. Die Gelenkkonturen *(1)* sind durch die mächtige reaktive Osteosklerose im Hüftkopf und der Hüftgelenkspfanne völlig verwaschen. Der Gelenkspalt kommt praktisch nicht mehr zur Darstellung. Man erkennt einen Randosteophyten *(2)* seitlich der Gelenkpfanne. Am Übergang zum Femurhals tritt deutlich eine sog. Geröllzyste *(3)* hervor. In den benachbarten Knochenarealen findet sich eine Osteoporose *(4)*.

In **Abb. 893** liegt ein **histologischer Großschnitt** eines arthrotischen Hüftkopfes vor. Der Hüftkopf ist nicht mehr rund, sondern verformt. Seine Außenkonturen sind ungleichmäßig. Die Gelenkknorpelschicht *(1)* ist unterschiedlich verschmälert und durch Verlust von Chondroitinsulfat in der HE-Färbung rosarot gefärbt (statt normalerweise dunkelblau). Diese Eosinophilie des Knorpelgrundgewebes ist ein Zeichen für Degeneration. Die subchondrale Kortikalis *(2)* ist an einigen Stellen hochgradig verschmälert; z.T. ist sie jedoch auch osteosklerotisch verdickt *(3)*. Die Spongiosa des Hüftkopfes *(4)* ist durch Osteoporose weitmaschig; die Spongiosabälkchen sind verschmälert und rarefiziert, jedoch glatt begrenzt. Im Gelenkbereich ist der Markraum von Bindegewebe ausgefüllt *(5)*; ansonsten findet sich im Markraum Fettgewebe *(6)* mit nur kleinen Blutbildungsherden. Seitlich ist eine Randwulstbildung *(7)* erkennbar.

Bei **schwacher Vergrößerung** sieht man in **Abb. 894** eine stark zerklüftete und aufgerauhte knorpelige Gelenkfläche *(1)*, in der infolge des Verlustes an Grundsubstanz die Fibrillen demaskiert sind *(2)*; sie heben sich deutlich aus dem Gelenkknorpel hervor. Diese Aufrauhung ist vor allem an Stellen der stärksten mechanischen Beanspruchung ausgeprägt. Die Knorpeloberfläche weist unregelmäßige Einsenkungen (sog. **Usuren**; *3*) auf, die durch Reibungen während der Gelenkbewegungen entstanden sind (Schliffspuren). Usuren und eine oberflächliche *Fibrillation* sind typische histologische Veränderungen bei einer Arthrose; es handelt sich um Abnutzungserscheinungen. Das Grundgewebe des Gelenkknorpels ist eosinophil. Eingelagert sind kleine Chondrozyten *(4)*, die auch in mehr oder weniger ballonierten Brutkapseln gelegen sein können. Innerhalb des Gelenkknorpels können fibrinoide Nekroseherde auftreten, in denen keine Knorpelzellen mehr sichtbar sind *(5)*. Subchondral ist das Knochengewebe sklerotisch verdichtet *(6)* und weist ausgezogene Kittlinien sowie angelagerte Reihen von Osteoblasten *(7)* auf. Im Markraum sieht man viele ausgeweitete Gefäße *(8)*.

Bei **starker Vergrößerung** kommen die degenerativen Veränderungen des Gelenkknorpels deutlicher zur Darstellung. In **Abb. 895** sieht man ein stark aufgelockertes Knorpelgewebe, in dem die Chondrozyten in Gruppen zusammengelagert sind *(1)*. Vielfach liegen sie in stark ballonierten Brutkapseln *(2)*. Es werden immer wieder große pseudozystische Hohlräume *(3)* angetroffen, in denen keine Knorpelzellen mehr vorliegen. Hierbei handelt es sich um Nekroseherde, die im Rahmen der Knorpeldegeneration entstehen. Auch die ballonierten Knorpelzellen haben kleine isomorphe Kerne, die oft pyknotisch erscheinen. Das zwischen den Knorpelzellen gelegene Grundgewebe *(4)* ist eosinophil und infolge der *Demaskierung der Fibrillen* faserig.

Bei allen diesen beschriebenen und morphologisch abgebildeten Strukturveränderungen handelt es sich um degenerative Veränderungen des Gelenkknorpels, die irreversibel sind. Bis heute gibt es keine wirklich wirksame Therapie, die zu einem vollständigen Wiederaufbau des Gelenkknorpels führt. Somit gilt es, diesen Degenerationsprozeß allenfalls durch physiologische Gelenkbeanspruchungen prophylaktisch zu minimieren und unphysiologische Belastungen des Gelenkknorpels (z.B. durch gewisse sportliche Betätigungen) zu vermeiden. Therapeutisch kann eine fortschreitende Arthrose lediglich gemildert, jedoch niemals mehr vollständig kuriert werden.

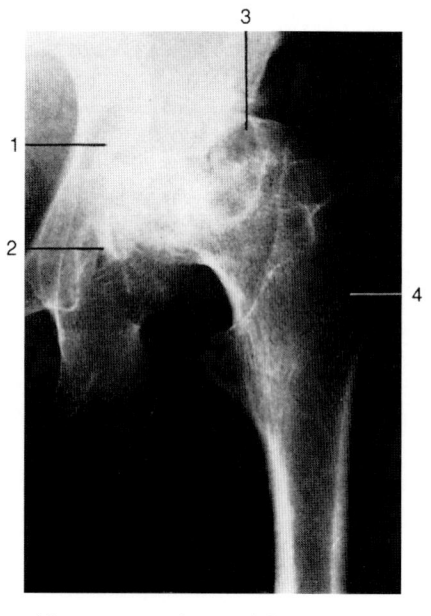

Abb. 892. Coxarthrosis deformans

Arthrosis deformans 451

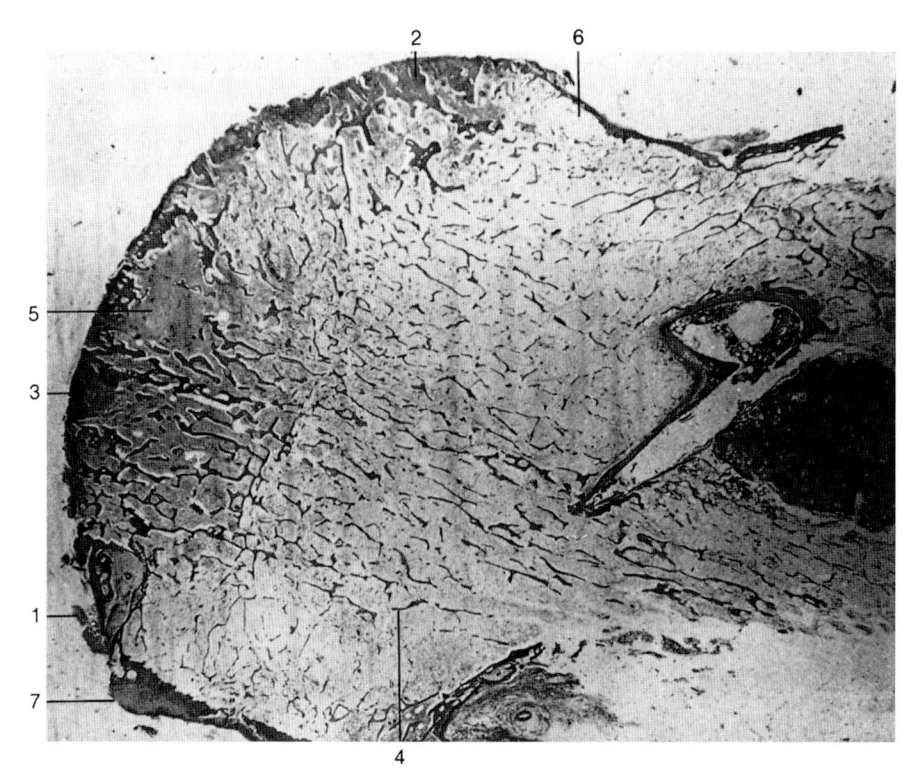

Abb. 893. Coxarthrosis deformans (histologischer Großschnitt); HE, 2×

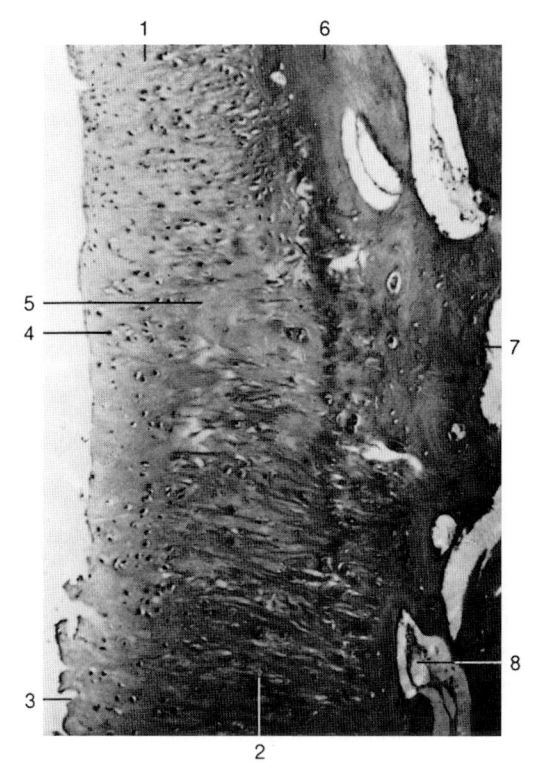

Abb. 894. Coxarthrosis deformans (Gelenkknorpel); HE, 25×

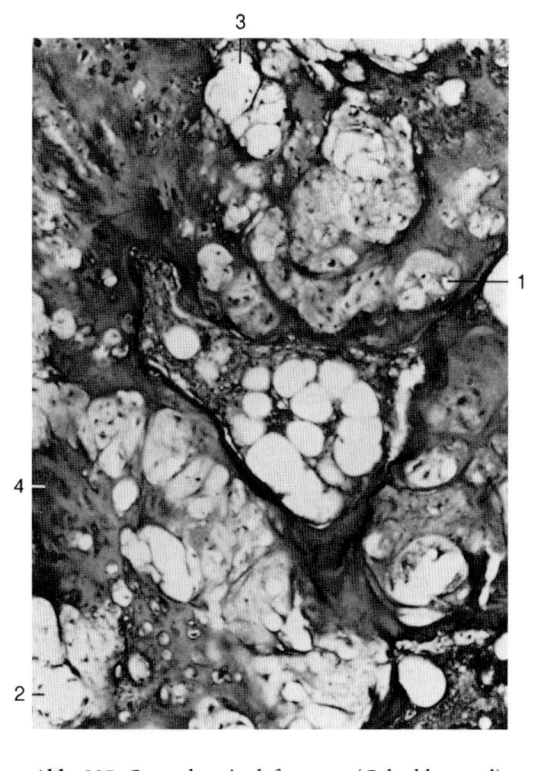

Abb. 895. Coxarthrosis deformans (Gelenkknorpel); HE, 40×

In **Abb. 896** sieht man die **Röntgenaufnahme** einer beidseitigen schweren *Coxarthrosis deformans*. Deutlich sind beide Hüftköpfe stark deformiert *(1)*. Der Gelenkspalt ist nur noch teilweise erkennbar *(2)*, teilweise unsichtbar *(3)*. In der Spongiosa der Hüftköpfe finden sich ungleichmäßige sklerotische Verdichtungen, stellenweise auch Aufhellungen in Form von sog. Geröllzysten *(4)*. Auch die Gelenkpfannen weisen eine sklerotische Verdichtung auf, wobei spornartige Randosteophyten zur Darstellung kommen. Aus einem solchen Röntgenbild kann mit großer Sicherheit die Diagnose einer Coxarthrosis deformans gestellt werden.

In der **histologischen Übersichtsaufnahme** der **Abb. 897** erkennt man, daß die knorpelige Gelenkfläche nicht nur verschmälert ist *(1)*, sondern daß auch eine *Spongiosierung des Gelenkknorpels* stattgefunden hat *(2)*: Inmitten der knorpeligen Gelenkfläche findet sich eine Zone aus spongiösem Knochengewebe. Ein solcher Befund wird bei vielen Koxarthrosen angetroffen.

Wie in **Abb. 898** dargestellt, kommt es – vor allem im Randbereich eines koxarthrotischen Hüftkopfes – zur *Randsklerose*: **Histologisch** beobachtet man stark sklerotisch verbreiterte Knochenbälkchen *(1)*, worin zahlreiche, parallel verlaufende und ausgezogene Kittlinien *(2)* den Knochenanbau kennzeichnen. Im eingeengten Raum zwischen diesen Knochenstrukturen finden sich im Rahmen der sog. *Tiefenvaskularisation* ausgeweitete und zartwandige Gefäße *(3)*.

Zur Abräumung von fibrinoiden Nekroseherden im degenerierenden Gelenkknorpelgewebe sprießen Blutgefäße durch die Kittlinien hindurch in den Knorpel hinein. Wie die **Abb. 899** zeigt, finden wir im subchondralen Markraum **histologisch** eine typische *Markfibrose (1)*, bestehend aus einem lokkeren oder dichten Kollagenfasergerüst mit ausgezogenen Fibrozytenkernen und durchzogen von zahlreichen weiten und blutgefüllten Blutgefäßen (Kapillaren; 2). Daneben sieht man ein osteosklerotisch verdicktes Knochenbälkchen *(3)*, dem Reihen von Osteoblasten *(4)* angelagert sind.

In fortgeschrittenen Fällen können innerhalb der Spongiosa Mikrofrakturen eintreten und sich sog. *Geröllzysten* (Geoden) ausbilden, die im Röntgenbild nachweisbar sind. Im **histologischen Großschnitt** der **Abb. 900** erkennt man eine solche Zyste *(1)*, die subchondral gelegen ist. Die Zyste ist leer, kann jedoch von Bindegewebe oder amorphem Material ausgefüllt sein. Die spongiösen Knochenstrukturen in ihrer Umgebung *(2)* sind sklerotisch verdichtet. Manchmal wird hier auch ein histiozytäres Granulationsgewebe angetroffen.

Im Gegensatz zur rheumatoiden Arthritis (Kapitel 13) erfolgt der destruierende Angriff auf den primär degenerativ veränderten Gelenkknorpel nur von einer Seite, nämlich von der Seite des subchondralen Knochen- und Markgewebes. Dabei wird die bindegewebige Gelenkkapsel bindegewebig verdickt und starr.

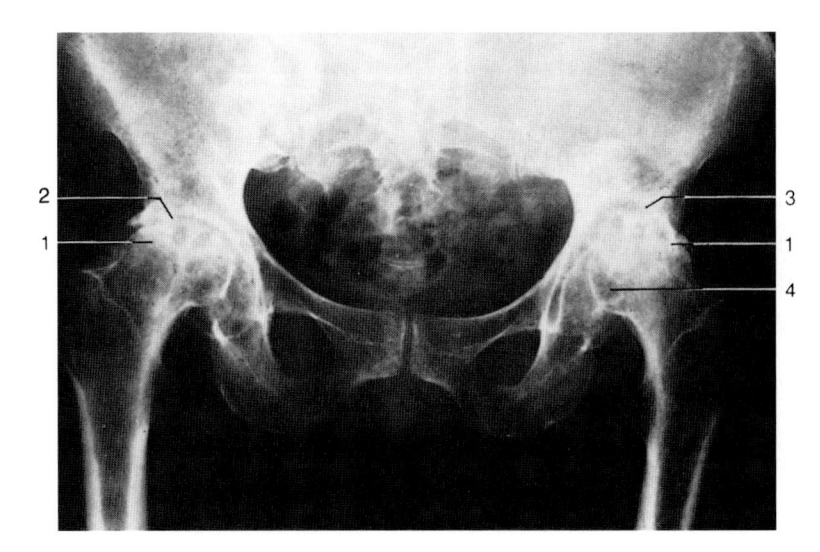

Abb. 896. Coxarthrosis deformans beidseits mit Geröllzysten

Arthrosis deformans 453

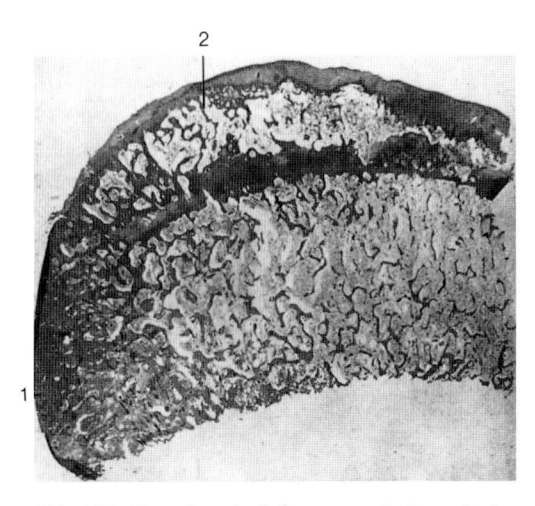

Abb. 897. Coxarthrosis deformans mit Spongiosierung des Gelenkknorpels (histologischer Großschnitt); HE, 5×

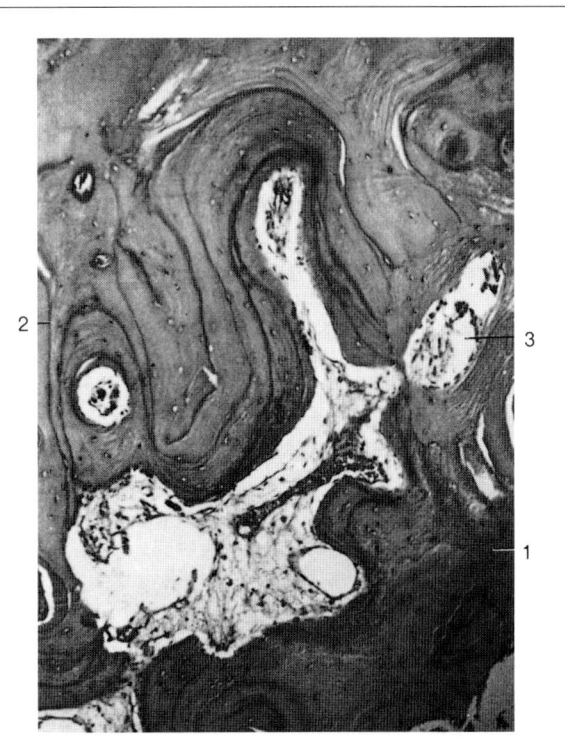

Abb. 898. Coxarthrosis deformans (Randsklerose); HE, 25×

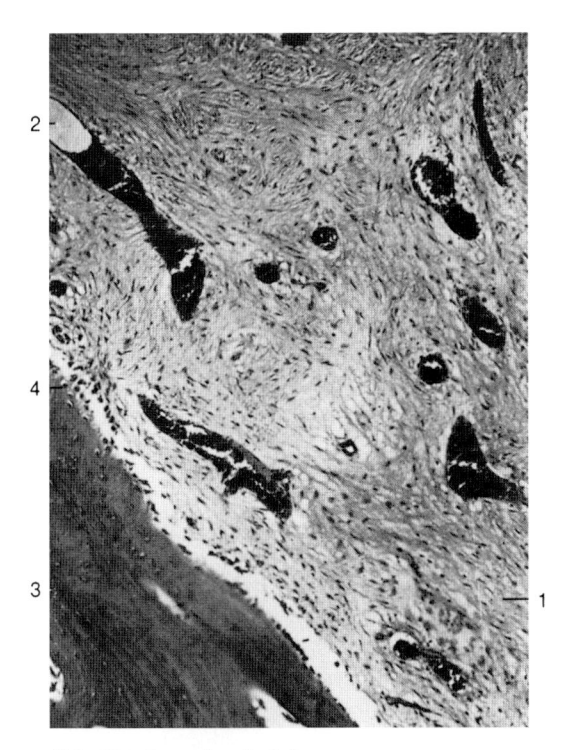

Abb. 899. Coxarthrosis deformans (Markfibrose, Tiefenvaskularisation); HE, 25×

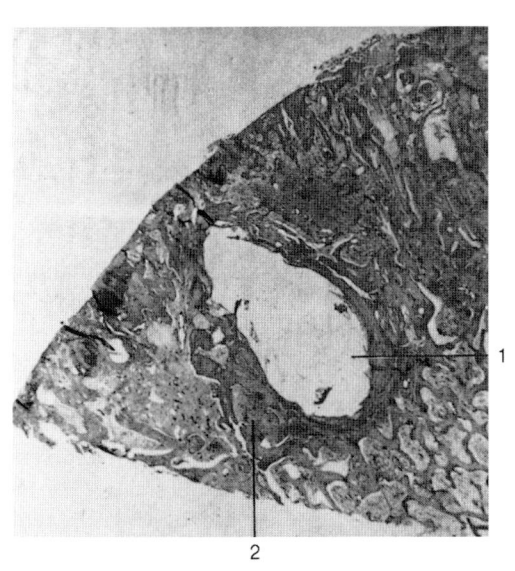

Abb. 900. Coxarthrosis deformans mit Geröllzyste (histologischer Großschnitt); HE, 5×

454 12 Degenerative Gelenkerkrankungen

Hämophilie-Arthropathie

Die Hämophilie ist eine konstitutionelle Störung der Blutgerinnung, die in Verbindung mit einem Mangel bestimmter Gerinnungsfaktoren (Faktor VIII oder Faktor IX) zu rezidivierenden Blutungen führt. Meist handelt es sich um eine X-chromosomal-rezessive Erbkrankheit, die praktisch nur beim männlichen Geschlecht auftritt. *Bei der Hämophilie-Arthropathie handelt es sich um eine Destruktion des Gelenkknorpels infolge ständiger Blutungen in den Gelenkraum bei Hämophilie.* Wir haben es dann mit einem sog. Blutergelenk zu tun, das zu erheblichen Bewegungseinschränkungen führt. Weitaus am häufigsten ist das Kniegelenk betroffen, viel seltener das Ellenbogen- und Sprunggelenk.

Im **Röntgenbild** der **Abb. 901** sieht man auf einer seitlichen Aufnahme verwaschene Gelenkstrukturen (1) infolge des Hämarthros. Dieser hat zu einer Ausweitung der Gelenkkapsel (2) geführt. Die Außenkontur der knorpeligen Gelenkflächen ist infolge einer Degeneration aufgerauht (3). Zusätzlich sieht man eine subchondrale Zyste in der Tibia (4) als Degenerationsphänomen des subchondralen Knochens. Es hat sich hiermit eine Gonarthrose entwickelt.

Makroskopisch ist das betroffene Gelenk mit Blutkoagula gefüllt. In **Abb. 902** sieht man im aufgeschnittenen Kniegelenk abgelagerte Blutkoagula in der Gelenkkapsel (1) und auf dem Gelenkknorpel (2). Letzterer ist an vielen Stellen aufgerauht und destruiert (3). Es handelt sich um ein typisches Blutergelenk.

Histologisch weist der Gelenkknorpel in einem Blutergelenk unterschiedlich ausgeprägte degenerative Schädigungen auf. In **Abb. 903** ist die Oberfläche des Gelenkknorpels komprimiert und fibrosiert (1), während die basale Schicht noch gut erhalten ist (2). Die darin enthaltene Knorpelzellen (3) sind ballonniert. Es handelt sich um degenerative Veränderungen infolge blutiger Insudation. Entsprechend ist die subchondrale Spongiosa mit unterschiedlich breiten Knochenbälkchen (4) ungleichmäßig osteosklerotisch umgebaut. Wie die **histologische Aufnahme** der **Abb. 904** zeigt, ist die ursprünglich knorpelige Gelenkfläche vollkommen aufgebraucht und durch Bindegewebe ersetzt (1). Eingeschlossen sind degenerative zystische Hohlräume (2), teilweise mit nekrotischem knorpeligen Material. Wiederum weist die subchondrale Spongiosa eine unregelmäßige Sklerose mit unterschiedlich breiten Knochenbälkchen (3) auf. Diesen sind keine Osteoblasten oder Osteoklasten angelagert. Der Markraum (4) ist mit Fettgewebe ausgefüllt; dieses kann fibrosiert sein.

In **Abb. 905** sieht man das **histologische Bild** einer Synoviazotte eines Blutergelenkes: Sie wird von einer prominenten Schicht von Synoviazellen (1) überdeckt und von vielen dilatierten Blutgefäßen (2) durchzogen. Das Stroma ist teilweise fibrosiert (3) und von vielen Lymphozyten und Plasmazellen (4) infiltriert. Dazwischen finden sich reichlich braune Hämosiderinablagerungen (5) als Hinweis für alte Blutungen. Es handelt sich somit um eine chronische Synovitis mit Zeichen einer Siderose infolge einer ursächlichen alten Blutung.

Derartige radiologische und histologische Strukturen sollten diagnostisch auf eine Hämophilie-Arthropathie hinweisen. Eine blutungsbedingte Arthropathie kann sich aber auch seltener bei einem rezidivierendem Hämarthros nach einem Trauma entwickeln.

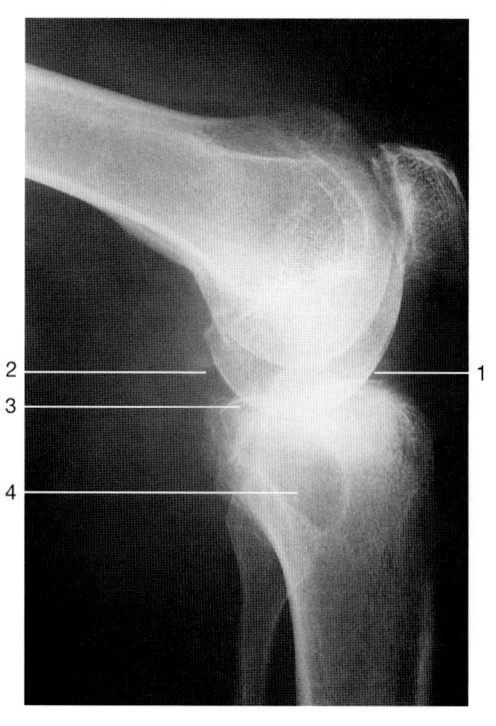

Abb. 901. Hämophilie-Arthropathie (Kniegelenk)

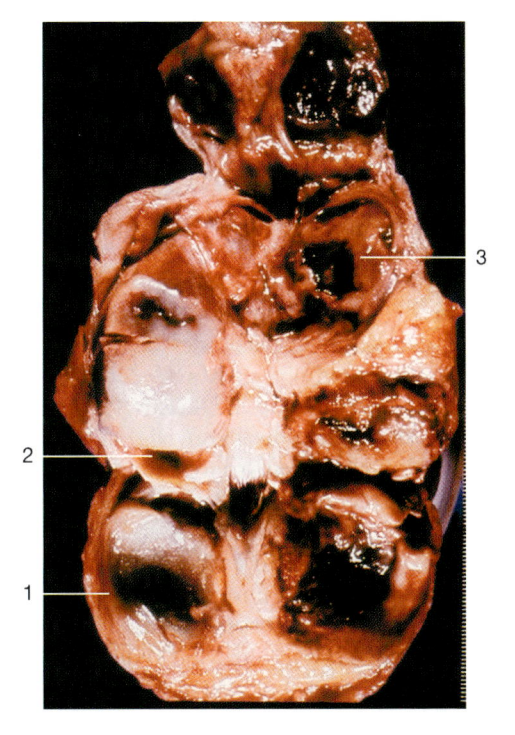

Abb. 902. Hämophilie-Arthropathie (Kniegelenk)

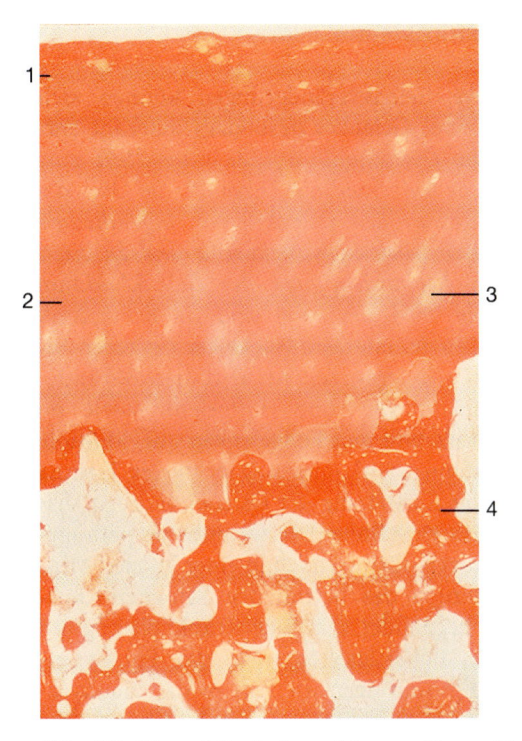

Abb. 903. Hämophilie-Arthropathie; van Gieson, 20×

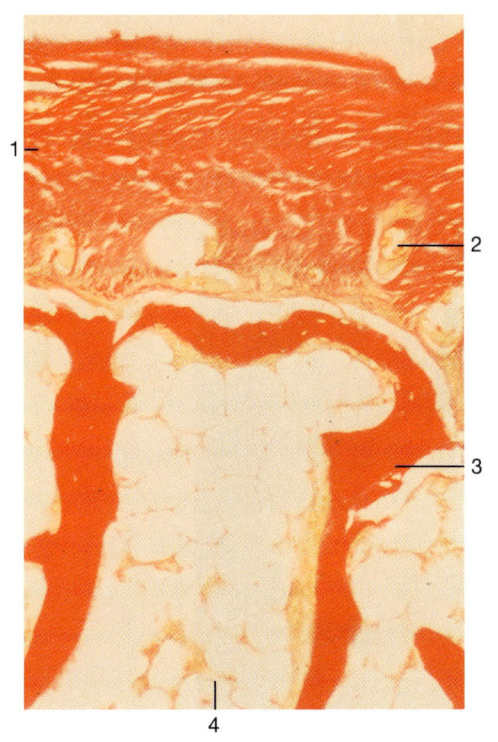

Abb. 904. Hämophilie-Arthropathie; van Gieson, 40×

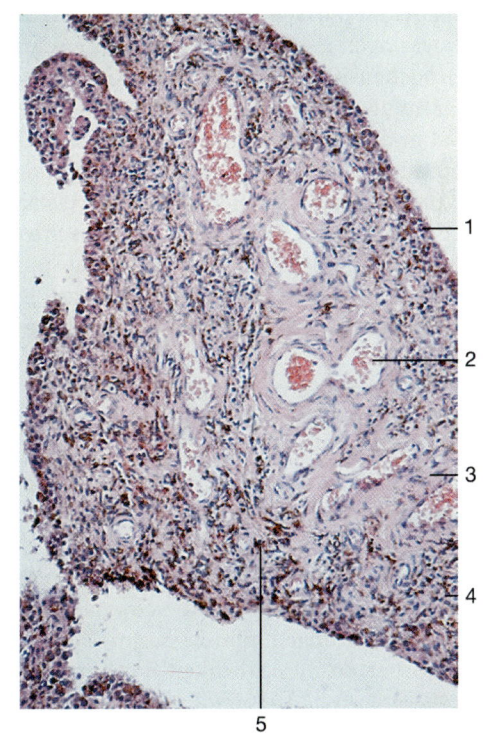

Abb. 905. Hämophilie-Arthropathie; HE, 40×

Osteochondrosis dissecans

Degenerative Gelenkveränderungen können sich innerhalb eines Gelenkes besonders markant entwickeln. *Die Osteochondrosis dissecans stellt eine umschriebene subchondrale Osteonekrose dar, die häufig in den großen Gelenken von Jugendlichen und jungen Erwachsenen vorkommt und zu einer erheblichen Beeinträchtigung der Gelenkfunktion führen kann.* 90% der Fälle sind im Kniegelenk (besonders an der lateralen Fläche der medialen Femurkondylen) gelegen; seltener tritt diese Veränderung im Ellenbogen- und Hüftgelenk sowie im Schultergelenk und den Fußgelenken auf. Multiple Läsionen können vorkommen. Ein lokales Trauma spielt bei der Entstehung der Osteochondrosis dissecans gewiß eine Rolle. Der wesentliche pathogenetische Prozeß dürfte jedoch in einer lokalen Minderdurchblutung des betroffenen Knochen-Knorpel-Areals begründet sein. Die Krankheit beginnt nämlich im Pubertätsalter, wenn der Epiphysenschluß erfolgt und der Anschluß an das diaphysäre Gefäßnetz noch ungenügend ist. In diesem Alter ist der gelenknahe Knochenteil (besonders im Kniegelenk) gegenüber mechanischen Einflüssen wenig widerstandsfähig. Im konvexen Gelenkteil wird das Nekrosesegment durch eine furchenartige Einsenkung vom übrigen Knochen und Knorpel abgegrenzt, was auch röntgenologisch zu erkennen ist. Dieses Knochen-Knorpel-Stück kann sich dann unter dem Einfluß der mechanischen Kräfte herauslösen und in den Gelenkraum gelangen. Es handelt sich jetzt um einen *„freien Gelenkkörper"*, der auch als *„Gelenkmaus"* bezeichnet wird. Wenn nur ein Teil des degenerierten und nekrotischen Gelenkknorpels ohne anhängendem nekrotischen Knochengewebe aus dem Verband herausgelöst wird, sprechen wir von einer **„Chondrosis dissecans"**.

In der **seitlichen Röntgenaufnahme** des Kniegelenkes in **Abb. 906** sieht man deutlich einen solchen freien Gelenkkörper *(1)*, der frei im Gelenkraum liegt und hier zu einer Behinderung der Gelenkfunktion führt. In der knorpeligen Gelenkfläche ist ein entsprechend großer Defekt, das sog. „Mausbett" *(2)*, zurückgeblieben, der ebenfalls die Gelenkfunktion behindert und zu schweren arthrotischen Veränderungen führen kann. Da der freie Gelenkkörper die Beweglichkeit des betroffenen Gelenkes beeinträchtigt und sogar zu einer Gelenksperre führen kann, muß er operativ entfernt werden.

In **Abb. 907** ist eine solche „Gelenkmaus" im **histologischen Großschnitt** zu sehen: Es handelt sich um ein Knochensegment, das von einer vitalen Knorpelschicht *(1)* bedeckt ist. Bei älteren „Gelenkmäusen" können degenerative Knorpelveränderungen (Eosinophilie des Knorpelgrundgewebes, Demaskierung der Fibrillen, mukoide Degeneration, Verkalkungen) vorhanden sein. Das subchondrale Knochengewebe, das von der Blutzufuhr gänzlich abgeschnitten ist, ist nekrotisch *(2)*.

Bei **stärkerer Vergrößerung** sieht man in **Abb. 908**, daß das Knorpelgewebe des „freien Gelenkkörpers" weitgehend erhalten ist, denn die Knorpelzellen besitzen kleine Zellkerne *(1)*. Da das Knorpelgewebe durch die synoviale Flüssigkeit ernährt wird, bleibt es auch in einer „Gelenkmaus" lange erhalten. Freie Gelenkkörper sind meist von einer bindegewebigen Kapsel *(2)* umschlossen. Am Übergang zum nekrotischen subchondralen Knochengewebe finden sich gewöhnlich stärkere degenerative Knorpelveränderungen mit mukoiden Degenerationsherden *(3)* und Nekrosen; dazwischen liegen ballonierte Chondrozyten.

Abb. 909 zeigt das weitgehend nekrotische Knochengewebe einer „Gelenkmaus": Angrenzend an das hochgradig degenerierte Knorpelgewebe *(1)* mit nur wenigen Knorpelzellen findet sich nekrotisches Knochengewebe *(2)*, in dem keine Osteozyten mehr vorhanden sind; zumindest sind die meisten Osteozytenlakunen leer. Zwischen diesen Knochenstrukturen (im Markraum und außen) hat sich ein faserreiches Bindegewebe *(3)* entwickelt.

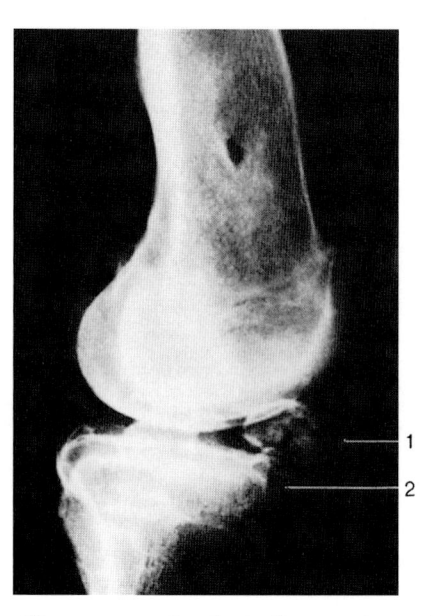

Abb. 906. Osteochondrosis dissecans (Kniegelenk)

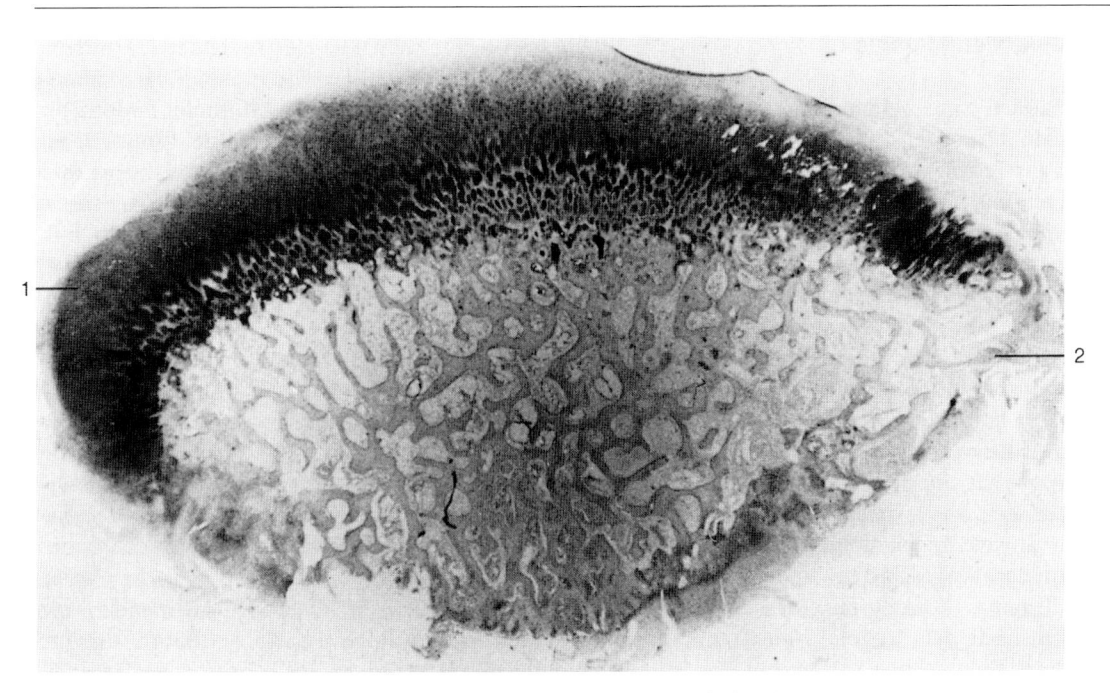

Abb. 907. Osteochondrosis dissecans („Gelenkmaus", histologischer Großschnitt); HE, 8×

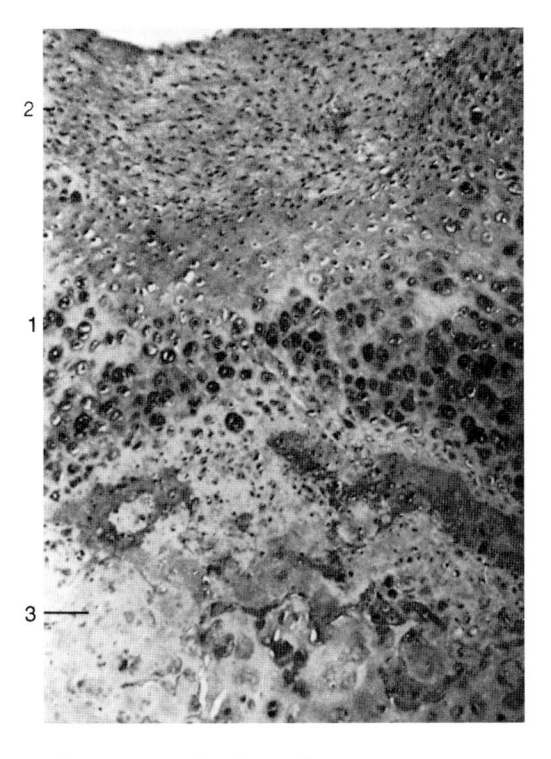

Abb. 908. Osteochondrosis dissecans; HE, 25×

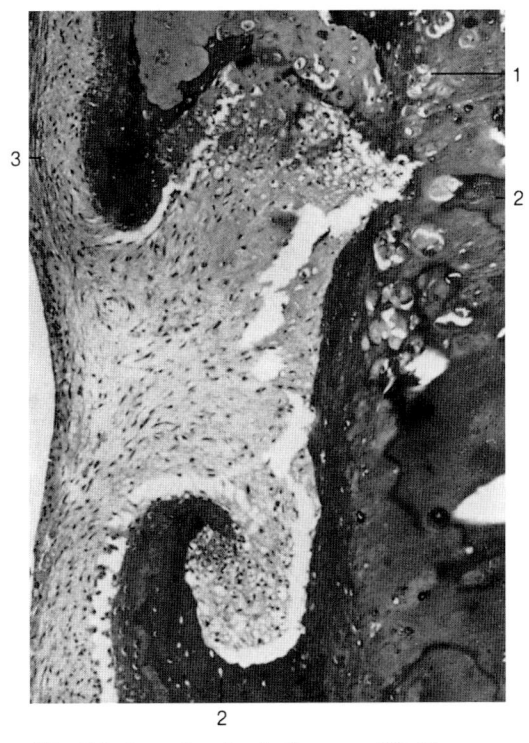

Abb. 909. Osteochondrosis dissecans; HE, 25×

Degenerative Meniskusläsion

Meniskusläsionen sind sehr häufig; dementsprechend werden häufig exstirpierte Menisken dem Pathologen zur Begutachtung eingesandt. Oft stecken gutachterliche Fragestellungen dahinter, und es sollte möglichst die Entscheidung getroffen werden, ob es sich um eine degenerative oder traumatische Meniskusläsion handelt. Voraussetzungen hierfür sind Kenntnisse über den Zeitpunkt des Meniskusrisses, die Art des Traumas, der Operationsbefund und die Anamnese. *Eine degenerative Meniskusläsion wird durch eine chronische Überbeanspruchung der Kniegelenke hervorgerufen und befällt überwiegend die Außenmenisken.* Die medialen Menisken können jedoch ebenfalls degenerativ verändert sein. Hierbei fehlt gewöhnlich in der Vorgeschichte ein aktuelles und adäquates Trauma. Kommt der Meniskus später als 5 Monate nach dem angeführten Trauma zur histologischen Untersuchung, so sind in jedem Fall stärkere degenerative Veränderungen vorhanden.

In der **Röntgenaufnahme** des Meniskus in **Abb. 910** sieht man, daß der Außenmeniskus, der sich in der Doppelkontrastarthrographie gut zur Darstellung bringen läßt, unscharfe Konturen *(1)* und eine aufgefaserte Oberfläche aufweist. An der tibialen Seite finden sich zusätzlich tiefe Einrisse *(2)*. Oft dringt das Kontrastmittel tief in die degenerativen Areale des Meniskus ein *(3)*, so daß diese schollig zerfallen erscheinen. Auch die Spitze des abgeplatteten und verformten Meniskus *(4)* ist aufgeweicht und verstärkt von Kontrastmittel durchtränkt. – Im **Kernspintomogramm** (MRT), das heute bei Meniskusläsionen hauptsächlich angewendet wird, kommen die degenerativen Veränderungen des Meniskus noch deutlicher hervor. Man sieht in **Abb. 911** bei Gonarthrose ein aufgebrauchtes Meniskusvorderhorn *(1)* und ein degeneriertes Meniskushinterhorn *(2)* mit zentralem Signalanstieg.

Das Operationsmaterial in **Abb. 912** zeigt **makroskopisch** einen Meniskus, der in einem Teil *(1)* einen regelrechten Aufbau hat. Der andere Teil des Meniskus *(2)* ist weich und aufgelockert, graurot und mürbe. An einer Stelle *(3)* sieht man einen größeren myxomatösen Degenerationsherd und einen spaltförmigen Einriß *(4)*. Dieser hat die Symptomatik hervorgerufen und zur Meniskektomie geführt. Zugleich mit dem Meniskus wurde eine Bursa *(5)* entfernt.

Wie die **histologische Aufnahme** einer degenerativen Meniskusläsion in **Abb. 913** zeigt, treten in einem solchen Meniskus Nekrosefelder *(1)* und zystische Hohlräume *(2)* sowie mukoide Degenerationsherde *(3)* im Fasersystem auf. In der Sudan-Färbung sieht man hier unregelmäßig große Herde von feintropfiger Verfettung im Meniskusgewebe verteilt. Diese Verfettungen sind – im Gegensatz zur traumatischen Meniskusläsion – auch am freien Rand des Meniskus nachweisbar. Derartige degenerativ veränderte Menisken sind weniger widerstandsfähig und neigen auch bei verhältnismäßig geringer mechanischer Beanspruchung zur Zerreißung. Einen solchen Einriß können wir oft auch in einem primär degenerativ veränderten Meniskus antreffen.

Die **Abb. 914** stellt einen **histologischen Ausschnitt** eines Meniskus mit ausgeprägten degenerativen Veränderungen dar: Das Meniskusgewebe ist stark myxomatös aufgelockert *(1)*; die Fasern verlaufen in größeren Abständen zueinander und enthalten nur wenige rundliche Kerne. In der Sudanfärbung kommen vor allem große Fettablagerungen *(2)* zur Darstellung, die dem Faserverlauf entsprechend ausgerichtet sind oder grobfleckig *(3)* in Erscheinung treten. In den dazwischen liegenden Arealen lassen sich zahlreiche feine Fettröpfchen *(4)* im Meniskusgewebe beobachten. Neben der mehr oder weniger starken myxoiden Auflockerung und Auffaserung des Meniskusgewebes sind diese Fettablagerungen im Innern des Meniskus Hinweise für eine degenerative Veränderung. Sie führen zu der Annahme, daß primär eine degenerative Meniskusläsion vorgelegen hat, die dann sekundär zum Meniskusriß geführt hat.

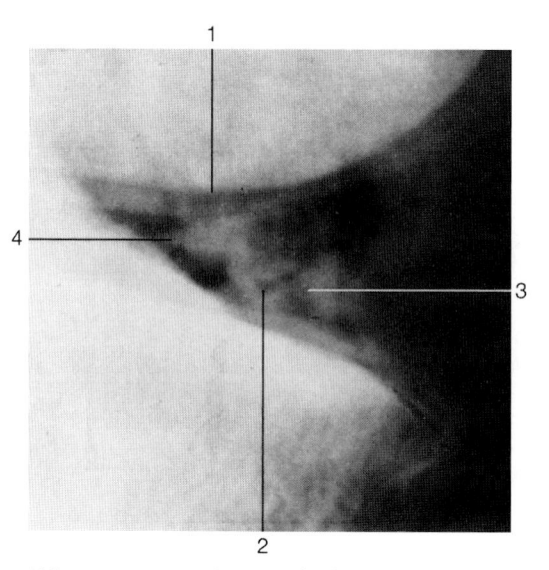

Abb. 910. Degenerative Meniskusläsion (Außenmeniskus – Doppelkontrastarthrographie)

Degenerative Meniskusläsion 459

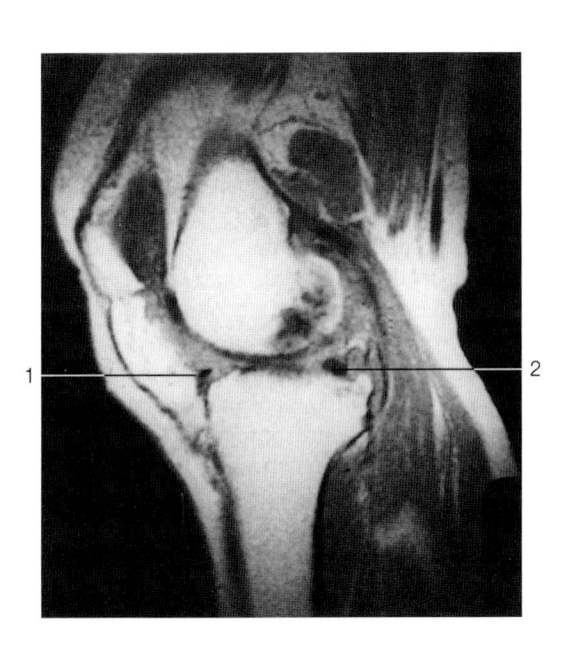

Abb. 911. Degenerative Meniskusläsion (MRT)

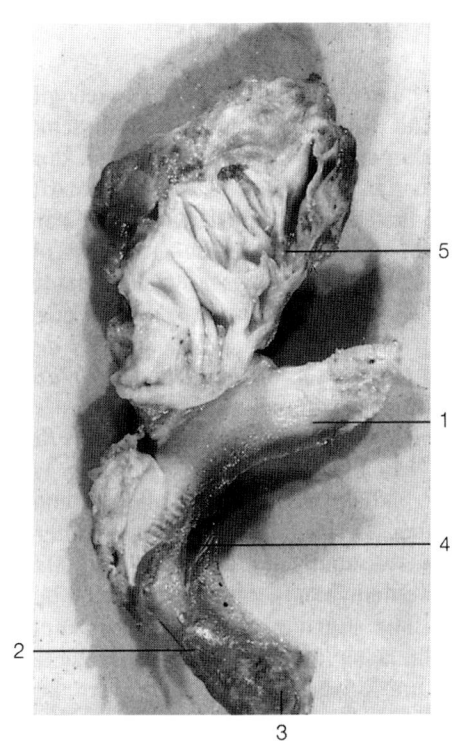

Abb. 912. Degenerative Meniskusläsion (Operationsmaterial)

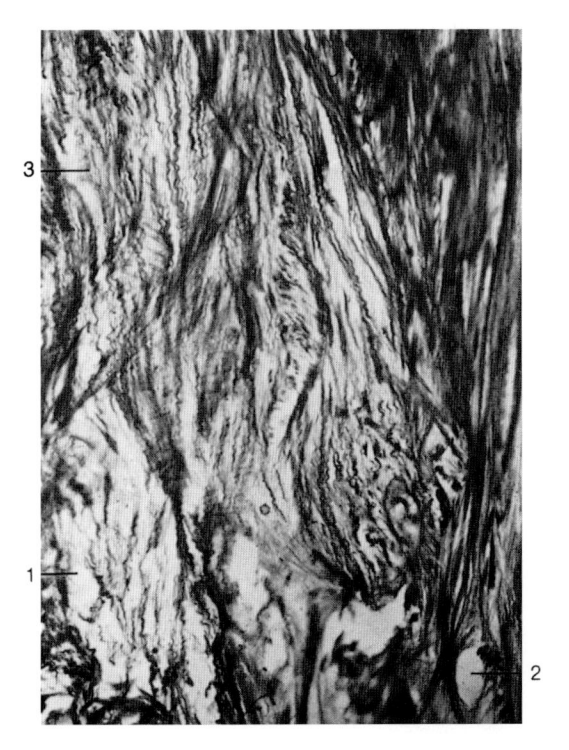

Abb. 913. Degenerative Meniskusläsion; HE, 25×

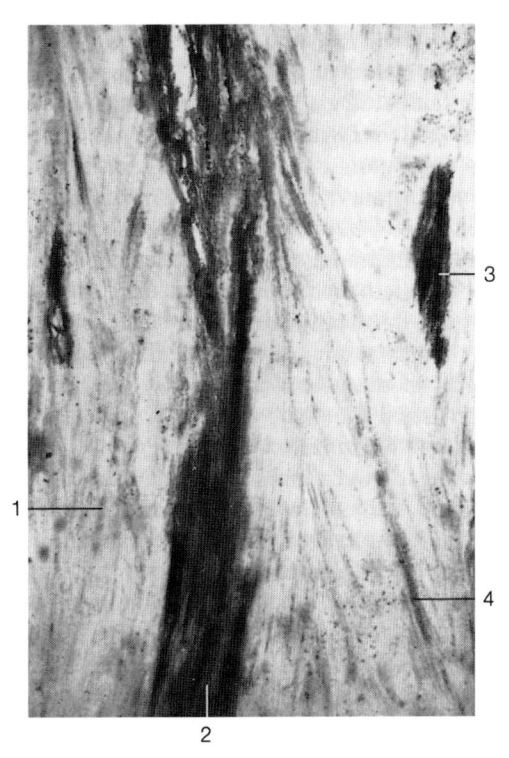

Abb. 914. Degenerative Meniskusläsion, Sudan, 64×

Traumatische Meniskusläsion

Vor allem bei gutachterlichen Fragestellungen gilt es, eine rein traumatisch bedingte Meniskusschädigung zu erkennen. Hierbei stellt sich die kausale Zusammenhangsfrage, ob ein Meniskusriß durch ein adäquates Trauma in einem nicht vorgeschädigten Meniskus aufgetreten ist oder ob eine vorbestandene degenerative Meniskusschädigung schließlich bei inadäquatem Trauma oder gar spontan zu einem Einriß geführt hat. *Bei der traumatischen Meniskusläsion handelt es sich um eine mechanische Zerreißung eines gesunden Meniskus meist infolge eines sportlichen oder beruflichen Unfalls.* Von dieser häufigen Verletzung ist vor allem der mediale Meniskus betroffen (10mal häufiger als der laterale Meniskus). Man unterscheidet einen vollständigen oder teilweisen *Meniskusriß* von einem häufigeren Substanzriß, bei dem der Meniskus gespalten wird. Die Verletzung erfolgt bei plötzlicher Streckung und gleichzeitiger Rotation im Kniegelenk. Die feste Verankerung des medialen Meniskus mit der Gelenkkapsel und dem medialen Seitenband prädisponiert ihn zur Zerreißung.

In **Abb. 915** sieht man eine solche traumatische Meniskusläsion im **Röntgenbild**: Im Doppelkontrast-Arthrogramm ist deutlich ein tiefer Vertikalriß *(1)* zu erkennen; hier findet sich ein breiter, unregelmäßig luftgefüllter Spaltraum im Meniskus. Der größte Teil des glatt konturierten Meniskus ist von der Basis gerissen. Die knorpeligen Gelenkkonturen von Femur *(2)* und Tibia *(3)* sind glatt und weisen keine Ulzera auf. Es bestehen keine arthrotischen Veränderungen im Kniegelenk.

In **Abb. 916** stellt sich eine traumatische Meniskusläsion im **Kernspintomogramm** (MRT) dar: Man sieht einen arthroskopisch verifizierten frischen Einriß in das Meniskushinterhorn *(1)*. Der Riß ist signalreich innerhalb des keilförmigen Meniskushorns *(2)* abgrenzbar.

Makroskopisch weist ein solcher Meniskus, außer dem traumatischen Einriß, keine weiteren Schädigungen auf. In **Abb. 917** sieht man den straff aufgebauten und glatt begrenzten Meniskus *(1)*, der in diesem Bereich keine Einblutungen oder myxoide Degenerationsherde aufweist. Am oberen Ende *(2)* hingegen ist der Meniskus abgerissen. Hier sieht man ein aufgefasertes Gewebe, das von Blut und Fibrin durchsetzt ist. Schon makroskopisch kann der Operateur abschätzen, ob es sich um eine traumatische oder degenerative Meniskusläsion handelt. Die muß jedoch durch eine histologische Untersuchung abgesichert und belegt werden.

Histologisch erkennt man in **Abb. 918** einen Längsriß *(1)* durch einen Meniskus (Substanzriß) mit bereits geglättetem Rißrand *(2)*, was auf eine ältere Verletzung hinweist. In den ersten 3 Wochen beobachtet man noch Zellschädigungen und umschriebene Nekrosen sowie reaktive Zellvermehrungen im Bereich des zerfetzten Rißrandes; es werden dann auch Fibrinauflagerungen angetroffen. Diese Strukturen sind später abgeräumt; in der oberflächlichen Schicht *(3)* ist eine Faserverdichtung zu erkennen, die sich als schmaler Narbenstrang in den Meniskus erstreckt. Fettablagerungen stellen sekundäre Degenerationserscheinungen dar, wobei bei der traumatischen Meniskusläsion der freie Rand des Meniskus frei von Verfettungen bleibt (im Gegensatz zur degenerativen Meniskusläsion). Feintropfige Verfettungsherde werden bei einer älteren traumatischen Meniskusläsion sehr häufig vor allem im Bereich des Abrißrandes beobachtet.

In **Abb. 919** findet sich das **histologische Bild** eines Meniskus, der im wesentlichen regelrecht strukturiert ist. Wir sehen ein geordnetes Bindegewebe mit wellig verlaufenden Kollagenfasern *(1)*. Eingelagert sind längliche und rundliche isomorphe Fibrozytenkerne *(2)*. Degenerative Veränderungen lassen sich nicht beobachten. Man erkennt jedoch an 3 Stellen Einrisse *(3)*, wobei die Rißränder aufgefranst erscheinen. Hier ist etwas Fibrin *(4)* abgelagert, was eine Reaktion auf die Gewebeschädigung ist.

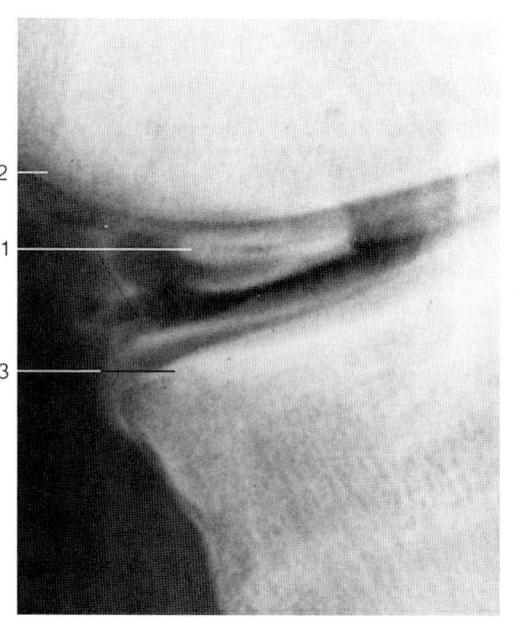

Abb. 915. Traumatische Meniskusläsion (Innenmeniskus – Doppelkontrastarthrographie)

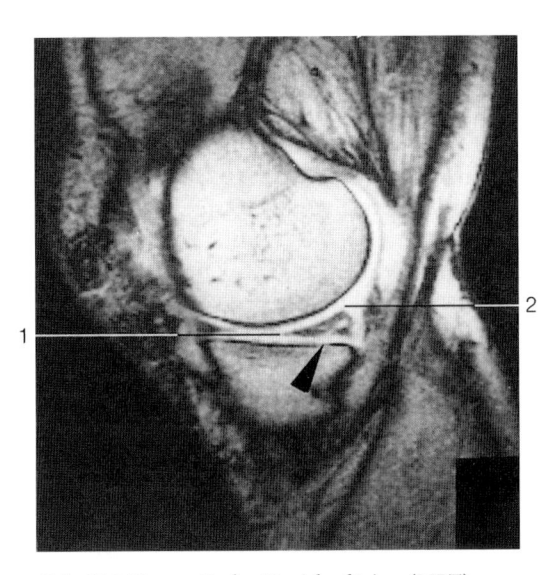

Abb. 916. Traumatische Meniskusläsion (MRT)

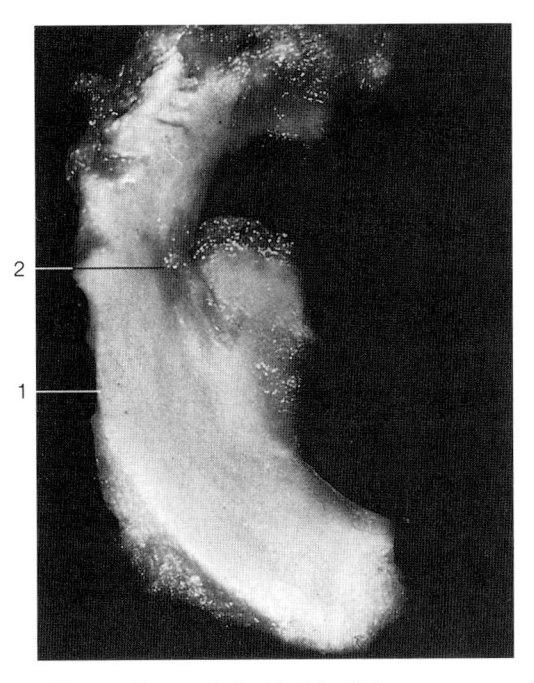

Abb. 917. Traumatische Meniskusläsion (Operationsmaterial)

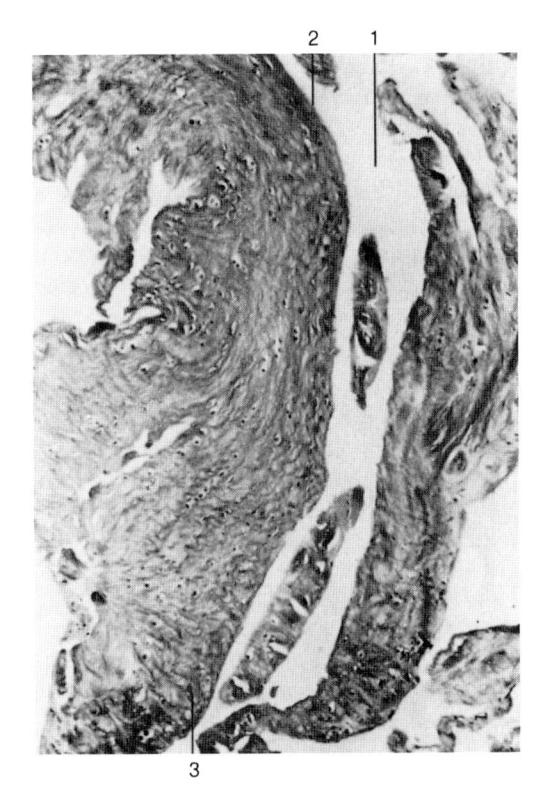

Abb. 918. Traumatische Meniskusläsion; HE, 25×

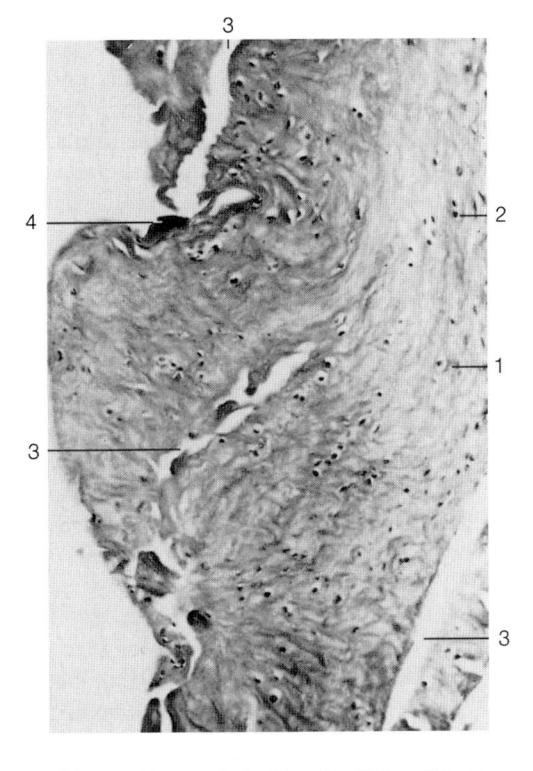

Abb. 919. Traumatische Meniskusläsion; HE, 40×

Anhand von arthrographischen Querschnittsbildern und MR-Tomogrammen lassen sich, je nach Art und Richtung ihres Verlaufes, folgende Rißformen unterscheiden: 1. Vertikalrisse, 2. Schrägrisse, 3. Horizontalrisse und 4. Mischformen. Beim sog. *Korbhenkelriß* kommt es häufig zu einer Luxation des inneren Fragmentes ins Gelenk. Die verschiedenen Rißformen kann der Radiologe sehr gut durch Doppelkontrast-Arthrographie und MR-Tomographie zur Darstellung bringen und analysieren, und der Chirurg hat den Meniskus intra operationem in Aufsicht vor sich und sieht den Riß. Als indirekte Zeichen einer Monate bis Jahre zurückliegenden Meniskusverletzung sieht man einen umschriebenen Knorpelschwund im Bereich der Läsion sowie eine arthrotische Osteophytenbildung (sog. Raubersches Zeichen).

Degenerative Wirbelsäulenveränderungen

Schmerzhafte Wirbelsäulenveränderungen sind außerordentlich häufig und haben meist degenerative Veränderungen dieses komplizierten Gelenksystems zur Ursache. Basierend auf konstitutionellen Faktoren (Erbleiden), entwickeln sich die Beschwerden schon im mittleren Lebensalter (um 40 Jahre) und häufen sich bei älteren Patienten. Männer sind häufiger betroffen als Frauen. Das Leiden kann mit einer Degeneration der Bandscheiben beginnen (*Chondrosis intervertebralis*), wobei sich die veränderten statischen und funktionellen Krafteinflüsse auf die benachbarten Knochen (Wirbel) auswirken und zu einer *Spondylosis deformans* führen. Diese degenerativen Veränderungen sind am häufigsten und frühesten im Bereich der Lendenwirbelsäule (LWK 2-3, 3-4) manifestiert, wo der axiale Druck am größten ist. Es kommt sekundär zu Mikrofrakturen der benachbarten Wirbelkörper und deren Reparation, was zu einer Sklerose der Knochen an der den Bandscheiben zugewandten Seite führt. Die massiven Verformungen der Bandscheiben und Wirbel führen zu heftigen Schmerzen („Ischias"). Durch Austrocknung des Anulus fibrosus und Nukleus pulposus der Bandscheibe kann der Nukleus pulposus medial oder lateral nach hinten gedrängt werden. Diese sog. *Diskushernie* führt zu einer Kompression der Spinalnerven und evtl. des Rückenmarks, was das vertebrale („Hexenschuß") oder radikuläre Schmerzsyndrom („Ischias") auslöst. Während die Diskushernie vorwiegend in der Lendenwirbelsäule vorkommt, tritt die *Spondylarthrosis deformans* auch häufig in der besonders beweglichen Halswirbelsäule auf (C4–C7). Degenerative Veränderungen der kleinen Wirbelgelenke werden als Spondylarthrosis deformans bezeichnet.

Die Diagnose eines Spondylosis deformans wird meistens anhand von **Röntgenaufnahmen** gestellt. In **Abb. 920** sieht man eine solche Aufnahme der Lendenwirbelsäule in der seitlichen Aufnahme: Die Wirbelspongiosa *(1)* ist infolge einer Osteoporose aufgehellt; die Rahmenstrukturen der Wirbelkörper *(2)* sind schmal und scharf gezeichnet. Man erkennt eine deutliche bandförmige Sklerose der Wirbeldeckplatten *(3)*. Außerdem sind einige Wirbelkörper verformt, indem sich papageienschnabelähnliche Osteophyten *(4)* am oberen und/oder unteren Rand der vorderen Wirbelkanten entwickelt haben. Die Zwischenwirbelscheiben sind oft verschmälert *(5)*, wodurch der Zwischenwirbelraum eingeengt ist. Bei Schrägaufnahmen läßt sich häufig auch eine Einengung der Foramina intervertebrales nachweisen. Dadurch kommt es zu einer Kompression der spinalen Nervenwurzeln („Radikulitis") und zu heftigen Rückenschmerzen mit deren Ausstrahlungen. Bei Einbruch einer Wirbeldeckplatte dringt der Nukleus pulposus der Bandscheibe hernienartig in die Wirbelspongiosa ein; es entwickelt sich ein sog. *Schmorlsches Knötchen (6)*. In der Umgebung wird oft eine reaktive Spongiosklerose angetroffen.

Makroskopisch werden diese degenerativen Wirbelsäulenveränderungen fast ausschließlich im Sektionsgut gefunden. Auf dem Querschnitt durch die Lendenwirbelsäule sieht man in **Abb. 921** eine osteoporotisch aufgelockerte Wirbelspongiosa *(1)*, wobei die Form der Wirbelkörper und die Bandscheiben *(2)* noch gut erhalten sind. Es kann jedoch eine ausgeprägte ventrale Randwulstbildung *(3)* festgestellt werden, wobei es hier zu einer Synostose der benachbarten Wirbelkörper kommt. Das ventrale Längsband ist verdickt. Als Folge tritt eine oft schmerzhafte Versteifung der Wirbelsäule ein.

Histologische Bilder solcher Wirbelsäulenveränderungen entstammen sowohl dem Sektionsmaterial als auch dem Biopsie- und Operationsmaterial. In **Abb. 922** sieht man in einem Großschnitt die Randwulstbildungen zweier benachbarter Wirbelkörper *(1)* mit einem ungleichmäßigen Netz aus neugebildeten Spongiosabälkchen. Dazwischen findet sich die Zwischenwirbelscheibe *(2)* mit ausgeprägten degenerativen Veränderungen. Wie die **Abb. 923** zeigt, können die Randosteophyten von benachbarten Wirbelkörpern mitein-

Degenerative Wirbelsäulenveränderungen 463

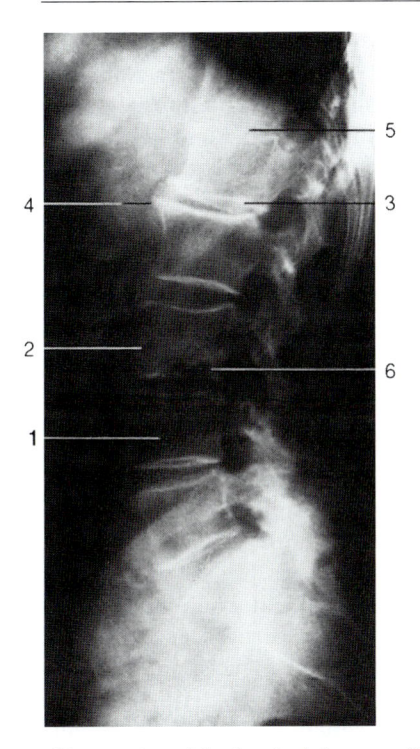

Abb. 920. Spondylarthrosis deformans (Lendenwirbelsäule)

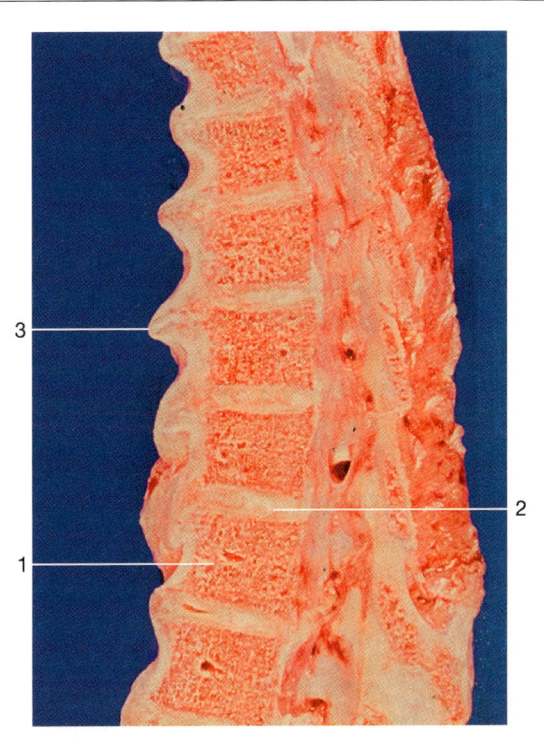

Abb. 921. Spondylarthrosis deformans (Lendenwirbelsäule, Schnittfläche)

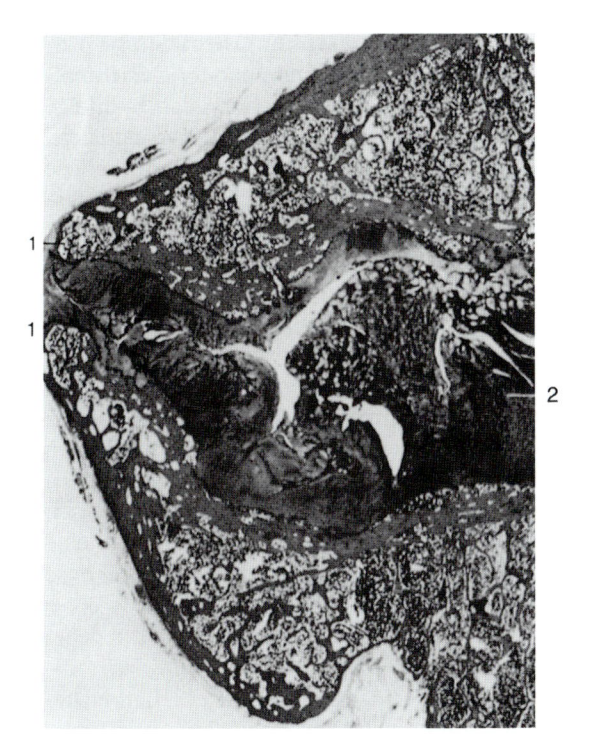

Abb. 922. Spondylarthrosis deformans (Randwülste, histologischer Großschnitt); HE, 8×

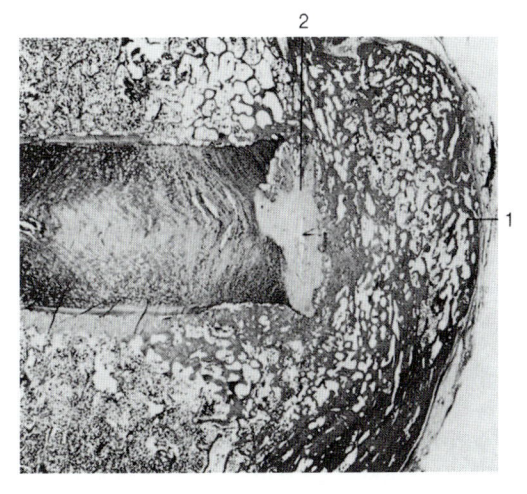

Abb. 923. Spondylarthrosis deformans (histologischer Großschnitt); HE, 8×

ander verschmelzen *(1)* und die Zwischenwirbelscheibe hier vollkommen zerstört sein *(2)*. Solche Veränderungen führen natürlich zu einer völligen Versteifung des betroffenen Wirbelsäulenabschnittes.

Zwischen den Deckknorpeln zweier benachbarter Wirbelkörper liegt die **Bandscheibe**, bestehend aus einem System von Fibrillen, die den *Nukleus pulposus* einschließen, der einen Rest der Chorda dorsalis darstellt. Außen wird die Bandscheibe vom *Anulus fibrosus* begrenzt, der seitlich und ventral fest gebündelt, dorsal und hinten seitlich lose gebündelt ist. Das Lig. longitudinale commune ventrale ist mit den Bandscheiben und den Wirbelkörpern fest verankert; das Lig. longitudinale commune dorsale ist nur mit den Bandscheiben verankert. Im Alter trocknet der Anulus fibrosus ein, schrumpft und wird locker und zerreißlich; es treten Spalten längs der Fibrillen auf, und schließlich kommt es zur Zerreißung der ventralen Fasern. Auch der Nukleus pulposus trocknet im Alter ein und wird beweglich; er wird unter starkem Druck in das Spaltsystem des Anulus fibrosus eingepreßt. Bei Osteoporose der Wirbelkörper und Verschmälerung der Wirbeldeckplatten kann es zu einem lokalen Deckplatteneinbruch kommen, wobei sich der Nukleus pulposus in die Wirbelspongiosa einsenkt.

In der seitlichen **Röntgenaufnahme** der Lendenwirbelsäule sieht man in **Abb. 924** eine Osteoporose der Wirbelspongiosa *(1)*. Die Deckplatten der Wirbelkörper *(2)* sind bandförmig sklerotisch verdichtet oder verbreitert und osteoporotisch aufgelockert *(3)*. Man erkennt deutlich eine Verschmälerung eines Zwischenwirbelraumes *(4)*. Außerdem ist eine hernienartige Verdichtung der Knochenstruktur *(5)* im oberen Anteil des 4. Lendenwirbelkörpers ersichtlich, die ein sog. *Schmorlsches Knötchen* darstellt. Hierbei handelt es sich um einen lokalen Deckplatteneinbruch mit Einsenkung des Nukleus pulposus in den Wirbelkörper. Eine reaktive Knochenbildung hat zu einer umschriebenen Verschattung der Spongiosa geführt.

Derartige Einsenkungen von Bandscheibengewebe in die benachbarte Wirbelspongiosa lassen sich auch in der **makroskopischen Aufnahme** der Wirbelsäule in **Abb. 925** beobachten: Der zentrale Anteil der Wirbelscheiben *(1)* erscheint wie aufgeblasen verbreitert und hat hier zu einer mehr oder weniger starken Einsenkung der Deckplatten *(2)* der benachbarten Wirbelkörper geführt. An einer Stelle *(3)* ist der Nukleus pulposus der Zwischenwirbelscheibe hernienartig in die Wirbelspongiosa eines Wirbelkörpers eingestülpt, was

makroskopisch wie auch röntgenologisch (s. Abb. 920 u. 924) als sog. *Schmorlsches Knötchen* zur Darstellung kommt. Die Wirbelspongiosa *(4)* ist osteoporotisch aufgelockert; Randzacken sind an den Wirbelkörpern noch nicht zu sehen.

Degenerative Wirbelsäulenveränderungen können mit einer hochgradigen Deformierung der Wirbelsäule einhergehen. Bei der *Kyphoskoliose* handelt es sich um eine Verkrümmung eines Wirbelsäulenabschnittes, wobei einerseits die physiologische Krümmung („Kyphose") verstärkt ist und andererseits eine Verkrümmung in seitlicher Richtung besteht. Derartige Veränderungen werden in etwa 1% der Autopsien angetroffen. In 90% der Fälle ist die Ursache unbekannt; manchmal lassen sich eine kongenitale Fehlbildung, eine Adoleszentenkyphose (Morbus Scheuermann), eine durchgemachte Rachitis, eine Poliomyelitis, Syringomyelie, Little-Krankheit, Neurofibromatose oder Muskeldystrophie als Ursache anschuldigen. Die Krankheit entwickelt sich meist im 2.–3. Lebensjahr.

In **Abb. 926** sieht man im **Röntgenbild** eine schwere Kyphoskoliose der Brustwirbelsäule. Dieser Abschnitt der Wirbelsäule ist stark nach rechts ausgebuchtet *(1)*, so daß der Thorax entsprechend verformt erscheint. Die Wirbelkörper sind infolge einer reaktiven Osteosklerose verdichtet und stellenweise miteinander verschmolzen *(2)*. Die Bandscheiben sind dabei infolge Druckatrophie und Degeneration verschmälert. Auch im Sektionsgut läßt sich eine Kyphoskoliose **makroskopisch** gut erkennen. Wie der Längsschnitt durch eine Lendenwirbelsäule in **Abb. 927** zeigt (ventraler Schnitt), besteht eine links-konvexe Abbiegung dieses Wirbelsäulenabschnittes *(1)*, wobei einige Wirbelkörper *(2)* eine seitliche keilförmige Verschmälerung aufweisen.

Degenerative Schädigungen der Wirbelsäule betreffen praktisch immer die Wirbelkörper, Wirbelgelenke und Zwischenwirbelscheiben zusammen und führen hier zu Strukturveränderungen, die sowohl röntgenologisch als auch makroskopisch nachweisbar sind. In manchen Fällen wird eine Wirbelpunktion zur Abklärung der Diagnose durchgeführt; häufig werden auch anläßlich einer Nukleotomie oder Laminektomie Anteile der degenerierten und prolabierten Bandscheibe einer histologischen Untersuchung zugeleitet. Hierbei beobachten wir eine myxoide Verquellung und Degeneration des Bandscheibengewebes. Im Randbereich können reaktive entzündliche Veränderungen angetroffen werden. Reparative Strukturen lassen sich neben den degenerativen Schädigungen

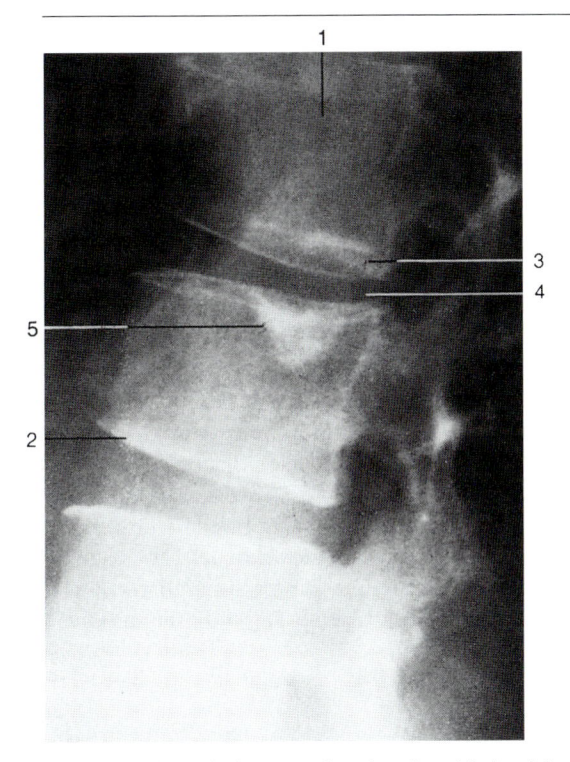

Abb. 924. Schmorlsches Knötchen (Lendenwirbelsäule)

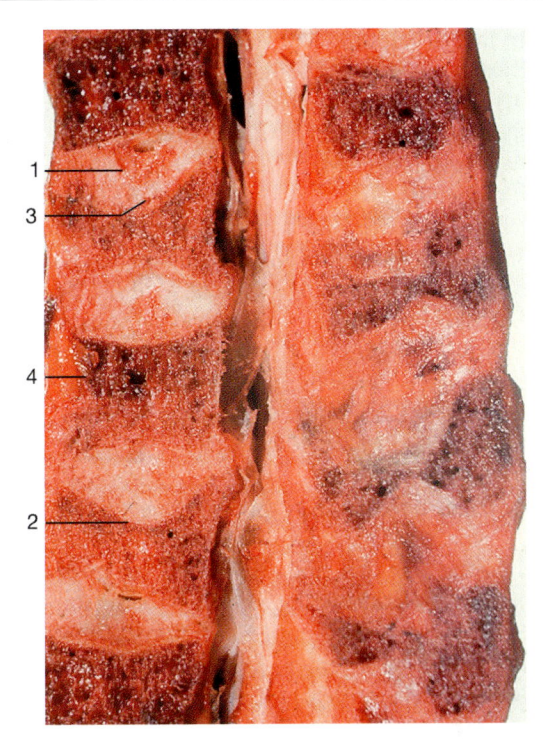

Abb. 925. Degenerativ veränderte Lendenwirbelsäule mit Schmorlschen Knötchen (Schnittfläche)

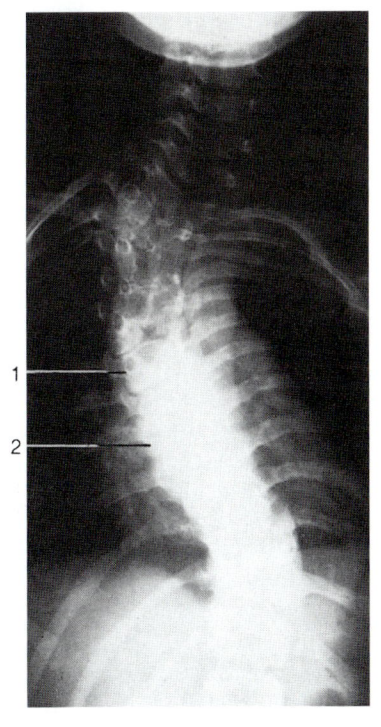

Abb. 926. Kyphoskoliose (Brustwirbelsäule)

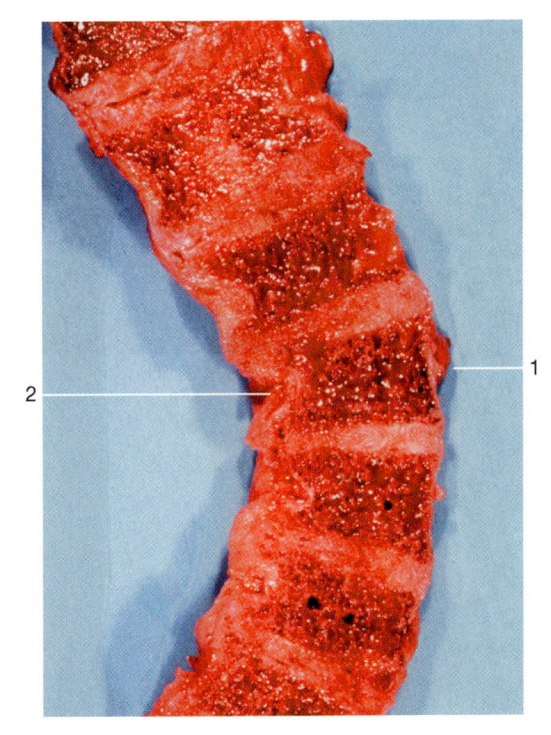

Abb. 927. Kyphoskoliose der Lendenwirbelsäule (Schnittfläche)

häufiger in Wirbelpunktaten nachweisen. Es handelt sich dabei um eine Spongiosklerose des Wirbelkörpers mit verbreiterten Knochenbälkchen, die ausgezogene Kittlinien und angelagerte Osteoblasten aufweisen. Der Markraum ist von fibrösem Gewebe ausgefüllt.

In der Brustwirbelsäule kommt eine besondere *ankylosierende Hyperostose* vor, die mit einem Diabetes mellitus in Verbindung gebracht wird *(M. Forestier)*. Hierbei erfolgt eine massive Verknöcherung des vorderen Längsbandes mit klammer-artiger Synostose der Vorderflächen der Wirbelkörper, die hier zuckergußartig überzogen sind (s. S. 196).

Gonarthrosis deformans

Hierbei handelt es sich um eine sehr häufige degenerative Gelenkerkrankung, die meist eine starke schmerzhafte Bewegungseinschränkung hervorruft und oft mit einer Kniegelenksprothese operativ behandelt werden muß.

Natürlich läßt sich die Gonarthrose radiologisch diagnostizieren und deren Ausmaß abschätzen. So findet sich im **Röntgenbild** der **Abb. 928** ein deformiertes Kniegelenk mit deutlich aufgerauhter knorpeligen Gelenkflächen (1). Der Gelenkspalt ist eingeengt. Infolge einer längeren Bewegungseinschränkung weisen die artikulieren Knochen (distaler Femur, Tibiakopf) eine Immobilisationsosteoporose auf (2). Auch die Patella (3) ist deutlich arthrotisch verändert (sog. Retropatellararthrose).

Entsprechende Strukturveränderungen finden wir auf der **makroskopischen Aufnahme** der **Abb. 929**. Die knorpelige Gelenkfläche der Femurkondylen weist viele große Defekte auf (1), wobei der Gelenkknorpel bis auf das basale Knochengewebe fehlt. Der verbliebene Knorpel (2) ist degenerativ stark aufgerauht. Eine schmerzhafte Bewegungseinschränkung ist die Folge dieser massiven Strukturveränderung.

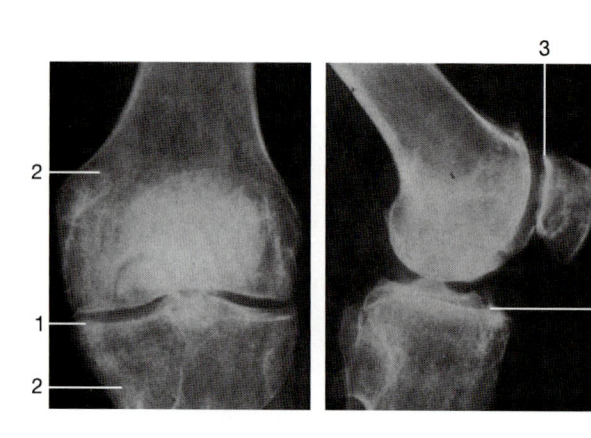

Abb. 928. Gonarthrosis deformans

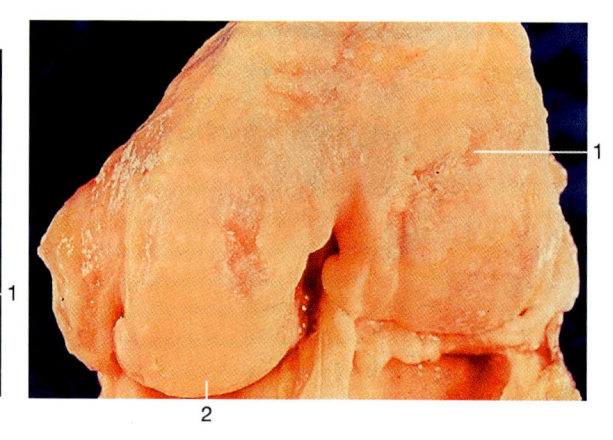

Abb. 929. Gonarthrosis deformans

13 Entzündliche Gelenkerkrankungen

Allgemeines

Neben den degenerativen Gelenkveränderungen (s. Kapitel 12) stellen die entzündlichen Gelenkerkrankungen – die Arthritiden – die häufigsten Gelenkschädigungen dar. Hierbei liegt die primäre Störung in einer Veränderung der Gelenkkapsel, wobei das Stratum synoviale als der Ort anzusehen ist, in dem sich die Krankheit zunächst entwickelt. Bekanntlich kann sich eine Entzündung nur in einem Gewebe ausbilden, in dem entweder mehr oder weniger reichlich Blutgefäße vorhanden sind oder in das sekundär Blutgefäße einsprießen. Die Gelenkkapsel enthält ein doppeltes Blutgefäßsystem, und die Blutgefäße für die Membrana synovialis bilden im Kapillarbereich ein dichtes Netzwerk von Anastomosen. Es sind somit alle anatomischen Voraussetzungen gegeben, um eine Entzündung in einer Gelenkkapsel ablaufen zu lassen. Wenn eine solche Entzündung auf die Synovia beschränkt bleibt, so sprechen wir von einer *Synovitis*. Der Befund einer unspezifischen Synovitis wird sehr häufig histologisch an einer entsprechenden Biopsie erhoben. Wenn die Entzündung auf andere Gelenkstrukturen – vor allem auf den Gelenkknorpel – übergreift, dann handelt es sich um eine *Arthritis*. Hierbei wird der zuvor intakte Gelenkknorpel von einem entzündlichen Granulationsgewebe (dem sog. *Pannus*), das aus der Synovia in den Gelenkraum vorwuchert, zerstört. Eine derartige Schädigung eines Gelenkknorpels prädisponiert später zur Entwicklung einer sekundären Arthrose (s. Kapitel 12). Die Entzündung kann vom Gelenk ausgehend auf den subchondralen Knochen übergreifen oder auch umgekehrt sich zunächst im gelenknahen Knochen entwickeln (Osteomyelitis, s. Kapitel 7) und sekundär das Gelenk befallen. Wir sprechen dann von einer *Osteoarthritis*. Die Folgen bestehen in einer mehr oder weniger starken Zerstörung des Gelenkes, was zu entsprechenden Funktionsstörungen führt. Da sich im Stratum fibrosum der Gelenkkapsel ein sensibler Nervenplexus befindet, werden durch dessen Irritation Gelenkschmerzen ausgelöst – das Leitsymptom einer Arthritis.

Wie bei jeder Entzündung kann eine große Anzahl von schädigenden Einflüssen für eine Arthritis verantwortlich sein. So kann ein lokales Trauma eine seröse Synovitis mit Gelenkerguß (z. B. im Kniegelenk) auslösen. Auch intraartikuläre Blutungen verursachen eine synoviale Entzündung (z. B. Blutergelenk). Es können mikrobielle Erreger (Bakterien, Pilze, Viren) auf direktem oder hämatogenem Weg in ein Gelenk gelangen und hier eine *Arthritis purulenta* erzeugen. Wenn sich Eitermassen in der Gelenkhöhle ansammeln, sprechen wir von einem *Gelenkempyem*. Die häufigsten Erreger sind bei Jugendlichen hämolysierende Staphylokokken, Streptokokken oder E. coli, bei Kindern vor allem Pneumokokken. Am häufigsten sind Knie- und Hüftgelenk betroffen. Histologisch handelt es sich hierbei um eine *unspezifische Arthritis*, da das Strukturbild nicht auf den auslösenden Faktor (Erreger) rückschließen läßt. Die Zerstörung des Gelenkknorpels und subchondralen Knochens und die Entwicklung eines entzündlichen Granulationsgewebes, das schließlich organisiert wird, kann schließlich eine fibröse Ankylose entstehen lassen, die verknöchert. Damit ist die Gelenkfunktion gänzlich aufgehoben. Bei einer *spezifischen Arthritis* kann aufgrund des histologischen Bildes einer Synoviabiopsie auf den Erreger rückgeschlossen werden. Eine solche Gelenkentzündung kann sich beispielsweise in der hämatogenen Phase einer Tuberkulose entwickeln (*Arthritis tuberculosa*).

Häufig lösen auch immunpathologische Reaktionen eine Entzündung in der Gelenkkapsel bzw. Synovia aus, wenn sich Immunkomplexe gebildet haben. Derartige Läsionen werden beim rheumatischen Fieber (parainfektiös), bei Allergien oder bei unbekannter Ursache (idiopathisch) beobachtet wie bei der *progressiv-chronischen Polyarthritis* (PcP). Histologisch läßt sich die Ursache nicht erkennen, weshalb wir pauschal von einer *rheumatoiden Arthritis* sprechen. In der Wirbelsäule ist die *Spondylitis ankylopoetica (Morbus Bechterew)* diesem rheumatischen Formenkreis zuzurechnen. Im Röntgenbild lassen sich solche entzündlichen Gelenkerkrankungen feststellen und lokalisieren; eine bioptische Untersuchung kann die exakte Diagnose herbeiführen.

Rheumatoide Arthritis

Diese Form der Gelenkentzündung wird neben der chronischen unspezifischen Synovitis am häufigsten im pathologisch-anatomischen Untersuchungsgut beobachtet. *Es handelt sich um eine sich sehr langsam entwickelnde Gelenkentzündung mit uncharakteristischen Symptomen, die einen ausgesprochen chronischen Verlauf hat und bei zunehmender Gelenkzerstörung schließlich zu einer völligen Versteifung des Gelenkes führen kann.* Die Ursache dieser Erkrankung ist bislang unbekannt. Rheumatoide Arthritiden wurden bei verschiedenen Infektionskrankheiten (Ruhr, Tuberkulose, Colitis ulcerosa, Scharlach u. a.) beobachtet; auch Viren und Mykoplasmen können die Krankheit auslösen. Da bei diesen Gelenkentzündungen keine Erreger (Bakterien, Viren) im betroffenen Gelenk nachgewiesen werden können, nimmt man eine immunologische Reaktion als Entzündungsreiz an, wofür es auch entsprechende Hinweise gibt (Nachweis von Immunglobulinen – IgA, IgG, IgM – im Gelenkerguß).

In **Abb. 930** ist der **Ablauf einer rheumatoiden Arthritis** schematisch dargestellt: Die immunpathologische Reaktion führt zunächst zu einer Entzündung der Gelenkkapsel mit exsudativ-proliferativer Synovitis. Bei dieser *exsudativen Arthritis* ist die Synovia im Vergleich zu einer gesunden Gelenkkapsel (1) ödematös durchtränkt und verbreitert (2); darin finden sich Infiltrate von Granulozyten, Lymphozyten und Plasmazellen, die zu-sammen mit Serum auch in den Gelenkraum übertreten (Gelenkerguß; 3). Das Synoviaepithel ist aktiviert und weist Fibrinauflagerungen auf. Sowohl vom Stratum synoviale (4) wie auch vom subartikulären Markraum des Knochens (5) wächst dann ein zell- und gefäßreiches Granulationsgewebe (6) in den Gelenkknorpel (7) ein. Es erfolgt somit bei dieser *pannösen Entzündung* ein Angriff auf den Gelenkknorpel von zwei Seiten, nämlich von seiten der Gelenkhöhle durch einen fibrovaskulären Pannus (6) und von seiten des Knochenmarkraumes durch Granulationsgewebe. Dadurch wird der Gelenkknorpel gleichzeitig von der Oberfläche und vom Knochen her zerstört. Hierbei wirken immunpathologische Reaktionen (IgG, IgM = Rheumafaktor, IgG-Ig-β_1C-Komplement), eine Phagozytose von Immunkomplexen sowie die Freisetzung lysosomaler Enzyme mit. Die Organisation des Pannus und der Ersatz durch Bindegewebe (8) führen schließlich zur *fibrösen Ankylose*, wobei der Gelenkspalt vollständig durch ein faserreiches Bindegewebe ausgefüllt wird. Durch die Pannusbildung ist der Gelenkspalt verschlossen, was im Röntgenbild nachgewiesen werden kann, wohingegen bei der bloßen Arthrose (s. Abb. 890) der Gelenkspalt lange erhalten bleibt. Eine solche Gelenkveränderung führt zu einer hochgradigen Bewegungseinschränkung.

In **Abb. 931** ist eine rheumatoide Arthritis des rechten Hüftgelenkes im **Röntgenbild** zu sehen: Der Hüftkopf ist verformt und in seiner Außenkontur nicht mehr deutlich erkennbar (1). Die Spongiosa des Hüftkopfes weist eine diffuse, teils dichte, teils mehr strähnige osteosklerotische Verdichtung auf. Auch im Bereich des Pfannendaches (2) wird eine deutliche Osteosklerose sichtbar. Die gesamte Gelenkregion zeichnet sich durch eine dichte, diffuse Sklerose aus. Der Gelenkspalt (3) ist hochgradig verschmälert und großteils völlig aufgehoben. Die gelenknahen Knochenabschnitte (4) sind aufgehellt und weisen eine Osteoporose auf. Ähnlich wie bei der Coxarthrosis deformans (s. Abb. 890) können Randosteophyten bestehen; beide Erkrankungen können fließend ineinander übergehen. Das Vorliegen einer rheumatoiden Coxarthritis kann dann meistens erst am Resektionspräparat histologisch belegt werden.

Makroskopisch finden wir bei fortgeschrittenen Fällen von rheumatoider Coxarthritis eine ausgeprägte Deformierung und Zerstörung des Hüftkopfes vor. Wie am Mazerationspräparat eines solchen Hüftkopfes in **Abb. 932** ersichtlich, sind nur noch Teile des Hüftkopfes vorhanden. Die Gelenkoberfläche weist tiefe Usuren (1) auf; die Spongiosa ist teils osteoporotisch aufgelockert (2), teils sklerotisch verdichtet (3). Die Gelenkkapsel ist verknöchert (4). Diese unphysiologischen Umbauvorgänge haben sich bis in den Schaftbereich (5) ausgebreitet.

Bei der makroskopischen Beurteilung einer rheumatoiden Arthritis fällt zunächst die verdickte Gelenkkapsel auf, in der die Synovia eine samtartige Schicht von grauroter bis braunroter Farbe bildet. Die sonst spiegelglatte knorpelige Gelenkfläche zeigt besonders in der äußeren Gelenkpartie an der Grenze des Gelenkspaltes eine destruktive Aufrauhung und wird von lockerem Granulationsgewebe teilweise bedeckt. Die artikulierenden Gelenkflächen können bindegewebig verbunden sein. Subchondral ist das Spongiosagerüst verdichtet; daran anschließend ist es osteoporotisch.

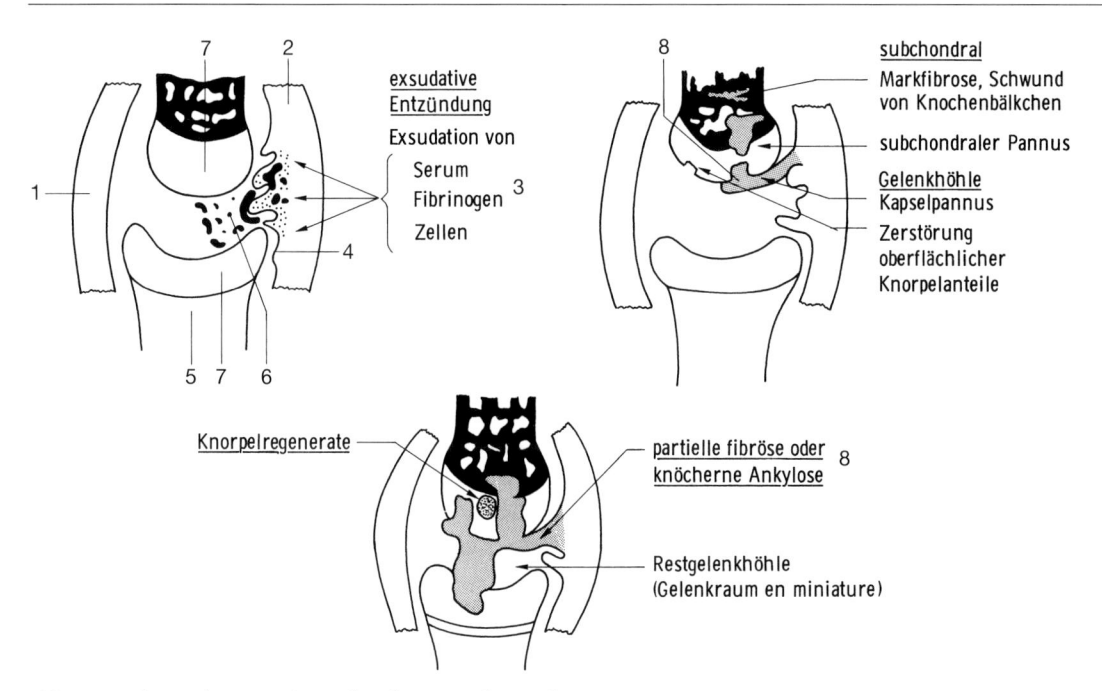

Abb. 930. Schema der Entstehung der rheumatoiden Arthritis

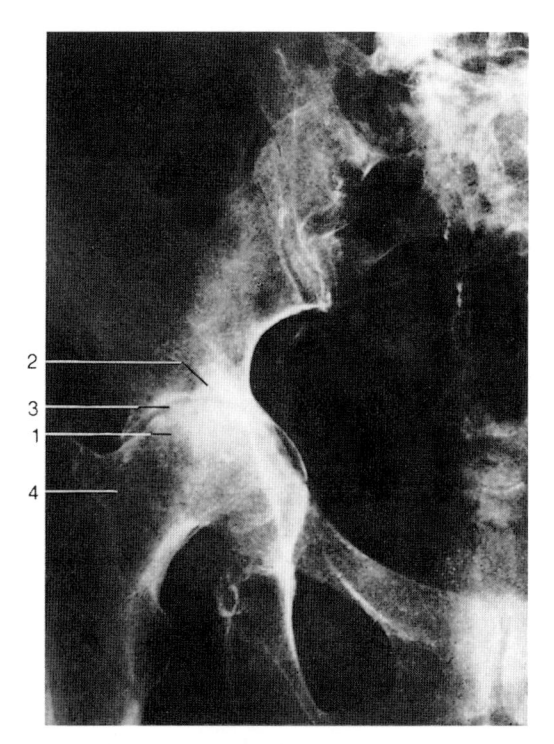

Abb. 931. Rheumatoide Coxarthritis

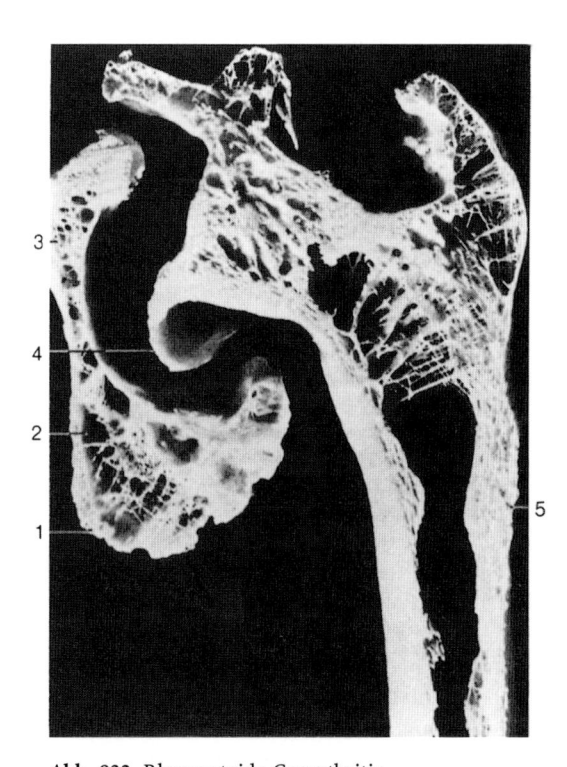

Abb. 932. Rheumatoide Coxarthritis (Hüftkopf, Mazerationspräparat)

Auf einem **histologischen Großschnitt** durch einen Hüftkopf bei rheumatoider Arthritis sieht man in **Abb. 933**, daß die Außenkonturen *(1)* ganz unregelmäßig verlaufen und keineswegs mehr eine Rundung aufweisen. Der Hüftkopf ist somit erheblich verformt, was zu einer starken Behinderung der Beweglichkeit führt. Die knorpelige Gelenkfläche ist erheblich verschmälert und stellenweise *(2)* ganz aufgehoben. Im Innern des Hüftkopfes besteht eine deutliche Osteoporose mit Rarefizierung und Verschmälerung der Spongiosabälkchen *(3)*. Teilweise ist der Markraum von Fettgewebe ausgefüllt; teilweise erkennt man darin fibröses Gewebe und entzündliches Granulationsgewebe *(4)*, das von der ossären Seite den Gelenkknorpel angreift und zerstört. Der artikuläre Angriff auf den Gelenkknorpel durch einen fibrovaskulären Pannus ist in einem solchen Präparat nicht erkennbar. Insofern besteht eine große Ähnlichkeit mit der Coxarthrosis deformans (s. Abb. 893).

In **Abb. 934** sieht man das klassische Bild einer rheumatoiden Arthritis im **histologischen Schnitt**: Es ist der Gelenkspalt *(1)* abgebildet. Hier finden sich die knorpeligen Gelenkflächen *(2)*, die außen teilweise glatt begrenzt sind, teilweise Spalten *(3)* aufweisen. Die Chondrozyten sind meist balloniert. Unterhalb des Gelenkknorpels findet sich die subchondrale Knochenschicht *(4)*, die teilweise osteosklerotisch verbreitert, teilweise aber auch verschmälert oder ganz aufgehoben *(5)* sein kann. Charakteristisch für die rheumatoide Arthritis ist ein Pannusgewebe *(6)*, das sich zungenförmig von der Synovialis der Gelenkkapsel in den Gelenkspalt vorgeschoben hat und sich über die knorpeligen Gelenkflächen legt. Es handelt sich um ein entzündliches Granulationsgewebe mit zahlreichen Kapillaren und Kapillarsprossen sowie Infiltraten von vorwiegend Lymphozyten und Plasmazellen. Dieses pannöse Granulationsgewebe sprießt vom Gelenkraum in den Gelenkknorpel ein und führt hier zu einer Zerstörung des Gelenkknorpels von der artikulären Seite her. Außerdem wird der Gelenkknorpel von der subchondralen Seite her angegriffen. Dieser *zweifrontale Angriff auf den Gelenkknorpel* ist für die rheumatoide Arthritis kennzeichnend.

Auch in der **histologischen Abb. 935** sieht man ein zungenförmig vorgewuchertes entzündliches Granulationsgewebe *(1)*, das von der Synovia der Gelenkkapsel aus in den Gelenkspalt eingesprossen ist. Dieser „Pannus" besteht aus Kapillaren und Kapillarsprossen, lockerem stromalem Bindegewebe mit Infiltraten von Lymphozyten, Plasmazellen und einigen Histiozyten. Es handelt sich somit um ein histologisch unspezifisches Granulationsgewebe, dessen Ursache sich im histologischen Schnitt nicht erkennen läßt. Außerdem erkennt man, daß ein ganz ähnliches entzündliches Granulationsgewebe *(2)* die knorpelige Gelenkfläche überdeckt und dieser dicht anliegt. Dieses Granulationsgewebe dringt später in den Gelenkknorpel ein und führt zunächst an dessen Oberfläche und später auch in tieferen Schichten zu dessen Zerstörung. Unterhalb dieses entzündlichen Granulationsgewebes (= „Pannus") sieht man die noch erhaltene Gelenkknorpelschicht *(3)*, in der die Chondrozyten vielfach balloniert, jedoch noch erhalten sind. Die subchondrale Knochenschicht kann reaktiv osteosklerotisch verbreitert oder selber durch ein entzündliches Granulationsgewebe weitgehend zerstört sein (= „zweifrontaler Angriff auf den Gelenkknorpel"; *4*).

Die klassische Form der rheumatoiden Arthritis stellt die *progressiv-chronische Polyarthritis (PcP)* dar, die durch immunpathologische Reaktionen ausgelöst wird. Hierbei stellen die Gelenke nur einen „Kampfplatz" der Immunreaktion dar; am häufigsten ist der Herzmuskel betroffen (Myocarditis rheumatica). Beim *akuten Gelenkrheumatismus* (rheumatisches Fieber, Polyarthritis acuta serofibrinosa rheumatica) kommt es zu flüchtigen Gelenkerkrankungen vorwiegend in Händen, Füßen und Kniegelenk. Die *progressiv-chronische Polyarthritis* verläuft in Schüben und betrifft die kleinen Gelenke (Finger, Zehen, Hände, Füße), an denen Versteifungen und Verstümmelungen auftreten.

Die rheumatoide Arthritis tritt vorwiegend bei Frauen zwischen dem 35. und 45. Lebensjahr auf. Die Ätiologie ist unklar; Immunreaktionen und lysosomale Proteasen dürften eine Rolle spielen. In 70–80% der Fälle lassen sich im Serum positive Rheumafaktoren nachweisen. Etwa 1% der Bevölkerung erkrankt an einer progressiv-chronischen Polyarthritis, wobei eine erbliche Veranlagung besteht. Es wird ein gehäuftes familiäres Auftreten beobachtet. Rheumafaktoren lassen sich aber auch bei gesunden, vor allem alten Menschen nachweisen. Bei 60% der Patienten beginnt die progressiv-chronische Polyarthritis in typischer Weise mit einer polyartikulären Symptomatik und symmetrischen Befall vor allem kleiner Gelenke. Die Ätiologie dieser Krankheit ist bisher unbekannt.

Rheumatoide Arthritis 471

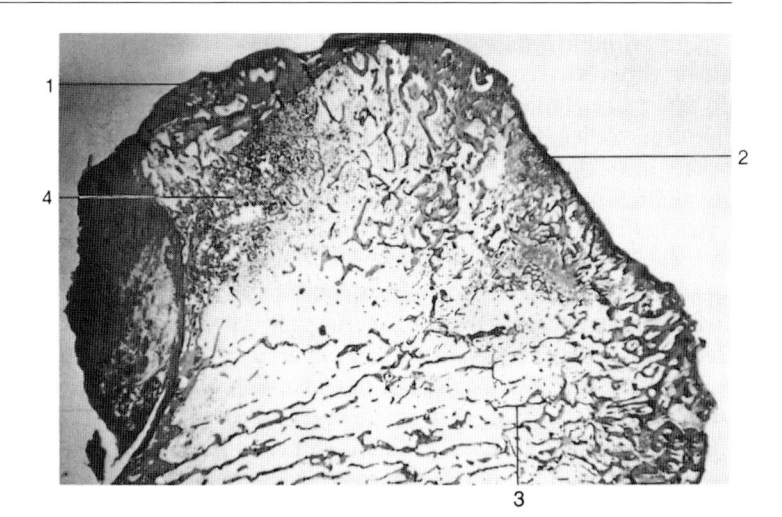

Abb. 933. Rheumatoide Coxarthritis (histologischer Großschnitt); HE, 6×

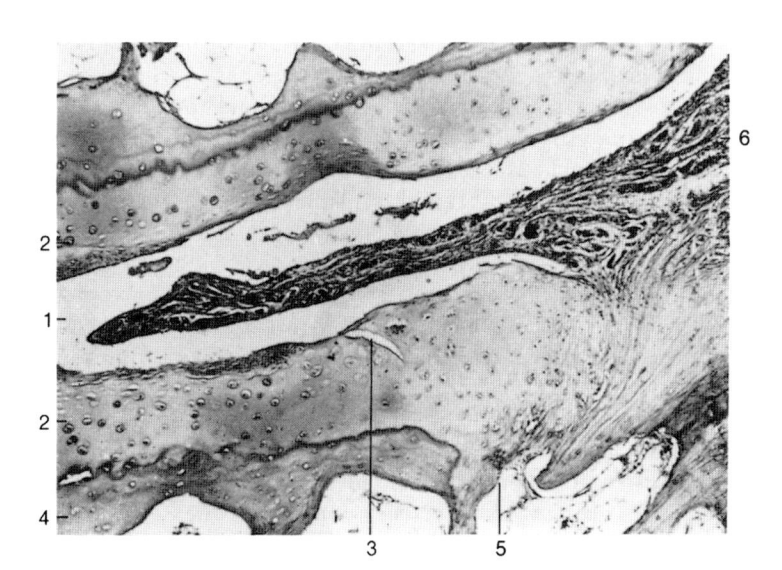

Abb. 934. Rheumatoide Arthritis; HE, 20×

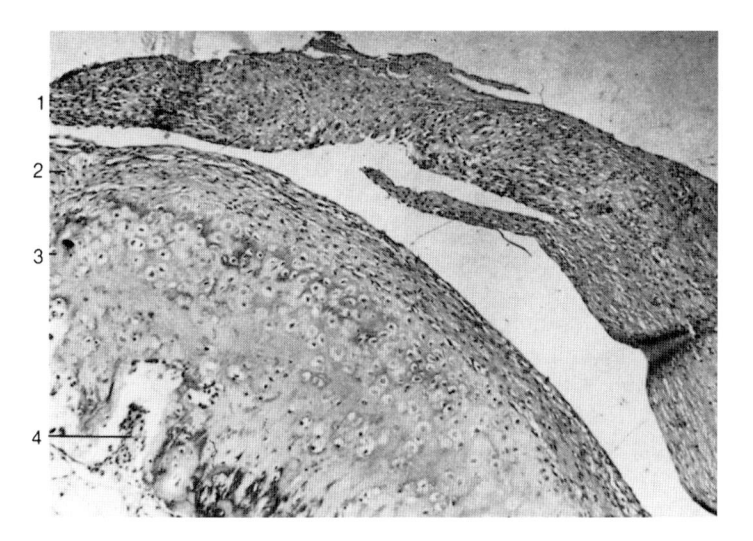

Abb. 935. Rheumatoide Arthritis; HE, 25×

Die *primäre Entzündung der Gelenkkapsel* bei einer progressiv-chronischen Polyarthritis führt zu einer Exsudation von Blutplasma und Emigration von Zellen (Granulozyten mit zytoplasmatischen Einschlußkörperchen, die den Rheumafaktor enthalten; Synovialzellen, Lymphozyten, Plasmazellen) in die Gelenkhöhle: Die Synoviazellen, die die Gelenkkapsel von innen her begrenzen, werden herdförmig zerstört. An diesen Stellen finden sich homogene Fibrinauflagerungen. An anderen Stellen kommt es zu einer Proliferation der Synovia. Wie im **histologischen Bild** der **Abb. 936** zu erkennen ist, ist hierbei die Synovia zottig gestaltet *(1)*, wobei die Synoviazotten von einem aktivierten Synoviaepithel *(2)* überzogen sind, das vielfach mehrschichtig ist. Im Bindegewebe des Stratum synoviale *(3)* finden sich Infiltrate von Plasmazellen und Lymphozyten, die oft kleine Lymphfollikel bilden. Stellenweise werden fibrinoide Nekrosen gefunden. Durch eine Gelenkkapselbiopsie lassen sich die Veränderungen morphologisch frühzeitig nachweisen. Da jedoch nicht die gesamte Gelenkkapsel in gleicher Weise entzündlich verändert zu sein braucht, schließt eine negative Biopsie eine chronische Polyarthritis nicht aus. Nadelbiopsien sind deshalb für eine exakte Diagnosestellung nicht zuverlässig.

Es folgt ein *Knorpelabbau durch Granulationsgewebe*: Das exsudative Stadium kann in einen proliferativen Entzündungsprozeß übergehen. Vom Stratum synoviale wächst ein gefäßreiches Granulationsgewebe in den Gelenkraum ein und schiebt sich über den artikulierenden Gelenkknorpel. Wie in der **histologischen Aufnahme** der **Abb. 937** ersichtlich, ist dieses entzündliche Granulationsgewebe *(1)* dem Gelenkknorpel *(2)* dicht aufgelagert. Es proliferiert von der Oberfläche her in den Gelenkknorpel ein *(3)* und führt hier zu dessen Zerstörung. Außerdem erkennt man, daß ein ganz ähnliches Granulationsgewebe von der subchondralen Seite her *(4)* in den Gelenkknorpel eindringt und diesen zerstört. Es erfolgt somit ein Angriff auf den Gelenkknorpel von zwei Seiten, was charakteristisch für die rheumatoide Arthritis ist: nämlich von seiten der Gelenkhöhle (durch den fibrovaskulären Pannus; *1*) und von seiten des Knochenmarkraumes durch das Granulationsgewebe *(4)*, wodurch der Gelenkknorpel von der Oberfläche und vom Knochen her zerstört wird.

In **Abb. 938** zeigt das histologische Bild einer fortgeschrittenen rheumatoiden Arthritis, daß der Gelenkknorpel stellenweise völlig zerstört worden ist; es ist hier kein Knorpelgewebe mehr vorhanden. Statt dessen haben sich der intraartikuläre Pannus *(1)* und der intraossäre Pannus *(2)* miteinander vereinigt. Es handelt sich um ein mäßig zellreiches Granulationsgewebe mit Kapillaren *(3)* und Infiltraten von Lymphozyten, Plasmazellen und Histiozyten; das lockere bindegewebige Stroma ist stellenweise fibrinoid verquollen *(4)*. Die ehemals subchondralen Knochenbälkchen *(5)* sind osteosklerotisch verbreitert und weisen ausgezogene Kittlinien sowie angelagerte Reihen von Osteoblasten *(6)* auf. Stellenweise werden reaktiv neugebildete Faserknochenbälkchen *(7)* angetroffen. Bekommt das proliferierende Pannusgewebe schließlich von beiden Seiten der artikulierenden Gelenkflächen her Kontakt miteinander, dann bildet sich im Endstadium eine *fibröse Ankylose* aus. Durch die Pannusbildung ist der Gelenkspalt verschlossen, was auch im Röntgenbild (s. Abb. 931) nachgewiesen werden kann.

Bei **starker Vergrößerung** sieht man in **Abb. 939** ein florides, proliferierendes Pannusgewebe mit Kapillaren *(1)* und dichten Ansammlungen von Lymphozyten, Plasmazellen und Histiozyten *(2)*, das den Gelenkknorpel zerstört hat und in den subchondralen Knochen eingedrungen ist. Die noch erhaltenen Knochenbälkchen *(3)* sind osteosklerotisch verdickt. Schließlich kann sich im fibrösen Pannus und in der Gelenkkapsel Knochengewebe ausdifferenzieren und zu einer *knöchernen Ankylose* führen, was eine vollständige Immobilisation des Gelenkes bewirkt. Durch Nichtbenutzen des erkrankten Gelenkes und Gliedes tritt in der Folgezeit in diesem Skelettbereich eine außerordentlich starke Knochenatrophie (Immobilisationsosteoporose, s. S. 76) auf, die die Gefahr einer pathologischen Knochenfraktur in sich birgt. In den meisten Fällen bekommen wir bei unbestimmten entzündlichen Gelenkerkrankungen Biopsie- oder Operationsmaterial aus dem Kniegelenk zur histologischen Untersuchung. Anhand der beschriebenen morphologischen Strukturen können wir die Diagnose einer „rheumatoiden Arthritis" stellen, ohne damit eine Aussage über die Ätiologie machen zu können. Neben verschiedenen ursächlichen Infektionskrankheiten kommt dabei durchaus auch eine progressiv-chronische Polyarthritis (PCP) in Frage, was serologisch abgeklärt werden muß. Bei 95% dieser erwachsenen Patienten treten zuerst Beschwerden in den proximalen Interphalangeal- und Metakarpophalangealgelenken auf mit schubartigem Verlauf.

Rheumatoide Arthritis 473

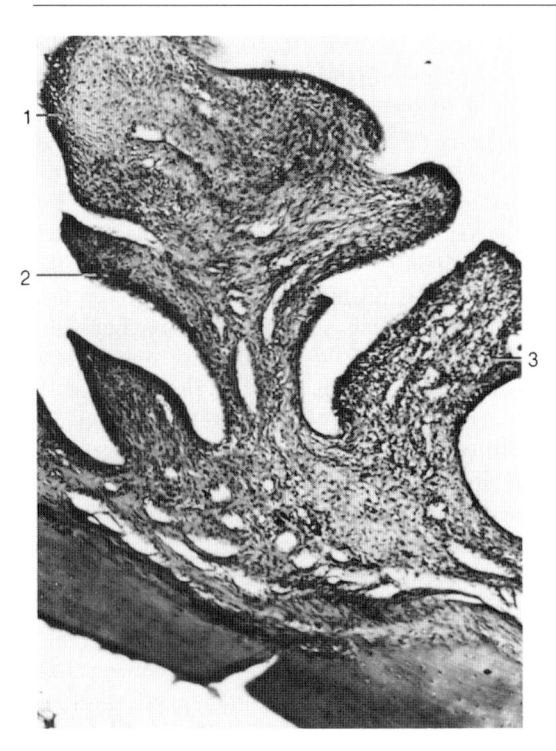

Abb. 936. Rheumatoide Arthritis (proliferierende Synovitis villosa); HE, 25×

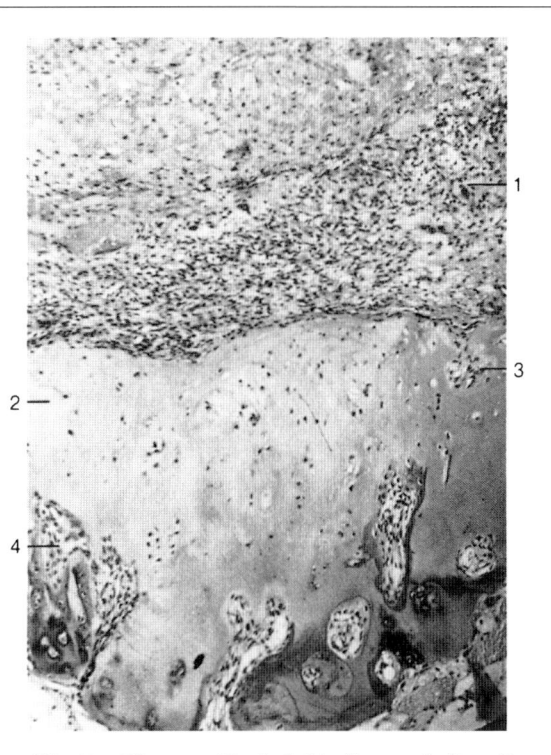

Abb. 937. Rheumatoide Arthritis (intraartikulärer Pannus); PAS, 25×

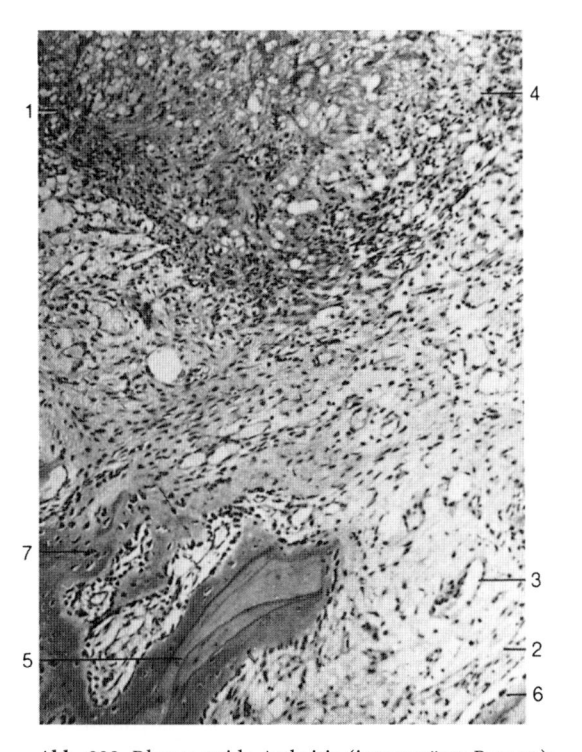

Abb. 938. Rheumatoide Arthritis (intraossärer Pannus); PAS, 25×

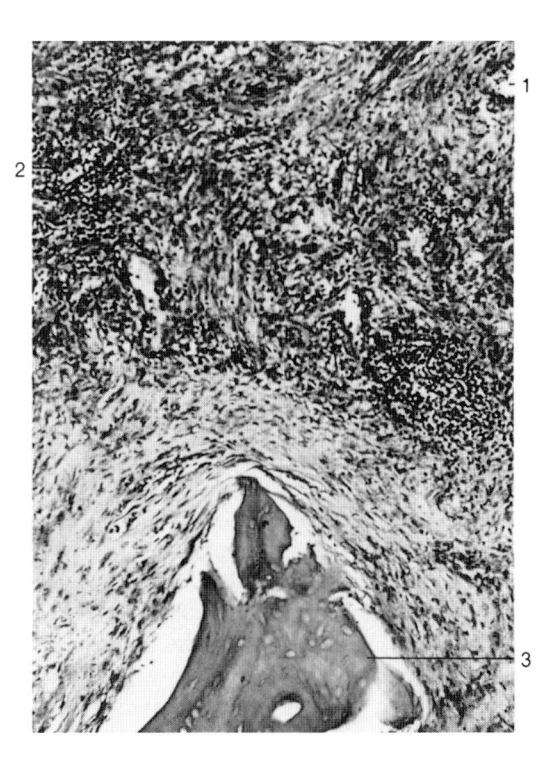

Abb. 939. Rheumatoide Arthritis; HE, 40×

Unspezifische Spondylitis

Entzündliche Erkrankungen der Wirbelsäule entwickeln sich meistens im Markraum der Wirbelkörper und führen zum Bild der *Spondylitis*. Die Entzündung kann auf die Zwischenwirbelscheibe und benachbarte Wirbel übergreifen, was als *Spondylodiscitis* bezeichnet wird. *Bei der Spondylitis handelt es sich um eine entzündliche Knochenerkrankung der Wirbelsäule* (Osteomyelitis), *die sich meist in einem oder mehreren Wirbelkörpern, seltener in den Wirbelbögen und Dornfortsätzen, abspielt und häufig auf die benachbarten Gelenke und Zwischenwirbelscheiben übergreift* (Spondylodiscitis) *und diese zerstört.* Die entsprechenden röntgenologischen Strukturveränderungen ergeben sich aus den destruktiven und reparativen Vorgängen während des Entzündungsprozesses.

In **Abb. 940** sieht man in der **a.p.-Röntgenaufnahme** der Lendenwirbelsäule ungleichmäßige sklerotische Verdichtungen im 4. Lendenwirbelkörper *(1)*. Auch der angrenzende 5. Lendenwirbelkörper weist eine solche Spongiosklerose *(2)* auf. Beide Wirbelkörper sind verschmälert und verformt; sie weisen seitlich auslaufende Randosteophyten *(3)* auf, die durch Spangenbildung miteinander verbunden sind. Der Zwischenwirbelraum *(4)* ist hochgradig verschmälert und teilweise aufgehoben. Die Deckplatten dieser beiden Wirbelkörper sind weitgehend zerstört. Sklerotische Spongiosaverdichtungen im 1. und 2. Lendenwirbel *(5)* lassen dort ebenfalls einen chronischen Entzündungsprozeß vermuten.

Auch auf der **seitlichen Röntgenaufnahme** sind die Wirbeldestruktionen deutlich zu erkennen. In **Abb. 941** ist die Spongiosa im unteren 4. Lendenwirbelkörper *(1)* und im oberen 5. Lendenwirbelkörper *(2)* dicht sklerosiert. Hier sind große ventrale spornartige Osteophyten *(3)* auffällig. Der Zwischenwirbelraum *(4)* ist erheblich verschmälert und wolkig verdichtet. Es zeigen sich starke Zerstörungen sowohl in diesen beiden benachbarten Wirbelkörpern als auch der Zwischenwirbelscheiben, was röntgenologisch auf eine Spondylodiscitis hinweist. Das Übergreifen des Destruktionsprozesses von einem auf den benachbarten anderen Wirbel ist für ein entzündliches Geschehen sehr charakteristisch. Demgegenüber bleiben tumoröse Prozesse (z. B. Knochenmetastasen) meist auf den befallenen Wirbel beschränkt; der Zwischenwirbelraum bleibt unverändert.

Durch eine gezielte Nadelbiopsie kann die Röntgendiagnose **histologisch** abgesichert und gleichzeitig Material für die bakteriologische Untersuchung gewonnen werden. In **Abb. 942** zeigt sich ein völlig ungeordnetes Spongiosagerüst im Wirbelkörper mit sklerotisch verbreiterten Knochenbälkchen *(1)*, die vielfach keine lamelläre Schichtung haben. Sie enthalten viele kräftige Osteozyten und sind teilweise wellig begrenzt *(2)*. Immer wieder finden sich an den Knochenbälkchen breite Anbaufronten *(3)* und angelagerte Osteoblasten sowie auch einzelne Osteoklasten in flachen Resorptionslakunen. Der Markraum ist ausgefüllt von einem lockeren Granulationsgewebe *(4)*, das von vielen weiten und zartwandigen Kapillaren *(5)* durchzogen wird. In lockerer Verteilung sind hier entzündliche Infiltrate von Plasmazellen und Lymphozyten *(6)* abgelagert. Es werden keine spezifischen entzündlichen Granulome oder Tumorzellinfiltrate nachgewiesen. Somit besteht histologisch der Befund einer chronischen unspezifischen Osteomyelitis; in der Wirbelsäule: chronische Spondylitis.

In **Abb. 943** liegt ein gleichartiger **histologischer Befund** vor: Der Markraum ist von einem lockeren entzündlichen Granulationsgewebe mit lockeren lymphoplasmazellulären Infiltraten *(1)* und Kapillaren *(2)* ausgefüllt. Die Knochenbälkchen *(3)* sind sklerotisch verbreitert und werden von Osteoblasten *(4)* gesäumt. Bei der chronischen Spondylitis finden sich oft auch intramedulläre Narbenfelder mit neugebildeten Faserknochenbälkchen. Bei chronisch-rezidivierenden Entzündungen werden außer Plasmazellen und Lymphozyten auch Granulozyten angetroffen.

Die unspezifische Spondylitis ist heute im europäischen Raum neben den degenerativen Wirbelsäulenveränderungen (s. S. 462) das häufigste Wirbelsäulenleiden. Bei Erwachsenen treten etwa 50% aller Osteomyelitiden in Form einer Spondylitis bzw. Spondylodiscitis auf. Die Spondylitis befällt am häufigsten die Lendenwirbelsäule und untere Brustwirbelsäule. Auch bei einem recht typischen Röntgenbefund ist zur Abklärung eine Biopsie (Nadelbiopsie) aus dem befallenen Wirbel erforderlich, um vor allem einen spezifischen Entzündungsprozeß (z. B. Spondylitis tuberculosa) auszuschließen. Damit ist oft gleichzeitig ein Bakteriennachweis möglich. Bei einem uncharakteristischen Röntgenbefund ist eine Wirbelbiopsie erforderlich, um einen möglichen Wirbeltumor nicht zu übersehen.

Unspezifische Spondylitis 475

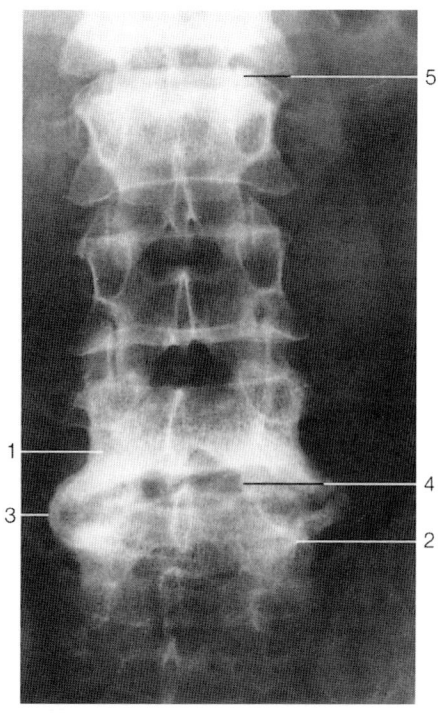

Abb. 940. Unspezifische Spondylitis
(4./5. Lendenwirbelkörper, a.p. Aufnahme)

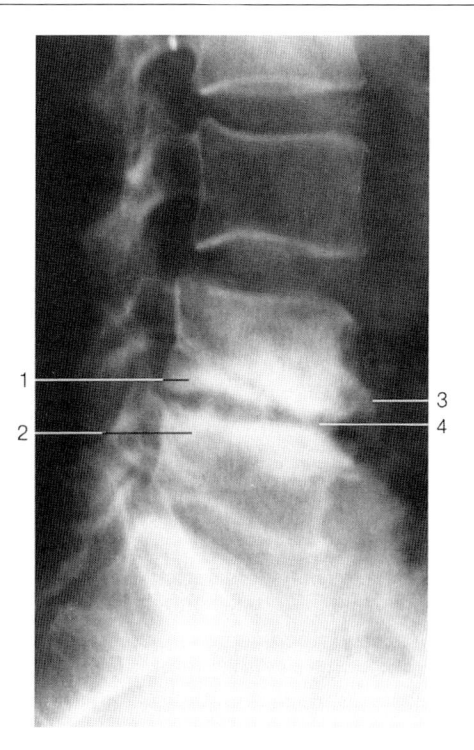

Abb. 941. Unspezifische Spondylitis
(4./5. Lendenwirbelkörper, seitliche Aufnahme)

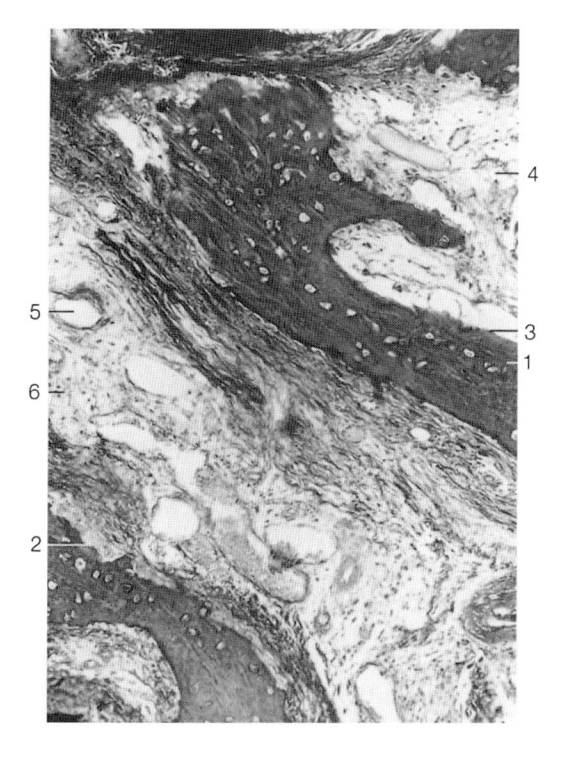

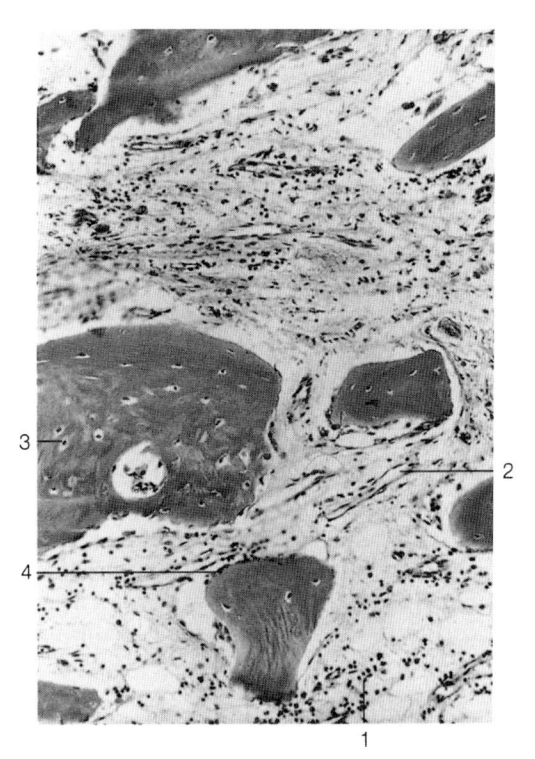

Abb. 942. Unspezifische Spondylitis; HE, 64×

Abb. 943. Unspezifische Spondylitis; HE, 64×

Spondylarthritis ankylopoetica (Morbus Bechterew)

Eine immunpathologische Entzündung kann sich speziell auch im Bereich der Wirbelsäule entwickeln, wobei eine erbliche Disposition besteht. *Die Spondylitis ankylopoetica Bechterew ist eine progressive entzündliche Polyarthritis der Intervertebralgelenke, die im sakroiliakalen Bereich beginnt und am häufigsten die Lenden- und Halswirbelsäule befällt, wobei es hier schließlich zu einer knöchernen Ankylosierung und völligen Versteifung der Wirbelsäule kommt.* In etwa 20% der Fälle weisen auch periphere Gelenke (Schulter, Hüfte, Knie) eine ähnliche rheumatoide Arthritis auf. Die Krankheit unbekannter Ätiologie beginnt vorwiegend im 3. Lebensjahrzehnt und führt häufig jenseits des 50. Lebensjahres zu einer zunehmenden Invalidisierung. In 90% der Fälle sind Männer betroffen, die einen leptosomen Körperbau haben. Die Krankheit verläuft schleichend fortschreitend. Sie ruft einen Rundbuckel mit Immobilisierung und Schmerzen hervor.

Diese ankylosierende Spondylarthritis ruft ein recht charakteristisches **Röntgenbild** hervor: Wie die **Abb. 944** zeigt, beobachtet man auf der seitlichen Röntgenaufnahme der Lendenwirbelsäule eine Verknöcherung des vorderen Längsbandes *(1)*, wodurch die Wirbelsäule das Aussehen eines „Bambusstabes" erlangt. Die Zwischenwirbelgelenke sind an den Enden spangenförmig verknöchert *(2)*. Die Bandscheiben *(3)* können durch die durchgehend verknöcherten Längsbänder maskiert sein. In den Wirbelkörpern *(4)* besteht eine strähnige Osteoporose.

In **Abb. 945** sieht man das **Mazerationspräparat** einer solchen Wirbelsäule: Der Gelenkspalt zwischen den Wirbelkörpern ist verödet, und die Bandscheiben *(1)* sind völlig verknöchert. Es besteht somit eine *Synostose*, die eine knöcherne Gelenkversteifung der Wirbelsäule bewirkt. Die Wirbelkörper *(2)* sind durch diesen in Schüben fortschreitenden Verknöcherungsprozeß miteinander verschmolzen; es zeichnen sich vorspringende Randwülste *(3)* ab. Man erkennt außerdem eine Verbreiterung und Verknöcherung des vorderen Längsbandes *(4)*. Am häufigsten sind die Ligg. flava verknöchert; dies läßt sich jedoch häufig im Röntgenbild nicht erkennen.

Auf einem **Längsschnitt** durch eine solche Wirbelsäule erkennt man in **Abb. 946** im **Mazerationspräparat** eine ungleichmäßige Osteoporose *(1)* der Wirbelspongiosa, die durch eine Entlastung infolge der Längsbandverknöcherungen verursacht ist. Mitwirkend sind eine schmerzbedingte Ruhigstellung und die knöcherne Versteifung der Wirbelsäule sowie entzündliche Knochenmarksveränderungen mit Verschlechterung des Stoffaustausches. Die Bandscheiben sind vielfach noch erhalten *(2)*, so daß ein normaler Zwischenwirbelraum besteht; durch partielle Verknöcherung der Bandscheibe ist andernorts jedoch eine knöcherne Brücke *(3)* zwischen benachbarten Wirbelkörpern entstanden, was den Versteifungsprozeß begünstigt. Außerdem erkennt man völlig verknöcherte Wirbelbogengelenke *(4)*. Im Bereich des vorderen Längsbandes haben sich knöcherne Spangen *(5)* gebildet, die den Zwischenwirbelraum überbrücken. Diese strukturellen Veränderungen der Wirbelsäule führen zu einer Kyphose vorwiegend der mittleren Brustpartie und zu Formveränderungen der Wirbelkörper mit Aufhebung der Vorderflächenkonkavität und gradlinigen Wirbelflächen (rechteckige Wirbelkörper = „squaring").

In **Abb. 947** ist in einem **histologischen Großschnitt** der Zwischenwirbelraum bei einer Spondylitis ankylopoetica dargestellt: Man erkennt die Bandscheibe *(1)*, die in ihrem dorsolateralen Anteil jedoch durch spongiöses Knochengewebe *(2)* ersetzt ist. Es besteht eine knöcherne Überbrückung des Zwischenwirbelraumes *(3)* durch ein voll mineralisiertes Knochengewebe, was als Ursache der Versteifung anzusehen ist. Außerhalb dieser Verknöcherung findet sich das Foramen intervertebrale *(4)*. Die kalkhaltigen knorpeligen Schlußplatten der Wirbelkörper bleiben mindestens teilweise bestehen, so daß die ursprüngliche Form des Zwischenwirbelraumes röntgenologisch erhalten bleibt.

Die ankylosierende Spondylitis Bechterew wird zu Lebzeiten klinisch-radiologisch diagnostiziert, ohne daß der Pathologe dabei mitwirkt. Wir stellen das Ausmaß der ständig fortschreitenden Erkrankung an den Makrostrukturen der Wirbelsäule im Sektionssaal fest, wobei Mazerationspräparate am besten geeignet sind (Abb. 945 u. 946). In manchen Fällen wird die Krankheit als Zufallsbefund bei der Sektion entdeckt; sie verlief klinisch symptomlos. In knapp 1% der Fälle kann ein überstürzter Ablauf völlige Invalidität herbeiführen. Bei der Hälfte der Patienten treten zusätzlich extravertebrale Gelenkbeschwerden vor allem im Hüft- und Temporomandibulargelenk auf.

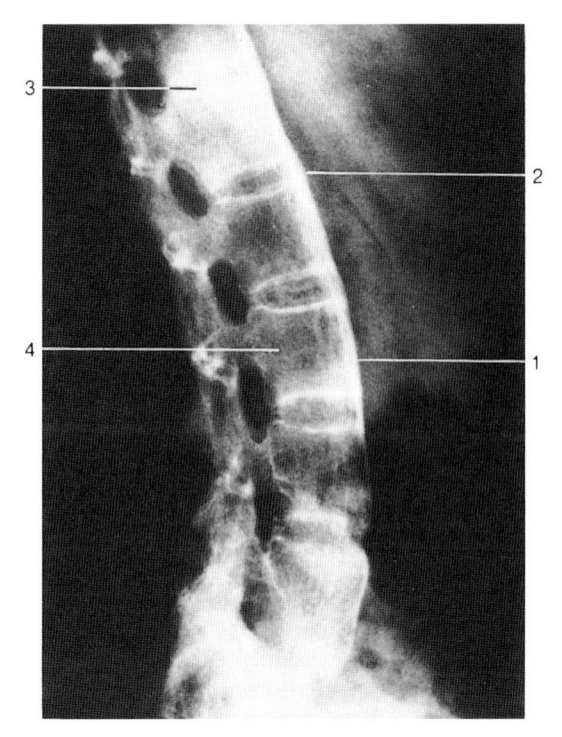

Spondylarthritis ankylopoetica (Morbus Bechterew) 477

Abb. 944. Morbus Bechterew (Lendenwirbelsäule)

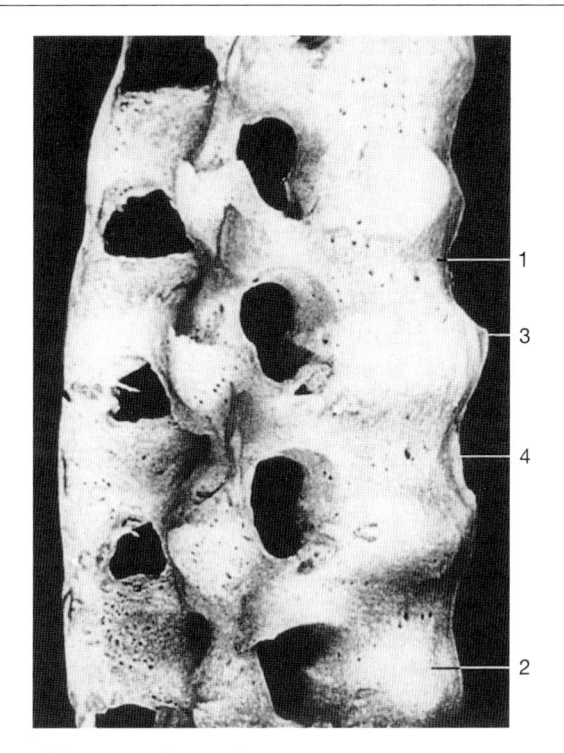

Abb. 945. Morbus Bechterew (Lendenwirbelsäule, Mazerationspräparat)

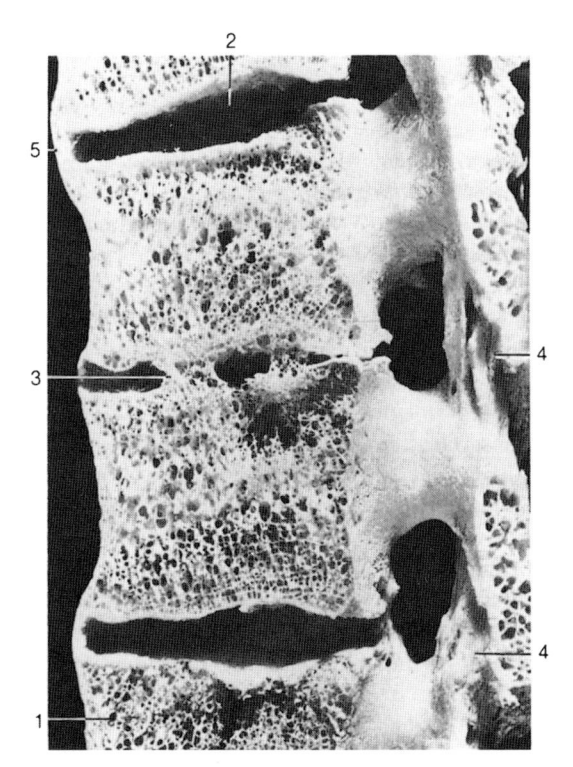

Abb. 946. Morbus Bechterew (Brustwirbelsäule, Mazerationspräparat)

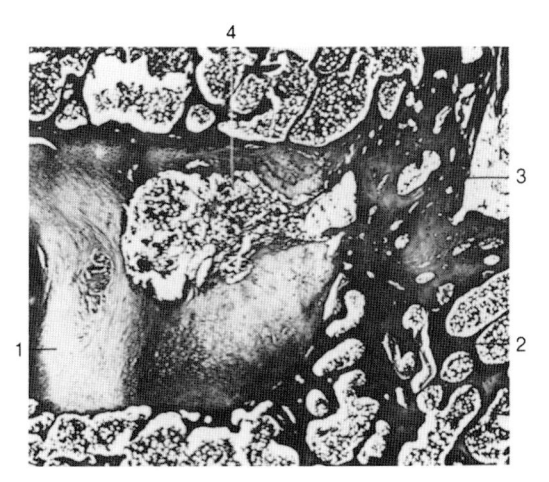

Abb. 947. Morbus Bechterew (Zwischenwirbelraum); HE, 15×

Unspezifische und spezifische Arthritis

Synoviabiopsien aus verschiedenen Gelenken zeigen oft histologisch entzündliche Veränderungen mit Infiltraten von Lymphozyten, Plasmazellen und Histiozyten, wobei jedoch aus dem histologischen Bild nicht auf die Ursache rückgeschlossen werden kann. Bei einer solchen *unspezifischen Synovitis* bzw. *Arthritis* weist die Entzündungsreaktion nicht auf die Grunderkrankung hin. Es kann sich um eine lokale Gelenkaffektion infolge einer allgemeinen Bakteriämie oder Sepsis handeln; eine solche Entzündung kann sich auch bei einer Gelenkverletzung oder bei Durchbruch eines entzündlichen Knochenherdes in das benachbarte Gelenk entwickeln. Die schwerste Form einer solchen Arthritis ist die *Arthritis purulenta* (eitrige Gelenkentzündung, Gelenkempyem), die vor allem durch hämolysierende Staphylokokken, Streptokokken, E. coli und bei Kindern durch Pneumokokken ausgelöst wird. Meist ist ein einziges Gelenk betroffen (Kniegelenk, Hüftgelenk); ein polyartikulärer Befall ist ungewöhnlich.

Im **histologischen Bild** der **Abb. 948** sieht man bei einer chronischen unspezifischen Arthritis eine ausgesprochen zottige Synovia, wobei die einzelnen Zotten *(1)* von einem flachen Synoviaepithel *(2)* überzogen sind. Das Zottenstroma wird von einem unspezifischen entzündlichen Granulationsgewebe eingenommen, in dem zahlreiche weite Kapillaren *(3)* und Kapillarsprossen sowie vorwiegend perivaskulär betonte Ansammlungen von Lymphozyten, Plasmazellen und Histiozyten angetroffen werden. Das Zottenstroma kann von Ödemflüssigkeit und Fibrin imbibiert sein und auch granulozytäre Infiltrate aufweisen; das Synoviaepithel kann stellenweise reaktiv verbreitert sein. Ein solcher Befund kann lediglich zur Diagnose einer histologisch unspezifischen Synovitis bzw. Arthritis führen.

Es gibt jedoch eine Reihe von Entzündungsprozessen in den Gelenken, bei denen auf die Grunderkrankung hingewiesen werden kann. Bei der *spezifischen Arthritis* lassen die in einer Synoviabiopsie vorgefundenen histologischen Strukturen auf die Ursache rückschließen. Dies gilt insbesondere für synoviale Entzündungsprozesse, die ein spezifisches Granulationsgewebe enthalten.

In **Abb. 949** ist das **histologische Bild** einer *Arthritis tuberculosa* zu sehen: Man erkennt eine zottig verbreiterte Synovia *(1)*, überzogen von einem aufgelockerten Synoviaepithel *(2)*. Im entzündlich infiltrierten Zottenstroma lassen sich typische Tuberkel *(3)* aus Epitheloidzellen, Lymphozyten und einzelnen Langhansschen Riesenzellen beobachten. Die Tuberkel können eine zentrale Verkäsung aufweisen oder produktiver Natur sein. Wir sprechen von einer „tuberkuloiden Synovitis". Erst der Nachweis von Tuberkelbakterien führt zur Diagnose einer hämatogen entstandenen Arthritis tuberculosa. Am häufigsten ist das Kniegelenk betroffen.

Die *Arthritis urica* ist durch Uratablagerungen im Gelenkknorpel und subchondralen Knochen gekennzeichnet (s. S. 190), die die Grunderkrankung aufzeigen. Hauptlokalisation sind die Metatarsophalangealgelenke, Ellenbogen- und Kniegelenke. Im **histologischen Bild** der **Abb. 950** erkennt man im Markraum der subchondralen Spongiosa *(1)* einen rundlichen Herd aus büschelförmigen kristallinen Natriumuratablagerungen, die radiär ausgerichtet sind und eine doppelte Lichtbrechung aufweisen *(2)*. Die großen bräunlichen Kristallnadeln *(3)* werden bei der Formalinfixierung meistens herausgelöst, und es bleiben Kristallücken zurück. In der Umgebung dieser Ablagerungen findet sich ein Wall von Fremdkörperriesenzellen und Histiozyten *(4)*. Es entwickelt sich ein zellreiches Granulationsgewebe *(5)* und später eine bindegewebige Kapsel. Es handelt sich um einen typischen Gichttophus, der periartikulär einen osteoklastären Knochenabbau hervorruft und eine exakte histologische Diagnose ermöglicht.

Beim *systemischen Lupus erythematodes* sind Gelenkmanifestationen häufig. Wie im **histologischen Bild** der **Abb. 951** erkennbar, besteht eine zottig verdickte Synovia *(1)*, die von einem mehrreihigen Synoviaepithel *(2)* überzogen ist. Im Zottenstroma finden sich ein unspezifisches entzündliches Granulationsgewebe aus Plasmazellen und Lymphozyten *(3)* sowie eine Fibrininsudation. Es können kleine Lymphfollikel vorkommen. Nur wenn auch Hämatoxylinkörperchen nachgewiesen werden, kann diese Synovitis dem Lupus erythematodes zugeordnet werden; ansonsten liegt histologisch das Bild einer unspezifischen rheumatoiden Arthritis vor.

Es gibt noch eine Reihe anderer entzündlicher Gelenkerkrankungen, die keine pathognomonischen histologischen Strukturen zeigen: Die *Psoriasis-Arthritis* führt etwa 10 Jahre nach Beginn der Psoriasis zu einer chronischen Polyarthritis (Finger, Zehen, Halswirbel). Ein ähnlicher Gelenkbefall tritt beim Felty-Syndrom auf.

Unspezifische und spezifische Arthritis 479

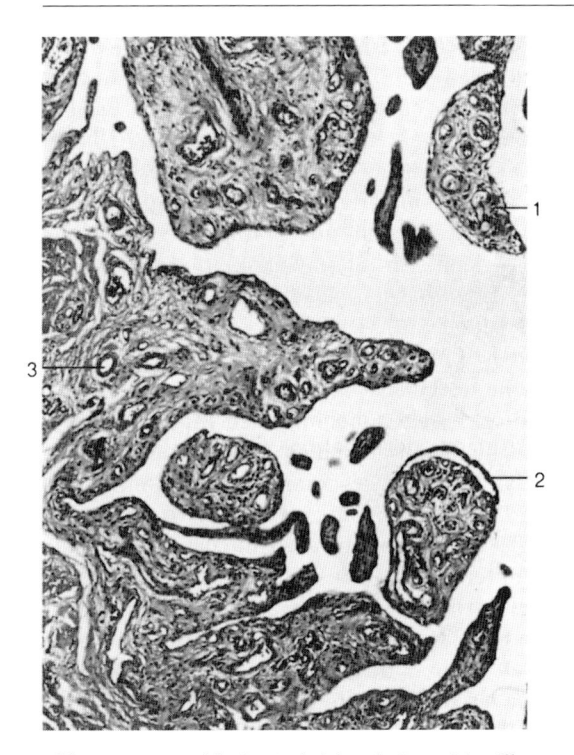

Abb. 948. Unspezifische Arthritis mit Synovitis villosa; HE, 25×

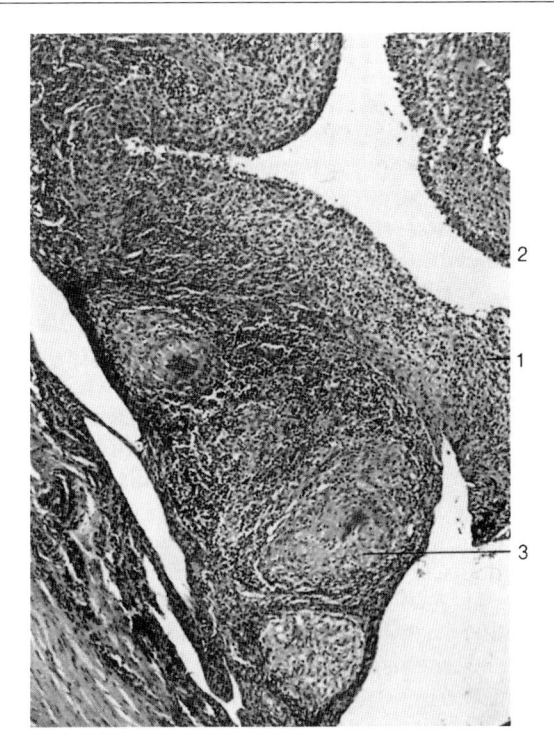

Abb. 949. Arthritis tuberculosa (Synovitis); HE, 20×

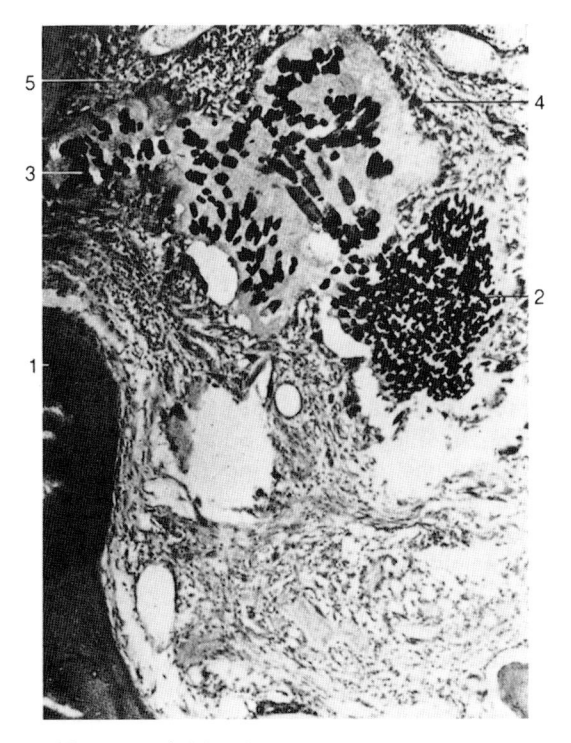

Abb. 950. Arthritis urica; HE, 25×

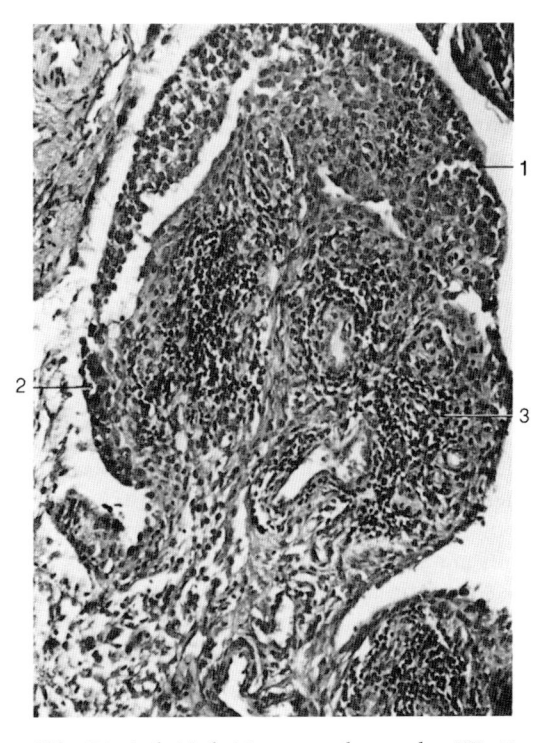

Abb. 951. Arthritis bei Lupus erythematodes; HE, 40×

Bei Applikation von Cortikoiden in ein Gelenk (insbesondere bei traumatisierten Sportlern) besteht die Gefahr einer induzierten Gelenkschädigung mit nachfolgender unspezifischer Arthritis. Es entsteht die sog. *Cortisonarthritis*. Die intraartikuläre Gabe von Cortisonderivaten führt zwar zu einer Schmerzlinderung und ermöglicht eine weitere Beanspruchung des Gelenkes, die jedoch zu einer verstärkten Abnutzung des Gelenkknorpels und schließlich zu einer Arthrose führt. Natürliche reparative Prozesse werden durch die Glukokortikoide unterdrückt, und es entwickeln sich progressive paraartikuläre Osteolysen und eine Synovitis, der eine bakterielle Arthritis nachfolgen kann. Eine solche ernste Komplikation ist auf die abwehrhemmende Wirkung des Cortisons zurückzuführen.

Histologisch (Abb. 953) findet sich im Biopsiematerial eine ödematös aufgelockerte Synovia mit Infiltraten von vorwiegend Lymphozyten *(1)*. Diese sind vorwiegend unter dem Synoviaepithel *(2)* konzentriert. Sie bilden keine spezifischen Granulome. Die Synovia wird von weiten zartwandigen Kapillaren *(3)* durchzogen. Im Gelenkraum ist seröse Flüssigkeit *(4)* angesammelt, was zu einer schmerzhaften Gelenkschwellung führt.

Bei bakterieller Superinfektion entsteht in einem solchen vorgeschädigten Gelenk eine *eitrig-granulierende Synovitis*. In **Abb. 954** sieht man **histologisch** in der Synovia ein sehr zellreiches entzündliches Granulationsgewebe mit Kapillaren *(1)* und Kapillarsprossen und dichten Infiltraten von Lymphozyten, Plasmazellen und Histiozyten *(2)* und zusätzlich gelapptkernigen Leukozyten *(3)*. Basal sieht man wieder zahlreiche ausgeweitete Blutgefäße *(4)*. Das Synoviaepithel *(5)* ist größtenteils abgelöst und nicht mehr vorhanden. Aus histologischer Sicht handelt es sich um eine unspezifische Entzündung, die keine Rückschlüsse auf die Ätiologie erlaubt. Lediglich der Nachweis von Granulozyten deutet auf eine floride Entzündung und mögliche bakterielle Ursache hin. Der Einfluß von lokal applizierten Cortikoiden läßt sich histologisch nicht erkennen; hierfür benötigt der Pathologe die klinische Information. Wenn jedoch eine solche unspezifische Synovitis bzw. Arthritis im Verlauf einer lokalen Cortikoidtherapie auftritt, dann ist gutachterlich ein kausaler Zusammenhang gegeben. Die Pathogenese dieser sog. „cortisone-wrecked joints" ist unklar; beim Cushing-Syndrom wurden solche entzündlichen und destruktiven Gelenkveränderungen jedoch nicht beschrieben. Es muß somit als Ursache die direkte Einwirkung des Cortisons auf die Gelenkstrukturen postuliert werden.

Unspezifische Arthritiden können somit durch exogene belebte und unbelebte Schädigungen ausgelöst werden. Vielfach kann die Ursache bei belebter Noxe, nämlich bei den infektiösen Arthritiden, durch bakteriologische Analysen des Biopsie- oder Punktionsmaterials ermittelt werden. Meistens handelt es sich um grampositive Kokken, am häufigsten um Staphylokokkus aureus (30–35% bei Erwachsenen, 40–45% bei Kindern). Viel seltener (unter 1%) werden Mykobakterien, Viren, Pilze oder Protozoen nachgewiesen. Alle Keime rufen eine unspezifische Entzündung in der Synovia und/oder dem subchondralen Markraum hervor, die histologisch keinen Hinweis auf die exakte Ursache liefert; es kann höchstens eine bakterielle Infektion postuliert werden (**Arthritis purulenta**) – insbesondere, wenn Bakterienhaufen direkt unter dem Mikroskop zu sehen sind. Dies gilt gleichermaßen für den histologischen Nachweis von Pilzen oder Parasiten bzw. Würmern. Wenn in einer Synoviabiopsie nur hier die Entzündung ersichtlich ist, diagnostizieren wir eine **Synovitis**; erst bei Invasion und Destruktion des Gelenkknorpels kann eine **Arthitis** diagnostiziert werden. Hierzu muß folglich das Biopsat Gelenkknorpelgewebe enthalten.

Eine unspezifische Arthritis kann auch durch unbelebte exogene Ursachen hervorgerufen werden, beispielsweise durch das Eindringen von Pflanzendornen oder Seeigelstacheln in die Synovia und den Gelenkraum. Histologisch können wir dann diese Fremdkörper in der Biopsie vorfinden und die Ursache benennen. Die ausgelöste Entzündungsreaktion ist hingegen völlig unspezifisch und deutet allein nicht auf die Ursache hin.

Dies gilt auch für die mikrokristallinen Arthritiden durch körpereigene Stoffwechselprodukte: Bei der **Arthritis urica** führen erst die Gichttophi auf die Ursache hin (s. S. 190 u. 478). Bei der **Calciumpyrophosphat-Arthropathie** („Pseudogicht") kommt es zu Ablagerungen von kristallinem Calciumpyrophosphat-Dihydrat in Gelenkknorpel, Menisken und den paratikulären Geweben mit Entwicklung einer „Chondrokalzinose". Die umgebende Entzündungsreaktion ist unspezifisch. Die Ätiologie dieser Krankheit, die zur Schädigung des Gelenkknorpels führt, ist unbekannt. Manchmal ist diese Arthritis mit anderen Krankheiten wie Hyperparathyreoidismus, Hämochromatose, Hypothyreose, Ochronose, Morbus Wilson, Diabetes mellitus oder Hypophosphatasie assoziiert (sekundäre Calciumpyrophosphat-Arthropathie). Zu den mikrokristallinen Arthritiden gehören ferner die **Hydroxylapatit-Arthropathie**, die **Oxalose** und die **Cholesterin-Arthritis**. Jeweils ist die begleitende Entzündungsreaktion histologisch unspezifisch; erst der Nachweis des auslösenden körpereigenen Stoffwechselproduktes im Schnittpräparat ermöglicht die Benennung der Ursache.

Spezifische Arthritiden zeichnen sich durch die Entwicklung eines charakteristischen Granulationsgewebes aus, in dem spezifische Granulome vorkommen, die histologisch auf die Ursache hinweisen. Hierzu gehören in erster Linie die **Arthritis tuberculosa**, die **Sarkoidose Boeck** und die **Arthritis luetica**; andere spezifische Arthritiden sind sehr selten. Die rheumatoide Arthritis erzeugt nur bedingt ein „spezifisches" Granulationsgewebe und kann mehrere Ursachen haben. Auch Arthritiden bei systemischen Krankheiten (z. B. systemischer Lupus erythematodes, Sklerodermie, Panarteriitis nodosa, Dermatomyositis, Morbus Behçet, Wegenersche Granulomatose u. a.) zeigen gewöhnlich kein spezifisches, auf die Ursache hinweisendes Granulationsgewebe und können histologisch nur der klinisch bekannten Erkrankung zugeordnet werden.

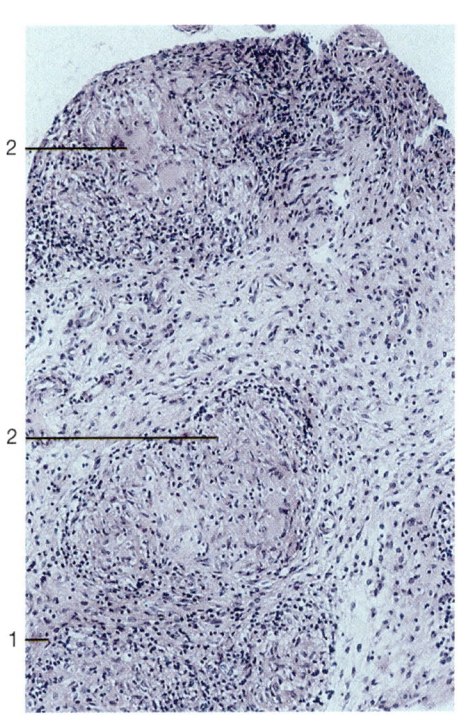

Abb. 952. Arthritis bei Sarkoidose Boeck; HE, 40×

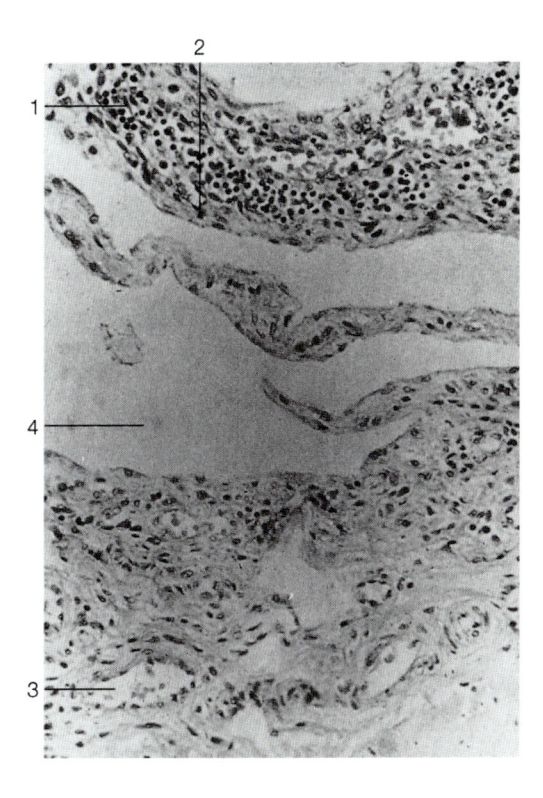

Abb. 953. Cortisonarthritis (Synovitis); HE, 40×

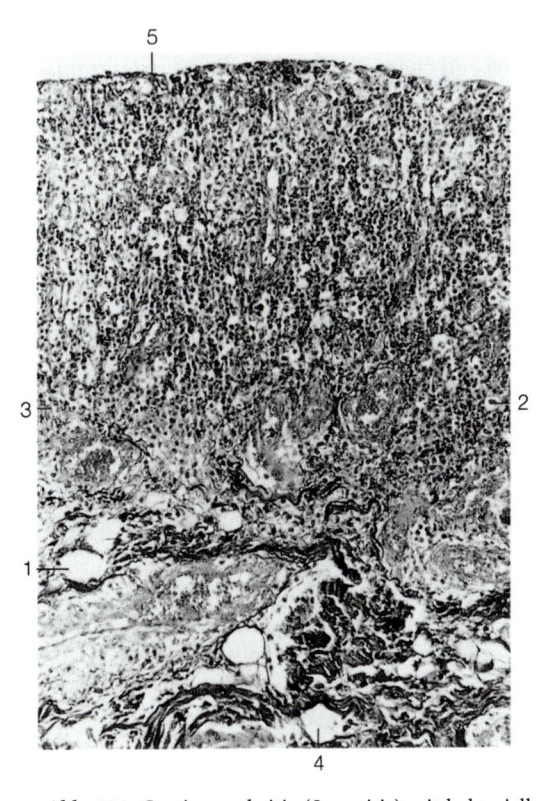

Abb. 954. Cortisonarthritis (Synovitis) mit bakterieller Superinfektion; HE, 40×

Demgegenüber finden wir bei Gelenkbefall der **Sarkoidose Boeck** histologische Hinweise auf die Ursache in einer Synoviabiopsie. Wenn hierbei in der Gelenkkapsel **histologisch** spezifische entzündliche Granulome entdeckt werden, gilt es, diese einer spezifischen Entzündung zuzuordnen. In **Abb. 952** ist die Synovia von einem entzündlichen Granulationsgewebe mit vielen lymphoiden Infiltraten durchsetzt (1). Darin zeichnen sich Epitheloidzellgranulome ab (2), die einer Sarkoidose Boeck zugeordnet werden können.

Chronische Arthritis

Eine Synoviabiopsie bei klinisch vermuteter Arthritis, die sehr häufig durchgeführt wird, führt in den meisten Fällen zur histologischen Diagnose einer „unspezifischen floriden" oder „chronischen Synovitis", was dem Kliniker bereits aus seinen Befunden bekannt sein dürfte. Vielfach dient eine solche Biopsie vor allem dem bakteriologischen Keimnachweis, wobei den hierbei vorhandenen histologischen Strukturen nur eine zusätzliche diagnostische Bedeutung zukommt. Allerdings kann manchmal auch die Histologie zur Diagnosefindung entscheidend beitragen.

Insbesondere eine chronische Arthritis kann grundsätzlich vorwiegend klinisch-radiologisch diagnostiziert werden, was bei atypischer Lokalisation unsicher sein kann. So sehen wir in **Abb. 955** im **Röntgenbild** eine chronische Arthritis im Mittelgelenk der 3. Zehe: Hier ist der Gelenkspalt praktisch aufgehoben (1); die artikulären Knochen erscheinen ineinander gestaucht. Periartikulär zeigt sich eine reaktive Osteoporose (2).

Das **histologische Bild** einer Synoviabiopsie zeigt in **Abb. 956** eine narbig verfestigte Gelenkkapsel mit einer Synovia, die stark von Bindegewebe durchsetzt ist (1). Darin finden wir lockere lymphoide Infiltrate (2) und wenige Gefäße (3). Das Synoviaepithel (4) ist abgeflacht. Bei einem solchen radiologischen und histologischen Befund ist die ursprünglich floride Entzündung „ausgebrannt" und kann nicht mehr auf die ursprüngliche Genese zurückgeführt werden. Es kann nur eine „chronische unspezifische Arthritis" diagnostiziert werden.

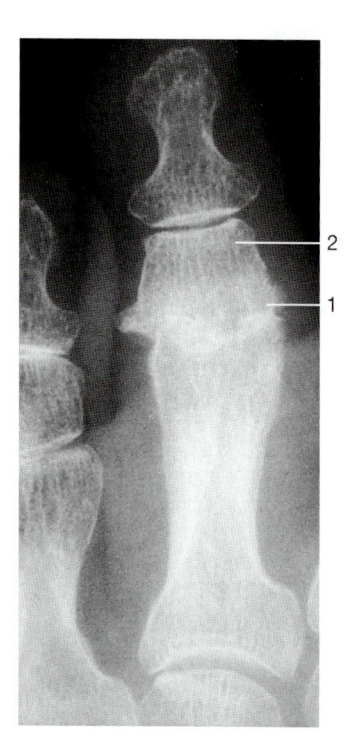

Abb. 955. Chronische Arthritis (3. rechte Zehe, Mittelgelenk)

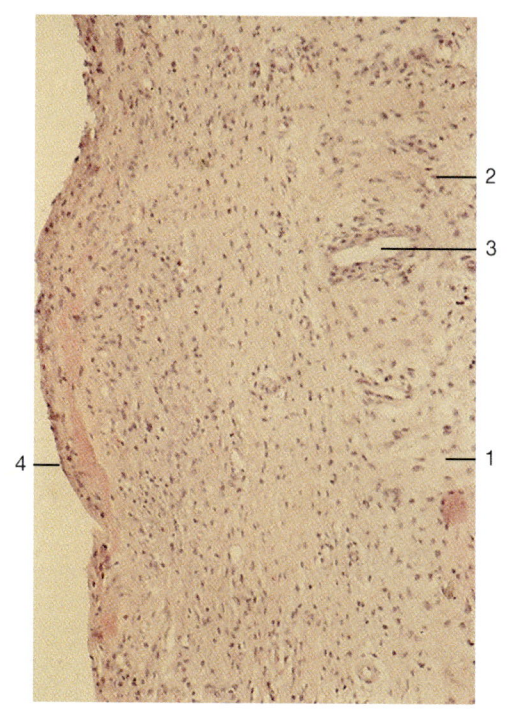

Abb. 956. Chronische Arthritis; HE, 40×

SAPHO-Syndrom

Beim SAPHO-Syndrom handelt es sich um eine Kombination von **S***ynovitis (Arthritis),* **A***kne (pustulosa),* **P***ustulose (Psoriasis, Pustulosis palmoplantaris),* **H***yperostose und blande* **O***steitis. Die klinischen Symptome betreffen somit die Haut, Gelenke und Knochen.* Dabei stehen radiologisch und klinisch eine sternokostoklaviculäre Hyperostose mit szintigraphischer Aktivitätsanreicherung im Vordergrund des Skelettbefalls; es können auch die Wirbelsäule in Form einer Spondylosis hyperostotica oder Spondylitis ankylosans und auch Extremitätengelenke in Form einer Arthritis befallen sein. Die Ätiologie dieses Symptomenkomplexes ist unbekannt.

Im **Röntgenbild** (**Abb. 957**) ist beidseits im Bereich des Sternoclaviculärgelenkes eine mächtige *Auf*treibung der sternalen Enden der Claviculae erkennbar (1). Im Inneren finden sich dichte sklerotische Verdichtungen (2) mit osteolytische Auflockerungen (3). Die Außenkonturen dieser Knochenabschnitte (4) sind unregelmäßig.

Im **Szintigramm** sieht man in **Abb. 958** im Bereich der sklerotischen Knochenauftreibungen der beiden sternalen Claviculae eine starke Aktivitätsanreicherung (1) , die zum Bild eines „doppelhörnigen Stierkopfphänomens" führt. Dies ist sehr charakteristisch für das SAPHO-Syndrom.

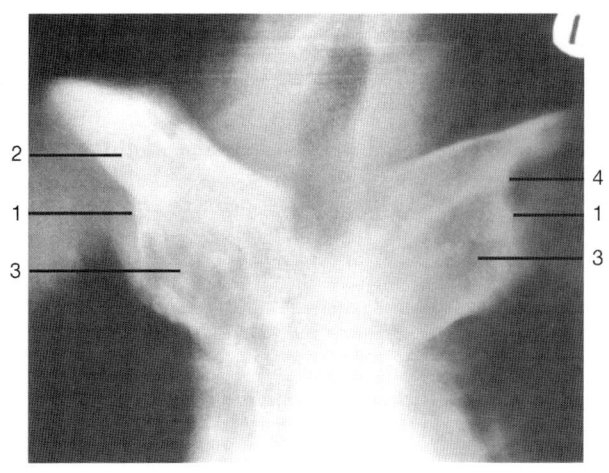

Abb. 957. Symmetrische sternoklavikuläre Hyperostose bei SAPHO-Syndrom

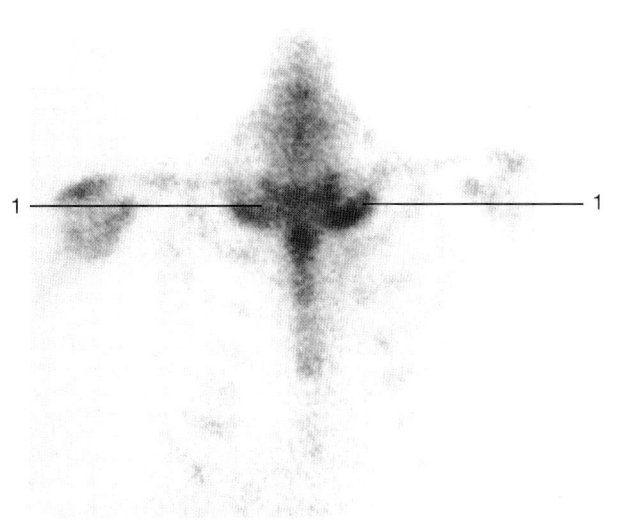

Abb. 958. „Doppelköpfiges Stierkopfphänomen" bei SAPHO-Syndrom (Szintigramm)

Die **Röntgenaufnahme** des rechten proximalen Femurs in **Abb. 959** zeigt eine ausgeweitete Expansion des rechten proximalen Femur, der hier dicht sklerosiert ist (1). Es ist diesem Bereich kein Markraum mehr erkennbar. Radiologisch muß eine *chronische sklerosierende Osteomyelitis Garré* diagnostiziert werden wie sie mit „Hyperostose" und „blander Osteitis" zum SAPHO-Syndrom gehört.

Die **histologischen Strukturen** zeigen in **Abb. 960** eine massive Spongiosklerose mit stark verbreiterten Knochenbälkchen (1) und dazwischen einem lockeren Granulationsgewebe (2) mit wenigen lympho-plasmazellulären Infiltraten. Es liegt somit das Bild einer chronischen sklerosierenden Osteomyelitis Garré vor, bei der keine Bakterien nachgewiesen werden.

Es besteht hierbei eine Assoziation mit der chronischen rekurrierenden multifokalen Osteomyelitis (CRMO – siehe Seite 144). Bei einem radiologisch multifokalen Befall – insbesondere beider sternaler Claviculae – sollte ein SAPHO-Syndrom diagnostisch in Erwägung gezogen und vor allem nach entsprechenden Hautveränderungen (Akne, Pustulose an Hand- und Fußsohlen) gefahndet werden. Da das SAPHO-Syndrom keine eigentliche Diagnose darstellt, muß bei dieser Befundkombination eine weitere klinisch-rheumatologische Abklärung erfolgen. Eine wirksame Therapie ist mit Kortikosteroiden und Antibiotika nicht zu erzielen; es gibt Mitteilungen über eine günstige Wirkung von Calcitonin, Bisphosphonaten und Azithromycin.

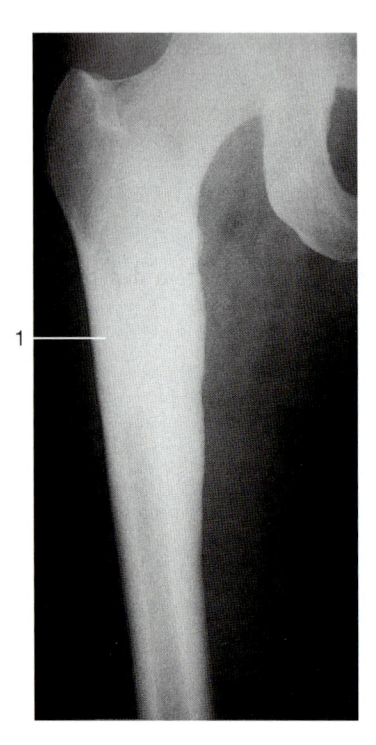

Abb. 959. Chronische sklerosierende Osteomyelitis bei SAPHO (rechter proximaler Femur)

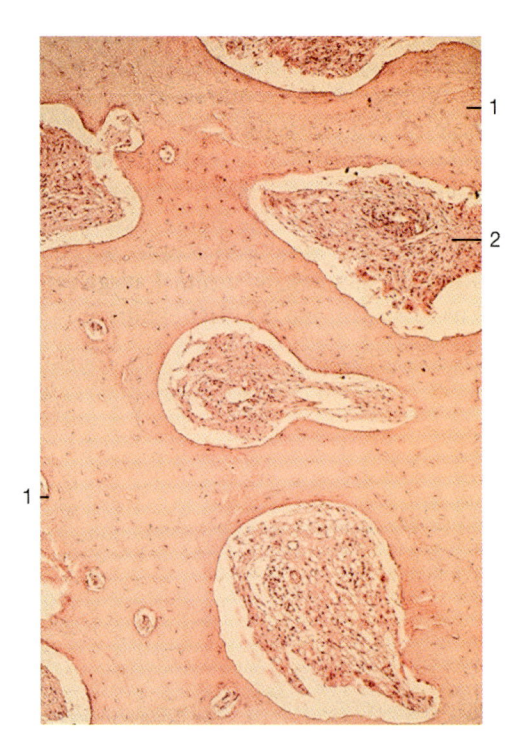

Abb. 960. Sklerosierende Osteomyelitis; HE, 40×

14 Tumoröse Gelenkerkrankungen

Allgemeines

In den Gelenkkapseln, meist ausgehend von der Synovia, können sich verschiedene primäre Geschwülste und tumorähnliche Läsionen entwickeln, die einerseits eine gewisse Ähnlichkeit mit dem strukturellen Aufbau der Synovia haben, andererseits aber keinerlei Ähnlichkeit mit der normalen Synovia besitzen. Einige dieser Gelenktumoren werden nur aufgrund ihrer Lokalisation dieser Geschwulstgruppe zugeordnet. Die meisten Geschwülste lassen sich im Hinblick auf ihre Histogenese von den Geweben, die in der Gelenkkapsel vorkommen, ableiten. Ganz gleichartige Tumoren werden in den Weichteilen oder auch im Knochen beobachtet.

Zum Verständnis der Entstehung von Geschwülsten in der Gelenkkapsel muß man sich den normalen Aufbau des Kapselgewebes und der Synovia (s. S. 28) vergegenwärtigen. Das Innere einer Gelenkhöhle wird von dem *Synoviaepithel* ausgekleidet. Dieses kann tumorös proliferieren und somit zu einer Zottenbildung führen. Infolge der fortbestehenden Bewegungen im betroffenen Gelenk kommt es zu einer unspezifischen Entzündung und meist auch zu Blutungen. Es entsteht das Bild der sog. *pigmentierten villonodulären Synovitis*. Hierbei liegt eine Entzündung der proliferierenden Synoviazotten vor, in denen Hämosiderinpigment als Zeichen alter Blutungen abgelagert ist. In Wirklichkeit handelt es sich um einen gutartigen Tumor der Gelenkkapsel. – Bei der malignen Variante – dem *synovialen Sarkom* – ist die Herkunft aus dem Synoviagewebe sehr viel schwerer morphologisch zu erkennen. Es kommt hierbei zu keiner Zottenbildung; die Tumorzellen wuchern infiltrativ und sind den normalen Synoviaepithelien nicht mehr ähnlich.

An dieser Stelle muß vermerkt werden, daß auch die Sehnenscheiden ein der Synovia ähnliches Epithel besitzen und aus ihnen ebenfalls Tumoren hervorgehen können, die den primären Gelenkgeschwülsten ähnlich sind. So kann sich ein synoviales Sarkom auch im Bereich einer Sehnenscheide entwickeln und muß nicht unbedingt im Bereich einer Gelenkkapsel gelegen sein; es kann damit durchaus einen parossealen Tumor (s. Kapitel 15) darstellen. Die gutartige Variante der Sehnenscheidentumoren ist einerseits die sog. *Tendovaginitis stenosans de Quervain* und andererseits der *gutartige Riesenzelltumor der Sehnenscheiden* (lokalisierte noduläre Synovitis; s. S. 490).

Das Gewebe einer Gelenkkapsel enthält außer dem Synoviaepithel vor allem Bindegewebe sowie Blutgefäße, Lymphgefäße, Fettgewebe und Nervengewebe. Aus all diesen Gewebearten können Tumoren hervorgehen. Allerdings sind derartige Geschwülste selten. Gelegentlich beobachten wir jedoch in einer Gelenkkapsel *Fibrome* und *Fibromatosen*; manchmal kann sogar ein *Fibrosarkom* diagnostiziert werden. Es treten Gefäßtumoren *(Hämangiome, Lymphangiome)* auf, die den gleichen histologischen Aufbau haben wie in den Weichteilen oder im Knochen. Schließlich sind *Lipome* und sogar *Liposarkome* im Bereich eines Gelenkes beschrieben, wobei es meist ungeklärt bleibt, ob es sich hierbei um eine echte primäre Kapselgeschwulst handelt oder ob der Tumor in den partikulären Weichteilen entstanden und in die benachbarte Gelenkkapsel von außen infiltriert ist. – Es sind in einer Gelenkkapsel Tumoren beschrieben, die eindeutig den Weichteiltumoren zuzurechnen sind: Hierzu gehören das *epitheloide Sarkom* und das *hellzellige Sarkom*, die vor allem in den Sehnenscheiden beobachtet wurden. Wahrscheinlich handelt es sich hierbei primär um Weichteiltumoren, die die Sehnenscheiden und die Gelenkkapsel infiltriert haben.

Da es sich bei dem Gelenkkapsel- und Sehnenscheidengewebe um mesenchymales Gewebe handelt, kann es hierin zu einer gutartigen wie bösartigen Metaplasie kommen. Es kann sich metaplastisch sowohl Knochengewebe als auch Knorpelgewebe entwickeln. Letzteres führt in der gutartigen tumorösen Variante zur sog. *Gelenkchondromatose*, in der bösartigen Form zum *synovialen Chondrosarkom*. Die knöcherne Geschwulstbildung in einer Gelenkkapsel wäre dem *parostealen Osteom* bzw. *parostealen Osteosarkom* (s. S. 302) zuzuordnen. Schließlich kann sich auch metastatisches Tumorgewebe in einer Gelenkkapsel absiedeln, was jedoch selten ist.

Gelenkchondromatose
(ICD-O-DA-M-7367.0)

Metaplastisch kann sich in einer Gelenkkapsel Knorpelgewebe ausdifferenzieren und ein tumorartiges Wachstum aufweisen. *Bei der Gelenkchondromatose (synoviale Osteochondromatose) handelt es sich um eine gutartige tumoröse Veränderung des paratikulären Gewebes, wobei in der Synovia durch Metaplasie knotige Knorpel- und Knochenherde entstehen, die häufig zu sog. „freien Gelenkkörpern" führen und dadurch die Gelenkfunktion beeinträchtigen und das Gelenk schädigen.* Derartige Veränderungen können gelegentlich auch in einer Sehnenscheide oder Bursa vorkommen. Die Ursache dieser Neubildungen ist nicht bekannt. Die Gelenkchondromatose befällt gewöhnlich nur ein Gelenk, wobei in über 50% der Fälle ein Kniegelenk betroffen ist. Häufig findet sich eine solche Erkrankung auch in den Ellenbogengelenken. **Makroskopisch** ist die Synovia hyperämisch und verdickt und weist Zottenbildungen auf. Unmittelbar unter dem Synoviaepithel finden sich kleine, grauweiße Knoten aus Knorpelgewebe. Die Veränderungen können einen Teil der Gelenkkapsel oder auch die gesamte Synovia befallen. Oft liegen die Knorpelknoten abgelöst als „freie Gelenkkörper" im Gelenkraum (**Abb. 961**) und führen zu einer beträchtlichen Einschränkung der Gelenkfunktion und Gelenkschädigung.

In **Abb. 962** sieht man das **Röntgenbild** einer Gelenkchondromatose des rechten Ellenbogengelenkes. Die Gelenkkapsel ist beträchtlich verdickt und durchsetzt von dicht zusammengelagerten feinfleckigen Verdichtungen *(1)* sowie größeren knotigen Gebilden von mehreren Millimetern Durchmesser. Die größeren Knoten *(2)* sind in sich wiederum lappig und knotig aufgebaut. Viele dieser Gebilde sind sehr schattendicht, wobei es sich um Verkalkungen und manchmal sogar um Verknöcherungen handelt. Einige der Knoten lassen sich auch im Gelenkspalt *(3)* nachweisen; der Gelenkspalt ist teilweise noch deutlich erkennbar. Die Knoten können sich ablösen und als sog. freie Gelenkkörper die Gelenkfunktion stark beeinträchtigen.

Das **histologische Bild** zeigt in **Abb. 963** einen solchen *„freien Gelenkkörper"* aus einer Gelenkchondromatose. Man erkennt zentral einen rundlichen Knorpelherd *(1)*, der sich in der Hämatoxylin-Eosin-Färbung stark blau anfärbt. Er ist selber lappig aufgebaut und außen scharf begrenzt. Im Knorpelgewebe finden sich kleine isomorphe Chondrozyten; an einer Stelle *(2)* sieht man eine charakteristische Verkalkung. Der Knorpelherd wird außen von einer breiten Schicht aus lockerem Bindegewebe *(3)* umgeben, das von einigen schmalen Blutgefäßen *(4)* durchzogen wird. Außen ist der gesamte Knoten scharf begrenzt, ohne daß ein Synoviaepithelbesatz zu erkennen ist.

In **Abb. 964** liegt das typische **histologische Bild** einer Gelenkchondromatose vor. Die Gelenkkapsel ist bindegewebig verdickt und wird von einigen zartwandigen Gefäßen *(1)* durchzogen. Entzündliche Infiltrate fehlen. Inmitten dieses faserreichen Bindegewebes liegen verschieden große, runde Knoten *(2)* aus proliferierendem Knorpelgewebe, die kapselartig von Bindegewebe umschlossen sind *(3)*. Die knorpeligen Knoten enthalten viele kleine Chondrozyten *(4)*, die in rundlichen Herden zusammenliegen. In der Peripherie der Knorpelknoten hat sich regelrechtes Knochengewebe *(5)* ausgebildet.

Auch im **histologischen Bild** der **Abb. 965** sieht man einen größeren knotigen Knorpelherd *(1)*, in dem kleine Gruppen von kleinen Knorpelzellen liegen *(2)*, die isomorphe rundliche Kerne besitzen. Häufig kommen bei einer Gelenkchondromatose aber auch unterschiedlich große, deutlich polymorphe und ballonierte Chondrozyten vor, die auch bizarre und hyperchromatische Kerne aufweisen können. In **Abb. 965** sieht man ferner eine Synoviazotte *(3)*, die von einem schmalen Synoviaepithel *(4)* überzogen wird.

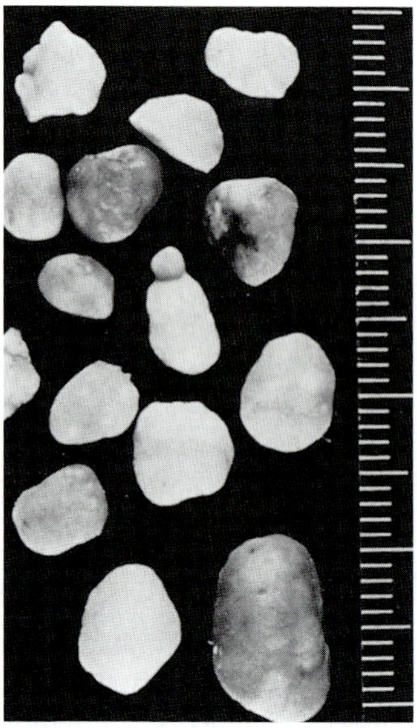

Abb. 961. Gelenkchondromatose („Gelenkmäuse")

Gelenkchondromatose 487

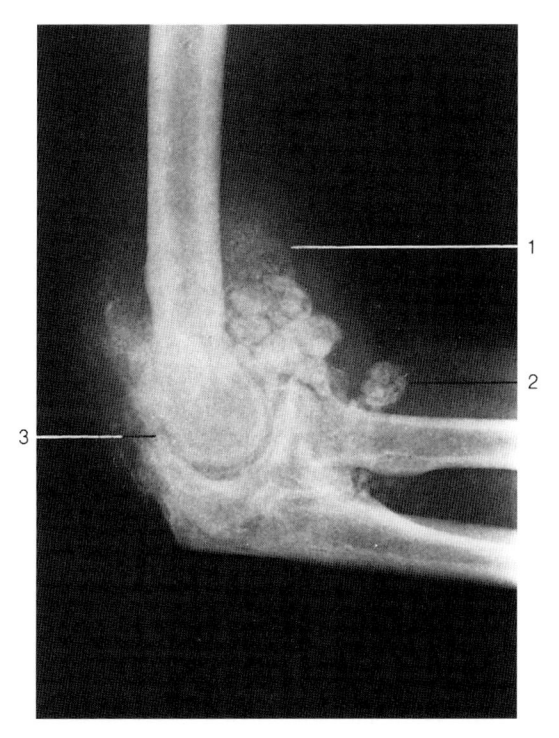

Abb. 962. Gelenkchondromatose (Ellenbogengelenk)

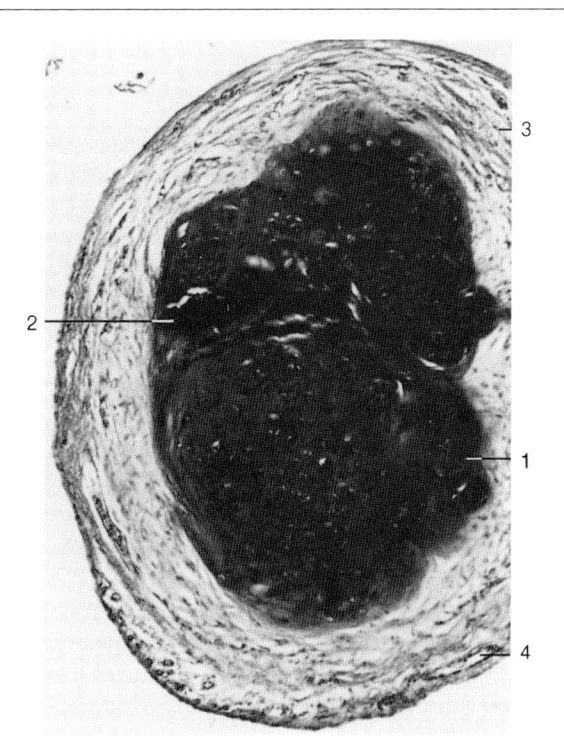

Abb. 963. Gelenkchondromatose; HE, 25×

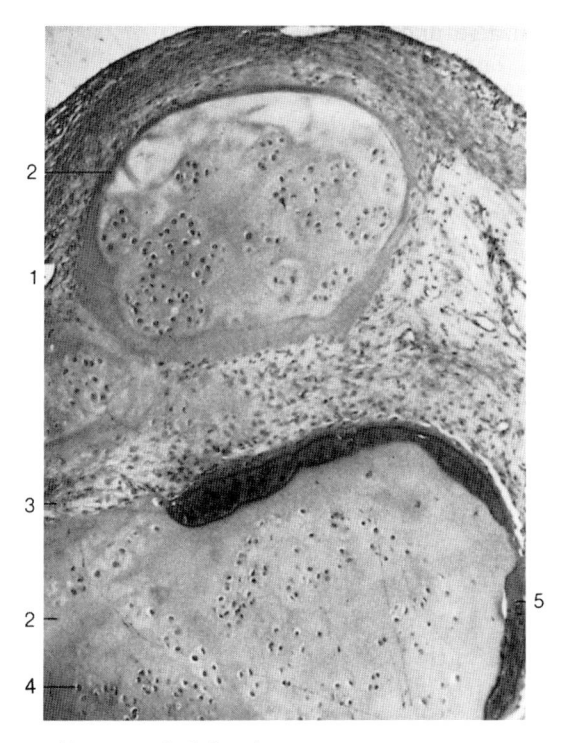

Abb. 964. Gelenkchondromatose; HE, 30×

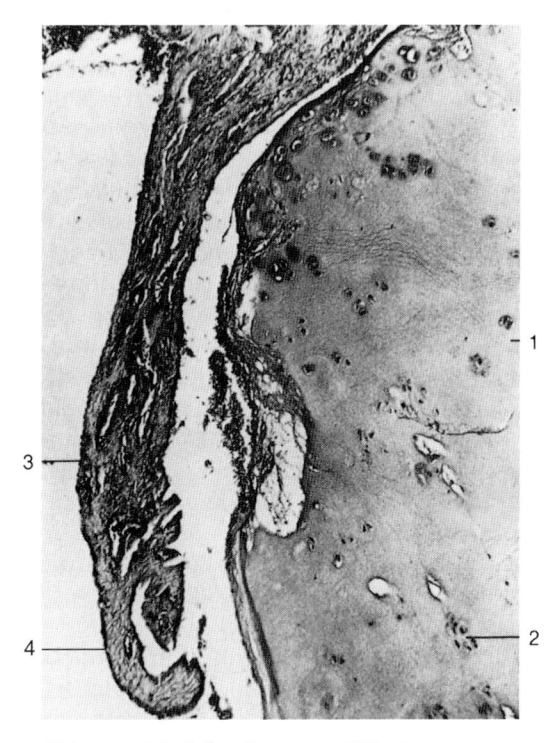

Abb. 965. Gelenkchondromatose; HE, 40×

Lipoma arborescens
(Diffuse artikuläre Lipomatose)

Solide lipomatöse Gewebestrukturen können sich in verschiedenen Abständen zueinander entlang der Sehnenscheiden ausbreiten (endovaginale Tumoren) oder lipomartig in der Gelenkkapsel entstehen. *Das Lipoma arborescens stellt eine nicht seltene Hyperplasie von Fettgewebe im Stroma der Synoviazotten dar, die dadurch polypös und papillär verbreitert sind.* Meist sind mehrere Synoviazotten gleichzeitig betroffen. Die Läsion tritt bei Erwachsenen auf und ist vorwiegend im Kniegelenk lokalisiert. Es können aber auch andere Gelenke betroffen sein. Hauptsymptome sind der Gelenkschmerz und eine Gelenkschwellung; in manchen Fällen kommt es zusätzlich zu einer Bewegungseinschränkung.

Wie **Abb. 966** zeigt, ruft eine artikuläre Lipomatose im **Röntgenbild** keine Veränderungen an den Knochenstrukturen hervor. Die Konturen von distalem Femur *(1)* und Tibiakopf *(2)* sind vollständig erhalten und außen scharf gezeichnet. Es finden sich keine von außen kommenden Einsenkungen, Arrosionen oder Destruktionsherde. Der Gelenkspalt *(3)* ist etwas breit; er ist offen und läßt keine Einlagerungen erkennen. Die knorpeligen Gelenkflächen sind vollkommen glatt. In einem geschwollenen Kniegelenk ohne Gelenkerguß können mit einer solchen Röntgenuntersuchung destruierende Prozesse (Entzündung, Degeneration, Tumor) weitgehend ausgeschlossen werden.

Zur weiteren radiologischen Abklärung können Untersuchungen mit Hilfe der Computertomographie (CT) oder Kernspintomographie (MRT) nützlich sein. In **Abb. 967** kommt ein Lipoma arborescens im **Xeroradiogramm** etwas deutlicher zur Darstellung: Wieder sieht man, daß die Handwurzelknochen *(1)*, distale Ulna *(2)* und distaler Radius *(3)* völlig erhalten sind. Im Gelenkspalt *(4)* und seitlich innerhalb der Handgelenkskapsel *(5)* kommen diskrete, leicht zottige Strukturverdichtungen vor, die den verbreiterten Synoviazotten entsprechen und radiologisch auf den Prozeß hindeuten. Bei einem stärkeren Bindegewebsgehalt in der Läsion oder bei dystrophischen Verkalkungen ist das radiologische Strukturbild deutlicher.

Makroskopisch ist die Gelenkkapsel verdickt und manchmal ödematös aufgelockert. An der Innenseite finden sich zahlreiche unterschiedlich große und geformte Zotten, die ausgesprochen gelb gefärbt sind. Durch Quetschungen können einige Zotten nekrotisch und blutig imbibiert sein.

Histologisch sieht man in **Abb. 968** zwei deutlich verbreiterte Synoviazotten *(1)*, die von einem intakten Synoviaepithel *(2)* überzogen sind. Im Stroma fallen große Herde eines reifen Fettgewebes *(3)* auf. Die Fettzellen sind sehr groß; sie haben einen kleinen isomorphen Kern und lassen keine Polymorphie erkennen. Teilweise besteht das Zottenstroma auch aus einem lockeren Bindegewebe *(4)*, das vermehrt von dilatierten Kapillaren *(5)* durchzogen wird. Unterhalb des Stratum synoviale finden sich lockere entzündliche Infiltrate aus Lymphozyten und Plasmazellen *(6)*.

In **Abb. 969** ist eine solche plump vergrößerte Synoviazotte bei **stärkerer Vergrößerung** zu sehen. Die Zotte ist scharf begrenzt und außen von einem einreihigen Synoviaepithel *(1)* überzogen. Das Stroma ist durchsetzt von einem reifen Fettgewebe *(2)* mit sehr großen Fettzellen, die kleine isomorphe Kerne besitzen. Dazwischen und außen besteht ein lockeres Bindegewebe *(3)*, das von Ödem durchtränkt sein kann. Es wird von einigen Kapillaren *(4)* durchzogen. Außerdem sieht man in der Zotte lockere entzündliche Infiltrate *(5)* aus Lymphozyten und Plasmazellen. Es finden sich keine histologischen Hinweise auf einen Proliferations- oder spezifischen Entzündungsprozeß.

Das Lipoma arborescens ist keine echte Geschwulst sondern eine tumorähnliche Gelenkläsion, die fast nur in den großen Gelenken vorkommt. Hierfür wird ein reaktives Geschehen angenommen, das durch ein lokales Trauma, eine Meniskusläsion (s. S. 460) oder eine chronische Arthritis ausgelöst wird. Es handelt sich somit um eine reaktive Zottenhyperplasie mit exzessiver Vermehrung des stromalen Fettgewebes. Nicht selten werden gleichzeitig mehrere Läsionen, meist symmetrisch, in mehreren Gelenken beobachtet. Für die entzündliche Genese spricht der Nachweis von unspezifischen Entzündungszellen in den hyperplastischen Zotten. Da sich die Läsion nicht spontan rückbildet, muß eine Synovektomie durchgeführt werden. Rezidive sind danach nicht zu erwarten. – Vom Lipoma arborescens muß das echte *intraartikuläre Lipom* abgegrenzt werden. Es handelt sich hierbei um eine sehr seltene gutartige Geschwulst vorwiegend im Kniegelenk, die keine Beziehung zu den Synoviazotten hat; das Lipom wird nicht von Synoviaepithel überzogen. Auch die *Hoffasche Erkrankung*, eine traumatisch-entzündliche Hyperplasie des synovialen Fettgewebes im Bereich des Ligamentum patellae, sollte nicht mit dem Lipoma arborescens verwechselt werden.

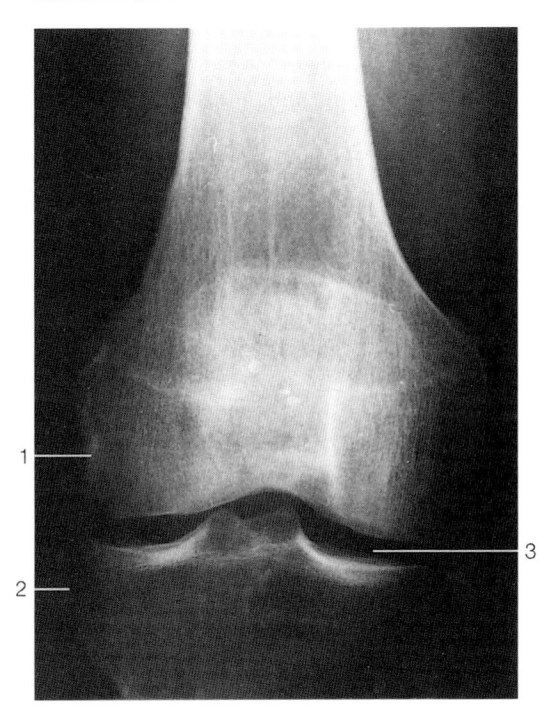

Abb. 966. Lipoma arborescens (Kniegelenk)

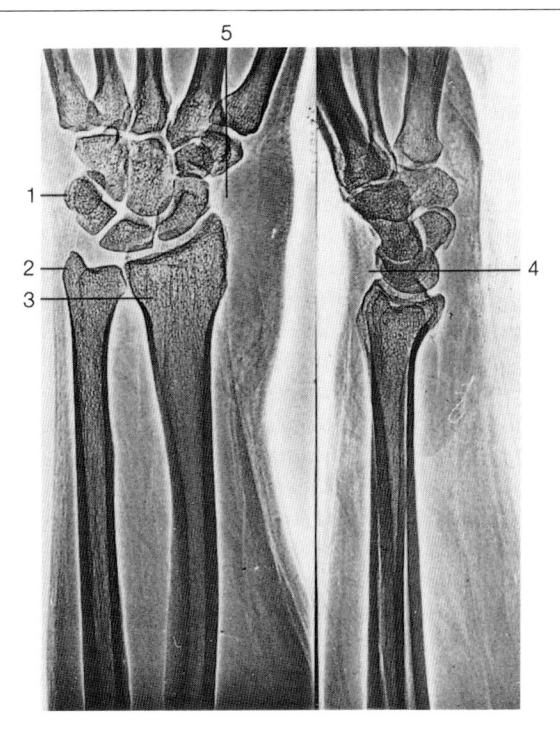

Abb. 967. Lipoma arborescens
(Handgelenk, Xeroradiogramm)

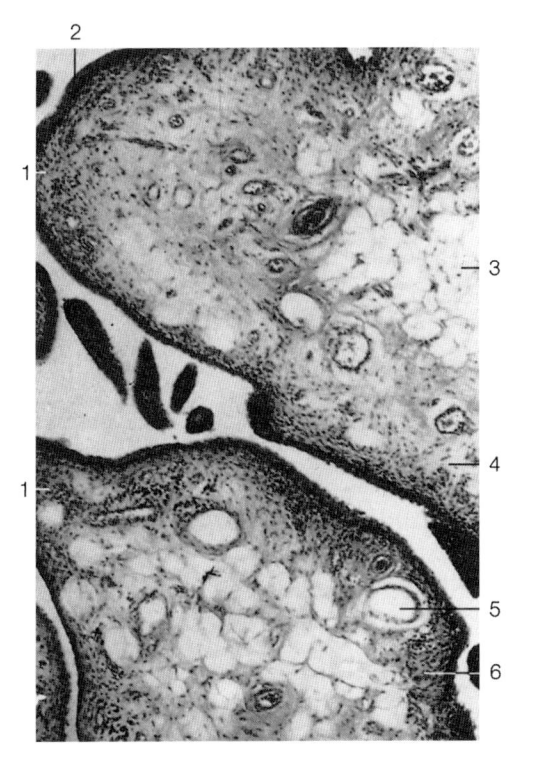

Abb. 968. Lipoma arborescens; HE, 40×

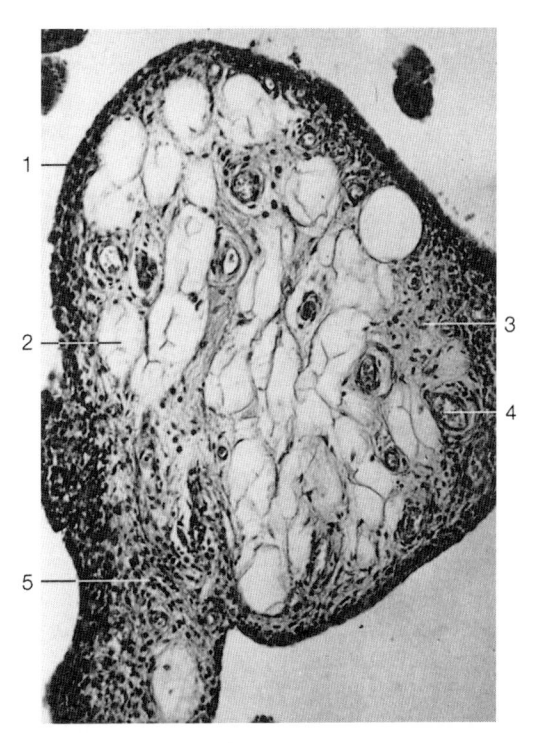

Abb. 969. Lipoma arborescens; HE, 64×

Lokalisierte noduläre Synovitis

Unter die tumorösen Gelenkveränderungen sind auch solche Läsionen einzuordnen, die von außen her Knochendefekte hervorrufen können. Diese können sich im Synovium einer Gelenkkapsel oder einer Sehnenscheide entwickeln. Relativ häufig finden sich im Operationsmaterial solche Läsionen, die als „*gutartiger Riesenzelltumor der Sehnenscheide*" bezeichnet werden. *Bei der lokalisierten nodulären Synovitis handelt es sich um einen „gutartigen Riesenzelltumor der Sehnenscheide", der aus einer Wucherung von histiozytären und fibromatösen Zellen besteht und eine destruktive Impression des benachbarten Knochens hervorrufen kann.* Hauptlokalisation sind die Phalangen der Hände, wobei die distalen Enden bevorzugt sind. Derartige Läsionen kommen aber auch im Knochenbereich von Füßen, Händen, Fuß- und Handgelenken vor.

In **Abb. 970** sieht man ein klassisches **Röntgenbild** einer solchen lokalisierten nodulären Synovitis, die zu einem osteolytischen Knochendefekt geführt hat. Im Bereich der medialen *(1)* und proximalen *(2)* Phalanx der Kleinzehe erkennt man jeweils eine tiefe buchtige Impression des Knochens, die offensichtlich durch Druck von außen aufgetreten sind. In den Weichteilen findet sich eine leichte Verschattung, die ein Tumorwachstum anzeigt. Die kurzen Röhrenknochen sind in diesem Bereich stark aufgelockert; der Knochen ist in diesem Bereich der Druckusur reaktiv sklerotisch verdichtet *(2)*. Auch im Innern dieses Knochens finden sich zystische Destruktionsherde *(3)*; eine Periostreaktion ist nicht vorhanden.

Histologisch handelt es sich um ein zellreiches Gewebe, das selbst innerhalb desselben Tumors ein sehr variables Zellbild abgeben kann. In **Abb. 971** sieht man das zellreiche Tumorgewebe *(1)*, das durch schmale bindegewebige Septen *(2)* in knotige Areale unterteilt wird. Es grenzt an einer Seite an die aufgelockerte Sehne *(3)*; denn der Tumor geht aus der Sehnenscheide bzw. Gelenkkapsel hervor. Schon in dieser Übersichtsaufnahme fallen in dem Tumorgewebe locker eingestreute Riesenzellen *(4)* auf. Außerdem erkennt man einige bandförmige Hyalinisierungen. Derartige Läsionen können auch eine stärkere Fibrosierung und ausgedehnte Hyalinisierung aufweisen und sind dann viel zellärmer, ohne daß daraus das Alter der Geschwulst und die Proliferationstendenz abzuleiten sind. Bei den dicht gepackten Zellen in der Geschwulst handelt es sich hauptsächlich um histiozytäre Zellen. Es können zusätzlich Nekroseherde und herdförmige Hämosiderinablagerungen vorkommen. In einem Drittel der Fälle werden schmale Gewebespalten *(5)* festgestellt, die von flachen oder plumpen Zellen ausgekleidet sind, womit eine gewissen Ähnlichkeit mit dem synovialen Sarkom (s. S. 494) vorhanden ist; glanduläre Strukturen – wie im synovialen Sarkom – fehlen jedoch in dieser Läsion.

Bei **stärkerer Vergrößerung** sieht man in **Abb. 972**, daß es sich um eine vorwiegend histiozytäre Läsion handelt. An einer Seite *(1)* finden sich die aufgefaserte Sehnenscheide und die Sehne, die den Tumor ziemlich scharf begrenzt. Die Histiozyten *(2)* haben länglich-ovale, etwas gebuchtete Kerne mit unterschiedlichem Chromatingehalt und ein kräftiges, oft helles Zytoplasma, das auch Hämosideringranula enthalten kann. Eine gewisse Kernpolymorphie und mitotische Aktivität darf nicht zur Diagnose eines malignen Tumors verleiten. In unterschiedlicher Anzahl und ungleichmäßiger Verteilung sind einige mehrkernige Riesenzellen *(3)* im Tumorgewebe eingestreut. In manchen Läsionen kommen sehr viele Riesenzellen und auch Schaumzellen vor.

Die **starke Vergrößerung** einer lokalisierten nodulären Synovitis ist in **Abb. 973** zu sehen: Der Tumor enthält vorwiegend Histiozyten, die dunkle ovaläre oder rundliche Kerne besitzen *(1)*. Die Kerngröße, ihre Form und ihr Chromatingehalt sind variabel *(2)*. Chromatinarme Kerne enthalten ein bis zwei Nukleolen. Eingestreut sind Zellen mit einem breiten, wabigen Zytoplasma (sog. Schaumzellen), die sudanophiles Material (Fett) enthalten. Weiterhin sieht man mehrkernige Riesenzellen *(3)* in unregelmäßiger Verteilung. Zwischen diesen Zellen finden sich immer wieder hyaline Bande *(4)*. Dieses histologische Bild ist praktisch identisch mit dem gutartigen Riesenzelltumor der Sehnenscheide (s. S. 504).

Entsprechend der jeweiligen Lokalisation kann man eine „lokalisierte noduläre Tendosynovitis" von einer „lokalisierten nodulären Gelenksynovitis" unterscheiden, wobei die histologischen Strukturen identisch sind. Bei Vorliegen von ausgedehnten Schaumzellkomplexen wird vielfach die Bezeichnung „fibröses Xanthom des Synoviums" gewählt. Therapeutisch muß die Läsion vollständig im Gesunden exzidiert werden; bei unvollständiger Entfernung ist in 12–16% der Fälle mit einem Rezidiv zu rechnen.

Lokalisierte noduläre Synovitis 491

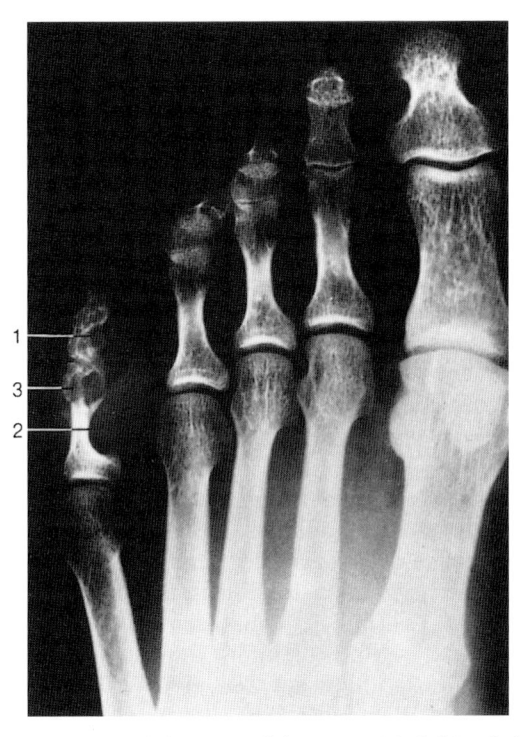

Abb. 970. Lokalisierte noduläre Synovitis (Kleinzehe)

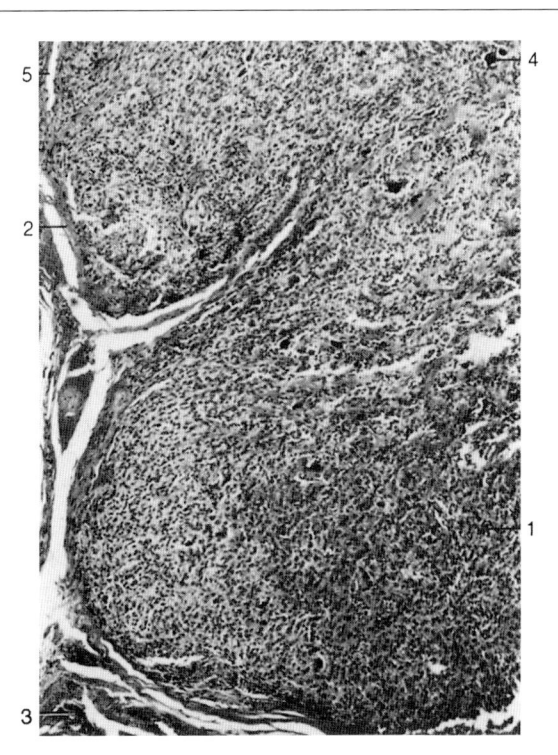

Abb. 971. Lokalisierte noduläre Synovitis; HE, 20×

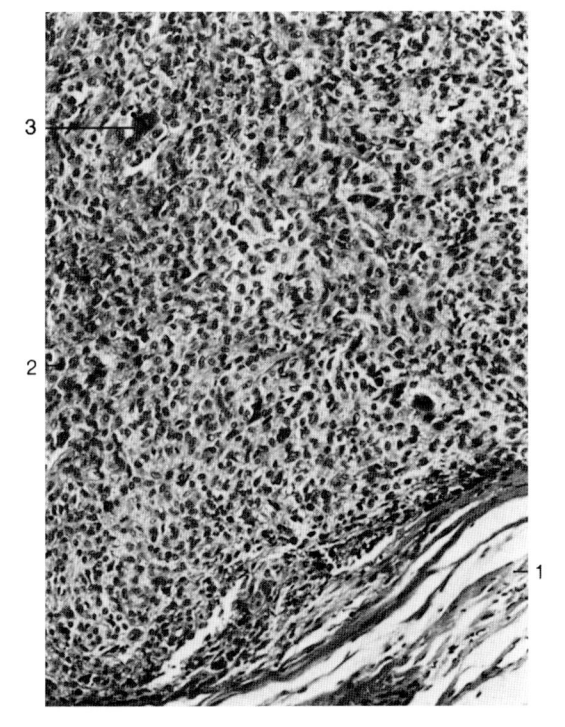

Abb. 972. Lokalisierte noduläre Synovitis; HE, 40×

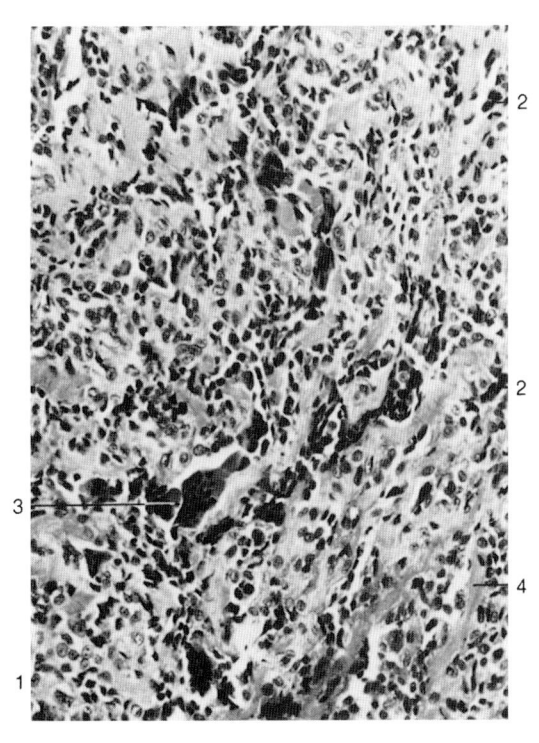

Abb. 973. Lokalisierte noduläre Synovitis; PAS, 64×

Pigmentierte villonoduläre Synovitis (ICD-O-DA-M-4783.0)

In einer Gelenkkapsel (oder Sehnenscheide oder Bursa) kann sich eine Wucherung des Synoviaepithels entwickeln, die den Charakter eines gutartigen Tumors aufweisen kann. *Bei der pigmentierten villonodulären Synovitis handelt es sich um eine diffuse Proliferation des Synoviaepithels und synovialen Bindegewebes unter Bildung von braungefärbten Zotten und Knoten.* Diese Läsion stellt den gutartigen Gegenspieler des synovialen Sarkoms (s. S. 494) dar und kann als gutartige Gelenkkapselgeschwulst bezeichnet werden. Andererseits werden die Veränderungen als reaktiv und entzündlich bedingt aufgefaßt oder den fibrösen Histiozytomen zugeordnet. Obwohl das proliferierende Gelenkkapselgewebe gelegentlich die benachbarten Knochen arrodieren kann, handelt es sich um eine gutartige Läsion unbekannter Ätiologie, die ein langsames Wachstum aufweist. Die pigmentierte villonoduläre Synovitis tritt vorwiegend im mittleren Lebensalter auf und ruft Schmerzen, Schwellungen und eine Bewegungseinschränkung des betroffenen Gelenkes hervor. Die Gelenkflüssigkeit ist vermehrt. Am häufigsten ist das Kniegelenk betroffen, häufig aber auch das Hüftgelenk und die Fingergelenke. Die Behandlung besteht in einer totalen Synovektomie. Bei unvollständiger Entfernung können Rezidive auftreten. Hierbei erbringen Bestrahlungen gute Heilergebnisse.

In **Abb. 974** ist das **Röntgenbild** des linken Hüftgelenkes abgebildet, in dem der Gelenkspalt *(1)* deutlich verschmälert ist. Der Hüftkopf ist deformiert. Es findet sich eine dichte Osteosklerosezone im Pfannendach *(2)* und teilweise auch im deformierten Hüftkopf. Am auffallendsten sind jedoch periartikuläre Erosionen, die tiefe osteolytische Defekte in den Hüftkopf eingesenkt haben *(3)*. Diese Destruktionsherde werden von einer Randsklerose begrenzt. Im Bereich des Gelenkknorpels werden mehrere derartige zystische Osteolyseherde *(4)* angetroffen. In der Umgebung läßt sich meist keine Osteoporose nachweisen. Die Weichteile der Gelenkkapsel sind geschwollen und verdichtet. In den angrenzenden parartikulären Weichteilen befindet sich eine diffuse Verschattung (in Abb. 974 nicht erkennbar).

Makroskopisch besteht das Tumorgewebe aus einer braunroten, zottig aufgebauten und verdickten Synovia, die stellenweise auch knotig ist. Im **histologischen Bild** der **Abb. 975** erkennt man diese dicht zusammenliegenden Synoviazotten *(1)*. Die Zotten sind teils schmal, teils plump und breit; sie werden außen von einem flachen Synoviaepithel *(2)* überzogen. Das Zottenstroma besteht aus einem lockeren Bindegewebe, welches von vielen dünnwandigen und blutgefüllten Gefäßen *(3)* durchzogen wird. Es ist zellreich und enthält neben allgemeinen Entzündungszellen (Lymphozyten, Plasmazellen) viele histiozytäre Zellen, die ein helles Zytoplasma haben. Es handelt sich um Makrophagen, die meist ein braunes Hämosiderinpigment gespeichert haben. Gelegentlich werden auch mehrkernige Riesenzellen im Zottenstroma beobachtet. Die bloße Anwesenheit von mehrkernigen Riesenzellen in einer synovialen Läsion darf jedoch nicht allein zur Diagnose einer pigmentierten villonodulären Synovitis führen. Hierfür müssen radiologische Veränderungen, der makroskopische Aspekt und das histologische Bild in ihrer Gesamtheit einbezogen werden. Im Endstadium dieser Erkrankung kommen ausgedehnte Hyalinisierungen des Zottenstromas vor.

In **Abb. 976** sieht man eine proliferierte Zotte *(1)* aus einer pigmentierten villonodulären Synovitis. Die Zotte wird außen von einem flachen, aufgelockerten Synoviaepithel *(2)* überzogen. Im zellreichen Zottenstroma finden sich reichlich dunkle Hämosiderinpigmentablagerungen *(3)*. Ansonsten ist das Zottenstroma von reichlich Entzündungszellen (Lymphozyten, Plasmazellen, Histiozyten) infiltriert. Bei **stärkerer Vergrößerung** treten diese Strukturen deutlich in Erscheinung: In **Abb. 977** sieht man die Zottenspitze *(1)*, die knotig aufgetrieben ist. Sie wird von außen von einem flachen, teils auch verbreiterten Synoviaepithel *(2)* überzogen. Im zellreichen Stroma erkennt man weite Blutkapillaren *(3)* und Infiltrate von Lymphozyten, Plasmazellen und Histiozyten. Letztere enthalten ein braunes Pigment (Eisenpigment; *4)*, das die Zotte insgesamt braun färbt. Die Kerne der Histiozyten sind unterschiedlich groß und oft hyperchromatisch. Gelegentlich sind viele Mitosen auffällig, die jedoch nicht als malignes Tumorwachstum gedeutet werden dürfen.

Wegen des invasiven und destruktiven Wachstums ist die Synovitis villonodularis den semimalignen Gelenkgeschwülsten zuzuordnen. Bei unvollständiger Entfernung der erkrankten Zottenareale kommt es in 20–25% der Fälle zu lokalen Rezidiven. Eine maligne Entartung mit Metastasierung ist bisher noch nicht beschrieben worden.

Pigmentierte villonoduläre Synovitis 493

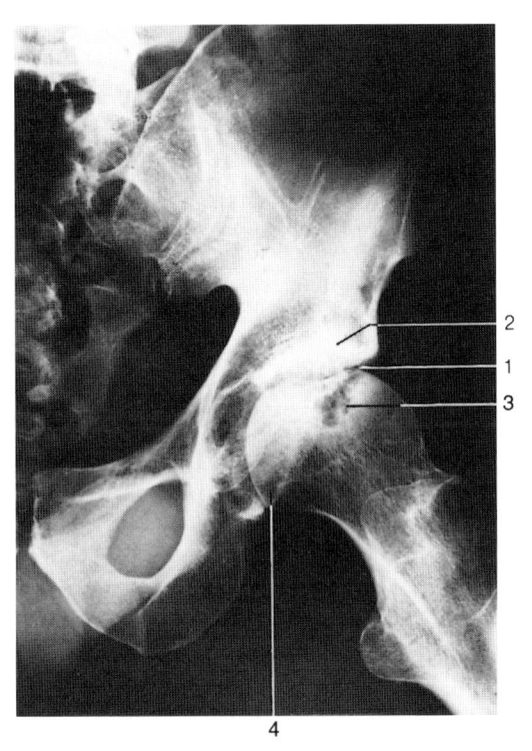

Abb. 974. Pigmentierte villonoduläre Synovitis (Hüftgelenk)

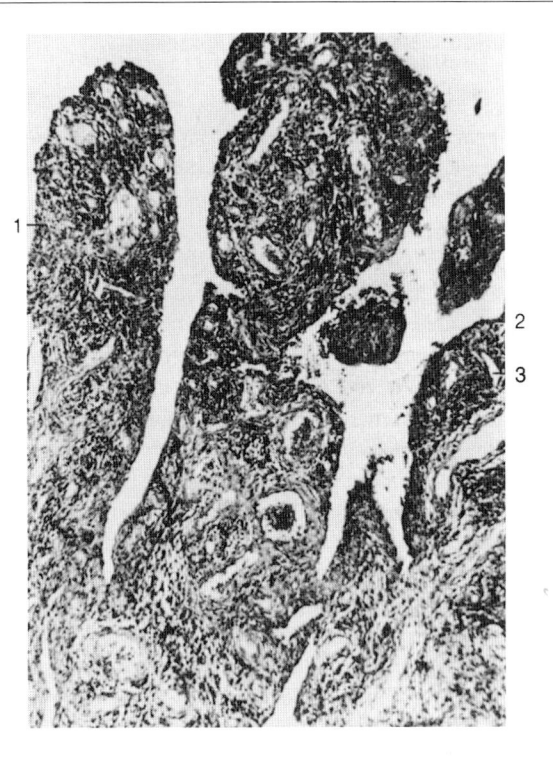

Abb. 975. Pigmentierte villonoduläre Synovitis; HE, 25×

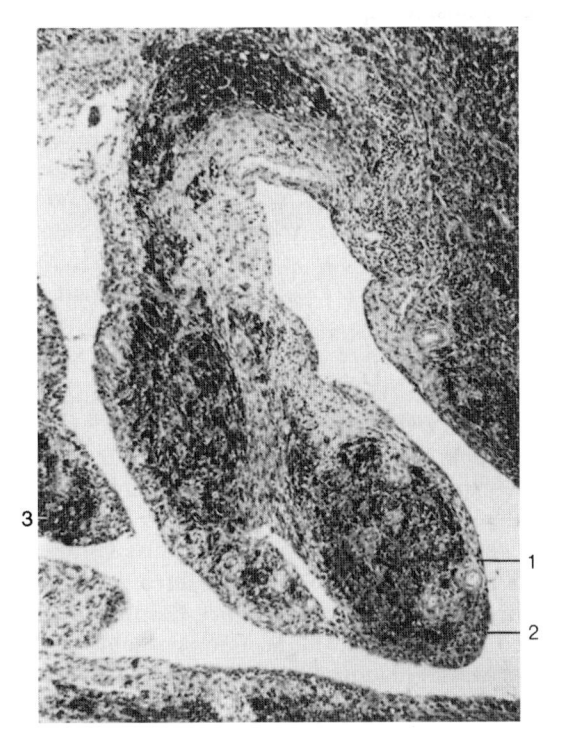

Abb. 976. Pigmentierte villonoduläre Synovitis; HE, 25×

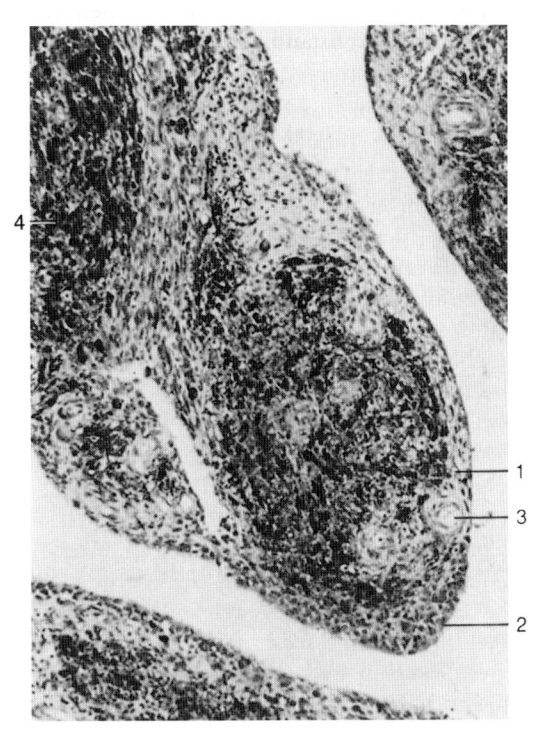

Abb. 977. Pigmentierte villonoduläre Synovitis; HE, 40×

Synoviales Sarkom (ICD-O-DA-M-9040/3)

Maligne Tumoren, die sich primär in einer Gelenkkapsel oder dem peritendinösen Weichteilgewebe entwickeln, sind selten. Es sind Fälle von „hellzelligen Sarkomen der Sehnenscheiden", „synovialen Chondrosarkomen" und „epitheloiden Sarkomen" beschrieben. Hauptvertreter dieser Gruppe ist jedoch das synoviale Sarkom (malignes Synoviom). *Es handelt sich um eine hochmaligne mesenchymale Geschwulst, die gewöhnlich in der Nachbarschaft von Gelenken der Extremitäten, von Sehnenscheiden oder von einer Bursa entsteht und wahrscheinlich von den Synoviazellen ihren Ausgang nimmt.* Der Tumor kann jedoch auch in einiger Entfernung von diesen Strukturen angetroffen werden. Das synoviale Sarkom macht etwa 10% aller Weichteilsarkome aus. In 70% der Fälle sind die unteren Extremitäten betroffen; 50% der Tumoren finden sich im Kniegelenksbereich; 25% in den oberen Extremitäten und 5% im Bereich von Stamm, Kopf und Hals. Die Geschwulst kann in jedem Alter auftreten; am häufigsten ist jedoch das jüngere Erwachsenenalter (15–30 Jahre: 50%) betroffen. Meist macht der Tumor durch eine schmerzhafte Schwellung auf sich aufmerksam; es können jedoch auch nur Schmerzen auftreten, die 6–12 Monate lang andauern. Bei 15% der Patienten wird eine Symptomatik von 5 Jahren vermerkt. Somit handelt es sich um einen oft sehr langsam wachsenden Tumor. Eigenartig ist seine starke Neigung zur Verkalkung, so daß Kalkmassen im Weichteilgewebe den Verdacht auf ein synoviales Sarkom erwecken sollten. Nach operativer Entfernung des Tumors treten in 50–70% der Fälle Rezidive auf, die zur Verschlechterung der Prognose beitragen; deshalb sollte eine frühzeitige Amputation erwogen werden. Metastasen erfolgen hauptsächlich hämatogen in die Lunge, seltener in regionäre Lymphknoten.

In **Abb. 978** sieht man im **Röntgenbild** ein synoviales Sarkom des rechten Kniegelenkes: Deutlich ist eine unscharf begrenzte Tumormasse *(1)* im Bereich der Kniekehle zu erkennen, die sich in den Gelenkspalt *(2)* erstreckt und im Angiogramm die A. poplitea *(3)* nach außen vorgewölbt hat. Der Geschwulstschatten zeigt fleckige Verdichtungen und starke Vaskularisation. Die benachbarten Knochen sind arrodiert.

Histologisch handelt es sich um ein sehr zellreiches Tumorgewebe, das aus zwei verschiedenen Strukturelementen besteht *(biphasischer Typ)*, nämlich aus spaltförmigen oder azinären Strukturen, die von epithelähnlichen Zellen ausgekleidet sind, und spindelzelligen Arealen. Der Anteil der jeweiligen Strukturen ist höchst variabel; es kann ausschließlich der spindelzellige Anteil vorhanden sein *(monophasischer Typ)* und leicht zur Diagnose eines Fibrosarkoms führen. In **Abb. 979** sieht man ein zellreiches Tumorgewebe, das aus dicht gelagerten Spindelzellen *(1)* besteht, die dunkle polygonale Kerne (häufig mit Mitosen) enthalten und kammartig angeordnet sind. Ein solches Tumorgewebe ist mit einem Fibrosarkom (s. S. 347) identisch. Typisch für ein synoviales Sarkom sind zusätzlich ausgedehnte bandförmige Hyalinisierungen *(2)* und evtl. Verkalkungen. Das Tumorgewebe wird von einigen weiten Blutgefäßen *(3)* durchzogen.

In **Abb. 980** sieht man **histologisch** die epithelähnlichen Strukturen. Die Synovioblasten liegen in rundlichen Gruppen zusammen *(1)*, die von einem schmalen Bindegewebssaum umschlossen werden. Sie haben reichlich helles Zytoplasma und dunkle polymorphe Kerne, in denen immer wieder atypische Mitosen beobachtet werden. Es handelt sich um solide epithelartige Zellkomplexe, die in der Biopsie leicht als Metastase eines Karzinoms gedeutet werden können; eine Spaltbildung ist in diesem Tumorgewebe nicht ersichtlich. Spindelzellige Areale *(2)* sind nur spärlich vorhanden; sie werden von Blutkapillaren *(3)* durchzogen. Im Tumorgewebe finden sich große flächige Nekrosen *(4)*.

Wie die **Abb. 981** zeigt, kann der Tumor **histologisch** auch ein ausgesprochen drüsiges Aussehen aufweisen. Wir sehen große zystische Hohlräume *(1)*, die leer sind oder Blut enthalten. Sie werden von großen polymorphen Synovioblasten *(2)* ausgekleidet. Dazwischen sind die Synovioblasten auch um Spalträume glandulär gruppiert *(3)*. Auch die Spindelzellen stellen Synovioblasten dar, zwischen denen Kollagen- und Retikulinfasern nachgewiesen werden.

Die beschriebenen histologischen Strukturen mit ihrer überaus großen Vielfalt und Ähnlichkeit mit anderen malignen Tumoren machen die Diagnostik sehr schwierig. Die Geschwulst nimmt von den paratikulären Weichteilen ihren Ausgang und entwickelt sich selten in einer Gelenkkapsel. Mit der Computer- und Kernspintomographie läßt sich die Tumorgröße und Abgrenzung zu den umgebenden Weichteilen darstellen. Der Tumor muß sofort exzediert werden; denn jedes Rezidiv verschlechtert die Prognose beträchtlich.

Synoviales Sarkom 495

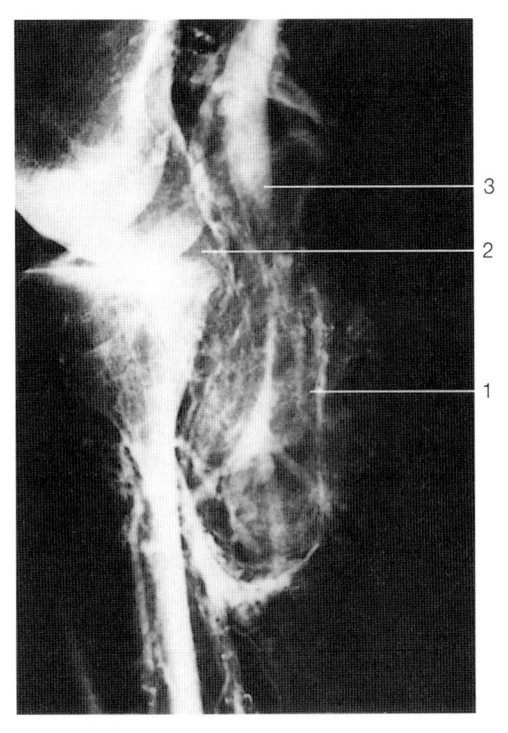

Abb. 978. Synoviales Sarkom (Kniegelenk, Angiogramm)

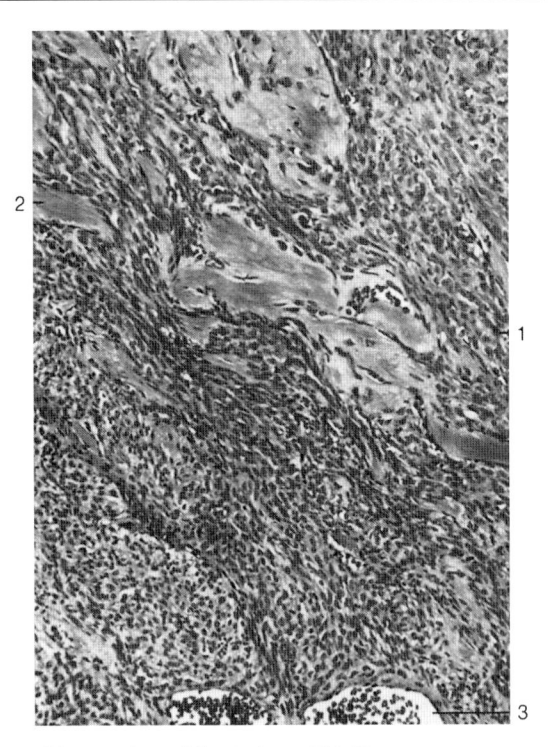

Abb. 979. Synoviales Sarkom; HE, 25×

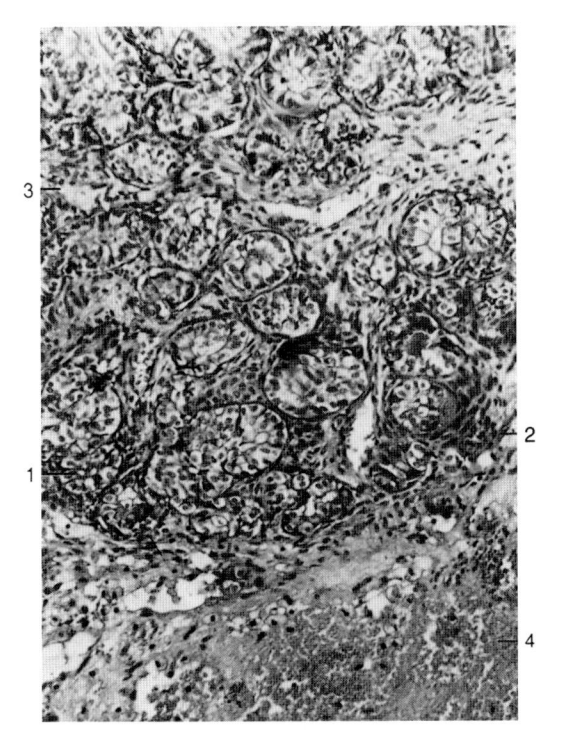

Abb. 980. Synoviales Sarkom; PAS, 40×

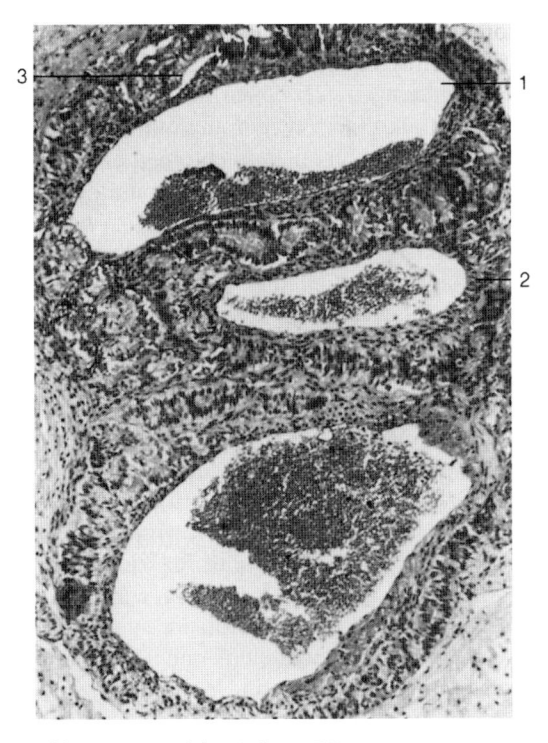

Abb. 981. Synoviales Sarkom; HE, 32×

Wie **Abb. 982** zeigt, kann sich ein synoviales Sarkom auch außerhalb eines Gelenkes, nämlich im Bereich einer Sehnenscheide, entwickeln. In der seitlichen **Röntgenaufnahme** des proximalen Unterschenkels sieht man in Nachbarschaft zur Fibula in den Weichteilen einen ovalären Tumorherd *(1)*, der sich durch seine starke Kalkdichte scharf markiert. Der Tumor ist im Zentrum sehr dicht strukturiert und weist außen eine feinschollige Auflockerung auf. Er ist teilweise auch unscharf begrenzt *(2)* und läßt hier auch in der Nachbarschaft einige diskrete Kalkflecken erkennen. Der Tumor hat offenbar keine Verbindung mit dem Knochen; zwischen ihm und der Fibula besteht ein tumorfreier Spalt *(3)*. Die benachbarten Knochenstrukturen sind unverändert. Bei einem solchen Weichteilherd im Röntgenbild wird man in erster Linie an ein verkalktes Hämatom und eventuell auch an eine posttraumatische Myositis ossificans (s. S. 506) denken. Deshalb ist eine histologische Abklärung unbedingt erforderlich, wozu die gesamte Läsion sogleich weit im Gesunden herausoperiert werden sollte.

Histologisch besteht außerhalb der Verkalkungszonen ein sehr zellreiches Tumorgewebe von malignem Aussehen. In **Abb. 983** sehen wir Gruppen von kleinen rundlichen Zellen mit wenig Zytoplasma und hyperchromatischen, unterschiedlich großen Kernen *(1)*. Auffällig sind zahlreiche Spaltbildungen *(2)*, denen diese Tumorzellen angelagert sind, so daß ein angiom-ähnliches Bild besteht. Bei genauerer Betrachtung sind diese Spalten jedoch nicht von Endothelien ausgekleidet; sie enthalten keine Erythrozyten. Sie stehen damit im Kontrast zu den von Endothelien ausgekleideten Kapillaren *(3)*, die das Tumorgewebe durchziehen. Eigenartig ist auch das Stroma, in dem bandförmige Hyalinisierungen *(4)* vorkommen, die für ein synoviales Sarkom recht typisch sind. Insgesamt handelt es sich um ein recht undifferenziertes mesenchymales Tumorgewebe, das sich oft schwer klassifizieren läßt. In manchen Tumoren finden sich Gewebestrukturen, die an ein Hämangioperizytom (s. S. 392) erinnern. Zur Unterscheidung kann hierbei eine Retikulinfaserfärbung hilfreich sein; gleichermaßen wird auch die Immunhistochemie angewandt: im synovialen Sarkom zeigen die Tumorzellen eine Expression von Zytokeratin und Vimentin. Wenn keine epitheloiden und glandulären Strukturen in einem solchen Tumor angetroffen werden, handelt es sich um den monophasischen Typ des synovialen Sarkoms.

Ein anderes synoviales Sarkom, das außerhalb des Gelenkbereiches gelegen ist, zeigt die **Röntgenaufnahme** in **Abb. 984**: Hier sieht man im distalen Unterschenkel in den Weichteilen neben der Fibula einen großen diffusen Weichteilschatten *(1)*, der unscharf begrenzt ist. Knochennahe sind grobe und feine Kalkeinlagerungen *(2)* auffällig. Eine solche fleckige Verkalkung, die im Röntgenbild zur Darstellung kommt, sollte an ein synoviales Sarkom denken lassen, auch wenn der Tumor nicht einem Gelenk assoziiert ist. Offenbar erstreckt sich der Tumor an der Dorsalseite des Unterschenkels; denn auch zwischen Fibula und Tibia *(3)* ist eine tumoröse Verschattung ersichtlich. Der Tumor kann den Knochen von außen arrodieren und sogar in den Knochen infiltrieren und zu einem malignen tumorösen Knochendefekt führen. In solchen Fällen ist die Interpretation des Röntgenbefundes besonders schwierig. Für ein solches Tumorwachstum sprechen die leicht welligen Außenkonturen von Tibia und Fibula *(4)*. Im Gegensatz zur pigmentierten villonodulären Synovitis (s. S. 492) weisen die Knochen im Bereich eines synovialen Sarkoms oft eine diffuse Osteoporose auf. Insgesamt sollte ein solcher parossealer Tumor mit dichter oder fleckiger Verkalkung und möglicher Knochenarrosion an ein synoviales Sarkom denken lassen.

In seltenen synovialen Sarkomen sind epitheloide Strukturen vorherrschend, so daß differentialdiagnostisch andere Tumoren (z. B. Karzinommetastase, malignes Schwannom, epitheloides Sarkom) in Erwägung gezogen werden müssen. In **Abb. 985** sieht man **histologisch** ein zellreiches, offensichtlich malignes Tumorgewebe, das in diesem Ausschnitt ausschließlich aus epitheloiden Zellen besteht. Die Zellkerne sind unterschiedlich groß und polymorph und enthalten einen oder mehrere prominente Nukleolen *(1)*. Es werden auch pathologische Mitosen angetroffen *(2)*. Einige Riesenkerne *(3)* kommen vor. Das Stroma ist nur spärlich entwickelt. Differenzierte Strukturen (wie z. B. Spaltbildungen oder Pseudodrüsen) liegen nicht vor. Es handelt sich um ein **monophasisches epitheloides synoviales Sarkom**. Hierbei muß ein malignes Melanom oder dessen Metastase differentialdiagnostisch erwogen werden. Somit ist das histologische Bild des synovialen Sarkoms außerordentlich variabel und kann oft nur durch spezielle immunhistologische und elektronenmikroskopische Untersuchungen (Tabelle 5, s. S. 535) diagnostiziert werden.

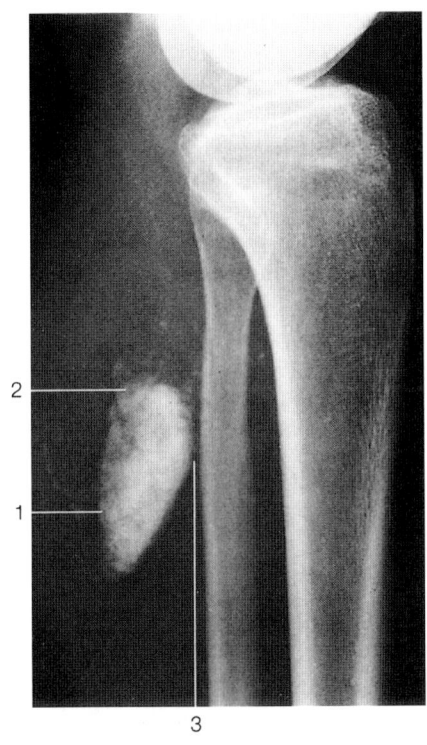

Abb. 982. Verkalktes synoviales Sarkom
(proximaler Unterschenkel)

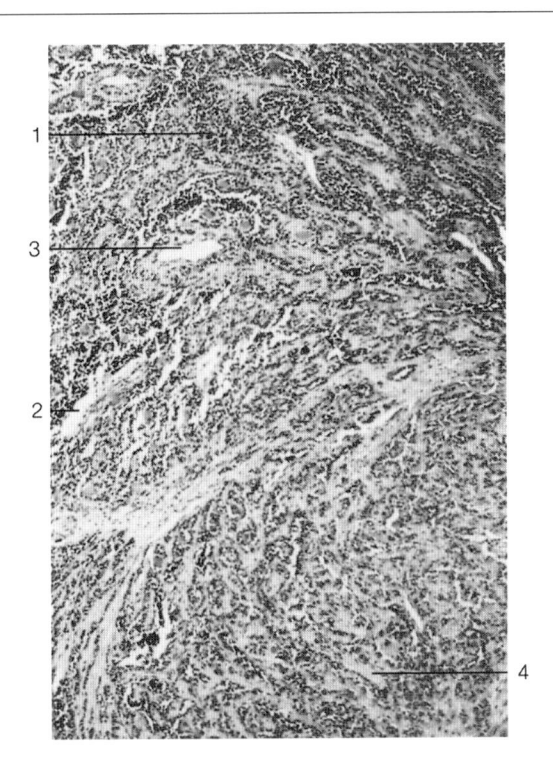

Abb. 983. Synoviales Sarkom; HE, 40×

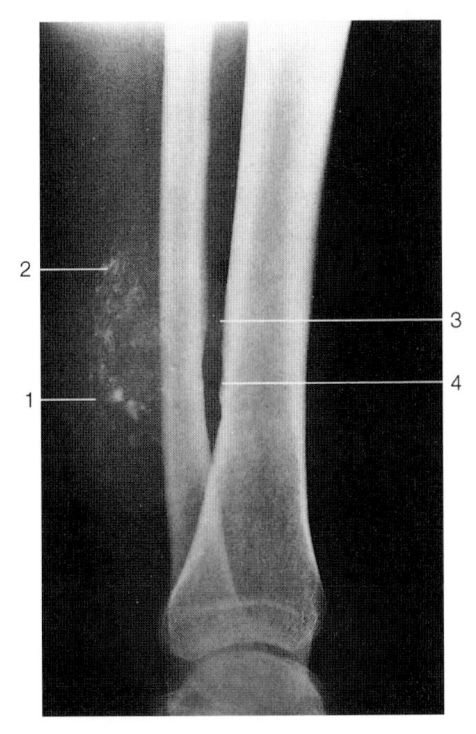

Abb. 984. Verkalktes synoviales Sarkom
(distaler Unterschenkel)

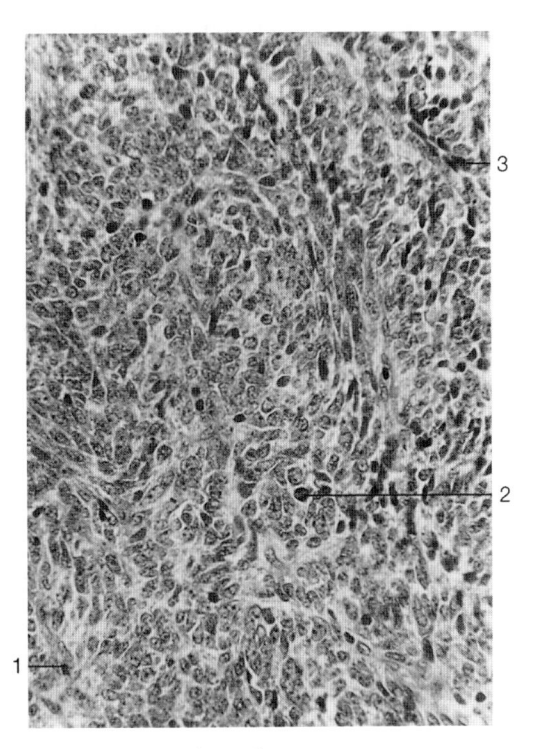

Abb. 985. Synoviales Sarkom
(monophasischer epitheloider Typ); PAS, 64×

In **Abb. 986** ist ein synoviales Sarkom im Fuß im **Röntgenbild** zu sehen: Die Knochen zeigen im Inneren keine Destruktion; die Spongiosa ist jedoch infolge Immobilisation deutlich osteoporotisch aufgehellt (1), und die Außenkonturen sind durch den Weichteiltumor arrodiert (2).

Der Tumor ist auf der **makroskopischen Aufnahme** in **Abb. 988** viel besser erkennbar: Er erstreckt sich sowohl in den Weichteilen der Fußsohle (1) als auch des Fußrückens (2). An mehreren Stellen ist das Tumorgewebe von außen in die Fußknochen infiltriert (3).

Histologisch handelt es sich um den monophasischen Typ des *synovialen Sarkoms*. In **Abb. 987** sieht man ein zellreiches Tumorgewebe mit polymorphkernigen Spindelzellen (1), die strähnig angeordnet sind (2). Das Stroma ist nur spärlich entwickelt. Die vielen hyperchromatischen Riesenkerne (3) und atypischen Mitosen weisen auf eine starke Proliferation hin. Ein solches histologisches Strukturbild eines monophasischen synovialen Sarkoms entspricht einem Fibrosarkom; die Differenzierung ist nur mit der Immunhistochemie (positive Reaktion mit Vimentin und Zytokeratin) möglich.

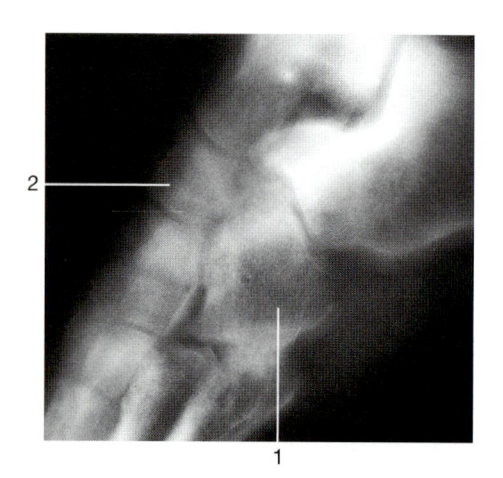

Abb. 986. Synoviales Sarkom (rechter Fuß)

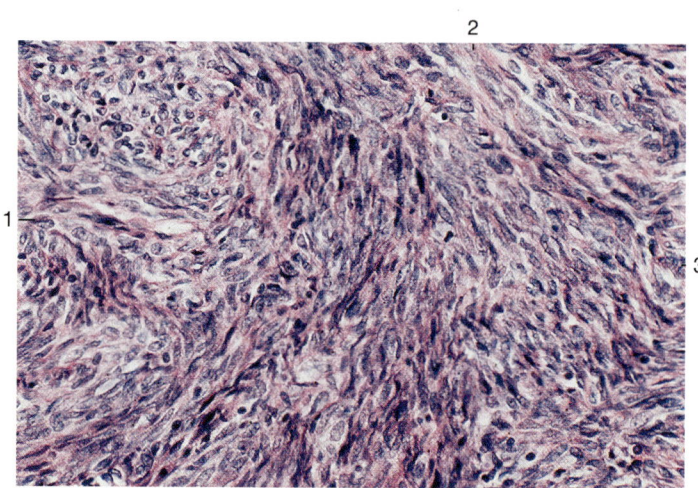

Abb. 987. Synoviales Sarkom (monophasisch Typ; PAS, 100×

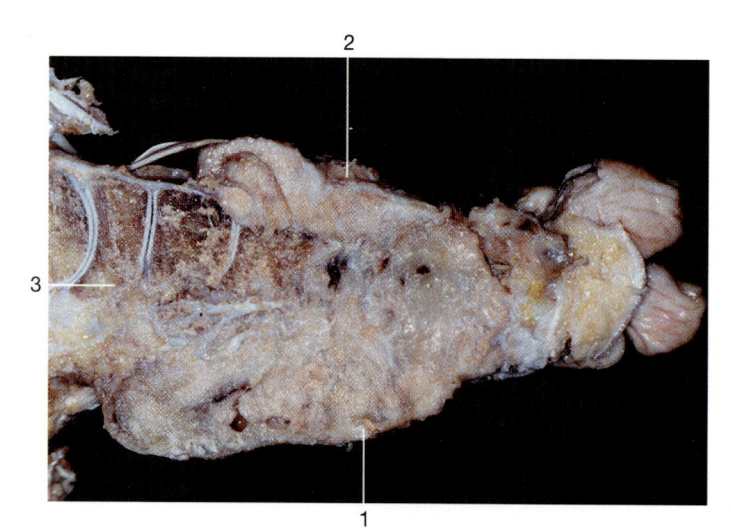

Abb. 988. Synoviales Sarkom (Fuß)

15 Parosteale und extraskelettale Läsionen

Allgemeines

Funktionell stehen die einzelnen Knochen des Skelettes mit den sie umgebenden Weichteilen in enger Verbindung. Etymologisch handelt es sich bei beiden um Differenzierungen des mesenchymalen Gewebes, die sich gegenseitig beeinflussen können; es sind somit strukturell sehr ähnliche Gewebe. Topographisch stehen die Knochen in unmittelbarer Nachbarschaft zu den Weichteilgeweben. Schon mit dem Periost, das den Knochen zugeordnet wird, beginnt der Übergang zu den Weichteilgeweben. Krankhafte Prozesse, die sich primär im Periost entwickeln (z. B. Periostitis ossificans, s. S. 166, periostales Chondrosarkom, s. S. 266, parosteales Osteosarkom, s. S. 302) führen meist zu einer Reaktion sowohl des benachbarten Knochens als auch der benachbarten Weichteile; sie lassen sich auch röntgenologisch nachweisen und analysieren. Zu den unmittelbar den Knochen benachbarten Geweben, die auch eine enge funktionelle Beziehung zum Skelett haben, gehören vor allem die Bänder, Sehnen und Schleimbeutel. Hier können sich degenerative, entzündliche oder auch tumoröse Prozesse abspielen. Solche lokalisierten Läsionen rufen oft Schmerzen oder andere Beschwerden hervor und werden deshalb exstirpiert und dem Pathologen zur histologischen Begutachtung eingesandt. So begegnen wir häufig einem *Ganglion*, das einen degenerativen Herd im Mesenchym darstellt. Vom Knie- oder Ellenbogengelenk wird häufig eine schmerzhafte, entzündlich veränderte Bursa entfernt, wobei der Pathologe die Diagnose einer *Bursitis* stellt. Desgleichen können Entzündungen der Sehnenscheiden erhebliche Beschwerden hervorrufen, die durch lokale fibroblastische Proliferation sogar den Eindruck eines Tumors erwecken können (*Tendovaginitis stenosans de Quervain*). Sehr ähnliche tumorartige Läsionen mit zahlreichen histiozytären Zellen und mehrkernigen Riesenzellen wie im Bereich der Gelenkkapseln (lokalisierte noduläre Synovitis, s. S. 490) können sich auch in einer Sehnenscheide entwickeln; häufig ist hier der sog. **gutartige Riesenzelltumor der Sehnenscheide**.

Eine Reihe von extraskelettalen Läsionen geht charakteristischerweise mit einer Ausdifferenzierung von Knochen- und Knorpelgewebe einher, so daß eine strukturelle Ähnlichkeit mit einer Knochenläsion besteht. Häufig sind derartige Veränderungen parosseal, also in der Nähe eines Knochens gelegen. Dieses gilt insbesondere für die *Myositis ossificans* und die *tumoröse Kalzinose*. Dystrophische Verkalkungsherde und eine heterotope Knochenneubildung in den Weichteilen können natürlich praktisch an jeder Stelle (z. B. im Gesäß) und in jedem Organ auftreten und sind nicht an die Nähe zum Skelett gebunden. Im Rahmen der Knochenerkrankungen werden solche degenerativ-reaktiven Läsionen nicht abgehandelt.

Die enge Verwandtschaft des Skelettsystems mit den Weichteilgeweben zeigt sich darin, daß in beiden Gewebesystemen völlig gleichartige Geschwülste zur Entwicklung kommen können. So treffen wir das Fibrosarkom (s. S. 344) oder das maligne fibröse Histiozytom (s. S. 338) sowohl als primäre Knochengeschwulst als auch als primären Weichteiltumor an. Auch das desmoplastische Knochenfibrom (s. S. 336) hat seinen „Bruder" unter den Weichteilgeschwülsten. Andererseits treten in den Weichteilen und manchmal auch in parenchymatösen Organen (z. B. in der Lunge) Geschwülste auf, die wir sonst nur in den Knochen vorfinden und die primäre Knochentumoren darstellen. In extraskelettaler Lokalisation können wir klassische *Osteosarkome* oder auch *Chondrosarkome* beobachten. Es werden extramedulläre *Plasmozytome* beschrieben und ein extraskelettales *Ewing-Sarkom* postuliert. Allerdings sind solche „extraskelettale Knochentumoren" selten. Wenn eine solche Geschwulst zur Beobachtung kommt und histologisch diagnostiziert wird, sollte zunächst an eine Metastase eines anderweitigen primären Knochentumors gedacht und eine diesbezügliche Skelettuntersuchung (Röntgen, Szintigraphie, CT, MRT usw.) durchgeführt werden. Metastasen einer malignen Knochengeschwulst in den Weichteilen oder inneren Organen (vor allem in der Lunge) sind viel häufiger als „primäre Knochengeschwülste" in solcher extraossärer Lokalisation.

Ganglion

In den Weichteilen wird ein Ganglion sehr häufig beobachtet; es gibt jedoch auch intraossäre Ganglien (s. S. 442). *Ein Ganglion ist eine tumorähnliche zystische Läsion der Sehnenscheide, die durch mukoide Degeneration des Kollagens zustande kommt.* Es ist überwiegend an der Dorsalseite der Handgelenke (Sehnenscheiden der Extensoren) und seltener an der Volarseite der Handgelenke (Sehnenscheide der Flexoren), am Fußrücken und am Kniegelenk gelegen. Die Ursache ist unbekannt; wahrscheinlich handelt es sich um eine anlagebedingte Läsion. Ein lokales Trauma kann ursächlich nicht angeschuldigt werden, kann jedoch ein bestehendes Ganglion verschlimmern. Nach Exstirpation eines Ganglions kommt es gewöhnlich zu einer Ausheilung.

In **Abb. 989** sieht man das **histologische Bild** eines typischen intraossären Ganglions. Die Läsion besteht aus einer glattwandigen Zyste *(1)*, die von einer breiten Wand aus lockerem kollagenem Bindegewebe *(2)* gebildet wird. Eine Epithelauskleidung der Zyste ist nicht erkennbar *(3)*. Die Zyste ist von einem schleimigen Material *(4)* ausgefüllt. Das Bild stammt von einem **intraossären Ganglion**; denn an einer Seite erkennt man Knochenstrukturen *(5)*. Wenn eine solche Zyste von Synoviaepithel ausgekleidet ist, spricht man auch von einer *synovialen Knochenzyste*; eine ähnliche Läsion, die eine hernienartige Ausstülpung der Sehnenscheide oder Gelenksynovia darstellt, wird als *Hygrom* (z. B. des Kniegelenkes) bezeichnet.

Das **histologische Bild** eines typischen Ganglions der Weichteile zeigt **Abb. 990**: Man sieht hier ein teils dichtes, teils lockeres faserreiches Bindegewebe *(1)*, das von einigen Kapillaren *(2)* durchzogen wird. Innerhalb diese Bindegewebes hat sich ein großer myxoider Degenerationsherd *(3)* gebildet, der somit zum Bild einer Zyste geführt hat. Die Zyste hat keine Epithelauskleidung *(4)*. Manchmal werden innerhalb der schleimigen Grundsubstanz, die PAS-positiv ist, sternförmig verzweigte Zellen beobachtet, die durch Ausläufer miteinander in Verbindung stehen.

Chronische Bursitis

An Stellen starker Gewebeverschiebungen (zwischen Knochen, Sehnen, Muskeln und Haut) bilden sich Schleimbeutel (Bursae), die aus einer dünnen Bindegewebewand bestehen und von Synoviaepithel ausgekleidet werden. Der Mensch besitzt etwa 150 derartiger Bursae. *Eine chronische unspezifische Bursitis ist ein häufiges Leiden, das sich abakteriell durch lange einwirkende Überlastungsschäden entwickelt und eine schmerzhafte Bewegungshemmung des benachbarten Gelenkes verursacht.* Eine chronische proliferierende Bursitis wird besonders häufig im Bereich des Kniegelenkes (Bursitis praepatellaris) und Ellenbogengelenkes (Bursitis olecrani) angetroffen. Makroskopisch ist die Wand einer solchen Bursa schwielig verdickt und hat an der Innenseite balkenartige Vorsprünge sowie schmierige Beläge. Im Innern finden sich sog. „Reiskörner" (= geronnene Eiweißkörperchen) und oft Blut.

Im **histologischen Bild** der **Abb. 991** erkennt man die breite Wand der entzündlich veränderten Bursa *(1)*, die von einem Granulationsgewebe durchsetzt ist. Es finden sich zahlreiche Kapillaren *(2)* und lockere Infiltrate von Lymphozyten, Plasmazellen und Histiozyten. Dazwischen verlaufen bandförmige Hyalinisierungen *(3)*. An der Innenseite *(4)* sieht man ein aufgelockertes Synoviaepithel, das die Bursa auskleidet. Der fortschreitende Proliferationsprozeß ist an der Wucherung von Granulationsgewebe, Gefäßknäueln und Bindegewebe erkennbar.

Bei **stärkerer Vergrößerung** ist in **Abb. 902** das proliferierende Granulationsgewebe deutlicher ersichtlich: Man erkennt zahlreiche Kapillaren *(1)* und Kapillarsprossen, die von gewucherten Adventitiazellen mantelförmig umgeben werden. Im lockeren faserreichen Stroma *(2)* liegen viele Fibrozyten und Fibroblasten, in denen Mitosen vorkommen können. An der Innenseite *(3)* sind Eiweiß- und Fibrinexsudate abgelagert. Das auskleidende Synoviaepithel *(4)* ist großteils nicht mehr vorhanden.

Eine Sonderform der chronischen Bursitis stellt die sog. *Baker-Zyste* dar (s. S. 502), die in der Kniekehle gelegen ist und mit dem Kniegelenk in Verbindung steht (Popliteazyste). Sie kann sehr groß werden und sich durch Kompression des M. popliteus chronisch entzünden.

Bei der „Bursitis calcarea" kommt es in der Wand der Bursa subdeltoidea zu Kalkeinlagerungen und zu einer schmerzhaften Periarthritis humeroscapularis. Neben diesen unspezifischen Schleimbeutelentzündungen können sich auch spezifische Entzündungen an einer Bursa manifestieren (z. B. Bursitis tuberculosa, rheumatoide Bursitis). Bei direkter Bakterieninvasion entwickelt sich eine akute eitrige Bursitis.

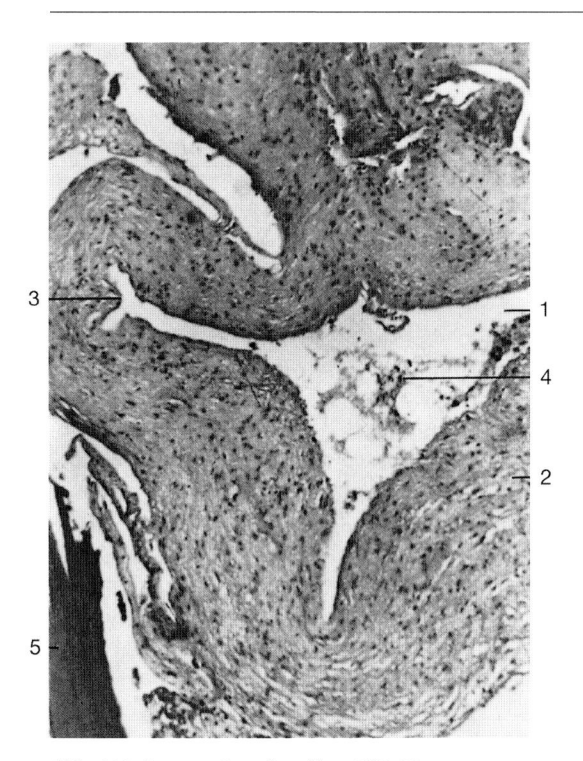

Abb. 989. Intraossäres Ganglion; HE, 25×

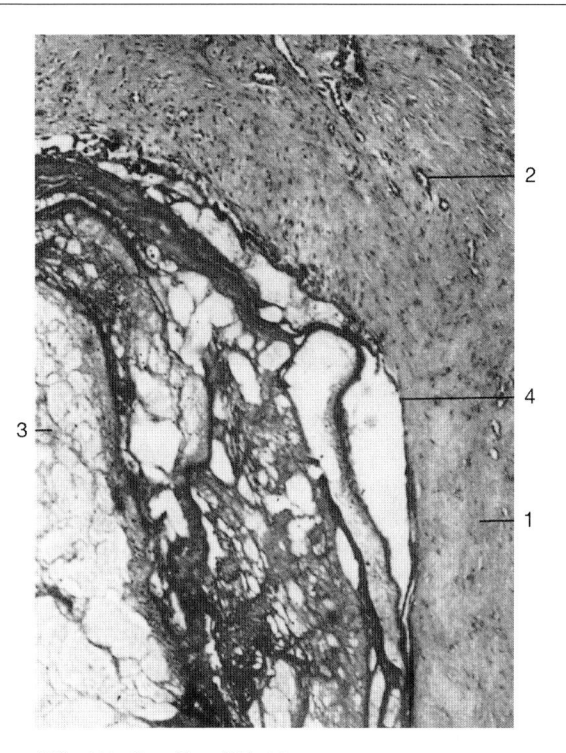

Abb. 990. Ganglion; HE, 25×

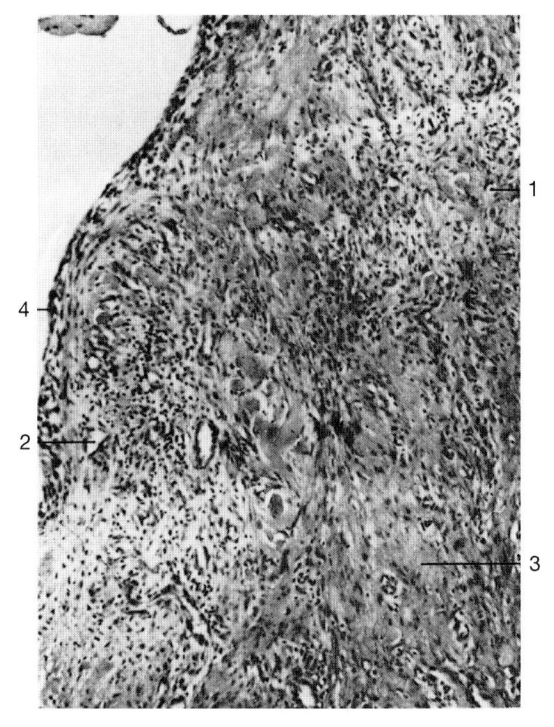

Abb. 991. Chronische Bursitis; HE, 25×

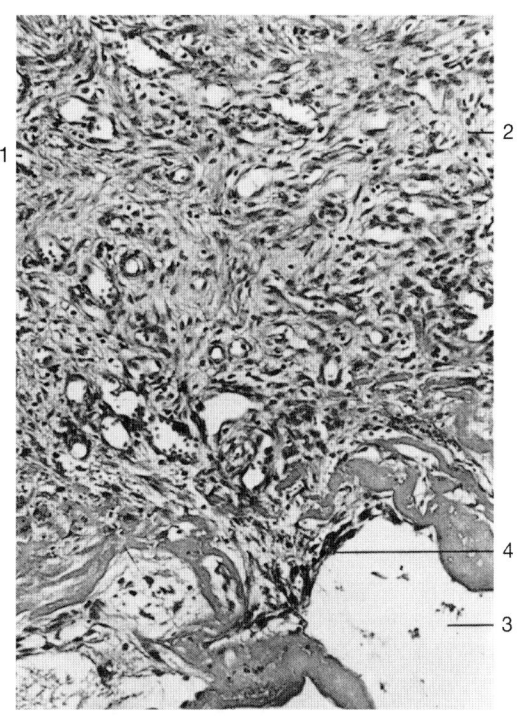

Abb. 992. Chronische Bursitis; HE, 40×

Baker-Zyste

Poplitea- und Unterschenkelzysten stellen Schleimbeutel dar, die Gleitlager zwischen sich reibenden Gewebestrukturen im Gelenk sind. Um das Kniegelenk gibt es bis zu 6 Bursae, die viele Variationen in Größe und Form aufweisen und in unterschiedlicher Häufigkeit mit dem Gelenkraum kommunizieren. *Die Baker-Zyste ist eine hernienartige zystische Ausstülpung durch die Kniegelenkkapsel an der Dorsalseite des Kniegelenkes zwischen der Tibiarückfläche und dem M. popliteus (Popliteazyste) und stellt eine besondere Bursa des Musculus popliteus dar.* Sie kann eine beträchtliche Größe erlangen. Infolge chronischer Kompression durch den Muskel kommt es zu Entzündungen und Verwachsungen, die Druckbeschwerden und ziehende Schmerzen verursachen.

In **Abb. 993** ist eine solche Baker-Zyste im **Röntgenbild** dargestellt: Im Arthrogramm hat sich die Zyste *(1)* in der Kniekehle mit Kontrastmittel angefüllt. Sie hebt sich dadurch scharf von der Umgebung ab. Auch der Gelenkraum ist mit Kontrastmittel angefüllt *(2)*, von wo aus sich das Kontrastmittel über die beiden Pole der Zyste *(3)* in die Zyste ausbreiten konnte. Deutlich kommt auch der Recessus popliteus *(4)* zur Darstellung, aus dem der schmale Zystenhals entspringt. Mit Hilfe der Arthrographie kann die Größe der Baker-Zyste dargelegt und geklärt werden, ob die Zyste rupturiert ist, wobei das Kontrastmittel in die Umgebung ausfließt. Aussparungen in der Zystenwand sind Zeichen für eine hypertrophische Synovitis; Unregelmäßigkeiten der Außenkontur weisen auf entzündliche Veränderungen hin.

In den meisten Fällen ist die Baker-Zyste von Synoviaepithel ausgekleidet. In **Abb. 994** sehen wir das **histologische Bild** einer solchen Zyste, die einen leeren Hohlraum *(1)* glatt umschließt. Die Zyste wird von einem sehr flachen, einreihigen Epithel *(2)* ausgekleidet. Hierbei handelt es sich um ein hochgradig atrophisches Synoviaepithel. Dieses Epithel kann manchmal auch hoch und mehrreihig sein. Die Zyste hat eine breite Wand *(3)* aus kollagenem Bindegewebe mit kleinen isomorphen Fibrozyten. Sie entspricht damit den Strukturen einer Bursa. Die Läsion ist auch histologisch scharf abgegrenzt: In der Umgebung findet sich ein leicht myxoid aufgelockertes Bindegewebe *(4)* der Weichteile des Kniegelenkes. Häufig lassen sich hier und in der Zystenwand entzündliche Infiltrate und degenerative Veränderungen beobachten.

Tendovaginitis stenosans de Quervain

Eine chronische mechanische Überbeanspruchung einer Sehne kann eine chronisch ablaufende Entzündungsreaktion auslösen, die zu einer lokalen Bindegewebsproliferation im Bereich der Sehnenscheide führt. *Bei der Tendovaginitis stenosans de Quervain handelt es sich um eine lokale Verdickung der Sehnenscheide durch ein proliferierendes Binde- und Narbengewebe, wobei die Beweglichkeit der Sehne durch Einengung der Sehnenscheide behindert wird.* Es sind am häufigsten der Abductor pollicis longus und der Extensor pollicis brevis über dem Processus styloideus des Radius betroffen; die Läsion kann aber auch an anderen Stellen – insbesondere den Extensoren von Handgelenk und Unterarm – auftreten. Frauen im mittleren Alter sind bevorzugt befallen. Klinisch macht die Veränderung durch eine tastbare Verdickung an der betroffenen Stelle auf sich aufmerksam, die schmerzhaft ist und eine Einschränkung der Sehnenbewegung hervorruft. Nach Exstirpation der knotigen Verdickung kommt es gewöhnlich zur Ausheilung.

In **Abb. 995** sieht man eine breite, aufgelockerte Sehne *(1)* mit den sehr schlanken, ausgezogenen Kernen *(2)*. Die Sehnenscheide *(3)* wird von einem zellreichen Granulationsgewebe durchsetzt; sie wölbt sich gegen die Sehne vor. Es handelt sich hierbei um ein florides Stadium der Tendovaginitis; im chronischen stationären Stadium fehlen gewöhnlich die entzündlichen Infiltrate. Dann kann man in der verdickten Sehnenscheide drei Schichten ausmachen, wobei die Innenschicht aus Faserknorpel mit hintereinander angeordneten Zellen besteht, die zusammen mit den kollagenen Fasern radiär zur Innenschicht ausgerichtet sind. Die mittlere Schicht enthält zahlreiche nach innen verlaufende Gefäße, und die äußere Schicht besteht aus straffem faserigem Bindegewebe.

Bei **stärkerer Vergrößerung** in **Abb. 996** sieht man deutlich das entzündliche Granulationsgewebe in der lokal verbreiterten Sehnenscheide *(1)* mit Kapillaren und Kapillarsprossen *(2)* und Infiltraten von Lymphozyten und einigen Plasmazellen. Das Sehnengewebe *(3)* wird an dieser Stelle *(4)* stark eingeengt. Durch den ständigen Druck dieses entzündlichen Proliferates auf das Sehnengewebe bei den Bewegungen kann es zu erheblichen degenerativen Veränderungen im betroffenen Sehnenabschnitt kommen, und es kann sich ein pathologischer Sehnenabriß ereignen. In einem solchen Fall führt die histologische Untersuchung des Operationsmaterials zur Klärung der Ursache.

Tendovaginitis stenosans de Quervain 503

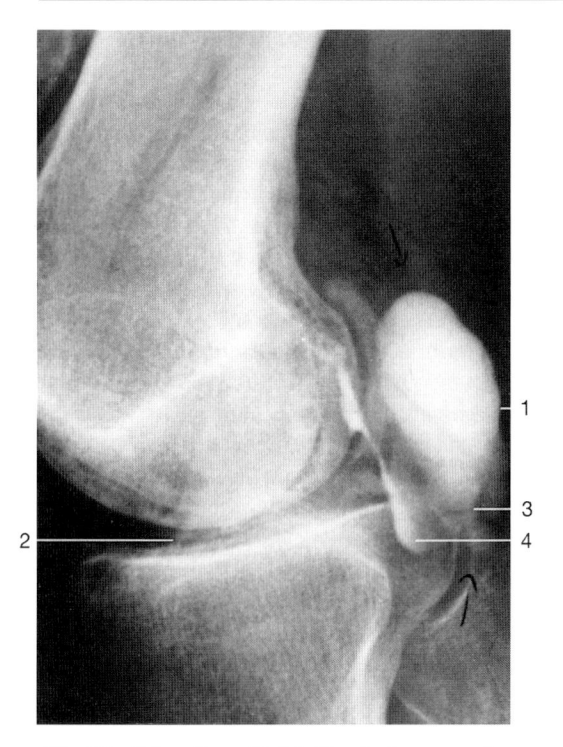

Abb. 993. Baker-Zyste (Kniekehle, Arthrogramm)

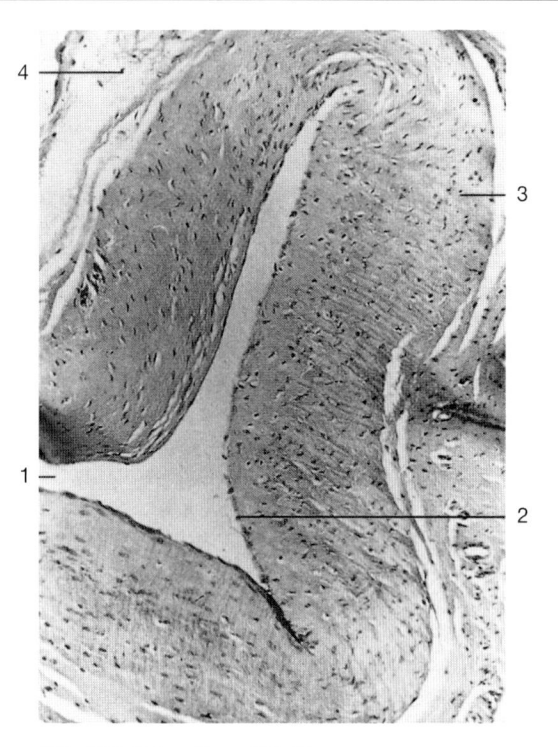

Abb. 994. Baker-Zyste; HE, 20×

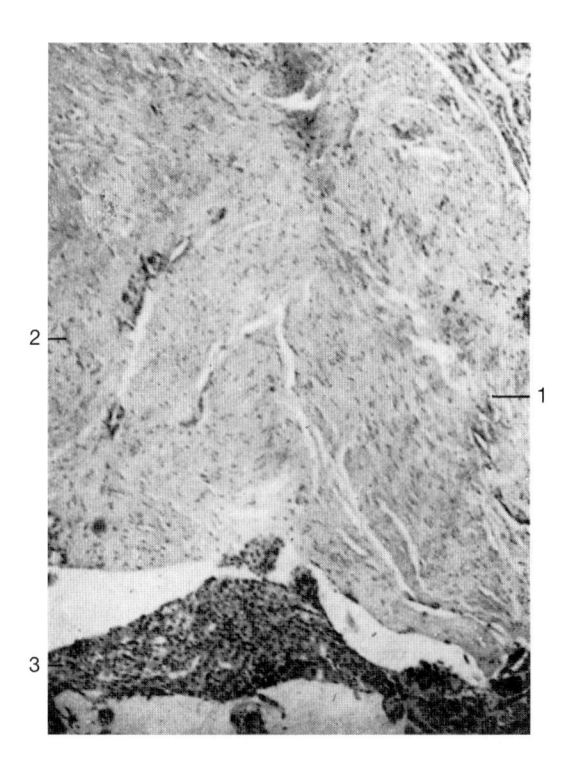

Abb. 995. Tendovaginitis stenosans de Quervain; HE, 20×

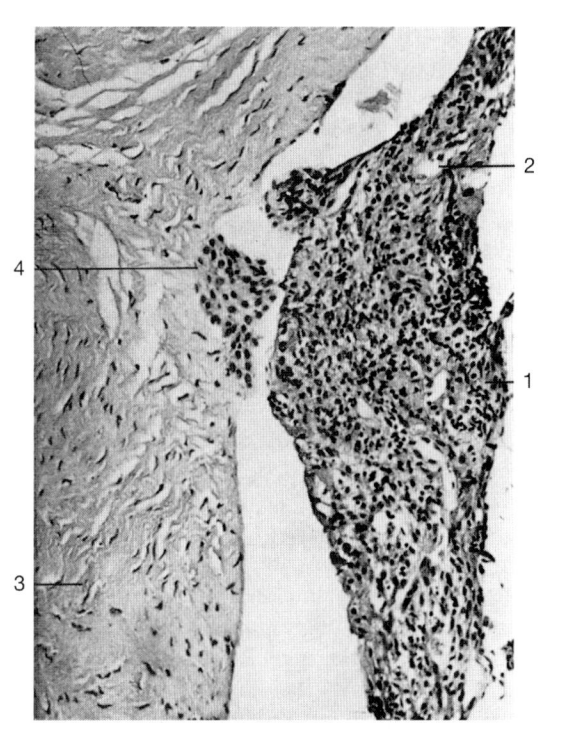

Abb. 996. Tendovaginitis stenosans de Quervain; HE, 40×

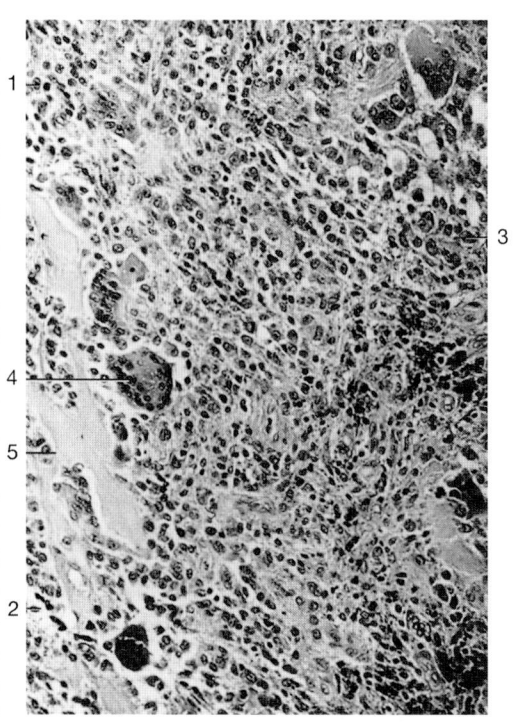

Gutartiger Riesenzelltumor der Sehnenscheide

Einige lokale Proliferationsprozesse in der Sehnenscheide lassen sich nicht unbedingt auf einen chronischen Entzündungsprozeß zurückführen und haben Geschwulstcharakter. *Der gutartige Riesenzelltumor der Sehnenscheide (**lokalisierte noduläre Synovitis**) stellt eine langsam wachsende Wucherung von histiozytären Zellen und kollagenem Bindegewebe dar und wird den fibrösen Histiozytomen zugeordnet.* Von dieser recht häufigen Läsion sind in 80% der Fälle die Sehnenscheiden, in 15% die Gelenke und in 5% die Schleimbeutel (Bursae) befallen. In den oberen Extremitäten ist die Läsion viel häufiger (85%) als in den unteren (15%), wobei die Finger mit 70% am häufigsten betroffen sind. Häufige Lokalisation ist auch das Kniegelenk. Es handelt sich um einen kleinen knotigen Tumor, der Schmerzen und eine Bewegungseinschränkung bewirkt. Der Tumor hat keine Beziehung zu den Riesenzellgeschwülsten des Knochens (s. S. 351) und keine Neigung zur malignen Entartung. Meistens führt eine lokale Exzision zur Ausheilung; bei unvollständiger Entfernung können jedoch Rezidive auftreten.

Histologisch erkennt man in **Abb. 998** einen scharf begrenzten Tumor *(1)*, der oft von einer Bindegewebskapsel umschlossen wird. Der Tumor ist eng einer Sehne angelegt, die durch ihn oft eingebuchtet wird. Das Tumorgewebe selbst besteht aus einem zellreichen Granulationsgewebe mit vielen Kapillaren *(2)* und lockeren Infiltraten von überwiegend Lymphozyten *(3)*. Das Stroma enthält Streifen aus kollagenem Bindegewebe *(4)*. In diesem Granulationsgewebe (= „lokalisierte noduläre Synovitis") sind einige mehrkernige Riesenzellen *(5)* vom histiozytischem Typ eingelagert.

In **Abb. 999** ist ein anderer Ausschnitt dieses gutartigen Riesenzelltumors der Sehnenscheide dargelegt. **Histologisch** sieht man wiederum ein zellreiches Granulationsgewebe mit dichten Infiltraten von Lymphozyten *(1)*. Dazwischen finden sich auch einige Plasmazellen, so daß man durchaus den Eindruck eines entzündlichen Prozesses hat. Unregelmäßige hyaline Bänder *(2)* durchziehen das Gewebe. In ungleichmäßiger Verteilung sind zahlreiche mehrkernige Riesenzellen *(3)* im Gewebe eingestreut. Hierbei handelt es sich um mehrkernige Histiozyten; die Zellen enthalten keine saure Phosphatase wie die Osteoklasten und sind auch keine tumorösen Riesenzellen. Sie müssen diesem Entzündungsprozeß zugeordnet werden.

Wie **Abb. 1000** zeigt, kann das Tumorgewebe **histologisch** ein angiomatöses Aussehen haben. Es finden sich hier zahlreiche Kapillarspalten *(1)*. Dazwischen finden sich viele Histiozyten und Lymphozyten *(2)*. Auffallend sind wieder mehrkernige Riesenzellen *(3)*. Das Stroma ist spärlich entwickelt *(4)* und weitgehend hyalinisiert. Diese *angiomatöse Form* des Riesenzelltumors kann leicht mit einem Hämangiom verwechselt werden.

Sehr oft werden **histologisch** in dieser Läsion Schaumzellkomplexe (= „***xanthomatöser Riesenzelltumor***") angetroffen. In **Abb. 1001** sieht man dicht zusammenliegende Schaumzellen *(1)* mit hellem Zytoplasma und einem kleinen runden Kern. Dazwischen liegt ein lockeres bindegewebiges Stroma *(2)*, das von Kapillaren *(3)* durchzogen und von lymphoiden Entzündungszellen *(4)* infiltriert ist. Der Tumor reicht bis an die Grenze der Sehnenscheide *(5)* heran.

Bei **stärkerer Vergrößerung** sind in **Abb. 997** die einzelnen Zellen deutlicher erkennbar: es besteht ein zellreiches Granulationsgewebe mit dichten Infiltraten von Plasmazellen *(1)*, Lymphozyten *(2)* und Histiozyten *(3)*. Dazwischen liegen in unregelmäßiger Verteilung mehrkernige histiozytäre Riesenzellen *(4)*. Auffallend sind breite bandförmige Hyalinisierungen *(5)* in diesem granulomatösen Tumorgewebe.

Abb. 997. Gutartiger Riesenzelltumor der Sehnenscheide; HE, 82×

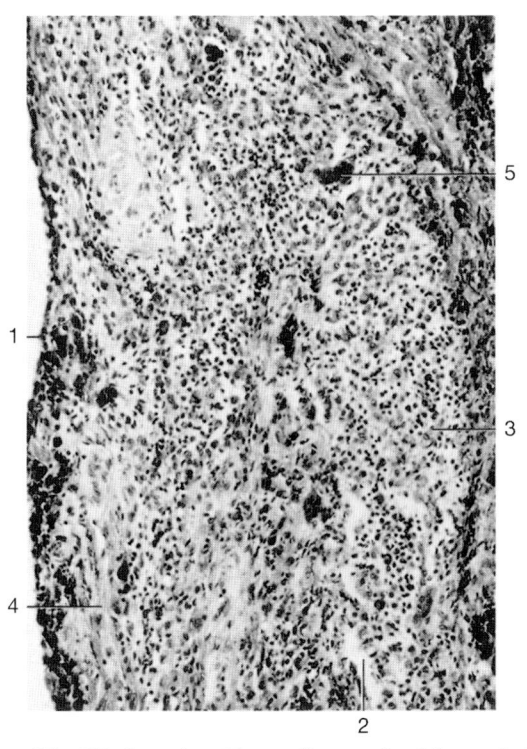

Abb. 998. Gutartiger Riesenzelltumor der Sehnenscheide; HE, 64×

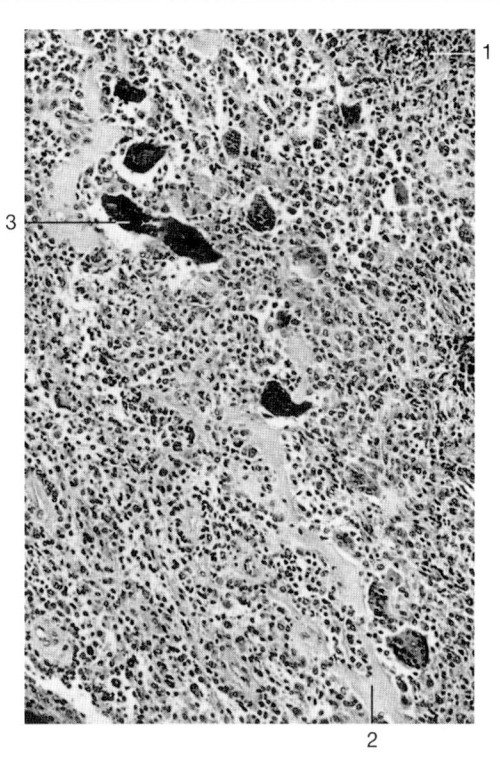

Abb. 999. Gutartiger Riesenzelltumor der Sehnenscheide; HE, 64×

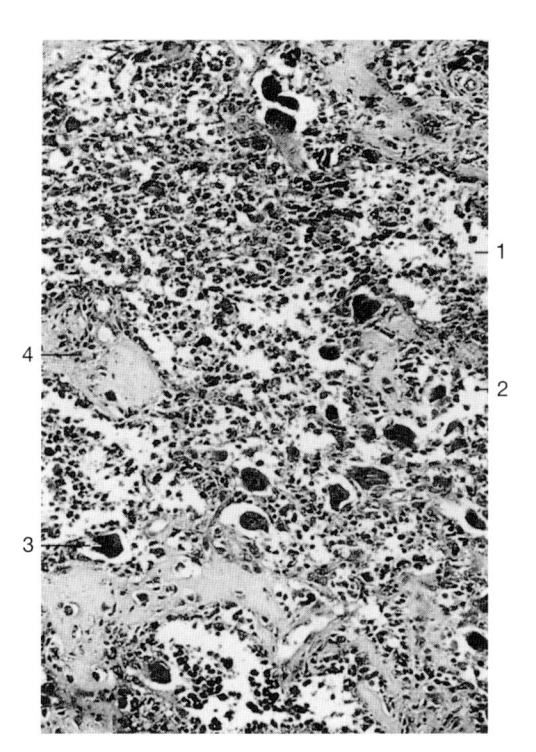

Abb. 1000. Gutartiger Riesenzelltumor der Sehnenscheide; HE, 64×

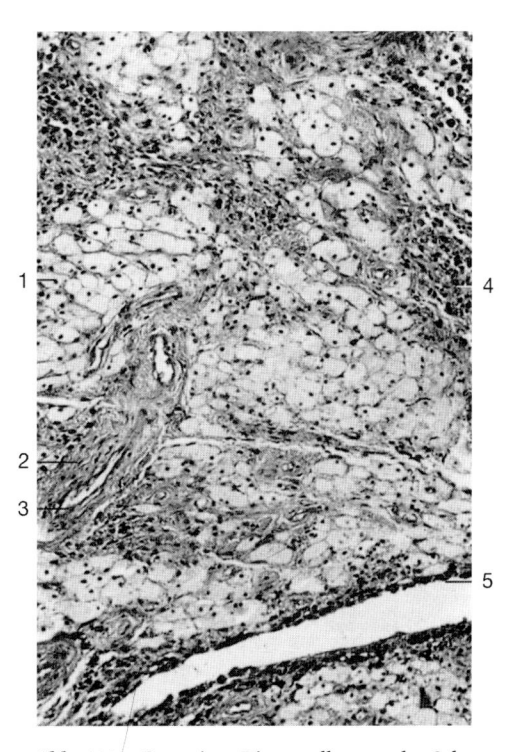

Abb. 1001. Gutartiger Riesenzelltumor der Sehnenscheide; HE, 64×

Myositis ossificans

Nach einem lokalen Trauma kann sich in den Weichteilen eine beträchtliche Menge von heterotopen Knochen bilden und den Eindruck eines proliferierenden Tumors erwecken. *Die lokalisierte Myositis ossificans stellt eine gutartige reaktive Veränderung des parostealen Weichteilgewebes dar, die durch Metaplasie und Proliferation von Knochen- und Knorpelgewebe gekennzeichnet ist.* Der Name ist für diese Läsion nicht zutreffend, da die Skelettmuskulatur nicht einbezogen zu sein braucht, entzündliche Infiltrate oft fehlen und im Frühstadium noch keine Knochenbildung zu erkennen ist. Diese Veränderungen entwickeln sich innerhalb von etwa 14 Wochen nach dem Trauma; 5 Monate danach erfolgt die Knochenbildung, die sich im Röntgenbild leicht erkennen läßt. 80% der Fälle sind im Bereich der Arme und des Oberschenkels gelegen. Es sind vorwiegend Jugendliche und junge Erwachsene betroffen.

In **Abb. 1003** ist eine klassische Myositis ossificans localisata im Bereich des Femurschaftes im **Röntgenbild** erkennbar: In diesem ausgereiften Stadium sieht man einen breiten, rundlichen Schatten dem Knochen breitbasig angelagert *(1)*, wobei dieser sich etwas vom Knochen absetzt *(2)*. Der Knochen selbst *(3)* ist unverändert. Die Läsion zeigt im Innern *(4)* eine Aufhellung und außen *(5)* eine zunehmende Verdichtung.

Bei vollständiger Exstirpation einer solchen Läsion können darin drei unterschiedliche Zonen abgegrenzt werden, die für die Röntgenstruktur verantwortlich sind und die Myositis ossificans auch **histologisch** kennzeichnen: wie in **Abb. 1004** ersichtlich, besteht das Zentrum der Läsion aus einem zellreichen Granulationsgewebe mit polygonalen Spindelzellen *(1)*, Lymphozyten und zahlreichen Gefäßen *(2)*; manchmal werden auch einige atypische Mitosen angetroffen. Daran schließt sich nach außen eine zellärmere Zone an, wo ausgebreitete Osteoidablagerungen angetroffen werden. **Abb. 1005** zeigt das histologische Bild dieser mittleren Zone: Man erkennt noch Areale von entzündlichem Granulationsgewebe *(1)* mit Lymphozyten und Plasmazellen sowie ausgeweitete Kapillaren *(2)*. Dazwischen finden sich die ausgedehnten Osteoidablagerungen *(3)*, die Osteoblasten enthalten. In der Außenzone ist mehr oder weniger ausgereiftes Knochengewebe ausdifferenziert. In **Abb. 1006** sieht man außerhalb der Läsion die vernarbte Muskulatur *(1)* und daran anschließend neugebildete Faserknochenbälkchen *(2)*, denen Reihen aktivierter Osteoblasten angelagert sind. Zwischen diesen Knochenstrukturen findet sich ein lockeres, gering entzündlich verändertes Stroma *(3)*. Es findet folglich eine Reifung des mesenchymalen Gewebes – vom Zentrum zur Peripherie fortschreitend – bis zu reifem Knochengewebe statt. In **Abb. 1002** ist die charakteristische Dreischichtung der lokalisierten Myositis ossificans im Schema wiedergegeben.

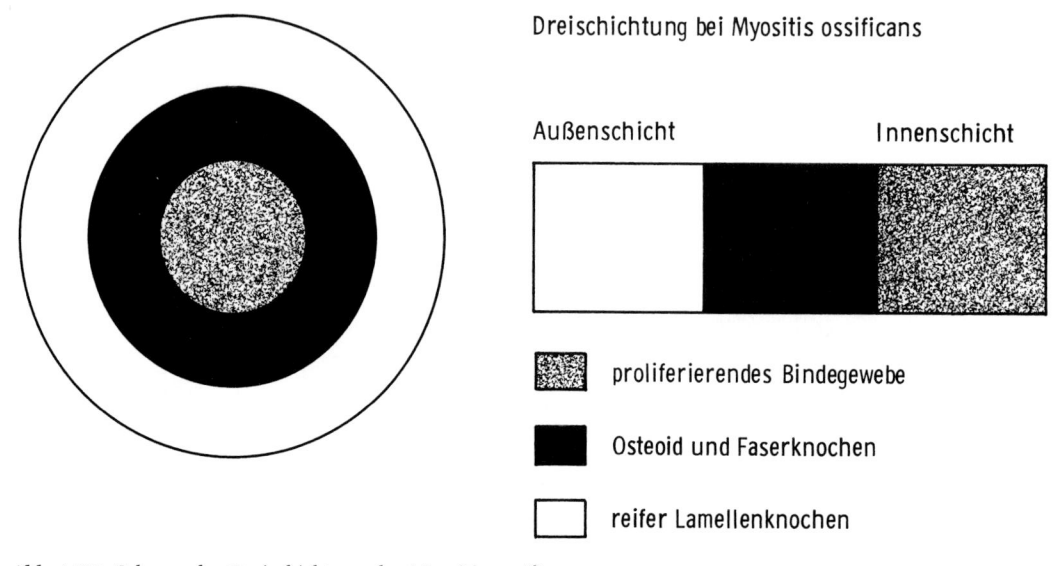

Abb. 1002. Schema der Dreischichtung der Myositis ossificans

Myositis ossificans 507

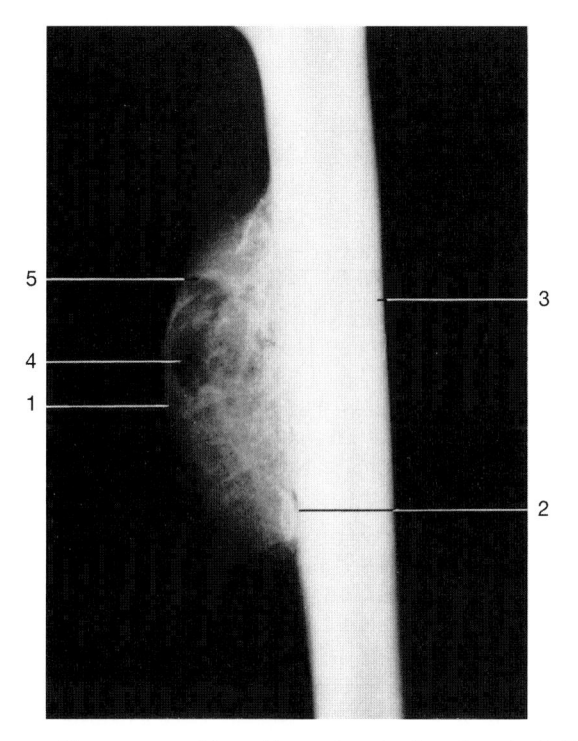

Abb. 1003. Myositis ossificans (proximaler Oberschenkel)

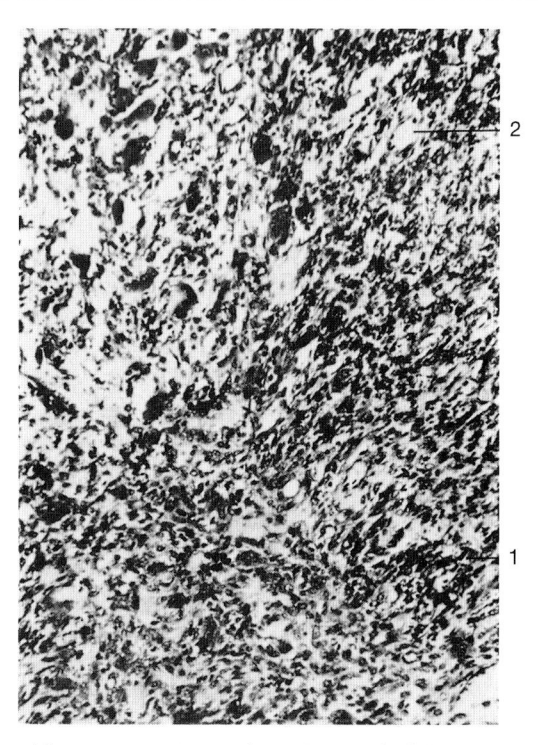

Abb. 1004. Myositis ossificans (Innenschicht); HE, 40×

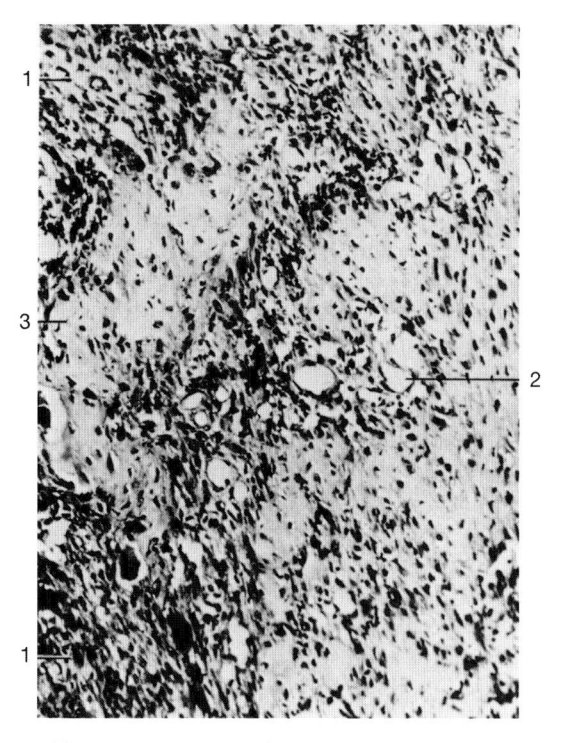

Abb. 1005. Myositis ossificans (Mittelschicht); HE, 40×

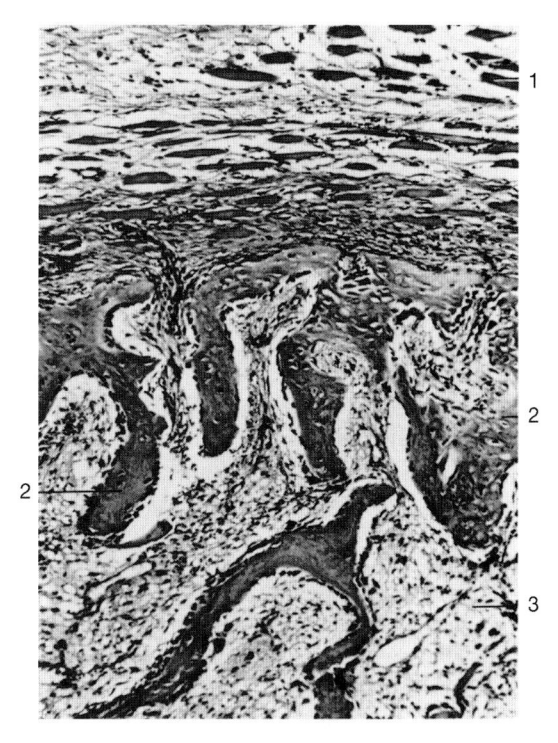

Abb. 1006. Myositis ossificans (Außenschicht); HE, 25×

Die für die lokalisierte Myositis ossificans charakteristische Dreischichtung läßt sich auch im **Computertomogramm** gut zur Darstellung bringen. In **Abb. 1007** ist einerseits der Querschnitt des rechten proximalen Femurs *(1)* zu erkennen, der eine scharfe Außenkontur und keine Defekte aufweist. Andererseits sieht man in einiger Entfernung vom Femur in den Weichteilen einen umschriebenen, rundlich-ovalen Herd *(2)*, der außen von einer knochendichten Schicht begrenzt wird. Das Zentrum dieses Herdes *(3)* ist aufgehellt und hat die gleiche Dichte wie die Weichteile *(4)*. Es finden sich keine zentralen Verdichtungen. Diese Strukturen sind für eine lokalisierte Myositis ossificans recht typisch.

Abb. 1008 zeigt das **histologische Bild** einer Myositis ossificans aus der Außenzone: Man sieht breite Faserknochen *(1)*, die kräftige Osteozyten und Reihen angelagerter Osteoblasten *(2)* aufweisen. Außerdem fallen auch metaplastische Knorpelherde *(3)* auf, die in dieser Läsion nicht selten vorkommen. Dazwischen liegt ein lockeres bindegewebiges Stroma *(4)*, das von zartwandigen Kapillaren *(5)* durchzogen wird. Eingelagert ist ein größerer Herd mit Osteoidablagerungen *(6)*. Die Fibroblasten und Fibrozyten des Stromas sind völlig isomorph und haben keine Mitosen; es besteht kein sarkomatöses Stroma und somit kein Anhalt für Malignität.

Der **histologische Ausschnitt** der **Abb. 1009** zeigt die Mittelschicht der Myositis ossificans: Man sieht hier ein dichtes Geflecht von breiten Osteoidtrabekeln *(1)*, denen Reihen von Osteoblasten *(2)* angelagert sind. Im Osteoid sind viele, oft dunkelkernige Osteozyten *(3)* eingeschlossen. Zwischen den Osteoidtrabekeln liegt ein lockeres bindegewebiges Stroma, das von vielen ausgeweiteten Kapillaren *(4)* durchzogen wird. Es ist von einigen Lymphozyten infiltriert.

In **Abb. 1010** sieht man **histologisch** die Innenschicht der Myositis ossificans: Hier besteht ein lockeres und zellreiches Granulationsgewebe, das von vielen ausgeweiteten Kapillaren *(1)* durchzogen wird. Außerdem finden sich schüttere entzündliche Infiltrate aus vorwiegend Lymphozyten *(2)*. Nach außen zu, am Übergang zur Mittelschicht, zeigen sich plumpe Osteoidtrabekeln *(3)* und weiter außen auch neugebildete Faserknochenbälkchen *(4)* mit angelagerten Osteoblasten.

Die Myositis ossificans tritt in verschiedenen Formen auf und kann beträchtliche differentialdiagnostische Probleme machen. Sehr selten handelt es sich um eine *„Myositis ossificans progressiva"*. Dies ist ein hereditäres Leiden, das in frühen Lebensjahren beginnt und sich an mehreren Stellen des Körpers gleichzeitig manifestiert. Es kommt zu einer fortschreitenden Verknöcherung von Skelettmuskulatur, Bändern, Sehnen und Fascien und Immobilisation der betroffenen Skelettabschnitte, was schließlich den Tod herbeiführt. Die Diagnose wird klinisch und röntgenologisch gestellt. Pathologisch hat die einzelne Läsion den gleichen histologischen Aufbau wie die lokalisierte Myositis ossificans.

Bei der *lokalisierten Myositis ossificans* ist in 60–75% der Fälle ein lokales Trauma vorangegangen (*„posttraumatische Myositis ossificans"*). 25–40% der Fälle haben kein Trauma in der Vorgeschichte. Die Läsion entwickelt sich im Zusammenhang mit einer Systemerkrankung (z. B. Paraplegie, Tetanus u. a.) oder bei unbekannter Ätiologie (*„idiopathische Myositis ossificans"*). Die lokalisierte Myositis ossificans stellt eine Entität einer tumorähnlichen parostealen Weichteilläsion dar, die durch die charakteristische Dreischichtung eine typische radiologische und pathologisch-anatomische Struktur aufweist. Die Läsion ist meist kugelrund oder oval gestaltet. Hiervon abzugrenzen ist das verkalkte oder verknöcherte *Weichteilhämatom*, das ebenfalls nach einem lokalen Trauma entsteht. Röntgenologisch ist ein solcher Herd unregelmäßig geformt und vielfach entsprechend den Muskelfasern gefiedert. Die Verknöcherung erfolgt unregelmäßig innerhalb des Hämatoms; eine Schichtung fehlt. Somit läßt sich diese Läsion sowohl radiologisch wie auch pathomorphologisch von der lokalisierten Myositis ossificans unterscheiden. Klinisch ist eine solche Unterscheidung wichtig, da die Myositis ossificans progressiv proliferativ wachsen und nach Exstirpation rezidivieren kann, während das Weichteilhämatom regressiv verkalkt und verknöchert und nach Exstirpation nicht rezidiviert.

Die Myositis ossificans stellt eine *heterotope Ossifikation* dar, die jedoch im Proliferationsstadium wächst und rezidiviert. Deshalb sollte in diesem Stadium keine Exstirpation vorgenommen werden. Histologisch besteht oft große Ähnlichkeit mit einem extraossären Osteosarkom (s. S. 510), mit dem die Läsion leicht verwechselt werden kann (sog. *„pseudomaligner Knochentumor der Weichteile"*). Bei Kenntnis der Morphologie der lokalisierten Myositis ossificans ist die richtige Diagnose jedoch gut möglich.

Myositis ossificans 509

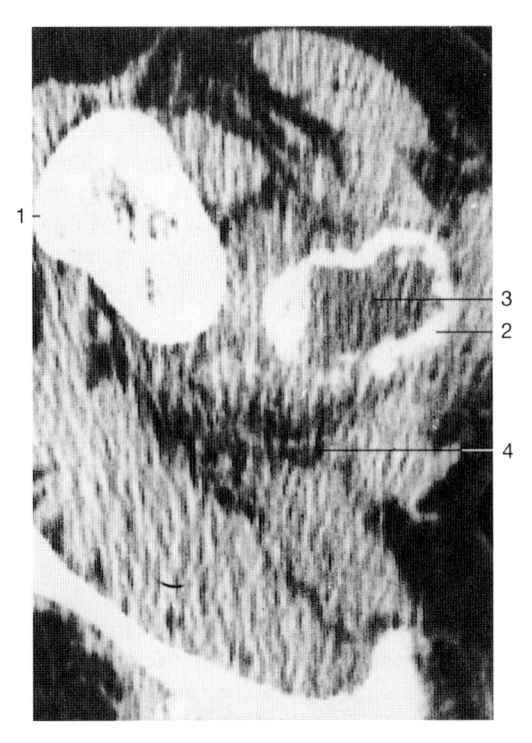

Abb. 1007. Myositis ossificans (Oberschenkel, Computertomogramm)

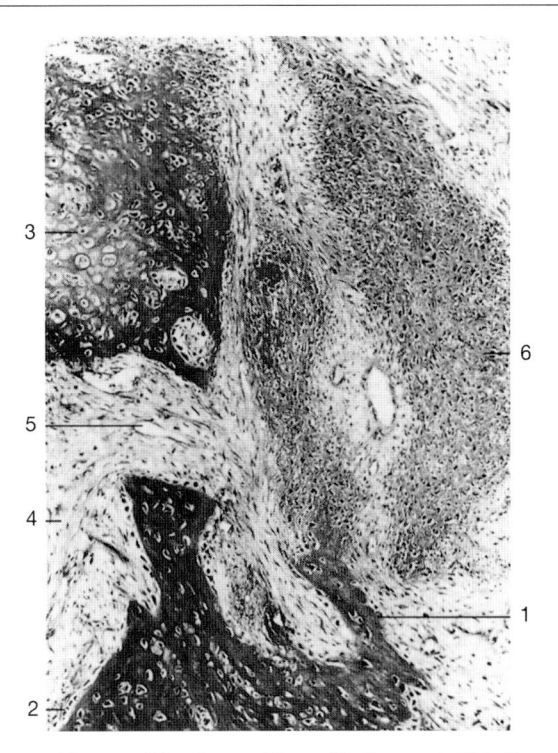

Abb. 1008. Myositis ossificans (Außenzone); HE, 40×

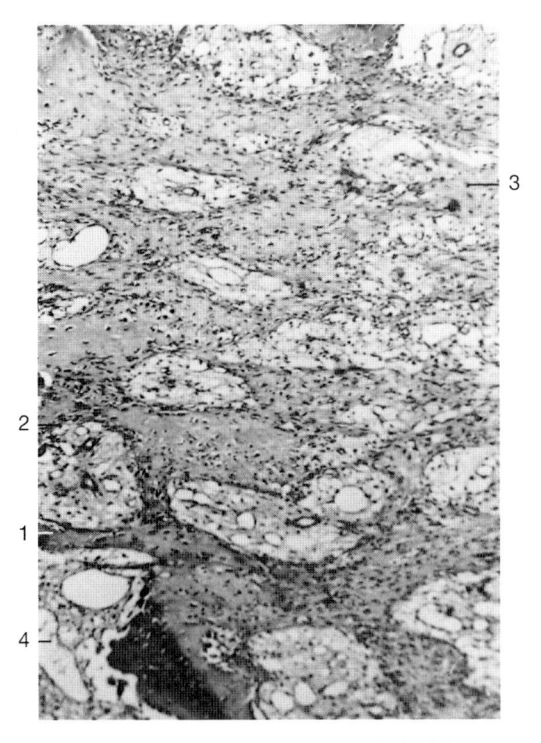

Abb. 1009. Myositis ossificans (Mittelschicht); HE, 40×

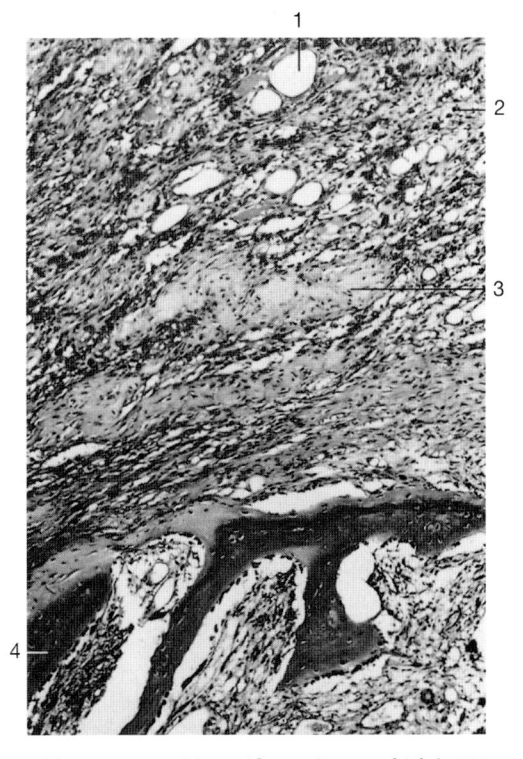

Abb. 1010. Myositis ossificans (Innenschicht); HE, 40×

Extraossäres Osteosarkom

Es handelt sich um eine sehr seltene maligne Geschwulst, die aus den extraossären Weichteilen hervorgeht und mit den intraossären Osteosarkomen identisch ist. Das Durchschnittsalter der Patienten liegt meist zwischen dem 40. und 50. Lebensjahr und somit höher als bei den ossären Osteosarkomen (s. S. 288).

In **Abb. 1012** ist ein extraossäres Osteosarkom der rechten Mamma im **Röntgenbild** wiedergegeben: Das Mammogramm zeigt eine extrem kalkdichte Verschattung der Mamma *(1)*, die retromamillär lokalisiert ist und mit der Thoraxwand nicht in Verbindung steht. Die zentralen Anteile sind so dicht, daß keine Strukturen differenziert werden können. Die Grenzen des Tumors sind unscharf. Feine Ausläufer *(2)* strahlen dicht und ungeordnet in die Umgebung aus. Der Tumor reicht bis zur Kutis; die Mamille *(3)* ist eingezogen.

Ähnlich wie bei der Myositis ossificans (s. S. 506) läßt sich **histologisch** eine Dreischichtung des Tumors nachweisen, die in **Abb. 1011** schematisch aufgezeichnet ist. Sie ist jedoch gerade umgekehrt wie bei der Myositis ossificans: Das Zentrum der Geschwulst ist sehr dicht strukturiert, während die Peripherie mehr aufgelockert erscheint. Dies belegen die histologischen Aufnahmen aus den drei Schichten: **Abb. 1013** zeigt das histologische Strukturbild aus dem Zentrum der Geschwulst: Man erkennt geflechtartig aufgebaute Knochenstrukturen *(1)*, die unvollständig mineralisiert sind, was an den fleckig-netzigen Verdichtungen zu erkennen ist. Innerhalb dieser knöchernen Areale liegen zahlreiche Osteozyten. Dazwischen finden wir nur wenig Stroma, das von weiten, zartwandigen Blutgefäßen durchzogen wird *(2)*. Somit besteht ein Kern aus dichtem verkalktem Tumorknochen.

Abb. 1014 zeigt die mittlere Zone der Geschwulst, die aus einem lockeren Gewebe besteht: Man erkennt größere Areale eines sarkomatösen Stromas *(1)*, in dem polymorphkernige Spindelzellen mit hyperchromatischen Kernen und atypischen Mitosen gelegen sind. Darüber hinaus sieht man reichlich Osteoidablagerungen *(2)* und dazwischen die polymorphen Kerne der Tumorosteoblasten *(3)*. Kennzeichnend für diese Zone sind die mehr oder weniger zahlreich ausdifferenzierten Tumorknochenbälkchen *(4)*, wie sie für das Osteosarkom charakteristisch sind.

Das histologische Bild der peripheren Zone ist in **Abb. 1015** dargelegt: diese Schicht besteht aus einem überaus zellreichen sarkomatösen Stroma *(1)* mit deutlicher Polymorphie und Hyperchromasie der Kerne sowie atypischen Mitosen. Dazwischen finden sich ungleichmäßige Osteoidablagerungen *(2)* und reichlich polymorphkernige Osteoblasten.

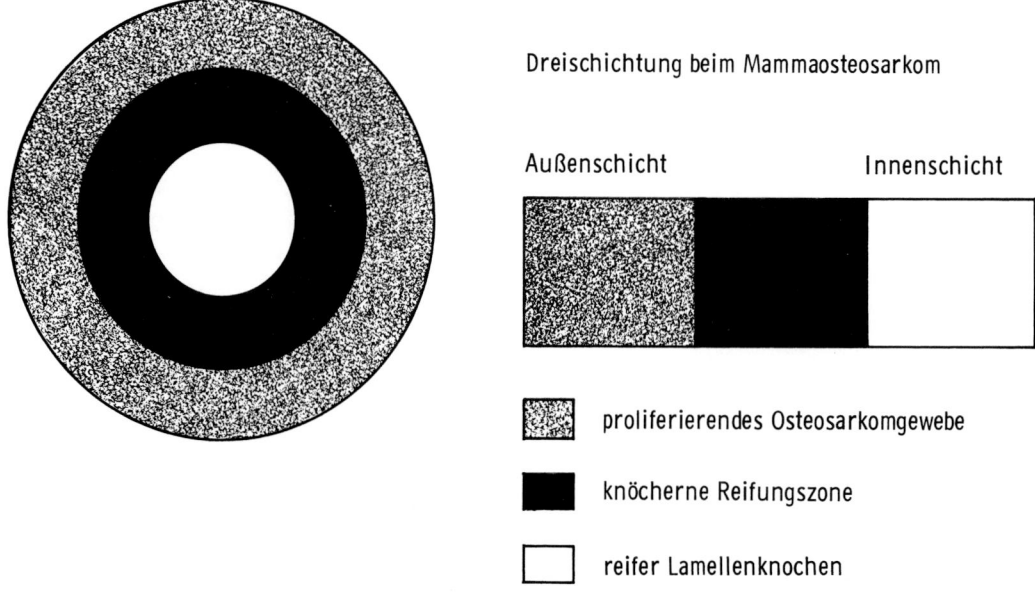

Abb. 1011. Schema der Dreischichtung bei extraossären Osteosarkomen

Extraossäres Osteosarkom 511

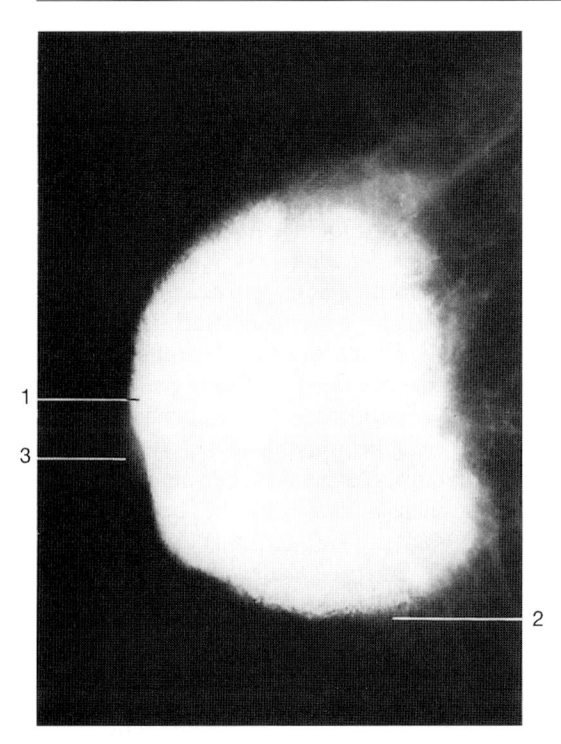

Abb. 1012. Extraossäres Osteosarkom der Mamma

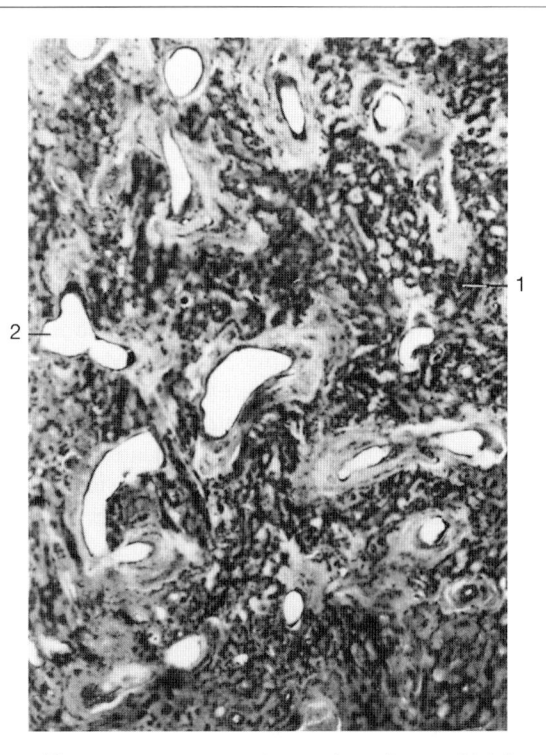

Abb. 1013. Extraossäres Osteosarkom (Innenschicht); Azan, 25×

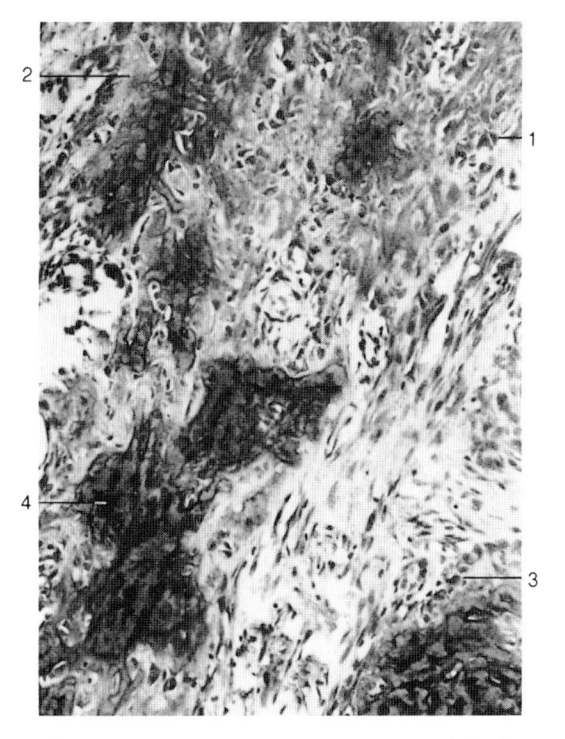

Abb. 1014. Extraossäres Osteosarkom (Mittelschicht); HE, 40×

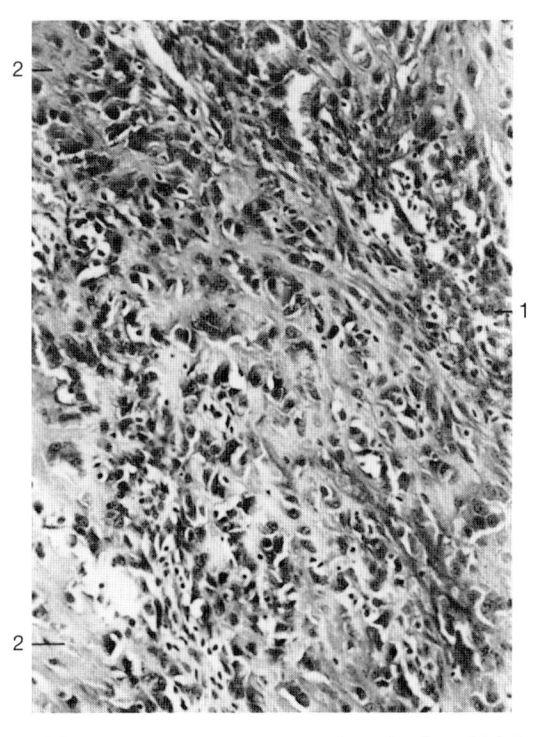

Abb. 1015. Extraossäres Osteosarkom (Außenschicht); HE, 40×

Extraossäres Chondrosarkom

In seltenen Fällen kann sich eine echte Knorpelgeschwulst auch in den Weichteilen (oder in parenchymatösen Organen) entwickeln. *Das extraossäre Chondrosarkom ist eine maligne Knorpelgeschwulst, die sich in den Weichteilen entwickelt und strukturell den ossären Chondrosarkomen begleicht, jedoch weniger maligne ist.* Die Geschwulst ist sehr selten; es liegen jedoch mehrere Einzelbeobachtungen vor (in: Synovia, Mamma, Lunge, Herz, Pharynx, Larynx, Orbita, paravertebral, intrakranial). Das Hauptmanifestationsalter liegt zwischen 40 und 50 Jahren. Da in diesen Chondrosarkomen keine Knochenbildung stattfindet und herdförmige Verkalkungen nur sehr diskret vorhanden sind, werden sie meistens röntgenologisch nicht erfaßt. Klinisch besteht eine uncharakteristische Tumormasse, die Schmerzen hervorrufen kann. Die Natur einer solchen Geschwulst muß histologisch abgeklärt werden.

In **Abb. 1016** liegt das **histologische Bild** eines extraossären Chondrosarkoms vor: Teile des Tumors bestehen aus einem lappig aufgebauten Knorpelgewebe *(1)*, in dem in unterschiedlicher Dichte Chondrozyten mit dunklen hyperchromatischen und polymorphen Kernen eingelagert sind *(2)*. Im Tumorknorpel werden große myxoide Degenerationsherde *(3)* angetroffen, die fast zellfrei sind. Mit der Alcian-Blau-Färbung lassen sich reichlich saure Mukopolysaccharide nachweisen. Angrenzend findet sich ein zellreiches mesenchymales Gewebe *(4)*, bestehend aus kleinen anaplastischen Zellen mit polymorphen, hyperchromatischen Kernen, in denen Mitosen vorkommen. Extraskelettale Chondrosarkome können somit einem myxoiden Typ entsprechen oder wie ein mesenchymales Chondrosarkom (s. S. 262) aussehen. Es finden sich darin manchmal Spaltbildungen, die von Tumorzellen umgeben sind und Ähnlichkeit mit einem Hämangioperizytom (s. Abb. 769) haben.

Bei **stärkerer Vergrößerung** sieht man in **Abb. 1017**, daß der Tumorknorpel eine unterschiedliche Zelldichte hat. Angrenzend an deutlich ausdifferenzierte Knorpelzellen *(1)* finden sich kleine undifferenzierte Zellen *(2)*, die ganz bizarre, hyperchromatische Zellkerne aufweisen.

Tumoröse Kalzinose

Verkalkungen der parossealen Weichteile können erhebliche diagnostische Probleme aufwerfen; sie können manchmal den Eindruck eines proliferierenden Tumors erwecken. *Bei der tumorösen Kalzinose handelt es sich um die Ablagerung von knotigen Massen aus kalkhaltigem Material im Bereich eines Gelenkes.* Bisher wurden mehr als 50 Fälle veröffentlicht, wobei hauptsächlich Frauen im 1. und 2. Lebensjahrzehnt betroffen waren. Hierbei wurden eine familiäre Häufigkeit und oft ein rasches Wachstum der Läsion beobachtet. Es sind vorwiegend die Weichteile im Bereich des Hüft- und Ellenbogengelenkes betroffen; es können jedoch auch andere Gelenke befallen sein, und ein multiples Auftreten ist nicht selten. Wahrscheinlich ist ein lokales Trauma Ursache dieser tumorähnlichen Läsion; eine Stoffwechselstörung spielt wahrscheinlich eine zusätzliche Rolle, wobei insbesondere ein Hyperparathyreoidismus abgeklärt (s. S. 82) werden sollte.

In **Abb. 1018** sieht man das **Röntgenbild** einer tumorösen Kalzinose im Bereich des Handgelenkes: Auf der seitlichen Aufnahme ist in den parartikulären Weichteilen ein Verschattungsherd *(1)* zu sehen, der eine angedeutete Lobulierung erkennen läßt. Daneben liegt ein zweiter kleinerer und ähnlich aufgebauter Herd *(2)*. Beide Herde haben keine Verbindung mit den benachbarten Knochen.

Wie im **histologischen Bild** der **Abb. 1019** zu erkennen ist, besteht die Läsion aus einem lockeren, zellreichen Granulationsgewebe mit ausschließlich histiozytären Zellen *(1)*. Diese haben blasige und leicht eingebuchtete Kerne, die isomorph und normochromatisch sind. Mitosen kommen kaum vor. In diesem histiozytären Stroma können einige unspezifische Entzündungszellen eingestreut sein. Gelegentlich werden Nekroseherde und Hämosiderinablagerungen beobachtet. Oft treten auch mehrkernige Riesenzellen auf. Eingelagert sind ungleich große Massen von Kalkmaterial *(2)*, die meist eine stärkere perifokale Entzündung aufweisen. – Nach vollständiger chirurgischer Entfernung solcher Herde tritt meistens eine Ausheilung ein.

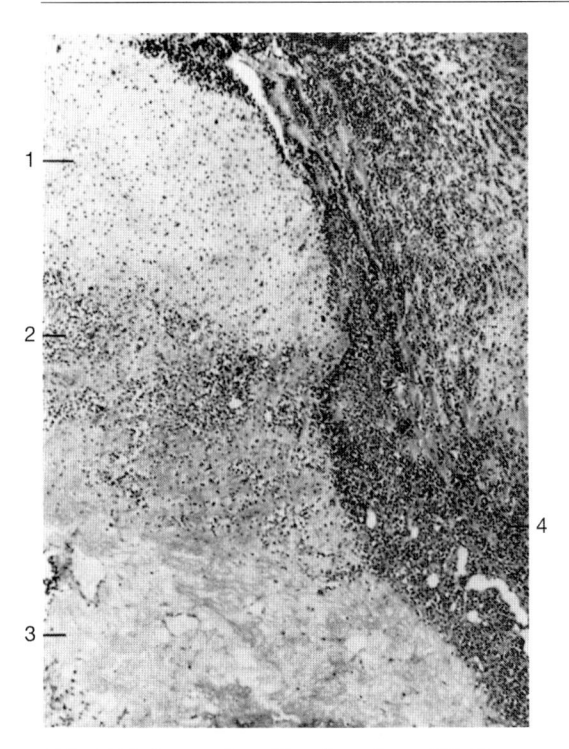

Abb. 1016. Extraossäres Chondrosarkom; HE, 20×

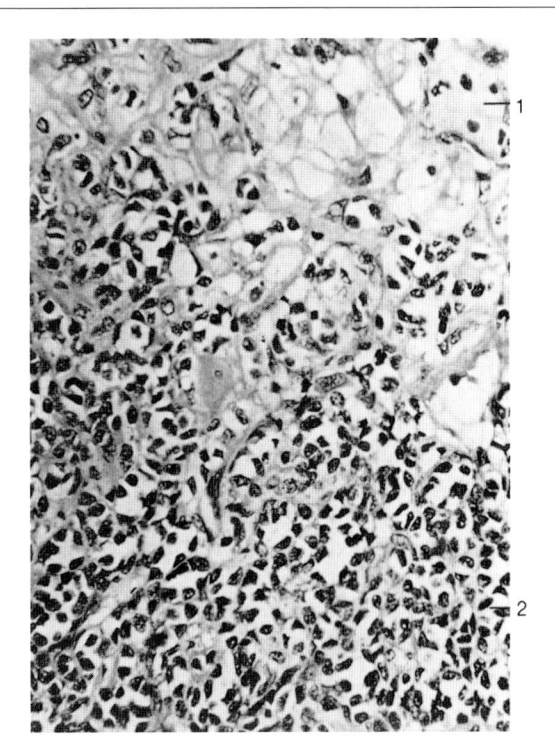

Abb. 1017. Extraossäres Chondrosarkom; HE, 100×

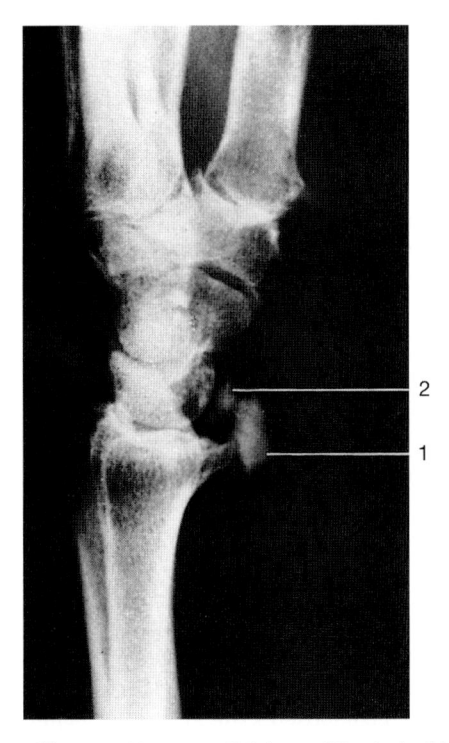

Abb. 1018. Tumoröse Kalzinose (Handgelenk)

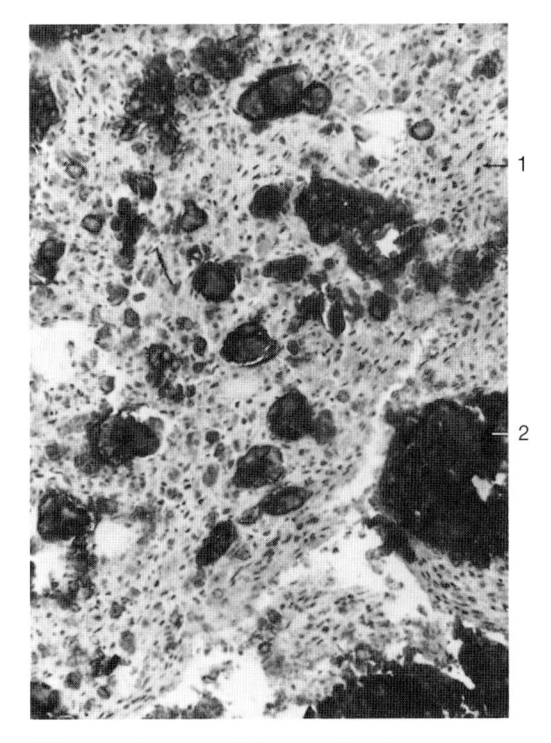

Abb. 1019. Tumoröse Kalzinose; HE, 40×

Thibièrge-Weißenbach-Syndrom

Weichteilverkalkungen, die röntgenologisch nachgewiesen werden, sollten stets an eine systemische metabolische Erkrankung denken lassen. So können bei verschiedenen Kollagenosen Kalkherde in den Weichteilen entstehen. *Beim Thibièrge-Weißenbach-Syndrom handelt es sich um multifokale parossäre Kalkablagerungen bei progressiver Sklerodermie.* Die *Sklerodermie* ist eine Erkrankung des Gefäßbindegewebsapparates, die sich wahrscheinlich auf dem Boden einer Autoimmunreaktion entwickelt. Hierbei kommt es zu einer exzessiven Kollagenfaservermehrung in der Haut und den inneren Organen. Während sich bei der gutartigen *umschriebenen Form* multiple fibrosierte Hautherde („Morphea") entwickeln, ohne daß ernste Allgemeinsymptome auftreten, führt die *progressive diffuse Form* zu ausgedehnten subkutanen, perivaskulären und submukösen Fibrosklerosen, die auch alle möglichen inneren Organe (Herzmuskel, Darm, Ösophagus, Niere) durchsetzen und schließlich zum Tod führen. Infolge einer Arteriosklerose entwickeln sich Resorptionsvorgänge vorwiegend in den Endphalangen von Händen und Füßen *(Akroosteolysen)* aber auch in Akromion, Clavicula, distaler Ulna, distalem Radius und Rippen. Die histologischen Grundvorgänge der progressiven Sklerodermie spielen sich auch in den Gelenkkapseln und Bändern ab und führen zu Kontrakturen mit fortschreitender Einschränkung der Beweglichkeit (z. B. „Krallenhand"). Sowohl im peripheren Skelett wie auch im Stammskelett entwickelt sich eine oft schwere unspezifische *Osteoporose*.

Auf der **Röntgenaufnahme** des linken Zeigefingers eines Patienten mit progressiver Sklerodermie sieht man in **Abb. 1020** an der Volarseite der Endphalanx einen großen, maulbeerartig geformten Kalkherd *(1)* in den Weichteilen. Dieser umgreift den kurzen Röhrenknochen und projiziert sich auf die Dorsalseite *(2)*. Ein weiterer großer Kalkherd *(3)* ist in den Weichteilen im Bereich der proximalen Mittelphalanx zu sehen. Dazwischen finden sich weitere stippchenförmige Verkalkungen *(4)*. Meist liegen diese Kalkherde in einigem Abstand vom Knochen *(1)*; sie können jedoch so dicht am Knochen liegen, daß eine Druckusur entsteht *(5)*. Die Endphalanx weist eine geringe Akroosteolyse auf *(6)*. Ein solcher Röntgenbefund weist auf ein Thibièrge-Weißenbach-Syndrom hin und sollte die Frage nach einer bestehenden progressiven Sklerodermie stellen.

Parosseale oder parartikuläre Weichteilverkalkungen können bei progressiver Sklerodermie auch an anderen Stellen auftreten. In der **Röntgenaufnahme** der **Abb. 1021** kommt ein solcher Kalkherd *(1)* an der Dorsalseite des linken Handgelenkes zur Darstellung. Die Kalkmassen sind knotig formiert und bilden ein unterschiedlich dichtes, maulbeerförmiges Konglomerat. Der Kalkherd hat keine Beziehung zum Knochen; er liegt in einigem Abstand zu den Handwurzelknochen in den Weichteilen. Die Handwurzelknochen *(2)* und der distale Radius *(3)* lassen eine deutliche Osteoporose erkennen.

Histologisch besteht ein solcher Herd praktisch ausschließlich aus Kalkmassen, ohne irgendwelche geweblichen Strukturen. In **Abb. 1022** sieht man grobschollige Kalkablagerungen *(1)*, die bei der Präparation auseinander gefallen sind. Eine große Kalkscholle *(2)* enthält auch nach Säureentkalkung reichlich Kalk und färbt sich dunkel. Im Gegensatz zur tumorösen Kalzinose (s. S. 512) liegen die Kalkkonkremente nicht in einem bindegewebigen Stroma. Nur vereinzelt sieht man zwischen ihnen einige Lymphozyten *(3)*. Die unterschiedlich großen Kalkknoten werden unvollständig von einer breiten Kapsel aus hyaliniertem Bindegewebe *(4)* begrenzt.

Bei **stärkerer Vergrößerung** sieht man in **Abb. 1023** die äußere Kapsel *(1)*, die aus einem faserreichen, hyalinisierten Bindegewebe besteht und nur wenige Fibrozytenkerne enthält. Wie in einer Kaverne sind im Innern schollige Kalkmassen *(2)* eingeschlossen. In diesen lassen sich keine Gewebestrukturen mehr nachweisen. Die Kalkmassen sind im Weichteilgewebe abgelagert, ohne daß sich eine Entzündungs- oder Fremdkörperreaktion entwickelt hat. Im Rahmen der Sklerodermie kann jedoch in der Umgebung eine erhebliche narbige Fibrose bestehen. Derartige Kalkablagerungen in der Gelenkkapsel können jedoch zum Bild einer chronischen Arthritis führen und röntgenologisch arthritische Weichteilveränderungen, Kollateralphänomen und arthritische Direktzeichen hervorrufen. Histologisch besteht dann eine unspezifische Synovitis mit Rundzellinfiltraten und Fibrinablagerungen.

Das Nebeneinander von hochgradiger Osteoporose und groben Weichteilverkalkungen im Röntgenbild sollte an eine Sklerodermie denken lassen. Unter den Kollagenosen kann auch die Dermatomyositis eine interstitielle Kalzinose aufweisen, die sich röntgenologisch mehr netzartig darstellt.

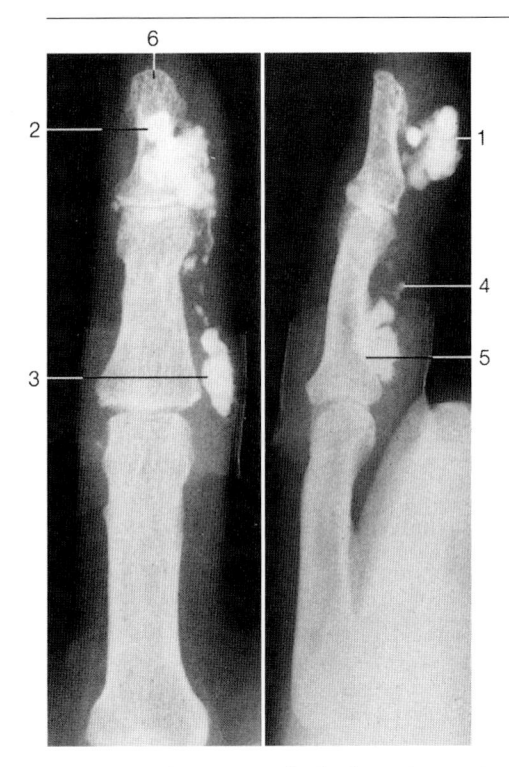

Abb. 1020. Thibièrge-Weißenbach-Syndrom mit parossären Kalkablagerungen (linker Zeigefinger)

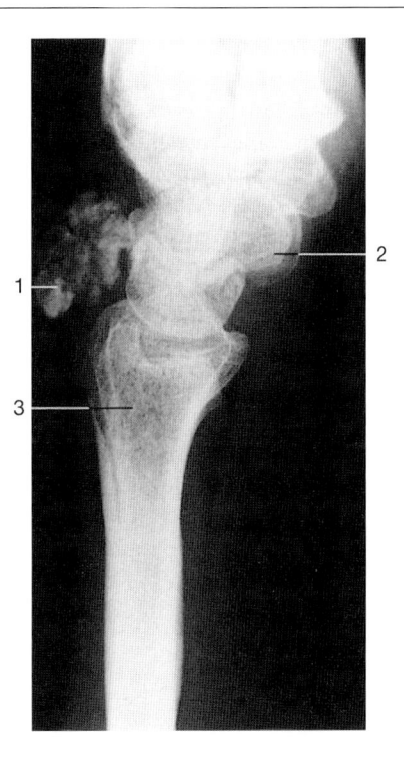

Abb. 1021. Thibièrge-Weißenbach-Syndrom mit parossären Kalkablagerungen (Handgelenk)

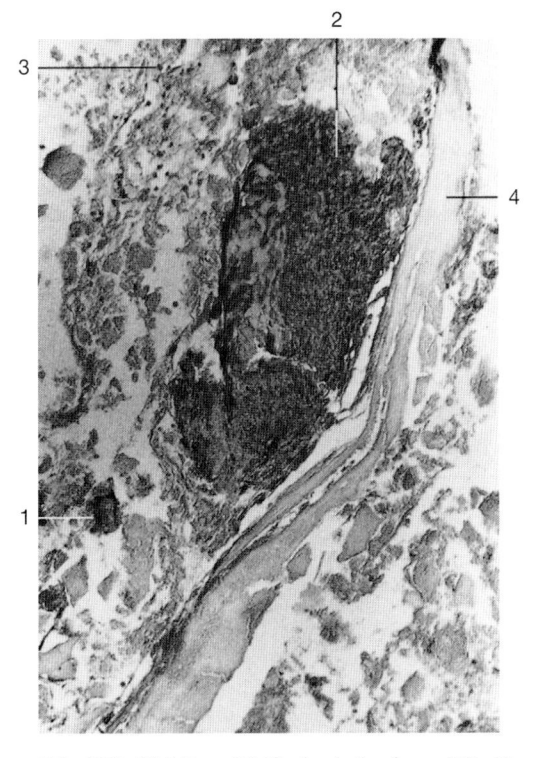

Abb. 1022. Thibièrge-Weißenbach-Syndrom; HE, 40×

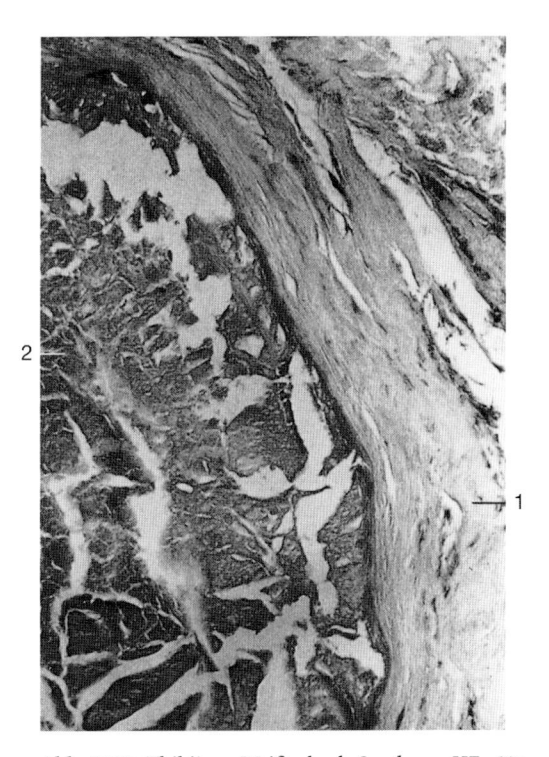

Abb. 1023. Thibièrge-Weißenbach-Syndrom; HE, 64×

Extraossäres Ewing-Sarkom

Das Ewing-Sarkom gilt als primärer Knochentumor, der sich in die Weichteile ausdehnen kann. In seltenen Fällen entwickelt sich jedoch auch ein Ewing-Sarkom primär in den Weichteilen ohne Knochenbefall, wobei meist ein rasches Tumorwachstum erfolgt. Es sind Jugendliche und junge Erwachsenen zwischen 15 und 30 Jahren betroffen.

In **Abb. 1024** ist ein solches exstirpiertes extraossäres Ewing-Sarkom **makroskopisch** abgebildet. Inmitten der Muskulatur (1) sieht man auf der Schnittfläche einen langgestreckten Tumor (2), der gut abgegrenzt ist. Das Tumorgewebe erscheint gelb-weißlich und markig. Nekrosen und Blutungen lassen sich nicht erkennen.

Histologisch handelt es sich um ein klein- und rundzelliges Sarkom ohne differenzierte Strukturen. Wie **Abb. 1025** zeigt, sind die Tumorzellen locker verteilt; das Stroma ist spärlich entwickelt und ödematös aufgelockert (1). Es besteht eine erhebliche Polymorphie und Hyperchromasie der unterschiedlich großen Zellkerne (2). Im minimal entwickelten Zytoplasma läßt sich histochemisch Glykogen nachweisen. Das histologische Strukturbild ist somit identisch mit dem intraossären Ewing-Sarkom. Bei höherer Differenzierung sind die Tumorzellen dicht gepackt und uniform. Diagnostisch kann es schwer sein, diesen Tumor histologisch von anderen „Rundzellsarkomen" (Rhabdomyosarkom, Neuroblastom, malignes Lymphom) abzugrenzen.

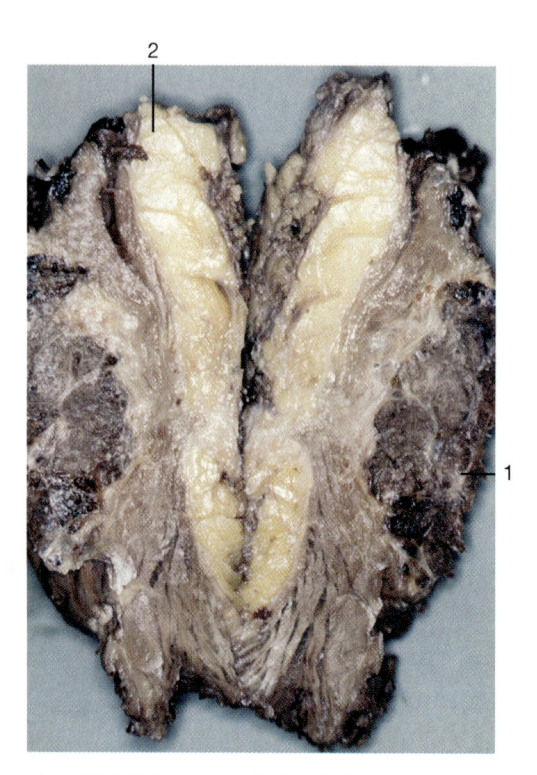

Abb. 1024. Extraossäres Ewing-Sarkom

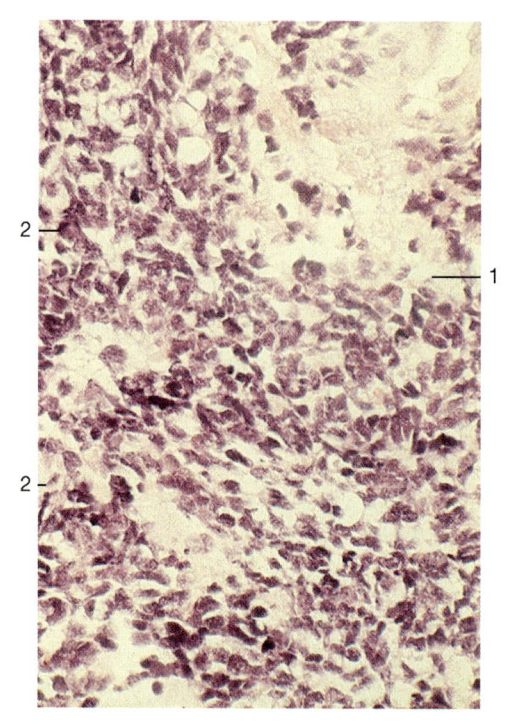

Abb. 1025. Extraossäres Ewing-Sarkom; HE, 100×

16 Untersuchungstechniken

Allgemeines

Zur Untersuchung des Skeletts stehen heute zahlreiche spezielle Verfahren zur Verfügung, die bei schwierigen Fällen gezielt eingesetzt werden können. Sie umfassen vor allem radiologische und pathologisch-anatomische Untersuchungsverfahren. Der Pathologe muß sich bei vielen Knochenkrankheiten selbst einen Eindruck von den radiologischen Veränderungen im Knochen machen und braucht deshalb die radiologischen Dokumente (Röntgenbild, CT, Szintigramm, Angiogramm, MRT usw.). Andererseits sollte der Radiologe Kenntnisse von den makro- und histomorphologischen Strukturveränderungen im Knochen haben, um die radiologisch sichtbaren Strukturveränderungen sicher interpretieren und einordnen zu können. Erst durch eine interdisziplinäre Zusammenarbeit kann oft eine sichere Diagnose erstellt werden, wobei klinische Befunde (u. a. Laboruntersuchungen) einbezogen werden müssen.

In den letzten Jahren hat eine recht stürmische Entwicklung neuer Untersuchungstechniken stattgefunden. Im radiologischen Bereich hat die *Computer-Tomographie* (CT) die verschiedenen Knochenläsionen in einer völlig neuen Darstellung ermöglicht, wobei mit einer nicht-invasiven Methodik Aussagen über Ausdehnung, biologische Potenz und geweblicher Qualifikation einer Läsion ermittelt werden können. Mit Hilfe der *Kernspintomographie* (Magnetresonanztomographie, NMR, MIR, MRT) haben sich ungeahnte Einblicke in die Knochenmorphologie eröffnet, wobei hierbei keine Strahlenbelastung gegeben ist. Diese Untersuchungstechniken finden bereits Anwendung; sie sollten jedoch nur indiziert eingesetzt werden. In den meisten Fällen kommt man mit konventionellen und billigeren radiologischen Untersuchungsmethoden aus. Hierzu gehören *Nativ-Röntgenaufnahmen* in zwei Ebenen, die konventionelle *Tomographie* und gegebenenfalls die Xeroradiographie. Um pathologische Umbauvorgänge im Knochen zu erfassen, wird die *Szintigraphie* mit radioaktiven Nukleotiden angewandt. Mit der konventionellen oder der *digitalen Substraktionsangiographie* (DSA) läßt sich die Gefäßstruktur einer Knochenläsion darstellen, die wichtige Rückschlüsse auf die Dignität erlaubt.

Für den Pathologen ist zunächst die *makroskopische Präparation* von Operationsmaterialien von großer Bedeutung. Zur *histologischen Untersuchung* wird vom Kliniker Gewebematerial geliefert, das mit unterschiedlichen Entnahmetechniken gewonnen wird und somit auch unterschiedlich ausgewertet werden kann. Die Aufarbeitung dieses Untersuchungsmateriales (Fixierung, Schnittechnik) erfolgt mit verschiedenen Methoden, die sich auch nach der klinischen Fragestellung richten. Für die Untersuchung von Knochengewebe muß beispielsweise entschieden werden, ob die Untersuchung an entkalkten oder unentkalkten Schnitten vorgenommen werden kann. *Histochemische Methoden* bringen die diversen histologischen und zytologischen Strukturen zur Darstellung. Hiermit werden die unterschiedlichen Stoffe und Gebilde markiert, die für die exakte Diagnostik vieler Knochenläsionen von entscheidender Bedeutung sind. Hinzugekommen ist die *Immunhistochemie*, die besondere Bedeutung erlangt hat. Sie basiert auf immunologischen Reaktionen in Zellen und Geweben und führt (insbesondere bei Knochentumoren) zur exakten Identifizierung der jeweiligen Gewebeart in einer Knochenläsion.

Insbesondere bei metabolischen Knochenkrankheiten sind auch quantitative Untersuchungen von Nutzen, um das Ausmaß der Knochenresorption zu erfassen und den jeweiligen Knochenumbau genau zu bestimmen. Hierbei werden Methoden der *Histomorphometrie* angewandt, mit denen objektive Parameter der Knochenstruktur, des Knochenumbaues und der Knochenresorption ermittelt werden. Eine quantitative und qualitative Analyse des Knochens läßt sich zusätzlich mit Hilfe der *Mikroradiographie* durchführen. Mit dieser speziellen radiologischen Methode lassen sich Umbauvorgänge und Mineralisationsstörungen des Knochens erfassen. Bei Knochentumoren findet die *quantitative Histochemie* zunehmend Anwendung, wobei bestimmte Stoffe in den Tumorzellen gemessen werden. Insbesondere die *DNS-Zytophotometrie* der Tumorzellen erbringt objektive Daten des Malignitätsgrades und damit Auskunft über die biologische Potenz der Geschwulst.

Im folgenden sollen die wichtigsten Untersuchungstechniken aufgeführt werden, die bei der Analyse von Knochenstrukturen möglich sind.

1. Radiologische Möglichkeiten der Skelettuntersuchung

Die Röntgendiagnostik spielt bei der Diagnose einer Knochenläsion eine ausschlaggebende Rolle. Sie liefert den ersten Einblick in die veränderte Morphologie des Knochens und gibt den ersten Hinweis auf die Art der Läsion. Hierbei werden die Lokalisation der Läsion innerhalb des befallenen Knochens, ihre intra- und extraossäre Ausdehnung, ihre Form und Strukturdichte und viele andere Veränderungen sichtbar, die entscheidend zur Diagnose beitragen. Erst das Röntgenbild ermöglicht die Durchführung einer gezielten Biopsie.

Die erste und nach wie vor wichtigste Maßnahme ist die Anfertigung von *nativen Röntgenaufnahmen*, die stets in zwei Ebenen durchgeführt werden sollten. In **Abb. 1026** sieht man links eine anterior-posteriore (a.p.) und rechts eine seitliche Aufnahme des Kniegelenkes mit den angrenzenden Knochen. Man erkennt medial in der distalen Femurmetaphyse eine große zystische Läsion *(1)*, die den Knochen nach außen aufgetrieben hat. Auf der seitlichen Aufnahme zeigt sich, daß sich dieser Herd auch nach dorsal ausgedehnt hat *(2)*. Mit dieser Aufnahmetechnik kommen auch die Innenstrukturen deutlich zur Darstellung. Es handelt sich bei diesem Fall um ein *Chondroblastom* in Kombination mit einer aneurysmalen Knochenzyste (s. S. 434).

Bei verschiedenen Knochenläsionen, vor allem bei kleinen Herden, sind Schichtaufnahmen nützlich. Mit der *Tomographie* lassen sich diese Läsionen, die auf Nativaufnahmen nicht herauskommen, innerhalb des Knochens gut zur Darstellung bringen. **Abb. 1027** zeigt ein Tomogramm des Tibiaschaftes, in dem die Strukturen immer etwas verschwommen abgebildet werden. Man sieht, daß die Kortikalis an einer Seite des Röhrenknochens *(1)* deutlich gegenüber der Gegenseite *(2)* verbreitert und auch osteosklerotisch ist. An der breitesten Stelle der Kortikalis findet sich ein rundlicher Aufhellungsherd *(3)*, der angedeutet eine zentrale Verdichtung aufweist. Es handelt sich um den Nidus eines intrakortikalen *Osteoid-Osteoms* (s. S. 274). Wegen der meist starken perifokalen Osteosklerose dieses Tumors läßt sich der Nidus und somit der eigentliche schmerzerzeugende Anteil des Tumors in normalen Röntgenaufnahmen oft nicht erkennen. Mit Hilfe der Tomographie ist es dann möglich, den Tumor genau zu lokalisieren und mit einer gezielten Operation zu entfernen.

Bei der heute nur selten angewandten *Xeroradiographie* lassen sich neben den Knochenstrukturen gleichzeitig Konturen einer nicht verknöcherten Läsion innerhalb des Knochens und ihre Weichteilkomponente zur Darstellung bringen. Durch Konturverstärkung kommen Grenzbereiche zwischen verschiedener Dicke und Dichte von unterschiedlichen Geweben besonders deutlich zur Darstellung. Feinere Strukturen in unmittelbarer Nachbarschaft grober Strukturen werden hingegen nicht abgebildet (Auslöschphänomen). Durch Aufhärtung der Strahlung lassen sich die Strukturelemente der Knochen ohne Verlust an Bildkontrast abbilden. Während großflächige Kontrastunterschiede der Knochen nur angedeutet herauskommen, lassen sich umschriebene Strukturveränderungen und Weichteilverkalkungen gut erfassen. In **Abb. 1028** liegt ein Xeroradiogramm des linken Schultergelenkes vor: Im proximalen Humerus erkennt man einen großen Tumor *(1)*, der innerhalb des Knochens entstanden und sich nach außen in die Weichteile ausgedehnt hat. Er ist außen scharf abgegrenzt *(2)*. Der Tumor weist keine Verkalkungen auf. Es handelt sich um die *Knochenmetastase* eines hypernephroiden Nierenkarzinoms. Im Xeroradiogramm kommen die Strukturen der Knochen *(3)* und auch der Weichteile *(4)* deutlich zur Darstellung.

Mit Hilfe nuklearmedizinischer Untersuchungen können zusätzliche Informationen über den Knochenstoffwechsel gewonnen werden. Hierbei werden osteotrope Radioisotope [Tracersubstanzen: ^{18}F, ^{99m}Tc(pp)] im Knochengewebe abgelagert und geben durch ihre Eigenstrahlung eine Markierung auf der photographischen Platte (Detektoren). Umbauvorgänge im Skelett markieren sich damit durch eine Vermehrung der Tracerablagerungen, was als „Aktivitätsanreicherung" bezeichnet wird. In **Abb. 1029** sieht man ein *Ganzkörperszintigramm* bei einem 17jährigen, in dem die Knochen des Stammskeletts (Wirbelsäule 1, Becken 2, Thorax 3) und die Wachstumszonen der langen Röhrenknochen *(4)* markiert sind. Auffällig ist eine verstärkte Aktivitätsanreicherung im rechten Calcaneus *(5)*. Hierbei handelt es sich um ein *Ewing-Sarkom*, das bereits in Knochen des Stammskeletts metastasiert hat. Mit der Ganzkörperszintigraphie lassen sich multiple Krankheitsherde im Skelett (z. B. Metastasen, ossäre Systemaffektionen) markieren; gezielte Szintigramme einer Knochenläsion geben Auskunft über die lokalen Knochenumbauvorgänge und bei Tumoren über die aktuelle proliferative Aktivität.

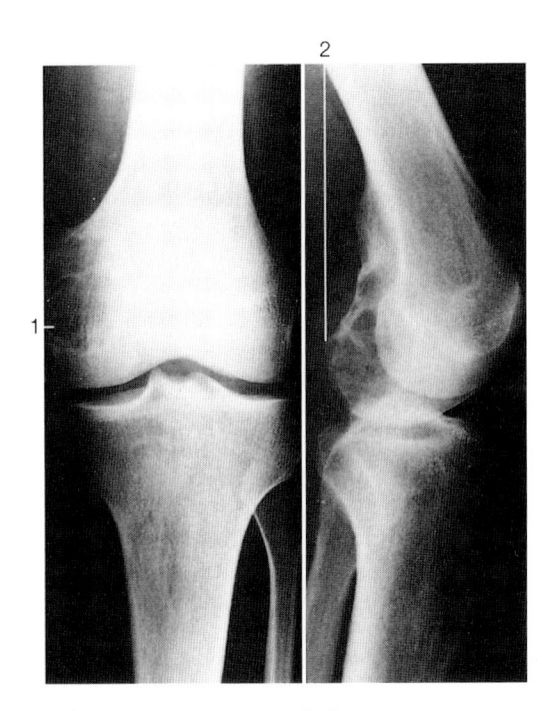

1. Radiologische Möglichkeiten der Skelettuntersuchung   519

Abb. 1026. Nativ-Röntgenaufnahme (Chondroblastom, distaler Femur)

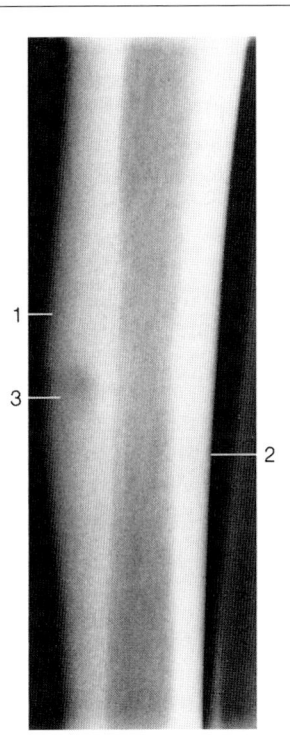

Abb. 1027. Tomogramm (Osteoid-Osteom, Tibiaschaft)

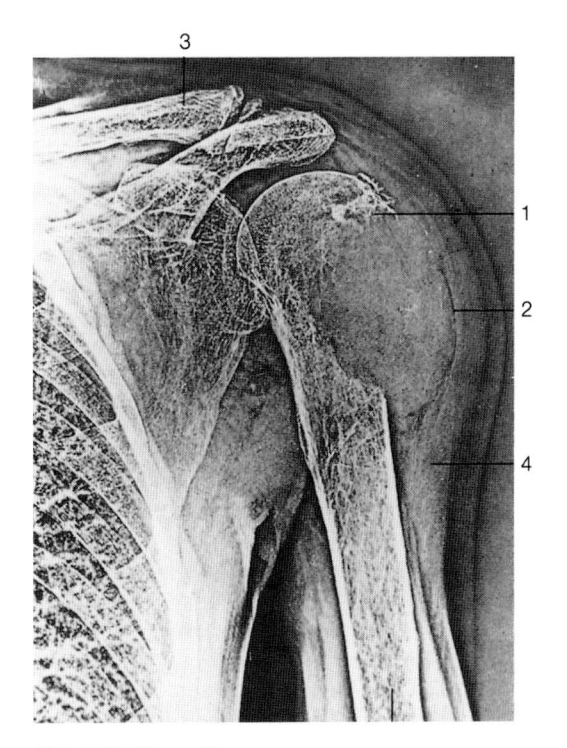

Abb. 1028. Xeroradiogramm (Knochenmetastase, proximaler Humerus)

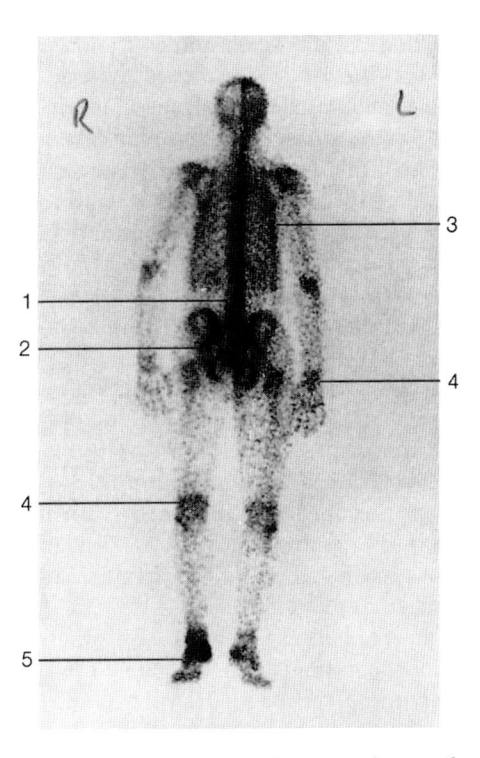

Abb. 1029. Szintigramm (Ewing-Sarkom, rechter Calcaneus)

Die Darstellung der Gefäße in einer Knochenläsion liefert oft wertvolle Informationen als Ergänzung zu den anderen radiologischen Untersuchungen. Hierbei kommt am häufigsten die *periphere Angiographie* (Katheterangiographie) zur Anwendung. Es handelt sich um eine Arteriographie, bei der selektiv jodhaltiges Kontrastmittel injiziert wird. Bei der Osteomyelitis zeigen sich in der arteriellen Phase abgedrängte Gefäße in Periost und Muskulatur, eine Gefäßarmut in den umgebenden Weichteilen, eine Verlängerung dieser Phase im Entzündungsbereich und eine sehr frühe Venendarstellung als Ausdruck der Hyperämie im entzündlich veränderten Gewebe. Die venöse Phase ist durch eine vermehrte Vaskularisation gekennzeichnet. Es liegt jedoch kein pathologisches Gefäßnetz vor.

In **Abb. 1030** findet sich hingegen im Bereich eines *Osteosarkoms* des linken Os pubis *(1)* ein dichtes Netz aus atypischen Gefäßen, die wirr durcheinander laufen *(2)* und starke Kaliberschwankungen aufweisen *(3)*. Insbesondere in der Umgebung dieses malignen Tumors sind die Gefäße manschettenartig gebündelt *(4)* und pinselartig gelagert; es finden sich sog. „blood pools" und Gefäßabbrüche. Infolge pathologischer Gefäßverbindungen tritt das Kontrastmittel schon während der arteriellen Phase in die Venen und diffundiert ausgiebig in den Tumor. Ein solches Arteriogramm ist hinweisend auf einen malignen Tumor.

Mit Hilfe der *intraossären Angiographie* lassen sich experimentell die intraossären Gefäße zur Darstellung bringen (keine klinische Anwendung!). Hierbei wird das Kontrastmittel durch ein feines Bohrloch in der Diaphyse mit einer Nadel in die intraossären Gefäße gespritzt. Wie **Abb. 1031** zeigt, füllt das Kontrastmittel die intraossären Gefäße *(1)* und bringt dann das Gefäßnetz eines Knochentumors zur Darstellung. Bei einem *osteolytischen Osteosarkom* des Fibula-köpfchens hat sich das Kontrastmittel über breite unregelmäßige Strombahnen im Tumorgewebe ausgebreitet. In der Frühphase füllen sich schnell grobe „blood pools" *(2)* im Tumor. In der späten Injektionsphase verteilt sich das Kontrastmittel in den pathologischen Tumorgefäßen *(3)*.

Ganz neue morphologische Aspekte von unterschiedlichen Knochenläsionen hat die axiale **Computertomographie** (CT) gebracht. Hierbei handelt es sich um ein Röntgenschichtverfahren, bei dem ein Fächerstrahl („fanbeam") ein bestimmtes Schichtvolumen des Körpers in einer transversalen Schichtebene durchdringt. Die Röntgenröhre dreht sich dabei um den Patienten. Das CT-Bild setzt sich aus einer Matrix viereckiger Bildelemente („pixels") zusammen, die die Schwächungswerte dreidimensionaler Volumeneinheiten („voxels") repräsentieren. Die Absorptionswerte werden gespeichert und über einen Computer ein überlagerungsfreies, maßstabgetreues Tomogramm rekonstruiert. Durch Abstufung der Grauwerte können mit variablen „Fenstereinstellungen" sowohl Knochen- wie auch Weichteilstrukturen zur Darstellung gebracht werden. Gewebe mit niedriger Dichte stellen sich dunkel, Gewebe mit hoher Dichte hell dar. In **Abb. 1032** ist eine aneurysmale Knochenzyste des 1. Lendenwirbelkörpers in mehreren Schichten wiedergegeben. Man erkennt den dichten erhaltenen Wirbelknochen *(1)* und die destruierende tumoröse Knochenläsion *(2)*, die grau erscheint. Dieser Herd ist aus dem Knochen ausgebrochen und hat sich in die angrenzenden Weichteile ausgebreitet *(3)*. An jedem beliebigen Bildpunkt können Daten (Hounsfield-Einheiten) über die unterschiedliche Strahlenabsorption der verschiedenen Gewebe (z. B. Fettgewebe, Knochengewebe) gewonnen werden.

Bei der **Kernspintomographie** (Magnetresonanztomographie, MRT) wird die Absorption elektromagnetischer Wellen durch Atomkerne in einem künstlichen Magnetfeld zur Bildgebung genutzt. In einem externen Magnetfeld von derzeit 0,02–2 Tesla wird der Summenvektor der Drehimpulse („spins") von Protonen (Wasserstoffkernen) erfaßt, deren Richtung unter Resonanzbedingungen durch Hochfrequenzimpulseinstrahlung beeinflußt werden kann (3 Parameter: longitudinale Relaxationszeit = **T1**, transversale Relaxationszeit = **T2**, Spindichte). Nach Abschalten des Senders wird ein Signal empfangen, dessen Intensität als Grauwert im Bild wiedergegeben wird. In **Abb. 1033** stellt sich der signalarme Knochen *(1)* als Negativkontrast dar. Das Knochenmark ergibt hingegen ein intensives Signal *(2)*. Vom normalen Weichteilgewebe *(3)* läßt sich ein *parosteales Osteosarkom* *(4)* durch erhöhte Signalintensität abgrenzen. Die unterschiedlichen Grauwerte innerhalb des Tumors *(5)* sind Folge verschiedener Gewebeanteile. Mit MRT können sowohl entzündliche, degenerative, tumoröse, ischämische wie auch traumatische Weichteilläsionen erfaßt werden.

Mit dem **Skelett-Ultraschall** lassen sich im *Gelenkschall* Ergüsse, Gefäße, Menisci usw., im *Weichteilschall* Hämatome, Tumoren, Abszesse usw. und im *Knochenschall* Osteolysen, Exostosen, Frakturen usw. erfassen.

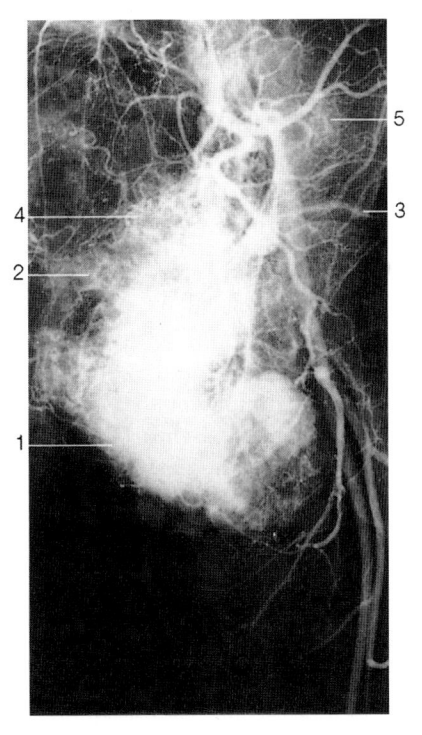

1. Radiologische Möglichkeiten der Skelettuntersuchung 521

Abb. 1030. Peripheres Angiogramm (Osteosarkom, Os pubis)

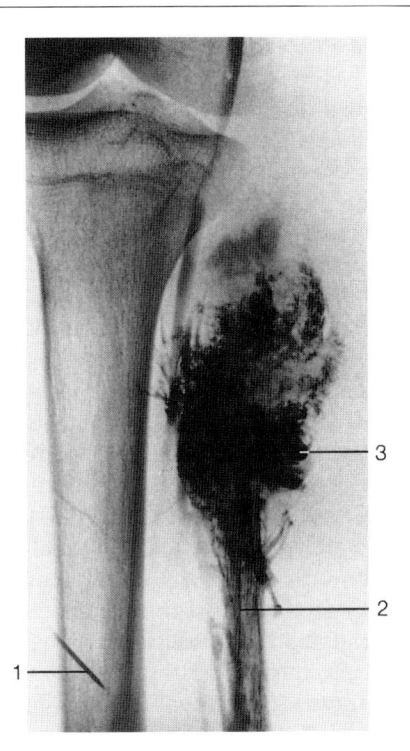

Abb. 1031. Intraossäres Angiogramm (osteolytisches Osteosarkom, Fibulaköpfchen)

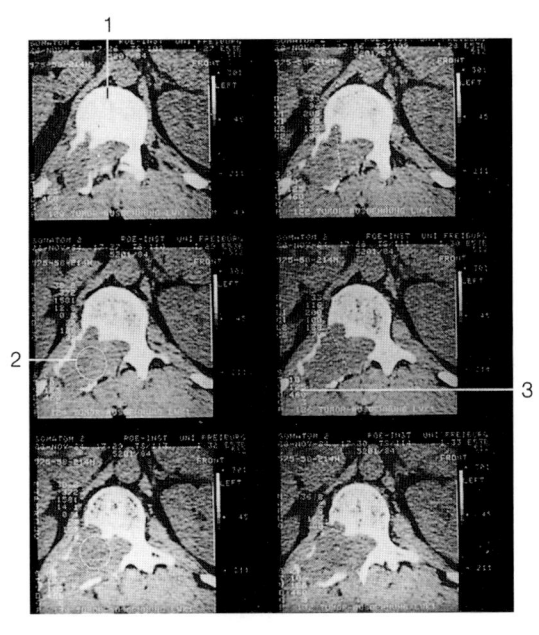

Abb. 1032. Computertomogramm (aneurysmale Konchenzyste, 1. LWK)

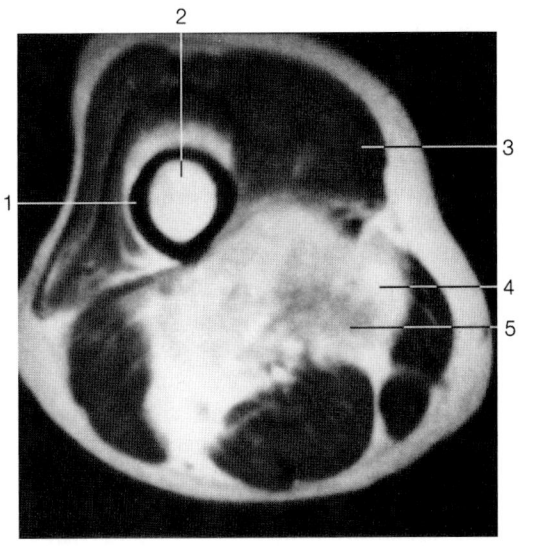

Abb. 1033. MR-Tomogramm (parosteales Osteosarkom, distaler Femur)

2. Makroskopische Präparation

Bei den verschiedenen Knochenläsionen werden größere Knochen- und Gelenkteile operativ entfernt und dem Pathologen zur Untersuchung zugesandt. Hierbei gilt es, eine sinnvolle Präparation vorzunehmen, um das gesamte Strukturbild der Läsion umfassend zur Darstellung zu bringen und einen möglichst präzisen *makroskopischen Befund* zu erstellen. Bei *entzündlichen Knochenaffektionen* (Osteomyelitis) soll die Ausbreitung der Entzündung innerhalb der Markhöhle makroskopisch abgeschätzt werden. Es muß das Ausmaß der Knochenzerstörung und der reparativen Knochenumbauvorgänge (z. B. Periostreaktion, reaktive Osteosklerose, Mitbeteiligung der Weichteile) abgeschätzt und das eitrig-entzündliche Granulationsgewebe in Farbe und Konsistenz erfaßt und beschrieben werden. Zusätzlich wird man noch Material zur bakteriologischen Keimbestimmung entnehmen. Bei *degenerativen Knochenveränderungen* (z. B. Coxarthrosis deformans) lassen sich Formveränderungen (z. B. des Hüftkopfes) sowie auch Strukturveränderungen (z. B. Abschliff des Gelenkknorpels, Geröllzysten) am besten makroskopisch beobachten. Desgleichen kommen *Knochenfrakturen* in makroskopischen Präparaten im vollen Umfang zur Darstellung. Besondere Sorgfalt ist bei der Präparation von Knochentumoren erforderlich. Am Amputationspräparat muß der gesamte Tumor freigelegt und in vollem Umfang präpariert werden. Die makroskopische Analyse umfaßt Größe und Ausdehnung des Tumors in allen Dimensionen, seine Ausbreitung innerhalb des Knochens und in den angrenzenden Weichteilen, tumoröse Kortikalisdefekte und Kortikalisdurchbruch, mögliche tumoröse Gefäßeinbrüche, Aussehen der Schnittfläche des Tumors (Farbe, Blutungen, Nekrosen, Zysten, Verkalkungen usw.) und Konsistenz des Tumorgewebes. Schließlich können bei Sektionsfällen größere Knochenabschnitte (z. B. der Wirbelsäule) gewonnen werden, an denen spezielle Präparationstechniken (z. B. Angiographie, Mazeration) durchgeführt werden können.

In **Abb. 1034** sieht man einen Arm nach *gewöhnlicher Präparation*, der wegen eines *Osteosarkoms* exartikuliert wurde. Am unfixierten Operationsmaterial wurden zunächst die Weichteile *(1)* aufgeschnitten und abpräpariert. Damit wurde der Knochen (Humerus) freigelegt. Man erkennt, daß nur noch der distale Teil des Humerus *(2)* vorhanden ist. Im proximalen Teil findet sich eine implantierte Tumorprothese *(3)*; das hier gelegene Osteosarkom war zuvor durch en-bloc-Resektion entfernt worden. Die der Prothese benachbarten Weichteile *(4)* sind verhärtet und grau-glasig; hier muß Gewebe zur histologischen Untersuchung und Abklärung eines möglichen Tumorrezidivs entnommen werden. Außerdem weist der distale Humerus *(5)* blutig-osteolytische Veränderungen auf, die tumorverdächtig sind und histologisch untersucht werden müssen.

Nach Abpräparation der Weichteile wird der Knochen längs aufgesägt. In **Abb. 1035** ist die *Schnittfläche* durch den distalen Femur zu sehen, der von einem malignen Tumor zerstört ist. Es handelt sich um ein chondroblastisches *Osteosarkom*, das intramedullär teils grau-glasig *(1)*, teils graurot *(2)* aussieht und weißliche Verkalkungen *(3)* enthält. Der Tumor durchsetzt die gesamte Markhöhle *(4)* und hat die Kortikalis mehrfach durchbrochen *(5)*. Es hat sich ein breiter extraossärer Tumoranteil *(6)* gebildet, der dem Knochen aufsitzt. Von diesem sind die Weichteile sorgfältig abpräpariert.

Um die komplette Ausdehnung eines Tumors intra- und extraossär zur Darstellung zu bringen, kann das Operationsmaterial (Exzisat, Amputat) zunächst tiefgefroren und dann in Scheiben aufgesägt werden. Hierbei werden gleichzeitig Knochen- und Weichteile dargestellt. **Abb. 1036** zeigt ein solches *tiefgefrorenes Präparat* eines distalen Femurs mit einem *Osteosarkom*. Weichteile *(1)* und Knochen *(2)* lassen sich sehr gut erkennen. Distal ist die Spongiosa durch ein knochenhartes Tumorgewebe *(3)* ersetzt. Die Kortikalis ist vom Tumorgewebe zerstört *(4)* und hier blutig imbibiert. Der Tumor ist in das parosteale Gewebe vorgewuchert *(5)*. An einer Stelle erkennt man noch deutlich den Defekt der vorangegangenen Knochenbiopsie *(6)*.

Eine besondere Präparationsmethode zur bildlichen Darstellung von systemischen und lokalen Knochenläsionen ist die *Mazeration*. Hierbei werden Knochenpräparate in fäulnisfördernde Lösungen gelegt (Wärme, Enzyme), die alle organischen Substanzen wegdauen und nur die mineralischen Strukturen (Knochen) übrig lassen, die dann gebleicht werden. Es kommen vor allem die Spongiosastrukturen markant zur Darstellung. In **Abb. 1037** sieht man einen *hyperplastischen Kallus* einer infratrochantären Femurschaftfraktur *(1)* mit Dislokation der Fragmente *(2)* und Spongiosaumbau, in der die üblichen Zug- und Drucklinien verlagert sind *(3)*. Auch gewöhnliche Knochenfrakturen kommen in Mazerationspräparaten zur Darstellung.

2. Makroskopische Präparation 523

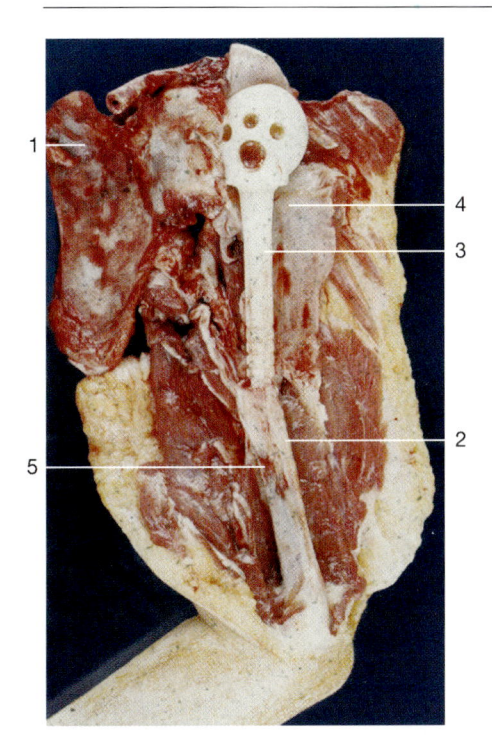

Abb. 1034. Makroskopisches Präparat (Tumorprothese nach Osteosarkomexstirpation, proximaler Humerus)

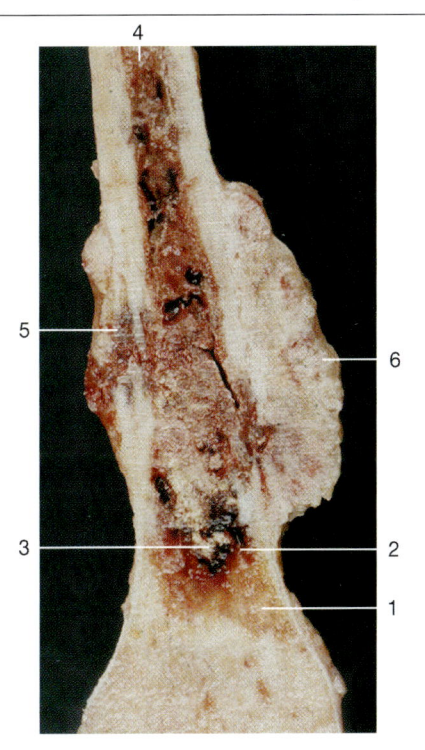

Abb. 1035. Makroskopisches Präparat – Schnittfläche (Osteosarkom, distaler Femur)

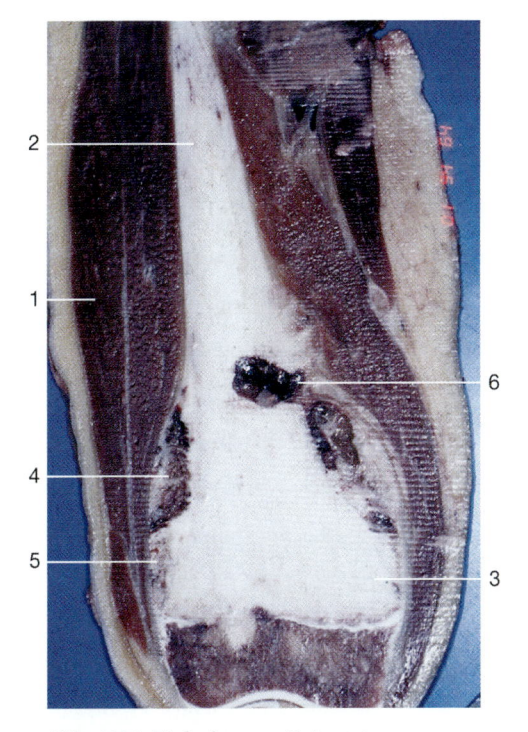

Abb. 1036. Tiefgefrorenes Präparat (Osteosarkom, distaler Femur)

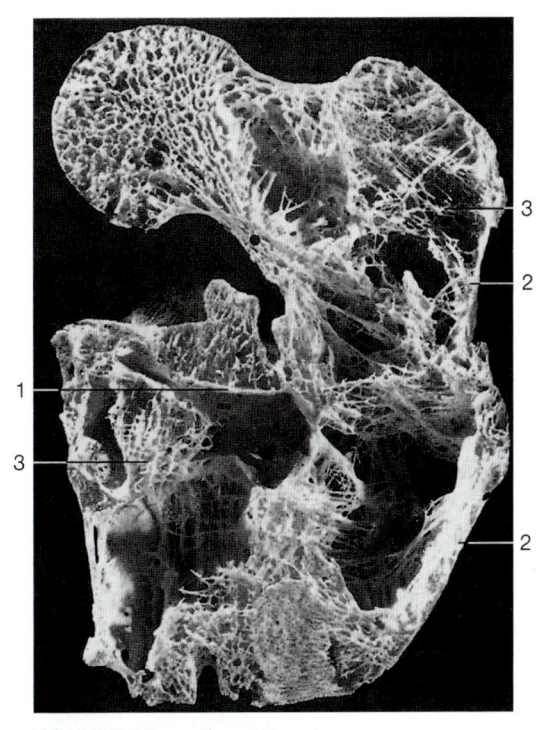

Abb. 1037. Mazerationspräparat (hyperplastischer Kallus, infratrochantäre Femurfraktur)

3. Techniken der Knochenbiopsie

Voraussetzung für eine exakte histologische Diagnose ist die Gewinnung von Gewebematerial, das für die Knochenkrankheit repräsentativ ist. Ein solches Gewebe kann durch Punktion, Biopsie (PE), Kurettage, Exzision, Resektion oder Amputation gewonnen werden. Es liegt in der Verantwortung des Klinikers, dem Pathologen repräsentatives Gewebe in gutem Erhaltungszustand zu liefern. Zu kleine Gewebefragmente, Gewebe aus nekrotischen oder stark entzündlich veränderten Arealen, Gewebe mit starken Quetschartefakten oder Gewebe nur aus der Umgebung des eigentlichen Krankheitsherdes lassen keine sichere Diagnose zu und können zu Fehldiagnosen führen. Wenn der Pathologe solche Fehlerquellen der Knochenbiopsie erkennt, wird er in seinem Gutachten darauf aufmerksam machen und seine Diagnose relativieren. Manchmal erscheint der histologische Schnitt unter dem Mikroskop qualitativ ausreichend, und es läßt sich nicht erkennen, daß es sich lediglich um perifokales Gewebe handelt. Hierbei kann histologisch leicht eine „Osteomyelitis" (= perifokale Entzündung) diagnostiziert werden, wobei es sich in Wirklichkeit um einen malignen Knochentumor handelt. Dies ist ein Grund, weshalb der Pathologe bei Knochenkrankheiten immer auch den zugehörigen Röntgenbefund in seine diagnostische Analyse einbeziehen muß, um eine Fehldiagnose zu vermeiden. Bei systemischen Knochenaffektionen und hämatologischen Erkrankungen wird gewöhnlich eine *Beckenkammbiopsie* zur Diagnose führen. Sie findet besonders bei metabolischen Osteopathien (s. Kap. 4) Anwendung. Hierbei wurden verschiedene Biopsietechniken (Fräsbohrtechnik nach Burkhardt, Yamshidi-Nadeltechnik) entwickelt, die ausreichendes Gewebe liefern. Mit der Nadelbiopsie aus dem Beckenkamm oder aus einem pathologischen Knochenherd sollte ein wenigstens 2–3 cm langer und 3–4 mm breiter Gewebezylinder entnommen werden. Ein solcher *Knochenzylinder* ist makroskopisch in **Abb. 1038** abgebildet.

Bei einer generellen Knochenaffektion (z. B. Osteomyelitis) oder einem lokalen Knochenherd (z. B. Knochentumor) wird zur Gewinnung von repräsentativem Gewebe eine *offene Knochenbiopsie* durchgeführt. Hierbei wird intraoperativ ein Gewebestück entnommen (Exzision, Probebiopsie = PE). In hierfür schwer zugänglichen Lokalisationen (z. B. Wirbelsäule) ist eine *Nadelpunktion* indiziert. Diese sollte unter Zuhilfenahme einer radiologischen Kontrolle durchgeführt werden. In **Abb. 1039** sieht man die seitliche *Röntgenaufnahme* der Brustwirbelsäule. In dem zusammengesinterten 8. Brustwirbelkörper *(1)* ist die Punktionsnadel *(2)* eingeführt, mit der repräsentatives Gewebe entnommen wurde. Die histologische Untersuchung erbrachte lediglich eine **Osteoporose** der Wirbelspongiosa.

Ein solcher Punktionszylinder ist **histologisch** bei schwacher Vergrößerung in **Abb. 1040** abgebildet. Die Spongiosabälkchen *(1)* kommen in Breite, Form und Außenkonturen klar zur Darstellung. Auch das Knochenmark *(2)* ist vollständig erhalten und für die Diagnostik zugänglich.

Bei verschiedenen Knochenläsionen (Kieferosteomyelitis, Knochenzysten u. a.) wird das Gewebematerial durch *Kurettage* gewonnen. Wie **Abb. 1041** zeigt, sieht man dann unter dem Mikroskop zahlreiche kleine und große Gewebefragmente *(1)*, die Aufschluß über die jeweilige Läsion geben sollen. Wenn man darin ein lobuläres tumoröses Knorpelgewebe mit ballonierten Chondrozyten *(2)* erkennt, ist die Diagnose eines **Knorpeltumors** leicht.

Zytologische Untersuchungen von Knochentumoren beschränken sich in der Praxis auf die myeloischen Tumoren (Myelosen, Plasmozytom). Es lassen sich jedoch auch an anderen Skelettumoren zytologische Kriterien der Dignität der jeweiligen Läsion aufstellen. In **Abb. 1042** finden sich bei einem *chondroblastischen Osteosarkom* unterschiedlich große Tumorzellen *(1)* mit geringer Hyperchromasie der Kerne. Die Nukleolen *(2)* sind vergrößert und vermehrt; das Zytoplasma ist reduziert. Es werden tumoröse Riesenzellen *(3)* mit Vermehrung von Kernchromatin und Nukleolen angetroffen. Derartige zytologische Befunde weisen auf maligne Tumorzellen hin. Hierbei ist eine histologische Untersuchung des Tumorgewebes erforderlich, um die zytologische Diagnose eines malignen Tumors zu bestätigen und den Tumor exakt zu klassifizieren.

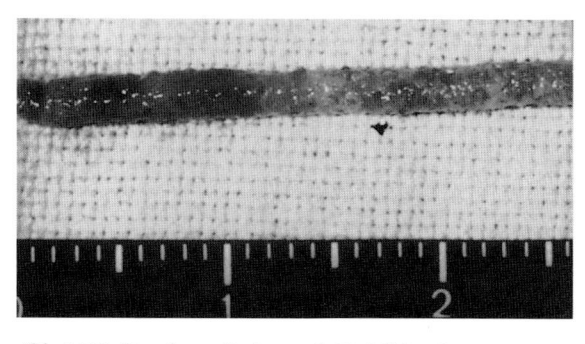

Abb. 1038. Knochenzylinder nach Nadelbiopsie

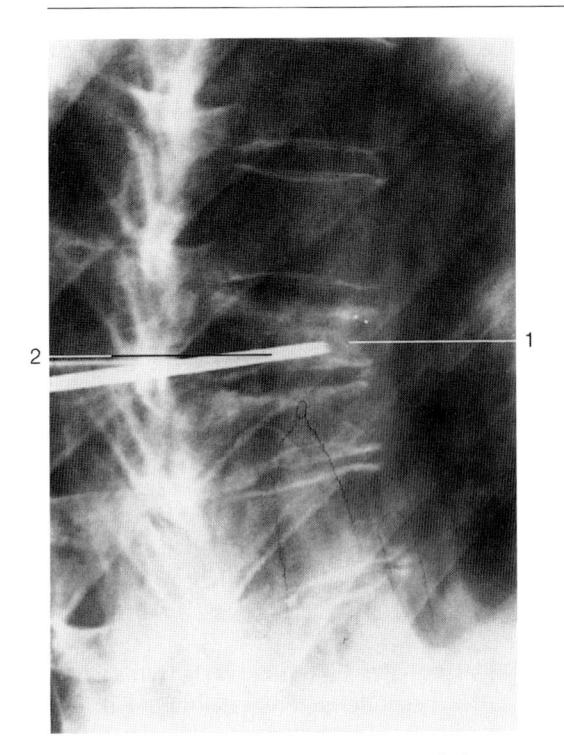

Abb. 1039. Nadelpunktion (Kompressionsfraktur, 8. BWK.)

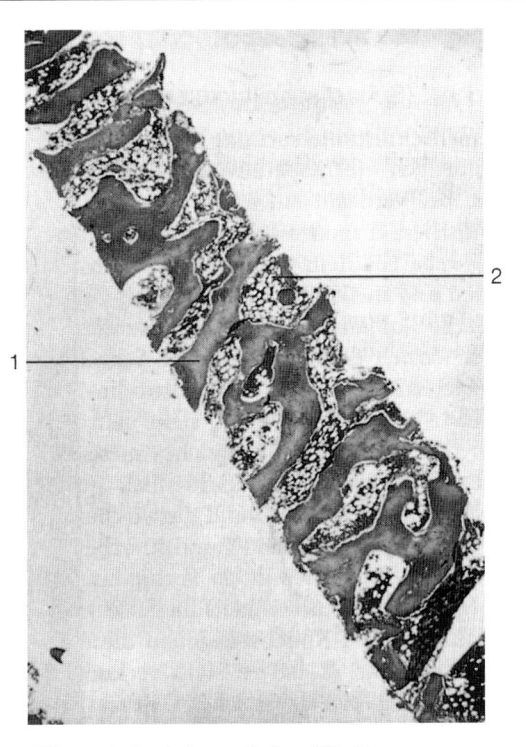

Abb. 1040. Punktionszylinder; HE, 10×

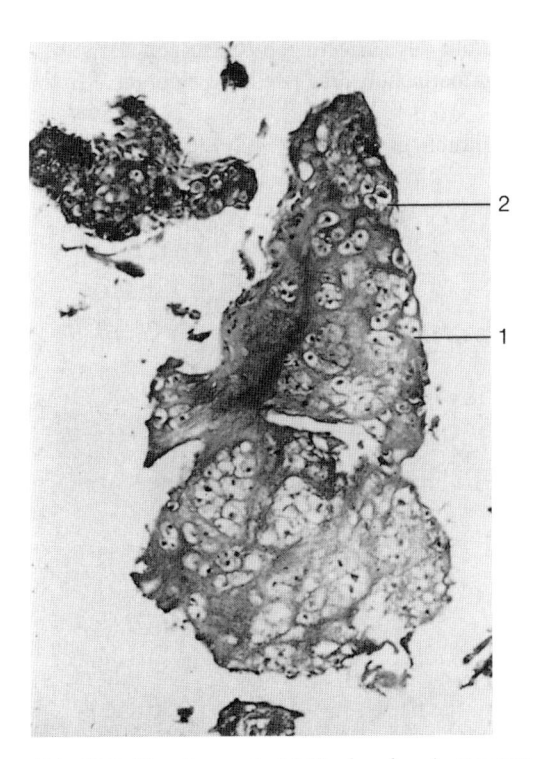

Abb. 1041. Kurettagematerial (Enchondrom); HE, 20×

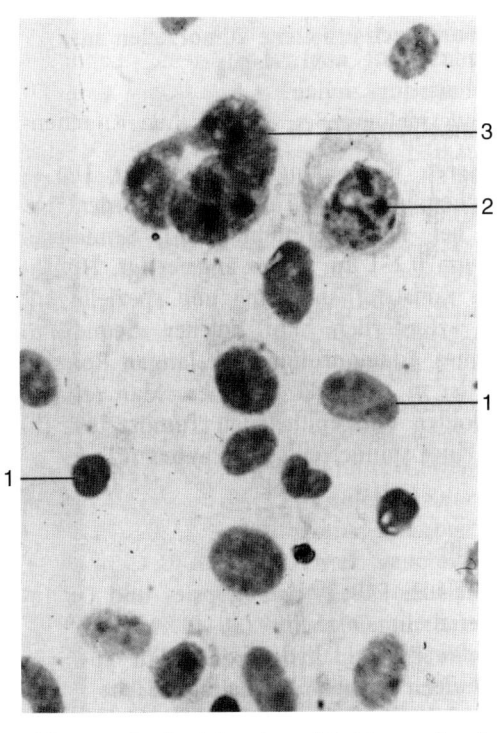

Abb. 1042. Zytologischer Ausstrich (Osteosarkom); PAS, 100×

4. Histologische Präparation

Gefrierschnitt (Schnellschnittuntersuchung)

Eine Schnellschnittuntersuchung zur Erlangung einer sofortigen intraoperativen Diagnose ist manchmal bei Verdacht auf einen Knochentumor gewünscht. Hierbei muß möglichst weiches unverkalktes Gewebe aus dem tumorverdächtigen Herd entnommen und in frischem Zustand mit Gefriermitteln (z. B. Kohlensäure) gefroren werden. Im Kryostaten werden dann histologische Schnittpräparate angefertigt und mit Hämatoxylin-Eosin (HE) gefärbt. Wie **Abb. 1044** zeigt, sieht man dann bei einem **Osteosarkom** ein zellreiches mesenchymales Tumorgewebe mit unterschiedlich großen und polymorphen Kernen *(1)* und dazwischen homogenes Tumorosteoid *(2)* und Tumorknochen *(3)*. Oft läßt sich am Gefrierschnitt in Verbindung mit dem Röntgenbefund eine Anhaltsdiagnose erstellen. Allerdings ist bei Knochenläsionen diese Methode eingeschränkt, da bei zu stark verknöcherten Tumoren (z. B. osteoblastisches Osteosarkom) keine Gefrierschnitte möglich sind und sich wichtige zelluläre Einzelheiten nicht identifizieren lassen. Ein vorbestrahltes **Osteosarkom** läßt in **Abb. 1043** zwar noch Tumorknochen *(1)* und -osteoid *(2)* erkennen; das sarkomatöse Tumorgewebe *(3)* weist jedoch kaum noch erhaltene Tumorzellen auf.

Semidünnschnitt

Zur besseren Beurteilung zytologischer Details von Knochenmark- und Tumorzellen werden (besonders bei Beckenkammbiopsien) Semidünnschnitte von 0,2–1 µm Dicke angefertigt. Hierfür sind eine Kunststoffeinbettung und spezielle Mikrotome erforderlich. Ein solcher Semidünnschnitt eines **Adamantinoms der langen Röhrenknochen** ist in **Abb. 1045** zu sehen. Man erkennt die basaloiden und epithelialen Tumorzellen *(1)* inmitten eines spindelzelligen Gewebes *(2)*.

Fixierungen

In den meisten Fällen wird Biopsie- und Operationsmaterial in *Formalin* (30–40%ige wäßrige Lösung von Formaldehyd) fixiert. Für spezielle Fragestellungen stehen Formalingemische (z. B. Bouinsche Lösung; Hellysche Lösung für das Knochenmark) zur Verfügung. Für Beckenkammbiopsien zur Beurteilung zytologischer Details des Knochenmarkes wird die Fixierung in *Glutaraldehyd* empfohlen (2 ml 25%ige Glutardialdehydlösung, 3 ml 37%ige Formaldehydlösung, 1,58 g wasserfreies Kalziumazetat, Aqua dest. ad 100 ml; Fixierungsdauer: mindestens 8–24 h bei Zimmertemperatur). Die Fixierung wird u. a. bei Semidünnschnitten (**Abb. 1045**) angewandt. Eine **Alkoholfixierung** ist angebracht, wenn bestimmte Substanzen, die sonst herausgelöst werden, zur Darstellung gebracht werden sollen. So werden, wie **Abb. 1046** zeigt, bei **Gicht** die Uratkristalle bei Formalinfixierung herausgelöst; es bleiben umschriebene Herde *(1)* zurück, die amorphes Material ohne Doppelbrechung enthalten. Nur durch die umgebende histiozytäre Fremdkörperreaktion *(2)* lassen sich hierbei Gichttophi histologisch erkennen. Bei Alkoholfixierung hingegen (**Abb. 1047**) stellen sich in den Gichttophi die Uratkristalle *(1)* dar, die eine Doppelbrechung aufweisen. In der Umgebung sieht man ein zellreiches entzündliches Granulationsgewebe *(2)* und mehrkernige Fremdkörperriesenzellen *(3)*.

Die Wahl spezieller Fixierungsverfahren richtet sich nach der besonderen Fragestellung. Für enzymhistochemische Darstellungen ist die Fixierung in **Aceton** günstig. Für Knochenpräparate eignet sich gut die *Heidenhainsche Susa-Lösung*; für elektronenmikroskopische Untersuchungen ist die Fixierung mit **Osmiumsäure** günstig. Somit muß sich die Wahl des Fixierungsmittels nach der jeweiligen diagnostischen Fragestellung richten.

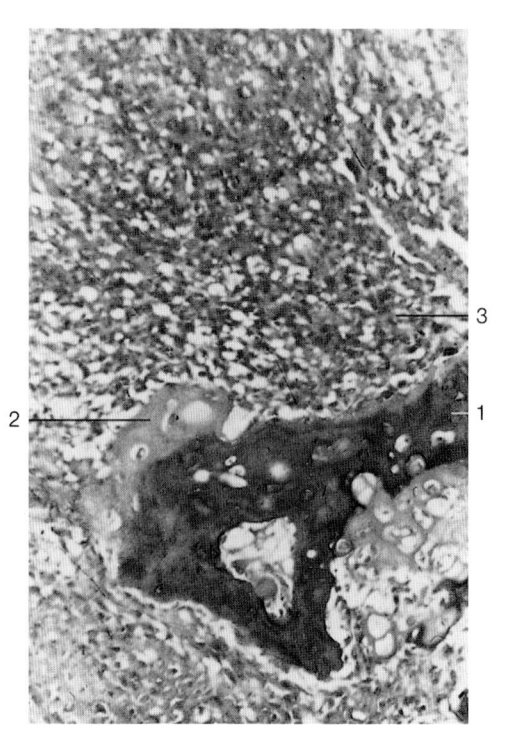

Abb. 1043. Bestrahltes Osteosarkom; HE, 64×

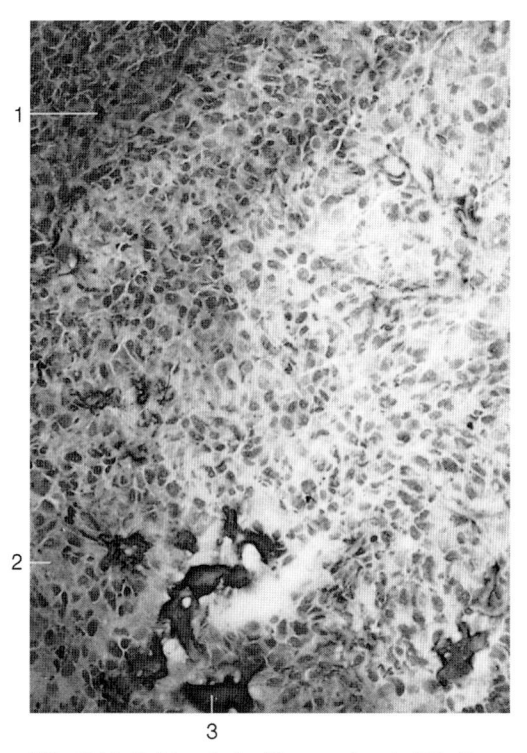

Abb. 1044. Gefrierschnitt (Osteosarkom); HE, 40×

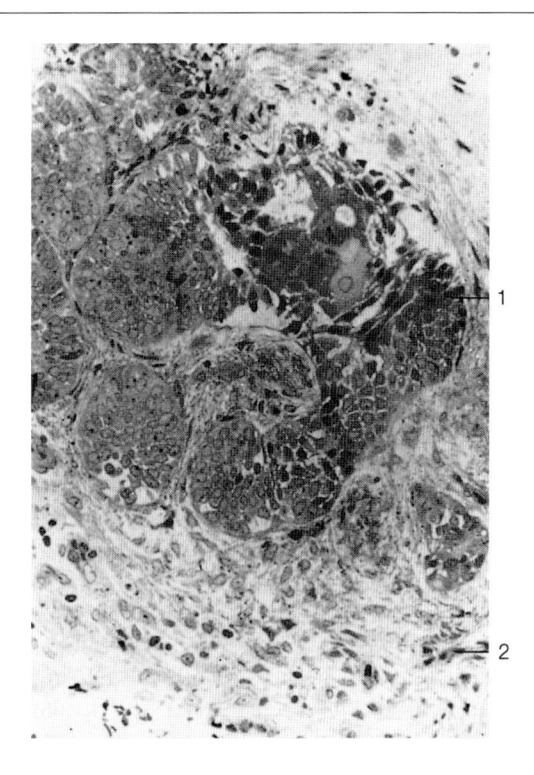

Abb. 1045. Semidünnschnitt (Adamantinom der langen Röhrenknochen); HE, 40×

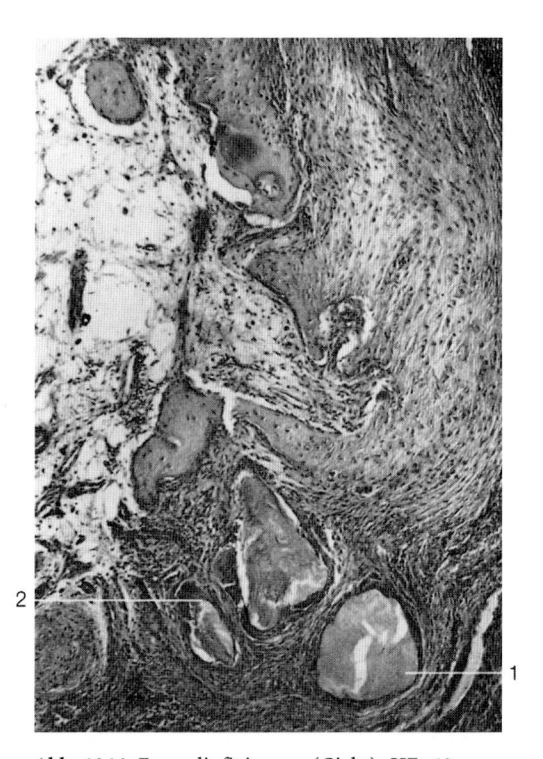

Abb. 1046. Formalinfixierung (Gicht); HE, 40×

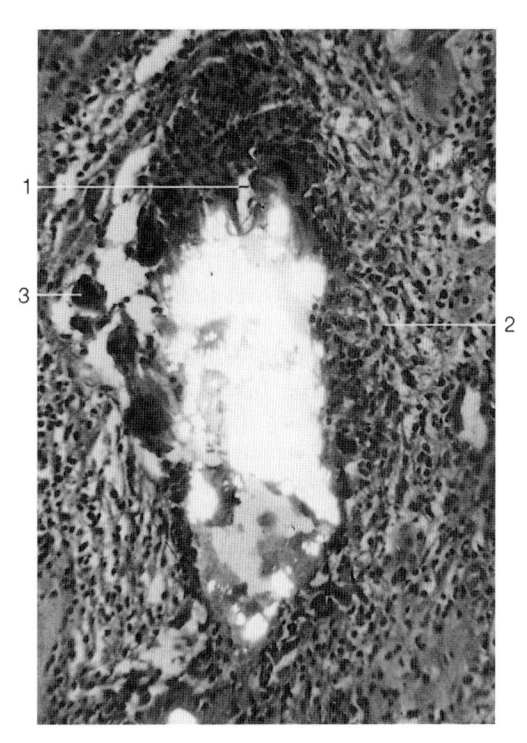

Abb. 1047. Alkoholfixierung (Gicht); HE, 82×

5. Kunststoffeinbettung

Um Schrumpfungsartefakte des Knochengewebes und entkalkungsbedingte Färbeartefakte zu vermeiden, werden vor allem Beckenkammpunktate **ohne Entkalkung** histologisch aufgearbeitet. Hierfür müssen die Gewebeproben in Kunststoff eingebettet werden. Diese Einbettung des Knochens erfolgt nach kurzfristiger Fixierung in Carnoy-Lösung und Dehydrierung in der aufsteigenden Alkoholreihe meist in **Methylmetakrylat**, das die gleiche Härte wie Knochengewebe hat. Mit Spezialmikrotomen mit besonderen Messern lassen sich 5 µm dicke Schnitte anfertigen. Es sind auch dickere *Schliffpräparate* möglich. An solchen Schnitten können praktisch alle üblichen Färbungen durchgeführt werden. Allerdings unterscheiden sich die färberischen Eigenschaften gegenüber Paraffinschnitten, da die Kunststoffe nicht aus den zu färbenden Schnittpräparaten herausgelöst werden können. Viele Farbstoffe und histochemische Substanzen können nicht durch das hydrophobe Kunststoffeinbettungsmedium penetrieren. Am besten kommen Färbungen mit Toluidinblau, Goldner-Färbung und eine Kossa-Modifikation zur Darstellung. Bei Anwendung der wasserlöslichen *Glykolmethakrylat-Einbettung* sind wäßrige Farblösungen besser wirksam und enzymhistochemische Nachweismethoden (z. B. Darstellung der Chlorazetatesterase) möglich. Darüber hinaus läßt sich die Verteilung von mineralisiertem und nicht-mineralisiertem Knochen abschätzen. Es markieren sich die Osteoidstrukturen besonders gut, was zur Beurteilung einer Osteomalazie wichtig ist. In **Abb. 1048** sieht man im unentkalkten und in Kunststoff eingebetteten Knochenschnitt bei *renaler Osteopathie* Knochenbälkchen, die zentral voll verkalkt sind *(1)* und in der Goldnerfärbung grünblau erscheinen. Außen erkennt man unregelmäßig breite Osteoidsäume *(2)*, die rot gefärbt sind. Auch die Zellen des Knochenmarks *(3)* sind gut erhalten; es lassen sich zytologische Details einwandfrei beurteilen. Hingegen ist die Erkennung der lamellären Knochenstrukturen und der Kittlinien nur eingeschränkt möglich.

Zur Darstellung der Mineralisationsgeschwindigkeit im Knochen läßt sich die intravitale *Tetrazyklinmarkierung* anwenden, die nur am unentkalkten Knochen nach Kunststoffeinbettung möglich ist. Hierbei wird im Abstand von 14 Tagen Tetrazyklin oral verabreicht und dann eine Beckenkammbiopsie untersucht. Auf Grund ihrer Affinität zu zweiwertigen Ionen lagert sich das Mittel an die Kalziumionen, die bei Knochenanbau in den Knochen eingelagert werden. Wie **Abb. 1049** zeigt, wird das Tetrazyklin durch Ultraviolettfluoreszenz sichtbar. Es finden sich in den Osteonen der Kortikalis schmale *(1)* und breite *(2)*, leuchtend gelbe Bänder, die die Mineralisationsfronten markieren. Durch die Doppelmarkierung innerhalb eines bekannten Zeitraumes kann fluoreszenzmikroskopisch die Mineralisationsrate pro Zeiteinheit berechnet werden. Damit lassen sich Störungen der Knochenneubildung und der Mineralisationsgeschwindigkeit erfassen.

6. Knochenentkalkung und Paraffineinbettung

Bei den meisten Knochenkrankheiten können die Knochenproben entkalkt und in Paraffin eingebettet werden. Es lassen sich gute histologische Schnitte nach *Säureentkalkung* (5–7,5%ige Salpetersäure, 5%ige Trichloressigsäure oder 5%ige schweflige Säure) herstellen. Schonender ist die Entkalkung mit Chelatbildner (*EDTA-Entkalkung*: 10 g Dinatriumäthylendiamintetra-Essigsäure (Triplex III®) +3,3 g Tris-(hydroxymethyl-)aminomethan (TRIS, THAM) + Aqua dest. ad 100 ml; pH 7,0–7,2). Der Beckenkammzylinder wird etwa 3 Tage lang bei Zimmertemperatur in 50 ml der Entkalkungslösung inkubiert. Mit dieser von Schaefer (1984) entwickelten Methode lassen sich sämtliche für Paraffinschnitte entwickelten Färbungen und histochemischen Verfahren anwenden. In **Abb. 1050** sieht man im EDTA-entkalkten Schnitt nach Paraffineinbettung dichtes, ursprünglich sehr kalkhaltiges Knochengewebe der Kortikalis. Man erkennt die Haversschen Kanälchen *(1)* und drum herum die schalige Anordnung der Kittlinien *(2)*. Somit kommen die Haversschen Osteone *(3)* prägnant zur Darstellung. Auch die Osteozyten *(4)* sind deutlich sichtbar. Wie **Abb. 1051** zeigt, bleibt auch das spongiöse Knochengewebe gut erhalten. Die Knochenbälkchen *(1)* sind glatt begrenzt und lamellär geschichtet. Im Markraum lassen sich Markfettgewebe *(2)* und die Zellen des blutbildenden Knochenmarks *(3)* gut erkennen. Somit sind histologische Untersuchungen der meisten Knochenkrankheiten an EDTA-entkalkten Schnitten möglich und führen zu einer sicheren Diagnose. Bei Säure-Entkalkung ist streng darauf zu achten, daß das Knochenmaterial nicht zu lange in der Säure verbleibt und genau zum Zeitpunkt der vollständigen Entkalkung herausgenommen und in Paraffin eingebettet wird.

6. Knochenentkalkung und Paraffineinbettung   529

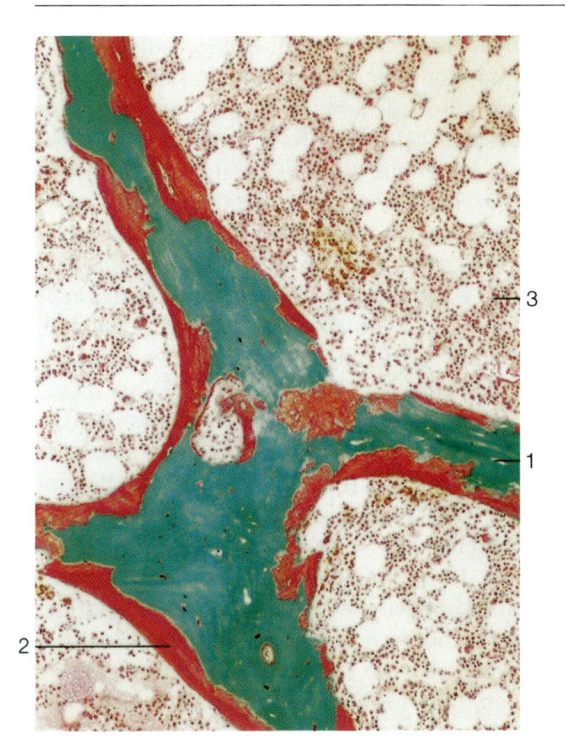

Abb. 1048. Methakrylateinbettung (renale Osteopathie); Goldner, 64×

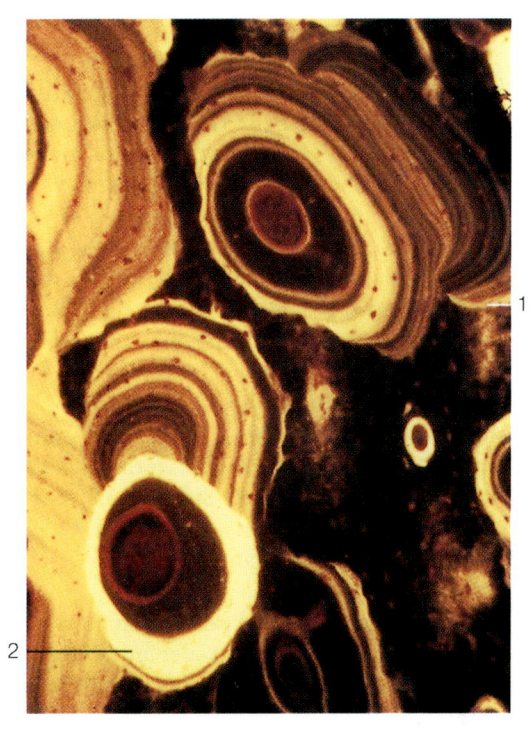

Abb. 1049. Methakrylateinbettung; Tetrazyklinmarkierung (Ultraviolettfluoreszenz), 40×

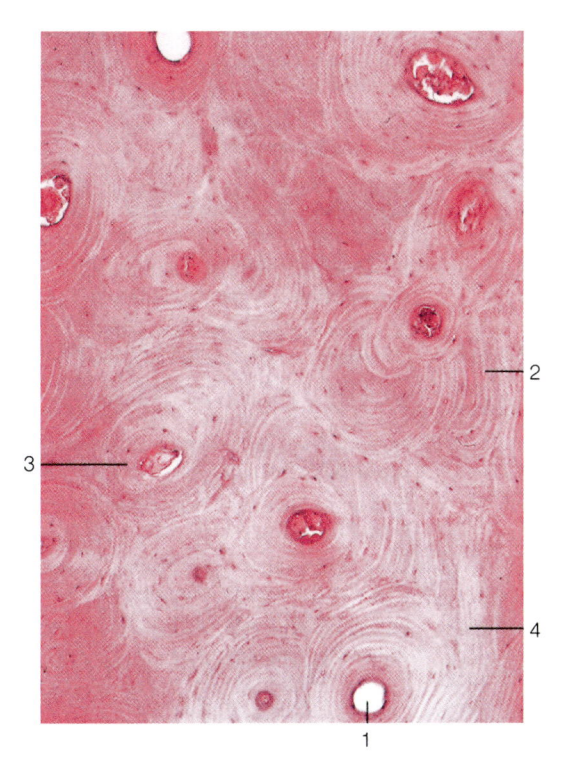

Abb. 1050. EDTA-Entkalkung (Kortikalis); HE, 40×

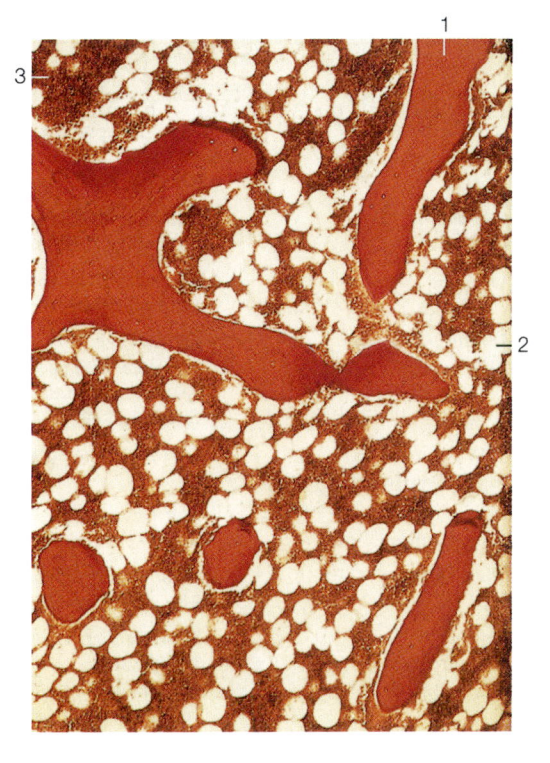

Abb. 1051. EDTA-Entkalkung (Spongiosa); van Gieson, 40×

7. Färbemöglichkeiten

Histologische Schnittpräparate lassen in ungefärbten Schnitten die einzelnen Gewebestrukturen nicht sicher erkennen. Lediglich Pigmentablagerungen mit Eigenfärbung (z. B. Melanin, Lipofuscin, Hämosiderin = braune Färbung) kommen hierbei zur Darstellung. Für die Diagnostik werden die Gewebestrukturen künstlich angefärbt, wobei die besondere Affinität der verschiedenen zellulären und extrazellulären Stoffe, aus denen sich Zellen und Gewebe zusammensetzen, für bestimmte Farbstoffe ausgenützt wird. Hierzu liefert das Fachgebiet der Histochemie eine Fülle von Farbstoffen und Färbemöglichkeiten. Bei manchen färberischen Nachweismethoden bestimmter Substanzen sind zusätzliche optische Techniken erforderlich (z. B. Nachweis von Amyloid: Kongorot + polarisiertes Licht).

Die allermeisten Knochenkrankheiten lassen sich im entkalkten Paraffinschnitt, der mit *Hämatoxylin-Eosin* (HE) gefärbt ist, diagnostizieren. Diese Standardfärbung ergibt einen guten Kontrast zwischen dem basophilen blauen Kern und dem roten Zytoplasma. Kalkablagerungen, Kittlinien und Knorpelgrundsubstanz sind blau, Kollagenfasern rot gefärbt. Die HE-Färbung wird grundsätzlich bei allen Knochenschnitten angewandt. – Als zweite Routinefärbung gilt die *van-Gieson-Färbung* (v.G.). Sie dient vor allem dem Nachweis von kollagenen Bindegewebsfasern. Diese erscheinen rot, während Muskel- und Nervenfasern gelb sind. Verkalktes Knochengewebe ist rotbraun und Osteoid rot gefärbt. Die Zellkerne sind schwarz und heben sich gut vom gelben Zytoplasma ab. Mit dieser Färbung lassen sich gut Faserknochenbälkchen und auch Karzinommetastasen erkennen. Auch diese Färbung sollte bei allen Knochenläsionen Anwendung finden. Mit der *Elastica-van-Gieson-Färbung* kommen zusätzlich die schwarz gefärbten elastischen Fasern (z. B. in Gefäßwänden) zur Darstellung. Trichromfärbungen sind besonders zur Markierung des Bindegewebes geeignet. Für alle Knochenläsionen ist die *Masson-Goldner-Färbung* zu empfehlen, die besonders farbprächtig ist. Verkalktes Knochengewebe und Bindegewebe erscheinen lichtgrün, während unverkalktes Osteoid rot-

Tabelle 4. Histologische Färbungen

Färbung	Ergebnis	Anwendung
Hämatoxylin-Eosin (HE)	**Blau**: basophiles Zytoplasma, Kerne, **Rot**: Zytoplasma, Kollagenfasern	alle Knochenläsionen (Routinefärbung)
van Gieson (v.G.)	**Gelb**: Zytoplasma, Muskulatur, Fibrin, Amyloid **Rot**: Bindegewebe, Hyalin, Osteoid	alle Knochenläsionen (Routinefärbung)
Elastica-van-Gieson (EvG)	**Schwarz**: elastische Fasern **Rot**: Kollagenfasern, Osteoid	angiomatöse Knochentumoren, Knochenlymphome, Ewing-Sarkom
Perjodsäure-Schiff-Reaktion (PAS)	**Purpurrot**: Hydroxylgruppen und Aminoalkohole	Knochentumoren, Knorpeltumoren, Pilzosteomyelitis (Routinefärbung)
Masson-Goldner-Färbung	**Rot-Orange**: Bindegewebe, Knochenmark, unverkalktes Osteoid, Osteoklasten, Osteoblasten **Grün**: verkalkte Knochenbälkchen	alle Knochenläsionen: Osteopathien, Osteosarkom (Routinefärbung)
Versilberung (Gömöri, Tibor-PAP, Elastica-Kernechtrot)	**Schwarz**: elastische Fasern	angiomatöse Knochentumoren, Knochenlymphome, Ewing-Sarkom
Fettfärbung (Sudan-Hämatoxylin, Ölrot)	**Rot**: Neutralfette **Blau**: Zellkern, Zytoplasma	lipomatöse Knochentumoren, Speicherkrankheiten
Berliner-Blau-Färbung	**Blau**: Hämosiderin, Fe^{III} **Rot**: Zellkerne	Umgebungsreaktion von Prothesen und Osteosynthesen, alte Blutungen
Giemsafärbung (May-Grünwald-Giemsa)	**Blau**: Zellkerne, Bakterien, basophile Substanzen **Rot**: eosinophiles Zytoplasma, Granula, kollagene Fasern	hämatologische Erkrankungen, Knochenlymphome
Kongorot	**Rot**: Amyloid **Blau**: Zellkerne	Amyloidablagerungen (Knochenamyloidose)
Toloidinblau	**Blau**: basophiles Zytoplasma, Zellkerne	Knorpeltumoren, Myxome

orange gefärbt ist. Auch Osteoblasten und Osteoklasten sowie das Knochenmark sind rot gefärbt. Durch das Eisenhämatoxylin sind die Zellkerne schwarz. Fibrin und Erythrozyten haben eine leuchtend rote und Muskelfasern eine blaßrote Farbe. Diese Färbung eignet sich besonders zur Beurteilung von Osteopathien am Beckenkammpunktat; sie ist aber auch bei Osteoid-produzierenden Tumoren (Osteoid-Osteom, Osteosarkom) zum Nachweis des Tumorosteoids nützlich. Abgesehen von der HE-, v. G.- und *PAS-Färbung* sollten alle anderen Färbemöglichkeiten, die in **Tabelle 4** aufgeführt sind, lediglich bei speziellen Fragestellungen angewandt werden.

So dient die *Giemsa-Färbung* der besonderen Darstellung von zytologischen Feinheiten (Kern, Zytoplasma) in Zellen des Knochenmarks. Folglich kommt sie vor allem bei hämatologischen Erkrankungen (z. B. Leukämien) und Knochenlymphomen zur Anwendung. Wie **Abb. 1052** zeigt, sind Zellkerne *(1)* und Zytoplasma *(2)* dunkelblau gefärbt. Das Zytoplasma reifer Normoblasten und die Granulationen der Eosinophilen ist rot. Mastzellen sind blaurot gefärbt. Zum Nachweis von Eisenablagerungen wird die *Berliner-Blau-Reaktion* angewandt. Diese stellen sich in Zellen als blaue Körnchen dar und ist Hinweis auf eine Siderose (u. a. an Stellen alter Blutungen) oder Metallose. In **Abb. 1053** finden sich in einer Pseudokapsel in der Umgebung einer metallischen Prothese des Hüftgelenkes ausgedehnte grobkörnige *(1)* und sogar schollige Eisenablagerungen *(2)* als Hinweis auf eine Metallose. Die Kerne der umgebenden Zellen erscheinen rot *(3)*, das Zytoplasma ist rosa gefärbt.

Zu den Routinefärbungen bei verschiedenen Knochenläsionen gehört die *PAS-Färbung* (Perjodsäure-Schiff-Reaktion). Sie ist geeignet, die zellulären Strukturen in einem Tumor markant zur Darstellung zu bringen und sollte bei Tumorverdacht Anwendung finden. Es werden Produkte der Tumorzellen (z. B. Schleim) durch Rotfärbung von Aldehydgruppen mit der fuchsinschwefeligen Säure verdeutlicht. Basalmembranen und Kohlehydrate stellen sich purpurrot dar, während Zellkerne blau und Proteine und das Zytoplasma gelb

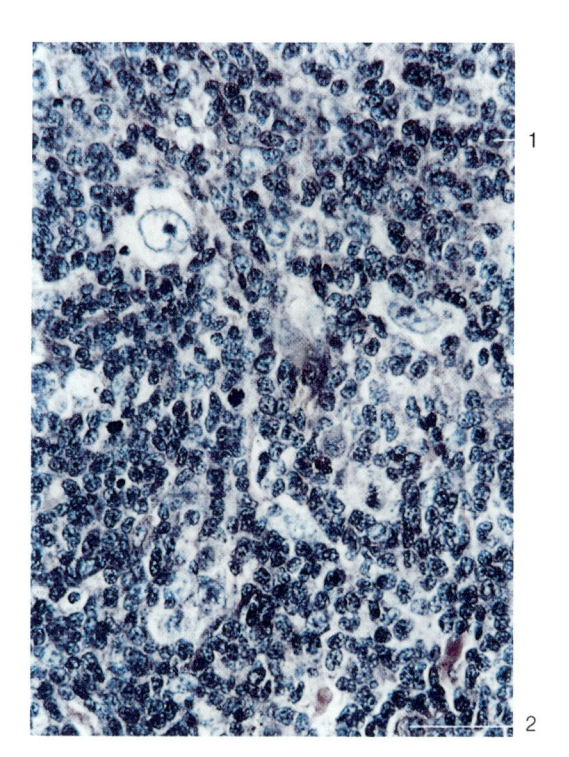

Abb. 1052. Giemsa-Färbung, 82× (Hodgkin-Lymphom)

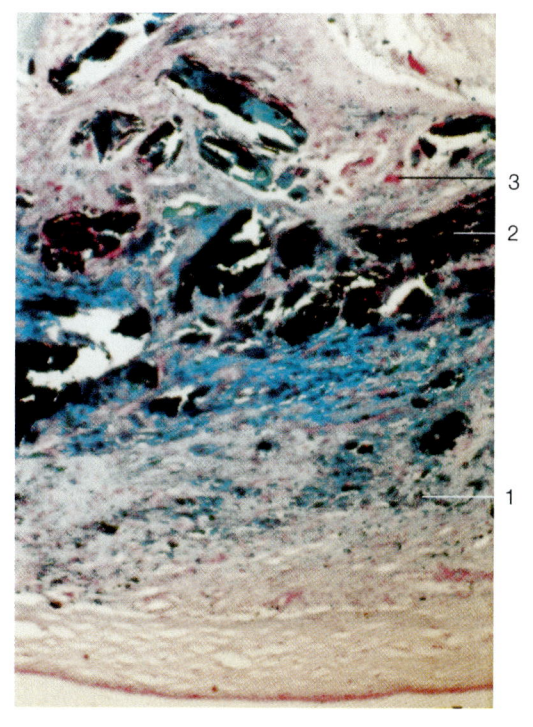

Abb. 1053. Berliner-Blau-Färbung, 64× (Metallose)

erscheinen. Pilze und Parasiten sind im histologischen Schnitt durch ihre Rotfärbung erkennbar. Eine positive PAS-Reaktion zeigen neutrophile und basophile Granulozyten, Glykogenfelder in Megakaryozyten sowie intranukleäre Immunglobulineinschlüsse (Dutcher-Fahey-Körperchen) in lymphoiden Plasmazellen beim lymphoplasmozytären Immunozytom (Morbus Waldenström). Bei manchen Knochenläsionen ist die PAS-Färbung zum Nachweis von Glykogen erforderlich. In **Abb. 1055** sieht man die dicht gepackten Zellen eines **Ewing-Sarkoms** mit rundlichen, unterschiedlich großen Kernen *(1)*, die hellblau gefärbt sind. Das spärliche Zytoplasma ist bei PAS-Färbung voll von roten Glykogengranula *(2)*. Dieser Glykogennachweis kann zur Differenzierung von Rundzellsarkomen hilfreich sein.

Durch *Silberimprägnation* lassen sich die elastischen Fasern in einer Knochenläsion zur Darstellung bringen. Die argyrophilen Fasern (retikuläre Bindegewebsfasern, Neurofibrillen) machen sich durch Schwarzfärbung erkenntlich. Dabei treten die zellulären Strukturen in den Hintergrund. Somit ist die Gitterfaserversilberung lediglich eine diagnostische Zusatzfärbung. Am gebräuchlichsten ist die Versilberung nach Gömöri (andere Versilberungen: Bielschowsky, Tibor-PAP). In **Abb. 1056** zeigt sich hierbei ein dichtes, engmaschiges Retikulinfasernetz *(1)* in einem ossären **Hämangiosarkom**. Zwischen den Maschen liegen die rötlichen Tumorzellen *(2)*. Die Knochenbälkchen *(3)* sind braun dargestellt. Bei manchen Knochentumoren (z. B. Hämangioperizytom) ist das Vorliegen eines dichten Retikulinfasernetzes von diagnostischer Bedeutung; bei anderen (z. B. Ewing-Sarkom) ist sein Fehlen differentialdiagnostisch bedeutsam.

Auf der Versilberung beruht auch die Darstellung von Kalksalzen im Knochen. Mit der *Kossa-Färbung* kommt der vollkommen verkalkte Knochen *(1)* schwarz hervor (**Abb. 1054**), während das unverkalkte Osteoid als rote Säume imponiert *(2)*. Die Zellen zwischen den knöchernen Strukturen *(3)* sind blaßrot gefärbt.

Am Paraffinschnitt lassen sich auch Enzyme nachweisen. Mit der *Chlorazetatesterase-Reaktion* lassen sich beispielsweise die neutrophilen Granulozyten besonders gut erkennen. In **Abb. 1057** stellt sich dieses Enzym in den Granulozyten als feine, leuchtend rote Granula dar *(1)*, während die Knochenmarkinfiltrate eines kleinzelligen Bronchialkarzinoms *(2)* keine Chlorazetatesterase-Reaktion erkennen läßt. Die Granulozyten gruppieren sich in der Nähe eines Knochenbälkchens *(3)*.

Mit der *tartratresistenten sauren Phosphatase-Reaktion* (TRAP) läßt sich die saure Phosphatase in Osteoklasten, Histiozyten, phagozytären Retikulumzellen des Knochenmarkes und leukämischen Haarzellen nachweisen. Vor allem lassen sich damit einkernige Osteoklasten von Osteoblasten unterscheiden. In **Abb. 1058** sind in einem **Osteoblastom** die Osteoklasten infolge ihres Gehaltes an saurer Phosphatase rot gefärbt *(1)*, während die Osteoblasten *(2)* keine Reaktion zeigen. Auch Gaucher-Zellen haben eine geringe positive Aktivität an tartratresistenter saurer Phosphatase. Durch den histochemischen Nachweis bestimmter Enzyme in den Zellen von Knochen und Knochenmark lassen sich die einzelnen Zellen identifizieren und quantifizieren, was für viele Knochenläsionen von diagnostischer Bedeutung ist. Hierbei sind allerdings die speziellen Methoden der Fixation, Einbettung und Inkubation des jeweiligen Inkubationsmediums zu berücksichtigen, um den Enzymnachweis zu erbringen oder auszuschließen.

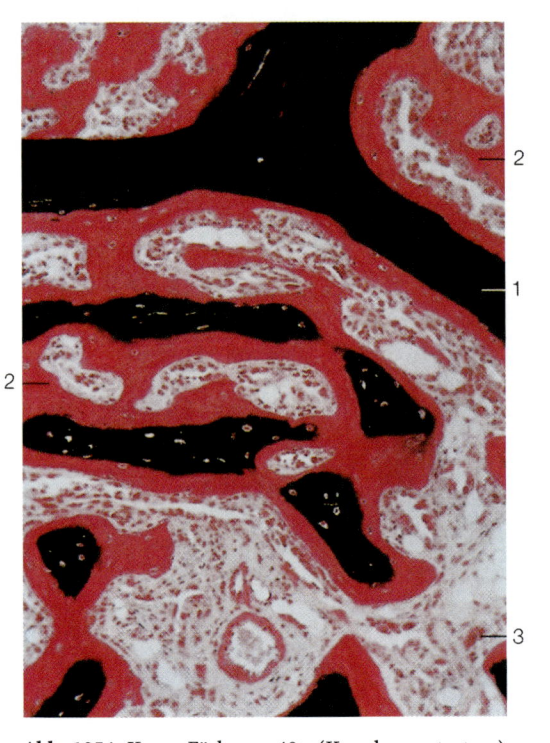

Abb. 1054. Kossa-Färbung, 40× (Knochenmetastase)

7. Färbemöglichkeiten 533

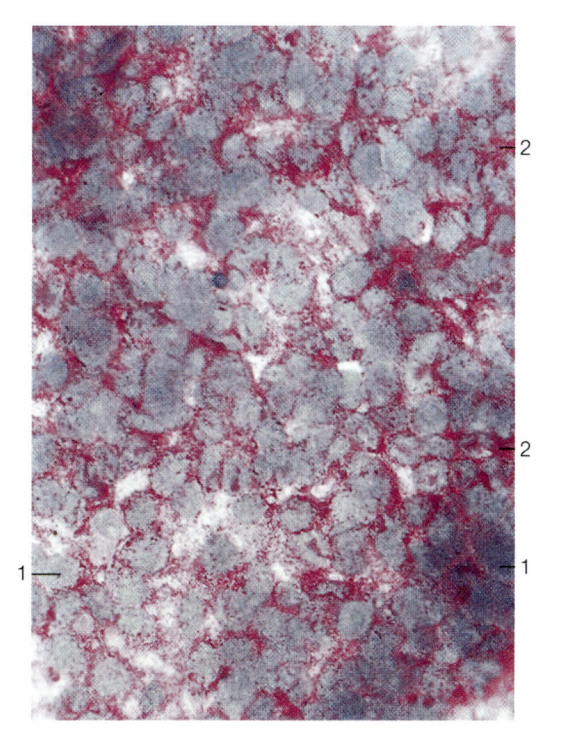

Abb. 1055. PAS-Färbung, 160× (Ewing-Sarkom)

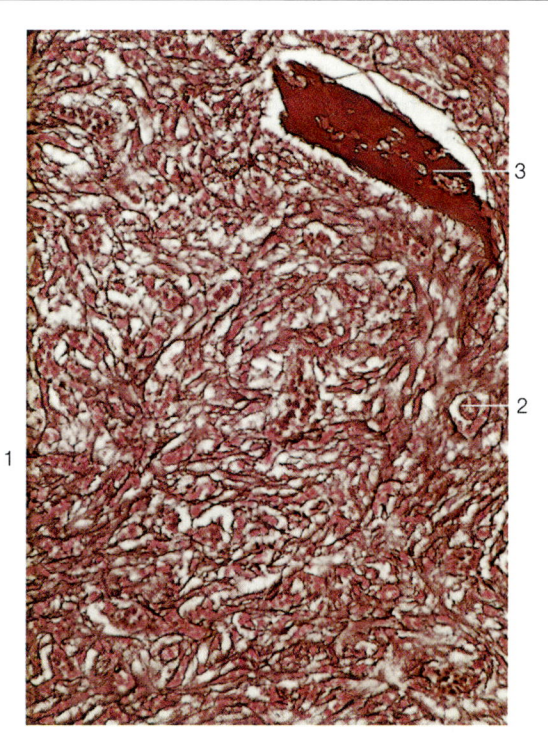

Abb. 1056. Tibor-PAP-Färbung, 40× (Hämangiosarkom)

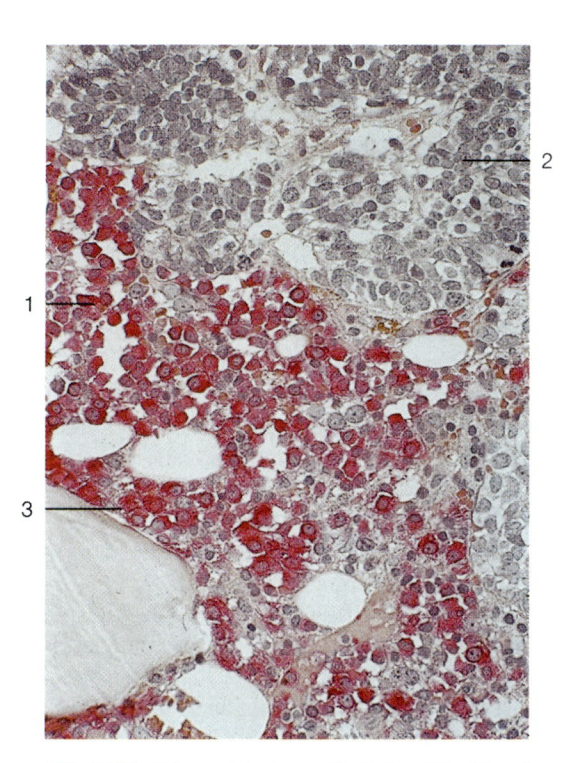

Abb. 1057. Chlorazetatesterase-Reaktion, 82× (Knochenmetastase eines kleinzelligen Bronchialkarzinoms)

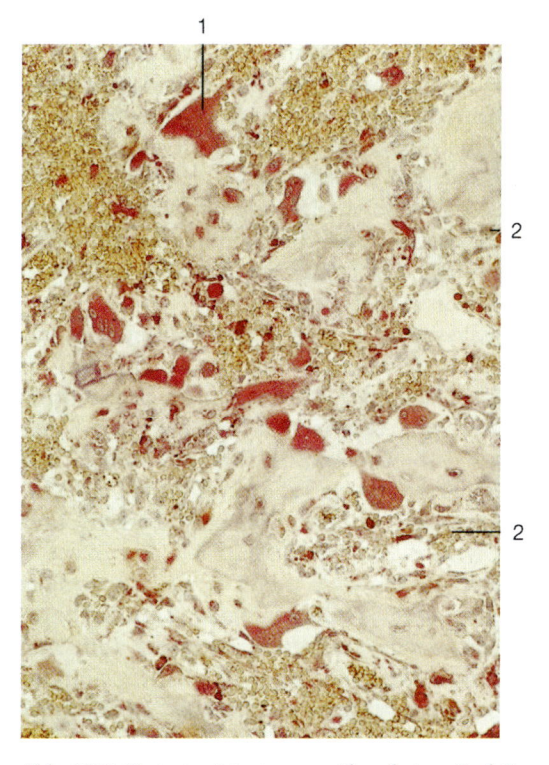

Abb. 1058. Tartratresistente saure Phosphatase-Reaktion, 64× (Osteoblastom)

8. Diagnostische Immunhistochemie

In den letzten Jahren wurden mehrere Substanzen überprüft, die bestimmte Tumoren kennzeichnen. Vom Tumorgewebe werden Substanzen produziert, die im Serum mit verschiedenen Testsystemen quantitativ erfaßt werden können. Zu solchen sog. *Tumormarkern* gehören Plasmaproteine, Enzyme, Hormone, schwangerschaftsassoziierte Proteine und onkofetale Antigene. Diese antigenen Substanzen lassen sich im Gewebe mit spezifischen Antikörpern direkt histologisch nachweisen. Bei solchen immunhistochemischen Verfahren werden direkte und indirekte Peroxydase-Techniken angewandt: Peroxydase-Antiperoxydase-Technik (PAP), Avidin-Biotin-Komplex-Methode (ABC) und Alkalische-Phosphatase-anti-Alkalische-Phosphatase (APAAP). Die meisten Antigene lassen sich am Paraffinschnitt nachweisen; für einige sind Gefrierschnitte oder spezielle Fixationsverfahren notwendig. Histologisch dienen die Tumormarker der histogenetischen Differenzierung des Tumors. Bei höher differenzierten Knochentumoren kann durch den Nachweis bestimmter Tumormarker das Ursprungsgewebe des Tumors herausgefunden werden. In vielen Fällen ist damit eine exakte Klassifizierung möglich. Bei undifferenzierten anaplastischen malignen Tumoren, die keine spezifische Immunreaktion abgeben, kann die Methode versagen. Sie gibt auch keine Entscheidungshilfe für Gutartigkeit oder Bösartigkeit. Die Zuordnung zu einer epithelialen oder mesenchymalen Herkunft ist meist möglich. Somit ist der Nachweis bestimmter Tumormarker eine wertvolle Ergänzung zur konventionellen histologischen Diagnostik.

Zur Klassifikation eines Knochentumors ist zunächst histologisch zu klären, ob es sich um einen epithelialen oder mesenchymalen Tumor handelt. Wie aus **Tabelle 5** hervorgeht, weist der Nachweis von **Cytokeratin** auf eine epitheliale Herkunft des Tumorgewebes und somit auf eine Knochenmetastase hin. *Vimentin* kennzeichnet mesenchymale Tumoren (Sarkome). Die konventionelle Histologie muß die in Frage kommenden Tumordiagnosen bestimmen bevor dann die zugehörige immunhistochemische Reaktion zum Einsatz kommt. Myelome lassen sich durch *Antikörper gegen Immunglobuline* ermitteln. Als Hinweis auf eine Neoplasie gilt dabei die monoklonale Immunglobulinproduktion (Kappa- oder Lambda-Proteine). Maligne Lymphome lassen sich anhand ihrer Oberflächenantigene charakterisieren. *Antikörper gegen Hormone* markieren endokrine Tumoren (z. B. Pankreas, Schilddrüse). *Antikörper gegen onkofetale Antigene* sind u. a. zum Nachweis von Keimzelltumoren geeignet. Zellen histiozytärer Herkunft lassen sich mit *Lysozym* erfassen. Glatte Muskulatur exprimiert *Alpha-Aktin* und quergestreifte Muskulatur *Desmin*. In solchem Gewebe läßt sich auch **Myosin** nachweisen; *Myoglobin* gilt als spezifischer Marker für Tumoren der quergestreiften Muskulatur. Mit *Faktor-VIII-assoziiertem Antigen* (sowie *CD34*) lassen sich die Endothelzellen in Gefäßtumoren (Hämangiom, Hämangiosarkom) darstellen. Ähnlich gute Ergebnisse erbringen *Lektin*-histochemische Untersuchungen (Lektin-ulex-europeus, Peanut-Agglutinin: PNA). Die *neuronspezifische Enolase* (NSE) wird bei neurogenen Tumoren (Neurinom, Neuroblastom) und bei neuroendokrinen Tumoren angewandt; sie kann zur Beurteilung von Knochenmetastasen dieser Tumoren nützlich sein. Der Nachweis von *S-100-Protein* kann in zahlreichen Tumorzellen erbracht werden (z. B. Schwannom, Neurofibrom, Melanom, Myoepithelien, Langerhans-Histiozyten bei Histiozytosis X, Knorpeltumoren, lipomatösen Tumoren). *Osteonectin* ist in Knochenzellen (Osteoblasten, Osteoklasten) vorhanden. Zur Klassifikation eines malignen Histiozytoms eignen sich *Alpha-1-Antitrypsin* und *Alpha-1-Antichymotrypsin*. *Vimentin* ist in zahlreichen Knochentumoren nachweisbar.

Grundsätzlich sind viele immunhistochemische Untersuchungen auch in Routinelabors möglich, da die nötigen Färbesätze („kits") im Handel erhältlich sind. Dennoch sollte berücksichtigt werden, daß die Anwendung dieser Techniken über das Maß hinaus aufwendig und kostspielig ist. Deshalb muß bei der konventionellen histologischen Untersuchung eng ausgewählt werden, welche Antigene im jeweiligen Tumorgewebe zu erwarten und für die Klassifikation wichtig sind. Es müssen repräsentatives Gewebe aus dem Tumor und eine Mindestzahl von Schnitten aus verschiedenen Tumorarealen zur Verfügung stehen. Eine aggressive Säureentkalkung muß vermieden werden. Es erscheint deshalb erstrebenswert, komplizierte immunhistochemische Verfahren unter Verwendung schwierig zu präparierender Antikörper von Labors und Instituten durchführen zu lassen, die über die nötigen Erfahrungen dieser besonderen Untersuchungstechniken verfügen und folglich zuverlässige und aussagekräftige Untersuchungsergebnisse liefern können. In der Praxis wird man einige der möglichen immunhistochemischen Reaktionen im eigenen Institut routinemäßig durchführen; komplizierte und seltenere immunhisto-

Tabelle 5. Diagnostische Immunhistochemie

Tumoren	Ausgangszellen	Antigen	Fixation
Knorpeltumoren Osteochondrom Enchondrom Chondroblastom Chondromyxoidfibrom Chondrosarkom	Knorpelzellen	S-100-Protein Vimentin	Formalin Alkohol
Knochentumoren Osteom Osteoid-Osteom Osteoblastom Osteosarkom	Knochenzellen (Osteoblasten, Osteozyten)	Osteonectin	Formalin
Bindegewebstumoren Knochenfibrome Fibrosarkom	Fibroblasten, Fibrozyten	Vimentin	Formalin
malignes fibröses Histiozytom	pluripotente Mesenchymzellen	Vimentin	Formalin
Histiozytäre Tumoren Histiozytose X maligne Histiozytose	Monozyten Langerhans-Histiozyten	Vimentin S-100-Protein Alpha-1-Antitrypsin Alpha-1-Antichymotrypsin Lysozym	Formalin
Fettgewebstumoren Lipom Liposarkom	Lipoblasten	S-100-Protein Vimentin	Formalin
Knochenmarkstumoren Plasmozytom	Plasmazellen	Immunglobuline leichte Ketten (lambda, kappa) schwere Ketten (IgG, IgA …) Vimentin	Formalin
Ewing-Sarkom	?	MIC2 (HBA71), Vimentin	
PNET	neuroektodermale Zellen	S-100-Protein, GFAP, NSE Vimentin	
Gefäßtumoren Hämangiom Hämangiosarkom	Endothelzellen	Faktor-VIII-assoziiertes Antigen Lectine (Ulex europeus) CD34, CD31	Formalin
Hämangioperizytom	Perizyten	Vimentin	
Nerventumoren	Nervenzellen	S-100-Protein Neurofilamente neuronspezifische Enolase (NSE)	Formalin
Muskeltumoren Leiomyom Leiomyosarkom	glatte Muskelzellen	Vimentin alpha-Aktin, Myosin	Formalin
Rhabdomyom Rhabdomyosarkom	Skelettmuskulatur	Desmin, Myoglobin	Formalin
Chordom		EMA (epithelial membrane antigen), S-100-Protein	Formalin
Knochenmetastasen Nierenkarzinom Mammakarzinom	Tubulusepithelien duktale/lobuläre Epithelien	Cytokeratin, Vimentin EMA (epithelial membrane antigen), CEA, Cytokeratin	Formalin
Prostatakarzinom	Drüsenepithelien	PSA (prostataspezifisches Antigen), Prostatasaure Phosphatase	
Schilddrüsenkarzinom	Thyreozyten C-Zellen	Thyreoglobulin Calcitonin	

Tabelle 5 (Fortsetzung)

Tumoren	Ausgangszellen	Antigen	Fixation
Adenokarzinome (Magen-Darm-Trakt)	Drüsenepithelien	CEA, EMA, Cytokeratin	
Bronchialkarzinom	Bronchusepithel	CEA, Cytokeratin	
Melanom	Melanozyten	HMB 45, S-100-Protein	
Gelenktumoren			
synoviales Sarkom	Synoviazellen	Cytokeratin, Vimentin, EMA	Formalin

chemische Untersuchungen wird man Speziallabors überlassen.

S-100-Protein wird in Knorpeltumoren, histiozytären Läsionen, Fettgewebstumoren und neurogenen Geschwülsten exprimiert. Wie **Abb. 1059** zeigt, sind in einem **Chondrosarkom** die Knorpelzellen positiv markiert *(1)*. Bei Knorpeltumoren läßt sich das Tumorgewebe allerdings schon histologisch erkennen, so daß die Immunhistochemie meist überflüssig ist. Dennoch kann der Nachweis von S-100-Protein bei histiozytären Läsionen und neurogenen Tumoren zur Identifizierung des Tumorgewebes sehr hilfreich sein. Auch Fettgewebetumoren lassen sich am formalinfixierten Paraffinschnitt durch Nachweis dieses Markers erkennen.

Für tumoröses Nervengewebe ist die *neuronspezifische Enolase* (NSE) ein geeigneter Marker.

In **Abb. 1060** ist ein *malignes Neuroblastom* damit markiert. Die neurogenen Tumorzellen haben dunkel polymorphe Kerne *(1)*. Im Zytoplasma mehrerer Zellen kommt NSE in Form feiner bräunlicher Granula *(2)* zur Darstellung. Andere Tumorzellen enthalten nur wenig oder kein NSE *(3)*. Der immunhistochemische Nachweis von NSE zeigt an, daß es sich um einen neurogenen Tumor handelt. Für die Dignität des Tumors sind hingegen andere histologische Kriterien maßgebend.

Vimentin ist ein Marker für mesenchymale Strukturen und kann daher zur Unterscheidung von epithelialen Tumoren hilfreich sein. Eine positive Expression von Vimentin ist in **Abb. 1061** in einem **malignen fibrösen Histiozytom** ersichtlich *(1)*. Auch Melanome zeigen eine positive Vimentin-Reaktion; besser ist hierbei jedoch der Nach-

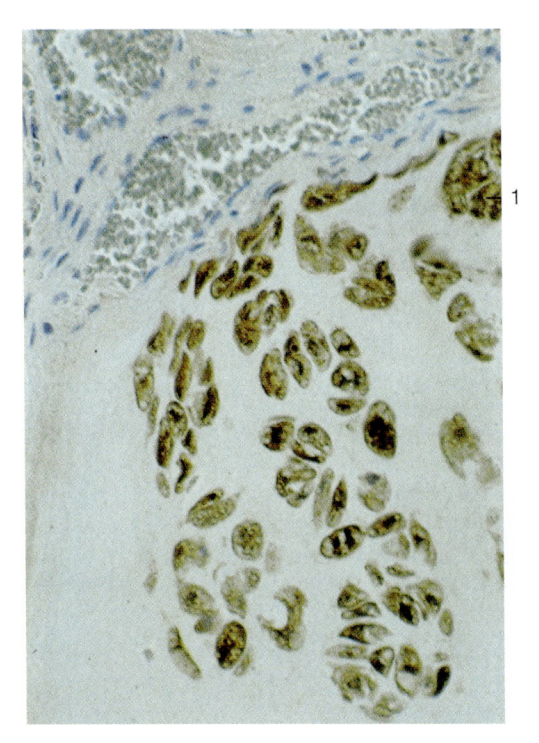

Abb. 1059. S-100-Protein, 100× (Chondrosarkom)

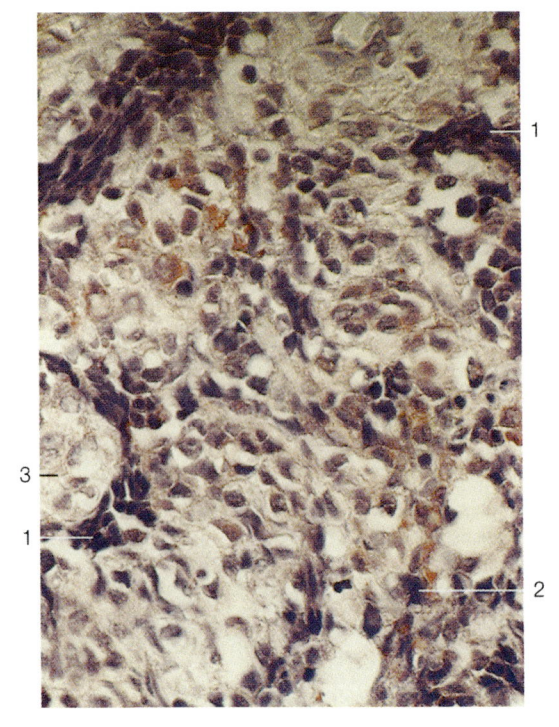

Abb. 1060. NSE, 40× (malignes Neuroblastom)

8. Diagnostische Immunhistochemie 537

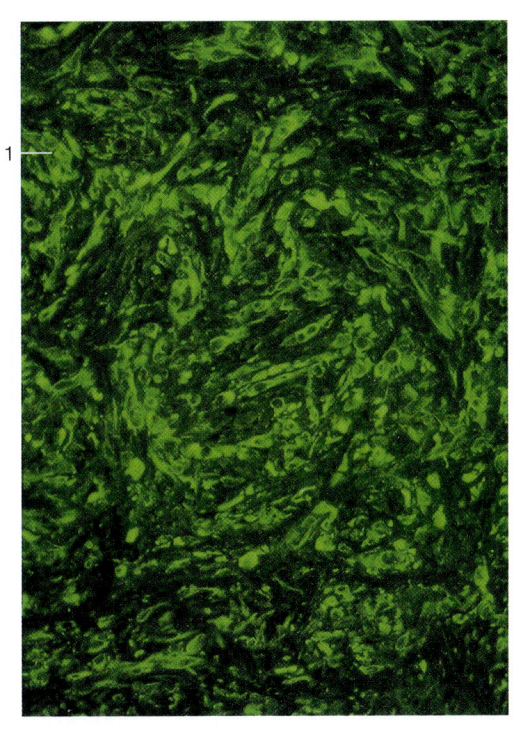

Abb. 1061. Vimentin, 40× (malignes fibröses Histiozytom). (Immunfluoreszenz)

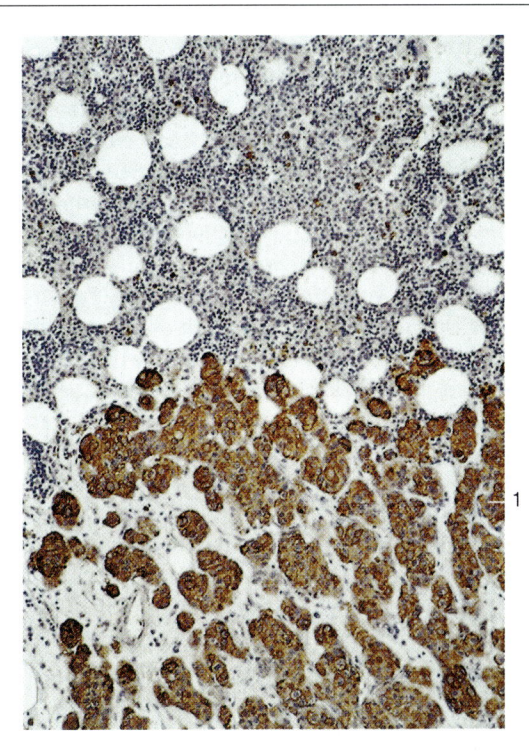

Abb. 1062. Cytokeratin, 40× (Karzinommetastase)

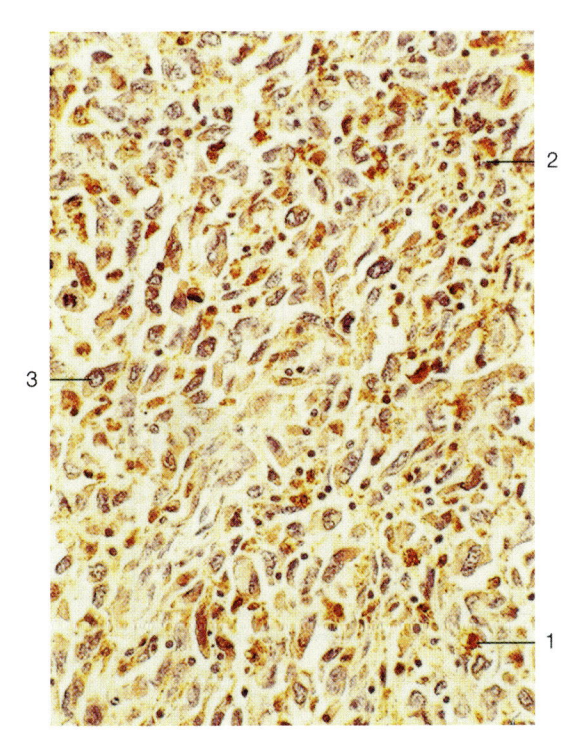

Abb. 1063. Alpha-1-Antichymotrypsin, 100× (malignes fibröses Histiozytom)

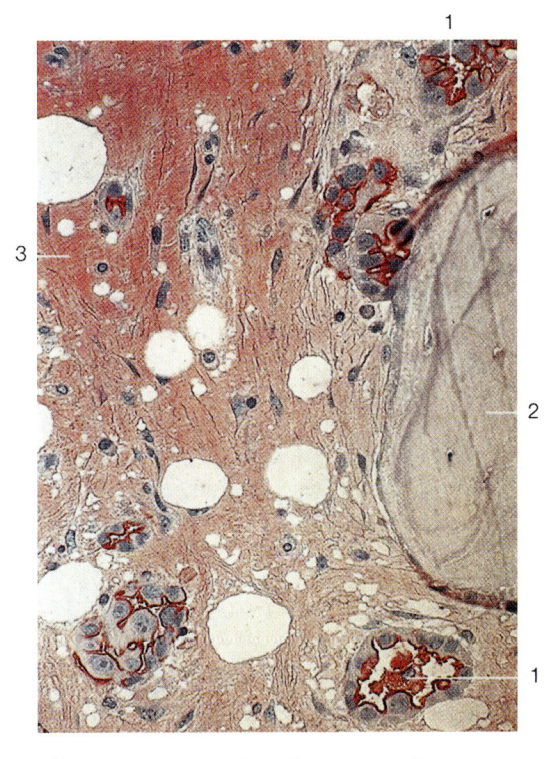

Abb. 1064. PNA, 40× (Knochenmetastase)

weis von HMB45. Ähnlich verhält es sich mit **Cytokeratin**, das epitheliale Tumoren markiert. Es ist zur Erkennung von ossären **Karzinommetastasen** geeignet. In **Abb. 1062** erkennt man eine positive zytoplasmatische Reaktion *(1)* in den Karzinomzellen der Knochenmetastase eines Mammakarzinoms. Zur Klassifizierung eines **malignen fibrösen Histiozytoms** dient der immunhistochemische Nachweis von *Alpha-1-Antitrypsin* und *Alpha-1-Antichymotrypsin*. Dies stellt sich in den Tumorzellen in **Abb. 1063** als bräunliche, manchmal auch granuläre Färbung des Zytoplasmas dar *(1)*. Insbesondere bei undifferenzierten Tumoren mit polymorphen runden *(2)* und spindeligen Zellen *(3)* kennzeichnet dieser Marker die histiozytäre Genese.

Bei **Angiosarkomen** weisen die tumorösen Endothelzellen eine positive Reaktion mit *Lectin* (Peanut-Agglutinin, PNA) auf. Wie **Abb. 1064** zeigt, läßt sich der Marker als rötliche Granula *(1)* auch in den Drüsenzellen eines Adenokarzinoms nachweisen. Hierbei handelt es sich um eine **Knochenmetastase**, wobei der Knochen *(2)* sklerotisch verbreitert erscheint und im Markraum eine dichte Fibrose *(3)* besteht.

tung gerichteter Strukturen (z. B. Knochenbälkchen) aufgezeigt. Hiermit lassen sich die Volumen- und Oberflächendichte der Knochenbälkchen ermitteln. Die Messungen werden bei einer Vergrößerung von 120–180 fach durchgeführt. Es wurden verschiedene Raster entwickelt, die eine exakte Berechnung der verschiedenen Knochenstrukturen ermöglichen.

Die einzelnen Parameter, die bei der Knochenmorphometrie gewonnen werden, sind in **Tabelle 6** aufgeführt. Sie betreffen u. a. Volumen- und Strukturwerte des mineralisierten Knochens und des Osteoids (pro Volumeneinheit Gesamtknochengewebe), Breite des Osteoidsaumes, Oberflächendichte des Osteoids und relative Osteoblastenaktivität bei *Knochenneubildung*; Strukturwerte der *Knochenresorption* (Grenzflächen der Howshipschen Lakunen mit Osteoklasten, Gesamtresorptionsfläche, relative Osteoklastenaktivität, Osteoklastenindex, Oberflächendichte der Gesamtresorptionsfläche) und die *inaktive Spongiosaoberfläche*. Man gewinnt mit dieser quantitativen Histomorphometrie objektive Daten über Struktur, Anbau und Resorption des

9. Histomorphometrie

Die rein subjektive Beurteilung des Knochengewebes durch die mikroskopische Untersuchung kann durch Gewinnung von Meßdaten zusätzlich objektiviert werden. Deshalb werden zunehmend quantitative Methoden entwickelt, deren Meßwerte objektive Kriterien zur Ergänzung und Sicherung der histologischen Diagnose liefern. Hierzu gehört die Morphometrie von Knochenstrukturen, die insbesondere bei Osteopathien (Osteoporose, Osteodystrophie, Osteomalazie, renale Osteopathie) Anwendung finden. Nur mit quantitativen Verfahren ist es möglich, eine gesicherte Aussage über Veränderungen der Knochenstrukturen bei Stoffwechseldefekten oder exogen bedingten Knochenreaktionen zu geben. Bei der *visuellen Morphometrie* wird ein Netzraster mit 100 Punkten und Halbkreiswellenlinien in den Strahlengang des Mikroskopes eingebracht. Mit Hilfe des Punktzählverfahrens lassen sich durch Auszählen der auf der zu vermessenden Struktur liegenden Punkte Fläche und Umfang der spongiösen Knochenbälkchen errechnen. In **Abb. 1065** ist ein Mehrzweckraster zur Auswer-

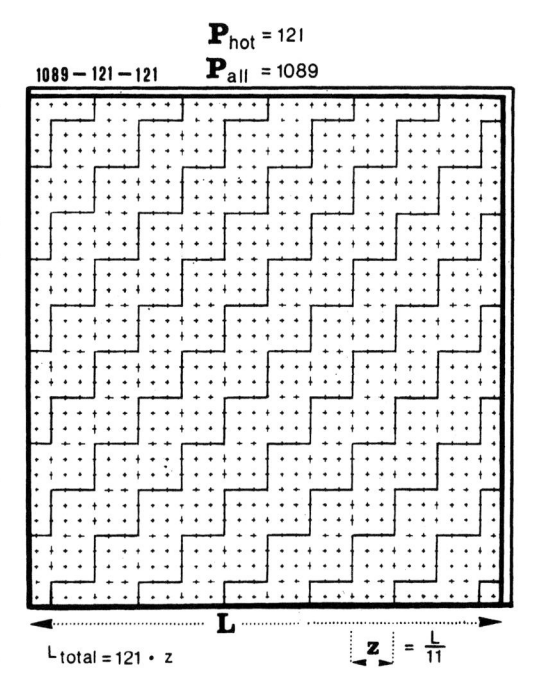

Abb. 1065. Mehrzweckraster zur Auswertung gerichteter Strukturen (u. a. Knochenbälkchen)

Tabelle 6. Parameter der Histomorphometrie

Knochenneubildung	Volumen- und Strukturwerte des mineralisierten Knochens
	Volumen des Osteoids (pro Volumeneinheit des Gesamtknochengewebes)
	Breite der Osteoidsäume
	Oberflächendichte des Osteoids
	relative Osteoblastenaktivität
Knochenresorption	Gelenkflächen der Howhipschen Lakunen mit Osteoklasten
	Gesamtresorptionsfläche
	relative Osteoklastenaktivität
	Osteoklastenindex
	Oberflächendichte der Gesamtresorptionsfläche
	inaktive Spongiosaoberfläche
Tetrazyklindoppelmarkierung	Appositionsrate des Knochens

Knochens. Durch histomorphometrische Analyse der *Tetrazyklindoppelmarkierung* läßt sich die Appositionsrate des Knochens exakt erfassen.

Demgegenüber kann mikroskopisch eine Knochenapposition lediglich durch vermehrte und aktivierte **Osteoblasten** *(1)*, die dem Knochen *(2)* anliegen (**Abb. 1066**), vermerkt werden, ohne daß eine Aussage über den Grad der Osteoblastenaktivität gemacht werden kann. Auch die Menge der **Osteoklasten** (**Abb. 1067,** *1*) und die Tiefe der Resorptionslakunen *(2)* lassen sich nur mit Hilfe der quantitativen Histomorphometrie objektiv erfassen. Die Genauigkeit dieser Methode liegt zwischen 0,5 und 3%. Allerdings ist eine morphometrische Auswertung nur an geeignetem Biopsiematerial möglich, wozu mindestens 20 mm lange Spongiosazylinder mit einer Biopsiefläche von 40 mm² erforderlich sind.

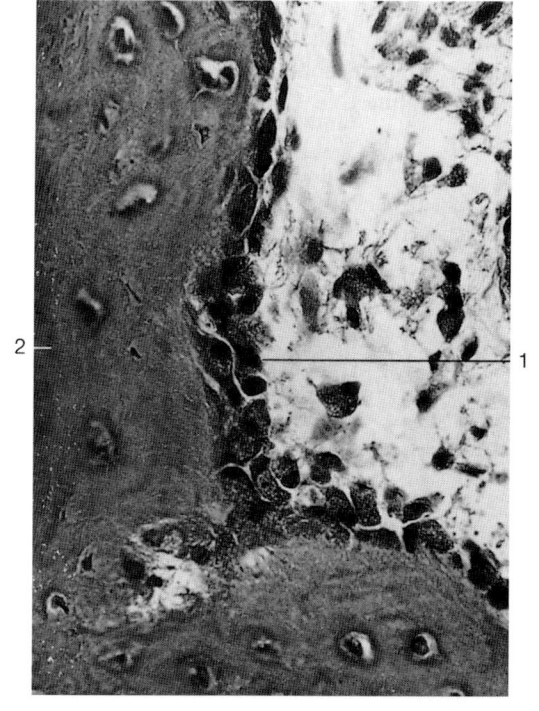

Abb. 1066. Aktivierte Osteoblasten; HE, 120×

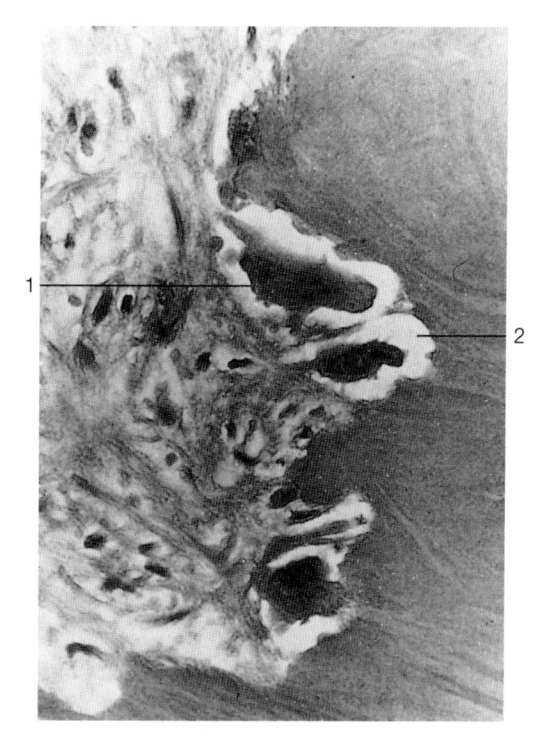

Abb. 1067. Aktivierte Osteoklasten; HE, 120×

10. Mikroradiographie

Hierbei handelt es sich um eine besondere radiologische Untersuchungsmethode des Knochens, mit der vor allem der *Mineralgehalt* des Knochens zur Darstellung kommt. Unterschiedliche Mineraldichten im Knochen lassen sich durch Absorptionsmessungen auch quantitativ erfassen. Die Untersuchungen werden an etwa 100 µ dicken Schliffpräparaten durchgeführt, die einer bestimmten weichen Röntgenstrahlung ausgesetzt werden. Das Ausmaß der Strahlenabsorption ist mit dem Kalksalzgehalt (vor allem Kalzium) korreliert. Die Beurteilung der *Knochenoberflächen* ermöglicht eine quantitative Unterscheidung zwischen Knochenapposition und Knochenresorption. Knochenanbauflächen sind glatt und weniger dicht mineralisiert, während Resorptionsflächen uneben eingebuchtet sind. Nach Beendigung eines Knochenumbauprozesses weist eine Zone mit hohem Mineralgehalt im Mikroradiogramm auf eine zellulär inaktive Oberfläche hin. Die Knochenzellen (Osteoblasten, Osteozyten, Osteoklasten) sowie das unverkalkte Osteoid kommen in Mikroradiogrammen nicht zur Darstellung. Man sieht jedoch sehr deutlich die „leeren" Osteozytenlakunen im mineralisierten Knochen, deren Zahl und Größe zu Beurteilung eines pathologischen Knochenumbaues herangezogen werden können.

In **Abb. 1069** ist ein Mikroradiogramm von *kortikalem Knochengewebe* aus dem Diaphysenbereich zu sehen. Es fallen enge *(1)* und weite Haverssche Kanälchen *(2)* auf, die glatt begrenzt sind. Das voll mineralisierte Knochengewebe kommt als helle Areale *(3)* zur Darstellung. Dunklere Zonen in der Umgebung der Haversschen Kanälchen *(4)* zeigen ein weniger verkalktes Knochengewebe an. Histologische Untersuchungen lassen hier meist auch Osteoid erkennen, was im Mikroradiogramm nicht erscheint.

Bei der *Osteodystrophie* kommt im Mikroradiogramm der **Abb. 1070** die durch den primären Hyperparathyreoidismus gesteuerte Transformation des Knochens deutlich zur Darstellung. Man sieht eine verminderte Mineralisation *(1)* in zahlreichen Osteonen. Die Haversschen Kanälchen *(2)* sind unterschiedlich weit und teils wellig begrenzt. Es sind vermehrt Howshipsche Resorptionslakunen *(3)* vorhanden, die auf einen osteoklastären Knochenabbau hinweisen. Außerdem besteht neben einer periosteozytären Demineralisation eine osteozytäre Osteolyse *(4)*.

Besonders bei der **Osteomalazie** lassen sich starke Unterschiede in der Mineralisation im Bereich der Osteoidsäume und Osteone nachweisen. In **Abb. 1068** ist ein Osteon im gefärbten Knochendünnschliff wiedergegeben. Man erkennt das Haverssche Kanälchen *(1)* und das breit angelagerte Osteoid *(2)*, das mikroradiographisch nicht zur Darstellung kommt. Das darunter gelegene Knochengewebe *(3)* und auch das Knochengewebe des Osteons *(4)* ist deutlich weniger mineralisiert, was im Mikroradiogramm gut in Erscheinung tritt und auch quantitativ erfaßt werden kann.

Abb. 1071 zeigt ein Mikroradiogramm bei **Morbus Cushing** nach Beseitigung der hormonalen Störung. Die Spongiosabälkchen sind partiell verschmälert *(1)*, ohne daß Osteoidsäume erkennbar

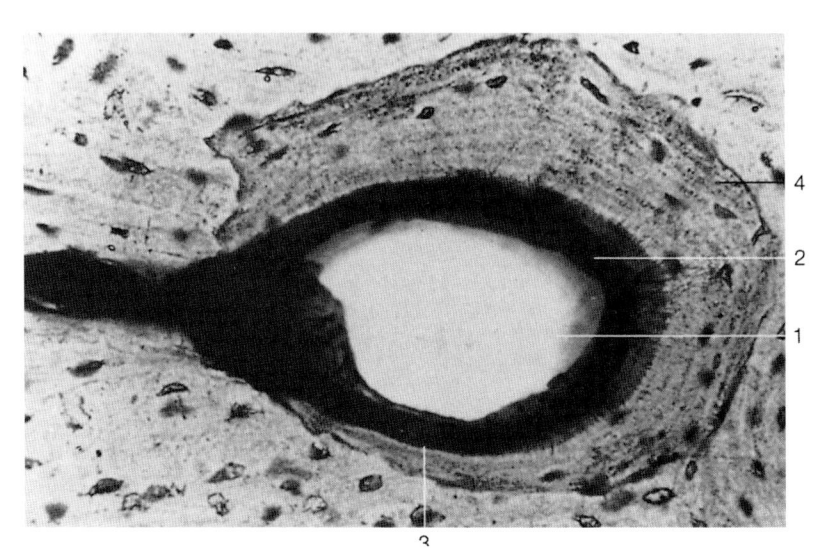

Abb. 1068. Mikroradiogramm (Osteon bei Osteomalazie)

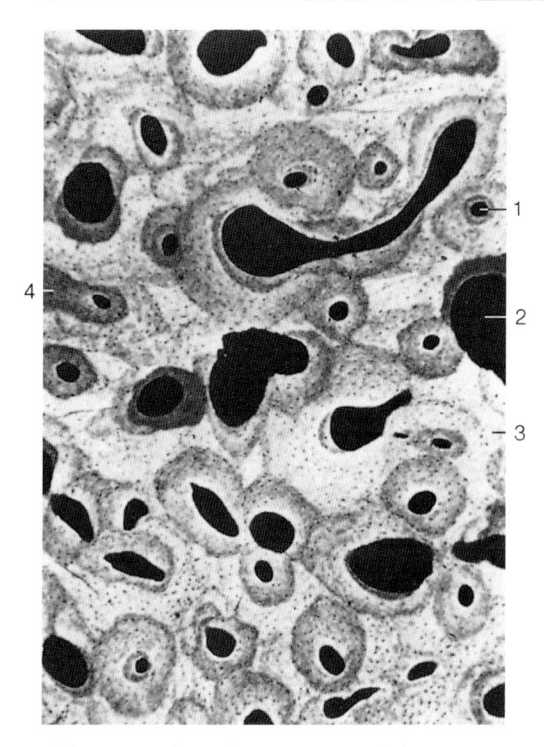

Abb. 1069. Mikroradiogramm (Kortikalis)

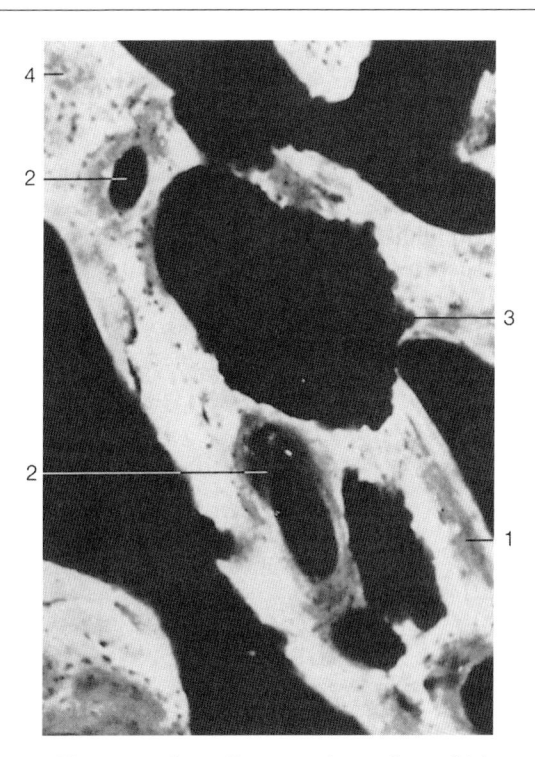

Abb. 1070. Mikroradiogramm (Osteodystrophie)

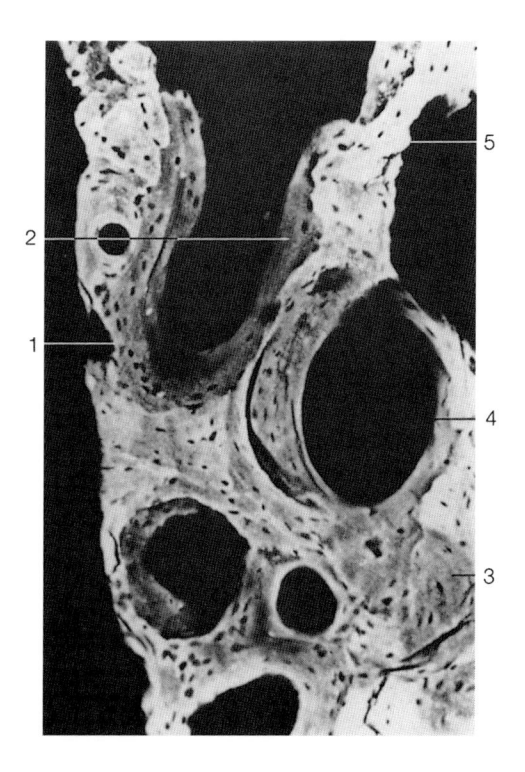

Abb. 1071. Mikroradiogramm (Morbus Cushing)

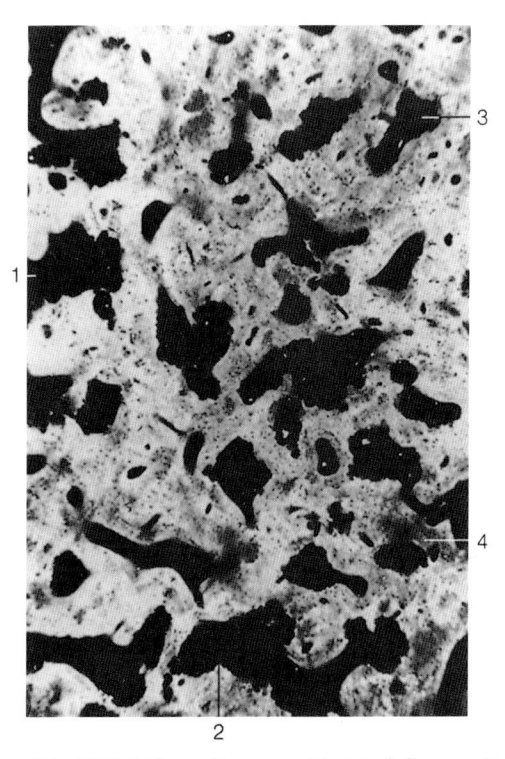

Abb. 1072. Mikroradiogramm (Ostitis deformans Paget)

sind. Es finden sich neue Knochenanbaufronten *(2)*, die geringer mineralisiert sind. Auch innerhalb des alten Knochens zeigen sich Mineralisationsdefekte *(3)*. Die Haversschen Kanälchen sind teils glatt *(4)*, teils wellig begrenzt *(5)*. Die unregelmäßige Auflockerung der Spongiosastruktur ist Folge des krankheitsbedingten Knochenabbaues (Cushing-Osteoporose, s. S. 78) und der ungleichmäßigen Knochenapposition (Reparation) nach Beseitigung der Krankheitsursache.

Bei der **Ostitis deformans Paget** findet sich mikroradiographisch eine völlig ungeordnete Spongiosastruktur. **Abb. 1072** läßt hierbei ein völlig ungeordnetes, sklerotisch verdichtetes Spongiosagerüst erkennen. Die Knochenbälkchen sind plump verbreitert *(1)* und teils glatt, teils wellig begrenzt. Man sieht unterschiedlich tiefe Resorptionslakunen *(2)* als Zeichen eines osteoklastären Knochenabbaues. Die Mineralisation in der Tela ossea ist ungleichmäßig: neben voll mineralisierten Arealen *(3)* markieren sich zahlreiche Mineralisationsdefekte *(4)*. Ein solches Bild weist auf einen stark beschleunigten Knochenumbau hin.

11. Zytophotometrie von Knochentumoren

Allein durch radiologische und histomorphologische Untersuchungen lassen sich Knochengeschwülste nicht immer exakt diagnostizieren. Hierbei ist entweder eine exakte Klassifizierung des Tumors nicht möglich, oder es bestehen Diskrepanzen zwischen dem Röntgenbefund und dem histologischen Strukturbild. In manchen Fällen kann nicht einmal die Dignität des Tumors mit genügender Sicherheit bestimmt werden.

Auf der Suche nach einer Objektivierung des histologischen und zytologischen Bildes haben wir bei tumorösen Knochenläsionen die **Methode der quantitativen Zytophotometrie** eingesetzt. Hierbei werden die zu messenden Substanzen in den Zellen spezifisch angefärbt und mit Hilfe eines Zytophotometers bei bestimmten Wellenlängen des hindurchtretenden Lichtes die Lichtabsorption gemessen. Von den verschiedenen Möglichkeiten der Zytophotometrie haben wir an über 1500 Knochentumoren den quantitativen Nachweis der DNS durchgeführt. Hierfür haben wir vom Tumorgewebe Zellausstrichpräparate angefertigt und nach Feulgen gefärbt. Die Grundlage für das Verständnis der DNS-Messungen an normalen und pathologischen Geweben bilden die Verdoppelungswerte des DNS-Gehaltes von diploiden, tetraploiden und oktoploiden Zellen. Ruhende und polyploide Gewebe ergeben einen Häufigkeitsgipfel bei diploiden und tetraploiden DNS-Werten. Zwischenwerte gehören entweder S-Phasenzellen an, oder es handelt sich bei Tumorzellen auch um aneuploiden Zellkerne. Dies bedeutet, daß es in Tumorzellen – insbesondere aus malignen Tumoren – zu einer regellosen DNS-Vermehrung kommt, die bei höher differenzierten Tumoren noch zu einer DNS-Stammlinie im aneuploiden Bereich, bei undifferenzierten Tumoren jedoch zu überhaupt keiner DNS-Stammlinie mehr führt. Unsere DNS-Messungen haben gezeigt, daß benigne Tumoren einen diploiden DNS-Gehalt haben, während die meisten malignen Tumoren ein aneuploides DNS-Verteilungsmuster mit einer Stammlinie im hypo- oder hyperdiploiden, im triploide oder im hypo- bzw. hypertetraploiden Bereich aufweisen. Entdifferenzierte maligne Tumoren zeigen meistens keine DNS-Stammlinie. Somit können mit dieser Methode Auskünfte über die Wachstumstendenz und Dignität der jeweiligen Tumoren gewonnen und eine Graduierung („grading") vorgenommen werden.

Das DNS-Verteilungsmuster (= Verteilung der Ploidiestufen) der Tumorzellen läßt sich durch ein komplexes Rechenverfahren („Algorithmus" nach Böcking) zur Malignitätsdiagnostik und zum Malignitätsgrading benutzen. Nichttumoröse Zellpopulationen enthalten einen DNS-Gehalt von 2c (= diploid) oder einem seiner ganzzahligen Potenzen (2c, 4c, 8c, 16c, 32c-Kerne). Tumorzellkerne enthalten einen meist erhöhten und oft aneuploiden DNS-Gehalt, der nicht den oben genannten Werten entspricht. Eine Tumorzellpopulation läßt sich somit dadurch erkennen, daß sie aneuploide Zellen enthält. In der Berechnung wird der „2c-Deviation-Index" eingebracht, der ein Maß für das Quadrat der Abweichung des aktuellen DNS-Wertes vom diploiden Wert ist. Mit der „4,5c-exceeding-rate" wird der Prozentsatz sicher aneuploider Zellkerne über den DNS-Wert von 4,5c hinaus bezeichnet, womit Zellen in der S-Phase und Meßungenauigkeiten ausgeschlossen werden. Zellen, die nicht von Tumoren herstammen, haben einen 4,5-ER von 0, d. h. sie sind nicht aneuploid. Maligne Tumorzellen haben hingegen einen 4,5-ER über 1 (= „Aneuploidie-Index"). Dieser Index bezeichnet somit den Prozentsatz der aneuploiden Zellen. Je maligner ein Tumor ist, desto höher ist der Prozentsatz an aneuploiden Zellen, desto größer sind die Schwankungen der DNS-Meßwerte, und eine DNS-Stammlinie ist nicht mehr nachweisbar. Aneuploide Zellen haben einen Zellkern mit einem DNS-Gehalt zwischen den normalen Ploidiestufen von diploid, tetraploid, oktoploid, hexadekaploid usw. Die statistische Auswertung der DNS-Meßdaten von Zellen eines Knochentumors (Computerprogramm mit Anwendung des Hewlett Packard Computers 9815 A) zeigen:

1) eine breitere Verteilung der DNS-Werte um einen Gipfel herum zeigt eine schlechtere Prognose an als eine enge Gruppierung um den Gipfel;
2) mehr Zellen in der G2-DNS-Synthesephase weisen auf eine schlechte Prognose;
3) eine DNS-Stammlinie im diploiden und tetraploiden Bereich deutet auf eine bessere Prognose als eine Stammlinie im triploiden oder tetraploiden Bereich;
4) ein höheres durchschnittliches Ploidieniveau zeigt eine schlechtere Prognose an;
5) einzelne sehr hohe Ploidiewerte kennzeichnen eine Verschlechterung der Prognose;
6) mehrere DNS-Gipfel deuten auf eine Verschlechterung der Prognose hin;
7) bei nur wenigen diploiden Tumorzellen ist die Prognose schlecht;

8) bei Fehlen einer DNS-Stammlinie und breiter unimodaler DNS-Verteilung ist die Prognose schlecht.

Bei zweifellos **gutartigen Knochentumoren** oder tumorähnlichen Knochenläsionen sind ganz überwiegend Zellen mit einem diploiden oder euploiden DNS-Gehalt – entsprechend der 46 Chromosomen – zu erwarten. Eine erhöhte DNS-Menge ist nicht vorhanden.

Die *fibröse Knochendysplasie Jaffe-Lichtenstein* stellt eine solche absolut gutartige tumorähnliche Knochenläsion dar. Wie bereits in den entsprechenden Kapiteln dargelegt (s. S. 58 u. 332), handelt es sich um eine Fehlentwicklung des knochenbildenden Mesenchyms, wobei das Knochenmark durch fibröses Mark ersetzt wird und sich darin Faserknochenbälkchen ausbilden, die direkt aus dem Bindegewebe hervorgehen. Es kommt zu einer lokalen Auftreibung der befallenen Knochenregion und evtl. zu einer Knochenverbiegung, was auch im Röntgenbild nachweisbar ist.

In **Abb. 1073a** ist im **Röntgenbild** ein solcher Knochendefekt an der 9. Rippe zu sehen *(1)*. Dieser Rippenabschnitt ist aufgetrieben, wobei die begrenzende Kortikalis zwar noch vollständig erhalten, jedoch hochgradig verschmälert ist. Im Innern dieses Knochenabschnittes findet sich eine diffuse Aufhellung, die abgegrenzt ist und keine Innenstrukturen aufweist. Bei einer solchen „Knochenzyste" handelt es sich in den meisten Fällen um die monostotische Form der fibrösen Knochendysplasie.

Histologisch besteht die Läsion aus einem faserreichen, wirbelig angeordneten Bindegewebe aus isomorphen Fibrozytenkernen *(1)*, in dem schlanke, gebogene Faserknochenbälkchen *(2)* ausdifferenziert sind. In **Abb. 1073b** ist das typische Strukturbild zu sehen.

Wie das **Histogramm** in **Abb. 1073c** zeigt, weisen zytophotometrische DNS-Messungen der Bindegewebszellen wie auch die Zellkerne innerhalb der Faserknochenbälkchen eine diploide DNS-Stammlinie auf, wobei diese etwas in den hypodiploiden und hyperdiploiden Bereich verbreitert ist. Dieses DNS-Verteilungsdiagramm zeigt zwar eine gewisse Proliferationstendenz, jedoch absolute Gutartigkeit an.

Auch die *juvenile Knochenzyste* ist eine absolut gutartige tumorähnliche Knochenläsion, die zwar ein zunehmendes expansives Wachstum aufweisen kann, jedoch praktisch niemals spontan maligne entartet (s. S. 430). In **Abb. 1074a** sieht man das klassische **Röntgenbild** einer juvenilen Knochenzyste im proximalen Humerus *(1)*. Dieser Knochenabschnitt ist spindelig aufgetrieben, wobei die Kortikalis jedoch erhalten ist; sie ist von innen her unterschiedlich stark verschmälert. Zentral im Röhrenknochen ist eine große zystische Aufhellung erkennbar, die ungleichmäßige fleckige und strähnige Verdichtungen aufweisen kann. Diese Osteolysezone erstreckt sich über die gesamte proximale Metaphyse und reicht bis in die angrenzende Diaphyse hinein. Bei älteren Läsionen kann sich die Zyste mit fortschreitendem Knochenwachstum mehr in die Diaphyse verlagern. Da ein solcher Knochenabschnitt mechanisch erheblich weniger widerstandsfähig ist, erfolgt häufig eine Spontanfraktur (pathologische Knochenfraktur), die röntgenologisch zu erheblichen Strukturveränderungen führen kann. Dann ist die Kortikalis durchbrochen; es entsteht eine reaktive Periostitis ossificans, und durch Kallusbildung können verstärkte und bizarre Verschattungen auftreten, so daß röntgenologisch evtl. ein maligner Knochenprozeß nicht immer völlig ausgeschlossen werden kann.

Histologisch müssen im Schnittmaterial Anteile der Zystenwand vorhanden sein, um eine sichere Diagnose stellen zu können. In **Abb. 1074b** sieht man eine solche Zystenwand, die aus einem lockeren Bindegewebe mit isomorphen Fibrozyten besteht *(1)*. Vielfach sind fleckige und strähnige Verkalkungen *(2)* darin abgelagert. Die Innenseite der Zyste *(3)* ist glatt und hat keine Epithelauskleidung.

In **Abb. 1074c** ist das **DNS-Histogramm** einer solchen juvenilen Knochenzyste aufgezeichnet. Entsprechend der absoluten Gutartigkeit dieser Läsion weisen die DNS-Messungen ausschließlich diploide Bindegewebszellen auf, wobei die Stammlinie *(2c)* einen größeren hypodiploiden Anteil hat. Es werden keine aneuploiden oder polyploiden Zellen nachgewiesen; das Histogramm zeigt keine Proliferationstendenz an.

11. Zytophotometrie von Knochentumoren 545

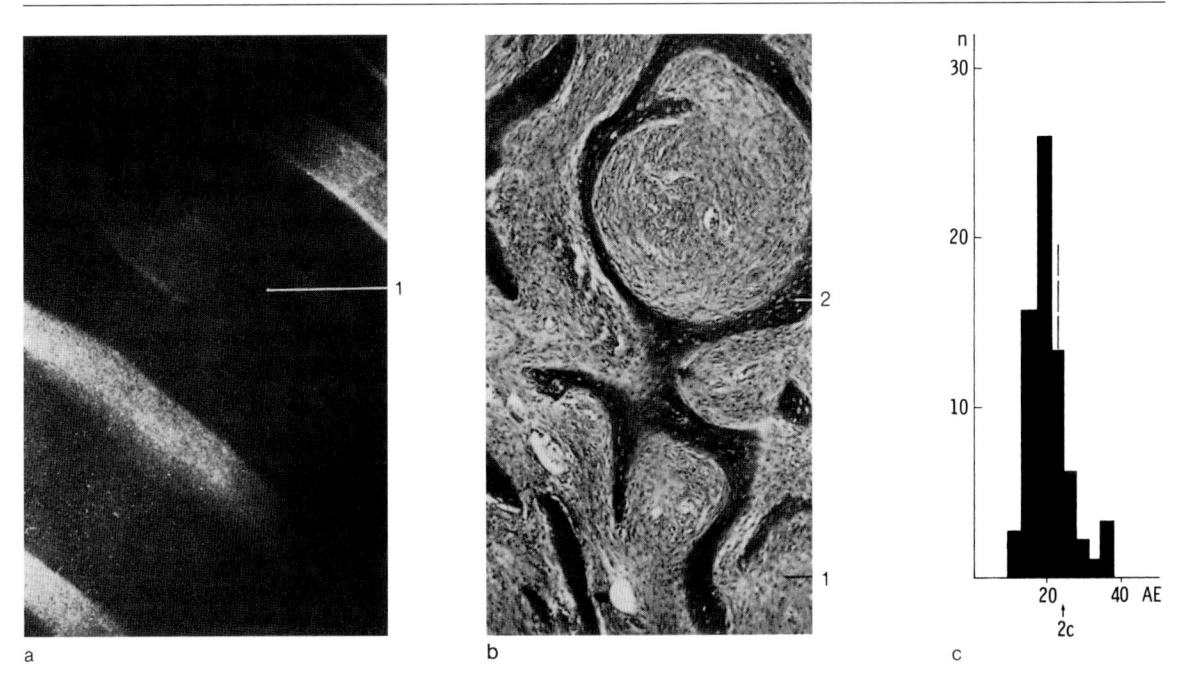

Abb. 1073 a–c. Fibröse Knochendysplasie Jaffe-Lichtenstein. **a** Röntgen: 9. Rippe; **b** Histologie: van Gieson, 25×; **c** Histogramm: DNS-Verteilung der Bindegewebszellen

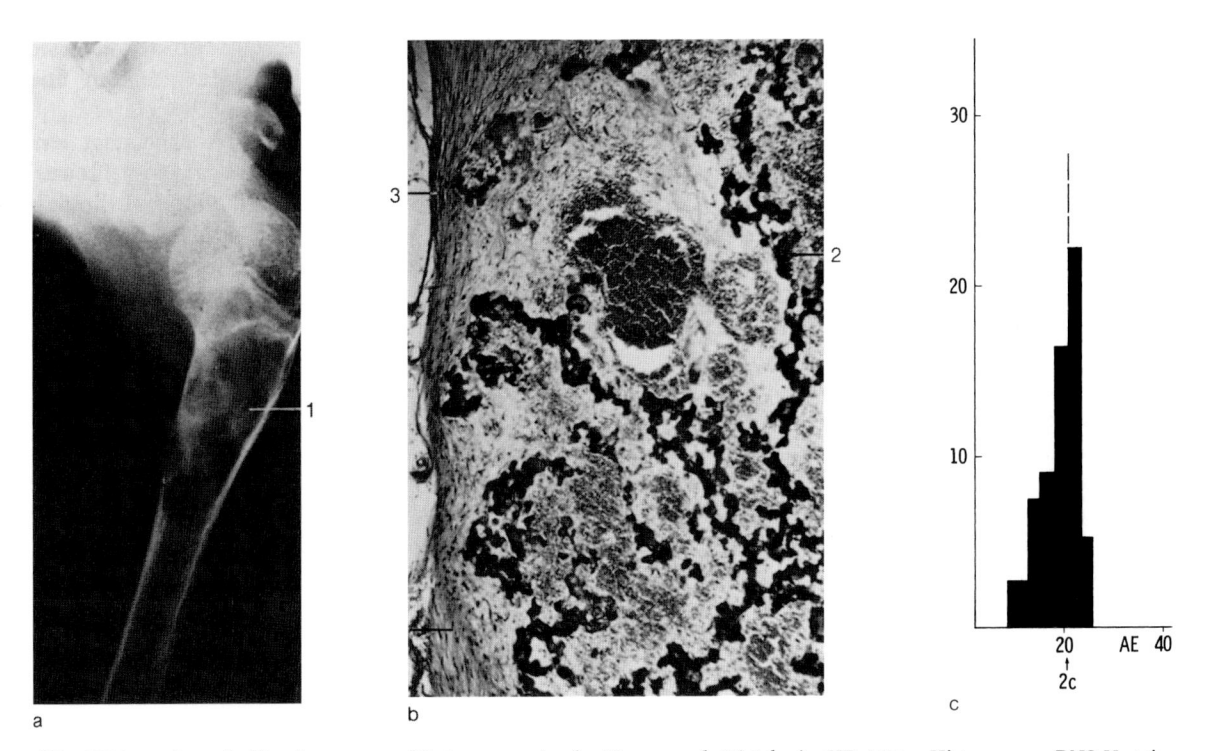

Abb. 1074 a–c. Juvenile Knochenzyste. **a** Röntgen: proximaler Humerus; **b** Histologie: HE, 25×; **c** Histogramm: DNS-Verteilung der Bindegewebszellen

Auch bei echten **gutartigen Knochentumoren** läßt sich mit Hilfe zytophotometrischer DNS-Messungen der Tumorzellen aus der DNS-Verteilung der gutartige Charakter der Geschwulst ablesen. Eine relativ häufige benigne Knochengeschwulst ist das *Osteoid-Osteom* (s. S. 274). In **Abb. 1075a** ist ein solcher Tumor im **Röntgenbild** in der distalen Tibia zu sehen *(1)*. Der Röhrenknochen ist hier aufgetrieben und durch eine ausgedehnte Osteosklerose stark verschattet. Der für das Osteoid-Osteom charakteristische „Nidus" ist in dieser Aufnahme nicht ersichtlich; er ist gewissermaßen in der perifokalen Sklerose „untergetaucht". Auf tomographischen Spezialaufnahmen kann der „Nidus" meist zur Darstellung gebracht werden. Die Außenkonturen des Knochens sind auch im aufgetriebenen Anteil scharf und glatt; eine Periostreaktion ist nicht ersichtlich.

Eine **histologische Beurteilung** dieser Läsion ist nur möglich, wenn bei der Biopsie bzw. Exzision der „Nidus" entfernt wurde und im histologischen Schnittpräparat auftritt. In **Abb. 1075b** sieht man ein zellreiches Tumorgewebe mit einem lockeren, gefäßreichen Stroma *(1)*. Darin finden sich zahlreiche unregelmäßige Osteoidtrabekel *(2)*, denen aktivierte Osteoblasten angelagert sind. Es werden auch etliche mehrkernige Riesenzellen vom Typ der Osteoklasten angetroffen. Die Fibrozyten- und Fibroblastenkerne des Stromas sind isomorph; sie können jedoch oft hyperchromatische Kerne besitzen. Es besteht keine verstärkte mitotische Aktivität. Das Stroma ist oft von Entzündungszellen durchsetzt.

Die zytophotometrischen DNS-Messungen der Tumorzellen (Fibrozyten, Fibroblasten, Osteoblasten, Osteoklasten) ergeben eine DNS-Verteilung, die für die absolute Gutartigkeit dieses Tumors spricht. Im **Histogramm** der **Abb. 1075c** besteht eine einzige Stammlinie im diploiden DNS-Bereich (2c). Die DNS-Werte sind eng um diesen Maximalwert gruppiert. Es werden nur ganz vereinzelt triploide Tumorzellen angetroffen. Polyploide Zellen fehlen. Es bestehen keine Hinweise auf eine Proliferationstendenz. Derartige Histogramme werden bei allen gutartigen Knochentumoren vorgefunden.

Bei sämtlichen von uns gemessenen **malignen Knochentumoren** hingegen fanden wir ein aneuploides DNS-Verteilungsmuster, wobei manchmal keine DNS-Stammlinie mehr auszumachen ist. Die Histogramme unterscheiden sich deutlich von denen, die an benignen Zellen gewonnen werden. Aus der Höhe und Verteilung der DNS-Werte lassen sich zusätzlich Rückschlüsse auf den Malignitätsgrad ziehen.

Beim *medullären Plasmozytom* (s. S. 362), dem häufigsten malignen Knochentumor, kann es manchmal am Biopsiematerial schwer sein, die tumorösen Plasmazellen von einer reaktiven Plasmozytose abzugrenzen. Mit Hilfe der DNS-Zytophotometrie ist eine Unterscheidung vielfach möglich. In **Abb. 1076a** sieht man ein medulläres Plasmozytom im Humerusschaft im **Röntgenbild** *(1)*. Die Spongiosa ist weitgehend zerstört, was zu einer Aufhellung geführt hat. Die Kortikalis ist zwar noch erhalten, jedoch stellenweise von innen her hochgradig verschmälert. Die endosteale Seite der Kortikalis ist rattenbißartig gewellt und aufgelockert.

Histologisch ist der Markraum von dicht gepackten, atypischen Plasmazellen durchsetzt; die Spongiosa weist starke Destruktionen auf. Wir sehen in **Abb. 1076b** einen dichten Zellrasen aus atypischen Plasmazellen unterschiedlicher Größe und Form. Die Kerne sind exzentrisch gelegen und meist hyperchromatisch und polymorph.

Das **DNS-Histogramm** in **Abb. 1076c** zeigt eindeutig, daß es sich um maligne tumoröse Plasmazellen handelt. Man erkennt eine kleinere diploide (2c) und eine sehr hohe tetraploide (4c) Stammlinie. Es überwiegen hier die tetraploiden Tumorzellen mit 47,5% gegenüber nur 12,6% diploiden Plasmazellen. 39% der Zellen sind aneuploid, wobei es sich vor allem um hyperdiploide, triploide und hypotetraploide Zellen handelt. In geringerer Zahl kommen auch hypodiploide und hypertetraploide Zellen sowie bis zu octoploide Zellen (8c) vor. Dieses DNS-Verteilungsmuster weist eindeutig auf ein malignes Tumorgewebe mit Proliferationstendenz hin.

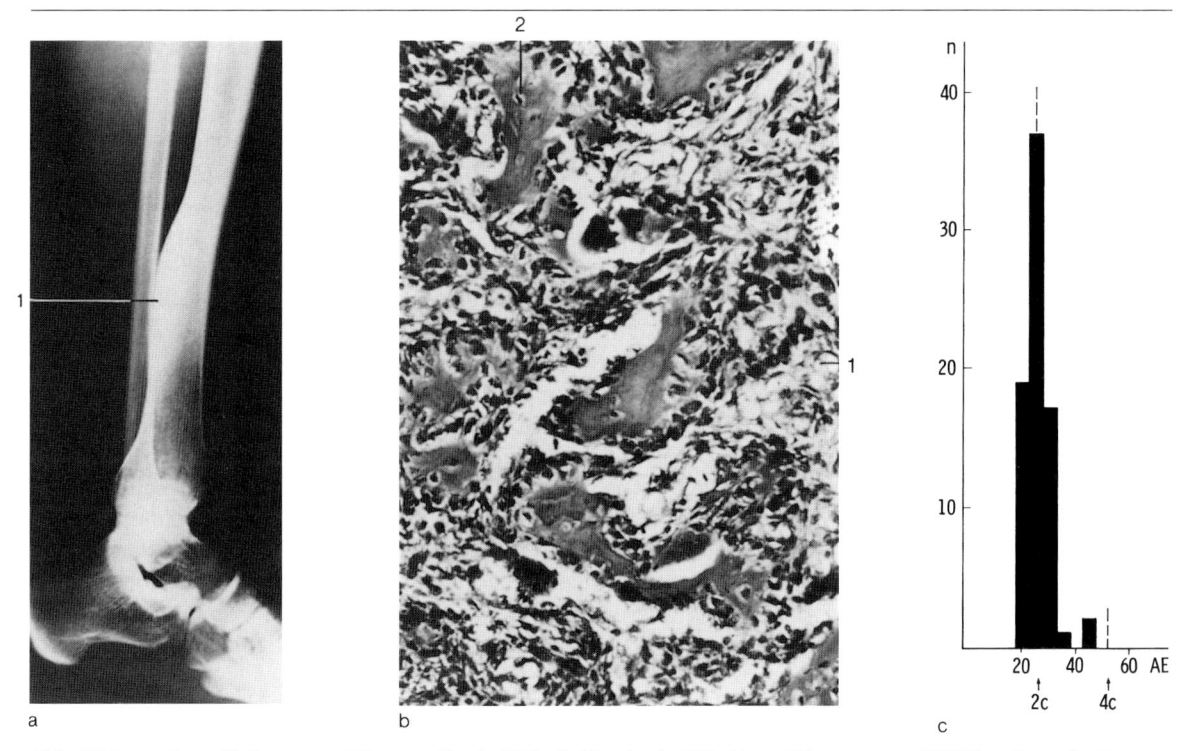

Abb. 1075 a–c. Osteoid-Osteom. **a** Röntgen: distale Tibia; **b** Histologie; HE, 40×; **c** Histogramm: DNS-Verteilung der Tumorzellen

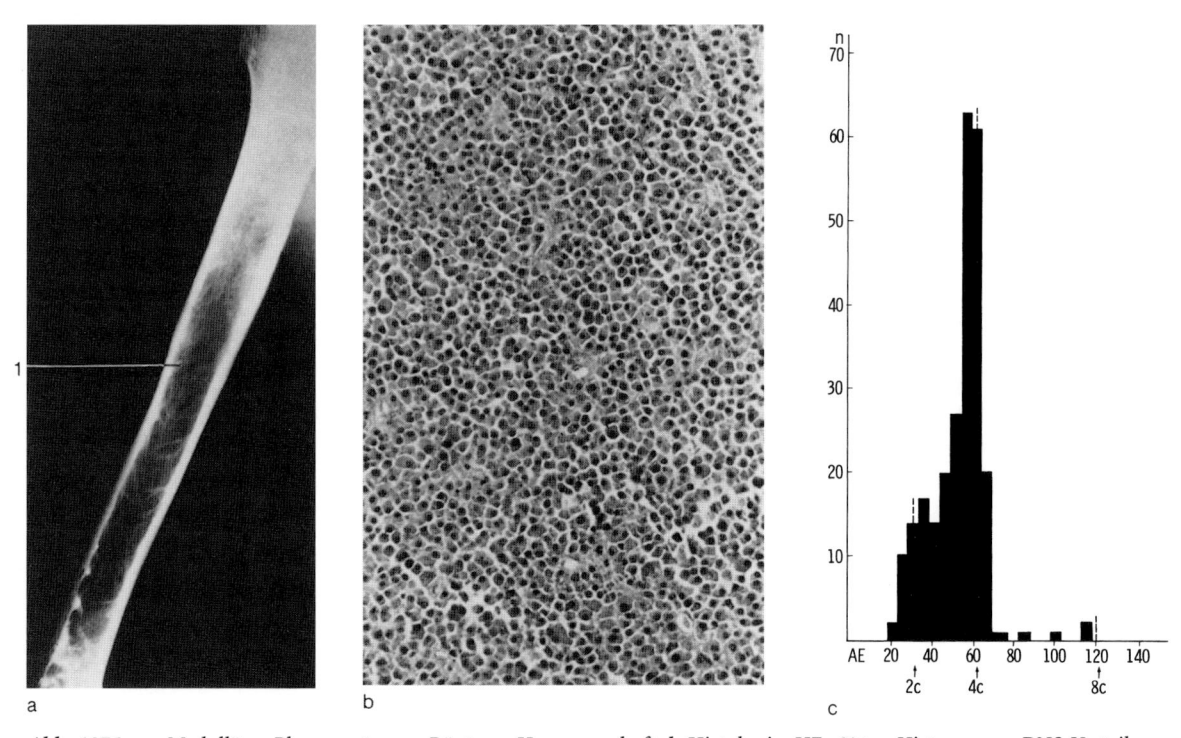

Abb. 1076 a–c. Medulläres Plasmozytom. **a** Röntgen: Humerusschaft; **b** Histologie: HE, 64×; **c** Histogramm: DNS-Verteilung der Tumorzellen

Eine besonders maligne Knochengeschwulst stellt das *Ewing-Sarkom* dar, das fast ausschließlich bei Kindern und Jugendlichen auftritt (s. S. 366). Der Tumor entsteht im Markraum eines Knochens, wo er sich schnell ausbreitet und schließlich den gesamten Knochen befällt.

Der häufigste radiologische Befund sind osteolytische Destruktionsherde im Knochen mit dazwischen gelegenen fleckigen Verdichtungen infolge einer reaktiven Knochenneubildung. In **Abb. 1077a** ist im **Röntgenbild** ein Ausschnitt des Humerus zu sehen, in dem sich ein Ewing-Sarkom entwickelt hat. In dieser Aufnahme lassen sich die intraossären Destruktionsherde nur erahnen. Man sieht jedoch deutliche Periostveränderungen *(1)*; denn der intramedulläre Tumor hat die Haversschen Kanälchen der Kortikalis durchsetzt und ist bis unter das Periost vorgedrungen. Das Periost ist an diesen Stellen angehoben; in der Außenschicht sind zwiebelschalenartige Verdichtungen infolge reaktiver periostaler Knochenneubildung zu sehen. Es besteht röntgenologisch eine große Ähnlichkeit mit einer Osteomyelitis, wozu meistens auch die klinische Symptomatik paßt. Ein solcher Röntgenbefund muß unbedingt durch eine repräsentative Knochenbiopsie und histologische Untersuchung abgeklärt werden.

Die **mikroskopische Interpretation** eines solchen Biopsiematerials kann große Schwierigkeiten bereiten, weil histologisch große Ähnlichkeit mit anderen tumorösen und nichttumorösen Knochenläsionen besteht und das Tumorgewebe oft ausgedehnte Nekrosen und Hämorrhagien aufweist. In **Abb. 1077b** sieht man das typische histologische Bild eines Ewing-Sarkoms: der Tumor setzt sich aus teils locker verteilten, teils dicht gepackten Rundzellen zusammen und weist keine differenzierten Gewebestrukturen auf. Die Tumorzellen haben die dreifache Größe von Lymphozyten und sind oft in Nestern inmitten des lockeren bindegewebigen Stromas zusammengelagert. Sie besitzen kleine rundliche, jedoch deutlich polymorphe Kerne, die stark hyperchromatisch sind. Mitosen werden meist nur selten angetroffen. Das Zytoplasma ist spärlich und undeutlich erkennbar.

Ausgedehnte Nekrosefelder im Tumorgewebe können die Diagnostik erheblich erschweren.

Bei einem Ewing-Sarkom in einem Humerus eines 20jährigen ergaben die zytophotometrischen DNS-Messungen eine DNS-Verteilung der Tumorzellen, die auf Malignität und Proliferationstendenz hinweist: Im **Histogramm** der **Abb. 1077c** sieht man, daß im Primärtumor diploide Zellen völlig fehlen. Es findet sich eine DNS-Stammlinie im hypertetraploiden Bereich, der sich bis zu octoploiden Werten (8c) erstreckt. Aneuploide Tumorzellen werden auch im triploiden, hypertetraploiden und hyperoctoploiden Bereich nachgewiesen. Insgesamt besteht eine sehr breite Streuung der DNS-Werte mit der deutlichen Tendenz zu höheren DNS-Werten im aneuploiden Bereich, was sowohl den malignen Charakter der Tumorzellen als auch eine starke Proliferationstendenz anzeigt. Somit belegen die zytophotometrischen DNS-Messungen einen malignen Tumor von hohem Malignitätsgrad.

Bei diesem Fall wurde auch Tumorgewebe von **Metastasen** in Leber und Milz zytophotometrisch analysiert. Hierbei zeigen die **Histogramme** in **Abb. 1077d und e** eine weitgehende Übereinstimmung mit dem Histogramm des Primärtumors. In den Lebermetastasen zeigt sich zwar eine DNS-Stammlinie im tetraploiden Bereich (4c), die jedoch sehr breit ist und in den hypotetraploiden und hypertetraploiden Bereich hineinreicht; es liegen hier somit viele aneuploide Zellen vor. Diploide Zellen fehlen. Außerdem beobachtet man hypooctoploide und hyperoctoploide Zellen.

Auch die Tumorzellen aus Milzmetastasen haben einen DNS-Verteilungsmodus, der auf einen Tumor hohen Malignitätsgrades hinweist. Es sind keine diploiden Zellen vorhanden. Die weitaus meisten Tumorzellen liegen im aneuploiden Bereich: hypotetraploide, hypertetraploide, hypooctoploide und einige hyperoctoploide Zellen. Dieses Histogramm ist praktisch identisch mit dem Histogramm aus dem Primärtumor. Mit diesen Histogrammen ist gleichzeitig die Zuverlässigkeit der zytophotometrischen DNS-Messungen aufgezeigt.

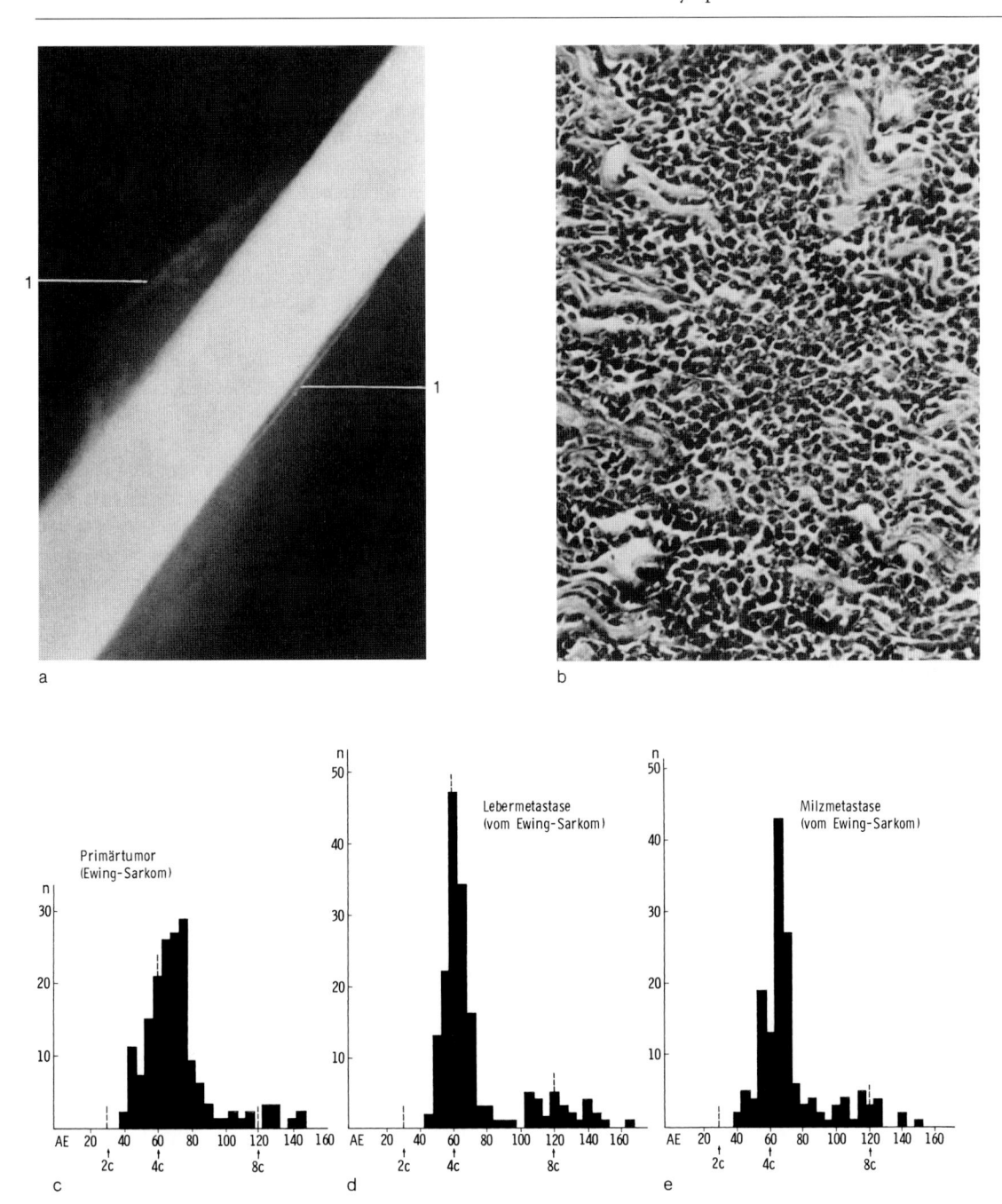

Abb. 1077 a–e. Ewing-Sarkom. **a** Röntgen: Humerus; **b** Histologie: HE, 40×; **c–e** Histogramme vom Primärtumor (**c**) und Metastasen in der Leber (**d**) und der Milz (**e**): DNS-Verteilung der Tumorzellen

Eine weitere bösartige Knochengeschwulst ist das *Osteosarkom*, das als hochmaligne gilt und frühzeitig Metastasen setzt. Aufgrund des radiologischen und histomorphologischen Strukturbildes lassen sich verschiedene Formen des Osteosarkoms unterscheiden (s. S. 288), die eine unterschiedliche Prognose haben (osteoblastisches, chrondroblastisches, fibroblastisches, teleangiektatisches, parosteales Osteosarkom). Ziel der zytophotometrischen DNS-Messungen der Tumorzellen ist es, einerseits den malignen Charakter der Geschwulst nachzuweisen und andererseits den jeweiligen Malignitätsgrad zu ermitteln.

Wie die **Röntgenaufnahme** in **Abb. 1078a** zeigt, kann ein weitgehend pathognomonischer Röntgenbefund vorliegen. Es handelt sich um ein osteoblastisches Osteosarkom der distalen Femurmetaphyse: Im distalen Femur finden sich ausgedehnte ungleichmäßige sklerotische Verdichtungen *(1)*, die den gesamten Markraum einnehmen und auch die Kortikalis einschließen. Der Tumor ist bereits aus dem Knochen ausgebrochen und hat sich im anliegenden Periost *(2)* und in die Weichteile ausgebreitet. Nach distal reicht er bis an die knorpelige Epiphysenfuge heran *(3)*. Ein solcher Röntgenbefund läßt bereits radiologisch ein Osteosarkom vermuten; andere Fälle sind jedoch oft nicht so pathognomonisch.

Wie in **Abb. 1078b** ersichtlich, ist – entsprechend dem Röntgenbefund – auch **makroskopisch** die distale Femurmetaphyse von einem dichten, knochenharten Tumorgewebe *(1)* durchsetzt. Dieses hat sich sowohl in der Spongiosa als auch in der Kortikalis ausgebreitet und ist in das Periost und die Weichteile vorgedrungen *(2)*. Es reicht nach distal bis an die Epiphysenfuge heran *(3)*.

Histologisch ist das Osteosarkom durch das Vorhandensein verschiedener Gewebe (sarkomatöses Stroma, Tumorosteoid, Tumorknochen, Tumorknorpel, Gefäßreichtum) gekennzeichnet. In **Abb. 1078c** ist das sarkomatöse Stroma fast vollkommen von homogenem eosinophilem Tumorosteoid *(1)* durchsetzt, in dem die osteoblastären Tumorzellen eingeschlossen sind. Diese haben polymorphe, hyperchromatische Kerne und lassen auch reichlich atypische Mitosen erkennen. Außerdem finden sich reichlich Osteoidtrabekel und Tumorknochenbälkchen *(2)*, die ebenfalls polymorphkernige Zellen enthalten. Die verschiedenen Gewebestrukturen sind innerhalb des Tumors schachbrettartig, jedoch ungleichmäßig verteilt. Um ein repräsentatives Bild zu gewinnen, sollten möglichst mehrere Gewebeproben aus verschiedenen Stellen des Tumors histologisch untersucht werden. Dies gilt auch für die zytologischen Untersuchungen und zytophotometrischen DNS-Messungen.

In **Abb. 1078d** ist das **Histogramm** eines Osteosarkoms aufgezeichnet. Als Ausdruck der klonalen Heterogenität und starken Proliferationstendenz der verschiedenen Tumorzellen erstrecken sich die DNS-Werte über mehrere Ploidiestufen bis über den octoploiden Wert (8c) hinaus. Es werden zwar noch ein paar diploide Tumorzellen (2c) gemessen; die allermeisten Zellen liegen jedoch im höheren DNS-Bereich. 98% der Tumorzellen werden im aneuploiden Bereich angetroffen, die meisten im hyperdiploiden, triploiden und hypotetraploiden Bereich. Zahlreiche Zellen liegen zwischen dem tetraploiden (4c) und octoploiden (8c) DNS-Wert, wobei hier keine Stammlinie erscheint. Einige Zellen haben einen hyperoctoploiden DNS-Wert. Ein solches Histogramm weist auf einen hochmalignen Tumor mit starker Proliferationstendenz hin. Trotz der Inhomogenität des osteosarkomatösen Tumorgewebes mit unterschiedlichen Tumorzellpopulationen (osteoblastisch, fibromatös, chondroblastisch) werden in den verschiedenen Osteosarkomen immer wieder übereinstimmende Histogramme festgestellt. Aus der Anzahl der aneuploiden Tumorzellen und dem Ausmaß der Verschiebung der Meßwerte in höhere DNS-Bereiche läßt sich auf den jeweiligen Malignitätsgrad rückschließen.

11. Zytophotometrie von Knochentumoren 551

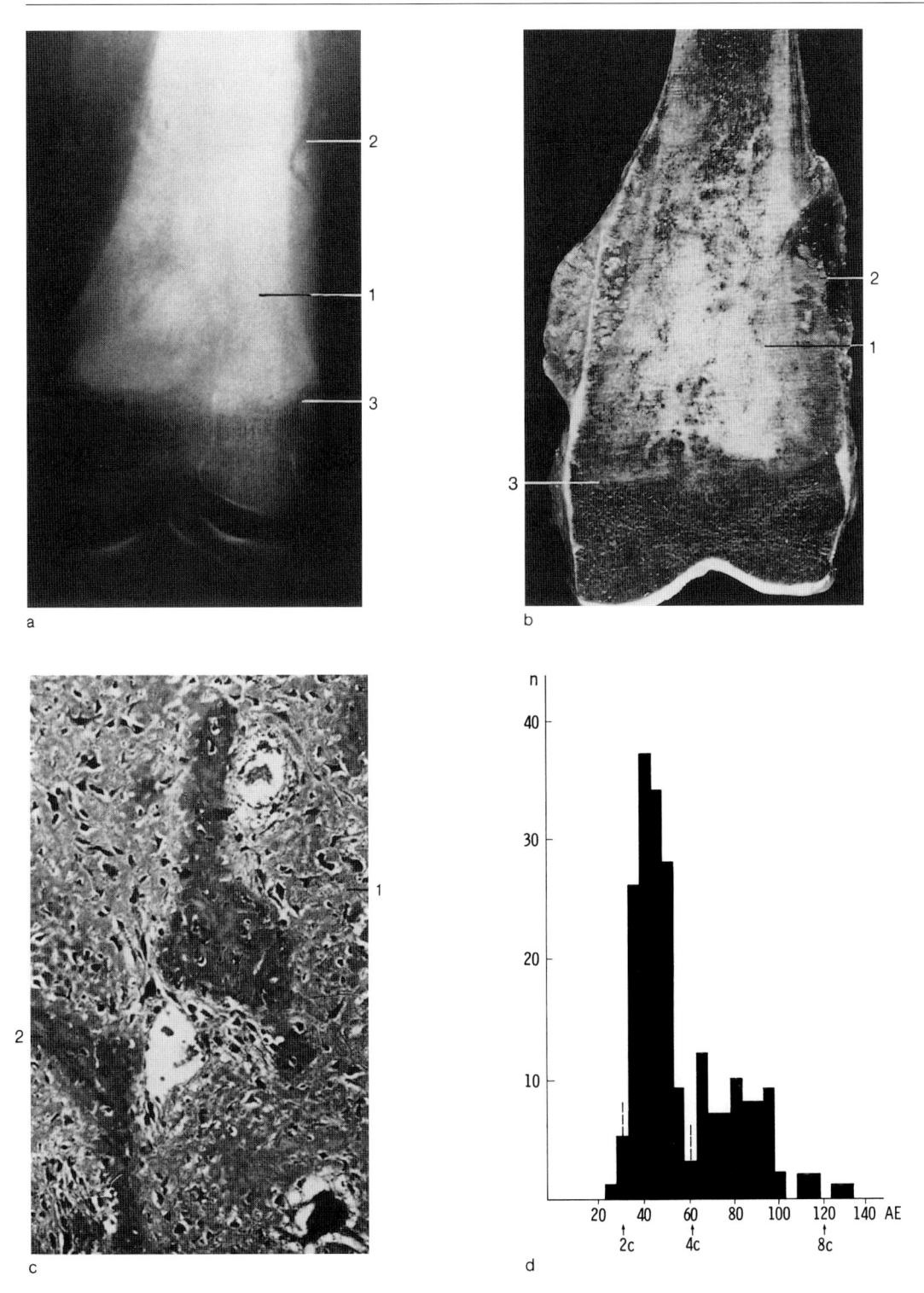

Abb. 1078 a–d. Osteoblastisches Osteosarkom. **a** Röntgen: distale Femurmetaphyse; **b** Makroskopie: distale Femurmetaphyse; **c** Histologie: van Gieson, 64×; **d** Histogramm: DNS-Verteilung der Tumorzellen

Die zytophotometrischen DNS-Messungen von radiologisch und histologisch eindeutig zu diagnostizierenden benignen und malignen Knochentumoren haben gezeigt, daß in den meisten Fällen die Dignität aus den Histogrammen ersichtlich ist. Von größtem diagnostischen Wert kann darüber hinaus die DNS-Zytophotometrie bei Tumoren sein, deren histologische Strukturen schwer zu interpretieren oder die in ihrer biologischen Wertigkeit vom histologischen Bild her schwer zu erfassen sind. Es handelt sich hierbei vor allem um die *semimalignen Knochentumoren* oder Tumoren fraglicher Dignität.

Eine solche niedrigmaligne oder auch semimaligne Geschwulst stellt das sog. *Adamantinom der langen Röhrenknochen* dar (s. S. 398). Das **Röntgenbild** in **Abb. 1079a** ist gekennzeichnet durch oft mehrere große Destruktionsherde *(1)* in der mittleren und distalen Tibia. Zwischen diesen Osteolysen finden sich unregelmäßige sklerotische Verdichtungen. Die Läsion umfaßt sowohl die Spongiosa als auch die Kortikalis. Der Knochen ist in diesem Bereich buckelig aufgetrieben.

Wie in **Abb. 1079b** erkennbar, besteht der Tumor aus einem lockeren fibrösen Stroma mit isomorphen Fibrozyten *(1)*, die schlanke Kerne besitzen, und eingelagerter Gruppen und Strängen dichter zusammenliegender Tumorzellen *(2)*, die Nerven- oder Muskelfasern ähneln. Bei epithelialer Ausdifferenzierung liegen hier polygonale Zellen mit eosinophilem Zytoplasma vor. Es besteht häufig ein basaloides Gewebemuster, in dem jedoch keine auffällige Zell- und Kernpolymorphie vorhanden ist.

Das Adamantinom der langen Röhrenknochen gehört zu den langsam wachsenden Geschwülsten mit geringem Malignitätsgrad, jedoch mit hoher Rezidivrate. Entsprechend findet sich im **Histogramm** in **Abb. 1079c** bezüglich der epitheloiden „Ameloblasten" als auch für die stromalen Fibroblasten eine DNS-Stammlinie im tetraploiden Bereich (4c), der jedoch viele hypotetraploide und hypertetraploide Zellen zugeordnet sind. Die ebenfalls vorhandenen aneuploiden Zellen weisen auf die semimaligne Wachstumsform dieser eigenartigen Geschwulst hin; sie sind Ausdruck einer stattfindenden gesteigerten DNS-Synthese und kennzeichnen eine gesteigerte Proliferationstendenz.

Eine seltene Knochengeschwulst, die große diagnostische Probleme aufwerfen kann und den semimalignen Tumoren zugeordnet wird, ist das *Chondromyxoidfibrom* (s. S. 242). In den Röhrenknochen besteht **röntgenologisch** in einer Metaphyse meist eine exzentrisch gelegene, ovoide Knochenzyste, die von einer schmalen Randsklerose scharf begrenzt wird. In **Abb. 1080a** hat das zytophotometrisch untersuchte Chondromyxoidfibrom der proximalen Tibia eine extrem exzentrische Lage *(1)* und ist lediglich an einer breitbuchtigen Arrosion der Kortikalis erkennbar.

Vom **histologischen Bild** her kann die Entscheidung zwischen „Gutartigkeit" und „Bösartigkeit" schwer sein. Wie in **Abb. 1080b** zu erkennen ist, hat der Tumor einen lappigen Aufbau aus einem lockeren Netzwerk von bipolaren, spindeligen und multipolaren, sternförmigen Zellen. Charakteristisch ist eine starke Kern- und Zelldichte in der Läppchenperipherie. Im Schnitt wechseln unreife, zelldichte Felder mit myxomatösen und chondroiden Abschnitten. Es bestehen eine nur begrenzte Gutartigkeit und eine Neigung zu Rezidiven, die in 25% der Fälle beobachtet werden.

Wie das **Histogramm** in **Abb. 1080c** zeigt, sind die Tumorzellen – entsprechend der klinisch zu beobachtenden Proliferationstendenz – polyploid mit einer DNS-Stammlinie im hypotetraploiden Bereich. Das auffallend breite DNS-Spektrum erstreckt sich vom hypodiploiden bis zum hypertetraploiden Bereich, wobei am häufigsten triploide Zellen angetroffen werden. Die recht zahlreichen aneuploiden Zellen kennzeichnen die Proliferationstendenz und die Semimalignität des Chondromyxoidfibroms. Bei echtem malignem Tumorwachstum wären höhere aneuploide DNS-Werte über den octoploiden Bereich hinaus zu erwarten.

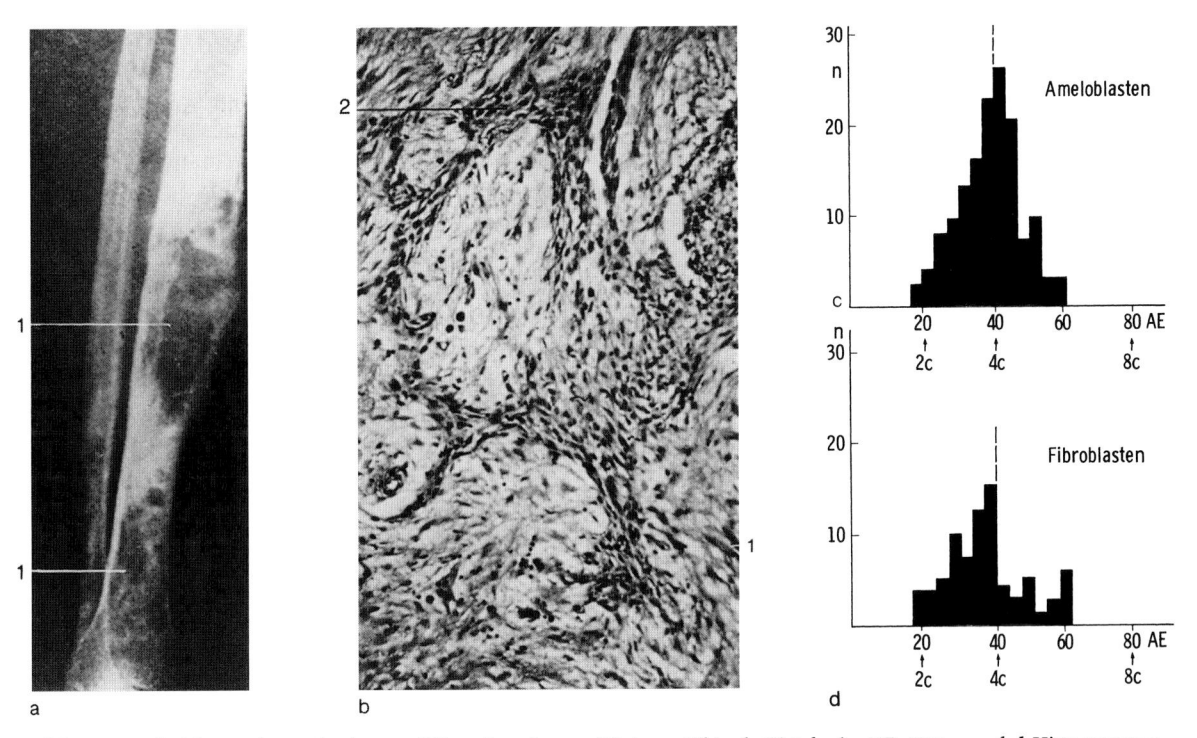

Abb. 1079 a–d. Adamantinom der langen Röhrenknochen. **a** Röntgen: Tibia; **b** Histologie: HE, 40×; **c** und **d** Histogramme: Ameloblasten (c) und Fibroblasten (d): DNS-Verteilung der Tumorzellen

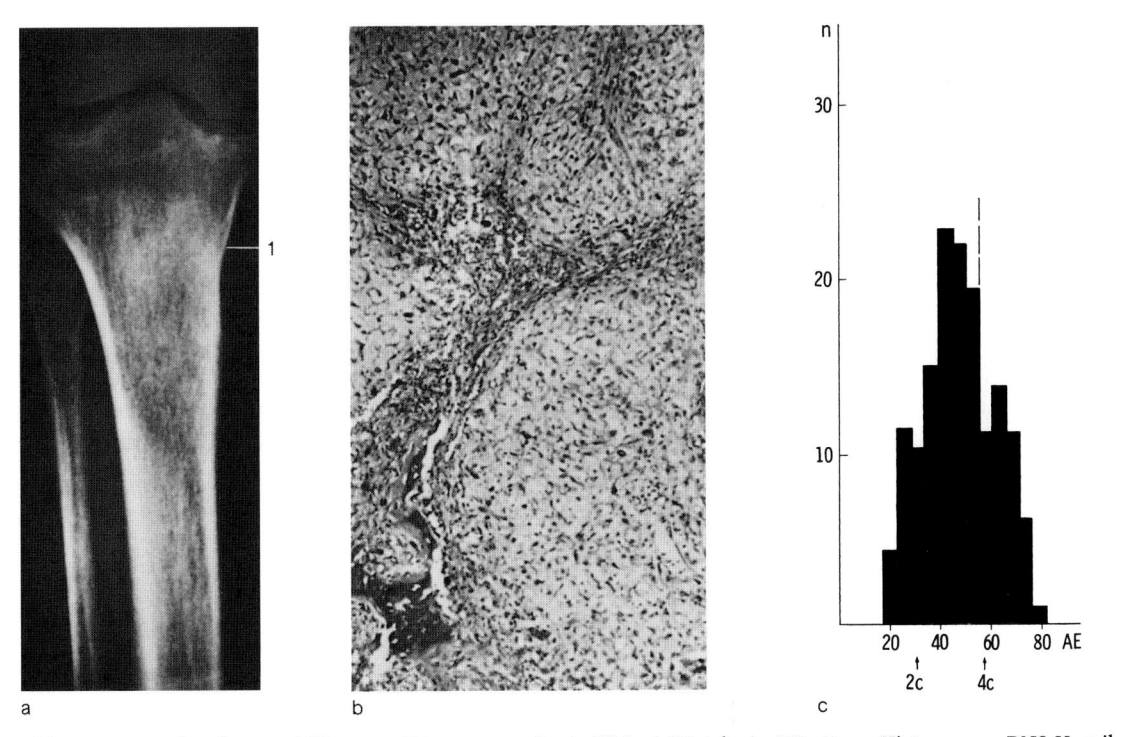

Abb. 1080 a–c. Chondromyxoidfibrom. **a** Röntgen: proximale Tibia; **b** Histologie: HE, 40×; **c** Histogramm: DNS-Verteilung der Tumorzellen

Beim **Osteoklastom** (s. S. 351) ist es bekanntlich besonders schwierig, die Dignität aus dem histologischen Strukturbild abzulesen. Röntgenologisch besteht meist eine exzentrische Osteolyse in der Epiphyse, die auf die benachbarte Metaphyse übergreifen kann. Histologisch unterscheiden wir drei verschiedene Differenzierungsgrade dieses Tumors, was jedoch am Mikroskop außerordentlich schwer sein kann. Darüber hinaus wissen wir, daß mit diesem „grading" nur eine beschränkte Aussage über die Prognose gemacht werden kann; denn es wurde auch bei einem Osteoklastom Grad I später das Auftreten von Metastasen beschrieben. Die zytophotometrischen DNS-Messungen lassen eine objektive Bestimmung des Differenzierungsgrades zu und erlauben eine sichere prognostische Aussage.

In **Abb. 1081a** sehen wir das **histologische Bild** eines „gutartigen" *Osteoklastoms, Grad I*. Der Tumor besteht aus einem lockeren, gefäßreichen Stroma, in dem in gleichen Abständen zueinander zahlreiche mehrkernige Riesenzellen vom Typ der Osteoklasten eingelagert sind. Die stromalen Spindelzellen besitzen gleichförmige ovale bis längliche Kerne ohne Hyperchromasie. Mitosen sind selten. Die Riesenzellen sind groß und besitzen oft sehr zahlreiche isomorphe Kerne. Im Tumorgewebe wird kein Osteoid, Knochen- oder Knorpelgewebe angetroffen.

Die zytophotometrischen DNS-Messungen der Zellen aus einem solchen Tumor bestätigen die relative Gutartigkeit. In **Abb. 1081b** ist das **Histogramm** aufgezeichnet. Wir sehen eine einzige DNS-Stammlinie im diploiden Bereich (2c), um die sich die DNS-Werte sehr eng gruppieren. Nur ganz wenige DNS-Werte erstrecken sich in den hyperdiploiden Bereich, was auf eine geringe Proliferationstendenz hinweist. Es werden keine polyploiden oder aneuploiden Tumorzellen nachgewiesen. Die Dignität eines solchen Osteoklastoms könnte damit als gutartig bewertet werden; jedoch wissen wir, daß auch solche Osteoklastome eine ungewisse Dignität haben und trotz benignem Histogramm Metastasen hervorrufen können.

Ein *Osteoklastom, Grad III* stellt eindeutig ein Knochensarkom dar und ist histologisch meist einwandfrei als maligne Geschwulst zu erkennen. Entsprechend zeigen dann auch die DNS-Histogramme ein malignes DNS-Verteilungsmuster an.

Besonders schwierig ist jedoch die Befundung eines *Osteoklastoms, Grad II*, bei dem die histologischen Kriterien nicht scharf abgegrenzt sind. Hierbei kann die zytophotometrische DNS-Messung recht hilfreich sein. In **Abb. 1082a** sehen wir das histologische Bild eines Osteoklastoms, Grad II. Gegenüber der „gutartigen" Form tritt das spindelzellige Stroma mehr in den Vordergrund, während die osteoklastären Riesenzellen an Zahl und Größe reduziert sind; sie besitzen meist auch weniger Kerne. Auch die Verteilung der Riesenzellen ist im Tumorgewebe ungleichmäßiger. Die Spindelzellen besitzen unterschiedliche, teils hyperchromatische und manchmal sogar polymorphe Kerne, in denen immer wieder auch Mitosen beobachtet werden. Trotz einer gewissen Unruhe im histologischen Aufbau liegt noch kein eindeutiges sarkomatöses Stroma vor.

Im **DNS-Histogramm** spiegelt sich die deutliche Proliferationstendenz des Tumorgewebes wider. In **Abb. 1082b** sieht man, daß keine diploiden Tumorzellen mehr vorkommen. Es besteht eine deutliche DNS-Stammlinie im tetraploiden Bereich (4c), der viele hypotetraploide und hypertetraploide Zellen angelagert sind. Aneuploide Tumorzellen finden sich in geringer Zahl zwischen den tetraploiden (4c) und octoploiden (8c) DNS-Werten. Einige Tumorzellen haben einen hyperoctoploiden DNS-Gehalt. Es bestehen im Osteoklastom, Grad II somit eine gewisse Polyploidie und Aneuploidie der Tumorzellen, die jedoch nur gering ausgeprägt sind. Dies ist ein Hinweis auf eine deutliche Proliferationstendenz und eine Neigung zur malignen Entartung bzw. auf eine maligne Potenz. Ein wirkliches malignes Tumorwachstum kann jedoch noch nicht ermittelt werden.

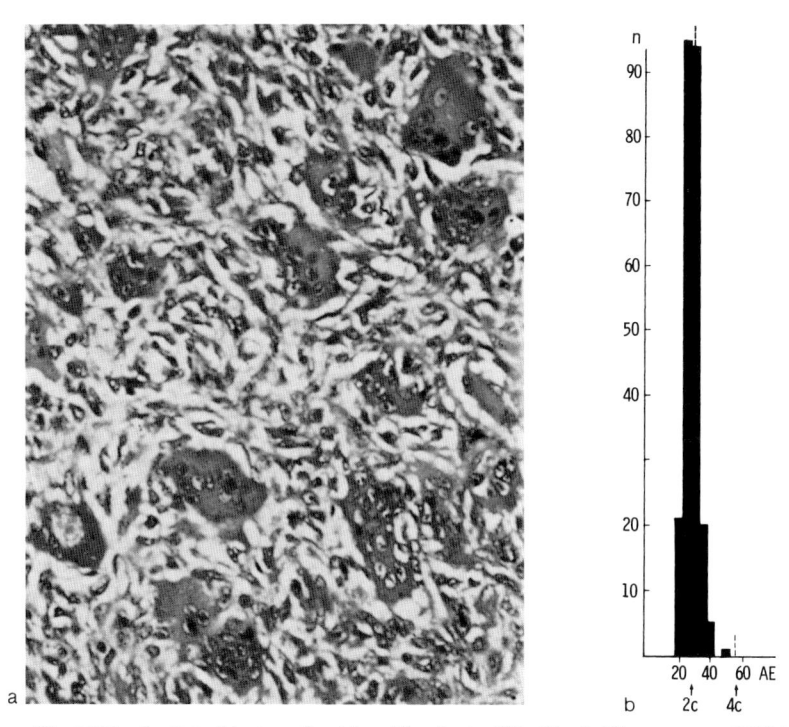

Abb. 1081 a, b. Osteoklastom Grad I. **a** Histologie: HE, 64×; **b** Histogramm: DNS-Verteilung der Tumorzellen

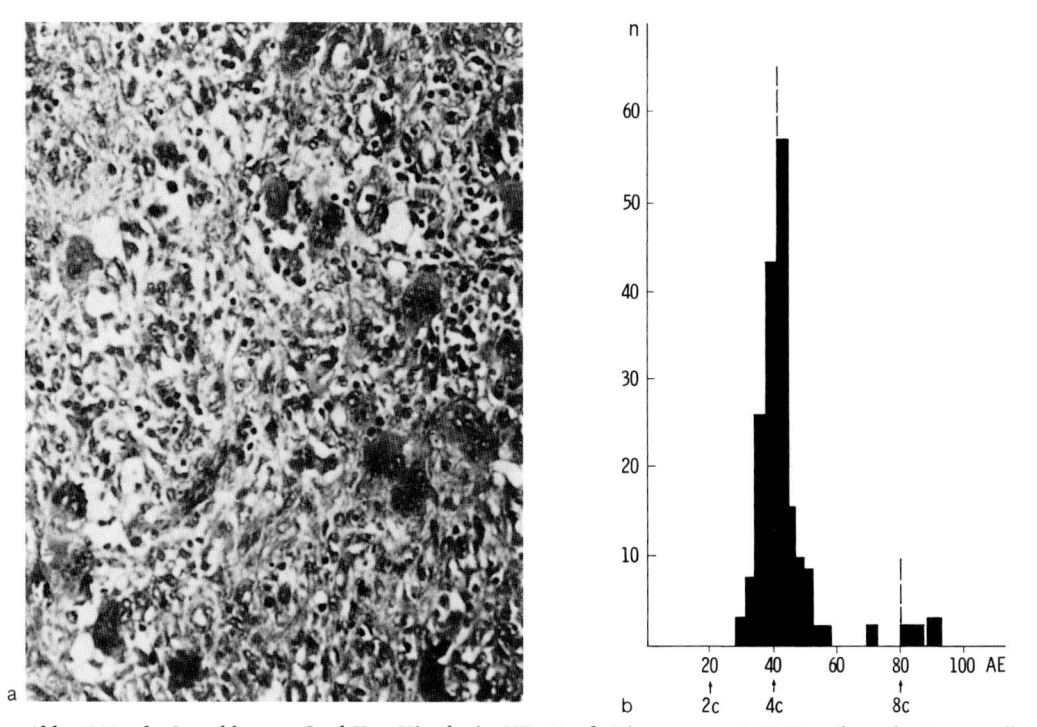

Abb. 1082 a, b. Osteoklastom Grad II. **a** Histologie. HE, 64×; **b** Histogramm: DNS-Verteilung der Tumorzellen

Basierend auf dem DNS-Verteilungsmuster in den einzelnen Knochentumoren kann durch ein komplexes Rechenverfahren („Algorithmus") der jeweilige **DNS-Malignitätsgrad** ermittelt und damit Auskunft über die Prognose gegeben werden.

Wir haben in unserem Institut die an verschiedenen benignen, semimalignen und malignen Knochentumoren zytophotometrisch ermittelten DNS-Werte der Tumorzellen in diese Rechnung eingebracht und die Ergebnisse in ein übersichtliches Diagramm eingetragen. Hierbei wurden auch einige nichttumoröse Knochenläsionen mitgemessen und berechnet, um einen gesicherten Ausgangswert im absolut benignen Bereich zu erlangen. Innerhalb dieses Diagramms gruppieren sich die aus den zytophotometrischen Messungen ermittelten Berechnungswerte entsprechend dem Malignitätsgrad des jeweiligen Tumorgewebes und steigen mit zunehmendem Malignitätsgrad an. Die Gesamthöhe dieses Anstieges der Berechnungswerte wurde in 3 gleiche Teile aufgeteilt, was eine objektive Klassifizierung der Malignitätsgrade darstellt. Damit lassen sich 3 Malignitätsgrade definieren, in die die jeweils gemessene und berechnete Geschwulst fällt.

In **Abb. 1083** sind diese Ergebnisse übersichtlich in einem **Diagramm** aufgezeichnet. Man erkennt, daß nichttumoröse Knochenläsionen (*Synovitis* = Sy., *Osteomyelitis* = OY) und gutartige Knochentumoren (*Osteoid-Osteom* = O-O, *Enchondrom* = EN) auf der „Nullinie" liegen und damit als gutartig gekennzeichnet sind. Bei den malignen Knochengeschwülsten unterscheiden wir **drei Malignitätsgrade**, die im Diagramm eingezeichnet sind. Unter den *Osteosarkomen* (O) haben die meisten den Malignitätsgrad 3; einige haben jedoch den Malignitätsgrad 2, und bei einem Osteosarkom stellen wir einen niedrigen Malignitätsgrad 1 fest. Das *medulläre Plasmozytom* (P) hat bei unseren DNS-Messungen den Malignitätsgrad 1 und 2. Ein *Chondrosarkom* (C) weist einen niedrigen Malignitätsgrad (Grad 1) auf; es können aber auch Chondrosarkome höheren Malignitätsgrades auftreten. Ebenso kommen *Osteoklastome* (K) aller drei Malignitätsgrade vor. Ein *Hämangiosarkom* des Knochens (H), ein *Fibrosarkom* (F) und ein *synoviales Sarkom* (S) erwiesen sich als Geschwülste mittleren Malignitätsgrades (Grad II). Bei allen *Ewing-Sarkomen* (E) und beim *malignen fibrösen Histiozytom* (MFH) stellten wir den Malignitätsgrad III fest.

In diesem Diagramm sind nur einige Knochensarkome nach ihrem Malignitätsgrad aufgeschlüsselt eingetragen. Bei diesen Geschwülsten haben katamnestische Untersuchungen gezeigt, daß der von uns ermittelte Malignitätsgrad mit der Rezidivrate, dem Auftreten von Metastasen und der Überlebenszeit korreliert. Diese Untersuchungen haben wir mittlerweile an über 1000 verschiedenen Knochengeschwülsten durchgeführt. Katamnestische Untersuchungen und Überprüfungen der Überlebenszeiten haben die prognostischen Aussagen unserer zytophotometrischen DNS-Messungen weitgehend bestätigt. Somit haben sich insgesamt die zytophotometrischen DNS-Messungen zur Unterscheidung von gutartigen und bösartigen Knochentumoren und zur Ermittlung des jeweiligen Malignitätsgrades bewährt. Sie bilden bei der Diagnostik eine wertvolle Entscheidungshilfe und sollten Eingang in die Routinediagnostik finden.

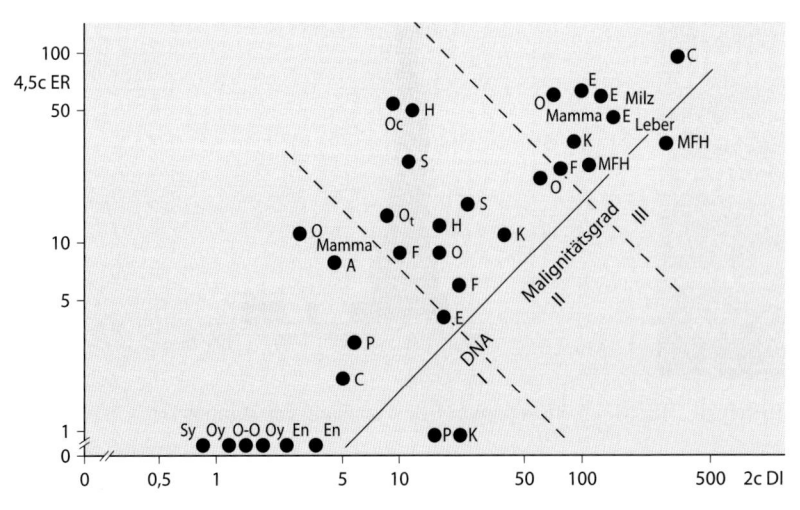

Abb. 1083. Objektives „grading" der Knochentumoren durch quantitative zytophotometrische DNS-Messungen der Tumorzellen (4,5cER = 4,5c-exceeding rate; 2cDi = 2c-deviating index) (siehe auch Böcking 1982)

12. Molekulare Pathologie

In unserer Zeit hat sich das Interesse der weiterführenden Diagnostik der **Molekularpathologie** zugewandt, wobei insbesondere bei Tumoren deren Entstehung aufgrund der genetischen Konstitution und deren Progression erfaßt werden soll. Hiermit wird – basierend auf der molekularen Biologie von Knochenbildung und -umbildung – das biologische Phänomen der malignen Transformation eruiert. Dabei werden spezielle **molekulare Techniken** eingesetzt, die mit der Extraktion und Analyse der DNA, RNA oder Proteinen einhergehen. Mit der **Hybridisierung** nach Southern werden die Längen der Restriktionsfragmente analysiert. Dabei wird genomische DNA mit bestimmten Enzymen geschnitten, die ursprünglich aus Bakterien isoliert wurden. Diese Restriktionsendonukleasen erkennen spezifische Erkennungssequenzen von 4 bis 10 Nukleotiden. Die durch die Restruktionsendonukleasen geschnittene genomische DNA wird auf einem Agarosegel elektrophoretisch aufgetrennt und dann auf eine Nylonmembran transferiert („Southern blot"). Mittels zumeist radioaktiven DNA-Sonden können jetzt durch Hybridisierung spezifische DNA-Fragmente in Form von einzelnen Banden dargestellt werden. Der Southern blot ist hilfreich bei der Untersuchung von Gen-Umlagerungen im Genom, wie sie z. B. bei der normalen Lymphozytenreifung im Knochenmark und Thymus entstehen, aber auch bei chromosomalen Translokationen, die ursächlich an der Entstehung der meisten Tumoren beteiligt sind. Daher kann man mit dem Southern blot Translokationen in allen Genen nachweisen, ohne die genaue Stelle kennen zu müssen, an der die Gen-Umlagerung erfolgt ist, wie es beispielsweise bei dem Nachweis der Gen-Umlagerungen mit Hilfe der PCR nötig ist. Ein Southern blot war früher auch für die Ermittlung der Restriktionslängenpolymorphismen (RFLPs) von Bedeutung, womit unterschieden werden kann, welches Allel eines Gens von der Mutter und welches vom Vater weitervererbt wurde. Heute wurde diese Anwendung durch die Genomtypisierung mit Hilfe der PCR-Amplifikation von Mikrosatelliten abgelöst. Im Gegensatz zum Southern blot dient der „Northern blot" zur Untersuchung der Genexpression anhand von qualitativ hochwertiger RNA, die aus den Geweben und Zellen isoliert wurde. Für die moderne molekulare Diagnostik werden heute anstatt der „Southern" und „Northern blots" Amplifikationstechniken, die auf der **Polymerase-Ketten-Reaktion** („PCR") beruhen, eingesetzt: Die PCR aus genomischer DNA dient zum Nachweis von Gendeletionen („loss of heterozygosity", LOH), zum Nachweis der Genumlagerungen („Rearrangement") der T-Zell-Rezeptor- und Immunglobulin-Gene, dem Nachweis genomischer chromosomaler Translokationen sowie zur Amplifikation von Mikrosatelliten. Die „RT-PCR" aus cDNA, die nach Umschreiben der RNA mit Hilfe der reversen Transkriptase („RT") synthetisiert wird, dient heute vielfach dem Nachweis der Genexpression und dem Nachweis von chromosomalen Translokationen. Mit der RT-PCR können abnorme Transkripte nach chromosomalen Translokationen mit Genfusionen (BCR-ABL bei der chronischen myeloischen Leukämie oder EWS-FLI-I beim Ewing-Sarkom) nachgewiesen werden. Modernste Techniken kombinieren die PCR und RT-PCR mit der Hybridisierung der PCR-Produkte mit fluoreszenzmarkierten Sonden und erlauben so eine Quantifizierung des Gengehalts (Amplifikation, Deletion) und der Genexpression („real time PCR"). Diese Techniken verdrängen daher zunehmend die älteren Techniken der Southern- und Northern blot, ohne sie jedoch für alle Anwendungsbereiche zu ersetzen.

Unter den diagnostischen Methoden der Molekularen Pathologie kommen generell folgende Techniken zur Anwendung:

- **Hybridisierungstechniken** (einschließlich *In-situ-Hybridisierung* direkt in Geweben und Zellen)
- **DNA-Amplifizierungstechniken**
  - unter Anwendung der *Polymerase-Kettenreaktion = PCR* bei kleinen Mengen von Nukleinsäuren.
  - *SSCP-Elektrophorese* zum Nachweis von Polymorphismen im Gen (**Abb. 1084**).
- **Sequenzierungstechniken** (mit Hilfe der *Dideoxy-Terminationstechnik* zur vollautomatischen Durchführung der Sequenzreaktionen, die Gelanalyse und computergestützte Sequenzauswertung)
- **Technik der Fluoreszenz-in-situ-Hybridisierung (FISH)** (zur numerischen und strukturellen Analyse der Chromosomenveränderungen mit Hilfe von Fluoreszenzsignalen) (**Abb. 1085**)
- **Technik der comparativen genomischen Hybridisierung (CGH)** (zum Nachweis von unbekannten chromosomalen Veränderungen in soliden Tumoren)

Wie bei allen Tumoren so spielt auch bei den Knochentumoren die Akkumulation genetischer Defekte eine entscheidende Rolle. Mutationen im Genom lassen sich mit den Methoden der Molekularpathologie darstellen. Es werden insbesondere die **Onkogene** erfaßt, bei denen bereits die Mutation eines einzelnen Allels zur malignen Transformation führt (dominante Ontogene) und solche, bei denen Mutationen gleichzeitig in beiden Allelen vorliegen müssen, um einen malignen Tumor hervorzurufen (rezessive Ontogene).

Aus molekularpathologischer Sicht unterscheiden wir bei den malignen Knochentumoren zwei Gruppen:

1. Tumoren mit bekannten molekularen Alterationen, die eine wesentliche Rolle bei der Pathogenese des Tumors spielen, sind seltener.
2. Tumoren mit weit gespreizten Genomveränderungen, die sich in multiplen kumulativen Schritten entwickeln, sind häufig.

Dabei ist es wahrscheinlich, dass bei diesen Tumoren die primär auslösenden genetischen Veränderungen bislang nicht bekannt sind. Unter dem Einfluß molekularer Mechanismen lassen sich bei den malignen Tumoren hinsichtlich ihrer Pathogenese verschiedene Typen unterscheiden:

1. Ein Gen mit negativem wachstumsregulierenden Effekt (Tumor-suppressor-Gen) ist verändert oder verloren.
2. Ein Gen mit positiver Wachstumsregulation ist aktiviert durch Hochregulation und Alteration (Mutation), das seine transformierende Aktivität erhöht.
3. Die Fusion zweier Gene durch Translokation erzeugt ein neues hybrides Gen, dessen Protein ein verändertes Expressionsmuster in dem Gewebe und eine unterschiedliche Spezifität in Protein/DNA- oder/und Protein/Protein-Interaktionen aufweist.
4. Ein Gen, das die Stabilität der genauen DNS-Transkription (DNA-Reparatur-Gen) beeinflußt, ist verändert oder verloren.

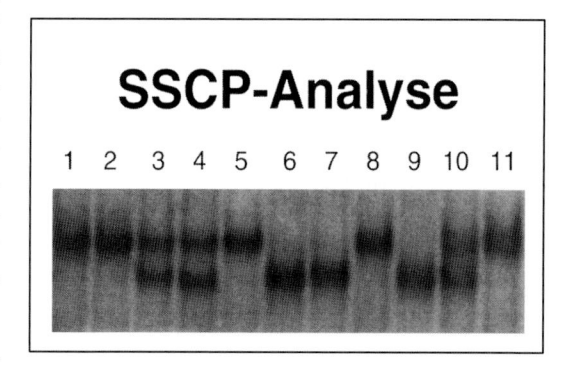

Abb. 1084. SSCP-Elektrophorese zum Nachweis von Polymorphismen im Gen des Transkriptionsfaktors AP-2β. Bei 11 Patienten wurde mittels PCR ein Teil des Exons 5 aus dem AP-2β Gen amplifiziert. In der größeren Bande liegt ein CAC-Repeat 5mal vor, in der kleineren Bande nur 4mal. Beide Allele (kurz und lang) kommen jeweils homozygot oder heterozygot vor. (Aus C. Thomas: Histopathologie, Schattauer Verlag, Stuttgart 1998, R. Büttner)

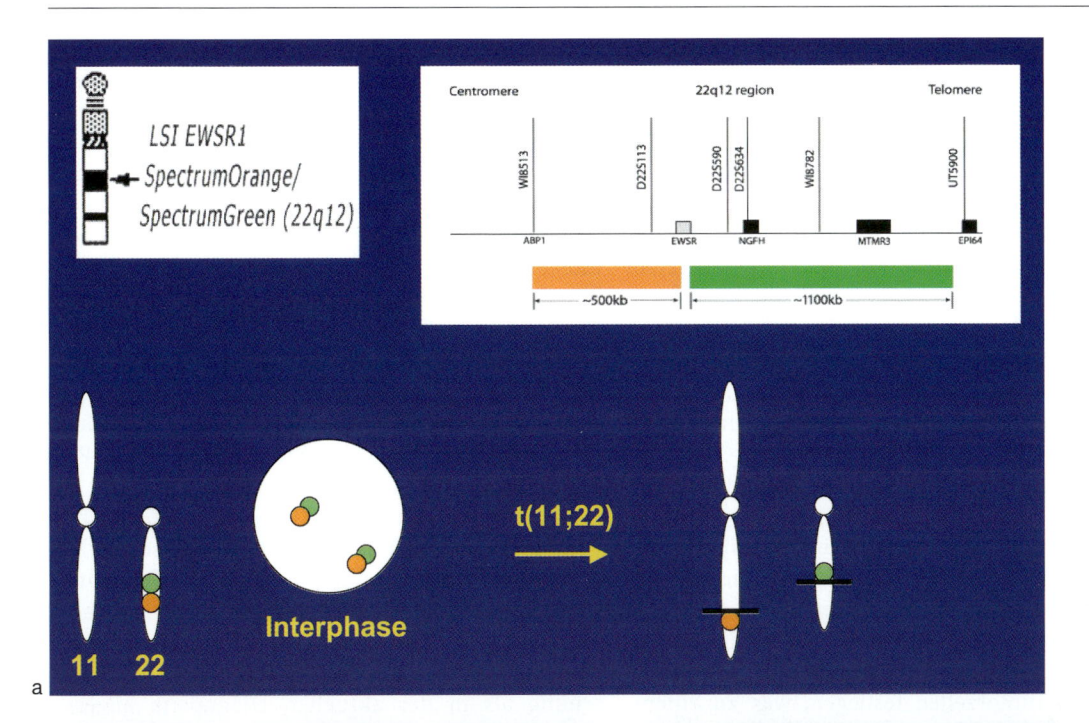

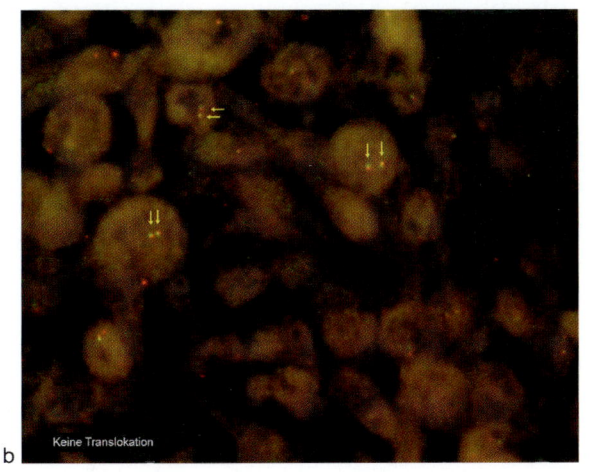

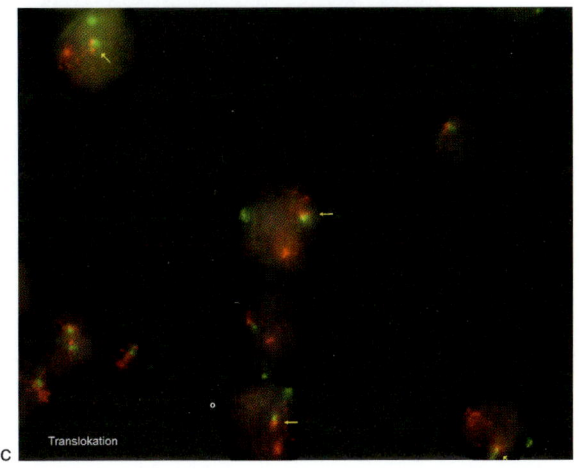

Abb. 1085. Detektion von Translokationen in Sarkomen mittels Fluoreszent-in-situ-Hybridisierungen (nach R. Büttner, Bonn).

a Prinzip der Bruchpunkt FISH zum Nachweis von Translokationen des EWS-Gens auf Chromosom 22: Zwei fluoreszenzmarkierte Sonden liegen vom EWS-Gen auf Chromosom 22 zentromer gelegen (*rot markiert*) und telomer gelegen (*grün markiert*). Im Falle einer Translokation mit einem Bruchpunkt im EWS-Gen kommen diese Sonden auf unterschiedlichen Chromosomen zu liegen und hybridisieren in Interphasekernen weit auseinander. Falls keine Translokation vorliegt, liegen beide Sonden unmittelbar nebeneinander und sind als dicht benachtbarte rot-grüne Pünktchen oder bei Überlagerung als gelber Punkt detektiert.

b FISH-Hybridisierung eines synovialen Sarkoms ohne Translokation des EWS-Gens. In allen Fällen markieren die *Pfeile* dicht benachbarte Sonden, die zum Teil als rot-grüne Pünktchen, zum Teil als gelb überlagerte Pünktchen zu erkennen sind.

c Translokation von Chromosom 11 und 21 in einem Ewing-Sarkom: In den Zellkernen sind weit voneinander gelegene getrennte rote und grüne Hybridisierungssignale zu sehen und zusätzlich noch ein intaktes Chromosom 22 mit dicht benachbarten Hybridisierungssignalen und zum Teil gelblicher Überlagerung (*durch Pfeile markiert*)

Somit läuft die Kanzerogenese in vielen komplexen Schritten ab, wobei zufällige Veränderungen auf dem Genom stattfinden, die multiple Transformations- und Tumor-suppressor-Gene betreffen. Zweifellos werden moderne Techniken der Analyse der Genexpression (cDNA-chips oder „arrays"), mit denen eine globale Analyse der in den Tumorgeweben über- oder unterexprimierten Genen möglich ist, die Diagnostik der Tumoren verbessern und vielleicht revolutionieren. Diese Techniken können kombiniert werden mit einer globalen Genomanalyse anhand von „CGH-arrays", bei der genomweit Gendeletionen (LOH) und Genamplifikationen nachgewiesen werden können. Auch array-basierende Verfahren zur Sequenzierung wichtiger Gene werden in Zukunft Mutationen und allelische Varianten („single nucleotide polymorphisms") nachweisen, die für die Diagnostik wesentlich sein können.

Als Ergebnis der Molekularpathologie lassen sich die Loci der Genomaberration auf dem Chromosom der Tumorzellen festlegen, was zu einem für den jeweiligen Tumor charakteristischen Verteilungsmuster führt. Wie **Abb. 1086** zeigt, finden wir auf den Chromosomen EXT1 und EXT2 eines **Chondrosarkoms** multiple Aberrationen (Verluste und Zunahme von genetischem Material). Allel-Verluste von 17p sind bei Chondrosarkomen stark verbreitet, und chromosomale Veränderungen von *TPS3* und *RB*-Genen sind – wie auch beim Osteosarkom – häufig.

Bekanntlich können zunächst niedrig-maligne Knochentumoren (wie das niedrig-maligne zentrale Osteosarkom, das parosteale Osteosarkom, das Osteoklastom oder das Chordom) durch Entdifferenzierung zu einem hoch-malignen Knochentumor konvertieren. Es konnte festgestellt werden, daß die meisten hochmalignen Sarkome ein weitgehend beständiges verändertes Chromosomenmuster in den *BCL-2-*, *TP53-* und *RB*-Gen-Expressionen aufweisen. Wie das Chromosomenmuster eines **entdifferenzierten Chondrosarkoms** in **Abb. 1087** zeigt, spielt der exzessive Verlust von genetischem Material auf dem Chromosom 17p eine wichtige Rolle bei der malignen Entartung. Alle Untersuchungen dieses speziellen Knochentumors weisen eine starke Überexpression von TP53-Protein auf; RB-Protein und BCL-2-Protein fehlen.

Bisher steht die Entwicklung der „Molekularen Pathologie" mit ihren molekularbiologischen Methoden zur Bestimmung von Genotyp, Genexpressionsmuster und Genbestandteile von Knochenkrankheiten, insbesondere Knochentumoren, ziemlich am Anfang und ist mehr in der Forschung als in der aktuellen Diagnostik angesiedelt. Diagnostisch können genetische Untersuchungen wichtige Parameter zur Dignität und Prognose der Tumoren beitragen und einige Entitäten definieren. Bei der Osteomyelitis können die Erreger identifiziert werden (*BCL-2*, *TP53* und *RB*). Eine exakte molekularbiologische Untersuchung zur Erlangung der jeweiligen genetischen Information soll jedoch nur in enger Verbindung mit den zuvor ermittelten histomorphologischen Befunden durchgeführt werden. Sie stellt eine Ergänzung der histologischen Diagnostik dar.

12. Molekulare Pathologie   561

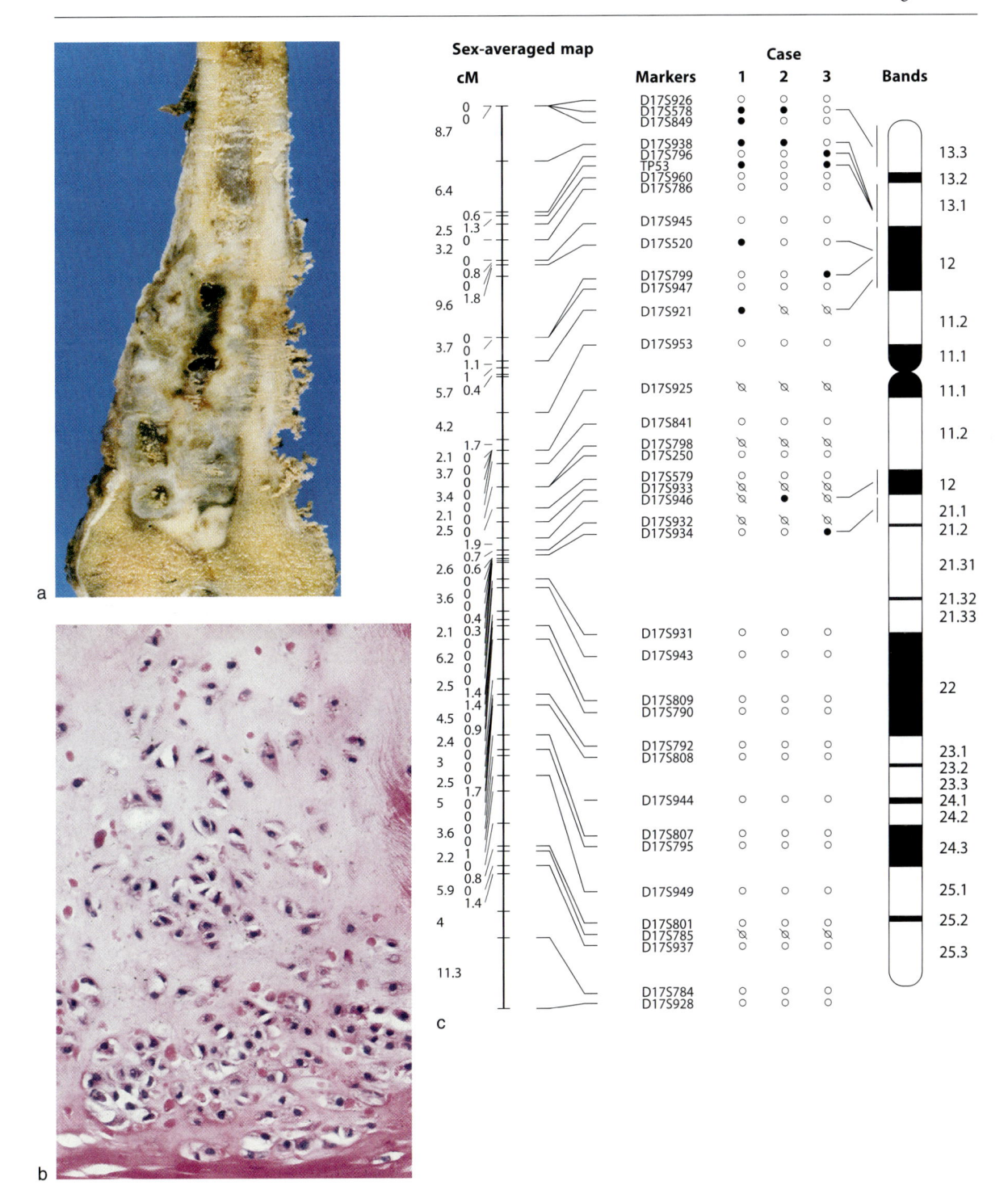

Abb. 1086 a–c. Chondrosarkom. a Makroskopie: distaler Femur; **b** Histologie: PAS, 64×; **c** Chromosomenmuster von Chromosom-17p-Allelverlusten mit hypervariablen Markern in 3 Chrondrosarkomen. Die Allelverluste scharen sich in allen drei Fällen in 17p12-13. ○ Unveränderter Marker, ⌀ nichtinformative Marker, ● veränderter Marker („loss of heterozygosity"). (Aus H.D. Dorfman und B. Czerniak, Mosby & Mosby-Wolfe, London, 1998)

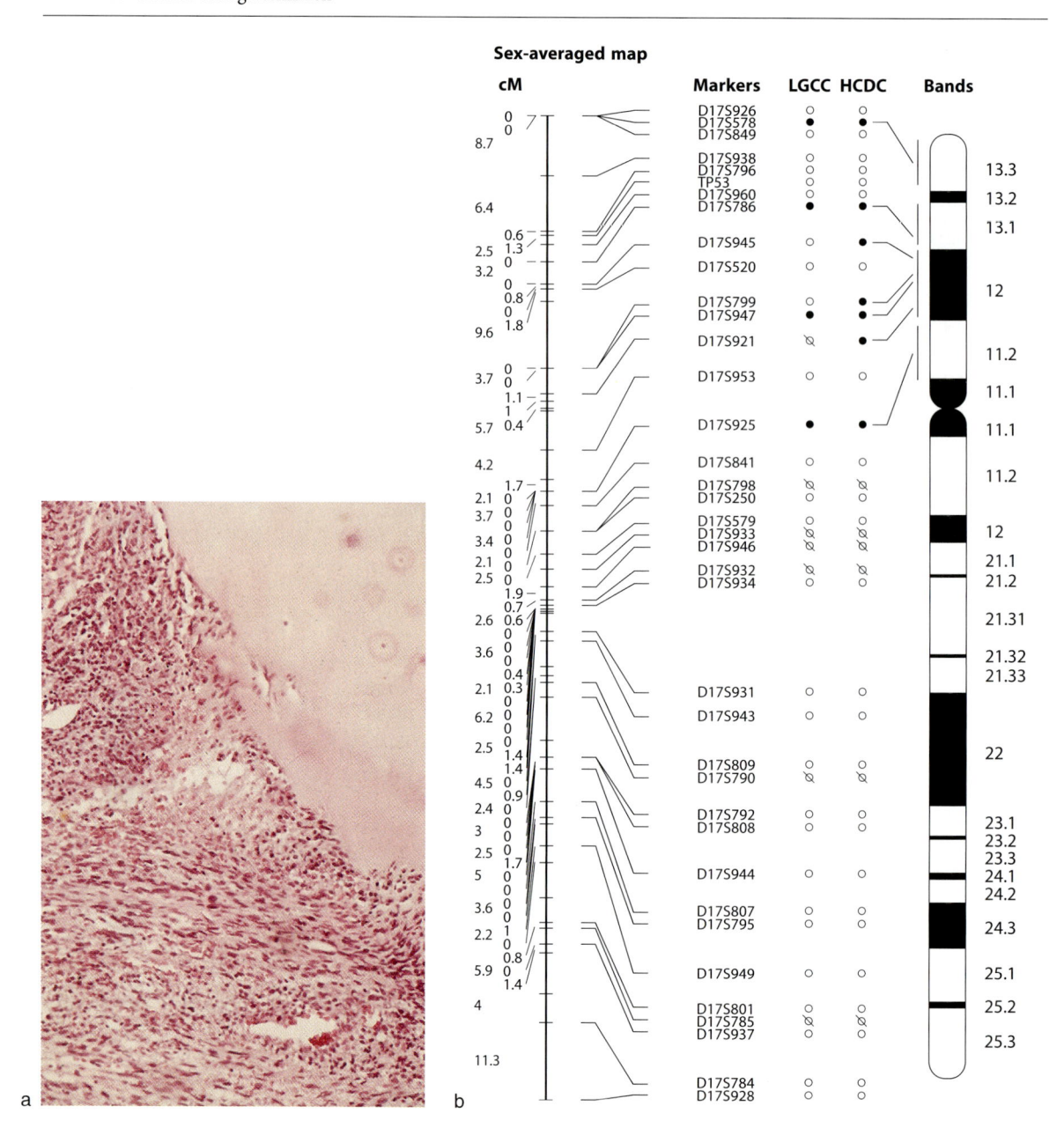

Abb. 1087 a–c. Entdifferenziertes Chondrosarkom. a Histologie: HE, 40×; **b** Chromosomenmuster von Chromosom-17p-Allelverlusten mit hypervariablen Markern in 3 entdifferenzierten Chondrosarkomen. Die Allelverluste scharen sich in allen drei Fällen in 17p12-13. ○ Unveränderter Marker, ⌀ nichtinformative Marker, ● veränderter Marker („loss of heterozygosity"). (Aus H.D. Dorfman und B. Czerniak, Mosby & Mosby-Wolfe, London, 1998)

Literatur

Kapitel 1:
Knochen und Knochengewebe

Adler CP (1981) Störungen der Funktion des Knochens. In: Sandritter W (Hrsg) Allgemeine Pathologie, 2. Aufl. Schattauer, Stuttgart, S 718–740

Adler CP (1992) Knochen – Gelenke. In: Sandritter W, Thomas C (Hrsg) Histopathologie, 11. Aufl. Schattauer, Stuttgart, S 290–314

Adler CP (1992) Knochen und Gelenke. In: Thomas C (Hrsg) Grundlagen der klinischen Medizin. Schattauer, Stuttgart

Adler CP (1993) Knochen und Gelenke. In: Thomas C (Hrsg) Makropathologie, 8. Aufl. Schattauer, Stuttgart, S 147–171

Adler CP (1996) Knochen – Knorpel. In: Thomas C (Hrsg) Spezielle Pathologie. Schattauer, Stuttgart, S 527–593

Amstutz HC, Sissons HA (1969) The structure of the vertebral spongiosa. J Bone Joint Surg Br 51: 540

Amtmann E (1971) Mechanical stress, functional adaptation and the variation structure of the human femur diaphysis. Ergebn Anat Entwickl Gesch 44: 1–89

Arnott HJ, Pautard FGE (1967) Osteoblast function and fine structure. Israel J Med Sci 3: 657–670

Axhausen G (1911) Über die durchbohrenden Gefäßkanäle des Knochengewebes (Volkmann'sche Kanäle). Arch Klin Chir 94: 296

Bargmann W (1956) Histologie und mikroskopische Anatomie des Menschen, 2. Aufl. Thieme, Stuttgart

Bourne GH (1972) The biochemistry and physiology of bone. Academic Press, New York

Cohen J, Harris WH (1958) The three dimensional anatomy of Haversian systems. J Bone Joint Surg 40: 419

Engfeldt B (1958) Recent observations of bone structure. J Bone Joint Surg Am 40: 698

Evans FG, Riolo ML (1970) Relations between the fatigue life and histology of adult human cortical bone. J Bone Joint Surg Am 52: 1579

Fischer H (1980) Mechanische Beanspruchung und biologisches Verhalten des Knochens. In: Ferner H, Staubesand J (Hrsg) Lehrbuch der Anatomie des Menschen, Bd I, 13. Aufl. Urban & Schwarzenberg, München, S 225–242

Francillon MR (1981) Deformitäten des Skeletts. In: Schinz HR, Baensch WE, Frommhold W et al. (Hrsg) Lehrbuch der Röntgendiagnostik, Bd II/Teil 2, 6. Aufl. Thieme, Stuttgart, S 373–428

Frost HM (1960) In vivo staining of bone with tetracyclines. Stain Technol 35: 135

Frost HM (1963) Bone Remodelling Dynamics. Thomas, Springfield/IL

Frost HM (1966) Bone dynamics in metabolic bone disease. J Bone Joint Surg 48: 1192

Frost HM (1967) Bone Dynamics in Osteoporosis and Osteomalacia. Thomas, Springfield/IL

Garden RS (1961) The structure and function of the proximal end of the femur. J Bone Joint Surg 43: 576

Gebhardt FAMW (1901) Über funktionell wichtige Anordnungsweisen der gröberen und feineren Bauelemente des Wirbelthierknochens. I Allgemeiner Theil (Zweiter Beitrag zur Kenntnis des funktionellen Baues thierischer Hartgebilde). Arch Entwickl Mech Org 11: 383

Gebhardt FAMW (1905–1906) Über funktionell wichtige Anordnungsweisen der gröberen und feineren Bauelementen des Wirbelthierknochens. II Spezieller Theil: 1. Der Bau der Haversschen Lamellensysteme und seine funktionelle Bedeutung. Arch Enwickl Mech Org 20: 187

Goldhaber P (1962) Some current concepts of bone physiology. New Engl J Med 266: 924

Harris WH, Heany PR (1970) Skeletal renewal and bone disease. New Engl J Med 280: 193, 253, 303

Heuck F (1970) Allgemeine Morphologie und Biodynamik des Knochens im Röntgenbild. Röntgenforsch 112: 354–365

Jaffe HL (1972) Metabolic, degenerative, and inflammatory diseases of bones and joints. Urban & Schwarzenberg, München

Kopsch F (1955) Lehrbuch und Atlas der Anatomie des Menschen, Bd I, 19. Aufl. Thieme, Stuttgart

Kummer B (1959) Bauprinzipien des Säugerskeletts. Thieme, Stuttgart

Kummer B (1962) Funktioneller Bau und funktionelle Anpassung des Knochens. Anat Anz 111: 261–293

Kummer B (1978) Mechanische Beanspruchung und funktionelle Anpassung des Knochens. Verh Anat Ges 72: 21–46

Kummer B (1980) Kausale Histogenese der Gewebe des Bewegungsapparates und funktionelle Anpassung. In: Ferner H, Staubesand J (Hrsg) Lehrbuch der Anatomie des Menschen, Bd I, 13. Aufl. Urban & Schwarzenberg, München, S 242–256

Pauwels F (1965) Gesammelte Abhandlungen zur funktionellen Anatomie des Bewegungsapparates. Springer, Berlin Heidelberg New York

Pauwels F (1973) Atlas zur Biomechanik der gesunden und kranken Hüfte. Springer, Berlin Heidelberg New York

Peltesohn S (1933) Über die sogenannte Tibia recurvata. Z Orthop Chir 58: 487–498

Schenk RK, Merz WA, Müller J (1969) A quantitative histological study on bone resorption in human cancellous bone. Acta Anat (Basel) 74: 44–53

Scholten R (1975) Über die Berechnung der mechanischen Beanspruchung in Knochenstrukturen mittels für den Flugzeugbau entwickelter Rechenverfahren. Med Orthop Techn 95: 130–138

Scholten R (1976) Über die Berechnung der mechanischen Beanspruchung in Knochenstrukturen. Techn Med 6: 85–89

Smith JW (1960) The arrangement of collagen fibres in human secondary osteones. J Bone Joint Surg Br 42: 588

Tillmann B (1969) Die Beanspruchung des menschlichen Hüftgelenks. III: Die Form der Facies lunata. Z Anat Entwickl Gesch 128: 329–349

Uehlinger E (1970) Strukturwandlungen des Skelettes im Ablauf des Lebens, bei Über- und Unterbelastung und bei metabolischen Erkrankungen. Nova Acta Leopoldina 35: 217–237

Vaughan JM (1975) The physiology of bone, 2nd edn. Clarendon, Oxford

Vitalli HP (1970) Knochenerkrankungen, Histologie und Klinik. Sandoz, Nürnberg

Young WR (1962) Cell proliferation and differentiation during enchondral osteogenesis in young rats. J Cell Biol 14: 357

Zichner L (1970) Calcitoninwirkung auf die Osteocyten der heranwachsenden Ratte. Klin Wochenschr 48: 1444

Kapitel 2:
Normale Anatomie und Histologie

Adler CP (1981) Störungen der Funktion des Knochens. In: Sandritter W (Hrsg) Allgemeine Pathologie, 2. Aufl. Schattauer, Stuttgart, S 717–740

Adler CP (1987) Die Bedeutung von mehrkernigen Riesenzellen in Knochentumoren und tumorähnlichen Läsionen. Verh Dtsch Ges Pathol 71: 366

Adler CP (1992) Knochen – Gelenke. In: Thomas C (Hrsg) Histopathologie, 11. Aufl. Schattauer, Stuttgart, S 290–314

Adler CP (1992) Knochen und Gelenke. In: Thomas C (Hrsg) Grundlagen der klinischen Medizin. Schattauer, Stuttgart

Adler CP (1993) Knochen und Gelenke. In: Thomas C (Hrsg) Makropathologie, 8. Aufl. Schattauer, Stuttgart, S 147–171

Adler CP (1996) Knochen – Knorpel. In: Thomas C (Hrsg) Spezielle Pathologie. Schattauer, Stuttgart, S 527–593

Adler CP, Klümper A (1977) Röntgenologische und pathologisch-anatomische Aspekte von Knochentumoren. Radiologe 17: 355–392

Adler CP, Klümper A, Hosemann W (1983) Intraossäre Angiographie von Knochentumoren. Radiologe 23: 128–136

Amato VP, Bombelli R (1959) The normal vascular supply of the vertebral column in the growing rabbit. J Bone Joint Surg Br 41: 782–795

Amling M, Delling G (1997) Differenzierung und Funktion des Osteoklasten – Neue Ergebnisse und Modellvorstellungen. Osteologie 6: 4–14

Anderson DW (1960) Studies of the lymphatic pathways of bone and bone marrow. J Bone Joint Surg Am 42: 716–717

Anderson HC (1989) Mechanism of mineral formation in bone. Lab Invest 60: 320–330

Anseroff NJ (1934) Die Arterien der langen Knochen des Menschen. Z Anat Entwickl Gesch 103: 793–812

Bargmann W (1977) Histologie und mikroskopische Anatomie des Menschen, 7. Aufl. Thieme, Stuttgart

Brookes M (1958a) The vascular architecture of tubular bone in the rat. Anat Rec 132: 25–47

Brookes M (1958b) The vascularization of long bones in the human foetus. J Anat (London) 92: 261–267

Brookes M (1963) Cortical vascularization and growth in foetal tubular bones. J Anat (London) 97: 597–609

Brookes M (1967) The osseous circulation. Biomed Engineering 2: 294–299

Brookes M (1971) The blood supply of bone. An approach to bone biology. Butterworth, London

Burkhardt R (1992) Der Osteoblast – Schlüssel zum Verständnis des Skelettorgans. Osteologie 1: 139–170

Cameron DA (1963) The fine structure of bone and calcified cartilage. A critical review of the contribution of electron microscopy to the understanding of osteogenesis. Clin Orthop 26: 199–228

Cohen J, Harris WH (1958) The three dimensional anatomy of Haversian systems. J Bone Joint Surg 40: 419–434

Crock HV (1967) The blood supply of the lower limb bones in man. Livingstone, London

Cumming D (1962) A study of blood flow through bone marrow by a method of venous effluent collection. J Physiol (London) 162: 13–20

Fischer H (1980) Mechanische Beanspruchung und biologisches Verhalten des Knochens. In: Staubesand J (Hrsg) Lehrbesand der Anatomie des Menschen. Makroskopische und mikroskopische Anatomie unter funktionellen Gesichtspunkten, Bd I, 13. Aufl. Urban & Schwarzenberg, München

Frost HM (1960) In vivo staining of bone with tetracyclines. Stain Technol 35: 135–138

Frost HM (1963) Bone remodelling dynamics. Thomas, Springfield/IL

Garden RS (1961) The structure and function of the proximal end of the femur. J Bone Joint Surg 43: 576–589

Goldhaber P (1962) Some current concepts of bone physiology. N Engl J Med 266: 924–931

Gurley AM, Roth SI (1992) Bone. In: Sternberg StS (ed) Histology for pathologists, chap 3. Raven, New York, S 61–79

Hancox N (1956) The osteoclast. In: Bourne GH (ed) The biochemistry and physiology of bone. Academic Press, New York

Hert J, Hladikovà J (1961) Die Gefäßversorgung des Haversschen Knochens. Acta Anat (Basel) 45: 344–361

Heuck F (1979) Radiologie des gesunden Skelettes. In: Schinz HR, Baensch WE, Frommhold W et al. (Hrsg) Lehrbuch der Röntgendiagnostik, Bd II/Teil1, 6. Aufl. Thieme, Stuttgart, S 3–143

Howe WW, Lacey T, Schwartz RP (1950) A study of the gross anatomy of the arteries supplying the proximal portion of the femur and the acetabulum. J Bone Joint Surg Am 32: 856–866

Jaffe HL (1929) The vessel canals in normal and pathological bone. Am J Pathol 5: 323–333

Junqueira LC, Carneiro J (1996) Histologie – Zytologie, Histologie und mikroskopische Anatomie des Menschen, 4. Aufl. Springer, Berlin Heidelberg New York Tokio

Johnson RW (1927) A physiological study of the blood supply of the diaphysis. J Bone Joint Surg 9: 153–184

Judet J, Judet R, Lagrange J, Dunoyer J (1955) A study of the arterial vascularization of the femoral neck in the adult. J Bone Joint Surg Am 37: 663–680

Kelly PJ, Janes JM, Peterson LFA (1959) The effect of arteriovenous fistulae on the vascular pattern of the femora of immature dogs: a micro-angiographic study. J Bone Joint Surg Am 41: 1101–1108

Klümper A (1969) Intraossäre Angiographie. Topographische und morphologische Untersuchungen zur Darstellung intraossärer Gefäße. Habilitationsschrift, Universität Freiburg

Klümper A (1976) Möglichkeiten der intraossären Angiographie zur Differentialdiagnose von Knochentumoren. Orthop Prax 10: 949–953

Klümper A (1976) Grundlagen zur intraossären Angiographie am menschlichen Röhrenknochen. Fortschr Röntgenstr 125: 129–136

Klümper A (1977) Differentialdiagnose aneurysmatische Knochenzyste und nicht ossifizierendes Fibrom. Fortschr Röntgenstr 127: 261–264

Klümper A, Strey M, Schütz W (1968) Tierexperimentelle Untersuchungen zur intraossären Angiographie. Fortschr Röntgenstr 108: 607–612

Lewis OJ (1956) The blood supply of developing long bones with special reference to the metaphysis. J Bone Joint Surg Br 38: 928–933

Pauwels F (1973) Atlas zur Biomechanik der gesunden und kranken Hüfte. Prinzip, Technik und Resultate einer kausalen Therapie. Springer, Berlin Heidelberg New York Tokio

Pliess G (1974) Bewegungsapparat. In: Doerr W (Hrsg) Organpathologie, Bd III. Thieme, Stuttgart

Pommer G (1927) Über Begriff und Bedeutung der durchbohrenden Knochenkanäle. Z Mikrosk Anat Forsch 9: 540–584

Pritchard JJ (1956) The Osteoblast. In: Bourne GH (ed) The biochemistry and physiology of bone. Academic Press, New York

Rauber A, Kopsch F (1968) Lehrbuch und Atlas der Anatomie des Menschen, Bd I, 20. Aufl. Thieme, Stuttgart

Resch H, Battmann A (1995) Die Bedeutung von Wachstumsfaktoren und Zytokinen im Knochenstoffwechsel und Remodeling. Osteologie 4: 137–144

Rogers WM, Gladstone H (1950) Vascular foramina and arterial supply of the distal end of the femur. J Bone Joint Surg Am 32: 867–974

Schinz HR, Baensch WE, Friedl E, Uehlinger E (1952) Lehrbuch der Röntgendiagnostik, 5. Aufl. Thieme, Stuttgart

Schumacher S (1935) Zur Anordnung der Gefäßkanäle in der Diaphyse langer Röhrenknochen des Menschen. Z Mikrosk Anat Forsch 38: 145–160

Tilling G (1958) The vascular anatomy of long bones: a radiological and histological study. Acta Radiol (Stockh.) 1–107

Wilkinson LS, Pitsillides AA, Worrall JG, Edwards JCW (1992) Light microscopic characterization of the fibroblast-like synovial intimal cell (synoviocyte). Arthritis Rheum 35: 1179–1184

Zheng MH, Wood DJ, Papadimitriou JM (1992) What's new in the role of cytokines on osteoblast proliferation and differentiation? Pathol Res Pract 188: 1104–1121

Kapitel 3:
Entwicklungsstörungen des Skeletts

Adler CP (1976) Knochendysplasien. In: Thomas C, Sandritter W (Hrsg) Spezielle Pathologie. Textbuch zu einem audiovisuellen Kurs. Schattauer, Stuttgart

Adler CP (1979) Differential diagnosis of cartilage tumors. Pathol Res Pract 166: 45–58

Adler CP (1981) Störungen der Funktion des Knochens. In: Sandritter W (Hrsg) Allgemeine Pathologie, 2. Aufl., Schattauer, Stuttgart, S 718–740

Adler CP (1992) Knochen und Gelenke. In: Thomas C (Hrsg) Histopathologie, 11. Aufl. Schattauer, Stuttgart, S 290–314

Adler CP, Bollmann R (1973) Osteogenesis imperfecta congenita (Vrolik). Med Welt 24: 2007–2012

Adler CP, Wenz W (1981) Intraossäre Osteolyseherde. Diagnostik, Differentialdiagnostik und Therapie. Radiologe 21: 470–479

Adler CP, Klümper A, Wenz W (1979) Enchondrome aus radiologischer und pathologisch-anatomischer Sicht. Radiologe 19: 341–349

Adler CP, Brendlein F, Limberg J, Böhm N (1979) Vitamin-D-Mangel-Rachitis. Med Welt 30: 141–146

Aegerter E, Kirkpatrick JA jr (1968) Orthopedic diseases, 3rd edn. Saunders, Philadelphia

Agarwal RP, Sharma DK, Upadhyay VK, Goel SP, Gupta P, Singh R (1991) Hypophophatasia. Indian Pediatrics 28: 1518–1520

Albers-Schönberg H (1904) Röntgenbilder einer seltenen Knochenerkrankung. MMW 51: 365

Albers-Schönberg H (1907) Eine bisher nicht beschriebene Allgemeinerkrankung des Skelettes im Röntgenbild. Fortschr Röntgenstr 11: 261–263

Althoff H (1968) Marmorknochenkrankheit (Morbus Albers-Schönberg). In: Hdb. der medizinischen Radiologie, Bd V/3, Springer, Berlin Heidelberg New York, S 104

Andersen PE, Bollerslev J (1987) Heterogeneity of autosomal dominant osteopetrosis. Radiology 164: 223–225

Arnstein AR, Frame B, Frost HM (1967) Recent progress in osteomalacia and rickets. Ann Intern Med 67: 1296–1330

Balsan S, Garabedian M (1991) Rickets, osteomalacia, and osteopetrosis. Curr Opin Rheumatol 3: 496–502

Belani KG, Krivit W, Carpenter BL et al. (1993) Children with mucopolysaccharidosis: perioperative care, morbidity, mortality, and new findings. J Pediatr Surg 28: 403–408

Benedict PH (1962) Endocrine features in Albright's syndrome (fibrous dysplasia of bone). Metabolism 11: 30–45

Bessler W, Fanconi A (1972) Die Röntgensymptome der Hypophosphatasie. Beobachtungen an 2 Brüdern mit maligner neonataler Verlaufsform. Fortschr Röntgenstr 117: 58–65

Böhm N (1984) Kinderpathologie. Schattauer, Stuttgart

Bollerslev J, Nielsen HK, Larsen HF (1988) Biochemical evidence of disturbed bone metabolism and calcium homeostasis in two types of autosomal dominant osteopetrosis. Acta Med Scand 224: 479–483

Bollerslev J, Mosekilde L (1993) Autosomal dominant osteopetrosis. Clin Orthop 294: 45–51

Brenton DP, Krywawych S (1986) Hypophosphatasia. Clin Rheum Dis 12: 771–789

Byers PH, Steiner RD (1992) Osteogenesis imperfecta. Ann Rev Med 43: 269–282

Carey MC, Fitzgerald O, McKiernan E (1968) Osteogenesis imperfecta with twenty-three members of a kindred with heritable features contributed by a nonspecific skeletal disorder. QJM N S 37: 437–449

Czitober H (1971) Die Marmorknochenkrankheit der Erwachsenen (M. Albers-Schönberg, Osteopetrose), I:

Histochemische, polarisationsoptische und mikroradiographische Untersuchungen nach intravitalen Biopsien. Wien Z Inn Med 52: 245–256

Czitober H, Moser K, Gründig E (1967) Die Marmorknochenkrankheit des Erwachsenen (M. Albers-Schönberg, Osteopetrose), II: Biochemische Untersuchungen. Klin Wochenschr 45: 73–77

Coley BL, Higinbotham NL (1949) The significance of cartilage in abnormal locations. Cancer (Philadelphia) 2: 777–788

Collard M (1962) Contribution à l'étude de l'ostéogénèse imparfaite létale et de l'ostéopsathyrose. J Belge Radiol 45: 541–580

Currarino G, Neuhauser EBD, Reyersbach GC, Sobel EH (1957) Hypophosphatasia. Am J Roentgenol 78: 392–419

Eggli KD, Dorst JP (1986) The mucopolysaccharidoses and related conditions. Semin Roentgenol 21: 275–294

El-Tawil T, Stoker DJ (1993) Benign osteopetrosis: A review of 42 cases showing two different patterns. Skeletal Radiol 22: 587–593

Fanconi A, Prader A (1972) Hereditäre Rachitisformen. Schweiz Med Wochenschr 102: 1073–1078

Faser D (1957) Hypophosphatasie. Am J Med 22: 730–746

Felix R, Hofstetter W, Cecchini MG (1996) Recent developments in the understanding of the pathophysiology of osteopetrosis. Eur J Endocrinol 134: 143–156

Fensom AH, Benson PF (1994) Recent advances in the prenatal diagnosis of the mucopolysaccharidoses. (Review). Prenat Diagn 14: 1–12

Follis RH jr (1953) Maldevelopment of the corium in the osteogenesis imperfecta syndrome. Bull Johns Hopk Hosp 93: 225–233

Franzen J, Haas JP (1961) Bevorzugt halbseitige Knochenchondromatose, eine sogenannte Ollier'sche Erkrankung. Radiol Clin (Basel) 30: 28–45

Frost HM (1987) Osteogenesis imperfecta. The set point proposal (a possible causative mechanism). Clin Orthop Rel Res 216: 280–297

Gerstel G (1938) Über die infantile Form der Marmorknochenkrankheit auf Grund vollständiger Untersuchung des Knochengerüstes. Frankfurt Z Pathol 51: 23–42

Gilbert-Barness E (ed) (1997) Potters's pathology of the fetus and infant. Mosby, St. Louis

Godin V (1938) Über einen Fall von Marmorknochenkrankheit. Zentralbl Allg Pathol Pathol Anat 70: 357–358

Grodum E, Gram J, Brixen K (1995) Autosomal dominant osteopetrosis: bone mineral measurement of the entire skeleton of adults in two different subtypes. Bone 16: 431–434

Gupta SK, Sharma OP, Malhotra S, Gupta S (1992) Cleidocranial dysostosis – skeletal abnormalities. Australas Radiol 36: 238–242

Hall JG (1988) The natural history of achondroplasia. Basic Life Sci 48: 3–9

Hasenhuttl K (1962) Osteopetrosis. Review of the literature and comparative studies on a case with a twenty-four-year follow-up. J Bone Joint Surg Am 44: 359–370

Heidger P (1936) Ein Fall von Marmorkrankheit beim Erwachsenen. Beitr Pathol Anat 97: 509–525

Heys FM, Blattner RJ, Robinson HBG (1960) Osteogenesis imperfecta and odontogenesis imperfecta: Clinic and genetic apscets in eighteen families. J Pediatr 56: 234–245

Hinkel CL, DD Beiler: Osteopetrosis in adults. Am J Roentgenol 74: 46–64 (1955)

Hopf M (1949) Zur Kenntnis der polyostotischen fibrösen Dysplasie (Jaffe-Lichtenstein). Radiol Clin (Basel) 18: 129–158

Jaffe HL (1943) Hereditary multiple exostosis. Arch Pathol 36: 335–357

Jaffe HL (1958) Solitary and multiple osteocartilaginous exostosis. In: Tumors and tumorous conditions of the bones and joints. Lea & Febiger, Philadelphia, S 143–168

Jaffe HL (1958) Solitary enchondroma and multiple enchondromatosis. In.: Tumors and tumorous conditions of the bones and joints. Lea & Febiger, Philadelphia, S 169–195

Jaffe HL (1972) Metabolic, degenerative, and inflammatory diseases of bones and joints. Urban & Schwarzenberg, München

Jervis GA, Schein H (1951) Polyostotic fibrous dysplasia (Albright's disease). Report of a case showing central nervous system changes. Arch Pathol 51: 640–450

Jesserer H (1969) Zur Frage der malignen Entartung einer fibrösen Knochendysplasie. Fortschr Röntgenstr 111: 251–256

Jesserer H (1971) Knochenkrankheiten. Urban & Schwarzenberg, München

Johnston CC jr, Lavy N, Lord T, Vellios F, Merritt AD, Deiss WP jr (1968) Osteopetrosis. A clinical, genetic, metabolic, and morphologic study of the dominantly inherited benign form. Medicine (Baltimore) 47: 149–167

Keith A (1919–20) Studies on the anatomical changes which accompany certain growth-disorders of the human body. I: The nature of the structural alterations in the disorder known as multiple exostoses. J Anat 54: 101–115

Klemm GF, Kleine FD, Witkowski R, Lachrein L (1965) Familiäres Vorkommen der Osteogenesis imperfecta tarda. Beobachtungen an vier Generationen. Klin Wochenschr 43: 2–27

Kovacs CS, Lambert RGW, Lavoie GJ (1995) Centrifugal osteopetrosis: appendicular sclerosis with relative sparing of the vertebrae. Skeletal Radiol 24: 27–29

Kozlowski K, Sutcliff J, Barylak et al. (1976) Hypophosphatasia: Review of 24 cases. Pediatr Radiol 5: 103–117

Kransdorf MJ, Moser RP jr, Gilkey FW (1990) Fibrous dysplasia. Radiographics 10: 519–137

Kutsumi K, Nojima T, Yamashiro K et al. (1996) Hyperplastic callus formation in both femurs in osteogenesis imperfecta. Skeletal Radiol 25: 384–387

Langer LO, Baumann PA, Gorlin RJ (1967) Achondroplasia. Am J Roentgenol 100: 12–26

Laubmann W (1936) Über die Knochenstruktur bei Marmorknochenkrankheit. Virchows Arch Pathol Anat 296: 343–357

Laurence W, Franklin EL (1953) Calcifying enchondroma of the long bones. J Bone Joint Surg Br 35: 224–228

Levin LS, Wright JM, Byrd DL et al. (1985) Osteogenesis imperfecta with unusual skeletal lesions: report of three families. Am J Med Genet 21: 257–269

Levy WM, Aegerter EE, Kirkpatrick JA jr (1964) The nature of cartilaginous tumors. Radiol Clin North Am 2: 327–336

Lückig T, Delling G (1973) Schwere rachitische Osteopathie bei antiepileptischer Langzeitbehandlung. Dtsch Med Wochenschr 98: 1036–1040

Lullmann-Rauch R, Peters A, Schleicher A (1992) Osteopenia in rats with drug-induced mucopolysaccharidosis. Arzneimittelforsch 42: 559–566

Lund-Sorensen N, Gudmundsen TE, Ostensen H (1997) Autosomal dominant osteopetrosis: report of a Norwegian family with radiographic or anamnestic findings differing from the generally accepted classification. Skeletal Radiol 26: 173–176

McPeak CN (1936) Osteopetrosis. Report of eight cases occuring in three generations of one family. Am J Roentgenol 36: 816–829

Mankin HJ (1974) Rickets, osteomalacia and renal osteodystrophia, Part I. J Bone Joint Surg Am 56: 101–128

Mankin HJ (1974) Rickets, osteomalacia and renal osteodystrophia, Part II. J Bone Joint Surg Am 56: 352–386

Maroteaux P, Lamy M (1960) La dyschondroplasie. Semin Hôp Paris 36: 182–193

Materna A (1956) Beitrag zur Kenntnis der Knochenveränderungen, hauptsächlich des Schädels bei der Marmorknochenkrankheit. Beitr Pathol Anat 116: 396–421

Milgram JW, Murali J (1982) Osteopetrosis: A morphological study of twenty-one cases. J Bone Joint Surg Am 64: 912–919

Montgomery RD, Standard KL (1960) Albers-Schönberg's disease. A changing concept. J Bone Joint Surg Br 42: 303–312

Murdoch JL, Walker BA, Hall JG, Abbey H, Smith KK, McKusick VA (1970) Achondroplasia – a genetic and statistical survey. Ann Hum Genet 33: 227–244

Murken JD (1963) Über multiple cartilaginäre Exostosen: Zur Klinik, Genetik und Mutationsrate des Krankheitsbildes. Z Menschl Vererb Konstit Lehre 36: 469–505

Murray RO, Jacobson HG (1977) The radiology of skeletal disorders, 2nd edn. Churchill Livingstone, Edinburgh

Neuhauser EBD, Currarino G (1954) Hypophosphatasia. Am J Roentgenol 72: 875

Nishimura G, Haga N, Ikeuchi S et al. (1996) Fragile bone syndrome associated with craniognathic fibro-osseous lesions and abnormal modeling of the tubular bones: report of two cases and review of the literature. Skeletal Radiol 25: 717–722

Park EA (1939) Observations of the pathology of rickets with particular reference to the changes at the cartilageshaft junctions of the growing bone. Bull N Y Acad Med 15: 495–543

Pilgerstorfer W (1960) Cortison-Wirkung bei Albers-Schönbergscher Erkrankung (Marmorknochenkrankheit). Wien Z Inn Med 41: 177–188

Pines B, Lederer M (1947) Osteopetrosis: Albers-Schönberg disease (marble bones). Report of a case and morphologic study. Am J Pathol 23: 755–781

Pitt MJ (1991) Rickets and osteomalacia are still around. Radiol Clin North Am 29: 97–118

Plenk H jr (1974) Osteolathyrismus: Morphometrische, histochemische und mikroradiographische Untersuchungen einer experimentellen Knochenerkrankung. Verh Dtsch Ges Pathol 58: 302–304

Ponseti IV (1970) Skeletal growth in achondroplasia. J Bone Joint Surg Am 52: 701–716

Rathbun JC (1948) Hypophosphatasia. Am J Dis Child 75: 822–831

Ritchie GMcL (1964) Hypophosphatasia: A metabolic disease with important dental manifestations. Arch Dis Child 39: 584–590

Rohr HP (1963) Autoradiographische Untersuchungen über das Knorpel-/Knochen-Längenwachstum bei der experimentellen Rattenrachitis. Z Ges Exp Med 137: 248–255

Rudling O, Riise R, Tornqvist K, Jonsson K (1996) Skeletal abnormalities of hands and feet in Laurence-Moon-Bardet-Biedl (LMBB) syndrome: a radiographic study. Skeletal Radiol 25: 655–660

Ruprecht A, Wagner H, Engel H (1988) Osteopetrosis: report of a case and discussion of the differential diagnosis. Oral Surg Med Pathol 66: 674–679

Saffran M (1995) Rickets. Return of an old disease. J Am Pediatr Med Assoc 85: 222–225

Salomon L (1964) Hereditary multiple exostosis. Am J Hum Genet 16: 351–363

Schaefer HE: Osteopetrosis Albers-Schönberg im Adoleszenten- und Erwachsenenalter. Verh Dtsch Ges Pathol 58: 337–341 (1974)

Schäfer EL, Sturm A jr (1963) Zur Therapie und zum Verlauf der fibrösen Knochendysplasie. Dtsch Med Wochenschr 88: 464–467

Schlesinger B, Luder J, Bodian M (1955) Rickets with alkaline phosphatase deficiency: An osteoblastic dysplasia. Arch Dis Child 30: 265–276

Schmidt H, Ullrich K, Lenerke HJ von, Kleine M, Bramswig J (1987) Radiological findings in patients with mucopolysaccharidosis I H/S (Hurler-Scheie-Syndrome). Pediatr Radiol 17: 409–414

Schulz A, Delling G (1974) Zur Histopathologie und Morphometrie der Rachitis und ihrer Sonderformen. Verh Dtsch Ges Pathol 58: 354–359

Scott D, Stiris G (1953) Osteogenesis imperfecta tarda. A study of three families with special references to scar formation. Acta Med Scand 145: 237–257

Shapiro F (1993) Osteopetrosis: current clinical considerations. Clin Orthop 294: 34–44

Silve C (1994) Hereditary hypophosphatasia and hyperphosphatasia. (Review). Curr Opin Rheum 6: 336–339

Silvestrini G, Ferraccioli GF, Quaini F, Palummeri E, Bonucci E (1987) Adult osteopetrosis. Studies of two brothers. Appl Pathol 5: 184–189

Singer FR, Chang SS (1992) Osteopetrosis (Review). Semin Nephrol 12: 191–199

Smith R (1986) Osteogenesis imperfecta. Clin Rheum Dis 12: 655–689

Sobel EH, Clark LC jr, Fox RP, Robinow M (1953) Rickets, deficiency of alkaline phosphatase activity and premature loss of teeth in childhood. Pediatrics 11: 309–322

Spjut HJ, Dorfman HD, Fechner RE, Ackerman LV (1971) Tumors of bone and cartilage. Armed Forces Institute of Pathology, Washington/DC

Spranger J, Langer LO, Wiedemann HR (1974) Bone dysplasias – An atlas of constitutional disorders of skeletal development. Fischer, Stuttgart

Takigawa K (1971) Chondroma of the bones of the hand. A review of 110 cases. J Bone Joint Surg Am 53: 1591–1600

Uehlinger E (1949) Zur pathologischen Anatomie der frühinfantilen malignen Form der Marmorknochenkrankheit mit einfach recessivem Erbgang. Helv Paediatr Acta 4: 60–76

Uehlinger E (1972) Osteogenesis imperfecta. In: Schinz HR, Baensch WE et al. (Hrsg) Lehrbuch der Röntgendiagnostik. Thieme, Stuttgart

Vetter U, Brenner R, Teller WM, Worsdorfer O (1989) Osteogenesis imperfecta. Neue Gesichtspunkte zu Grundlagen, Klinik und Therapie. Klin Pädiatr 201: 359–368

Voegelin M (1943) Zur pathologischen Anatomie der Osteogenesis imperfecta Typus Lobstein. Radiol Clin 12: 397–415

Warzok R, Seidlitz G (1992) Muccopolysaccharidosen. Genetik, klinische Pathologie, Therapieansätze. Zentralbl Pathol 138: 226–234

Wigglesworth JS, Singer DB (eds) (1991) Textbook of fetal and perinatal pathology. Blackwell, Boston

Weyers H (1968) Osteogenesis imperfecta. In: Springer, Berlin Heidelberg New York (Hdb. der medizinischen Radiologie, Bd V/3)

Whyte MP, Teitelbaum SL, Murphy WA, Bergfeld MA, Avioli LV (1979) Adult hypophosphatasia. Medicine (Baltimore) 58: 329

Kapitel 4:
Osteoporosen und Osteopathien

Adler CP (1981) Störungen der Funktion des Knochens. In: Sandritter W (Hrsg) Allgemeine Pathologie, 2. Aufl. Schattauer, Stuttgart, S 718–740

Adler CP, Reinbold W-D (1989) Osteodensitometry of vertebral metastases after radiotherapy using quantitative computed tomography. Skeletal Radiol 18: 517–521

Adler CP, Reinbold W-D (1991) Accuracy of vertebral mineral determination by dual-energy quantitative computed tomography. Skeletal Radiol 20: 25–29

Albright F (1947) Effect of hormones on osteogenesis in man. Recent Prog Horm Res 7: 293–353

Albright F, Reifenstein EC jr (1948) The parathyroid glands and metabolic bone disease. Williams & Wilkins, Baltimore

Albright F, Smith PH, Richardson AM (1941) Postmenopausal osteoporosis. J Am Med Assoc 116: 2465–2474

Bartl R, Moser W, Burkhardt R et al. (1978) Diabetische Osteomyelopathie: Histobioptische Befunde am Knochen und Knochenmark bei Diabetes mellitus. Klin Wochenschr 56: 743–754

Bordier PJ, Marie PJ, Arnaud CD (1975) Evolution of renal osteodystrophy: Correlation of bone histomorphometry and serum mineral and immunoreactive parathyroid hormone values before and after treatment with calcium carbonate or 25-hydroxycholecalciferol. Kidney Int 7: 102–112

Burkhardt R (1966) Technische Verbesserung und Anwendungsbereich der Histo-Biopsie von Knochenmark und Knochen. Klin Wochenschr 44: 326–334

Burkhardt R (1979) Knochenveränderungen bei Erkrankungen des Knochenmarks. Verh Dtsch Ges Inn Med 85: 323–341

Burkhardt R, Bartl R, Demmler K, Kettner G (1981) Zwölf histobioptische Thesen zur Pathogenese der primären und sekundären Osteoporose. Klin Wochenschr 59: 5–18

Byers PD, Smith R (1971) Quantitative histology of bone in hyperparathyroidism: Its relation to clinical features, X-rays and biochemistry. QJM 40: 471–486

Delling G (1972) Metabolische Osteopathien. Fischer, Stuttgart

Delling G (1973) Age related bone changes. Curr Top Pathol 58: 117–147

Delling G (1975) Endokrine Osteopathien. Fischer, Stuttgart (Veröffentlichungen aus der Pathologie, H. 98, S 1–115)

Delling G (1979) Aussagemöglichkeiten der knochenhistologischen Untersuchungen bei Niereninsuffizienz. Mitt Klin Nephrol 8: 22–41

Delling G, Lühmann H (1979) Morphologie und Histomorphometrie der renalen Osteopathie. In: Hensch RD, Hehrmann R (Hrsg) Renale Osteopathie: Diagnostik, präventive und kurative Therapie. Thieme, Stuttgart, S 22–45

Delling G, Schulz A (1978) Histomorphometrische und ultrastrukturelle Skelettveränderungen beim primären Hyperparathyreoidismus. Therapiewoche 28: 3646–3654

Delling G, Schulz A, Schulz W (1975) Morphologische Klassifikation der renalen Osteopathie. Mels Med Mitt 49: 133–140

Delling G, Ziegler R, Schulz A (1976) Bone cells and structure of cancellous bone in primary hyperparathyroidism – A histomorphometric and electron microscopic study. Calcif Tissue Res Suppl 21: 278–283

Delling G, Schulz A, Fuchs C et al. (1979) Die Osteopenie als Spätkomplikation der renalen Osteopathie – Häufigkeit, Verlauf und Therapieansätze. Verh Dtsch Ges Inn Med 82: 1549–1551

Dent CE, Friedmann M (1965) Idiopathic juvenile osteoporosis. QJM (NS) 34: 177–210

Eichler J (1970) Inaktivitätsosteoporose. Klinische und experimentelle Studie zum Knochenumbau durch Inaktivität. In: Cotta H (Hrsg) Aktuelle Orthopädie, Heft 3, S 1–7. Thieme, Stuttgart (Neuauflage: Enke, Stuttgart)

Ellegast H (1961) Zur Röntgensymptomatologie der Osteomalazie. Radiol Austriaca 11: 85–114

Ellegast H (1966) Das Röntgenbild der Cortisonschäden. Wien Klin Wochenschr 78: 747–755

Fanconi A, Illig R, Poley JR et al. (1966) Idiopathische transitorische Osteoporose im Pubertätsalter. Helv Paediatr Acta 21: 531–547

Freudenberg N, Adler CP, Halbfaß H, Kröpelin T (1975) Renale Osteopathie. Med Welt (Stuttg.) 26: 1061–1066

Frost M (1973) Bone remodelling and its relationship to metabolic bone diseases. Thomas, Springfield/IL

Frost HM, Villanueva AR, Ramser JR, Ilnick L (1966) Knochenbiodynamik bei 39 Osteoporse-Fällen gemessen durch Tetrazyklinmarkierungen. Internist (Berl.) 7: 572–578

Haas HG (1966) Knochenstoffwechsel- und Parathyreoidea-Erkrankungen. Thieme, Stuttgart

Henning HV, Delling G, Fuchs C, Scheler F (1977) Verlauf einer progressiven renalen Osteopathie mit Mineralisationsstörung und sekundärem Hyperparathyreoidismus unter Vitamin-D$_3$-Therapie, nach Parathyreoidektomie und 38monatiger Heimdialyse-Behandlung. Nieren Hochdruckkrankh 4: 148–154

Herrath D von, Kraft D, Schaefer K, Krempien B (1974) Die Behandlung der urämischen Osteopathie. MMW 116: 1573–1578

Horowitz MC (1993) Cytokines and estrogen in bone: Antiosteoporotic effects. Science 260: 626–627

Howland WJ, Pugh DG, Sprague RG (1958) Roentgenologic changes of the skeletal system in Cushing's syndrome. Radiology 71: 69–78

Jesserer H (1963) Osteoporose. Wesen, Erkennung, Beurteilung und Behandlung. Blaschker, Berlin

Jesserer H (1971) Knochenkrankheiten. Urban & Schwarzenberg, München

Jesserer H, Zeitlhofer J (1967) Über Cortisonveränderungen am Stütz- und Bindegewebe. Arch Klin Med 213: 328–338

Jowsey J (1974) Bone histology and hyperparathyroidism. Clin Endocrinol Metabol 3: 267–303

Kienböck R (1901) Über akute Knochenatrophie bei Entzündungsprozessen an den Extremitäten und ihre Diagnose nach dem Röntgenbild. Wien Med Wochenschr 51: 1345–1348; 1389–1392; 1427–1430; 1462–1466; 1508–1511

Krempien B, Ritz E, Ditzen E, Hudelmeier G (1972) Über den Einfluß der Niereninsuffizienz auf Knochenbildung und Knochenresorption. Virchows Arch Abt A 355: 354–366

Kruse HP (1978) Die primäre Osteoporose und ihre Pathogenese. Springer, Berlin Heidelberg New York

Kuhlencordt F (1978) Osteoporose. Verh Dtsch Ges Inn Med 85: 269–276

Lange HP, Alluche HH, Arras D (1974) Die Entwicklung der renalen Osteopathie unter chronischer Hämodialysebehandlung bei bilateral nephrektomierten, skelettgesunden Patienten. Verh Dtsch Ges Pathol 58: 366–370

Linke H (1959) Das Sudeck-Syndrom als intern-medizinisches Problem. MMW 101: 658–662; 702–705

Münchow M, Kruse H-P (1995) Densitometrische Untersuchungen zum Verhalten von Kortikalis und Spongiosa bei primärer und sekundärer Osteoporose. Osteologie 4: 21–26

Niethard FU, Pfeil J (1989) Orthopädie. Hippokrates, Stuttgart (Duale Reihe)

Olah AJ (1973) Quantitative relations between osteoblasts and osteoid in primary hyperparathyroidism, intestinal malabsorption and renal osteodystrophy. Virchows Arch Abt A 358: 301–308

Ostertag H, Greiser E, Thiele J, Vykoupil KF (1974) Histomorphologische Unterschiede am Knochen bei primärer und sekundärer Form des Hyperparathyreodismus. Verh Dtsch Ges Pathol 58: 347–350

Prechtel K, Kamke W, Lohan C, Osang M, Bartl R (1976) Morphometrische Untersuchungen über altersabhängige Knochenveränderungen am Beckenkamm und Wirbelkörper post mortem. Verh Dtsch Ges Pathol 60: 356

Ritz E, Krempien B, Bommer J, Jesdinski HJ (1974) Kritik der morphometrischen Methode bei metabolischer Osteopathie. Verh Dtsch Ges Pathol 58: 363–365

Ritz E, Prager P, Krempien B, Bommer J (1975) Röntgenologische Veränderungen des Skeletts bei Urämie. Nieren Hochdruckkrankh 4: 109–113

Rosenkranz A, Zweymüller E (1963) Klinische und biochemische Probleme einer jahrelangen Glucocorticoidverabreichung. Z Kinderheilkd 88: 91–106

Rüegsegger P, Rüegsegger E, Dambacher MA et al. (1995) Natural bone loss and the effect of transdermal estrogen in the early postmenopause of healthy women. Osteologie 4: 13–20

Schenk RK, Merz WA (1969) Histologisch-morphometrische Untersuchungen über Altersatrophie und senile Osteoporose in der Spongiosa des Beckenkammes. Dtsch Med Wochenschr 94: 206–208

Schulz A (1975) Einbettung mineralisierten Knochengewebes für die Elektronenmikroskopie. Beitr Pathol Anat 156: 280–288

Schulz W, Delling G, Heidler R, Schulz A (1975) Schweregrad, Verlauf und Therapie der renalen Osteopathie – vergleichende klinische und histomorphometrische Untersuchungen an Patienten mit chronischer Niereninsuffizienz. In: Dittrich PV (Hrsg) 5. Symposium Innsbruck 1973. Bindernagel, Treidenheim

Scola E, Schliack H (1991) Das posttraumatische Sudeck-Syndrom. Dtsch Ärztebl 88: 1590–1592

Sudeck P (1901) Über die akute (reflektorische) Knochenatrophie nach Entzündungen und Verletzungen an den Extremitäten und ihre klinische Erscheinungen. Fortschr Röntgenstr 5: 277–292

Sudeck P (1942) Die sogenannte akute Knochenatrophie als Entzündungsvorgang. Chirurg 15: 449–458

Thorban W (1965) Der heutige Stand der Lehre vom Sudeck-Syndrom. Hippokrates (Stuttg.) 10: 384–387

Vitalli HP (1970) Knochenerkrankungen. Histologie und Klinik. Sandoz-Monographien

Vykoupil KF (1974) Metabolische Osteopathien im Kindesalter – Bioptische Befunde. Verh Dtsch Ges Pathol 58: 360–363

Wagner H (1965) Präsenile Osteoporose. Physiologie des Knochenumbaus und Messung der Spongiosadichte. Thieme, Stuttgart

Watson L (1974) Primary hyperparathyroidism. Clin Endocrinol Metabol 3: 215–235

Wegmann A (1973) Die Alters- und Geschlechtsunterschiede des Knochenanbaus in Rippencorticalis und Beckenkammspongiosa. Acta Anat (Basel) 84: 572–583

Wilde CD, Jaworski ZF, Villanueva AR, Frost HM (1973) Quantitative histological measurements of bone turnover in primary hyperparathyroidism. Calcif Tissue Res 12: 137–142

Kapitel 5:
Osteosklerosen

Adler CP (1992) Knochen – Gelenke. In: Thomas C (Hrsg) Histopathologie, 11. Aufl. Schattauer, Stuttgart, S 258–283

Aegerter E, Kirkpatrick JA jr (1968) Orthopedic Diseases. Saunders, Philadelphia

Albers-Schönberg H (1915/16) Eine seltene, bisher unbekannte Strukturanomalie des Skelettes. Fortschr Röntgenstr 23: 174–177

Armstrong R, Chettle DR, Scott MC, Somervaille LJ, Pendlington M (1992) Repeated measurements of tibia lead concentrations by in viva X-ray fluorescence in occupational exposure. Br J Ind Med 49: 14–16

Augenstein WL, Spoerke DG, Kulig KW et al. (1991) Fluoride ingestion in children: a review of 87 cases. Pediatrics 88: 907–912

Barr DGP, Prader A, Esper U et al. (1971) Chronic hypoparathyroidism in two generations. Helv Paediatr Acta 26: 507–521

Barry HC (1960) Sarcoma in Paget's disease of bones. Aust N Z J Surg 29: 304–310

Barry HC (1969) Paget's disease of bone. Churchill Livingstone, Edinburgh

Barsony T, Schulhof Ö (1930) Der Elfenbeinwirbel. Fortschr Röntgenstr 42: 597–609

Begemann H (1975) Klinische Hämatologie, 2. Aufl. Thieme, Stuttgart

Bell NH, Avery S, Johnston CC (1970) Effects of calcitonin in Paget's disease and polyostotic fibrous dysplasia. J Clin Endocrinol 31: 283–290

Berlin R (1967) Osteopoikylosis – a clinical and genetic study. Acta Med Scand 181: 305–314

Beyer U, Paul D (1972) Frakturen bei ostitis deformans Paget. Zentralbl Chir 97: 470–476

Block MH (1976) Text-Atlas of hematology. Lea & Febiger, Philadelphia, S 287

Burkhardt L (1968) Metabolische Kraniopathie. Altersmetamorphose des Schädels, ihre nomalen und krankhaften Varianten. Münch med Wschr 110: 780-787

Caffey J (1973) Paediatric X-ray diagnosis. 6th edn. Lloyd-Luke, London

Campbell CJ, Papademetrious T, Bonfiglio M (1968) Melorheostosis: a report of the clinical, roentgenographic and pathological findings in fourteen cases. J Bone Joint Surg Am 50: 1281-1304

Chapman GK (1992) The diagnosis of Paget's disease of bone. Aust N Z J Surg 62: 24-32

Chaykin LS, Frame B, Sigler JW (1969) Spondylitis: a clue to hypoparathyroidism. Ann Intern Med 70: 995-1000

Cocchi U (1952) Erbschäden mit Knochenveränderungen. In: Schinz HR, Baensch WE, Friedl E, Uehlinger E (Hrsg) Lehrbuch der Röntgendiagnostik, Bd I/1. Thieme, Stuttgart, S 716-719

Collins DH (1956) Paget's disease of bone. Incidence and subclinical forms. Lancet II: 51-57

Collins DH (1966) Pathology of bone, chap 12. Butterworth, London, S 228-248

Cooke BED (1956) Paget's disease of the jaws: 15 cases. Ann Roy Coll Surg Engl 19: 223-240

Delling G (1975) Endokrine Osteopathien. Fischer, Stuttgart (Veröffentlichungen aus der Pathologie, Heft 98, S 1-115)

Drury BJ (1962) Paget's disease of the skull and facial bones. J Bone Joint Surg Am 44: 174-179

Edeiken J, Hodes PJ (1973) Roentgen diagnosis of diseases of bone, 2nd edn. Williams & Wilkins, Baltimore

Edholm OG, Howarth S, McMichael J (1945) Heart failure and blood flow in osteitis deformans. Clin Sci 5: 249-260

Eisman JA, Martin TJ (1986) Osteolytic Paget's disease. Recognition and risks of biopsy. J Bone Joint Surg Am 68: 112-117

Ellegast HH (1973) Das Röntgenbild der Knochenfluorose. Therapiewoche 23: 3963-3964

Ellegast HH (1972) Exogene toxische Osteopathien. In: Schinz HR, Baensch WE et al. (Hrsg) Lehrbuch der Röntgendiagnostik. Thieme, Stuttgart

Enderle A, Willert H-G, Zichner L (1993) Die Fluorwirkung am Skelett. Osteologie 2: 35-40

Erkkila J, Armstrong R, Riihimaki V et al. (1992) In vivo measurements of lead in bone at four anatomical sites: long term occupational and consequent endogenous exposure. Br J Ind Med 49: 631-644

Frommhold W, Glauner R, Uehlinger E, Wellauer J (Hrsg) (1979) Lehrbuch der Röntgendiagnostik., 6. Aufl., Bd II/1. Thieme, Stuttgart, S 1052-1065

Erbsen H (1936) Die Osteopoikilie (Osteopathia condensans disseminata). Ergebn Med Strahlenforsch 7

Faccini JM (1969) Fluoride and bone. Calcif Tissue Res 3: 1-16

Fanconi A (1969) Hypoparathyreoidismus im Kindesalter. Ergeb Inn Med Kinderheilkd (NF) 28: 54-119

Fawcitt RA (1947) A case of osteo-piokilosis. BJR 20: 360-362

Franke J (1968) Chronische Knochenfluorose. Beitr Orthop 15: 680-684

Franke J, Drese G, Grau P (1972) Klinische gerichtsmedizinische und physikalische Untersuchungen eines Falles von schwerer Fluorose. Kriminal Forens Wiss 7: 107-122

Fresen O (1961) On osteomyelosclerosis. Acta Pathol Jpn 11: 87-108

Fritz H (1961) Die Knochenfluorose. In: Rajewski B (ed) IXth International Congress of Radiology, Bd I. Urban & Schwarzenberg, München/Thieme, Stuttgart, S 258-260

Gallacher SJ (1993) Paget's disease of bone (Review). Curr Opin Rheum 5: 351-356

Gold RH, Mirra JM (1977) Melorheostose. Skeletal Radiol 2: 57-58

Goldberg A, Seaton DA (1960) The diagnosis and management of myelofibrosis, myelosclerosis und chronic myeloid leukaemia. Clin Radiol 11: 266-270

Graham J, Harris WH (1971) Paget's disease involving the hip joint. J Bone Joint Surg Br 53: 650-659

Green A, Ellswood WH, Collins JR (1962) Melorheostosis and osteopoikilosis - with a review of the literature. Am J Roentgenol 87: 1096-1111

Greenberg MS, Brightman VJ, Lynch MA, Ship II (1969) Idiopathic hypoparathyroidism, chronic candidiasis, and dental hypoplasia. Oral Surg 28: 42-53

Greenspan A (1991) A review of Paget's disease: radiologic imaging, differential diagnosis, and treatment. Bull Hosp Joint Dis 51: 22-33

Griffiths HJ (1992) Radiology of Paget's disease. Curr Opin Radiol 4: 124-128

Grundmann E (1975) Blut und Knochenmark. In: Büchner F, Grundmann E (Hrsg) Spezielle Pathologie Bd II, 5. Aufl. Urban & Schwarzenberg, München, S 67-68

Gupta SK, Gambhir S, Mithal A, Das BK (1993) Skeletal scintigraphic findings in endemic skeletal fluorosis. Nucl Med Commun 14: 384-390

Haas HG (1968) Hypoparathyreoidismus. Springer, Berlin Heidelberg New York (14. Symposium der Deutschen Gesellschaft für Endokrinologie, S 16-20)

Haas HG, Olah AJ, Dambacher M (1968) Hypoparathyreoidismus. Dtsch Med Wochenschr 93: 1383-1389

Hadjipavlou A, Lander P, Srolovitz H, Enker IP (1992) Malignant transformation in Paget disease of bone. Cancer 70: 2802-2808

Heuck F (1972) Skelett. In: Haubrich R (Hrsg) Klinische Röntgendiagnostik innerer Krankheiten. Springer, Berlin Heidelberg New York

Hunstein W (1974) Das Myelofibrose-Syndrom. In: Schwiegk H (Hrsg) Hdb. der inneren Medizin, Bd II/4. Springer, Berlin Heidelberg New York, S 191-260

Jesserer H (1971) Knochenkrankheiten. Urban & Schwarzenberg, München

Jesserer H (1979) Hormonelle Knochenerkrankungen. In: Schinz HR, Baensch WE, Frommhold W et al. (Hrsg) Lehrbuch der Röntgendiagnostik Bd II/1, 6. Aufl. Thieme, Stuttgart, S 901-945

Kelly PJ, Peterson LFA, Dahlin DC, Plum GE (1961) Osteitis deformans (Paget's disease of bone). A morphologic study utilizing microradiography and conventional technics. Radiology 77: 368-375

Krane SM (1977) Paget's disease of bone. Clin Orthop 127: 24-36

Mii Y, Miyauchi Y, Honoki K et al. (1994) Electron microscopic evidence of a viral nature for osteoclast inclusions in Paget's disease of bone. Virchows Arch Pathol 424: 99-104

Odenthal M, Wieneke HL (1959) Chronische Fluorvergiftung und Osteomyelosklerose. Dtsch Med Wochenschr 84: 725-728

Oechslin RJ (1956) Osteomyelosklerose und Skelett. Acta Haematol (Basel) 16: 214-234

Parfitt AM (1972) The spectrum of hypoparathyroidism. J Clin Endocrinol 34: 152–158
Pease CN, Newton GG (1962) Metaphyseal dysplasia due to lead poisoning. Radiology 79: 233–240
Pitcock JA, Reinhard EH, Justus BW, Mendelsohn RS (1962) A clinical and pathological study of seventy cases of myelofibrosis. Ann Intern Med 57: 73–84
Pliess G (1974) Bewegungsapparat. In: Doerr W (Hrsg) Organpathologie. Thieme, Stuttgart
Prescher A, Adler CP (1993) A special form of hyperostosis frontalis interna. Ann Anat 175: 553–559
Roholm K (1939) Eine Übersicht über die Rolle des Fluors in der Pathologie und Physiologie. Ergebn Inn Med Kinderheilkd 57: 822–915
Rohr K (1956) Myelofibrose und Osteomyelosklerose (Osteomyeloretikulose-Syndrom). Acta Haematol (Basel) 15: 209–234
Rutishauser E (1941) Bleiosteosklerose. Schweiz Med Wochenschr 22: 189
Sauk JJ, Smith T, Silbergeld EK, Fowler BA, Somerman MJ (1992) Lead inhibits secretion of osteonectin/SPARC without significantly alterin collagen or Hsp47 production in osteoblast-like ROS 17/2.8 cells. Toxicol Acta Pharmacol 116: 240–247
Schulz A, Delling G, Ringe JD, Ziegler R (1977) Morbus Paget des Knochens. Untersuchungen zur Ultrastruktur der Osteoclasten und ihrer Cytopathogenese. Virchows Arch Abt A 376: 309–328
Singer FR, Mills BG (1977) The etiology of Paget's disease of bone. Clin Orthop 127: 37–42
Sissons HA (1976) Paget's disease of bone. In: Ackerman AV, Spjut HJ, Abell MR (eds) Bones and joints. Williams & Wilkins, Baltimore (Int Acad Pathol Monogr 17, S 146–156)
Soriano M, Manchon F (1966) Radiological aspects of a new type of bone fluorosis, periostitis deformans. Radiology 87: 1089–1094
Stein G, Jüle S, Lange CE, Veltmann G (1973) Bandförmige Osteolysen in den Endphalangen des Handskeletts. Fortschr Röntgenstr 118: 60–63
Steinbach HL (1961) Some roentgen features of Paget's disease. Am J Roentgenol 86: 950–964
Stevenson CA, Watson RA (1957) Fluoride osteosclerosis. Am J Roentgenol 78: 13–18
Szabo AD (1971) Osteopoikilosis in a twin. Clin Orthop 79: 156–163
Taybi H, Keele D (1962) Hypoparathyroidism: A review of the literature and report of two cases in sisters, one with steatorrhea and intestinal pseudo-obstruction. Am J Roentgenol 88: 432–442
Tell I, Somervaille LJ, Nilsson U et al. (1992) Chelated lead and bone lead. Scand J Work Environ Health 18: 113–119
Uehlinger E (1979) Ostitis deformans Paget. In: Schinz HR, Baensch WE, Frommhold W et al. (Hrsg) Lehrbuch der Röntgendiagnostik, Bd II/1, 6. Aufl. Thieme, Stuttgart, S 983–1018
Vaughan JM (1975) The physiology of bone, 2nd edn. Clarendon, Oxford
Wang Y, Yin Y, Gilula LA, Wilson AJ (1994) Endemic fluorosis of the skeleton: radiographic features in 127 patients. Am J Roentgenol 162: 93–98
Woodhouse NJY (1972) Paget's disease of bone. Clin Endocrinol Metab 1: 125–141
Yumoto T, Hashimoto N (1963) A pathohistological investigation of myelofibrosis. Acta Haematol Jpn 26: 347–370
Zipkin I, Schraer R, Schraer H, Lee WA (1963) The effect of fluoride on the citrate content of the bones of the growing rat. Arch Oral Biol 8: 119–126

Kapitel 6:
Knochenfraktur

Adler CP (1989) Pathologische Knochenfrakturen. Definition und Klassifikation. Langenbecks Arch Chir [Suppl II]: 479–486
Adler CP (1991) Besonderheiten und erhöhte Verletzlichkeit beim krankhaft veränderten Knochen. Op Journal 3: 4–10
Adler CP (1992) Knochen und Gelenke. In: Thomas C (Hrsg) Histopathologie., 11. Aufl. Schattauer, Stuttgart, S 290–314
Birzle H, Bergleiter R, Kuner EH (1975) Traumatologische Röntgendiagnostik. Lehrbuch und Atlas. Thieme, Stuttgart
Chew FS (1997) Skeletal Radiology: The bare bones, 2nd edn. Williams & Wilkins, Baltimore
Compere EL, Banks SW, Compere CL (1966) Frakturenbehandlung. Ein Atlas für Praxis und Studium. Thieme, Stuttgart
Daffner RH, Pavlov H (1992) Stress fractures: current concepts. Am J Radiol 159: 245–252
Hackenbroch M (1976) Die funktionelle Anpassungsfähigkeit des verletzten Skeletts. In: Matzen PF (Hrsg) Callus. Nova Acta Leopoldina 223: 13–31
Hellner H (1963) Frakturen und Luxationen. In: Hellner H, Nissen R, Vosschulte K (Hrsg) Lehrbuch der Chirurgie. Thieme, Stuttgart, S 1071–1082
Krompecher S, Tarsoly E (1976) Die Beeinflussung der Knochenbruchheilung. In: Matzen PF (Hrsg) Callus. Nova Acta Leopoldina 223: 37–50
Lee JK, Yao L (1988) Stress fracture: MR imaging. Radiology 169: 217–220
Löhr J, Koch FG, Georgi P (1974) Tierexperimentelle Untersuchungen zum Einfluß des Prednisolon auf die Kallusbildung. Verh Dtsch Ges Pathol 58: 297–302
Looser E (1920) Über pathologische Formen von Infraktionen und Callusbildungen bei Rachitis und Osteomalacie und anderen Knochenerkrankungen. Zentralbl Chir 47: 1470–1474
Maatz R (1970) Vorgänge bei der Bruchheilung und Pseudarthrosenentstehung. In: Diethelm L, Heuck F, Olsson O et al. (Hrsg) Hdb. der medizinischen Radiologie, Bd IV/1. Springer, Berlin Heidelberg New York
Maatz R (1979) Knochenbruch und Knochenbruchheilung. In: Schinz HR, Baensch WE, Frommhold W et al. (Hrsg) Lehrbuch der Röntgendiagnostik, 6. Aufl. Bd II/1. Thieme, Stuttgart, S 309–433
Mason RW, Moore TE, Walker CW, Kathol MH (1996) Patellar fatigue fractures. Skeletal Radiol 25: 329–332
Müller ME, Perren SM (1972) Callus und primäre Knochenheilung. Monatsschr Unfallheilk 75: 442–454
Müller ME, Allgöwer M, Willenegger H (1963) Technik der operativen Frakturbehandlung. Springer, Berlin Göttingen Heidelberg
Mulligan ME, Shanley DJ (1996) Supramalleolar fatigue fractures of the tibia. Skeletal Radiol 25: 325–328
Nicole R (1947) Metallschädigung bei Osteosynthesen. Helv Chir Acta [Suppl 3]: 1–74
Niethard FU, Pfeil J (1989) Orthopädie. Duale Reihe. Hippokrates, Stuttgart

Perren SM, Allgöwer M (1976) Biomechanik der Frakturheilung nach Osteosynthese. In: Matzen PF (Hrsg) Callus. Nova Acta Leopoldina 223: 61–84
Rehn J (1968) Die posttraumatische Pseudarthrose, ihre Entstehung und Therapie. Monatsschr Unfallheilk 94: 5–15
Rehn J (1974) Osteosynthesen bei posttraumatischer Osteomyelitis. Zentralbl Chir 99: 1488–1496
Resnick JM, Carrasco CH, Edeiken J et al. (1996) Avulsion frature of the anterior inferior iliac spine with abundant reactive ossification in the soft tissue. Skeletal Radiol 25: 580–584
Schauwecker F (1981) Osteosynthesepraxis. Ein Atlas zur Unfallchirurgie, 2. Aufl. Thieme, Stuttgart
Schenk R (1978) Die Histologie der primären Knochenheilung im Lichte neuer Konzeptionen über den Knochenumbau. Monatsschr Unfallheilk 81: 219–227
Schenk R, Willenegger H (1963) Zum histologischen Bild der sogenannten Primärheilung der Knochenkompakta nach experimentellen Osteotomien am Hund. Experientia (Basel) 19: 593–595
Schenk R, Willenegger H (1964) Zur Histologie der primären Knochenheilung. Langenbecks Arch Chir 308: 440–452
Schenk R, Willenegger H (1967) Morphological findings in primary fracture healing. Symp Biol Hung 7: 75–86
Schenk R, Willenegger H (1977) Zur Histologie der primären Knochenheilung. Monatsschr Unfallheilk 80: 155–160
Schink W (1969) Pathophysiologie der Pseudarthrosen. Monatsschr Unfallheilk 68: 804–815
Schuster J (1975) Die Metallose. Prakt Chir 90. Enke, Stuttgart
Tscherne H, Schmit-Neuerburg KP, Greif E (1974) Die Einheilung verschiedener Knochentransplantate bei stabiler Osteosynthese. Verh Dtsch Ges Pathol 58: 418–422
Umans HR, Kaye JJ (1996) Longitudinal stress fractures of the tibia: diagnosis by magnetic resonance imaging. Skeletal Radiol 25: 319–324
Weller S (1973) Frakturen der oberen Gliedmaßen im Kindesalter (mit Ausnahme der Ellenbogenbrüche). Orthop Praxis 9: 284–288
Weller S (1974) Konservative oder operative Behandlung von supracondylären Oberarmfrakturen. Act. Traumatologie 4: 79–83
Weller S (1974) Ellenbogengelenksnahe Unterarmfrakturen. Schriftenreihe Unfallmed. Tag. d. Landesverb. gewerbl. BG, Heft 17
Weller S (1975) Probleme der Versorgung offener Frakturen. Magyar Traumatologia 18: 81–87
Weller S (1976) Die konservative Bahndlung kindlicher Frakturen. Langenbecks Arch Chir 342: 288–290
Weller S (1977) Schenkelhalsbruch. Dtsch Med Wochenschr 102: 1266
Weller S (1978) Indikation und Technik zur operativen Behandlung der Acetabulumfrakturen. Unfallheilk 81: 264–274
Weller S (1979) Pseudarthroses and their treatment. Eight Internat Symp Top Probl Orthop Surg, Lucerne (Switzerland) 1978. Thieme, Stuttgart
Weller S (1979) Konservative Behandlung der Oberschenkelfraktur. Schriftenreihe Unfallmed. Tag. d. Landesverb. d. gewerbl. BG, Hannover. Heft 33: 267–272
Weller S (1980) Fragen aus der Praxis Osteosynthese. Dtsch Med Wochenschr 105: 852
Weller S (1980) Hüftpfannenbrüche. Langenbecks Arch Chir 352: 457–460
Weller S (1980) Indikation und Kontraindikation zur Marknagelung. Schriftenreihe Unfallmed. Tag. Landesverband d. gewerbl. BG, Heft 42: 93–101
Weller S (1981) Frakturen, Luxationen und Erkrankungen von Sprunggelenk und Fuß. Bewährtes und Neues in Diagnostik und Therapie – Ergebnisse. Langenbecks Arch Chir 355: 419–420
Weller S (1981) Biomechanische Prinzipien in der operativen Knochenbruchbehandlung. Akt Traumatologie 11: 195–248
Weller S, Schmelzeisen H (1978) Diagnostik und Therapie von Hüftpfannenfrakturen. Beitr Orthop Traumatolog 25: 436–446
Willenegger H, Perren SM, Schenk R (1971) Primäre und sekundäre Knochenbruchheilung. Chirurg 52: 24–52

Kapitel 7:
Knochenentzündung

Adelaar RS (1983) Sarcoidosis of the upper extremity: case presentation and literature review. J Hand Surg 8: 492
Adler CP (1976) Knochenentzündungen. In: Thomas C, Sandritter W (Hrsg) Spezielle Pathologie. Textbuch zu einem audiovisuellen Kurs. Schattauer, Stuttgart
Adler CP (1979) Primäre und reaktive Periostveränderungen. Zur Pathologie des Periosts. Radiologe 19: 293–306
Adler CP (1979) Hüftgelenkserkrankungen aus radiologischer und pathologisch-anatomischer Sicht. Röntgenpraxis 32: 29–43
Adler CP (1980) Granulomatöse Erkrankungen im Knochen. Verh Dtsch Ges Pathol 64: 359–365
Adler CP (1992) Knochen – Gelenke. In: Thomas C (Hrsg) Histopathologie, 11. Aufl. Schattauer, Stuttgart, S 290–314
Adler CP (1995) Ätiologie, Pathogenese und Morphologie der Osteomyelitis. Osteologie 4 [Suppl 1]: 21
Aegerter E, Kirkpatrick JA jr (1968) Orthopedic Diseases. Physiology, Radiology, 3rd edn. Saunders, Philadelphia
Agarwal S, Shah A, Kadhi SK, Rooney RJ (1992) Hydatid bone disease of the pelvis. Clin Orthop 280: 251–255
Amling M, Guthoff AE, Heise U, Delling G (1993) Echinokokkus Osteomyelitis – Beobachtung einer seltenen Primärmanifestation im Femur. Osteologie 2: 175–180
Aufdermaur M (1975) Knochen. In: Büchner F, Grundmann E (Hrsg) Spezielle Pathologie, Bd II. Urban & Schwarzenberg, München, S 339
Bähr R (1981) Die Echinokokkose des Menschen. Enke, Stuttgart
Barnes WC, Malament M (1963) Osteitis pubis. Surg Gynec Obstet 117: 277–284
Bedacht R, Pöschl M (1971) Die chronische Osteomyelitis – Diagnose und Therapie. MMW 113: 524–530
Birsner JW, Smart S (1956) Osseous coccidioidomycosis, a chronic form of dissemination. Am J Roentgenol 76: 1052–1060
Björksten B, Boquist L (1980) Histopathological aspects of chronic recurrent multifocal osteomyelitis. J Bone Joint Surg Br 62: 376–380
Black PH, Kunz LJ, Swartz MN (1960) Salmonellosis, a review of some unusual aspects. N Engl J Med 262: 811–817

Blanche DW (1952) Osteomyelitis of infants. J Bone Joint Surg Am 34: 71–85

Bonakdarpour A, Levy W, Aegerter E (1971) Osteosclerotic changes in sarcoidosis. Am J Roentgenol 113: 646–649

Burri C (1974) Posttraumatische Osteitis. Akt Probl Chir, Bd 18. Huber, Bern

Carr AJ, Cole WG, Roberton DM, Chow CW (1993) Chronic multifocal osteomyelitis. J Bone Joint Surg Br 75: 582–591

Carter RA (1934) Infectious granulomas of bones and joints with special reference to coccidioidal granuloma. Radiology 23: 1–16

Cochran W, Connolly JH, Thompson ID (1963) Bone involvement after vaccination against smallpox. Br Med J II: 285–287

Cockshott P, MacGregor M (1958) Osteomyelitis variolosa. QJM 51: 369–387

Collins VP (1950) Bone involvement in cryptococcosis (torulosis). Am J Roentgenol 63: 102–112

Contzen H (1961) Die sogenannte Osteomyelitis des Neugeborenen. Dtsch Med Wochenschr 86: 1221–1234

Cushard WG jr , Kohanim M, Lantis LR (1969) Blastomycosis of bone; treatment with intramedullary amphotericin-B. J Bone Joint Surg Am 51: 704–712

Cyrlak D, Pais MJ (1986) Chronic recurrent multifocal osteomyelitis. Skeletal Radiol 15: 32–39

Dalinka MK (1971) Roentgenographic features of osseous coccidioidomycosis and differential diagnosis. J Bone Joint Surg Am 53: 1157–1164

Davidson JC, Palmer PES (1963) Osteomyelitis variolosa. J Bone Joint Surg Br 45: 687–693

Dennison WM (1955) Haematogenous osteitis in the newborn. Lancet II: 474–476

Drescher E (1977) Ein Beitrag zu destruierenden Knochenprozessen im Frühkindesalter. Fortschr Röntgenstr 116: 569–571

Dykes J, Segesman JK, Birsner W (1953) Coccidioidomycosis of bone in children. Am J Dis Child 85: 34–42

Ebrahim GJ, Grech P (1966) Salmonella osteomyelitis in infants. J Bone Joint Surg Br 48: 350–353

Elliott WD (1959) Vaccinial osteomyelitis. Lancet II: 1053–1055

Exner GU (1965) Die Säuglingsosteomyelitis. In: Lange M (Hrsg) Verh Dtsch Orthop Ges (51. Kongreß) Enke, Stuttgart, S 140–145

Exner GU (1970) Die plasmazelluläre Osteomyelitis. Langenbecks Arch Chir 326: 165–185

Felsberg GJ, Gore RL, Schweitzer ME, Jui V (1990) Sclerosing osteomyelitis of Garré (periostitis ossificans). Oral Surg Oral Med Oral Pathol 70: 117–120

Fitzgerald P (1958) Sarcoidosis of hands. J Bone Joint Surg Br 40: 256–261

Forschbach G (1955) Die Osteoarthropathie hypertrophiante pneumique (Zur Fernwirkung intrathorakaler Tumoren). Langenbecks Arch Chir 281: 18–36

Freund E (1932) Über Osteomyelitis und Gelenkseiterung. Virchows Arch 283: 325–353

Freyschmidt J, Kaspercyk A (1997) Das „Stierkopf-Zeichen" – szintigraphisches Muster bei sternokostoklavikulärer Hyperostose und pustulöser Arthroostitis. Z Rheumatol 56: 136–143

Gall EA, Bennet GA, Bauer W (1951) Generalized hypertrophic osteoarthropathy. Am J Pathol 27: 349–381

Garré C (1893) Über besondere Formen und Folgezustände der akuten infektiösen Osteomyelitis. Bruns' Beitr Klin Chir 10: 241–298

Gehrt J, Herminghaus H (1959) Die Osteomyelitis im Säuglings- und Kindesalter. Dtsch Med Wochenschr 84: 2225–2229

Giaccia L, Idriss H (1952) Osteomyelitis due to salmonella infection. J Pediatr 41: 73–78

Gilmour WN (1962) Acute haematogenous osteomyelitis. J Bone Joint Surg Br 44: 841–853

Girschick HJ, Krauspe R, Tschammler A, Huppertz HL (1998) Chronic recurrent osteomyelitis with clavicular involvement in children: diagnostic value of different imaging techniques and therapy with non-steroid anti-inflammatory drugs. Eur J Pediatr 157: 28–33

Green M, Nyhan W, Fonsek M (1956) Acute haematogenous osteomyelitis. Pediatrics 17: 368–381

Green WT, Shannon JG (1936) Osteomyelitis of infants; a disease different from osteomyelitis of older children. Arch Surg 32: 462–493

Griffiths HED, Jones DM (1971) Pyogenic infection of the spine; a review of twenty-eight cases. J Bone Joint Surg Br 53: 383–391

Halbstein BM (1967) Bone regeneration in infantile osteomyelitis; report of a case with fourteen year follow-up. J Bone Joint Surg Am 49: 149–152

Hardmeier Th, Uehlinger E, Muggli A (1974) Primär chronische sklerosierende Osteomyelitis. Verh Dtsch Ges Pathol 58: 474–477

Harris NH (1960) Some problems in the diagnosis and treatment of acute osteomyelitis. J Bone Joint Surg Br 42: 535–541

Harris NH, Kirkaldy-Willis WH (1965) Primary subacute pyogenic osteomyelitis. J Bone Joint Surg Br 47: 526–532

Hook EW (1961) Salmonellosis; certain factors influencing the interaction of salmonella and the human host. NY Acad Med Bull 37: 499–512

Hook EW, Campbell CG, Weens HS, Cooper GR (1957) Salmonella osteomyelitis in patients with sickle-cell anemia. N Engl J Med 257: 403–407

Jüngling O (1919) Ostitis tuberculosa multiplex cystica. Fortschr Röntgenstr 27: 375–383

Keller H, Breit A (1979) Entzündliche Knochenerkrankungen. In: Schinz HR, Baensch WE, Frommhold W et al. (Hrsg) Lehrbuch der Röntgendiagnostik, Bd II/1. Thieme, Stuttgart, S 587– 653

Kelly PJ, Martin WJ, Schirger A, Weed LA (1960) Brucellosis of the bones and joints. Experience with thirty-six patients. J Am Med Assoc 174: 347–353

Kinnman JEG, Lee HS (1968) Chronic osteomyelitis of the mandible; clinical study of thirteen cases. Oral Surg 25: 6–11

Kissling R, Tan K-G (1984) Echinococcus cysticus im Knochen. Röfo 141: 470–471

Krempien B, Ritz E (1972) Osteomyelitis of both femora in a patient on maintenance hemodialysis with severe uremic osteopathy. Virchows Arch Abt B 356: 119–126

Kulowski J (1936) Pyogenic osteomyelitis of the spine; an analysis and discussion of 102 cases. J Bone Joint Surg Br 18: 343–364

Landi A, Brooks D, De Santis G (1983) Sarcoidosis of the hand – report of two cases. J Hand Surg 8: 197

Langer M, Langer R, Rittmeyer K (1979) Echinococcus cysticus des Knochens. Röfo 131: 217–218

Lauche A (1939) 1. Die unspezifischen Entzündungen der Knochen. In: Uehlinger E (Hrsg) Hdb. der speziellen pathologischen Anatomie und Histologie, Bd IX/4. Springer, Berlin Göttingen Heidelberg, S 1–80

Lavalle LL, Hamm FC (1951) Osteitis pubis; its etiology and pathology. J Urol (Baltimore) 66: 418–423

Lehmann R (1963) Zur Frage der Knochenveränderungen beim Morbus Boeck. Radiol Diagn (Berlin) 4: 539–546

Lennert K (1965) Pathologische Anatomie der Osteomyelitis. In: Lange M (Hrsg) Verh Dtsch Orthop Ges, 51. Kongreß. Enke, Stuttgart, S 27–64

Leonard A, Comty CM, Shapiro FL, Raij L (1973) Osteomyelitis in hemadialysis patients. Ann Intern Med 78: 651–658

Lewis JW, Koss N, Kerstein MD (1975) A review of echinococcal disease. Arch Surg 181: 390–396

Lindemann K (1965) Klinische Probleme der Osteomyelitis. In: Lange M (Hrsg) Verh dtsch Orthop Ges, 51. Kongreß. Enke, Stuttgart, S 77–90

Lowbeer L (1948) Brucellotic osteomyelitis of the spinal column in man. Am J Pathol 24: 723–724

Lüdeke H, Schweiberer L (1970) Entzündliche Erkrankungen der Knochen und Gelenke. Chirurg 41: 198–203

Martinelli B, Tagliapietra EA (1970) Actinomycosis of the arm. Bull Hosp Joint Dis (NY) 31: 31–42

Martinez-Lavin M, Matucci-Cerinic M, Jajic I, Pineda C (1993) Hypertrophic osteoarthopathy: consensus on its definition, classification, assessment and diagnostic criteria. J Rheumatol 20: 1386–1387

Mayer JB (1964) Die Osteomyelitis im Säuglings- und Kleinkindesalter. Mschr Kinderheilk 112: 153–158

Mazet R (1955) Skeletal lesions in coccidioidomycosis. Arch Surg 70: 497–507

Mendelsohn BG (1965) Actinomycosis of a metacarpal bone; report of a case. J Bone Joint Surg Br: 739–742

Merkle E-M, Kramme E, Vogel J et al. (1997) Bone and soft tissue manifestations of alveolar echinococcosis. Skeletal Radiol 26: 289–292

Meyer E, Adam T (1989) Über ungewöhnliche Manifestationen der Echinokokkose. Radiologe 29: 245–249

Miller D, Birsner JW (1949) Coccidioidal granuloma of bone. Am J Roentgenol 62: 229–236

Mittelmeier H (1965) Osteomyelitis und Osteosynthese. In: Lange M (Hrsg) Verh Dtsch Orthop Ges, 51. Kongreß. Enke, Stuttgart, S 118–126

Nagel DA (1965) Chronische Osteomyelitis – ein hartnäckiges und Ausdauer erforderndes Problem. In: Lange M (Hrsg) Verh Dtsch Orthop Ges, 51. Kongreß. Enke, Stuttgart, S 93–96

Niethard FU, Pfeil J (1989) Orthopädie. Hippokrates, Stuttgart (Duale Reihe)

Nathan MH, Radman WP, Barton HL (1962) Osseous actinomycosis of the head and neck. Am J Roentgenol 87: 1048–1053

Panders AK, Hadders HN (1970) Chronic sclerosing inflammations of the jaws; osteomyelitis sicca (Garré), chronic sclerosing osteomyelitis with fine-meshed trabecular structure, and very dense sclerosing osteomyelitis. Oral Surg 30: 396–412

Pineda CJ, Martinez-Lavin M, Goobar JE et al. (1987) Periostitis in hypertrophic osteoarthropathy: Relationship to disease duration. Am J Roentgenol 148: 773–778

Posner MA, Melendez E, Steiner G (1991) Solitary osseous sarcoidosis in a finger. J Hand Surg 16: 827

Preuer H (1971) Die chronische plasmazelluläre Osteomyelitis. Eine Differentialdiagnose zum Plasmozytom. MMW 113: 299–302

Putschar GJ (1976) Osteomyelitis including fungal. In: Akkerman LV, Spjut HJ, Abell MR (eds) Bones and joints. Williams & Wilkins, Baltimore (Int Acad Pathol, S 39–60)

Pygott F (1970) Sarcoidosis in bone. Postgrad Med J 46: 505–506

Rasmussen H (1952) Peripheral vascular disease, with hypertrophic osteoarthropathy, as the first manifestation of bronchial carcinoma. Acta Med Scand [Suppl 2] 66: 855–862

Ravelli A (1955) Die Periostitis bzw. Osteomyelitis typhosa. Bruns' Beitr Klin Chir 191: 351–357

Reischauer F (1955) Hämatogene Osteomyelitis und leichtes Trauma. Monatsschr Unfallheilk 5: 97–112

Rieber A, Brambs HJ, Friedl P (1989) CT beim Echinokokkus der LWS und den paravertebralen Strukturen. Röfo 151: 379–380

Rivera-Sanfeliz G, Resnick D, Haghighi P (1996) Sarcoidosis of hands. Skeletal Radiol 25: 786–788

Saphra I, Winter JW (1957) Clinical manifestations of salmonellosis in man; an evaluation of 7779 human infections indentified at the New York Salmonella Center. N Engl J Med 256: 1128–1134

Schilling F (1997) Die chronisch rekurrierende multifokale Osteomyelitis. Act Rheumatol 22 [Suppl 22]: 1–16

Schilling F, Eckardt A, Kessler S (2000) Die chronische rekurrierende multifokale Osteomyelitis. Z Orthop 138: 530–539

Schilling F, Kessler St, Eckardt A, Müntefering H, Baars J, Uhl M, Reichelt A, Adler CP, Michels H (2002) Die primär chronische Osteomyelitis der Clavicula. II. Eine Manifestation der chronischen rekurrierenden multifokalen Osteomyelitis (CRMO) – Kasuistik (n=11). Osteologie 11: 103–123

Schilling F, Kessler S, Eckardt A, Stofft E (2001) Die „sympathische Arthritis" – ein Syndrom der chronischen rekurrierenden multifokalen Osteomyelitis (CRMO). Akt Rheumatol 26: 61–74

Schilling F, Schweden F (1997) Die chronisch rekurrierende multifokale Osteomyelitis im Erwachsenenalter: Adulte CRMO – Darstellung des osteosklerosierenden Prozesses anhand von vier eigenen Fällen mit Pustulosis palmoplantaris (Ppp). Osteologie 6: 171–191

Schmidt H (1928) Zur Statistik der Knochenerkrankungen bei Säuglingssyphilis. Z Kinderheilkd 46: 661–675

Schnaidt U, Vykoupil KF, Thiele J et al. (1980) Granulomatöse Veränderungen im Knochenmark. Verh Dtsch Ges Pathol 64: 404–409

Schwarz J (1984) What's new in mycotic bone and joint diseases? Pathol Res Pract 178: 617–634

Sciuk J, Erlemann R, Schober O, Peters PE (1992) Bildgebende Diagnostik der Osteomyelitis. Dtsch Ärztebl 89: 1337–1344

Scott TH, Scott MA (1984) Sarcoidosis with nodular lesions of the palm and sole. Arch Dermatol 120: 1239

Sinner WN von (1990) Hydatid disease involving multiple bones and soft tissue. Case Report. Skeletal Radiol 19: 312–316

Spencer RP (1988) Hepatic hypertrophic osteodystrophy detected on bone imaging. Clin Nucl Med 13: 611–612

Sundaram M, McDonald D, Engel E et al. (1996) Chronic recurrent multifocal osteomyelitis: an evolving clinical and radiological spectrum. Skeletal Radiol 25: 333-336
Torricelli P, Martinelli C, Biagini R et al. (1990) Radiographic and computed tomographic findings in hydatid disease of bone. Skeletal Radiol 19: 435-439
Trueta J (1959) The three types of acute haematogenous osteomyelitis; a clinical and vascular study. J Bone Joint Surg Br 41: 671-680
Trueta J (1963) Die drei Typen der akuten hämatogenen Osteomyelitis. Schweiz Med Wochenschr 93: 306-312
Uehlinger E (1970) Die pathologische Anatomie der hämatogenen Osteomyelitis. Chirurg 41: 193-198
Uehlinger E, Wurm K (1976) Skelettsarkoidose. Literaturübersicht und Fallbericht. Fortschr Röntgenstr 125: 111-112
Uhl M, Leichsenring M, Krempien B (1995) Chronisch rezidivierende multifokale Osteomyelitis. Fortschr Röntgenstr 162: 527-530
Waldvogel FA, Medoff G, MN Swartz (1971) Osteomyelitis; clinical features, therapeutic considerations and unusual aspects. Thomas, Springfield/IL
Weaver JB, Sherwood L (1935) Hematogenous osteomyelitis and pyarthrosis due to salmonella suipestifer. J Am Med Assoc 105: 1188-1189
Widen AL, Cardon L (1961) Salmonella thyphimurium osteomyelitis with sickle cell hemoglobin C disease; a review and case report. Ann Intern Med 54: 510-521
Winkelhoff B (1971) Plasmazelluläre Osteomyelitis. Bruns' Beitr Klin Chir 218: 569-574
Winters JL, Cahen I (1960) Acute hematogenous osteomyelitis; a review of sixty-six cases. J Bone Joint Surg Am 42: 691-704
Witorsch P, Utz JP (1968) North American blastomycosis; a study of 40 patients. Medicine (Baltimore) 47: 169-200
Wray TM, Bryant RE, Killen DA (1973) Sternal osteomyelitis and costochondritis after median sternotomy. J Thorac Cardiovasc Surg 65: 227-233
Wu P-C, Khin N-M, Pang S-W (1985) Salmonella osteomyelitis. An important differential diagnosis of granulomatous osteomyelitis. Am J Surg Pathol 9: 531-537
Young WB (1960) Actinomycosis with involvement of the vertrebal column; case report and review of the literature. Clin Radiol 11: 175-182
Zadek I (1938) Acute osteomyelitis of the long bones in adults. Arch Surg 37: 531-545
Zeppa MA, Laorr A, Greenspan A, McGahan J, Steinbach LS (1996) Skeletal coccidioidomycosis: imaging findings in 19 patients. Skeletal Radiol 25: 337-343
Zorn G (1956) Über die sklerosierende Osteomyelitis Garré. MMW 98: 269-271

Kapitel 8:
Knochennekrosen

Adler CP (1979) Hüftgelenkserkrankungen aus radiologischer und pathologisch-anatomischer Sicht. Röntgenpraxis 32: 29-43
Alabi ZO, Durosinmi MA (1989) Legg-Calve-Perthes' disease associated with chronic myeloid leukaemia in a child: case report. East Afr Med J 66: 556-560
Alnor PC (1980) Chronische Skelettveränderungen bei Tauchern. In: Gerstenbrand F, Lorenzoni E, Seemann K: Tauchmedizin. Pathologie, Physiologie, Klinik, Prävention, Therapie. Schlütersche Verlagsanstalt, Hannover, S 179-188
Adler CP (1995) Durchblutung und Durchblutungsstörungen des Knochens. In: Kummer B, Koebke J, Bade H, Pesch H-J (Hrsg) Osteologie aktuell IX. VISU-Verlag, Herzogenaurach, S 143-159
Alnor PC, Herget R, Seusing J (1964) Drucklufterkrankungen. Barth, München
Amako T (1973) Bone and joint lesions in decompression sickness. Rheumatologie 3: 637
Anseroff NJ (1934) Die Arterien der langen Röhrenknochen des Menschen. Z Anat Entwickl Gesch 103: 793-812
Aufdermaur M (1973) Die Scheuermannsche Adoleszentenkyphose. Orthopädie 2: 153-161
Bargmann W (1930) Über den Feinbau der Knochenmarkskapillaren. Z Zellforsch 11: 1-22
Boettcher WG, Bonfiglio M, Hamilton HH et al. (1970) Nontraumatic of the femoral head. I Relation of altered hemostasis to etiology. J Bone Joint Surg Am 52: 312-321
Bradley J, Dandy DJ (1989) Osteochondritis dissecans and other lesions of the femoral condyles. J Bone Joint Surg Br 71: 518-522
Branemark PJ (1961) Experimental investigation of microcirculation in bone marrow. Angiology 12: 293-305
Brocher JEW (1973) Die Prognose der Wirbelsäulenleiden. Thieme, Stuttgart
Brookes M (1957) Vascular patterns in human long bones. J Anat 91: 604-611
Brookes M (1971) The blood supply of bone. Butterworth, London
Buchner F, Zenger H, Adler CP (1992) Osteonekrose des proximalen Femur. Akt Rheumatol 17: 109-112
Bullough PG, DiCarlo EF (1990) Subchondral avascular necrosis: a common cause of arthritis. Ann Rheum Dis 49: 412-420
Burrows HJ (1941) Coxa plana, with special reference to its pathology and kindship. Br J Surg 29: 23-36
Burrows HJ (1959) Osteochondritis juvenilis. J Bone Joint Surg Br 41: 455-456
Catto M (1965) A histological study of avascular necrosis of the femoral head after transcervical fracture. J Bone Joint Surg Br 47: 777-791
Crock HV (1967) The Blood Supply of the Lower Limb Bones in Man. Livingstone, Edinburgh
Dale T (1952) Bone necrosis in divers (Caisson disease). Acta Chir Scand 104: 153-156
Ferguson AB jr, Gingrich RM (1957) The normal and the abnormal calcaneal apophysis and tarsal navicular. Clin Orthop 10: 87-95
Ficat RP (1985) Idiopathic bone osteonecrosis of the femoral head: early diagnosis and treatment. J Bone Joint Surg Am 76: 3-9
Fink B, Rüther W, Busch Th, Schneider Th (1993) Multiple aseptische Knochennekrosen bei chronischer Hämodialyse. Osteologie 2: 228-232
Fischer E, Volk H (1970) Breite, Länge und Höhe der Wirbelkörper der unteren Hälfte der Brustwirbelsäule bei normalen Wirbelsäulen und beim Morbus Scheuermann von der Pubertät bis zum Senium. Z Orthop 107: 627-637
Fliedner T, Sandkühler S, Stodtmeister R (1956) Untersuchungen über die Gefäßarchitektonik des Knochenmarkes der Ratte. Z Zellforsch 45: 328-338
Fournier AM, Jullien G (1965) La Maladie Ostéoarticulaire des Caissons. Masson, Paris

Freehafer AA (1960) Osteochondritis dissecans following Legg-Calvé-Perthes disease. J Bone Joint Surg Am 42: 777–782

Freund E (1930) Zur Deutung des Röntgenbildes der Perthesschen Krankheit. Fortschr Röntgenstr 42: 435–464

Glimcher MJ, Kenzora JE (1979) The biology of osteonecrosis of the human femoral head and its clinical implications. III Discussion of etiology and genesis of the pathological sequelae: comments on treatment. Clin Orthop 140: 273–312

Hammersen F, Seidemann I (1964) Ein Beitrag zur Angioarchitektonik der Knochenhaut. Arch Orthop Unfall Chir 56: 617–633

Herget R (1952) Primäre Infarkte der langen Röhrenknochen durch lokale Zirkulationsstörungen. Zentralbl Chir 77: 1372–1375

Hermans R, Fossion E, Ioannides C et al. (1996) CT findings in osteoradionecrosis of the mandible. Skeletal Radiol 25: 31–36

Herndorn JH, Aufranc OE (1972) A vascular necrosis of the femoral head in the adult; a review of its incidence in a variety of conditions. Clin Orthop 86: 43–62

Hert J, Hladikov J(1961) Die Gefäßversorgung des Havers'schen Knochens. Acta Anat (Basel) 45: 344–361

Horvath F (1980) Röntgenmorphologie des caissonbedingten Knocheninfarkts. In: Gerstenbrand F, Lorenzoni FE, Seemann K: Tauchmedizin. Pathologie, Physiologie, Klinik, Prävention, Therapie. Schlütersche Verlagsanstalt, Hannover, S 173–178

Horvath F, Viskelety T (1973) Experimentelle Untersuchungen der osteoartikulären Manifestation der Caisson-Krankheit. Arch Orthop Unfall Chir 75: 28–72

Howe WW, Lacey TI, Schwartz RP (1950) A study of the gross anatomy of the arteries supplying the proximal portion of the femur and the acetabulum. J Bone Joint Surg Am 32: 856–866

Hulth A (1961) Necrosis of the head of the femur; a roentgenological microradiographic and histological study. Acta Chir Scand 122: 75–84

Hunter JC, Escobedo EM, Routt ML (1996) Osteonecrosis of the femoral condyles following traumatic dislocation of the knee. Skeletal Radiol 25: 276–278

Jaffe HL (1929) The vessel canals in normal and pathological bones. Am J Pathol 5: 323–332

Jaffe HL (1972) Metabolic, degenerative, and inflammatory diseases of bones and joints. Urban & Schwarzenberg, München

Johnson RW (1968) A physiological study of the blood supply of the diaphysis. Clin Orthop 56: 5–11

Judet I, Judet R, Lagrange J, Dunoyer J (1955) A study of the arterial vascularization of the femoral neck in adult. J Bone Joint Surg Am 37: 663–680

Kantor H (1987) Bone marrow pressure in osteonecrosis of the femoral condyle (Ahlback's disease). Arch Orthop Trauma Surg 106: 349–352

Kawabata M, Ray D (1967) Experimental study of peripheral circulation and bone growth. Clin Orthop 55: 177–189

Kelly PJ (1968) Anatomy, physiology and pathology of the blood supply of bones. J Bone Joint Surg Am 50: 766–783

Kelly PJ, Peterson LFA (1963) The blood supply of bone. Heart Bull 12: 96–99

Kienböck R (1910) Über traumatische Malazie des Mondbeins und ihre Folgezustände: Entartungsformen und Kompressionsfrakturen. Fortschr Röntgenstr 16: 77–115

Klümper A (1969) Intraossäre Angiographie. Topographische und morphologische Untersuchungen zur Darstellung intraossärer Gefäße in vivo. Habilitationsschrift, Freiburg

Klümper A, Strey M, Schütz W (1968) Tierexperimentelle Untersuchungen zur intraossären Angiographie. Fortschr Röntgenstr 108: 607–612

Konjetzny GE (1934) Zur Pathologie und pathologischen Anatomie der Perthes-Calvé'schen Krankheit. Acta Chir Scand 74: 361–377

Laing PG (1953) The blood supply of the femoral shaft. An anatomical study. J Bone Joint Surg Br 35: 462–466

Laing PG (1956) The arterial supply of the adult humerus. J Bone Joint Surg Am 38: 1105–1116

Leone J, Vilque J-P, Pignon B et al. (1996) Avascular necrosis of the femoral head as a complication of chronic myelogenous leukaemia. Skeletal Radiol 25: 696–698

Lewis OJ (1956) The blood supply of developing long bones with special references to the metaphyse. J Bone Joint Surg Br 38: 928–933

Mankin HJ (1992) Nontraumatic necrosis of bone (osteonecrosis). N Engl J Med 326: 1473–1479

Mitchell MD, Kundel HL, Steinberg ME et al. (1986) Avascular necrosis of the hip: comparison of MR, CT, and scintigraphy. Am J Radiol 147: 67–71

Morris L, McGibbon KC (1962) Osteochondritis dissecans following Legg-Calvé-Perthes disease. J Bone Joint Surg Br 44: 562–564

Nelson GG, Kelly PJ, Peterson LFA, Janes JM (1961) Blood supply of the human tibia. J Bone Joint Surg Am 42: 625–636

Patterson RJ, Bickel WH, Dahlin DC (1964) Idiopathic avascular necrosis of the head of the femur. A study of fifty-two cases. J Bone Joint Surg Am 46: 267–282

Persson M (1945) Pathogenese und Behandlung der Kienböckschen Lunatummalazie. Acta Chir Scand 92 [Suppl 98]: 1–158

Pich G (1936) Histopathologic study in a case of Perthes' disease of traumatic origin. Arch Surg 33: 609–629

Platt H (1921/22) Pseudo-Coxalgia (Osteochondritis deformans juvenilis coxae: Quiet hip disease). Br J Surg 9: 366–407

Ponseti IV (1956) Legg-Perthes disease. J Bone Joint Surg Am 38: 739–750

Poppel MH, Robinson WT (1956) The roentgen manifestation of caisson disease. Am J Roentgenol 76: 74–80

Ratliff AHC (1967) Osteochondritis dissecans following Legg-Calvé-Perthes' disease. J Bone Joint Surg Br 49: 108–11

Rhinelander FW (1982) Circulation of bone. In: Bourne GH (ed) the physiology and biochemistry of bone, 2nd edn, vol II. Academic Press, New York, S 1–76

Riniker P, Huggler A (1971) Idiopathic necrosis of the femoral head. In: Zinn WM (ed) Idiopathic ischemic necrosis of the femoral head in adults. Thieme, Stuttgart, S 67

Rutishauser E, Rhoner A, Held D (1960) Experimentelle Untersuchungen über die Wirkung der Ischämie auf den Knochen und das Mark. Virchows Arch 333: 101–118

Rüttner JR (1946) Beiträge zur Klinik und pathologischen Anatomie der Kienböckschen Krankheit (Lunatummalazie). Helvt Chir Acta 13 [Suppl 1]: 1–44

Ryu KN, Kim EJ, Yoo MC et al. (1997) Ischemic necrosis of the entire femoral head and rapidly destructive hip dis-

ease: potential causative relationship. Skeletal Radiol 26: 143–149
Salter RB (1966) Experimental and clinical aspects of Perthes' disease. J Bone Joint Surg Br 48: 393–394
Salter RB, Harris WR (1963) Injuries involving the epiphyseal plate. J Bone Joint Surg Am 45: 587–622
Sanchis M, Zahir A, Freeman MAR (1973) The experimental stimulation of Perthes disease by consecutive interruptions of the blood supply to the capital femoral epiphysis in the puppy. J Bone Joint Surg Am 55: 335–342
Schinz HR, Baensch WE, Friedl E, Uehlinger E (1952) Lehrbuch der Röntgendiagnostik. Thieme, Stuttgart
Schumacher S (1935) Zur Anordnung der Gefäßkanäle in der Diaphyse langer Knochen des Menschen. Z Mikr Anat Forsch 38: 145–160
Sevitt S, Thompson RG (1965) The distribution and anastomoses of arteries supplying the head and neck of the femur. J Bone Joint Surg Br 47: 560–573
Shim SS (1968) Physiology of blood circulation of bone. J Bone Joint Surg Am 50: 812–824
Springfield DS, Enneking WF (1976) Idiopathic aseptic necrosis. In: Ackerman LV, Spjut HJ, Abell MR (Hrsg) Bones and joints. Williams & Wilkins, Baltimore (Int Acad Path Monogr, S 61–87)
Stähl F (1947) On lunatomalacia (Kienböck's disease). Acta Chir Scand 95 [Suppl 126]: 1–133
Torres FX, Kyriakos M (1992) Bone infarct-associated osteosarcoma. Cancer 70: 2418–2430
Totty WG, Murphy WA, Ganz WI et al. (1984) Magnetic resonance imaging of the normal and ischemic femoral head. Am J Radiol 143: 1273–1280
Trueta J (1957) The normal vascular anatomy of the human femoral head during growth. J Bone Joint Surg Br 39: 358–394
Trueta J (1963) The role of vessels in osteogenesis. J Bone Joint Surg Br 45: 402–418
Trueta J, Cavadias AX (1964) A study of blood supply of the long bones. Surg Gynec Obstet 118: 485–498
Trueta J, Harrison MHM (1953) The normal vascular anatomy of the femoral head in adult man. J Bone Joint Surg Br 35: 442–461
Trueta J, Little K (1960) Vascular contribution to osteogenesis. J Bone Joint Surg Br 42: 367–376
Tucker FR (1949) Arterial supply to the femoral head and its clinical importance. J Bone Joint Surg Br 31: 82–93
Vaughan JM (1975) The Physiology of Bone., 2nd edn. Clarendon Press, Oxford
Zinn WM (1979) Die ischämischen Knochennekrosen des Erwachsenen, dargestellt am Beispiel der spontanen Femurkopfnekrose. Verh Dtsch Ges Inn Med 85: 348–361

Kapitel 9:
Stoffwechsel- und Speicherkrankheiten

Adler CP (1980) Granulomatöse Erkrankungen im Knochen. Verh Dtsch Ges Pathol 64: 359–365
Agarwal AK (1993) Gout and pseudogout. (Review). Primary Care; Clinics in Office Practice. 20: 839–855
Alarcn-Segovia D, Centina JA, Diaz-Jouanen E (1973) Sacroiliac joints in primary gout. Am J Roentgenol 118: 438–443
Amstutz HC, Carey EJ (1966) Skeletal manifestations and treatment of Gaucher's disease. J Bone Joint Surg Am 48: 670–701
Ashkenazy A, Zairov R, Matoth Y (1986) Effect of splenomegaly on destructive bone changes in children with chronic (type I) Gaucher disease. Eur J Radiol 145: 138
Barthelemy CR, Nakayama DA, Carrera GF et al. (1984) Gouty arthritis: a prospective radiographic evaluation of sixty patients. Skeletal Radiol 11: 1–8
Bauer R (1968) Osteomyelitis urica. Fortschr Röntgenstr 108: 266
Beutler E (1993) Modern diagnostic and treatment of Gaucher's disease (Review). Am J Dis Child 147: 1175–1183
Boccalatte M, Pratesi G, Calabrese G et al. (1994) Amyloid bone disease and highly permeable synthetic membranes. Internat. J Artificial Organs 17: 203–208
Bondurant RE, Henry JB (1965) Pathogenesis of ochronosis in experimental alkaptonuria of the whit rat. Lab Invest 14: 62–69
Casey TT, Stone WJ, DiRaimondo CR et al. (1986) Tumoral amyloidosis of bone of beta$_2$ microglobulin origin in association with long-term hemadialysis: a new type of amyloid disease. Hum Pathol 17: 731–738
Clarke E, Swischuk LE, Hayden Ckjr (1984) Tumoral calcinosis, diaphysitis, and hyperphosphatemia. Radiology 151: 643–646
Cohen PR, Schmidt WA, Rapini RP (1991) Chronic tophaceous gout with severely deforming arthritis: a case report with emphasis on histoathologic considerations. Cutis 48: 445–451
Collard M (1966) Une forme familiale de lipocalcinogranulomatose avec calcinose arterielle. J Radiol Electr 47: 31–40
Cooper JA, Moran TJ (1957) Studies on ochronosis. Arch Pathol 64: 46–53
Dihlmann W, Fernholz HJ (1969) Gibt es charakteristische Röntgenbefunde bei der Gicht? Dtsch Med Wochenschr 94: 1909–1911
Epstein E (1924) Beitrag zur Pathologie der Gaucherschen Krankheit. Virchows Arch 253: 157–207
Fassbender HG (1972) Zur Pathologie der Gicht. Therapiewoche 22: 105–108
Fisher ER, Reidbord H (1962) Gaucher's disease: Pathogenic considerations based on electron microscopic and histochemical observations. Am J Pathol 41: 679–692
Foldes K, Petersilge CA, Weisman MH, Resnick D (1996) Nodal osteoarthritis and gout: a report of four new cases. Skeletal Radiol 25: 421–424
Greenfield GB (1970) Bone changes in chronic adult Gaucher's disease. Am J Roentgenol 110: 800–807
Hemmati A, Vogel W (1969) Schwere Knochendestruktionen bei Gicht-Arthritis. Chirurg 40: 285–287
Hermann G, Shapiro RS, Abdelwahab IF, Grabowski G (1993) MR imaging in adults with Gaucher disease type I: evaluation of marrow involvement and disease activity. Skeletal Radiol 22: 247–251
Hermann G, Shapiro RS, Abdelwahab IF et al. (1994) Extraosseous extension of Gaucher cell deposits mimicking malignancy. Skeletal Radiol 23: 253–256
Ishida T, Dorfman HD, Bullough PG (1995) Tophaceous pseudogout (tumoral calcium pyrophosphate dihydrate crystal deposition disease). Hum Pathol 26: 587–593
Jaffe HL (1972) Metabolic, degenerative, and inflammatory diseases of bones and joints. Urban & Schwarzenberg, München, S 479–505

Kurer MH, Baillod RA, Madgwick JC (1991) Musculoskeletal manifestations of amyloidosis. A review of 83 patients on haemodialysis for at least 10 years. J Bone Joint Surg Br 73: 271-276

Lally EV, Zimmermann B, Ho G jr, Kaplan SR (1989) Urate-mediated inflammation in nodal osteoarthritis: clinical and roentgenographic correlations. Arthritis Rheum 32: 86-90

Levin B (1961) Gaucher's disease. Clinical and roentgenologic manifestations. Am J Roentgenol 85: 685-696

Lichtenstein L, Scott HW, Levin MH (1956) Pathologic changes in gout: Survey of eleven necropsied cases. Am J Pathol 32: 871-887

Linduskova M, Hrba J, Vykydal M, Pavelka K (1992) Needle biopsy of joints - its contribution to the diagnosis of ochronotic arthropathy (alcaptonuria). Clin Rheumatol 11: 569-570

MacCollum DE, Odom GL (1965) Alkaptonuria, ochronosis, and low-back pain. J Bone Joint Surg Am 47: 1389-1392

Martel W (1968) The overhanging margin of bone: a roentgenologic manifestation of gout. Radiology 91: 755-756

Matoth Y, Fried K (1965) Chronic Gaucher's disease. Clinical observations on 34 patients. Israel J Med Sci 1: 521-530

Mauvoisin F, Bernard J, Gémain J (1955) Aspects tomographiques des hanches chez un gotteux. Rev Rhum 22: 336-337

Melis M, Onori P, Aliberti G, Vecci E, Gaudio E (1994) Ochronotic arthropathy: structural and ultrastructural features. Ultrastruct Pathol 18: 467-471

Murray RO, Jacobson HG (1977) The Radiology of Skeletal Disorders, 2nd edn, vol. II. Churchill Livingstone, Edinburgh, S 850-853

Nägele E (1957) Röntgenbefunde bei Alkaptonurie. Fortschr Röntgenstr 87: 523-529

Pastores GM, Hermann G, Norton KI, Lorberboym M, Desnick RJ (1996) Regression of skeletal changes in Type 1 Gaucher disease with enzyme replacement therapy. Skeletal Radiol 25: 485-488

Peloquin LA, Graham JH (1955) Gout of the patella: report of a case. N Engl J Med 253: 979-980

Pommer G (1929) Mikroskopische Untersuchungen über Gelenkgicht. Fischer, Jena

Rosenberg EF, Arens RA (1947) Gout: Clinical, pathologic and roentgenographic oberservations. Radiology 49: 169-177

Rosenthal DI, Barton NW, McKusick KA et al. (1992) Quantitative imaging of Gaucher disease. Radiology 185: 841-845

Ross LV, Ross GJ, Mesgarzadeh M, Edmonds PR, Bonakdarpour A (1991) Hemodialysis-related amyloidomas of bone. Radiology 178: 263-265

Rourke JA, Heslin DJ (1965) Gaucher's disease. Roentgenologic bone changes over 20 year interval. Am J Roentgenol 94: 621-630

Ryan SJ, Smith CD, Slevin JT (1994) Magnetic resonance imaging in ochronosis, a rare cause of back pain. J Neuroimaging 4: 41-42

Schindelmeiser J, Radzun HJ, Munstermann D (1991) Tartrate-resistant, purple acid phosphatase in Gaucher cells of the spleen. Immuno- and cytochemical analysis. Pathol Res Pract 187: 209-213

Silverstein MN, Kelly PJ (1967) Osteoarticular manifestation of Gaucher's disease. Am J Med Sci 253: 569-577

Simon I (1962) Ein Fall einer durch Gicht verursachten schweren Knochenzerstörung. Fortschr Röntgenstr 96: 835-836

Slavin RE, Wen J, Kumar D, Evans EB (1993) Familial humoral calcinosis: a clinical, histopathological, and ultrastructural study with an analysis of its calcifying process and pathogenesis. Am J Surg Path 17: 788-802

Starer F, Sargent JD, Hobbs JR (1987) Regression of the radiological changes of Gaucher's disease following bone marrow transplantation. Br J Radiol 60: 1189-1195

Talbott JH (1957) Gout. Grune & Stratton, New York

Teutschländer O (1935) Über progressive Lipogranulomatose der Muskulatur. Klin Wschr 14: 451-435

Teutschländer O (1949) Die Lipoidcalcinose oder Lipoidkalkgicht (Lipocalcinogranulomatose). Beitr Path Anat 110: 402-432

Thomas C (1973) Nierenveränderungen bei Gicht. Intern Welt 2: 59

Uehlinger E (1970) Strukturwandlungen des Skeletts bei metabolischen Erkrankungen. Nova Acta Leopoldina (N.F.) 194/35: 217-237

Uehlinger E (1976) Die pathologische Anatomie der Gicht. In: Schwiegk H (Hrsg) Hdb. der inneren Medizin, 5. Aufl, Bd VII/3. Springer, Berlin Heidelberg New York, S 213-234

Zimran A, Kay A, Gelbart T et al. (1992) Gaucher disease. Clinical, laboratory, radiologic, and genetic features of 53 patients. Medicine 71: 337-353

Kapitel 10:
Knochengranulome

Ackerman LV, Spjut HJ (1962) Tumors of bone and cartilage, Fascicle 4. Armed Forces Institute of Pathology, Washington/DC

Adkins KF, Martinez MG, Hartley MW (1969) Ultrastructure of giant-cell lesions. A peripheral giant-cell reparative granuloma. Oral Surg 28: 713-723

Adler CP (1973) Knochenzysten. Beitr Pathol 150: 103-131

Adler CP (1980) Granulomatöse Erkrankungen im Knochen. Verh Dtsch Ges Pathol 64: 359-365

Adler CP, Härle F (1974) Zur Differentialdiagnose osteofibröser Kiefererkrankungen. Verh Dtsch Ges Pathol 58: 308-314

Adler CP, Uehlinger E (1979) Grenzfälle bei Knochentumoren. Präneoplastische Veränderungen und Geschwülste fraglicher Dignität. Verh Dtsch Ges Pathol 63: 352-358

Adler CP, Schaefer HE (1988) Histiocytosis X of the left proximal femur. Skeletal Radiol 17: 531-535

Augerau B, Thuilleux G, Moinet Ph (1977) Eosinophil granuloma of bones. Report of 15 cases including 10 survivals with an average follow up of 4 years. J Chir (Paris) 113: 159-170

Austin LT jr, Dahlin DC, Royer EQ (1959) Giant-cell reparative granuloma and related conditions affecting the jawbones. Oral Surg 12: 1285-1295

Bergholz M, Schauer A, Poppe H (1979) Diagnostic and differential diagnostic aspects in histiocytosis X diseases. Pathol Res Pract 166: 59-71

Bonk U (1976) Zur Problematik der Riesenzelltumoren und Riesenzellgranulome im Kieferknochen. In: Schuchardt K, Pfeifer G (Hrsg) Grundlagen, Entwicklung und Fortschritte der Mund-, Kiefer- und Gesichtschirurgie, Bd XXI. Thieme, Stuttgart, S 161-164

Bopp H, Günther D (1970) Die Strahlenbehandlung des eosinphilen Granuloms. Strahlentherapie 140: 143–147

Cheyne C (1971) Histiocytosis. J Bone Joint Surg Br 53: 366–382

Dameshbod K, Kissane JM (1978) Idiopathic differentiated histiocytosis. Am J Clin Path 70: 381–389

Dominok GW, Knoch HG (1977) Knochengeschwülste und geschwulstähnliche Knochenerkrankungen, 2. Aufl. VEB Fischer, Jena, S 223–231

Eble JN, Rosenberg AE, Young RH (1994) Retroperitoneal xanthogranuloma in a patient with Erdheim-Chester disease. (Review). Am J Surg Pathol 18: 843–848

Engelbreth-Holm J, Teilum G, Christensen E (1944) Eosinophil granuloma of bone. – Schüller-Christian's disease. Acta Med Scand 118: 292–312

Enriquez P, Dahlin DC, Hayles AB, Henderson ED (1967) Histiocytosis X: A clinical study. Mayo Clin Proc 42: 88–89

Fink MG, Levinson DJ, Brown NL et al. (1991) Erdheim-Chester disease. Case report with autopsy findings. Arch Pathol Lab Med 115: 619–623

Fraser J (1934/35) Skeletal lipoid granulomatosis (Hand-Schüller-Christians's disease). Br J Surg 22: 800–824

Huhn D, Meister P (1978) Malignant histiocytosis. Cancer (Philadelphia) 42: 1341–1349

Jaffe HL (1953) Giant-cell reparative granuloma, traumatic bone cyst, and fibrous (fibro-osseous) dysplasia of the jawbones. Oral Surg 6: 159–175

Jaffe HL (1968) Tumors and tumorous conditions of the bones and joints. Lea & Febiger, Philadelphia, S 36–37

Jaffe HL (1972) Metabolic, degenerative, and inflammatory diseases of bones and joints. Urban & Schwarzenberg, München, S 875–906

Küchemann K (1974) Congenital Letterer-Siwe disease. Beitr Pathol Anat 151: 405–411

Lichtenstein L (1953) Histiocytosis X Integration of eosinophilic granuloma of bone, Letterer-Siwe disease and Schüller-Christian disease as related manifestations of a single nosologic entity. Arch Pathol 56: 84–102

Makley JT, Carter JR (1986) Eosinophilic granuloma of bone. Clin Orthop 204: 37–44

Matus-Ridley M, Raney RB, Thawerani H, Meadows AT (1983) Histiocytosis X in children: patterns of disease and results of treatment. Med Pediatr Oncol 11: 99–105

Mickelson MR, Bonfiglio M (1977) Eosinophilic granuloma and its variations. Orthop Clin N Am 8: 933–945

Panico L, Passeretti U, De Rosa N et al. (1994) Giant cell reparative granuloma of the distal skeletal bones. A report of five cases with immunohistochemical findings. Virchows Arch 425: 315–320

Ratner V, Dorfman HD (1990) Giant-cell reparative granuloma of the hand and foot bones. Clin Orthop 260: 251–258

Schajowicz F, Slullitel J (1973) Eosinophilic granuloma of bone and its relationship to Hand-Schüller-Christian and Letterer-Siwe syndromes. J Bone Joint Surg Br 55: 545–565

Schulz A, Märker R, Delling G (1976) Central giant cell granuloma. Histochemical and ultrastructural study on giant cell function. Virchows Arch 371: 161–170

Seemann W-R, Genz T, Gospos Ch, Adler CP (1985) Die riesenzellige Reaktion der kurzen Röhrenknochen von Hand und Fuß. Fortschr Röntgenstr 142: 355–360

Stull MA, Kransdorf MJ, Devaney KO (1992) Langerhans cell histiocytosis of bone. Radiographics 12: 801–823

Uehlinger E (1963) Das eosinophile Knochengranulom. In: Heilmeyer L, Hittmair A (Hrsg) Hdb. der Ges. f. Hämatologie, Bd IV/2. Urban & Schwarzenberg, München, S 56–87

Van der Wilde RS, Wold LE, McLeod RA, Sim FH (1990) Eosinophilic granuloma. Orthopedics 13: 1301–1303

Wold LE, Dobyns JH, Swee RG, Dahlin DC (1986) Giant cell reaction (giant cell reparative granuloma of the small bones of the hands and feet). Am J Surg Pathol 10: 491–496

Kapitel 11: Knochentumoren

Kapitel 11.1: Allgemeines – Generelle Aspekte

Adler CP (1972) Probleme und Erfahrungen bei der Diagnostik von Knochentumoren. Beitr Pathol Anat 146: 389–395

Adler CP (1974) Klinische und morphologische Aspekte maligner Knochentumoren. Dtsch Med Wochenschr 99: 665–671

Adler CP (1980) Klassifikation der Knochentumoren und Pathologie der gutartigen und semimalignen Knochentumoren. In: Frommhold W, Gerhardt P (Hrsg) Knochentumoren. Klinisch-radiologisches Seminar, Bd X. Thieme, Stuttgart

Adler CP (1988) Diagnostic problems with semimalignant bone tumors. In: Heuck FHW, Keck E (Hrsg) Fortschritte der Osteologie in Diagnostik und Therapie. Springer, Berlin Heidelberg New York Tokyo, pp 103–118

Adler CP (1989) Klinische und morphologische Aspekte von gutartigen Knochentumoren und tumorähnlichen Knochenläsionen. – Verlauf, Therapie und Prognose. Versicherungsmedizin 4: 132–138

Adler CP, Klümper A (1977) Röntgenologische und pathologisch-anatomische Aspekte von Knochentumoren. Radiologe 17: 355–392

Adler CP, Krause W, Gebert G (1992) Knochen und Gelenke. In: Thomas C (Hrsg) 8. Grundlagen der klinischen Medizin. Schattauer, Stuttgart

Adler CP, Kozlowski K (1993) Primary bone tumors and tumorous conditions in children. Pathologic and radiologic diagnosis. Springer, London

Baumann RP, Lennert K, Piotrowski W et al. (1978) Tumor-Histologie-Schlüssel. ICD-O-DA. Springer, Berlin Heidelberg New York Tokyo

Becker W (1975) Knochentumorschlüssel. Arbeitsgemeinschaft Knochentumoren, Ausg. 1975. Gedruckt im Deutschen Krebsforschungszentrum, Heidelberg

Bullogh P, Vigorita VJ (1984) Atlas of orthopaedic pathology with clinical and radiologic correlations. University Park Press, Gower Medical Publishing, New York London

Campanacci M (1990) Bone and soft tissue tumors. Springer, Berlin Heidelberg New York Tokyo

Dominok GW, Knoch HG (1982) Knochengeschwülste und geschwulstähnliche Knochenerkrankungen, 3. Aufl. Fischer, Stuttgart

Dorfman HD, Czerniak B (1998) Bone tumors. Mosby & Mosby-Wolfe, London

Enneking WF, Spanier SS, Goodman MA (1980) A system for the surgical staging of musculoskeletal sarcomata. Clin Orthop 153: 106–120

Enneking WF (1985) Staging of musculoskeletal neoplasms. Skeletal Radiol 13: 183–184

Fechner RE, Mills SE (1993) Tumors of the bones and joints. AFIP, Washington/DC

Freyschmidt J (1997) Skeletterkrankungen. Klinisch-radiologische Diagnose und Differentialdiagnose, 2. Aufl. Springer, Berlin Heidelberg New York Tokyo

Freyschmidt J, Ostertag H (1988) Knochentumoren. Klinik, Radiologie, Pathologie. Springer, Berlin Heidelberg New York Tokyo

Hudson TM (1987) Radiologic-pathologic correlation of musculoskeletal lesions. Williams & Wilkins, Baltimore

Huvos AG (1991) Bone tumors. Diagnosis, treatment, and prognosis, 2nd edn. Saunders, Philadelphia

Jaffe HL (1958) Tumors and tumorous conditions of bones and joints. Lea & Febiger, Philadelphia

Johnson LC (1953) A general theory of bone tumors. Bull NY Acad Med 29: 164-171

Lichtenstein L (1977) Bone tumors, 5th edn. Mosby, St. Louis

Lodwick GS, Wilson AJ, Farrell C et al. (1980) Determining growth rates of focal lesions of bone from radiographs. Radiology 134: 577-583

Mirra JM, Picci P, Gold RH (1989) Bone tumors. Clinical, radiologic, and pathologic correlations. Lea & Febiger, Philadelphia

Nierhard FU, Pfeil J (1989) Orthopädie. Hippokrates, Stuttgart (Duale Reihe)

Resnick D (1995) Diagnosis of bone and joint disorders, 3rd edn. Saunders, Philadelphia

Richter GM, Ernst H-U, Dinkel E, Adler CP (1986) Morphologie und Diagnostik von Knochentumoren des Fußes. Radiologe 26: 341-352

Schajowicz F (1994) Tumors and tumorlike lesions of bone. Pathology, radiology, and treatment, 2nd edn. Springer, New York Berlin Heidelberg

Schajowicz F (1993) Histological typing of bone tumours. WHO Geneva, 2nd edn. Springer, Berlin Heidelberg New York Tokyo

Schedel H, Wicht L, Tempka A et al. (1995) Stellenwert der MRT bei Knochentumoren. Osteologie 4: 36-43

Sissons HA (1979) Bones. In: Symmers SC (ed) Systemic pathology, 2nd edn, vol 5. Churchill Livingstone, Edinburgh London New York, pp 2383-2489

Unni KK (1996) Dahlin's bone tumors. General aspects and data on 11:087 cases, 5th edn. Lippincott-Raven, Philadelphia

Wold LE, McLeod RA, Sim FH, Unni KK (1990) Atlas of orthopedic pathology. Saunders, Philadelphia

Kapitel 11.2: Knorpeltumoren

Adler CP (1979) Differential diagnosis of cartilage tumors. Pathol Res Pract 166: 45-58

Adler CP (1985) Chondromyxoid fibroma (CMF) of the radius associated with an aneurysmal bone cyst (ABC). Skeletal Radiol 14: 305-308

Adler CP (1993) Mesenchymal chondrosarcoma of soft tissue of the left foot. Skeletal Radiol 22: 300-305

Adler CP, Fringes B (1978) Chondrosarkom der distalen Femurmetaphyse. Med Welt (Stuttgart) 29: 1511-1516

Adler CP, Klümper A (1977) Röntgenologische und pathologisch-anatomische Aspekte von Knochentumoren. Radiologe 17: 355-392

Adler CP, Klümper A, Wenz W (1979) Enchondrome aus radiologischer und pathologisch-anatomischer Sicht. Radiologe 19: 341-349

Alexander C (1976) Chondroblastoma of tibia, Case Rep 5. Skeletal Radiol 1: 63-64

Anderson RL, Popowitz L, Li JKH (1969) An unusual sarcoma arising in a solitary osteochondroma. J Bone Joint Surg Am 51: 1199-1204

Anract P, Tomeno B, Forest M (1994) Chondrosarcomes dedifferencies. Étude de treize cas cliniques et revue de la litterature. Rev Chir Orthop Reparatrice Appar Mot 80: 669-680

Bertoni F, Present D, Bacchini P et al. (1989) Dedifferentiated peripheral chondrosarcoma: a report of seven cases. Cancer 63: 2054-2059

Bessler W (1966) Die malignen Potenzen der Skelettchondrome. Schweiz Med Wochenschr 96: 461-469

Bjornsson J, Unni KK, Dahlin DC et al. (1984) Clear cell chondrosarcoma of bone: observations in 47 cases. Am J Surg Pathol 8: 223-230

Brien EW, Mirra JM, Kerr R (1997) Benign and malignant cartilage tumors of bone and joint: their anatomic and theoretical basis with an emphasis on radiology, pathology and clinical biology. I The intramedullary cartilage tumors. Skeletal Radiol 26: 325-353

Capanna R, Bertoni F, Bettelli G (1988) Dedifferentiated chondrosarcoma. J Bone Joint Surg 70 Am: 60-69

Cash SL, Habermann ET (1988) Chondrosarcoma of the small bones of the hand: case report and review of the literature. Orthop Rev 17: 365-369

Chow LTC, Lin J, Yip KMH et al. (1996) Chondromyxoid fibroma-like osteosarcoma: a distinct variant of low-grade osteosacoma. Histopathology 29: 429-436

Cohen J, Cahen I (1963) Benign chondroblastoma of the patella. J Bone Joint Surg Am 45: 824-826

Crim JR, Seeger LL (1993) Diagnosis of low-grade chondrosarcoma; devil's advocate. Radiology 189: 503-504

Dabska M (1977) Parachordoma: A clinicopathologic entity. Cancer 40: 1586

Dahlin DC (1956) Chondromyxoid fibroma of bone, with emphasis on its morphological relationship to benign chondroblastoma. Cancer 9: 195-203

Dahlin DC (1976) Chondrosarcoma and its variants. In: bones and joints. William & Wilkins, Baltimore (Intern. Acad. Path. Monographs)

Dahlin DC (1978) Clear cell chondrosarcoma of humerus. Case report 54. Skeletal Radiol 2: 247-249

Dahlin DC, Beabout JW (1971) Dedifferentiation of low-grade chondrosarcoma. Cancer (Philadelphia) 28: 461-466

Dahlin DC, Ivins JC (1972) Benign chondroblastoma. A study of 125 cases. Cancer (Philadelphia) 30: 401-413

Dahlin DC, Wells AH, Henderson ED (1953) Chondromyxoid fibroma of bone. J Bone Joint Surg Am 35: 831-834

Davies CW (1985) Bizarre parosteal osteochondromatous proliferation in the hand. J Bone Joint Surg [A] 67: 648-650

De Beuckeleer LHL, Schepper AMA, Ramon F (1996) Magnetic resonance imaging of cartilaginous tumors: is it useful or necessary? Skeletal Radiol 25: 137-141

de Lange EE, Pope TL Jr, Fechner RE, Keats TE (1987) Case report 428. Bizarre parosteal osteochondromatous proliferation (BPOP). Skeletal Radiol 16: 481-483

Dominok GW, Knoch HG (1982) Knochengeschwülste und geschwulstähnliche Knochenerkrankungen, 3. Aufl. Fischer, Stuttgart

Dorfman HD (1973) Malignant transformation of benign bone lesions. Proc Nat Cancer Conf 7: 901-913

Enzinger FM, Shiraki M (1972) Extraskeletal myxoid chondrosarcoma: An analysis of 34 cases. Hum Pathol 3: 421

Enzinger FM, Weiss SW (1983) Soft tissue tumors. C.V. Mosby, St.Louis-Toronto-London, pp 705–712

Fechner RE, Mills SE (1993) Tumors of the bones and joints. AFIP Washington/DC

Feldmann F, Hecht HL, Johnston AD (1970) Chondromyxoidfibroma of bone. Radiology 94: 249–260

Frassica FJ, Unni KK, Beabout JW, Sim FH (1986) Differentiated chondrosarcoma: a report of the clinicopathological features and treatment of seventy-eight cases. J Bone Joint Surg Am 68: 1197–1205

Ganzoni N, Wirth W (1965) Zur Klinik der genuinen Knochengeschwülste im Bereich der langen Röhrenknochen. Praxis 54: 342–350

Goethals PL, Dahlin DC, Devine KD (1963) Cartilaginous tumors of the larynx. Surg Gynec Obstet 117: 77–82

Henderson ED, Dahlin DC (1963) Chondrosarcoma of bone. A study of two hundred and eighty-eight cases. J Bone Joint Surg Am 45: 1450–1458

Hohbach C, Mall W (1977) Chondrosarcoma of the pulmonary artery. Beitr Pathol Anat 160: 298–307

Huvos AG (1979) Bone tumors. Saunders, Philadelphia

Huvos AG, Marcove RC, Erlandson RA, Mike V (1972) Chondroblastoma of bone. Cancer 29: 760–771

Jacobs P (1976) Highly malignant chondrosarcoma of unknown origin, with tumor emboli of the inferior vena cava and main pulmonary artery, Case Report 7. Skeletal Radiol 1: 109–111

Jaffe HL, Lichtenstein L (1948) Chondromyxoidfibroma of bone. A distinctive benign tumor likely to be mistaken especially for chondrosarcoma. Arch Pathol 45: 541–551

Johnson S, Têtu B, Ayala AG, Chawla SP (1986) Chondrosarcoma with additional mesenchymal component (dedifferentiated chondrosarcoma) 1. A clinicopathologic study of 26 cases. Cancer 58: 278–286

Karbowski A, Eckardt A, Rompe JD (1995) Multiple kartilaginäre Exostosen. Orthoäde 24: 37–43

Kunkel MG, Dahlin DC, Young HH (1956) Benign chondroblastoma. J Bone Joint Surg Am 38: 817–826

Kyriakos M, Land VJ, Penning HL, Parker SG (1985) Metastatic chondroblastoma: report of a fatal case with a review of the literature on atypical, aggressive, and malignant chondroblastoma. Cancer 55: 1770–1789

Lichtenstein L, Bernstein D (1959) Unusual benign and malignant chondroid tumors of bone. Cancer (Philadelphia) 12: 1142–1157

Mainzer F, Minagi H, Steinbach HL (1971) The variable manifestations of multiple enchondromatosis. Radiology 99: 377–388

Marmor L (1964) Periosteal chondroma (juxtacortical chondroma). Clin Orthop 37: 150–153

Martin RF, Melnick PJ, Warner NE et al. (1973) Chordoid sarcoma. Am J Clin Pathol 59: 623

Mazabraud A (1974) Le chondrosarcome mésenchymateux: A propos de six observations. Rev Chir Orthop Raparatrice Appar Mot 60: 197–203

McBryde A, Goldner JL (1970) Chondroblastoma of bone. Am Surg 36: 94–108

Meneses MF, Unni KK, Swee RG (1993) Bizarre parosteal osteochondromatous proliferation of bone (Nora's lesion). Am J Surg Pathol 17: 691–697

Mirra JM, Gold R, Downs J, Eckardt JJ (1985) A new histologic approach to the differentiation of enchondroma and chondrosarcoma of the bones: a clinicopathologic analysis of 51 cases. Clin Orthop 201: 214–237

Nakashima Y, Unni KK, Shiveset TC al. (1986) Mesenchymal chondrosarcoma of bone and soft tissue: a review of 111 cases. Cancer 57: 2444–2453

Nelson DL, Abdul-Karim FW, Carter JR, Makley JT (1990) Chondrosarcoma of small bones of the hand arising from enchondroma. J Hand Surg Am 15: 655–659

Nojima T, Unni KK, McLeod RA, Pritchard DJ (1985) Periosteal chondroma and periosteal chondrosarcoma. Am J Surg Pathol 9: 666–677

Nora FE, Dahlin DC, Beabout JW (1983) Bizarre parosteal osteochondromatous proliferations of the hands and feet. Am J Surg Pathol 7: 245–250

Norman A, Steiner GC (1977) Recurrent chondromyxoid fibroma of the tibia. Case Report 38. Skeletal Radiol 2: 105–107

O'Connor PJ, Gibbon WW, Hardy G, Butt WP (1996) Chondromyxoid fibroma of the foot. Skeletal Radiol 25: 143–148

Ogose A, Unni KK, Swee RG et al. (1997) Chondrosarcoma of small bones of the hands and feet. Cancer 80: 50–59

Peterson HA (1989) Multiple hereditary osteochondromatosis. Clin Orthop 239: 222–230

Poppe H (1965) Die röntgenologische Symptomatik der gutartige und semimalignen Knochengeschwülste. Thieme, Stuttgart (Dtsch. Röntgenkongr. 1964 Wiesbaden, S 218–241)

Ryall RDH (1970) Chondromyxoidfibroma of bone. Br J Radiol 43: 71–72

Salvador AH, Beabout JW, Dahlin DC (1971) Mesenchymal chondrosarcoma: Observations on 30 new cases. Cancer (Philadelphia) 28: 605–615

Salzer M, Salzer-Kuntschik M (1965) Das Chondromyxoidfibrom. Langenbecks Arch Chir 312: 216–231

Schajowicz F, Gallardo H (1970) Epiphysial chondroblastoma of bone: A clinico-pathological study of sixty-nine cases. J Bone Joint Surg Am 52: 205–226

Schauwecker F, Weller S, Klümper A, Anlauf B (1969) Therapeutische Möglichkeiten beim benignen Chondroblastom. Bruns' Beitr Klin Chir 217: 155–159

Sirsatz MV, Doctor VM (1970) Benign chondroblastoma of bone: Report of a case of malignant transformation. J Bone Joint Surg 52 Br: 741–745

Sissons HA (1979) Dedifferentiated chondrosarcoma of the tibia. Case Report 83. Skeletal Radiol 3: 257–259

Springfield DS, Capanna R, Gherlinzoni F et al. (1985) Chondroblastoma: a review of seventy cases. J Bone Joint Surg Am 67: 748–755

Springfield DS, Gebhardt MC, McGuire MH (1996) Chondrosarcoma: a review. Instr Course Lect 45: 417–124

Toshifumi O, Hillmann A, Lindner N et al. (1996) Metastasis of chondrosarcoma. J Cancer Res Clin Oncol 122: 625–628

Turcotte RE, Kurt AM, Sim FM et al. (1993) Chondroblastoma. Hum Pathol 24: 944–949

Uehlinger E (1974) Pathologische Anatomie der Knochengeschwülste (unter besonderer Berücksichtigung der semimalignen Formen). Chirurg 45: 62–70

Unni KK, Dahlin DC (1979) Premalignant tumors and conditions of bone. Am J Surg Pathol 3: 47–60

Unni KK, Dahlin DC, Beabout JW, Sim JH (1976) Chondrosarcoma: Clear-cell variant: A report of sixteen cases. J Bone Joint Surg Am 58: 676–683

Unni KK (1996) Dahlin's Bone Tumors. General aspects and data on 11087 cases, 5th edn. Lippincott-Raven, Philadelphia

White PG, Saunders L, Orr W, Friedman L (1996) Chondromyxoid fibroma. Skeletal Radiol 25: 79–81
Wilkinson RH, Kirkpatrick JA (1976) Low-grade-chondrosarcoma of femur. Case Report 14. Skeletal Radiol 1: 127–128
Wilson AJ, Kyriakos M, Ackerman LV (1991) Chondromyxoid fibroma: radiographic appearance in 38 cases and in a review of the literature. Radiology 179: 513–518
Young CL, Sim FH, Unni KK, McLeod RA (1990) Chondrosarcoma of bone of children. Cancer 66: 1641–1648
Yuen M, Friedman L, Orr W, Cockshott WP (1992) Proliferative periosteal processes of phalanges: a unitary hypothesis. Skeletal Radiol 21: 301–303

Kapitel 11.3: Ossäre Knochentumoren

Abudu A, Sferopoulos NK, Tillman RM et al. (1996) The surgical treatment and outcome of pathological fractures in localised osteosarcoma. J Bone Joint Surg Br 78: 694–698
Adler CP (1974) Osteosarkom der distalen Radius-Epi-Metaphyse mit pseudoepithelialen Ausdifferenzierungen. (Epitheloides Osteosarkom). Verh Dtsch Ges Path 58: 272–284
Adler CP (1976) Knochentumoren. In: C Thomas, Sandritter W (Hrsg) Spezielle Pathologie. Textbuch zu einem audiovisuellen Kurs. Schattauer, Stuttgart
Adler CP (1977) Histogenese und praktische Konsequenzen bei Knochengeschwülsten. Gödecke, Freiburg (Freiburger Chirurgengespräch, S 10–62)
Adler CP (1980a) Klassifikation der Knochentumoren und Pathologie der gutartigen und semimalignen Knochentumoren. In: Frommhold W, Gerhardt P (Hrsg) Knochentumoren. Klinisch-radiologisches Seminar, Bd X. Thieme, Stuttgart, S 1–24
Adler CP (1980 a) Parosteal (juxtacortica) osteosarcoma of the distal femur. Pathol Res Pract 169: 388–395
Adler CP (1984) Osteoblastoma of the lesser trochanter of the left femur. Skeletal Radiol 11: 65–68
Adler CP (1985) Aggressive osteoblastoma. Pathol Res Pract 179: 437–438
Adler CP, Schmidt A (1978) Aneurysmale Knochenzyste des Femurs mit malignem Verlauf. Verh Dtsch Ges Pathol 62: 487
Adler CP, Uehlinger E (1979) Grenzfälle bei Knochentumoren. Präneoplastische Veränderungen und Geschwülste fraglicher Dignität. Verh Dtsch Ges Pathol 63: 352–358
Amstutz HC (1969) Multiple osteogenic sarcoma - metastasis or multicentric? Report of two cases and review of literature. Cancer 24: 923–931
Bertoni F, Present DA, Enneking WF (1985) Giant-cell tumor of bone with pulmonary metastases. J Bone Joint Surg 67: 890–900
Bertoni F, Present DA, Sudanese A et al. (1988) Giant-cell tumor of bone with pulmonary metastases: six case reports and a review of the literature. Clin Orthop 237: 275–285
Bertoni F, Donati D, Bacchini P et al. (1992) The morphologic spectrum of osteoblastoma (OBL). Is its aggressive nature predictable? Lab Invest 66: 3
Bieling P, Rehan N, Winkle P et al. (1996) Tumor size and prognosis in aggressively treated osteosarcoma. J Clin Oncol 14: 848–858

Bosse A, Vollmer E, Böcker W et al. (1990) The impact of osteonectin for differential diagnosis of bone tumors. An immunohistochemical approach. Pathol Res Pract 186: 651–657
Burkhardt L, Fischer H (1970) Pathologische Anatomie des Schädels in seiner Beziehung zum Inhalt. Spezielle Pathologie des Schädelskeletts. In: Uehlinger E (Hrsg) Hdb. Spezielle Pathologie, Anatomie, Histologie, Bd IX/7. Springer, Berlin Heidelberg New York, S 259–273
Busso MG, Schajowicz F (1945) Sarcoma osteogenico a localization multiple. Rev Ortop Traumatol 15: 85–96
Campanacci M, Pizzoferrato A (1971) Osteosarcoma emorragico. Chir Organi Mov 60: 409–421
Chan YF, Llewellyn H (1995) Sclerosing osteosarcoma of the great toe phalanx in an 11-year-old girl. Histopathology 26: 281–284
Carter SR, Grimer RJ, Sneath RS (1991) A review of 13-years experience of osteosarcoma. Clin Orthop 270: 45–51
Choong PFM, Pritchard DJ, Rock MG et al. (1996) Low grade central osteogenic sarcoma. - A long term follow-up of 20 patients. Clin Orthop 322: 198–206
Dahlin DC, Johnson EW jr (1954) Giant osteoid osteoma. J Bone Joint Surg Am 36: 559–572
Davis AM, Bell RS, Goodwin PJ (1994) Prognostic factors in osteosarcoma: a critical review. J Clin Oncol 12: 423–431
Delling G, Dreyer T, Heise U et al. (1990) Therapieinduzierte Veränderungen in Osteosarkomen - qualitative und quantitative morphologische Ergebnisse der Therapiestudie COSS 80 und ihre Beziehung zur Prognose. Tumordiagn Ther 11: 167–174
Denictolis M, Goteri G, Brancorsini D et al. (1995) Extraskeletal osteosarcoma of the mediastinum associated with long-term patient survival. - A case report. Anticancer Res 15: 2785–2789
Dorfman HD (1973) Malignant transformation of benign bone lesions in bone and soft tissue sarcoma. American Cancer Society, Lippincott, Philadelphia (Proc Natl Cancer Conf 7, S 901–913)
Dorfman HD, Weiss SW (1984) Borderline osteoblastic tumors: problems in the differential diagnosis of aggressive osteoblastoma and low-grade osteosarcoma. Semin Diagn Pathol 1: 215–234
Enneking WF, Kagan A (1975) Skip metastases in osteosarcoma. Cancer 36: 2192–2205
Fechner RE, Mills SE (1993) Tumors of the bones and joints. AFIP Washington/DC
Frassica FJ, Sim FH, Frassica DA, Wold LE (1991) Survival and management considerations in postirradiation osteosarcoma and Paget's osteosarcoma. Clin Orthop 270: 120–127
Fuchs B, Winkler K (1993) Osteosarcoma. Curr Op Oncol 5: 667–671
Geschickter CF, Copeland MM (1951) Parosteal osteoma of the bone: A new entity. Arch Surg 133: 790–806
Gördes W, Adler CP, Huyer C (1991) Hochmalignes teleangiektatisches Osteosarkom. Langjährige Verlaufsbeobachtung. Z Orthop 129: 460–464
Gössner W, Hug O, Luz A, Müller WA (1976) Experimental induction of bone tumors by short-lived bone-seeking radionuclides. In: Grundmann E (ed) Malignant bone tumors. Springer, Berlin Heidelberg New York
Greenspan A (1993) Benign bone-forming lesions: osteoma, osteoid osteoma, and osteoblastoma. Clinical, imaging, pathologic, and differential considerations. Skeletal Radiol 22: 485–500

Grundmann E, Hobik HP, Immenkamp M, Roessner A (1979) Histo-diagnostic remarks of bone tumors, a review of 3026 cases registered in Knochengeschwulstregister Westfalen. Pathol Res Pract 166: 5–24

Grundmann E, Ueda Y, Schneider-Stock R, Roessner A (1995) New aspects of cell biology in osteosarcoma. Pathol Res Pract 191: 563–570

Grundmann E, Roessner A, Ueda Y et al. (1995) Current aspects of the pathology of osteosarcoma. Anticancer Res 15: 1023–1032

Heymer B, Kreidler H, Adler CP (1988) Strahleninduziertes Osteosarkom des Unterkiefers. Z Mund Kiefer Gesichtschir 12: 113–119

Hochstetter AR von, Cserhati K, Cserhati MD (1996) Central low grade osteosarcoma of >30 years' duration. Osteologie 5: 25–29

Hudson TM, Springfield DS, Benjamin M et al. (1985) Computed tomography of parosteal osteosarcoma. Am J Radiol 144: 961–965

Huvos AG (1979) Bone tumors. Diagnosis, treatment and prognosis. Saunders, Philadelphia

Huvos AG, Butler A, Bretsky SS (1983) Osteogenic sarcoma associated with Paget's disease of bone: a clinicopathologic study of 65 patients. Cancer 52: 1489–1495

Huvos AG, Woodard HQ, Cahan WG et al. (1985) Postradiation osteogenic sarcoma of bone and soft tissue: a clinicopathologic study of 66 patients. Cancer 55: 1244–1255

Jackson JR, Bell MEA (1977) Spurious benign osteoblastoma. J Bone Joint Surg Am 59: 397–401

Jaffe N, Watts H, Fellows KE (1978) Local en bloc resection for limb preservation. Cancer Treat Rep 62: 217–223

Jaffe N, Farber S, Traggis D (1973) Favorable response of osteogenic sarcoma to high dose methotrexate with citrovorum rescue and radiation therapy. Cancer 31: 1367–1373

Jaffe N, Patel SR, Benjamin RS (1995) Chemotherapy in osteosarcoma. Basis for application and antagonism to implementation; early controversies surrounding its implementation. Hem Oncol Clin NY 9: 825–840

Korholz D, Wirtz I, Vosberg H et al. (1996) The role of bone scintigraphy in the follow-up of osteogenic sarcoma. Europ J Cancer 32 Am: 461–464

Kurt A-M, Unni KK, McLeod RA, Pritchard DJ (1990) Lowgrade intraosseous osteosarcoma. Cancer 65: 1418–1428

Lee ES, Mackenzie DH (1964) Osteosarcoma. A study of the value of preoperative megavoltage radiotherapy. Br J Surg 51: 252–274

Levine E, De Smet AA, Huntrakoon M (1985) Juxtacortical osteosarcoma: a radiologic and histologic spectrum. Skeletal Radiol 14: 38–46

Logan PM, Munk PL, O'Connell JX et al. (1996) Post-radiation osteosarcoma of the scapula. Skeletal Radiol 25: 596–601

Loizaga JM, Calvo M, Lopez Barea F et al. (1993) Osteoblastoma and osteoid osteoma. Clinical and morphological features of 162 cases. Pathol Res Pract 189: 33–41

Lorigan JG, Libshitz HI, Peuchot M (1989) Radiation-induced sarcoma of bone: CT findings in 19 cases. AJR 153: 791–794

Lowbeer L (1968) Multifocal osteosarcomatosis – rare entity. Bull Pathol 9: 52–53

Lucas DR, Unni KK, McLeod RA et al. (1994) Osteoblastoma: clinicopathologic study of 306 cases. Hum Pathol 25: 117–134

Marcove RC, Heelan RT, Huvos AG et al. (1991) Osteoid osteoma: diagnosis, localization, and treatment. Clin Orthop 267: 197–201

Marsh BW, Bonfiglio M, Brady LP, Enneking WF (1975) Benign osteoblastoma: Range of manifestations. J Bone Joint Surg Am 57: 1–9

Matsuno T, Unni KK, McLeod RA, Dahlin DC (1976) Teleangiectatic osteogenic sarcoma. Cancer 38: 2538–2547

McLeod RA, Dahlin DC, Beabout JW (1976) The spectrum of osteoblastoma. Am J Roentgenol 126: 321–335

Mervak TR, Unni KK, Pritchard DJ, McLeod RA (1991) Teleangiectatic osteosaroma. Clin Orthop 270: 135–139

Meyer WH (1991) Recent developments in genetic mechanisms, assessment, and treatment of osteosarcomas (review). Cur Op Oncol 3: 689–693

Mirra JM, Kendrick RA, Kendrick RE (1976) Pseudomalignant osteoblastoma versus arrested osteosarcoma: A case report. Cancer 37: 2005–2014

Murray RO, Jacobson HG (1977) The radiology of skeletal disorders, 2nd edn, vol I. Churchill Livingstone, Edinburgh, S 568

Ogihara Y, Sudo A, Fujinami S, Sato K, Miura T (1991) Current management, local management, and survival statistics of high-grade osteosaroma. Experience in Japan. Clin Orthop 270: 72–78

Okada K, Frassica FJ, Sim FH et al. (1994) Parosteal osteosarcoma: a clinicopathologic study. J Bone Joint Surg 76 Am: 366–378

Okada K, Wold LE, Beaubout JW, Shives TC (1993) Osteosarcoma of the hand. A clinicopathologic study of 12 cases. Cancer 72: 719–725

Partovi S, Logan PM, Janzen DL et al. (1996) Low-grade parosteal osteosarcoma of the ulna with dedifferentiation into high-grade osteosarcoma. Skeletal Radiol 25: 497–500

Phillips TL, Sheline GE (1963) Bone sarcomas following radiation therapy. Radiology 81: 992–996

Poppe H (1977) Radiologische Differentialdiagnose bei primär malignen und potentiell malignen Knochentumoren. Gödecke, Freiburg (Freiburger Chirurgengespräch, S 75–105)

Rock MG, Pritchard DJ, Unni KK (1984) Metastases from histologically benign giant-cell tumor of bone. J Bone Joint Surg 66: 269–274

Rosen G, Murphy ML, Huvos AG (1976) Chemotherapy, en bloc resection, and prosthetic bone replacement in the treatment of osteogenic sarcoma. Cancer 37: 1–11

Ruiter DJ, Cornelisse CJ, Rijssel TG van, Velde EA van der (1977) Aneurysmal bone cyst and teleangiectatic osteosarcoma. A histo-pathological and morphometric study. Virchows Arch Abt A 373: 311–325

Sabanas AO, Dahlin DC, Childs DS jr, Ivins JC (1956) Postradiation sarcoma of bone. Cancer 9: 528–542

Schajowicz F, Lemos D (1976) Malignant osteoblastoma. J Bone Joint Surg Br 58: 202–211

Seki T, Fukuda H, Ishii Y et al. (1975) Malignant transformation of benign osteoblastoma. J Bone Joint Surg 57 Am: 424–426

Sheth DS, Yasko AW, Raymond AK et al. (1996) Conventional and dedifferentiated parosteal osteosarcoma. Diagnosis, treatment, and outcome. Cancer 78: 136–145

Spiess H, Poppe H, Schoen H (1962) Strahleninduzierte Knochentumoren nach Thorium-X-Bestrahlung. Mschr Kinderheilk 110: 198–201

Steiner GC (1965) Postradiation sarcoma of bone. Cancer 18: 603–612

Stutch R (1975) Osteoblastoma – A benign entity? Orthop Rev 4: 27–33

Ueda Y, Roessner A, Grundmann E (1993) Pathological diagnosis of osteosarcoma: the validity of the subclassification and some new diagnostic approaches using immunohistochemistry. Cancer Treatm Res 62: 109–124

Uehlinger E (1974) Pathologische Anatomie der Knochengeschwülste (unter besonderer Berücksichtigung der semimalignen Formen). Chirurg 45: 62–70

Uehlinger E (1976) Primary malignancy, secondary malignancy and semimalignancy of bone tumors. In: Grundmann E (ed) Malignant bone tumors. Springer, Berlin Heidelberg New York

Uehlinger E (1977) Über Erfolge und Mißerfolge in der operativen Behandlung der Knochengeschwülste. Gödekke, Freiburg (Freiburger Chirurgengespräche, S 53–74)

Unni KK, Dahlin D, Beabout JW, Ivins JC (1976) Parosteal osteogenic sarcoma. Cancer 37: 2466–2475

Unni KK, Dahlin DC, Beabout JW (1976) Periosteal osteogenic sarcoma. Cancer 37: 2476–2485

Unni KK, Dahlin DC, McLeod RA, Pritchard DJ (1977) Intraosseous well-differentiated osteosarcoma. Cancer 40: 1337–1347

Van der Heul RO, Ronnen JR von (1967) Juxtacortical osteosarcoma. Diagnosis, differential diagnosis, treatment, and an analysis of eighty cases. J Bone Joint Surg 49 Am: 415–439

Van der Griend RA (1996) Osteosarcoma and its variants. Orthop Clin North Am 27: 575–581

Vaughan J (1968) The effects of skeletal irradiation. Clin Orthop 56: 283–303

Winkler K, Bieling P, Bielack SS et al. (1991) Local control and survival from the cooperative osteosarcoma study group studies of the German Society of Pediatric Oncology and the Vienna Bone Tumor Registry. Clin Orthop 270: 79–86

Winkler K, Bielack SS, Delling G et al. (1993) Treatment of osteosarcoma: experience of the Cooperative Osteosarcoma Study Group (COSS). Cancer Treat Res 62: 269–277

Wold LE, Unni KK, Beabout JW (1984) Dedifferentiated parosteal osteosarcoma. J Bone Joint Surg 66: 53–59

Wold LE, Unni KK, Beabout JW, Dahlin DC (1984) High-grade surface osteosarcomas. Am J Surg Pathol 8: 181–186

Wuisman P, Roessner A, Blasius S et al. (1993) High malignant surface osteosarcoma arising at the site of a previously treated aneurysmal bone cyst. J Cancer Res Clin Oncol 119: 375–378

Yunis EJ, Barnes L (1986) The histologic diversity of osteosarcoma. Pathol Ann 21: 121–141

Kapitel 11.4: Bindegewebige Knochentumoren

Adler CP (1973) Knochenzysten. Beitr Pathol Anat 150: 103–131

Adler CP (1980) Granulomatöse Erkrankungen im Knochen. Verh Dtsch Ges Pathol 64: 359–365

Adler CP (1980) Klassifikation der Knochentumoren und Pathologie der gutartigen und semimalignen Knochentumoren. In: Frommhold W, Gerhardt P (Hrsg) Knochentumoren. Klinisch-radiologisches Seminar, Bd X. Thieme, Stuttgart

Adler CP (1981) Fibromyxoma of bone within the femoral neck and the tibial head. J Cancer Res Clin Oncol 101: 183–189

Adler CP, Härle F (1974) Zur Differentialdiagnose osteofibröses Kiefererkrankungen. Verh Dtsch Ges Pathol 58: 308–314

Adler CP, Klümper A (1977) Röntgenologische und pathologisch-anatomische Aspekte von Knochentumoren. Radiologe 17: 355–392

Adler CP, Stock D (1985) Zur Problematik aggressiver Fibromatosen in der Orthopädie. Orthop Grenzgeb 124: 355–360

Adler CP, Reinartz H (1988) Fleckige Osteosklerose des Tibiaschaftes: Osteofibröse Knochendysplasie Campanacci der linken Tibia. Radiologe 28: 591–592

Alguacil-Garcia A, Alonso A, Pettigrew NM (1984) Osteofibrous dysplasia (ossifying fibroma) of the tibia and fibula and adamantinoma: a case report. Am J Clin Pathol 82: 470–474

Bauer WH, Harell A (1954) Myxoma of bone. J Bone Joint Surg Am 36: 263–266

Berkin CR (1966) Non-ossifying fibroma of bone. Br J Radiol 39: 469–471

Bertoni F, Calderoni P, Bacchini P et al. (1986) Benign fibrous histiocytoma of bone. J Bone Joint Surg Am 68: 1225–1230

Blackwell JB, McCarthy SW, Xipell JM et al. (1988) Osteofibrous dysplasia of the tibia and fibula. Pathology 20: 227–233

Bullough PG, Walley J (1965) Fibrous cortical defect and non-ossifying fibroma. Postgrad Med J 41: 672–676

Caffey J (1955) On fibrous defects in cortical walls of growing tubular bones. Adv Pediatr 7: 13–51

Campanacci M, Leonessa C (1970) Displasia fibrosa dello scheletro. Chir Organi Mov 59: 195–225

Campanacci M, Laus M (1981) Osteofibrous dysplasia of the tibia and fibula. J Bone Joint Surg Am 63: 367–375

Clarke BE, Xipell JM, Thomas DP (1985) Benign fibrous histiocytoma of bone. Am J Surg Pathol 9: 806–815

Cohen DM, Dahlin DC, Pugh DG (1962) Fibrous dysplasia associated with adamantinoma of the long bones. Cancer 15: 515–521

Cunningham JB, Ackerman LV (1956) Metaphyseal fibrous defects. J Bone Joint Surg Am 38: 797–808

Dahlin DC (1967) Xanthoma of bone. In: Dahlin DC (ed) Bone tumors, 2nd edn. Thomas, Springfield/IL, S 97–98

Dahlin DC, Ivins JC (1969) Fibrosarcoma of bone. A study of 114 cases. Cancer 23: 35–41

Dahlin DC, Unni KK, Matsumo T (1977) Malignant (fibrous) histiocytoma of bone – fact or fancy? Cancer 39: 1508–1516

Dehner LP (1976) Fibro-osseous lesions of bone. In: Ackerman LV, Spjut HJ, Abell MR (eds) Bones and joints. Williams & Wilkins, Philadelphia (Int Acad Pathol Monogr, S 209–235)

Dominok GW, Knoch HG (1982) Knochengeschwülste und geschwulstähnliche Knochenerkrankungen, 3. Aufl. Fischer, Stuttgart

Dutz W, Stout AP (1961) The myxoma in childhood. Cancer 14: 629–635

Fechner RE, Mills SE (1993) Tumors of the bones and joints. AFIP, Washington/DC

Feldman F, Lattes R (1977) Primary malignant fibrous histiocytoma (fibrous xanthoma) of bone. Skeletal Radiol 1: 145–160

Feldman F, Norman D (1972) Intra- and extraosseous malignant histiocytoma (malignant fibrous xanthoma). Radiology 104: 497–508

Fink B, Schneider T, Ramp U et al. (1995) Riesenzell-Tumor der Patella. Osteologie 4: 111–114

Fletcher CDM (1992) Pleomorphic malignant fibrous histiocytoma: fact or fiction? A critical reappraisal based on 159 tumors diagnosed as pleomorphic sarcoma. Am J Surg Pathol 16: 213–228

Galli SJ, Weintraub HP, Proppe KH (1978) Malignant fibrous histiocytoma and pleomorphic sarcoma in association with medullary bone infarcts. Cancer 41: 607–619

Garlipp M (1976) Non-osteogenic fibroma of bone. Zentralbl Chir 101: 1525–1529

Haag M, Adler CP (1989) Malignant fibrous histiocytoma in association with hip replacement. J Bone Joint Surg 71 Br: 701

Hamada T, Ito H, Araki Y et al. (1996) Benign fibrous histiocytoma of the femur: review of three cases. Skeletal Radiol 25: 25–29

Hatcher CH (1945) The pathogenesis of localized fibrous lesions in the metaphyses of long bones. Arch Surg 122: 1016–1030

Henry A (1969) Monostotic fibrous dysplasia. J Bone Joint Surg Br 51: 300–306

Hiranandani LH, Chandra O, Melgiri RD, Hiranandani NL (1966) Ossifying fibromas (report of four unusual cases). J Laryngol 80: 964–969

Huvos AG (1976) Primary malignant fibrous histiocytoma of bone. Clinicopathologic study of 18 patients. NY Stud J Med 76: 552–559

Huvos AG (1979) Bone tumors. Diagnosis, treatment and prognosis. Saunders, Philadelphia

Huvos AG, Heilweil M, Bretsky SS (1985) The pathology of malignant fibrous histiocytoma of bone: a study of 130 patients. Am J Surg Pathol 9: 853–871

Inwards CY, Unni KK, Beabout JW, Sim FH (1991) Desmoplastic fibroma of bone. Cancer 68: 1978–1983

Ishida T, Dorfman HD (1993) Massive chondroid differentiation in fibrous dysplasia of bone (fibrocartilaginous dysplasia). Am J Surg Pathol 17: 924–930

Jaffe HL (1946) Fibrous dysplasia of bone. Bull NY Acad Med 22: 588–604

Kempson RL (1966) Ossifying fibroma of the long bones. A light and electron microscopic study. Arch Pathol 82: 218–233

Lautenbach E, Dockhorn R (1968) Fibröse Kiefererkrankungen. Thieme, Stuttgart

Llombart-Bosch A, Pedro-Olaya A, Lopez-Fernandez A (1974) Non-ossifying fibroma of bone. A histochemical and ultrastructural characterization. Virchows Arch Pathol Anat 362: 13–21

Marks KE, Bauer TW (1989) Fibrous tumors of bone. Orthop Clin North Am 20: 377–393

Mau H, Ewerbeck V, Reichardt P et al. (1995) Malignant fibrous histiocytoma of bone and soft tissue – two different tumor entities? A retrospective study of 45 cases. Onkologie 18: 573–579

McCarthy EF, Matsuno T, Dorfman HD (1979) Malignant fibrous histiocytoma of bone: A study of 35 cases. Hum Pathol 10: 57–70

McClure DK, Dahlin DC (1977) Myxoma of bone. Report of three cases. Mayo Clin Proc 52: 249–253

Marcove RC, Kambolis C, Bullough PG, Jaffe HL (1964) Fibromyxoma of bone. A report of 3 cases. Cancer 17: 1209–1213

Meister P, Konrad E, Engert J (1977) Polyostotische fibröse kortikale Defekte (bzw. nicht ossifizierende Knochenfibrome). Arch Orthop Unfall Chir 89: 315–318

Michael RH, Dorfman HD (1976) Malignant fibrous histiocytoma associated with bone infarcts. Report of a case. Clin Orthop 118: 180–183

Nguyen BD, Lugo-Olivieri CH, McCarthy EF et al. (1996) Fibrous dysplasia with secondary aneurysmal bone cyst. Skeletal Radiol 25: 88–91

Nilsonne U, Mazabraud A (1974) Les Fibrosarcomes de L'os. Rev Chir Orthop Reparatrice Appar Mot 60: 109–122

Park YK, Unni KK, McLeod RA, Pritchard DJ (1993) Osteofibrous dysplasia of the tibia and fibula. Pathology 20: 227–233

Phelan JT (1964) Fibrous cortical defects and nonosseous fibroma of bone. Surg Gynec Obstet 119: 807–810

Povysil C, Matejovsky Z (1993) Fibro-osseous lesion with calcified spherules (cementifying fibromalike lesion) of the tibia. Ultrastruct Pathol 17: 25–34

Reed RJ (1963) Fibrous dysplasia of bone. A review of 25 cases. Arch Pathol 75: 480–495

Rodenberg J, Jensen OM, Keller J et al. (1996) Fibrous dysplasia of the spine, costae and hemipelvis with sarcomatous transformation. Skeletal Radiol 25: 682–684

Ruffoni R (1961) Solitary bone xanthoma. Panminerva Med. 3: 416–419

Ruggieri P, Sim FH, Bond JR, Unni KK (1994) Malignancies in fibrous dysplasia. Cancer 73: 1411–1424

Scaglietti O, Stringa G (1961) Myxoma of bone in childhood. J Bone Joint Surg 43 Am: 67–80

Selby S (1961) Metaphyseal cortical defects in the tubular bones of growing children. J Bone Joint Surg Am 43: 395–400

Soren A (1964) Myxoma in bone. Clin Orthop 37: 145–149

Spanier SS (1977) Malignant fibrous histiocytoma of bone. Orthop Clin North Am 8: 947–961

Spanier SS, Enneking WF, Enriquez P (1975) Primary malignant fibrous histiocytoma of bone. Cancer 36: 2084–2098

Steiner GC (1974) Fibrous cortical defect and nonossifying fibroma of bone. Arch Pathol 97: 205–210

Stout AP (1948) Myxoma, the tumor of primitive mesenchyme. Arch Surg 127: 706–719

Sweet DE, Vinh TN, Devaney K (1992) Cortical osteofibrous dysplasia of long bone and its relationship to adamantinoma. A clinicopathologic study of 30 cases. Am J Surg Pathol 16: 282–290

Taconis WK, Rijssel TG van (1985) Fibrosarcoma of long bones: a study of the significance of areas of malignant fibrous histiocytoma. J Bone Joint Surg Br 67: 111–116

Uehlinger E (1940) Osteofibrosis deformans juvenilis (Polyostotische fibröse Dysplasie Jaffe-Lichtenstein). Virchows Arch 306: 255–299

Van Horn PE jr, Dahlin DC, Buckel WH (1963) Fibrous dysplasia. Mayo Clin Proc 38: 175–189

Voytek TM, Ro JY, Edeiken J, Ayala AG (1995) Fibrous dysplasia and cemento-ossifying fibroma. A histologic spectrum. Am J Surg Pathol 19: 775–781

Zimmer JF, Dahlin DC, Pugh DG, Clagett OT (1956) Fibrous dysplasia of bone: Analysis of 15 cases of surgical-

ly verified costal fibrous dysplasia. J Thorac Cardiovasc Surg 31: 488–496
Yabut SM, Kenan S, Sissons HA, Lewis MM (1988) Malignant transformation of fibrous dysplasia. Clin Orthop 228: 281–289

Kapitel 11.5: Riesenzelltumor des Knochens (Osteoklastom)

Adler CP (1973) Knochenzysten. Beitr Pathol Anat 150: 103–131
Adler CP (1977) Histogenese und praktische Konsequenzen bei Knochengeschwülsten. Spezielle Pathologie der Knochengeschwülste. Gödecke, Freiburg (Freiburger Chirurgengespräch, S 10–62)
Adler CP (1980) Klassifikation der Knochentumoren und Pathologie der gutartigen und semimalignen Knochentumoren. In: Frommhold W, Gerhardt P (Hrsg) Knochentumoren. Klinisch-radiologisches Seminar, Bd X. Thieme, Stuttgart, S 1–24
Adler CP, Klümper A (1977) Röntgenologische und pathologisch-anatomische Aspekte von Knochentumoren. Radiologe 17: 355–392
Adler CP, Uehlinger E (1979) Grenzfälle bei Knochentumoren. Präneoplastische Veränderungen und Geschwülste fraglicher Dignität. Verh Dtsch Ges Pathol 63: 352–358
Campanacci M, Giunti A, Olmi R (1975) Giant-cell tumors of bone: A study of 209 cases with long-term follow-up in 130. Ital J Orthop Traumat 1: 249–277
Campbell CJ, Bonfiglio M (1973) Aggressiveness and malignancy in giant-cell tumors of bone. In: Price CHG, Ross FGM (Hrsg) Bone – Certain aspects of neoplasia. Butterworth, London, S 15–38
Dahlin DC (1977) Giant-cell tumor of vertebrae above the sacrum. A review of 31 cases. Cancer 39: 1350–1356
Dahlin DC, Cupps RE, Johnson EW jr (1970) Giant-cell tumor: A study of 195 cases. Cancer 25: 1061–1070
Dahlin DC, Ghormley RK, Pugh DG (1956) Giant cell tumor of bone: Differential diagnosis. Proc Mayo Clin 31: 31–42
Edeiken J, Hodes PJ (1963) Giant cell tumors vs. tumors with giant cells. Radiol Clin North Am1: 75–100
Fechner RE, Mills SE (1993) Tumors of the bones and joints. AFIP Washington/DC
Goldenberg RR, Campbell CJ, Bonfiglio M (1970) Giant-cell tumor of bone: An analysis of two hundred and eighteen cases. J Bone Joint Surg Am 52: 619–663
Gresen AA, Dahlin DC, Peterson LFA, Pane WS (1973) Benign giant cell tumor of bone metastasizing to lung: Report of a case. Ann Thorac Surg 16: 531–535
Gunterberg B, Kindblom LG, Laurin S (1977) Giant-cell tumor of bone and aneurysmal bone cyst. A correlated histologic and angiographic study. Skeletal Radiol 2: 65–74
Jacobs P (1972) The diagnosis of osteoclastoma (giant cell tumor) A radiological and pathological correlation. Br J Radiol 45: 121–136
Jaffe HL, Lichtenstein L, Portis RB (1940) Giant cell tumor of bone. Its pathologic appearance, grading, supposed variants and treatment. Arch Pathol 30: 993–1031
Kossey P, Cervenansky J (1973) Malignant giant-cell tumours of bone. In: Price CHG, Ross FGM (Hrsg) Bone – Certain aspects of neoplasia. Butterworth, London
Larsson SE, Lorentzon R, Boquist L (1975) Giant-cell tumor of bone: A demographic, clinical, and histopathological study of all cases recorded in the Swedish Cancer-Registry for the years 1958 through 1968. J Bone Joint Surg Am 57: 167–173
Lichtenstein L (1951) Giant-cell tumor of bone. Current status of problems in diagnosis and treatment. J Bone Joint Surg Am 33: 143–150
Meister P, Finsterer H (1972) Der Riesenzelltumor des Knochens und seine Problematik. MMW 114: 55–60
Mnaymneh WA, Dudley HR, Mnaymneh LG (1964) Excision of giant-cell bone tumor. J Bone Joint Surg Am 46: 63–75
Serber W (1987) Radiation treatment of benign diseases. In: Perez CA, Brady LW (Hrsg) Principles and practice of radiation oncology. Lippincott, London, S 1248–1257
Rosai J (1968) Carcinoma of pancreas simulating giant cell tumor of bone. Electron-microscopic evidence of its acinar cell origin. Cancer 22: 333–344
Schajowicz F (1961) Giant-cell tumors of bone (osteoclastoma). A pathological and histochemical study. J Bone Joint Surg Am 43: 1–29
Schajowicz F (1993) Histological typing of bone tumours. WHO Geneva, 2nd edn. Springer, Berlin Heidelberg New York Tokyo
Steiner GC, Ghosh L, Dorfman HD (1972) Ultrastructure of giant cell tumor of bone. Hum Path 3: 569–586
Sun D, Biesterfeld S, Adler CP, Böcking A (1992) Prediction of recurrence in giant cell bone tumors by DNA cytometry. Analyt Quant Cytol 14: 341–346
Tornberg DN, Dick HM, Johnston AD (1975) Multicentric giant-cell tumors in the long bones: A case report. J Bone Joint Surg Am 57: 420–422
Uehlinger E (1976) Primary malignancy, secondary malignancy and semimalignancy of bone tumors. In: Grundmann E (ed) Malignant bone tumors. Springer, Berlin Heidelberg New York Tokyo, S 109–119
Uehlinger E (1977) Über Erfolge und Mißerfolge in der operativen Behandlung der Knochengeschwülste. Gödekke, Freiburg (Freiburger Chirurgengespräch, S 63–74)

Kapitel 11.6: Osteomyelogene Knochentumoren

Adler CP (1974) Klinische und morphologische Aspekte maligner Knochentumoren. Dtsch Med Wochenschr 99: 665–671
Adler CP, Klümper A (1977) Röntgenologische und pathologisch-anatomische Aspekte von Knochentumoren. Radiologe 17: 355–392
Adler CP, Böcking A, Kropff M, Leo ETG (1992) DNS-zytophotometrische Untersuchungen zur Prognose von reaktiver Plasmozytose und Plasmozytom. Verh Dtsch Ges Path 76: 303
Adler CP, Schaefer HE (2001) Eosinophilic chloroma (eosinophilic granulocytic sarcoma). Histopathology 39: 544–546
Alexanian R (1976) Plasma cell neoplasm. CA (NY) 26: 38–49
Ambros IM, Ambros PF, Strehl S et al. (1991) MIC2 is a specific marker for Ewing's sarcoma and peripheral primitive neuroectodermal tumors. Evidence for a common histogenesis of Ewing's sarcoma and peripheral primitive neuroectodermal tumors from MIC2 expression and specific chromosome aberration. Cancer 67: 1886–1893
Angervall L, Enzinger FM (1975) Extraskeletal neoplasm resembling Ewing's sarcoma. Cancer 36: 240–251

Arkun R, Memis A, Akalin T et al. (1997) Liposarcoma of soft tissue: MRI findings with pathologic correlation. Skeletal Radiol 26: 167–172

Bataille R, Sany J (1981) Solitary myeloma: clinical and prognostic features of a review of 114 cases. Cancer 48: 845–851

Braunstein EM, White SJ (1980) Non-Hodgkin's lymphoma of bone. Radiology 135: 59–63

Carson CP, Ackerman LV, Maltby JD (1955) Plasma cell myeloma. A clinical, pathologic and roentgenologic review of 90 cases. Am J Clin Path 25: 849–888

Catto M, Stevens J (1963) Liposarcoma of bone. J Path Bact 86: 248–253

Cha S, Schultz E, McHeffey-Atkinson B, Sherr D (1996) Malignant lymphoma involving the patella. Skeletal Radiol 25: 783–785

Chan JKC, Ng C, Hui P (1991) Anaplastic large cell Ki-1 lymphoma of bone. Cancer 68: 2186–2191

Child PL (1955) Lipoma of the os calcis. Report of a case. Am J Clin Path 25: 1050–1052

Chow LT-C, Lee K-C (1992) Intraosseou lipoma. A clinicopathologic study of nine cases. Am J Surg Pathol 16: 401–410

Clayton F, Butler JJ, Ayala AG et al. (1990) Non-Hodgkin's lymphoma of bone: pathologic and radiologic features with clinical correlates. Cancer 60: 2494–2501

Dahlin DC (1973) Primary malignant lymphoma (reticulum cell sarcoma) of bone. In: Price CHG, Ross FGM (Hrsg) Bone – Certain aspects of neoplasia. Davis, Philadelphia, S 207–215

Dahlin DC, Coventry MB, Scanlon PW (1961) Ewing's sarcoma. A critical analysis of 165 cases. J Bone Joint Surg Am 43: 185–192

Dawson EK (1955) Liposarcoma of bone. J Path Bact 70: 513–520

Dörken H, Vollmer J (1968) Die Epidemiologie des multiplen Myeloms. Untersuchungen von 149 Fällen. Arch Geschwulstforsch 31: 18–38

Edeiken-Monroe B, Edeiken J, Kim EE (1990) Radiologic concepts of lymphoma of bone. Radiol Clin North Am 28: 841–864

Evans JE (1977) Ewing's tumour: uncommon presentation of an uncommon tumour. Med J Aust 1: 590–591

Falk S, Alpert M (1965) The clinical and roentgen aspects of Ewing's sarcoma. Am J Med Sci 250: 492–508

Fechner RE, Mills SE (1993) Tumors of the bones and joints. AFIP Washington/DC

Fuchs R, Reisner R, Hellerich U (1995) Multilobulated multiple myeloma – a rare morphological type. Onkologie 18: 580–584

Goldman RL (1964) Primary liposarcoma of bone. Report of a case. Am J Clin Path 42: 503–508

Güthert H, Wöckel W, Jänisch W (1961) Zur Häufigkeit des Plasmozytoms und seiner Ausbreitung im Skelettsystem. MMW 103: 1561–1564

Hartman KR, Triche TJ, Kinsella TJ, Miser JS (1991) Prognostic value of histopathology in Ewing's sarcoma: long-term follow-up of distal extremity primary tumors. Cancer 67: 163–171

Hillemanns M, McLeod RA, Unni KK (1996) Malignant lymphoma. Skeletal Radiol 25: 73–75

Howat AJ, Thomas H, Waters KD, Campbell PE (1987) Malignant lymphoma of bone in children. Cancer 59: 335–339

Hustu HO, Pinkel D (1967) Lymphosarcoma, Hodgkin's disease and leukemia in bone. Clin Orthop 52: 83–93

Ivins JC, Dahlin DC (1963) Malignant lymphoma (reticulum cell sarcoma) of bone. Proc Mayo Clin 38: 375–385

Kauffmann SL, Stout AP (1959) Lipoblastic tumors of children. Cancer 12: 912–925

Krepp S (1965) Über ein Knochenhämangio-Lipom. Zentralbl Chir 90: 1674–1677

Kropff M, Leo E, Steinfurth G et al. (1991) DNA-zytophotometrischer Nachweis von Aneuploidie, erhöhter Proliferation und Kernfläche als frühe Marker prospektiver Malignität bei monoklonaler Gammopathie unklarer Signifikanz (MGUS). Verh Dtsch Ges Pathol 75: 480

Kropff M, Leo ETG, Steinfurth G et al. (1994) DNS-image cytometry and clinical staging systems in multiple myeloma. Anticancer Res 14: 2183–2188

Kyle RA (1975) Multiple myeloma: Review of 869 cases. Mayo Clin Proc 50: 29–40

Levin MF, Vellet AD, Munk PL, McLean CA (1996) Intraosseous lipoma of the distal femur: MRI appearance. Skeletal Radiol 25: 82–84

Lizard-Nacol S, Lizard G, Justrabo E, Turc-Carel C (1989) Immunologic characterization of Ewing's sarcoma using mesenchymal and neural markers. Am J Pathol 135: 847–855

Llombart-Bosch A, Blache R (1974) Über die Morphologie und Ultrastruktur des Ewing-Tumors. Verh Dtsch Ges Pathol 58: 459–466

Llombart-Bosch A, Contesso G, Henry-Amar M et al. (1986) Histopathological predictive factors in Ewing's sarcoma of bone and clinicopathological correlations: a retrospective study of 261 cases. Virchows Arch A 409: 627–640

Macintosh DJ, Price CHG, Jeffree GM (1977) Malignant lymphoma (reticulosarcoma) in bone. Clin Oncol 3: 287–300

Meis JM, Butler JJ, Osborne BM, Manning JT (1986) Granulocytic sarcoma in nonleukemic patients. Cancer 58: 2697–2709

Melamed JW, Martinez S, Hoffman CJ (1997) Imaging of primary multifocal osseous lymphoma. Skeletal Radiol 26: 35–41

Mendenhall NP, Jones JJ, Kramer BS (1987) The management of primary lymphoma of bone. Radiother Oncol 9: 137–145

Meyer JE, Schulz MD (1974) Solitary myeloma of bone: A review of 12 cases. Cancer 34: 438–440

Milgram JW (1988) Intraosseous lipomas: a clinicopathologic study of 66 cases. Clin Orthop 231: 277–302

Milgram JW (1990) Malignant transformation in bone lipomas. Skeletal Radiol 19: 347–352

Moorefield Wg jr, Urbaniak JR, Gonzalvo AAA (1976) Intramedullary lipoma of the distal femur. South Med J (Birmingham/AL) 69: 1210–1211

Ostrowski ML, Unni KK, Banks PM et al. (1986) Malignant lymphoma of bone. Cancer 58: 2646–2655

Peloux Y, Thevenot P, Bouffard A (1965) Le lipome intramédullaire osseux. Etude d'un nouveau cas observé au Dahomay. Presse Med 73: 2057–2058

Pinkus GS, Pinkus JL (1991) Myeloperoxidase. A specific marker for myeloid cells in paraffin sections. Mod. Pathol. 4: 733–741

Remagen W (1974) Knochentumoren: Diagnostische Probleme – methodische Möglichkeiten. Verh Dtsch Ges Pathol 58: 219–235

Retz LD (1961) Primary liposarcoma of bone. Report of a case and review of the literature. J Bone Joint Surg Am 43: 123–129

Roessner A, Jürgens H (1993) Neue Aspekte zur Pathologie des Ewing-Sarkoms. Osteologie 2: 57-73
Rosen BJ (1975) Multiple myeloma. A clinical review. Med Clin North Am 59: 375-386
Salmon SE, Durie BGM (1975) Cellular kinetics in multiple myeloma. A new approach to staging and treatment. Arch Intern Med 135: 131-138
Salter M, Sollaccio RJ, Bernreuter WK, Weppelman B (1989) Primary lymphoma of bone: the use of MRI in pretreatment evaluation. Am J Clin Oncol 12: 101-105
Salzer M, Gotzmann H (1963) Parostale Lipoma. Bruns' Beitr Klin Chir 206: 501-505
Salzer M, Salzer-Kuntschik M (1965) Zur Frage der sogenannten zentralen Knochenlipome. Beitr Pathol Anat 132: 365-375
Salzer-Kuntschik M (1973) Zytologisches Verhalten primärer maligner Knochentumoren. Verh Dtsch Ges Pathol 57: 280-283
Salzer-Kuntschik M (1974) Zur Beurteilung von Probeentnahmen bei Knochentumoren. Verh Dtsch Ges Pathol 58: 235-248
Salzer-Kuntschik M, Wunderlich M (1971) Das Ewing-Sarkom in der Literatur: Kritische Studien zur histomorphologischen Definition und zur Prognose. Arch Orthop Unfall Chir 71: 297-306
Schajowicz F (1959) Ewing's sarcoma and reticulum cell sarcoma of bone with special reference to histochemical demonstration of glycogen as an aid to differential diagnosis. J Bone Joint Surg Am 41: 349-356
Schmidt D, Hermann C, Jürgens H, Harms D (1991) Malignant peripheral neuroectodermal tumor and its necessary distintion from Ewing's sarcoma: a report from the Kiel Pediartic Tumor Registry. Cancer 68: 2251-2259
Schwartz A, Shuster M, Becker SM (1970) Liposarcoma of bone: Report of a case and review of the literature. J Bone Joint Surg Am 52: 171-177
Sharma SC, Radotra BD (1991) Primary lymphoma of the bones of the foot: management of two cases. Foot Ankle 11: 314-316
Sherman RS, Soong KY (1956) Ewing's sarcoma: Its roentgen classification and diagnosis. Radiology 66: 529-539
Short JH (1977) Malignant lymphoma (reticulum cell sarcoma) of bone. Radiography 43: 139-143
Silverman LM, Shklar G (1962) Multiple myeloma: Report of a case. Oral Surg 15: 301-309
Smith WE, Fienberg R (1957) Intraosseous lipoma of bone. Cancer 10: 1151-1152
Stephenson CF, Bridge JA, Sandberg AA (1992) Cytogenetic and pathologic aspects of Ewing's sarcoma and neurodermal tumors. Hum Pathol 23: 1270-1277
Stevens AR jr (1965) Evaluation of multiple myeloma. Arch Intern Med 115: 90-93
Sundaram M, Baran G, Merenda G, McDonald DJ (1990) Myxoid liposarcoma: magnetic resonance imaging appearance with clinical and histologic correlation. Skeletal Radiol 19: 359-362
Telles NC, Rabson AS, Pomeroy TC (1978) Ewing's sarcoma: an autopsy study. Cancer 41: 2321-2329
Tsuneyoshi M, Yokoyama R, Hashimoto H, Enjoji M (1989) Comparative study of neuroectodermal tumor and Ewing's sarcoma of the bone: histopathologic, immunohistochemical and ultrastructural features. Acta Pathol Jpn 39: 573-581
Uehlinger E, Botsztejn C, Schinz HR (1948) Ewingsarkom und Knochenretikulosarkom. Klinik, Diagnose und Differentialdiagnose. Oncologia (Basel) 1: 193-245
Unni KK (1996) Dahlin's Bone Tumors. General Aspects and Data on 11087 Cases, 5th edn. Lippincott-Raven, Philadelphia
van Valen F, Prior R, Wechsler W et al. (1988) Immunzytochemische und biochemische Untersuchungen an einer Ewing-Sarkom-Zellinie: Hinweise für eine neurale in-vitro Differenzierung. Klin Pädiatr 200: 267-270
Vincent JM, Ng YY, Norton AJ, Armstrong PA (1992) Primary lymphoma of bone: MRI appearance with pathological correlation. Clin Radiol 45: 407-409
White LM, Siegel S, Shin SS et al. (1996) Primary lymphoma of the calcaneus. Skeletal Radiol 25: 775-778
Whitehouse GH, Griffiths GJ (1976) Roentgenologic aspects of spinal involvement by primary and metastatic Ewing's tumor. J Canad Ass Radiol 27: 290-297
Wittig KH, Motsch H (1977) Solitary plasmocytoma. Zentralbl Chir 102: 410-415

Kapitel 11.7:
Vaskuläre und andere Knochentumoren

Abdelwahab IF, Hermann G, Stollman A et al. (1989) Giant intraosseous schwannoma. Skeletal Radiol 18: 466-469
Adler CP (1990) Adamantinoma of the tibia mimicking osteofibrous dysplasia (Campanacci). Skeletal Radiol 19: 55-58
Adler CP, Klümper A (1977) Röntgenologische und pathologisch-anatomische Aspekte von Knochentumoren. Radiologe 17: 355-392
Adler CP, Reichelt A (1985) Hemangiosarcoma of bone. Int Orthop 8: 273-279
Adler CP, Träger D (1989) Malignes Hämangioperizytom – ein Weichteil- und Knochentumor. Z Orthop 127: 611-615
Adler CP, Reinbold W-D (1989) Osteodensitometry of vertebral metastases after radiotherapy using quantitative computed tomography. Skeletal Radiol 18: 517-521
Agnoli AL, Kirchhoff D, Eggert H (1978) Röntgenologische Befunde beim Hämangiom des Schädels. Radiologe 18: 37-41
Alguacil-Garcia A, Alonso A, Pettigrew NM (1984) Osteofibrous dysplasia (ossifying fibroma) of the tibia and fibula and adamantinoma: a case report. Am J Clin Pathol 82: 470-474
Anderson WB, Meyers HI (1968) Multicentric chordoma. Report of a case. Cancer 21: 126-128
Angervall L, Berlin Ö, Kindblom L-G, Stener B (1980) Primary leiomyosarcoma of bone: A study of five cases. Cancer 46: 1270-1279
Aoki J, Tanikawa H, Fujioka F et al. (1997) Intaosseous neurilemmoma of the fibula. Skeletal Radiol 26: 60-63
Ariel IM, Verdu C (1975) Chordoma: an analysis of 20 cases treated over a 20 year span. J Surg Oncol 7: 27-44
Arnemann W, Fiegler C (1962) Über Frakturen in Metastasen. Med Monatsschr 16: 257-262
Assoun J, Richardi G, Railhac JJ et al. (1994) CT and MRI of massive osteolysis of Gorham. J Comp Ass Tomograph 18: 981-984
Bach ST (1970) Cervical chordoma. Report of a case and a brief review of the literature. Acta Otolaryngol (Stockholm) 69: 450-456

Bachman AL, Sproul EE (1955) Correlation of radiographic and autopsy findings in suspected metastases in the spine. Bull N Y Acad Med 31: 146-164

Baker LH, Vaitkevicius VK, Figiel SJ (1974) Bone metastasis from adenocarcinoma of the colon. Am J Gatsroent 62: 139-144

Barnett LS, Morris JM (1969) Metastases of renal-cell carcinoma simultaneously in a finger and a toe. J Bone Joint Surg Am 51: 773-774

Baron AL, Steinbach LS, LeBoit PE et al (1990) Osteolytic lesions and bacillary angiomatosis. Radiology 177: 77

Batson OV (1942) The function of the vertebral vein system as a mechanism for the spread of metastases. Am J Roentgenol 48: 715-718

Berrettoni BA, Carter JR (1986) Mechanisms of cancer metastasis to bone. J Bone Joint Surg Am 68: 308-312

Biviji AA, Paiement GD, Steinbach LS (2002) Musculoskeletal manifestation of human immunodeficiency virus infection. J Am Acad Orthop Surg 10: 312-320

Bjornsson J, Wold LE, Ebersold MJ, Laws ER (1993) Chordoma of the mobile spine. A clinicopathologic analysis of 40 patients. Cancer 71: 735-740

Bottles K, Beckstead JH (1984) Enzyme histochemical characterization of chordomas. Am J Surg Pathol 8: 443-447

Brewer HB (1975) Osteoblastic bone resorption and the hypercalcemia of cancer. N Engl J Med 291: 1081-1082

Brocher JEW (1973) Die Prognose der Wirbelsäulenleiden. Thieme, Stuttgart

Brooks JJ, Trojanowski JQ, LiVolsi VA (1989) Chondroid chordoma: a low-grade chondrosarcoma and its differential diagnosis. Curr Top Pathol 80: 165-181

Brower AC, Culver JE, Keats TE (1973) Diffuse cystic angiomatosis of bone: report of two cases. Am J Roentgenol Radiother Nucl Med 118: 456

Bullock MJ, Bedard YC, Bell RS, Kandel R (1995) Intraosseous malignant peripheral nerve sheath tumor. Report of a case and review of the literature. Arch Pathol Lab Med 119: 367-370

Bullough PG, Goodfellow JW (1976) Solitary lymphangioma of bone. A case report. J Bone Joint Surg Am 58: 418-419

Bulychova IV, Unni KK, Bertoni F, Beabout JW (1993) Fibrocartilaginous mesenchymoma of bone. Am J Surg Pathol 17: 830-836

Bundens WD jr, Brighton CT (1965) Malignant hemangioendothelioma of bone. Report of two cases and review of the literature. J Bone Joint Surg Am 47: 762-772

Burger PC, Makek M, Kleihues P (1986) Tissue polypeptide antigen staining of the chordoma and notochordal remnants. Acta Neuropathol 70: 269-272

Burkhardt H, Wepler R, Rommel K (1975) Diagnostik von Knochenmetastasen unter besonderer Berücksichtigung klinisch-chemischer Untersuchungsmethoden. Med Welt 26: 1411-1415

Campanacci M, Cenni F, Giunti A (1969) Angectasie, amartomi, e neoplasmi vascolari dello scheletro (angiomi, emangioendotelioma, emangiosarcoma). Chir Organi Mov 58: 472-496

Carroll RE, Berman AT (1972) Glomus tumors of the hand. Review of the literature and report of twenty-eight cases. J Bone Joint Surg Am 54: 691-703

Charhon SA, Chapuy MC, Delvin EE et al. (1983) Histomorphometric analysis of sclerotic bone metastases from prostatic carcinoma with special reference of osteomalacia. Cancer 51: 918-924

Choi JJ, Murphey MD (2000) Angiomatous skeletal lesions. Semin Musculoskelet Radiol 4: 103-112

Choma ND, Biscotti CV, Mehta AC, Lieata AA (1987) Gorham's syndrome: a case report and review of the literature. Am J Med 83: 115

Coffin CM, Swanson PE, Wick MR, Dehner LP (1993) Chordoma in childhood and adolescence. A clinicopathologic analysis of 12 cases. Arch Pathol Lab Med 117: 927-933

Cohen DM, Dahlin DC, Pugh DG (1962) Fibrous dysplasia associated with adamantinoma of long bones. Cancer 15: 515-521

Czerniak B, Rojas-Corona RR, Dorfman HD (1989) Morphologic diversity of long bone adamantinoma and its relationship to osteofibrous dysplasia. Cancer 64: 2319-2334

Czitober H (1968) Zur klinischen Pathologie der diffusen Karzinome im Knochenmark und Skelett. Wien Z Inn Med 49: 7-17

Dahlin DC, MacCarty CS (1952) Chordoma: a study of fifty-nine cases. Cancer 5: 1170-1178

Dahlin DC, Bertoni F, Beabout JW, Campanacci M (1984) Fibrocartilaginous mesenchymoma with low-grade malignancy. Skeletal Radiol 12: 263-269

Daroca PJ jr, Reed RJ, Martin PC (1990) Metastatic amelanotic melanoma simulating giant-cell tumor of bone. Hum Pathol 21: 978-980

Davis E, Morgan LR (1974) Hemangioma of bone. Arch Otolaryngol 99: 443-445

De La Monte SM, Dorfman HD, Chandra R, Malawer M (1984) Intraosseous schwannoma. Histologic features, ultrastructure, and review of the literature. Hum Pathol 15: 551-558

Dick HJ, Senn HJ, Mayr AC, Hünig R (1974) Die Bedeutung von Knochenmarkpunktion und radiologischem Skelettstatus zum Nachweis ossärer Tumormetastasen. Untersuchungen bei 116 Patienten mit soliden Tumoren. Schweiz Med Wochenschr 104: 1275-1280

Dominguez R, Washowich TL (1994) Gorham's disease or vanashing bone disease: plain film, CT, and MRI findings of two cases. Pediatr Radiol 24: 316-318

Dominok GW, Knoch HG (1982) Knochengeschülste und geschwulstähnliche Knochenerkrankungen, 3. Aufl. Fischer, Stuttgart

Dorfman HD, Steiner GC, Jaffe HL (1971) Vascular tumors of bone. Hum Path 2: 349-376

Ducatman BS, Scheithauer BW, Dahlin DC (1983) Malignant bone tumors associated with neurofibromatosis. Mayo Clin Proc 58: 578-582

Dumont J (1975) Glomus tumour of the fingers. Canad J Surg 18: 542-544

Dunbar SF, Rosenberg A, Mankin H et al. (1993) Gorham's massive osteolysis: the role of radiation therapy and a review of the literature. Int J Radiat Oncol Biol Phys 26: 491-497

Dunlop J (1973) Primary hemangiopericytoma of bone. Report of two cases. J Bone Joint Surg Br 55: 854-857

Evans DMD, Samerkin NG (1965) Primary leiomyosarcoma of bone. J Path Bact 90: 348-350

Fairbank T (1956) Haemangioma of bone. Practioner 177: 707-711

Fechner RE, Mills SE (1993) Tumors of the bones and joints. AFIP Washington/DC

Fornasier VL, Paley D (1983) Leiomyosarcoma in bone. Primary or secondary? Skeletal Radiol 10: 147-153

Garcia-Moral CA (1972) Malignant hemangioendothelioma of bone: Review of world literature and report of two cases. Clin Orthop 82: 70–79

Gazineo JL, Trope BM, Maccira JP, May SB, Coelho JM, Lambert JS, Noguciral SA (2001) Bacillary angiomatosis: description of 13 cases reported in five reference centers for AIDS treatment in Rio de Janeiro. Brazil Rev Inst Med Trop Sao Paulo 43: 1–6

Glauber A, Juhsz J (1962) Das Adamantinom der Tibia. Z Orthop 96: 523–527

Gloor F (1963) Das sogenannte Adamantinom der langen Röhrenknochen. Virchows Arch Pathol Anat 336: 489–502

Gold GL, Reefe WE (1963) Carcinoma and metastases to the bones of the hand. J Am Med Assoc 184: 237–239

Gordon EJ (1976) Solitary intraosseous neurilemmoma of the tibia: Review of intraosseous neurilemmoma and neurofibroma. Clin Orthop 117: 271–282

Hardegger F, Simpson LA, Segmüller G (1985) The syndrome of idiopathic osteolysis. Classification, review, and case report. J Bone Joint Surg Br 67: 89–93

Hartmann WH, Stewart FW (1962) Hemangioendothelioma of bones. Unusual tumor characterized by indolent course. Cancer 15: 846–854

Healey JH, Turnbull ADM, Miedema B, Lane JM (1986) Acrometastases. A study of twenty-nine patients with osseous involvement of the hands and feet. J Bone Joint Surg Am 68: 743–746

Heffelfinger MJ, Dahlin DC, MacCarty CS, Beabout JW (1973) Chordomas and cartiliginous tumors at the skull base. Cancer 32: 410–420

Heuck F (1978) Röntgen-Morphologie der sekundären Knochentumoren. Radiologe 18: 287–301

Higinbotham NL, Phillips RF, Farr HW, Hustu HO (1967) Chordoma: Thirty-five-year study at Memorial Hospital. Cancer 20: 1841–1850

Hochstetter AR von, Eberle H, Ruettner JR (1984) Primary leiomyosarcoma of extragnathic bones. Cancer 53: 2194–2200

Hübener KH, Klott KJ (1978) Chordoma lumbalis. Fortschr Röntgenstr 128: 373–374

Hunt JC, Pugh DG (1961) Skeletal lesions in neurofibromatosis. Radiology 76: 1–20

Huvos AG, Marcove RC (1975) Adamantinoma of long bone – a clinicopathological study of fourteen cases with vascular origin suggested. J Bone Joint Surg Am 57: 148–154

Ishida T, Dorfman HD, Steiner GC, Norman A (1994) Cystic angiomatosis of bone with sclerotic changes mimicking osteoblastic metastases. Skeletal Radiol 23: 247–252

Jaffe HL (1958) Tumors metastatic to the skeleton. In: Jaffe HL (eds) Tumors and tumorous conditions of the bones and joints. Lea & Febiger, Philadelphia, S 589–618

Jaffe HL (1958) Tumors and tumorous conditions of the bones and joints. Lea & Febiger, Philadelphia, S 240–255

Jeffrey PB, Biava CG, Davis RL (1995) Chondroid chordoma. A hyalinized chordoma without cartilaginous differentiation. Am J Clin Pathol 103: 271–279

Jöbis AC, De Vries GP, Anholdt RR, Sanders GTB (1978) Demonstration of the prostatic origin of metastasis. An immun-histochemical method for formalin-fixed embedded tissue. Cancer 41: 1788–1793

Johnston AD (1970) Pathology of metastatic tumors in bone. Clin Orthop 73: 8–32

Juan CJ, Huang GS, Hsueh CJ, Lee WH, Hsu HH, Shen HJ, Chin SC, Hsiao HS (2000) Primary hemangiopericytoma of the tibia: MR and angiographic correlation. Skeletal Radiol 29: 49–53

Jumbelic M, Feuerstein IM, Dorfman HD (1984) Solitary intraosseous lymphangioma: A case report. J Bone Joint Surg [Am] 66: 1479–1481

Jundt G, Moll C, Nidecker A, Schilt R, Remagen W (1994) Primary leiomyosarcoma of bone: Report of eight cases. Hum Pathol 25: 1205–1212

Jundt G, Remberger K, Roessner A et al. (1995) Adamantinoma of long bones. A histopathological and immunohistological study of 23 cases. Pathol Res Pract 191: 112–120

Kahn LB, Wood FW, Ackerman LV (1969) Fracture callus associated with benign and malignant bone lesions and mimicking osteosarcoma. Am J Clin Path 52: 14–24

Kaiser TE, Pritchard DJ, Unni KK (1984) Clinicopathologic study of sacrococcygeal chordoma. Cancer 53: 2574–2578

Karakas M, Baba M, Homan S, Akman A, Acar MA, Memisoglu HR, Gumurdulu D (2003) A case of bacillary angiomatosis presenting as leg ulcers. Eur Acad Dermatol Venereol 17: 65–67

Kayaselcuk F, Ceken I, Bircan S, Tuncer I (2002) Bacillary angiomatosis of the scalp in a hu man immunodeficiency virus-negative patient. Eur Acad Dermatol Venereol 16: 612–614

Keeney GL, Unni KK, Beabout W, Pritchard DJ (1989) Adamantinoma of long bones: a clinicopathologic study of 85 cases. Cancer 64: 730–737

Köhler G, Rossner JA, Waldherr R (1974) Zur Struktur und Differentialdiagnose des sog. Tibia-Adamantinomes. Eine licht- und elektronenoptische Untersuchung. Verh Dtsch Ges Pathol 58: 454–458

Kühne HH (1967) Über das sogenannte Adamantinom der langen Röhrenknochen. Singuläre Beobachtung als Beitrag zur Differentialdiagnose. Langenbecks Arch Klin Chir 318: 161–177

Kulenkampff H-A, Adler CP (1987) Radiologische und pathologische Befunde beim Gorham-Stout-Syndrom (massive Osteolyse). Verh Dtsch Ges Pathol 71: 574

Kulenkampff H-A, Richter GM, Adler CP, Haase WE (1989) Massive Osteolyse (Gorham-Stout-Syndrom). Klinik, Diagnostik, Therapie und Prognose. In: Willert H-G, Heuck FHW (Hrsg) Neuere Ergebnisse der Osteologie. Springer, Berlin Heidelberg New York Tokyo, S 387–397

Kulenkampff H-A, Richter HG, Haase W, Adler CP (1990) Massive pelvis osteolysis in Gorham-Stout-syndrome. Case report and literature review of a rare skeletal disorder. Int Orthop (SICOT) 4: 361–366

Kuruvilla G, Steiner GC (1993) Adamantinoma of the tibia in children and adolescents simulating osteofibrous dysplasia of bone. Lab Invest 68: 7

Lafond-Kim GM, Disler DG, Hou J, Riben MW, Jennings TA (1998) Osseous hemangiopericytoma of unsuspected intracranial origin. Skeletal Radiol 27: 98–102

Laredo J-D, Reizine D, Bard M, Merland J-J (1986) Vertebral hemangiomas: radiologic evaluation. Radiology 161: 183–189

Larsson SE, Lorentzon R, Boquist L (1975) Malignant hemangioendothelioma of bone. J Bone Joint Surg 57 Am: 84–89

Lee S (1986) Hemangioendothelial sarcoma of the sacrum: CT findings. Comput Radiol 10: 51–53

Lehrer HZ, Maxfield WS, Nice C (1970) The periosteal sunburst pattern in metastatic bone tumors. Am J Roengenol 108: 154–161

Levey DS, MacCormack LM, Sartoris DJ et al. (1996) Cystic angiomatosis: case report and review of the literature. Skeletal Radiol 25: 287–293

Lidtholm SO, Lindbom A, Spjut HJ (1961) Multiple capillary hemangiomas of the bones of the foot. Acta Pathol Microbiol Scand 51: 9–16

Lin YJ, Tu YK, Lin SM, Shun CT (1996) Primary hemangiopericytoma in the axis bone: case report and review of literature. Neurosurgery 39: 397–399

Livesley PJ, Saifuddin A, Webb PJ et al. (1996) Gorham's disease of the spine. Skeletal Radiol 25: 403–405

Lomasney LM, Martinez S, Demos TC, Harrelson JM (1996) Multifocal vascular lesions of bone: imaging characteristics. Skeletal Radiol 25: 255–261

MacCarty S, Waugh JM, Coventry MB, O'Sullivan DC (1961) Sacrococcygeal chordomas. Surg Gynec Obstet 113: 551–554

Mahnken AH, Tacke J, Wolter P, Buttner R, Haller JS, Gunther RW (2002) Cross-sectional imaging of primary osseous hemangiopericytoma. Eur Radiol 12: 85–89

Markel SF (1978) Ossifying fibroma of long bone: Its distinction from fibrous dysplasia and its association with adamantinoma of long bone. Am J Clin Path 69: 91–97

Maruyama N, Kumagai Y, Ishida Y et al. (1985) Epithelioid haemangioendothelioma of the bone tissue. Virchows Arch A 407: 159–165

McLeod RA, Dahlin DC (1979) Hamartoma (mesenchymoma) on the chest wall in infancy. Radiology 131: 657–661

Meis JM, Raymond AK, Evans HL et al. (1987) Dedifferentiated chordoma. A clinicopathologic and immunohistological study of three cases. Am J Surg Pathol 11: 516–525

Meister P, Konrad E, Gokel JMC, Remberger K (1978) Leiomyosarcoma of the humerus. Case Rep 59. Skeletal Radiol 2: 265–267

Mendez AA, Keret D, Robertson W, MacEwen GD (1989) Massive osteolysis of the femur (Gorham's disease) a case report and review of the literature. J Paediatr Orthop 9: 604–608

Messmer B, Sinner W (1966) Der vertebrale Metastasierungsweg. Dtsch Med Wochenschr 91: 2061–2066

Miller G (1953) Die Knochenveränderungen bei der Neurofibromatose Recklinghausen. Fortschr Röntgenstr 78: 669–689

Mikuz G, Mydla F (1974) Elektronenmikroskopische und zytophotometrische Untersuchungen des Chordoms. Verh Dtsch Ges Pathol 58: 447–453

Monte SMde la, Dorfman HD, Chandra R, Malawer M (1984) Intraosseous schwannoma: histologic features, ultrastructure, and review of the literature. Hum Pathol 15: 551–558

Moon NF (1965) Adamantinoma of the appendicular skeleton. A statistical review of reported cases. Clin Orthop 43: 189–213

Mierau GW, DA Weeks (1987) Chondroid chordoma. Ultrastruct Pathol 11: 731–737

Mori H, Yamamoto S, Hiramatsu K, Miura T, Moon NF (1984) Adamantinoma of the tibia: ultrastructural and immunohistochemical study with reference to histogenesis. Clin Orthop 190: 299–310

Myers JL, Bernreuter W, Dunham W (1990) Melanotic schwannoma. Clinicopathologic, immunohistochemical, and ultrastructural features of a rare primary bone tumor. Am J Clin Pathol 93: 424–429

Myers JL, Arocho J, Bernreuter W, Dunham W, Mazur MT (1991) Leiomyosarcoma of bone: a clinicopathologic, immunohistochemical, and ultrastructural study of five cases. Cancer 67: 1051–1056

Nathan W (1931) Hypernephrommetastase unter dem Bild eines Elfenbeinwirbels. Röntgenpraxis 3: 994–997

O'Connell JX, Kattapuram SV, Mankin HJ et al. (1993) Epitheloid hemangioma of bone: a tumor often mistaken for low-grade angiosarcoma or malignant hemangioendothelioma. Am J Surg Pathol 17: 610–617

O'Connell JX, Renard LG, Liebsch NJ et al. (1994) Base of skull chordoma. A correlative study of histologic and clinical features of 62 cases. Cancer 74: 2261–2267

Odell JM, Benjamin DR (1986) Mesenchymal hamartoma of chest wall in infancy: natural history of two cases. Pediatr Pathol 5: 135–146

Oeser H, Kunze H (1964) Die Beckenkamm-Metastase. Fortschr Röntgenstr 100: 391–394

Overgaard J, Frederikson P, Helmig O, Jensen OM (1971) Primary leiomyosarcoma of bone: A case report. Cancer 39: 1664–1671

Pasquel PM, Levet SN, De Leon B (1976) Primary rhabdomyosarcoma of bone: A case report. J Bone Joint Surg 58 Am: 1176–1178

Petasnick JP (1977) Metastatic bone disaese. In: Diethelm L, Heuck F, Olsson O et al. (Hrsg) Hdb. der medizinischen Radiologie, Bd V/6. Springer, Berlin Heidelberg New York, S 553–602

Plettenberg A, Lorenzen T, Burtsche BT et al (2000) Bacillary angiomatosis in HIV-infected patients: an epidemiological and clinical study. Dermatology 201: 326–331

Rosai J (1969) Adamantinoma of the tibia – electron microscopic evidence of its epithelial origin. Am J Clin Path 51: 786–792

Rosales CM, McLaughlin MD, Sata T, Katano H, Veno PA, de Las Casas LE, Miranda RN (2002) AIDS presenting with cutaneous Kaposi's sarcoma and bacillary angiomatosis in the bone marrow mimicking Kaposi's sarcoma. AIDS Patient Care STDS 16: 573–577

Rosenberg AE, Brown GA, Bahn AK, Lee JM (1994) Chondroid chordoma: a variant of chordoma. A morphologic and immunohistochemical study. Am J Clin Pathol 101: 36–41

Rosenquist CJ, Wolfe DC (1968) Lymphangioma of bone. J Bone Joint Surg 50 Am: 158–162

Ross JS, Masaryk TJ, Modic MT et al. (1987) Vertebral hemangioma: MR imaging. Radiology 165: 165–169

Rutherfoord GS, Davies AG (1987) Chordomas – ultrastructure and immunohistochemistry. A report based on the examination of six cases. Histopathology 11: 775–787

Sahin-Akyar G, Fitöz S, Akpolat I et al. (1997) Primary hemangiopericytoma of bone located in the tibia. Skeletal Radiol 26: 47–50

Schinz HR, Botsztejn C (1949) Der elektive Metastasierungstypus bei Malignomen. Oncologia (Basel) 11: 65–80

Schöppe J (1973) Vergleichende histologische Untersuchungen sekundärer Knochentumoren (Skelettmetastasen) und der zugehörigen Primärgeschwülste. Inauguraldissertation, Freiburg

Schubert GE (1980) Pathologie der sekundären malignen Knochentumoren. In: Frommhold W, Gerhardt P (Hrsg) Knochentumoren. Klinisch-radiologisches Seminar, Bd X. Thieme, Stuttgart, S 79–89

Schultz E, Sapan MR, McHeffey-Atkinson B et al. (1994) Ancient schwannoma (degenerated neurilemoma). Skeletal Radiol 23: 593–595

Sherman RS, Wilner W (1961) The roentgen diagnosis of hemangioma of bone. Am J Roentgenol 86: 1146–1159

Shives TC, Beabout JW, Unni KK (1993) Massive osteolysis. Clin Orthop 294: 267–276
Siegel MW (1967) Intraosseous glomus tumor. A case report. Am J Orthop 9: 68–69
Silverberg SG, Evans RH, Koehler AL (1969) Clinical and pathologic features of initial metastatic presentation of renal cell carcinoma. Cancer 23: 1126–1132
Simon MA, Bartucci EJ (1986) The search for the primary tumor in patients with skeletal metastases of unknown origin. Cancer 58: 1088–1095
Steinbach LS (1994) Bacillary angiomatosis. In: Tehranzadeh J, Steinbach LS (eds) Muculoskeletal manifestation of AIDS. Warren H Green, pp 44–62
Suh J-S, Abenoza P, Galloway H et al. (1992) Peripheral (extracranial) nerve tumors: correlation of MR imaging and histologic findings. Radiology 183: 341–346
Sundaresan N (1986) Chordomas. Clin Orthop 204: 135–142
Sweet DE, Vinh TN, Devaney K (1992) Cortical osteofibrous dysplasia of long bone and its relationship to adamantinoma. A clinicopathologic study of 30 cases. Am J Surg Pathol 16: 282–290
Tang JSH, Gold RH, Mirra JM, Eckardt J (1988) Hemangiopericytoma of bone. Cancer 62: 848–859
Tatra G, Kratochwil A (1970) Skelettmetastasen des Zervixkarzinoms. Wien Klin Wochenschr 39: 676–679
Tehranzadeh J, Ter-Organesyan RR, Steinbach LS (2004) Musculoskeletal disorders associated with HIV infection and AIDS. Part I: Infectious musculoskeletal conditions Skeletal Radiol 33: 249–259
Troncoso A, Ro JY, Grignon DJ et al. (1991) Renal cell carcinoma with acrometastasis. Report of two cases and review of the literature. Mod Pathol 4: 66–69
Tsuneyoshi M, Dorfman HD, Bauer TW (1986) Epitheloid hemangioendothelioma of bone: a clinicopathologic, ultrastructural, and immunohistochemical study. Am J Surg Pathol 10: 754–764
Turk PS, Peters N, Libbey NP, Wanebo HJ (1992) Diagnosis and management of giant intrasacral schwannoma. Cancer 70: 2650–2657
Turner J, Jaffe HL (1940) Metastatic neoplasms: A clinical and roentgenological study of involvement of skeleton and lungs. Am J Roentgenol 43: 479–492
Ueda Y, Roessner A, Edel G, Böcker W, Wuisman P (1991) Juvenile intracortical adamantinoma of the tibia with predominant osteofibrous dysplasia-like features. Pathol Res Pract 187: 1039–1044
Uehlinger E (1957) Das Skelettsynoviom (Adamantinom). In: Schinz HR, Glaumer R, Uehlinger E (Hrsg) Röntgendiagnostik. Ergebnisse 1952–1956. Thieme, Stuttgart
Uehlinger E (1981) Sekundäre Knochengeschwülste. In: Schinz HR, Baensch WE, Frommhold W et al. (Hrsg) Lehrbuch der Röntgendiagnostik, Bd II/2, 6. Aufl. Thieme, Stuttgart, S 702–758
Uhlmann E, Grossmann A (1940) Von Recklinghausen's neurofibromatosis with bone manifestation. Ann Intern Med 14: 225–241
Unni KK, Dahlin DC, Beabout JW, Ivins JC (1974) Adamantinoma of long bone. Cancer 34: 1796–1805
Unni KK, Ivins JC, Beabout JW, Dahlin DC (1971) Hemangioma, hemangiopericytoma, and hemangioendothelioma (angiosarcoma) of bone. Cancer 27: 1403–1414
Volpe R, Mazabraud A (1983) A clinicopathologic review of 25 cases of chordoma (a pleomorphic and metastasizing neoplasm). Am J Surg Pathol 7: 161–170

Walker WP, Landas SK, Bromley CM, Sturm MT (1991) Immunohistochemical distinction of classic and chondroid chordomas. Mod Pathol 4: 661–666
Walther HE (1948) Krebsmetastasen. Schwabe, Basel
Waßmann D, Barthel S, Frege J et al. (1996) Das Adamantinom der langen Röhrenknochen – Einzelfalldarstellung und Literaturübersicht. Osteologie 5: 221–230
Weiss SW, Dorfman HD (1977) Adamantinoma of long bone: An analysis of nine new cases with emphasis on metastasizing lesions and fibrous dysplasia-like changes. Hum Path 8: 141–153
Wenger DE, Wold LE (2000) Benign vascular lesions of bone: radiologic and pathologic features. Skeletal Radiol 29: 63–74
Wenz W, Reichelt A, Rau WS, Adler CP (1984) Lymphographischer Nachweis eines Wirbellymphangioms. Radiologe 24: 381–388
Wojno KJ, Hruban RH, Garin-Chesa P, Huvos AG (1992) Chondroid chordomas and low-grade chondrosarcomas of the craniospinal axis. An immunohistochemical analysis of 17 cases. Am J Surg Pathol 16: 1144–1152
Wold LE, Sweet RG, Sim FH (1985) Vascular lesions of bone. Pathol Annu 20/2: 101–137
Wold LE, Unni KK, Cooper KL, Sim FH, Dahlin DC (1982) Hemangiopericytoma of bone. Am J Surg Pathol 6: 53–58
Young JM, Funk JF (1954) Incidence of tumor metastasis to the lumbar spine. A comparative study of roentgenographic changes and gross lesions. J Bone Joint Surg Am 35: 55–64

Kapitel 11.8: Tumorähnliche Knochenläsionen

Adler CP (1973) Knochenzysten. Beitr Pathol Anat 150: 103–131
Adler CP (1974) Recidivierende kortikale diaphysäre aneurysmatische Knochenzyste der Tibia. Verh Dtsch Ges Pathol 58: 256–258
Adler CP (1980) Granulomatöse Erkrankungen im Knochen. Verh Dtsch Ges Pathol 64: 359–365
Adler CP (1980) Klassifikation der Knochentumoren und Pathologie der gutartigen und semimalignen Knochentumoren. In: Frommhold W, Gerhardt P (Hrsg) Knochentumoren. Klinisch-radiologishes Seminar, Bd X. Thieme, Stuttgart, S 1–24
Adler CP (1980) Teleangiekatisches osteosarcoma of the femur with features of an aggressive aneurysmal bone cyst. Skeletal Radiol 5: 56–60
Adler CP (1985) Tumor-like lesions in the femur with cementum-like material. Does a cementoma of long bone exist? Skeletal Radiol 14: 26–37
Adler CP (1995) Solid aneurysmal bone cyst with pathologic bone fracture. Skeletal Radiol 24: 214–216
Adler CP, Klümper A (1977) Röntgenologische und pathologisch-anatomische Aspekte von Knochentumoren. Radiologe 17: 355–392
Adler CP, Schmidt A (1978) Aneurysmale Knochenzyste des Femurs mit malignem Verlauf. Verh Dtsch Ges Pathol 62: 487
Alles JU, Schulz A (1986) Immunocytochemical markers (endothelial and histiocytic) and ultrastructure of primary aneurysmal bone cysts. Hum Pathol 17: 39–45
Amling M, Werner M, Maas R, Delling G (1994) Calcifizierende solitäre Knochenzysten – morphologische Charak-

teristika und Differentialdiagnosen zu sklerosierten Knochentumoren. Osteologie 3: 62–69

Amling M, Werner M, Posl Met al. (1995) Calcifying solitary bone cyst. Morphologic aspects and differential diagnosis of sclerotic bone tumours. Virchows Arch. 426: 235–242

Apaydin A, Özkaynak C, Yilmaz S et al. (1996) Aneurysmal bone cyst of metacarpal. Skeletal Radiol 25: 76–78

Bauer TW, Dorfman HD (1982) Intraosseous ganglion: a clinicopathologic study of 11 cases. Am J Surg Pathol 6: 207–213

Becker F (1940) Plattenepithelzysten der Fingerknochen. Chirurg 12: 275–279

Bertoni F, Bacchini P, Capanna R et al. (1993) Solid variant of aneurysmal bone cyst. Cancer 71: 729–734

Biesecker JI, Marcove RC, Huvos AG, Mike V (1970) Aneurysmal bone cysts: a clinicopathologic study of 66 cases. Cancer 26: 615–625

Bone LB, Johnston CE, Bucholz RW (1986) Unicameral bone cysts. J Pediatr Orthop 9: 1155–1161

Boseker EH, Bickel WH, Dahlin DC (1968) A clinicopathologic study of simple unicameral bone cyst. Surg Gynec Obstet 127: 550–560

Campanacci M, Capanna R, Picci P (1986) Unicameral and aneurysmal bone cysts. Clin Orthop 204: 25–36

Capanna R, Van Harn J, Ruggieri P, Biagini R (1986) Epiphyseal involvement in unicameral bone cyst. Skeletal Radiol 15: 428–432

Clough JR, Price CHG (1968) Aneurysmal bone cysts. J Bone Joint Surg Br 50: 116–127

Cohen J (1960) Simple bone cysts. Studies of cyst fluid in six cases with a theory of pathogenesis. J Bone Joint Surg 42 Am: 609–616

Cohen J (1970) Etiology of simple bone cysts. J Bone Joint Surg Am 52: 1493–1497

Cohen MC, Drut R, Garcia C, Kaschula ROC (1992) Mesenchymal hamartoma of the chest wall: a cooperative study with review of the literature. Pediatr. Pathol. 12: 525–534

Crane AR, Scarano JJ (1967) Synovial cysts (ganglia) of bone. Report of two cases. J Bone Joint Surg Am 49: 355–361

Dabska M, Buraczewski J (1969) Aneurysmal bone cyst: pathology, clinical course and radiologic appearance. Cancer 23: 371–389

Diercks RL, Sauter AJM, Mallens WMC (1986) Aneurysmal bone cyst in association with fibrous dysplasia: a case report. J Bone Joint Surg Br 68: 144–146

Dominok GW, Crasselt C (1967) Das intraossäre Ganglion. Z Orthop 103: 250–253

Donahue F, Turkel DH, Mnaymneh W, Mnaymneh LG (1996) Intraosseous ganglion cyst associated with neuropathy. Skeletal Radiol 25: 675–678

Edel G, Roessner A, Blasius S, Erlemann R (1992) „Solid" variant of aneurysmal bone cyst. Pathol Res Pract 188: 792–796

Feldman F, Johnston AD (1973) Ganglia of bone; Theories, manifestations, and presentations. CRC Crit Rev Clin Radiol Nucl Med 4: 303–332

Garceau GJ, Gregory CF (1954) Solitary unicameral bone cyst. J Bone Joint Surg Am 36: 267–280

Goldman RL, Friedman NB (1969) Ganglia (synovial cyst) arising in unusual locations. Report of 3 cases, one primary in bone. Clin Orthop 63: 184–189

Groom KR, Murphey MD, Howard LM, Lonergan GJ, Rosado-De-Christenson ML, Torop AH (2002) Mesenchymal hamartoma of the chest wall: radiologic manifestations with emphasis on cross-sectional imaging and histopathologic comparison. Radiology 222(1): 205–211

Haims AH, Desai P, Present D, Beltran J (1996) Epiphyseal extension of a unicameral bone cyst. Skletal Radiol 25: 51–54

Hicks JD (1956) Synovial cysts in bone. Aust N Z J Surg 26: 138–143

Hoffman S, Jacoway JR, Krolls SO (1987) Intraosseous and parosteal tumors of the jaws. AFIP, second series, fascicle 24, Washington DC

Jaffe HL, Lichtenstein L (1942) Solitary unicameral bone cyst. With emphasis on the roentgen picture, the pathologic appearance and the pathogenesis. Arch Surg 44: 1004–1025

Kretschmer H (1970) Das Epidermoid der Kalotte. Chir Praxis 14: 551–554

Kyriakos M, Hardy D (1991) Malignant transformation of aneurysmal bone cyst, with an analysis of the literature. Cancer 68: 1770–1780

Lisle DA, Ault DJ, Earwaker JW (2003) Mesenchymal hamartoma of the chest wall in infants: report of three cases and literature review. Australas Radiol 47: 78–82

Lodwick GS (1958) Juvenile unicameral bone cyst. A roentgen reappraisal. Am J Roentgenol 80: 495–504

Makley JT, Joyce MJ (1989) Unicameral bone cyst. Orthop Clin North Am 20: 407–415

Martinez V, Sissons HA (1988) Aneurysmal bone cyst: a review of 123 cases including primary lesions and those secondary to other bone pathology. Cancer 61: 2291–2304

May DA, McCabe KM, Kuivila TE (1996) Intraosseous ganglion in a 6-year-old boy. Skeletal Radiol 25: 67–69

McCarthy EF, Dorfman H (2002) Chest wall hamartoma. In: Fletcher CDM, Unni KK, Mertens F (2002) Pathology and genetics of tumors of soft tissue and bone. WHO Classification of Tumours, IARCPress, Lyon, p 348

McLeod RA, Dahlin DC (1979) Hamartoma (mesenchymoma) of the chest wall in infancy. Radiology 131: 657–661

Mirra JM, Picci P, Gold RH (1989) Bone Tumors. Clinical, radiologic, and pathologic correla- tions. Vol.2, pp 1307–1311, Lea & Febiger, Philadelphia-London

Mittermayer C (1976) Oralpathologie. Schattauer, Stuttgart

Moore TE, King AR, Travis RC, Allen BC (1989) Post-traumatic cysts and cyst-like lesions of bone. Skeletal Radiol 18: 93–97

Mulder JD, Poppe H, Ronnen JR van (1981) Primäre Knochengeschülste. In: Schinz HR, Baensch WE, Frommhold W et al. (Hrsg) Lehrbuch der Röntgendiagnostik, Bd II/2, 6. Aufl. Thieme, Stuttgart, S 529–689

Neer CS, Francis KC, Marcove RC et al. (1966) Treatment of unicameral bone cyst. A follow-up study of one hundred seventy-five cases. J Bone Joint Surg Am 48: 731–74

Poper TL, Fechner RE, Keats TE (1989) Intra-osseous ganglion. Report of four cases and review of the literature. Skeletal Radiol 18: 185–187

Roth SI (1964) Squamous cysts involving the skull and distal phalanges. J Bone Joint Surg Am 46: 1442–1450

Samerkin NG, Mott MG, Roylance J (1983) An unusual intraosseous lesion with fibroblastic, osteoclastic, osteoblastic, aneurysmal and fibromyxoid elements. Solid variant of aneurysmal bone cyst. Cancer 51: 2278–2286

Schoedel K, Shankman S, Desai P (1996) Intracortical and subperiosteal aneurysmal bone cysts: a report of three cases. Skeletal Radiol 25: 455–459

Sigmund G, Vinee P, Dosch JC et al. (1991) MRT der aneurysmalen Knochenzyste. Fortschr Röntgenstr 155: 289–293

Skandalakis JE, Godeoin JT, Mabon RF (1958) Epidermoid cyst in the skull. A report of four cases and review of the literature. Surgery 43: 990–1001

Struhl S, Edelson C, Pritzker H, Seimon LP, Dorfman HD (1989) Solitary (unicameral) bone cyst: the fallen fragment sign revisited. Skeletal Radiol 18: 261–265

Tam W, Resnick D, Haghighi P, Vaughan L (1996) Intraosseous ganglion of the patella. Skeletal Radiol 25: 588–591

Tillmann B, Dahlin DC, Lipscomb PR, Stewart JR (1968) Aneurysmal bone cyst – an analysis of ninety-five cases. Mayo Clin Proc 43: 478–495

Vergel de Dios AM, Bone JR et al. (1992) Aneurysmal bone cyst: a clinicopathologic study of 238 cases. Cancer 69: 2921–2931

Kapitel 12:
Degenerative Gelenkerkrankungen

Adler CP (1979) Hüftgelenkserkrankungen aus radiologischer und pathologisch-anatomischer Sicht. Röntgenpraxis 32: 29–43

Adler CP (1989) Pathologie der Wirbelsäulenerkrankungen. Radiologe 29: 153–158

Adler CP (1992) Degenerative Gelenkerkrankungen. In: Thomas C (Hrsg) Histopathologie, 11. Aufl. Schattauer, Stuttgart

Aegerter E, Kirkpatrick A jr (1968) Orthopedic diseases. Saunders, Philadelphia

Andreesen R, Schramm W (1975) Meniskusschäden als Berufskrankheit. MMW 117: 973–976

Aufdermaur M (1971) Die Bedeutung der histologischen Untersuchung des Kniegelenksmeniskus. Schweiz Med Wochenschr 101: 1405–1412, 1441–1445

Aufdermaur M (1975) Meniskus. In: Büchner F, Grundmann E (Hrsg) Spezielle Pathologie, 5. Aufl, Bd II. Urban & Schwarzenberg, München, S 391

Aufdermaur M (1975) Bewegungsapparat. In: Büchner F, Grundmann E (Hrsg) Spezielle Pathologie, Bd II. Urban & Schwarzenberg, München

Beneke G (1971) Pathologie der Arthrose. In: Mathies H (Hrsg) Arthrosen. Aktuelle Rheumaprobleme. Banaschewski, München Gräfelfing

Beneke G (1975) Störungen der Gelenkfunktion. In: Sanditter W, Beneke G (Hrsg) Allgemeine Pathologie. Schattauer, Stuttgart, S 700–725

Bürkle de la Camp H (1957) Meniskusverletzungen und Meniskusschaden. Wien Med Wochenschr 107: 896–901

Ceelen W (1941) Über histologische Meniskusbefunde nach Unfallverletzungen. Zentralbl Chir 68: 1491–1498

Ceelen W (1953) Zur Meniskuspathologie. Ärztl Wochenschr 8: 337–338

Chapchal G (1966) Die Bedeutung der Fehlbelastung in der Genese der Arthrosen. In: Belart W (Hrsg) Ursachen rheumatischer Krankheiten. Rheumatismus in Forschung und Praxis, Bd III. Huber, Bern

Dettmer N (1968) Einige Aspekte zum Problem der Arthrose. Z Rheumaforsch 27: 356–363

Di iasi W (1965) Zur pathologisch-anatomischen Burteilung von Meniskusschäden. In: Mauerer G (Hrsg) Chirurgie im Fortschritt. Enke, Stuttgart

Dihlmann W (1964) Über ein besonderes Coxarthrosezeichen (Psuedofrakturlinie) im Röntgenbild. Fortschr Röntgenstr 100: 383–388

Dihlmann W (1979) Degenerative Gelenkerkrankungen. In: Schinz HR, Baensch WE, Frommhold W et al. (Hrsg) Lehrbuch der Röntgendiagnostik, Bd II/1, 6. Aufl. Thieme, Stuttgart

Edeiken J (1976) Radiologic diagnosis of joint diseases. In: Ackerman LV, Spjut HJ, Abell MR (eds) Bones and joints. Williams & Wilkins, Baltimore, S 98–109

Egner E (1978) Meniskusdegeneration – Faserarchitektur und mechanische Festigkeit. Verh Dtsch Ges Pathol 62: 483

Fehr P (1946) Die histologische Untersuchung des verletzten Meniskus nach topographischen Gesichtspunkten. Z Unfallmed Berufskr 39: 5–32

Francillon MR (1957) Zur Orthopädie der Coxarthrose. Z Rheumaforsch 16: 305–335

Glasgow MM, Allen PW, Blakeway C (1993) Arthroscopic treatment of cysts of the lateral meniscus. J Bone Joint Surg Br 75: 299–302

Hazewinkel MH, Hoogerwerf JJ, Hesseling PB, Hartley P, MacLea PE, Peters M, Wessel G (2003) Haemophilia patients aged 0-18 years in the Western Cape. S Afr Med J 93: 793–796

Husten K (1952) Die Auswertung des geweblichen Befundes beim Meniskusschaden des Knies. Verh Dtsch Ges Pathol 35: 208–215

Jaffe HL (1972) Metabolic, degenerative, and inflammatory diseases of bones and joints. Urban & Schwarzenberg, München

Journeycake JM, Miller KL, Anderson AM, Buchanan GR, Finnegan M (2003) Arthroscopic synovectomy in children and adolescents with hemophilia. J Pediatr Hematol Oncol 25: 726–731

Kerr R (2003) Imaging of musculoskeletal complications of hemophilia. Semin Muskuloskelet Radiol 7: 127–136

Kilcoyne RF, Nuss R (2003) Radiological evaluation of hemophilic arthropathy. Sem Thromb Hemost 29(1): 43–48

Kilcoyne RF, Nuss R (2003) Radiological assessment of haemophilic arthropathy with emphasis on MRI findings. Haemophilia 9 Suppl 1: 57–63

Könn G (1971) Meniskusschäden – Morphologie und Beurteilung. Folia traumatologica (Geigy) 2: 9–16

Könn G, Oellig W-P (1980) Zur Morphologie und Beurteilung der Veränderungen an den Kniegelenksmenisken. Pathologe 1: 206–213

Könn G, Rüther M (1976) Zur pathologischen Anatomie und Beurteilung der Meniskusschäden. H Unfallheilk 128: 7–13

Krompecher S (1958) Die qualitative Adaptation der Gewebe. Z Mikr Anat Forsch 64: 71–98

Lang FJ, Thurner J (1962) Erkrankungen der Gelenke. In: Kaufmann E (Hrsg) Lehrbuch der Speziellen Pathologischen Anatomie, Bd II/4. De Gruyter, Berlin

Maatz R (1979) Gelenkschäden. In: Schinz HR, Baensch WE, Frommhold W et al. (Hrsg) Lehrbuch der Röntgendiagnostik, Bd II/1, 6. Aufl. Thieme, Stuttgart, S 435–491

Merkel KHH (1978) Struktur und Alterungsvorgänge der Oberfläche menschlicher Menisci. Eine kombinierte elektronenoptische Untersuchung mit dem Transmissions- und Rasterelektronenmikroskop (TEM, REM). Verh Dtsch Ges Pathol 62: 482

Merker HJ (1975) Das Knorpelgewebe. In: Ferner H, Staubesand HJ (Hrsg) Lehrbuch der Anatomie des Menschen. Urban & Schwarzenberg, München, S 131–140

Moor W (1984) Gelenkkrankheiten. Thieme, Stuttgart

Ott VR (1953) Über die Spondylosis hyperostotica. Schweiz Med Wochenschr 83: 790–799

Ott VR, Wurm H (1957) Spondylitis ankylopoetica (Morbus Strümpell-Marie-Bechterew), 2. Aufl. Steinkopff, Darmstadt

Pauwels F (1973) Atlas zur Biomechanik der gesunden und kranken Hüfte. Prinzipien, Technik und Resultate einer kausalen Therapie. Springer, Berlin Heidelberg New York

Ramseier LE, Exner GU (2004) Arthropathy of the knee joint caused by synovial hemangioma. Pediatr Orthop 24: 83–86

Riede UN (1976) Die Rolle der Lysosomen bei Erkrankungen des Bindegewebes. Verh Dtsch Ges Pathol 60: 133–148

Riede UN (1981) Störungen der Gelenkfunktion. In: Sandritter W (Hrsg) Allgemeine Pathologie, 2. Aufl. Schattauer, Stuttgart, S 740–752

Riede UN, Schweizer W, Marti J, Willenegger H (1973) Gelenkmechanische Untersuchungen zum Problem der posttraumatischen Arthrosen im oberen Sprunggelenk. III Funktionell-morphometrische Analyse des Gelenkknorpels. Langenbecks Arch Chir 333: 91–107

Rodriguez-Merchan EC (2003) Haemophilic arthropathy in haemophilia patients with inhibit tors; new perspectives. Haemophilia 9: 547–548

Romanini L, Calvisi V, Collodel M, Masciocchi C (1988) Cystic degeneration of the lateral meniscus. Pathogenesis and diagnosis approach. Ital J Orthop Traumatol 14: 493–500

Roosendaal G, Lafeber FP (2003) Blood-induced joint damage in hemophilia. Semin Thromb Hemost 29:37–42

Rüttner JR, Spycher MA, Lothe K (1971) Pathomorphology of human osteoarthrosis. In: Lindner J, Rüttner JR, Miescher PA et al. (Hrsg) Arthritis-Arthrose. Experimentelle und klinische Grundlagenforschung. Huber, Bern, S 193–202

Schallock G (1939) Untersuchungen zur Morphologie der Kniegelenksmenisci anhand von Messungen und histologischen Befunden. Virchows Arch Pathol Aanat 304: 559–590

Sokoloff L (1971) Some aspects of the aging of cartilage. In: Lindner J, Rüttner JR, Miescher PA et al. (Hrsg) Arthritis-Arthrose. Experimentelle und klinische Grundlagenforschung. S 462–466: Huber, Bern

Springorum PW (1960) Anamnese und Befunde bei Meniskusläsionen. Monatsschr Unfallheilk 63: 201–206

Springorum PW (1968) Berufliche Meniskusschäden außerhalb des Bergbaues. Monatsschr Unfallheilk 71: 288–294

Teitelbaum SL, Bullough PG (1979) The pathophysiology of bone and joint disease. Am J Pathol 96: 283–353

Thurner J (1971) Altersveränderungen des Knorpels und Arthrose. In: Lindner J, Rüttner JR, Miescher PA et al. (Hrsg) Arthritis – Arthrose. Experimentelle und klinische Grundlagenforschung. Huber, Bern, S 470–475

Wallny T, Brackmann HH, Seuser A, Dietrich O, Kraft CN (2003) Haemophilic arthropathy of the hip in children – prognosis and long-term follow-up. Haemophilia 9: 197–201

Wirth W (1979) Arthrographie. In: Schinz HR, Baensch WE, Frommhold W et al. (Hrsg) Lehrbuch der Röntgendiagnostik, Bd II/1:, 6. Aufl. Thieme, Stuttgart, S 492–545

Zippel H (1964) Meniskusschäden und Meniskusverletzungen. Arch Orthop Unfall Chir 56: 236–247

Kapitel 13:
Entzündliche Gelenkerkrankungen

Adler CP (1979) Hüftgelenkserkrankungen aus radiologischer und pathologisch-anatomischer Sicht. Röntgenpraxis 32: 29–43

Adler CP (1985) Spondylitis – Spondylodiscitis. Pathologisch-anatomische Morphologie und diagnostische Probleme. Radiologe 25: 291–298

Adler CP (1989) Pathologie der Wirbelsäulenerkrankungen. Radiologe 29: 153–158

Adler CP (1992) Knochen – Gelenke. In: Thomas C (Hrsg) Histopathologie, 11. Aufl. Schattauer, Stuttgart, S 190–314

Dendrade JR, Brennan JC (1964) The morphology of the rheumatoid bone erosion. Arthritis Rheum 7: 287

Aufdermaur M (1970) Die Pathogenese der Synchondrose bei der Spondylitis ankylopoetica. Dtsch Med Wochenschr 95: 110–112

Aufdermaur M (1972) Die Synovialis bei der progredienten chronischen Polyarthritis. Dtsch Med Wochenschr 97: 448–453

Aufdermaur M (1975) Bewegungsapparat. In: Büchner F, Grundmann E (Hrsg) Spezielle Pathologie, Bd II, 5. Aufl. Urban & Schwarzenberg, München

Avila R, Pugh DG, Slocumb CH, Winkelmann RK (1960) Psoriatic arthritis: a roentgenologic study. Radiology 75: 691–702

Bartley O, Chidekel N (1966) Roentgenologic changes in postoperative septic osteoarthritis of the hip. Acta Radiol Diagn 4: 113–122

Bäumer A (1966) LE-Zellen und Sjögren-Zellen bei Arthropathien mit und ohne begleitendes Sjögren-Syndrom. Z Rheumaforsch 25: 330–335

Behrend T, Hartmann F, Deicher H (1962) Über die Notwendigkeit einer Unterscheidung von primär und sekundär chronischer Polyarthritis. Dtsch Med Wochenschr 87: 944–953

Berens DL, Lockie LM, Lin R-K, Norcross BM (1964) Roentgen changes in early rheumatoid arthritis. Radiology 82: 645–654

Bland JH, Phillips CA (1972) Etiology and pathogenesis of rheumatoid arthritis and related multisystem diseases. Semin Arthritis Rheum 1: 339–359

Böni A (1970) Die progredient chronische Polyarthritis. In: Schoen R, Böni A, Miehlke K (Hrsg) Klinik der rheumatischen Erkrankungen. Springer, Berlin Heidelberg New York, S 139

Boutin RD, Resnick D (1998) The SAPHO-syndrome: an evolving concept for unifying several idiopathic disorders of bone and skin. Amer J Roentgenol 170: 585–591

Brocher JEW (1973) Die Prognose der Wirbelsäulenleiden. Thieme, Stuttgart

Burkhardt R (1970) Farbatlas der klinischen Histopathologie von Knochenmark und Knochen. Springer, Berlin Heidelberg New York

Butenandt O, Knorr D, Stoeber E (1962) Die Ursache der Wachstumshemmung bei der rheumatoiden Arthritis (primär-chronischen Polyarthritis) im Kindesalter. Z Rheumaforsch 21: 280–297

Bywaters EGL, Ansell B (1970) The rarer arthritic syndromes. In: Copeman WSC (ed) Textbook of the rheumatic diseases, 4th edn. Livingstone, Edinburgh, S 524–554

Cawley MID (1972) Destructive lesions of vertebral bodies in ankylosing spondylitis. Ann Rheum Dis 31: 345–358

Cole BC, Ward JR, Smith CB (1973) Studies on the infectious etiology of rheumatoid arthritis. Arthritis Rheum 16: 191–198

Cramblett HG (1956) Juvenile rheumatoid arthritis. A review of the literature. Clin Proc Child Hops (Washington) 12: 98–114

Cruickshank B (1959) Lesions of joints and tendon sheaths in systemic lupus erythematosus. Ann Rheum Dis 18: 111–119

Cruickshank B (1971) Pathology of ankylosing spondylitis. Clin Orthop 74: 43–58

Dihlmann W (1962) Die Diagnostik des sehr frühen Morbus Bechterew. Fortschr Röntgenstr 97: 716–733

Dihlmann W (1965) Die Veränderungen an den Extremitätengelenken beim Morbus Bechterew (Diagnose, Prognose, Problematik). Fortschr Röntgenstr 102: 680–689

Dihlmann W (1968) Spondylitis ankylopoetica – die Bechterewsche Krankheit. Thieme, Stuttgart

Dihlmann W (1968) Ein röntgenologisches Frühzeichen der Arthritis. Der Schwund der subchondralen Grenzlamelle. Z Rheumaforsch 27: 129–132

Dihlmann W, Cen M (1969) Die ankylosierende dysostotische Arthritis. Fortschr Röntgenstr 110: 246–248

Dihlmann W (1970) Zwei Aspekte der röntgenologischen Differentialdiagnose bei der Spondylarthritis ankylopoetica. Therapiewoche 20: 789–794

Dihlmann W (1979) Entzündliche Gelenkerkrankungen. In: Schinz HR, Baensch WE, Frommhold W et al. (Hrsg) Lehrbuch der Röntgendiagnostik, Bd II/1, 6. Aufl. Thieme, Stuttgart, S 655

Dorfman HD (1976) Rheumatoid and related arthritides. In: Ackerman LV, Spjut HJ, Abell MR (eds) Bones and joints. Williams & Wilkins, Baltimore, S 130–145

Edeiken J (1976) Radiologic diagnosis of joint diseases. In: Ackerman LV, Spjut HJ, Abell MR (eds) Bones and joints. Williams & Wilkins, Baltimore, S 98–109

Ehrlich GE (1972) Inflammatory osteoarthritis. I The clinical syndrome. J Chron Dis 25: 317–328

Fassbender HG (1966) Pathologie des entzündlichen Rheumatismus. In: Belart W (Hrsg) Ursachen rheumatischer Krankheiten. Rheumatismus in Forschung und Praxis, Bd 3. Huber, Bern, S 9–15

Fehr K (1972) Pathogenese der progredienten chronischen Polyarthritis. Huber, Bern

Forestier J, Jacqueline F, Rotes-Querol J (1956) Ankylosing Spondylitis. Thomas, Springfield/IL

Freislederer W (1973) Rheumatische Erkrankungen beim Kind und Jugendlichen. Mkurse Ärztl Fortbild 23: 279–284

Freyschmidt J (1997) Skeletterkrankungen 2. Aufl., Springer 726–730

Gerber N, Ambrosini GC, Böni A et al. (1977) Spondylitis ankylosans (Bechterew) und Gewebsantigene HLA-B 27. I Diagnostische Aussagekraft der HLA-Typisierung. Z Rheumatol 36: 29–223

Girschick HJ, Krauspe R, Tschammler A, Huppertz HI (1998) Chronic recurrent osteomyelitis with clavicular involvement in children: Diagnostic value of different imaging techniques and therapy with non-steroidal anti-inflammatory drugs. Eur J Pediatr 157: 28–33

Golding FC (1936) Spondylitis ankylopoetica. Br J Surg 23: 484–500

Green N, Osmer JC (1968) Small bone changes secondary to systemic lupus erythematosus. Radiology 90: 118–120

Guest CM, Jacobson HG (1951) Pelvic and extra-pelvic osteopathy in rheumatoid spondylitis. Am J Roentgenol 65: 760–768

Gumpel JM, Johns CJ, Schulman LE (1967) The joint disease in sarcoidosis. Ann Rheum Dis 26: 194–205

Harris ED jr (1990) Rheumatoid arthritis. Pathophysiology and implications for therapy. N Engl J Med 322: 1277–1289

Hartl W (1967) Moderne Vorstellungen zur Pathogenese der primär chronischen Polyarthritis. Med Welt 18: 15–18

Hartmann F (1965) Differenzierung der chronischen Polyarthritis. Z Rheumaforsch 24: 161–179

Hartmann F, Rohde J, Schmidt A (1969) Aktivitätsdiagnostik bei der primär-chronischen Polyarthritis. Z Rheumaforsch 28: 263–270

Hegglin R (1959) Lupus erythematosus visceralis. Verh Dtsch Ges Inn Med 65: 91–101

Hegglin R (1961) Die visceralen Erscheinungen der Kollagenosen. Z Rheumaforsch 20: 99–114

Henssge R, Boehme A, Müller A (1970) Herzbeteiligung bei der Spondylitis ankylopoetica. Dtsch Gesundh Wes 25: 391–393

Imai Y, Sato T, Yamakawa M et al. (1989) A morphological and immunohistochemical study of lymphoid germinal centers in synovial and lymph node tissues from rheumatoid arthritis patients with special reference to complement components and their receptors. Acta Pathol Jpn 39: 127–134

Jaffe HL (1972) Inflammatory arthritis of undetermined origin. In: Jaffe HL (ed) Metabolic, degenerative, and inflammatory diseases of bones and joints. Lea & Febiger, Philadelphia, S 779–846

Jesserer H (1971) Knochenkrankheiten. Urban & Schwarzenberg, München

Kaplan H (1963) Sarcoid arthritis. A review. Arch Intern Med 112: 924–935

Kessler S, Schilling F, Lingg G, Widmer S (1999) The SAPHO-syndrome: Radiological analysis of 82 cases. Eur Radiol 9: 263

Kölle G (1969) Verlaufsformen des kindlichen Rheumatismus. Therapiewoche 19: 240–243

Kölle G (1971) Rheumadiagnostik im Kindesalter. Diagnostik 4: 7–11

Lang FJ (1962) Zur Morphologie der chronisch-rheumatoiden Polyarthritis. MMW 104: 1670–1674

Leventhal GH, Dorfman HD (1974) Aseptic necrosis of bone in systemic lupus erythemadosus. Semin Arthritis Rheum 4: 73–93

Martel W, Page JW (1960) Cervical vertebral erosions and subluxations in rheumatoid arthritis and ankylosing spondylitis. Arthritis Rheum 3: 546–556

Martel W, Holt JF, Cassidy JT (1962) Roentgenologic manifestations of juvenile rheumatoid arthritis. Am J Roentgenol 88: 400–423

Mason RM (1970) Ankylosing spondylitis. In: Copeman WSC (ed) Textbook of the rheumatic diseases, 4th edn. Livingstone, Edinburgh, S 344–365

Mason RM, Murray RS, Oates JK, Young AC (1959) Spondylitis ankylopoetica and Reitersche Krankheit. Z Rheumaforsch 18: 233–241

Mathies H (1969) Die sog. symptomatischen Arthritiden. Therapiewoche 19: 237

Matzen PF (1957) Entzündungen der Gelenke. In: Hohmann G, Hackenbroch M, Lindemann K (Hrsg) Hdb. der Orthopädie, Bd I. Thieme, Stuttgart

Middlemiss JH (1956) Ankylosing spondylitis. J Fac Radiol 7: 155–166
Miehlke K (1961) Die Rheumafibel. Springer, Berlin Göttingen Heidelberg
Murray RO, Jacobson HG (1977) The radiology of skeletal disorders, 2nd edn. Churchill Livingstone, Edinburgh
Norgaard F (1965) Earliest reontgenological changes in polyarthritis of the rheumatoid type: rheumatoid arthritis. Radiology 84: 325–329
Norgaard F (1969) Earliest Roentgen changes in poylarthritis of the rheumatoid type: Continued investigations. Radiology 92: 299–303
O'Connell DJ, Bennett RM (1977) Mixed connective tissue disease – clinical and radiological aspects of 20 cases. Br J Radiol 50: 620–625
Pauwels F (1973) Atlas zur Biomechanik der gesunden und kranken Hüfte. Prinzipien, Technik und Resultate einer kausalen Therapie. Springer, Berlin Heidelberg New York
Peter E, Schuler B, Dihlmann W (1964) Veränderungen der Wirbeldornfortsätze bei Arthritis mutilans. Dtsch Med Wochenschr 89: 1990–1993
Reichmann S (1967) Roentgenologic soft tissue appearances in hip joint disease. Acta Radiol Diagn 6: 167–176
Revell PA (1987) The synovial biopsy. In: Anthony PP, MacSween RNM (Hrsg) Recent advances in histopathology, vol 13. Churchill Livingstone, Edinburgh
Riede UN, Schweizer G, Marti J, Willenegger H (1973) Gelenkmechanische Untersuchungen zum Problem der posttraumatischen Arthrosen im oberen Sprunggelenk. III Funktionell-morphometrische Analyse des Gelenkknorpels. Langenbecks Arch Chir 333: 91–107
Riede UN, Adler CP (1975) Funktionelle morphometrische Analyse des alternden Gelenkknorpels. Verh Dtsch Ges Pathol 59: 313–317
Romanus R, Yden S (1955) Pelvo-Spondylitis ossifians. Munksgaard, Kopenhagen, S 104
Rutishauser E, Jacqueline F (1959) Die rheumatischen Koxitiden. Eine pathologisch-anatomische und röntgenologische Studie. Geigy, Basel
Schacherl M (1969) Röntgenologische Differentialdiagnose rheumatischer Erkrankungen. Therapiewoche 19: 307–314
Schaller J, Wedgwood RJ (1972) Juvenile rheumatoid arthritis: A review. Pediatrics 50: 940–953
Schattenkirchner M (1969) Der chronische Streptokokkenrheumatismus. Therapiewoche 19: 238–239
Schilling F (1968) Das klinische Bild der Spondylitis ankylopoetica. Med Welt 19: 2334–2344
Schilling F (1969) Differentialdiagnose der Spondylitis ankylopoetica: Spondylitis psoriatica, chronisches Reiter-Syndrom und Spondylosis hyperostotica. Therapiewoche 19: 249–260
Schilling F, Kessler St (2000) Das SAPHO-Syndrom: Klinisch-rheumatologische und radiologische Differenzierung und Klassifizierung eines Krankengutes von 86 Fällen. Z Rheu mathol 59: 1–28
Schilling F, Schacherl M, Rosenberg R (1969) Die juvenile Spondylitis ankylopoetica. Dtsch Med Wochenschr 94: 473–481
Schilling F, Schacherl M, Bopp A, Gamp A, Haas JP (1963) Veränderungen der Halswirbelsäule (Spondylitis cervicalis) bei der chronischen Polyarthritis und bei der Spondylitis ankylopetica. Radiologe 3: 483–501
Schmorl G, Junghanns H (1968) Die gesunde und die kranke Wirbelsäule in Röntgenbild und Klinik, 5. Aufl. Thieme, Stuttgart
Schoen R (1959) Die primär chronische Polyarthritis. Verh Dtsch Ges Inn Med 65: 54–108
Sokoloff L (1976) Osteoarthritis. In: Ackerman LV, Spjut HJ, Abell MR (eds) Bones and joints. Williams & Wilkins Int Acad Pathol 17, S 110–129
Sorenson KH, Christensen HE (1973) Local amyloid formation in the hip joint capsule in osteoarthritis. Acta Orthop Scand 44: 460–466
Streda A, Pazderka V (1966) Vergleichende röntgenologische und anatomische Untersuchungen der Knochen- und Gelenkssymptome bei der primär chronischen Polyarthritis. Radiologe 6: 40–50
Thurner J (1960) Die chronisch-rheumatoide Polyarthritis und ihre Stellung im Rahmen der rheumatisch genannten Erkrankungen. Z Rheumaforsch 19: 373–400
Uehlinger E (1971) Bone changes in rheumatoid arthritis and their pathogenesis. In: Müller W, Harwerth H-G, Fehr K (eds) Rheumatoid arthritis. Pathogenetic mechanisms and consequences in therapeutics. Academic Press, London New York
Vignon E, Arlot M, Meunier P, Vignon G (1974) Quantitative histological changes in osteoarthritic hip cartilage. Morphometric analysis of 29 osteoarthritic and 26 normal human femoral heads. Clin Orthop 103: 269–278
Wagenhäuser FJ (1968) Klinik der progredient chronischen Polyarthritis des Erwachsenen. Med Welt 19: 2323–2329
Wagenhäuser FJ (1973) Die klinische Differentialdiagnostik zwischen Arthrose und chronischer Polyarthritis. Schweiz Rdsch Med 62: 272–281
Wagenhäuser FJ (1969) Die Rheumamorbidität. Huber, Bern
Wilkes RM, Simsarian JP, Hopps HE et al. (1973) Virologic studies on rheumatoid arthritis. Arthritis Rheum 16: 446–454
Zvaifer NJ (1995) Rheumatoid arthritis. The multiple pathways to chronic synovitis. Lab Invest 73: 307–310

Kapitel 14:
Tumoröse Gelenkerkrankungen

Ackerman LV, Rosai J (1974) Surgical pathology, 5th edn. Mosby, St. Louis, S 1084
Andel JG von (1972) Synovial sarcoma – a review and analysis of treated cases. Radiol Clin Biol (Basel) 419: 145–159
Ballard R, Weiland LH (1972) Synovial chondromatosis of the temporo-mandibular joint. Cancer 30: 791–795
Bertoni F, Unni KK, Beabout JW, Sim FH (1991) Chondrosarcomas of the synovium. Cancer 67: 155–162
Blankestijn J, Panders AK, Vermey A, Scherpbier AJ (1985) Synovial chondromatosis of the temporo-mandibular joint: report of three cases and a review of the literature. Cancer 55: 479–485
Breimer CA, Freiberger RH (1958) Bone lesions associated with villonodular synovitis. Am J Roentgenol 79: 618–629
Cade S (1962) Synovial sarcoma. J Roy Coll Surg Edinb 8: 1–51
Cadman NL, Soule EH, Kelly PJ (1965) Synovial sarcoma. An analysis of 134 tumors. Cancer 18: 613–627

Chung SMK, Janes JM (1965) Diffuse pigmented villonodular synovitis of the hip joint. Review of the literature and report of four cases. J Bone Joint Surg Am 47: 293-303

Dorwart RH, Genant HK, Johnston WH, Morris JM (1984) Pigmented villonodular synovitis of synovial joints: clinical, pathologic, and radiologic features. Am J Roentgenol 143: 886-888

Dunn AW, Whisler JH (1973) Synovial chondromatosis of the knee with associated extra-capsular chondromas. J Bone Joint Surg Am 55: 1747-1748

Eisenberg KS, Johnston JO (1972) Synovial chondromatosis of the hip joint presenting as an intrapelvic mass; a case report. J Bone Joint Surg Am 54: 176-178

Enzinger F, Lattes R, Torloni H (1969) Histological typing of soft tissue tumors. WHO, Geneva

Fechner RE (1976) Neoplasms and neoplasma-like lesions of the Synovium. In: Ackerman LV, Spjut HJ, Abell MR (eds) Bones and joints. Williams & Wilkins, Philadelphia (Int Acad Pathol Monogr 17, chap 11, pp 157-186)

Fechner RE, Mills SE (1993) Tumors of the bones and joints. AFIP, Washington/DC

Fraire AE, Fechner RE (1972) Intraarticular localized nodular synovitis of the knee. Arch Pathol 93: 473-476

Friedman M, Schwartz EE (1957) Irradiation therapy of pigmented villonodular synovitis. Bul Hosp Joint Dis (NY) 28: 19-32

Gabbiani G, Kay GI, Lattes R, Majno G (1971) Synovial sarcoma; electron microscopic study of a typical case. Cancer 28: 1031-1039

Granowitz SP, Mankin HJ (1967) Localized pigmented villonodular synovitis of the knee. J Bone Joint Surg Am 49: 122-128

Greenfield MM, Wallace KM (1950) Pigmented villonodular synovitis. Radiology 54: 350-356

Hajdu SI (1979) Pathology of soft tissue tumors. Lea & Febiger, Philadelphia, pp 183-198

Hale JE, Calder IM (1970) Synovial sarcoma of abdominal wall. Br J Cancer 24: 471-474

Jaffe HL (1958) Tumors and tumorous conditions of the bones and joints. Lea & Febiger, Philadelphia, S 532-545

Jeffreys TE (1967) Synovial chondromatosis. J Bone Joint Surg Br 49: 530-534

Koivuniemi A, Nickels J (1978) Synovial sarcoma diagnosed by fine-needle aspiration biopsy. Acta Cytol 22: 515-518

Lee SM, Hajdu SI, Exelby PR (1974) Synovial sarcomas in children. Surg Gynec Obstet 138: 701-704

Lewis MM, Marshall JL, Mirra JM (1974) Synovial chondromatosis of the thumb; a case report and review of the literature. J Bone Joint Surg Am 56: 180-183

Lewis RW (1947) Roentgen diagnosis of pigmented villonodular synovitis and synovial sarcoma of the knee joint. Radiology 49: 26-38

Lichtenstein L (1955) Tumors of synovial joints, bursae, and tendon sheaths. Cancer 8: 816-830

Mackenzie DH (1966) Synovial sarcoma; a review of 58 cases. Cancer 19: 169-180

Mackenzie DH (1977) Monophasic synovial sarcoma – a histological entity? Histopathology 1: 151-157

McMaster PE (1960) Pigmented villonodular synovitis with invasion of bone. Report of six cases. J Bone Joint Surg Am 42: 1170-1183

Massarelli G, Tanda F, Salis B (1978) Synovial sarcoma of the soft palate: Report of a case. Hum Path 9: 341-345

Murphy AF, Wilson JN (1958) Tenosynovial osteochondroma in the hand. J Bone Joint Surg Am 40: 1236-1240

Murphy AF, Dahlin DD, Sullivan CR (1962) Articular synovial chondromatosis. J Bone Joint Surg Am 44: 77-86

Murray RO, Jacobson HG (1977) The radiology of skeletal disorders, 2nd edn. Churchill Livingstone, Edinburgh, S 558-561

Mussey RD jr, Henderson MS (1949) Osteochondromatosis. J Bone Joint Surg Am 31: 619-627

O'Connell JX, Fanburg JC, Rosenberg AE (1995) Giant cell tumor of tendon sheath and pigmented villonodular synovitis. Immunophenotype suggests a synovial cell origin. Hum Pathol 26: 771-775

Paul GR, Leach RE (1970) Synovial chondromatosis of the shoulder. Clin Orthop 68: 130-135

Pickren JW, Valenzula L, Elias EG (1970) Synovial sarcoma. Proc Nat Cancer Conf 6: 795-801

Roth JA, Enzinger FM, Tannenbaum M (1975) Synovial sarcoma of the neck: a follow-up study of 24 cases. Cancer 35: 1243-1253

Schajowicz F, Blumenfeld I (1968) Pigmented villonodular synovitis of the wrist with penetration into bone. J Bone Joint Surg Br 50: 312-317

Schwartz HS, Unni KK, Pritchard DJ (1989) Pigmented villonodular synovitis: a retrospective review of affected large joints. Clin Orthop 247: 243-255

Scott PM (1968) Bone lesions on pigmented villonodular synovitis. J Bone Joint Surg Br 50: 306-311

Shafer SJ, Larmon WA (1951) Pigmented villonodular synovitis. A report of seven cases. Surg Gynec Obstet 92: 574-580

Stout AP, Lattes R (1967) Tumors of the soft tissues, 2nd series, fasc 1. AFIP, Washington/DC, pp 164-171

Sviland L, Malcolm AJ (1995) Synovial chondromatosis presenting as painless soft tissue mass. A report of 19 cases. Histopathology 27: 275-279

Swan EF, Owens WF jr (1972) Synovial chondrometaplasia; a case report with spontaneous regression and a review of the literature. South Med J (Birmingham/AL) 65: 1496-1500

Weidner N, Challa VR, Bonsib SM et al. (1986) Giant cell tumors of synovium (pigmented villonodular synovitis) involving the vertebral column. Cancer 57: 2030-2036

Wilmoth CL (1971) Osteochondromatosis. J Bone Joint Surg Br 23: 367-374

Kapitel 15:
Parosteale und extraskelettale Läsionen

Ackerman LV (1958) Extra-osseous localized non-neoplastic bone and cartilage formation (so-called myositis ossificans). Clinical and pathological confusion with neoplasms. J Bone Joint Surg Am 40: 279-298

Adler CP (1979) Extra-osseous osteoblastic osteosarcoma of the right breast. Skeletal Radiol 4: 107-110

Aegerter E, Kirkpatrick JA (1968) Orthopedic diseases, 3rd edn. Saunders, Philadelphia

Allan CJ, Soule EH (1971) Osteogenic sarcoma of the soft tissues. Cancer 27: 1121-1133

Angervall L, Enzinger FM (1975) Extraskeletal neoplasm resembling Ewing's sarcoma. Cancer 36: 240-251

Angervall L, Enerbäck L, Knutson H (1973) Chondrosarcoma of soft tissue origin. Cancer 32: 507-513

Angervall L, Stener B, Stener I, Ährén C (1969) Pseudomalignant osseous tumor of soft tissue. J Bone Joint Surg Br 51: 654-663

Aufdermaur M (1975) Bewegungsapparat. In: Büchner F, Grundmann E (Hrsg) Spezielle Pathologie, Bd II. Urban & Schwarzenberg, München, S 337-425

Barton DL, Reeves RJ (1961) Tumoral calcinosis. Report of three cases and review of the literature. Am J Roentgenol 86: 351-358

Bignold LP (1980) So-called „extraskeletal" Ewing's sarcoma (letter). Am J Clin Pathol 73: 142

Bishop AF, Destouet JM, Murphy WA, Gilula LA (1982) Tumoral calcinosis: case report and review. Skeletal Radiol 8: 269-274

Blasius S, Link T, Hillmann A, Edel G (1995) Myositis assifikans mit aneurysmatischer Knochenzyste. Osteologie 4: 169-172

Botham RJ, McDonal JR (1958) Sarcoma of the mammary gland. Surg Gynec Obstet 107: 55-61

Bucher O (1965) Ein Fall von extraossärem osteogenem Sarkom der Subcutis mit besonderer Berücksichtigung der Verkalkungsprobleme. Langenbecks Arch Chir 312: 197-215

Burleson RJ, Bickel WH, Dahlin DC (1956) Popliteal cyst; a clinicopathological survey. J Bone Joint Surg Am 38: 1265-1274

Carleton CC, Williamson JW (1961) Osteogenic sarcoma of the uterus. Arch Pathol 72: 121-125

Dahlin DC, Salvador AH (1974) Cartilaginous tumor of the soft tissues of the hand and feet. Mayo Clin Proc 49: 721-726

Enzinger FM, Lattes R, Torloni H (1969) Histological typing of soft tissue tumours. WHO, Geneva

Enzinger FM, Shiraki M (1972) Extraskeletal myxoid chondrosarcoma. An analysis of 34 cases. Hum Path 3: 421-435

Enzinger FM, Weiss SW (1983) Soft tissue tumors. Mosby, St. Louis Toronto London, pp 801-808

Fechner RE, Mills SE (1993) Tumors of the bones and joints. AFIP, Washington/DC

Fine G, Stout AP (1956) Osteogenic sarcoma of the extraskeletal soft tissue. Cancer 9: 1027-1043

Geiler G (1961) Die Synovialome. Springer, Berlin Göttingen Heidelberg New York

Genovese GR, Jayson MIV, St. J Dixon A (1972) Protective value of synovial cysts in rheumatoid knees. Ann Rheum Dis 31: 179-182

Gillespie JJ, Roth LM, Wills ER et al (1979) Extraskeletal Ewing's sarcoma. Histologic and ultrastructural observations in three cases. Am J Surg Pathol 3: 99

Gilmer WS jr, Anderson LD (1959) Reactions of soft somatic tissue which may progress the bone formation: circumscribed (traumatic) myositis ossificans. South Med J (Birmingham/AL) 52: 1432-1448

Goldenberg RR, Cohen P, Steinlauf P (1967) Chondrosarcoma of extraskeletal soft tissues: Report of seven cases and review of literature. J Bone Joint Surg Am 49: 1487-1507

Goldman RL (1967) Mesenchymal chondrosarcoma – A rare malignant chondroid tumor usually arising in bone. – Cases in soft tissue. Cancer 20: 1494-1498

Granowitz SP, Mankin HJ (1967) Localized pigmented villonodular synovitis of the knee. J Bone Joint Surg Am 49: 122-128

Guccion J, Font RL, Enzinger FM, Zimmerman LE (1973) Extraskeletal mesenchymal chondrosarcoma. Arch Pathol 95: 336-340

Hajdu SI (1979) Pathology of soft tissue tumors. Lea & Febiger, Philadelphia

Harkess JW, Peters HJ (1967) Tumural calcinosis. A report of six cases. J Bone Joint Surg Am 49: 721-731

Heffner RR, Armbrustmacher VW, Earle KM (1977) Focal myositis. Cancer 40: 301-306

Henck ME, Simpson EL, Ochs RH, Eremus JL (1996) Extraskeletal soft tissue masses of Langerhans' cell histiocytosis. Skeletal Radiol 25: 409-412

Hughston JC, Whatley GS, Stone MM (1962) Myositis ossificans traumatica (myo-osteosis). South Med J (Birmingham/AL) 55: 1167-1170

Jaffe HL (1971) Metabolic, degenerative, and inflammatory diseases of bones and joints. Urban & Schwarzenberg, München

Kambolis C, Bullough PG, Jaffe HL (1973) Ganglionic cystic defects of bone. J Bone Joint Surg Am 55: 496-505

Kauffman SL, Stout AP (1963) Extraskeletal osteogenic sarcomas and chondrosarcomas in children. Cancer 16: 432-329

Kirchner R, Stremmel W, Adler CP (1979) Extraossäres osteoplastisches Osteosarkom der Mamma. Chirurg 50: 456-459

Korns ME (1967) Primary chondrosarcoma of extraskeletal soft tissue. Arch Pathol 83: 13-15

Kuhlenkampff H-A, Meyer E, Adler CP et al. (1988) Thibièrge-Weissenbach-Syndrom with tumor-like calcification of soft tissue. In: Heuck FHW, Keck E (Hrsg) Fortschritte der Osteologie in Diagnostik und Therapie. Springer, Berlin Heidelberg New York Tokyo, S 409-417

Lafferty FW, Reynolds ES, Pearson OH (1965) Tumoral calcinosis. A metabolic disease of obscure etiology. Am J Med 38: 105-118

Lagier R, Cox JN (1975) Pseudomalignant myositis ossificans. A pathological study of eight cases. Hum Path 6: 653-665

Lowry WB, McKee EE (1972) Primary osteosarcoma of the heart. Cancer 30: 1068-1073

Maluf HM, DeYoung BR, Swanson PE, Wick WR (1995) Fibroma and giant cell tumor of tendon sheath. A comparative histological and immunohistological study. Mod Pathol 8: 155-159

Martinez S, JB Vogler, JM Harrelson, KW Lyles (1990) Imaging of tumoral calcinosis: new observations. Radiology 174: 215-222

McEvedy BV (1962) Simple ganglia. Br J Surg 49: 585-594

Meister P, Gokel JM (1978) Extraskeletal Ewing's sarcoma. Virchos Arch (Pathol Abat) 378: 173

Nicolai CH, Spjut HJ (1959) Primary osteogenic sarcoma of the bladder. J Urol (Baltimore) 82: 497-499

Norman A, Dorfman HD (1970) Juxtacortical circumscribed myositis ossificans. Evolution and radiographic features. Radiology 96: 301

Ohashi K, Yamada T, Ishikawa T et al. (1996) Idiopathic calcinosis involving the cervical spine. Skeletal Radiol 25: 388-390

Rao U, Cheng A (1978) Extraosseous osteogenic sarcoma. Cancer 41: 1488-1496

Rau WS, Adler CP (1979) Ein ungewöhnlicher Lungenherd. Extraossäres osteoplastisches Osteosarkom der Mamma. Radiologe 19: 189-192

Reed RJ, RW Hunt (1965) Granulomatous (tumoral) calcinosis. Clin Orthop 43: 233-240

Ruckes J (1974) Gelenke, Bursen, Sehnenscheiden und Menisken. In: Eder M, Gedigk P (Hrsg) Lehrbuch der Allgemeinen Pathologie und der Pathologischen Anatomie, 29. Aufl. Springer, Berlin Heidelberg New York, S 746-763

Schajowicz F (1994) Tumors and tumorlike lesions of bone and joints, 2nd edn. Springer, Berlin Heidelberg New York Tokyo

Skajaa T (1958) Myositis ossificans. Acta Chir Scand 116: 68–72

Smit GG, Schmaman A (1967) Tumoral calcinosis. J Bone Joint Surg Br 49: 698–703

Stout AP, Verner EW (1953) Chondrosarcoma of the extraskeletal soft tissues. Cancer 6: 581–590

Sumiyoshi K, Tsuneyoshi M, Enjoji M (1985) Myositis ossificans. A clinicopathologic study of 21 cases. Acta Pathol Jpn 35: 1109–1122

Tashiro H, Iwasaki H, Kikuchi M et al. (1995) Giant cell tumors of tendon sheath. A single and multiple immunostaining analysis. Pathol Int 45: 147–155

Thompson JR, Entin SD (1969) Primary extraskeletal chondrosarcoma. Cancer 23: 936–939

Tophoj K, Henriques U (1971) Ganglion of the wrist – a structure developed from the joint; a histological study with serial sections. Acta Orthop Scand 42: 244–250

Viegas SF, Evans EB, Calhoun J et al. (1985) Tumor calcinosis: a case report and review of the literature. J Hand Surg Am 10: 744–748

Kapitel 16:
Untersuchungsmethoden

Achilles E, Padberg B-C, Holl K, Klöppel G, Schröder S (1991) Immunocytochemistry of paragangliomas – value of staining for S-100 protein and glial fibrillary acid protein in diagnosis and prognosis. Histopathology 18: 453–458

Adler CP (1979) Differential diagnosis of cartilage tumors. Pathol Res Pract 166: 45–58

Adler CP (1979) Extra-osseous osteoblastic osteosarcoma of the right breast. Skeletal Radiol 4: 107–110

Adler CP, Uehlinger E (1979) Grenzfälle bei Knochentumoren. Präneoplastische Veränderungen und Geschwülste fraglicher Dignität. Verh Dtsch Ges Pathol 63: 352–358

Adler CP, Wenz W (1981) Intraossäre Osteolyseherde. Radiologe 21: 470–479

Adler CP, Genz T (1982) Zytophotometrische Untersuchungen von Knochentumoren. Pathologe 3: 174

Adler CP, Riede UN, Wurdak W, Zugmaier G (1984) Measurements of DNA in Hodgkin Lymphomas and Non-Hodgkin Lymphomas. Path Res Pract 178: 579–589

Adler CP (1986) DNS-Zytophotometrie an Knochentumoren. In: Dietsch P, Keck E, Kruse HP, Kuhlencordt F (Hrsg) Aktuelle Ergebnisse der Osteologie. Osteologica 1: 233–239

Adler CP, Böcking A, Kropff M, Leo ETG (1992) DNS-zytophotometrische Untersuchungen zur Prognose von reaktiver Plasmozytose und Plasmozytom. Verh Dtsch Ges Pathol 76: 303

Adler CP, Herget GW, Neuburger M, Pfisterer J (1995) DNS-Bestimmung von Knochentumoren mit der Flow-Zytometrie und der Einzelzell-Zytophotometrie. Vergleichende Darstellung von Methodik, diagnostischer Wertigkeit und der Interpretation von Histogrammen. Osteologie 4: 1–8

Adler CP, Neuburger M, Herget GW, Pfisterer J (1995) DNS-Zytophotometrie von Weichteiltumoren – vergleichende einzelzytophotometrische und flowzytometrische Messungen an paraffin-eingebettetem Material. Tumordiagn Ther 16: 102–106

Adler CP, Herget GW, Neuburger M (1995) DNS-Zytophotometrie zur Prognosebeurteilung von Osteosarkomen. Tumordiagn Ther 16: 166–169

Adler CP, Herget GW, Neuburger M (1995) Cartilaginous tumors. Prognostic applications of cytophotometric DNA analysis. Cancer 76: 1176–1180

Adler CP, Neuburger M, Herget GW et al. (1996) Cytophotometric DNA analysis of bone tumors. New method for preparing formalin-fixed tissue and the regarding of DNA malignancy grade and its prognostic value. Pathol Res Pract 192: 437–445

Adler CP, Friedburg H, Herget GW et al. (1996) Variability of cardiomyocyte DNA content, ploidy level and nuclear number in mammalian hearts. Virchows Arch 429: 159–164

Alho A, Connor JF, Mankin HJ, Schiller AL, Crawford JC (1983) Assessment of malignancy of cartilage tumors using flow-cytometry. A preliminary report. J Bone Joint Surg 65: 779–785

Altmannsberger M, Alles JU, Fritz H et al. (1986) Mesenchymale Tumormarker. Verh Dtsch Ges Pathol 70: 51–63

Altmannsberger M, Weber K, Droste R, Osborn M (1985) Desmin is a specific marker for rhabdomyosarcomas of human and rat origin. Am J Pathol 118: 85–95

Ambros IM, Ambros PF, Strehl S et al. (1991) MIC2 is a specific marker for Ewing's sarcoma and peripheral primitive neuroectodermal tumors. Evidence for a common histogenesis of Ewing's sarcoma and peripheral primitive neuroectodermal tumors from MIC2 expression and specific chromosome aberration. Cancer 67: 1886–1893

Atkin NB, Kay R (1979) Prognostic significance of modal DNA value and other factors in malignant tumours, based on 1465 cases. Br J Cancer 40: 210–221

Bauer HC, Kreicbergs A, Silfversward C (1989) Prognostication including DNA analysis in osteosarcoma. Acta Orthop Scand 60: 353–360

Bauer HC (1993) Current status of DNA cytometry in osteosarcoma. Cancer Treatm Res 62: 151–161

Bauer HC (1988) DNA Cytometry of osteosarcoma. Acta Scand 59 [Suppl 1]: 1–39

Bauer TW, Tubbs RR, Edinger MG et al. (1989) A prospective comparison of DNA quantitation by image and flow cytometry. J Clin Pathol 92: 322–326

Belchis CA, Meece CA, Benko FA, Rogan PK, Williams RA, Gocke CD (1996) Loss of heterozygosity and microsatellite instability at the retinoblastoma locus in osteosarcoma. Diagn Mol Pathol 5: 214–219

Bengtsson A, Grimelius L, Johannsson H, Pontén J (1977) Nuclear DNA-content of parathyroid cells in adenomas, hyperplastic and normal glands. Acta Path Microbiol Scand [Sect A] 85: 455–460

Böcking A (1981) Grading des Prostatakarzinoms. Habilitationsschrift, Freiburg

Böcking A (1982) Algorithmus für ein universelles DNS-Malignitätsgrading. Verh Dtsch Ges Path 66: 540

Böcking A, Sommerkamp H (1980) Malignitäts-Grading des Prostatakarzinoms durch Analyse der Ploidieverteilung, XXXII. Kongr Dtsch Ges Urol (10.–13.9.80), Berlin

Böcking A (1990) DNA-Zytometrie und Automatisation in der klinischen Diagnostik. Verh Dtsch Ges Path 74: 176–185

Böhm N, Sandritter W (1975) DNA in human tumors: A cytophotometric study. In: Grundmann E, Kirsten WH (eds) Current topics in pathology. Springer, Berlin Heidelberg New York, S 151–219

Bosse A, Vollmer E, Böcker W et al. (1990) The impact of osteonectin for differential diagnosis of bone tumors. An immunohistochemical approach. Pathol Res Pract 186: 651–657

Bridge JA (1993) Cytogenetic and molecular cytogenetic techniques in orthopaedic surgery. J Bone Joint Surg 75A: 606–614

Brooks JP, Pascal RR (1984) Malignant giant cell tumor of bone: ultrastructural and immunohistologic evidence of histiocytic origin. Hum Pathol 15: 1098–1100

Brooks J (1982) Immunohistochemistry of soft tissue tumors. Myoglobin as a tumor marker for rhabdomyosarcoma. Cancer 50: 1757–1763

Brown DC, Theaker JM, Banks PM (1987) Cytokeratin expression in smooth muscle and smooth muscle tumors. Histopathology 11: 477–486

Bunn PA, Krasnow S, Makuch RW et al. (1982) Flow cytometric analysis of DNA content of bone marrow cells in patients with plasma cell myeloma: Clinical implications. Blood 59: 528–535

Büttner R (1998) Molekulare Pathologie. In: C Thomas (ed) Histopathologie, 12. Auflg., Schat tauer, Stuttgart, p 441–450

Caspersson T (1936) Über den chemischen Aufbau der Strukturen des Zellkernes. Skand Arch Physiol 73 [Suppl 8]: 1–151

Colvin RB, Bhan AK, McCluskey RT (1988) (eds) Diagnostic immunopathology. Raven, New York

Coughlan B, Feliz A, Ishida T, Czerniak B, Dorfman HD (1995) p53 expression and DNA ploidy of cartilage lesions. Hum Pathol 26: 620–624

Cuvelier CA, Roels HJ (1979) Cytophotometric studies of the nuclear DNA content incartilaginous tumors. Cancer 44: 1363–1374

Dierick AM, Langlois M, van Oostveldt P, Roels H (1993) The prognostic significance of the DNA content in Ewing's sarcoma: a retrospective cytophotometric and flow cytometric study. Histopathol 23: 333–339

Dorfman HD, Czerniak B (1997) Bone Tumors. Molecular biology of bone tumors. Chapter 3, p 55–84, Mosby & Mosby-Wolfe, London

Eneroth CM, Zetterberg A (1973) Microspectrophotometric DNA content as a criterion of malignancy in salivary gland tumors of the oral cavity. Acta Otorhinolaryngol (Stockholm) 75: 296–298

Engler H, Thürlimann B, Riesen WF (1996) Biochemical markers of bone remodelling. Onkologie 19: 126–131

Eusebi V, Ceccarelli C, Gorza L et al. (1986) Immunocytochemistry of rhabdomyosarcoma. The use of four different markers. Am J Surg Pathol 10: 293–299

Födisch HJ, Mikuz G, Walter N (1974) Cytophotometrische Untersuchungen an Knochengeschwülsten. Verh Dtsch Ges Pathol 58: 425–429

Forus A, Weghuis DO, Smeets D, Fodstad O, Myklebost O, Geurts van Kessel A (1995) Comparative genomic hybridization analysis of human sarcomas. II. Identification of novel amplicons at 6p and 17p in osteosarcoma. Genes Chromosomes Cancer 14: 15–21

Frohn A, Födisch HJ, Bode U (1986) Fluorescence cytophotometric DNA studies of Ewing and osteosarcoma. Klin Pädiatr 198: 262–266

Gatter KC (1989) Diagnostic immunocytochemistry: achievements and challenges. J Pathol 159: 183–190

Gatter KC, Alcock C, Heryet A, Mason DY (1985) Clinical importance of analysing malignant tumours of uncertain origin with immunohistological techniques. Lancet I: 1302–1305

Genz T, Böcking A, Adler CP (1983) DNS-Malignitätsgrading an Knochentumoren. Verh Dtsch Ges Pathol 67: 697

George E, Niehans GA, Swanson PE, Strickler JG, Singleton TP (1992) Overexpression of the c-erbB-2 oncogene in sarcomas and small round-cell tumors of childhood: an immunohistochemical investigation. Arch Pathol Lab Med 116: 1033–1035

Grundmann E, Ueda Y, Schneider-Stock R, Roessner A (1995) New aspects of cell biology in osteosarcoma. Pathol Res Pract 191: 563–570

Hämmerli G, Sträuli P, Schlüter G (1968) Deoxyribonucleic acid measurements in nodular lesions of the human thyroid. Lab Invest 18: 675–680

Handgretinger R, Gieselhart A, Moris A, Grau R, Teuffel O, Bethge W, Kanz L, Fisch P (1999) Pure red-cell aplasia associated with clonal expansion of granular lymphocytes expressing killer-cell inhibitory receptors. N Engl J Med 340: 278–284

Hashimoto H, Daimaru Y, Enjoji M (1984) S-100 protein distribution in liposarcoma. An immunoperoxidase study with special reference to the distinction of liposarcoma from myxoid malignant fibrous histiocytoma. Virchos Arch A 405: 1–10

Hauenstein FH, Wimmer B, Beck A, Adler CP (1988) Knochenbiopsie unklarer Knochenläsionen mit einer 1,4 mm messenden Biopsiekanüle. Radiologe 28: 251–256

Hecht JT, Hogue D, Wang Y, Blanton SH, Wagner M., Strong LC, Raskind W, Hansen MF, Wells D (1997) Hereditary multiple exostoses (EXT): mutational studies of familial EXT1 cases and EXT-associated malignancies. Am J Hum Genet 60: 80–86

Helio H, Karaharju E, Nordling S (1985) Flow cytometric determination of DNA content in malignant and benign bone tumors. Cytometry 6: 165–171

Hofstädter F, Jakse G, Lederer B, Mikuz G (1980) Cytophotometric investigations of the DNA-content of transitional cell tumours of the bladder. Pathol Res Pract 167: 254–264

Kahn HJ, Marks A, Thom H, Baumal R (1983) Role of antibody to S-100 protein in diagnostic pathology. Am J Clin Pathol 79: 341–347

Kreicbergs A, Cewrien R, Tribukait B, Zetterberg A (1981) Comparative single-cell and flow DNA analysis of bone sarcoma. Anal Quant Cytol Histol 3: 121–127

Kreicbergs A, Silversward C, Tribukait B (1984) Flow DNA analysis of primary bone tumors. Relationship between cellular DNA content and histopathological classification. Cancer 53: 129–136

Kropff M, Leo E, Steinfurth G et al. (1991) DNA-zytophotometrischer Nachweis von Aneuploidie, erhöhter Proliferation und Kernfläche als frühe Marker prospektiver Malignität bei monoklonales Gammopathie unklarer Signifikanz (MGUS). Verh Dtsch Ges Pathol 75: 480

Kropff M, Leo E, Steinfurth G et al. (1994) DNA-image cytometry and clinical staging systems in multiple myeloma. Anticancer Res 14: 2183–2188

Larramendy ML, Tarkkanen M, Valle J, Kivioja AH, Ervasti H, Karaharju E, Salmivalli T, Elomaa I, Knuutila S (1997) Gains, losses, and amplifications of DNA sequences evaluated by comparative genomic hybridization in chondrosarcomas. Am J Pathol 150: 685–691

Lederer B, Mikuz G, Gütter W, Nedden G zur (1972) Zytophotometrische Untersuchungen von Tumoren des Übergangsepithels der Harnblase. Vergleich zytophotometrischer Untersuchungsergebnisse mit dem histologischen Grading. Beitr Pathol Anat 147: 379–389

Leo E, Kropff M, Lindemann A et al. (1995) DNA aneuploidy, increased proliferation and nuclear area of plasma cells in monoclonal gammopathy of undetermined significance and multiple myeloma. Anal Quant Cytol Histol 17: 113–120

Leong A S-Y (1993) Applied immunohistochemistry for the surgical pathologist. Edwar Arnold, London

Lizard-Nacol S, Lizard G, Justrabo E, Turc-Carel C (1989) Immunologic characterization of Ewing's sarcoma using mesenchymal and neural markers. Am J Pathol 135: 847–855

Look AT, Douglass EC, Meyer WH (1988) Clinical importance of near-diploid tumor stem lines in patients with osteosarcoma of an extremity. N Engl J Med 318: 1567–1572

Lopez-Gines C, Carda-Batalla C, Lopez-Terrada L, Llombart-Bosch A (1996) Presence of double minutes and monosomy 17p in xenografted human osteosarcoma. Cancer Genet Cytogenet 90: 57–62

Mandahl N, Baldetorp B, Femö M, Akerman M, Rydholm A, Heim S, Willén H, Killander D, Mitelman F (1993) Comparative cytogenetic and DNA flow cytometric analysis of 150 bone and soft tissue tumors. Int J Cancer 53: 258–364

Mason DY, Gatter KC (1987) The role of immunocytochemistry in diagnostic pathology. J Clin Pathol 40: 1042–1054

Matsumou H, Shimoda T, Kakimoto S et al. (1985) Histopathologic and immunohistochemical study of malignant tumors of peripheral nerve sheath (malignant schwannoma). Cancer 56: 2269–2279

McElroy HH, Shih M-S, Parfitt AM (1993) Producing frozen sections of calcified bone. Biotech Histochem 68: 50–55

Mellin W (1990) Cytophotometry in tumor pathology. A critical review of methods and application, and some results of DNA-analysis. Pathol Res Pract 186: 37–62

Mertens F, Mandahl N, Örndal C, Baldetorp B, Bauer HC, Rydholm A, Wiebe T., Willén H, Akerman M, Heim S, Mitelman F (1993) Cytogenetic findings in 33 osteosarcoma. Int J Cancer 55: 44–50

Michie SA, Spagnolo DV, Dunn KA et al. (1987) A panel approach to the evaluation of the sensitivity and specificity of antibodies for the diagnosis of routinely processed, histologically undifferentiated human neoplasm. Am J Clin Pathol 88: 457–462

Moore GW, Riede UN, Sandritter W (1977) Application of Quine's nullities to a quantitative organelle pathology. J Theor Pathol 65: 633–651

Moore GW, Hutchins GM, Bulkley BH (1979) Certainity levels in the nullity method of symbolic logic: Application to the pathogenesis of congenital heart malformations. J Theor Biol 76: 53–81

Nawa G, Ueda T, Mori S, Yoshikawa H, Fukuda H, Ishiguro S, Funai H, Uchida A (1996) Prognostic significance of Ki67 (MIB1) proliferation index and p53 over-expression in chondrosarcoma. Int J Cancer 69: 86–91

Neuburger M, Herget GW, Adler CP (1996) Liposarcoma – Comparison of flow-cytometric and image-cytophotometric DNA measurements. Oncol Rep 3: 559–562

Neumann K, Ramaswamy A, Schmitz-Moormann P (1990) Immunhistochemie der Weichteiltumoren. Tumordiagn Ther 11: 120–124

Norton AJ, Thomas JA, Isaacson PG (1987) Cytokeratin-specific monoclonal antibodies are reactive with tumors of smooth muscle derivation. An immunocytochemical and biochemical study using antibodies to intermediate filament cytoskeletal proteins. Histopathology 11: 487–499

Otto HF, Berndt R, Schwechheimer K, Möller P (1987) Mesenchymal tumor markers: special proteins and enzymes. In: Seifert G (ed) Morphological tumor markers. Curr Top Pathol 77: 179–205

Overbeck J von, Staehli C, Gudat F (1985) Immunohistochemical characterization of an anti-epithelial monoclonal antibody (mAB Lu-5). Virchos Arch 407: 1–12

Park Y-K, Yang MH, Park HR (1996) The impact of osteonectin for differential diagnosis of osteogenic bone tumors: an immunohistochemical and in situ hybridization approach. Skeletal Radiol 25: 13–17

Reiser M, Semmler W (1997) Magnetresonanztomographie, 2. Aufl. Springer, Berlin Heidelberg New York Tokyo

Robinson M, Alcock C, Gatter KC, Mason DY (1988) The analysis of malignant tumours of uncertain origin with immunohistological techniques: clinical follow-up. Clin Radiol 39: 432–434

Sandritter W (1958) Ultraviolett-Mikrospektrophotometrie. In: Graumann W, Neumann K (Hrsg) Hdb. der Histochemie, Bd I/1. Fischer, Stuttgart, S 220–338

Sandritter W (1961) Methoden und Ergebnisse der quantitativen Histochemie. Dtsch Med Wochenschr 45: 2177–2183

Sandritter W, Carl M, Ritter W (1966) Cytophotometric measurements of DNA content of human malignant tumors by means of the Feulgen reaction. Acta Cytol (Philadelphia) 10: 26–30

Sandritter W, Adler CP (1972) A method for determing cell number on organs with polpoid cell nuclei. Beitr Pathol Anat 146: 99–103

Sandritter W, Kiefer G, Kiefer R et al. (1974) DNA in heterochromatin. Cytophotometric pattern recognition image analysis among cell nuclei in duct epithelium and in carnima of the human breast. Beitr Pathol Anat 151: 87–96

Sandritter W (1977) Zytophotometrie. Verh Anat Ges (Jena): 59–73

Sandritter W (1981) Quantitative pathology in theory and practice. Pathol Res Pract 171: 2–21

Sasaki K, Murakami T (1992) Clinical application of flow cytometry for DNA analysis of solid tumors. Acta Pathol Jpn 42: 1–14

Schulz A, Jundt G (1989) Immunohistological demonstration of osteonectin in normal bone tissue and in bone tumors. Curr Top Pathol 80: 31–54

Schulz A, Jundt G, Berghauser K-H et al. (1988) Immunohistochemical study of osteonectin in various types of osteosarcoma. Am J Pathol 132: 233–238

Schürch W, Skalli O, Lagacé R (1990) Intermediate filament proteins and actin isoforms as markers for soft-tissue tumor differentiation and origing. III Hemangiopericytomas and glomus tumors. Am J Pathol 136: 771–786

Schütte B, Reynders MM, Bosman FT, Blijham GH (1985) Flow cytometric DNA ploidy level in nuclei isolated from paraffin-embedded tissue. Cytometry 6: 26–30

Scotlandi K, Serra M., Nicoletti G, Vaccari M, Manara MC, Nini G, Landuzzi L, Colacci A, Bacci G, Bertoni F, Picci P, Campanacci M, Baldini N (1996) Multidrug resistance and malignancy in human osteosarcoma. Cancer Res 56: 2434–2439

Seidel A, Sandritter W (1963) Cytophotometrische Messungen des DNS-Gehaltes eines Lungenadenoms und einer malignen Lungenadenomatose. Z Krebsforsch 65: 555–559

Shankey TV, Rabinovitch PS, Bagwell B (1993) Guidelines for implementation of clinical DNA cytometry. Cytometry 14: 472–477

Siefert G (1987) Morphological tumor markers. Springer, Berlin Heidelberg New York Tokyo

Simms WW, Ordónez NG, Johnston D, Ayala AG, Czerniak B (1995) p53 expression in dedifferentiated chondrosarcomas Cancer 76: 223–227

Sun D, Biesterfeld S, Adler CP, Böcking A (1992) Prediction of recurrence in giant cell bone tumors by DNA cytometry. Anal Quant Cytol 14: 341–346

Swarts SJ, Neff JR, Johansson SL, Bridge JA (1996) Cytogenetic analysis of dedifferentiated chondrosarcoma. Cancer Genet Cytogenet 89: 49–51

Tarkkanen M, Wiklund T, Virolainen M, Elomaa I, Knuutila S (1994) Dedifferentiated chondrosarcoma with t(9;22)(q34:q11-12). Genes Chromosomes Cancer 9: 136–140

Tavares AS, Costa J, De Carvalho A, Reis M (1966) Tumor ploidy and prognosis in carcinomas of the bladder and prostate. Br J Cancer 20: 438–441

Tienhaara A, Pelliniemi TT (1992) Flow cytometric DNA analysis and clinical correlation in multiple myeloma. Am J Clin Pathol 97: 322–330

Uehlinger E (1974) Pathologische Anatomie der Knochengeschwülste (unter besonderer Berücksichtigung der semimalignen Formen). Chirurg 45: 62–70

Valen F van, Prior R, Wechsler W et al. (1988) Immunzytochemiche und biochemische Untersuchungen an einer Ewing-Sarkom-Zellinie: Hinweise für eine neurale In-vitro-Differenzierung. Klin Pädiatr 200: 267–270

Weiss SW, Langloss JM, Enzinger FM (1983) Value of S-100 protein in the diagnosis of soft tissue tumors with particular reference to benign and malignant Schwann cell tumors. Lab Invest 49: 299–308

Werner M, Rieck J, Heintz A, Pösl M, Delling G (1996) Vergleichende DNA-zytometrische und zytogenetische Ploidiebestimmungen an Chondrosarkomen und Osteosarkomen. Pathologe 17: 374–379

Wersto RP, Liblit RL, Koss LG (1991) Flow cytometric DNA analysis of human solid tumors: A review of the interpretation of DNA histograms. Hum Pathol 22: 1085–1098

Wick MR, Siegal GP (1988) Monoclonal antibodies in diagnostic immunohistochemistry. Marcel Dekker, New York

Wunder JS, Bell RS, Wold L, Andrulis IL (1993) Expression of the multidrug resistance gene in osteosarcoma: a pilot study. J Orthop Res 11: 396–403

Yamaguchi T, Tolguchida J, Yamamuro T, Kotoura Y, Takada N, Kawaguchi N, Kaneko Y, Nakamura Y, Sasaki MS, Ishizaki K (1992) Telotype analysis in osteosarcoma: frequent allele loss on 3q, 13q, 17p, and 18q. Cancer Res 52: 2419–2423

Zollinger HU (1946) Geschwulstprobleme. Gut- und Bösartigkeit der Geschwülste. Vjschr Naturforsch Ges 91: 81–94

Sachverzeichnis

Die halbfetten Seitenzahlen weisen auf ausführliche Darstellungen hin.

A

Abfluß, venöser 172
Abschliff des Gelenkknorpels 522
Abt-Letterer-Siwe-Krankheit (s. auch Morbus Abt-Letterer-Siwe) 203, 206
Aceton (Fixierung) 526
Achondrogenesie (s. auch thanatophorer Zwergwuchs Typ Neumoff) 32, **42**
Achondrogenesis 31
Achondroplasie (s. auch Chondrodystrophia fetalis) 31, **50**
Adamantinom der Kieferknochen 378
– der langen Röhrenknochen 385, **398–401**, 526, 552
Adoleszentenkyphose (s. auch Morbus Scheuermann) 171, **176**, 187, 464
Adrenokortikale Osteoporose 78
Aggressives Osteoblastom 278, **284–287**
Ahlbäck-Krankheit (s. auch Morbus Ahlbäck) 180
Akne pustulosa 483
Akromegalie 68
Akroosteolysen (bei Sklerodermie) 514
Aktinomykose 162
„Aktivitätsanreicherung" (bei Szintigraphie) 518
Albright-Syndrom 332
Alcian-Blau-Färbung 512
Alcian-Blau-PAS-Färbung 398
Algorithmus (bei DNS-Zytophotometrie) 543, 556
Alkalische Phosphatase 54
Alkalische-Phosphatase-anti-Alkalische Phosphatase (APAAP) 534
Alkaptonurie 200
Alkoholfixierung 526
Alpha-1-Antichymotrypsin 210
– (Immunhistochemie) 534, 538
Alpha-1-Antitrypsin 210
– (Immunhistochemie) 534, 538
Alpha-Aktin (Immunhistochemie) 534
Alpha-SM-Aktin 400

Altersosteoporose 67, **74**
Aluminium 96
Ameloblastom 398
Aminosäurestoffwechsel 210
Amputation 524
Amputationspräparat 522
Amyloidose (s. auch Knochenamyloidose) 140, 189, 194
–, generalisierte 362
–, primäre **194**
–, sekundäre **194**
–, systemische 194
Aneurysmale Knochenzyste 203, 240, 244, 290, 294, 319, 352, 354, **434–439**, 518
Angelhakenwirbel 60
Angioblastom, malignes 385, 398
Angiographie (s. Angiogramm) 250, 278, 294, 434, 517, 522
–, digitale Substraktionsangiographie (DSA) 101, 517
–, intraossäre 16, 174, 520
–, periphere 172, 434, 520
Angiomatose, bazilläre 394
–, ossäre **394**
–, osteolytische 396
–, zystische 394
Angiosarkom 385, 396, 538
Ankylose, fibröse 468
–, knöcherne 472
Ankylosierung, knöcherne 476
Antikörper gegen Hormone 534
– gegen Immunglobuline 534
– gegen onkofetale Antigene 534
Anulus fibrosus 464
Apophyseonekrose 176
Arachnodaktylie 32, 60
Arborisation, ungleichmäßige 172
Architektonik des Körpers 1
Arthritis 467
–, Cholesterin-Arthritis 481
–, chronische 488, 514, **482**
–, Cortisonarthritis **480**

Arthritis, Coxarthritis rheumatica **468**
–, exsudative 468
–, infektiöse 480
– luetica 481
–, mikrokristalline 480
– purulenta 467, 478, 480
– rheumatica 452, 467, **468–473**
–, spezifische 467, 478, 480, 481
–, sympathische 146
– tuberculosa 467, 478, 481
–, unspezifische 467, 480, 482
–, unspezifische/spezifische 478–482, 480
– urica **190, 478**, 480
Arthritis bei Dermatomyositis 481
– Lupus erythematodes, systemischer 481
– Morbus Behcet 481
– Panarteriitis nodosa 481
– Sarkoidose Boeck 481
– Sklerodermie 481
– Wegenersche Granulomatose 481
Arthrographie 502
Arthrogryposis multiplex congenita 39
Arthroophthalmopathie, hereditäre 31
Arthropathie, ochronotische (s. Arthropathia ochronotica) 200, 202
Arthrose 468, 480
–, Arthrosis deformans 170, 180, 447, **448–453**
–, metabolische 447
–, posttraumatische 126
–, primäre 447, 448
–, sekundäre 447, 448
–, traumatische 447
Asbestfaserung 448
Aseptische Knochennekrose 67, 170–185
Aspergillus 162
Asphyxierende Thoraxdysplasie (s. auch Morbus Jeune) **34, 44**
Aspirin-Test 274
Atrophie, granuläre 86, 88
Auer-Stäbchen 378
Ausdifferenzierung, epitheliale 398
Auslöschphänomen (bei Xeroradiographie) 518
Avidin-Biotin-Komplex-Methode (ABC) 534
Azan-Färbung 269, 294

B

Baker-Zyste 500, **502**
„Bambusstab" (bei M. Bechterew) 476
Bandscheibe 200, 462, 464, 476
Bang-Osteomyelitis (s. auch Osteomyelitis brucellosa, Morbus Bang) **160**
Bang-Spondylitis 160
BCG-Osteomyelitis 154

BCG-Schutzimpfung 150, 154
Bechterew-Krankheit (s. auch Spondylitis ankylopoetica) 202, 467, 476
Beckenkammbiopsie 68, 82, 84, 90, 92, 108, 194 359, 382, **524**, 526
Befund, makroskopischer **522**
Belegknochen 50
Berliner-Blau-Reaktion (Färbung) **531**
Bestrahlung 314, 386
Beta-Aminoproprionitril 60
Beurteilung der Knochenoberflächen (Mikroradiographie) 540
Bewegungssystem 1
Bielschowsky-Färbung 374
Bimssteinschädel **86, 88,** 106
Biopsie (PE) 168, 248, 290 338, 340 342, 359, 396, 474, 478, 482, 524, 539
Bischofsstab 106
Bizarre parosteale osteochondromatöse Proliferation Nora (s. auch Nora-Läsion) **226,** 266
Blastomykose 162
Bleilinie (s. auch Bleibänder) 102
Bleivergiftung 101, 102
Blockwirbel 152, 154
„blood pools" (bei Angiographie) 520
Blount-Krankheit (s. auch Morbus Blount) **66**
„blow-out"-Charakter 429, 434, 436
Blutergelenk 467
Blutversorgung des Knochens **16, 172–175,** 179
Boeck-Krankheit (s. auch Morbus Boeck, Knochen-Boeck, Sarkoidose Boeck) **156,** 203
„bone island" (s. auch Knocheninsel, Kompaktainsel) **288,** 429
„bone metabolic units" 10
„bone remodelling units" 10
„border-line-cases" 252, 258, 268
Bouchard-Knoten 448
Bouinsche Lösung 526
Brauner Tumor 68, 86, 203, 321, 351, 354, 358, 429
Brodie-Abszeß **148**
Brucellabakterien 160
Brustwandhamartom **412**
Buckel (s. auch Gibbus, Rundbuckel) 72, 88, 152, 476
Bursa 458, 494, 499, 502
Bursitis, akute eitrige 500
– calcarea **500**
–, chronische **500**
– olecrani 500
– praepatellaris 500
– rheumatica 500
– tuberculosa 500

C

Caissonkrankheit 170, **180**
Calcaneuszyste **444**
Calciumpyrophosphat-Arthropathie (s. auch Pseudogicht) **480**
Calciumpyrophosphat-Dihydrat 480
Carnoy-Lösung (Fixierung) 528
CESS-Protokoll 382
Charcot-Leyden-Kristalle 206
Chitinmembran 164
Chloazetatesterase-Reaktion 528, 532
Chlorom 383
–, eosinophiles 383
Cholesterin-Arthritis 481
Chondroblastom 218, **238–241**, 260, 268, 298, 351, 412, 429, 434, 518
Chondrodermale Dysplasie (s. auch Ellis-van-Creveld-Syndrom) 46
Chondrodysplasia punctata 31, **50**
– –, rhizomeler Typ 50
Chondrodysplasia calcificans punctata 34
Chondrodysplasie (s. auch Osteochondrodysplasie) 31
Chondrodystrophia fetalis (s. auch Achondroplasie) 32, **50**
Chondrodystrophie 32, 50, 447
Chondroektodermale Dysplasie (s. auch Ellis-van-Creveld-Syndrom) 31, **46**
Chondroitinsulfat 450
Chondrokalzinose 480
Chondrom 234
–, epi-exostotisches **234**
–, extraskeletales 268
–, juxtakortikales **234**, 268
–, periostales 230, **234**, 268
–, proliferierendes **236**, 250, 268
–, zentrales 234
Chondromatose, asymmetrische 386
Chondromyxoidfibrom **242–247**, 264, 268, 326, 434, 552
Chondroosteoid 52, 54
Chondrosarkom 62, 218, 220, 222, 226, 232, 236, 242, 244, 246, **248–257**, 308, 314, 319, 402, 404, 416, 499, 536, 560
–, Altersverteilung 248
–, entdifferenziertes **258**, 338
–, extraossäres **512**
–, extraskeletales 266, 268, 512
–, Grading 252
–, hellzelliges **260**
–, Lokalisation 248
–, mesenchymales **262**, 408, 512
–, myxoides (s. auch chordoides Sarkom) **264**

–, periostales **266**, 306, 499
–, primäres 248
–, Prognose 248, 260
–, sekundäres 248
–, synoviales 485, 494
Chondrosis dissecans 456
– intervertebralis **462**
Chordom 264, 385, **402–405**
–, chondroides 402, 404
–, sakrales 404
–, sakrococcygeales 402
–, sphenooccipitales 402, 404
Chronische rekurriende multifokale Osteomyelitis (CRMO) **144**, 484
Circulus articuli vasculosus 174
„ci-operative Ewing's sarcoma stud." (CESS) 382
„co-operative osteosarcoma stud." (COSS) 292, **320**
Codman-Dreieck 22, 248, 250, 290, 303, 308, 310
Codman-Tumor **238–241**
Compacta 2
Computer-Tomographie (CT, Computertomogramm) 101, 208, 232, 250, 268, 272, 282, 304, 386, 404, 434, 436, 488, 494, 499, 508, 517, 520
Corticoide 480
Cortisonarthritis **480**
„cortisone-wrecked joints" 480
COSS-Protokoll 292, **320**, 358
Coxa plana 182
– vara 40, 176, 332
Coxarthritis rheumatica 468
Coxarthrosis deformans 178, 182, 442, 447, 448, 450, 452, 468, 470, 522
Creeping substitution 118
CRMO (chronische rekurriende multifokale Osteomyelitis) **144**, 484
Crus varum 66
Cushing-Osteoporose 68, **78–81**, 542
Cushing-Syndrom **78**
Cytokeratin (=Zytokeratin) 534, 538

D

Dauerfraktur 88
Debré-de-Toni-Fanconi-Syndrom 52
Degeneration, albuminkörnige 448
Demaskierung der Fibrillen (bei Arthrose) 448, 450
Dentitio tarda 46
Dermatomyositis 514
Desmin (Immunhistochemie) 400, **534**
Desmoid, periostales 328
Desmoplastisches Knochenfibrom 300, 321, **336**, 499

Diabetes insipidus 206
– mellitus 68, **196–199**, 466, 480
Diaphyse (s. auch Schaft) 4, 14, 218
Diastrophischer Zwergwuchs 31
Dideoxy-Terminationstechnik 558
Dignität (von Knochentumoren) 554
Diskushernie 462
DNS-Histogramm 544, 546, 548, 550, 552, 554
DNS-Malignitätsgrad 550, 556
DNS-Messungen, zytophotometrische 286, 543, 544, 546, 548, 550, 552, 554
DNS-Stammlinie 543, 544, 546, 548, 550, 552, 554
DNS-Verteilungsmuster 546, 554
DNS-Werte (diploid, tetraploid usw.) 543
DNS-Zytophotometrie 517, 552
DOPA 408 Dopamin 408
Doppelbrechung 526
Doppelkontrastarthrographie (Doppelkontrastarthrogramm) 458, 460, 462
Dreieckschädel (s. auch Trigonozephalie) 38
Dreischichtung
–, horizontale 82
– bei Myositis ossificans 506
Duggve-Melchior-Clausen-Krankheit (s. auch Morbus Dyggve-Melchior-Clausen) 31
Durchblutungsstörungen 168, 170, 178, 198
Dutcher-Fahey-Körperchen 532
Dyschondroostose 31
Dyschondroplasie 236
Dysmelien 38
–, Amelie 38
–, Apodie 38
–, Diplomelie 38
–, Diplopodie 38
–, Hemimelie 38
–, Mikromelie 38
–, Phokomelie („Robbengliedrigkeit") 38
–, Polydaktylie 38
–, Syndaktylie 38
–, Thalidomid-Embryopathie 38
Dysontogenetische Geschwülste 386
Dysostosen, lokalisierte (s. auch Skelettdysostosen) 31, 34, 38
–, Blockwirbel 38
–, Rachischisis 38
–, Spina bifida 38
–, Spondylolisthesis 38
–, überzählige Wirbel 38
–, Wirbelhypoplasie 38
Dysostosis multiplex Pfaundler-Hurler (s. auch Morbus Pfaundler-Hurler, Gargyolismus, Mukopolysaccharidose) 31, 48, **60**, 189
Dysplasien (s. auch Skelettdysplasien, Entwicklungsstörungen) 1, **31–66**, 266

–, chondroektodermale 31, **46**
–, fibröse **58**, 332–335
–, generalisierte 34
–, Klassifikation **34–38**
–, kleidokraniale 31, 34, **48**
–, kongenitale spondylepiphysäre 31, **40**
–, lokalisierte 34
–, metaphysäre Chondrodysplasie 34
–, multiple epiphysären **46**
–, spondylometaphysäre 31
–, tricho-rhino-phalangeale 48
–, ulnofibuläre 31, 34
Dyszephalie 38

E

Echinokokkose, ossäre 162, **164**
EDTA-Entkalkung 528 Eigenfärbung 530
Elastica-van-Gieson-Färbung 530
Elfenbeinwirbel 376, 424
Ellis-van-Creveld-Syndrom (s. auch chondroektodermale Dysplasie) 34, **46**
Embolisation, superselektive 386
Enchondrom 62, **228–234**, 238, 254, 268, 444
Enchondromatose (s. auch Morbus Ollier, Ollier-Krankheit) 31, 32, **62**, 236, 266
Endost 2
Endostfibrose (s. auch Randfibrose) 24, 84, 86, 92, 94
Endothelin 427
Entdifferenziertes Chondrosarkom **258**, 338
Entwicklungsstörungen (s. auch Dysplasien, Skelettdysplasien) 1, **31–66**, 266
Entzündung, pannöse 468
Enzymdefekte 183
Enzyme 189
Eosinophiles Knochengranulom 203, **204–207**, 429
Epidermiszyste, intraossäre 429, 444
Epiphyse 4, 14, 26, 34, 218
Epiphysenfuge (s. auch Wachstumsfuge) 4, **26** 218, 290, 328
Epiphysennekrosen 170, 176, 182
– aseptische 66
Epithelkörperchen 3, 6, 82, 86, 96, 102
Epitheloidzellen 152, 156
Erdheimer-Chester-Disease (s. auch Lipoidgranulomatose, Morbus Erdheim-Chester) 189, **208**
Ersatzknochen 50
Ewing-Sarkom 218, 220, 262, 282, 290, 298, 319, **366–371**, 372, 374, 408, 518, 532, 548
–, „atypisches" 382
–, extraossäres **516**
Exophthalmus 206

Exostose, ossäre 224
–, subunguale osteokartilaginäre 226, 266
Exostosen, multiple osteokartilaginäre 31, **64**, 222, 250
Exostosenkrankheit (s. auch Osteochondromatose, multiple osteokartilaginäre Exostosen) 31, **64**, 222
Extraskeletales Chondrosarkom **266**
Exzentrische Knochenatrophie 13
Exzision 496

F

Faktor, osteoklasten-förderner 427
Faktor VIII (Immunhistochemie) 400
Faktor-VIII-assoziiertes Antigen (Immunhistochemie) 534
Falschgelenkbildung (s. auch Pseudarthrose) **126**
„fanbeam" (bei Computertomographie, CT) 520
Färbemöglichkeiten **530–533**
Färbesätze („kits") 534
Faser, argyrophile 532 Faserknochen (s. auch Geflechtknochen) 20, 31 58, 120, 246
Faserknochenbälkchen 18, 20, 92, 108, 122, 138, 166, 226, 260, 269, 276, 280, 324, 330, 332, 334, 418, 436, 472, 508, 530
Fehlbelastungen 447
Fehlbildungen, lokale 386
Fehldiagnosen 524
Felty-Syndrom 478
Femurkopfnekrose (s. auch Hüftkopfnekrose) 171, **178**
„Fenstereinstellung" (bei Computertomographie, CT) 520
Fetal face syndrome Robinow 48
Fettfärbung (Sudan, Ölrot) 414
Fettgewebsgeschwülste, ossäre 382
Fibrillation (bei Arthrose) 450
Fibroblasten 92
Fibroblastische Periostreaktion **328**, 350
Fibrom 359, 485
Fibromatose 485
Fibromyxom des Knochens **326**, 350
Fibroosteoklasie, dissezierende 6, **86**, 90, 92, 94, 96
Fibrosarkom, ossäres 218, 220, 258, 314, 316 319, 321, 326, 338, **344–350**, 356, 359, 396, 416, 485, 499
Fibröse Knochendysplasie Jaffe-Lichtenstein 18 20, 31, 32, **58**, 270, 300, 316, 321, 324, **332–335**, 346, 350, 399, 434, 544
Fibröser metaphysärer Kortikalisdefekt **328**, 350
Fibröses Xanthom des Synoviums 490
Fieber, rheumatisches 467, 470

Fischgrätenmuster 346, 348
Fischwirbel 72, 78
Fischwirbelkrankheit 67
Fissur 88, 182
Fixierungen 517, **526**
Fluoreszenz-in-situ-Hybridisierung (FISH) 558
Fluorose 67, **102**
Foramen nutritium 174
Forestier-Krankheit (s. auch Morbus Forestier) **196**, 198, 466
Formalin (Formaldehyd) 526
Frakturhämatom 118
Frakturheilung, normale **118**
Frakturkallus 118, 269, 321, 388
Fräsbohrtechnik nach Burkhardt 524
„Füllspongiosa" 14, 16
Funktion der Knochen 2–3

G

Ganglion 499, **500**
–, intraossäres 429, **442**, 500
Ganglioneuroblastom 40ß
Ganzkörperszintigraphie 518
Gardner-Syndrom 270
Gargoylismus (s. auch Dysostosis Pfaundler-Hurler Mukopolysaccharidose) 31, 48, **60**, 189
Garré-Osteomyelitis 150
Gaucher-Krankheit (s. auch Morbus Gaucher) 189, **200**
Gaucher-Zellen 200, 532
Geflechtknochen (s. auch Faserknochen) 20, 31, 58
Geflechtknochenbälkchen 269
Gefrierschnitt **526**
Gelenkchondromatose 268, 485, **486**
Gelenkdysplasien 1
Gelenkempyem 467, 478
Gelenkentzündung, eitrige 478
Gelenkerguß 467, 468
Gelenkerkrankungen, degenerative **447–466**, 456
–, entzündliche **467–484**
–, Gelenkrheumatismus 470
–, Gelenktuberkulose 152
–, tumorähnliche 488
–, tumoröse **485–498**
Gelenkflüssigkeit 174
Gelenkkapsel 4, 174, 442, 460, 467, 485, 486
Gelenkkörper, freie 456, 486
Gelenkmaus 447, 456
Gelenkraum 486
Gelenkrheumatismus 470
Gelenkspalt 488

Gelenkstrukturen, Gelenkkapsel 4, 28, 447
–, Gelenkknorpel 28, 447
Gelenksynovitis, lokalisierte noduläre 490
Gelenktuberkulose 152
Gelenkveränderungen, degenerative 456
Genexpression (molekulare Pathologie) 557
Genom 557
Gen-Umlagerung (molekulare Pathologie) 557
Geode 442, 448, 452
Geröllzysten 442, 448, 450, 452, 522
Gewebedifferenzierungen, topographisch-funktionelle 218
Gewebemuster, angiomatöses 416
–, basaloides 398
–, spindelzelliges 398
–, storiformes 318, 336, 340, 342
–, tubuäres 398
„giant osteoid osteoma" 278
Gibbus angularis (s. auch Buckel) 72, 88, 152
Gicht 189, **190**, 203, 447, 526
Gichttophi 190, 480, 526
Giemsa-Färbung 204, 210, 531
Gitterfaserversilberung 532
Glockenthorax 52
Glomustumor, ossärer 385, **390**
Glomuszellen 390
Glukokortikoide 480 Glutaraldehyd 526
Glykolmethakrylat-Einbettung 528
Goldner-Färbung 269, 528
Gonarthrose (Gonarthrosis deformans) 448, 458, **466**
Gomöri-Färbung 374
Gorham-Syndrom (s. auch massive Osteolyse) 386, 388
Gorlin-Goltz-Syndrom (s. auch Keratozyste) **446**
Gotischer Gaumen 60
Graduierung („grading") 543, 554
Granula, neurosekretische 408
Granulome, tuberkuloide 156
Greig-Syndrom (s. auch Hypertelorismus) 38
Grocott-Färbung 162
Größe des Individuums 1
Gumma, syphilitisches 158

H

Halsrippe 66
Hämangioendotheliom 342, 396
Hämangiom **485**, 504
–, kapilläres 385, 398
–, kavernöses 385, 386, 388, 394, 438
–, ossäres 282, 385
–, zystisches 386
Hämangiomatose, kapilläre 386, 388

Hämangioperizytom, ossäres 262, 290, 319, 342, 385, **392**, 396, 496, 512, 532
Hämangiosarkom, ossäres 385, **396**, 532
Hamartom 385, 386
Hämatom, verkalktes 496
Hämatoxylin-Eosin (HE-Färbung) **530**
Hämochromatose 480
Hämodialyse 94, 96
Hämosiderin (Pigment) 530
Hand-Schüller-Christian-Krankheit (s. auch Morbus Hand-Schüller-Christian, HSC) 189, 203, **206**, 208
Harnsäurestoffwechselstörung, endogene 190
Harrison-Furche 52
Havers-Kanälchen 2, 8, 20, 104, 138, 166, 269 321, 366, 528, 540, 542
Havers-Osteone (s. auch Osteone) 4, 10, 528
Heberden-Knoten 448
Heidenhainsche Susa-Lösung 526
Hellysche Lösung 526
Hellzelliges Chondrosarkom **260**
– Sarkom der Sehnenscheide 494
„herring-bone pattern" 316
Hexadaktylie 1
Hexenschuß 462
Histiozyten 324, 326, 336, 358
Histiozytom, benignes fibröses 202, 322, 326, 334, **336**, 350, 492, 504
–, malignes fibröses (MFH) 318, 319, **338–343**, 350, 360, 396, 416, 499, 536, 538
Histiozytose, maligne **210**
Histiozytose X (s. auch Langhans-Histiozytose) 203, 336, 358, 534
Histochemie, quantitative 517
Histochemische Kriterien 378
–, Methoden 517
Histomorphometrie 92, 517, **538–539**
HIV-Infektion 394
HMB45 (Immunhistochemie) 538
Hochfrequenzimpulseinstrahlung (bei MRT) 520
Hodgkin-Lymphom, ossäres (s. auch Lymphogranulomatose, Morbus Hodgkin) 203, 342, 359, **376**, 382
Hodgkin-Zellen 376
Hoffa-Erkrankung 488
Homer-Wright-Pseudorosetten 382
Homogentisinoxydase 189
Homogentisinsäure 200
Homovanillyl-Säure (HVA) 408
Horizontalriß (Meniskus) 462
Hormone 1
–, ACTH 6
–, Alpha-Interferon 1
–, Androgene 1

–, Beta-TGF 1
–, 1,25-Dihydrocholekalziferol 92
–, Glokokortikoide (s. auch Kortikoide) 1, 68, 78
–, Insulin1 1
–, Interleukin1 1
–, Kalzitonin 1, 6, 10
–, Östrogen 1
–, Parathhormon (s. auch Parathyrin) 1, 6, 10, 68, 82, 90
–, Prostaglandin 1
–, Somatropin 1, 6
–, Thyroxin 1
–, TSH (follikelstimulierendes Hormon) 6
–, Vitamin-D-Hormon 1, 10, 68, 90
Hounsfield-Einheiten (bei Computertomographie, CT) 520
Howship-Lakunen 4, 18, 24, 78, 538
Hüftkopfnekrose (s. auch Femurkopfnekrose) 171, **178**
Hüftluxation, traumatische 178
Hüftprothese 203
Hundebandwurm 164
Hungerosteoporose 67
Hunter-Hurler-Pfaundler-Krankheit (s. auch Dysostosis Pfaundler Hurler, Gargyolismus, Mukpolysaccharidose I-H) **60**, 189
Hybridisierung (molekulare Pathologie) 557
Hydroxylapatit 4, 102
Hydroxylapatit–Arthropathie 480
Hygrom **500**
Hyperämie, arterielle 172
Hypercholesterinämie, hereditäre essentielle familiäre 189, 208
Hyperkalzämie 10, 34, 54, 102, 156 Hyperkalzämiesyndrom 378
Hyperostose 110, 196, 483
–, ankylosierende 466
–, sternoklavikuläre 483
Hyperostose-Syndrom, akquiriertes 144
Hyperostosis frontalis interna (s. auch Morgagni-Syndrom) **114**, 198
Hyperparathyreoidismus 6, 24, 68, **85**, 86, 321 358, 429, 480, 512
–, primärer 68, **82**, 86, 429
–, sekundärer 68, **90**, 92
Hyperphosphatämie 102
Hypertelorismus (s. auch Greig-Syndrom) 38
Hyperthyreose 68
Hypertrophische Knochenatrophie 10, 14
Hyperurikämie 190
Hypokalzämie 102
Hypoparathyreoidismus **102–104**
Hypophosphatasie 31, 52, **54**, 480

Hypothyreose (s. auch Hypothyreoidismus) 31, 68, 480

I

Immobilisationsosteoporose 67, **76**, 472
Immunglobuline 362, 468
Immunglobulinproduktion 534
Immunhistochemie, diagnostische 128, 496, 517, **534–538**
–, Faktor VIII, Ulex Lektin 385
–, NSE, S100-Protein, GFAP, HBA71, MIC2 382
–, Zytokeratin 128
Immunozytom, lymphoplasmozytäres (s. auch Morbus Waldenström) 532
Implantationsmetastasen 248
Involucrum 138
Involutionsosteoporose 67, 68, **74**
Ischias 462

J

Juvenile idiopathische Osteoporose 32
– Knochenzyste 128, 429, **430**, 544

K

Kahler-Krankheit (s. auch Morbus Kahler) **362–365**, 364, 382
Kahnschädel (s. auch Skaphozephalie) 38
Kalkablagerungen 232, 238, 408
Kalkmassen 514
Kallus 78, 80, 115, 118
–, Callus luxurians
–, definitiver 118
–, hyperplastischer 80, 122, 126, 522
–, Knorpelkallus 122
–, provisorischer bindegewebige 118, 120
–, – knöcherner 118, 122
Kalzinose, tumoröse 429, 499, **512**
Kalziummangel 88
Kalziumstoffwechsel 1, **6**, 68, 385
Kaposi-Sarkom 394
Kappa-, Lambda-Proteine (Immunhistochemie) 534
Karzinommetastasen (s. auch Knochenmetastasen) 404, 496, 530 538
Käseherd 152
Katheterangiographie (s. auch Angiographie) 520
„Kaverne" 388
Keilwirbel 70, 72, 152, 176
Kerasin 200
Keratin 400, 427

Keratozyste (s. auch Gorlin-Goltz-Syndrom) 446
Kernspintomographie (s. auch MRT, MR-Tomographie) 250, 304, 458, 460, 488, 494, 517, 520
Kieferosteomyelitis, dentogene 134
Kieferzyste, radikuläre 446
Kienböck-Krankheit (s. auch Morbus Kienböck) 171, 178, **182**
„kits" (Färbesätze) 534
Kittlinien 20, 106, 176, 184, 312, 432, 450, 452, 466, 472, 528
Klassifizierung (s. auch Klassifikation von Knochentumoren) 215, **216–217**, 543
Kleeblattschädel 42
Kleidokraniale Dysplasie 31, 48
Klippel-Trénaunay-Weber-Syndrom 394
Knochenaffektionen, entzündliche 522
Knochenamyloidose (s. auch Amyloidose) 140, 189, **194**
Knochenanbauflächen 540
Knochenanbaufronten 542
Knochenangiosarkom (s. auch ossäres Hämangiosarkom) 385, **396**. 532
Knochenarrosion 234
Knochenatrophie 67, 70, 98, 106, 196, 472
– exzentrische 70, 74
– fleckige 98
– hypertrophische 70, 74, 76, 106, 196
Knochenauftreibung 242
Knochenbildung 10, 168
Knochenbildungsstörung 54
Knochenbiopsie (s. auch Biopsie) 101, 128, 142, 376, 418, 422, 426, 427, **524**
–, offene 524
Knochen-Boeck (s. auch Boeck-Krankheit), Morbus Boeck, Sarkoidose Boeck) **156**, 203
Knochenbrüchigkeit 40, 56
Knochendichte 34
Knochendysplasie, fibröse (Jaffe-Lichtenstein) 18, 20, 31, 32, **58**, 270, 300, 321, 324, 330, **332–335**, 429
–, osteofibröse (Campanacci) 330, 350
Knochenentkalkung 528
Knochenfibrom, desmoplastische 300, 321, **336**, 350
– multifokales 322
–, nicht-ossifizierendes 101, 321, **322–325**, 326, 328, 346, 350
–, ossifizierendes 269, 318, 321, **330**, 334, 350
Knochenfraktur 20, 78, 80, 82, 96, 101, **115–130**, 170, 184, 321, 444, 522
–, Dauerfraktur **38**, 115
–, Ermüdungsfraktur 115, 118
–, Fissur 88, 115
–, geschlossene 115, 116

–, Grünholzfraktur 115
–, Komplikationen bei Fraktur **124–127**
–, Kompressionsfraktur 116
–, Marschfraktur 118
–, Milkman-Fraktur **88**, 118
–, Momentanbruch 115
–, offene („komplizierter" Bruch) 115, 116, 126
– bei Osteogenesis imperfecta 56
–, pathologische 56, 72, 115, **128–130**, 140, 148, 204, 208, 228, 248, 290, 322, 324, 336, 338, 386, 388, 422, 424, 434, 472, 544
–, Querfraktur 116
–, Rippenserienfraktur 116
–, Schenkelhalsfraktur **116**
–, schleichende 72, 82, 118
–, Schrägtorsionsfraktur 116
–, Spontanfraktur **86**, 115, 128, 134, 332, 386, 422, 544
–, Stressfraktur 115, 118
–, Stückfraktur 116
–, traumatische 115
–, Trümmerfraktur 116, 126
–, unvollständige 115
Knochengranulom 189, **203–214**, 352, 359
–, eosinophiles 203, **204–207**, 429
Knochenhämangiom **386–389**, 388
–, kapilläres 388
–, kavernöses 388
Knochenheilung, primäre 115, 120
– sekundäre 115, 118, 120
Knochenimplantate, metallische 124
Knocheninfarkt 67, 78, 80, 170, 172, 176, **180**, 200, 230, 254, **316**, 318, 338
Knocheninsel (s, auch Kompaktainsel, „bone island") **288**, 318
Knochenkaverne, tuberkulöse 152, 154
Knochenläsionen, extraskeletaler **499–516**
–, parosteale **499–516**
–, tumorähnliche 216, 321, 332, **429–446**
Knochenlipom 282, **360**, 382, 485
Knochenlymphom, malignes 203, 220, 359
Knochenmark 16, 58, 360, 378
Knochenmarkraum 349, 385
Knochenmetastasen (s. auch Skelettmetastasen) 20, 22, 101, 128, 282, 298, 359, 398, **418–428**, 474, 518
–, gemischt ostelytisch-osteoblastische 418
–, osteoblastische 418, 424, 426
–, osteolytische 418, 426
Knochenmyxome 326
Knochennekrosen 67, **170–188**
–, Adoleszentenkyphose 176
–, Apophyseonekrose 176
–, aseptische 170, 182, 187

–, – aseptische Epiphysennekrose 170, 176
–, entzündliche **186**
–, idiopathische ischämische 1701, 176
–, kausale **184**
–, Kienböck-Krankheit 176, **182**
–, Lunatummalazie 176, **182**
–, Morbus Köhler 176
–, Morbus Osgood-Schlatter 176
–, Morbus Perthes 48, 176, **182**
–, Morbus Scheuermann 176
–, postfrakturelle 184
–, posttraumatische ischämische 170, 184
–, Radioosteonekrose 170, **184**
–, septische 170
–, spontane **182**
–, Strahlenostitis 170
–, Vertebra plana Calvé 176
Knochenneubildung 208, 218, 248, 438, 538
Knochen-Paget (s. auch Ostitis deformans Paget) 8, 76, 101 **104–107**, 288, 312, 338, 372, 429, 542
Knochenresorption 74, 78, 86, 538
–, glatte 74
–, lakunäre 74, 78
–, subperiostale 86
Knochensarkom 220, 414
– im Knocheninfarkt 316
Knochensarkome, sekundäre 316
Knochensequester (s. auch Sequester) 116, 133 134, 136, 138, 140, 170, 184, 186
Knochensyphilis (s. auch Syphilis, Osteochondritis luetica) 32, **158**
Knochenszintigramm (s. auch Szintigraphie, Skelttszintigraphie) 26, 101, 112, 156, 208, 234, 282, 290, 340, 368, 427, 432, 444, 499, 517, 518
Knochentuberkulose (s. auch Skeletttuberkulose) **150–154**
Knochentumoren **215–446**
–, Allgemeines 215–221
–, Altersverteilung 218, 220, 238, 242, 248, 274 278, 288
–, Anamnese 220
–, benigne (s. auch gutartige) 218, 544
–, bösartige (s. auch maligne) 220
–, Diagnosefindung 215
–, Dignität 215
–, Einteilungsprinzip 218
–, Entstehungsmechanismus 218
–, gutartige (s. auch benigne) 218, 544
–, Johnson-Schema 218
–, Klassifikation 215, **216–217**, 543
–, knorpelige **222–268**
–, Lokalisation 218, 220, 238, 242, 248, 274, 278, 288

–, maligne (s. auch bösartige) 220
–, metastatische 385
–, muskuläre 385, **410**
–, neurogene 385, 406–409
–, ossäre **269–320**
–, osteomyelogene 382, **359**
–, primäre 216
–, Probleme, therapeutische 215
–, Prognose 220, 268, 294, 298
–, Röntgenmorphologie 215, 218
–, sekundäre (s. auch Knochenmetastasen) 216 418–428
–, semimaligne 216, 230, 236, 336, 552
–, Theorie der Knochengeschülste (nach Johnson) 218
–, tumorähnliche Knochenläsionen 216
–, Überlebenszeit 220
–, vaskuläre 359, **385–397**, 392
–, Zufallsbefund 218
Knochenumbau **8–11**, 10, 34, 126, 359
Knochenumbauvorgänge, reparative 522
Knochenveränderungen, degenerative 522
Knochenzellen **24**
Knochenzylinder 524
Knochenzyste 148, 160, 164, 203, 204, 212, 230, 238, 244, 278, 321, 332, 350, 352, 390, 410, 429 430, 442, 444, 544, 552
–, aneurysmale 203, 212, 240, 244, 278, 290, 294, 319, 352, 354, 412, 429, **434–441**, 442
–, dentogene 446
–, juvenile 128, 429, **430**, 432, 442
–, solitäre 430
–, subchondrale 442
–, synoviale (s. auch synoviale Zyste) 442
Knorpelkallus 268
Knorpelstrukturen 28
Knorpeltumoren **222–268**, 534
–, Altersverteilung 222, 230, 238, 248, 352
–, Chondroblastom **238–241**
–, Chondrom, periostales 230, **234**
–, Chondromyxoidfibrom 242–247
–, Chondrosarkom 222, 226, 232, 236, **248–268**, 319
–, Codman-Tumor **238–241**
–, Enchondrom **228–234**
–, Exostosen, multiple osteokartilaginäre 222
–, Lokalisation 222, 228, 238, 248, 352
–, multiple 222 – Osteochondrom **222–225**
–, primäre 248
–, Prognose 228, 248, 258, 260, 268
–, sekundäre 248
–, semimalignes Wachstum 236
–, solitäre 222
Köhler-Krankheit (s. auch Morbus Köhler) **176**

Kokzidioidomykose **162**
Kompaktainsel (s. auch Knocheninsel, „bone island") **288**, 318
„komplizierter" Bruch (Knochenfraktur) 115
Kompressionsfraktur 154, 434
Kongenitale spondylepiphysäre Dysplasie 31
Konstitution, genetische 557
Kontrastmittel 174
Korbhenkelriß (Meniskus) 462
Kortikalis 2, 16
Kortikalisdefekt, metaphysärer fibröser **328**, 350
Kortikalis-Osteoid-Osteom 274
Kortikaliszysten 82
Kortison 54
Kossa-Färbung 528, **532**
„Krallenhand" (bei Sklerodermie) 514
Kraniomandibulofasciales Dysmorphie-Syndrom 38
Kunststoffeinbettung **528**
Kurettage **524**
Kutikula 164
Kveim-Reaktion 156
Kyphose 72, 88, 176, 464, 476
Kyphoskoliose 8, 40, 464

L

Lamellenknochen 20
Lamina dura 82
Laminektomie 464
Landkartenschädel 206
Längenwachstum 218
Langer-Giedion-Syndrom 48
Langerhans-Histiozyten 534
Langhans-Riesenzelle 152, 154, 156, 358, 478
Längsriß (Meniskus) 460
„lease-me-alone-lesion" 180, 272, 288, 328
Leiomyom, ossäres **410**
Leiomyosarkom **410**
Lektin-ulex-europeus (Immunhistochemie) 534, 538
Leukämie 359, **378**, 382, 531
-, akute 359
-, - lymphatische 378
-, - myeloische 378
-, chronische 359
-, - lymphatische 378
Leukosen, granulozytäre 383
Ligamenta flava 476
Ligamentum longitudinale commune dorsale 464
- - - ventrale 464
Linsenschlottern 60
Lipodystrophie, membranöse (s. auch Morbus Nasu, Nasu-Krankheit) **208**

Lipofuscin (Pigment) 530
Lipoidgranulomatose (s. auch Morbus Erdheim-Chester, Erdheim-Chester-Disease) 189, **208**
Lipoid-Kalkgicht (s. auch Teutschländer-Syndrom) **192**
Lipoidspeicherkrankheit 189, 192
Lipokalzinogranulomatose 192
Lipom, intraartikuläres 488
-, ossäres (s. auch Knochenlipom) 282, **360**, 382 485
Lipoma arborescens (s. auch diffuse artikulären Lipomatose) **488**
Lipomatose, diffuse artikulären (s. auch Lipoma arborescens) **488**
Liposarkom, myxoides 264
-, ossäres 342, **360**, 382, 416, 485
Little-Krankheit 464
Lokalisierte noduläre Synovitis 485, **490**, 499, 504
Looser-Umbauzonen 82, 88, 118
Lordose 52
„loss of heterozygosity" (molekulare Pathologie) 557
Lückenschädel 38
Lues acquesita (erworbene) 158
- connata **158**
Lunatummalazie 171, 176, **182**
Lupus erythematodes, systemischer 478
Luxation (Subluxation) 198
Lymphangiogramm 390
Lymphangiom, ossäres 385, 386, 388, **390**, 394, 485
Lymphangiosarkom 396
Lymphgefäße 390
Lymphogranulomatose, maligne (s. auch Hodgkin-Lymphom, ossäres, Morbus Hodgkin) 203, 342, 359, **370**, 382
Lymphom, histiozytisches 342
- malignes 382, 408

M

Maffucci-Syndrom **62**, 236, **386**
Magnetfeld, externes (bei MRT) 520
Magnetresonanztomographie (NMR, MIR, MRI, MRT) 517, 520
Majewski-Zwergwuchs (Typ II) 42
Makrostruktur des Knochens 13
Makrozephalie 38
Malignes fibröses Histiozytom 318
Mammaosteosarkom **510**
Marfan-Syndrom **60**
Marfan-Zeichen 52
Marginale Kondensation 78, 80

Markabszesse 136
–, eosinophile 204
Markfibrose 90, 92, 94, 321, 452
Marknagelung 166, 170
Markraum 4, 16, 80, 366, 378
Marmorknochenkrankheit (s. auch Osteopetrose Albers-Schönberg) 8, 31, 32, **56**
Masson-Goldner-Färbung **530**
Mastozytose, maligne (s. auch Mastzellretikulose) **380**
Mastzellen 380
Mastzellenleukämie 380
Mastzellretikulose (s. auch maligne Mastozytose) **380**
Mausbett 456
Mazeration **522**
Medianekrose Erdheim-Gsell 60
Mehrzweckraster (bei Histomorphometrie) 538
Melanin (Pigment) 530
Melanom 534, 536
Melorheostose 32, 101, **110**, 429
Membranöse Lipodystrophie (s. auch Morbus Nasu, Nasu-Krankheit) **208**
Mensikopathie 447
Meniskus 28, 458
Meniskusläsion 488
–, degenerative **458**
–, traumatische 458, **460–462**
Meniskusriß 458, 460
Mesenchymales Chondrosarkom **262**
Mesenchymom, malignes ossäres **414**
Mesomeler Zwergwuchs (s. auch Robinow-Syndrom) 48
Metallose **124**, 203, 531
Metaphysäre Chondrodysplasie 34
Metaphyse 4, 14, 34, 218, 250, 328
Metastasen 518
Metastasierungstypen, Gliedmaßen-Typ 418, 422
–, Korallen-Typ 422
–, Periost-Typ 418, 422
–, Stammskelett-Typ 418, 422
–, vertebraler Typ 418
Metatrophischer Zwergwuchs 31
Methoden, immunhistochemisch 370
Methoxy-4-Hydroxyphenylglykol (MHPG) 408
Methylmetakrylat (Kunststoffeinbettung) **528**
MGUS 364
Mikroangiopathie, diabetische 198
Mikroradiographie 517, **540–542**
Mikrozephalie 38
Milkman-Fraktur **88**, 94, 118
Milkman-Syndrom **88**, 90, 94
Minderdurchblutung 456
Mineralisation des Knochens 2

Mineralisationsfronten 528
Mineralisationsstörung 54, 92
Mineralgehalt des Knochens (Mikroradiographie) 540
Molekulare Pathologie **557–562**
Morbus Abt-Letterer-Siwe (s. auch Abt-Letterer-Siwe-Krankheit) 203, **206**
– Ahlbäck (s. auch Ahlbäck-Krankheit) 180
– Albers-Schönberg (s. auch Osteopetrose, Marmorknochenkrankheit) 8, 31, 32, **56**
– Bang (s. auch Bang-Osteomyelitis Osteomyelitis brucellosa) **160**
– Bechterew (s. auch Spondylitis ankylopoetica Bechterew) 467, **476**
– Blount (s. auch Blount-Krankheit) **66**
– Boeck (s. auch Boeck-Krankheit, Knochen-Boeck, Sarkoidose Boeck) **156**, 203
– Cushing (s. auch Cushing-Syndrom, Cushing-Osteoporose) 170, 540
– Dyggve-Melchior-Clausen (s. auch Dyggve-Melchior-Clausen-Krankheit) 31
– Erdheim-Chester (s. auch Lipoidgranulomatose, Erdheim-Chester-Disease) 189, **208**
– Fairbank 40
– Forestier (s. auch Forestier.Krankheit) **196**, 198, 466
– Gaucher (s. auch Gaucher-Krankheit) 189, **200**
– Hand-Schüller-Christian (s. auch Hand-Schüller-Christian-Krankheit) 189, 203, **206**, 208
– Hodgkin (s. auch Lymphogranulomatose, Hodgkin-Lymphom) 203, 342, 359, **376**, 382
– Jeune (s. auch asphyxierende Thoraxdysplasie) 34, **44**
– Kahler (s. auch Kahler-Krankheit, medulläres Plasmozytom) **362–365**, 364, 382
– Kienböck (s. auch Kienböck-Krankheit) 171, 176, **182**
– Köhler (s. auch Köhler-Krankheit) **176**
– Little 464
– Morquio (s. auch Mukopolysaccharidose, Typ IV) **48**
– Nasu (s. auch membranöse Lipodystrophie, Nasu-Krankheit) **208**
– Niemann-Pick (s. auch Niemann-Pick-Krankheit) 189
– Ollier (s. auch Ollier-Krankheit, Enchondromatose) 31, 32, **62**, 236, 266
– Osgood-Schlatter (s. auch Osgood-Schlatter-Krankheit) 171, **176**
– Paget (s. auch Ostitis deformans Paget, Paget-Krankheit) 8, 76, 101, **104–107**, 288, 312, 338, 372, 429, 542
– Perthes (s. auch Perthes-Krankheit) 48, 176, **182**

- Pfaundler-Hurler (s. auch Mukopolysaccharidose I-H, Dysostosis Pfaundler-Hurler, Gargyolismus) 31, 48, **60**, 189
- Ribbing-Müller (s. auch multiple epiphysären Dysplasie) **40**
- Scheuermann (s. auch Scheuermann-Krankheit) 171, 176, **187**, 464
- v. Recklingshausen (s. auch Neurofibromatose) **406**, 464
- - (s. auch Osteodystrophia fibrosa generalisata cystica) 68, 74, **82-87**, 90, 118
- Waldenström (s. auch Knochenlymphom: Immunozyrom) 532
- Wilson 480

Morgagni-Syndrom (s. auch Hyperostosis frontalis interna) **114**
„Morphea" (bei Sklerodermie) 514
Morphometrie, visuelle **538**
Mosaikstrukturen (Kittlinien) 106, 312
„Mottenfraß" 366
MR-Tomographie (MRT) (s. auch Kernspintomographie) 101, 208, 268, 303 427, 434, 462, 499, 517, **520**
Mucin-Färbung 402
Mukolipidose 31
Mukopolysaccharide, saure 254, 398, 512
Mukopolysaccharidose (s. auch Dysostosis Pfaundler-Hurler, Morbus Pfaundler-Hurler, Gargyolismus) 31, 48, **60**, 189
-, Typ IV (s. auch Morbus Morquio) **48**
Multiple epiphysären Dysplasie (s. auch Morbus Ribbing-Müller) **40**
- osteokartilaginäre Exostosen (s. auch Exostosenkrankheit, Osteochondromatose) **62**
Muskeldystrophie 464
Myelographie 404
Myelom, multiples 67, 220, 359, **362-365**, 382, 428
Myeloproliferation 378
Myelosen 524
Myoepithelien 534
Myoglobin (Immunhistochemie) 534
Myosin (Immunhistochemie) 534
Myositis ossificans, idiopathische 508
- -, posttraumatische 268, 290, 429, 496, 499, **506-509**, 510
- - progressiva 508
Myxom (Kieferknochen) 326
-, ossäres 264

N

Nadelbiopsie 422, **524**
Nadelpunktion **524**

Naevus flammeus 394
Naphthylazetatesterase 378
Nasu-Krankheit (s. auch membranöse Lipodystrophie) **208**
Nativ-Röntgenaufnahmen 517, **518**
Natriumuratablagerungen 478
Neumoff-Zwergwuchs (Typ III) 42
Neurinom, ossäres **406**, 534
Neuroblastom, malignes 370, 374, **408**, 534, 536
Neurofibrillen 408
Neurofibrom 534
-, ossäres **406**
-, periostales 406
Neurofibromatosis v. Recklinghausen (s. auch Recklinhausen-Krankheit, Morbus v. Recklinghausen) 406
Neurofibrosarkom 406
Neurolemom **406**
Neuronspezifische Enolase (NSE) (Immunhistochemie) 408, 534, **536**
Nicht-eitrige sklerosierende Osteomelitis Garré (s. auch Garré-Osteomyelitis) **150**
Nicht-ossifizierendes Knochenfibrom 321, **322-325**, 326, 328, 336, 346, 350
Nidus 274, 276, 280, 518, 546
Niemann-Pick-Krankheit (s. auch Morbus Niemann-Pick) 189
Non-Hodgkin-Lymphom (s. auch Knochenlymphom, Retikulumzellsarkom) 359, **372-375**, 382
Nora-Läsion (s. auch bizarre parosteale osteochondromatöse Proliferation) **226-228**, 266
„Northern blot" (Molekulare Pathologie) 557
NSE (neurospezifische Enolase) 408
Nucleus pulposus 462, 464
Nukleotomie 464

O

Oberflächendichte des Gesamtresorptionsfläche (Histomorphometrie) 538
Oberflächenosteosarkom 318
Ochronose 189, **200-202**, 447, 480
Ollier-Krankheit (s. auch Morbus Ollier, Enchondromatose) 31, 32, **62**, 236, 266
Ölrot-Färbung 414
Omarthrose 448
Onkogene (Molekulare Pathologie) 558
-, dominante 558
-, rezessive 558
Ontogenese, normale 218
Osgood-Schlatter-Krankheit (s. auch Morbus Osgood-Schlatter) 171, **176**
Osmiumsäure (Fixierung) 526

Ossifikation, desmale (Belegknochen) 32
–, enchondralen 26, 32, 56, 60, 62, 218
–, heterotope 508
–, perichondrale/periostale 32
Ossifikationsstörungen 32–33, 322
Ossifizierendes Knochenfibrom 269, 318, 321, 330, 334, 350
Osteitis, blande 483, 484
Ostitis deformans Paget (s. auch Paget-Krankheit, Morbus Paget) 8, 76, 101, 104–107, 288, 312 338, 372, 429, 542
Osteoarthritis 467
Osteoarthropathie, diabetica 196, 198
–, tuberculosa 150
Osteoarthropathie hypertrophiante pneumique (Pierre Marie-Bamberger) 168
Osteoarthrosis deformans 182
Osteoblasten 4, 6, 8, 18, 20, 24, 54, 68, 84, 90, 92, 96, 106, 122, 138, 166, 168, 218, 260, 269, 276, 280, 282, 286, 288, 296, 302, 312, 319, 330, 424, 450, 466, 472, 474, 508, 534, 538, 539, 540
Osteoblastom 260, 269, 278–283, 300, 318, 319, 352, 532
–, aggressives 278, 284–287
–, kortikales 280
–, medulläres 180
–, multifokales sklerosierendes 280
–, multizentrisches 278
–, peripheres (periostales) 280
Osteochondritis, lokalisierte 170
– luetica (s. auch Syphilis, Knochensyphilis) 32, 158
Osteochondrodysplasie (s. auch Chondrodysplasie) 31
Osteochondrom 222–225, 266, 268, 270, 304
Osteochondromatose (s. auch Exostosenkrankheit, multiple osteokartilaginäre Exostosen) 31, 32, 64, 266
–, synoviale 486
Osteochondrosis dissecans 171, 176, 447, 456
Osteodensitometrie 67, 68, 74
Osteodystrophia fibrosa generalisata cystica v. Recklinghausen 68, 74, 82–87, 90, 118, 358, 538, 540
Osteofibröse Knochendysplasie (Campanacci) 330, 350
Osteogenesis imperfecta 8, 32, 56, 67
Osteoid 4, 6, 56, 88, 90, 94, 212, 218, 260, 269, 278, 284, 286, 292, 312, 314, 319, 414, 416, 530, 538, 540
Osteoidose 90, 92, 94, 96
Osteoid-Osteom 22, 101, 269, 272, 274–277, 278, 280, 318, 319, 531, 546
–, intrakortikales 518
Osteoidtrabekel 276, 280

Osteoklasten 6, 24, 56, 68, 74, 84, 86, 92, 96, 101, 106, 122, 218, 260, 280, 282, 296, 312, 358, 366, 474, 532, 534, 539, 540
Osteoklastenaktivität (Histomorphometrie) 538
Osteoklastenindex (Histomorphometrie) 538
Osteoklastom (s. auch Riesenzelltumor des Knochens) 86, 203, 212, 218, 238, 276, 290, 319, 320, 342, 344, 346, 351–358, 429, 434, 438, 504, 554
Osteolathyrismus 60
Osteoliposarkom 414
Osteolyse 554
–, massive (s. auch Gorham-Syndrom) 386, 388
Osteolyseherde 20, 86, 92, 101, 204, 208, 210, 240, 242, 248, 260, 262, 282, 284, 288, 292, 296, 298, 300, 316, 319, 322, 326, 334, 336, 338, 340, 344, 348, 354, 358, 359, 366, 368, 372, 374, 378, 380, 386, 396, 398, 400, 406, 408, 418, 420, 426, 427, 429, 434, 438, 442, 492
Osteolysen, destruktive 292, 424
–, idiopathische 31, 34
Osteom 270–273, 318, 330
–, parosteales 485
–, periostales 270
Osteoma eburneum 269, 270, 319
– spongiosum 269, 270
Osteomalazie 68, 88, 90, 540
Osteomyelitis 20, 22, 67, 101, 126, 128, 131–165, 170, 186, 310, 321, 359, 366, 368, 382, 426, 429, 467, 474, 520, 522, 524, 548
–, akute eitrige 128, 136, 198
– albuminosa 148
–, Bang-Osteomyelitis 160
–, BCG-Osteomyelitis 154
–, Brodie-Abszeß 148, 203
– brucellosa (s. auch Bang-Osteomyelitis, Morbus Bang) 160
–, chronische 140–147, 203
–, chronisch-rezidivierende 140
– circumscripta 131
–, dentogene 134, 203
–, Erwachsenenosteomyelitis 136
–, Garré-Osteomyelitis, chronisch sklerosierende 146, 150, 484
–, granulierende 146
–, hämatogene 131
–, Kieferosteomyelitis 134
–, Kinderosteomyelitis 134
–, Knochensyphilis 158
–, Lebensalter 131
– luetica 158
–, Markabszeß 136
–, Panaritium ossale 134
–, Pilzosteomyelitis 162, 203
–, plasmazelluläre 148, 203, 364

Osteomyelitis, postfrakturelle **126**
–, posttraumatische 131
–, Radioosteomyelitis 170
–, Säuglingsosteomyelitis **134**
–, Spätosteomyelitis 140
–, spezifische 131, **150**
– tubersulosa (s. auch Knochentuberkulose, Skelettuberkulose) **150–155**
–, Typhusosteomyelitis **160**, 203
–, spezifische 131
Osteomyeloretikulose 108
Osteomyelosklerose 20, 101, **108**, 359
Osteone **4**, 10, 540
Osteonectin (Immunhistochemie) 534
Osteonekrose 456
Osteoonychondysostose 31
Osteopathie 20, **67–100**, 358, 528, 538
–, aluminiuminduzierte **96**
–, diabetische **196–199**
–, endokrine 68, 78
–, infektiöse 67
–, Klassifikation (renale Osteopathie) 92
–, metabolische 68
–, neoplastische 67
–, Osteopathia condensans disseminata (s. auch Osteopoikilie) 110
–, renale 68, **90–96**, 528, 538
–, toxische 67
–, zirkulatorische 67
Osteopetrose Albers-Schönberg (s. auch Marmorknochenkrankheit) 8, 31, **32**, **56**
Osteophyten 102, 200, 462, 474
Osteophytenbildung, arthrotische 462
Osteophytose, periostale 359
Osteopoikilie 101, **110–113**, 288
Osteoporose 6, 20, 22, **67–100**, 196, 359, 378, 450, 464, 538
–, adrenokortikale **78**
–, Altersosteoporose 67, **74**
–, Cushin-Osteoporose 68, **78–81**
–, generalisierte 67
–, hepatogene 100
–, Immobilisationsosteoporose 67, **76**
–, Involutionsosteoporose 67, 68, 70, **74**
–, lokalisierte 67
–, perifokale 152
–, postmenopausische 67, 68
–, präsenile 67, **74**
–, senile 67, **74**
–, Sudeck-Atrophie 67, **98**
–, unspezifische 100
Osteosarkom 101, 130, 168, 220, 258, 268, 269, 276, 278, 282, 284, **288–315**, 338, 351, 356, 414, 416, 428, 520, 522, 526, 531, 550

–, Altersverteilung 288
–, anaplastisches 342
–, chondroblastisches 268, 294, 319, 524
–, epitheloides **298**
–, extraossäres 304, 508, **510**
–, fibroblastisches **294**, 344
–, hochmalignes Oberflächenosteosarkom **310**, 318
–, intraossäres hochdifferenziertes **300**
–, juxtakotikales (s. auch parosteales Osteosarkom) **302–305**, 306
–, kleinzelliges **298**
–, Lokalisation 288
–, multizentrisches 292, 428
–, –, metachrome Form Typ III 292
–, –, synchrone Form Typ I 292
–, Oberflächenosteosarkom **302–311**, 310, 318
–, osteoblastisches 269, 290, 292, 294, 312, 314
–, osteolytisches 218, 269, 290, 292, 319, 520
–, Paget-Osteosarkom 312
–, parosteales (s. auch juxtakortikales Osteosarkom) **302–305**, 306 310, 318, 485, 499, 520
–, periostales 218, **306–309**, 318
–, primäres 294
–, sekundäres 288, 312, 314, 316
–, sklerosierendes 218
–, Strahlenosteosarkom 314
–, teleangiektatisches 203, **294–297**, 320 429, 434, 438
Osteosklerose 6, 20, 34, 56, 82, **101–114**, 101, 172, 208, 210, 232, 274, 316, 359, 376, 400, 424, 448, 464, 468
–, perifokale 518
–, reaktive 522
Osteosynthese 128, 166, 170
Osteozyten 16, 18, 20, **24**, 138, 166, 168, 292, 528, 540
Osteozytenlakunen 20, **24**, 170, 176, 184
Ostitis cystoides multiplex Jüngling (s. auch Sarkoidose Boeck) **156**
– deformans Paget (s. auch Morbus Paget, Paget-Krankheit) 8, 76, 101, **104–107**, 288, 312, 338, 372, 429
– fibrosa 332
Oxalose 480

P

Paget-Krankheit (s. auch Morbus Paget, Ostitis deformans Paget) 8, 76, 101, **104–107**, 288, 312, 338, 372, 429, 542
Paget-Osteosarkom **312**
Paget-Sarkom 106, **312**
Palade-Weibel-Bodies 385
Panaritium ossale (et articulare) **134**

Pannus 467, 470
Pannusbildung 468, 470
Parachordom 264
Paraffineinbettung **528**
Paramyloidose 194
Paraproteine 362
Parathormon (Parathyrin) 3
PAS-Färbung 162, 269, 298, 370, 378, **531**
Patella bipartita 66
Pathologisches Knochenfraktur 56
Pauwels-Winkel 14
PcP (progressiv-chronische Polyarthritis) 467 **468–473**, 476
PCR-Amplifikation (Molekulare Pathologie) 557
Peanut-Agglutinin (PNA) (Immunhistochemie) 534, 538
Periarthritis humeroscapularis 500
Periost 2, 4, 22
Periostales Chondrosarkom **266**
– Desmoid 328
Periostitis, entzündliche **166**
– ossificans 22, 120, 134, 138, 144, 158, 168, 198, 300, 324, 499
–, traumatische **166**
–, tumoröse 22, **268**
Periostose, knöcherne 2, **168**, 250
Periostreaktion 522
–, fibroblastisches 238, **328**, 350
–, knöcherne 238, 330
Periostschmerz 2, 234
Peroxidase 378
Peroxydase-Antiperoxydase-Technik (PAP) **534**
Perthes-Krankheit (s. auch Morbus Perthes) 48, 176, **182**
Phenylalanin-Tyrosin-Stoffwechsel 189
Phosphatase, tatratresistente saure 358
Phosphatase-Reaktion, tatratresistende saure (TRAP) **532**
Phosphatdiabetes 52
Phosphoäthanolamin 54
Phorphor 101
Pigmentablagerungen 530
Pigmentierte villonoduläre Synovitis 485, **492**, 496
Pilzosteomyelitis **162**, 203
„pixels" (bei Computertomographie, CT) 520
Plasmazellen 364
Plasmozytom, medulläres (s. auch Myelom) 67, 220, 359, **362–365**, 382, 388, 428, 499, 524
Plasmozytomniere 362
Plasmozytose, unspezifische (MGUS) 364
Ploidieniveau 543
Ploidiestufen 543, 550
PNET 370, **382**

Poliomyelitis 464
Polyarthritis acuta serofibrinosa rheumatica 470
–, progressiv-chronische (PcP) 467, **468–473**, 476
Polyarthrosen 448
Polydaktylie 44
Polymerase-Ketten-Reaktion (PCR) (molekulare Pathologie) 557
Popliteazyste 500, 502
Postmenopausische Osteoporose 67
Präosteoblasten 10, **18**
Präparat, tiefgefrorenes **522**
Präparation, gewöhnliche **522**
–, histologische **526**
–, makroskopische 517, **522**
Präparationstechniken **522**
„precursor cells" 10
Primitiver neuroektodermaler Tumor (PNET) **382**
Proliferationstendenz 550, 552
Proteasen, lysosomale 470
Proteoglykane 254
Prothese 124, 203, 338, 358, 541
Protonen (bei MRT) 520
Pseudarthrose 88, 116, **126**, 184, 406
Pseudogicht (s. auch Calciumpyrophosphat-Arthropathie) **480**
Pseudomaligner Knochentumor der Weichteile 508
Psoriasis-Arthritis 478, 483
Pubertas praecox 332
Punctio sicca (leeres Knochenmark) 108
Punktion 524
Punktionszylinder 524
Pustulosis palmoplantaris 483
Pyarthrose 134

Q

Quantifizierung des Gengehaltes (molekulare Pathologie) 557
Querfraktur 116
Querschnittslähmung 278
Querspongiosa 70, 74, 76
Quetschartefakte 524

R

Rachitis 52, 68, 88, 464
–, hypophosphatämische familiäre 31
–, Vitamin-D-resistente 52
Radikulitis 462
Radioisotope, osteotrope 518
Radiologische Möglichkeiten **518–521**
Radioosteomyelitis 170

Radioosteonekrose 170, **184**, 314
Randfibrose (s. auch Endofibrose) 24, 84, 86, 96
Randosteophyten 178, 448, 452, 468, 474
Randsklerose 101, 148, 230, 242, 276, 278, 322, 324, 326, 406, 436, 442, 452, 492
Randwulstbildung 450, 462
„Rattenfraß" 364
Rauber-Zeichen 462
Reaktion, immunpathologische 468
„real time PCR" (Molekulare Pathologie) 557
Recklinghausen-Krankheit, Neurofibromatose **406**, 464
–, Osteodystrophia fibrosa generalisata 68, 74 **82–87**, 90, 118
„Reiskörner" (bei Bursitis) 500
Relaxationszeit (bei MRT), longitudinale T1 520
–, transversale T2 520
Remaniement pagétoide posttraumatique Lièvre 76
Resektion 524
Resorptionslakunen (s. auch Howship-Lakunen) 4, 18, **24**, 78, 84, 86, 90, 94. 96, 122, 474, 539
Restriktionslängenpolymorphismen (RFLPs) (molekulare Pathologie) 557
Retikulinfasern 392
Retikulinfasernetz 392, 532
Retikulohistiozytose 206
Retikulumfaserfärbung 496
Retikulumzellsarkom (s. auch malignes Knochenlymphom, Nom-Hodgkin-Lymphom) 262, 298, 359, 364, **372–375**
Rhabsomyosarkom, embryonales 408
Rheumafaktoren 468, 470, 472
Rheumatismus, degenerativer 447
–, entzündlicher 447, 448
Rhizarthrose 448
Rhizomeler Minderwuchs 42
Rhodamin-Auramin-Färbung 152
Riesenwuchs, angiektatischen 394
Riesenzellen 324, 490
–, osteoklastäre mehrkernige 238
Riesenzellgranulom, reparatives 203, **212**, 352, 358, 429, 438
–, resorptives 68, **86**, 203, 358
Riesenzellreaktion der kurzen Röhrenknochen 203, **214**, 358, 429, 438
Riesenzelltumor des Knochens (s. auch Osteoklastom) 86, 203, 212, 218, 238, 276, 290, 319, 320, 342, 344, 346, **351–358**, 429 434, 438, 504, 554
– der Sehnenscheide, angiomatöse Form 504
–, gutartiger 485, **490**, 499, **504**
–, xanthomatöser 505
Rindfleischzellen 160

Ringlamellen 4
Ribinow-Syndrom (s. auch mesomeler Zwergwuchs) 48
Rißformen (Meniskus) 462
Röntgenbild 517
Röntgendiagnostik 517
Rosenkranz, rachistischer 52
Ruderblattrippen 60
Rugger-Jersey-Spine 52, 82
Rundbuckel 476
„Rundzellsarkom", ossäres 374, 382, 516
Russel-Körperchen 364

S

S-100-Protein (Immunhistochemie) 534, **536**
Safranin-O-Färbung 254
Saldino-Noorman-Syndrom 42
Sandwich-vertebra 56
SAPHO-Syndrom **483**
Sarkoidose Boeck (s. auch Knochen-Boeck, Morbus Boeck, Boeck-Krankheit) **156**, 203, 482
Sarkoidosegranulom 156
Sarkom, chordoides (s. auch myxoides Chondrosarkom) **264**
–, epitheloides 485, 494, 496
–, granulozytäres 383
–, hellzelliges 485
–, rundzelliges 516
–, synoviales **494–498**
Sattelkaverne 152
Säureentkalkung 528
Schädelhämangiom 388
Schaft (s. auch Diaphyse) 4, 14
Schaltlamellen 4
Schaumzellen 200, 206, 208, 324, 326, 336, 342 490, 504
Schaumzellkomplexe 504
Schenkelhalsfraktur, mediale 178
Scheuermann-Krankheit (s. auch Morbus Scheuermann) 171, 176, **187**, 464
Schiefschädel (s. auch Skoliozephalie) 38
Schliffpräparate 528
Schliffspuren (bei Arthrose) 450
Schmorl-Knötchen 72, 176, 187, 462, 464
Schnellschnittuntersuchungen **526**
Schnittfläche (bei Makroskopie) 522
Schnittechnik 517
Schrägriß (Meniskus) 462
Schrotschußschädel 362
Schwannom 534
–, malignes **406**, 496
scip lesion (s. auch Scip-Metastasen) 290, 428
Scip-Metastasen (s. auch scip lesion) 290, 428

Scolices 164
Sehnenscheide 442, 485, 490, 492, 500, 502
Seifenblasenbild 352, 354
Semidünnschnitt **526**
Senkungsabszeß 152
Sequenzierungstechniken (Molekulare Pathologie) 558
Sequester (s. auch Knochensequester) 116, 133, 134, 136, 138, 140, 170, 184, 186
Serumkalziumspiegel 6, **68**
Serumphosphatase, alkalische 90
Sexualhormone 68
Sharpey-Faserbündel 2
Siderose 531
Silberimprägnation 532
Skaphozephalie (s. auch Kahnschädel) 38
Skelett-Ultraschall, Knochenschall 520
–, Weichteilschall 520
Skelettdysostosen (s. auch lokalisierte Dysostosen) 31, 34, 38
Skelettdysplasien (s. auch Dysplasie, Entwicklungsstörungen) 1, **31–66**, 266
Skelettentwicklung 218
Skelettkarzinose 101, 426
Skelettmetastasen (s. auch Knochenmetastasen) 20, 22, 101, 128, 298, 359, 398, **396–428**, 418, 422
Skelettszintigraphie (s. auch Szintigraphie) 26, 101, 112, 156, 170, 208, 268, 282, 290, 340, 368, 427, 432, 444, 499, 517, **518**
Skelettuberkulose (s. auch Knochentuberkulose) **150–155**
Skelettwachstum 218
Sklerodermie 486
Skoliose 52, 274, 406, 464
Skoliozephalie (s. auch Schiefschädel) 38
„Southern blot" (molekulare Pathologie) 557
Speicherfunktion des Knochens 3
Speicherkrankheiten, ossäre **189–202**, 359
Spicula 22, 138, 166, 168, 248, 269, 290, 308, 328, 388
„spiculated blue bone" 286
Spindichte (bei MRT) 520
Spinnenfingrigkeit 60
„spins" (bei MRT) 520
Spondylarthritis ankylopoetica (s. auch Morbus Bechterew, Bechterew-Krankheit) 476
Spondylarthrosis deformans (s. auch Spondylarthrose) 447, 448, 462
Spondylitis ankylopoetica Bechterew (s. auch Morbus Bechterew, Bechterew.Krankheit) 467, **476**
Spondylitis 142, 424
– ankylosans 483
– tuberculosa 474

–, unspezifische **474**
Spondylodiscitis 142, 474
Spondyloepiphysäre Dysplasia congenita (s. auch Spranger-Wiedemann-Dysplasie) **40**
Spondylometaphysäre Dysplasie 31
Spondylose 196
–, ochronotischen **200**
Spondylosis deformans 200, **462**
– hyperostotica 483
Spongioplastik **124**
Spongiosa 2, 16, 70, 76
–, primäre 26
–, sekundäre 26
Spongiosaoberfläche, inaktive (Histomorphometrie) 518
Spongiosatransplantate 124, 126
Spongiosierung des Gelenkknropels (bei Arthrose) 452
Spongiosklerose 466
Spontanfraktur 86, 362, 544
Spontanheilung 430
Sporotrichose 162
„spotted bones" (s. auch Osteopoikilie) 110
Spranger-Wiedemann-Dysplasie (s. auch spondyloepiphysäre Dsplasia congenita 40
„squaring" (rechteckige Wirbelkörper) 476
SSCP-Elektrophorese (molekulare Pathologie) 558
Stase, venöse 168
Sternberg-Riesenzellen 376
Steroidosteoporose **78**
„Stierkopfphänomen, doppelhörnigen" 483
Stoffwechselkrankheiten, ossäre **189–202**
Strahlenosteosarkom 184, **314**
Strahlenostitis 170, **184**
Strahlenschaden 170
Strahlentherapie 170, 206
Stratum synoviale (s. auch Synovia) 28, 174, 467, 468, 472
Stützfunktion des Knochens 2
Substanzriß (Meniskus) 460
Substraktionsangiographie, digitale (DSA) 517
Sudan-Färbung 360, 414
Sudeck-Atrophie (s. auch sympathische Reflexdystrophie, SRD) 67, **98**, 126
Summenvektor der Drehimpulse (bei MRT) 520
„sunburst" 388
Sympathikoblastom **408**
Sympathische Reflexdystrophie (s. auch Sudeck-Atrophie, SRD) 67, **98**, 126
Synostose 476
Synovektomie 488, 492
Synovia (s. auch Stratum synoviale) 28, 174 478, 485, 492

Synoviabiopsie 480, 482
Synoviales Sarkom 398, 485, 490, 492, **494–498**
–, biphasischer Typ 494
–, monophasischer Typ 494, 496
–, monophasisches epitheloides 496
Synoviazotten 485, 488
Synoviom, malignes 494
Synovitis 467
–, chronische 482
–, eitrig-granulierende 480
–, lokalisierte noduläre 485, **490**, 499, 504
–, tuberkuloide 478
–, unspezifische 468, 514
–, villonoduläre (s. auch pigmentierte villonoduläre Synovitis) 485, **492**, 496
Syphilis (s. auch Knochensyphilis, Osteochondritis luetica) 32, **158**
Syringomyelie 464
Szintigraphie (s. auch Knochenszintigramm, Skelettszintigraphie, Szintigramm) 26, 101, 112 156, 171, 208, 234, 268, 282, 290, 340, 368, 427, 432, 444, 499, 517, **518**

T

Taenia echinococcus 164
Tafelosteone **20**
Taucherkrankheit 180
Technik der comparativen genomischen Hybridisierung (CGH) (Molekulare Pathologie) 558
Techniken, molekulare 557
Tendosynovitis, lokalisierte noduläre 490
Tendovaginitis stenosans de Quervain 485, 499 502
Tetrazyklinmarkierung, intravitale 22, 84, **528**
Tetrazyklindoppelmarkierung **539**
Teutschländer-Syndrom (s. auch Lipoid- Kalkgicht) **192**
Thanatophorer Zwergwuchs, Typ Neumoff **42**
Theorie der Knochengeschülste 218
Thibièrge-Weißenbach-Syndrom **514**
Tibia recurvata 8
Tibor-PAP-Färbung 374
Tiefenvaskularisation (bei Arthrose) 452
Toluidinblau (Färbung) 528
Tomographie (Tomogramm) 101, 180, 232, 250, 517, 518
Totalendoprothese (TEP) 124, 171, 447
Totenlade 133, 138, 166
Tracerablagerungen (bei Szintigraphie) 518
Tracersubstanzen (bei Szintigraphie) 518
Trägerspongiosa 14, 16, 70
Trauma 456, 458, 460, 467, 488, 506, 512
Tricho-rhino-phalangeale Dysplasie 48

Trichromfärbung **530**
Trigonozephalie (s. auch Dreieckschädel) 38
Tuberkel 152, 154, 478
Tuberkulinreaktion 156
Tuberkulose 467
Tuberkuloseherd 203
Tuberkulostatika 154
Tumorähnliche Knochenläsionen 318
Tumoren, endovaginale 488
–, fraglicher Dignität 268
Tumorknochen 269, 288, 290, 292, 294, 298, 414, 416
Tumorknorpel 288, 290, 300, 306, 314
Tumormarker **534**
Tumorosteoblasten 308
Tumorosteoid 269, 288, 290, 292, 294, 296, 298, 300, 306, 308, 314, 319, 320, 414, 416
Tumor-suppressor-Gen (Molekulare Pathologie) 558
Tumorzellen, aneuploide 550, 552, 554
–, physaliphorer 402
–, synzytiale 402
Tunnelierung 84
Turmschädel (s. auch Turrizephalie) 38
Turrizephalie (s. auch Turmschädel) 38
Typhusknochen 160
Typhusosteomyelitis **160**, 203

U

Überlebenszeiten 220
Ulex I 400
Ulnofibuläre Dysplasie 31
Ultaviolettfluoreszenz 528
Untersuchungen, elektronenmikroskopische 496
–, immunhistochemisch 374
–, nuklearmedizinische 518
Untersuchungsmethoden **517–562**
Uratablagerungen 478
Urate 447
Uratkristalle 190, 526
Urticaria pigmentosa 380
Usuren 86, 178, 450, 468

V

van-Gieson-Färbung 269, 356, **530**
Vanillyl-Mandelsäure (VMA) 408
Varikose 168
Vasa nutritia 172
Verkalkungen, dystrophische 176, 232
Verkalkungsherde 246, 254, 256, 258, 262, 266, 306, 360
Verocay-Körper 406

Versilberung (Histochemie) 374
- nach Bielschowsky 532
- nach Gömöri 532
- nach Tibor-PAP 532
Vertebra plana Calvé 176
Vertikalriß (Meniskus) 462
Vimentin 400, **534**, 536
Vitamin-C-Mangelosteoporose 67
Volkmann-Kanälchen 138, 166, 172
„voxels" (bei Computertomographie, CT) 520

W

Wachstumsfuge (s. auch Epiphysenfuge) 4, 26
Ward-Dreieck 13, 72
Warthin-Starry-Färbung 394
Wasserstoffkerne (bei MRT) 520
Weichteilhämatom 508
Weichteilverkalkungen 514
Weidenkätzchenstrukturen 374
Wirbelhämangiom 386
Wirbelmetastasen 424
Wirbelpunktion 466
Wirbelsäulenveränderungen, degenerative **462–466**

X

Xanthofibrom, ossäres 203, 321, **326**, 336, 350
Xanthome der Weichteile 189
Xeroradiographie (Xeroradiogramm) 488, **518**

Y

Yamshidi-Nadeltechnik 524

Z

Zahnentwicklung 102
Zahngranulom, periapikales 446
Zellkerne, aneuploide 543
Zementoblasten 432
Zementom der langen Röhrenknochen **432**
Zirkulationsstörungen 168, 170
Zufallsbefund 218, 288, 322, 328, 332, 386, 442, 444
Zweifrontaler Angriff auf den Gelenkknorpel (bei rheumatoider Arthritis) 470
Zweiwuchs 52
Zwergwuchs 40
-, chondrodystrophischer 50
-, diastrophischer 31
-, dysproportionierter 42, 50
-, Majewski-Zwergwuchs (Typ II) 42
-, mesomeler 48
-, metatrophischer 31
-, Neumoff-Zwergwuchs (Typ III) 42
-, „short rib/polydactyly syndrome" (Typ I Saldino-Nooman) 42
-, thanatophorer **42**
„Zwiebelschalenbild" 366
Zwischenwirbelraum 464
Zwischenwirbelscheibe 462, 464, 474
Zyste, apikale (Zahn) 446
-, synoviale 442, 500
Zytologische Untersuchungen 524
Zytophotometrie, quantitative **543–556**

Quellenverzeichnis

Herkunft der Abbildungen, die mir für das Buch zur Verfügung gestellt wurden:
Hierbei muß vermerkt werden, daß ich innerhalb von über 30 Jahren ständig makroskopische, histologische und radiologische Bilder, größtenteils selber angefertigt und oft auch reproduziert (vor allem bei eingesandten Radiogrammen), gesammelt habe. Innerhalb dieser Zeit haben sich inzwischen über 40 000 Bilder (Dias und Fotoabzüge) aller möglichen Knochenkrankheiten angesammelt. Wenn ich für dieses Buch eine repräsentative Auswahl aus diesem großen Bildarchiv entnommen habe, dann sind gewiß viele Abbildungen in dem Buch enthalten, bei denen ich die Herkunft nicht mehr kenne. Ich kann hierbei die Quelle nicht nennen. Bei mehreren Abbildungen, die aus Publikationen oder von bestimmten Autoren stammen, findet sich deren Quelle in deren Legenden. Andere Quellenangaben sind in diesem Quellenverzeichnis aufgeführt. Es kann nicht ausgeschlossen werden, daß einzelne Abbildungen in Publikationen erschienen sind, was ich nicht überprüfen kann.

Die Abbildungen, deren Herkunft ich ermitteln konnte, seien im Folgenden aufgeführt. Den hilfreichen Kollegen möchte ich hierfür meinen Dank aussprechen:

AUFDERMAUR, M., Prof. Dr., Kantonspital, Pathologisches Institut, Luzern/Schweiz: Abb. 841, 855, 856

BESSLER, W., Prof. Dr., Kantonspital. Radiologische Klinik, Winterthur/Schweiz: Abb. 103, 140, 141, 142, 154, 155, 340

BÖHM, N., Prof. Dr., Universität Freiburg, Pathologisches Institut, Sektion „Kinderpathologie": Abb. 51, 52, 57, 58, 59, 63, 64, 67, 68, 70, 86

BÜTTNER, R., Prof. Dr., Universitätsklinikum Bonn, Institut für Pathologie: Abb. 1084, 1085

CERATI, Dr., Orthopädische Klinik Balgrist, Zürich/Schweiz: Abb. 614

DAHLIN, D.C., M.D., Mayo Clinic, Surgical Pathology, Rochester/Minn., USA: Abb. 455, 559

DELLING, G., Prof. Dr., Institut für Pathologie, Abtlg. Osteopathologie, Universität Hamburg: Abb. 165, 166, 167, 168, 171, 172, 173

DORFMAN, H.D., M.D., Montefiore Medical Center, Orthopaedic Surgery, Bronx/NY, USA: Abb. 547, 548, 615, 713

ELLEGAST, H.H., Prof. Dr., Landeskrankenhaus Müllner, Röntgendiagnostisches Zentralinstitut, Salzburg/Österreich: Abb. 177

FEINE, U., Prof. Dr., ZUM WINKEL, K., Prof. Dr.: Abb. 308, 309 [veröffentlicht in: Nuklearmedizin, 2. Aufl., Thieme, Stuttgart 1980]

FORSCHBACH, G., Dr., Fachklinik Wilhelmsheim, Oppenweiler: Abb. 306, 307

HARMS, D., Prof. Dr., Universität Kiel, Pathologisches Institut, Abtlg. Kinderpathologie: Abb. 627

HELPAP, B., Prof. Dr., Pathologisches Institut Singen: Abb. 376

HEUCK, F.H.W., Prof. Dr., Katharinenhospital Stuttgart, Radiologisches Institut: Abb. 45, 294

JACOBSON, H.G., M.D., Montefiore Medical Center, Department of Radiology, Bronx, NY, USA: Abb. 101, 280, 283 [veröffentlicht in: „The Radiology of Skeletal Disorders", Livingstone, Edinburgh 1977]

JAFFE, H.L., M.D., Hospital for Joint Diseases, Institute of Pathology, New York, N.Y., U.S.A.: Abb.833, 834 [veröffentlicht in: H.L. JAFFE: Metabolic, Degenerative and Inflammatory Diseases of Bones and Joints. Urban & Schwarzenberg, München 1972]

JESSERER, H., Prof. Dr., II. Medizinische Abteilung des Kaiser-Franz-Joseph-Spitals, Wien/Österreich: Abb.118

KLÜMPER, A., Prof. Dr., Sporttraumatologische Ambulanz Freiburg: Abb. 23, 238, 239, 240, 247, 312, 437, 463, 639, 676, 699

KUNER, E., Prof. Dr., Chirurgische Universitätsklinik Freiburg, Abteilung Unfallchirurgie: Abb. 205, 208, 210

MATHIAS, K., Prof. Dr., Radiologische Klinik Dortmund: Abb. 91, 281, 355, 837

PIEPGRAS, U., Prof. Dr., Institut für Neuroradiologie, Universität Homburg/Saar: Abb. 488

REINWEIN, Dr., Kinderradiologie, Universität Freiburg: Abb. 55, 56, 62, 69, 73, 74, 75, 76, 87

REMAGEN, W., Prof. Dr., Institut für Pathologie, Universität Basel/Schweiz: Abb. 742, 743

SCHAUER, A., Prof. Dr., Pathologisches Institut, Universität Göttingen: Abb. 363, 364

THOMAS, C., Prof. Dr., Universität Marburg, Pathologisches Institut: Abb. 1084

UEHLINGER, E., Prof. Dr. Dr., Institut für Pathologie, Universität Zürich/Schweiz: Abb. 11, 20, 29, 32, 115, 116, 145, 182, 183, 184, 214, 215, 220, 266, 267, 270, 343, 346, 347, 348, 349, 350, 351, 352, 506, 641